Thieme

Klinische Pharmakologie

Herausgegeben von Martin Wehling

Mit Beiträgen und Mitarbeit von

H.-C. Diener
J. C. Frölich
S. Goerdt
J. B. Jonas
A.-I. Kälsch
H. Kellner
W. Kirch
H. Lode
M. P. Manns
H.-J. Möller
N. Müller
D. Müller-Wieland
W. E. Paulus
M. Riedel
R. Stahlmann
E. Thiel
F. J. van der Woude
M. Wehling

Ch. Bayerl
P. Bramlage
E. Busch
E. Dippel
U. Ebert
A. Gendolla
M. Gerwig
M. N. Göke
J. Hadem
A. Hufnagel
O. Kastrup
U. Keilholz
W. Knauf
J. Krappweis
M. Lenk
V. Limmroth
P. N. Meier
I. Morgenstern
J. Ockenga
A. Phillip
A. Potthoff
B. Rzany
D. Schadendorf
H. Schrezenmeier
U. I. Schwarz
S. Wagner
H. Wedemeyer
Ch. Zouboulis

237 Abbildungen
256 Tabellen

Georg Thieme Verlag
Stuttgart · New York

Prof. Dr. med. Martin Wehling
Institut für Klinische Pharmakologie
Fakultät für Klinische Medizin, Mannheim
der Universität Heidelberg
Theodor-Kutzer-Ufer 1–3
68167 Mannheim
derzeit beurlaubt zur Firma AstraZeneca,
R&D Mölndal (bis 2006)

Bibliografische Information Der Deutschen Bibliothek

Die Deutsche Bibliothek verzeichnet diese Publikation in der Deutschen Nationalbibliografie; detaillierte bibliografische Daten sind im Internet über http://dnb.ddb.de abrufbar.

Wichtiger Hinweis: Wie jede Wissenschaft ist die Medizin ständigen Entwicklungen unterworfen. Forschung und klinische Erfahrung erweitern unsere Erkenntnisse, insbesondere was Behandlung und medikamentöse Therapie anbelangt. Soweit in diesem Werk eine Dosierung oder eine Applikation erwähnt wird, darf der Leser zwar darauf vertrauen, dass Autoren, Herausgeber und Verlag große Sorgfalt darauf verwandt haben, dass diese Angabe **dem Wissensstand bei Fertigstellung des Werkes** entspricht.

Für Angaben über Dosierungsanweisungen und Applikationsformen kann vom Verlag jedoch keine Gewähr übernommen werden. **Jeder Benutzer ist angehalten,** durch sorgfältige Prüfung der Beipackzettel der verwendeten Präparate und gegebenenfalls nach Konsultation eines Spezialisten festzustellen, ob die dort gegebene Empfehlung für Dosierungen oder die Beachtung von Kontraindikationen gegenüber der Angabe in diesem Buch abweicht. Eine solche Prüfung ist besonders wichtig bei selten verwendeten Präparaten oder solchen, die neu auf den Markt gebracht worden sind. **Jede Dosierung oder Applikation erfolgt auf eigene Gefahr des Benutzers.** Autoren und Verlag appellieren an jeden Benutzer, ihm etwa auffallende Ungenauigkeiten dem Verlag mitzuteilen.

Zeichnungen: Alexander Dospil, Ulm
Umschlaggestaltung: Thieme Verlagsgruppe

Rüdigerstraße 14
D-70469 Stuttgart
Telefon: +49/0711/8931-0
Unsere Homepage: http://www.thieme.de

Printed in Germany

Satz: Druckhaus Götz GmbH, Ludwigsburg,
gesetzt auf CCS Textline
Druck: Appl, Wemding

ISBN 3-13-126821-2 1 2 3 4 5 6

„So eine Arbeit wird eigentlich nie fertig,
man muß sie für fertig erklären,
wenn man nach Zeit und Umständen
das möglichste getan hat."

Goethe, *'Italiänische Reise'*, Zweiter Teil (16. März 1787)

Vorwort

Am Ende fast jeder ärztlichen Konsultation wird in der täglichen Praxis ein Arzneimittelrezept ausgestellt. Jede Fachrichtung der Medizin bedient sich der Arzneimittel, auch die „schneidenden" Disziplinen, die einzige dem Herausgeber bekannt gewordene Ausnahme scheinen rein gesprächstherapeutisch arbeitende Psychotherapeuten zu sein. Die Arzneimittelverordnung ist damit die mit Abstand häufigste und wichtigste therapeutische Entscheidung des Arztes überhaupt.
Leider trägt die Aus-, Weiter- und Fortbildung der Medizinstudenten bzw. der „fertigen" Ärzte diesem Umstand in keiner Weise Rechnung: So stellt z. B. die Beschäftigung der Studenten mit dem einzigen rein therapiewissenschaftlichen Fach, der klinischen Pharmakologie, nur einen verschwindend kleinen Anteil des Gesamtcurriculums von unter 8 % dar! Dies wird in erschreckender Weise durch die Tatsache unterstrichen, dass nur 9 der 37 Medizinischen Fakultäten in Deutschland einen unabhängigen Lehrstuhl für dieses Fach aufweisen. Hier ist allerdings als Lichtblick zu erkennen, dass die **neue Approbationsordnung die klinische Pharmakologie/Pharmakotherapie als Querschnittsfach** verbindlich verankert hat und damit eine Aufwertung dieses Faches in der Ausbildung zu erhoffen ist.
Entgegen der pharmakokinetischen Orientierung früherer Zeiten definiert sich die klinische Pharmakologie heute stärker als Wissenschaft von der Arzneimittelanwendung am Menschen. In diesem Zusammenhang sind vor allem die handlungsorientierten Aspekte der Arzneimitteltherapie in den Vordergrund getreten, also die sichere, wirksame und sparsame Anwendung von Medikamenten in der konkreten klinischen Situation. In diesem Sinne muss jeder Arzt die klinische Pharmakologie beherrschen, und die wichtigsten klinischen Pharmakologen sind idealerweise die Kliniker selbst. Dies wird in der Autorenwahl für dieses Buch auch deutlich.
Die **Arzneimittelanwendung in der täglichen Praxis** stand entsprechend auch bei der Konzeption dieses Buches im Vordergrund; rein theoretische Abschnitte sind bewusst straff gehalten. In den krankheitsbezogenen Kapiteln (also der ganz überwiegenden Anzahl) wurde der Krankheitsbeschreibung sowie der Diagnostik nur ein kleiner Raum (etwa 1/4) im Sinne einer kondensierten Rekapitulation eingeräumt, der überwiegende Teil der Darstellung ist der Pharmakotherapie selbst gewidmet. Diese Darstellung geht weit über eine reine „Kochrezeptaufzählung" hinaus und trägt so der Komplexität der Materie Rechnung. Das Buch soll den angehenden, aber vor allem auch den „fertigen" Mediziner in die Lage versetzen, **Arzneimittel rational und rationell einzusetzen**, d. h. den größten jemals verfügbaren Arzneimittelschatz für den individuellen Patienten umfassend zu nutzen. Hierbei wird bewusst auf Wissensinhalte auf Facharztniveau verzichtet. Diese Tiefenbegrenzung hat einen Umfangskompromiss ermöglicht, der eine klare Abgrenzung dieses Buches zu den „großen" Therapiehandbüchern auf der einen und zu den mehr tabellarisch gegliederten, kürzeren Büchern auf der anderen Seite gewährt. Bei der Trennung wichtiger von weniger wichtigen Inhalten wurden Ergebnisse der **„Evidence-based-medicine"** (EBM) zunutze gemacht. Wesentliche Aussagen werden hinsichtlich ihrer wissenschaftlichen Fundierung bewertet; so kann der Leser sich ein grobes Bild über das Wissensuniversum machen, das unserem ärztlichen Handeln zugrunde liegt. Eine Interpretation der hierfür verwendeten Symbole findet sich auf der nächsten Seite.
Durch die Beschränkung auf das Wesentliche besitzt dieses Buch natürlich keinen Anspruch auf Vollständigkeit, auch nicht hinsichtlich der erwähnten Arzneimittel. Die Erwähnung einzelner Arzneimittel schließt die Gleichwertigkeit anderer, analoger Präparate weder ein noch aus. Andererseits sollte der Arzt im täglichen Umgang mit Arzneimitteln auch gar nicht erst versuchen, die weit über 2000 unterschiedlichen Wirksubstanzen in Deutschland zu beherrschen; in der Praxis kommt man ohne größere Abstriche mit 200 – 300 Substanzen aus, in 80 % der Fälle sogar mit 10 – 20! Das Buch kann im konkreten Fall des realen Patienten allerdings das genaue Studium von z. B. Fachinformationen nicht ersetzen, und manche Probleme, auch Dosierungsangaben, nur anreißen. Grundsätzlich ist die Verlässlichkeit des Gedächtnisses nur in wenigen Standardsituationen, hundertfach geübt, ausreichend, dieses Nachlesen überflüssig zu machen.
Der wirksame Einsatz von Arzneimitteln unter gleichzeitiger Berücksichtigung gebotener ökonomischer Aspekte ist ein nie endender Lernprozess. Darüber hinaus muss die individuelle Therapieentscheidung mangels direkter Anwendbarkeit der EBM auf die Mehrzahl realer Patienten auch auf großer Erfahrung und Intuition basieren. Sie ist und bleibt daher bei aller Wissenschaft eine **ärztliche Kunst**, die nur unvollkommen in einem Buch zu beschreiben ist. All dies und das rasend schnelle Veralten gerade eines Therapiebuches (während dieses Buch entstand, wurde es fortlaufend an neue Studienergebnisse angepasst), wird wohl trefflich in dem obigen Motto gefasst.
Den engagierten Autoren, die trotz vieler anderer Pflichten, auch klinischer, zu dieser Gemeinschaftsarbeit ganz entscheidend beigetragen haben, aber auch den Mitarbeitern des Thieme Verlages, Frau Mauch, Frau Dr. Kundmüller, Herrn Lehnert, Frau Dr. Hansen, Frau Bühl und Herrn Dr. Lüthje, möchte ich meinen herzlichen Dank aussprechen.
Ich hoffe, dass wir ein wenig zur Verbesserung der Arzneimitteltherapie beitragen können.

Mannheim/Göteborg, im März 2005 — Martin Wehling

Hinweise zum didaktischen Konzept

Alle Kapitel (bis auf die stärker theoretisch ausgerichteten) gliedern sich in einen **Grundlagenteil** (pathophysiologische und epidemiologische Aspekte der jeweils behandelten Erkrankung, kurze Rekapitulation von klinischem Bild und ggf. Diagnostik) und einen **Therapieteil**. Der Therapieabschnitt beginnt mit einer Definition des *Therapieziels*. Schwerpunkt der Darstellung ist dann natürlich die *Pharmakotherapie*, wesentliche *nichtmedikamentöse Therapieaspekte* sowie ggf. auch *weiterführende therapeutische Verfahren* werden gleichfalls berücksichtigt. Am Ende des Therapieteils findet sich im Allgemeinen ein zusammenfassender Abschnitt mit *Therapeutischen Empfehlungen*.

Wichtige Sachverhalte und Tipps für die klinische Tätigkeit sind gesondert markiert.

Begleitet werden die Ausführungen zur Pharmakotherapie durch **Fallbeispiele**. Sie sollen die Theorie an einem Beispiel aus der Praxis verdeutlichen und vertiefen.

Der wissenschaftlich interessierte Leser hat darüber hinaus die Möglichkeit, relevante **Originalliteratur** nachzulesen.

Evidenzsymbole. Herausragendes Merkmal dieses Buches ist die Verknüpfung der Aussagen mit der Datenlage im Sinne der „Evidenz-basierten Medizin". Wesentliche Aussagen werden hinsichtlich der Frage beurteilt, ob und in welchem Maße sie durch wissenschaftliche Studien abgesichert sind. Die Bewertung erfolgt durch Symbole, die unmittelbar im Text hinter der Aussage platziert sind, auf die sie sich beziehen.

✓✓	Aussage (z. B. zur Wirksamkeit) wird gestützt durch mehrere adäquate, valide klinische Studien (i.d.R. randomisierte klinische Studie) bzw. durch eine oder mehrere valide Metaanalysen oder systematische Reviews. Positive Aussage gut belegt.
✓ oder ✗	Aussage zur Wirksamkeit [✓] bzw. zur mangelnden Wirksamkeit/zu Nebenwirkungen [✗] wird gestützt durch zumindest eine adäquate, valide klinische Studie (z. B. randomisierte klinische Studie). Positive (bzw. negative) Aussage belegt.
✗✗	Aussage (z. B. zur mangelnden Wirksamkeit oder zu Nebenwirkungen) wird gestützt durch mehrere adäquate, valide klinische Studien (i.d.R. randomisierte klinische Studie), durch eine oder mehrere Metaanalysen bzw. systematische Reviews. Negative Aussage gut belegt.
✗✓	Widersprüchliche Ergebnisse der bislang vorliegenden Studien. Eine Entscheidung bzgl. positiver oder negativer Wirkung ist zur Zeit nicht möglich, eine Neutralwirkung in der Nutzen-Risiko-Bewertung allerdings wahrscheinlich.
≈	Es liegen keine sicheren Studienergebnisse vor, die eine günstige oder schädigende Wirkung belegen.

Anschriften der Autoren und Mitarbeiter

Prof. Dr. med. Christiane Bayerl
Klinik für Dermatologie,
Venerologie und Allergologie
Universitätsklinikum
Theodor-Kutzer-Ufer 1 – 3
68167 Mannheim

Dr. med. Peter Bramlage
Institut für Klinische Pharmakologie
TU Dresden
Fiedlerstr. 27
01307 Dresden

PD Dr. med. Elmar Busch
Klinik für Neurologie
Marienhospital gGmbH
Basilikastr. 55
47623 Kevelaer

Prof. Dr. med. Hans-Christoph Diener
Neurologische Universitätsklinik
Hufelandstr. 55
45122 Essen

PD Dr. med. Edgar Dippel
Dermatologische Klinik
Klinikum Lippe-Lemgo
Rintelner Straße 85
32657 Lemgo

Dr. med. Ulrike Ebert
Koordinierungszentrum für Klinische Studien (KKS)
Heidelberg
Universitätsklinikum Heidelberg
Im Neuenheimer Feld 221
69120 Heidelberg

em. Prof. Dr. Jürgen C. Frölich
Zentrum Pharmakologie
und Toxikologie der MHH
Inst. Klin. Pharmakologie
30623 Hannover

Dr. med. Astrid Gendolla
Neurologische Universitätsklinik
Hufelandstr. 55
45122 Essen

Dr. med. Marcus Gerwig
Neurologische Universitätsklinik
Hufelandstr. 55
45122 Essen

PD Dr. med. Michael N. Göke
Klinik und Poliklinik für
Innere Medizin A der Univ.
Abt. Gastroenterologie, Endokrinologie
und Ernährungsmedizin
Friedrich-Loeffler-Str. 23 a
17487 Greifswald

Prof. Dr. Sergij Goerdt
Klinik für Dermatologie
Fakultät für Klinische Medizin Mannheim
der Universität Heidelberg
Theodor-Kutzer-Ufer 1 – 3
68167 Mannheim

Dr. med. Johannes Hadem
Zentrum Innere Medizin der MHH
Abt. Gastroenterologie
Carl-Neuberg-Str. 1
30625 Hannover

Prof. Dr. med. Andreas Hufnagel
Neurologische Universitätsklinik
Hufelandstr. 55
45122 Essen

Prof. Dr. Jost B. Jonas
Universitäts-Augenklinik
Fakultät für Klinische Medizin Mannheim
der Universität Heidelberg
Theodor-Kutzer-Ufer 1 – 3
68167 Mannheim

Dr. Anna-Isabelle Kälsch
V. Medizinische Univ.-Klinik
Nephrologie u. Endokrinologie
Fakultät für Klinische Medizin Mannheim
der Universität Heidelberg
Theodor-Kutzer-Ufer 1 – 3
68167 Mannheim

Dr. med. Oliver Kastrup
Klinik und Poliklinik für Neurologie
Universitätsklinikum Essen
Hufelandstr. 55
45122 Essen

Prof. Dr. med. Ulrich Keilholz
Charité Campus Benjamin Franklin
Universitätsmedizin Berlin, Medizinische Klinik III
Hämatologie, Onkologie, Transfusionsmedizin
Hindenburgdamm 30
12200 Berlin

Prof. Dr. med. Herbert Kellner
Praxisklinik
Bahnhofplatz 1
80335 München

Prof. Dr. Dr. W. Kirch
Institut für Klinische Pharmakologie
TU Dresden
Fiedlerstr. 27
01307 Dresden

Prof. Dr. med. Wolfgang Knauf
Onkologische Gemeinschaftspraxis
Frankfurter Diakoniekliniken
Im Prüfling 17–19
60389 Frankfurt

Dr. med. Jutta Krappweis
Bundesinstitut für Arzneimittel
und Medizinprodukte (BfArM)
Kurt-Georg-Kiesinger-Allee 3
53175 Bonn

Dr. med. Marcus Lenk
Wiesenstr. 46
82223 Eichenau

PD Dr. med. Volker Limmroth
Neurologische Universitätsklinik
Hufelandstr. 55
45122 Essen

Prof. Dr. med. Hartmut Lode
Zentralklinik Emil von Behring
Dep. Lungenklinik Heckeshorn
Stiftung Oskar-Helene-Heim
Zum Heckeshorn 33
14109 Berlin

Prof. Dr. med. Michael P. Manns
Zentrum Innere Medizin der MHH
Abt. Gastroenterologie
Carl-Neuberg-Str. 1
30625 Hannover

Dr. med. Peter Norbert Meier
Zentrum Innere Medizin der MHH
Abt. Gastroenterologie u. Hepatologie
Carl-Neuberg-Str. 1
30623 Hannover

Prof. Dr. med. Hans-Jürgen Möller
Klinik und Poliklinik für Psychiatrie
und Psychotherapie d. Univ.
Nussbaumstr. 7
80336 München

Dr. med. Ingolf Morgenstern
HUMAINE Vogtland-Klinikum Plauen
Medizinische Klinik
Röntgenstraße 2
08529 Plauen

Prof. Dr. med. Norbert Müller
Klinik und Poliklinik für Psychiatrie
und Psychotherapie d. Univ.
Nussbaumstr. 7
80336 München

Prof. Dr. med. Dirk Müller-Wieland
Klinische Biochemie und Pathobiochemie
Deutsches Diabetes-Forschungsinstitut
Auf'm Hennekamp 65
40225 Düsseldorf

PD Dr. med. Johann Ockenga
Universitätsklinikum Charité
Abt. Gastroenterologie, Hepatologie
und Endokrinologie
10098 Berlin

Dr. med. Wolfgang E. Paulus
Institut für Reproduktionstoxikologie
KH St. Elisabeth
Elisabethenstr. 17
88212 Ravensburg

Dr. med. Armin Philipp
Praxis im Karl-Olga-Krankenhaus
Werderstr. 66
70190 Stuttgart

Dr. med. Andrej Potthoff
Zentrum Innere Medizin der MHH
Abt. Gastroenterologie
Carl-Neuberg-Str. 1
30625 Hannover

Dr. med. Michael Riedel
Klinik und Poliklinik für Psychiatrie
und Psychotherapie d. Univ.
Nussbaumstr. 7
80336 München

Prof. Dr. med. Berthold Rzany
Abt. für Evidenzbasierte Medizin und
Klinische Studien
Klinik für Dermatologie der Charité
Schumannstr. 20–21
10117 Berlin

Prof. Dr. med. Dirk Schadendorf
Klinische Kooperationseinheit
für Dermato-Onkologie (DKFZ)
Fakultät für Klinische Medizin Mannheim
der Universität Heidelberg
Theodor-Kutzer-Ufer 1
68135 Mannheim

Prof. Dr. med. Hubert Schrezenmeier
Institut für Klinische Transfusionsmedizin
und Immungenetik Ulm gGmbH
Helmholtzstr. 10
89091 Ulm

Dr. med. Ute I. Schwarz
542 Robinson Research Building
Vanderbilt University
Department of Medicine
Nashville, TN 37232–6602
USA

Prof. Dr. med. Ralf Stahlmann
Univ.-Klinikum B. Franklin
Institut für Klinische Pharmakologie
und Toxikologie
Garystr. 5
14195 Berlin

Prof. Dr. med. Eckhard Thiel
Charité Campus Benjamin Franklin
Universitätsmedizin Berlin, Medizinische Klinik III
Hämatologie, Onkologie, Transfusionsmedizin
Hindenburgdamm 30
12200 Berlin

Prof. Dr. Fokko J. van der Woude
V. Medizinische Univ.-Klinik
Nephrologie u. Endokrinologie
Fakultät für Klinische Medizin Mannheim
der Universität Heidelberg
Theodor-Kutzer-Ufer 1 – 3
68167 Mannheim

Prof. Dr. med. Siegfried Wagner
Medizinische Klinik II
Klinikum Deggendorf
Perlasberger Str. 41
94469 Deggendorf

Dr. med. Heiner Wedemeyer
Zentrum Innere Medizin der MHH
Abt. Gastroenterologie
Carl-Neuberg-Str. 1
30625 Hannover

Prof. Dr. med. Martin Wehling
Universität Heidelberg
Fakultät für Klinische Medizin, Mannheim
Institut für Klinische Pharmakologie
Theodor-Kutzer-Ufer 1 – 3
68167 Mannheim
derzeit beurlaubt zur
Firma AstraZeneca,
R&D Mölndal (bis 2006)

Prof. Dr. med. Christos C. Zouboulis
Klinik und Hochschulambulanz für Dermatologie
Charité Campus Benjamin Franklin
Freie Universität Berlin
Fabeckstr. 60 – 62
14195 Berlin

Inhaltsverzeichnis

7 Metabolische und endokrine Erkrankungen (D. Müller-Wieland) 260

11 Infektionen und antimikrobielle Therapie (R. Stahlmann, H. Lode) 518

1 Grundsätzliche Elemente der klinischen Pharmakologie

W. Kirch

1.1 Einleitung

Allgemeine Prinzipien jeder Therapie

Bei der Entscheidung für eine bestimmte Therapie müssen der voraussichtliche Erkrankungsverlauf und die vorrangigen Therapieziele berücksichtigt werden. Nutzen und Risiko der Behandlung müssen gegeneinander abgewogen werden.

Voraussetzung für alle gezielten therapeutischen Maßnahmen ist die **korrekte Diagnosestellung**. Diese wird vor allem durch Anamneseerhebung, körperliche Untersuchung, darüber hinaus durch Zusatzuntersuchungen wie morphologisch-technische, endoskopische, bioptische sowie apparative laborchemische Verfahren ermöglicht. Die ausführliche **Aufklärung** des Patienten vor Behandlungsbeginn über Prognose und mögliche Nebenwirkungen ist mitentscheidend für den Erfolg einer Therapie (Motivation zur Compliance).

Im Idealfall ist eine **kausale Therapie** möglich. Daneben gibt es die **Substitutionstherapie** zur Behebung physiologischer Defizite. Bei den meisten Krankheiten wird man eine **symptomatische Behandlung** der Beschwerden durchführen müssen. Neben *nichtmedikamentösen Behandlungsformen* wie operativen Verfahren, Strahlentherapie, Physiotherapie, diätetischen Maßnahmen und Psychotherapie hat die *Arzneitherapie* eine große Bedeutung bei der Behandlung der meisten Erkrankungen (Abb. 1.**1**).

Der **Therapieerfolg** wird vom Patienten zu allererst daran gemessen, wie seine subjektiven Symptome abklingen. Der Arzt wird versuchen, das Behandlungsergebnis durch körperliche Untersuchung, Labormethoden und andere oben genannte medizintechnische Verfahren zu verifizieren. Die Therapiemaßnahmen sollten idealerweise zur Heilung führen. In den Fällen, in denen dies aufgrund der Erkrankung nicht möglich ist, sollte zumindestens Linderung – also Verbesserung der Lebensqualität – erzielt werden. Tritt durch die Behandlung keine Veränderung der Symptome oder gar eine Verschlechterung ein, sind Diagnose und Therapiekonzept zu überprüfen.

Grundprinzipien der Arzneitherapie

Wirkstoffauswahl. Ist eine Pharmakotherapie indiziert, bestimmen neben dem Behandlungskonzept vor allem Patienten-spezifische Faktoren (s. u.) wie Geschlecht, Alter, Organfunktion, Gravidität oder Laktation die Auswahl des zu applizierenden Pharmakons sowie die Dosis, das Dosierungsintervall und die Therapiedauer den Therapieerfolg. Entsprechend dem vorgesehenen Therapieprinzip wird man sich bei einer bestimmten Indikation zwischen chemisch nur geringfügig variierenden Stoffen einer Wirkstoffklasse (z.B. Benzodiazepinen, ACE-Hemmern) und von ihrer Struktur her ganz unterschiedlichen Vertretern einer Medikamentengruppe (z.B. Diuretika, Antiarrhythmika) entscheiden müssen. Die Pharmaka der einzelnen Wirkstoffklassen unterscheiden sich teilweise in ihrer dosisbezogenen Wirkstärke, aber nur selten im Nebenwirkungsprofil, so dass sich kein wirklicher Vorteil aus einer „geringeren" Substanzbelastung ergibt. Zur Beurteilung eines Arzneistoffes sind Kenntnisse seiner **pharmakokinetischen Daten** erforderlich (Tab. 1.**1**; s. a. S. 4 ff.). Diese beschreiben die Verteilung einer Substanz im Organismus in Abhängigkeit von der Zeit. Neben der erforderlichen Höhe der Plasmaspiegel, dem Wirkeintritt, dem Metabolismus bzw. der Exkretion eines Wirkstoffes interessieren Angaben zu seiner Eliminationshalbwertszeit ($t_{1/2}$). Die Kenntnis dieser Parameter ist für den Therapeuten im Hinblick auf die exakte Dosisfindung notwendig.

Dosierung. Dosisangaben der Arzneimittelhersteller beziehen sich üblicherweise auf gesunde Erwachsene von 70 kg Körpergewicht und berücksichtigen keine krankheitsbedingten Veränderungen des Verteilungs- und Ausscheidungsverhaltens eines Pharmakons. Das **Dosierungsintervall** hängt von der Eliminationshalbwertszeit eines Stoffes und seiner galenischen Zubereitung (z. B. Retardpräparat) ab. Für die Patientencompliance ist besonders bei chronischer Therapie eine Einmalgabe pro Tag von Vorteil. Die Dauer einer Behandlung (Akut- oder Langzeittherapie) hängt von der Art der Erkrankung ab. Insbesondere bei Langzeitbehandlungen

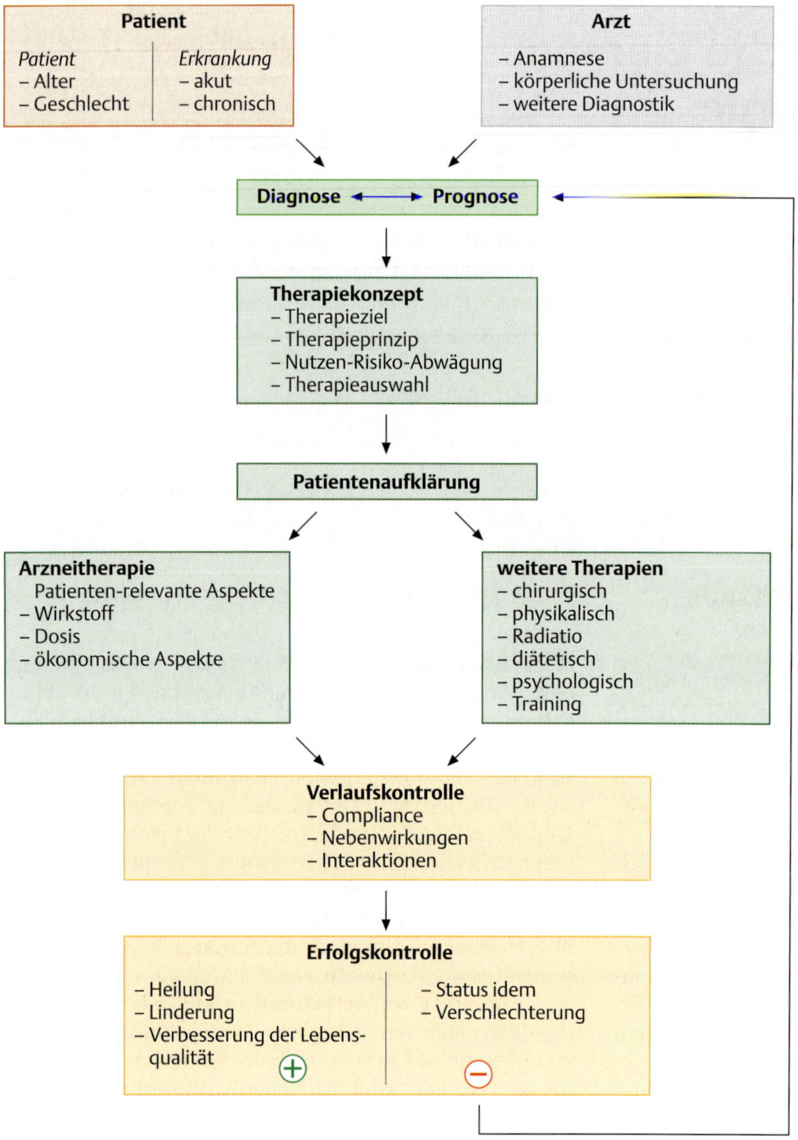

Abb. 1.1 **Erkrankungsverlauf von der Diagnose zur Therapie**

sind regelmäßige Verlaufskontrollen notwendig, um einerseits den Therapieerfolg zu kontrollieren, andererseits auf eine sich verändernde Patientensituation reagieren zu können. Bei Substanzen mit langer Eliminationshalbwertszeit muss die relativ hohe **Initialdosis** nach Erreichen der therapeutischen Plasmaspiegel auf eine niedrigere **Erhaltungsdosis** reduziert werden. Substanzen mit geringer therapeutischer Breite müssen individuell – z. B. dem Körpergewicht entsprechend – dosiert werden, um unerwünschte Arzneimittelwirkungen zu vermeiden. Wenn die Korrelation zwischen Plasmakonzentration und therapeutischem Effekt bekannt ist, ermöglicht der Einsatz des **„Drug Monitoring"** (S. 17ff.) eine sicherere und exakte Dosierung, was bei der Behandlung mit Antiepileptika, Lithium, Theophyllin, Cyclosporin, einigen Antibiotika, Digitalisglykosiden und Zytostatika praktiziert wird.

Patienten-spezifische Faktoren.

Das Alter des Patienten und damit verbundene physiologische Besonderheiten müssen bei der Arzneitherapie unbedingt berücksichtigt werden.

Bei **Neugeborenen** und **Säuglingen** laufen Metabolisierung und Elimination teilweise verzögert, vereinzelt beschleunigt ab. Die Dosierung muss dementsprechend adjustiert werden und ist zu diesem Zweck erstellten Tabellen und Diagrammen zu entnehmen. Sie lässt sich häufig aus der Erwachsenendosis unter Einbeziehung der kindlichen Körperoberfläche ermitteln. Für viele Wirkstoffe existieren allerdings keine Angaben zur Wirksamkeit und Verträglichkeit bei Neugeborenen und Kindern, sodass sie in diesem Alter nicht angewendet werden sollten. Beim **älteren Menschen** sind die Verteilungsvolumina für hydro- und lipophile Substanzen durch Reduktion des Gesamtkörperwassers und Zunah-

Tab. 1.1 **Faktoren, die die Arzneimittelwirkung beeinflussen**

Einflussfaktoren	Wirkstärke, Wirkdauer, Nebenwirkungen
Pharmakokinetik	therapeutische Plasmakonzentration therapeutische Breite Wirkeintritt Plasmaeiweißbindung Verteilungsvolumen Metabolismus Eliminationshalbwertszeit Clearance Exkretionsrouten
Dosierung	Erwachsenendosis Dosierung bei Neugeborenen, Kindern Dosierung bei älteren Patienten Dosierungsintervall Initial-/Erhaltungsdosis Dosisanpassung bei Begleiterkrankungen Drug Monitoring Therapiedauer
unerwünschte Wirkungen	Nebenwirkungen Interaktionen Verfälschung von Laborwerten
Kontraindikationen	relative/absolute Gravidität Laktation
Applikationsart/-ort	i. v., i. m, s. c. oral rektal lokal
pharmazeutische Zubereitung	Darreichungsformen Darreichungsstärken pharmazeutische Qualität Bioäquivalenz
Präparateauswahl	Originalpräparat Generikum Kombinationspräparat
Patienten-information	Beipackzettel-Interpretation Aufklärung über Therapiekonzepte

me des Körperfettes verändert. Die Abnahme der Plasmaeiweißbindung von Medikamenten und vor allem eine reduzierte renale bzw. hepatische Elimination vieler Pharmaka machen eine Dosisanpassung oder die Wahl eines Wirkstoffes mit anderem Ausscheidungsweg notwendig. Die altersbedingte Abnahme der glomerulären Filtrationsrate variiert interindividuell stark, so dass bei Medikamenten mit renaler Ausscheidung nur durch Bestimmung oder Abschätzung der Kreatininclearance eine sichere Dosierung möglich ist.

Der **aktuelle Gesundheitszustand** eines Patienten stellt eine weitere wichtige Einflussgröße dar: Bei Niereninsuffizienz verlängert sich die Eliminationshalbwertszeit von überwiegend renal eliminierten Medikamenten erheblich. Um eine Verzögerung der Ausscheidung und toxische Plasmaspiegel zu vermeiden, ist eine Dosisreduktion mit Hilfe von verschiedenen verfügbaren Dosierungsregeln (z. B. nach Dettli oder Kunin) erforderlich. Auch weitere zugrundeliegende Erkrankungen wie Herzinsuffizienz, Hyperthyreose, chronische Lebererkrankungen u. v. a. können eine Dosisanpassung notwendig machen.

Die Arzneitherapie in der **Gravidität** impliziert eine besonders kritische Risikoabwägung. Allgemein ist vor der Gabe teratogen- und fetotoxisch-wirkender Stoffe eine Schwangerschaft auszuschließen. Während der Laktation sollten keine Wirkstoffe verordnet werden, die in die Muttermilch übertreten können. Ist deren Verordnung dennoch notwendig, muss zuvor abgestillt werden.

Unerwünschte Arzneimittelwirkungen (UAW). Neben den erwünschten therapeutischen Effekten eines Wirkstoffes sind unerwünschte Arzneimittelwirkungen von besonderer Bedeutung. Diese können nach einer Nutzen-Risiko-Abwägung und dem Patientengespräch zum Therapieabbruch zwingen. Grundsätzlich kann jede Substanz allergische Reaktionen auslösen. Die Behandlung mit einem Arzneimittel, auf das der Patient bei einer vorausgegangenen Exposition allergisch reagiert hat, ist selbstverständlich kontraindiziert. Nebenwirkungen sind zu 80 % dosisabhängig und durch eine Dosisindividualisierung vermeidbar. Seltener lösen idiosynkratische Faktoren, die während der klinischen Prüfung eines Medikamentes häufig nicht beobachtet wurden, unerwünschte Arzneimittelwirkungen aus. Dieser Nebenwirkungstyp wird erst beim Einsatz des Arzneimittels bei größeren Populationen nachweisbar. Um die Sicherheit der Arzneimittelanwendung zu gewährleisten, sind alle unerwünschten Arzneimittelwirkungen dem Bundesinstitut für Arzneimittel und Medizinprodukte zu melden, das die Berichte (auch Verdachtsfälle) zentral erfasst und bewertet.

Arzneimittelinteraktionen. Mögliche Interaktionen mit gleichzeitig verabreichten Arzneimitteln sind zu beachten und sollten bereits im Vorfeld der Arzneimittelanwendung im Betracht gezogen werden. Sie können pharmakodynamische und pharmakokinetische Ursachen haben (Beeinflussung der Resorption, von Metabolisierung und Elimination, Änderung des Verteilungsvolumens, Verdrängung aus der Plasmaeiweißbindung oder Konkurrenz auf Rezeptorebene, S. 26). Bei gleichzeitig applizierten Medikamenten kann es so zur Wirkverstärkung oder -abschwächung kommen. In der Hochdrucktherapie etwa wird die additive antihypertensive Wirkung bei der Kombination von ACE-Inhibitoren und Diuretika therapeutisch genutzt. In vielen Fällen führen Wechselwirkungen zu unerwünschten Effekten. Dies gilt insbesondere für die Pharmakotherapie älterer multimorbider Patienten, bei denen häufig eine Vielzahl von Medikamenten verabreicht werden muss. Ein weiterer unerwünschter, aber oft übersehener Nebeneffekt von Medikamenten ist die Verfälschung von Laborwerten, was Fehlinterpretationen der Messdaten zur Folge haben kann.

Darreichungsform. Die meisten Arzneimittel sind in unterschiedlichen pharmazeutischen Zubereitungen und Konzentrationen erhältlich. Die Wahl der Darreichungsform (Injektionslösung, Tabletten, Kapseln, Dragees, Salbe oder Suppositorien) richtet sich nach dem therapeutisch erwünschten Wirkeintritt, der erforderlichen Wirkdauer, dem Wirkort und dem aktuellen Gesundheitszustand des Patienten. Die Arzneitherapie wird bis auf wenige Einzelfälle, in denen individuelle Rezepturanfertigungen notwendig sind, mit Fertigarzneimitteln durchgeführt. Neben **Originalpräparaten** mit warenzeichengeschützten Handelsnamen werden nach Ablauf des Patentschutzes kostengünstige **Generika** angeboten. Wenn diese bezüglich Bioäquivalenz und pharmazeutischer Qualität dem Referenzpräparat gleichwertig sind, stellen sie eine Alternative für den Therapeuten dar, denn bedingt durch den Kostendruck im Gesundheitswesen erfolgt die definitive Auswahl des Arzneimittels in immer stärkerem Maße auch unter ökonomischen Aspekten. Die unübersehbare Vielzahl wirkstoffgleicher Generika erschwert leider häufig die Auswahl.
Fixe **Kombinationspräparate** sind nur dann einer Monotherapie oder der gleichzeitigen Gabe zweier oder mehrerer Monopräparate vorzuziehen, wenn sie therapeutische Vorteile für den Patienten haben, wie z. B. im Falle von bestimmten Diuretikakombinationen die Kupierung der kaliuretischen Wirkung von einer der Präparatekomponenten, oder zur Reduktion der Pillenzahl, die negativ mit der Compliance korreliert.

Patientenaufklärung. Die Herstellerangaben des Beipackzettels können im Gespräch mit dem Patienten erklärt werden, wodurch die Compliance verbessert wird. Bei der Fülle der zu berücksichtigenden Gesichtspunkte darf nicht außer Acht gelassen werden, dass auf die individuelle Situation eines jeden Patienten einzugehen ist. Wie für alle ärztlichen Maßnahmen gilt in besonderem Maße für die Arzneitherapie der Grundsatz des „nil nocere".

Eine medikamentöse Behandlung kann nur erfolgreich sein, wenn der Patient vor Behandlungsbeginn über das Therapiekonzept, mögliche Risiken und Nebenwirkungen sowie über die Heilungsaussichten informiert ist.

1.2 Pharmakokinetik, Pharmakodynamik, Wechselwirkungen, Pharmakogenetik

Pharmakokinetik

Die Pharmakokinetik beschäftigt sich mit dem Schicksal von Arzneistoffen im Organismus.

Die Pharmakokinetik beschäftigt sich mit dem Schicksal von Arzneistoffen im Organismus oder, anders ausgedrückt, mit der Wirkung des Organismus auf den Arzneistoff. Sie beschreibt den Konzentrationsverlauf von Arzneistoffen und deren Metaboliten in Flüssigkeiten und Geweben des Körpers und versucht gleichzeitig zu ergründen, welche biologischen Mechanismen dafür verantwortlich sind. Gemeinsam mit der Pharmakodynamik (S. 18 ff.) bestimmt sie also die Wirkung eines Pharmakons (Abb. 1.**2**).
Von Anbeginn war die Entwicklung der Pharmakokinetik eng mit der Anwendung mathematischer Modelle verbunden. Der Begründer der Pharmakokinetik war der deutsche Pädiater Friedrich Hartmut Dost. Eine herausragende Bedeutung kommt seinem 1953 erschienenen Buch „Der Blutspiegel. Konzentrationsabläufe in der Kreislaufflüssigkeit" zu. Heute ist die Pharmakokinetik zu einer bedeutenden Disziplin der Arzneimittelwissenschaften herangereift.

Die Kenntnis der pharmakokinetischen Eigenschaften eines Arzneistoffes ist eine Voraussetzung für eine effektive und sichere Therapie.

Das LADME-Prinzip. Die Analyse des Konzentrations-Zeit-Verlaufes eines Arzneistoffes in Körperflüssigkeiten und Geweben ermöglicht eine Aufschlüsselung der einzelnen Phasen des pharmakokinetischen Verhaltens:
- Freisetzung aus der Darreichungsform (**L**iberation),
- Resorption (**A**bsorption),
- Verteilung (**D**istribution),
- **M**etabolismus und Ausscheidung (**E**xkretion).

Im Folgenden werden zunächst diese Teilprozesse, die die Pharmakokinetik bestimmen, erörtert. Anschließend werden wichtige pharmakokinetische Parameter sowie die praktische Anwendung pharmakokinetischer Kenntnisse dargestellt.

Liberation

Bei Anwendung fester Darreichungsformen (z. B. Kapseln, Tabletten) muss der Wirkstoff zunächst freigesetzt (Zerfallen der Tablette oder Öffnen der Kapsel, Desintegration) und gelöst (Dissolution) werden, damit eine Resorption stattfinden kann, d. h. ein Übertritt über die Magen-Darm-Schleimhaut oder eine Aufnahme in die Blutbahn (s. u.). Mit der Herstellung geeigneter Darreichungsformen und deren Qualitätskontrolle befasst sich die pharmazeutische Technologie (Galenik). Die Wirkstofffreisetzung kann durch bestimmte Herstellungsverfahren gesteuert werden (z. B. retardierte Formulierungen von Nifedipin).

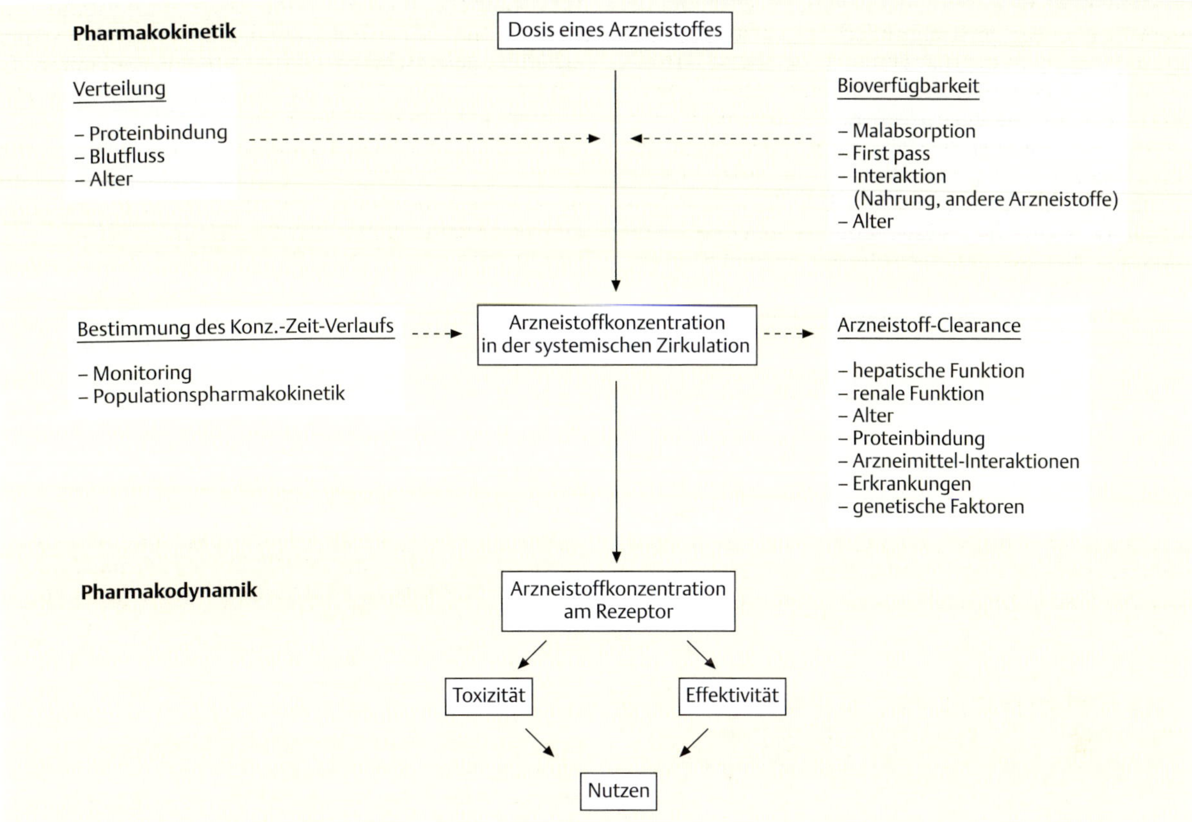

Abb. 1.2 **Beziehung von Pharmakokinetik und Pharmakodynamik**

Resorption (Absorption)

Die Resorption (Absorption) ist definiert als die Aufnahme eines Arzneistoffes vom Ort der Applikation in die Blutbahn und spielt somit immer dann eine Rolle, wenn der Arzneistoff nicht direkt intravasal appliziert wurde. Die **Resorptionsgeschwindigkeit** bezeichnet die Aufnahme von Substanzmenge pro Zeiteinheit. Ein Arzneistoff kann nur resorbiert werden, wenn er aus seiner Zubereitungsform freigesetzt und gelöst wurde.

Eine *Diffusion* von Arzneistoffen kann dann stattfinden, wenn zwischen zwei durch eine Membran getrennten Kompartimenten ein Konzentrationsgradient vorhanden ist. Um diffundieren zu können, muss der Arzneistoff neben der Lipidlöslichkeit auch eine gewisse Wasserlöslichkeit aufweisen, um mit der Diffusionsoberfläche in Kontakt treten zu können. Die Diffusion hängt vom *Ionisationsgrad* eines Arzneistoffes ab. Ionen sind polar und können deshalb nicht durch die Lipidphase der Membran diffundieren, d. h. Säuren und Basen sind nur in der ungeladenen Form lipidlöslich. Allgemein gilt: Nach oraler Gabe werden schwache Säuren eher im Magenmilieu resorbiert, basische Arzneistoffe vorwiegend im alkalischen Darmmilieu.

Große Moleküle, wie z. B. Aminosäuren oder Hexosen, werden an spezielle *Transportersysteme* (Carrier) gebunden und so durch die Zellmembran geschleust. Pinozytose und Phagozytose sind *endozytotische Vorgänge*. Die Diffusion durch die wässrige Phase der durch die *Membranproteine* gebildeten Poren ist für polare Arzneistoffe möglich, spielt jedoch insgesamt eine untergeordnete Rolle.

Resorption von Arzneistoffen nach parenteraler Gabe

Die parenterale Gabe bezeichnet üblicherweise die **Injektion** eines Arzneistoffes, obwohl der Darm als Hauptresorptionsort auch bei anderen Applikationsarten (z. B. Inhalationsnarkotika, bukkale und sublinguale Gabe, transdermale therapeutische Systeme [TTS]) umgangen wird. Die parenterale Applikation ist erforderlich, wenn

- eine Arzneistoffwirkung schnell einsetzen soll,
- Arzneistoffe nur in geringem Ausmaß enteral resorbiert werden oder einer ausgeprägten präsystemischen Elimination (First-pass-Metabolismus) unterliegen,
- die Resorption unsicher oder in ihrem Ausmaß nicht vorhersagbar ist (z. B. Strophantin) oder
- der Arzneistoff nach oraler Gabe im Magen-Darm-Trakt inaktiviert wird (z. B. Peptidhormone).

Wird ein Arzneistoff **intravenös injiziert**, so steht die gesamte Arzneistoffmenge dem Organismus unmittelbar zur Verfügung, der Konzentrationsverlauf im Blut ist nicht mehr beeinflussbar, sondern unterliegt den Prozessen der Verteilung und Elimination. Durch eine intravenöse Infusion kann man den Konzentrationsverlauf im Blut besser steuern, durch Veränderung der Infusionsgeschwindigkeit kann die Arzneistoffzufuhr den jeweiligen Bedürfnissen angepasst werden. Die **intraarterielle**

Injektion wird angewandt, um den Arzneistoff oder die Substanz gezielt in bestimmte Gebiete zu bringen (z. B. Zytostatikagabe in die den Tumor versorgende Arterie, Röntgenkontrastmittelgabe). Nach intravasaler Gabe erfolgen keine Resorptionsvorgänge.
Nach **intramuskulärer oder subkutaner Injektion** gelangt der Arzneistoff nicht unmittelbar ins Blut, sondern muss von der Injektionsstelle in das Blutgefäßsystem (bzw. Lymphgefäßsystem) diffundieren, d. h. der Arzneistoff muss resorbiert werden. Die Diffusion ist vom Konzentrationsgradienten abhängig, bei guter Durchblutung wird der Arzneistoff entsprechend schnell abtransportiert, bei schlechter Durchblutung wird die Resorption dagegen verlangsamt. Das erklärt, warum beispielsweise bei Patienten mit Myokardinfarkt nach intramuskulärer Injektion von Morphin die gewünschte Wirkung nicht oder stark verzögert einsetzen würde.
Durch Überführung eines Arzneistoffes in eine wenig wasserlösliche Form (z. B. Procainsalz des Penicillin, Zinkkomplex des Insulin) oder durch Injektion lipophiler Arzneistoffe in einer öligen Lösung (z. B. Testosteronpropionat) kann man einen sogenannten **Depoteffekt** erzielen.

Nach allen Applikationsarten, die nicht intravasal erfolgen, muss der Wirkstoff vom Applikationsort resorbiert, d. h. in den Blutkreislauf aufgenommen werden.

Resorption von Arzneistoffen über die Lunge

Gasförmige Arzneistoffe, wie z. B. Inhalationsnarkotika, aber auch feste und flüssige Substanzen, die als Aerosol vorliegen, können über die Lunge resorbiert werden. Wegen der großen Austauschfläche (90 m^2 Alveolarfläche), der kurzen Diffusionswege und der guten Durchblutung erfolgt die Resorption hier sehr rasch. Die Wirkung setzt schnell ein und ist mit dem Wirkungseintritt nach intravenöser Injektion vergleichbar.

Resorption von Arzneistoffen über den Magen-Darm-Trakt

Arzneistoffe können in allen Teilen des Magen-Darm-Traktes resorbiert werden. Die Resorption wird durch die lipophilen Eigenschaften des Arzneistoffes sowie die unterschiedlich großen Resorptionsflächen im Magen-Darm-Trakt beeinflusst. Lipophile, nichtionisierte Arzneistoffe können über die **Mundschleimhaut** resorbiert werden, dabei muss der Arzneistoff vorher nicht die Leber passieren. Dieser Applikationsweg eignet sich für Arzneistoffe, die bereits in kleinen Dosen wirksam sind. So können Substanzen, die durch Verdauungsenzyme zerstört werden (z. B. Oxytocin) oder die durch eine präsystemische Elimination in unzureichendem Ausmaß in die systemische Zirkulation gelangen (z. B. Glyceroltrinitrat, Ergotamin), über die Mundschleimhaut appliziert werden.
Die häufigste und für den Patienten angenehmste Applikationsform ist die Einnahme eines Arzneistoffes über den **Magen-Darm-Trakt**, also das Schlucken von Tabletten, Kapseln, Dragees usw. Das Ausmaß und die Geschwindigkeit der Resorption eines Arzneistoffes aus dem Magen-Darm-Trakt wird durch Substanzeigenschaften, galenische Faktoren, Faktoren von Seiten des Patienten und durch andere Stoffe beeinflusst (Tab. 1.**2**).
Eine Veränderung der Magenentleerungszeit beeinflusst die Resorption von Arzneistoffen. So nutzt man die Förderung der Magenentleerung durch Metoclopramid aus, um die Resorption anderer Arzneistoffe (z. B. Analgetika zur Migränetherapie) zu beschleunigen.
Der Hauptresorptionsort für Arzneistoffe ist der *Dünndarm*. Ausnahmen bilden Retardformen von Arzneistoffen, sie können auch in größeren Mengen noch im Dickdarm freigesetzt werden. Eine weitere Ausnahme stellt eine beschleunigte Dünndarmpassage dar; auch hier kann die Resorption im Dickdarm an Bedeutung zunehmen.

Bevor ein Arzneistoff in den systemischen Kreislauf gelangt, kann er bereits chemisch verändert, d. h. metabolisiert worden sein (First-pass-Metabolismus oder präsystemische Elimination).

Nach dem Durchtritt durch die Darmmukosa gelangt der Arzneistoff über die Pfortader in die Leber. Manche Arzneistoffe werden von der Leber rasch aufgenommen und metabolisiert, so dass ein großer Anteil des über das Pfortaderblut antransportierten Arzneistoffes bereits bei der ersten Leberpassage (First pass) weitgehend aus dem Blut entfernt wird (**hepatischer First-pass-Metabolismus**). Solche Arzneistoffe gelangen selbst nach vollständiger intestinaler Resorption nur zu einem Bruchteil in die systemische Zirkulation, weshalb die orale Dosis dieser Arzneistoffe im Vergleich zur intravenösen Injektion höher sein muss (z. B. Propranolol). Auch bereits beim Durchtritt durch die Mukosa des Gastrointestinaltraktes können Arzneistoffe in erheblichem Ausmaß metabolisiert werden. So wurden in den Enterozyten Enzyme nachgewiesen (z. B. Cytochrom P-450 [CYP] Subtyp 3A4; S. 9), welche die Bioverfügbarkeit (S. 4) von Arzneistoffen durch einen prähepatischen, sog. **intestinalen First-pass-Metabolismus** beeinflussen.

Tab. 1.**2** **Faktoren, die die Resorption aus dem Magen-Darm-Trakt beeinflussen.**

Substanzeigenschaften	Wasserlöslichkeit, Lipophilie, Molekülmasse, pK_a
galenische Faktoren	Desintegrationszeit, Löslichkeit und Lösungsgeschwindigkeit, galenische Hilfsstoffe
Patienten-spezifische Faktoren	Oberfläche und Durchblutung des Magen-Darm-Traktes, pH-Verhältnisse im Magen-Darm-Trakt, Magenentleerungszeit, Passagezeit im Darm, Ausmaß der präsystemischen Elimination
Einfluss anderer Stoffe	Arzneistoffe, Nahrungsmittel

Die systemische (biologische) Verfügbarkeit des Arzneistoffes kann oft durch einen präsystemischen Metabolismus beeinflusst sein.

Ist bei einem Arzneistoff die verabreichte **Muttersubstanz** der wirksame Bestandteil, so kommt es durch eine Hemmung der metabolisierenden Enzyme (S. 10) zu einer Zunahme der Wirkstoffkonzentration und möglicherweise zu vermehrten Nebenwirkungen. Wird ein Arzneistoff verabreicht, der erst durch Metabolisierung im Organismus in die aktive Wirkform überführt wird (**Prodrug**), so führt die Enzymhemmung zu einem Wirkverlust bzw. zur Unwirksamkeit. Da die Enzymaktivität genetisch bedingt individuell stark variieren kann, ist der präsystemische Metabolismus für einen großen Teil der interindividuellen Variabilität der Arzneimittelwirkung verantwortlich.
Weiterhin existiert an der apikalen (luminalen) Membran der Enterozyten ein Effluxtransporter, das P-Glykoprotein. Dieser Transporter kann seine Substrate aus dem Enterozyten zurück in das Lumen des Gastrointestinaltraktes pumpen, so dass dadurch der Anteil an Arzneistoff, der die systemische Zirkulation erreicht, verringert wird. P-Glykoprotein wurde zuerst in Tumorzellen entdeckt und ist für einen Teil der bei der Chemotherapie von Tumoren beobachteten **Multidrug-Resistenz** (**MDR**) verantwortlich (s. a. S. 24). P-Glykoprotein spielt jedoch nicht nur bei der MDR oder der Beeinflussung der Resorption von Arzneistoffen aus dem Gastrointestinaltrakt eine Rolle, es leistet auch einen wichtigen Beitrag zur Barrierefunktion der Blut-Hirn-Schranke.
Die präsystemische Elimination ist somit der Grund, weshalb nach der Applikation von gleichen Dosen eines Arzneistoffes auf enteralem und parenteralem Weg Wirkungsunterschiede auftreten können. Tab. 1.3 nennt beispielhaft einige Arzneistoffe, die einer präsystemischen Elimination unterliegen.
Gleichzeitige Nahrungsaufnahme wirkt sich oft hemmend auf die Resorptionsgeschwindigkeit von Arzneistoffen aus. Weiterhin hat die Flüssigkeitsmenge, mit der ein Arzneistoff oral eingenommen wird, einen Einfluss auf die Resorption. Verschiedene Arzneistoffe können mit polyvalenten Kationen (Ca^{2+}, Mg^{2+}, Fe^{2+}) schwerlösliche Komplexe bilden, wodurch die Resorption vermindert wird (z. B. Tetracycline bei gleichzeitiger Einnahme von Milch, Antacida oder Eisenpräparaten).
Die Resorption von Arzneistoffen über die Schleimhaut des Rektums erfolgt nach denselben Prinzipien wie die Resorption nach oraler Gabe, allerdings ist die resorbierende Oberfläche nur gering. Das Ausmaß der Resorption unterliegt erheblichen Schwankungen. Eine rektale Applikation ist sinnvoll, wenn beispielsweise eine orale Gabe wegen Übelkeit und Erbrechen nicht möglich ist.

Tab. 1.3 **Beispiele von Arzneistoffen mit First-pass-Metabolismus** (alphabetisch geordnet)

Acetylsalicylsäure*	Lorcainid
Dihydroergotamin	Medazepam
Ergotamin	Metoprolol
Estradiol*	Norfenefrin
Glyceroltrinitrat	Nortriptylin
Hydralazin	Pentazocin
Imipramin	Pethidin
Isoprenalin*	Propranolol
Isosorbiddinitrat	Salicylamid
L-Dopa	Verapamil
Lidocain	

* Arzneistoffe, die neben einem hepatischen auch einen gastrointestinalen First-pass-Metabolismus aufweisen

Resorption von Arzneistoffen über andere Schleimhäute

Die Resorption von lipophilen Arzneistoffen kann auch über andere Schleimhäute erfolgen, wie z. B. Auge, Nasenschleimhaut, Blasenschleimhaut oder Peritoneum. Die lokale Anwendung schließt dabei eine systemische Wirkung nicht immer sicher aus. So können nach Gabe Clonidin-haltiger Augentropfen Blutdrucksenkungen und nach Anwendung Timolol-haltiger Augentropfen sowohl Bradykardien als auch Asthmaanfälle auftreten. Systemische Wirkungen treten auch nach lokaler Gabe von Substanzen über die Nasenschleimhaut auf (z. B. Schnupfen von Cocain oder Tabak). Die Zufuhr von bestimmten Peptidhormonen (z. B. Insulin, Oxytocin, Desmopressin, Gonadorelin, Buserelin) über die Nasenschleimhaut hat sich als praktikabel erwiesen. Über die Blasenschleimhaut werden vor allem lipophile Arzneistoffe gut resorbiert.

Resorption von Arzneistoffen über die Haut

Gut lipidlösliche Arzneistoffe können auch über die Haut resorbiert werden. Dieses Prinzip nutzt man bei den transdermalen therapeutischen Systemen (TTS) für verschiedene Arzneistoffe (z. B. Scopolamin, Kombination von Östrogenen und Gestagenen, Fentanyl). Die Resorption über die Haut ist wesentlich geringer als über Schleimhäute, das verhornende Epithel (Stratum corneum) stellt das Haupthindernis dar. Eine Resorptionsverbesserung kann durch Erhöhung des Wassergehaltes der oberen Hornschicht (Okklusivverband), durch hyperämisierende Substanzen (z. B. Benzylnikotinat) oder durch „Schleppersubstanzen" (Dimethylsulfoxid) erreicht werden. Fehlt das verhornende Epithel, z. B. nach Verbrennungen, kann die Resorption stark erhöht sein. Die langsame Resorption von Arzneistoffen über die intakte Haut kann durch die Größe der Resorptionsfläche (Körperoberfläche des Erwachsenen etwa 1,8 m^2) ausgeglichen werden. Toxische Mengen können dann resorbiert werden, wenn ein Arzneistoff auf ausgedehnte Hautareale aufgetragen wird.

Verteilung (Distribution)

Verteilung bezeichnet alle die Prozesse, die die Einstellung eines dynamischen Gleichgewichtes zwischen den Kompartimenten bedingen.

Nach der Resorption verteilt sich der Arzneistoff gleichmäßig intravasal und in Abhängigkeit von seinen physikalisch-chemischen Eigenschaften (Molekülgröße, Lipophilie, Ionisationsgrad) im gesamten Flüssigkeitsraum des Organismus. Dieser Flüssigkeitsraum ist in *Kompartimente* unterteilt: Von prinzipieller Bedeutung sind der intravasale (Blutplasmavolumen), der interstitielle und der intrazelluläre Raum.

Diese Kompartimente werden durch Membranen begrenzt, deren Eigenschaften für die Verteilung ebenfalls von Bedeutung sind. Die Grenze zwischen dem Intravasalraum und dem interstitiellen Raum wird durch die **Gefäßendothelien** gebildet, wobei deren Durchlässigkeit unterschiedlich ist. Zwischen Extrazellulärraum und Intrazellulärraum bilden die **Zellmembranen** die morphologische Grenze; sie bestehen aus einer Phospholipid-Doppelschicht und können von geladenen Substanzen nicht passiert werden.

> *Für viele Arzneimittel bestehen physiologische Begrenzungen hinsichtlich ihrer Verteilung (z. B. Blut-Hirn-Schranke, Plazentaschranke).*

Proteinbindung und Anreicherung in Gewebestrukturen. Viele Arzneistoffe können sich außerdem an verschiedene Strukturen anlagern, insbesondere an Plasmaproteine, aber auch an eine Vielzahl von Gewebeproteinen, beispielsweise an kontraktile Proteine der Muskulatur oder an die Glutathiontransferase der Leber, an Erythrozyten im Blut sowie an Rezeptoren im Gewebe. Sie können sich auch in die Phospholipid-Doppelschicht von Membranen (Zellmembranen, endoplasmatisches Retikulum), in Fettvakuolen oder in die Knochensubstanz einlagern. Das erklärt, warum sich viele Arzneistoffe nicht gleichmäßig im Organismus verteilen. Der an Plasmaproteine gebundene Anteil des Arzneistoffes kann aufgrund seiner Größe und geringen Lipophilie Membranen kaum passieren, d. h. er kann damit im allgemeinen nicht zum Wirkort gelangen oder ausgeschieden werden.

> *Nur der freie Anteil eines Arzneistoffes steht für eine Wirkungsvermittlung zur Verfügung.*

Das **physikochemische Löslichkeitsverhalten** von Arzneistoffen bestimmt die möglichen Verteilungsräume:

- *Rein wasserlösliche Arzneistoffe.* Sie werden nach oraler Gabe schlecht resorbiert, nach intravenöser Injektion verteilen sie sich im Extrazellulärraum, und sie werden überwiegend renal ausgeschieden (z. B. osmotische Diuretika). Hydrophile Arzneistoffe können das Kapillarendothel passieren, ausgenommen von besonderen Fällen (Blut-Liquor-Schranke, Blut-Hoden-Schranke, Plazentaschranke, Kammerwasser des Auges, Endolymphe des Innenohres).
- *Rein lipidlösliche Arzneistoffe.* Lipophile Arzneistoffe können den intravasalen Raum ebenfalls schnell verlassen. Sie reichern sich in Körperfetten, wie den Neutralfetten der Fettzellen oder auch in den Lipiden der zellulären Membranen an (z. B. Inhalationsnarkotika).
- *Amphiphile Arzneistoffe.* Als amphiphil wird ein Molekül bezeichnet, wenn es sowohl einen hydrophilen als auch einen hydrophoben Anteil hat, die in nicht zu großer Entfernung voneinander stehen. Amphiphile Arzneistoffe sammeln sich in zellulären Membranen an. Diese Anreicherung ist für zahlreiche kationisch amphiphile Arzneistoffe nachgewiesen, anionisch amphiphile Arzneistoffe haben oftmals eine hohe Plasmaeiweißbindung. Die meisten amphiphilen Arzneistoffe sind schwache Säuren oder Basen.

Umverteilung und Verdrängung. Nach intravenöser Injektion gelangt ein Arzneistoff mit dem Blut zunächst in die am stärksten durchbluteten Organe. Kann der Arzneistoff rasch in Gewebe eindringen, werden in den gut durchbluteten Organen zunächst höhere Konzentrationen als in schlechter durchbluteten Organen erreicht.

> *Verteilungvorgänge hängen vom Ausmaß der Gewebedurchblutung ab.*

In der späteren Phase der Verteilung kommt es zum Ausgleich, d. h. es erfolgt eine *Umverteilung* des Arzneistoffes, die gegebenenfalls eine Abschwächung oder Aufhebung der initial in den gut durchbluteten Geweben ausgelösten Wirkung des Arzneistoffes bedingen kann, ohne dass eine wesentliche Elimination stattgefunden hat. Eine solche Umverteilung ist z. B. für die rasche Beendigung der Narkose nach intravenöser Gabe von Thiobarbituraten verantwortlich: Thiopental gelangt nach der intravenösen Injektion zunächst in das gut durchblutete ZNS (Narkose), wird dann aber vorwiegend in die Skelettmuskulatur transportiert. Dadurch sinkt die Thiopentalkonzentration im ZNS unter die narkotische Grenzkonzentration, der Patient erwacht aus der Narkose.

Für die Verteilung von Arzneistoffen ist auch die *Bindung an Plasmaproteine* bedeutsam (s. o.). Saure Arzneistoffe, z. B. Salicylsäure, werden dabei vorwiegend an Albumin gebunden. Für basische Arzneistoffe, z. B. Propranolol, erfolgt die Bindung vorwiegend an saures α_1-Glykoprotein. Bei den meisten Arzneistoffen ist der an Plasmaproteine gebundene Anteil im therapeutischen Konzentrationsbereich konstant. Da die Bindungskapazität der Plasmaproteine limitiert ist, nimmt bei sehr hohen Dosierungen der freie Anteil zu.

Die Bindung an Plasmaproteine ist unspezifisch, d. h. mehrere gleichzeitig verabreichte Arzneistoffe können um die Bindung konkurrieren und sich gegenseitig verdrängen. Durch eine solche *Verdrängung* steigt der freie Anteil des zuvor proteingebundenen Arzneistoffes im Blut an. Er kann Membranen passieren und zum Wirkort gelangen, wodurch eine verstärkte Wirkung möglich ist. Gleichzeitig wird aber auch der freie Arzneistoffanteil ausgeschieden, so dass sich letztendlich ein neues Gleichgewicht zwischen gebundenem und freiem Anteil einstellt.

Die Verdrängung aus der Plasmaproteinbindung ist im allgemeinen für Arzneistoffe, die zu über 95 % an Plasmaproteine gebunden werden, klinisch relevant, da sich

hier der überwiegende Teil des Arzneistoffes im Plasma befindet. Ein gut untersuchtes Beispiel ist die Verdrängung von oralen Antikoagulantien vom Cumarintyp durch Phenylbutazon: Durch die Zunahme der Konzentration von freiem Cumarin kann es zu einer Wirkungsverstärkung mit erheblicher Blutungsneigung kommen. Auch körpereigene Stoffe können durch Arzneistoffe aus der Plasmaproteinbindung verdrängt werden. So verdrängen Sulfonamide Bilirubin aus der Plasmaproteinbindung, was beim Neugeborenen durch die verminderte Bindungsfähigkeit der Plasmaproteine für Bilirubin und die Durchlässigkeit der Blut-Hirn-Schranke zu einem Kernikterus führen kann.
Weiterhin ist die Plasmaproteinbindung von Arzneistoffen vom Plasma-pH-Wert abhängig; so nimmt bei einer Azidose der gebundene Anteil von Barbituraten ab.

Elimination

Unter Elimination versteht man alle Prozesse, die zur Konzentrationsabnahme und damit zum Unwirksamwerden eines Arzneistoffes beitragen: chemische Umwandlung durch Biotransformation (Elimination durch Stoffwechsel) und Ausscheidung über verschiedene Organe wie beispielsweise Nieren, Galle, Darm und Lunge (Elimination durch Ausscheidung).

Elimination durch Stoffwechsel (Metabolismus)

Ziel der Biotransformation ist die Verbesserung der Ausscheidung.

Biotransformation beinhaltet die metabolische Umwandlung körpereigener oder körperfremder Substanzen durch Enzymreaktionen. Diese Reaktionen gehen häufig mit einem Verlust der Lipophilie einher, damit werden die Substanzen polar und können leichter ausgeschieden werden.

Die Leber ist das Hauptmetabolisierungsorgan des Organismus.

Andere Organe wie Blut, Nieren, Lunge, Haut und Darm, in denen ebenfalls Metabolisierungsreaktionen ablaufen (z. B. CYP3A4 in den Enterozyten), stehen quantitativ hinter der Leber zurück. Die metabolisierenden Enzyme sind mit wenigen Ausnahmen (z. B. Acetylcholinesterase) unspezifisch, d. h. die meisten Arzneistoffe werden über die gleichen Enzyme metabolisiert. Die enzymatischen Reaktionen können zum einen zur Entstehung unwirksamer oder noch wirksamer Metabolite aus der wirksamen Form des Arzneistoffes, zum anderen zur Entstehung des eigentlich aktiven Wirkstoffes aus der inaktiven Vorform (Prodrug) führen.

Phase-I-Reaktionen verändern die Struktur des Arzneistoffes (z. B. Oxidation, Reduktion, Hydrolyse) und werden Funktionalisierungsreaktionen genannt (Tab. 1.**4**). Die *Oxidation* durch Enzyme der Cytochrom-P450-Superfamilie (Monooxygenasen) spielt bei den meisten Arzneistoffen die entscheidende Rolle. Die Enzymaktivität kann durch Hormone, Fremdstoffe und Metabolitenmuster beeinflusst werden. Die Flavin-haltige Monooxygenase (FMO) ist ebenfalls ein mikrosomales Enzym, dessen Aktivität durch Sexualhormone kontrolliert wird. Auch die Alkohol-Dehydrogenase ist ein hepatisches Enzym, während Esterasen und Amidasen ubiquitär im Organismus vorkommen.

Phase-II-Reaktionen sind Kopplungsreaktionen (Konjugation), die im Allgemeinen zur besseren Wasserlöslichkeit und renalen Eliminierbarkeit führen (z. B. Konjugation mit Glucuronsäure, Schwefelsäure, Glycin; s. Tab. 1.**4**). Phase-II-Reaktionen müssen jedoch nicht zwangsläufig zu einer Inaktivierung führen (z. B. Synthese von Adrenalin aus Noradrenalin durch N-Methylierung).

Tab. 1.**4** **Beispiele für metabolische Eliminierungsreaktionen**

Phase-I-Reaktionen	
Oxidation durch Monooxygenasen	zahlreiche Pharmaka
N-Oxidation durch Peroxidasen	Anilin
S-Oxidation	Phenothiazine
oxidative Dealkylierung	Codein, Ephedrin
oxidative Deaminierung	Histamin, Ephedrin, Amphetamin
andere Oxidationen	Dehydrierung von Ethanol (Alkohol-Dehydrogenase)
Hydrolyse von Estern und Amiden	Procain, Acetylsalicylsäure, Suxamethonium, Acetylcholin
Phase-II-Reaktionen	
Konjugation mit Glucuronsäure	Oxazepam, Temazepam, Amitriptylin, Ibuprofen, Probenecid, (Bilirubin)
Konjugation mit Schwefelsäure	Paracetamol
Konjugation mit Glutathion	Nitroglycerin, Paracetamol
Acetylierung	Sulfonamide, Isonicotinsäurehydrazid [INH], Dihydralazin
Methylierung	Noradrenalin, Adrenalin

Enzyminduktion und Enzymhemmung. Der Metabolismus von Arzneistoffen wird durch verschiedene Faktoren wie Lebensalter, Geschlecht, pathologische Zustände (z. B. Lebererkrankungen), Ernährung, Tageszeit oder genetische Faktoren beeinflusst. Daneben spielen Enzyminduktion und Enzymhemmung eine wesentliche Rolle (Tab. 1.**5**).

- *Enzyminduktion.* Arzneistoffe können die Aktivität von Enzymen durch Stimulation ihrer Neusynthese verändern. Davon betroffen sind sowohl die mikrosomalen Enzyme der Leber, aber auch Enzyme in Nieren, Magen-Darm-Trakt, Nebennieren, Lunge, Plazenta, Haut oder Pankreas. Durch eine Enzyminduktion resultiert ein schnellerer Abbau anderer gleichzeitig verabreichter Arzneistoffe und damit meistens eine Abnahme der Wirkung (s. a. S. 25). Wird der enzyminduzierende Arzneistoff selbst durch dieses Enzymsystem abgebaut, so resultiert eine Abschwächung und Verkürzung seiner eigenen Wirkung. Es entwickelt sich eine ***pharmakokinetische Toleranz*** (z. B. nach Gabe von Barbituraten) und um die ursprüngliche Wirkung auszulösen, müssen höhere Dosen verabreicht werden.
  Beim ***Barbiturattyp*** kommt es zu einer Vergrößerung der Leber und einer Zunahme des glatten endoplasmatischen Retikulums mit einem Anstieg des CYP-Gehaltes (Isoenzyme 2B1, 2B2, 3A1 und 3A2), daneben nimmt die Aktivität der NADPH-Cytochrom-P-450-Reduktase, von Epoxidhydrolasen, bestimmter Isoenzyme der Glucuronyltransferasen und der Glutathion-S-Transferasen zu. Beim ***3-Methylcholanthrentyp*** kommt es zu einem geringeren Anstieg des Lebergewichtes und einer bevorzugten Induktion von CYP1A1 und CYP1A2, zur Induktion der Glutathion-S-Transferase, der 6-Aminolävulinsäure-Synthetase und der Benzpyrenhydroxylase.
- *Enzymhemmung.* Arzneistoffe können durch Hemmung des CYP-Systems zu einer Verstärkung bzw. Verlängerung der Wirkung anderer gleichzeitig applizierter Substanzen führen (s. a. S. 25). Eine Möglichkeit der Enzyminhibition ist, dass der Arzneistoff zu einer verminderten Synthese bzw. einem verstärkten Abbau von CYP-Enzymen führt. Ein anderer Mechanismus besteht darin, dass er mit einem oder mehreren anderen Arzneistoffen um die metabolisierenden Enzyme konkurriert: Bei der ***nichtkompetitiven Hemmung*** greift die hemmende Substanz an der Ligandenbindungsstelle an, bei der ***kompetitiven Hemmung*** besetzt der Hemmstoff die Substratbindungsstelle (S. 19). Neben der reversiblen Hemmung kann das Enzymsystem auch irreversibel gehemmt werden (sog. *Suizidhemmung*). Ethanol wirkt dualistisch: Eine chronische Zufuhr bewirkt eine Induktion des Arzneimittel-abbauenden Enzymsystems, während die akute Zufuhr die Metabolisierung verlangsamt.

Tab. 1.**5** **Beispiele für Enzyminduktion und -hemmung**

Induktion	
Barbiturattyp	Phenobarbital, Phenylbutazon, Tolbutamid, Phenytoin, Rifampicin
3-Methylcholanthrentyp	Indole, Flavone, polyhalogenierte Biphenyle, polychlorierte Dibenzopdioxine und polychlorierte Dibenzofurane
Hemmung	
nichtkompetitiv	Kohlenmonoxid, Cimetidin
kompetitiv	Enoxacin, Ciprofloxacin (selektiv CYP3A4)
Suizidhemmung	Chloramphenicol (CYP)

Elimination durch Ausscheidung (Exkretion)

Bei der Ausscheidung von Arzneistoffen aus dem Organismus stehen die Nieren im Vordergrund. Aber auch Leber (Ausscheidung über die Galle) und Lunge (Abatmung) sind Eliminationsorgane. Als Faustregel gilt: Stoffe mit einer Molmasse < 300 erscheinen bevorzugt im Harn, Stoffe mit einer Molmasse > 500 erscheinen bevorzugt in der Galle. Daneben können die Sekrete von Speichel-, Milch-, Tränen- und Schweißdrüsen ebenfalls Arzneistoffe enthalten. Der Übergang von Arzneimitteln in die Milch muss bei stillenden Frauen berücksichtigt werden.

Arzneistoffe oder deren Metabolite werden bei genügend hoher Wasserlöslichkeit über die Nieren ausgeschieden.

Renale Elimination. Lipidlösliche Arzneistoffe können nach Überführung in polare Verbindungen (Metabolisierung) renal eliminiert werden, polare (hydrophile) Arzneistoffe werden häufig unverändert über die Nieren ausgeschieden. An der renalen Elimination von Arzneistoffen sind drei Mechanismen beteiligt:

- *Glomeruläre Filtration.* Das im Glomerulus gebildete Ultrafiltrat ist plasmaisoton, es enthält alle im Plasma gelösten Stoffe mit niedriger Molmasse. Die Grenze für eine ungehinderte Filtration liegt bei einem Molekulargewicht von 15 000. Die Filtrationsleistung beim gesunden Erwachsenen beträgt 120 – 130 ml/min, sie ist abhängig von Alter, Nierenerkrankungen und Plasmaproteinkonzentration und lässt sich mit Hilfe der Inulin-Clearance bestimmen (s. u.). In der Praxis wird häufig die einfacher zu bestimmende Kreatinin-Clearance verwendet.
- *Tubuläre Reabsorption.* Während der Passage durch das Nephron werden vom plasmaisotonen Primärharn mehr als 99 % rückresorbiert, dadurch entsteht für Arzneistoffe und andere Fremdstoffe ein Konzentrationsgefälle zwischen Tubuluslumen und dem umgebenden Interzellulärraum und dem peritubulären Kapillarsystem. Dieser Gradient ist die Ursache für die passive Diffusion von Arzneistoffen aus dem Tubuluslumen ins Interstitium. Weiterhin ist eine Affinität von Arzneistoffen zu aktiven Transportern bekannt. So konkurrieren Urikosurika (Probenecid, Benzbromaron) mit Urat um den Carrier-vermittelten Rückresorptionsmechanismus.

Das Tubulusepithel kann passiv nur von ausreichend lipophilen Arzneistoffen passiert werden.

Bei Säuren und Basen hängt die Ausscheidung vom Ionisationsgrad ab, Ionen sind wasserlöslich und werden ausgeschieden. Das Dissoziationsgleichgewicht kann von außen beeinflusst und therapeutisch genutzt werden. Eine Alkalisierung des Harns (z. B. mit Natriumbicarbonat) bewirkt eine vermehrte Ausscheidung saurer Arzneistoffe (z. B. von Barbituraten, Salicylaten). Durch Ansäuern des Harns (z. B. mit Ammoniumchlorid oder L-Arginin-HCl) wird die Ausscheidung basischer Arzneistoffe gefördert (z. B. von Amphetaminen, Chloroquin, Imipramin, Nicotin).

– *Tubuläre Sekretion.* Die Sekretion ist ein aktiver energieabhängiger Prozess entgegen einem Konzentrationsgefälle. Im proximalen Tubulus gibt es zwei Transportsysteme, durch die organische Säuren und Basen in ionisierter Form entgegen dem Konzentrationsgradienten transportiert werden.
  Über den Transportmechanismus für *organische Säuren* werden neben körpereigenen Substanzen (z. B. Harnsäure) auch saure Arzneistoffe eliminiert (Tab. 1.**6**). Dieses Transportsystem ist dabei unspezifisch, d. h. mehrere Substanzen oder Arzneistoffe können um den Transporter konkurrieren. So hat man sich in der Vergangenheit die Konkurrenz von Probenecid und Penicillin um den Transporter zunutze gemacht und so die Penicillin-Elimination reduziert (s. a. S. 26). Bei disponierten Patienten kann aufgrund dieser Konkurrenz zu Beginn einer Diuretikatherapie mit Benzothiadiazinen (Referenzsubstanz: Hydrochlorothiazid) ein akuter Gichtanfall ausgelöst werden.
  Über den Carrier-vermittelten Transporter für *organische Basen* werden z. B. quartäre Ammoniumverbindungen, Histamin, Chinin oder Serotonin ausgeschieden (Tab. 1.**6**).

Arzneistoffe können gleichzeitig glomerulär filtriert, tubulär reabsorbiert und sezerniert werden. Die renale Clearance beschreibt das Nettoergebnis aller Vorgänge.

Biliäre Exkretion. Voraussetzung für die biliäre Exkretion von Arzneistoffen sind eine Mindestmolekülgröße (Molekulargewicht über 300), eine ausreichende Polarität und in manchen Fällen bestimmte Strukturmerkmale. Durch Konjugation mit Glucuronsäure oder Glutathion werden Arzneistoffe häufig besser biliär ausgeschieden, da das Molekulargewicht gegenüber der unveränderten Ausgangssubstanz zunimmt. Lipophile Arzneistoffe mit größerem Molekulargewicht werden ebenfalls biliär ausgeschieden. An der Ausscheidung von Arzneistoffen in die Galle sind aktive Transportmechanismen beteiligt. Bislang sind drei Transportersysteme charakterisiert: für Anionen (z. B. Glucuronide), für Kationen (z. B. Tubocurarin) und für ungeladene Verbindungen (z. B. Digitoxin). Mit der Galle gelangen die Arzneistoffe in den Darm, wo sie bei ausreichender Lipophilie wieder resorbiert werden und über die Pfortader erneut die Leber erreichen. Aus der Leber kann ein Teil des Arzneistoffes wieder in die Galle gelangen. Durch diesen *enterohepatischen Kreislauf* wird die Elimination von Arzneistoffen verzögert.

Tab. 1.**6** **Substanzen, die im proximalen Nierentubulus aktiv mittels Carrier in den Urin ausgeschieden werden**

Säuren	Basen
Penicillin G	Procainamid
Phenylbutazon	Dopamin
Probenecid	Chinin
Salicylsäure Chlorothiazid	quartäre Ammoniumverbindungen (z. B. Tetraethylammonium)
	N-Methylnicotinamid
Furosemid	Trimethoprim
Para-Aminohippursäure (PAH)	
Glucuronsäure-Konjugate	
Ethersulfate	

Pharmakokinetische Parameter

Der zeitliche Verlauf der Arzneistoffkonzentration im Organismus wird durch den parallelen Ablauf der Prozesse Resorption, Verteilung und Elimination bestimmt. Die allgemeine physikalische Grundlage für die Analyse der pharmakokinetischen Prozesse ist das Gesetz der Massenerhaltung:

$$A_a(t) + A(t) = A_e(\infty) - A_e(t).$$

Hierbei sind:
$A_a(t)$: zum Zeitpunkt t noch absorbierbare Arzneistoffmasse,
$A(t)$: zum Zeitpunkt t im Organismus vorliegende Arzneistoffmasse,
$A_e(\infty)$: bis zum Zeitpunkt $t = \infty$ eliminierte Arzneistoffmasse,
$A_e(t)$: bis zum Zeitpunkt t bereits eliminierte Arzneistoffmasse.

Das pharmakokinetische Verhalten von Arzneistoffen kann mit Hilfe der kompartimentellen oder der kompartimentunabhängigen (oder, nicht ganz exakt, der modellunabhängigen) Auswertung charakterisiert werden. Die folgenden Ausführungen zu den pharmakokinetischen Parametern beziehen sich auf eine *kompartimentunabhängige Analyse.*
Für die Wirkung eines Arzneistoffes ist seine Konzentration am Wirkort (z. B. Rezeptor) entscheidend. Beim Menschen ist dieser Wirkort für Konzentrationsmessungen meist nicht zugänglich, so dass dafür andere Körperflüssigkeiten oder Ausscheidungsprodukte, wie z. B. Blut bzw. Plasma oder Serum, Speichel, Urin, Fäzes, genutzt werden müssen.

Die wichtigsten Parameter zur Beschreibung des Konzentrations-Zeit-Verlaufes eines Arzneistoffes im Organismus sind
- Clearance,
- Verteilungsvolumen,
- Halbwertzeit und
- Bioverfügbarkeit.

Clearance

> *Die Clearance ist ein Maß für die Eliminationsgeschwindigkeit eines Arzneistoffes.*

Die Clearance (Cl) bezeichnet den Teil des Blutvolumens, der pro Zeiteinheit vom Arzneistoff völlig befreit wird.
Mit Hilfe der Clearance ist eine Aussage über die Eliminationsgeschwindigkeit eines Arzneistoffes möglich. Die Einheit ist Volumen/Zeiteinheit (z. B. ml/min).
Die totale Clearance ist die Summe aus renaler (Cl_R) und extrarenaler (Cl_{NR}) Clearance:

$$Cl = \frac{Dosis \cdot F}{AUC}$$

wobei F die Bioverfügbarkeit eines Arzneistoffes und AUC die Fläche unter der Konzentrations-Zeit-Kurve (**a**rea **u**nder the **c**urve) bezeichnen. Zur Bestimmung der totalen Clearance eines Arzneistoffes muss somit seine Bioverfügbarkeit bekannt sein (Bioverfügbarkeit nach intravenöser Arzneistoffgabe = 1).

> *Für die meisten Arzneistoffe ist die pro Zeiteinheit eliminierte Menge proportional zur jeweiligen Plasmakonzentration.*

Analog zur Berechnung der Gesamtclearance bestimmt man die **renale Clearance** als Quotient aus der im Urin ausgeschiedenen Menge eines Arzneistoffes und der AUC. Somit kann man bei gleichzeitiger Messung des unveränderten Arzneistoffes in Plasma bzw. Serum und Urin seine renale Clearance ermitteln.
Die **hepatische Clearance** umfasst die *biliäre exkretorische* und die *hepatische metabolische* Clearance. Die hepatische metabolische Clearance ist abhängig vom Blutfluss (Q_H) und dem Extraktionskoeffizienten (E_H).

Ausgehend vom Eliminationstyp unterscheidet man High Extraction Ratio Drugs ($E_H > 0{,}7$) und Low Extraction Ratio Drugs ($E_H < 0{,}3$), dazwischen liegen die Intermediate Extraction Ratio Drugs. Bei den High Extraction Ratio Drugs ist die hepatische Clearance nur durch den Blutfluss limitiert. Bei Low Extraction Ratio Drugs wird die hepatische Clearance durch die Stoffwechselkapazität und die Proteinbindung bestimmt. Wie bereits ausgeführt, kann die hepatische Metabolisierung durch Beeinflussung der mikrosomalen Leberenzyme verlangsamt oder beschleunigt werden (S. 25).
Die maximale Fähigkeit der Leber, den freien Arzneistoff durch Metabolisierung irreversibel aus dem Blut zu eliminieren, bezeichnet man als *intrinsische Clearance*; sie ist unabhängig von Einflussgrößen wie Leberblutfluss oder Proteinbindung.

Verteilungsvolumen

> *Das Verteilungsvolumen eines Arzneistoffs ist das virtuelle Volumen, in dem sich ein Arzneistoff im Körper unter der Annahme einer überall gleichen Konzentration verteilt.*

Das Verteilungsvolumen (Vd) ist ein Proportionalitätsfaktor zwischen der im Organismus vorhandenen Menge (M) eines Arzneistoffes und seiner Plasmakonzentration (C):

$$M = C \cdot Vd.$$

Das Verteilungsvolumen hat die Dimension eines Volumens (z. B. Liter bzw. bezogen auf das Körpergewicht Liter/kg).
Kennt man das Verteilungsvolumen eines Arzneistoffes, kann man die Dosis, die zum Erreichen einer bestimmten therapeutisch wirksamen Plasmakonzentration erforderlich ist, berechnen. Das so errechnete pharmakokinetische Verteilungsvolumen bezeichnet man als „scheinbares" oder **„apparentes" Verteilungsvolumen**, weil ihm oft kein realistischer Raum entspricht. So hat beispielsweise Chlorpromazin ein Verteilungsvolumen von 20 l/kg, das entspräche bei einem 70 kg schweren Patienten einem Volumen von 1400 l, also einem Vielfachen des Körpervolumens.

Rechenbeispiel:

Zum besseren Verständnis und zur Interpretation solcher Werte soll folgendes Gedankenexperiment dienen: 100 mg eines Arzneistoffes werden in einem 1-Liter-System verteilt, das aus zwei Phasen besteht, nämlich aus Wasser und 10 g Aktivkohle. 99 % des Arzneistoffes werden an die Aktivkohle gebunden. Damit beträgt die freie Konzentration an Arzneistoff im Wasser 1 mg/l. Berechnet man nun das Verteilungsvolumen nach der obigen Beziehung, so ergibt sich Vd = 100 l, d. h. ein Volumen weit größer als das gesamte System.

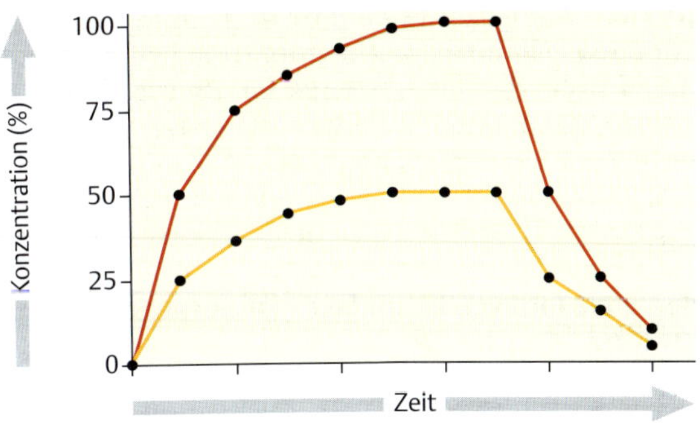

Abb. 1.3 **Erreichen des Steady State** als Funktion der Halbwertzeit bei einfacher (orange) und doppelter (rot) Infusionsgeschwindigkeit. Nach Absetzen der Infusion erfolgt eine Elimination 1. Ordnung.

Bei der Interpretation der Werte muss man also berücksichtigen, dass das errechnete Verteilungsvolumen nicht nur vom realen Verteilungsraum des Arzneistoffes abhängt, sondern auch von der Plasmaprotein- und Gewebebindung.
Die Größe des Verteilungsvolumens ist weiterhin abhängig vom Zeitpunkt und von den Bedingungen der Messung. Wird ein Arzneistoff als *Dauerinfusion* verabreicht, so stellt sich im Verlauf ein Gleichgewicht zwischen Zufuhr (Infusion) und Elimination ein (Abb. 1.3). Das hier ermittelte Verhältnis aus Gesamtmenge an Arzneistoff im Organismus und Konzentration wird als **Verteilungsvolumen im Steady State** (Vd_{SS}) bezeichnet.
Wird eine bestimmte Dosis intravenös *injiziert*, so befindet sich der Arzneistoff initial im Plasma, der Quotient aus Gesamtmenge und initial hoher Konzentration wird als **initiales Verteilungsvolumen** bezeichnet. Nach Abschluss der Verteilung befindet sich nur noch ein Teil der Gesamtmenge des Arzneistoffes im Blut, das Verteilungsvolumen nach Abschluss der Verteilungsphase ist höher als in der Initialphase.

Halbwertzeit

Als Halbwertzeit wird die Zeitspanne bezeichnet, in der eine Größe auf die Hälfte ihres anfänglichen Wertes abgefallen ist. Der Begriff stammt aus der Physik und wurde zur Charakterisierung des Zerfallsprozesses radioaktiver Atome eingeführt.
In Abhängigkeit von der Auswahl des Modells zur Charakterisierung des Konzentrations-Zeit-Verlaufes eines Arzneistoffes im Organismus (z. B. Zwei- oder Mehr-Kompartiment-Modell), kann für jeden Teilprozess eine charakteristische Halbwertzeit bestimmt werden (Absorptionshalbwertzeit, Verteilungshalbwertzeit, Eliminationshalbwertzeit).

Die Eliminationsgeschwindigkeit der meisten Arzneistoffe ist im therapeutischen Konzentrationsbereich proportional zur jeweiligen Plasmakonzentration.

D.h. die Geschwindigkeit der Abnahme der Plasmakonzentration ist proportional zur Plasmakonzentration (**Kinetik 1. Ordnung**). Die Plasmakonzentration nimmt also zunächst schnell, mit abnehmender Konzentration immer langsamer ab. Dieser zeitliche Verlauf lässt sich mathematisch durch eine Exponentialfunktion beschreiben. Ist die pro Zeiteinheit ausgeschiedene Menge an Arzneistoff unabhängig von der Plasmakonzentration und damit konstant, so spricht man von einer **Kinetik 0. Ordnung**. So folgt z. B. die Elimination von Ethanol weitgehend einer Kinetik 0. Ordnung.

Die Eliminationshalbwertzeit gibt an, nach welcher Zeit die Plasmakonzentration um die Hälfte abgenommen hat.

Aus der Definition ergibt sich, dass nach 5 Halbwertzeiten praktisch der gesamte Arzneistoff (97 %) ausgeschieden ist (Abb. 1.4). Gleichermaßen gilt, dass sich bei wiederholter oder kontinuierlicher (Infusion) Zufuhr eines Arzneistoffes unter der Annahme einer Kinetik 1. Ordnung nach 5 Halbwertzeiten ein Steady State einstellt ($1 - 0{,}5^5 = 0{,}97$), d. h. ein Gleichgewichtszustand zwischen Aufnahme und Elimination des Arzneistoffes (Abb. 1.5). Wie rasch sich dieses Steady State einstellt, ist abhängig von der Halbwertzeit.

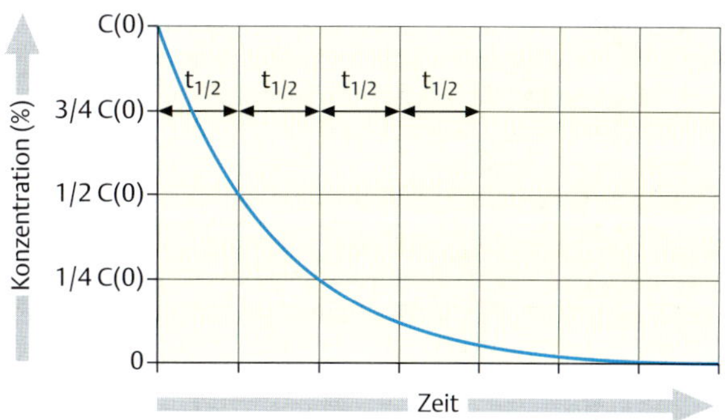

Abb. 1.4 **Eliminationskinetik 1. Ordnung.** Konzentrations- und Zeitachse sind linear. Nach 5 Halbwertzeiten ($t_{1/2}$) ist der Arzneistoff praktisch ausgeschieden.

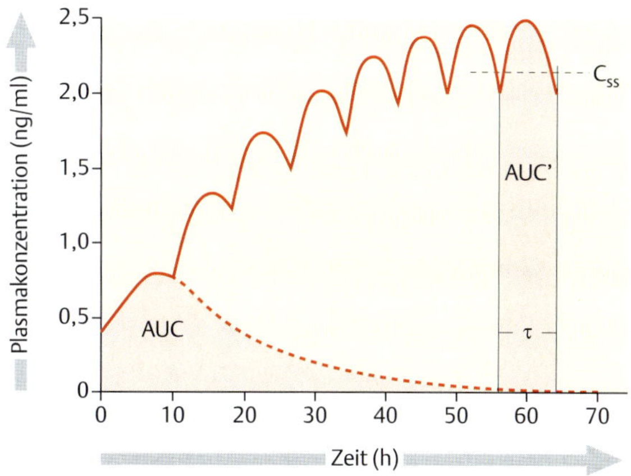

Abb. 1.5 **Konzentrationsverlauf eines Arzneistoffes nach wiederholter oraler Gabe der gleichen Dosis.** Im Steady State (C_{SS}) ist die Fläche unter der Konzentrations-Zeit-Kurve während des Dosierungsintervalles τ (AUC') gleich der Fläche nach einmaliger Gabe (AUC).

Die Abnahme der Plasmakonzentration während der Elimination kann durch folgende Gleichung beschrieben werden:

$$\ln C = \ln C(0) - k \cdot t,$$

wobei C(0) die Konzentration zum Zeitpunkt t = 0 bezeichnet und *k* die Geschwindigkeitskonstante der Elimination. Nach Entlogarithmieren erhält man:

$$C = C(0) \cdot e^{-k \cdot t}.$$

Die Bestimmung der Halbwertzeit eines Arzneistoffes erfolgt analog:

$$0{,}5 = e^{-k \cdot t_{1/2}} \quad \text{bzw.} \quad e^{k \cdot t_{1/2}} = 2$$

Durch Logarithmieren erhält man:

$$k \cdot t_{1/2} = \ln 2.$$

Somit berechnet sich die Halbwertzeit eines Arzneistoffes:

$$t_{1/2} = \frac{\ln 2}{k}$$

Als *dominierende Halbwertzeit* wird die Halbwertzeit jener Phase der Konzentrations-Zeit-Kurve bezeichnet, die am meisten zur AUC beiträgt. Meistens ist die Halbwertzeit des langsamsten Prozesses (*terminale oder Eliminationshalbwertzeit*) auch die dominierende Halbwertzeit. Es gibt aber auch Ausnahmen (z. B. Gentamicin), bei denen die dominierende Halbwertzeit (2 – 3 Stunden) wesentlich kürzer ist als die terminale Halbwertzeit (> 50 Stunden).
Die Eliminationshalbwertzeit ist nicht nur Ausdruck der Eliminationsleistung, sondern hängt auch von der Verteilung eines Arzneistoffes ab: Die Halbwertzeit ist umso länger, je größer das Verteilungsvolumen eines Arzneistoffes ist, und umso kürzer, je größer die Clearance ist.

Bioverfügbarkeit

Unter Bioverfügbarkeit (bioavailability) versteht man, in welchem Ausmaß und mit welcher Geschwindigkeit ein Wirkstoff aus einer Arzneiform resorbiert wird und am Wirkort zur Verfügung steht. Da die Konzentration eines Arzneistoffes am Wirkort meist nicht bestimmt werden kann, wird dem in einer alternativen Definition Rechnung getragen:

> *Bioverfügbarkeit bezeichnet das Ausmaß und die Geschwindigkeit, mit denen ein Wirkstoff aus einer pharmazeutischen Form unverändert in den systemischen Kreislauf abgegeben wird.*

Definitionsgemäß ist ein Arzneistoff nach intravenöser Gabe zu 100 % bioverfügbar, nach extravasaler, z. B. oraler Gabe beträgt die Bioverfügbarkeit meist weniger als 100 %, da nach Passage von Darm und Leber im systemischen Blut nur noch Teile der verabreichten Dosis zur Verfügung stehen. Dieser Anteil wird nicht nur durch das Ausmaß der Resorption, sondern auch durch das Ausmaß der präsystemischen Elimination (S. 6) bestimmt.
Entsprechend dem „Prinzip der korrespondierenden Flächen" nach Dost gilt: Unabhängig von der Applikationsart eines Arzneistoffes ist die Fläche unter der Konzentrations-Zeit-Kurve (AUC) proportional der Menge an Arzneistoff, die ins systemische Blut gelangt ist (Abb. 1.6 a). Damit ergibt sich die Möglichkeit zur Quantifizierung der Bioverfügbarkeit eines Arzneistoffes:

$$F = \frac{AUC_{ev}}{AUC_{iv}} \cdot \frac{Dosis_{iv}}{Dosis_{ev}}$$

wobei i. v. die intravenöse und e. v. die extravasale Applikationsform bezeichnen.
Die ***absolute Bioverfügbarkeit*** ergibt sich aus dem Vergleich einer nicht-intravenösen mit der intravenösen Applikationsform (Abb. 1.6 b), die ***relative Bioverfügbarkeit*** dient zur Beschreibung der Bioverfügbarkeit aus einer Arzneistoffzubereitung im Vergleich zu einer Standardformulierung (nicht intravenös).
Bei Arzneistoffen mit einer ausgeprägten hepatischen präsystemischen Elimination hängt die Bioverfügbarkeit von der Leberfunktion ab: Kleine Änderungen der Extraktionsrate können zu großen Änderungen des unverändert in die systemische Zirkulation gelangenden Anteils an Arzneistoff und damit seiner Bioverfügbarkeit führen. Praktisch bedeutet das, dass die Bioverfügbarkeit von Arzneistoffen mit ausgeprägtem hepatischen First-pass-Metabolismus bei Patienten mit Leberfunkti-

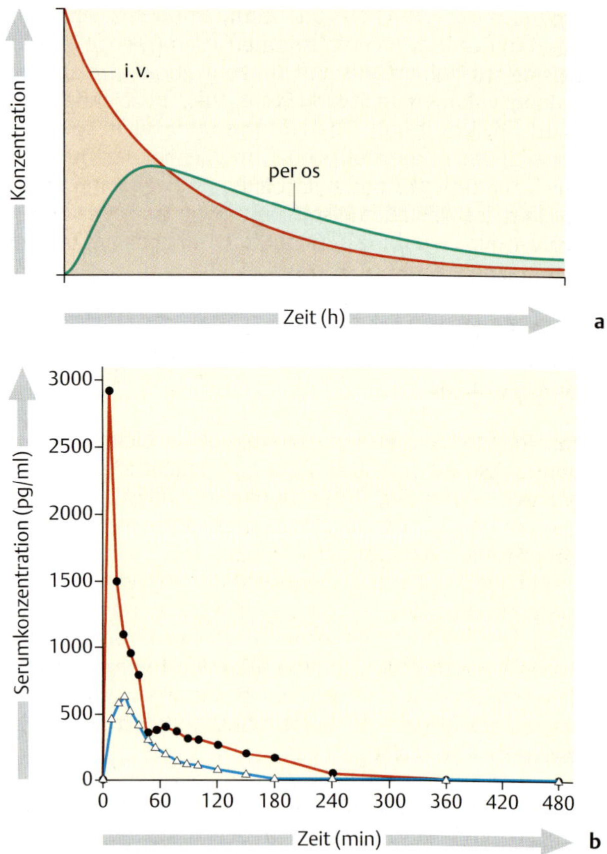

Abb. 1.6 **Blutspiegel-Verlauf bei unterschiedlicher Applikation. a** Bei einem zu 100 % bioverfügbaren Arzneistoff sind die Flächen unter den beiden Kurven gleich groß – unabhängig von der Art der Applikation. **b** Hier wurde ein Arzneistoff in gleicher Dosis intravenös (rot) bzw. nasal (blau) verabreicht. Der Vergleich der Flächen ergibt eine nasale Bioverfügbarkeit von 47 %.

onseinschränkung stark erhöht ist, vorausgesetzt, der verabreichte Arzneistoff ist die wirksame Form. Werden dagegen Prodrugs verabreicht, kann bei eingeschränkter Leberfunktion eine Verminderung oder ein kompletter Verlust der Wirkung resultieren.

Pharmakokinetik als Basis der Arzneimitteltherapie

Sättigungsdosis, Erhaltungsdosis und Kumulation

Die **Sättigungsdosis LD** (Loading Dose, Initialdosis) bezeichnet diejenige Dosis, die benötigt wird, um mit einer einmaligen Gabe eines Arzneistoffes eine bestimmte therapeutische Konzentration zu erreichen. Sie ist umso größer, je größer das Verteilungsvolumen dieses Arzneistoffes ist.
Um von einem Arzneistoff mit einem Verteilungsvolumen (Vd) von 20 Litern schnell eine Plasmakonzentration (C_{SS}) von 10 mg/l zu erreichen, lässt sich nach der Gleichung

$$LD = \frac{Vd \cdot C_{ss}}{F}$$

eine Sättigungsdosis (LD) von 200 mg berechnen. Ist der Arzneistoff bereits in einer bestimmten Konzentration ($C_{initial}$) nachweisbar, so berechnet sich die Sättigungsdosis wie folgt:

$$LD = \frac{Vd \cdot (C_{ss} - C_{initial})}{F}$$

Die Gabe einer Sättigungsdosis ist dann sinnvoll, wenn man für einen Arzneistoff mit langer Halbwertzeit schnell ein Steady State erreichen möchte (z. B. Theophyllin, Digoxin, Digitoxin).

Die **Erhaltungsdosis MD** (Maintenance Dose) ist die Dosis, die man benötigt, um eine therapeutisch wirksame Konzentration (C_{eff}) aufrecht zu erhalten. Sie wird durch die Clearance bestimmt und ist vom Verteilungsvolumen unabhängig. Um eine therapeutisch wirksame Konzentration aufrecht zu erhalten, muss die zugeführte Menge an Arzneistoff pro Zeiteinheit so groß sein wie die pro Zeiteinheit ausgeschiedene Menge. Die Erhaltungsdosis berechnet sich demnach aus

$$MD = \frac{C_{eff} \cdot Cl \cdot \tau}{F}$$

wobei τ das Dosierungsintervall bezeichnet (s. Abb. 1.**5**). Für eine bestimmte Dosisrate ist die Konzentration im Serum bzw. Plasma der Clearance umgekehrt proportional: Reduziert sich die Clearance auf die Hälfte, verdoppelt sich die Konzentration. Dieser Zusammenhang gilt jedoch nur für Arzneistoffe, die im praktisch bedeutsamen Bereich eine lineare Kinetik aufweisen.

Kumulation bezeichnet die Zunahme der Arzneistoffkonzentration im Körper bei wiederholter Gabe. Sie tritt auf, wenn pro Zeiteinheit mehr Arzneistoff zugeführt wird als in der gleichen Zeit eliminiert werden kann, d. h. wenn das Dosierungsintervall kleiner ist als die Eliminationshalbwertzeit. Damit ist das Kumulationsrisiko allein eine Funktion des Dosierungsintervalles τ und der Halbwertzeit $t_{1/2}$. Die Menge an Arzneistoff steigt jedoch nicht unbegrenzt an, entsprechend der Elimination 1. Ordnung stellt sich ein Gleichgewichtszustand (Steady State) ein (s. Abb. 1.**5**).

Einfluss der Nierenfunktion

Eine verminderte renale Funktion und damit eine verminderte Arzneistoffclearance führt zur Zunahme der mittleren Arzneistoffkonzentration im Steady State.

Um Nebenwirkungen bzw. toxische Effekte von Arzneistoffen zu vermeiden, muss eine Anpassung der Dosierung an die Nierenfunktion erfolgen. Hierzu kann die Dosis reduziert, das Dosierungsintervall verlängert oder eine verringerte Dosis bei verlängertem Dosierungsintervall appliziert werden. Für Arzneistoffe mit geringer Ausscheidung im Urin (< 30 %) ist eine Dosisreduktion praktisch nicht relevant.

Zur Einschätzung der Nierenfunktion wird in der Praxis häufig die Bestimmung des **Plasmakreatinins** benutzt. Kreatinin ist das Anhydrid des Kreatins und entsteht im Muskelstoffwechsel endogen. Die täglich gebildete und über den Urin ausgeschiedene Menge an Kreatinin ist normalerweise konstant. Ein Anstieg der Konzentration im Plasma kann daher auf eine gestörte Nierenfunktion hinweisen. Hierbei ergeben sich jedoch erhebliche Fehlermöglichkeiten, da das Plasmakreatinin erst bei schon weitgehend eingeschränkter Nierenfunktion deutlich ansteigt (sog. „Kreatinin-blinder Bereich" im Bereich einer Kreatinin-Clearance von 100 bis 50 ml/min). Weiterhin ist das Plasmakreatinin von der Kreatininproduktion abhängig; es nimmt bei verminderter Muskelmasse oder bei bettlägerigen Patienten ab, so dass auch bei eingeschränkter Nierenfunktion Plasmakreatininwerte im Normbereich gemessen werden können (Abb. 1.**7**).

Die glomeruläre Filtrationsrate als Ausdruck der Nierenfunktion wird durch die Bestimmung der **Kreatinin-Clearance** abgeschätzt. Diese Methode ist in der Praxis häufig schwierig umsetzbar, da der 24-Stunden-Urin exakt gesammelt werden muss. Mit Hilfe der Formel nach *Cockcroft und Gault* ist es möglich, anhand der Serumkreatininkonzentration die Kreatinin-Clearance eines Patienten abzuschätzen:

$$Cl_{Krea}\,(\text{ml/min}) = \frac{(140 - \text{Lebensalter}) \cdot \text{Körpergewicht (kg)}}{72 \cdot \text{Serumkreatin (mg/dl)}}$$

Für Frauen muss der mit Hilfe der Formel errechnete Wert mit 0,85 multipliziert werden. Dieses Verfahren setzt voraus, dass sich das Serumkreatinin im Steady State befindet, ist also für Erkrankungen, die mit einer schnellen Änderung der Nierenfunktion einhergehen, nicht geeignet. Bei diesen Patienten ist die Sammlung des 24-Stunden-Urins erforderlich.

Die **Gesamtclearance** eines Arzneistoffes setzt sich aus der renalen und der extrarenalen Elimination zusam-

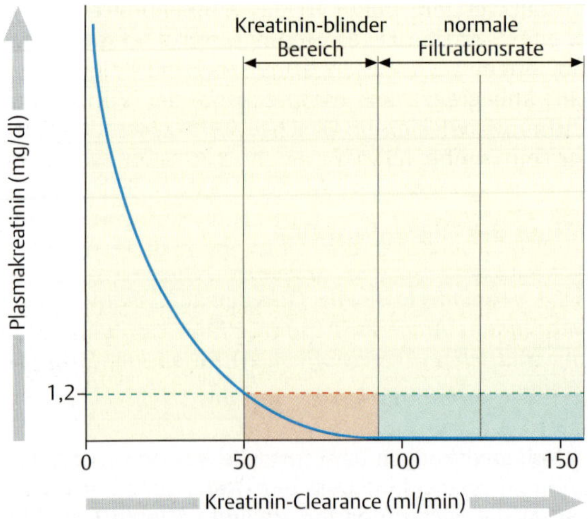

Abb. 1.7 **Kreatinin-blinder Bereich.** Aufgrund der hyperbolischen Beziehung zwischen Plasmakreatinin und Kreatinin-Clearance ergibt sich ein Bereich, in dem das Plasmakreatinin noch normal, die Clearance jedoch schon erheblich eingeschränkt sein kann.

men (s. o.). Nach *Dettli* bezeichnet die *extrarenale Dosisfraktion* (Q_0) den Anteil eines Arzneistoffes, der bei normaler Nierenfunktion nicht renal eliminiert wird. Sie berechnet sich aus dem Quotienten der Halbwertzeit bei normaler Nierenfunktion und der Halbwertzeit bei Anurie. Die Größe von Q_0 spiegelt das Ausmaß der renalen Elimination eines Arzneistoffes wider: Ist $Q_0 = 1$, so ist die renale Elimination des Arzneistoffes praktisch vernachlässigbar; je kleiner Q_0 wird, umso stärker wird der Arzneistoff renal eliminiert. Tab. 1.7 zeigt Arzneistoffe, bei denen eine Dosisanpassung bei Nierenfunktionseinschränkung unbedingt erforderlich ist, und ihre Q_0-Werte.

Die **individuelle extrarenale Eliminationsfraktion** Q berechnet sich aus

$$Q = Q_0 + (1 - Q_0) \cdot \frac{Cl_{Krea}}{100\,ml/min}$$

Sie gibt an, auf welchen Bruchteil des Normalwertes die totale Clearance bei eingeschränkter Nierenfunktion abnimmt. Mit Hilfe des Nomogrammes nach Dettli (Abb. 1.8) kann die individuelle Eliminationsfraktion Q und damit die notwendige Dosisanpassung ermittelt werden. Die Arzneistoffdosis bei eingeschränkter Nierenfunktion errechnet sich aus dem Produkt aus der Dosis bei normaler Nierenfunktion und der individuellen Eliminationsfraktion Q. Bei $Q > 0{,}8$ ist keine Dosisanpassung erforderlich.

Da die Erhaltungsdosis (MD) proportional zur Clearance (Cl) und die Halbwertzeit ($t_{1/2}$) umgekehrt proportional zur Clearance ist, gilt

$$Q = \frac{Cl_{insuff.}}{Cl_{normal}} = \frac{MD_{insuff.}}{MD_{normal}} = \frac{t_{1/2\,normal}}{t_{1/2\,insuff.}}$$

wobei „insuff." die eingeschränkte und „normal" die uneingeschränkte Nierenfunktion bezeichnen.

Bei Nierenfunktionseinschränkung ändert sich auch das **Verteilungsvolumen** des Arzneistoffes. Dies ist durch ein vergrößertes oder verkleinertes Flüssigkeitskompartiment (vor allem bei Dialysepatienten) und durch eine veränderte Plasmaproteinmenge und/oder -zusammensetzung bedingt.

Tab. 1.7 **Extrarenale Eliminationsfraktion (Q_0) ausgewählter Arzneistoffe**

Arzneistoff	Q_0
Amikacin	0,02
Digoxin	0,3
Gentamicin	0,02
Kanamycin	0,03
Lithium	0,02
Netilmicin	0,01
Streptomycin	0,04
Tobramycin	0,02

Einfluss der Leberfunktion

Bei eingeschränkter Leberfunktion ist die Bioverfügbarkeit von High-Extraction-Ratio-Arzneistoffen erhöht.

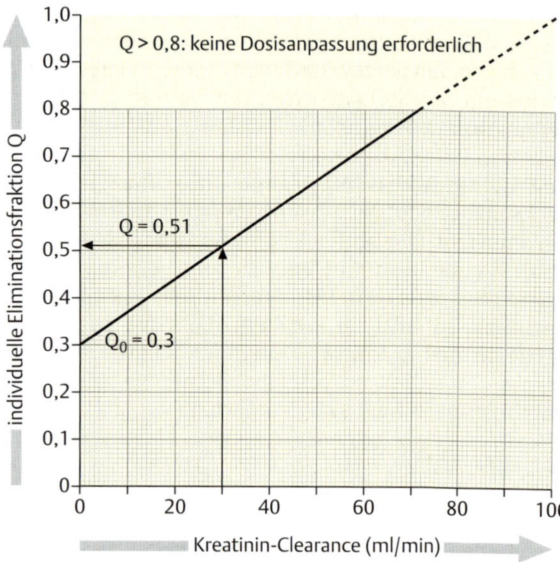

Abb. 1.8 **Nomogramm zur Ermittlung der individuellen Eliminationsfraktion Q** und damit der Dosisanpassung bei Nierenfunktionseinschränkung. Lesebeispiel: Ein Patient mit einer Kreatinin-Clearance von 30 ml/min soll mit Digoxin ($Q_0 = 0{,}3$) behandelt werden. Über eine Gerade zwischen dem Q_0-Wert des Arzneistoffes (0,3 für Digoxin) auf der Ordinate und der rechten oberen Ecke des Nomogrammes kann ausgehend vom Schnittpunkt der auf der Abszisse angegebenen Kreatinin-Clearance (30 ml/min) die individuelle Eliminationsfraktion Q auf der Ordinate abgelesen werden (0, 5). Danach würde dieser Patient die Hälfte der Digoxindosis eines Nierengesunden erhalten.

Bei Arzneistoffen mit hoher hepatischer präsystemischer Elimination nimmt schon bei einem nur wenig reduzierten First-pass-Effekt die Bioverfügbarkeit deutlich zu. Dies kann durch eine verminderte Biotransformation, eine verminderte biliäre Ausscheidung und durch das Auftreten von Kollateralen und damit Umgehung der hepatischen Elimination bedingt sein. Durch den Abfall an Plasmaalbumin sinkt der onkotische Druck, wodurch sich einerseits das Volumen im Extrazellulärraum erhöht (Ödeme, Aszites); andererseits nimmt auch die Eiweißbindung von Arzneistoffen mit hoher Bindungsaffinität ab und damit der freie Arzneistoffanteil zu. Weiterhin können bei diesen Patienten Störungen der intestinalen Resorption sowie eine veränderte Sensitivität von Rezeptoren auftreten.

Die Abschätzung der Leberdurchblutung und der metabolischen Leistung ist mit speziellen Leberfunktionstests (z. B. Erythromycin-Atemtest) möglich. Aufgrund der Komplexität der Vorgänge und des damit schwer vorhersagbaren Einflusses einer eingeschränkten Leberfunktion existieren keine einheitlichen Richtlinien zur Dosisanpassung. Generell sollte bei Patienten mit eingeschränkter Leberfunktion zurückhaltend dosiert werden. Es sollte mit der geringsten Dosierung begonnen werden und die individuelle Therapie orientierend an der klinischen Symptomatik erfolgen. Von oral verabreichten Arzneistoffen mit einer hohen hepatischen Extraktionsrate sollte die Dosis um 50 bis 90 % vermindert werden.

Einfluss des Lebensalters

Bei vielen Arzneistoffen benötigen **Kinder** eine höhere Dosis im Vergleich zum Erwachsenen; sie haben, bezogen auf das Körpergewicht, meist eine höhere Arzneistoffclearance als Erwachsene. Die Clearance korreliert dabei besser mit der Körperoberfläche als mit dem Körpergewicht. Das gilt jedoch nicht für **Früh- und Neugeborene**: Die die Arzneistoffclearance bestimmenden Stoffwechselwege der Leber und die exkretorischen Funktionen der Niere sind bei der Geburt noch nicht voll ausgebildet und benötigen bis zu 6 Monate zur Ausreifung. Beim Früh- und Neugeborenen ist die Ausstattung mit einigen Enzymen, die an der Biotransformation beteiligt sind, noch unzureichend. So werden z. B. die Glucuronyltransferasen erst um den Zeitpunkt der Geburt gebildet, das Neugeborene ist daher zu Glucuronidierungsreaktionen nur bedingt fähig. Beim Neugeborenen ist die Plasmaeiweißbindung von Arzneistoffen vermindert, bedingt durch die hohe Konzentration an Bilirubin und freien Fettsäuren, die geringe Bindungskapazität des fetalen Albumin und den niedrigeren pH des Blutes.

Ältere Menschen haben einen überdurchschnittlich hohen Arzneimittelverbrauch: 75 % der Bevölkerung über 75 Jahre nimmt regelmäßig Arzneimittel ein, zwei Drittel davon nehmen 2 bis 3 Medikamente täglich. Arzneistoffe werden auch im höheren Alter weitgehend normal resorbiert, wegen der verringerten Magenmotilität kann jedoch die *Resorptionsgeschwindigkeit* etwas herabgesetzt sein. Altersbedingte Änderungen der Körperzusammensetzung, d. h. die Abnahme des Gesamtkörperwassers und die relative Zunahme des Körperfettes, können das *Verteilungsvolumen* von Arzneistoffen beeinflussen. So wurde im Alter eine Zunahme des Verteilungsvolumens von Diazepam, Nitrazepam, Pethidin und Thiopental beobachtet. Der Eiweißgehalt des Blutplasmas nimmt im Alter ab, was jedoch praktisch ohne Bedeutung ist.

Im höheren Alter kann die Geschwindigkeit der CYP-abhängigen *Biotransformationsreaktionen* abnehmen (z. B. verringerte Metabolisierungsgeschwindigkeit von Diazepam und Chinidin), die Geschwindigkeit von Reduktionsreaktionen (z. B. Reduktion von Nitrazepam) und Phase-II-Reaktionen ist unverändert. Allerdings kann die Metabolisierung bei älteren Menschen auch unverändert oder sogar erhöht sein. Die zugrunde liegenden Mechanismen sind bislang unbekannt. Daher beruht die Wahl der richtigen Dosis eines Arzneistoffes immer noch auf Empirie.

Praktisch bedeutsam ist die altersbedingte *Einschränkung der Nierenfunktion* (Abb. 1.**9**) und damit der renalen Elimination von Arzneistoffen (s. o.). Jenseits des 65. Lebensjahres ist mit einer um 30 bis 50 % geringeren Nierenfunktion im Vergleich zum jungen Menschen zu rechnen. Damit werden vorwiegend renal eliminierte Arzneistoffe langsamer ausgeschieden, und die Erhaltungsdosis ist beim älteren Menschen zu vermindern.

Therapeutisches Drug Monitoring (TDM)

Die pharmakokinetischen Parameter unterliegen erheblichen interindividuellen Schwankungen, so dass nach der Gabe einer Normdosis eines Arzneistoffes z. T. erhebliche Konzentrationsunterschiede bei verschiedenen Patienten beobachtet werden können. Die pharmakologische Wirkung vieler Arzneistoffe korreliert besser mit deren Serumkonzentration als mit der verabreichten Dosis. Deshalb nutzt man die Messung der Serum- bzw.

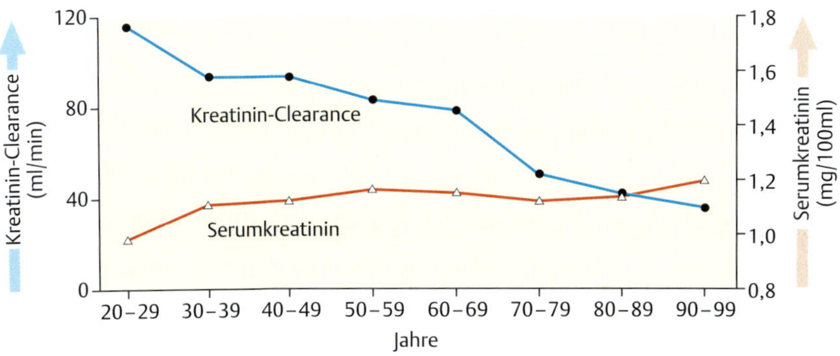

Abb. 1.**9** **Abnahme der Nierenfunktion im Alter.** Die Kreatinin-Clearance (Cl_{Krea}) ist bei älteren Patienten vermindert, das Serumkreatinin ($Krea_{Serum}$) allerdings oft nur leicht erhöht.

Plasmakonzentration eines Arzneistoffes sowohl zur individuellen Dosisfindung als auch zur Therapiekontrolle. Die Messung der Serum- oder Plasmakonzentration von zugeführten Arzneistoffen oder ihren wirksamen Metaboliten in Bezug auf ausreichende oder toxische Konzentrationen bezeichnet man als therapeutisches Drug Monitoring (TDM). Basierend auf der gemessenen Konzentration des Arzneistoffes lassen sich mit Hilfe mathematischer Modelle Voraussagen zur individuellen Pharmakokinetik und damit der optimalen Dosierung treffen. Auf diese Weise können der therapeutische Effekt schneller erreicht und Nebenwirkungen bzw. toxische Effekte minimiert werden.

Voraussetzungen und Indikationen. Voraussetzung zur Durchführung eines TDM ist ein zuverlässiges Nachweisverfahren für den Arzneistoff sowie ein exakt definierter wirksamer Plasma- bzw. Serumkonzentrationsbereich. Beispiele von Arzneistoffen, für die ein TDM sinnvoll sein kann, sind in Tab. 1.8 dargestellt.
Ein Drug Monitoring ist beim Verdacht auf Überdosierung, beim Ausbleiben des therapeutischen Effektes, zur Kontrolle der Compliance des Patienten oder zur Festlegung der individuellen Dosis indiziert. Ein TDM ist grundsätzlich nicht erforderlich, wenn die Pharmakodynamik des Arzneistoffes gut bestimmt werden kann (z. B. Senkung der Blutglukosekonzentration durch Insulin, Erniedrigung des Quickwertes durch orale Antikoagulantien).

Durchführung. Die Blutentnahme muss während der Dauertherapie mit einem Arzneistoff im Steady State erfolgen, d. h. nach der Behandlung mit einer konstanten Dosis über mindestens 5 Halbwertzeiten. Die Entnahme erfolgt abhängig von der klinischen Fragestellung zum Zeitpunkt der maximalen Serum- bzw. Plasmakonzentration (*Peak-Konzentration*) und/oder unmittelbar vor Gabe der nächsten Dosis (*Trough- oder Tal-Konzentration*). Blutentnahmen zur Messung der Peak- und Trough-Konzentration sind wichtig bei Arzneistoffen mit enger therapeutischer Breite und kurzer Halbwertzeit (z. B. Gentamicin, Theophyllin). Die therapeutische Breite bezeichnet den Abstand zwischen der Dosis für den gewünschten Effekt und der Dosis für eine toxische Wirkung.

Pharmakodynamik

Der Begriff Pharmakodynamik ist definiert als die quantitative Beziehung zwischen den Plasma- und Gewebskonzentrationen einer Wirksubstanz und dem daraus resultierenden Ausmaß der pharmakologischen Effekte.

Als pharmakodynamische Wirkungen werden alle Einflüsse eines bestimmten Pharmakons auf den Organismus zusammengefasst. Demzufolge können durch pharmakodynamische Untersuchungen Erkenntnisse über Wirkungen, Wirkstärke, Lokalisation der Wirkung und Wirkungsmechanismen von Pharmaka gewonnen werden.

Wirkmechanismen

Die Wirkung eines Arzneimittels im Organismus kann durch Struktur-unspezifische oder Struktur-spezifische Interaktionen vermittelt werden. **Struktur-unspezifische Wirkungen** sind hauptsächlich auf ihre physikalischen Eigenschaften zurückzuführen. Als Beispiel sei die osmotische Wirkung salinischer Abführmittel genannt. Grundlage **Struktur-spezifischer Wirkungen** ist die Fähigkeit des Pharmakons, aufgrund seiner biochemischen Eigenschaften (Form, Molekülgröße, reaktive Gruppen) mit funktionellen Gruppen oder Strukturen von Rezeptoren, Membranen und Enzymen spezifische Verbindungen einzugehen. Diese Mechanismen sind die

Tab. 1.8 **Einige Arzneistoffe, die für TDM geeignet sind**

Antiepileptika	Phenytoin, Phenobarbital, Primidon, Carbamazepin, Ethosuximid, Valproinsäure, Lamotrigin
Herzglykoside	Digoxin, Digitoxin
Antiarrhythmika	Amiodaron, Lidocain, Procainamid, Chinidin, Disopyramid
Theophyllin, Coffein	
Methotrexat	
Lithium	
Trizyklische Antidepressiva	Amitriptylin, Nortriptylin, Imipramin, Desipramin, Trimipramin
Aminoglykoside	Amikacin, Gentamicin, Netilmicin, Tobramycin
Vancomycin	
Chloramphenicol	
Flucytosin	
Cyclosporin*, Tacrolimus*	

* Bestimmung im Vollblut bevorzugt

Grundlage für die Entstehung der Rezeptortheorie. Wesentliche Wirkmechanismen von Pharmaka sind:

- Interaktionen mit Rezeptoren,
- Beeinflussung spannungsabhängiger Ionenkanäle,
- Beeinflussung von zellulären Transportmechanismen,
- Beeinflussung von Enzymen.

Interaktionen mit Rezeptoren

Rezeptoren sind intrazelluläre oder membranständige Makromoleküle, an die ein körpereigener Stoff oder ein Pharmakon spezifisch binden kann und durch deren Vermittlung dieser Stoff seine Wirkung hervorruft. Die spezifische Bindung an den Rezeptor erfolgt dabei nach einem sogenannten **Schlüssel-Schloss-Prinzip**, das heißt Pharmakon und Rezeptor besitzen zueinander komplementäre Strukturen.

Die **Affinität** eines Pharmakons zum Rezeptor bestimmt die Ausprägung des Rezeptor-Pharmakon-Komplexes. Für die Kopplung des Pharmakons an den Rezeptor sind sowohl hydrophobe Wechselwirkungen, Ionenbindungen, Wasserstoffbrückenbindungen, kovalente Bindungen als auch van-der-Waals-Bindungskräfte von Bedeutung. Nach der Bindung des Arzneimittels an den Rezeptor (**Primärreaktion**) wird nachfolgend durch die Strukturänderung des Rezeptors ein biologischer Effekt (**Sekundärreaktion**) ausgelöst. Dieser kann zum einen auf einer direkten Änderung der Permeabilität der Zellmembran für bestimmte Ionen (Ca^{2+}, H^+, K^+) beruhen, zum anderen kann die Bildung von Second-Messenger-Systemen induziert werden. Letztere können als Bindeglied zwischen der Primär- und Sekundärreaktion angesehen werden. In diesem Zusammenhang sei insbesondere auf das Adenylatcyclase-System mit dem Second Messenger cAMP hingewiesen.

Die Bindung eines Pharmakons an einen Rezeptor kann diesen entweder stimulieren oder blockieren. Ein Pharmakon, welches eine ähnliche Struktur aufweist wie der physiologische Mediator und nach der Bindung an den Rezeptor über eine Konformationsänderung ebenso eine Signaltransduktion bewirkt, wird als **Agonist** bezeichnet. Demgegenüber spricht man von einem **Antagonisten**, wenn ein durch den physiologischen Mediator am Rezeptor vermittelter Effekt vermindert oder gänzlich verhindert wird.

> *Agonisten aktivieren den Rezeptor, Antagonisten schwächen die physiologische Aktivierung ab.*

Man unterscheidet:

- **Kompetitiver Antagonismus.** Antagonist und Agonist konkurrieren um die gleiche Bindungsstelle am Rezeptor. Der Antagonist wird reversibel an der spezifischen Bindungsstelle des physiologischen Agonisten angelagert (Abb. 1.**10 a**). Diese Bindung an den Rezeptor bleibt normalerweise ohne nachfolgenden Effekt. Eine Erhöhung der Konzentration des Agonisten führt über Verdrängung des Antagonisten vom Rezeptor zur Aufhebung der Rezeptor-inhibierenden Wirkung.
- **Nichtkompetitiver Antagonismus.** Hierbei bindet der Antagonist nicht an der Bindungsstelle des Agonisten am Rezeptor, sondern meist in deren Umgebung (Abb. 1.**10 b**). Dies führt über Konformationsänderung des Rezeptormoleküls zu veränderten Bindungsbedingungen für den Agonisten: Die anschließende Bindung des Agonisten wird abgeschwächt, so dass auch der Effekt schwächer wird oder ganz ausbleibt. Daneben sind die irreversible Bindung des Antagonisten und die Blockade der Signaltransduktion Beispiele für nichtkompetitiven Antagonismus. Im Gegensatz zur kompetitiven Hemmung kann die Rezeptor-inhibierende Wirkung nicht durch eine Erhöhung der Konzentration des Agonisten aufgehoben werden.

Wenn Pharmaka eine dem physiologischen Signalstoff entsprechende Aktivität besitzen, spricht man von **intrinsischer Aktivität (ISA)**. Bei reinen Agonisten ist sie sehr hoch, reine Antagonisten besitzen keine ISA. Pharmaka, die zwar einen stimulierenden Effekt auf den Rezeptor besitzen, deren ISA jedoch geringer als die des physiologischen Mediators ist, bezeichnet man als **partielle Agonisten**. Sie können je nach Konzentration des physiologischen Mediators stimulierend oder inhibierend wirken. Ein Beispiel dafür ist das Naloxon als Antidot des Morphins (S. 26).

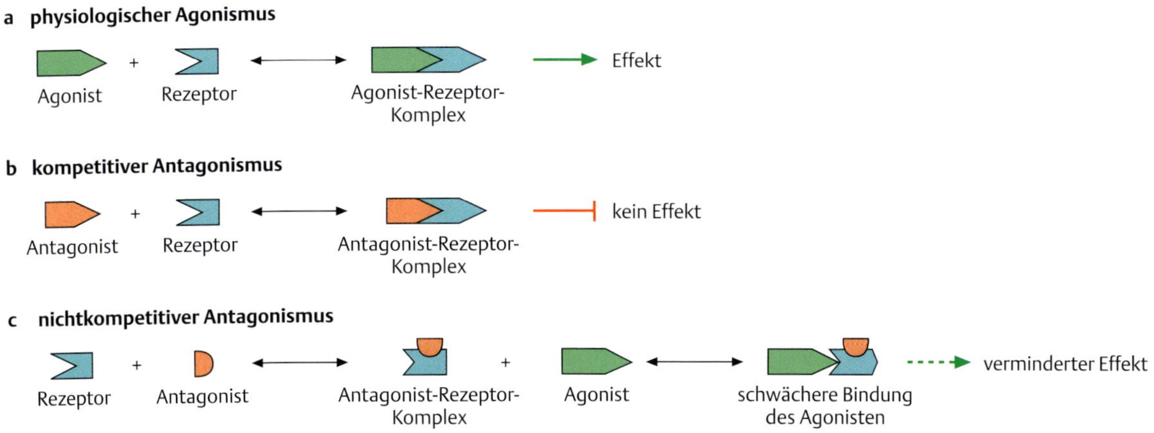

Abb. 1.**10** **Antagonismus-Formen**

Die Bindung des Pharmakons an den Rezeptor kann reversibel oder irreversibel erfolgen. Eine **reversible Bindung** kann nach einer bestimmten Zeitspanne gelöst werden, die Wirkung des Pharmakons lässt nach. Dagegen führt die **irreversible Bindung** solange zu einer pharmakologischen Wirkung, bis der Pharmakon-Rezeptor-Komplex vom Organismus abgebaut wird.

Die Veränderung der Rezeptorsynthese im Organismus kann die Medikamentenwirkung beeinflussen.

Die pharmakologische Beeinflussung von Rezeptoren führt in vielen Fällen zu einer Gegenregulation des Organismus. Die **Down-Regulation** des Rezeptors hat eine abnehmende Wirkung des Pharmakons bei gleichbleibender Dosierung zur Folge. Um die Wirkung aufrecht zu erhalten, muss deshalb die Dosis gesteigert werden. Dies bezeichnet man als *Toleranz* (Gewöhnung), wenn die Wirkung des Pharmakons innerhalb mehrerer Tage bis Wochen geringer wird. Als *Tachyphylaxie* wird diese Gewöhnung bezeichnet, wenn der Wirkungsverlust innerhalb weniger Minuten bis Stunden eintritt. Andererseits bewirkt die Dauermedikation mit einem Antagonisten eine **Up-Regulation**, das heißt eine gesteigerte Synthese des blockierten Rezeptors. Wird die Therapie abrupt beendet, kann dadurch eine überschießende agonistische Reaktion erfolgen. Solche *Rebound-Phänomene* sind beispielsweise für zentral wirkende Antihypertensiva oder Betarezeptorenblocker bekannt und manifestieren sich mit überschießenden Blutdruckanstiegen, Tachykardien oder dem Auftreten einer Angina pectoris.

Beeinflussung von Ionenkanälen

Die Erregbarkeit der Zellen beruht auf einer kurzfristigen Änderung des Membranpotenzials. Diese Änderung wird durch eine starke Zu- oder Abnahme der Membranleitfähigkeit für verschiedene Ionen hervorgerufen. Die Membranleitfähigkeit ist abhängig vom Zustand transmitter- oder spannungsgesteuerter Ionenkanäle, die wiederum durch spezifische Pharmaka beeinflusst werden können. Der therapeutische Einsatz solcher Substanzen zielt insbesondere auf die Aktivität von Nerven- und Muskelzellen (Beispiele: Antiarrhythmika, Antihypertensiva und Lokalanästhetika).

Beeinflussung zellulärer Transportmechanismen

Resorption und Exkretion von verschiedenen Substraten sind für eine Vielzahl körperlicher Funktionen von besonderer Bedeutung und erfolgen entweder über aktive, das heißt energieverbrauchende, oder passive Prozesse im Sinne einer erleichterten Diffusion. Durch die verschiedensten Arzneimittel (Protonenpumpenhemmer, Herzglykoside, Diuretika) können zelluläre Transportsysteme beeinflusst und damit therapeutische Wirkungen erzielt werden.

Beeinflussung von Enzymen

Ein weiterer und bedeutender Wirkmechanismus von Pharmaka ist die Aktivierung oder Inhibierung von Enzymen. Beispiele hierfür sind die antiinflammatorische Wirkung der Acetylsalicylsäure durch Hemmung der Cyclooxygenase bzw. die Triglycerid senkende Wirkung der Clofibrinsäurederivate durch Steigerung der Lipoproteinlipase-Aktivität.

Dosis-Wirkungs-Beziehung, Konzentrations-Wirkungs-Beziehung

Entscheidend für den Erfolg einer Pharmakotherapie ist die gewählte Dosierung. Dabei sollte der gewünschte therapeutische Effekt so groß wie möglich und die auftretenden Nebenwirkungen so gering wie möglich sein. Wichtige Kenngrößen sind:

- ED_{50} = die kleinste gewählte Einzeldosis, mit der 50 % der maximalen Wirkung erzielt werden können; je kleiner die ED_{50}, desto wirksamer ist das entsprechende Pharmakon;
- LD_{50} = die Einzeldosis, deren Verabreichung bei 50 % der Versuchstiere letal endet;
- ED, TD = empirisch ermittelte therapeutisch wirksame Einzel- bzw. Tagesdosis;
- EMD, TMD = empirisch ermittelte maximale Einzel- bzw. Tagesdosis.

Trägt man den Logarithmus der Medikamentendosis auf der Abszisse und die erzielte pharmakologische Wirkung auf der Ordinate auf, so lässt sich der Zusammenhang zwischen Dosis und Wirkung als S-förmiger Kurvenverlauf darstellen (Abb. 1.**11**). Aus der Abbildung ist ersichtlich, dass im mittleren Bereich der Kurve bereits kleine Erhöhungen der Dosis zu einer starken Zunahme der Wirkung führen. Nach Erreichen der E_{max} ist die Wirkung durch Steigerung der Dosierung nicht mehr zu erhöhen (Ceiling Effect). Abb. 1.**12** zeigt die Dosis-Wirkungs-Kurven zweier Pharmaka, die die gleiche E_{max} erreichen können. Allerdings wird von Pharmakon B eine höhere Dosis benötigt, um denselben Maximaleffekt zu erreichen wie mit Pharmakon A, welches eine höhere Potenz besitzt.

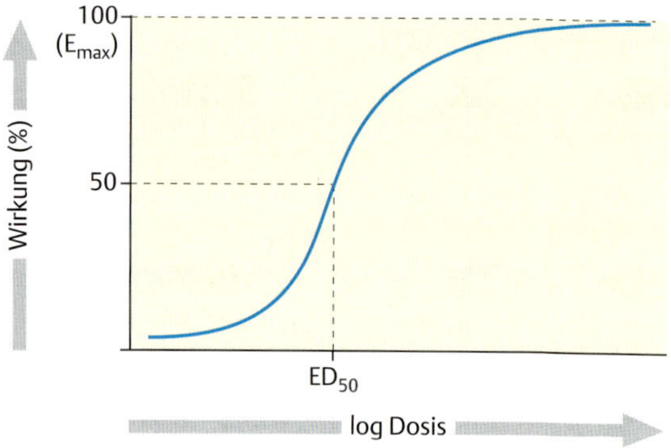

Abb. 1.**11** **Logarithmische Dosis-Wirkungs-Kurve**

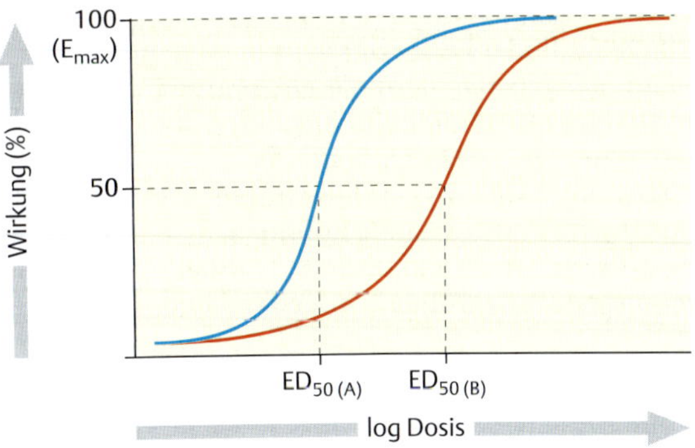

Abb. 1.**12** **Dosis-Wirkungs-Kurven von Pharmaka mit unterschiedlicher Potenz.** Beide Pharmaka besitzen die gleiche Wirkung, aber Pharmakon B hat eine geringere Potenz.

Therapeutische Breite

Eine Erhöhung der therapeutischen Wirksamkeit durch Steigerung der Dosierung eines Pharmakons geht leider immer auch mit einer Zunahme der unerwünschten Arzneimittelwirkungen einher. Deshalb muss vor jeder Pharmakotherapie eine sorgfältige Nutzen-Risiko-Abwägung durchgeführt werden.

Die therapeutische Breite eines Medikamentes ist ein Maß für seine Anwendungssicherheit. Sie ist definiert als der Abstand zwischen der therapeutisch wirksamen und der letalen Dosis.

Je höher der Quotient **LD_{50}/ED_{50}**, desto größer ist die therapeutische Breite und desto sicherer die Therapie (Abb. 1.**13**). Der Quotient aus LD_{50} und ED_{50} besitzt jedoch nur dann eine ausreichende Sicherheit, wenn die Dosis-Wirkungs-Kurve und die Letalitäts-Dosis-Kurve parallel zueinander verlaufen. Mehr Sicherheit in der Beurteilung der therapeutischen Breite bietet der **therapeutische Index**, welcher als Quotient aus LD_5 und ED_{95} definiert ist (**LD_5/ED_{95}**).

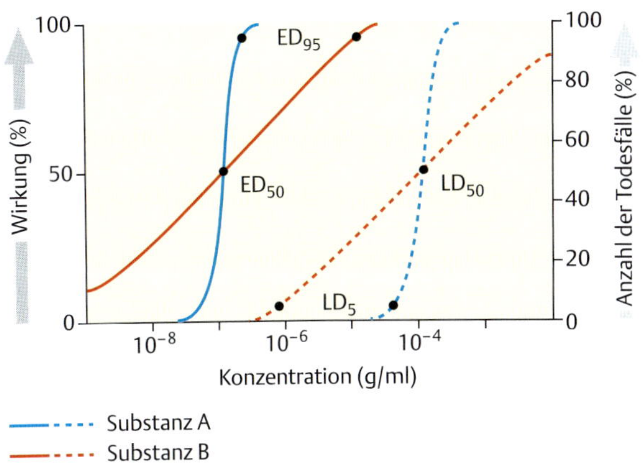

Abb. 1.**13** **Therapeutische Breite.** Für zwei Substanzen sind links die Dosis-Wirkungs-Kurven und rechts die Dosis-Letalitäts-Kurven dargestellt. Beide Substanzen besitzen den gleichen LD_{50}/ED_{50}-Wert. Wesentlich aussagekräftiger ist daher der therapeutische Index LD_5/ED_{95}.

Wechselwirkungen von Arzneimitteln

Als Arzneimittelwechselwirkung (Interaktion) bezeichnet man die qualitative oder quantitative Veränderung der pharmakologischen Wirkung eines Arzneistoffs durch eine zweite Substanz.

Das vorliegende Kapitel behandelt im Wesentlichen Interaktionen von **gleichzeitig verabreichten Arzneistoffen**. Es wird dagegen nicht auf den Einfluss etwa der Nahrungsaufnahme, von endogenen Substanzen, Darmbakterien, Durchblutungsstörungen und der galenischen Zubereitung auf Elimination und Wirkung von Arzneistoffen eingegangen – es sei denn, die Änderung der Gewebeperfusion oder die Beeinflussung der bakteriellen Darmflora ist durch ein zusätzlich gegebenes Arzneimittel verursacht. Aus diesem Grunde ist im angelsächsischen Schrifttum bei der Besprechung von Arzneimittelwirkungen in dem genannten Sinne meist von „Drug-drug interactions" die Rede.
Liegt eine **Wirkverstärkung** durch ein gleichsinnig wirkendes Arzneimittel vor, so spricht man von einem *unteradditiven*, *additiven* oder *überadditiven Effekt*. Eine **Wirkabschwächung** wird oftmals als *Interferenz* bezeichnet.
Ein Arzneimittel kann auch mit sich selbst in Wechselwirkung treten. So kann z. B. Phenobarbital den eigenen mikrosomalen Metabolismus in der Leber induzieren, dabei seinen Abbau beschleunigen und die Wirkung abschwächen.

Arzneimittelwechselwirkungen können aus der Sicht des Patienten und des Arztes erwünscht oder unerwünscht sein.

Beispielsweise werden in der Therapie der arteriellen Hypertonie Arzneistoffe verabreicht, die für sich allein gegeben nicht hinreichend wirksam sind, in Kombination aber den erwünschten antihypertensiven Effekt erzielen. Auf der anderen Seite sind z. B. Digitalisglykoside und Chinidin – jeweils als Monosubstanzen angewendet – effiziente Antiarrhythmika. Bei gleichzeitiger Verabreichung erhöht jedoch Chinidin die Plasmakonzentration von Digoxin und Digitoxin um ca. 60 bis 100 %, was mit toxischen Effekten einhergehen kann. Als „Chinidinsynkopen" bezeichnete kurzzeitige Bewusstseinsverluste (Ursache sind höhergradige SA- oder AV-Blockierungen), die früher als unerwünschte Wirkung der alleinigen Chinidingabe zugeschrieben wurden, haben oftmals ihre Ursache in der genannten Chinidin/Glykosid-Interaktion und sind damit in Wirklichkeit Folge der erhöhten Herzglykosid-Konzentration im Plasma.

Häufigkeit und klinische Relevanz. Arzneimittelwechselwirkungen sind bei der ärztlichen Tätigkeit regelmäßig zu erwarten, denn
- fast jeder hospitalisierte Patient erhält während seines Klinikaufenthalts mehrere Arzneimittel;
- zahlreiche Fertigarzneimittel sind Kombinationen aus zwei oder mehreren Einzelsubstanzen;

- nicht wenige ambulante Patienten betreiben einen basalen Arzneimittelkonsum, z. B. von Laxantien, Psychopharmaka, Analgetika oder Schlafmitteln, was für den Arzt erst durch intensives Befragen erkennbar wird;
- die Patienten suchen oftmals verschiedene Ärzte auf, ohne die Kollegen und deren Verordnung zu erwähnen;
- alte Patienten erhalten meist eine Vielzahl von Arzneimitteln.

Von hoher klinischer Relevanz sind jedoch nur wenige (ca. 1 bis 10 %) der möglichen Interaktionen, wobei deren Anteil an den berichteten unerwünschten Arzneimittelwirkungen gleichfalls niedrig ist (3 bis 7 %). Sie lassen sich vielfach aus den pharmazeutischen, pharmakokinetischen und pharmakodynamischen Eigenschaften der beteiligten Substanzen ableiten und sind vor allem bei solchen Stoffen von Bedeutung, die eine geringe therapeutische Breite oder eine steile Dosis-Wirkungs-Beziehung aufweisen. Dies ist z. B. bei Vitamin-K-Antagonisten, oralen Antidiabetika, Insulin, Herzglykosiden, Antiepileptika, Zytostatika, Theophyllin oder Lithium der Fall.

Schweregrade. Entsprechend ihrer praktischen Bedeutung unterteilt man Arzneimittelwechselwirkungen in drei Schweregrade:

- *Hohe klinische Relevanz:* gut dokumentiert und potenziell den Patienten gefährdend;
- *Mäßige klinische Relevanz:* bessere Dokumentation der Interaktion erforderlich und/oder geringere Gefährdung des Patienten;
- *Geringe klinische Relevanz:* Wechselwirkungen, die eine geringere Bedeutung aufgrund des Vorliegens eines oder mehrerer der folgenden Faktoren haben:
  - Dokumentation fraglich,
  - Gefährdung des Patienten gering,
  - Auftreten eher selten.

Auch eine Interaktion mit geringer Relevanz kann jedoch klinisch signifikant werden, da je nach Grunderkrankung und Alter des Patienten, je nach Nieren- und Leberfunktion, der verwendeten Arzneistoffdosierung, der Anwendungsart (oral, parenteral u. a.m.) sowie der Therapiedauer toxische Effekte resultieren können. Andererseits können Wechselwirkungen mit hoher Relevanz umständehalber bedeutungslos verlaufen und keinerlei unerwünschte Wirkungen verursachen.

Aktuelle Berichte über pharmazeutische oder pharmakokinetische Arzneimittelwechselwirkungen sind daher mit Vorsicht zu bewerten: ihre praktischen Konsequenzen sind häufig unzureichend dokumentiert. Inter- und intraindividuelle Schwankungen im Ausmaß der Interaktion erschweren die Formulierung genereller Empfehlungen. Dennoch sollte jeder Bericht über eine Interaktion zur Vorsicht mahnen.

Entstehungsmechanismen. Man kann Arzneimittelwechselwirkungen nach ihrem Entstehungsmechanismus unterscheiden in:

- *Pharmakokinetische Wechselwirkungen*, die auf Änderungen der Resorption, Verteilung oder Elimination der betroffenen Pharmaka basieren. Eine Änderung der Plasmakonzentration eines Arzneistoffs ist aber nur dann klinisch relevant, wenn sie damit die Stärke und/oder Dauer der Wirkung beeinflusst;
- *Pharmakodynamische Wechselwirkungen*, die im unmittelbaren Zusammenhang mit den Effekten der jeweils beteiligten Arzneistoffe stehen;
- *Pharmazeutische Wechselwirkungen*, die außerhalb des Organismus zustande kommen.

Es sei an dieser Stelle betont, dass im vorliegenden Kapitel schon aus Platzgründen in erster Linie die Entstehungsmechanismen für Arzneimittelinteraktionen genannt werden, denen exemplarisch einige wenige konkrete Interaktionen zugeordnet sind.

Pharmakokinetische Wechselwirkungen

Beeinflussung der gastrointestinalen Resorption

Verschiedene Arzneistoffe können zur Veränderung der Resorption gleichzeitig verabreichter Stoffe führen (Tab. 1.**9**). Dies kann eine Wirkverstärkung bzw. -abschwächung der betroffenen Arzneimittel mit sich bringen. So führen z. B. **Antacida** zu einer Resorptionsminderung gleichzeitig gegebener Substanzen und damit gegebenenfalls zu einer Abschwächung des erwünschten Effektes. Dem zugrunde liegt u. a. eine Chemiadsorption. Die adsorbierende Wirkung von **Aktivkohle** macht man sich bei Vergiftungen und Durchfallerkrankungen therapeutisch zunutze. Will man jedoch diesen Effekt von Kohle bzw. Antacida vermeiden, dürfen zusätzlich anzuwendende Arzneistoffe erst in einem zeitlichen Abstand von ca. drei Stunden appliziert werden, andernfalls ist mit einer Wirkminderung zu rechnen. **Ionenaustauscher** wie Colestyramin binden nicht nur Gallensäuren, sondern auch einige Arzneistoffe. Indem Colestyramin die Gallensäurekonzentration im Darm reduziert, stört es die Aufnahme von Cholesterol, lipidlöslichen Vitaminen (z. B. Vitamin K) oder von lipophilen Medikamenten wie Antikoagulantien und Digitoxin. Aus diesem Grunde ist Colestyramin auch bei Digitoxin-Überdosierungen bzw. -Vergiftungen indiziert.

Eine der ersten bekannt gewordenen Arzneimittelinteraktionen war die **Komplexbildung** von Tetracyclin mit Eisen- oder Calciumionen im Gastrointestinaltrakt; infolge dessen kommt es zu einer verminderten gastrointestinalen Resorption und einem möglichen Wirkverlust des Antibiotikums. Durch einige **Antibiotika** kann ein Therapieversagen oraler Kontrazeptiva verursacht werden, da die Zerstörung der bakteriellen Darmflora zu einer verminderten Resorption des Kontrazeptivums führt. **Prokinetika** wie z. B. Metoclopramid können zu einer kurzfristigen Erhöhung, aber auch einer Erniedrigung der Plasmakonzentrationen bzw. der Plasmakonzentration-Zeit-Kurven von gleichzeitig verabreichten Arzneistoffen (z. B. Herzglykosiden) führen. Bei Arzneistoffen, die eine geringe therapeutische Breite haben, können diese Interaktionen klinisch relevant werden. Schließlich sei auf einen weniger bekannten Mechanismus von Wechselwirkung im Bereich des Gastrointestinaltrakts hingewiesen: **H_2-Rezeptor-Antagonisten** wie Cimetidin und Ranitidin erhöhen den gastrischen pH-Wert, was primär erwünscht und der eigentliche Grund ihrer Anwendung ist. Bei gleichzeitiger Gabe von Vita-

Tab. 1.**9** **Arzneistoffe, die die gastrointestinale Resorption beeinflussen**

beeinflussende Pharmaka	Wirkmechanismus	resultierender Effekt	beeinflusste Pharmaka
Antacida	Chemiadsorption	Resorption ↓ Wirkung ↓	z. B. Antibiotika, Antihypertensiva, Herzglykoside
Aktivkohle	Chemiadsorption	Resorption ↓ Wirkung ↓	Anwendung zur Detoxikation von Arzneimitteln
Ionenaustauscher, z. B. Colestyramin	Chemiadsorption + Gallensäurekonzentration ↓	Resorption ↓ Wirkung ↓	z. B. Digitoxin, Vitamin K, evtl. Detoxikation
Eisen-, Calcium-Ionen	Komplexbildung im Darmlumen	Resorption ↓ Wirkung ↓	z. B. Tetracycline, Atenolol
Prokinetika, z. B. Metoclopramid, Cisaprid	Änderung der gastrointestinalen Motilität	Resorption ↓ ↑ Wirkung ↓ ↑	z. B. Digoxin, Cimetidin
Antibiotika	Beeinflussung der bakteriellen Darmflora	Resorption ↓ Metabolisierung ↓ Wirkung ↓	z. B. orale hormonelle Kontrazeptiva, Atenolol
H_2-Rezeptor -Antagonisten (z. B. Cimetidin, Ranitidin)	gastraler pH-Wert ↑	Resorption ↓ Wirkung ↓ (?)	z. B. Vitamin B_{12}

min B_{12} führt die Erhöhung des pH-Wertes im Magen jedoch zu einer erheblichen Verminderung der Resorption des Vitamins (Abb. 1.**14**) Bei langfristiger Therapie mit H_2-Rezeptor-Antagonisten sind daher makrozytäre Anämien bzw. funikuläre Myelopathien möglich.

Bei **parenteraler Gabe** von Arzneistoffen kann es ebenfalls zu Wechselwirkungen kommen. Beabsichtigte Verzögerungen der Lokalanästhetika-Resorption nach submuköser Gabe resultieren bei gleichzeitiger Verabreichung von Adrenalin, Noradrenalin oder Octapressin, so dass solche Kombinationen handelsüblich angeboten werden: Die resultierende Vasokonstriktion verlangsamt die Mikrozirkulation und damit den Abtransport des Lokalanästhetikums, das infolge dessen am Wirkort länger vorhanden ist. Auch wird seine Toxizität vermindert. Durch die Kombination von Penicillin mit Benzathin oder von Insulin mit Protamin entstehen schwer lösliche Komplexe, die ebenfalls die protrahierte Wirkung des jeweiligen Arzneistoffes gewährleisten.

Auch die Beeinflussung der intestinalen Sekretion über ein als P-Glykoprotein bezeichnetes Effluxsystem kann zur Änderung der enteralen Resorption führen. Dabei interferieren bestimmte Pharmaka mit dem P-Glykoprotein (Tab. 1.**10**) und verändern so die Resorption gleichzeitig verabreichter Arzneimittel (s. a. S. 24).

Änderung des Verteilungsvolumens bzw. der Eiweißbindung

Die freie Konzentration eines Arzneistoffs und seiner aktiven Metaboliten bestimmt dessen erwünschte und unerwünschte Wirkungen. Im Organismus sind die Arzneistoffkonzentrationen jedoch nicht gleichmäßig verteilt. Vielmehr können z. B. im Plasma höhere oder geringere Konzentrationen als im Liquor cerebrospinalis, in verschiedenen Organen oder auch in der Rezeptor-Umgebung vorliegen (S. 8). Die Verteilung von Pharmaka in die einzelnen **Kompartimente** kann durch gleichzeitig verabreichte Arzneistoffe verändert werden. Ein häufig genanntes Beispiel ist in diesem Zusammenhang die Verdrängung von bestimmten Arzneistoffen aus der **Eiweißbindung**. Dies ist für nichtsteroidale Antirheumatika wie Indometacin oder Phenylbutazon berichtet, die die Pro-

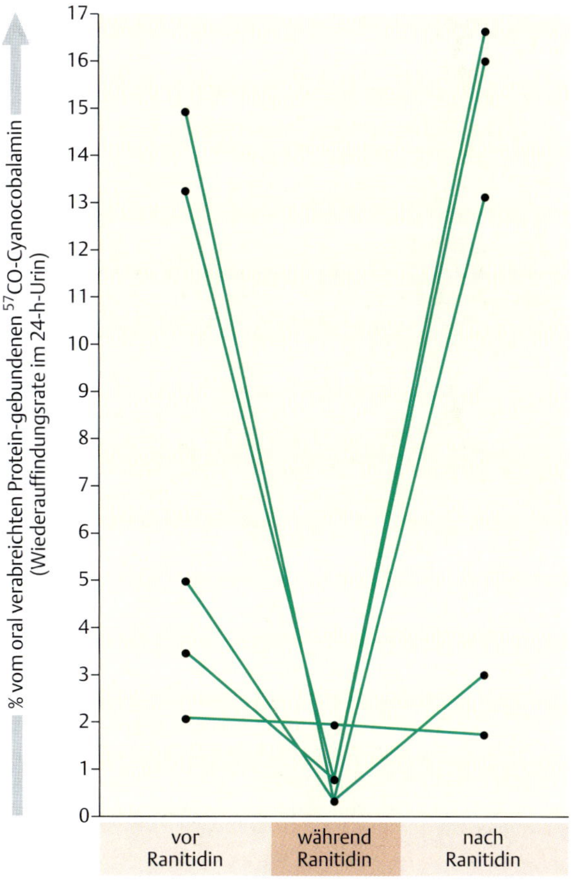

Abb. 1.**14** **Einfluss von Ranitidin** (300 mg täglich) **auf die Vitamin-B_{12}-Resorption von fünf Patienten**

Tab. 1.**10** **Substanzen, die mit dem P-Glykoprotein interferieren**

Substanzklasse	Beispiele
Antiarrhythmika	Amiodaron, Lidocain, Propranolol, Quinidin
Antibiotika und Antimykotika	Cefoperazon, Ceftriaxon, Erythromycin, Itraconazol, Antikoagulanzien wie Dipyridamol
Antimalaria- und Parasitenmittel	Chloroquin, Emetin, Hydroxychloroquin, Quinacrin, Chinin
Calciumantagonisten	Bepridil, Diltiazem, Felodipin, Nifedipin, Nisoldipin, Nitrendipin, Tiapamil, Verapamil
Neuroleptika	Phenothiazin bzw. Chlorpromazin, Trifluoperazin
trizyklische Antidepressiva	Desipramin, Trazodon
Chemotherapeutika und deren Kombinationen	Actinomycin D, Colchicin, Daunorubicin, Doxorubicin, Etoposide, Mitomycin C, Mithramycin, Podophyllotoxin, Puromycin, Taxol, Topotecan, Trimetrexat, Vinblastin, Vincristin
Cyclosporine	CsA, CsH, SDZ, PSC 833
Hormone	Aldosteron, Clomiphen, Cortisol, Deoxycorticosteron, Dexamethason, Prednison, Progesteron, Tamoxifen
Alkaloide	Reserpin, Yohimbin
Lokalanästhetika	Bupivacain
toxische Peptide	N-Acetyl-Leucyl-Leucinal (ALLN), Gramicidin D, Valinomycin
andere	Fruchtsaft, Liposomen, Quercetin, Terfenadin, Tumornekrosefaktor, Vitamin A

Tab. 1.**11** **Die für den Arzneimittelstoffwechsel wichtigsten Cytochrom-P-450-Gensubfamilien**, deren Substrate, Hemmstoffe und Induktoren.

Isoenzym	Substrat	Hemmstoff	Induktor
CYP 1A2	Theophyllin, Coffein, Verapamil, Clozapin, Imipramin, Propranolol, Haloperidol, Mexiliten, Tamoxifen	Fluorchinolone (z. B. Enoxacin), Cimetidin, Floroxamin, Verapamil, Fluvoxamin	Omeprazol, Tabakrauchen
CYP 2C8	Tolbutamid, Verapamil, Diazepam, Diclofenac	Verapamil	Rifampicin
CYP 2C9	Warfarin, Phenytoin, Tolbutamid, Diclofenac, Piroxicam, Ibuprofen, Tamoxifen, Torasemid, Carbamazepin, Cyclophosphamid	Verapamil, Fluconazol, Isoniazid, Valproinsäure	Rifampicin
CYP 2C19	Mephenytoin, Omeprazol, Lansoprazol, Diazepam, Proguanil	Cimetidin, Valproinsäure	Rifampicin, Phenobarbital, Prednison
CYP 2D6	Flecainid, Propafenon, alle trizyklischen Antidepressiva, die meisten Neuroleptika und selektiven Serotoninaufnahmehemmer, Codein, Dihydrocodein, Tropisetron	Chinidin, Fluoxetin, Paroxetin	
CYP 2E1	Ethanol, Enfluran, Halothan, Theophyllin, Paracetamol	Disulfiram	Isoniazid, Ethanol
CYP 3A4	Ciclosporin, Clarithromycin, Erythromycin, Verapamil, Midazolam, Diltiazem, Nifedipin, Lovastatin, Terfenadin, Nitrendipin, Felodipin, Lidocain, Astemizol, Amiodaron, Diazepam, Carbamazepin, Codein, Ethinylöstradiol, Ketoconazol, Lidocain, Propafenon	Ketoconazol, Fluconazol, Itraconazol, Erythromycin, Clarithromycin, Amiodaron, Cimetidin, Ranitidin, Valproinsäure	Rifampicin, Phenytoin, Carbamazepin, Barbiturate
CYP 4B1	Testosteron		Clofibrat

teinbindung von Phenprocoumon reduzieren und erhöhte freie Plasmakonzentrationen des Vitamin-K-Antagonisten verursachen. In Einzelfällen kann es zu Blutungskomplikationen kommen. Eine solche Interaktion ist allerdings nur dann zu erwarten, wenn es sich um Arzneistoffe mit hoher Eiweißbindung (über 95 %), hoher Affinität zum Protein und steiler Dosis-Wirkungs-Beziehung handelt.

Beeinflussung des Arzneimittelmetabolismus

Viele lipophile Arzneimittel werden durch die unspezifischen mischfunktionellen Oxidasen im endoplasmatischen Retikulum der Leber metabolisiert. In den vergangenen Jahren haben sich unsere Kenntnisse zur Funktion des Cytochrom-P-450-Enzymsystems erheblich erweitert. Eine Reihe von Gensubfamilien, die für den oxidativen Arzneistoffwechsel verantwortlich sind und jeweils unterschiedliche Substrate bevorzugen, wurden identifiziert. Sie sind mit ihren Hemmstoffen und Induktoren in Tab. 1.**11** aufgeführt.

Hemmung des Lebermetabolismus. Eine Konkurrenz von Arzneistoffen, anderen Fremdstoffen und auch körpereigenen Substanzen um das abbauende Enzymsystem ist möglich. Sie führt meist innerhalb von Stunden bis Tagen zur verzögerten oder beschleunigten Elimination des betroffenen Pharmakons. Der Effekt hält meistens einige Tage über das Absetzen des Enzymhemmers hinaus an.
Chloramphenicol hemmt die hepatischen Monooxygenasen, obwohl es selbst kein Substrat des Cytochrom P-450 ist. Wenngleich die Hemmung des oxidativen Lebermetabolismus durch Chloramphenicol seit langem nachgewiesen war, wurde der H_2-Rezeptor-Antagonist *Cimetidin* als Prototyp eines Arzneistoffs bekannt, der aufgrund seiner Imidazolyl-Struktur die hepatischen Monooxygenasen inhibiert und dadurch zu einer Vielzahl von Arzneimittelwechselwirkungen führte. Davon betroffen sind auch Arzneistoffe, die nur eine geringe therapeutische Breite haben (Lidocain, Theophyllin, Vitamin-K-Antagonisten, Antiepileptika u. a. m.). Ein Beispiel für den Einfluss von Cimetidin auf die Nifedipin-Plasmakonzentrationen und dessen antihypertensive Wirkung ist in Abb. 1.**15** dargestellt. Nifedipin wird zum überwiegenden Teil in der Leber oxidativ metabolisiert.
Auch der H_2-Rezeptor-Antagonist *Ranitidin* hemmt den oxidativen Lebermetabolismus und verursacht auf dieser Basis Arzneimittelwechselwirkungen, obwohl es nach seiner Einführung zu Beginn der achtziger Jahre als „interaktionsfreies Pharmakon“ propagiert wurde. Mittlerweile sind Wechselwirkungen von Ranitidin mit Arzneimitteln wie Lidocain, Theophyllin, Midazolam, Vitamin-K-Antagonisten u. a. m. beschrieben (Tab. 1.**12**). Dementsprechend sind kasuistische Mitteilungen zu unerwünschten Effekten aufgrund etwa einer Ranitidin/Theophyllin-Wechselwirkung beschrieben. Wendet man die eingangs genannte Einteilung von Interaktionen nach ihrem Schweregrad auf Cimetidin und Ranitidin an, so sind diese im Falle von Cimetidin von klinischer Relevanz, während sie im Falle von Ranitidin nur geringe klinische Relevanz haben. Dies schließt nicht aus, dass auch Ranitidin unter bestimmten Umständen

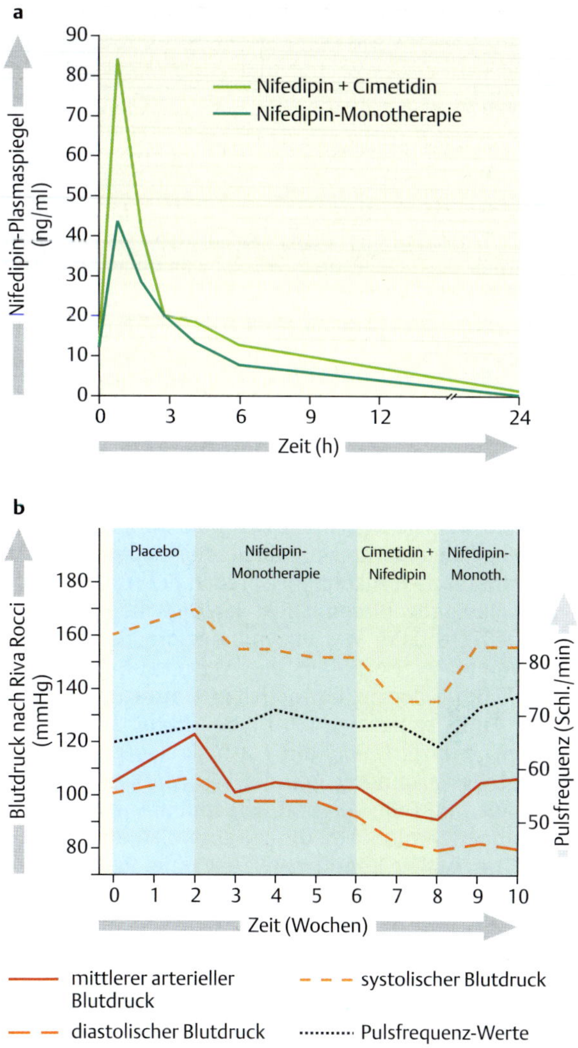

Abb. 1.**15** **Wechselwirkung von Nifedipin und Cimetidin. a** Plasmakonzentrationen des Calcium-Kanal-Blockers Nifedipin nach alleiniger Gabe und nach gleichzeitiger Verabreichung von Cimetidin. **b** Blutdruckwerte von 10 Hypertonikern vor und nach vierwöchiger Gabe von Nifedipin sowie nach zweiwöchiger Verabreichung von Nifedipin und Cimetidin.

zu Interaktionen führt, die einen einzelnen Patienten gefährden können. Für die neueren H_2-Rezeptor-Antagonisten Famotidin, Roxatidin oder Nizatidin sind Wechselwirkungen durch Beeinflussung des hepatischen Metabolismus nicht beschrieben.
Der Protonenpumpenhemmer Omeprazol wie auch Azol-Antimykotika, Erythromycin, Clavulansäure, Sulbactam oder Valproinsäure interagieren mit dem hepatischen Monooxygenasesystem.

Induktion des Lebermetabolismus. Der oxidative Lebermetabolismus kann durch Arzneistoffe nicht nur gehemmt, sondern auch induziert werden. Die wichtigsten induzierenden Arzneistoffe sind das Tuberkulostatikum Rifampicin, Phenobarbital, Phenytoin und Carbamazepin (s. a. S. 24, Tab. 1.**11**). In der Regel wird der enzyminduzierende Effekt erst nach einer Woche nachweisbar.

Tab. 1.12 **Interaktionen eines Arzneimittels am Beispiel von Ranitidin**

Pharmaka	Wirkmechanismus	resultierender Effekt
Antacida, Propanthelin, Pirenzepin	Veränderung der gastrointestinalen Resorption von Ranitidin	Resorption und Plasmakonzentration von Ranitidin ↓
Vitamin B_{12}	Veränderung der gastrointestinalen Resorption durch Ranitidin	gastrointestinale Vitamin-B_{12}-Resorption ↓
Vitamin-K-Antagonisten, Theophyllin, Fentanyl, Midazolam, Metoprolol, Nifedipin, TSH	Hemmung des oxidativen Metabolismus durch Ranitidin	Plasmakonzentration ↑, Effekt ↑, ggf. auch unerwünschte Wirkungen von Vitamin-K-Antagonisten, Theophyllin, Fentanyl, Midazolam, Metoprolol, Nifedipin, TSH
Procainamid	Hemmung der renalen Elimination durch Ranitidin (tubuläre Sekretion)	Plasmakonzentration von Procainamid und N-Acetyl Procainamid ↑ (geringe therapeutische Breite!)

Auch eine mäßige chronische Alkoholzufuhr bzw. Nikotingenuss können enzyminduzierend wirken, wobei beim chronischen Alkoholmissbrauch die resultierende Leberschädigung diesen Effekt letztlich begrenzt. Bei gleichzeitiger Gabe von enzyminduzierenden Arzneimitteln und Arzneistoffen wie Verapamil, Nifedipin, Theophyllin, Lidocain, hormonellen Kontrazeptiva oder oralen Antikoagulanzien wird deren Eliminationshalbwertzeit reduziert und die Plasmakonzentration gesenkt. Dies vermindert ggf. die Wirkstärke sowie die Wirkdauer. Im Falle von oral wirkenden Antikoagulanzien können thromboembolische Komplikationen resultieren, bei oralen Kontrazeptiva ist eine ausreichende kontrazeptive Wirkung nicht mehr gewährleistet.

Beeinflussung der renalen Elimination

Ein in frühen Zeiten der Penicillin-Therapie bekannt gewordenes Beispiel für eine Interaktion ist die Hemmung der Penicillin-Ausscheidung bei gleichzeitiger Verabreichung des Urikosurikums *Probenecid*; diese Wechselwirkung machte man sich zunutze, als Penicillin nur in beschränktem Umfang zur Verfügung stand. Dabei konkurrieren Penicillin als schwache Säure und Probenecid mit hoher Affinität zum Transportsystem um die aktive tubuläre Sekretion (S. 10). Es resultiert eine Retention von Penicillin mit erhöhten bzw. zeitlich länger nachweisbaren Plasmakonzentrationen. Probenecid hemmt auch den tubulären Transport saurer Metabolite von Anabolika und wird daher missbräuchlich angewendet, um Doping mit diesen Substanzen zu maskieren.
Auch *Natriumbicarbonat* wird zu diesem Zwecke von Leistungssportlern zusammen mit Amphetaminen eingenommen. Aus dem alkalisierten Urin werden die Amphetamine als schwache Basen vermehrt tubulär reabsorbiert. Somit verlängert sich zum einen ihre Wirkung, zum anderen sinkt ihre Konzentration im Urin, so dass sie sich dem Nachweis entziehen.
H_2-Rezeptor-Antagonisten wie *Cimetidin* und *Ranitidin* verzögern die renale Elimination des Antiarrhythmikums Procainamid, erhöhen somit dessen Plasmakonzentrationen und verstärken die Wirkung. Die Ursache dieser Wechselwirkung liegt nicht etwa in der Hemmung des oxidativen Lebermetabolismus, sondern in einer Beeinflussung der tubulären Sekretion von Procainamid und seinem N-Acetyl-Metaboliten (Tab. 1.**12**). Auch für Wechselwirkungen von Calcium-Kanal-Blockern und Antiarrhythmika (z. B. Propafenon) mit Digoxin wird als Entstehungsursache ein renaler Mechanismus diskutiert.

Pharmakodynamische Wechselwirkungen

Im Wesentlichen sind drei Mechanismen für Arzneimittelinteraktionen auf dieser Basis verantwortlich:
- Interaktionen auf Rezeptor-Ebene,
- synergistische Wirkungen,
- unterschiedliche oder entgegengesetzte Wirkungen.

Aufgrund dieser Mechanismen kommt eine Vielzahl von relevanten Interaktionen zustande, deren Aufzählung den Rahmen des vorliegenden Kapitels sprengen würde. Im Folgenden werden daher nur die Mechanismen erläutert, für weitere Beispiele sei auf ausführliche Nachschlagewerke verwiesen.

Interaktionen auf Rezeptor-Ebene

Verschiedene Arzneistoffe, die agonistisch oder antagonistisch am gleichen Rezeptor wirken, können um diesen konkurrieren und somit die Rezeptor-vermittelten Wirkungen modulieren. β-Adrenozeptor-Agonisten und -Antagonisten können ihre Wirkung gegenseitig abschwächen oder aufheben. Dies gilt selbstverständlich auch für die Beeinflussung von α-Adrenozeptoren und Histamin-Rezeptoren sowie für M-Cholinorezeptoren. Oftmals basiert eine Antidot-Behandlung auf dem genannten Mechanismus – etwa bei der Behandlung einer Opioid-Intoxikation mit Naloxon oder einer Benzodiazepin-Intoxikation mit Flumazenil. Für den Kliniker ist interessant, dass die unerwünschten M-Cholinorezeptorantagonistischen Wirkungen des Antiarrhythmikums Disopyramid (z. B. Mundtrockenheit u. a.) durch die Gabe des Cholinesterase-Hemmstoffs Pyridostigmin kupiert werden, ohne dass die antiarrhythmische Wirkung abgeschwächt wird.

Synergismus

Unter Synergismus versteht man die Addition der Wirkung zweier oder mehrerer Substanzen auf denselben Zielparameter, und zwar über den gleichen oder über unterschiedliche Wirkmechanismen. Dabei kann eine erwünschte Effektverstärkung resultieren. Es kann jedoch auch zu unerwünschten Effekten kommen. Man unterscheidet in diesem Zusammenhang einen additiven von einem überadditiven Synergismus.

Ein **additiver Synergismus** liegt vor, wenn die Gesamtwirkung der Summe der Einzelwirkungen entspricht. Dieser Zusammenhang ist in folgendem Schema veranschaulicht.

Medikament A Dosis X → Effekt 100 %
Medikament B Dosis Y → Effekt 100 %
Medikament A (Dosis X/2) + Medikament B (Dosis Y/2) → Effekt ≧ 100 %

Daraus folgt, dass durch eine sinnvolle Kombination zweier Medikamente gleicher Wirkung sich die Einzeldosen verringern lassen. Dies ist insofern von Bedeutung, als viele unerwünschte Arzneimittelwirkungen eine Dosisabhängigkeit aufweisen. Durch Kenntnis und Anwendung additiver Synergismen kann damit die Verträglichkeit einer Pharmakotherapie verbessert werden.

Ein **überadditiver Synergismus** liegt vor, wenn der aus der Kombination zweier Pharmaka erzielte Gesamteffekt größer ist als die Summe der Einzeleffekte. Grundlage hierfür ist, dass beide Pharmaka unterschiedliche Wirkmechanismen aufweisen:

Medikament A Dosis X → Effekt 100 %
Medikament B Dosis Y → Effekt 100 %
Medikament A (Dosis X/2) + Medikament B (Dosis Y/2) → Effekt > 100 %

Die verschiedensten Arzneistoffe, die verwandte oder identische Wirkungen haben, können bei gemeinsamer Gabe zu einer Wirkverstärkung führen, ohne dass sie stets denselben Wirkmechanismus haben. Dies gilt z. B. für Antihypertensiva vom Typ der Diuretika, ACE-Hemmstoffe, Calcium-Kanal-Blocker oder β-Adrenozeptor-Antagonisten. Der Wirkzuwachs kann in Einzelfällen so ausgeprägt sein, dass unerwünschte Effekte resultieren, wie etwa Orthostaseneigung, Hypotonie und Kollapszustände. Dies gilt auch für Kombinationen von antianginös wirkenden Stoffen, bzw. Arzneistoffen zur Behandlung der Herzinsuffizienz, Neuroleptika bzw. Analgetika, Zytostatika u. a.m. Zur erwünschten Wirkverstärkung sollten nur Arzneistoffe mit zwar gleicher Wirkungsqualität, jedoch unterschiedlichen Wirkungsmechanismen verwendet werden.

Unterschiedliche oder entgegengesetzte Wirkung

Bestimmte Arzneistoffe können ihre Effekte gegenseitig abschwächen oder aufheben, wobei dies wiederum im Rahmen der Therapie erwünscht oder unerwünscht sein kann.

So erfordert z. B. das Auftreten einer ängstlich-agitierten Stimmungslage nach Gabe eines psychomotorisch stimulierenden *Antidepressivums* (z. B. Desipramin) die zusätzliche Gabe eines dämpfenden *Benzodiazepins*. Dabei bestimmt die jeweils verabreichte Dosis, ob die unerwünschten Effekte vollständig aufgehoben sind oder die Wirkung des einen oder anderen Arzneistoffs überwiegt. Ein weiteres Beispiel für die zu begrüßende Abschwächung oder Aufhebung einer unerwünschten Wirkung – nämlich einer Hypokaliämie – stellt die Kombination eines diuretisch und kaliuretisch wirkenden *Thiazid-Derivates* mit einem *kaliumsparenden Diuretikum* (z. B. Amilorid oder Triamteren) dar. In der Regel wird dabei der Thiazid-bedingte Kaliumverlust über die Kalium retinierende Wirkung des anderen Diuretikaanteils ausgeglichen. Das Serumkalium wird normalisiert, ohne dass der antihypertensive Effekt des in der jeweiligen Kombination enthaltenen Diuretikums gemindert ist.
Im Gegensatz dazu schwächen eine Reihe von Prostaglandinsynthese-hemmenden *nichtsteroidalen Antirheumatika* den erwünschten antihypertensiven Effekt von Diuretika oder ACE-Hemmstoffen ab. Dies ist ein Beispiel für häufig vom Therapeuten nicht bedachte unerwünschte Interaktionen. Die Gefahr ihres Auftretens ist immer dann gegeben, wenn Arzneistoffe mit unterschiedlichem Indikationsbereich verabreicht werden, die sich aber in ihrer Wirkung beeinflussen.

Pharmazeutische Wechselwirkungen

Dabei handelt es sich um ex-vivo-Interaktionen. Soweit sie unerwünscht sind, werden sie als Inkompatibilität bezeichnet.

Ursachen können sein:
- *Unsachgemäße Aufbewahrung* des Arzneimittels. Es ist das auf der Packung angegebene Verfallsdatum zu beachten, gleichfalls die erforderliche Aufbewahrungstemperatur, eine eventuelle Empfindlichkeit gegen Licht oder Sauerstoff, z. B. bei bestimmten Salben, Nifedipin oder Nitroprussidnatrium-Lösungen;
- *Mischen* verschiedener Substanzen in der gleichen Spritze. Da ein Arzt nicht sämtliche Inkompatibilitäten kennen kann, sollten Mischspritzen grundsätzlich vermieden werden;
- *Adsorption* des Wirkstoffs an Oberflächen oder ihr Eindringen in Kunststoffoberflächen. Solche Prozesse stören vor allem bei langsamer Infusion stärker verdünnter Lösungen, z. B. von Insulin oder von organischen Nitraten. Es empfiehlt sich, eines der handelsüblichen Infusionssysteme ohne derartige Probleme zu verwenden;
- *Instabile Infusionslösungen*, verursacht z. B. durch Zugabe von Penicillin zu alkalischen Lösungen oder Catecholaminen zu Lösungen, die längere Zeit unter Belichtung der Luft ausgesetzt bzw. alkalisch sind. Ehe man bestimmte Lösungen zu Infusionen hinzugibt, ist daher zu überprüfen, ob dies als möglich erachtet wird. Die Hinweise des Herstellers sind zu beachten oder ein Apotheker zu befragen.
  Insulin und Heparin sind mit den üblichen Infusionslösungen kompatibel, doch verliert Heparin an Akti-

vität, wenn die Infusion über mehrere Stunden verabreicht wird. Trägerlösungen für Arzneistoffe sollten möglichst inert sein, z. B. isotone Glucose-Lösungen für Catecholamine, Lidocain, Aminophyllin, Nitroprussidnatrium. Zusätze sind nicht etwa durch Kanülen oder Kappen in den Schlauch zu injizieren, sondern über einen Dreiwegehahn oder mittels Kurzinfusion über ein Verteilerstück. Diese müssen so weit vor dem Eintritt in die Vene angebracht sein, dass man pharmazeutische Inkompatibilitäten im Infusionssystem erkennt.

Ex vivo bzw. in vitro kann eine Vielzahl von Arzneimitteln aufgrund von Wechselwirkungen mit Lösungs- oder Serumbestandteilen auch zu sog. **analytischen Interferenzen** mit Verfälschung von bestimmten Laborwerten führen. So stören z. B. einige Cephalosporine wie Cephalotin, Cephaloridin oder Cefoxitin die Kreatininmessung nach Jaffe. Sulfasalazin reagiert bei einigen Patienten mit Serumbestandteilen bei der Gesamtproteinbestimmung (erniedrigte Proteinkonzentration).

Schlussfolgerungen

Unser Wissen zu Arzneimittelinteraktionen basiert auf:

- klinischen Studien, die mit unterschiedlich großen Fallzahlen unter möglichst standardisierten Bedingungen durchgeführt wurden, unter der Voraussetzung, dass die Untersuchung möglicher Interaktionen Teil des Studiendesigns ist;
- prospektiven klinisch-pharmakologischen Studien, die zum Ausschluss bzw. Nachweis einer Wechselwirkung konzipiert wurden. In der Regel sollte es sich um Untersuchungen handeln, in die eine genügend große Zahl von Probanden oder Patienten eingeschlossen wurde und die pharmakokinetische sowie pharmakodynamische Parameter berücksichtigen;
- biopharmazeutisch/pharmakokinetischen Studien, die jedoch meist die Bestimmung von pharmakodynamischen Messgrößen vermissen lassen;
- Fallberichten bzw. Interaktionsmeldungen, die in wissenschaftlichen Zeitschriften veröffentlicht oder den zuständigen Arzneimittelbehörden mitgeteilt wurden. Diese können entweder bereits vermutete Wechselwirkungen bestätigen oder erste Anhaltspunkte für mögliche, bisher nicht bekannte Interaktionen sein;
- tierexperimentellen Studien, die in der Regel Wechselwirkungen nicht definitiv belegen, sondern lediglich Hinweischarakter haben. Die vermutete Interaktion muss durch klinische Daten bestätigt werden. Tierexperimentelle Studien können aber dazu dienen, den Mechanismus einer Interaktion zu klären.

Kontrollierte klinische Studien und prospektiv konzipierte klinisch-pharmakologische Untersuchungen haben die größte Aussagekraft, während tierexperimentelle Untersuchungen allenfalls auf mögliche Interaktionen hindeuten können.

Bedeutung von Arzneimittelinteraktionen für den Therapiealltag

Im Hinblick auf die Gefährdung eines einzelnen Patienten ist die Einteilung von Wechselwirkungen in drei Schweregrade mit hoher, mäßiggradiger oder geringer klinischer Relevanz zu berücksichtigen (vgl. S. 22).

Interaktionen mit hoher klinischer Relevanz beobachtet man meist bei Arzneimitteln, die eine **geringe therapeutische Breite** haben, z. B. bei Digitalisglykosiden, Antiepileptika, Lithium, Aminoglykosid-Antibiotika, Lidocain oder Theophyllin. Deshalb empfiehlt sich bei der u. U. notwendigen gemeinsamen Gabe der genannten Arzneistoffe ggf. die Kontrolle von Plasmakonzentrationen und Wirkparametern.

Nur unbedingt erforderliche Arzneistoffe verabreichen!

Die bei einer Behandlung mit verschiedenen Arzneistoffen stets vorhandene Möglichkeit unerwünschter Arzneimittelinteraktionen unterstützt die Forderung, dass man sich bei der Therapie auf die **unbedingt erforderlichen Arzneistoffe** beschränken sollte. Die Indikation zu deren Gabe muss eindeutig nachvollziehbar sein. Die Anwendung von sogenannten fixen Arzneimittelkombinationen ist ebenfalls auf das unbedingt notwendige Maß zu reduzieren, da diese die Behandlungssituation eher unübersichtlicher machen.

Die gleichzeitige Verabreichung mehrerer Arzneimittel kann sowohl zur erwünschten Wirksteigerung (z. B. bei der Therapie mit Antihypertensiva, der Behandlung der Herz- und Koronarinsuffizienz, von Schmerzzuständen und malignen Erkrankungen), als auch zum Auftreten unerwünschter Wirkungen führen. Diese Wechselwirkungen müssen letztlich immer vor dem Hintergrund der **individuellen Patientensituation** beurteilt werden. Die Grunderkrankung mit eventuell eingeschränkter Leber- bzw. Nierenfunktion, eine womöglich bestehende Herzinsuffizienz sowie das Alter der Patienten sind ebenso zu berücksichtigen wie Therapiedauer, Anwendungsart und Dosierung der Arzneimittel. Diese Faktoren können bedingen, dass aus einer Interaktion mit primär geringer klinischer Relevanz eine mit erheblicher Gefährdung für den Patienten wird. Umgekehrt kann eine auf den ersten Blick relevante Wechselwirkung umständehalber klinisch insignifikant und bedeutungslos bleiben.

Dosierung, **Anwendungsart** und **Therapiedauer** spielen im Design einer Interaktionsstudie eine wichtige Rolle. Die Einzelgabe eines Medikamentes kann dazu führen, dass eine Wechselwirkung, die bei chronischer Verabreichung nachzuweisen wäre, nicht erkennbar wird. Das gleiche gilt für Retardformulierungen oder zu niedrige bzw. klinisch nicht ausreichend wirksame Dosierungen. Geht man davon aus, dass heute 3 bis 5 % aller Krankenhauseinweisungen auf unerwünschte Arzneimittelwirkungen bzw. Wechselwirkungen zurückzuführen sind, so sollte dies das Problembewusstsein des Therapeuten für die Thematik schärfen. Will man die **Entstehung von Arzneimittelinteraktionen auf ein Mindestmaß reduzieren**, so sind die folgenden **Empfehlungen** zu berücksichtigen:

- sorgfältige Arzneimittelanamnese: Selbstmedikation? Medikamentenverordnungen von mehreren Ärzten?
- Verschreibung nur bei gesicherter Indikation,
- Verschreibung nur im unbedingt notwendigen Ausmaß,
- zeitlich beschränkte Medikation auf das unabdingbar Notwendige reduzieren,
- keine Medikamente mit nichtgesicherter Wirkung,
- möglichst keine fixe Arzneistoffkombination,
- besondere Vorsicht bei Arzneimitteln mit geringer therapeutischer Breite; gegebenenfalls Plasmakonzentrationen kontrollieren,
- ausreichende Patienteninformation, regelmäßig Rückmeldung einholen.

Pharmakogenetik

Die Pharmakogenetik befasst sich mit der genetisch determinierten Variabilität in der Pharmakokinetik und Pharmakodynamik.

Individuelle Unterschiede in der pharmakologischen Wirkung eines Medikamentes kennzeichnen einen bedeutenden Problemkreis des klinischen Alltags, der u. a. Therapieversagen, unerwünschte Arzneimittelwirkungen und auch Arzneistoff-Wechselwirkungen bei gleichzeitiger Gabe verschiedener Substanzen mit einschließt. Die Folgen für den Patienten reichen von einfachen Befindlichkeitsstörungen bis zu lebensbedrohlichen Zuständen.

Heute wird mehr und mehr deutlich, dass die beobachtete Individualität in der Wirkung eines Arzneistoffes zu einem großen Teil vererbt ist. Bereits 1959 prägte der deutsche Arzt Vogel den Begriff der Pharmakogenetik, das erste ausführliche Lehrbuch der Pharmakogenetik erschien 1962 von Kalow. Inzwischen ist die Pharmakogenetik ein rasant anwachsendes Forschungsgebiet geworden.

Menschliches Genom und Polymorphismen

Pharmakogenetische Forschung hat durch die Einführung immer neuer Technologien der Molekulargenetik und durch das Fortschreiten der Sequenzierung des menschlichen Genoms enorm an Bedeutung gewonnen. Eine stetige Entwicklung ist bei der Identifizierung von spezifischen Polymorphismen zu verzeichnen. Immer neues Wissen über den genetischen Code sogenannter **„Target"-Gene**, die Enzyme, Ionenkanäle oder Rezeptoren codieren und Angriffspunkte für verschiedenste Arzneistoffe darstellen, wird gewonnen. Dabei zeichnet sich eine Entwicklung der pharmakogenetischen Forschung in **zwei Hauptrichtungen** ab:

- die Identifizierung spezifischer Gene und deren Genprodukte, die mit Erkrankungen assoziiert sind und potenzielle Zielstrukturen für die Entwicklung neuer Arzneistoffe darstellen können, sowie
- die Identifizierung polymorpher Gene und deren variante Ausprägung (Allel-Varianten), die die Wirkung klinisch relevanter Arzneistoffe entscheidend beeinflussen.

Das menschliche Genom weist eine ausgeprägte Variabilität zwischen Individuen einer bestimmten Population sowie zwischen verschiedenen ethnischen Gruppen auf.

Steigende Zahlen von Forschungsprogrammen, nicht zuletzt das 1990 in den USA begonnene *Human Genome Project*, produzieren kontinuierlich enorme Mengen an Informationen über die Genstruktur. So wird erstmals das wirkliche Ausmaß der Variabilität menschlicher Gene deutlich, von Unterschieden zwischen verschiedenen ethnischen Gruppen bzw. zwischen Individuen innerhalb einer Gruppe. Schätzungen gehen von 3 bis 30 Millionen sogenannter **Single Nucleotid Polymorphismen** (SNPs, sprich Snips) im menschlichen Genom aus. Anders ausgedrückt: ungefähr eine von 500 bis 1200 Nukleotid-Basen ist polymorph. Ein SNP repräsentiert dabei einen einfachen Austausch der vier Nukleotid-Basen Adenin, Guanin, Thymin oder Cytosin in einer bestimmten Position der DNA. Man spricht definitionsgemäß von einem *Polymorphismus*, wenn der Austausch einer Nukleotid-Base in mehr als 1 % einer Population auftritt, bei einer Häufigkeit von weniger als 1 % spricht man von einer („Spontan"-) *Mutation*. Große Bedeutung im Hinblick auf funktionelle Veränderungen besitzen SNPs, die in der „coding region" eines Gens auftreten, also jener Region, die während der Transkription gelesen und danach bei der Translation in die Aminosäuresequenz übersetzt wird. Dabei kann der Nukleotid-Basenaustausch in dieser Region zur Codierung einer anderen Aminosäure und damit zu Veränderungen in der Proteinsynthese und, in der Folge, der Funktion des Genproduktes führen.

Häufig auftretende DNA-Veränderungen (> 1 %), sog. Polymorphismen, können Disposition und Wirkung von Arzneistoffen sowie den Verlauf von Erkrankungen entscheidend beeinflussen.

Genetisch determinierte Variabilität der Arzneistoffdisposition

Cytochrom P450-Polymorphismen und Phase-I-Arzneistoffmetabolismus

Die Enzyme der Cytochrom P450(CYP)-Multigenfamilie sind als Bestandteile eines **Monooxygenasensystems** für die Verstoffwechselung einer Vielzahl von Arzneistoffen verantwortlich (Phase-I-Metabolismus). Etwa 40 verschiedene Cytochrom P450-Enzyme sind jeweils beim Menschen und anderen Säugern beschrieben, die vorwiegend in der Leber, aber auch in extrahepatischen Geweben (u. a. intestinal) lokalisiert sind (S. 9).

Nomenklatur der CYP-Multigenfamilie. Die Genfamilie wird durch eine arabische Zahl, die Subfamilie durch einen Buchstaben und das jeweilige Familienmitglied wiederum durch eine arabische Zahl repräsentiert. So steht zum Beispiel CYP3A4 für das vierte Mitglied der Subfamilie A in der Familie 3. Cytochrom P450-Enzyme, deren Aminosäuresequenz zu mehr als 40% übereinstimmt, werden einer Familie zugeordnet, z. B. CYP2. Innerhalb dieser Subfamilie bestehen bei höheren Organismen ausgeprägte Homologien der einzelnen Isoformen CYP2C8, CYP2C9 und CYP2C19 von mehr als 90%.

Bedeutung der einzelnen CYP-Enzyme. Mehr als 90% aller oxidativen Arzneimittelreaktionen beim Menschen werden durch eine relativ kleine Anzahl von Cytochrom P450-Enzymen wie CYP1A2, CYP2C9, CYP2D6, CYP2E1 und CYP3A4 katalysiert, wobei das **Enzym CYP3A4** am Abbau von mehr als 50% aller Arzneistoffe beteiligt ist.

Eine veränderte Genstruktur der CYP-Enzyme kann Ursache für subtherapeutische Wirkspiegel oder toxische Effekte sein.

Einfluss auf die Arzneistoffmetabolisierung. Die genetisch determinierte Variabilität auf der Ebene der Merkmalsausprägung und Funktion eines Enzyms besitzt profunde Effekte auf die Wirksamkeit eines Arzneistoffs. Bei sogenannten *Langsam-Metabolisierern* enthält das Gen, das ein spezifisches Cytochrom P450-Enzym codiert, oft eine Mutation, die die Enzymaktivität und damit die Metabolisierung entsprechender Substrate vollständig oder gravierend einschränkt. Genetische Polymorphismen von CYP2C9, das u. a. für die Metabolisierung des Antikoagulans Warfarin zuständig ist, gehen mit einer Verminderung der metabolischen Clearance dieses Arzneistoffs einher. Dies führt zu einer Erhöhung der Warfarin-Plasmaspiegel und von dessen gerinnungshemmender Wirkung, was wiederum die Häufigkeit von Blutungskomplikationen erhöht und somit eine Dosisreduktion erforderlich macht.
Polymorphismen beeinflussen jedoch nicht nur die Arzneistoffdisposition, sondern können ebenfalls für die Umwandlung eines *Prodrugs* in seine Wirkform verantwortlich sein. So wird z. B. Codein über CYP2D6 zum analgetisch wirksamen Morphin metabolisiert, der analgetische Effekt entfällt jedoch bei einem sog. CYP2D6 Langsam-Metabolisierer.

CYP2D6 zählt zu den bisher am besten charakterisierten P-450-Enzymen mit ausgeprägt polymorpher Struktur. Veränderungen des *CYP2D6*-Locus resultieren entweder im vollständigen Ausbleiben der Enzym-Expression, einem Enzym mit abgeschwächter oder aber gesteigerter Aktivität. Debrisoquin und Spartein sind die ersten CYP2D6-Substrate, für die Ende der 70er Jahre ein CYP2D6-Polymorphismus beobachtet wurde. Beide Substanzen dienen als „probe drug" zur Bestimmung des Phänotyps (Merkmalsausprägung), also der Aktivität des Enzyms. Bisher wurden **drei verschiedene Phänotypen** charakterisiert:

- Langsam-Metabolisierer (engl. slow/poor metabolizer),
- Schnell-Metabolisierer (engl. rapid/extensive metabolizer) und
- Ultra-schnell-Metabolisierer (engl. ultra-rapid metabolizer).

Ein autosomal-rezessiv vererbter Defekt auf Chromosom 22 kennzeichnet den Langsam-Metabolisierer. Eine verminderte oder gar fehlende CYP2D6-Aktivität wird dabei durch Single-Nukleotid-Polymorphismen verursacht, die Veränderungen der Aminosäuresequenz des zu kodierenden Proteins, Veränderungen des RNA-Splicings oder auch Deletionen des CYP2D6-Gens hervorrufen können. Mehr als 75 CYP2D6-Allele wurden bisher beschrieben (Beschreibungen unter http://www.imm.ki.se/cypalleles). Bis zu 7% unserer Bevölkerung gehören dieser Gruppe an. Die Ultra-rapid-Variante des CYP2D6 Metabolismus resultiert aus einer Vervielfältigung (sog. Amplifizierung) des kompletten *CYP2D6*-Gens. Bis zu 13 Kopien des Gens, in Reihe angeordnet, konnten bisher bei Patienten identifiziert werden. Betroffene Patienten zeigen einen inadäquaten therapeutischen Effekt nach Standarddosen von Arzneistoffen, die über CYP2D6 abgebaut werden.
Eine Vielzahl häufig im klinischen Alltag angewendeter Arzneistoffe sind **Substrate von CYP2D6**, die u. a. zur Therapie von psychiatrischen, neurologischen und kardiovaskulären Erkrankungen eingesetzt werden (Tab. 1.**13**). Bei einer entsprechenden Verordnung ist der Genotyp des Patienten entscheidend. Im Falle des verzögerten Arzneistoff-Abbaus kann es unter der Therapie mit der empfohlenen Dosis zu erhöhten Plasmakonzentrationen mit **toxischen Effekten** kommen. Patienten mit gesteigertem Metabolismus erreichen meist nur **subtherapeutische Spiegel**. Am Beispiel von Nortriptylin werden die Unterschiede in der erforderlichen therapeutischen Dosis deutlich: ein Patient des Langsam-Metabolisierer-Phänotyps benötigt täglich 10 bis 20 mg, ein Patient mit der Ultra-rapid-Variante des Enzyms dagegen bis zu 500 mg. Die Feststellung des Phänotyps vor Therapiebeginn zur Wahl der individuellen Dosis kann im Hinblick auf eine effektive und sichere Behandlung des Patienten angezeigt sein.
Weitere klinische Probleme können bei Arzneistoffen entstehen, die über eine **Hemmung des CYP2D6-Metabolismus** wirken (s. a. Tab. 1.**11**, S. 24). Ein mit dem Enzym interagierender Arzneistoff kann dabei dessen Aktivität einschränken bzw. gänzlich aufheben und damit einen Phänotyp kreieren, der dem eines Langsam-Metabolisierers gleichkommt. Zu den wirkstarken CYP2D6-Inhibitoren zählt u. a. Chinidin, dessen Wechselwirkung zu einer starken Effektpotenzierung von CYP2D6-Substraten führen oder aber auch die metabolische Aktivierung von Codein zu Morphin verhindern kann.
Die **Inzidenz** der einzelnen CYP2D6-Varianten variiert sehr stark in Abhängigkeit von der Rasse. 6% bis 10% der Menschen europäischer Abstammung besitzen das Merkmal des Langsam-Metabolisierers. Bei Individuen asiatischer Herkunft ist diese Variante nicht ausgeprägt bzw. sehr selten (z. B. 0% bei Koreanern, Japanern und Indonesiern, 1% bei Chinesen). Obwohl das Auftreten von mehreren Kopien des CYP2D6-Gens bei Nordeuropäern eher selten ist, beträgt die Allelfrequenz in der ostafrikanischen Bevölkerung bis zu 29 Prozent.

Tab. 1.**13** **Beispiele für CYP2 D6-Substrate.** Ihre Metabolisierung unterliegt einer pharmakogenetischen Variabilität.

Psychotrop wirkende Substanzen		
Antipsychotika	**Antidepressiva**	
Haloperidol Perphenazin Thioridazin Fluphenazin Clozapin Trifluperidol* Zuclopenthixol Risperidon Chlorpromazin	Nortriptylin Amitriptylin Clomipramin Desipramin Imipramin Fluoxetin Paroxetin Maprotelin Mianserin	
Kardiovaskuläre Medikamente		
Antiarrhythmika	**β-Rezeptoren-Blocker**	**Antihypertensiva**
Propafenon Encainid Flecainid Perhexilin* Spartein* Chinidin	Propranolol Timolol Metoprolol Bufuralol* Alprenolol Labetalol Pindolol Oxprenolol	Debrisoquin* Guanoxan* Indoramin Clonidin
Verschiedene Substanzen		
Codein Dextromethorphan Phenformin* Nicotin Methoxyamphetamin* Phenacetin*		

* nicht in Deutschland zugelassene Substanzen

CYP2C9 ist neben der Oxidation verschiedener endogener Substrate wie Progesteron und Arachidonsäure für die Verstoffwechselung vieler klinisch relevanter Arzneistoffe verantwortlich. Es metabolisiert u. a. die Antikoagulanzien S-Warfarin, Acenocoumarol und Phenprocoumon, die Antidiabetika Tolbutamid (auch CYP2C8; s. Tab. 1.**11**, S. 40), Glibenclamid, Glimepirid und Glipizid, das Antikonvulsivum Phenytoin, die Angiotensin-Rezeptor-Antagonisten Losartan und Irbesartan, das Diuretikum Torasemid sowie verschiedene nichtsteroidale Antiphlogistika (NSAID). Warfarin, Tolbutamid und Phenytoin sind zudem Arzneistoffe, die über eine geringe therapeutische Breite verfügen. Eine Einschränkung der metabolischen Enzymaktivität und die daraus resultierenden erhöhten Plasmaspiegel können hier rasch zu Toxizität führen.

Neben dem sogenannten „Wild-Typ"-Protein CYP2C9*1 sind bisher vier variante, voneinander abweichende **Allozyme** bekannt, deren intrinsische Aktivität vermindert ist: CYP2C9*2, CYP2C9*3, CYP2C9*4 und CYP2C9*5. Es handelt sich bei allen Varianten lediglich um den Austausch eines einzelnen Nukleotids (SNP) in der kodierenden Region des *CYP2C9*-Gens. Außerdem wurde ein Deletionspolymorphismus für ein Basenpaar beschrieben, der zu einem inaktiven Enzym führt (CYP2C9*6).

Ausgeprägte interindividuelle Unterschiede werden bei der Antikoagulation mit **Warfarin** beobachtet; sie erschweren die Vorhersage einer korrekten Erhaltungsdosis in der Praxis. Die effektiven Tagesdosen der Patienten variieren zwischen 0,5 mg bis zu 60 mg. Trotz der Kontrolle von Gerinnungsparametern im Rahmen von Drug-Monitoring-Verfahren mittels der International Normalized Ratio (INR) kann nur in 70 % der Fälle über die ersten 4 Tage eine korrekte Einstellung des Patienten erfolgen. Klinische Studien haben gezeigt, dass Patienten, die ein oder mehrere variante Allele CYP2C9*2 bzw. CYP2C9*3 besitzen, insgesamt signifikant niedrigere Warfarin-Dosen benötigen. Schwere Blutungskomplikationen traten bei diesen Patienten gegenüber einer gesunden Kontrollgruppe bis zu 4fach häufiger auf.

Auch in der **Inzidenz** verschiedener *CYP2C9*-Polymorphismen werden ausgeprägte Unterschiede in Abhängigkeit von der Rasse beobachtet. Insbesondere die Allele CYP2C9*2 und *3 sind für die weiße Bevölkerung von Bedeutung, wobei die Allelhäufigkeit von 0,08 – 0,14 und 0,04 – 0,16 variiert. Der Anteil von Menschen mit homozygoten *2- und *3-Allel liegt bei 0,5 – 2,5 %. Demgegenüber weisen Afrikaner und Asiaten eine eher geringe Allelhäufigkeit auf. CYP2C9*5 und*6 wurden bisher nur bei Afro-Amerikanern beobachtet (Allelfrequenz 0,017 und 0,006).

Pharmakogenetik der Phase-II-Arzneistoffmetabolismus

Ein frühes Beispiel für die vererbte Variation im Phase-II-Metabolismus ist die N-Acetylierung von Isoniazid. Nachfolgende Untersuchungen zeigten die Existenz von zwei N-Acteyltransferase-(NAT-)Genen beim Menschen. Der für die pharmakogenetische Variation von Isoniazid verantwortliche Polymorphismus befindet sich auf dem NAT-2-Gen und unterliegt ausgeprägten ethnischen Unterschieden. So sind die meisten ostasiatischen Menschen Rapid-Acetylierer von Isoniazid und anderen Medikamenten, die über die NAT-2 abgebaut werden.

Arzneistofftransport

Transportproteine spielen für die Arzneistoffdisposition eine wichtige Rolle.

Transportproteine spielen bei der Resorption, der Verteilung sowie bei der renalen und hepatischen Exkretion von Medikamenten eine entscheidende Rolle. In Analogie zu den heute bekannten und gut untersuchten Mitgliedern der Cytochrom-P450-Superfamilie treten nun **Arzneistofftransporter** mit individueller Substratspezifität in den Vordergrund. Eine Bedeutung hat hier zweifellos das **P-Glykoprotein**, das Produkt des *Multidrug-Resistance*-Gens (*MDR1*) beim Menschen (s. a. S. 7).

Polymorphismen des Multidrug-Resistance (*MDR1*-)-Gens. Der Arzneistofftransporter P-Glykoprotein wurde erstmals an Tumorzellen entdeckt. Tumorzellen können per se oder infolge der Anwendung multipler antineoplastischer Substanzen eine Resistenz gegenüber Chemotherapeutika entwickeln. Dieses Phänomen wird als *Multidrug-Resistance* bezeichnet. Dabei wird der Arzneistoff über das in der Zellmembran lokalisierte P-Glykoprotein aus der Zelle aktiv heraustransportiert (Abb. 1.**16**).

Der Efflux-Transporter P-Glykoprotein findet sich aber ebenso in normalen Geweben, die für die **Arzneistoffdisposition** von großer Bedeutung sind, wie zum Beispiel im Darmepithel, in den Tubuluszellen der Nieren, den Hepatozyten, aber auch im Endothel der Blut-Hirn-Schranke. Dort beeinflusst P-Glykoprotein die intestinale Resorption von vielen klinisch relevanten Arzneistoffen, erhöht deren biliäre, renale und intestinale Ausscheidung und begrenzt ihr Eindringen in das Gehirn. Die Pumpfunktion von P-Glykoprotein kann durch eine Vielzahl von Substanzen gehemmt werden. In der Tumortherapie werden P-Glykoprotein-Hemmstoffe (z. B. Verapamil) zur Überwindung der Therapieresistenz von Tumorgewebe eingesetzt, bisher allerdings nur mit geringem Erfolg.

Im Verlauf der Charakterisierung des *MDR1*-Gens ergaben sich vielfältige Hinweise für das Auftreten von multiplen Polymorphismen, deren funktioneller Bedeutung derzeit in umfangreichen klinischen Studien nachgegangen wird. Erste Untersuchungen zeigen bei Auftreten einzelner SNPs bzw. SNP-Kombinationen im *MDR1*-Gen des Patienten Veränderungen in der Arzneistoffdisposition von Digoxin sowie des Antiallergikums Fexofenadin. Vergleichbar zu Cytochrom P-450 wurden für *MDR1* signifikante Unterschiede in der Häufigkeit einzelner Allele in Abhängigkeit von der ethnischen Herkunft beobachtet.

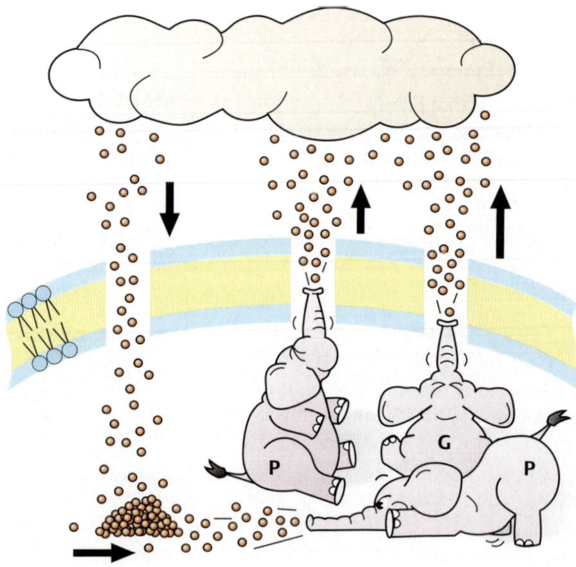

Abb. 1.**16** **P-Glykoprotein (PGP)** transportiert den durch Diffusion in die Zelle gelangenden Arzneistoff aktiv gegen einen Konzentrationsgradienten aus der Zelle heraus (Luciani 1996).

Genetisch determinierte Variabilität in der Pharmakodynamik

Polymorphismen des Wirkorts

Der pharmakologische Effekt eines Medikaments kann trotz äquivalenter Arzneistofffreisetzung am Wirkort von Patient zu Patient variieren.

Eine solche Individualität der Pharmakodynamik kann durch zwei verschiedene **Mechanismen** bedingt sein:
- Unterschiede im Molekül, an dem der Arzneistoff angreift, oder
- Veränderungen des Milieus, in dem der Arzneistoff seinen Effekt entwickelt.

Ursächlich sind in beiden Fällen genetische Faktoren, die das Ausmaß der Interaktion von Pharmakon und Wirkort und damit übergreifend die Pathophysiologie einer Erkrankung beeinflussen. Das Klonen von Genen, die solche speziellen Moleküle der Arzneistoffinteraktion codieren, gibt Auskunft darüber, dass verschiedene Allel-Varianten des Wirkortes die Manifestation von Erkrankungen modulieren können und damit die Wirksamkeit von Arzneistoffen beeinflussen. Bisher gibt es zahlreiche Beispiele für die genetisch determinierte Variabilität in der Pharmakodynamik. Sie besitzt u. a. Bedeutung für die Therapie der Alzheimer-Erkrankung, der Schizophrenie, des QT-Syndroms und des Asthma bronchiale.

Apolipoprotein E Typ 4 (ApoE4)

Durch umfangreiches Screening des menschlichen Genoms konnte der *ApoE*-Locus auf Chromosom 19 identifiziert werden, der die Ausprägung einer sich spät manifestierenden (late onset) familiären **Alzheimer-Erkrankung** sowie deren sporadisch auftretende Formen bedingt. Welche Rolle das codierte Protein bei der Genese der Erkrankung spielt, ist bisher nur unzureichend geklärt. Demgegenüber dokumentieren Studien einen Zusammenhang zwischen dem Risiko, an Alzheimer zu erkranken, dem früheren Beginn der Erkrankung bei Auftreten spezifischer Allele, aber auch Unterschiede in der *Wirksamkeit von Arzneistoffen*. Patienten, die für das *ApoE4*-Allel positiv sind, zeigten bei insgesamt schlechterer Prognose zudem einen abgeschwächten therapeutischen Effekt des Cholinesterase-Inhibitors Tacrin (Anti-Alzheimer-Medikament), wohingegen bei Auftreten der prognostisch eher benignen *ApoE2*- und *-E3*-Allele eine Verbesserung unter der Therapie erreicht werden konnte.

Untersuchungen zu Phänotyp und Genotyp lassen vermuten, dass Polymorphismen des *ApoE*-Gens ebenso die therapeutische Wirkung von Lipid senkenden Medikamenten beeinflussen.

In der Mehrzahl der Studien wurde bei Patienten mit dem ApoE2-Allel die größte Abnahme von LDL-Cholesterol nach Therapie beobachtet, gefolgt von Patienten mit ApoE3 und ApoE4-Allel, die den geringsten Abfall aufwiesen. Zu den hier angewendeten Medikamenten zählen verschiedene HMG-CoA-Reduktase-Inhibitoren (Statine, z. B. Lovastatin, Gemfibrozil und Probricol); ein signifikanter Effekt des ApoE-Genotyps auf die Wirkung Lipid senkender Medikamente konnte jedoch in keiner dieser Studien gezeigt/beobachtet werden.

Zudem ergab eine weitere klinische Untersuchung mit Fluvastatin, dass trotz geringerer Reduktion von Gesamt- und LDL-Cholesterol sowie weniger ausgeprägtem Anstieg von HDL-Cholesterol bei Patienten mit ApoE4-Allel kein Einfluss des Genotyps auf die Progression von koronarer Herzerkrankung und Inzidenz weiterer klinischer Ereignisse beobachtet werden konnte.

Prospektive klinische Studien mit ausreichend großer Fallzahl und robusten klinischen Endpunkten sind daher vonnöten, um den Nutzen des ApoE-Genotyps bei der Auswahl der medikamentösen Therapie von Hyperlipidämie und kardiovaskulären Erkrankungen besser zu belegen.

Serotonin-5-HT_{2A}-Rezeptor

Für eine Assoziation struktureller Polymorphismen des 5-HT_{2A}-Rezeptors und der Wirksamkeit des atypischen Antipsychotikums Clozapin bei der **Schizophrenie** gibt es erste Anhaltspunkte. Das Allel ist durch eine Substitution der Aminosäure Tyrosin anstelle von Histidin in Position 452 charakterisiert (His452Thy). Diese Variante kam bei Clozapin-resistenten Schizophrenie-Patienten im Vergleich zu Patienten, die einen therapeutischen Effekt aufwiesen, zwei mal häufiger vor. Die Beobachtungen lassen vermuten, dass das mutierte Allel die Struktur des 5-HT_{2A}-Rezeptors, die Bindung des Arzneistoffes am Wirkort und damit dessen Wirksamkeit verändert.

Die wissenschaftliche Diskussion über die Assoziation von genetischen Polymorphismen in den Genen des Serotonin-Rezeptors, dem Risiko für das Auftreten einer Schizophrenie und der therapeutischen Wirksamkeit von Clozapin wird jedoch aufgrund der voneinander abweichenden, nicht konsistenten Studienergebnisse **kontrovers** geführt.

Angiotensin-Konversionsenzym (ACE)

Ein weiteres Beispiel ist ein genetischer Polymorphismus, gekennzeichnet durch eine Insertion oder Deletion eines aus 287 Basenpaaren bestehenden DNA-Fragments im genetischen Code des Gens, das das Angiotensin-Konversionsenzym (ACE) prägt und seine Funktion kontrolliert. Ergebnisse klinischer Untersuchungen zeigen, dass fast 50 % der Variabilität der Enzymaktivität im Plasma auf diesen genetischen Polymorphismus zurückzuführen sind. Zudem wurde ein Zusammenhang zwischen DNA-Veränderung des Enzyms und der **Wirksamkeit von ACE-Hemmstoffen** bei der Therapie von Herzinsuffizienz, Bluthochdruck (hier auch Veränderungen am AT_1-Rezeptor-Gen) sowie bestimmter renaler Erkrankungen (u. a. IgA-Nephropathie) beobachtet.

Ionenkanäle

Die kongenitale QT-Zeit-Verlängerung (QT-Syndrom) wird durch Mutationen der kardialen Kaliumkanal-Gene KVLQT1 (Locus LQT1), HERG (Locus LQT2) sowie durch Veränderungen des Natriumkanal-Gens SCN5A (Locus LQT3) verursacht. Klinisch manifestiert sich das QT-Syndrom durch das Auftreten von Torsade des pointes, Arrhythmien und Kammerflattern/-flimmern. Der Genotyp des Patienten mit QT-Syndrom beeinflusst den klinischen Verlauf: das Risiko kardialer Rhythmusstörungen war bei Patienten mit Mutationen der LQT1- und LQT2-Loci signifikant erhöht verglichen mit der Gruppe mit Veränderungen im LQT3-Locus. Patienten mit varianten Allelen für Natrium- oder Kaliumtransporter besitzen wahrscheinlich ein erhöhtes Risiko für das Auftreten eines Arzneistoff-induzierten Long-QT-Syndroms.

β_2-adrenerge Rezeptoren

Polymorphismen im Gen des β_2-Rezeptors (ADRB2-Gen) beeinflussen erheblich die Ausprägung und den Schweregrad einer **Asthma-Erkrankung** sowie die bronchodilatatorische Wirkung eines β_2-Rezeptor-Agonisten. Genetische Polymorphismen des β_2-Rezeptors können die Signaltransduktion der Rezeptoren beeinflussen. Drei SNPs in ADRB2 führen zu veränderter Expression, Down-Regulation oder Coupling des Rezeptors in Folge eines β_2-Adrenozeptor-Agonisten. Experimentelle Ergebnisse zeigten bei Auftreten einer spezifischen Allel-Variante (Arg16Gly) eine Zunahme der durch den Agonisten hervorgerufenen *Down-Regulation* des β_2-Rezeptors. Klinisch wurde für Patienten dieses Genotyps mit homozygoter Ausprägung (Gly/Gly-Genotyp) eine abgeschwächte bronchodilatatorische Wirkung des β_2-Rezeptor-Agonisten Albuterol nach einmaliger oraler Dosis beobachtet.

Bei Patienten, die inhalative β_2-Agonisten als Langzeitmedikation erhielten, führte dieser Genotyp jedoch zu abweichenden Ergebnissen. Patienten mit Arg/Arg-Genotyp zeigten eine kontinuierliche Abnahme des morgendlich gemessenen Peak-Flow-Wertes vor der Anwendung ihrer Medikation, keine Veränderung wurde demgegenüber bei Patienten mit Gly/Gly-Genotyp beobachtet. Zudem verschlechterte sich der Peak-Flow-Wert dramatisch nach Aussetzen der Behandlung bei den Patienten mit Arg/Arg-Genotyp, ohne dass eine Änderung für Patienten mit Gly/Gly-Genotyp beobachtet wurde. Diese Ergebnisse lassen vermuten, dass ein Arg/Arg-Genotyp (Codon 16) Patienten identifizieren helfen könnte, bei denen eine reguläre Behandlung mit inhalativen β-Agonisten eher ungünstige oder schädliche Effekte hervorruft – diese Patienten sprechen möglicherweise besser auf ein alternatives Therapieschema sowie einen frühen Beginn mit antiinflammatorischen Substanzen an.
Eine Bedeutung von β_2-Rezeptor-Polymorphismen für die Entwicklung von Fettsucht wird ebenso diskutiert.

Zukünftige Entwicklungsschwerpunkte in der Pharmakogenetik

Pharmakogenetische Analysen werden bisher nur in wenigen Spezialkliniken und universitären Forschungseinrichtungen durchgeführt. Auch wenn wir heute noch weit davon entfernt sind, dass der Arzt in seiner Praxis einen DNA-Chip zur **pharmakogenetischen Charakterisierung** nutzt, so dürfte dies in Zukunft von Bedeutung sein.
Zu den zukünftigen Entwicklungsschwerpunkten in der Pharmakogenetik gehört deshalb die Erarbeitung von **Verordnungsrichtlinien** – basierend auf den Ergebnissen klinischer Studien – für Arzneistoffe, die einen ausgeprägt polymorphen Metabolismus besitzen. Verordnungshinweise zur Dosierung von Medikamenten in Abhängigkeit des jeweils vorliegenden Genotyps sowie zur Vermeidung potenzieller Arzneistoffinteraktionen sind erforderlich.
Voraussetzung dafür ist die schnelle Identifizierung des individuellen Genotyps eines Patienten mittels moderner DNA-Testmethoden, für die man lediglich eine Mini-Blut-, Speichel- oder Haarfollikel-Probe benötigt, und die letztlich die Erstellung eines **„persönlichen pharmakogenetischen Profils"** des Patienten erlaubt. Pharmakogenetische Tests können aber ebenso die Häufigkeit von unerwünschten Arzneimittelwirkungen sowie die damit verbundenen Kosten reduzieren helfen. Schließlich könnte eine gezielte Entwicklung von neuen Arzneistoffen (drug targeting) für Patientengruppen mit speziellem Genotyp ermöglicht werden: *The right drug for the right patient.*

1.3 Evidenzbildung, klinische Studien, Biometrie

Methodik der Evidenzbildung

Arzneimittel sind Stoffe und Zubereitungen aus Stoffen, die dazu bestimmt sind, durch Anwendung am oder im menschlichen oder tierischen Körper Krankheiten, Leiden, Körperschäden oder krankhafte Beschwerden zu heilen, zu lindern oder zu verhüten. Der **klinischen Pharmakologie** kommt dabei die Aufgabe zu, neue oder bereits im Handel befindliche Arzneimittel am Menschen zu untersuchen. Ziel ist es, die Verbindung zwischen der experimentellen Pharmakologie und der klinischen Medizin sowie Voraussetzungen für eine sinnvolle Pharmakotherapie zu schaffen.
Während einer medikamentösen Therapie sollte das eingesetzte Pharmakon die zu behandelnde Erkrankung zweifelsfrei positiv beeinflussen. Die Dosierung sollte so gewählt werden, dass ein maximaler therapeutischer Effekt erzielt und unerwünschte Arzneimittelwirkungen möglichst nicht oder nur in geringer Ausprägung auftreten. Das Wissen über sinnvolle Kombinationen mit anderen Präparaten kann zu einer gezielten Verstärkung der Wirksamkeit verschiedener Medikamente führen. Die Einhaltung der genannten Richtlinien der Arzneimitteltherapie kann nur durch wissenschaftlich erworbene Kenntnisse gewährleistet werden. Daraus wird ersichtlich, dass die klinisch-pharmakologische Forschung einem hohen Grad an Genauigkeit und Wissenschaftlichkeit genügen muss. Im Folgenden wird auf einige wichtige methodische Aspekte von Arzneimittelprüfungen eingegangen.

Gleichheit der Prüfgruppen. Eines der Ziele der Therapieforschung vor und nach der Zulassung eines Präparates ist der Vergleich der Wirksamkeit mit bisherigen medikamentösen Behandlungsverfahren. Aus Gründen der Vergleichbarkeit sollten dabei idealerweise beide Untersuchungsgruppen im Hinblick auf mögliche Störgrößen eine gleiche Zusammensetzung an Studienteilnehmern aufweisen. Die Aussagekraft einer Studie hängt zu einem großem Teil davon ab, inwieweit die Anzahl vorliegender Einflussgrößen minimiert werden kann. Der vollständige Ausschluss aller möglichen Störfaktoren ist im klinisch-pharmakologischen Versuch praktisch nicht erreichbar, da bereits der Mensch (Proband) eine große Variabilität besitzt. Dieser Zustand kann aber durch eine geeignete Versuchsplanung angestrebt werden. Die zufällige Zuteilung (**Randomisierung**) ist hier ein wichtiges Instrument. Dabei werden alle Mitglieder einer Studienpopulation nach dem Zufallsprinzip (Los- oder Würfelverfahren) einem der beiden Behandlungsarme zugeteilt (Abb. 1.**17**).

> *Die Randomisierung stellt die einzig anwendbare Methode dar, vergleichbare Prüfgruppen zu erhalten.*

Durch die Randomisierung werden keine speziellen Eigenschaften eines Probanden bzw. Patienten in den Auswahlprozess einbezogen. Dabei werden durch die zufällige Zuordnung zwei wichtige Forderungen erfüllt:

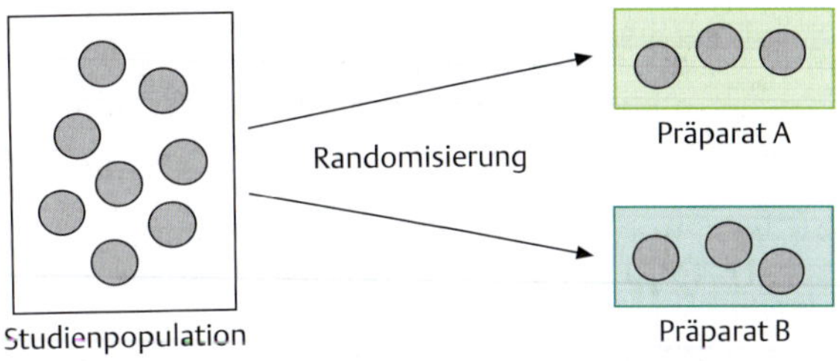

Abb. 1.17 **Randomisierung einer Studienpopulation**

- Jeder Proband bzw. Patient besitzt die gleiche statistische Chance, einem der möglichen Studienarme zugeteilt zu werden.
- Jede mögliche Zusammensetzung der Studienarme hat statistisch gesehen die gleiche Auftretenswahrscheinlichkeit.

Damit stellt die Randomisierung die einzig anwendbare Methode dar, vergleichbare Prüfgruppen zu erhalten.

Gleichheit der Beobachtung. Es ist wohl bekannt, dass die Wirksamkeit einer medikamentösen Therapie zum Teil auch auf Scheineffekte zurückzuführen ist (Placeboeffekt).

Der Placeboeffekt muss in der Beurteilung klinischer Studien berücksichtigt werden.

Deshalb ist es von besonderer Bedeutung, die Versuchsanordnung zu „verblinden". Im **einfachen Blindversuch** weiß zwar der Prüfarzt, nicht aber der Proband bzw. Patient, ob er das Prüf- oder Kontrollpräparat erhält. Anders verhält es sich im **Doppelblindversuch**, bei dem weder Prüfarzt noch Proband über die Medikation in Kenntnis gesetzt werden. Voraussetzung dabei ist natürlich, dass sich Prüf- und Kontrollpräparat äußerlich nicht unterscheiden.

„Intention-to-treat". Unter diesem Begriff wird verstanden, dass alle in die Studie eingeschlossenen Personen auch tatsächlich in die Auswertung gelangen. Dies ist für die Beurteilung und Auswertung der Studienergebnisse von besonderer Bedeutung. Es kann nämlich nicht davon ausgegangen werden, dass die im Vorfeld der Untersuchung durch Randomisierung gebildeten Therapiegruppen bis zum Ende vollständig erhalten und damit vergleichbar bleiben. Vielmehr muss im Verlauf der Studie mit dem Ausscheiden einer bestimmten Anzahl von Probanden bzw. Patienten gerechnet werden (*drop-outs*). Dafür können unterschiedliche Ursachen (persönliche Gründe, Nebenwirkungen, Tod) verantwortlich sein. Würde man die Personen, welche aufgrund von nicht tolerierbaren Nebenwirkungen die Studie vorzeitig beendet haben nicht in die Auswertung einbeziehen, könnte das zu prüfende Medikament eine unter Umständen falsche positive Bewertung erfahren. Deshalb müssen bereits zu Beginn einer klinisch-pharmakologischen Studie Kriterien aufgestellt werden, inwieweit Studienabbrecher in der Auswertung zu berücksichtigen sind.

Ein- und Ausschlusskriterien. Für den Erfolg einer klinisch-pharmakologischen Studie ist eine präzise Definition der Ein- und Ausschlusskriterien von großer Bedeutung. Die Einschlusskriterien dienen zur präzisen Beschreibung der zu untersuchenden Patienten (z. B. behandelte Krankheit oder Krankheitsausprägung), Ausschlusskriterien unter anderem zum Schutz der Probanden bzw. Patienten (Altersbegrenzungen, Begleiterkrankungen). Daraus folgt, dass die Ein- und Ausschlusskriterien im Wesentlichen bestimmen, wie sich die untersuchte Prüfpopulation von einer Normalpopulation unterscheidet.

Fallzahlplanung. Ein weiterer wesentlicher Gesichtspunkt in der Planung und Durchführung klinisch-pharmakologischer Studien ist die Ermittlung der benötigten Fallzahl, um einen tatsächlich vorhandenen Unterschied auch statistisch absichern zu können. Sie ist von verschiedenen Faktoren abhängig, wie:

- dem zu erwartenden *Unterschied der Messvariable* (z. B. diastolischer Blutdruck) zwischen der Prüf- und Kontrollgruppe: Bei einem angenommenen Unterschied der Messgröße zwischen der Prüf- und Kontrollgruppe von 50 % muss die Fallzahl weitaus geringer sein, als wenn dieser nur mit 10 % veranschlagt würde;
- der *Varianz der Messvariablen* zwischen den einzelnen Probanden: Je größer die Spontanvariabilität der Messgröße, desto mehr Patienten müssen einbezogen werden, um Medikamenten-bedingte Unterschiede erfassen zu können;
- dem angestrebten *Signifikanzniveau.*

Einer sorgfältigen Fallzahlplanung kommt eine große Bedeutung zu, da bereits hier der Erfolg bzw. Misserfolg einer klinischen Studie entschieden werden kann. So können bei einer zu kleinen Fallzahl tatsächlich bestehende Unterschiede nicht statistisch signifikant abgesichert werden.

Interpretation von Studienergebnissen. Der Transfer von Ergebnissen der Forschung in die Praxis wird in der Hauptsache durch wissenschaftliche Publikationen erreicht. Die Prinzipien der Evidenz-basierten Medizin (EBM) haben dabei in den letzten Jahren zunehmend an Bedeutung gewonnen. Zusammenfassend dargestellt, fordert die EBM eine rationale Basis für Handlungsentscheidungen in der Praxis als Ergänzung zu Intuition und unsystematischen Erfahrungen („klinischem Blick"). Sie liefert Konzepte, mit denen medizinische Fragestellungen in Therapieempfehlungen umgesetzt werden können und erlaubt eine gezielte Qualitätsbewertung sowie deren Umsetzung in die spezifische Situation des Arztes in der Praxis. Die Übersicht in Tab. 1.14 soll helfen, die Qualität einer klinischen Studie durch richtige Interpretation ihrer Ergebnisse zu bewerten.

Tab. 1.**14** **Leitfaden für die Bewertung von Studienergebnissen** (modifiziert nach Perleth et al.).

Methodik:
Wurden die Patienten zufällig (randomisiert) den Therapiegruppen zugeordnet?
Ist das Therapieziel klar beschrieben?
War die Studie verblindet?
Waren die Behandlungsgruppen zu Beginn der Studie vergleichbar? Wie und anhand welcher Parameter wurde dies überprüft?
Waren die Begleittherapien in den Behandlungsgruppen vergleichbar?
Sind die angewendeten statistischen Verfahren klar beschrieben und für die Auswertung geeignet?
Ergebnisse:
Wurden die Daten aller in der Studie untersuchten Patienten berücksichtigt (Intention-to-treat)? Wie wird über fehlende Daten berichtet, wie werden sie erklärt?
Wie groß war der absolute Behandlungseffekt abzüglich Placeboeffekt?
Wie genau war der Schätzwert des Behandlungseffektes (Streuung)?
Diskussion:
Wurden alle klinisch bedeutsamen Ereignisse und Ergebnisse berücksichtigt?
Überwiegt der zu erwartende Nutzen der neuen Therapie mögliche Nachteile (unerwünschte Arzneimittelwirkungen)?
Ist ein signifikanter Therapieeffekt wirklich klinisch relevant?
Sind in der Literatur Untersuchungen zur gleichen Thematik bekannt? Wenn ja, sind die Ergebnisse vergleichbar?
Wie werden abweichende Ergebnisse begründet?
Können die Ergebnisse in die klinische Praxis übernommen werden?

Formen klinischer Studien

Im Abschnitt 1.5 (S. 43 ff.) ist der lange Weg der Arzneimittelentwicklung bis zur Marktreife dargestellt. Nach der Zulassung eines neuen Medikamentes, die in der Bundesrepublik Deutschland zunächst nur für fünf Jahre erteilt wird, erfolgt der Einsatz des Arzneimittels in der klinischen Praxis. Im weiteren Verlauf können durch breite Anwendung neue Erkenntnisse über die therapeutische Wirksamkeit und die Arzneimittelsicherheit gewonnen werden. Erst durch diese Langzeitbeobachtungen im Rahmen der Pharmakoepidemiologie (S. 40 ff.) ist bei Patienten mit chronischen Erkrankungen die Beurteilung der jeweiligen Substanz im Hinblick auf die Beeinflussung der Überlebenszeit und der Lebensqualität möglich. Durch gezielte Studien müssen daher nach der Zulassung die oben genannten Fragestellungen beantwortet werden. Die wichtigsten dabei zur Anwendung kommenden Prüfverfahren sind nachfolgend kurz dargestellt.

Kontrollierte Studien

Kontrollierte klinische Prüfungen werden zum Nachweis von Wirksamkeit und Nutzen therapeutischer oder präventiver Maßnahmen besonders häufig eingesetzt. Dabei werden die Effekte eines neuen Medikamentes mit denen eines bekannten Wirkstoffes oder von Placebo an einem Patientenkollektiv unter identischen Bedingungen verglichen. Kontrollierte Studien sind immer **prospektiv** angelegt. Die Zuordnung der einzelnen Patienten in die beiden Untersuchungsgruppen erfolgt dabei nach dem **Zufallsprinzip**.

Placebo-kontrollierte Studien sind insbesondere dann von Bedeutung, wenn echte pharmakodynamische Wirkungen von arzneistoffunabhängigen Effekten unterschieden werden sollen. Ein *Placebo* ist eine therapeutische Maßnahme, die einen Effekt auf den Patienten ausüben kann, aber objektiv kein Effekt der Prüfmedikation auf die betreffende Krankheit oder Symptomatik ist. Aus einer Studienpopulation werden die Probanden nach dem Zufallsprinzip entweder der Verum- oder der Kontrollgruppe zugeordnet (Abb. 1.**17** und 1.**18**). Placebokontrollierte Studien an kranken Menschen sind ethisch nur dann zu verantworten, wenn eine wirksame medikamentöse Therapie nicht verfügbar ist. Sie werden aber zum Teil von den Zulassungsbehörden gefordert, um die absolute Wirksamkeit einer neuen Medikation zu bestimmen und nicht auf die relative Wirksamkeit in Bezug auf ein bis dahin gültiges Therapieregime zurückgreifen zu müssen.

Verum-kontrollierte Studien (kontrollierte Therapiestudien) machen den Vergleich zwischen dem neuen Medikament und einem bekannten Standardpräparat möglich. Wie oben bereits dargestellt, können sie als Einfach- bzw. Doppelblindversuch konzipiert werden. Dieses Studiendesign ist nur dann gerechtfertigt, wenn den Patienten keine wirksamere Therapie vorenthalten wird. Ergibt sich im Verlauf einer Verum-kontrollierten Langzeitstudie die Überlegenheit einer der beiden geprüften Therapieformen, muss die Studie abgebrochen werden.

Das **Cross-over-Design** kann in klinisch kontrollierten Studien die Anzahl der Probanden bzw. Patienten reduzieren, da jeder Teilnehmer seine eigene Kontrolle darstellt. Dabei wird der Versuch mit den verschiedenen Behandlungsarmen zeitlich versetzt an derselben Versuchsperson wiederholt (Abb. 1.**18**). Die Zeit zwischen den beiden Behandlungsintervallen, welche für die Wiederherstellung des Ausgangszustandes erforderlich ist, wird als Wash-out-Phase bezeichnet. Die Zuteilung der Reihenfolge der Behandlung erfolgt wiederum randomisiert, wobei die Einschränkung gilt, dass beide Behandlungsarme in der Studienpopulation jeweils gleichhäufig auftreten müssen.

Der prospektive Doppelblindversuch im Cross-over-Design ermöglicht die zuverlässigsten Aussagen über die Wirkungen eines Pharmakons beim Menschen.

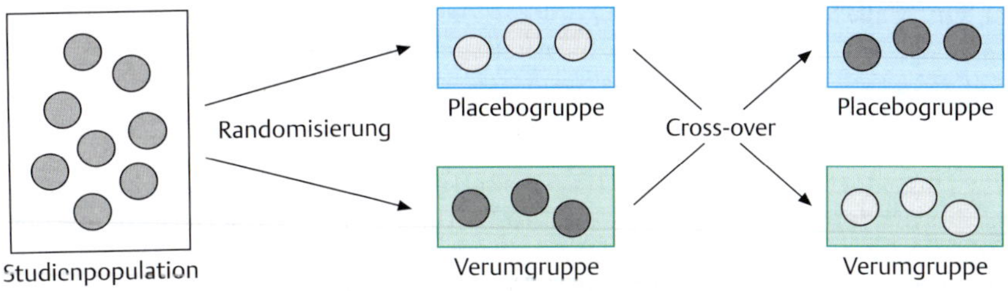

Abb. 1.**18** **Prinzip einer randomisierten Placebo-kontrollierten Cross-over Studie.** Die Patienten werden zunächst randomisiert auf eine Verum- und eine Placebogruppe aufgeteilt. Nach einer gewissen Zeit wird die Behandlung getauscht.

Kohortenstudien

Im Gegensatz zu den kontrollierten klinischen Studien mit einer Zuordnung der einzelnen Probanden bzw. Patienten zu einer Therapiegruppe nach dem Zufallsprinzip erfolgt in der Kohortenstudie die Definition der Kohorte nach **ausgewählten Kriterien**, wie zum Beispiel Alter, Geschlecht oder verschiedenen Erkrankungen. Kohortenstudien vergleichen z.B. Personen mit einer bestimmten Exposition (Arzneimittelanwendung) mit Personen, die nicht entsprechend exponiert sind, im Hinblick auf erwünschte oder unerwünschte Arzneimittelwirkungen (sog. „Zielereignisse"). Sie können entweder prospektiv oder retrospektiv durchgeführt werden. In jedem Fall handelt es sich um eine reine Beobachtungsstudie, bei dem nicht in den therapeutischen Prozess eingegriffen wird.

Bei **prospektiven Kohortenstudien** werden die zu prüfenden Messgrößen am Beginn der Studie festgelegt und in vorher definierten Abständen untersucht: Es wird eine Stichprobe gezogen und diese in einer Eingangsuntersuchung zum Zeitpunkt t_0 unterteilt in Arzneimittelexponierte und -nichtexponierte Personen. Im Anschluss werden alle Personen der Stichprobe über einen im Studienplan festgelegten Zeitraum hinsichtlich des Auftretens von Zielereignissen an definierten Zeitpunkten t_1–t_n beobachtet. Da die Zielereignisse z.T. erst mit erheblichen Latenzzeiten eintreten, können solche Studien zeitaufwendig und damit auch teuer sein. Sehr seltene unerwünschte Ereignisse können mit dieser Studienmethode nicht untersucht werden, da unrealistisch große Kohorten gebildet werden müssten.

Demgegenüber wird in einer **retrospektiven Studie** der Erkenntnisgewinn, etwa die Frage nach unerwünschten Arzneimittelwirkungen, nachträglich aus Behandlungsverläufen, Nachuntersuchungen oder Therapieprotokollen gezogen. Ein Beispiel sind die sog. **Fall-Kontroll-Studien**, die insbesondere der Identifizierung unerwünschter Arzneimittelwirkungen dienen. Auf der Grundlage einer Arbeitshypothese werden Patienten mit einer bestimmten Erkrankung oder einem Symptom hinsichtlich ihrer Arzneimittelexposition vor Eintritt des Ereignisses (Fälle) mit Patienten ohne diese Erkrankung oder dieses Symptom (Kontrollen) verglichen. Darüber hinaus eignen sich Fall-Kontroll-Studien auch zur Erkennung, Verlaufsbeobachtung und weiteren Spezifizierung erwünschter Arzneimittelwirkungen.
Retrospektiven Untersuchungen liegt zwangsläufig keine einheitliche Dokumentation zugrunde, zum Teil ist sie lückenhaft. Oft basiert z.B. die retrospektive Erhebung der Arzneimitteleinnahme auf der Erinnerung der Patienten, was zu ungenauen Angaben von Dosierung und Dauer der Anwendung führen kann. Auch führt häufig der nicht korrekte Vergleich mit einer Kontrollgruppe ohne Zielsymptomatik zu Ergebnisverfälschungen. Diese methodischen Probleme müssen bei der kritischen Beurteilung retrospektiver Studienergebnisse Beachtung finden. Dem gegenüber stehen die schnelle Verfügbarkeit von Ergebnissen, die Möglichkeit das Risiko von relativ selten auftretenden unerwünschten Arzneimittelwirkungen abzuschätzen sowie die geringen Kosten, so dass retrospektive Beobachtungsstudien dennoch häufig eingesetzt werden.

Statistische Auswertungsverfahren

Nach der Durchführung des praktischen Teils einer wissenschaftlichen Untersuchung, etwa dem Vergleich der Wirksamkeit zweier Pharmaka, liegt eine Fülle erhobener Daten vor, die nun statistisch ausgewertet werden müssen. Im Folgenden werden einige wichtige Grundlagen beschrieben, die für die statistische Datenanalyse klinisch-pharmakologischer Studien relevant sind.

Deskriptive Statistik

Die Aufgabe der **deskriptiven oder beschreibenden Statistik** besteht darin, zusammenfassende Angaben über die Verteilung, Variabilität und Lage einer Variablen zu geben. Dies erfolgt entweder in Form von Tabellen, graphischen Darstellungen oder typischen Kenngrößen, von denen einige wenige hier kurz definiert werden.

- Der **Mittelwert** ist das arithmetische Mittel der Messwerte, berechnet aus der Summe der Messwerte geteilt durch ihre Anzahl:

$$\bar{x} = \frac{1}{n} \cdot (x_1 + X_2 + \ldots + x_n) = \frac{1}{n} \cdot \sum_{i=1}^{n} x_i$$

- Der **Median** ist derjenige Punkt der Messwertskala, unter- und oberhalb dessen jeweils die Hälfte der Messwerte liegen.
- Die **Varianz** σ^2 ist ein Maß für die Messgenauigkeit, also für die Breite der Verteilungskurve (Abb. 1.**19**). Sie entspricht der Summe der Standardabweichungen aller Messwerte vom Mittelwert der Stichprobe im Quadrat:

$$\sigma^2 = \frac{1}{n-1} \cdot \sum_{i=1}^{n} (x_i - \bar{x})^2$$

- Die **Standardabweichung** Δx ist ein Maß für die Streuung der Messwerte, berechnet aus der positiven Quadratwurzel der Varianz:

  $$\Delta x = \sqrt{\sigma^2} = \sigma$$

  Trägt man die Standardabweichung zu beiden Seiten des Mittelwertes auf, liegen bei normalverteilten Werten etwa 67 % aller Werte in diesem Intervall.
- Der **Standardfehler** berechnet sich aus der Standardabweichung dividiert durch die Quadratwurzel des Stichprobenumfanges. Trägt man den Standardfehler zu beiden Seiten des geschätzten Mittelwertes der Stichprobe auf, liegt mit etwa 67 %-iger Wahrscheinlichkeit der Mittelwert der Grundgesamtheit, aus der der Mittelwert entnommen wird, in diesem Bereich.

Bei der graphischen Darstellung deskriptiver Statistiken spielen die sogenannten **Normalverteilungskurven** eine besondere Rolle. Anhand dieser können Aussagen über die Verteilung der erhobenen Messwerte gemacht werden. Abb. 1.**19** zeigt exemplarisch ein Histogramm mit normalverteilten Messwerten.

Induktive Statistik

Die **induktive oder beurteilende Statistik** beschreibt den vermuteten Schluss von Zufallsstichproben auf die ihnen zugrunde liegenden Grundgesamtheiten, d.h. die Herkunft beobachteter Messwerte wird beurteilt, und aufgrund eines Modells werden Voraussagen über künftige Beobachtungen dieser Art möglich. Damit basiert die induktive Statistik auf der Wahrscheinlichkeitsrechnung. Charakteristischerweise ergeben sich bei der Erstellung einer induktiven Statistik folgende Schritte:

- Es liegen Beobachtungen vor, zu deren Bedeutung gewisse Vorstellungen bestehen.
- Aufgrund dieser Annahmen, des statistischen Modells, wird als Verneinung der eigentlichen Arbeitshypothese eine **Nullhypothese** aufgestellt, z.B. keine echte Medikamentenwirkung oder kein echter Therapievorteil eines Präparates.
- Die Prüfung dieser Nullhypothese erfolgt mit Hilfe eines statistischen Testverfahrens, welches anhand einer aus den Beobachtungen errechneten Prüfgröße eine Entscheidung über Annahme oder Ablehnung der Nullhypothese herbeiführt. Eine Aussage über die Gültigkeit der Alternativhypothese kann daraus aber nie direkt getroffen werden.

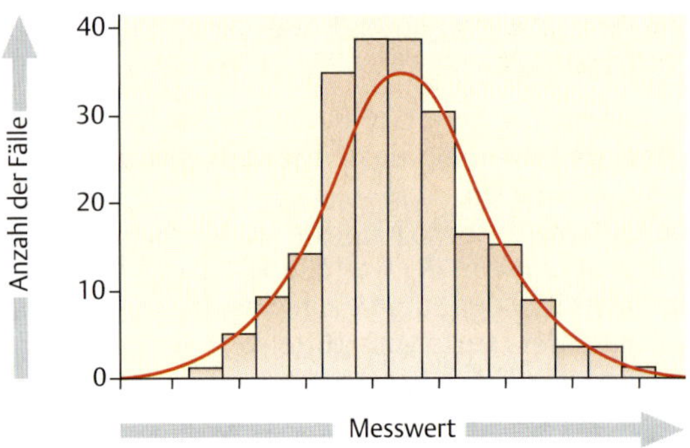

Abb. 1.**19** **Histogramm normalverteilter Messwerte Gauß-Normalverteilung**

Wahl des Testverfahrens

Je nach Fragestellung müssen zur Wahl des geeigneten statistischen Testverfahrens bestimmte Voraussetzungen erfüllt sein. So muss z. B. vor der Auswahl eines Testverfahrens geklärt sein, **wie viele Stichproben** miteinander verglichen werden sollen.
Der Vergleich verschiedener Stichproben hinsichtlich ihrer **Mittelwerte** gehört zu den am häufigsten verwendeten statistischen Analysen. Dabei soll stets die Frage geklärt werden, ob Unterschiede der Mittelwerte sich mit zufälligen Schwankungen erklären lassen oder nicht; im letzteren Falle spricht man von einem überzufälligen oder *signifikanten* Unterschied. Vergleicht man Mittelwerte von Stichproben miteinander, so setzt man voraus, dass diese aus Stichproben mit **normalverteilten** Werten stammen. Statistische Testverfahren, welche eine Normalverteilung der Messwerte zur Voraussetzung haben, nennt man *parametrische Tests*. Sind die Messwerte nicht normalverteilt, kann man den **Median** berechnen und benutzt zum Stichprobenvergleich einen *nichtparametrischen Test*.
Weiterhin ist für die Wahl des geeigneten Testverfahrens von Bedeutung, ob es sich um verbundene oder unabhängige Stichproben handelt. Wird beispielsweise ein Messwert (diastolischer Blutdruck) zu zwei verschiedenen Zeitpunkten (vor und nach Therapie) an ein und der selben Person bestimmt, so spricht man von einer Abhängigkeit der Messwerte und damit von einer **verbundenen Stichprobe**. Dagegen liegen **unabhängige Stichproben** vor, wenn die Messwerte an unterschiedlichen Probanden bzw. Patienten erhoben wurden.
Das Schema in Tab. 1.**15** soll bei der Auswahl des geeigneten statistischen Tests für bestimmte Fragestellungen helfen.

Nachfolgend sind vier Testverfahren, die bei der statistischen Auswertung klinisch-pharmakologischer Studien eine besondere Relevanz besitzen, in kurzer Form näher dargestellt.

Tests für zwei abhängige Stichproben. Häufige Fragestellung bei klinisch-pharmakologischen Studien ist die Wirksamkeit von Medikamenten bei verschiedenen Erkrankungen. Notwendigerweise werden hier bestimmte Messparameter (Blutdruck, Blutzucker, Cholesterin) jeweils vor und nach der medikamentösen Therapie bei der gleichen Person ermittelt. Somit ist eine Abhängigkeit zwischen den Messwerten der Stichprobe gegeben. Bei der statistischen Auswertung finden der *t-Test für verbundene Stichproben* oder der *Wilcoxon-Test* Anwendung. Ist eine Normalverteilung der Messwerte gegeben, ist zum Vergleich der Mittelwerte der t-Test für verbundene Stichproben der effizienteste Test. Dagegen kann der nichtparametrische Wilcoxon-Test auch dann angewendet werden, wenn keine Normalverteilung der Messwerte vorliegt bzw. diese nicht bewiesen werden kann.

Tab. 1.15 **Wichtige statistische Testverfahren.** Nach zunehmendem Informationsgehalt der Ausgangsdaten unterscheidet man: 1. Häufigkeiten, 2. Rangfolgen und 3. Messwerte. Aus dem Informationsgehalt der Daten ergeben sich die geeigneten Messverfahren (nach Sachs).

Daten			**Tests für 1 Stichprobe**	**2 Stichproben**		**mehr als 2 Stichproben**	
				unabhängige	**abhängige**	**unabhängige**	**abhängige**
Häufigkeiten	diskret[1]	spezielle Verteilungen	Poissonalverteilung Binominalverteilung Hypergeometrische Verteilung χ^2-Anpassungstest 2 I-Anpassungstest	Fisher-Test χ^2-Test G-Test Folgetestpläne Kontingenzkoeffizient	Vorzeichentests	χ^2-Test 2 I-Test Kontingenzkoeffizient	Q-Test
Rangzahlen	diskret[1]	nicht normalverteilt	Iterationstest	Siegel-Turkey-Test Mosteller-Test Tukey-Test Median-Test Mann-Whitney-U-Test	Maximumtest Wilcoxon-Test Quadrantenkorrelation Eckentest Spearman-Rangkorrelationstest	H-Test erweiterte Mediantests	Friedman-Test multiple Vergleiche nach Wilcoxon u. Wilcox
Messwerte	stetig[2]	nicht normalverteilt	Kolmogoroff-Smirnoff-Test Cox-Stuart-Trend-Test	Kolmogoroff-Smirnoff-Test			
		normalverteilt	χ^2-Test t-Test Ausreißer-Tests Shapiro-Wilk-Test Wahrscheinlichkeitsnetz	Levene-Test F-Test Lord-Test t-Test Pillai-Buenventura-Test	t-Test lineare Regression Produktmoment	Levene-Test Varianzanalyse Student-Newman-Keuls-Test Link-Wallace-Test Cochran-Hartley-und Bartlett-Test	Scheffe-Test Varianzanalyse SNK-Test multiple Regression multiple Korrelation partielle Korrelation Diskriminanzanalyse Kovarianzanalyse

1 Variablen, bei denen innerhalb eines Abschnittes nur endlich viele Werte auftreten können, bezeichnet man als diskrete Variablen.

2 Variablen, bei denen ein Messwert innerhalb eines bestimmten Abschnittes unendlich viele Werte annehmen kann, bezeichnet man als stetige Variablen.

Tests für zwei unabhängige Stichproben. Werden Mittelwerte und Varianzen eines Messwertes aus zwei Grundgesamtheiten miteinander verglichen, so liegen unabhängige Stichproben vor. Ein praktisches Beispiel aus der klinisch-pharmakologischen Forschung wäre der Vergleich zweier Stichproben mit unterschiedlicher Medikation hinsichtlich des Therapieerfolges, zum Beispiel der Senkung des diastolischen Blutdruckes. Geeignete Testverfahren zur Beantwortung der Frage, ob signifikante Unterschiede zwischen den beiden Präparaten bestehen, sind der *t-Test für unabhängige Stichproben* und der *U-Test nach Mann und Whitney*. Für den t-Test gilt wiederum die Voraussetzung, dass die Messwerte normal verteilt sein müssen, während der U-Test nach Mann und Whitney der bekannteste und geläufigste Test zum nichtparametrischen Vergleich zweier unabhängiger Stichproben ist.

1.4 Pharmakoepidemiologie: Wirksamkeit und Nutzen von Arzneimitteln

Die Pharmakoepidemiologie untersucht den Gebrauch und die erwünschten wie unerwünschten Effekte von Arzneimitteln in großen Populationen auf der Basis von Beobachtungsstudien.

Pharmakoepidemiologische Forschung verbindet hierzu die Erkenntnisse der klinischen Pharmakologie mit den Methoden der Epidemiologie. Neben deskriptiven Arzneimittelanwendungsstudien zur Generierung von Hypothesen werden je nach Fragestellung hypothesenbasierte Fall-Kontroll-Studien oder Kohortenstudien durchgeführt (S. 37).

Begriffsdefinitionen

Wirksamkeit und Nutzen beschreiben den Wert eines Arzneimittels in seiner zielgerichteten therapeutischen Anwendung zu einem Zeitpunkt.

Die **Wirksamkeit** ist als die Eigenschaft(en) eines Arzneimittels definiert, die geeignet ist (sind), körperliche oder seelische Funktionen in erwünschter Weise zu beeinflussen. Die Wirksamkeit unterscheidet sich von der **Wirkung** eines Arzneimittels dadurch, dass sie immer an ein therapeutisches Ziel bzw. an eine Indikation gebunden ist und von diesem aus definiert wird. Die Wirksamkeit eines Arzneimittels ergibt sich jedoch nicht nur aus den Eigenschaften, die der Arzneistoff entfaltet, sondern darüber hinaus aus der für die Wirkungen notwendigen *Dosierung* sowie aus der *Dauer der Anwendung*. Ein Arzneimittel, für das in einer bestimmten Dosierung eine Wirksamkeit nachgewiesen wurde, kann niedriger dosiert angewendet im Sinne des erwünschten therapeutischen Ziels wirkungslos sein, aber dennoch unerwünschte Nebenwirkungen zeigen. Ein zu Beginn einer Behandlung wirksames Medikament kann im Verlauf der Therapie an Wirksamkeit verlieren (Tachyphylaxie; S. 20). Zusätzlich ist die Wirksamkeit nicht allein vom jeweiligen Arzneimittel abhängig, sondern auch von *Voraussetzungen* (Grunderkrankungen) der therapierten Patienten. Ein Arzneimittel, dessen Wirksamkeit bei einer bestimmten Erkrankung bei jüngeren Patienten nachgewiesen wurde, kann bei älteren Menschen unwirksam sein oder so schwere Nebenwirkungen verursachen, dass es einer Nutzen-Risiko-Abwägung nicht mehr standhält.

Der **Nutzen** einer Arzneimitteltherapie bemisst sich an Zielen wie Senkung von Mortalität und Morbidität, Verbesserung der Lebensqualität, Vermeidung von Komplikationen, Verhinderung bzw. Verzögerung von Folgekrankheiten. Er lässt sich durch die *Responderrate* (wie häufig ist das Arzneimittel bei gegebener Indikation wirksam?) sowie durch das *Ausmaß der Wirksamkeit* (z. B. Erkrankungen werden gelindert, geheilt, teilweise oder vollständig verhütet) beschreiben. Der Nutzen eines Arzneimittels ist begrenzt durch Schwere und Häufigkeit von Nebenwirkungen.

Bedeutung der Pharmakoepidemiologie

Die wissenschaftliche Untersuchung eines Arzneimittels nach seiner Markteinführung ist keinesfalls abgeschlossen.

Obwohl das Arzneimittelgesetz einen Wirksamkeits- und Unbedenklichkeitsnachweis für die Marktzulassung von Pharmaka vorschreibt, sind die Kenntnisse über einen neuen Arzneistoff zum Zeitpunkt seiner Einführung meist noch nicht vollständig (S. 44). So beschränkt sich die Anzahl der mit dem Arzneimittel behandelten Patienten vor der Zulassung auf einige Tausend, die Anwendungsdauer übersteigt selten 40 Monate, meist ist sie wesentlich kürzer. Daher lassen klinische Prüfungen vor der Zulassung nur eingeschränkte Aussagen zur Wirksamkeit bzw. zum Nutzen und zur Sicherheit des Arzneimittels zu. Selten auftretende unerwünschte Wirkungen bzw. Risiken einer Langzeittherapie sind in diesem Stadium meist noch nicht erkennbar. Darüber hinaus erfolgt die klinische Prüfung an einem hochselektierten Patientenklientel. Insbesondere alte Menschen, Kinder und Schwangere werden üblicherweise nicht in die Untersuchungen einbezogen, mit der Folge, dass bei diesen Patientengruppen zum Zeitpunkt der Zulassung keine Erkenntnisse zu Wirksamkeit und Sicherheit der Therapie vorliegen. Häufig sind Frauen in den klinischen Untersuchungen unterrepräsentiert. Patienten mit Begleiterkrankungen bzw. zusätzlicher Einnahme von weiteren Arzneimitteln werden oftmals von der klinischen Prüfung ausgeschlossen, dadurch wird die Identifizierung möglicher Wechselwirkungen erschwert. Wirksamkeit und Risiken sind daher zum Zeitpunkt der Arzneimittelzulassung nicht generalisierbar.

Somit kommt der pharmakoepidemiologischen Forschung nach der Zulassung eine erhebliche Bedeutung für die **Nutzen-Risiko-Bewertung** der Arzneimitteltherapie zu. Auch können nach der Zulassung **neue Indikationen** für das Arzneimittel entdeckt werden. Ein klassisches Beispiel ist die Entdeckung der Thrombozytenaggregationshemmung der Acetylsalicylsäure viele Jahrzehnte nach ihrer Einführung als Analgetikum und Antiphlogistikum.

Methodik der Pharmakoepidemiologie

Eine wichtige Säule der pharmakoepidemiologischen Forschung ist die bevölkerungsbezogene **Beobachtung der Arzneimittelanwendung** im Praxisalltag. Grundlage hierfür sind deskriptive epidemiologische Untersuchungen, die Erkenntnisse darüber bringen, wie viele Patienten eine bestimmten Arzneimitteltherapie erhalten, welche persönlichen und Erkrankungs- bzw. Risikomerkmale diese Patienten aufweisen und in welchen Dosierungen über welche Zeiträume die Arzneimittel angewendet werden.

Mithilfe von **Fall-Kontroll-Studien** oder **Kohortenstudien** können Wirksamkeit und Risiken von Arzneimitteln bei *besonderen Patientengruppen* untersucht werden, die nicht in die klinischen Prüfungen eingeschlossen waren, wie zum Beispiel

- Patientengruppen mit unterschiedlicher Schwere einer Erkrankung,
- Kinder, alte Menschen, Schwangere, Stillende,
- Multimorbide.

Des weiteren können Hinweise auf Wirksamkeit und Risiken bei anderen als den geprüften Dosierungen und bei längerer Anwendung analysiert werden. Am häufigsten werden pharmakoepidemiologische Untersuchungen zur Feststellung der Häufigkeit unerwünschter Arzneimittelwirkungen durchgeführt.

Deskriptive Untersuchungen zur realen Anwendungspraxis

Arzneimittelanwendungsforschung bewertet Quantität und Qualität der Arzneimittelversorgung unter medizinischen, sozialen und ökonomischen Gesichtspunkten.

Ohne das Wissen um die Anwendungshäufigkeit, die angewendeten Dosierungen, die Therapiedauer und die behandelten Erkrankungen ist die Nutzen-Risiko-Evaluation einer bestimmten Arzneimitteltherapie nicht möglich. Auch das Alter der behandelten Patienten, der Schwere der Grunderkrankung, evtl. vorhandene weitere Erkrankungen oder Risikofaktoren sowie eine ggf. bestehende Schwangerschaft fließen in die Analyse ein. Zusätzlich werden in bevölkerungsbezogenen Arzneimittelanwendungsstudien soziale und ökonomische Einflüsse auf den Arzneimittelgebrauch untersucht. Diese **deskriptive Form** der Forschung untersucht somit die reale Verordnungs- und Anwendungspraxis, um

- Fragen zur Rationalität der Anwendungspraxis zu klären,
- Hypothesen für weitergehende pharmakoepidemiologische oder klinische Untersuchungen zu generieren,
- die Basisgrößen für die Schätzung von Häufigkeit und Ausmaß unerwünschter Arzneimittelwirkungen zu liefern.

Dass Medikamente nicht immer nach rationalen, also aus geeigneten klinischen Studien abgeleiteten Gesichtspunkten eingesetzt werden, soll im Folgenden anhand der Ergebnisse von zwei Untersuchungen aus dem ambulanten Bereich exemplarisch gezeigt werden. Die Analyse erfolgte jeweils auf der Grundlage personenbezogener Daten der Gesetzlichen Krankenversicherung.

Fallbeispiel 1.1: Lipid senkende Medikamente in der ambulanten Versorgung

Klinische Studien wie die Scandinavian Simvastatin Survival Study (4S), die West of Scotland Coronary Prevention Study (WOSCOPS) und die CARE-Studie konnten den Nutzen der Senkung des Serumcholesterins durch Lipidsenker vom Typ der HMG-Coenzym-A-Reduktase-Hemmer (CSE-Hemmer) für die Primär- und Sekundärprävention von Patienten bis zu einem Alter von 70 Jahren eindrucksvoll belegen. Dieser Effekt war besonders ausgeprägt bei Patienten mit hohem kardiovaskulärem Ausgangsrisiko, während Patienten mit milder Hypercholesterinämie und geringem kardiovaskulärem Gesamtrisiko wesentlich seltener von den Coenzym-Reduktase-Hemmern profitierten. Auf der Grundlage dieser Ergebnisse wurden von Expertenkommissionen der verschiedenen Länder Empfehlungen zur Behandlung der Hypercholesterinämie formuliert. Diese besagen dass nach Ausschöpfen nichtmedikamentöser Maßnahmen die Indikation zu einer medikamentösen Lipid senkenden Therapie bei Patienten mit bereits vorhandener koronarer Herzkrankheit oder weiteren symptomatischen Arteriosklerosemanifestationen besteht. In der Primärprävention ist eine Behandlung mit CSE-Hemmern vor allem dann angezeigt, wenn ein hohes Risiko für den Patienten besteht, in den nächsten 10 Jahren ein kardiovaskuläres Ereignis zu erleiden. Die genannten Maßgaben betreffen vor allem Männer im Alter von 35–70 Jahren mit Hypercholesterinämie sowie Frauen nach dem Klimakterium. Ob diese von den Empfehlungen betroffenen Patientengruppen wirklich mit CSE-Hemmern behandelt werden, wurde in einer Studie zur Verordnungshäufigkeit dieser Medikamente untersucht. Während des 1-jährigen Beobachtungszeitraums wurden insgesamt 2,3 % der Männer und 1,7 % der Frauen mit Lipidsenkern behandelt. In der Gruppe der über 35-jährigen Männer erhielten 4,5 % eine medikamentöse Behandlung, obwohl mit etwa doppelt so vielen Hochrisikopatienten zu rechnen war. Andererseits ergab die Analyse der Daten, dass 2 % der über 80-Jährigen eine medikamentöse Lipid senkende Therapie erhielten. Für diese Altersgruppe ist der Nutzen einer solchen Behandlung nicht durch klinische Studien belegt. Des weiteren wurde lediglich bei der Hälfte der Patienten mit Hypercholesterinämie und bereits bestehender koronarer Herzkrankheit bzw. vorangegangenem Herzinfarkt eine Behandlung mit Lipidsenkern durchgeführt.

Für eine wirksame Prävention ist natürlich eine Langzeittherapie der Fettstoffwechselstörung notwendig. Daher wurde auch die Therapiedauer in der genannten Studie untersucht. Es stellte sich heraus, dass drei von vier mit Lipidsenkern behandelten Patienten diese Therapie kurzfristig oder intermittierend erhielten und nur bei einem von vier Patienten eine kontinuierliche Gabe durchgeführt wurde. Aus einer Untersuchung, die in Irland stattfand, wurden ähnliche Ergebnisse zur Prävalenz der Lipidsenkerbehandlung mitgeteilt. Darüber hinaus wurden inadäquate Dosierungen verabreicht; es wurde durchschnittlich nicht einmal die Hälfte der Dosis gegeben, die sich in klinischen Untersuchungen als wirksam erwiesen hatte.

Fallbeispiel 1.2: Ambulante Antibiotikatherapie im Kindesalter zwischen 0 und 5 Jahren

43 % der in der Stichprobe enthaltenen Kinder wurden mindestens einmal pro Jahr antibiotisch behandelt, jedes dritte dieser Kinder wies mehr als eine Behandlungsperiode während des Jahres auf. Hinsichtlich der Indikationen zeigte sich, dass bei vier von zehn Kindern ein Infekt der oberen Atemwege oder ein grippaler Infekt als Behandlungsgrund genannt waren. Da diese Infekte zu über 90 % viralen Ursprungs sind, ist eine antibiotische Behandlung nach Expertenmeinung mit Ausnahme von Risikopatienten nicht indiziert. Daher ist anzunehmen, dass das therapeutische Ziel der o. g. Antibiotikagabe im Kindesalter in der Prävention von bakteriellen Superinfektionen besteht. Die Wirksamkeit dieser Präventivmaßnahme bei unkomplizierten Atemwegsinfekten ist nicht durch wissenschaftliche Daten belegt. Andererseits besteht bei den Kindern die Möglichkeit einer Resistenzentwicklung und des Auftretens unerwünschter Wirkungen.

Diese beiden Beispiele zeigen die Diskrepanz zwischen den evidenzbasierten Empfehlungen von Expertengruppen und der Anwendung von Arzneimitteln in der Alltagsroutine. Die in klinischen Studien ermittelte therapeutische Effektivität einer Arzneimittelbehandlung unterscheidet sich demzufolge erheblich von jener, die unter Praxisbedingungen zu erwarten ist. Die Ergebnisse klinischer Studien müssen also im Lichte des Praxisalltags kritisch überprüft werden. Die in Arzneimittelanwendungsstudien aufgezeigten *realen Verordnungsmuster* bilden die Grundlage für weiterführende Fall-Kontroll- oder Kohortenstudien. So wäre im Hinblick auf das erste o.g. Beispiel z. B. die Initiierung von Kohortenstudien wünschenswert, die die Effektivität der CSE-Hemmer-Gabe über 80-Jährigen bzw. die Wirksamkeit einer intermittierenden oder niedrig dosierten Behandlung mit diesen Lipidsenkern untersuchen.

Untersuchungen mithilfe klinischer Beobachtungsstudien

Typische pharmakoepidemiologische Studienformen sind Fall-Kontroll-Studien und Kohortenstudien (S. 37).

Fall-Kontroll-Studien eignen sich insbesondere zur Untersuchung *seltener unerwünschter Arzneimittelwirkungen*, sind in kurzer Zeit durchzuführen und kostengünstig. In mehreren Studien wurde beispielsweise der Zusammenhang zwischen der Einnahme von Acetylsalicylsäure und Blutungen bzw. Ulzera des oberen Magen-Darm-Traktes untersucht. Ein aktuelles Beispiel ist die Untersuchung des thromboembolischen Risikos unter der Anwendung oraler Kontrazeptiva der dritten Generation im Vergleich zu Levonorgestrel-haltigen oralen Kontrazeptiva der zweiten Generation. Beim Vergleich dieser beiden Kontrazeptivagruppen ergibt sich, dass das Risiko einer venösen Thromboembolie unter Kontrazeptiva der dritten Generation gegenüber Levonorgestrel verdoppelt ist. Diese im November 2000 veröffentlichten Ergebnisse bestätigen Untersuchungen aus dem Jahre 1995, bei denen sich bereits ein erhöhtes Risiko für Kontrazeptiva der dritten Generation zeigte, was jedoch immer wieder in Frage gestellt wurde.

Auch zur Erkennung, Verlaufsbeobachtung und weiteren Spezifizierung erwünschter Arzneimittelwirkungen sind Fall-Kontroll-Studien geeignet: So konnte beispielsweise gezeigt werden, dass die Häufigkeit von Frakturen durch die Substitution von Östrogenen bei postmenopausalen Patientinnen abnimmt.

Kohortenstudien sind mit geringeren methodischen Fehlern behaftet als Fall-Kontroll-Studien. Durch den prospektiven Ansatz dieser Studienart mit der Möglichkeit erwünschte wie unerwünschte Wirkungen zu beobachten, sind sie für *Nutzen-Risiko-Bewertungen* besonders geeignet. So kann das Ziel einer Kohortenstudie z. B. darin bestehen, den Nutzen einer antihypertensiven Therapie in der Primärprävention des Schlaganfalls zu untersuchen. Das Zielereignis ist in diesem Fall das Auftreten von Schlaganfällen in der Kohorte; verglichen wird die Schlaganfallinzidenz in der antihypertensiv behandelten Studienpopulation gegenüber der nicht behandelten Gruppe. Metaanalysen von sieben Kohortenstudien zu diesem Thema und vierzehn randomisierten kontrollierten Studien ergaben, dass beide Studienarten nahezu übereinstimmende Ergebnisse aufwiesen, wobei die Resultate der Beobachtungsstudien eine höhere Konsistenz besaßen. Da in Beobachtungsstudien weniger stark in den Behandlungsprozess eingegriffen wird als in experimentellen Studien, sind die Ergebnisse zur Effektivität von therapeutischen Maßnahmen eher mit denen im medizinischen Alltag vergleichbar.
Ein weiteres wichtiges Ziel von Kohortenstudien besteht in der Untersuchung der *Inzidenz unerwünschter Arzneimittelwirkungen*, anhand derer das der Therapie zurechenbare Risiko (excess risk) geschätzt werden kann. Ein Beispiel ist die Untersuchung des Auftretens von gastrointestinalen Blutungen unter der Anwendung nichtsteroidaler Antirheumatika (NSAR).
Mit prospektiven Kohortenstudien sind auch Untersuchungen von unerwünschten Wirkungen bei selten angewendeten Arzneimitteln möglich. Für die Untersuchung sehr seltener unerwünschter Wirkungen bei solchen Arzneimitteln steht jedoch bis heute kein adäquates methodisches Instrument zur Verfügung.

1.5 Arzneimittelentwicklung und -sicherheit

Vor der Marktzulassung eines neuen Arzneimittels in Deutschland muss durch den Hersteller dessen Qualität, Wirksamkeit und Unbedenklichkeit nachgewiesen werden.

Die moderne Arzneimittelentwicklung liegt heute vorwiegend in den Händen der forschenden pharmazeutischen Hersteller, häufig jedoch in Zusammenarbeit mit universitären Einrichtungen, Forschungsinstituten und in der Praxis tätigen Ärzten. Für die Forschung und Entwicklung von Arzneimitteln werden nach Angaben des Verbandes forschender Arzneimittelhersteller (VFA) jährlich rund 2,5 Mrd. Euro aufgewendet, dies entspricht einem Anteil von 17,5 % des Umsatzes. Arzneimittel werden im Rahmen interdisziplinärer Forschergruppen entwickelt, zu denen unter anderen Chemiker, Pharmakologen, Klinische Pharmakologen, in Kliniken und Praxen tätige Ärzte und Biometriker gehören. Bei der Suche nach neuen Wirkstoffen müssen in Screeningverfahren durchschnittlich 6000 neue Substanzen synthetisiert werden, um ein neues Arzneimittel zur Marktreife zu führen. Damit ein Pharmakon in Deutschland in den Handel gelangen kann, muss im Vorfeld der behördlichen Zulassung dem Bundesinstitut für Arzneimittel und Medizinprodukte (BfArM) von den Herstellern die pharmazeutische Qualität, die Wirksamkeit und die Unbedenklichkeit des neuen Medikaments in entsprechenden Studien nachgewiesen werden.

Präklinische Phase

Voraussetzungen zur Durchführung klinischer Studien. Das Arzneimittelgesetz (§ 40, 41 AMG) legt fest, welche Kriterien eine neue Substanz erfüllen muss, bevor sie erstmals am Menschen eingesetzt werden darf. Als Voraussetzung zur Prüfung eines Arzneimittels am Menschen müssen Ergebnisse aus pharmakologisch-toxikologischen Untersuchungen, die dem jeweiligen wissenschaftlichen Kenntnisstand entsprechen, vorliegen. Nach der Isolierung eines neuen Wirkstoffs werden also zunächst mittels biologischer Testmethoden und tierexperimenteller Studien pharmakodynamische und toxikologische Effekte geprüft, um Haupt- und Nebenwirkungen zu beschreiben. Diese Untersuchungsverfahren sind definiert und unterliegen den Richtlinien der Good Laboratory Practice (GLP).
Die Resultate dieser präklinischen Studien und sich daraus ergebende Risiken müssen dem Leiter der klinischen Prüfung bekannt und beim BfArM hinterlegt sein. Ein detaillierter Prüfplan muss erstellt werden, der vor Beginn der Studie einer unabhängigen Ethikkommission zur Bewertung vorgelegt wird. Erst nach deren positivem Votum (und neuerdings einer Genehmigung durch das BfArM) darf ein Arzneimittel am Menschen getestet werden.

Einwilligung des Probanden/Patienten. Klinische Versuche werden grundsätzlich mit Probanden bzw. Patienten nach deren Einwilligung durchgeführt.

Jeder Proband/Patient einer klinischen Studie muss umfassend und allgemeinverständlich über Wesen, Bedeutung und Risiken des Prüfungsvorhabens aufgeklärt werden und sein schriftliches Einverständnis erteilen.

Die Aufklärung des Probanden/Patienten muss in jedem Fall dokumentiert werden, die Einwilligungserklärung kann vom Probanden jederzeit widerrufen werden. Für jeden Teilnehmer einer klinischen Studie muss eine Versicherung abgeschlossen werden.

Ausschlusskriterien. Die Einwilligung des Probanden/Patienten ist nur dann wirksam, wenn die Person geschäftsfähig und in der Lage ist, die Bedeutung der klinischen Prüfung zu erfassen. Auf der Grundlage dieser gesetzlichen Bestimmung dürfen klinische Prüfungen bei bestimmten Personengruppen nicht oder nur in Ausnahmefällen durchgeführt werden. Hierzu gehören Personen, die in abhängigen Verhältnissen leben, wie beispielsweise Strafgefangene, und Personen, die aufgrund einer psychiatrischen Erkrankung nicht in der Lage sind, die Bedeutung des klinischen Versuchs zu erfassen. Auch Kinder sind ausgeschlossen, es sei denn, das zu prüfende Arzneimittel soll ausschließlich bei Kindern angewendet werden und eine Prüfung an Erwachsenen ist nicht möglich. In diesen Ausnahmefällen ist eine Einwilligung des gesetzlichen Vertreters des Kindes einzuholen und, wenn der Minderjährige die Bedeutung und Tragweite des vorgesehenen Versuchs bereits erfassen kann, muss auch der Minderjährige selbst der Anwendung zustimmen. Klinische Prüfungen an geistig behinderten Personen sind nur dann gestattet, wenn diese im Interesse des behinderten Patienten vertretbar sind. Darüber hinaus sind Schwangere grundsätzlich von klinischen Prüfungen ausgeschlossen. Lediglich bei Arzneimitteln, die ausschließlich zur Behandlung während der Schwangerschaft eingesetzt werden sollen, können Ausnahmeregelungen zum Tragen kommen.

Phasen der klinischen Prüfung vor der Zulassung

Einheitliche EU-Richtlinien ermöglichen die gegenseitige Anerkennung von Zulassungsbescheiden der Mitgliedsstaaten. Die klinische Prüfung eines neu entwickelten Arzneimittels wird nach diesen Richtlinien in vier Phasen unterteilt:
- *Phase I:* Prüfungen bei gesunden Probanden zur Ermittlung der Kinetik des Wirkstoffs, von Wirkungen und Verträglichkeit;
- *Phase II:* Prüfungen bei wenigen ausgewählten Patienten zur Bestimmung der (erwünschten und un-

erwünschten) Wirkungen beim Erkrankten, der Dosierung und der Kinetik;
- *Phase III:* Studien mit größeren Patientenkollektiven zur Evaluierung der Wirksamkeit und der Risiken sowie bei speziellen Patientengruppen;
- *Phase IV:* Studien *nach* der Zulassung des Arzneimittels zur Beobachtung der Langzeiteffekte unter Alltagsbedingungen.

Phase I. Klinische Studien der Phase I (Humanpharmakologie) werden, von wenigen Ausnahmen abgesehen, bei 10–20 gesunden Freiwilligen durchgeführt, um zu ermitteln, ob die am Tier beobachteten Wirkungen des Arzneistoffs auf den Menschen übertragbar sind. Gleichzeitig wird eine sorgfältige Analyse der aufgetretenen unerwünschten Wirkungen vorgenommen, um eine erste Risikoeinschätzung vornehmen zu können, insbesondere unter der Fragestellung, ob weitere klinische Prüfungen unter Risikoaspekten sinnvoll und zu verantworten sind. Zusätzlich werden in der Phase I pharmakokinetische Daten zu Resorption (**A**bsorption), Verteilung (**D**istribution), **M**etabolismus und Ausscheidung (**E**limination) der Prüfsubstanz erhoben (ADME; S. 4 ff.). Des weiteren werden Dosierungsfragen bereits in dieser Phase orientierend bearbeitet, um die Dosis bzw. Dosierungsintervalle für die weiteren klinischen Prüfungen festzulegen. Rechtfertigen die Ergebnisse der humanpharmakologischen Untersuchungen die weitere Prüfung des Arzneimittels und liegen die Ergebnisse zur Langzeittoxikologie aus den Tierversuchen vor, kann mit der Phase II begonnen werden.

Phase II. In dieser Phase wird ein neuer Arzneistoff erstmals an einer kleinen Gruppe von ausgewählten stationären Patienten untersucht. Dies erfolgt über einen definierten Zeitraum im Hinblick auf die Wirksamkeit bei einer vorgesehenen Indikation der Prüfsubstanz. Die Untersuchung auf Effekte und Risiken wird im Rahmen von kontrollierten klinischen Versuchen vorgenommen, um sicherzustellen, dass die Ergebnisse übertragbar, klinisch relevant und statistisch signifikant sind (S. 37 ff.). Grundlage der kontrollierten klinischen Studie ist der Prüfplan, der Fragestellungen und Untersuchungsablauf in allen Einzelheiten festlegt.
Die Beurteilung der Wirksamkeit erfolgt heute vorwiegend im Vergleich zu Placebo oder – wenn dies ethisch nicht vertretbar ist – im Vergleich zu der bisher üblichen Behandlung der Erkrankung (Standardtherapie; s. a. S. 36). Ziel der Untersuchungen ist es, die gleiche oder eine überlegene Wirksamkeit des neuen Arzneistoffs gegenüber Placebo oder einer Standardtherapie nachzuweisen. Die Gabe von Placebo kommt insbesondere dann in Betracht, wenn bislang keine wirksame Therapie vorhanden ist. Das Placebo bzw. Kontrollmedikament muss in Anwendung, Aussehen und gegebenenfalls Geschmack mit dem Prüfpräparat identisch sein. Von besonderer Bedeutung für die Allgemeingültigkeit der Ergebnisse ist in jedem Fall die sorgfältige Zuordnung der Patienten zur Behandlungs- bzw. Kontrollgruppe durch eine Zufallszuteilung (Randomisierung). Um Verzerrungen durch subjektive Einflüsse auszuschließen, wird in der Regel der Versuch „doppelblind“ durchgeführt, d. h. weder Arzt noch Patient wissen, zu welcher Behandlungsgruppe der Patient gehört (s. a. S. 36). Hierbei muss allerdings die jeweilige Therapie des Patienten im Bedarfsfall für den behandelnden Arzt sofort aufzudecken sein.
Neben Wirksamkeit, Verträglichkeit und Dosierungsfragen werden in der Phase II der klinischen Prüfung erneut pharmakokinetische Daten erhoben, um eventuelle Unterschiede zwischen Patienten und Gesunden zu identifizieren.

Phase-III-Studien unterscheiden sich in ihren Zielen nicht grundlegend von Phase-II-Untersuchungen. Ein größeres Patientenkollektiv (mehrere 100 bis mehrere 1000 Patienten) wird nun in die Prüfung des Arzneimittels einbezogen. Um diese große Anzahl von Patienten in Untersuchungen rekrutieren zu können, werden die Studien meist multizentrisch angelegt. Sie werden auf den ambulanten Sektor ausgedehnt, um Aussagen über Behandlungsergebnisse in der Praxis machen zu können. Dies ist dann von speziellem Interesse, wenn ein neues Arzneimittel vorwiegend bei ambulant behandelten Patienten angewendet werden soll.
Phase-III-Studien erlauben durch die breitere Anwendung des Arzneimittels weitergehende Aussagen zu Wirksamkeit und unerwünschten Wirkungen. Durch längere Behandlungsperioden werden erste Erfahrungen in der Langzeitanwendung erlangt. Die Möglichkeit der vorzeitigen Beendigung des Versuchs muss – wie bereits gesagt – gegeben sein, beispielsweise wenn schwere Nebenwirkungen auftreten oder sich erhebliche Vorteile für eine Behandlungsgruppe zeigen. Kriterien für den Abbruch einer klinischen Prüfung müssen für den Einzelfall wie auch den gesamten Versuch im Prüfplan definiert sein. Durch vorzusehende Zwischenauswertungen der erhobenen Daten wird sichergestellt, dass Unterschiede hinsichtlich der Behandlungsziele zeitnah erkannt werden und die Studie gegebenenfalls vorzeitig beendet werden kann. Der Prüfleiter entscheidet verantwortlich über Beginn, Fortführung und Abbruch der Studie.

Zulassungsantrag. Die Ergebnisse aller drei Phasen der klinischen Prüfung bilden gemeinsam mit den präklinisch erhobenen Daten die Grundlage für den Zulassungsantrag beim Bundesamt für Arzneimittel und Medizinprodukte bzw. einer anderen europäischen bzw. außereuropäischen Behörde. Im Rahmen der Europäischen Union wurden die Zulassungsbestimmungen der verschiedenen Mitgliedsstaaten durch EU-Richtlinien vereinheitlicht, um die gegenseitige Anerkennung von Zulassungsentscheidungen zu ermöglichen. Bei Vorliegen der vollständigen Daten entscheidet eine Expertenkommission der jeweiligen Behörde über die Zulassung des Arzneimittels für die beanspruchte Indikation.

Anwendungsbeobachtungen nach der Zulassung (Phase IV der klinischen Prüfung)

Die Kenntnisse über Wirksamkeit und Risiken eines neuen Arzneimittels sind zum Zeitpunkt von dessen Marktzulassung noch außerordentlich begrenzt, da sich die Anwendung auf höchstens 3000 – 5000 hochselektierte Patienten beschränkt und die Behandlungsdauer in der Regel ein halbes Jahr nicht übersteigt. Seltene unerwünschte Wirkungen oder Langzeiteffekte können daher in klinischen Prüfungen der Phasen I bis III nicht umfassend erkannt werden. Erst die in der breiten therapeutischen Anwendung unter Alltagsbedingungen gesammelten Erfahrungen erlauben Einschätzungen zum tatsächlichen Nutzen-Risiko-Verhältnis des Arzneimittels.

Phase-IV-Studien nach der Marktzulassung des Medikaments werden daher insbesondere unter Sicherheitsaspekten durchgeführt. Diese sind in Form von Anwendungsbeobachtungen ausdrücklich im Arzneimittelgesetz vorgesehen, um eventuell auftretende bislang nicht entdeckte Risiken in der Anfangsphase der Anwendung erkennen und bewerten zu können. In den von den Herstellerfirmen der Pharmazeutischen Industrie finanzierten Studien werden Behandlungskohorten gebildet und der Therapieverlauf bei den Studienteilnehmern sorgfältig nach im Vorfeld festgelegten Kriterien dokumentiert. Jedoch wird kein Einfluss auf diagnostische und therapeutische Entscheidungen des behandelnden Arztes genommen. Ordnungsgemäß vorbereitete und durchgeführte Anwendungsbeobachtungen sollen neue Erkenntnisse zu Art und Ausmaß von unerwünschten Arzneimittelwirkungen erbringen und sind somit für die zukünftig zu behandelnden Patienten sehr wichtig (s. a. Pharmakoepidemiologie, S. 40 ff.). Wenn man bedenkt, dass die Rate schwerer Nebenwirkungen oftmals 1 pro 10 000, 1 pro 50 000 oder 1 pro 100 000 behandelter Patienten nicht übersteigt, so lässt sich die Bedeutung der Phase IV der klinischen Prüfung („postmarketing surveillance") unschwer ermessen. Auch weitere im Arzneimittelgesetz vorgesehene Maßnahmen wie das Erfassen von spontan durch die Ärzte gemeldeten Nebenwirkungen (Spontanmeldesystem) sind im Hinblick auf eine fortlaufende Risikobewertung essenziell.

Anwendungsstudien sind jedoch häufig leider wenig aussagekräftig, da der Beobachtungszeitraum meist zu kurz gewählt wird und eine Kontrollgruppe fehlt. Darüber hinaus werden sie von den Herstellern häufig als Marketinginstrument missbraucht, um das neue Präparat beim niedergelassenen Arzt einzuführen und bekannt zu machen.

1.5.4 Arzneimittelsicherheit

Eine **unerwünschte Arzneimittelwirkung (UAW)** ist jede unerwünschte Reaktion, die nach Beurteilung eines Angehörigen der Gesundheitsberufe möglicherweise auf die Anwendung eines Arzneimittels zurückgeführt werden kann, das in Dosierungen eingenommen wurde, die beim Menschen zur Prophylaxe, Diagnose oder Therapie von Krankheiten üblich sind. Nach pathogenetischen Aspekten werden unerwünschte Arzneimittelwirkungen klassifiziert in Reaktionen im Rahmen des pharmakodynamischen Wirkprofils (*dosisabhängige toxische Reaktionen*) und solche außerhalb des pharmakodynamischen Wirkprofils (*allergische Reaktionen*). Zu ersteren zählen Überdosierungen, Beeinträchtigungen von Stoffwechselvorgängen, unerwünschte Phänomene außerhalb der Hauptindikation, veränderte Effekte auf der Grundlage pharmakogenetischer Veränderungen, Abhängigkeitsreaktionen und teratogene Wirkungen.

Die Häufigkeit und die Schwere von unerwünschten Arzneimittelwirkungen, die bei der Anwendung eines Medikaments auftreten können, bestimmen das **Risiko einer Pharmakotherapie**. Da selten auftretende schwerwiegende Nebenwirkungen häufig erst nach der Marktzulassung des Arzneimittels zu beobachten sind (s. o.), ist eine fortlaufende Überwachung der mit einer Arzneimitteltherapie verbundenen Risiken unabdingbar, um die Arzneimittelsicherheit zu gewährleisten. Daher ist das Bundesinstitut für Arzneimittel und Medizinprodukte (BfArM) durch das Arzneimittelgesetz (AMG) zur Beobachtung, Sammlung und Auswertung von Arzneimittelrisiken sowie zur Koordinierung der zu ergreifenden Maßnahmen verpflichtet. Eine verwaltungsinterne Vorschrift, der Stufenplan, regelt die Zusammenarbeit der beteiligten Behörden und Stellen auf den verschiedenen Gefahrenstufen sowie die Einschaltung der pharmazeutischen Unternehmer.

Arzneimittelrisiken sind nach Definition im Stufenplan Nebenwirkungen (meist synonym mit unerwünschten Arzneimittelwirkungen verwendet), Wechselwirkungen mit anderen Mitteln, Gegenanzeigen, Resistenzbildungen, Missbrauch und Fehlgebrauch, Gewöhnung und Abhängigkeit, Mängel der Qualität von Arzneimitteln, der Behältnisse sowie der Kennzeichnung und der Packungsbeilage.

> *Das System der Spontanberichterstattung ist bislang das einzige Instrument, um seltene bzw. sehr seltene UAW zu erkennen.*

System der Spontanberichterstattung. Der größte Anteil der berichteten UAW werden dem BfArM durch die pharmazeutischen Unternehmen gemeldet, die gesetzlich verpflichtet sind, schwerwiegende UAWs innerhalb von 15 Tagen anzuzeigen. 1997 meldeten pharmazeutische Firmen ca. 63 000 Einzelfallberichte, von denen ein Drittel in Deutschland aufgetreten waren. Auch Ärzte sind nach § 6 der Musterberufsordnung für die deutsche Ärzteschaft verpflichtet, beobachtete UAW-Verdachtsfälle in Form von Einzelfallberichten der Arzneimittelkommission der deutschen Ärzteschaft mitzuteilen; auf diese Weise erreichen das BfArM jährlich etwa 4500 Verdachtsmeldungen. Für die Berichterstattung wurden Berichtsbögen erarbeitet, die eine einheitliche Erfassung der gemeldeten UAW-Verdachtsfälle ermöglichen (Abb. **1.20**). Der Fallbericht sollte folgende Angaben unbedingt enthalten:

- Patientendaten (Initialen des Vor- und Nachnamens, Geburtsdatum, Größe, Gewicht, ethnische Zugehörigkeit, Vorliegen einer Schwangerschaft);
- Beschreibung der beobachteten unerwünschten Wirkung und deren Verlauf, verdächtigtes Arzneimittel und Komedikation sowie
- Grund- und Begleiterkrankungen des Patienten.

> *Das Spontanmeldesystem ist als Frühwarnsystem unentbehrlich!*

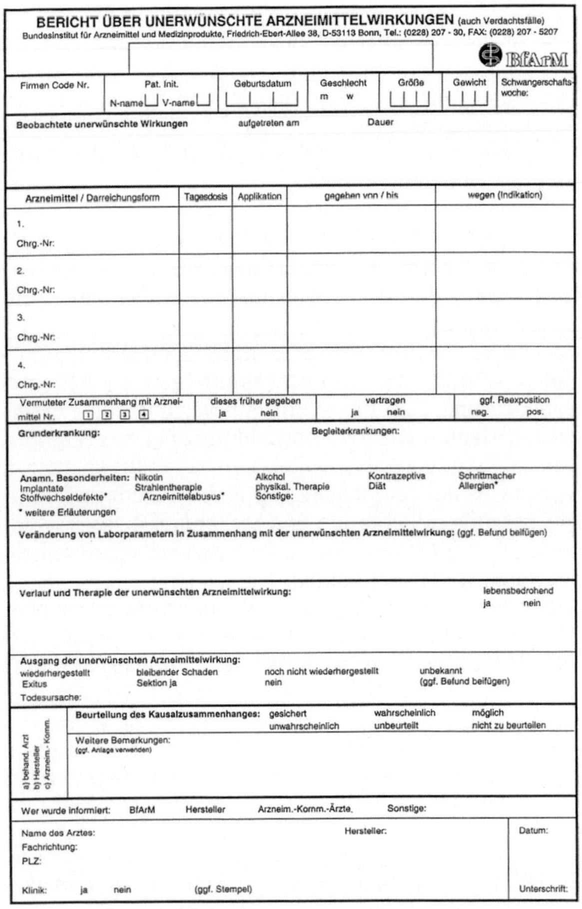

BERICHT ÜBER UNERWÜNSCHTE ARZNEIMITTELWIRKUNGEN (auch Verdachtsfälle)
Bundesinstitut für Arzneimittel und Medizinprodukte, Friedrich-Ebert-Allee 38, D-53113 Bonn, Tel.: (0228) 207 - 30, FAX: (0228) 207 - 5207
BfArM

Firmen Code Nr.	Pat. Init. N-name V-name	Geburtsdatum	Geschlecht m w	Größe	Gewicht	Schwangerschaftswoche:

Beobachtete unerwünschte Wirkungen | aufgetreten am | Dauer

Arzneimittel / Darreichungsform	Tagesdosis	Applikation	gegeben von / bis	wegen (Indikation)
1. Chrg.-Nr:				
2. Chrg.-Nr:				
3. Chrg.-Nr:				
4. Chrg.-Nr:				

Vermuteter Zusammenhang mit Arzneimittel Nr. 1 2 3 4 | dieses früher gegeben ja nein | vertragen ja nein | ggf. Reexposition neg. pos.

Grunderkrankung: | Begleiterkrankungen:

Anamn. Besonderheiten: Nikotin, Alkohol, Kontrazeptiva, Schrittmacher, Implantate, Strahlentherapie, physikal. Therapie, Diät, Allergien*, Stoffwechseldefekte*, Arzneimittelabusus*, Sonstige:
* weitere Erläuterungen

Veränderung von Laborparametern in Zusammenhang mit der unerwünschten Arzneimittelwirkung: (ggf. Befund beifügen)

Verlauf und Therapie der unerwünschten Arzneimittelwirkung: | lebensbedrohend ja nein

Ausgang der unerwünschten Arzneimittelwirkung:
wiederhergestellt, bleibender Schaden, noch nicht wiederhergestellt, unbekannt, Exitus, Sektion ja, nein, (ggf. Befund beifügen)
Todesursache:

a) behand. Arzt b) Hersteller c) Arzneim.-Komm.
Beurteilung des Kausalzusammenhanges: gesichert, wahrscheinlich, möglich, unwahrscheinlich, unbeurteilt, nicht zu beurteilen
Weitere Bemerkungen: (ggf. Anlage verwenden)

Wer wurde informiert: BfArM, Hersteller, Arzneim.-Komm.-Ärzte, Sonstige:

Name des Arztes: | Hersteller: | Datum:
Fachrichtung:
PLZ:
Klinik: ja nein (ggf. Stempel) | Unterschrift:

Abb. 1.**20** **Berichtsbogen zur Erfassung unerwünschter Arzneimittelwirkungen.** Solche Bögen werden von verschiedenen Arbeitsgruppen und Kommissionen angeboten.

Von entscheidender Bedeutung ist, dass bereits der **Verdacht** einer unerwünschten Arzneimittelwirkung gemeldet wird und ein sachkundiger Arzt der Erfassungsstelle die täglich eingehenden Meldungen adäquat bearbeitet und gegebenenfalls Konsequenzen zieht. Nur auf diese Weise kann das Spontanmeldesystem als Instrument seiner Aufgabe gerecht werden.

Das Spontanmeldesystem ist insbesondere geeignet *seltene UAW* aufzudecken. Zudem kommt diesem System eine Signalwirkung zu, das Nutzen-Risiko-Verhältnis einer Arzneimittelanwendung neu zu bewerten. Den Stellenwert eines Signals erhalten Risikoinformationen insbesondere dann, wenn mehrere gleichartige Fälle von verschiedenen Ärzten unabhängig voneinander gemeldet werden sowie bei Berichten über besonders schwerwiegende unerwünschte Wirkungen. Diesbezüglich gab es gerade in der letzten Zeit einige eklatante Beispiele – etwa die des Calciumantagonisten Mibefradil oder des Gyrasehemmers Trovafloxacin – Medikamente, die kurz nach ihrer Zulassung wegen lebensbedrohlicher UAW vom Markt genommen werden mussten.

Eine Abschätzung zur *Häufigkeit bestimmter UAW* lässt das System der Spontanerfassung nicht zu, da nicht jede Nebenwirkung von den Therapeuten als solche erkannt wird bzw. beobachtete UAW nicht gemeldet werden (Underreporting). Zudem fehlen zur Bestimmung von Häufigkeiten Daten zum Umfang der Arzneimittelanwendung in der Bevölkerung. Um Häufigkeit und Ausmaß von Risiken durch Arzneimittel einschätzen zu können, kommen insbesondere nichtexperimentelle epidemiologische Untersuchungen wie Fall-Kontroll-Studien und Kohortenstudien zur Anwendung (S. 37).

Ausgewählte Literatur

1. Antes G, Bassler D. Evidence-Based Medicine, Forschungstransfer und die Rolle der medizinischen Journale. Dtsch Med Wschr. 2000; 125 : 1119.
2. Benson K, Hartz AJ. A comparison of observational studies and randomized, controlled trials. New Engl J Med. 2000; 342 : 1878.
3. Bühl, A. Praxisorientierte Einführung in die moderne Datenanalyse. Bonn:Addison-Wesley-Longman; 1996.
4. Derendorf H, Hochhaus G. Handbook of Pharmacokinetic/Pharmacodynamik Correlation. Tokio: CRC Press; 1995.
5. Dettli L. Multiple dose elimination kinetics and drug accumulation in patients with normal and with impaired kidney funktion. Advances Biosc. 1969; 5 : 39.
6. Dickmann LJ, Rettie AE, Kneller MB, Kim RB, Wood AJJ, Stein M et al. Identification and functional characterization of a new CYP2C9 variant (CYP2C9*5) selectively expressed among African Americans. Mol Pharm. 2001; 60 (2): 382.
7. Gruchalla RS. Clinical assessment of drug-induced disease. Lancet 2000; 356 : 1505.
8. Hämmerlein A, Derendorf H, Lowenthal DT. Pharmacokinetic and pharmacodynamic changes in the elderly. Clinical implications. Clin Pharmacokinet. 1998; 35 : 49.
9. Hunter J, Hirst BH. Intestinal secretion of drugs. The role of P-glycoprotein. Adv Drug Deliv Rev 1997; 25 : 129.
10. Kim RB, Leake BF, Choo EF, Dresser GK, Kubba SV, Schwarz UI et al. Identification of functionally important MDR1 variant alleles among European- and African-Americans. Clin Pharm Ther. 2001; 70: 189.
11. Lin JH, Lu AYH. Inhibition and induction of cytochrome P450 and the clinical implications. Clin Pharmacokinet. 1998; 35 : 361.
12. McMahon D, MacDonald TM. Design issues for drug epidemiology. Br J Clin Pharmacol. 2000; 50 : 419.
13. Ott T, Hefendahl F-W, Grosdanoff P (Hrsg.). Arzneimittel und Medizinprodukte. Bewertungen – Verfahren – Perspektiven. Berlin: Bundesinstitut für Arzneimittel und Medizinprodukte; 1998.
14. Park BK, Pirmohamed M, Kitteringham NR. The role of cytochrome P_{450} enzymes in hepatic and extrahepatic human drug toxicity. Pharmac Ther. 1995; 68 : 385.
15. Rowland M, Tozer TN. Clinical pharmacokinetics. Concepts and applications. 3rd edition.Baltimore: William & Wilkins; 1995.
16. Strom BL (ed.). Pharmacoepidemiology. Washington: Churchill Livingstone; 1994.

2 Herz-Kreislauf-Erkrankungen

M. Wehling

2.1 Arterielle Hypertonie

Grundlagen

Hochdruck ist schlecht kontrolliert!

Prävalenz und Bedeutung. Die arterielle Hypertonie ist die häufigste Herz-Kreislauf-Erkrankung ✓✓. Je nach Alter, Geschlecht, Rasse, hormonellen und sozioökonomischen Einflüssen beträgt die Prävalenz zwischen 10 und 80 %, im Mittel etwa 20 %. Bei etwa zwei Dritteln der Hypertoniker ist die Erkrankung bekannt ✓✓, bei der Hälfte behandelt, jedoch höchstens bei jedem fünften „kontrolliert", also so weitgehend behandelt, dass bestimmte Zielwerte des Blutdrucks erreicht werden.

Die große Bedeutung dieser Erkrankung liegt weniger in ihren Symptomen, denn sie ist primär symptomarm, sondern in der mit ihr verbundenen erhöhten Mortalität und Morbidität: Die arterielle Hypertonie ist **einer der wichtigsten kardiovaskulären Risikofaktoren** (s. u.). Vor diesem Hintergrund kann der folgende Sachverhalt gar nicht genug betont werden: Die arterielle Hypertonie ist nicht nur eine leicht diagnostizierbare Erkrankung, sondern sie kann auch insbesondere pharmakotherapeutisch hervorragend beeinflusst werden. Was nützt das Wissen z. B. um die altersbedingten Erkrankungen, ihre Diagnose, wenn keine wirksamen Therapien zur Verfügung stehen? Bei der arteriellen Hypertonie als einer der wichtigsten "Volkskrankheiten" ist dies anders, und umso erschreckender sind die vorgenannten geringen Zahlen zur effizienten Therapie. Hier kann also die weitergehende Umsetzung der im Folgenden beschriebenen Therapieprinzipien noch einen großen Nutzen erbringen, ohne dass wir auf große Entdeckungen z. B. neuer Arzneimittel angewiesen wären.

Einteilung der Hypertonie (Tab. 2.1). Die Messung des Blutdrucks nach Riva-Rocci (Details s. Lehrbuch der Inneren Medizin) stellt immer noch die Grundlage der Einteilung der Hypertonie dar, hier hat die an sich sehr wertvolle 24-Stunden-Messung leider noch keinen Eingang gefunden.

Pathophysiologie und Ursachen (Abb. 2.1). Der erhöhte Blutdruck ist Folge eines erhöhten Herzzeitvolumens und/oder einer Widerstandserhöhung im arteriellen Stromgebiet. Es gilt die Formel:

Tab. 2.1 **Einteilung der arteriellen Hypertonie** (nach Empfehlung der JNC VI).

Kategorie	systolisch (mm Hg)		diastolisch (mm Hg)
optimal	< 120	und	< 80
normal	< 130	und	< 85
hochnormal	130 – 139	oder	85 – 89
Hypertonie			
Stadium 1	140 – 159	oder	90 – 99
Stadium 2	160 – 179	oder	100 – 109
Stadium 3	> 180	oder	> 110

Arterieller Blutdruck = Gefäßwiderstand · Herzzeitvolumen.

Diese Formel ist dem Ohm-Gesetz der Elektrizitätslehre analog.

Die Ursachen der arteriellen Hypertonie sind in der Mehrzahl der Fälle nicht geklärt; dann spricht man von essenzieller (oder primärer) Hypertonie. Nur in 5 – 10 % der Fälle liegt eine erkennbare Ursache vor (z. B. Nierenarterienstenose oder Phäochromozytom). Von den Ursachen dieser sekundären Hypertonien abgesehen, sind die Faktoren, die zur Erhöhung des Herzzeitvolumens und/oder des Widerstands führen, nur grob bekannt.

Genetische Faktoren spielen sicher eine Rolle, sie sind aber bei einer *polygenetischen* Erkrankung wie der Hypertonie schwer fassbar. Und obwohl bereits mehrere ursächlich beteiligte Gene dingfest gemacht wurden, hat sich die anfängliche Euphorie diesbezüglich schnell gelegt.

Wesentlich klarer ist der Umstand, dass viele Phänomene bei der arteriellen Hypertonie auf **Catecholaminwirkungen** und die Folgen der **Salzüberladung** durch unsere Ernährung zurückzuführen sind. Sicher wirkt zumindest zunächst auch das Zentralnervensystem entscheidend mit, insbesondere bezüglich der Katecholaminproduktion. Andererseits spielen auch im Konzert der Signalstoffe, die den Gefäßwiderstand und die Herzleistung regulieren, viele bekannte und mindestens ebenso viele unbekannte Faktoren eine Rolle.

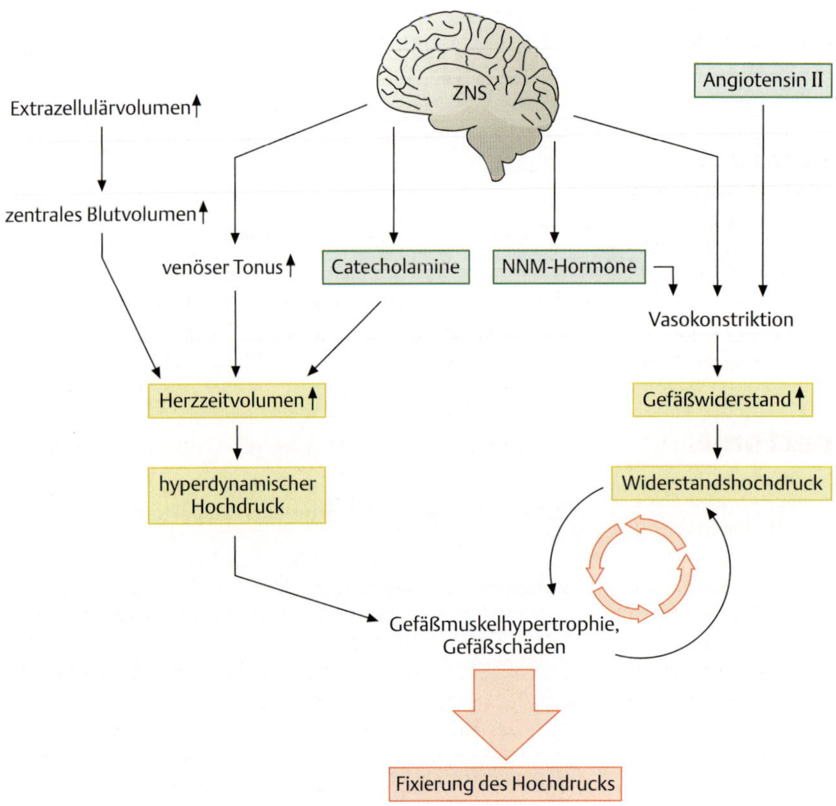

Abb. 2.1 **Pathophysiologie der arteriellen Hypertonie** (NNM: Nebennierenmark).

Auch der Hochdruck ist eine Catecholaminkrankheit.

Therapeutische Implikationen. Die wichtigsten Therapieprinzipien sind **Betablocker**, die sicher auch zentralnervös wirken, und **Diuretika**. Aber auch die Komponenten der diversen Signalkaskaden wurden bereits ins therapeutische Visier genommen. Hier ist zunächst das sehr erfolgreich attackierte Renin-Angiotensin-System (**ACE-Hemmer, Angiotensin-Rezeptor-Typ-1-Antagonisten, Aldosteron-Antagonisten**) zu nennen. Aber auch das erst vor wenigen Jahren entdeckte Endothelinsystem spielt eine Rolle, und die „neutralen Endopeptidase-Inhibitoren" markieren schon den nächsten Schauplatz derartiger Interventionen, obwohl das Prinzip bislang klinisch enttäuscht hat.

All diesen Interventionen ist gemeinsam, dass sie die deletären Folgen einer lebenslangen, schleichenden, weil symptomarmen Erkrankung aufhalten sollen und z. T. auch bewiesen haben, dass sie es können.

Folgekrankheiten der Hypertonie. Die bekanntesten Folgen der Hypertonie sind die Endorganschäden an Gehirn, Herz, Niere und den Gefäßen (periphere arterielle Verschlusskrankheit), die entweder über mikrovaskuläre oder makrovaskuläre Schäden ausgelöst werden (Abb. 2.2). Für die **zerebrovaskulären Hypertoniefolgen**, insbesondere den *Schlaganfall*, ist der Zusammenhang

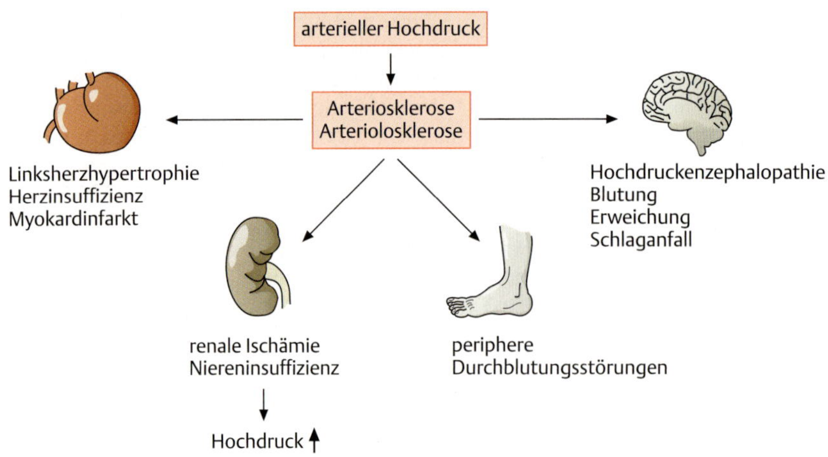

Abb. 2.2 **Komplikationen der arteriellen Hypertonie**

mit der Hypertonie besonders evident, und eine für Schlaganfälle positive Familienanamnese ist für eine familiäre Hypertonie fast beweisend.

Die **kardialen Hypertoniefolgen** werden immer noch unterschätzt. Es gibt wesentlich mehr Formen und Pathomechanismen der hypertensiven Herzerkrankung als nur die gut bekannte linksventrikuläre Hypertrophie: Die *Mikroangiopathie* kann bei normalen Kranzgefäßen zu Ischämien mit Zelluntergang und Arrhythmien (z.T. mit Todesfolge durch Kammerflimmern, aber auch das sonst unerklärte Vorhofflimmern) führen, die *Makroangiopathie* führt zum Herzinfarkt, und Veränderungen des *Reizbildungs- und Reizleitungssystems* korrelieren mit dem Syndrom des kranken Sinusknotens und Blockbildern.

Die arterielle Hypertonie ist neben dem Diabetes mellitus (häufig liegt auch beides zusammen vor!) die wichtigste Ursache der **Niereninsuffizienz** bis hin zur Dialysepflichtigkeit. Auch hierbei spielen vor allem vaskuläre Prozesse eine Rolle, die dann aber nicht nur zum Untergang von Nephronen, sondern auch zur Störung der Basalmembranfunktion mit nephrotischem Syndrom führen. Wie wichtig der Blutdruck gerade bei letzterer Komplikation ist, zeigt der Umstand, dass bei schlecht eingestelltem Blutdruck die Dialysepflichtigkeit nur wenige Jahre auf sich warten lässt, während sie bei ausreichender Senkung möglicherweise für immer ausbleibt ✓!

Evidenzbasierte Therapie der arteriellen Hypertonie

Therapieziele. Hauptziel der Hypertoniebehandlung ist eindeutig die **Senkung der Morbidität** (Schlaganfall, Myokardinfarkt, Herzinsuffizienz, Niereninsuffizienz, periphere arterielle Verschlusskrankheit) und der hiermit eng vergesellschafteten kardiovaskulären Mortalität, also die **Besserung der Prognose**. Die Behandlung der Hypertonie-Symptome kann nur als Nebenziel gelten, da diese so selten sind. Bei genauer Anamnese findet man jedoch häufig Symptome einer beginnenden ischämischen Komplikation oder einer Herzinsuffizienz (Angina pectoris 10% und Dyspnoe 40%). Die häufigsten Symptome von Hypertonikern sind in Abb. 2.**3** zusammengefasst.

Es gibt keinen Erfordernis-Hochdruck!

Dass eine konsequente antihypertensive Therapie die Mortalität senkt, ist in großen kontrollierten Studien eindeutig belegt ✓✓ (Abb. 2.**4**). Wie die Abbildung erkennen lässt, zeigen die bisher angewendeten Therapien ihren größten Erfolg in der Verminderung der zerebrovaskulären Komplikationen (also insbesondere des Schlaganfalls), wodurch die gesamte zerebrovaskuläre Mortalität um die Hälfte gesenkt werden kann. Die Rate der kardialen Komplikationen, vor allem der Herzinfarkte, wird dagegen deutlich weniger gesenkt. Für die Wirkung auf die unterschiedlichen Komplikationsorgane der Hypertonie sind also nicht nur die Blutdrucksenkung, sondern evtl. auch noch unabhängige, von der Art der Antihypertensiva abhängige Zusatzwirkungen verantwortlich, die spezielle Organe besonders schützen. Der hohe Anteil der kardiovaskulären Mortalität an der Gesamtmortalität macht deutlich, dass gerade hier ein enormes therapeutisches Potenzial liegt. Ein Therapieziel der Gegenwart und Zukunft muss daher vor allem eine stärkere Kardio- und Vasoprotektion sein.

Trotz dieser organspezifischen Besonderheiten der antihypertensiven Therapie muss ein **Zielwert** vorgegeben werden, wie weit der Blutdruck gesenkt werden soll. Bis vor wenigen Jahren war man zufrieden, wenn der Blutdruck unter Therapie 140/90 mmHg nicht überschritt. Die kürzlich publizierte HOT-Studie konnte jedoch an einem großen Hypertonikerkollektiv (fast 20 000 Patienten!) zeigen, dass eine Senkung des Blutdrucks unter diesen bislang gültigen Wert mehr Komplikationen der Hypertonie verhindern kann ✓ (Abb. 2.**5**). Daher ist als

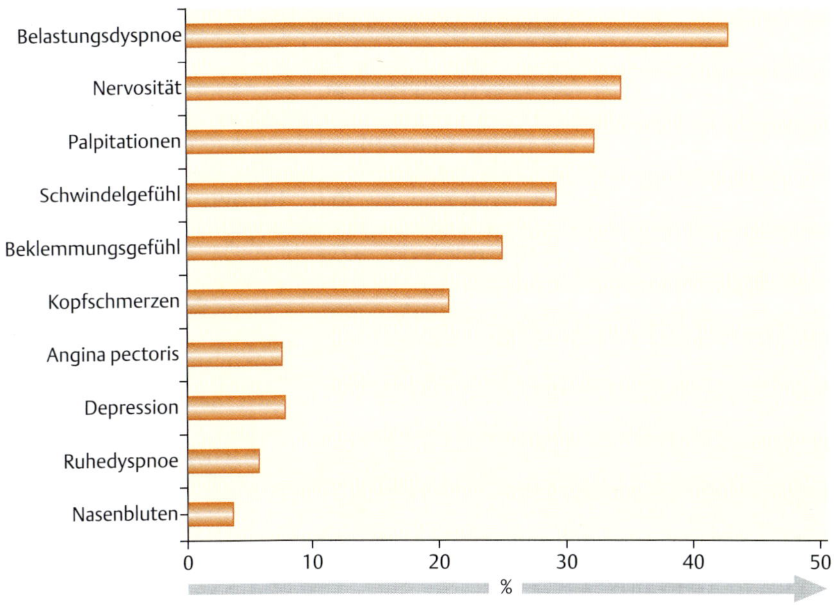

Abb. 2.3 **Symptome bei Hypertonikern.** Dargestellt sind die subjektiven Symptome bei 840 Patienten mit essenzieller Hypertonie (nach Beechgaard).

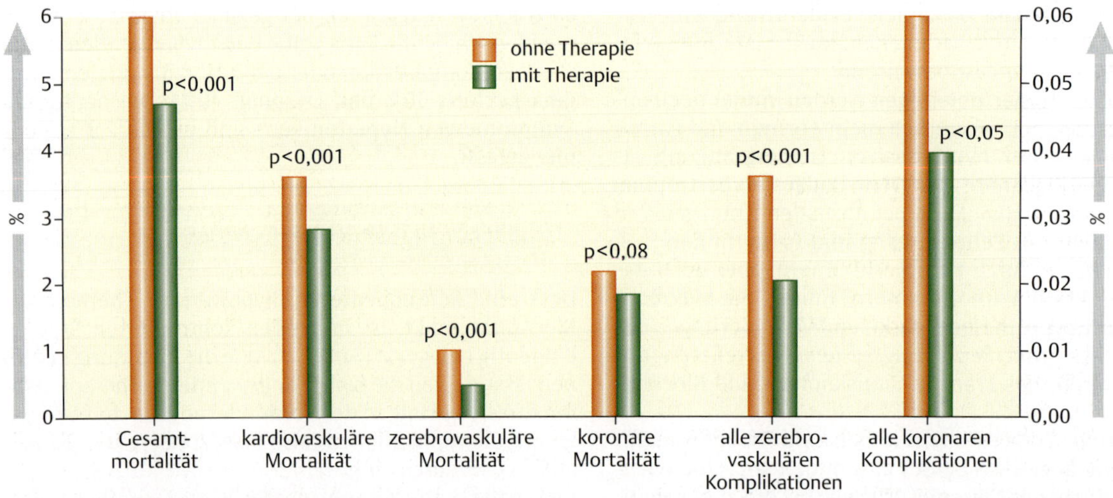

Abb. 2.**4** **Einfluss der antihypertensiven Behandlung auf die Mortalität und Morbidität.** In großen Interventionsstudien (VA, HSCS, USPHS, Göteborg, HDFP, ANBPS, Oslo) wurde gezeigt, dass sowohl die zerebrovaskuläre als auch die kardiale Mortalität deutlich gesenkt werden kann – allerdings in unterschiedlichem Maße.

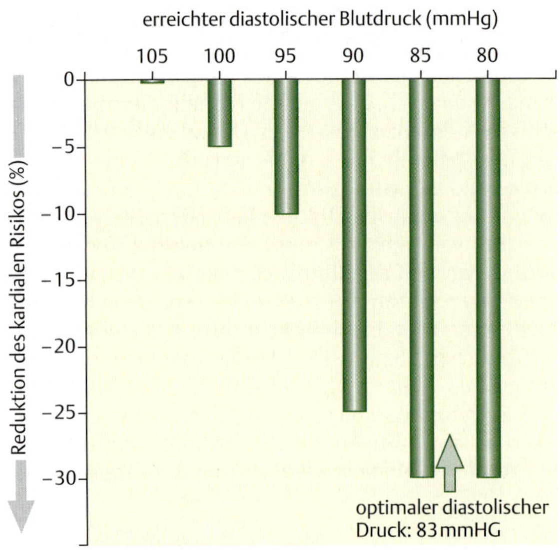

Abb. 2.**5** **Reduktion kardiovaskulärer Ereignisse durch Blutdrucksenkung.** Eine optimale Reduktion des Risikos wird bei einem diastolischen Blutdruck von 83 mmHg erreicht (HOT-Studie).

Ziel der Senkung heute ein Wert von **< 130/85 mmHg** anzusehen, bei Patienten mit Nierenschäden, insbesondere nephrotischem Syndrom, sogar auf < 125/75 mmHg. Hiermit kann der Eintritt der Dialysepflichtigkeit um viele Jahre, wenn nicht sogar lebenslänglich, aufgeschoben werden.
Die HOT-Studie hat zudem gezeigt, dass sich die Patienten bei niedrigeren Blutdruckwerten besser fühlen, denn einige Symptome (z. B. Kopfschmerzen) werden offensichtlich auch bei weiterer Blutdrucksenkung noch seltener. Die Senkung in die niedrigeren Werte hinein muss allerdings *langsam* erfolgen, damit der Patient sich daran gewöhnen kann. Es gibt also keinen Erfordernishochdruck, man muss ihn nur langsam senken!

Das Gesagte macht deutlich, dass die antihypertensive Therapie außerordentlich erfolgreich ist. Leider hat sie sich noch nicht ausreichend durchgesetzt, und nach den neuen Zielwerten sind sogar weniger als 10 % der Hypertoniker „richtig" eingestellt. Der wichtigste Grund liegt in der **Nichttherapie**. Diese kann viele Ursachen haben: Der Arzt erkennt die Hypertonie nicht, oder er erkennt sie, behandelt sie aber trotzdem nicht, weil er die Richtlinien nicht kennt, oder er behandelt die Hypertonie, aber der Patient nimmt die Tabletten nicht ein (*Non-Compliance*). Letzteres ist vor allem nach Auftreten der ersten Nebenwirkungen häufig, denn dann geht es dem Patienten möglicherweise schlechter als vorher, als er sich „pumperlgesund" fühlte. Vielfach werden auch für den speziellen Fall ungeeignete oder falsch dosierte Antihypertensiva verordnet.

Fast kein Hypertoniker nimmt die Medikamente so ein, wie sie verordnet werden.

Ein weiteres Problem ist die **Unterdosierung**, die besonders in Deutschland weit verbreitet ist („nimm von allem die Hälfte, dann kann nichts passieren") und natürlich auch die Hypertoniker betrifft. Die Unsitte der sog. „Cor"-Präparate, die unter Hinweis auf die Herzschonung nur halbdosiert sind, trägt maßgeblich zu dieser Problematik bei.
Es muss daher ein Ziel sein, die Einstellung mit möglichst **nebenwirkungsarmen Medikamenten** vorzunehmen. Gerade der wenig symptomatische Patient ist gegenüber Nebenwirkungen sehr intolerant. In den letzten Jahren und Jahrzehnten wurden die Arzneimittel diesbezüglich deutlich verbessert, eine entsprechende Verbesserung der Therapiesituation scheitert aber leider oft an zu engen Budgets.

Zusammenfassend lässt sich bei allen Hypertonikern als Ziel der Therapie eine Blutdrucksenkung unter 130/85 mmHg, in Ausnahmefällen sogar 125/75 mmHg, ausmachen. Diese soll möglichst mit modernen, nebenwirkungsarmen Medikamenten erreicht werden, und zwar anfangs zügig, für die letzten 10–20 mmHg langsam.

Nichtmedikamentöse Therapie

Eine Normalisierung des **Körpergewichtes** ist eine Voraussetzung für das Greifen zahlreicher Therapiemaßnahmen einschließlich der antihypertensiven Therapie.
Die **Kochsalzzufuhr** sollte begrenzt werden (nicht mehr als 6 g Salz pro Tag, was allerdings wenig geschätzt und selten befolgt wird), und die Nahrung sollte mindestens 90 mmol/Tag Kalium enthalten. Zur Senkung der Risikofaktoren sollte die Diät auch wenig Fettkalorien, dafür viel hochungesättigte Fettsäuren enthalten.
Dass **Rauchen** und übermäßiger **Alkoholkonsum** schädlich sind, wird vielen Patienten vom behandelnden Arzt nicht ausreichend vermittelt, da die Ärzte oft selbst unter diesen „Gebrechen" leiden. Zur Wahrung der Lebensfreude muss zwar nicht ganz auf Alkohol verzichtet werden, aber er sollte in Maßen genossen werden (max. ½ l Bier oder ¼ l Wein pro Tag).
Körperliche Bewegung, also 30–45 Minuten **Sport** an den meisten Tagen der Woche, sind empfehlenswert. Eine Schlaf- und Entspannungshygiene wie z. B. autogenes Training kann diese Maßnahmen unterstützen.
Insgesamt sind diese unter den Oberbegriff **„Lebensstiländerung"** fallenden Maßnahmen leider nicht sehr erfolgreich und nur bei Grenzfällen aussichtsreich, zumindest als alleinige Intervention. Andererseits ist jedes unschädliche Mittel recht, die Zahl und Dosen der Antihypertensiva zu senken, und dabei können die vorgenannten Maßnahmen durchaus nützlich sein.

Pharmakotherapie

Die antihypertensive Arzneimitteltherapie ist eine der erfolgreichsten Interventionen in der Medizin überhaupt. Sie ist in großen Studien gut dokumentiert und kann mit den heute verfügbaren nebenwirkungsarmen Substanzen praktisch jedem Patienten bei vertretbaren Kosten helfen. Bei der Beurteilung der einzelnen Arzneimittelgruppen sollten folgende **Kriterien** im Vordergrund stehen:
- Bewiesene Mortalitäts-/Morbiditätswirksamkeit,
- Nebenwirkungshäufigkeit/Verträglichkeit,
- Einmalgabe möglich,
- Interaktionen mit
  anderen Arzneimitteln,
  Erkrankungen/Alter (Differenzialtherapie bei Begleiterkrankungen),
- Preis.

Da alle heute gebräuchlichen Antihypertensiva den Blutdruck etwa gleich weit senken, ist dieses als eigenes Ziel nicht aufgeführt, sondern wird als selbstverständlich vorausgesetzt.
Im Folgenden werden die wichtigsten Substanzgruppen beschrieben, voran die Gruppen, die das Leitkriterium der bewiesenen lebensverlängernden Wirkung erfüllen.

Diuretika

Diuretika sind bei arterieller Hypertonie trotz ihres „Alters" als Substanzklasse immer noch äußerst wertvolle Arzneimittel. Sie erfüllen die oben aufgezählten Kriterien in fast allen Punkten. Insbesondere ist für diese Substanzen eindrucksvoll durch große Studien belegt, dass die Gesamtmortalität um etwa 30 %, vor allem aber die Schlaganfallinzidenz um über 50 % sinkt ✓✓.

Thiaziddiuretika. Die arterielle Hypertonie ist eine typische Indikation für Thiaziddiuretika. Sie sind in der Anwendung sicher, kostengünstig und aufgrund ihrer weit zurückliegenden Einführung lange im täglichen Einsatz geprüft. Ihr Wirkmechanismus ist nur vordergründig klar: sie reduzieren die Vorlast des Herzens. Die mit der erhöhten renalen Wasser- und Salzausscheidung einhergehende intravasale Volumenverminderung ist aber mit Sicherheit nur ein vorübergehender, bei unkomplizierter Hypertonie eher unerwünschter Effekt: Die **Hypovolämie** ist gerade bei *alten* Patienten eine relativ häufige Nebenwirkung.

Diuretika trocknen ältere Patienten zusätzlich aus.

Ein weiterer wichtiger Nachteil dieser an sich so günstigen Klasse der Antihypertensiva ist die Förderung einer **Hypokalämie**, die zu Herzrhythmusstörungen und plötzlichem Herztod führen kann. Nur häufige Kontrollen des Kaliumwertes im Serum können dem vorbeugen. Auch eine Verschlechterung des Lipid- und Glucosestoffwechsels ist als Nebenwirkung zu nennen.
Diese unerwünschten Wirkungen sind, wie immer in der Pharmakologie, eine Dosis-abhängige Erscheinung. Es macht daher keinen Sinn, die Thiaziddosis zu erhöhen, wenn z. B. 12,5 mg/Tag Hydrochlorothiazid nicht ausreichend blutdruckwirksam sind. Dann wäre vielmehr eine Kombination z. B. mit einem Betablocker oder ACE-Hemmer zu empfehlen. Der Zusammenhang zwischen Nebenwirkungsinzidenz und Hauptwirkung der Thiazide ist in Abb. 2.**6** dargestellt. Es wird deutlich, dass bei Steigerung der Hydrochlorothiaziddosis über 12,5 mg/Tag fast nur noch eine Zunahme der Nebenwir-

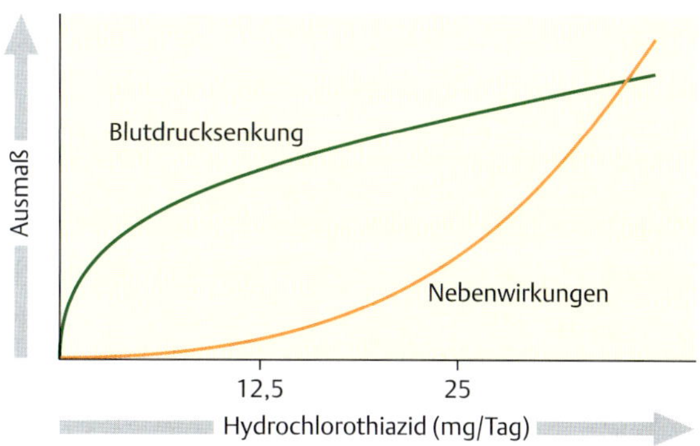

Abb. 2.**6** **Zunahme der Nebenwirkungen in Abhängigkeit von der Hydrochlorothiazid-Dosis.** Während die Blutdrucksenkung durch Steigerung von 12,5 mg/Tag Hydrochlorothiazid auf 25 mg nur wenig zunimmt, erhöht sich die Nebenwirkungsrate drastisch.

kungen, aber kaum noch eine Zunahme der Hauptwirkungen zu erzielen ist.
Wenn nun aber die Hauptwirkung der Diuretika an der Niere bei der Behandlung der arteriellen Hypertonie eher für die Nebenwirkungen als die Senkung des Blutdrucks verantwortlich ist, ist zu fragen, warum Thiaziddiuretika wirksame Blutdruckmittel sind. Wie so oft, wissen wir auch viele Jahrzehnte nach Einführung eines pharmakologischen Prinzips eigentlich nicht genau, wie es wirkt. Offensichtlich besitzen Thiazide eine **vasodilatierende Gefäßwirkung**, die mit **Verzögerung** zur Senkung des Gefäßwiderstands führt. Ob dies über direkte oder indirekte Änderungen des intrazellulären Elektrolytgehaltes geschieht, die wiederum die Ansprechbarkeit der Gefäßmuskulatur auf stimulatorische Hormone (vor allem Catecholamine!) herabsetzen, oder über sekundäre strukturelle Umbauvorgänge, ist ungeklärt. Klar ist jedoch, dass die Wirkung auf den Blutdruck verzögert einsetzt und eine Beurteilung des Behandlungserfolges erst nach 3 – 4 Wochen möglich ist. Abb. 2.**7** verdeutlicht diese Zusammenhänge.
Da nun die ungeklärte Gefäßwirkung in der Behandlung der Hypertonie wichtiger als die renale Wirkung ist, wurde nach Substanzen gesucht, bei denen die Gefäßwirkung noch stärker überwiegt. Hier ist das **Indapamid** zu nennen, das in Dosen von 1,25 mg/Tag nur noch entfernt als Diuretikum anzusprechen ist.
Erwähnt werden soll noch die Kombinationsmöglichkeit der Thiazide mit Kalium-sparenden Diuretika wie dem Triamteren, wodurch die gerade bei unterernährten, alten Menschen häufige Hypokaliämieneigung wirksam bekämpft werden kann.

In der ALLHAT-Studie an über 33 000 Hypertonikern zeigte sich für das Thiaziddiuretikum Chlorthalidon in einem sekundären Endpunkt (neu aufgetretene Herzinsuffizienz) sogar eine Überlegenheit gegenüber Amlodipin (Calcium-Antagonist) oder Lisinopril (ACE-Hemmer). Nach der neuesten Empfehlung der Amerikanischen Hochdruckliga in der JNC VII sollen daher Thiazide noch vor allen anderen Antihypertensiva gegeben werden. Diese Empfehlung erscheint problematisch, da Thiazide leider als erste von den Patienten abgesetzt werden, und diese Empfehlung daher eine Empfehlung zur Nichttherapie darstellt ✓✓.

Schleifendiuretika sind in der Hypertoniebehandlung nur bei eingeschränkter Nierenfunktion (Kreatinin-Clearance unter 50 ml/min) indiziert, ihnen fehlen die direkten Gefäßwirkungen in der chronischen Therapie weitgehend (gilt nicht bei akuter Furosemid-Applikation!). Das lang bekannte, preisgünstige **Furosemid** hat aufgrund einer ungünstigen Pharmakokinetik nur eine relativ kurze Wirkungsdauer (2 – 3 h), die Niere holt sich möglicherweise das akut ausgeschiedene Natrium nach dem raschen Abklingen der Wirkung überschießend zurück. Aus diesem Grund und wegen der geringen und sehr variablen Resorptionsquote von 30 – 60 % (s. u.), stellt Furosemid trotz seiner Verbreitung heute kein ideales Schleifendiuretikum in der chronischen Therapie der Hypertonie mehr dar. Es sollte verdrängt werden durch *länger wirksame Schleifendiuretika* wie **Bumetanid**, **Torasemid** oder **Piretanid**. Die höheren Kosten werden durch seltenere Einnahme (Compliance!), geringere Nebenwirkungsraten (hinsichtlich Hypokaliämie ✓ und möglicherweise Ototoxizität) und sicherere Wirksamkeit wettgemacht. In einer kürzlich publizierten Studie zur Herzinsuffizienz war sogar ein Überlebensvorteil für Torasemid versus Furosemid nachweisbar, was allerdings nicht unbedingt für die Behandlung der Hypertonie gilt, aber eindrucksvoll die klinische Bedeutung der oben beschriebenen „banalen" Unterschiede unterstreicht.

Diuretika in Kombinationstherapie. Hervorzuheben ist bereits hier der Umstand, dass Diuretika in einer Kombinationstherapie nie fehlen sollten, da sie gerade in Kombinationen, besonders mit ACE-Hemmern, vielfach erprobt und bewährt sind. Abb. 2.**8** verdeutlicht die Vorgänge, die für die Wirkungsverstärkung von Diuretikum plus ACE-Hemmer wichtig sind.

Betarezeptorenblocker

Der **Aktivitätszustand des sympathischen Nervensystems** ist ein zentrales Motiv der kardiovaskulären Erkrankungen, so auch bei der Hochdruckerkrankung. In kontrollierten Studien konnte belegt werden, dass Patienten mit Hypertonie unter Betablockern länger leben ✓✓.

Wirkungsweise. Wie diese überaus erfolgreiche Substanzgruppe den Blutdruck senkt, ist weitgehend unklar. Auch bei den sogenannten kardioselektiven Betablockern wie z. B. Metoprolol oder Bisoprolol kommt es durch Mitblockade der peripheren Betarezeptoren an

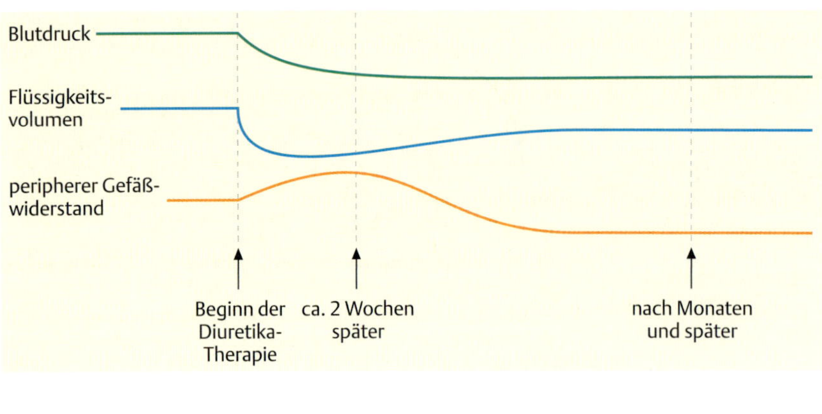

Abb. 2.**7** **Zeitlicher Verlauf der Diuretikawirkung** auf Blutdruck, intravasales Volumen und peripheren Widerstand. Beachte den anfänglichen Anstieg des Gefäßwiderstandes, der auf eine adrenerge Gegenregulation zurückzuführen ist.

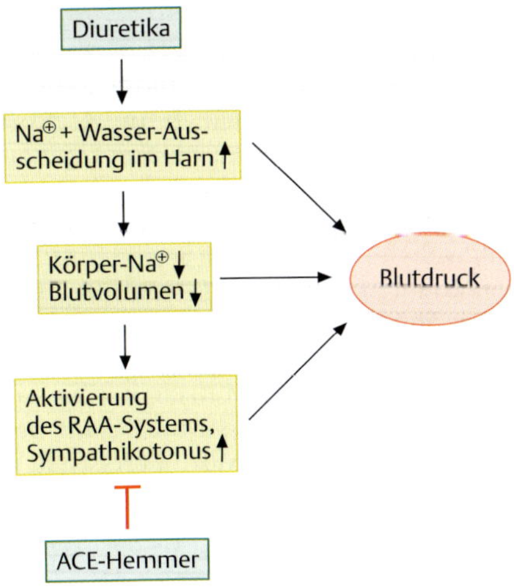

Abb. 2.8 **Synergismen von Diuretika und ACE-Hemmern**

den Gefäßen (Typ 2) zunächst zu einer Erhöhung des Gefäßwiderstandes. Dies ist an einer unmittelbaren Steigerung des diastolischen Blutdrucks oder zumindest am Gleichbleiben dieses Wertes zu erkennen, während die Einschränkung des **Herzzeitvolumens** (Frequenzsenkung!) zu einer Verringerung des systolischen Wertes führt. Erst nach 1 – 3 Wochen sinkt auch der diastolische Blutdruck, ein Prozess, der unverstanden und sicher auch zentralnervös bedingt ist. In jedem Fall folgt hieraus, dass der Effekt der Betablocker, wie bei den Diuretika, erst nach 3 – 4 Wochen beurteilbar ist.

Wahl des richtigen Betablockers. Wie soll unter den über 20 Betablockern auf dem Markt unterschieden werden? Hierzu ist es wichtig, sich die fundamentalen Unterschiede der Substanzen klarzumachen. Vorrangiges Kriterium ist, dass der Wirkstoff **keine ISA** (intrinsisch-sympathomimetische Aktivität) aufweist, damit die wichtigste Wirkung, die Frequenzsenkung, voll zum Tragen kommen kann.

ISA ist schlecht!

Die sogenannte Kardioselektivität hat sich als klinisch irrelevant erwiesen XX, ein sicherer Schutz vor der Auslösung von Asthmaanfällen ist sie jedenfalls nicht (s. u.).
Die vielleicht wichtigste Eigenschaft neben dem Fehlen der ISA ist eine für die **Einmalgabe** ausreichend *lange Halbwertszeit* oder eine entsprechende Galenik. Die Einmalgabe ist eine wichtige Forderung an moderne Antihypertensiva, da die Compliance-Probleme bei diesen Patienten ohnehin sehr groß sind. Hier sind vor allem Atenolol in Dosen um möglichst 100 mg/Tag (cave Nierenfunktion, da neben Sotalol einziger nierengängiger Betablocker!), Bisoprolol in Dosen von 5 – 10 mg/Tag und Verzögerungspräparate von Metoprolol in Dosen von möglichst bis 200 mg/Tag zu nennen. Leider werden die genannten Dosen, wie einleitend beschrieben, nur selten erreicht, was hinsichtlich der Prognosebesserung, insbesondere bei insuffizienter Blutdruckeinstellung, einem Blindflug ohne Datenunterstützung gleichkommt.
Die **Lipophilie** der Betablocker ist nicht für ihre Hauptwirkung entscheidend, jedoch für ihren *Eliminationsweg*: je höher die Lipophilie, desto mehr wird in der Leber verstoffwechselt. Nur hydrophile Substanzen werden renal ausgeschieden (Abb. 2.**9**). Letzteres trifft bei den klinisch wichtigen Betablockern nur für Sotalol und Atenolol zu. Metoprolol und Carvedilol sind typischerweise hepatisch eliminierte Betablocker, während Bisoprolol dazwischen steht und auf beiden Wegen den Körper verlassen kann.
Eine bessere Kontrolle des Plasmaspiegels ist bei zweimaliger Gabe morgens und abends möglich, was sich zur Milderung der Nebenwirkungen auszahlen kann.

Nebenwirkungen und Kontraindikationen. Unter den Plasmaspiegel-abhängigen Nebenwirkungen ist insbesondere die meist überschätzte, aber in Einzelfällen sicher problematische **Störung der Potenz** zu nennen, die im Konzentrationstal vor der zweiten Einnahme, z. B. von unretardiertem Metoprolol, sicher geringer ist als bei gleichmäßigen Plasmakonzentrationen eines länger wirkenden Präparates.
Medizinisch wichtiger als die Potenzstörung sind jedoch andere Nebenwirkungen, insbesondere die **Erhöhung des Atemwegswiderstandes**. Die **allergischen Asthmaformen** stellen nach wie vor *absolute* Kontraindikationen dar (Vorsicht v. a. bei jüngeren Patienten mit kurzer Asthmaanamnese! Im Alter tritt allergisches Asthma

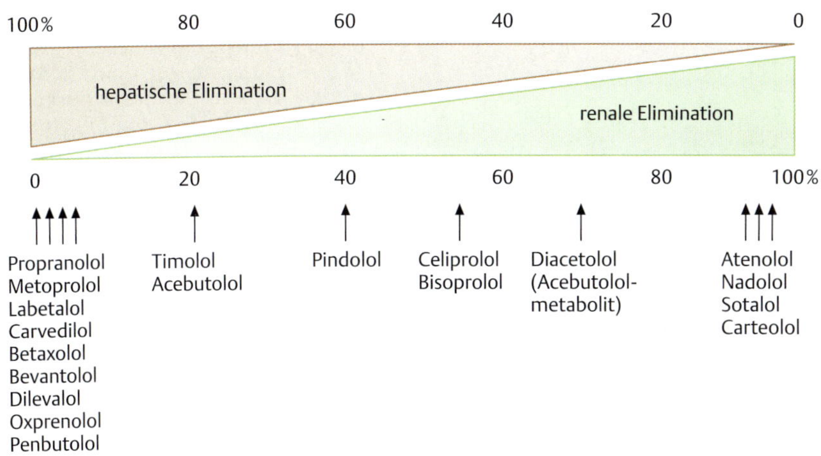

Abb. 2.9 **Ausscheidungswege verschiedener Betablocker.** Lipophile Substanzen werden in der Leber verstoffwechselt, hydrophile über die Niere eliminiert.

extrem selten neu auf). Bei stabiler **COPD** (chronisch obstruktive Lungenerkrankung, S. 120) ist dagegen eine Messung des Ausmaßes der Obstruktion entscheidend: Bei fehlender oder geringer Obstruktion kann der Betablocker sehr wohl gegeben werden (s. a. S. 67). Eine ähnliche Situation besteht für den **Diabetes mellitus**, nach guter Einstellung besteht geradezu eine Differenzialindikation für Betablocker.

Vorhandene oder aufgetretene **Blockbilder** sind ebenfalls eine Kontraindikation. Eine **Bradykardie** (45 – 60 Schläge/min) bei fehlenden Blockbildern (sinuatrialer oder atrioventrikulärer Block) ist jedoch nur bei vorbestehenden oder unter Therapie aufgetretenen Symptomen wie Schwindel oder Orthostase eine Kontraindikation. Gerade Blockbilder und Bradykardien sind bei älteren Patienten häufiger, die daher seltener als junge Patienten einen Betablocker vertragen. Das heißt aber *nicht*, dass es eine Altersgrenze für Betablocker gibt!

Da die Betarezeptoren der Gefäße mitblockiert werden, kann es zu einer arteriellen **Vasokonstriktion** kommen (wie oben beschrieben am Anfang der Therapie fast immer!). Hierdurch kann ein Raynaud-Syndrom, aber auch eine Verschlechterung einer peripheren arteriellen Verschlusskrankheit ausgelöst werden. Letzteres stellt wiederum nur ein relatives Problem dar, da bei kritischer, Betablocker-empfindlicher Erkrankung eine andere Therapie (z. B. Dilatation oder Operation, vor allem aber körperliches Training) notwendig ist. Eine weitere Möglichkeit zur Umgehung dieser Probleme ist der Einsatz des kombinierten Beta- und Alphablockers Carvedilol. Dieser muss in der Hochdruckindikation nur einmal gegeben werden (25 mg/Tag), da die oben beschriebenen Verzögerungseffekte auf den Blutdruck keine so glatten Blutkonzentrationen wie zur Therapie der Herzinsuffizienz benötigen.

Aufgrund der zusätzlichen Alphawirkung ist für die letztgenannte Substanz auch eine Stoffwechselneutralität beschrieben ✓, während reine Betablocker zu einer an sich ungünstigen **Erhöhung von LDL-Cholesterin und Blutglucose** führen können.

ACE-Hemmer, AT-II-Antagonisten

Wirkungen. Eine Placebo-kontrollierte Studie wird es aus ethischen Gründen weder für die ACE-Hemmer noch die AT-II-Antagonisten (= AT_1-Rezeptorblocker) geben können, denn eine Nichttherapie von Hypertonikern ist nicht vertretbar – zumindest nicht über einen längeren Zeitraum. In einer großen, kontrollierten Studie (CAPPP) wurde jedoch bei Patienten, die mit ACE-Hemmern behandelt wurden, eine **ähnliche Mortalität** gezeigt wie bei solchen, die mit Betablockern und Diuretika behandelt wurden ✓. Da Hypertoniker relativ selten ein kardiovaskuläres Ereignis erleben (2 %/Jahr versus. 20 %/Jahr bei Herzinsuffizienz), dauern derartige Mortalitätsstudien sehr lange (8 – 12 Jahre). Eine ähnliche Studie existiert für die AT_1-Rezeptorblocker in der LIFE-Studie inzwischen auch, in der sogar eine Überlegenheit der AT-II-Antagonisten Lorsatan gegenüber dem Betablocker Atenolol gefunden wurde ✓≈. Für ACE-Hemmer liegen außerdem zahlreiche Studien zur **kardio- und vasoprotektiven Zusatzwirkung** vor. Eine pathophysiologische Grundlage dieser Effekte ist die Bedeutung des lokalen Renin-Angiotensin-Systems, das gerade bei pathologischen Veränderungen, z. B. in atheromatösen Plaques, verstärkt exprimiert wird, und zwar großteils in eingewanderten Makrophagen (Abb. 2.**10**). Zu den auch in Studien am Menschen untersuchten protektiven Effekten der ACE-Hemmer gehört daher möglicherweise auch ein Schutz vor atherosklerotischen Komplikationen, wie z. B. in der HOPE-Studie postuliert, wenngleich die Befundlage hier nicht einheitlich ist ✗✓.

Sicher bewiesen ist eine günstige Wirkung auf die **arterielle Mediaverdickung** und **linksventrikuläre Hypertrophie** ✓✓ (Abb. 2.**11**), die die hypertensiven Endorganschäden zumindest aufhält oder sogar zurückführen kann. Diese Effekte sind offensichtlich blutdruckunabhängig, die lokale ACE-Hemmung scheint hierfür besonders wichtig zu sein.

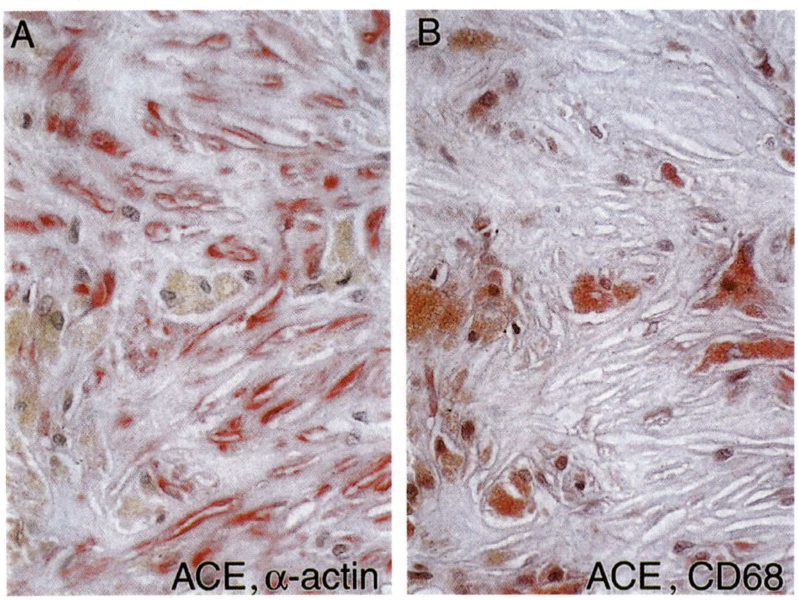

Abb. 2.**10** **Expression von ACE in Serienschnitten eines atheromatösen Plaques aus der A. carotis.** Die Lokalisation von ACE ist jeweils an dem braunen Reaktionsprodukt zu erkennen. Im linken Bild sind die glatten Muskelzellen (α-Aktin) rot gefärbt, rechts Makrophagen (CD68). Es ist zu sehen, dass ACE in den Makrophagen, nicht in den glatten Muskelzellen exprimiert wird.

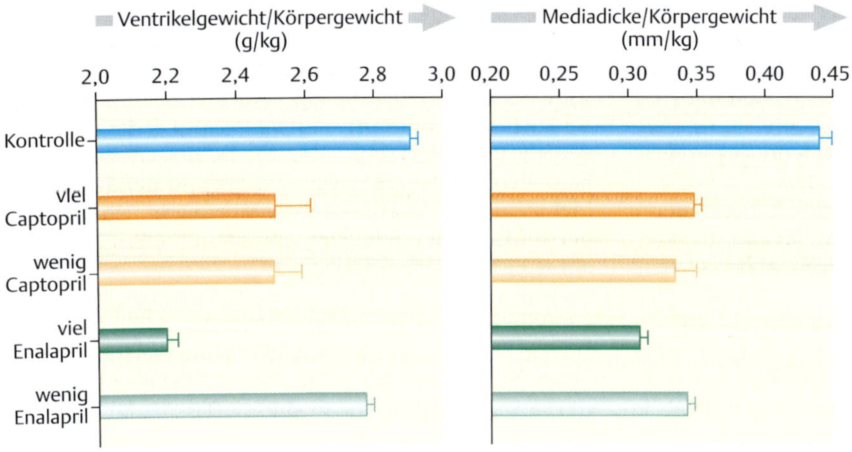

Abb. 2.**11** **Reduktion der arteriellen Mediaverdickung und der linksventrikulären Hypertrophie bei spontan hypertensiven Ratten durch Captopril** (50 mg/kg bzw. 0,5 mg/kg) **und Enalapril** (10 mg/kg bzw. 0,1 mg/kg). Die niedrigen Dosen waren nicht imstande, den Blutdruck zu senken (hier nicht gezeigt), wirkten sich aber bereits günstig auf die Endorganschäden aus.

Wahl des ACE-Hemmers. Wie immer in der Behandlung der Hypertonie sollte auf die Möglichkeit der **Einmalgabe** geachtet werden. Hierfür sind Lisinopril (das als erster lang wirksamer ACE-Hemmer patentfrei und damit billig ist), Fosinopril, Ramipril, Quinapril und Perindopril zu nennen.

ACE-Hemmer schützen die Niere.

Differenzialindikationen. ACE-Hemmer eignen sich differenzialtherapeutisch besonders bei Patienten mit Hypertonie und zusätzlicher **Nierenschädigung**, da ihre ausgeprägte renale Wirkung (Dilatation des Vas efferens) zu einer starken Drucksenkung in der Bowman-Kapsel führt. Dies ist zur Milderung der Proteinurie, die an sich toxisch für die Nierentubuli ist und dann zu einer Perpetuierung der Nierenschädigung führt, wichtig ✓✓. Inwieweit diese Wirkung nur bei ACE-Hemmern ausgeprägt ist oder bei jeder gleich starken Drucksenkung in der Bowman-Kapsel (z. B. mit Betablockern) auch auftritt, ist Gegenstand aktueller Forschung. Abb. 2.**12** verdeutlicht den praktischen Aspekt dieser Aussage: Das Erreichen der Dialysepflichtigkeit von Hypertonikern mit Nierenschädigung hängt stark vom therapeutisch erreichten Blutdruck ab. Dass ACE-Hemmer hierbei vorne stehen, hängt mit der Datenlage zusammen und kann sich, wie gesagt, in Zukunft ändern.

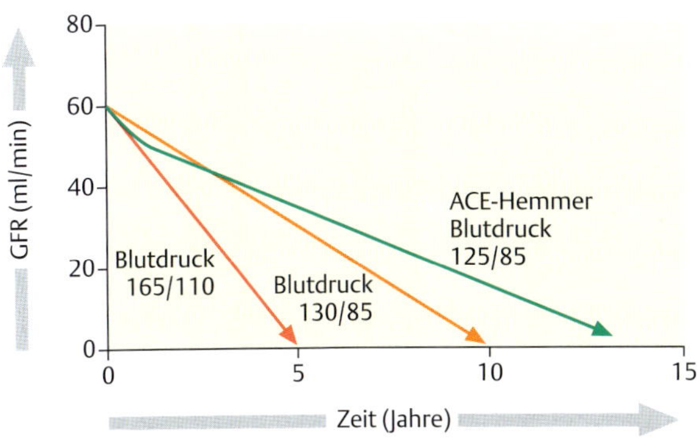

Abb. 2.**12** **Progression der Niereninsuffizienz von Hypertonikern bei verschiedenen Blutdruckwerten und bei Therapie mit ACE-Hemmern.** Je geringer der erreichte Blutdruck, desto später tritt die Dialysepflichtigkeit ein.

Unter einer ACE-Hemmer-Therapie steigt das **Kreatinin** aufgrund der oben erwähnten intrarenalen hämodynamischen Effekte initial bei den meisten Patienten um 10 – 15 % an, bleibt aber dann konstant. Als kritischer Wert wird ein Kreatininanstieg um über 50 % des Ausgangswertes betrachtet, der zum sofortigen Absetzen zwingt. Um diesen Spielraum nach oben zu haben, gilt als Obergrenze für den Einsatz von ACE-Hemmern ein Kreatininwert von etwa 2,8 mg% (s. u.).

Eine ähnliche Differenzialindikation ist die zusätzlich zur Hypertonie vorliegende **Herzinsuffizienz**, die gleich mitbehandelt werden kann.

Nebenwirkungen der ACE-Hemmer. Beginnend mit der ersten Woche der ACE-Hemmer-Therapie sollte der Kaliumwert anfangs häufig, dann bei stabiler Situation seltener kontrolliert werden. Die ACE-Hemmer Dosis darf nicht gesteigert oder muss sogar abgesetzt werden beim Auftreten einer **Hyperkaliämie** (5,5 mmol/l), einer symptomatischen Hypotonie oder einem Kreatininanstieg auf mehr als 3 mg/dl. Weitere häufige Nebenwirkungen sind **Husten** (klinisch relevant nur bei 3 – 5 %, in geringerem Maße ausgeprägt bei bis zu 30 % der Patienten) und selten ein potenziell lebensbedrohliches Angioödem (**Quincke-Ödem**).

Absolute Kontraindikationen sind beidseitige Nierenarterienstenosen, Ausflusstraktobstruktionen des linken Ventrikels (Aortenstenose) und ein bekanntes Angioödem.

AT_1-Rezeptor-Blocker. Gerade die Nebenwirkung Husten ist ein Grund für den Einsatz von AT_1-Rezeptor-Blockern. Diese heute bereits in 7 Varianten auf dem Markt befindlichen Substanzen bieten bei einer vollständigeren, endständigen Blockade des Renin-Angiotensin-Systems im Vergleich zu ACE-Hemmern trotzdem nur den Vorteil der **besseren Verträglichkeit**. Diese bezieht sich aber fast ausschließlich auf den Husten und ist somit nur in 5 – 10 % der Fälle relevant. Allerdings war der Fortschritt bezüglich der Nebenwirkungen von den älteren Antihypertensiva zu den ACE-Hemmern schon groß, letztere waren bis zur Einführung der AT_1-Rezeptorblocker die am besten verträglichen Antihypertensiva. Dies

ist natürlich besonders bei einer an sich symptomarmen Erkrankung wichtig, die nicht durch die Therapie in eine symptomatische Kondition überführt werden sollte. Die neuen AT_1-Rezeptorblocker befinden sich nun hinsichtlich der Nebenwirkungen im Placebobereich, d. h. zumindest im Durchschnitt treten Nebenwirkungen nicht erkennbar häufiger auf als unter Placebo.
Dieser Vorteil wird aber durch die eindeutig **geringeren Erfahrungen**, auch im Hinblick auf kardiovaskuläre Endpunkte oder Schädigungen, aufgewogen. Abb. 2.**13** zeigt die Verträglichkeit der verschiedenen Antihypertensiva, gemessen an den Abbruchraten in klinischen Studien. Je schlechter verträglich eine Substanz ist, desto eher scheidet ein Patient aus einer klinischen Studie aus. Die AT_1-Rezeptor-Blocker sollten daher gezielt nur bei ACE-Hemmer-Unverträglichkeit eingesetzt werden. Infrage kommen wiederum Präparate, die eine Einmalgabe ermöglichen, wie z. B. **Irbesartan**, **Candesartan** oder **Valsartan**. Außer der Hustenproblematik sind Nebenwirkungen und Kontraindikationen denjenigen der ACE-Hemmer vergleichbar.
ACE-Hemmer und AT_1-Rezeptor-Blocker können auch kombiniert werden. Allerdings ist der Zusatzeffekt bei zweimaligem Eingriff in dasselbe System (Renin-Angiotensin-Aldosteron-System) kleiner als bei Blockade eines zweiten, weitgehend unabhängigen Systems.

Calciumantagonisten

Calciumantagonisten = die verzichtbarste aller gebräuchlichen Antihypertensiva-Gruppen.

Obwohl Substanzen aus der Gruppe der Calciumantagonisten in großen Studien sehr wohl hinsichtlich der Senkung der Mortalität von Hypertonikern untersucht wurden, konnte ein solcher Effekt für keinen Vertreter je nachgewiesen werden ✗✗. Allerdings ist eine **Senkung der Schlaganfallhäufigkeit** für länger wirkende Dihydropyridine belegt ✓✓ (z. B. Syst-Eur). Nun stellt man sich natürlich unwillkürlich die Frage, warum die Senkung des Schlaganfallrisikos *nicht* zu einer Senkung der Mortalität führt, denn auch der Schlaganfall hat ja eine keinesfalls vernachlässigbare Mortalität. Rein rechnerisch muss also die Senkung der Mortalität aufgrund von Schlaganfällen durch die Zunahme einer anderen Todesursache balanciert sein. Diese andere Ursache scheint im kardialen Bereich zu suchen zu sein. In der Tat zeigen Metaanalysen, dass die **kardiale Mortalität** insbesondere bei konkomittierender Herzerkrankung unter Calciumantagonisten **ansteigen** kann ✗✗.
Warum soll man also ein bestenfalls mortalitätsneutrales Prinzip einsetzen, wenn es eindeutig lebensverlängernde Prinzipien gibt? Lang wirksame Calciumantagonisten (z. B. Amlodipin, Felodipin, ret. Verapamil, ret. Diltiazem) sind daher nur in der vierten Reihe nützlich, wenn die lebensverlängernden Prinzipien zusammen keine ausreichende Blutdrucksenkung erzielen oder wegen Kontraindikationen bzw. Nebenwirkungen nicht infrage kommen. Gegeben werden sollten jedoch nur **lang wirksame Präparate**! Leider wird noch immer Nifedipin verordnet, was nur als Verantwortungslosigkeit bezeichnet werden kann: Selbst in der Retardform ist die Wirkung nur bei hohen Dosen und mehr als dreimaliger Gabe ausreichend. Dies wird aber schon bei der Verschreibung fast nie umgesetzt, ganz zu schweigen von der wiederholt erwähnten Compliance-Problematik.

Weitere Antihypertensiva

Die Zahl weiterer auf dem Markt befindlicher Blutdruckmittel ist unüberschaubar groß. Vorgenannt wurden die Präparate, die zuerst eingesetzt werden sollten. Alle anderen, im Folgenden entsprechend ihrer Bedeutung nur kurz erwähnten Prinzipien, sind Reservemedikamente mit z. T. klaren Differenzialindikationen in seltenen Fällen.

Alpha-Blocker. Die reinen oralen Alphaantagonisten mit langer Halbwertszeit (z. B. Doxazosin) senken den Blutdruck durch periphere Vasodilatation. Auch wenn die neueren Substanzen aufgrund ihrer günstigen Plasma-

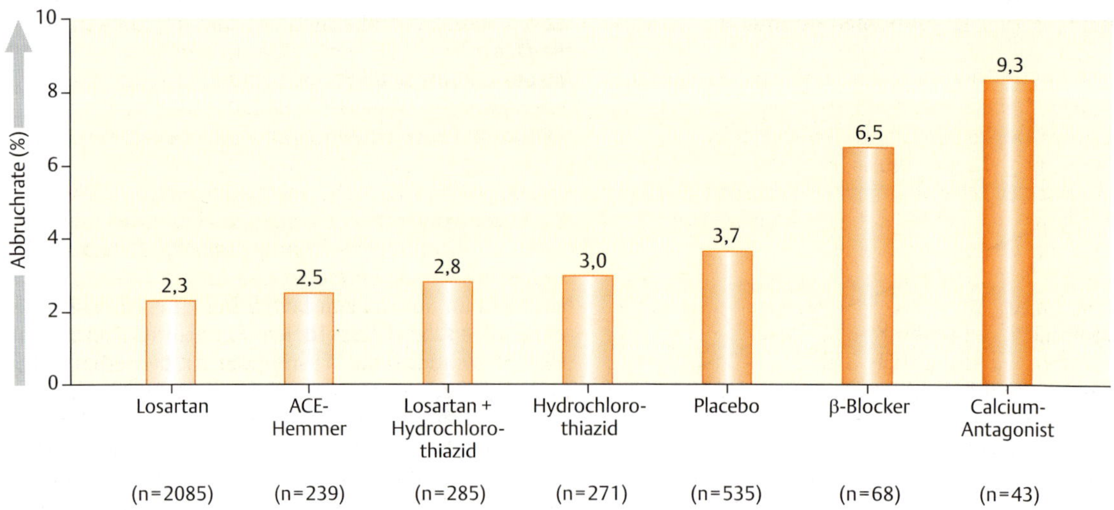

Abb. 2.**13** **Abbruchraten in der Hypertonie-Therapie unter verschiedenen Substanzen oder Substanzgruppen.** Die beste Verträglichkeit weisen AT-II-Antagonisten und ACE-Hemmer auf.

konzentrationsverläufe nicht mehr häufig zu Orthostasereaktionen führen, kommt es doch zu einer „ungeschützten" Nachlastsenkung, die bestenfalls mit **Frequenzneutralität** (logisch wäre für das entlastete Herz eine Senkung) einhergeht. Dies reicht nicht aus, um die Komplikationen der Hypertonie, v.a. am Herzen, aufzuhalten. So konnte kürzlich in einer Studie (ALLHAT) gezeigt werden, dass die zu verhindernde Komplikation der Hypertonie, die Herzinsuffizienz, unter reiner Alphablockade sogar signifikant häufiger auftritt ✗. Daher kommt die Anwendung nur geschützt durch zusätzlich Betablockade (cave Orthostase!) bei Versagen aller vorgenannten Prinzipien in Frage.
Die günstige Wirkung auf die Blasenentleerung bei **benigner Prostatahyperplasie** kann in einer Kombinationstherapie ausgenutzt werden (S. 171). Andererseits werden auch Alphablocker (z. B. Alfluzosin, Tamsulosin) zur Behandlung der benignen Prostatahyperplasie verkauft (S. 171), bei denen aber unbedingt auch an die Blutdruck senkende Wirkung gedacht werden muss.

Clonidin. Der zentral wirksame α_2-Agonist Clonidin ist eine an sich sehr wirksame Blutdruck senkende Substanz, deren Handhabungsschwierigkeiten und Nebenwirkungspotenzial aber nicht mehr zeitgemäß sind. Die Substanz kann aber in Kombinationstherapien durchaus vor dem noch unangenehmeren Minoxidil zum Einsatz kommen, wenn folgende Kautelen beachtet werden: Überdosierung, vor allem aber *rasches Absetzen* führen zu paradoxen **Blutdruckkrisen**, eine vorsichtige Auftitrierung und ein ebenso langsames Ausschleichen sind daher ein absolutes Muss. Bei unzuverlässigen Patienten, die gerne einmal eine Dosis auslassen, kann es entsprechend zu Problemen kommen. Dies wird durch die lästigen, teilweise aber gefährlichen **Akkommodationsstörungen** (Autofahren!) und **Mundtrockenheit** begünstigt. Diese Nebenwirkungen bessern sich aber häufig mit der Zeit.
Eine Weiterentwicklung des Clonidins, das **Moxonidin**, hat leider in der Therapie der Herzinsuffizienz versagt und sollte daher auch in der Hypertoniebehandlung bis zum Vorliegen „harter" Daten zurückhaltend eingesetzt werden. Inwieweit hierbei noch die Blockade von Imidazolin-Rezeptoren eine Rolle spielt, ist unklar.

Minoxidil. Dieser Kaliumkanalöffner ist ein **Endstreckenpräparat**, das ungeachtet der Ätiologie der Hypertonie die konstringierten Gefäße in jedem Fall zur Erschlaffung bringt. Seine große Wirksamkeit ist leider (wie zu erwarten!) begleitet von einer ebenso großen Nebenwirkungsintensität. Zu den **Nebenwirkungen** gehören generalisierter Haarwuchs (wird auch als Haarwuchsmittel in Salbenform angewendet), der natürlich besonders im Gesicht weiblicher Patienten unerträglich ist, Hypotonie, Ödembildung und Tachykardie. Wegen letzterer Komplikationen der Therapie muss die Substanz fast immer mit Betablockern und vor allem Diuretika kombiniert werden.
Sie ist als **letzte Instanz** zu sehen, wenn eine Vielfachtherapie mit 5 oder 6 Antihypertensiva nicht ausreicht, was aber bei höchstens 1% der Hypertoniker vorkommt. Meist sind in diesen Fällen überdies kurable Ursachen der Hypertonie vorhanden, die bei einem derartigen Antihypertensiva-Bedarf unbedingt nochmals gesucht werden sollten. Die häufigste Ursache der „therapierefraktären" Hypertonie ist die Noncompliance!

Minoxidil: kraftvolles, aber unangenehmes Mittel der letzten Wahl.

Methyldopa ist der Therapie der Hypertonie in der **Schwangerschaft** vorbehalten. Diese alte Substanz mit ausgeprägten Nebenwirkungen (Müdigkeit, Depression, hämolytische Anämie) hat lediglich den entscheidenden Vorteil, dass für sie als eine von sehr wenigen Substanzen Erfahrungen bei Schwangerschaft (keine Erhöhung der Fehlbildungen!) vorliegen und die Therapie hiermit natürlich nur eine vorübergehende ist. Ähnliches gilt für die Behandlung der Hochdruckkrise in der Schwangerschaft mit **Dihydralazin**, das eine periphere Vasodilatation erzeugt und bei Kurzzeitanwendung relativ unproblematisch ist.

Reserpin sollte nicht mehr verordnet werden, da es Depressionen auslösen kann und wenig effizient ist. Leider ist es aber immer noch in einem sehr beliebten Präparat enthalten, das aufgrund seines niedrigen Preises gerne verschrieben wird.

So genannte **Ganglienblocker** (z. B. Guanethidin) spielen keine Rolle mehr.

Behandlung der „hypertensiven Krise"

Früher war es üblich, bei sehr hohen Blutdruckwerten (über 200 mmHg systolisch) von einer hypertensiven Krise zu sprechen und den Blutdruck mit drastischen Mitteln schnell zu senken. Gerade die sublinguale Applikation von unretardiertem Nifedipin war hierbei sehr beliebt, aber nachweislich für viele Patienten tödlich oder zumindest schädlich. Die zu rasche Drucksenkung geht nämlich mit einer **erhöhten Schlaganfallinzidenz** einher ✗.
Daher muss heute unterschieden werden zwischen einem **hypertensiven Notfall**, der mit den Zeichen einer zerebralen (einschließlich retinalen) Schädigung einhergeht, also Hirnödem, Makulaödem, Krampfanfällen sowie massiven Kopfschmerzen, und dem stark erhöhten Blutdruck ohne Symptome. Der hypertensive Notfall erfordert eine intensivmedizinische Therapie (Überwachung des Patienten, Gefahr der plötzlichen Eintrübung!) und eine rasche, aber invasiv überwachte Blutdrucksenkung, z. B. mit Nitroglycerin- oder Nitroprussidnatrium-Infusionen. Bei **symptomloser Blutdruckerhöhung** wird neben einer Sedierung mit den üblichen antihypertensiven Pharmaka begonnen. Z. B. kann nach Ausschluss der Kontraindikationen eine Therapie mit ACE-Hemmern (anfangs mit dem gut steuerbaren Captopril!) oder Betablockern (insbesondere bei Tachykardie ohne Herzinsuffizienz) begonnen und ihr Erfolg noch in der Praxis überwacht werden. Der Druck soll ja gar nicht ganz schnell in den Zielbereich geführt werden, sondern anfangs nur unter etwa 170 mmHg systolisch.

Kombinationstherapie

Die allermeisten Hypertoniker benötigen eine Kombinationstherapie.

Die oben beschriebenen Arzneimittel ermöglichen in jedem Fall eine den neuen Zielwerten entsprechende Blutdruckeinstellung. Leider ist diese aber mit einem Arzneimittel nur bei etwa 30 %, mit zweien bei 60 % und mit dreien bei 90 % der Hypertoniker zu erzielen. 10 % benötigen also 4 oder gar mehr Arzneimittel, was eine große Anforderung an die Compliance stellt.
Ideal sind Kombinationen der drei lebensverlängernden Prinzipien Betablocker, Diuretikum und ACE-Hemmer, jetzt auch AT-II-Antagonisten. Für die meisten Prinzipien gibt es zur Reduktion der Tablettenzahl wertvolle **Kombinationspräparate**, die allerdings erst nach getrenntem Beginn mit Einzelkomponenten eingesetzt werden sollten.

Fallbeispiel 2.1: Arterielle Hypertonie

Anamnese: Ein 71-jähriger ehemaliger Schichtarbeiter kommt wegen hohen Blutdruckwerten (180/95), die er in der Apotheke selbst festgestellt hat. Wesentlich in der Vorgeschichte sind eine langjährige Hypertonie und die (typischerweise jetzt gar nicht mehr durchgeführte) Therapie mit „nur" 100 mg/Tag Metoprolol.

Befunde:
- Linksbetonung des Herzens im Röntgenthorax (**Abb. Fall 2.1**),
- leicht erhöhtes Serum-Kreatinin (1,3 mg/dl),
- eine Kreatinin-Clearance von 45 ml/min,
- eine „große" Proteinurie von 1,2 g/Tag,
- weitere Laborbefunde: Na 135, K 4,2, Cr 1,3, OT/PT/AP normal,
- EKG: SR, QRS/ST/T normal,
- UKG: Septumdicke 14 mm, Hinterwand 12,5 mm.

Therapie: Bei diesem Patienten bestehen leider schon kardiale Veränderungen sowie eine massive Nierenschädigung mit großer Proteinurie. In diesem Fall ist eine eindeutige Differenzialindikation für AT_1-Blocker oder ACE-Hemmer gegeben. Um den Patienten lange vor der Dialyse bewahren zu können, sollte der Druck auf 125/75 mmHg gesenkt werden. Wird er nur auf 140/90 mmHg gesenkt, ist der Patient mit großer Wahrscheinlichkeit nach drei, bei 130/85 mmHg nach fünf Jahren dialysepflichtig.
Begonnen wird mit einem ACE-Hemmer (Differenzialindikation Nierenschutz).
Durch ein Schleifendiuretikum (da die Kreatinin-Clearance unter 50 ml/min liegt, sind Thiazide aus renalen Gründen nicht mehr wirksam) wird die Wirksamkeit des ACE-Hemmers verstärkt: Das Diuretikum gleicht die Retentionsneigung unter ACE/AT_1-Hemmern aus und verbessert so das Ansprechen auf diese Substanzen.
Wahrscheinlich benötigt der Patient mindestens drei Medikamente, daher wird noch ein Betablocker als lebensverlängerndes Prinzip hinzugefügt. Falls auch das nicht reicht, wäre ein lang wirkender Calciumantagonist als viertes Präparat zu diskutieren. Neben dem Blutdruck müssen insbesondere die Herzleistung, die Nierenwerte, die Urineiweißausscheidung und die Serumelektrolyte überwacht werden.

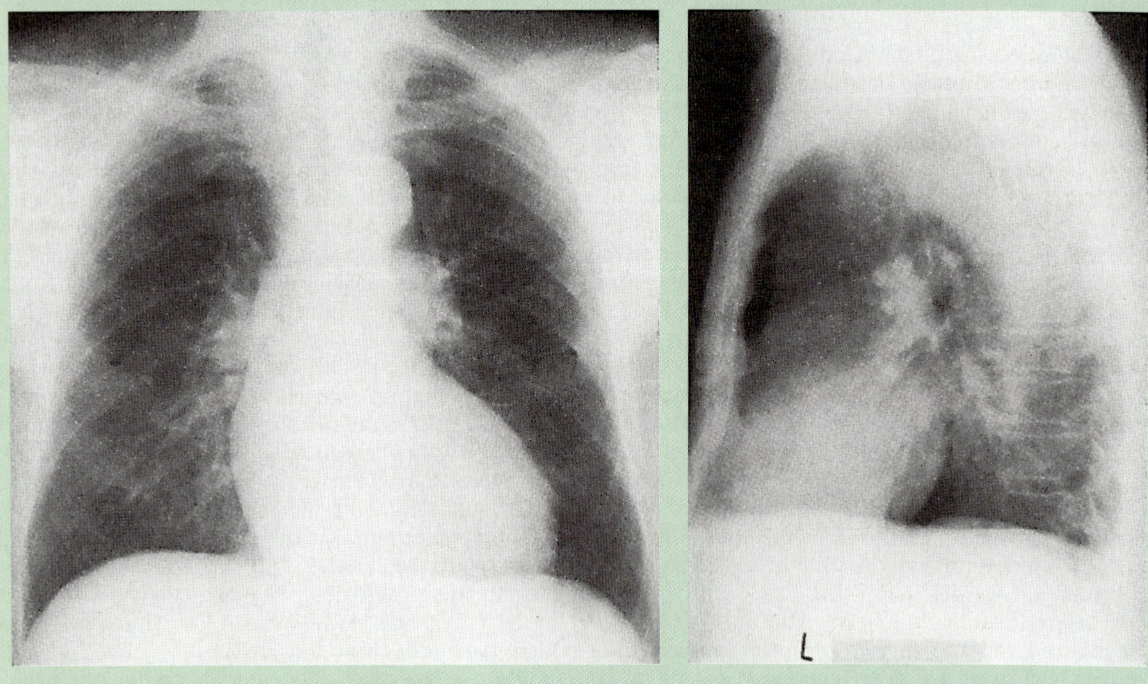

Abb. Fall 2.1 **Röntgenbefund bei langjähriger arterieller Hypertonie.** **a** Der Herzschatten ist linksseitig verbreitert, es bildet sich eine aortal konfigurierte Herzsilhouette aus. **b** Im seitlichen Röntgenbild ist eine Einengung des Retrokardialraums erkennbar.

Bei bereits eingetretener Komplikation an den Nieren: AT_1-Blocker oder ACE-Hemmer.

Spätestens als zweites Medikament ist ein Diuretikum am besten geeignet.

Therapieempfehlungen

Abb. 2.**14** fasst die vorgenannten Ergebnisse für die Therapie der arteriellen Hypertonie in einer Empfehlung zusammen, die sich eng an jene des Joint National Committee on Prevention, Detection, Evaluation and Therapy of High Blood Pressure (JNC VI) anlehnt. Die neuere JNC VII geht in der oben beschriebenen Überinterpretation der ALLHAT-Studie zu weit.

Bei der unkomplizierten Hypertonie stehen die lebensverlängernden Prinzipien Diuretika und Betablocker in der ersten Reihe, bei Begleiterkrankungen ergeben sich Differenzialindikationen. In der Regel wird mit einem Diuretikum kombiniert, wenn es nicht schon in der ersten Reihe gegeben wurde. Die Übersicht macht deutlich, welcher Wert auf die Diagnose und Berücksichtigung der Begleiterkrankungen für die Auswahl der jeweils individuell besten Arzneimittel gelegt werden muss. Es gibt kaum einen Hypertoniker, der nicht aufgrund der Begleiterkrankungen eine Einschränkung bezüglich der infrage kommenden Pharmaka aufweisen würde.

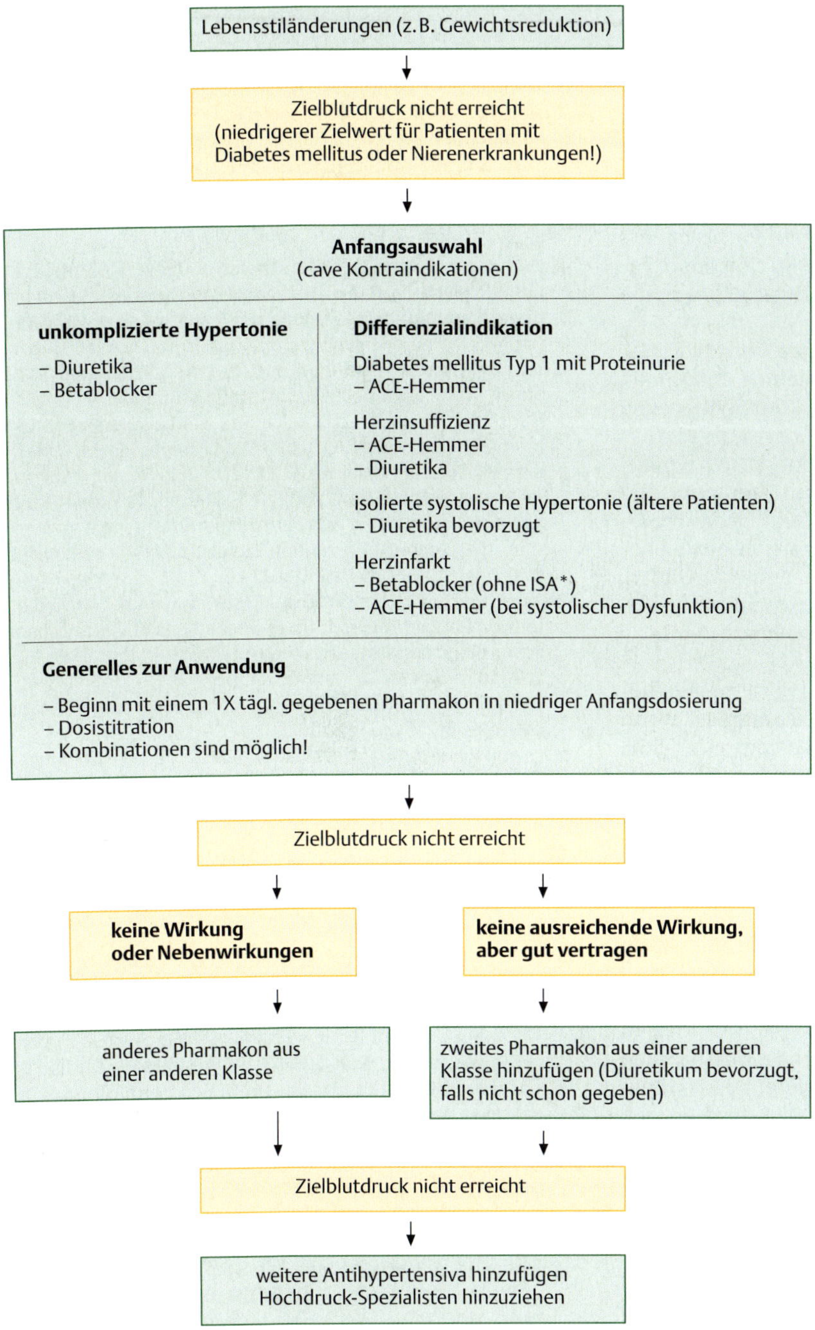

Abb. 2.**14** **Algorithmus für die Hochdruckbehandlung**

Therapie unter besonderen Begleitumständen

Begleiterkrankungen. Die bereits erwähnte Berücksichtigung der Begleiterkrankungen kann nicht genug hervorgehoben werden. Gerade für die häufige Kombination Hypertonie plus **Herzinsuffizienz** spielt dieser Umstand eine Rolle, da die effektivsten Antihypertensiva (Mortalitätssenkung!) für beide Indikationen geeignet sind (Betablocker, ACE-Hemmer, Diuretika) und damit mehrere „Fliegen mit einer Klappe" geschlagen werden können.
Andere wichtige Kombinationen sind Hypertonie plus **koronare Herzerkrankung** oder Hypertonie plus **Vorhofflimmern**. In beiden Situationen sind Betablocker fast unverzichtbar und können jeweils zwei Erkrankungen effektiv behandeln.
Die bei Hypertonie (plus **Diabetes mellitus**) auftretende Proteinurie wird erwiesenermaßen durch ACE-Hemmer und AT-II-Antagonisten besonders günstig beeinflusst.

Interaktionen. Weiter ist bei der Anwendung von Antihypertensiva auf notorisch häufige Interaktionen zu achten. So schwächen **nichtsteroidale Antiphlogistika** (NSAD) die Wirkung der antihypertensiven Therapie grundsätzlich ab („wer ein NSAD bekommt, benötigt ein Antihypertensivum mehr"), und führen bei gleichzeitiger Gabe von ACE-Hemmern und Diuretika besonders häufig zur *Nierenfunktionseinschränkung* (cave *ältere* Patienten, die nach NSAD bei gestörtem Durstgefühl an die Dialyse kommen).
Dass ACE-Hemmer und **Kalium sparende Diuretika** (z. B. Triamteren) zu gefährlichen *Hyperkaliämien* führen, ist bekannter als der Umstand, dass die Kombination von Schleifen- und Thiaziddiuretika bei nicht stark geschädigter Nierenfunktion eine massive Exsikkose, Hypotonie und Hypokalämie provozieren kann. Überhaupt sind die *Hypokalämie* und *Exsikkose* eine Crux für die Therapie älterer Patienten mit Diuretika, die sie ansonsten besonders gut vertragen. Außerdem wird gerne vergessen, dass Diuretika massiv in die renale Ausscheidung von **Lithium** eingreifen können (Plasmaspiegelkontrollen!).

Budgetprobleme und Compliance. Eine rationale Therapie ist immer auch eine rationelle, zumindest wenn die Sekundärschäden als schlimmer Kostentreiber mitberücksichtigt werden. Die Frage „Geld oder Leben", oft nur vor einer Kurzzeit-Perspektive betrachtet, bestimmt aber leider in der ärztlichen Praxis heute nicht selten Entscheidungen. So wird immer noch sehr gerne das bereits oben erwähnte Reserpin-haltige Präparat verordnet, das billig, aber obsolet ist.
Die Patienten nehmen die verordneten Medikamente oft nicht, da ihnen die Folgen der Erkrankung nicht klar sind (Aufklärungspflicht des Arztes!) und/oder weil es ihnen unter Therapie schlechter geht als vorher. Vor diesem Hintergrund sind **Compliance fördernde Maßnahmen** wie Reduktion der Tablettenzahl (Kombinationspräparate insbesondere mit Diuretika sind hier ausdrücklich erlaubt!) und Auswahl gut verträglicher Medikamente unbedingt erforderlich.
Es bleibt trotz allem dabei, dass weniger als 20 % (in einzelnen Untersuchungen noch weit weniger!) der Hypertoniker einen kontrollierten Blutdruck aufweisen, der zumindest statistisch gesehen eine optimale Lebensverlängerung und Senkung der Schlaganfallhäufigkeit (und Häufigkeit anderer Komplikationen) mit sich bringen würde ✓✓. Andererseits waren die Antihypertensiva noch nie so gut untersucht und so nebenwirkungsarm wie heute, und jeder Arzt sollte davon überzeugt sein, dass eine antihypertensive Therapie heute bei hoher Effizienz, großer Sicherheit und niedrigen Kosten (1 – 1,5 Euro/Tag) möglich ist. Die moderne Versorgungsforschung wird diese klagwürdige Situation hoffentlich verbessern helfen.

> *Moderne Hochdrucktherapie ist effizient, sicher und bezahlbar!*

Ausgewählte Literatur

1. Flack JM, Neaton J, Grimm R Jr et al., for the Multiple Risk Factor Intervention Trial Research Group. Blood pressure and mortality among men with prior myocardial infarction. Circulation 1995;92 : 2437 – 2445.
2. Frohlich ED. Pathophysiology of systemic arterial hypertension. In: Schlant RC, Alexander RW, O'Rourke RA, Roberts R, Sonnenblick EH (eds.). Hurst's The Heart. 8th edition. New York, NY: McGraw-Hill;1993 : 1391 – 1401.
3. Furberg CD, Psaty BM, Meyer JV. Nifedipine: dose-related increase in mortality in patients with coronary heart disease. Circulation 1995;92 : 1326 – 1331.
4. Hansson L, Zanchetti A, Carruthers SG, Dahlof B, Elmfeldt D, Julius S, Menard J, Rahn KH, Wedel H, Westerling S. Effects of intensive blood-pressure lowering and low-dose aspirin in patients with hypertension: principal results of the Hypertension Optimal Treatment (HOT) randomised trial. HOT Study Group. Lancet. 1998;351(9118):1755 – 62.
5. Hansson L, Lindholm LH, Niskanen L, Lanke J, Hedner T, Niklason A, Luomanmaki K, Dahlof B, de Faire U, Morlin C, Karlberg BE, Wester PO, Bjorck JE. Effect of angiotensin-converting-enzyme inhibition compared with conventional therapy on cardiovascular morbidity and mortality in hypertension: the Captopril Prevention Project (CAPPP) randomised trial. Lancet.1999;353(9153):611 – 6.
6. Hypertension Prevention Trial Research Group. The Hypertension Prevention Trial: three-year effects of dietary changes on blood pressure. Arch. Intern. Med. 1990;150 : 153 – 162.
7. Levy D, Larson MG, Vasan RS, Kannel WB, Ho KKL. The progression from hypertension to congestive heart failure. JAMA 1996;275 : 1557 – 1562.
8. Lewis EJ, Hunsicker LG, Bain RP, Rohde RD, for the Collaborative Study Group. The effect of angiotensin-converting-enzyme inhibition on diabetic nephropathy. N. Engl. J. Med. 1993;329 : 1456 – 1462.
9. MacMahon S, Rodgers A. The effects of blood pressure reduction in older patients: an overview of five randomized controlled trials in elderly hypertensives. Clin. Exp. Hypertens. 1993;15 : 967 – 978.
10. Messerli FH, Schmieder RE, Weir MR. Salt – a perpetrator of hypertensive target organ disease? Arch. Intern. Med. 1997;157 : 2449 – 2452.
11. Staessen JA, Fagard R, Thijs L, et al., for the Systolic Hypertension – Europe (Syst-Eur) Trial Investigators. Morbidity and mortality in the placebo-controlled european trial on isolated systolic hypertension in the elderly. Lancet 1997;350 : 757 – 764. 48 : 343 – 353.
12. The ALLHAT Officers and Coordinators for the ALLHAT Collaborative Research Group. Major outcomes in high-risk hypertensive patients randomized to angiotensin converting enzyme inhibitor or calcium channel blocker versus diuretic. The Antihypertensive and Lipid-Lowering Treatment to Prevent Heart Attack Trial (ALLHAT). JAMA 2002; 28: 2981 – 2997.

2.2 Chronische Herzinsuffizienz

Grundlagen

Die Herzinsuffizienz nimmt stark an Häufigkeit zu. Sie ist als maligne Erkrankung anzusehen.

Prävalenz und Inzidenz. Die Herzinsuffizienz ist die kardiovaskuläre Erkrankung mit der stärksten Inzidenzzunahme, da dank der modernen Medizin mehr Patienten einen Herzinfarkt überleben und das durchschnittliche Alter der Patienten zunimmt (Alterserkrankung). Die Prävalenz und Inzidenz sind deutlich altersabhängig: Im Alter zwischen 45 und 55 Jahren leiden weniger als 1 % der Bevölkerung an einer Herzinsuffizienz, zwischen dem 65. und 75. Lebensjahr bereits 2–5 %, und bei über 80-Jährigen fast 10 %. Männer sind häufiger betroffen als Frauen mit einer Geschlechterrelation von etwa 1,5 : 1.

Ursachen. Die häufigste Ursache einer Herzinsuffizienz ist die arterielle Hypertonie ✓✓, die entweder über die koronare Herzerkrankung (KHK, 40 %) oder direkt (24 %) zur Herzleistungsschwäche führt. Somit ist die Behandlung der arteriellen Hypertonie (S. 49 ff.) sehr häufig (in bis zu 30 % der Fälle) gleichzeitig auch eine Behandlung der Herzinsuffizienz; zum andern ist sie eine prophylaktische Maßnahme zur Vorbeugung vor der Entstehung der Herzinsuffizienz. Auch durch die Behandlung einer Hypercholesterinämie (Vermeidung ischämischer Komplikationen) kann die Inzidenz einer Herzinsuffizienz signifikant reduziert werden ✓✓. Seltenere Ursachen sind u. a. idiopathische Kardiomyopathien, Myokarditiden und Herzvitien.

Einteilung und Prognose. Der Schweregrad wird nach den Empfehlungen der New York Heart Association beurteilt, bei denen die körperliche Belastbarkeit das entscheidende Kriterium ist (Tab. 2.2). Die Prognose der Herzinsuffizienz ist, abhängig vom Schweregrad, schlechter als bei vielen sog. „malignen" Erkrankungen wie Karzinomen: Bei mittlerem Schweregrad sind nach 5 Jahren 50 % der Patienten gestorben, bei schwerer Herzinsuffizienz ist dies bereits nach einem Jahr der Fall (Abb. 2.15).

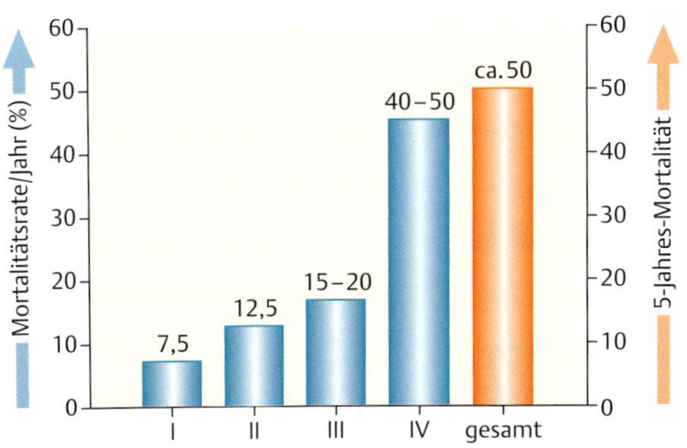

Abb. 2.15 **Mortalitätsrate in Abhängigkeit vom NYHA-Schweregrad der Herzinsuffizienz.** Über alle Erkrankungsfälle gemittelt beträgt die 5-Jahres-Mortalität ca. 50 %.

Tab. 2.2 **Klinische Schweregrade der Herzinsuffizienz nach der New York Heart Association (NYHA)**

Grad I	**Herzkranke ohne Einschränkung der körperlichen Leistungsfähigkeit** Bei gewohnter körperlicher Betätigung kommt es nicht zum Auftreten von Dyspnoe, anginösem Schmerz oder Palpitationen.
Grad II	**Patienten mit leicht eingeschränkter körperlicher Leistung** Diese Kranken fühlen sich in Ruhe und bei leichter Tätigkeit wohl. Beschwerden machen sich erst bei Belastung, d. h. stärkeren Graden der gewohnten Betätigung, bemerkbar.
Grad III	**Patienten mit stark eingeschränkter körperlicher Leistung** Diese Kranken haben keine Beschwerden in Ruhe, aber schon bei leichten Graden der gewohnten Tätigkeit (Dyspnoe, Angina pectoris, Palpitationen).
Grad IV	**Patienten mit Beschwerden bei allen körperlichen Aktivitäten oder in Ruhe** Die Symptome der Herzinsuffizienz treten in Ruhe auf und werden durch körperliche Tätigkeit verstärkt (Bettlägerigkeit).

Pathophysiologie (Abb. 2.16). Damit nach einer initialen myokardialen Schädigung (Druck/Volumen-Überlastung, Gewebeverlust) ein bedarfsgerechtes Schlagvolumen aufrecht erhalten werden kann, kommt es kompensatorisch zu einer ventrikulären Dilatation und einem ventrikulären Remodeling mit Myozytenhypertrophie (Abb. 2.16). Die ventrikuläre Dilatation ist in der Regel progredient, wobei neben der Nekrose (Zelltod mit Enzymfreisetzung) auch der programmierte Zelltod (Apoptose, ohne Enzymfreisetzung) eine große Rolle spielt. Zur Kompensation der reduzierten kardialen Pumpleistung entsteht systemisch eine neuroendokrine Stimulation (Aktivierung des sympathischen Nervensystems und des Renin-Angiotensin-Aldosteron-Systems, erhöhte Freisetzung von Stickoxid [NO], Vasopressin und Zytokinen, Abb. 2.17). Die neuroendokrine Aktivierung führt zur peripheren Vasokonstriktion, Flüssigkeitsretention, Einschränkung der Nierenleistung, Tachykardie, Arrhythmieneigung (Catecholamine!) und Catecholamin-Refraktärität des Herzens sowie klinisch zu einer Verschlechterung des Zustands. Die chronische Herzinsuffizienz stellt somit einen dynamischen Prozess dar, bei dem Kompensationsmechanismen in einem Circulus vitiosus zur progredienten Verschlechterung der Herzfunktion beitragen.

Ein Teufelskreis der Kompensationsmechanismen führt zum stetigen Fortschreiten der Erkrankung.

Therapeutische Implikationen. Die weitreichenden Folgen der neuroendokrinen Aktivierung machen verständ-

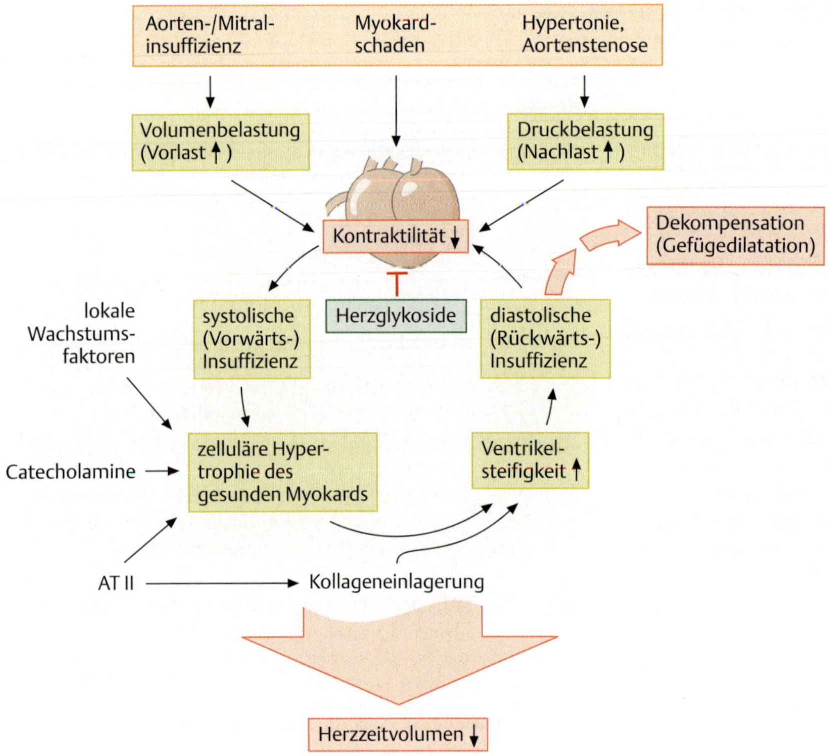

Abb. 2.**16** **Herzmechanische Folgen der Herzinsuffizienz (kardiales Remodeling).** Herzglykoside haben zum Ziel, die herabgesetzte Kontraktilität wieder zu steigern.

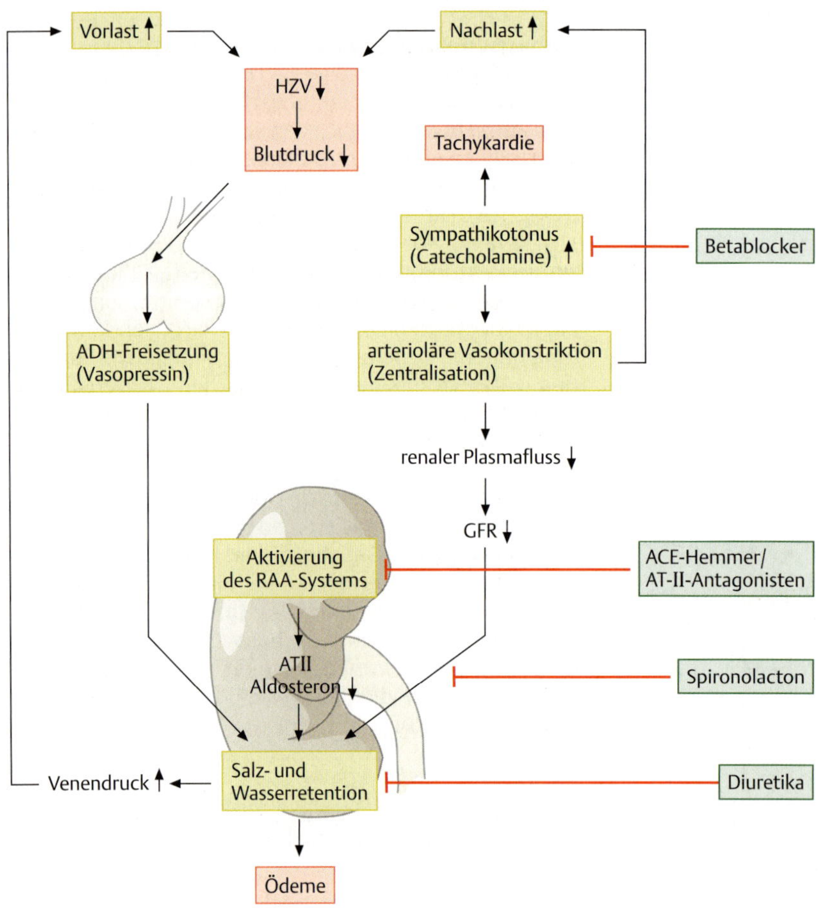

Abb. 2.**17** **Neuroendokrine Aktivierung als Folge einer Herzinsuffizienz.** Die Aktivierung neuroendokriner Regelkreise ist wesentlicher Bestandteil des kompensatorischen Teufelskreises, der letztlich zur Dilatation des Myokardgewebes und damit zur Dekompensation führt. Therapeutische Angriffspunkte sind grün eingezeichnet.

lich, dass die in jüngerer Zeit zur Herzinsuffizienzbehandlung vorgenommenen *Eingriffe in diese hormonellen Regelkreise* außerordentlich erfolgreich waren (**ACE-Hemmer** und **Betablocker**, s. Abb. 2.**17**).

Die Wasser- und Salzretention mit Ödembildung erfordert stets den Einsatz von **Diuretika**, die das Herz über eine Vorlastsenkung verkleinern und so nach dem Laplace-Gesetz eine größere Kraftentwicklung ermöglichen (s. Abb. 2.**18 a**).

Das alte Prinzip der Herzinsuffizienztherapie, die *Steigerung der Herzkraft*, hat – obwohl primär einleuchtend – als therapeutisches Prinzip leider enttäuscht; nur **Digitalis**-Präparate sind übrig geblieben, wenn auch mit stark eingeschränktem Indikationsfeld. Digitalis führt über eine Kontraktilitätssteigerung zu einer Zunahme der systolischen Funktion (Schlagvolumen) und damit zu einer Ökonomisierung der Herzarbeit (Abb. 2.**18 b**) und in der Folge ebenfalls zu einer Verkleinerung des Herzens.

Die in Abb. 2.**18** dargestellten Zusammenhänge haben die Therapie der Herzinsuffizienz lange beherrscht, sie berücksichtigen jedoch nicht die Progredienz der Herzinsuffizienz. So kann eine vorübergehende Verringerung der systolischen Herzleistung bei gleichzeitiger Vor- und Nachlastsenkung mittel- und langfristig sehr viel günstiger sein als die hier dargestellten Veränderungen, die primär wesentlich mehr überzeugen.

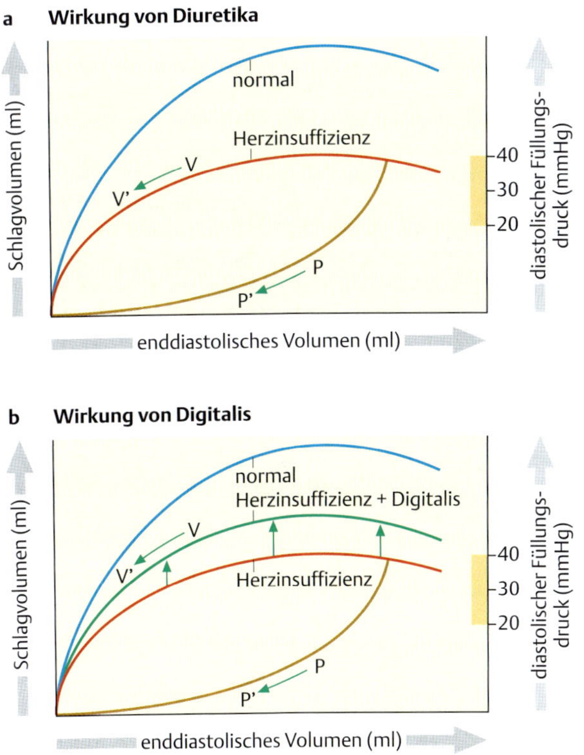

Abb. 2.**18** **Einfluss von Diuretika (a) und Digitalis (b) auf die Herzleistung.** Blaue und rote Kurven: Schlagvolumen; braune Kurve: diastolischer linksventrikulärer Füllungsdruck, jeweils in Abhängigkeit vom enddiastolischen linksventrikulären Volumen. Unter Therapie verschiebt sich das Schlagvolumen von V nach V', der enddiastolische Druck von P nach P'. Unter Diuretika (**a**) wird das Herz durch Vorlastsenkung kleiner, was der systolischen Funktion (Schlagvolumen) aufgrund des fast horizontalen Kurvenverlaufs nicht schadet, aber den Füllungsdruck senkt, also den Patienten aus der orange markierten Lungenödemzone herausbringt. Unter Digitalis (**b**) wird durch eine primäre Erhöhung der systolischen Herzleistung das Herz besser entleert, es wird also sekundär auch kleiner, so dass auch hierdurch der Füllungsdruck sinken kann.

Evidenzbasierte Therapie der chronischen Herzinsuffizienz

Therapieziele. Die Therapie soll das **Befinden** des Patienten bessern, die **Progression** der kardialen Dysfunktion stoppen und damit die **Letalität senken**.

Zunächst sollte selbstverständlich versucht werden, die Ursache der Herzinsuffizienz zu klären und den Schweregrad einzuschätzen, um kausale Therapieansätze (operativ, kardiologisch-interventionell, medikamentös) optimal ausschöpfen zu können. So kann z. B. durch eine effektive Hypertonie-Behandlung (S. 47 ff.) und durch die Behandlung einer bestehenden Hypercholesterinämie (S. 289 ff.) die Progredienz einer Herzinsuffizienz signifikant reduziert werden ✓✓.

Nichtmedikamentöse Therapie: Gewichtskontrolle, Bewegung

Gewichtskontrolle. Eine Normalisierung des Körpergewichtes ist eine Voraussetzung für das Greifen zahlreicher Therapiemaßnahmen (Hochdruckeinstellung, Ödemausschwemmung). Die Salzzufuhr sollte begrenzt werden (nicht mehr als 3 g Salz pro Tag, wird allerdings wenig geschätzt und selten befolgt), um einer Flüssigkeitsretention entgegenzuwirken. Die Flüssigkeitszufuhr sollte in der Regel auf 2 Liter pro Tag, bei schwerer Herzinsuffizienz auf 1,5 Liter pro Tag begrenzt werden.

Jeder Patient sollte zur täglichen Gewichtskontrolle (morgens nüchtern) angehalten werden und bei einer Gewichtszunahme von mehr als 1 kg pro 24 h oder mehr als 2 kg pro Woche zum Hausarzt gehen. Dass Rauchen und übermäßiger Alkoholkonsum schädlich sind, wird vielen Patienten vom behandelnden Arzt nicht ausreichend vermittelt, da die Ärzte oft selbst unter diesen „Gebrechen" leiden.

Abnehmen ist unbeliebt, aber wirksam.

Körperliche Bewegung. Bei stabiler chronischer, auch schwerer Herzinsuffizienz führt eine regelmäßige, aber moderate dynamische Betätigung (z. B. Gehen, Radfahren) bei den meisten Patienten zu einer höheren maximalen Belastungstoleranz, das subjektive Wohlbefinden wird verbessert, die autonome Dysregulation lässt nach. Bei der stabilen Herzinsuffizienz (nicht während einer Dekompensation!) ist daher eine regelmäßige körperliche Tätigkeit zu empfehlen, z. B. 5-mal pro Woche 20 min oder 3-mal pro Woche 30 – 45 min Radfahren mit einer Belastung von 40 – 80 % der maximalen Herzfrequenz bzw. Sauerstoffaufnahme. Das körperliche Training sollte dabei zunächst unter ärztlicher Kontrolle erfolgen (z. B. auch in den hierfür zwar nicht vorgesehenen, aber geeigneten Koronarsportgruppen).

In jedem Fall soll aus dem Patienten kein „Herzkrüppel" werden, der aus Angst nur noch in der Ecke sitzt und am Leben nicht mehr teilnimmt. Hinsichtlich der Prognose gibt es in dieser Hinsicht jedoch keine Evidenz ≈. Strenge körperliche Schonung und Bettruhe sind nur bei akuter bzw. dekompensierter chronischer Herzinsuffizienz indiziert.

Keine „Herzkrüppel" schaffen!

Pharmakotherapie

Im Folgenden werden die **drei Säulen** der Herzinsuffizienztherapie, Diuretika, ACE-Hemmer und Betablocker, dargestellt, das „Säulchen" Herzglykoside dimensioniert und neuere Konzepte diskutiert.

Diuretika

Diuretika sind **bei Herzinsuffizienz mit Flüssigkeitsretention** (z. B. periphere Ödeme, Lungenstauung) indiziert und sollten praktisch immer mit einem ACE-Hemmer kombiniert werden (Ausnahme: Kalium-sparende Diuretika, s. u.). In kontrollierten Studien führten Diuretika bei symptomatischer Herzinsuffizienz zu Gewichtsabnahme und Beschwerdebesserung ✓. Bei herzinsuffizienten Patienten mit vorausgegangener pulmonaler Stauung kam es nach einem Diuretikaentzug zur akuten Linksherzdekompensation ✓.

Diuretika sind aus symptomatischen Gründen unverzichtbar.

Ein Patient wird eine Noncompliance (Weglassen der Diuretika), aber auch eine unzureichende Wirkung (z. B. bei mangelnder Resorption, s. u.) schnell an den Symptomen merken. Wenn keine Diuretika eingenommen werden und der Patient dennoch nicht dekompensiert, muss an eine Fehldiagnose gedacht werden.
Bei **nicht sehr ausgeprägten Zeichen der Flüssigkeitsretention** (Ödeme, Dyspnoe) können **Thiazide** ausreichend sein. In Kombination mit Kalium sparenden Diuretika (z. B. Hydrochlorothiazid mit Triamteren) ist jedoch bei gleichzeitiger ACE-Hemmer-Gabe die Gefahr einer Hyperkaliämie zu beachten. Generell sollten wegen der Nebenwirkungen (Hyperglykämie, Hypercholesterinämie, Hypokaliämie) Thiazide eher niedrig als hoch dosiert werden (z. B. Hydrochlorothiazid bis 25 mg/Tag) und ansonsten auf die stärker wirksamen Schleifendiuretika ausgewichen werden.

Moderne Schleifendiuretika haben ein günstigeres pharmakokinetisches Profil.

Eine **eingeschränkte Nierenfunktion** (glomeruläre Filtrationsrate < = 50 ml/min) oder ausgeprägtere Flüssigkeitsretention machen in jedem Fall die Gabe von **Schleifendiuretika**, ggf. intravenös, erforderlich. Hierbei sollte der sog. „Kreatinin-blinde Bereich" beachtet werden, in dem die Kreatininkonzentration im Serum trotz größerer Einschränkung der Nierenfunktion nur wenig ansteigt (Abb. 2.**19**). Dies ist insbesondere bei älteren Menschen wichtig, da im Alter die muskuläre Kreatinproduktion wegen der geringer werdenden Muskelmasse zurückgeht. So kann ein 80-jähriger Patient bei einem Serumkreatinin von 1,0 mg% bereits eine um 50 % eingeschränkte Nierenfunktion haben.
Das lang bekannte, preisgünstige *Furosemid* hat aufgrund einer ungünstigen Pharmakokinetik nur eine relativ kurze Wirkungsdauer (1 bis maximal 6 h); die Niere holt sich möglicherweise das akut ausgeschiedene Natrium nach dem raschen Abklingen der Wirkung überschießend zurück. Außerdem ist es schlecht resorbierbar, die Resorptionsquote ist mit 30 – 70 % sehr variabel und wird bei kardialer Stauung (und dadurch bedingter gastrointestinaler Schleimhautschwellung) noch schlechter (bis 10 %). Daher ist Furosemid heute trotz seiner Verbreitung kein ideales Schleifendiuretikum mehr in der Therapie der chronischen Herzinsuffizienz. Es sollte verdrängt werden durch *länger wirksame Schleifendiuretika* wie Bumetanid, Torasemid oder Piretanid. Die höheren Kosten werden durch seltenere Einnahme (Compliance!), geringere Wahrscheinlichkeit von Nebenwirkungen (Hypokaliämie ✓, möglicherweise Ototoxizität) und sicherere Wirksamkeit wettgemacht. Für Torasemid konnte kürzlich in einer allerdings offenen Studie ein Überlebensvorteil gegenüber Furosemid nachgewiesen werden (TORIC-Studie) ✓.
Bei **therapieresistenten Ödemen** hat sich die **Kombinationstherapie** von einem Schleifendiuretikum mit einem Thiazid oder Metolazon als wirksam gezeigt. Hierbei wird die distal-tubuläre Natriumresorption, die unter Schleifendiuretika sogar kompensatorisch noch gesteigert sein kann, zusätzlich blockiert (**sequenzielle Nephronblockade**); eine Therapierefraktärität kann aufgehoben werden.
Zur **Potenzierung der Schleifendiuretikawirkung** kann zusätzlich der Aldosteron-Antagonist **Spironolacton** gegeben werden, insbesondere wenn eine Hypokaliämieneigung besteht. Unter engmaschiger Kaliumkontrolle hat sich die zusätzliche Spironolacton-Gabe in kleinen Mengen (12,5 bis 50 mg/Tag) als lebensverlängernde Maßnahme erwiesen (RALES-Studie) ✓. Bei Niereninsuf-

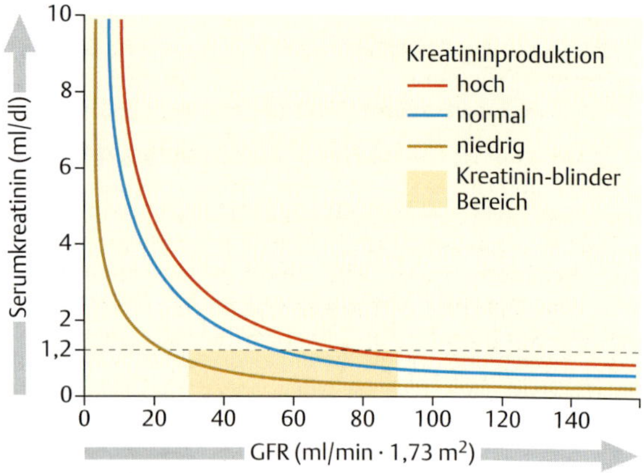

Abb. 2.**19** **Abhängigkeit der Serumkreatinin-Konzentration von der Nierenfunktion.** Serumkreatinin ≈ 1/GFR.

fizienz ist Spironolacton jedoch kontraindiziert. Das spezifische Nachfolgepräparat Eplerenon (keine Gynäkomastien!) verlängerte in der Ephesus-Studie das Leben von Herzinsuffizienten nach Infarkt. Abgesehen von den RALES- und Ephesus-Studien sind keine prospektiven Studien zur Letalitätssenkung durch Diuretika bei Herzinsuffizienz durchgeführt worden; sie lassen sich aus ethischen Gründen (Placebogruppe!) heute auch nicht mehr nachholen ≈. Da aber die symptomatische Indikation so eindeutig und führend ist, ist dieser Mangel an Evidenz zu verkraften.
Trotz ihrer Erfolge hat die Diuretika-Therapie auch unerwünschte Effekte: so führen zusätzlich zu den bereits genannten Nebenwirkungen (insb. der Schleifendiuretika, vgl. S. 52) oft auch Überdosierungen zu Problemen: Überhaupt wird die Dehydratationsproblematik unter chronischer Diuretika-Gabe unterschätzt. Insbesondere bei eindeutigen Zeichen der Dehydratation (stehende Hautfalten, ausgeprägte Mundtrockenheit), bei Hyponatriämie oder bei Patienten, die nie kritisch dekompensiert waren, sollten daher Versuche zur Dosisreduktion unter klinischer (Gewichts-)kontrolle erfolgen.

ACE-Hemmer und AT-II-Antagonisten

ACE-Hemmer = erstes lebensverlängerndes Prinzip!

ACE-Hemmer (= Hemmstoffe des Angiotensin-Conversions-Enzyms). In mehreren großen, Placebo-kontrollierten Studien (SAVE, SOLVD) konnten bereits in den 70iger- und 80iger-Jahren durch ACE-Hemmer bei Patienten mit systolischer Herzinsuffizienz in den NYHA-Stadien II–IV die Symptomatik und Belastungstoleranz verbessert, die Hospitalisationsrate aufgrund einer progredienten Herzinsuffizienz vermindert und vor allem die Letalität signifikant reduziert werden ✓✓. Auch bei asymptomatischen Patienten mit eingeschränkter linksventrikulärer Funktion, z. B. nach großem Infarkt (EF <= 35 %), vermindert eine ACE-Hemmer-Therapie die Wahrscheinlichkeit einer symptomatischen Herzinsuffizienz (Prophylaxe!) und senkt die Hospitalisationsrate und Mortalität durch günstige Beeinflussung des Remodeling ✓. Die Gabe eines ACE-Hemmers ist somit bei allen Patienten mit systolisch eingeschränkter linksventrikulärer Funktion (EF <= 35 %) unabhängig von der Symptomatik (NYHA I–IV) zu empfehlen.
Da die Dosis nicht unmittelbar mit der Kontrolle von Symptomen korreliert ist wie bei den Diuretika, besteht bei ACE-Hemmern generell eine Tendenz zur **Unterdosierung** (irrtümliche Annahme eines Schutzes vor Nebenwirkungen). In der ATLAS-Studie, in der eine Lisinopril-Hochdosis- (32,5 – 35 mg/Tag) mit einer Niedrigdosistherapie (2,5 – 5 mg/Tag) verglichen wurde, fand sich in der Hochdosisgruppe eine niedrigere Gesamtletalität sowie eine signifikant geringere kombinierte kardiovaskuläre Letalität und Hospitalisationsrate bei gleicher Nebenwirkungshäufigkeit ✓. Dies unterstreicht die grundsätzliche Tatsache, dass Studienergebnisse nur solange auf die Wirklichkeit übertragbar sind, wie man den Studienvoraussetzungen einschließlich der eingesetzten Dosen folgt. Auch wenn heute das ursprüngliche Ziel einer ACE-Hemmer-Dosierung von 150 mg/Tag Captopril oder einer äquivalenten Dosis anderer Substanzen (z. B. 20 mg/Tag Enalapril, 5 mg/Tag Ramipril) als etwas hochgegriffen erscheint, ist die Hälfte dieser Dosen sicher die absolute Untergrenze dessen, was noch positiv wirkt. Die häufig beobachtete Praxis einer Gabe von 2-mal 6,25 mg Captopril/Tag ist jedenfalls schlechter als eine Nichttherapie, da diese Menge bei fehlender Hauptwirkung trotzdem Nebenwirkungen haben kann (z. B. Allergien, Quincke-Ödem) und Geld kostet.

Grundsätzlich sollten ACE-Hemmer aufgrund der Hyperkaliämie-Gefahr nicht mit Kalium sparenden Diuretika kombiniert werden.

Diese Aussage wird durch die oben zitierten RALES- und Ephesus-Studien relativiert, allerdings erfordert die Gabe auch kleiner Mengen von Spironolacton oder Eplerenon engmaschige Kaliumkontrollen. Die Erstdosis eines zusätzlich gegebenen Diuretikums sollte wie in den dazu durchgeführten Studien niedrig gewählt und der Blutdruck nach der Erstgabe überwacht werden. Die ACE-Hemmer-Wirkung kann durch zusätzliche Diuretika-Gabe verstärkt werden, sichtbar anhand einer zusätzlichen Blutdruckabnahme. Besonders hypotoniegefährdet sind dehydrierte Patienten – aufgrund der häufig nicht individuell angepassten Therapie (s. o.) leider keine seltene Erscheinung.

ACE-Hemmer schützen die Nierenfunktion.

Unter einer ACE-Hemmer-Therapie steigt das Kreatinin aufgrund der intrarenalen hämodynamischen Effekte initial bei den meisten Patienten um 10 – 15 % an, bleibt aber dann konstant; die Progredienz der Niereninsuffizienz, z. B. bei gleichzeitiger Hypertonie oder Diabetes mellitus, wird dann sogar aufgehalten ✓✓. Bei Rekompensationen kann sich – als Ausdruck der Besserung der prärenal bedingten Einschränkung der Nierenfunktion – der Kreatininspiegel auch genau umgekehrt verhalten und ein initial erhöhtes Kreatinin abfallen. Als kritischer Wert wird ein Kreatininanstieg um über 50 % des Ausgangswertes betrachtet, der zum sofortigen Absetzen der ACE-Hemmer zwingt. Um diesen Spielraum nach oben zu sichern, gilt als **Obergrenze für den Einsatz von ACE-Hemmern** ein Kreatininwert von 2,8 mg%, denn bei einem Anstieg um 50 % (auf 4,2 mg%) bliebe dem Patienten eine Dialyse gerade noch erspart. Die altersabhängig sinkende Kreatininproduktion (s. o.) muss jedoch mit entsprechend niedrigeren Grenzwerten beachtet werden. Beginnend mit der ersten Woche der ACE-Hemmer-Therapie sollte daher der Kreatininwert anfangs häufig, dann bei stabiler Situation seltener kontrolliert werden. Die ACE-Hemmer-Dosis darf nicht gesteigert werden beim Auftreten einer Hyperkaliämie (5,5 mmol/l), einer symptomatischen Hypotonie oder einem Kreatininanstieg auf mehr als 3 mg/dl. Weitere häufige Nebenwirkungen sind Husten (klinisch relevant nur bei 3 – 5 %, in geringerem Maße ausgeprägt bei bis zu 30 % der Patienten) und selten ein potenziell lebensbedrohliches Angioödem (Quincke-Ödem). Absolute **Kontraindikationen** sind beidseitige Nierenarterienstenosen, Obstruktionen des Ausflusstrakts des linken Vntrikels und ein bekanntes Angioödem.

AT-II-Antagonisten. Die direkte Blockade des AT_1-Rezeptors hat den Vorteil einer effektiveren Hemmung schädigender Angiotensin-II-Effekte am Myokard. Nach einer kleinen, zur Mortalitätsbeurteilung nicht ausreichenden Studie (ELITE I) schien sich bei älteren Patienten (> 65 Jahre) mit Herzinsuffizienz im Stadium NYHA II–IV für Losartan im Vergleich zu Captopril eine Überlegenheit in der Lebensverlängerung abzuzeichnen. Leider konnten diese in Vorfreude überbewerteten Befunde in der größeren, zur Beurteilung der Mortalitätsunterschiede ausreichenden Nachfolgestudie (ELITE II) nicht bestätigt werden ✗. Immerhin haben AT_1-Rezeptorenblocker keine Nachteile gegenüber ACE-Hemmern in der Herzinsuffizienztherapie, sind also bei Kontraindikationen oder Unverträglichkeit (starker Husten!) der ACE-Hemmer in jedem Fall indiziert. Die neue CHARM-Studie zeigte einen kleinen zusätzlichen Vorteil einer zusätzlichen Gabe von Candesartan zum ACE-Hemmer; die Kombinationstherapie sollte daher zumindest bei Unverträglichkeit eines der anderen Prinzipien (z. B. Betablocker) erwogen werden ✓.

Betarezeptorenblocker

Betablocker = zweites lebensverlängerndes Prinzip!

Der Aktivitätsgrad des sympathischen Nervensystems ist wichtig für die Prognose herzinsuffizienter Patienten. In kontrollierten Studien konnte belegt werden, dass im NYHA-Stadium II–IV additiv zu einer Basismedikation mit ACE-Hemmern und Diuretika eine mit niedrigen Dosen eingeleitete Therapie mit Betarezeptorenblockern sicher ist und zu einer Verbesserung der linksventrikulären Pumpfunktion und der Prognose führt. Dies wurde bei der dilatativen und ischämischen Kardiomyopathie für den nichtselektiven Betarezeptorenblocker Carvedilol (der durch zusätzliche α_1-Blockade vasodilatierend wirkt) gezeigt ✓✓; darüber hinaus ist es in mehreren Studien auch für die β_1-selektiven Betarezeptorenblocker Metoprolol und Bisoprolol (Abb. 2.**20**) belegt ✓✓. Unter Behandlung mit Betablockern waren im Vergleich zu Placebo weniger Hospitalisationen wegen einer Linksherzdekompensation und weniger Herztransplantationen erforderlich. Den erwähnten Betarezeptorenblockern ist gemeinsam, dass sie keine intrinsische sympathomimetische Aktivität (ISA) aufweisen, also gut die Herzfrequenz senken (um 15–25 %). Bei vorhandener ISA (z. B. Pindolol, Celiprolol) beträgt die Senkung der Herzfrequenz dagegen nur wenige Prozent.

Niedrige Anfangsdosis, dann aber hohe Zieldosis.

Eine Therapie mit Betarezeptorenblockern darf nur bei Patienten mit **stabiler Herzinsuffizienz** eingeleitet werden, die also nach einer Dekompensation erst mit konventionellen Medikamenten, vor allem Diuretika und ACE-Hemmern, rekompensiert und 4 Wochen lang unter einer unveränderten Therapie klinisch stabil geführt wurden.

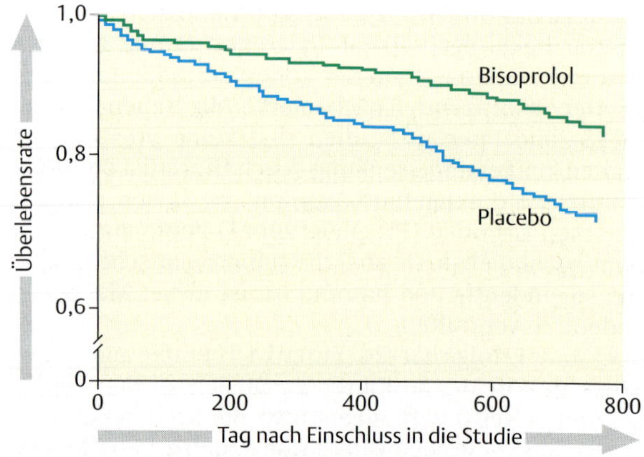

Abb. 2.**20** **Effekt von Bisoprolol auf die Überlebenswahrscheinlichkeit bei Herzinsuffizienz.** Bisoprolol wurde additiv zu ACE-Hemmern und Diuretika verabreicht.

Anfangs können unter dem Einfluss der Betablocker die Auswurffraktion und der Blutdruck zunächst ab- und der enddiastolische Ventrikeldruck zunehmen. Daher muss mit einer **sehr niedrigen Anfangsdosis** (etwa 1/10 der Zieldosis, z. B. 2 × 3,125 mg Carvedilol/Tag) begonnen und die Dosis langsam unter engmaschiger Kontrolle gesteigert werden. Unter klinischer Beobachtung der Zeichen einer Verschlechterung der Herzinsuffizienz – wie Ödembildung, pulmonale Stauungszeichen mit Rasselgeräuschen oder Verstärkung der Dyspnoe – wird die Dosis im 2-Wochen-Takt verdoppelt, bis die Zieldosis erreicht ist. Diese liegt durchaus im Bereich der in der Hochdrucktherapie üblichen Dosen und sollte zur Optimierung des Mortalitätseffektes in jedem Fall angestrebt werden. Die **Zieldosis** beträgt für Carvedilol 2 × 25 mg/Tag, bei schweren Patienten (> 85 kg Körpergewicht) sogar 2 × 50 mg, für Metoprolol 200 mg /Tag, für Bisoprolol 10 mg/Tag. Für Carvedilol konnte gezeigt werden, dass schon eine Therapie mit 2 × 6,25 mg/Tag das Leben verlängert, aber der Mortalitätseffekt bei Dosissteigerung auf 2 × 25 mg/Tag weiter ansteigt. Das Geheimnis der erfolgreichen Betablockertherapie bei Herzinsuffizienz ist aber in jedem Fall der Beginn mit Minidosen.

Erst nach etwa 3 Monaten nehmen die Ejektionsfraktion und der Blutdruck zu und der Ventrikeldruck sinkt. Dies führt häufig zu der psychologisch schwierigen Situation, dass es dem Patienten nach Einleitung der Betablockertherapie anfangs etwas schlechter gehen kann (Schlappheit, leichte Erschöpfbarkeit) und die Besserung erst mit Verzögerung von 4–8 Wochen eintritt. Hierüber muss der Patient unbedingt ausführlich aufgeklärt werden.

Eine wichtige Größe in der Beurteilung einer lebensverlängernden Maßnahme ist die Zahl der Patienten, die ein Jahr lang behandelt werden müssen, um einen Patienten zu retten. Der starke lebensverlängernde Effekt der Betablocker bei Herzinsuffizienz ist gut belegt ✓✓: Nach den Daten der amerikanischen Carvedilol-Studie müssen nur 15 Patienten mit Herzinsuffizienz ein Jahr Carvedilol bekommen, damit statistisch ein Patient gerettet wird. Zum Vergleich: In der Sekundärprophylaxe der koronaren Herzkrankheit durch Lipidsenker vom Statintyp (S. 289) müssen nach den Daten der 4 S-Studie immerhin 163 Patienten ein Jahr behandelt werden, damit einer mehr überlebt. In der gerade veröffentlichten COMET-Studie wurden Carvedilol und Metoprolol direkt verglichen, es ergab sich ein Mortalitätsvorteil für Carvedilol. Ob dies auf die pharmakologischen Unterschiede oder eine zu geringe Metoprololdosis zurückzuführen ist, ist gegenwärtig Gegenstand der Diskussion. Allerdings entsprach die Zieldosis für Metoprolol (100 mg/Tag) eher der Realität als die vielleicht wünschenswerte 150 – 200 mg/Tag.

Viele Kontraindikationen sind relativ.

Wesentliche **Nebenwirkungen**, die eine Dosisreduktion erforderlich machen können, sind eine Bradykardie, symptomatische Hypotonie oder Bronchialobstruktion. Bei einer stabilen, nichtallergischen Obstruktion im Rahmen einer COPD (chronisch obstruktiven Lungenerkrankung) kann jedoch – sofern sie nur gering ist (Tiffeneau-Test!) – unter engmaschiger Kontrolle ein Betablocker gegeben werden. Sonst könnten Raucher niemals Betablocker bekommen, die sie aber aufgrund der Nicotinfolgeschäden (koronare Herzkrankheit, Myokardinfarkt) oft am nötigsten haben. Eine ähnliche Relativierung gilt auch für die „ehemaligen" Kontraindikationen Diabetes mellitus (kann unter Betablockade ungünstig beeinflusst werden) und die periphere arterielle Verschlusskrankheit (pAVK, freie Wegstrecke kann abnehmen). Hierbei gilt es, die Grundkrankheit in den Griff zu bekommen (Diabetes stabil einstellen, pAVK durch revaskularisierende Maßnahmen und/oder Gefäßtraining verbessern) und den Patienten „betablockerfest" zu machen, damit er an den lebensverlängernden Effekten der Betablocker teilhaben kann. Hier hat Carvedilol aufgrund der zusätzlichen Alphablockade differenzialtherapeutisch einen Vorteil ✓.

Das allergische Asthma ist aufgrund seines unberechenbaren Verlaufs (sekundenschnelle Widerstandsänderungen im Bronchialsystem) in jedem Fall eine **absolute Kontraindikation**, ebenso eine mittelschwere und schwere COPD. Zur diagnostischen Abgrenzung sollte im Zweifel eine Reversibilitätsprüfung der Obstruktion durch Betamimetikainhalation erfolgen: sinkt der Atemwegswiderstand um mehr als 10 – 15 %, liegt der Verdacht auf eine allergische oder intrinsische Komponente nahe, dann also keinen Betablocker geben.

Herzglykoside

Herzglykoside sind relativ giftig und würden heute einen Zulassungsprozess nicht mehr durchstehen.

Herzglykoside wirken über eine Hemmung der Na^+/K^+-ATPase mit nachfolgender Erhöhung der intrazellulären Calciumkonzentration positiv inotrop. Über die Verbesserung der Herzleistung senken sie die Herzfrequenz und vermindern die sympathoadrenerge Aktivierung bei Patienten mit Herzinsuffizienz. Bei tachykardem Vorhofflimmern oder -flattern und systolischer linksventrikulärer Dysfunktion haben Herzglykoside eine Doppelindikation: sie stärken die Herzkraft und senken die Kammerfrequenz. Herzglykoside begünstigen jedoch die Konversion von Vorhofflimmern in den Sinusrhythmus nicht ✓✓. Bei Sinusrhythmus und linksventrikulärer Dysfunktion (Ejektionsfraktion < 40 %) kann die ergänzende Gabe eines Herzglykosids zu einer Therapie mit ACE-Hemmer und Diuretikum bei Patienten im NYHA-Stadium II–IV die Symptomatik und Belastungskapazität verbessern und die Hospitalisationsrate wegen Herzinsuffizienz vermindern. Herzglykoside sind somit auch bei Patienten im Sinusrhythmus mit persistierender Symptomatik unter einer sonstigen Herzinsuffizienztherapie zu empfehlen.

Herzglykoside haben jedoch keinen Einfluss auf die Gesamtletalität (Ausnahmen in Untergruppen, z. B. bei Männern mit Digoxinplasmakonzentrationen zwischen 0,5 und 0,8 ng/ml) und sollten bei ansonsten gut behandelten Patienten mit Herzinsuffizienz im Sinusrhythmus nur noch selten nötig sein. Bei asymptomatischen Patienten mit Sinusrhythmus und eingeschränkter Pumpfunktion sollten Herzglykoside aufgrund ihrer potenziell proarrhythmischen Wirkung nicht eingesetzt werden.

Digoxin wird vorwiegend renal, Digitoxin vorwiegend hepatisch eliminiert. Daher muss die Dosis von Digoxin bei Niereninsuffizienz und im Alter (oft bereits eingeschränkte Kreatinin-Clearance bei noch normalem Serumkreatinin!) reduziert oder auf Digitoxin ausgewichen werden (beachte jedoch die lange Halbwertszeit von Digitoxin!). Bei der Herzinsuffizienztherapie sind mögliche **Interaktionen** mit Diuretika (erhöhte kardiale Empfindlichkeit bei Hypokaliämie) und Amiodaron bzw. Chinidin (Digoxinspiegelerhöhung) zu beachten. **Kontraindikationen** für Herzglykoside sind Bradykardie, AV-Block II. und III. Grades, Hypo/Hyperkaliämie, Hyperkalzämie, Wolff-Parkinson-White-Syndrom, hypertrophische obstruktive Kardiomyopathie (HOCM) und Karotissinussyndrom.

Andere positiv inotrope Substanzen

Alle positiv inotropen Substanzen, die über einen intrazellulären cAMP-Anstieg wirken, können die Beschwerden und die Belastungstoleranz von Patienten mit symptomatischer systolischer Herzinsuffizienz vorübergehend verbessern, führen aber in der Langzeittherapie zu einer Erhöhung der Letalität ✗✗. Dies gilt sowohl für Substanzen, die eine Phosphodiesterase-inhibierende Wirkung haben (z. B. Amrinon, Milrinon, Enoximon, Vesnarinon, Pimobendan), als auch für betaadrenerge Agonisten wie die Catecholamine (z. B. Dobutamin), die Dopaminagonisten (z. B. Ibopamin) und die partiell agonistischen Betarezeptorenblocker (z. B. Xamoterol). Positiv inotrope Substanzen (außer Digitalis) sind daher für die Langzeittherapie der chronischen Herzinsuffizienz generell nicht zu empfehlen.

Calciumantagonisten

Die Kurz- oder Langzeitgabe von Calciumantagonisten vom Dihydropyridintyp kann zu einer Verschlechterung der Herzinsuffizienz führen und die Letalität von Patienten mit reduzierter systolischer Ventrikelfunktion erhöhen ✗✗. Kardial wirksame Calciumantagonisten (z. B. Verapamil) sind aufgrund der negativen Inotropie sowieso kontraindiziert. Calciumantagonisten sollten somit bei Patienten mit eingeschränkter systolischer linksventrikulärer Funktion grundsätzlich vermieden werden.

Antikoagulantien

Die Antikoagulation erfolgt gestuft in Abhängigkeit vom Embolierisiko.

Herzinsuffiziente Patienten haben generell ein erhöhtes Thromboembolierisiko mit einer Inzidenz von etwa 2,0–2,4 pro 100 Patientenjahre. Diese Embolien treten vorwiegend bei Patienten mit Vorhofflimmern oder niedriger Auswurffraktion auf. Bei Vorhofflimmern sollte, wie auch bei Patienten ohne Herzinsuffizienz, zur primären Prophylaxe von Embolien eine systemische Antikoagulation erwogen werden, da hierdurch die Insultrate reduziert werden kann ✓✓ (bei kleinem Vorhof ohne Klappenveränderungen und geringer Einschränkung der Auswurffraktion INR 2–3, in den anderen Fällen INR 3–4,5). Bei Patienten mit Sinusrhythmus ist eine Antikoagulation nur bei einer sehr niedrigen Ejektionsfraktion (< 20–25 %) zu erwägen, ohne dass der Nutzen in klinischen Studien eindeutig belegt wäre ≈. Dies gilt auch bei intrakavitären Thromben oder vorausgegangenen systemischen bzw. pulmonalen Embolien; dann sollte eine INR von 3–4,5 angestrebt werden. Acetylsalicylsäure (ASS) ist zur Prophylaxe von Thromboembolien bei Vorhofflimmern praktisch nie ausreichend ✗, muss aber Patienten mit Herzinsuffizienz bei koronarer Herzkrankheit gegeben werden.

Antiarrhythmika

Antiarrhythmika sind mit großer Vorsicht einzusetzen.

Antiarrhythmika können bei Herzinsuffizienz zur Therapie von Vorhofflimmern oder, unter Beachtung strenger Kautelen, von ventrikulären Arrhythmien eingesetzt werden.
Antiarrhythmika der **Klasse I** dürfen wegen ihrer negativ inotropen und erhöhten proarrhythmischen Wirkung bei Herzinsuffizienz generell nicht verwendet werden ✗✗.
Betarezeptorenblocker (**Klasse-II**-Antiarrhythmika) eignen sich zur Überleitungsbremsung bei tachykardem Vorhofflimmern in Kombination mit Herzglykosiden, müssen bei Herzinsuffizienz wegen ihrer negativ inotropen Wirkung jedoch vorsichtig und einschleichend gegeben werden (s. o.).
Amiodaron (**Klasse III**) wirkt bei oraler Gabe nicht negativ inotrop und kann sogar geringgradig die systolische linksventrikuläre Pumpfunktion verbessern ✓. Amiodaron kann bei einem Teil herzinsuffizienter Patienten mit Vorhofflimmern den Sinusrhythmus wiederherstellen und erhalten. Dies ist ein großer Gewinn, denn nach Konversion von Vorhoffflimmern in den Sinusrhythmus steigt die Herzleistung um 10–20 % an. Bei Patienten mit eingeschränkter linksventrikulärer Pumpfunktion nach Herz-Kreislauf-Stillstand oder hämodynamisch gravierender, anhaltender ventrikulärer Tachykardie ist die Implantation eines Defibrillators (ICD, s. u.) effektiver als eine Amiodaron-Therapie und in diesen Situationen sicher eindeutig Mittel der Wahl ✓✓. Amiodaron komplexiert in extremem Maße mit lysosomalen Lipiden und wird bevorzugt in Kornea- und Lungengewebe angereichert. Dadurch wird eine wirksame Plasmakonzentration nur sehr langsam aufgebaut (Stichwort „loading dose"). Wichtige Nebenwirkungen von Amiodaron sind Schilddrüsenfunktionsstörungen, Korneatrübungen, Hepatitiden und Lungenfibrose sowie eine erhöhte Photosensibilität der Haut.
Antiarrhythmika der **Klasse IV** (Calciumantagonisten) sind bei Herzinsuffizienz kontraindiziert (s. o.).

Weiterführende therapeutische Verfahren

Auf die Möglichkeiten der **Revaskularisation** (Koronarangioplastie, Bypass-Operation) bei ischämischer Herzerkrankung, die **Schrittmacherimplantation** bei symptomatischer Bradykardie und die Anwendung eines implantierbaren Cardioverter-Defibrillators (**ICD**) nach anhaltender ventrikulärer Tachykardie oder erfolgreicher Reanimation wegen Kammerflimmerns kann hier nur hingewiesen werden. Die ICD-Implantation hat sich als außerordentlich erfolgreiche, wenngleich auch teure und eingreifende Maßnahme erwiesen und stellt damit mehr als eine Alternative zu den wenig erfolgreichen Antiarrhythmika dar ✓✓. Mit Hilfe der **Herztransplantation** als ultima ratio bei Herzinsuffizienz wird dank der heutigen immunsuppressiven Möglichkeiten eine 5-Jahres-Überlebensrate von immerhin 70 % erreicht ✓✓. Durch eine langjährige rationale Pharmakotherapie kann sie jedoch häufig hinausgezögert oder ganz verhindert werden.

Fallbeispiel 2.2: Herzinsuffizienz

Die Diagnose einer Herzinsuffizienz beruht auf der typischen Symptomatik des Patienten (Dyspnoe) bzw. dem klinischen Untersuchungsbefund (z. B. Tachykardie, pulmonale Rasselgeräusche, Ödeme abhängiger Körperpartien, 3. Herzton, Jugularvenenstauung) sowie dem Nachweis einer zugrunde liegenden Herzerkrankung. Der Fall eines 68-jährigen pensionierten Richters beleuchtet die Probleme der Therapie vor allem im Zusammenhang mit der besonderen Situation des individuellen Patienten (Begleiterkrankungen, Folgeschäden).

Anamnese: Der Patient leidet unter zunehmender Atemnot bei Belastung. Wesentlich in der Vorgeschichte ist eine langjährige Hypertonie, die seit vielen Jahren mit einem Diuretikum-Reserpin-Präparat behandelt wurde.

Fortsetzung ▶

Befunde:
- linksbetonte Herzvergrößerung mit Stauungszeichen im Röntgenthorax (**Abb. Fall 2.2 a**),
- Sinustachykardie im EKG: 105/min, QRS/ST/T normal,
- eine echokardiographisch nachgewiesene Einschränkung der linksventrikulären Auswurffraktion: EF < 40 %, linker Ventrikel vergrößert.

Therapie: Zur Rekompensation ist sicher die Gabe von Schleifendiuretika, z. B. 10 mg Torasemid, notwendig, begleitet oder nach kurzer Zeit gefolgt von einem ACE-Hemmer oder, bei Unverträglichkeit, AT_1-Antagonisten. Bei stabilem Verlauf kann dann zur Förderung der Compliance auch ein Kombinationspräparat aus Diuretikum und ACE-Hemmer eingesetzt werden.
Im beschriebenen Fall wurde angesichts der Schwere der Herzinsuffizienz (nach Dekompensation) kein Thiazid, sondern ein Schleifendiuretikum gewählt – auch in Anbetracht der Tatsache, dass eine Kreatinin-Clearance von nur 45 ml/min gemessen wurde. Natürlich ist die o.g. Grenze von 50 ml/min nur als Richtwert zu betrachten, aber beide Kriterien gemeinsam (Schwere der Herzinsuffizienz + stark eingeschränkte Kreatinin-Clearance) machten die Entscheidung für ein Schleifendiuretikum einfach. Unter der Kombinationstherapie haben sich die Symptome weitgehend zurückgebildet, das Röntgenbild hat sich normalisiert (**Abb. Fall 2.2 b**).
Nach vierwöchiger Stabilität (klinische Zeichen, Dosiskonstanz) kann durch das zusätzlich verabreichte Carvedilol (2 × 3,125 mg/Tag) eine weitere Symptombesserung (nach Latenz!) und Lebensverlängerung (zumindest statistisch) erzielt werden. Natürlich ist für den optimalen Effekt eine Dosissteigerung auf 2 × 25 mg/Tag nötig, die der Patient im beschriebenen Fall nach 6 Wochen bei schrittweiser Aufdosierung schließlich erhält. Die Hypertonie spielt klinisch keine Rolle mehr, der Blutdruck ist sozusagen gleich mitnormalisiert worden. Eine weitere Progression der Niereninsuffizienz wird insbesondere durch den ACE-Hemmer aufgehalten.
Dieses Beispiel zeigt, dass ein integriertes Therapiekonzept Begleiterkrankungen oftmals gleichzeitig erfasst, also „mehrere Fliegen mit einer Klappe“ geschlagen werden.

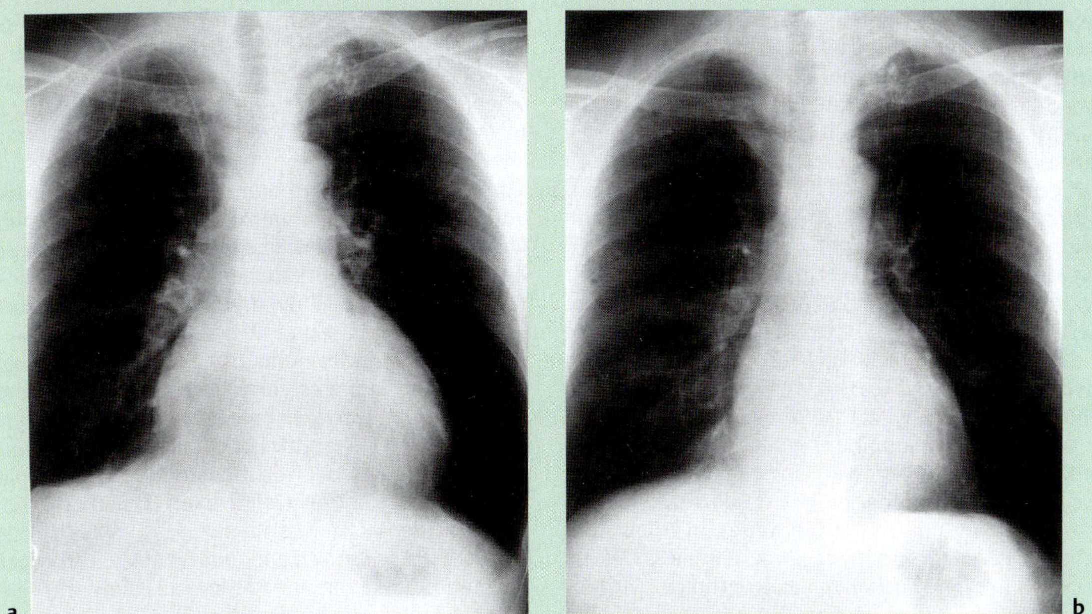

Abb. Fall 2.2 **Radiologischer Befund bei Herzinsuffizienz. a Vor Therapiebeginn:** Herz-Thorax-Quotient = 0,54; zentrale Lungenstauung; Blutdruck (24-h-RR): 151/101 mmHg. **b 4 Wochen nach Therapiebeginn:** Herz-Thorax-Quotient = 0,46; keine zentrale Lungenstauung nachweisbar; Blutdruck (24-h-RR): 126/85 mmHg.

Therapieempfehlungen

In Tab. 2.**3** sind die zuvor genannten Ergebnisse für die Therapie der chronischen Herzinsuffizienz in einer Empfehlung zusammengefasst, die sich eng an die Empfehlung der Arzneimittelkommission der deutschen Ärztekammer anlehnt.

In der historischen Entwicklung ist gerade in Deutschland ein **Paradigmenwechsel** in der Herzinsuffizienztherapie erkennbar, der eine Wendung weg vom Digitalis hin zu den das Herz entlastenden Prinzipien ACE-Hemmer und Betablocker beinhaltet. Leider ist die Umsetzung dieser Vorstellungen, die für die ACE-Hemmer in der wissenschaftlichen Welt seit Ende der 80er Jahre unumstritten anerkannt sind, nicht sehr weit fortgeschrit-

Tab. 2.3 **Empfehlungen zur Therapie der chronischen Herzinsuffizienz**

Medikament	NYHA I	NYHA II	NYHA III	NYHA IV
ACE-Hemmer Diuretika	indiziert	indiziert	indiziert	indiziert
Thiazide	bei Hypertonie	bei geringgradiger Flüssigkeitsretention	zur Potenzierung der Schleifendiuretika-Wirkung	
Schleifendiuretika generell bei Kreatinin-Clearance unter 50 ml/min	–	bei Flüssigkeitsretention trotz Thiaziden	indiziert	indiziert
Spironolacton; bei Unverträglichkeit Eplerenon	–	bei persistierender Hypokaliämie	indiziert, insbesondere bei persistierender Hypokaliämie, zur Potenzierung der Schleifendiuretika-Wirkung	
Herzglykoside	bei Vorhofflimmern	bei Vorhofflimmern, bei persistierenden Symptomen unter ACE-Hemmern und Betablockern		
Betarezeptorenblocker (ohne ISA*)	nach Myokardinfarkt, bei Hypertonie	indiziert, jedoch nur bei stabilen Patienten, langsam einschleichend, unter engmaschiger Kontrolle		
AT_1-Rezeptorenblocker	–	bei ACE-Hemmer-Nebenwirkungen, zusätzlich bei Unverträglichkeit eines anderen vorgenannten Prinzips		

* ISA: intrinsische sympathomimetische Aktivität

ten, wie Tab. 2.**4** zeigt. Digitalis wird traditionsgemäß zu oft, ACE-Hemmer und insbesondere die erst 1996 in die Therapie eingeführten Betablocker werden viel zu selten verordnet. Dabei ist noch nicht berücksichtigt, dass die ACE-Hemmer (und sicher auch Betablocker) sehr häufig unterdosiert werden. Nur Diuretika werden oft zu hoch dosiert gegeben, da der Patient ihr Fehlen sehr schnell an zunehmenden Symptomen bemerkt und sie sich dann besorgt.

Häufig ist die Therapie der Herzinsuffizienz zunächst eine Rekompensation, die vor allem durch **Schleifendiuretika** erzielt werden kann. In der chronischen Therapie wird dann geprüft, ob nicht auch ein Thiaziddiuretikum oder eine niedrigere Schleifendiuretikum-Dosis als initial benötigt ausreichend ist. Unbedingt erhält der Patient dann schon kurzfristig unter engmaschigen Blutdruckkontrollen einen **ACE-Hemmer** in niedriger Anfangsdosis hinzu. Die Dosis muss aber in jedem Fall in den Zielbereich von mindestens 75 mg/Tag Captopril-Äquivalent gesteigert werden. Lässt sich der Patient in dieser Weise mindestens für vier Wochen ohne Änderungen der Medikation stabil führen, wird die Indikation für eine *zusätzliche* **Betablocker-Gabe**, beginnend mit niedrigen Einstiegsdosen, geprüft. Die unbedingt anzustrebende Hochtitration der Dosis erfolgt unter engmaschiger klinischer Kontrolle in zweiwöchentlichen Abständen. Hierbei ist aber auch ein schnelleres oder langsameres Vorgehen möglich, um den Bedürfnissen des Patienten gerecht werden zu können. Unabhängig davon wird die **Indikation zur Digitalisierung** geprüft. Diese ist lediglich bei Patienten mit zusätzlichem Vorhofflimmern und solchen Patienten im Sinusrhythmus nötig, die trotz der vorbeschriebenen Therapie noch Symptome haben. **Spironolacton** kann besonders solchen Patienten gegeben werden, die keinen Betablocker vertragen oder Kontraindikationen aufweisen und solchen Patienten, die aufgrund ihrer diuretischen Therapie eine Hypokaliämie-Neigung aufweisen. Eplerenon ist als Spironolacton-Ersatz bei Unverträglichkeit (Gynäkomastie!) zu geben. Schließlich darf die bei Vorhofflimmern und/oder schlechter Auswurfleistung und Ventrikelthromben bestehende Indikation zur **Antikoagulation** unter keinen Umständen vergessen werden.

Tab. 2.**4** **Paradigmenwechsel in der Herzinsuffizienztherapie.** Das Ziel „weg von Digitalis, hin zu ACE-Hemmern und Betablockern" ist noch lange nicht erreicht. Das heißt: häufige Unterdosierung ist enthalten!

Medikament	Anteil der HI-Patienten, der das Medikament erhält	
	heute	*Ziel*
Digitalis	80 %	20 %
Diuretikum	90 %	90 %
ACE-Hemmer	40 %	95 %
Betablocker	15 %	80 %

Verlaufsbeobachtung. Allgemein ist bei jeder Therapie der Herzinsuffizienz auf eine womöglich **zu starke Blutdrucksenkung** zu achten, da fast alle Herzinsuffizienzmittel (ACE-Hemmer, Diuretika, Betablocker) auch Antihypertensiva sind. Andererseits führt eine gute Einstellung der Herzinsuffizienz durch das Kleinerwerden des Herzens (LaPlace-Gesetz) bei ökonomischerer Arbeit oft zu einem **Blutdruckanstieg**.

Ein besonderes Augenmerk ist auf die Entwicklung der Elektrolyte und des Kreatinins im Serum zu richten: die Diuretikatherapie kann schnell oder auch erst unerwartet spät zu lebensbedrohlichen **Hypokaliämien** (Arrhythmien!) führen, die erkannt und behandelt werden müssen. Außerdem können Diuretika und ACE-Hemmer/AT-

II-Antagonisten funktionell die **Nierenleistung** beeinträchtigen. Deren Einschätzung ist aber wiederum wichtig für die Dosierung von nierengängigen Arzneimitteln; dazu gehört z.B. Digoxin (Einschränkung der Nierenfunktion, z.B. bei alten Menschen mit „normalem" Kreatinin, als häufigste Ursache für eine Überdosierung).
Das Hauptproblem ist aber die Patienten- und Arzt-bedingte **Unterdosierung** aller Substanzen mit Ausnahme der Diuretika (s.o.) – neben der Nichttherapie vielleicht einer der wichtigsten Gründe, warum die Lebenserwartung der herzinsuffizienten Patienten in den letzten Jahren nicht wesentlich angestiegen ist.

Therapie unter besonderen Begleitumständen

In der **Schwangerschaft** sind ACE-Hemmer wegen des kindlichen Fehlbildungsrisikos kontraindiziert, gleiches gilt für AT-II-Antagonisten. Diuretika führen zur plazentaren Minderdurchblutung und Fruchtschädigung, sind aber gerade bei Herzinsuffizienz in der Schwangerschaft (Ödemneigung!) oft nicht zu vermeiden. Betablocker können zu perinatalen Bradykardien führen, wären aber – ohne dass für ihren Einsatz bei Schwangeren mit Herzinsuffizienz größere Studien vorliegen – möglich. Hydralazin ist in der Schwangerschaft erprobt und kann v.a. zur Nachlastsenkung gegeben werden. Selbstverständlich sind Bettruhe und Ernährungsanpassung (salzarme Kost) besonders in der ungünstigen Situation einer Schwangerschaft bei (oder trotz) Herzinsuffizienz von größter Bedeutung.

Aspekte der Therapie der akuten Herzinsuffizienz

In der Therapie der akuten kardialen Dekompensation stehen andere Medikamente in der ersten Reihe als bei der chronischen Therapie.

> *Rekompensieren mit Diuretika und i.v. Nitraten, ggf. Catecholaminen.*

Ganz vorne sind hier die **Schleifendiuretika** zu nennen, die über eine Flüssigkeitsausscheidung, aber auch eine direkte vasodilatierende Wirkung nach intravenöser Gabe (z.B. 20 mg Furosemid i.v., ggf. wiederholen) den Zustand des Patienten akut bessern. Die hierdurch erzielte Vorlastsenkung wird durch **Nitratgabe**, entweder in Sprayform oder als Dauerinfusion (Intensivstation!) unterstützt. Diese Rolle ist die einzige der Nitrate in der Herzinsuffizienztherapie überhaupt, Langzeitnitrate (z.B. Isosorbiddinitrat, ISDN) haben keine lebensverlängernde ✗, allenfalls eine symptomatische Wirkung, die aber angesichts der anderen Möglichkeiten der chronischen Therapie (s.o.) nur selten erforderlich ist.
Catecholamine, die in der chronischen Therapie verboten sind, haben ihren festen Platz in der Akuttherapie der systolischen, dekompensierten Herzinsuffizienz. Das Herz wird akut z.B. durch Dopamin, ansteigend bis zu betarezeptorenwirksamen Dosen (300 – 1200 µg/min i.v.) stimuliert, Dobutamin (200 – 1000 µg/min i.v.) kann wegen einer ausgeprägteren vasodilatierenden Wirkung hinzugefügt werden. Die Notwendigkeit einer Adrenalin- oder gar Noradrenalingabe ist ein schlechtes Zeichen, denn diese Substanzen haben ein ungünstigeres Wirkungs-Nebenwirkungs-Profil (Arrhythmieinduktion, Kreislaufzentralisation) und zeigen generell eine sehr schlechte Prognose an. Ihre Anwendung ist in der Regel als verzweifelter letzter Versuch zu werten, einen kardiogenen Schock (Letalität > 90%) zu durchbrechen, was jedoch selten gelingt.
Als weitere wichtige unterstützende Maßnahme der akuten Herzinsuffizienztherapie ist neben der **Sauerstoffgabe** die **Sedierung** mit (je nach Schweregrad) Benzodiazepinen oder Morphin (vorsichtig, milligrammweise dosiert, 5 – 10 mg i.v., cave: Atemdepression!) zu nennen, die wesentlich zur Senkung des Sauerstoffbedarfs und damit der kardialen Belastung beiträgt.

Ausgewählte Literatur

1. Brater DC. Benefits and risks of torasemide in congestive heart failure and essential hypertension. Drug Safety 1996;14:104 – 20.
2. CIBIS Investigators and Committees. A randomized trial of b-blockade in heart failure. The cardiac insufficiency bisoprolol study (CIBIS). Circulation 1994;90:1765 – 73.
3. Cohn JN, Johnson G, Ziesche S et al. A comparison of enalapril with hydralazineisosorbide dinitrate in the treatment of chronic congestive heart failure. N Engl J Med. 1991; 325:303 – 10.
4. Elkayam U, Shotan A, Mehra A, Ostrzega E. Calcium channel blockers in heart failure. J Am Coll Cardiol. 1993; 22:139 A-144 A.
5. Flaker GC, Blackshear JL, McBride R, Kronmal RA, Halperin JL, Hart RG. Antiarrhythmic drug therapy and cardiac mortality in atrial fibrillation. J Am Coll Cardiol. 1992; 20: 527 – 32.
6. Pitt B, Segal R, Martinez F0 A et al. Randomised trial of losartan versus captopril in patients over 65 with heart failure (Evaluation of Losartan in the Elderly Study, ELITE). Lancet 1997;349:747 – 52.
7. Packer M, Bristow MR, Cohn JN et al. for the U.S. Carvedilol Study Group. The effect of carvedilol on morbidity and mortality in patients with chronic heart failure. N Engl J Med. 1996; 334: 1349 – 55.
8. Packer M, Carver JR, Rodeheffer RJ et al. Effect of oral milrinone on mortality in severe chronic heart failure. N Engl J Med. 1991;325:1468 – 75.
9. Pfeffer MA, Swedberg K, Granger CB, Held P, McMurray JJV, Michelson EL, Olofsson B, Östergren J, Ysuf S et al. Effects of candesartan on mortality and morbidity in patients with chronic heart failure: the CHARM-overall programme. Lancet 2003; 362: 759 – 766.
10. Stevenson WG, Sweeney MO. Pharmacologic and nonpharmacologic treatment of ventricular arrhythmias in heart failure. Current Opinion Cardiol 1997;12:242 – 50.
11. The Antiarrhythmics versus Implantable Defibrillators (AVID) Investigators. A comparison of antiarrhythmic drug therapy with implantable defibrillators in patients resuscitated from nearfatal ventricular arrhythmias. N Engl J Med. 1997;337: 1576 – 83.
12. The CONSENSUS Trial Study Group: Effects of enalapril on mortality in severe congestive heart failure. Results of the Cooperative North Scandinavian Enalapril Survival Study (CONSENSUS). N Engl J Med. 1987;316:1429 – 35. The -XAMOTEROL in Severe Heart Failure Study Group. Xamoterol in severe heart failure. Lancet 1990; 336:1 – 6.

13. The Digitalis Investigation Group: The effect of digoxin on mortality and morbidity in patients with heart failure. N Engl J Med. 1997;336:525–33.
14. The European Atrial Fibrillation Trial Study Group. Optimal oral anticoagulant therapy in patients with non rheumatic atrial fibrillation and recent cerebral ischemia. N Engl J Med. 1995;333:5–10.
15. The SOLVD Investigators: Effect of enalapril on survival in patients with reduced left ventricular ejection fractions and congestive heart failure. N Engl J Med. 1991;325:293–302.

2.3 Koronare Herzkrankheit, Myokardinfarkt

Grundlagen

Prävalenz und Bedeutung. Die koronare Herzerkrankung mit ihrer wichtigsten Komplikation, dem Myokardinfarkt, ist neben der zerebrovaskulären Insuffizienz die häufigste tödliche Folge der Atherosklerose ✓✓. Am Myokardinfarkt sterben allein in Deutschland mindestens 70 000 Menschen/Jahr.

Der Herzinfarkt ist immer noch Killer Nummer 1!

Ursachen. Insgesamt ist die koronare Herzkrankheit eindeutig eine **genetisch determinierte**, über verschiedene bekannte (und unbekannte) und teilweise erblich determinierte **Risikofaktoren** vermittelte Erkrankung. Hier sind neben Alter, männlichem Geschlecht und Familienanamnese als unbeeinflussbare Ursachen vor allem die Hypercholesterinämie, Rauchen, Hypertonie, Diabetes mellitus, Bewegungsmangel und Übergewicht als beeinflussbare Risikofaktoren zu nennen (Abb. 2.**21**). Bei letzteren spielt die Pharmakotherapie eine große, wenngleich nicht die einzige Rolle (Rauchen, Bewegungsmangel, Übergewicht!). Weitere Risikofaktoren wie Lipoprotein (a), Homocystein, Fibrinogen sind gegenwärtig intensiv in der Diskussion, aber hinsichtlich ihrer Relevanz und vor allem therapeutischen Zieleigenschaften noch nicht eindeutig einzuordnen, werden aber das gesamte Risikofaktorenkonzept nachhaltig mitprägen.
Trotz ihrer genetischen Determinierung gelangt die koronare Herzkrankheit erst in unserer Überflussgesellschaft zur Manifestierung: Sie war in der Nachkriegszeit unter Mangelernährungsbedingungen eine Rarität, hat dann in den 60iger bis 80iger Jahren in den USA, 10 Jahre später auch hier eine explosionsartige Verbreitung erlebt. Seit dieser Zeit, jetzt endlich auch bei uns, scheint diese Krankheit jedoch stetig zurückzugehen, wobei die Ursachen hierfür unklarer sind als viele glauben. Dass es die Präventivmaßnahmen der Medizin seien, die hierzu geführt hätten, ist jedenfalls nicht eindeutig belegbar. Eher ist es die allgemeine Umstellung der Lebensgewohnheiten. Hier sind für die USA eine Abnahme des Rauchens, eine Zunahme der Bewegung und eine fettärmere, hochwertigere Ernährung zu nennen, wobei aber epidemiologische Eindeutigkeit für diese Aussagen nicht vorliegt ✓✗, und gerade die Zunahme der Adipositas die Ernährungsseite dieses Konzeptes infrage stellt.

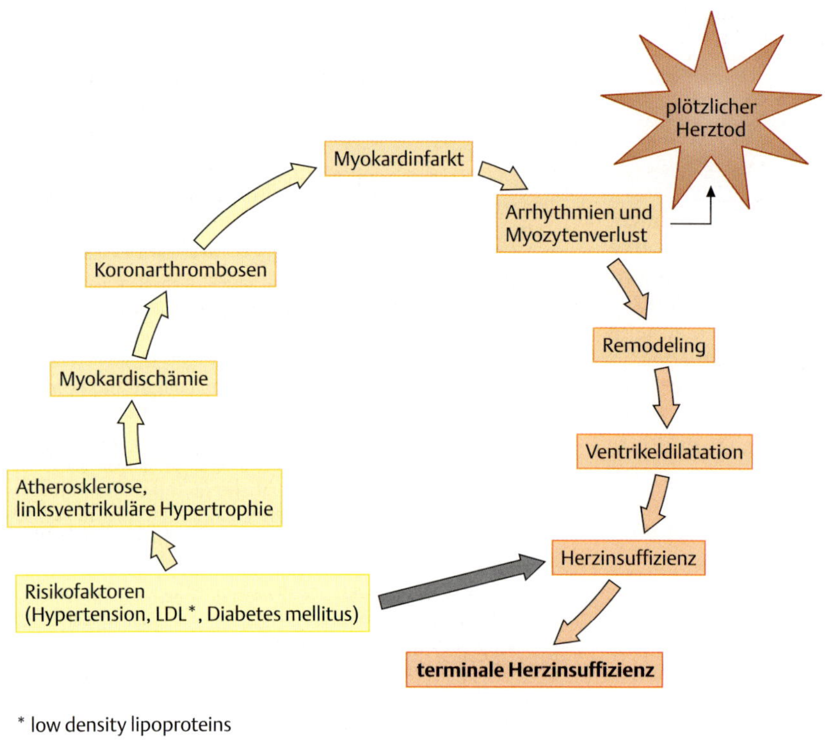

Abb. 2.**21** **Das kardiovaskuläre Kontinuum** veranschaulicht die Beziehungen zwischen Risikofaktoren, Atherosklerose, koronarer Herzkrankheit mit Myokardischämie und Angina pectoris und schließlich Herzinsuffizienz.

Es ist auch nicht völlig auszuschließen, dass ganz andere Faktoren für die Nachkriegsepidemie verantwortlich waren – der Begriff „Epidemie" impliziert schon die Möglichkeit einer **Infektionskrankheit**, für die epidemiologisch auch einiges spricht. Die vor einiger Zeit so aktuelle **Chlamydienhypothese** (Infektion mit Chlamydien als Auslöser der Plaquebildung) ist zwar interessant, kann aber wesentlichen Teilen der Koch-Postulate nicht standhalten ✓✗. Es ist inzwischen nachgewiesen, dass eine antiinfektiöse Therapie (es gibt hochwirksame Antibiotika gegen Chlamydien!) in großen Studien unwirksam war ✗✗.

Pathophysiologie. Die Pathophysiologie der koronaren Herzerkrankung ist trotz jahrzehntelanger intensiver Forschung noch nicht eindeutig geklärt. Sicher spielt für die schon bei Kindern und Jugendlichen beginnende Entstehung der atherosklerotischen Plaques die **intimale Cholesterinablagerung** eine große Rolle, die durch eine z. B. hypertensive Endothelschädigung verstärkt wird. Gerade diese Barrierefunktion des Endothels, die eine Ablagerung von Cholesterin behindert, ist derzeit Gegenstand intensiver Forschung.

Darüber hinaus scheint dem oxidierten LDL-Cholesterin eine entzündungsfördernde Rolle zuzukommen, wodurch die fibröse Kappe eines Atheroms lytisch verändert wird. So ist auch das sog. **„Stenose-Paradox"** zu erklären, nach dem nicht die schweren, symptomatischen Koronarstenosen, die den Blutfluss in den Kranzgefäßen behindern, gefährlich sind, sondern „weiche", häufig angiographisch kaum erkennbare *Atherome ohne hämodynamische Relevanz* (Abb. 2.**22** und Tab. 2.**5**). Bei letzteren führt eine u. a. durch oxidiertes LDL-Cholesterin ausgelöste Entzündung mit Einwanderung von Entzündungszellen, die lytische Enzyme freisetzen, zum Aufbrechen des Plaques. Die in das Lumen freigesetzten Cholesterinkristalle und andere Atherombestandteile stellen bei Blutkontakt einen extremen thrombogenen Reiz dar (Fremdkörper, mit denen das Blut normalerweise nicht in Kontakt tritt!). Es kommt zur Koronarthrombose mit schnell auftretendem Gefäßverschluss (Abb. 2.**23**) und damit zum Myokardinfarkt. Andererseits unterstreicht dieser Mechanismus die essenzielle Bedeutung der Blutgerinnung, insbesondere die Beteiligung der Plättchen, und die großen Chancen einer Intervention in diesem Bereich (Acetylsalicylsäure, Lyse).

Tab. 2.**5** **Korrelation von Stenosegrad, Angina pectoris und Myokardinfarkt** aufgrund von Daten aus post-mortem-Studien und seriellen Angiographien (nach JACC 1986;7:472; JACC 1988;12:56; Circulation 1988;78: 1157; JACC 1991;18:904; Am. J. Cardiol. 1992;69:729).

Stenosegrad	**Instabile Angina** (n = 25)	**Myokardinfarkt** (n = 195)
mild (< 50 %)	72 %	65 %
moderat (50 – 70 %)	16 %	20 %
schwer (> 70 %)	12 %	15 %

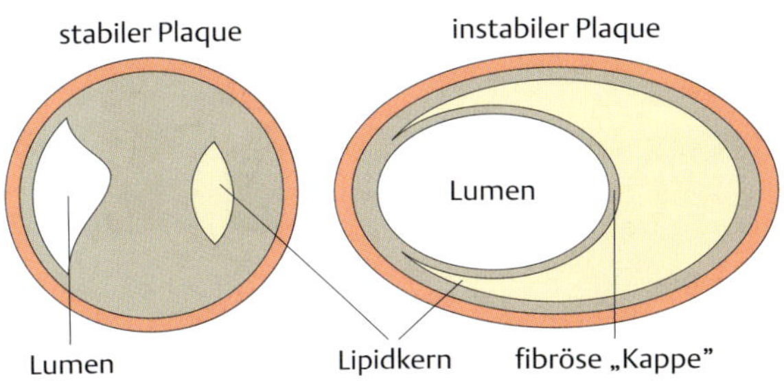

Abb. 2.**22** **Stabile und instabile Plaques.** Im stabilen Plaque ist der lipidreiche Kern von einer dicken fibrösen Kappe umgeben. Ist die Kappe nur dünn, so besteht die Gefahr, dass sie einreißt (= instabiler Plaque).

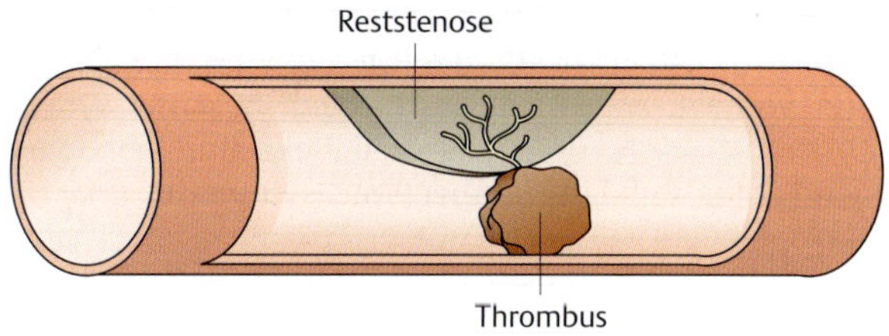

Abb. 2.**23** **Thrombusbildung am aufgerissenen Plaque**

„Je enger desto gefährlicher" gilt nicht mehr.

Eine den Bedürfnissen des Myokards nicht entsprechende Perfusion führt zur O_2-Unterversorgung und damit zum Leitsymptom der koronaren Herzkrankheit, der **Angina pectoris.** Hierbei spricht man von *stabiler Angina pectoris*, wenn die Schmerzen immer bei ähnlichen Belastungen auftreten und nach Belastungsende rasch sistieren. Eine *instabile Angina pectoris* liegt dagegen vor, wenn die Schmerzen auch ohne Belastung auftreten, wenn sie an Häufigkeit zunehmen, sehr häufig oder extrem stark sind. Die Unterscheidung dieser beiden klinischen Zustände ist für die Pharmakotherapie essenziell. Dem „Stenose-Paradox" entspricht die Erfahrung, dass gelegentlich bei jüngeren Patienten nach massiven Infarkten in der später durchgeführten Koronarangiographie bis auf sog. „Wandunregelmäßigkeiten" keine ausgeprägte Stenose an dem Infarktgefäß nachweisbar ist. Hier hat offensichtlich ein hämodynamisch unwirksamer Plaque durch eine Kappenruptur zu einer inzwischen autolytisch oder durch exogene Thrombolysetherapie beseitigten Koronarthrombose geführt. Da diese Plaques keine hämodynamischen Auswirkungen haben, also auch keine Angina pectoris auslösen, kann der Patient das drohende Ereignis, den Myokardinfarkt mit einer insgesamt immer noch etwa 50 %igen Letalität, leider nicht vorhersehen (zur Erstmanifestation s. Tab. 2.**6**). Andererseits zeigen Statistiken, dass offensichtlich aufgrund kleinerer thrombotischer Auflagerungen auf dem Atherom, die der Körper über fibrinolytische Prozesse noch selbst auflösen kann, Warnsymptome auftreten.

Tab. 2.**6** **Erstmanifestation einer koronaren Herzkrankheit**

50 % Myokardinfarkt
30 % Angina pectoris
10 % plötzlicher Herztod

Diese Symptome imponieren häufig als *instabile Angina pectoris*, die bei bis zu 90 % der Patienten mit Myokardinfarkt vorliegt, aber nicht ausreichend beachtet wurde (Dissimulationstendenz!). Es sei daher schon hier angemerkt, dass Aufklärung über Warnsymptome und rasches Handeln bei verdächtigen Zeichen zur Senkung der immer noch dramatischen Letalität dieser Erkrankung dringend notwendig sind.

Die *den Koronarfluss behindernden Stenosen* (> 50 %ige Einengung) benötigen zu ihrer Entstehung längere Zeit, in der Entzündungsprozesse zu zunehmenden Fibrosierungen und Verkalkungen führen, die im Röntgenbild oder mit sensitiveren Verfahren auch sichtbar sind. Diese „alten" Plaques sind häufig die Ursache der *stabilen Angina pectoris* als Zeichen der bei Belastung des Myokards nicht mehr ausreichenden Perfusion (Abb. 2.**24**).

Zeit ist Leben!

Bei zu später Intervention entsteht leider immer noch unnötig häufig ein manifester **Myokardinfarkt**, der durch einen unterschiedlich ausgedehnten Untergang von Herzmuskelzellen mit Rhythmusstörungen (bis zum

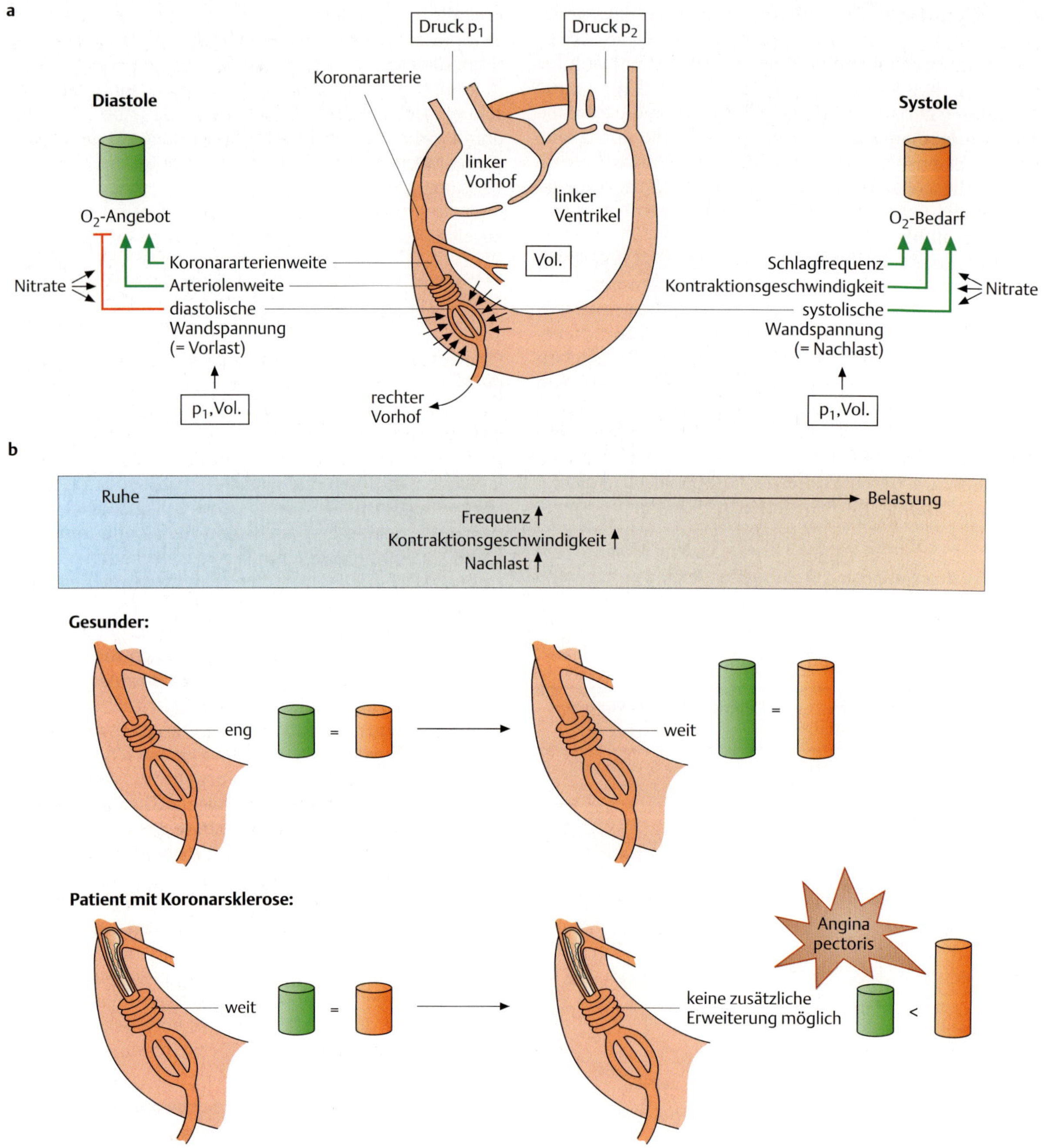

Abb. 2.**24** **O_2-Angebot und -Bedarf. a** Physiologische Einflussgrößen. **b** Veränderung bei Belastung und Beeinflussung durch Koronarstenosen. Insbesondere die Steigerung der Schlagfrequenz bei Belastung bewirkt eine Unterversorgung des Myokards.

Kammerflimmern als häufigster unmittelbarer Todesursache), Blockbildern und, bei großem Ausmaß, Pumpversagen (d. h. Herzinsuffizienz) einhergeht. Natürlich lässt sich durch rasches Handeln auch bei bereits eingetretenem Infarkt oft noch eine Ausmaßbegrenzung erreichen, z. B. durch revaskularisierende Maßnahmen (Lysetherapie, Dilatation). Leider ist das Zeitfenster bei einer warmen Ischämiezeit des Myokards von etwa 30 Minuten (vgl. Hirn 7 Minuten!), nach der irreversible Schäden auftreten, nicht sehr lang. Andererseits ist nie klar, inwieweit Randgebiete über Kollateralen zumindest am Leben bleiben und bei einer Reperfusion (z. B. durch eine Bypassoperation) wiedererweckt werden können („stunned myocardium").

Therapeutische Implikationen. Wie aus Abb. 2.**24** **a** ersichtlich ist, führen **Nitrate** durch Venodilatation zu einer verminderten Vorlast des Herzens, das dadurch kleiner wird und ökonomischer arbeiten kann.

Auf der Seite des O_2-Bedarfs greifen vor allem die **Betablocker** ein: Wie bei fast allen wichtigen Herz-Kreislauf-Erkrankungen gilt auch für die koronare Herzerkrankung, dass Catecholamine an der Entstehung und Manifestation wesentlich beteiligt sind. Catecholamine sind vor allem für die morgendliche Weckreaktion des Körpers verantwortlich, die uns an die von der Nacht auf den Tag geänderten Erfordernisse anpasst (z. B. an die aufrechte Körperhaltung). Die Erhöhung der Catecholaminkonzentrationen führt zu einer Frequenzsteigerung und Blutdruckerhöhung. Beides, insbesondere aber die Frequenzsteigerung, ist für die myokardiale Energetik ungünstig. Da das Blut im Myokard nur in der Erschlaffungsphase des Herzens, der Diastole, fließen kann und deren relativer Anteil bei steigender Frequenz abnimmt, lösen Frequenzsteigerungen Myokardischämien aus. Die erhöhte Nachlast (= Blutdruck) belastet das Herz zusätzlich, indem sie den O_2-Verbrauch steigert.

ACE-Hemmer beugen durch ihre hämodynamischen Effekte dem Remodeling und damit der Herzinsuffizienz vor.

Acetylsalicylsäure (100 mg/Tag) hat einen festen, unumstrittenen Platz in der Therapie.

Evidenzbasierte Therapie der koronaren Herzkrankheit und des Myokardinfarkts

Therapieziele. Hauptziel der Behandlung ist, wie eigentlich immer, die **Senkung der Morbidität** (Angina pectoris) und der hiermit eng vergesellschafteten kardiovaskulären Mortalität, also die **Besserung der Prognose**. Hierbei müssen sich medikamentöse und nichtmedikamentöse Verfahren sinnvoll ergänzen. Ziel ist neben der Beschwerdefreiheit auch immer die soziale Reintegration einschließlich der Wiederherstellung der Arbeitsfähigkeit der Patienten, nach dem Motto „keine Herzkrüppel schaffen". Dies wird bei allen Koronarsyndromen, die im Folgenden besprochen werden, durch eine wirksame Bekämpfung der pathophysiologisch wichtigen, aber auch klinisch spürbaren Myokardischämie (Angina pectoris) erreicht.

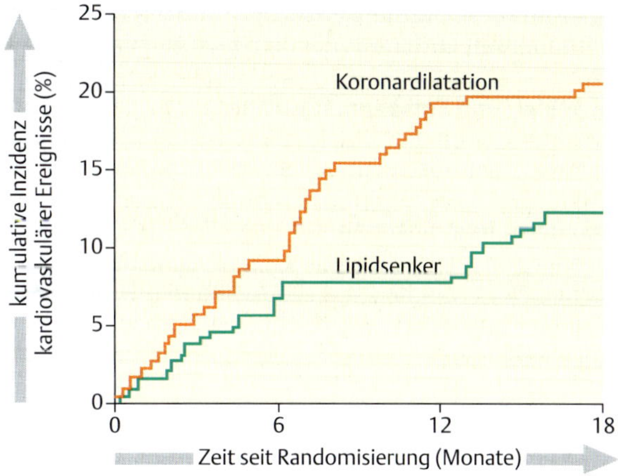

Abb. 2.**25** **Lipidsenkung als erfolgreiche Sekundärprävention.** Eine Lipidsenkertherapie (in diesem Fall wurde das Statin Atorvastatin eingesetzt) kann einer invasiven Therapie der koronaren Herzkrankheit durch PTCA (Koronardilatation) sogar überlegen sein (AVERT-Studie; N. Engl. J. Med. 1999;341 : 70–76).

Die Bedeutung **präventiver Maßnahmen** ist gerade in diesem Bereich hervorragend durch große Studien dokumentiert ✓✓, sei es für die Senkung der LDL-Cholesterin-Werte auf unter 100 mg/dl durch Statine in der Sekundärprävention (Abb. 2.**25** und S. 289), für die Beeinflussung der Hypertonie (S. 47), des Diabetes mellitus (S. 261), der Plättchenfunktion durch Acetylsalicylsäure, den Einfluss der Bewegungsintensivierung und das Sistieren des Rauchens. Diese Interventionen, soweit sie medikamentös sind, werden an der entsprechenden Stelle des Buches ausführlich beschrieben.

Es ist offensichtlich, dass sich die Behandlungsstrategien bei stabiler Angina pectoris (Senkung des O_2-Verbrauchs), bei instabiler Angina pectoris (zusätzlich Beeinflussung der Gerinnung) und beim akuten Myokardinfarkt mit Untergang von Herzmuskelzellen (zusätzlich Herzinsuffizienz, Rhythmusstörungen mit entsprechender Therapie) deutlich unterscheiden.

Nichtmedikamentöse Therapie

Lebensstiländerungen: immer unpopulär, aber wirksam!

Eine **Normalisierung des Körpergewichtes** ist eine Voraussetzung für das Greifen zahlreicher Therapiemaßnahmen, insbesondere zur Reduktion des kardialen O_2-Bedarfs.

Körperliche Bewegung, 30–45 Minuten Sport an den meisten Tagen der Woche, entsprechend einem zusätzlichen Kalorienverbrauch von 2100 kcal/Woche, sind empfehlenswert ✓. Hierbei sollten Ausdauerbelastungen unbedingt Spitzenbelastungen vorgezogen werden, eine Anleitung in einer ärztlich geführten „Koronarsportgruppe" ist dringend empfohlen.

Der Wirkung des **Rotweins** in Maßen werden Wunder nachgesagt ✓. Der Mechanismus ist unbekannt, Resveratrol und andere Radikalfänger scheinen beteiligt, aller-

dings sind diese Substanzen auch im unvergorenen roten Traubensaft enthalten, der demnach genauso wirken sollte.
Eine **Schlaf- und Entspannungshygiene wie** z. B. autogenes Training kann diese Maßnahmen unterstützen. Insgesamt ist der Risikofaktor „Stress" eindeutig unterschätzt, und Interventionen in diesem Bereich sind aufgrund der Schwierigkeiten, den schädlichen „Dysstress" vom eher günstigen „Eustress" zu unterscheiden, immer unsicher. Der typische „Managertod" durch Herzinfarkt lässt leider immer noch zu häufig erst retrospektiv eine Unterscheidung zu.

Invasive Interventionen und Herzchirurgie

Die Kardiologie hat in den letzten 25 Jahren durch die Einführung der Koronarinterventionen einen beispiellosen Aufschwung genommen. Da die umfassende Diskussion dieser Methoden, wie auch der Koronarchirurgie, weit über den Rahmen dieses Buches hinausgehen, seien sie hier nur zur Dimensionierung der Pharmakotherapie kurz vorgestellt.
Die koronare Mangeldurchblutung, also die Myokardischämie, kann sowohl bei chronischem als auch akutem Auftreten durch diese invasive Verfahren beeinflusst werden.

Die **Koronardilatation**, häufig mit Stent-Einlage, ist als symptomatische Maßnahme eindeutig anerkannt, konnte jedoch im chronischen Verlauf gegenüber der konservativen Therapie keine Überlegenheit beweisen. Dies gilt zumindest in der klinischen Realität. Zur Behandlung eines *akuten Infarktes* scheint die Methode bei schneller Anwendung wahrscheinlich der Lyse überlegen, wenn diese möglich ist. Leider zeigt die Erfahrung, dass viele schlecht kontrollierbare Faktoren (Patient, Notarzt, Klinik) dem schnellen Einsatz entgegenstehen, während die Lyse fast überall sofort verfügbar ist. Die Zukunft liegt wahrscheinlich in einem kombinierten Einsatz von Lysetherapie und Akutdilatation, wobei medikamentös die Zeit gewonnen werden soll, die organisatorisch für den invasiven Eingriff benötigt wird.
In der Therapie der *chronischen, stabilen Angina pectoris* ist die Koronardilatation eine hervorragende symptomatische Maßnahme ✓, was allerdings das Vorliegen von Symptomen voraussetzt. Dies ist aber gerade nach abgelaufenem Infarkt häufig nicht mehr der Fall. Trotzdem werden insbesondere nach einem Infarkt noch vorhandene Stenosierungen „gerne weggemacht", weil die Angiographie dann besser aussieht: Dies ist eine sinnlose und gefährliche Ressourcenvergeudung! Quo ad vitam scheint eine optimale Einstellung der Risikofaktoren der Koronardilatation mindestens ebenbürtig, wenn nicht überlegen ✓✓ (vgl. Abb. 2.**25**)!

Die **Bypasschirurgie** hat ihre lebensverlängernde Wirkung nur bei Hauptstammstenose und bei Dreigefäßerkrankung mit schlechter Ventrikelfunktion bewiesen ✓✓! Aus rein symptomatischer Indikation (auch hierfür ist die Methode an sich geeignet) kann sie in der Regel durch eine rationale Anwendung von Arzneimitteln und Koronardilatation vermieden werden.

Nur erwähnt werden kann hier die **Herztransplantation**, die als ultima ratio bei schwerer Herzinsuffizienz mit dem größten Gewinn an Lebensqualität und -dauer für eine Intervention eingesetzt werden kann. Ihr Erfolg (etwa 70 % der Patienten leben nach 5 Jahren) geht überwiegend auf die begleitende, immunsuppressive Pharmakotherapie zurück. Diese besteht im Wesentlichen aus Cyclosporin A, Glucocorticoiden und Azathioprin. Die Substanzen werden an anderer Stelle ausführlich besprochen. Als Unterschied zur Begleittherapie bei Nierentransplantation sei nur erwähnt, dass die angestrebten Plasmaspiegel des Cyclosporin A höher liegen. Bei pharmakokinetischen Störungen (z. B. durch interkurrente Infekte) muss ein Abfallen der Konzentrationen noch nachhaltiger vermieden werden, denn eine Herzabstoßung ist schnell tödlich, während eine Nierenabstoßung durch Dialyse überbrückt werden kann. Die Rolle des Mycophenolat Mofetils, die für die Nierentransplantation fest etabliert ist, muss hier noch definiert werden.

Pharmakotherapie

Stabile Angina pectoris

Die **Therapieziele** bei stabiler Angina pectoris sind zweierlei:

- Die **Ischämien** sollen beseitigt werden, denn sie können Arrhythmien triggern und führen zum Zelluntergang, schließlich also zur Herzinsuffizienz. Die Reduktion der Ischämien geht in der Regel auch mit einer Besserung oder Beseitigung der pektanginösen Beschwerden einher.
- Das Fortschreiten der Erkrankung, auch bis hin zum Myokardinfarkt, muss aufgehalten werden. Da bei diesen Patienten ja bereits eine koronare Herzerkrankung vorliegt, spricht man hierbei von **Sekundärprävention**.

> *Ischämien müssen beseitigt werden: es gibt nichts wirksameres als einen Betablocker!*

Betablocker. Die wichtigste Säule der antiischämischen Therapie sind die Frequenz senkenden Betablocker (Abb. 2.**26**). Die einzigen Pharmaka, die eine ausgiebige Frequenzsenkung bei Patienten im Sinusrhythmus erzielen, sind die Betablocker ohne ISA (intrinsische sympathomimetische Aktivität, s. S. 53). Substanzen wie Bisoprolol, Betaxolol, Metoprolol und Atenolol führen zu Frequenzsenkungen um 20 – 25 %, insbesondere bei Belastungsanstiegen. Es liegt auf der Hand, dass Betablocker mit ISA wie Pindolol oder Oxprenolol ungünstig sind, da sie noch in geringem Maße wie die Muttersubstanz Noradrenalin wirken und die Frequenz kaum oder gar nicht senken. Wie an anderer Stelle ausgeführt, ist die sog. Kardioselektivität ($Beta_1$-Selektivität) nicht von großem Vorteil und daher unwichtig.
Aus dem Gesagten folgt, dass ein Patient mit koronarer Herzkrankheit fast zwingend einen Frequenz senkenden Betablocker bekommen sollte, und nur absolute Kontraindikationen Anlass sein sollten, ihm dieses wichtigste antiischämische Prinzip vorzuenthalten, z. B. allergi-

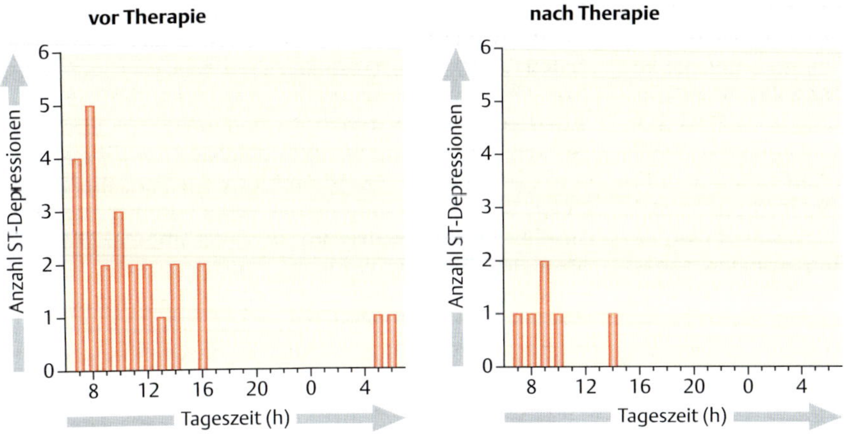

Abb. 2.**26** **Spontane Ischämien bei Hypertonikern vor und nach Betaxolol-Therapie.** Spontane Ischämien können auch bei Hypertonikern ohne koronare Makroangiopathie (normales Koronarangiogramm!) auftreten; sie beruhen auf einer Mikroangiopathie, die angiographisch nicht erkennbar ist. Ischämien sind immer schlecht, denn sie können Arrhythmien triggern und führen zum Zelluntergang, schließlich also zur Herzinsuffizienz. Ihre morgendliche Häufung beruht auf der „Weckfunktion" u. a. der Catecholamine. Die Behandlung mit einem Frequenz-senkenden Betablocker konnte gleich 3 Therapieziele erreichen: die Herzfrequenz wurde gesenkt, ebenso der Blutdruck, und die Ischämien waren fast vollständig verschwunden.
Bei Patienten mit makroskopischen Koronarstenosen sind diese Verhältnisse absolut identisch.

sches Asthma bronchiale (bezüglich der neuen Fassung von relativen und absoluten Kontraindikationen s. S. 53). Herzpatienten sind, anders als Hypertoniker, häufig viel eher bereit, auch ein etwas belastendes Medikament zu nehmen, wenn die günstige Wirkung auf die äußerst beängstigenden Herzschmerzen offensichtlich ist. Bei diesen Patienten ist die Compliance ganz allgemein hervorragend, aber die Anweisungen müssen klar sein, damit der Patient sie befolgen kann. Der Frequenz senkende Betablocker ist hervorragend symptomatisch und lebensverlängernd wirksam ✓✓, sollte aber in ausreichender Dosis gegeben werden (z. B. in der Regel Metoprolol 200 mg/Tag, Atenolol 100 mg/Tag [cave Nierenfunktion!], Bisoprolol 10 mg/Tag).

Calciumantagonisten. Sie sind leider immer noch als Alternative zur Behandlung der stabilen Angina pectoris zugelassen, da sie über die Nachlastsenkung zu einer kardialen Entlastung führen. Es gibt aber keinen Calciumantagonisten, der eine Frequenzsenkung um mehr als 5 % hervorruft. In Vergleichsstudien ist daher sehr klar geworden, dass ihr antiischämischer Effekt in der Regel wesentlich geringer ist als jener der Frequenz senkenden Betablocker ✗✗ (Abb. 2.**27**).
Bei instabiler Angina pectoris (s. u.) sind sie sogar kontraindiziert, da eine Übersterblichkeit nachgewiesen werden konnte. Sie sollten **Spezialsituationen** vorbehalten bleiben: dies sind für lang wirksame Dihydropyridine die sog. *Prinzmetal-Angina*, bei der es zu Koronarspasmen kommt, und die *Betablocker-Unverträglichkeit* bei gleichzeitiger Hypertonie. Die Prinzmetal-Angina ist jedem Studenten wegen des klingenden Namens geläufig, in der Realität aber eine absolute Rarität. Der Autor dieses Kapitels hat unter mehreren Tausend eigenen Patienten mit koronarer Herzerkrankung höchstens 3 – 4 Patienten mit dieser Diagnose gesehen. Weiter können Verapamil oder Diltiazem bei *tachykardem Vorhofflimmern mit Ischämie* über die Kammerfrequenzsenkung einen ausgeprägten antiischämischen Effekt haben. Es gibt also keine Wahlmöglichkeit zwischen Betablockern und Calciumantagonisten, sondern höchstens Ausnahmen. Die Kombination von Betablockern mit Verapamil oder Diltiazem ist ausgeprägt negativ inotrop und sollte unterlassen werden.

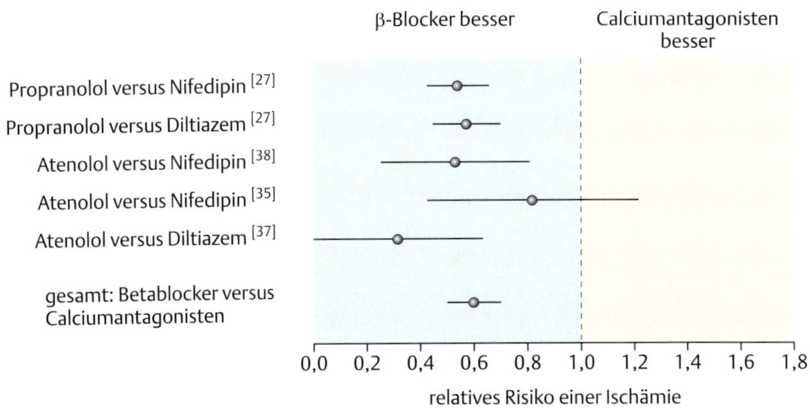

Abb. 2.**27** **Ischämiereduzierung durch Betablocker versus Calciumantagonisten.** Vergleichsstudien zwischen Frequenz senkenden Betablockern und Calciumantagonisten zeigten im Hinblick auf die Ischämiereduzierung immer eine deutliche Überlegenheit der Betablocker.

Langzeitnitrate. Die Wirksamkeit dieser vasodilatierenden Substanzen (z. B. *Glyceryltrinitrat*, *Isosorbiddinitrat*) ist eindeutig auf die Beseitigung von Symptomen der koronaren Herzerkrankung beschränkt ✓✓. Eine lebensverlängernde Wirkung konnte nicht nachgewiesen werden ✗✗. Da die Symptome aber bei optimaler anderer Therapie nicht mehr vorliegen sollten, entfällt somit die Indikation für diese Wirkstoffgruppe. Bei fortbestehenden Ischämien kann heute fast immer eine Revaskularisierung (Dilatation oder Bypassoperation) erfolgen, sodass Langzeitnitrate dann ebenfalls nicht mehr notwendig sind. Sonst nehmen Betablocker in ausreichender Dosierung fast immer die Beschwerden, so dass nur sehr wenige Patienten in den Genuss einer Langzeitnitrattherapie kommen sollten.

Langzeitnitrate zeigen meist eine insuffiziente Behandlung an, oder sind überflüssig!

Die Realität widerlegt aber diesen rationalen Ansatz: viel zu viele Koronarpatienten (etwa 80 %) erhalten diese teuren Präparate, und die niedergelassenen Kollegen wundern sich, dass das Budget nicht ausreicht. Nur etwa 5 – 10 % der Koronarpatienten benötigen ein Langzeitnitrat, das dann aber richtig eingesetzt werden sollte. Eine ausreichende Dosis sollte z. B. 80 mg Isosorbiddinitrat nicht unterschreiten. Da es eine Gewöhnung gibt (Erschöpfung des NO-freisetzenden Enzyms), verlieren diese Präparate bei kontinuierlicher Gabe schnell an antiischämischer Wirksamkeit. Sie müssen daher exzentrisch, aus pathophysiologischen Gründen am Morgen und Mittag mit einer abendlichen Pause appliziert werden. Da dann aber kein nächtlicher Schutz besteht, wird für den Abend häufig das ebenfalls NO freisetzende *Molsidomin* verordnet, für das offenbar keine Gewöhnung ausgebildet wird. Dieses könnte man zwar kontinuierlich geben, aber da eine krebsauslösende Wirkung nicht auszuschließen ist, wird es mit Langzeitnitraten kombiniert.

Kurzzeitnitrate. Nie fehlen in einer Verordnung für einen Koronarpatienten darf ein schnell wirksames Kurzzeitnitrat, z. B. **Nitro-Kapseln oder -Spray**. Für den Fall eines schweren Angina-pectoris-Anfalles oder gar Myokardinfarktes muss der Patient selbst eine Ersttherapie einleiten können. Dieser Umstand wurde auch von deutschen Gerichten festgestellt.

ACE-Hemmer. Der direkte hämodynamische Effekt der ACE-Hemmer ist nur wenig antiischämisch wirksam. Allerdings wird den ACE-Hemmern ein antiatherogener Effekt über die Hemmung des lokalen Renin-Angiotensin-Systems zugeschrieben, der jetzt in zwei größeren Studien nahegelegt wird, aber trotzdem nicht ganz unumstritten ist ✓✗. Der Einsatz von ACE-Hemmern bei Patienten **nach Myokardinfarkt** ist dennoch auch ohne manifeste Herzinsuffizienz indiziert, da sie dem Remodeling und somit der Entwicklung der Herzinsuffizienz vorbeugen ✓ (Abb. 2.**28**).

Thrombozytenaggregationshemmung. Praktisch nie fehlen darf eine zusätzliche Therapie mit 100 mg/Tag **Acetylsalicylsäure**, die eine unumstrittene Prognoseverbesserung erzielt, und bei Unverträglichkeit (bis zu 30 % gastrointestinale Nebenwirkungen !) durch Clopidogrel ersetzt wird ✓✓.

Die hierdurch erreichte Plättchenhemmung scheint mit das wichtigste Prinzip in der präventiven Strategie zu sein, was einleuchtet, wenn man die entscheidende Bedeutung der Plättchen in der arteriellen Thrombenbildung berücksichtigt.

Im Gegensatz zu vielen anderen Maßnahmen im Gesamtbereich der kardiovaskulären Pharmakotherapie ist dieser Teil, die Plättchenhemmung durch kleine Dosen Acetylsalicylsäure, in der Praxis tatsächlich verwirklicht, etwa 90 % der Patienten, die infrage kommen, bekommen es auch.

Nur erwähnt werden soll hier nochmals, dass die **medikamentöse Beeinflussung der Hauptrisikofaktoren** Hypercholesterinämie, Hypertonie, Diabetes mellitus neben den „Lebensstiländerungen" zu den erfolgreichsten, aber am wenigsten umgesetzten Maßnahmen der Medizin überhaupt gehört. Sie ist an anderer Stelle ausführlich beschrieben.

Zuletzt ist auf ein derzeit sehr aktuelles Kapitel der Forschung zu verweisen, nämlich die **Hormonersatzthera-**

primärer Endpunkt:	Ramipril n=4645 (%)	Placebo n=4652 (%)	Ramipril versus Placebo relatives Risiko	
– kardiovaskulärer Tod	6,0	8,0	0,75	–25 %
– Myokardinfarkt	9,8	12,0	0,80	–20 %
– Apoplex	3,3	4,8	0,68	–32 %
gesamt	13,9	17,5		
nichtkardiovaskulärer Tod	4,3	4,2	1,00	±0 %
Gesamtmortalität	10,3	12,2	0,83	–17 %

Abb. 2.**28** **Prophylaktische Wirkung von ACE-Hemmern bei koronarer Herzkrankheit.** Die sog. HOPE-Studie konnte an über 9000 Patienten vor allem mit koronarer Herzkrankheit die prophylaktische Wirkung einer hochdosierten ACE-Hemmer-Gabe (10 mg Ramipril/Tag) belegen. Es ist noch unklar, ob dieser Effekt über die bekannten Wirkungen des ACE-Hemmers (günstige prognostische Wirkungen bei Hypertonie und Herzinsuffizienz) erklärbar sind, und/oder ob eigene antiatherogene Effekte eine Rolle spielen.

pie nach der Menopause. Es gibt neuere Daten, nach denen eine Substitutionstherapie bei Frauen das kardiovaskuläre Risiko erhöhen kann ✗✗. Daher soll diese Therapie nur noch bei hochsymptomatischen Frauen (Hitzewallungen, psychische Störungen) für möglichst kurze Zeit durchgeführt werden.
Die Indikationsstellung muss außerdem in jedem Falle das durch die Hormontherapie erhöhte Krebsrisiko (Brust, Uterus) berücksichtigen, also Frauen mit einer positiven, auch entfernten Familienanamnese unbedingt ausschließen.

Instabile Angina pectoris

> *Bei Instabilität bilden sich rasch Thromben = wichtigstes Therapie-„target"*

Bei instabiler Angina pectoris spielt die beginnende Thrombusbildung am bereits aufgerissenen atheromatösen Plaque die entscheidende Rolle (s. Abb. 2.**23**, S. 73). Dementsprechend basiert die Therapiestrategie hierbei, wie auch beim Infarkt, zusätzlich zu den antiischämischen Maßnahmen auf der Gerinnselauflösung vor allem durch *indirekte* Maßnahmen (Verhinderung des weiteren Thrombuswachstums durch Antikoagulation, Autolyse durch körpereigene Prozesse). *Direkte* Maßnahmen (Lysetherapie) sind bei instabiler Angina pectoris in der Regel „noch" nicht indiziert. In Ergänzung zu den bei stabiler Angina pectoris vorgestellten Prinzipien kommen noch intensive Eingriffe in das **Gerinnungssystem** hinzu. Hierzu gehören neben der intravenösen Gabe von Acetylsalicylsäure (z. B. Aspisol®) die Vollheparinisierung, auch mit niedermolekularem Heparin, z. B.Enoxiparin und andere, sowie zusätzlich die Anwendung eines Glykoproteinrezeptor-IIb/IIIa-Antagonisten, z. B. Abciximab oder Tirofiban. Die Details zum Einsatz dieser Substanzen finden sich in Kapitel 2.5.0 auf S. 102.
Unter intensivmedizinischen Bedingungen wird eine intravenöse **Glyceroltrinitrat**-Infusion (1 – 5 mg/h) sowie O_2 über Nasensonde verabreicht. Sollten die Schmerzen nicht nachlassen, muss eine unter Umständen auch Opiate enthaltende **Schmerztherapie** und ggf. **Anxiolyse** (2 – 10 mg Morphin langsam i. v., 10 mg Diazepam i. v.) eingeleitet werden. Eine frühe **Betablockade** mit einem nur kurz wirksamen, daher gut steuerbaren Betablocker i. v. (Esmolol) ist wie alle vorgenannten Maßnahmen für den weiteren Verlauf günstig ✓✓.
Calciumantagonisten sind bei instabiler Angina pectoris nicht nur nicht nützlich, sondern schädlich ✗✗ und haben eine „neue" Kontraindikation in genau dieser Situation.

Antikoagulation nach Stenteinlage. Natürlich wird in einem größeren Zentrum heute rasch eine invasive Diagnostik und Therapie eingeleitet, die dann in der Regel eine mechanisch-kausale Therapie ermöglicht. Häufig ist gerade bei derartigen Notfalleingriffen mit Koronardilatation zur Stabilisierung des Erfolgs eine Gefäßstütze, der sog. „Stent", notwendig. Er erfordert während vier Wochen nach Einlage eine massive Antikoagulation mit Acetylsalicylsäure plus Clopidogrel plus Phenprocoumon (bis Wirkungseintritt Heparin), denn bis zur Endothelialisierung ist der Stent ein Fremdkörper, der Thrombosen auslöst. Leider treten bei etwa 10 % der Patienten langsam zunehmende Restenosierungen im Stent auf, die auf einer Intimaproliferation beruhen. Außer einer Betastrahlertherapie mit radioaktiven Stents hat bislang nur eine der etwa 400 versuchten medikamentösen Interventionen dieses Problem günstig beeinflussen können, nämlich eine Beschichtung mit Rapamycin. Diese Substanz ist ein neueres Immunsuppressivum, das bei lokaler Freisetzung keine systemische Toxizität aufweist und die Reststenoserate hochsignifikant senkt.

Myokardinfarkt, Schock

Wichtigstes **Ziel in der Therapie** des Myokardinfarktes ist die Senkung der hohen Letalität dieser Erkrankung. Dies wird, pathophysiologisch gesehen, durch die möglichst schnelle Reperfusion des minderversorgten Myokardareals zu erreichen versucht.

Erstmaßnahmen außerhalb des Krankenhauses. Zu den wichtigsten Erstmaßnahmen bei Myokardinfarkt außerhalb des Krankenhauses gehören die intravenöse Applikation von Acetylsalicylsäure, ein schnell wirksames Nitroglycerintrinitrat als Spray, nasaler Sauerstoff und eine effiziente Schmerzstillung wie oben bei der instabilen Angina pectoris beschrieben ✓✓. Ob ein Betablocker schon vom Notarzt gegeben werden soll, ist abhängig von der Ausstattung (z. B. externer Schrittmacher) und Erfahrung des Notarztes. Alle anderen Maßnahmen (Kreislaufstützung, Rhythmustherapie mit Antiarrhythmika) sind vom aktuellen Zustand des Patienten abhängig und dürfen nicht schematisiert werden. In jedem Fall ist der schnelle Transport ins Krankenhaus das Wichtigste, damit die außerordentlich erfolgreiche Reperfusionstherapie schnell eingeleitet werden kann.

Lysetherapie bereits in der Notaufnahme. Eine früh eingeleitete Lysetherapie kann die Letalität um bis zu 40 % senken ✓✓ (Abb. 2.**29**). In der Regel vergehen aber 1 – 3 h bis zur Einleitung der Lyse, Verzögerungen durch alle Beteiligten sind leider der größte Feind des Erfolgs.

> *Eine frühe Lyse ist lebensrettend!*

In der Notaufnahme des Krankenhauses **ohne invasive Akutinterventionsmöglichkeit** wird die Diagnose durch ein EKG bestätigt, Blut abgenommen (aber nicht auf das Ergebnis gewartet!), die Anamnese nach Kontraindikationen überprüft (u. a. Blutungsübel, Traumen, Operationen, i. m.-Spritzen [z.B. vom Notarzt!], unkontrollierte Hypertonie, Apoplex, Magen-Darm-Geschwüre, Aneurysmen, ggf. frühere Streptokinaseapplikationen, arterielle Punktionen, jeweils Ausschlussfristen je nach Schweregrad 2 Wochen bis 6 Monate, schwere Erkrankungen [z. B. Pankreatitis, Neoplasien], Z. n. Entbindung), und dann unmittelbar die Lyse eingeleitet. Hierbei stehen im Wesentlichen drei Präparategruppen zur Verfügung: **Streptokinase**, **Urokinase** und **rekombinante Plasminaktivatoren** (aus dem Gewebe stammend, daher „recombinant tissue plasmin activator", rTPA). Die Un-

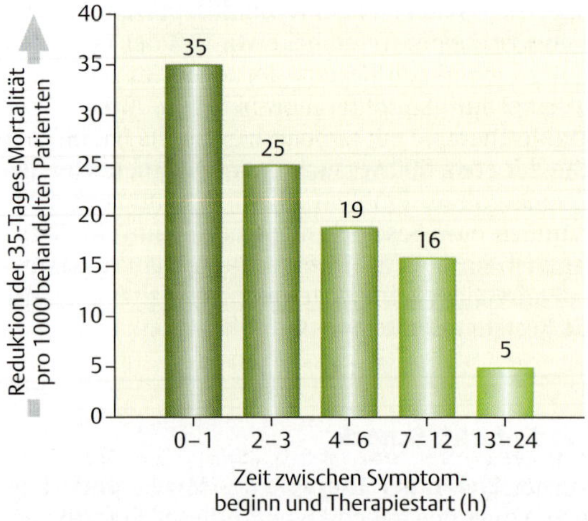

Abb. 2.**29** **Die Lysetherapie muss rasch erfolgen.** Die Lysetherapie beim Myokardinfarkt ist außerordentlich erfolgreich, aber sie steht unter massivem Zeitdruck! Nach 1 h ist ein großer Erfolg zu verzeichnen, nach 12 h ist fast gar nichts mehr zu retten. Häufig verzögern die Patienten die rechtzeitige Therapie, aber auch alle anderen Beteiligten verursachen bei suboptimaler Planung und Organisation Verspätungen. Die Folgen einer Verzögerung sind an dieser Grafik eindrücklich ablesbar.

terschiede lassen sich wie folgt zusammenfassen: Streptokinase ist die billigste Variante, aber wegen der Allergisierung nur einmal anzuwenden, manche Patienten sind auch bei der ersten Anwendung allergisch. Urokinase besitzt diesen Nachteil nicht, ist aber teurer. Am teuersten ist rTPA, aber auch am wirksamsten hinsichtlich der Wiedereröffnungsrate des verschlossenen Kranzgefäßes. Ein typisches Lyseschema bei einem durchschnittlichen Patienten ist z. B. die Applikation von 15 mg Alteplase als Bolus, gefolgt von 50 mg in einer 30-minütigen Infusion und 35 mg in der folgenden Stunde.

Allen Lytika gemeinsam ist das **Blutungsrisiko**, das gerade bei rTPA im höheren Alter kritisch wird. Die größere Wirksamkeit des rTPA scheint auch mit einer etwas höheren Blutungsrate einherzugehen, die mit etwa 1 % angegeben wird. Trotzdem wird heute aus gutem Grund in den meisten Situationen rTPA vorgezogen, da die Kosten-Nutzen-Relation im Vergleich zur Streptokinase in einem ethisch eindeutig unterstützten Bereich liegt ✓. Die Grenzen dieser äußerst erfolgreichen Therapie liegen im **Zeitfenster**, das derzeit mit 12 h nach Schmerzbeginn angesehen wird ✓. Allerdings ist der Nutzen nach 4 h bereits deutlich geringer als zuvor. Bei kleinem Hinterwandinfarkt ist er dann gar nicht mehr erkennbar, bei großem Vorderwandinfarkt ist er hingegen noch länger deutlich (Abb. 2.**30**).
In Zentren, die eine **rasche Revaskularisierung durch Dilatation** vorhalten, wird zunächst keine Lyse durchgeführt, da mögliche Komplikationen an der Punktionsstelle eine gewisse Reserviertheit bedingen. Die Blutungsgefahr an der Punktionsstelle wird aber gegenwärtig in der klinischen Forschung überprüft, und die bisherigen Ergebnisse deuten darauf hin, dass eine Kombination aus Lyse und Dilatation besonders erfolgreich ist (s. Tab. 2.**7**).

Rasche Lyse ist besser als späte Dilatation!

Tab. 2.**7** **Empfehlungen zu Lyse und Dilatation bei akutem Myokardinfarkt**

aktuelle Empfehlungen: – wenn innerhalb von 90 min nach Symptombeginn möglich: Dilatation – wenn Dilatation nicht in diesem Zeitfenster möglich: Thrombolyse
in Zukunft: – Thrombolyse zuerst, dann Dilatation so schnell wie möglich

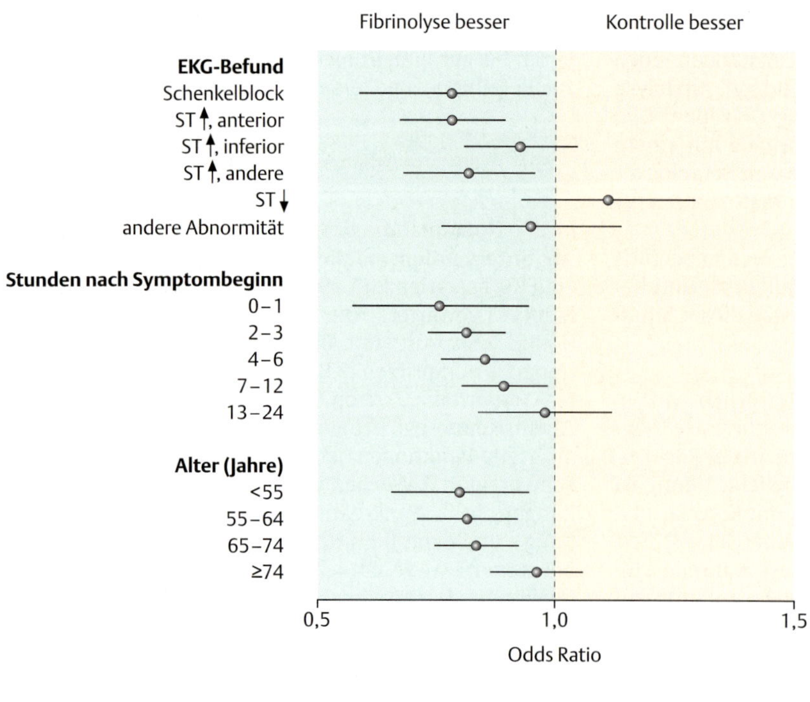

Abb. 2.**30** **Erfolg der Lysetherapie bei verschiedenen Voraussetzungen.** Es ist zu erkennen, dass die größten Erfolge hinsichtlich der Mortalität bei jungen Patienten mit Vorderwandinfarkt und frühem Therapiebeginn zu erzielen sind. Auch bei großen Infarkten, gelegentlich erkennbar an neu aufgetretenen Schenkelblockbildern, ist die Lysetherapie bei insgesamt kritischer Prognose erfolgreich. Beim älteren Patienten mit Hinterwandinfarkt kann bei sehr kleinem zu erwartendem Erfolg angesichts des dann gestiegenen Komplikationsrisikos (Blutungen!) evtl. darauf sogar verzichtet werden.

Diese Maßnahmen werden pharmakologisch durch die im Abschnitt „instabile Angina pectoris" beschriebenen Maßnahmen flankiert (ausgenommen die Antikoagulation nach Stenteinlage). Zusätzlich zu der dort erwähnten frühen Betablockade wird auch eine frühe **ACE-Hemmer**-Gabe empfohlen, um die Remodeling-Vorgänge zu verhindern, die schnell in einer Herzinsuffizienz münden können✓✓. In jedem Fall soll nach einem Infarkt nach Ablauf der ersten Woche mit der Gabe eines ACE-Hemmers begonnen werden.

Weiter werden sogenannte pleiotrope Effekte der Statine, also Wirkungen, die Lipid-unabhängig sind, als Ursache eines sehr schnell (Stunden bis wenige Tage) einsetzendes Plaque-stabilisierenden Effektes gesehen. Daher wird empfohlen, unabhängig vom Lipidstatus (der im akuten Infarkt sowieso nicht aussagekräftig ist) bei jedem Patienten eine Statintherapie einzuleiten, und über ihre Fortsetzung erst nach 4 Wochen anhand des dann aussagekräftigen Lipidprofils zu entscheiden ✓.

Die Therapie der **rhythmologischen Komplikationen** des Myokardinfarktes wird in Kapitel 2.4 (S. 86) beschrieben.

Pharmakologische Unterstützung der Reanimation. Da die Reanimation als Zeichen einer zu späten Reperfusion oder eines großen Perfusionsdefektes mit Kammerflimmern eine Domäne der Mechanik ist und Arzneimittel zwar oft gegeben werden, aber nur einen geringen Beitrag zum Erfolg leisten, werden sie hier nur erwähnt. Zum Einsatz kommen Adrenalin (1 : 10 000 milliliterweise zur Kreislaufstimulation) und Lidocain in verzweifelten Fällen ventrikulärer Tachykardien, wenn kein Defibrillator verfügbar ist. Ansonsten ist letzteres Gerät mit Sicherheit der wichtigste Bestandteil der herzspezifischen Notfallausrüstung. Bei AV-Block oder SA-Block werden Atropin 0,5 – 1 mg i. v. oder bei Versagen Orciprenalin (Alupent®) zur Anhebung der Frequenz eingesetzt, aber auch hier ist ein externer Schrittmacher wesentlich wirksamer.

Postinfarktprophylaxe. Sie entspricht der oben beschriebenen Therapie bei stabiler Angina pectoris (S. 76), wobei hier der Betablocker noch wichtiger ist, da in sehr vielen großen Studien die lebensverlängernde Wirkung eindeutig belegt wurde ✓✓. In diesen Studien kam auch klar zum Ausdruck, dass insbesondere das Fehlen einer ISA, und nicht die Kardioselektivität oder Lipophilie, für den positiven Effekt wichtig ist (Abb. 2.**31**).

Dass nach einem Myokardinfarkt das Risikofaktorenmanagement wichtig ist, liegt auf der Hand.

Therapie des kardiogenen Schocks. Da kardiale Ursachen die häufigsten des Schocks sind, ist die Schocktherapie hier kurz dargestellt. Erstes Ziel ist die Behebung der Ursache des **Pumpversagens** bei kardiogenem Schock. Leider ist die Letalität des kardiogenen Schocks mit über 90 % immer noch dramatisch. Ein Überleben ist nur möglich, wenn revaskularisierende Maßnahmen rechtzeitig greifen, oder selten einmal z. B. eine Klappenersatzoperation die Ursache beheben kann.

Der kardiogene Schock ist fast nur zu beherrschen, wenn seine Ursache gebessert werden kann!

Medikamentös lässt sich eine derartige Situation nur unter Einsatz ausgerechnet kardiotoxischer **Catecholamine** überbrücken. Hierbei sind insbesondere Dopamin und Dobutamin zu nennen. *Dopamin* wirkt in niedrigen Dosierungen (< 300 µg/min) über Dopaminrezeptoren, vorwiegend an der Niere. Daher werden diese niedrigen Dosen zum Nierenschutz eingesetzt. Leider entbehrt dieses „Ritual" jeder Evidenzgrundlage, da keine Besse-

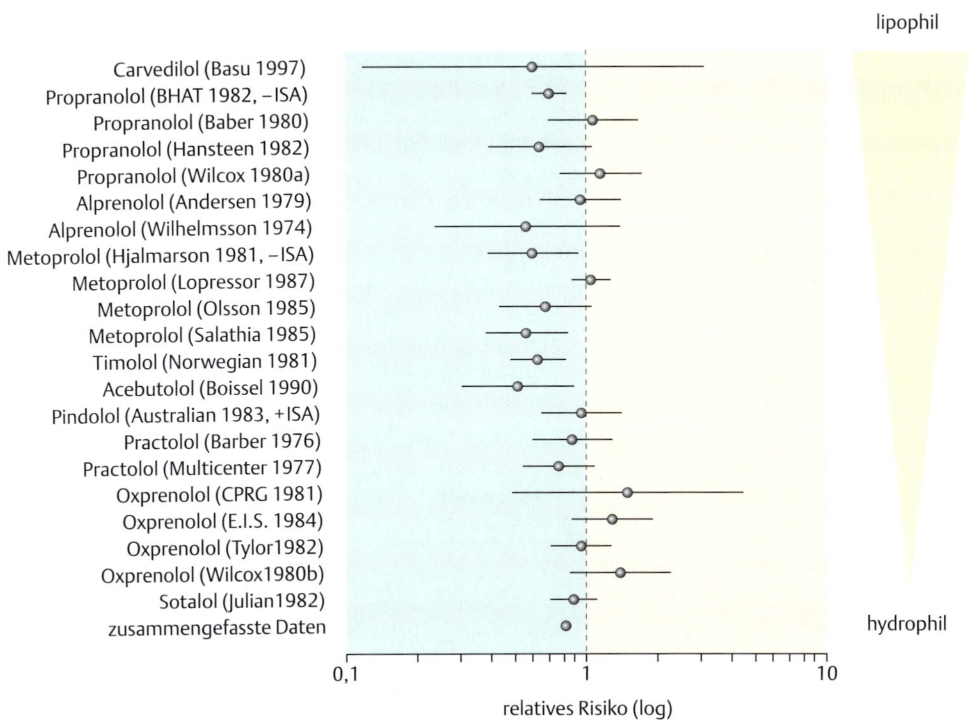

Abb. 2.**31** **Mortalitätssenkung durch verschiedene Betablocker in der Sekundärprophylaxe nach Herzinfarkt**. An den Odds-Ratios wird erkennbar, dass außer der ISA keine weitere anzilläre (zusätzliche) Eigenschaft wie Lipophilie oder β_1-Selektivität wichtig zu sein scheint.

rung der Nierenfunktion bei Intensivpatienten nachweisbar ist XX. In höherer Dosierung (300–1200 μg/min) werden vorwiegend β_1-Rezeptoren erreicht, darüber auch α-Rezeptoren. *Dobutamin* hat in höheren Dosierungen vasodilatierende Zusatzwirkungen, die für die Organperfusion günstig sind. Aus diesem Grund sollten beide Catecholamine kombiniert werden. Das relativ beta-2-spezifische *Dopexamin* hat noch ausgeprägtere vasodilatierende Eigenschaften und scheint insbesondere die gastrointestinale Durchblutung zu erhöhen.
In den genannten Dosierungen lässt sich die Kreislaufstimulation gut steuern, leider auf Kosten der ohnehin geschädigten Herzenergetik (Aufflammen der Herzkraft, aber nicht lange möglich!). Daher ist gerade bei Catecholamineinsatz die Ursachenbehebung essenziell.
Reichen die zuvor genannten Catecholamine nicht aus, kann *Adrenalin* 1 : 10 000 milliliterweise (d. h. 0,1 bis 2 mg) hinzugefügt werden. Die Substanz ist sehr arrhythmogen, Überdosierungen müssen vermieden werden. Die letzte Stufe stellt das *Noradrenalin* dar, das pharmakologisch die schockbedingte Zentralisierung des Kreislaufs noch verstärkt (kalte Extremitäten), aber den Blutdruck in verzweifelten Situationen anheben kann. Insgesamt ist die Prognose eines Patienten mit Noradrenalin-pflichtigem kardiogenem Schock meist infaust. Auf die auch in diesem Zusammenhang eingesetzten Phosphodiesterase-Hemmstoffe wie Milrinon oder Amrinon (s. o.) sei hier nur hingewiesen.
Natriumbicarbonat wird heute nur zurückhaltend gegeben, wenn durch mangelhafte Organperfusion und/oder Oxygenierung eine Azidose entstanden ist. Hierbei ist zu bedenken, dass die Natriumlast immer auch Wasser und damit Volumen bindet, das eine zusätzliche kardiale Belastung darstellt.
Nicht vergessen werden darf unter Schockbedingungen eine **Antikoagulation** mit Heparinen.
Über die bei kardialen Schockzuständen häufig notwendige **antiarrhythmische Therapie** wird an anderer Stelle gesprochen (S. 86).

Therapie anderer Schockformen. Neben dem kardiogenen Schock werden grundsätzlich zwei andere Schockformen unterschieden, die natürlich abweichend behandelt werden müssen: der **hypovolämische** und der **hyperdyname** Schock.

Hypovolämischer Schock. Der hypovolämische Schock entwickelt sich durch die Verringerung des intravasalen Volumens, am häufigsten in Folge einer Hämorrhagie, z. B. durch Trauma oder gastrointestinale Blutung; er kann aber auch durch Flüssigkeitsverschiebungen bei Pankreatitis, massivem Durchfall oder durch renalen Flüssigkeitsverlust bei Diabetes insipidus bedingt sein.
Die schnelle klinische **Diagnose** stützt sich neben den allgemeinen Zeichen der Hypoperfusion/Hypotonie (kaum tastbarer, „fliegender" Puls, kalte Extremitäten, weitere Zeichen der adrengeren Stimulation wie schreckweite Augen, weite Pupillen) auf die Beurteilung der intravasalen Flüssigkeitsverhältnisse: keine Venenstauung (DD kardiogener Schock: gestaute Halsvenen!), dafür erkennbare Zeichen des Volumenverlustes wie z. B. bei der massiven gastrointestinalen Blutung. Der Blutverlust ist allerdings nicht immer unmittelbar erkennbar (z. B. beim retroperitonealen Hämatom). Auch wenn in Schockzuständen nur aufwändig zu messen, wird als Kriterium ein Wedgedruck (pulmonalarterieller Verschlussdruck) von 15 mmHg als Grenze angesehen; bei Unterschreiten dieses Wertes liegt der Verdacht auf eine hypovolämische Komponente des Schocks nahe.
Die **Therapie** zielt auf einen **raschen Ausgleich des intravasalen Volumens**, im Notfall über welchen venösen Zugang auch immer; das Legen eines zentralvenösen Zugangs ist wünschenswert, darf aber die Therapie nicht wesentlich verzögern. Andererseits ist das Auffinden peripherer Venen gerade beim hypovolämischen Schock extrem schwierig. Hier kann Erfahrung unmittelbar lebensrettend sein. Durch die Volumensubstitution muss der venöse Rückfluss zum Herzen wiederhergestellt und damit das Herzzeitvolumen wieder ins Lot gebracht werden.
Die **Volumensubstitution** kann mit Blut, Bluteiweißen oder so genannten Kolloiden wie Dextranen oder Hydroxyethylstärke (HES) erfolgen. Die Infusion von reinen Elektrolytlösungen wie 0,9%iger NaCl-Lösung steigert das intravasale Volumen nur sehr kurzfristig, da diese Flüssigkeit in wenigen Minuten ins Interstitium wegdiffundiert.
Die Nachteile von **Blut** sind die begrenzte Verfügbarkeit und der Zeitverlust, der bis zur Bereitstellung ausgetesteter und „gekreuzter" Konserven vergeht. Bei Notfällen ohne entsprechende Vorkehrungen (z. B. Operationen mit erwartetem Blutverlust) bleibt daher oft nur die Möglichkeit, das intravasale Volumen durch die oben erwähnten Kolloide aufzufüllen, und erst später die Korrektur der fehlenden Blutbestandteile, insbesondere der Erythrozyten, durch entsprechende Konzentrate auszuführen.
Wichtige Eigenschaften der **Kolloide** sind in Tab. 2.**8** aufgeführt. Die Albuminlösungen sind relativ teuer und bergen ein sehr kleines Restrisiko von Infektionen. Die höher konzentrierte Lösung ist insbesondere zur Substitutionstherapie bei Albuminmangel (z. B. bei Leberzir-

Tab. 2.**8** **Kolloidale Lösungen im Vergleich** (nach Melmon und Morelli's „Clinical Pharmacology").

Eigenschaft	5% Albumin	25% Albumin	6% Hydroxäthylstärke (HES)	10% Dextran 40	6% Dextran 70
Molekulargewicht	69 000	69 000	450 000	40 000	70 000
Halbwertzeit	15–20 Tage	15–20 Tage	17 Tage	ca. 5 h	ca. 20 h
Probleme bei Anwendung	infektiös, Kosten	infektiös, Kosten	Koagulopathie	Koagulopathie Allergisierung	Koagulopathie Allergisierung

rhose), nicht aber zur akuten Volumenkorrektur angezeigt.
Nachteil der **Dextrane** sind vor allem die Allergisierung und Störungen der Blutgerinnung; bei der HES sind diese Nebenwirkungen wohl seltener, dies ist aber nicht gesichert ✗✓.

Hyperdynamer Schock. Die Behandlung des hyperdynamen Schocks ist komplexer; ihm liegen verschiedene Ursachen wie die Thyreotoxikose, am häufigsten aber die Sepsis zugrunde. Beim hyperdynamen Schock wird der Vasotonus reduziert, bei der Sepsis beispielsweise durch Toxine, die zu einer Gefäßlähmung führen. Der periphere Widerstand wird vor allem durch die Öffnung von Kurzschlussanastomosen herabgesetzt, sodass trotz hohem Herz-Zeit-Volumen essenzielle Organe nicht ausreichend perfundiert werden, erkennbar z. B. an Eintrübung (Gehirn) und niedriger Urinausscheidung (Niere).
Hinzukommen kann eine Extravasation, also eine Verschiebung des intravasalen Volumens in den Extrazellulärraum (z. B. nichthydrostatisches Lungenödem durch Schrankenstörung!).
Das Ziel der **Therapie** ist die *Bekämpfung der Schockursache*, z. B. einer Sepsis (intensive, frühe Antibiose) oder einer Thyreotoxikose (Thyreostatika, zu beachten ist der langsame Wirkeintritt) und die ***direkte Beeinflussung der genannten pathophysiologischen Veränderungen***. Die Gefäßlähmung wird durch **Vasopressoren** wie Catecholaminen bis hin zum Noradrenalin (s. o.) oder Vasopressin therapiert, die Extravasations-bedingte Hypovolämie durch (hyperonkotische) **Kolloidtherapie** (s. o.).
In der Sepsistherapie ist kürzlich ein neues Prinzip zugelassen worden, das rekombinant hergestellte aktivierte **Protein C** (APC, Drotrecogin α). Es ist – bei schwerer Sepsis eingesetzt – bei dieser immer noch mit einer hohen Letalität behafteten Erkrankung in Grenzen erfolgreich gewesen und muss noch weiter positioniert werden ✓.
Hauptnebenwirkung entspricht dem Wesen der Substanz, die ein natürlicher Hemmstoff der Gerinnung ist, also Blutungen.

Fallbeispiel 2.3: Instabile Angina pectoris

Anamnese: Ein 46-jähriger Busfahrer berichtet über ein gelegentliches, z. T. auch in Ruhe auftretendes Ziehen in der „linken Brusthälfte", das bei genauerer Befragung auch in den linken Arm, teilweise auch in die Kieferwinkel ausstrahlt. Sein Vater ist im Alter von 57 Jahren am Herzinfarkt gestorben, er selbst raucht und ist übergewichtig (Body Mass Index 32 kg/m^2). Der Blutdruck beträgt 140/85 mmHg, das LDL-Cholesterin im Serum 167 mg/dl, der Nüchternblutzucker 90 mg/dl, das Kreatinin 0,9 mg/dl.

Befund: Bei diesem Patienten besteht anamnestisch und klinisch ein hochgradiger Verdacht auf eine koronare Herzkrankheit. Da die Symptome auch in Ruhe auftreten, ist die bedrohliche Situation einer instabilen Angina pectoris gegeben. Somit kann ein Myokardinfarkt jederzeit eintreten. Der Patient hat fast alle Risikofaktoren für eine koronare Herzkrankheit, die dann bei der chronischen Therapie berücksichtigt werden müssen. Das EKG zeigt unspezifische Kammerendteil-Veränderungen mit geringfügigen ST-Strecken-Senkungen und präterminal negativen T-Wellen.

Therapie:
Akuttherapie in der Arztpraxis: Das einzig Richtige, was der niedergelassene Arzt jetzt machen kann, ist die Einweisung in ein größeres Krankenhaus. Zuvor erhält der Patient noch mehere Medikamente: Acetylsalicylsäure intravenös (z. B. Aspisol®), einen Betablocker nach Ausschluss von Kontraindikationen, ein schnell wirksames Nitro-Präparat (das der Patient anschließend in Griffnähe bei sich behält) sowie 1 mg/kg Enoxaparin-Na s.c. Anschließend erfolgt ein ärztlich begleiteter Transport in die Klinik.

Im Krankenhaus klagt der Patient weiterhin über Schmerzen; unter Intensivüberwachungsbedingungen erfolgen eine Infusion von Glyceroltrinitrat (1 – 5 mg/h, cave Hypotonie), Schmerzstillung mit Morphin (1 – 10 mg i. v., cave Atemdepression), eine O_2-Gabe (6 l/min über Nasensonde), eine Vollheparinisierung sowie die intravenöse Gabe eines GPIIb/IIIa-Inhibitors (z. B. Tirofiban oder Integrelin); die Betablockergabe und Plättchenaggregationshemmung mit Acetylsalicylsäure werden fortgesetzt. Nach Einleitung dieser Maßnahmen wird rasch eine Koronarangiographie durchgeführt, die bei normaler Ventrikelfunktion eine hochgradige proximale Stenose der A. interventricularis anterior mit intrakoronarem Thrombus zeigt (**Abb. Fall 2.3**). In der gleichen Sitzung wird eine Koronardilatation mit Stenteinlage angeschlossen, die ein befriedigendes Ergebnis bringt.

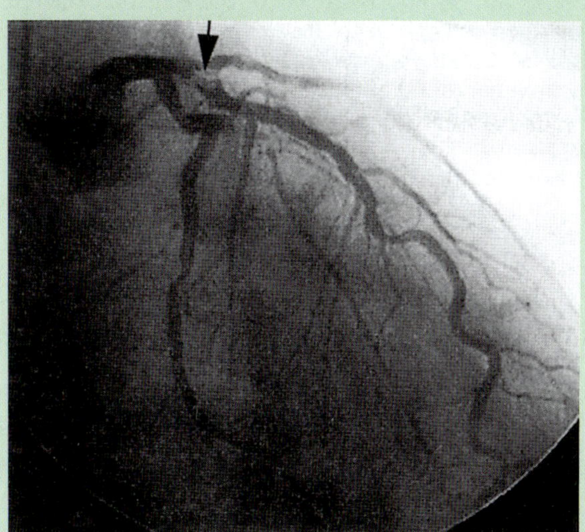

Abb. Fall 2.3 **Angiographie der linken Herzkranzarterie bei instabiler Angina pectoris.** Das Lumen des Ramus interventricularis anterior ist proximal stenosiert. Ein intrakoronarer Thrombus ist sichtbar (Pfeil).

Fortsetzung ▶

Anschließend ist der Patient beschwerdefrei. Er erhält zusätzlich Clopidogrel, 75 mg/Tag p.o. Daneben wird sofort eine Marcumarisierung mit 3 – 2 – 1 Tabletten Phenprocoumon (jeweils Tagesmenge, Angabe in Tablettenzahl klinisch üblich) eingeleitet, dann erfolgt die erste Bestimmung der INR (Internationale normalisierte Ratio). Bei Erreichen des Zielwertes von 3 – 4 (im beschriebenen Fall nach 7 Tagen) wird die Heparinisierung gestoppt.

Dauertherapie: Phenprocoumon und Clopidogrel werden 4 Wochen lang gegeben, wobei die Zeit der Heparinisierung auf die Zeit der Marcumarisierung angerechnet wird. Acetylsalicylsäure (Sekundärprophylaxe der koronaren Herzkrankheit) und der Betablocker (Blutdruck, koronare Herzkrankheit) werden weitergegeben. Außerdem wird ein schnell wirkendes Nitro-Präparat für Notfälle verordnet. Zur Sekundärprophylaxe muss das LDL-Cholesterin unbedingt auf Werte unter 100 mg/dl gesenkt werden. Hierzu eignen sich die modernen Statine in Dosen von 10 – 80 mg/Tag hervorragend (cave: Anstieg der Kreatinkinase und der Leberwerte, Muskelschmerzen, Leberwerte).

Dass der Patient aufhört zu rauchen, ist essenziell, aber selten; ebenso die Gewichtsabnahme.

In der hier beschriebenen, nach heutigem Kenntnisstand optimalen Dauertherapie bekommt der Patient also 3 Medikamente, für die die Lebensverlängerung und, im Falle des Betablockers, eine ausgezeichnete symptomatische Wirkung belegt sind. Leider ist der Umsetzungsgrad derartiger Maßnahmen in Deutschland (mit Ausnahme der Acetylsalicylsäure) gering.

Therapieempfehlung

Die Behandlung der unterschiedlichen Manifestationsformen der **koronaren Herzkrankheit** (stabile Angina pectoris, instabile Angina pectoris, Myokardinfarkt) beinhaltet immer Acetylsalicylsäure (100 mg/Tag), Nitro-Präparate bei Beschwerden und in jedem Fall einen Frequenz senkenden Betablocker (bei fehlenden Kontraindikationen!). Langzeitnitrate und Molsidomin sind bei stabiler Angina pectoris nur indiziert, wenn trotz Revaskularisierung und übriger medikamentöser Therapie pektanginöse Beschwerden weiter bestehen. Dies ist jedoch selten der Fall. Calciumantagonisten sind wesentlich schwächer antianginös wirksam und Spezialsituationen vorbehalten, bei Instabilität sogar kontraindiziert.

Bei Instabilität wird die Antikoagulation durch Heparinisierung im Hochdosisbereich mit niedermolekularen Heparinen und ggf. GPIIb/IIIa-Antagonisten intensiviert. Nitro-Infusionen, Schmerztherapie ggf. einschließlich Morphin und die O_2-Gabe dürfen nicht fehlen. Eine rasche Intervention (Dilatation, ggf. Stent-Einlage) ist anzustreben.

Bei **akutem Myokardinfarkt** wird eine rasche Revaskularisierung angestrebt. Dies ist am schnellsten durch eine intravenöse Lysetherapie, z. B. mit rTPA, zu erreichen. Nur in günstigen Situationen mit schneller Erreichbarkeit einer Koronarintervention ist letztere vorzuziehen. Die übrige Therapie entspricht im Wesentlichen der bei instabiler Angina pectoris. Neben einer frühen Betablockergabe wird auch eine frühe ACE-Hemmer-Gabe zur Verhinderung des Remodeling empfohlen.

Das A und O für einen langfristigen Erfolg der Therapie der koronaren Herzerkrankung ist die konsequente Kontrolle der Risikofaktoren, die für Blutdruck, Hypercholesterinämie und Diabetes mellitus Domäne der Pharmakotherapie ist, die aber leider – wie auch die Korrektur der übrigen Risikofaktoren durch Änderung des Lebensstils – nur insuffizient umgesetzt wird.

Praktische Hinweise

So segensreich das uralte Medikament **Acetylsalicylsäure** ist, so nachteilig ist auch sein Potenzial der *gastrointestinalen Nebenwirkungen*. Hierbei muss natürlich auch daran gedacht werden, dass gerade ältere Patienten häufig noch andere nichtsteroidale Antiphlogistika, z. B. wegen Arthosen, einnehmen und sich dann natürlich das Nebenwirkungsrisiko deutlich erhöht. Leider reicht die zur Sekundärprophylaxe von Herzerkrankungen übliche Dosis von 100 mg/Tag Acetylsalicylsäure nicht zu einer antiarthrotischen Therapie. Die Komplikationsrate lässt sich jedoch durch Alertheit bezüglich dieser Komplikationen in regelmäßigen Anamnesen deutlich senken.

Gastrointestinale Geschwüre unter Acetylsalicylsäure kann man auch rechtzeitig diagnostizieren!

Auch die **Interaktion mit Phenprocoumon** ist kritisch: Neben der Zunahme der Blutungsneigung durch zusätzliche Plättchenhemmung setzt Acetylsalicylsäure Phenprocoumon aus der hohen Plasmaeiweißbindung frei und verstärkt so zusätzlich dessen Wirkung. Von Spezialsituationen (Stenteinlage!) abgesehen, sollte daher entweder das eine oder das andere gegeben werden. Hierbei ist allerdings zu bedenken, dass Acetylsalicylsäure bei echter Indikation zur Antikoagulation mit Phenprocoumon (z. B. Ventrikelthromben nach Infarkt, Vorhofflimmern) dieses nicht ersetzen kann!

Nitro-Präparate jeder Art können Hypotonien, vor allem orthostatischer Natur, auslösen, die zu Stürzen und Schlaganfällen führen können. Die erste Gabe sollte daher im Liegen oder wenigstens Sitzen erfolgen. In diesem Zusammenhang ist zu erwähnen, dass die in Mode gekommene Erektionshilfe Sildenafil zu einer Verstärkung der NO-Wirkung führt. Daher ist die Kombination aus Nitraten und Sildenafil kritisch, Todesfälle, gerade unter sexueller Belastung, sind daher zu Recht als unnötig zu bedauern. Aber da Sildenafil auch über das Internet zu beziehen ist und dann jede Kontrolle fehlt, werden diese tragischen Ereignisse noch öfter zu beklagen sein. Dass ein echter Bedarf an Langzeitnitraten eigentlich immer auf eine insuffiziente Therapie hinweist, die noch verbessert werden kann, sei hier nochmals kurz erwähnt. Dies ist insbesondere vor dem Hintergrund der **Budgetbeschränkungen** wichtig, die leider immer ins Feld geführt werden, wenn die Sekundärprophylaxe als zu teuer apostrophiert wird. Das führt zu einer **eklatanten Unterversorgung** der Bevölkerung. So waren in einer eigenen Studie nur 4% der Patienten mit koronarer Herzkrankheit hinsichtlich ihrer LDL-Cholesterinwerte richtig, also unter 100 mg/dl, eingestellt. In der neuesten Empfehlung hat die amerikanische Fachgesellschaft NCEP dieses Ziel sogar auf 70 mg/dl gesenkt! Die Komplikationen der koronaren Herzkrankheit haben den sozialpolitischen „Vorteil", dass das Ableben des Patienten die sozial billigste Lösung ist. Dass derartige Überlegungen höchst unethisch sind, liegt auf der Hand. Leider versagen die hier zuständigen Politiker vollständig.

Dass **Betablocker** zu den nicht vorzüglich verträglichen Substanzen gehören, wird an verschiedener Stelle ausführlich diskutiert. Für den Koronarpatienten sind sie aber segensreich, und der Hinweis auf die tödlichen Folgen der Erkrankung wird hier eine größere Nebenwirkungstoleranz erzeugen, als z. B. bei Hypertonikern. Das gilt auch für ältere Menschen: es gibt keine Altersgrenze für Betablocker, lediglich die Häufigkeit von Kontraindikationen (z. B. Blockbilder) nimmt zu.

Absolut kritisch für eine erfolgreiche Behandlung des Myokardinfarktes ist die **rasche Therapie-Einleitung**. Hier ist noch viel Aufklärung zu leisten, auch Laienschulungen (z. B. Schulung von Angehörigen) sind wichtig. Leider wird die wirksame Therapie oft durch unzeitige Diagnostik (Abwarten der Kreatinkinase oder Troponin-I) oder Organisationsmängel verzögert. Der Merksatz „Rasche Lyse ist besser als späte Dilatation!" sollte häufiger auch an Wochenenden in sonst „schnellen" Interventionszentren zur Anwendung kommen.

Ausgewählte Literatur

1. Chatterjee K. Recognition and management of patients with stable angina pectoris. In: Goldman L, Braunwald E, eds. Primary Cardiology. Philadelphia, PA: W.B. Saunders 1998 : 234 – 56.
2. Comparison of coronary bypass surgery with angioplasty in patients with multivessel disease. The Bypass Angioplasty Revascularization Investigation (BARI) Investigators. N Engl J Med 1996;335 : 217 – 25.
3. Coronary angioplasty versus medical therapy for angina: the second Randomised Intervention Treatment of Angina (RITA-2) trial. RITA-2 trial participants. Lancet 1997;350 : 461 – 8.
4. Effects of estrogen or estrogen/progestin regimens on heart disease risk factors in postmenopausal women. The Postmenopausal Estrogen/Progestin Interventions (PEPI) Trial. The Writing Group for the PEPI Trial. JAMA 1995;273 : 199 – 208.
5. Gibson RS, Boden WE. Calcium channel antagonists: friend or foe in postinfarction patients? Am J Hypertens 1996;9 : 172 S – 6 S.
6. Gibbons et al. ACC/AHA/ACP-ASIM guidelines for the management of patients with chronic stable angina. JACC 1999; 33: 2092 – 197.
7. Harris PJ, Behar VS, Conley MJ, et al. The prognostic significance of 50% coronary stenosis in medically treated patients with coronary artery disease. Circulation 1980;62 : 240 – 8.
8. Hoogwerf BJ, Young JB. The HOPE study. Ramipril lowered cardiovascular risk, but vitamin E did not. Cleve Clin J Med. 2000;67 : 287 – 9.
9. Kannel WB, Feinleib M. Natural history of angina pectoris in the Framingham study. Prognosis and survival. Am J Cardiol 1972;29 : 154 – 63.
10. Laterre PF, Wittebole X. Clinical review: Drotrecogin alfa (activated) as adjunctive therapy for severe sepsis – practical aspects at the bedside and patient identification. Crit Care. 2003 Dec;7(6):445 – 50.
11. O'Neill BJ. Clinical data: AVERT and QUO VADIS. Can J Cardiol. 2000;16 Suppl E:32 E – 35 E.
12. Ryan TJ, Anderson JL, Antman EM et al. ACC/AHA guidelines for the management of patients with acute myocardial infarction. A report of the American College of Cardiology/American Heart Association Task Force on Practice Guidelines (Committee on Management of Acute Myocardial Infarction). J Am Coll Cardiol 1996;28 : 1328 – 428.
13. Selhub J, Jacques PF, Bostom AG, et al. Association between plasma homocysteine concentrations and extracranial carotid-artery stenosis. N Engl J Med 1995;332 : 286 – 91.

2.4 Herzrhythmusstörungen

Grundlagen

Prävalenz und Bedeutung. Herzrhythmusstörungen gehören zu den Funktionsstörungen des Herzens, deren klinische Bedeutung von banal bis **lebensbedrohlich** reicht. Da die Bedeutung für die Betroffenen, aber auch die behandelnden Ärzte nicht immer einfach zu erkennen ist, haftet ihnen a priori etwas Bedrohliches an. Sie werden daher auch aus einer Erwartungshaltung heraus eher über- als untertherapiert. Dass dies schon zu erheblichen Schäden geführt hat, soll weiter unten ausgeführt werden.

Rhythmusstörungen können normal sein!

Rhythmusstörungen sind in geringem Umfang **normal** ✓✓, fast jeder Mensch produziert gelegentlich „Extraschläge" oder „Herzstolpern", häufig unbemerkt, aber eben auch leicht als gefährlich empfunden. Bis zu 30% aller Menschen entwickeln irgendwann einmal Vorhofflimmern und sind dann weniger durch die Rhythmusstörung am Herzen selbst bedroht, als durch ihre Fernwirkung (Embolien!).

Die Bedeutung der *ventrikulären* Rhythmusstörungen liegt vor allem in dem Umstand, dass sie häufig eine **Herzerkrankung** anzeigen, und selbst gar nicht das primäre Ziel der Behandlung sein müssen, sondern die Grunderkrankung.

Pathophysiologie und Ursachen. Die Pathophysiologie von Rhythmusstörungen weist je nach Typ ein weites Spektrum auf. Die grundsätzlich an Rhythmusstörungen beteiligten Strukturen des Herzens sind in Abb. 2.**32** skizziert.

Supraventrikuläre Rhythmusstörungen umfassen neben der wichtigsten, dem Vorhofflimmern, natürlich auch Störungen der Schrittmacherfunktion des Sinusknotens, Reizleitungsstörungen sowohl am Sinusknoten als auch am AV-Knoten, aber auch angeborene Kreiserregungssyndrome wie das Wolff-Parkinson-White-Syndrom (WPW-Syndrom).

Häufigste Ursachen des Vorhofflimmerns sind die großen kardiovaskulären Krankheiten *Hypertonie* und *koronare Herzkrankheit*, die altersbetont zunehmen und unter anderem zu Strukturschädigungen des Sinus- und AV-Knotens führen. Hierbei wird die Hypertonie aufgrund ihrer manchmal unscharfen Definition oft erst nach dem Vorhofflimmern erkannt bzw. durch die Familienanamnese nahegelegt. Natürlich ist eine ursächliche Therapie in diesen Fällen unbedingt notwendig (blutdrucksenkende oder antiischämische Therapie), leider aber häufig dann nicht mehr allein ausreichend, denn das Vorhofflimmern reflektiert oft einen schon teilweise irreversiblen Strukturschaden des Vorhofmyokards.

Ein für die Prognose sehr wichtiges Element der Arrhythmiegenese ist die *elektrische Inhomogenität* des Myokards, die fast immer auch ein strukturelles Korrelat hat (z. B. Narben!). Hierunter ist eine regional unterschiedliche Ausbreitungsgeschwindigkeit der Erregung zu verstehen, die in kleineren oder größeren Zirkeln zu Kreiserregungen führen kann. Die im „langsameren" Teil der Zirkel stecken gebliebene Erregung kann sozusagen „von hinten" in den anderen, bereits wieder repolarisierten und damit nicht mehr refraktären Teil eintreten (Reentry) und an ihren Ausgangsort zurücklaufen, von wo aus dieser Zyklus von neuem startet (Abb. 2.**33**). Je nach Größe der Kreiserregung entsteht Vorhofflimmern (viele kleine Kreise) oder Vorhofflattern (großer Kreis). Dem klassischen, anatomischen Reentry steht das funktionell bedingte Reentry gegenüber (Abb. 2.**34**).

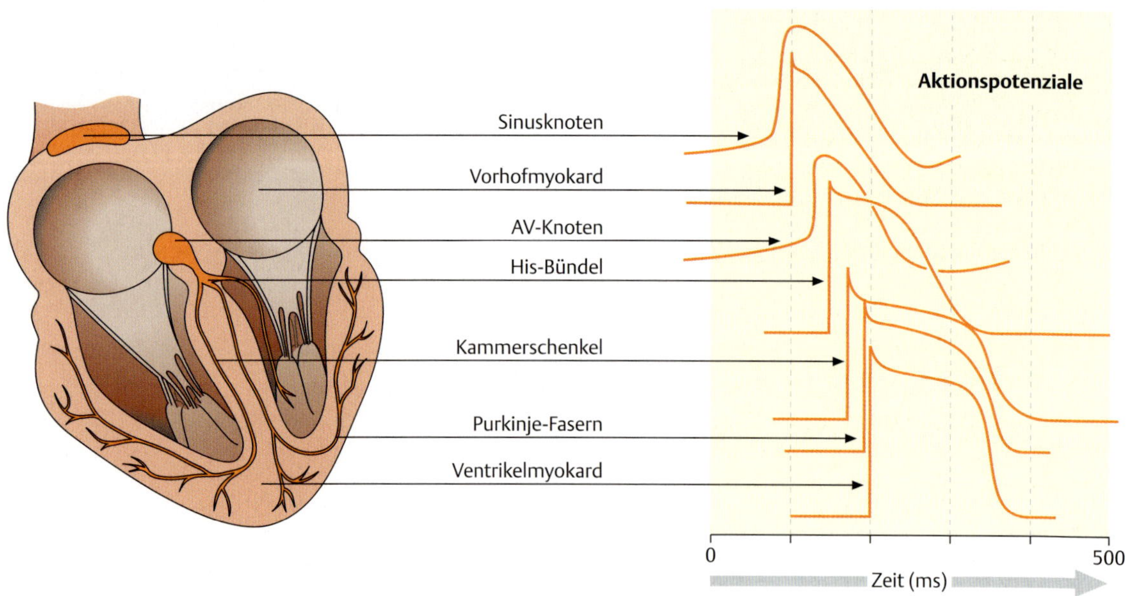

Abb. 2.**32** **An der Reizbildung und -leitung beteiligte Herzstrukturen**

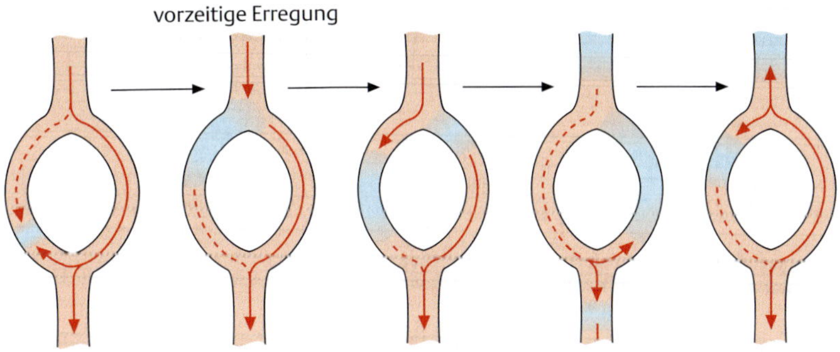

Abb. 2.**33** **Entstehung von Kreiserregungen aufgrund unterschiedlicher Leitungsgeschwindigkeiten.** Im linken Schenkel besteht eine geringere Leitungsgeschwindigkeit (gestrichelt) mit verkürzter Refraktärzeit. Eine vorzeitig eintreffende Erregung, z. B. infolge einer Extrasystole, trifft im rechten Schenkel auf refraktäres Gewebe (orange), kann also nur im linken Schenkel weitergeleitet werden. Sie kann anschließend retrograd in den rechten, dann nicht mehr refraktären Schenkel eintreten. Eine verringerte Leitungsgeschwindigkeit liegt z. B. im AV-Knoten oder in akzessorischen Bündeln vor. Eine zusätzliche Überleitungsstörung im AV-Knoten führt daher leicht zu Reentry mit der Folge einer Tachykardie.

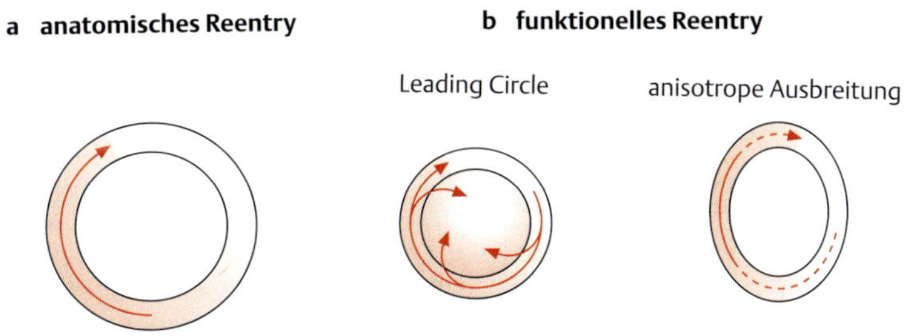

Abb. 2.**34** **Verschiedene Reentry-Formen, die zu Vorhofflimmern oder -flattern führen können. a** Bei *anatomisch bedingtem Reentry* ist der Weg der Erregung verlängert, z. B. infolge einer Herzhypertrophie, so dass die kreisende Erregung am Ende der Schleife wieder auf nicht-refraktäres Gewebe trifft. **b** Formen des *funktionellen Reentry*: Beim sog. „Leading Circle" kreist die Erregung um ein permanent refraktäres Zentrum; die „anisotrope" Form beruht auf verminderten Leitgeschwindigkeiten innerhalb der Erregungsschleife, z. B. wenn Bereiche quer zur Faserrichtung passiert werden.

Diese Kreiserregungen sind auch das pathophysiologische Korrelat der sog. Reentry-Syndrome wie dem WPW-Syndrom, bei denen angeborene Kurzschlussverbindungen zwischen Vorhof und Kammer in der Regel den schnellen Teil, die normale AV-Überleitung den langsamen Teil des Zirkels darstellen.

Natürlich sind auch *Herzinsuffizienz*, *Klappenvitien* und *angeborene Missbildungen* als Ursachen supraventrikulärer Rhythmusstörungen zu nennen.

Bei immerhin etwa 30 % der Patienten mit Vorhofflimmern finden sich *keine kardialen Ursachen* ("lone atrial fibrillation"), wobei häufig dennoch eine Catecholaminbelastung im Rahmen von Stress oder Alkoholmissbrauch ursächlich anzunehmen ist.

Ventrikuläre Rhythmusstörungen entstehen unter den gleichen Schädigungseinflüssen. Hierbei führt natürlich die ischämische Myokardschädigung häufig zu **lebensbedrohlichen** Arrhythmien, z. B. beim akuten Infarkt, dessen immer noch etwa 50 %ige Letalität mindestens zur Hälfte rhythmusbedingt ist (Kammerflimmern!).

Den ventrikulären Rhythmusstörungen liegt oft eine erhöhte *Automatie* von normalerweise nur sekundär erregten, durch Schädigung veränderten Zellen zugrunde. Diese führt zunächst zu sog. Ektopien, also Reizbildungen an atypischen Orten, die sich als *Extrasystolen* äußern. Die oben bereits beschriebenen *Kreiserregungen* (s. o.) führen zu ventrikulären Tachykardien einschließlich der *Torsades des Pointes* (große Zirkel) oder zu dem tödlichen *Kammerflimmern* (zahlreiche kleine, simultane Zirkel).

> *Torsades des Pointes sind eine häufige Folge proarrhythmischer Effekte!*

Extrakardiale Ursachen. Hier sind z. B. eine *Hyperthyreose* oder *Hypokalämie* zu nennen, die ventrikuläre und supraventrikuläre Rhythmusstörungen auslösen, aber z. B. auch der *Alkoholismus* (Catecholaminkrankheit!).

> *Auch nichtkardiale Arzneimittel können Rhythmusstörungen auslösen.*

Dass auch *Arzneimittel* zur elektrischen Inhomogenität führen können, sei hier schon erwähnt. Dies ist die Grundlage der proarrhythmischen Effekte von Antiarrhythmika, aber auch der gefährlichen Nebenwirkungen mancher nichtkardial wirksamer Medikamente. In jüngerer Zeit mussten mehrere nichtkardiale Medikamente (Terfenadin, Cisaprid) wegen z. T. tödlicher Torsades de Pointes vom Markt genommen werden XX. Zur Abklärung einer Rhythmusstörung gehört also auch eine ausführliche Medikamentenanamnese.

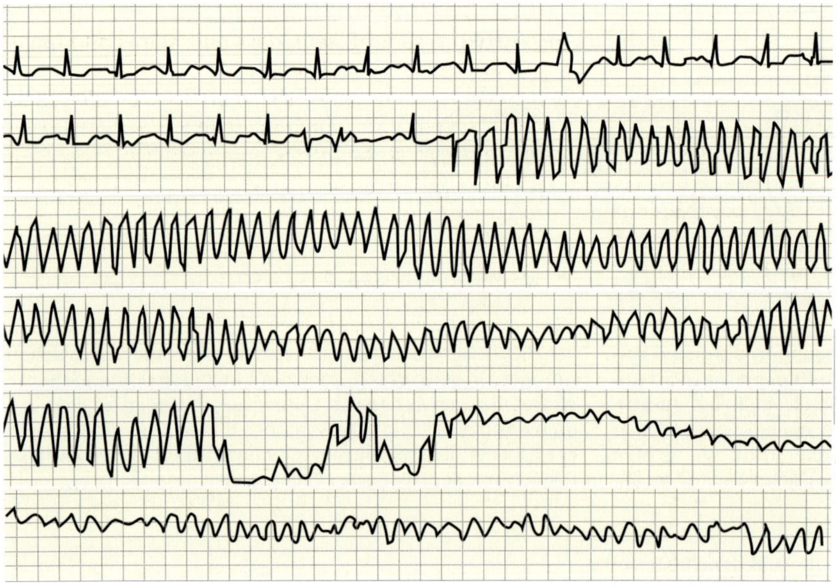

Abb. 2.**35** **Kammerflattern und Kammerflimmern.** Aus polytopen ventrikulären Extrasystolen hervorgehendes Kammerflattern, das zu tödlichem Kammerflimmern degeneriert: plötzlicher Herztod. Er kann auch als Komplikation von Medikamenten (nicht nur Antiarrhythmika!) eintreten.

Therapeutische Implikationen. Aus dem bisher Gesagten folgt, dass Rhythmusstörungen nur in Kenntnis der gesamten kardialen Situation, also nicht nur nach einem Langzeit-EKG, sachgerecht therapiert werden können. In jedem Fall sind extrakardiale Ursachen auszuschließen, die sonst ein Therapieversagen programmieren.
Die pharmakotherapeutischen Ansätze zielen auf eine *Unterdrückung der (gestörten) Automatie* und *Wiederherstellung der elektrischen Homogenität.* Dies wird durch Beeinflussung der verschiedenen, an der Reizbildung und -leitung beteiligten Ionenkanäle versucht (Abb. 2.**36** und Abb. 2.**37**). Gerade die elektrische Homogenität wird aber leider durch die zur Therapie von Rhythmusstörungen entwickelten Antiarrhythmika nicht gut erreicht. Diese Wirkstoffe haben allein durch ihre Potenz, die Automatie zu normalisieren, beeindruckt, ihre Nebenwirkungen, insbesondere ihre proarrhythmischen Effekte, führen jedoch zu einem auf Dauer ungünstigen Nutzen-Risiko-Verhältnis (s. u.).

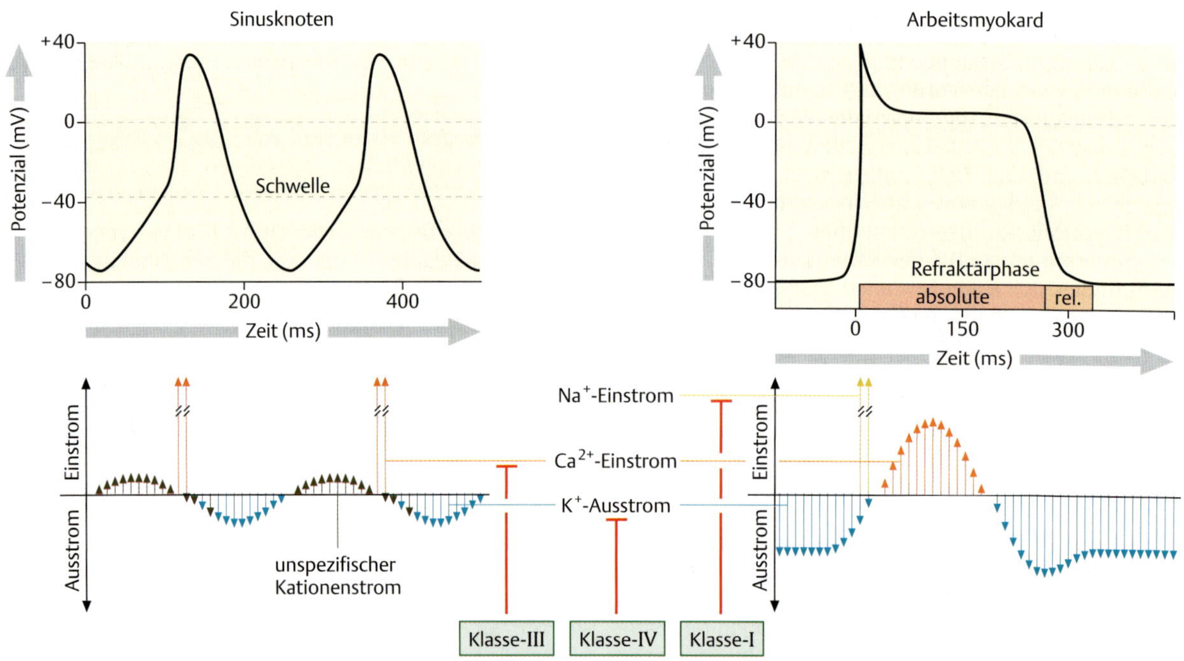

Abb. 2.**36** **Prinzip der Wirkungsweise von Antiarrhythmika.** Die meisten Antiarrhythmika wirken auf die an der Erregungsbildung und -leitung beteiligten Ionenkanäle ein. Ziel dabei ist es, die Frequenz der Automatiezentren zu beeinflussen bzw. die Form und Länge des Aktionspotenzials (Refraktärphase!), um Reentry-Prozesse zu unterbrechen.

Evidenzbasierte Therapie der Herzrhythmusstörungen

Therapieziele. Hauptziel der Behandlung ist die **Senkung der Morbidität und Mortalität**, also die Besserung der Prognose, die z. B. bei komplexen ventrikulären Rhythmusstörungen, insbesondere bei ventrikulärer Schädigung, getrübt ist. Aber auch bei den an sich meist harmlosen supraventrikulären Rhythmusstörungen können Komplikationen (z. B. Thromboembolien bei Vorhofflimmern) mit beträchtlicher Morbidität und Mortalität (Schlaganfälle) einhergehen, so dass sich hieraus eine strenge Indikation zur Therapie ergeben kann. Die symptomatische Indikation tritt hierbei zurück, denn viele Rhythmusstörungen werden vom Patienten gar nicht bemerkt ✓. Andererseits kann die Beunruhigung von Patienten durch harmlose Störungen, wie z. B. gehäuften ventrikulären Extrasystolen bei normaler Herzstruktur, so groß sein, dass eine rein symptomatische Therapie notwendig wird.
Insgesamt müssen sich medikamentöse und nichtmedikamentöse Verfahren sinnvoll ergänzen. Auf nichtmedikamentöse Verfahren (v. a. Schrittmacher-Implantation) kann hier nicht eingegangen werden.

Pharmakotherapie

Antiarrhythmika im engeren Sinne werden nach Vaughan-Williams in 4 Klassen eingeteilt (Abb. 2.**37**): **Klasse I** a,b,c umfassen Substanzen, die am schnellen Natriumkanal angreifen und so die Erregungsausbreitung und Repolarisation beeinflussen. Sie verändern die Form (schneller Aufstrich) und Länge (Repolarisation) des Aktionspotenzials. Damit sind naturgesetzmäßig ihre

Klasse	Mechanismus	Effekt	wirksam an	Effekte im EKG	Effizienz	Toxizität	Potenzial für Proarrhythmien	Effekt auf das AP (Purkinjefaser)	repräsentative Präparate
I	Na^+-Kanal-Blockade	Verzögerung der schnellen, durch den Na^+-Kanal vermittelten Depolarisation							
a	mäßige Blockade	gering verlangsamte Leitung, gering verlängertes AP	Vorhöfe, Ventrikel	QRS ↑ QT-Intervall ↑	2	3	2	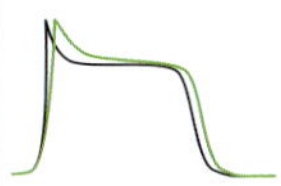	Disopyramid, Procainamid, Quinidin
b	leichte Blockade	minimal verlangsamte Leitung, verkürztes AP	Ventrikel	QT-Intervall ↓	1	1	1	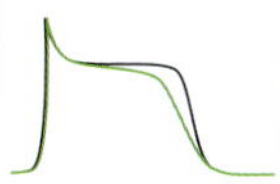	Phenytoin, Lidocain, Mexiletin, Tocainamid
c	deutliche Blockade	stark verlangsamte Leitung, minimal verlängerstes AP	Vorhöfe, Ventrikel	QT-Intervall ↑↑	3	1	3	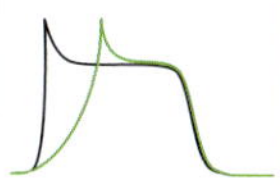	Flecainid, Propafenon, Encainide
II	β-Blocker	Verlangsamung des Sinusrhythmus	AV-Knoten, Ventrikel	Herzfrequenz ↓ PR-Intervall ↑	1	1	0		Acebutolol, Atenolol, Betaxolol, Bucindolol, Carvedilol, Esmolol, Metoprolol, Nadolol, Propranolol, Timolol u. a.
III	u. a. K^+-Kanal-Blockade	deutlich verlängertes AP	Vorhöfe, Ventrikel	Herzfrequenz ↓ PR-Intervall ↑	2	1	2	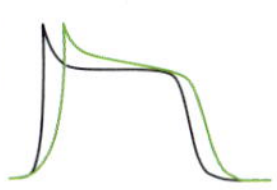	Sotalol, D-Sotalol, Amiodaron, Azimilid, Bretylium, Dofetilid, Ibutilid, Almokalant, Sematilid, Tedisamil, u. a.
IV	Ca^{2+}-Kanal-Blockade	Effekte auf Herzfrequenz und Überleitungszeiten (AV-Knoten-AP)	AV-Knoten	Herzfrequenz ↓ PR-Intervall ↑	1	1	0	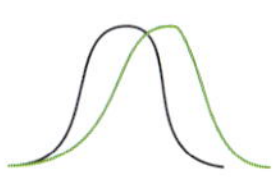	Diltiazem, Verapamil

Abb. 2.**37** **Klassifikation der Antiarrhythmika** nach Vaughan-Williams. Mechanismus und Effekte sowie Aktionspotenzialveränderungen in Relation zu Effizienz und Toxizität.
* schwarz: normales AP; rot: AP unter Einfluss des Pharmakons.

Hauptnebenwirkungen, die proarrhythmischen Effekte, verknüpft, die bei bis zu 10 % der Patienten zu beobachten sind. **Klasse II** entspricht den Betablockern, die die adrenerge Stimulation beeinflussen, aber keine Einflüsse auf das Aktionspotenzial ausüben, also auch kein proarrhythmisches Potenzial aufweisen. Die **Klasse III** beeinflusst Kaliumkanäle am Myokard, führt daher auch zu Veränderungen des Aktionspotenzials und löst proarrhythmische Effekte aus. Die **Klasse IV** sind Calciumkanal-Antagonisten vom Verapamil- oder Diltiazemtyp. Sie wirken nur auf den AV-Knoten, und, in geringerem Ausmaß, den Sinusknoten. Sie sind am Myokard unwirksam, haben daher weder anti- noch proarrhythmische Effekte.

Supraventrikuläre Rhythmusstörungen: Vorhofflimmern

Beim Vorhofflimmern gibt es vier **Therapieziele**: *Konversion* in Sinusrhythmus, *Stabilisierung* des Sinusrhythmus nach Konversion und, bei therapierefraktärem tachykarden Vorhofflimmern, die *Kammerfrequenzsenkung*. Als wichtigstes Ziel bei permanentem oder intermittierendem Vorhofflimmern muss die *Thromboembolieprophylaxe* angesehen werden.

Bei **lang dauerndem Vorhofflimmern** und bei großem linken Vorhof (Durchmesser > 5 cm) ist eine Konversion (elektrisch oder medikamentös) *aussichtslos* und sollte daher *unterbleiben*.

Bei **neu aufgetretenem Vorhofflimmern** darf eine Konversion (elektrisch oder pharmakologisch) nur innerhalb der ersten 48 Stunden unmittelbar durchgeführt werden, da sich nach diesem Zeitraum erfahrungsgemäß häufig *Vorhofthromben* bilden, die mit den ersten Sinusschlägen abreißen können. Nach diesem Zeitraum müssen zunächst während 3 Wochen durch Gerinnungshemmung möglicherweise vorhandene Thromben fixiert werden ✓ (überlappend niedermolekulare Heparine und orale Antikoagulation, s. u.). Nach erfolgreicher Konversion soll die Antikoagulation 4–6 Wochen weitergeführt werden.

Ein besonderes therapeutisches Problem stellt das **intermittierende Vorhofflimmern** dar, da es definitionsgemäß „von selbst“ in Sinusrhythmus zurückgeht. In den Anfällen ist oft eine Überleitungsbremsung z. B. mit Verapamil nötig (s. u.). Bezüglich der Antikoagulation besteht natürlich eine eher strenge Indikation, da es bei länger andauernden Episoden mit dem ersten Sinusschlag zur Embolie kommen kann. Allerdings weiß niemand genau, ab welcher Häufigkeit und Dauer der Vorhofflimmerepisoden eine Antikoagulation nützlich ist ≈. Eine Faustregel kann sein, dass bei einmal wöchentlichen, über 1 Stunde dauernden Episoden eine milde Antikoagulation nötig ist. Bei sehr häufigen oder lang anhaltenden, mit symptomatischen Tachykardien einhergehenden Verläufen ist zusätzlich eine antiarrhythmische Therapie indiziert, die bei wiederholt im 24-h-EKG nachgewiesenem Erfolg (Sinusrhythmus) dann nach 4 Wochen die Antikoagulation und ggf. Überleitungsbremsung überflüssig machen kann (Abb. 2.**38**). Allerdings sollte beim kleinsten Zweifel über die Dauerhaftigkeit des Sinusrhythmus die Antikoagulation fortgeführt werden. Leider wird in der Praxis ein Therapieerfolg (also anhaltender Sinusrhythmus) zu oft angenommen, und fälschlicherweise auf die Antikoagulation verzichtet.

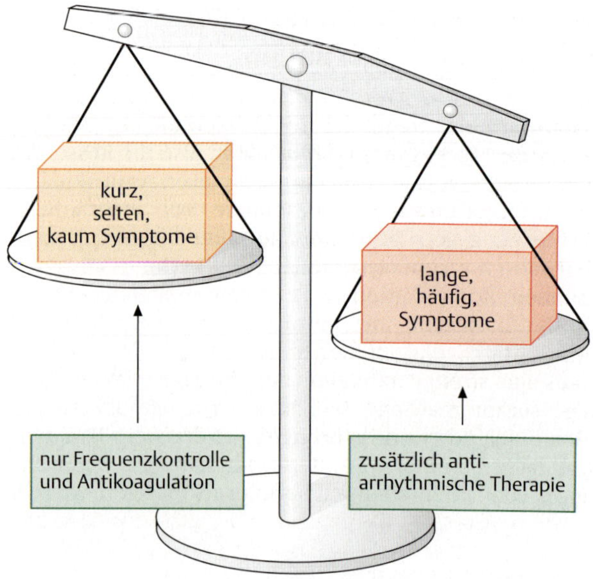

Abb. 2.**38** **Vorgehen bei intermittierendem Vorhofflimmern.** Risiko und Nutzen müssen abgewogen werden. Genaue Grenzen zur Antikoagulationsindikation und zur zusätzlichen antiarrhythmischen Therapie gibt es nicht.

Im Übrigen sollte nicht vergessen werden, Antiarrhythmika wieder *abzusetzen*, wenn sie ihr Ziel, eine Konversion, nicht erreichen.

Die unterschiedlichen Pharmaka haben verschiedene Wirkungsschwerpunkte und werden daher häufig in Kombination gegeben.

Betablocker (Klasse II). Eine der wichtigsten Säulen der Therapie des Vorhofflimmerns sind die frequenzsenkenden Betablocker. Mit ihnen werden nicht nur alle drei rhythmologischen Indikationen bei Vorhofflimmern (Konversion, Stabilisierung, Kammerfrequenzkontrolle) gleichzeitig therapiert, sondern in vielen Fällen die ursächlichen Grunderkrankungen Hypertonie und/oder koronare Herzerkrankung gleich mitbehandelt. Dies ist sicher im Sinne einer rationalen (und rationellen!) Arzneimitteltherapie. Die Nebenwirkungen und Kontraindikationen sind an anderer Stelle behandelt (S. 53).

> *Betablocker: auch bei Rhythmusstörungen Spitze!*

Leider ist die Vorhof-stabilisierende und konvertierende Aktivität der Betablocker allein oft nicht ausreichend. Dann sollte der Einsatz der direkt am Vorhofmyokard angreifenden Klasse-I- und Klasse-III-Antiarrhythmika erwogen werden.

Klasse-I-Antiarrhythmika sind in Verruf geraten ✗✗, weil sie als erste Antiarrhythmika nach langjährigem Einsatz endlich in einer Mortalitätsstudie untersucht

wurden (CAST-Studie, 1989), die aber leider einen ungünstigen Überlebenseffekt zeigte (Abb. 2.**39**).
Patienten, die Encainid oder Flecainid, also Klasse-Ic-Antiarrhythmika, erhielten, verstarben schneller als Patienten unter Placebo, obwohl sie weniger ventrikuläre Rhythmusstörungen aufwiesen. Diese Studie war mit die erste, die der sog. *„evidence-based medicine"* zum Durchbruch verholfen hat. Sie zeigte in erschreckender Weise, dass viele Tausend Patienten aufgrund der Gutgläubigkeit der Ärzte an einer als erfolgreich angesehenen Therapie mit Klasse-I-Antiarrhythmika gestorben waren.
In dem Fehlschluss, dass die Prognose nur von der Häufigkeit der ventrikulären Rhythmusstörungen abhinge („wenig Rhythmusstörungen = gute Prognose"), blieben die **Nebenwirkungen** (Proarrhythmie, negative Inotropie [Abb.2.**40**]) unberücksichtigt. Sie können aber für den gesamten Erfolg von größter Bedeutung sein. Die wichtigsten Nachteile der Klasse-I-Arrhythmika sind:
- komplexe Pharmakokinetik mit z. T. aktiven Metaboliten,
- interaktionsanfällige Abbauwege über Cytochrom-P450-Enzyme mit klinisch relevanten Polymorphismen,

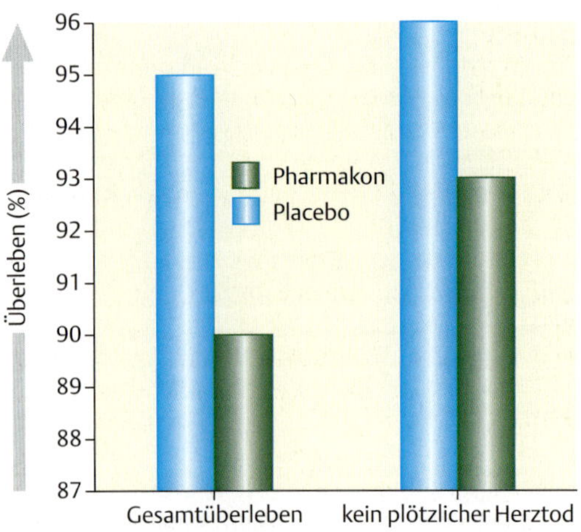

Abb. 2.**39** **Einfluss von Klasse-Ic-Antiarrhythmika auf Überlebenswahrscheinlichkeit und plötzlichen Herztod** in der CAST-Studie.

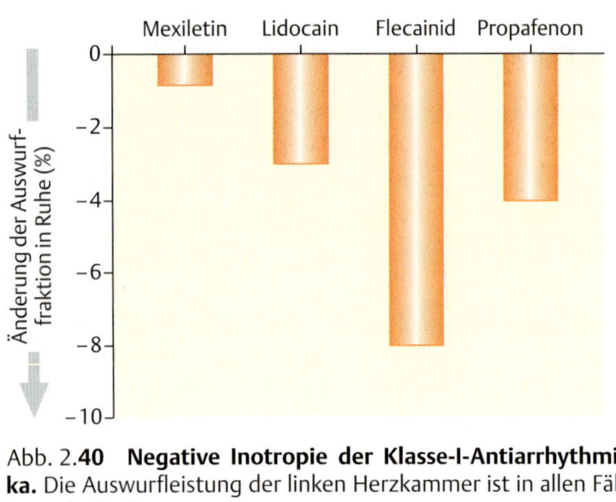

Abb. 2.**40** **Negative Inotropie der Klasse-I-Antiarrhythmika.** Die Auswurfleistung der linken Herzkammer ist in allen Fällen reduziert!

- Akkumulation bei langen Halbwertzeiten (z. B. Amiodaron),
- Resorptionsstörungen bei kardialer Stauung,
- daher schlecht vorhersehbare Plasmakonzentration.

Diese Nachteile sind natürlich bei Patienten mit geschädigtem Ventrikel wesentlich gravierender als bei ventrikelgesunden Patienten.
Leider hatte diese Studie nicht nur positive Auswirkungen, indem Patienten mit ventrikulären Schädigungen – und nur um solche handelte es sich in der CAST-Studie – Klasse-I-Antiarrhythmika danach nicht mehr bekommen haben. Sondern man hat sie auch Patienten mit supraventrikulären Rhythmusstörungen nicht mehr verordnet und dabei schlichtweg vergessen, dass Klasse-I-Antiarrhythmika auch auf Vorhofebene wirken und sich hier alle drei rhythmologischen Ziele der Therapie z. B. des Vorhofflimmerns sehr gut erreichen lassen. Dies gelingt mit Klasse-I-Antiarrhythmika sogar viel besser als mit Betablockern! Klasse-Ic-Antiarrhythmika können z. B. bei Vorhofflimmern sehr wohl indiziert sein, wenn keine ventrikuläre Schädigung (Z. n. Infarkt, auch keine Ischämien!) vorliegt. In einer größeren Metaanalyse zeigte sich, dass Patienten mit gesundem linken Ventrikel, die wegen supraventrikulären Rhythmusstörungen mit Flecainid behandelt wurden, die gleiche Mortalität wie die der allgemeinen Bevölkerung aufwiesen ✓.

> *Ic-Antiarrhythmika können bei gesundem linkem Ventrikel sicher appliziert werden!*

Flecainid und Propafenon. Bewährt haben sich z. B. Flecainid (2 × 100 – 200 mg/Tag) oder Propafenon (3 × 150 – 300 mg/Tag). In beiden Fällen ist eine pharmakologische Kardioversion auch durch i. v.-Gabe möglich. Bei ventrikelgesunden Patienten treten proarrhythmische Effekte sehr selten auf. Unspezifische Nebenwirkungen (ZNS-Wirkungen wie Benommensein, Parästhesien, gastrointestinale Nebenwirkungen, Nausea) sind selten und in der Regel nicht therapielimitierend. Ganz selten sind bei diesen Patienten Reizleitungsstörungen (SA-, AV-, Schenkelblock mit QRS-Verbreiterung), EKG-Kontrollen sind aber zur Kontrolle des Therapieerfolges sowieso notwendig. Plasmakonzentrationsmessungen können sinnvoll sein, da Cytochrom-P450-Polymorphismen (2D6) für den Metabolismus eine Rolle spielen und es bei sog. „Poor-Metabolizern" zu Überdosierungen (sichtbar z. B. durch Nebenwirkungen wie QRS-Verbreiterung, AV-Block) kommen kann. Mit diesen Substanzen lässt sich bei bis zu 70 % der Patienten nach einem Jahr noch Sinusrhythmus erzielen ✓✓ (Abb. 2.**41** und 2.**42**, Tab. 2.**9**), während dieser Prozentsatz in der Plazebogruppe lediglich bei 30 – 40 % liegt (Spontankonversion!). Im Sinusrhythmus ist der Patient belastbar, hat keine Symptome und kein erhöhtes Thromboembolierisiko mehr, benötigt also auch keine Antikoagulation, allerdings nur, wenn der Sinusrhythmus in mehreren 24-h-EKGs bewiesen wurden. Erwähnt werden soll noch, dass eine **Kombination** dieser Substanzen mit Betablockern gut möglich ist.

Chinidin, eine Klasse-Ia-Substanz ist aufgrund der höheren Nebenwirkungsrate heute nicht mehr zeitgemäß.

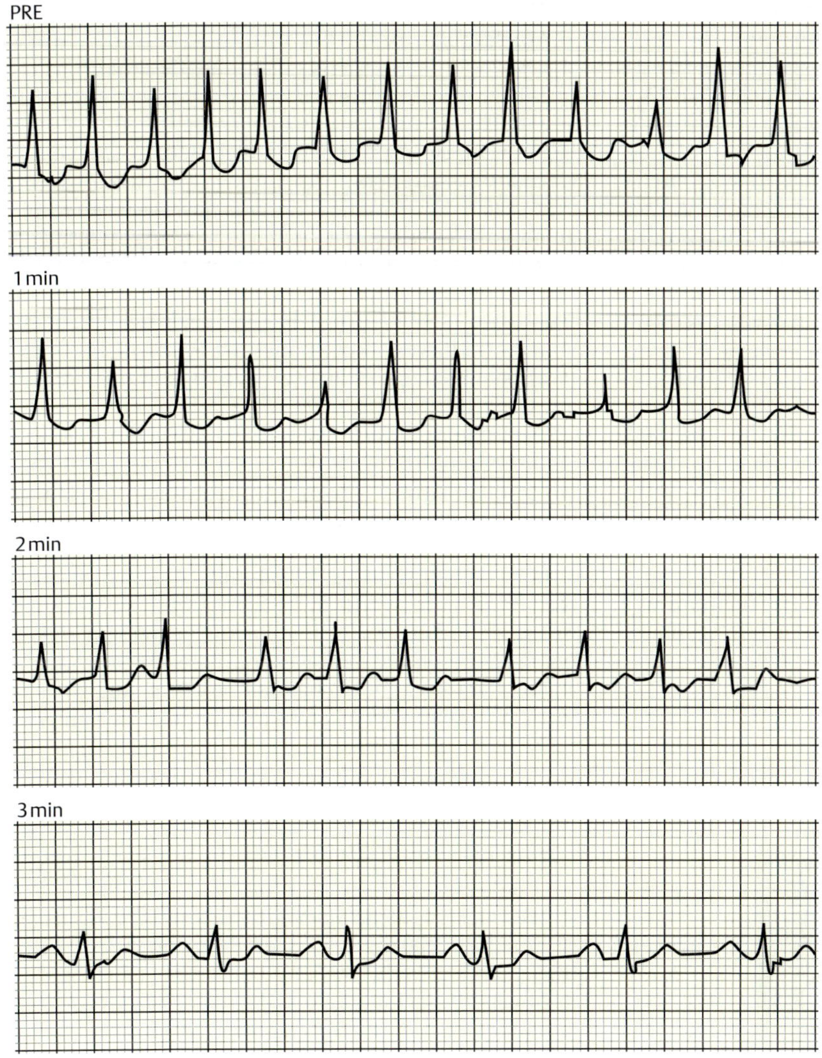

Abb. 2.**41** **Kardioversion durch Flecainid.** Durch intravenös appliziertes Flecainid konnte innerhalb weniger Minuten eine Konversion von Vorhofflimmern in den Sinusrhythmus erreicht werden.

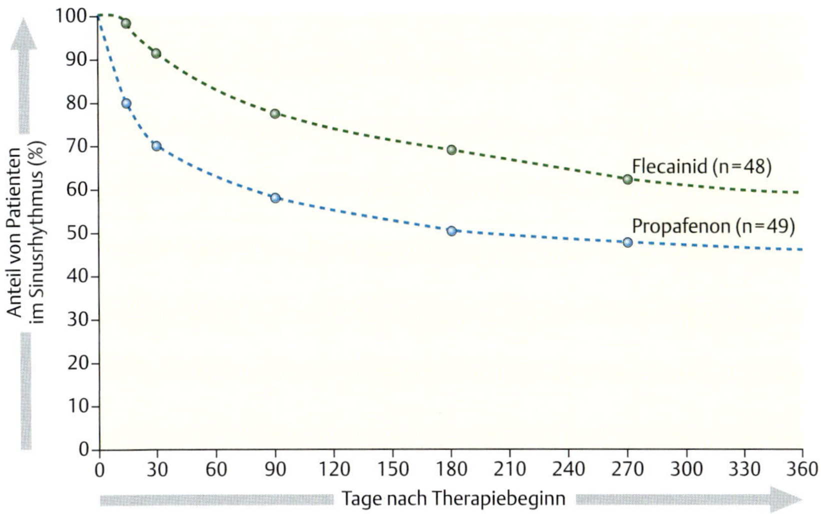

Abb. 2.**42** **Langfristige Stabilisierung des Sinusrhythmus durch Propafenon vs. Flecainid.** Anteil von Patienten, die nach erfolgreicher Konversion von Vorhofflimmern in den Sinusrhythmus während eines Jahres im Sinusrhythmus gehalten werden konnten.

Tab. 2.**9** **Erwartete Konversionsraten von Vorhofflimmern in den Sinusrhythmus** unter verschiedenen Antiarrhythmika.

Klasse	Vertreter	Konversionsrate
Ia	Procainamid Quinidin	40 – 80 % 40 – 86 %
Ic	Flecainid	67 – 96 %
III	Amiodaron Sotalol Ibutilid	37 – 73 % 8 – 54 % 33 – 63 %

Disopyramid erzeugt ausgeprägte anticholinerge Wirkungen (Glaukom, Harnverhalt!) und ist daher ebenfalls nicht mehr zeitgemäß.

Klasse-III-Antiarrhythmika für die chronische Therapie sind derzeit nur Sotalol und Amiodaron.

Sotalol ist ein Razemat aus Betablocker (l-Sotalol) und Klasse-III-Antiarrhythmikum (d-Sotalol). Das reine d-Sotalol hat in der SWORD-Studie wie die Klasse-I-Antiarrhythmika bei ventrikelgeschädigten Patienten zu einer Übersterblichkeit geführt ✗ (Abb. 2.**43**). Auch das Razemat sollte daher bei Ventrikelschädigung nicht angewendet werden.

Amiodaron scheint in jeder Hinsicht eine Sonderstellung einzunehmen ✓✓: Es ist das einzige Antiarrhythmikum, für das bis jetzt auch bei ventrikulärer Schädigung eine lebensverlängernde Wirkung belegt ist, allerdings wohl nur in Kombination mit Betablockern. Diese Substanz wirkt nicht nur hervorragend bei ventrikulären, sondern auch bei supraventrikulären Rhythmusstörungen. Bei Vorhofflimmern sollte sie allerdings aufgrund ihrer ausgeprägten Nebenwirkungen (s. u.) nur eingesetzt werden, wenn a) andere Antiarrhythmika bei gesundem Ventrikel versagen oder b) gleichzeitig eine ventrikuläre Schädigung besteht und ventrikuläre Rhythmusstörungen dann gleich mitbehandelt werden.

Amiodaron: Gute Dinge kosten oft nicht nur Geld, sondern müssen hier auch mit Nebenwirkungen bezahlt werden.

Amiodaron ist eine jodhaltige Verbindung, die eine extrem lange Sättigungs- und Auswaschphase von jeweils mehreren Monaten bis zu einem Jahr aufweist. Dies liegt an der großen Lipophilie und Speicherung in fast allen Organen, z. T. in Lysomen. Diese können lamellenartige Strukturen bilden, in denen Phospholipide und Amiodaron als Speicherformen verbunden sind. Unter anderem liegen diesen Strukturen auch die **gravierenden Nebenwirkungen** pulmonale Hypertonie und Leberfibrose zugrunde, die nach langdauernder, hochdosierter Anwendung auftreten können. Weitere, fast regelhaft auftretende Nebenwirkungen sind Störungen der Schilddrüsenfunktion (Hyper- und Hypothyreose, am besten messbar am freien T3), Hautverfärbungen mit ausgeprägter Photosensibilität (Sonnenschutz mit hohem UV-Faktor!), Korneatrübungen (augenärztliche Kontrollen) und seltener Retinitiden.
Um das Erreichen eines Steady-States zu beschleunigen, werden zu Beginn der Therapie 8 – 10 Tage 3 × 200 mg/Tag verabreicht (ggf. bis zu 6 Tbl/Tag); die Erhaltungsdosis liegt danach bei 200 mg/Tag während 5 Tagen/Woche. Höhere Erhaltungsdosen sind mit einer deutlichen Zunahme der Nebenwirkungen, insbesondere der gefürchteten pulmonalen Hypertonie verbunden.

Neuere Klasse-III-Antiarrhythmika (z. B. Dofelitide) sind bislang nur zur akuten Kardioversion, nicht zur Dauertherapie, zugelassen und müssen hierfür angesichts der kritischen Situation im Bereich der Therapie von Rhythmusstörungen noch erheblich genauer untersucht werden ✓✗.

Calciumantagonisten. Substanzen vom Verapamil- oder Diltiazemtyp sind ausschließlich zur **Überleitungsbremsung** geeignet, kommen daher also nur bei Patienten mit nicht konvertierbarem oder rezidivierendem

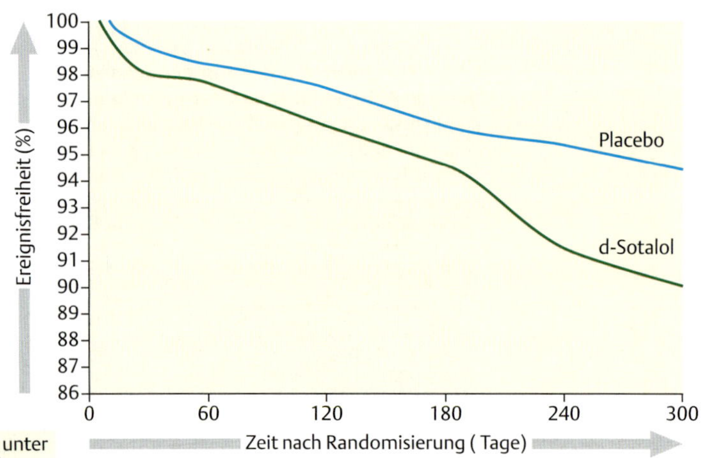

Patienten unter Beobachtung					
Placebo	1572	1170	874	551	330
d-Sotalol	1549	1150	844	544	323

Abb. 2.**43** **Wahrscheinlichkeit der kardiovaskulären Ereignisfreiheit unter d-Sotalol vs. Placebo** in der SWORD-Studie. Auch in dieser Studie starben mehr Patienten unter Verum als unter Placebo!

Vorhofflimmern und tachykarder Überleitung, also hoher Kammerfrequenz, zum Einsatz. Hierbei können z. B. 3 × 40 – 120 mg/Tag Verapamil oder 3 × 60 mg/Tag Diltiazem (oder 2 × 90 mg/Tag eines Retardpräparates) gegeben werden. **Nebenwirkungen** sind Blutdruckabfall, Bradykardie, periphere Ödeme, Obstipation bei Verapamil.

Digitalisglykoside. Unter dem Aspekt der Überleitungsbremsung ist auch der Einsatz von Digitalisglykosiden zu sehen, z. B. 0,2 mg/Tag Digoxin, ggf. bei Kontrolle der Plasmakonzentrationen. Hierbei besteht häufig insofern eine Doppelindikation, als eine Herzinsuffizienz (15 % der Patienten haben auch Vorhofflimmern) und das Vorhofflimmern gleichzeitig behandelt werden können ✓✓. Digitalispräparate werden im Moment aus der bisher gängigsten Indikation, der Herzinsuffizienz, in die Indikation Vorhofflimmern verdrängt, da sie hier schnell evidente günstige Wirkungen haben. Ihre Wirksamkeit zur Überleitungsbremsung unter Belastung ist jedoch leider gering.
Bekannte **Nebenwirkungen** bei Überdosierung (cave Nierenfunktion beim vorwiegend renal eliminierten Digoxin!) sind Übelkeit, Farbensehen, AV-, SA-Block, leider aber auch die Auslösung von z. T. gefährlichen ventrikulären Rhythmusstörungen, insbesondere bei gleichzeitiger Hypokaliämie (Diuretika!). Zeichen der Toxizität können jedoch auch bei „normalen" Plasmakonzentrationen auftreten, wenn das Myokard z. B. durch eine ischämische Herzerkrankung geschädigt ist; es muss also immer danach gefahndet werden. Ein weiterer Nachteil sind Veränderungen der ST-Strecke im EKG, die leicht mit ischämietypischen ST-Senkungen verwechselt werden können. Sie sind aber typischerweise muldenförmig, steigen also vor Ende der ST-Strecke wieder an, während die typischen Ischämie-Senkungen horizontal oder deszendierend sind (Abb. 2.**44**).

Antikoagulation. Sie ist ein ganz wichtiges Thema in der medikamentösen Therapie des Vorhofflimmerns. Bei Patienten mit Vorhofflimmern ist das Thromboembolierisiko je nach Grunderkrankung bis zum 18-fachen erhöht (Tab. 2.**10**). Unbehandelt erleiden diese Patienten also rasch invalidisierende oder tödliche Schlaganfälle.

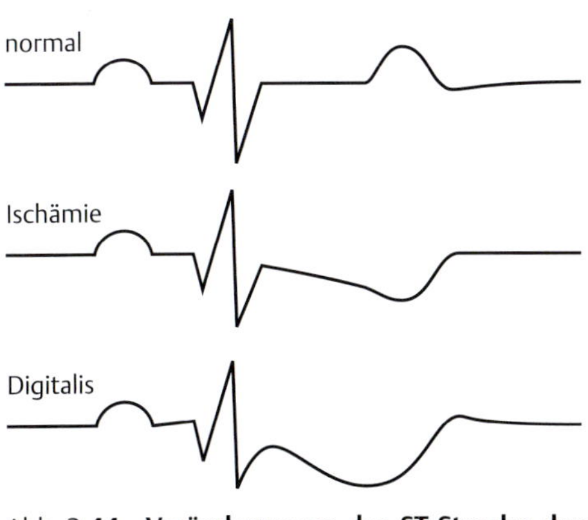

Abb. 2.**44** **Veränderungen der ST-Strecke durch Ischämie bzw. Digitalis**

Tab. 2.**10** **Zu erwartende Thromboembolieraten bei Vorhofflimmern in Abhängigkeit von der Grunderkrankung**

Grunderkrankung	jährliche Embolierate
isoliertes Vorhofflimmern (mittleres Alter 44 J.)	0,55 %/Jahr
isoliertes Vorhofflimmern (mittleres Alter 69 J.)	4-fach erhöht
Vorhofflimmern, nicht-valvuläre Ursache	5,6-fach erhöht
Vorhofflimmern, rheumatische Mitralstenose	18-fach erhöht

Oft vergessene Fernwirkung von Arrhythmien: Thromboembolien!

Es ist eindeutig belegt, dass sich diese Embolieraten durch eine suffiziente Antikoagulation um 50 – 70 % senken lassen ✓✓ (Abb. 2.**45**). Diese Dauertherapie ist eine Domäne der oralen Antikoagulation mit Vitamin-K-Antagonisten, z. B. Phenprocoumon oder Warfarin. Bezüglich der Intensität der Antikoagulation ergibt sich eine Beziehung zur erwarteten Embolierate: bei hohen Raten „scharfe" Antikoagulation mit Zielwerten der INR (international normalized ratio, s. S. 106) von 3 – 4,5, bei niedrigen Raten reichen INR-Werte von 2 – 3 aus (Tab. 2.**11**). Dies reflektiert vor allem die Tatsache, dass das Risiko-Nutzen-Verhältnis zu optimieren ist. Der Nutzen ist die Senkung der Schlaganfallhäufigkeit, das Risiko sind die Nebenwirkungen der Antikoagulation, vor allem die z. T. ebenso tödlichen Blutungen (ebenfalls zerebrale Ereignisse). Niedrige Embolieraten werden bei Patienten mit Vorhofflimmern ohne organische Herzerkrankung, kleinem linken Vorhof, kleinem linken Ventrikel und ohne Embolie in der Vorgeschichte beobachtet. Hohe Embolieraten treten bei Klappenvitien (besonders Mitralvitien!), großen Herzhöhlen, Thrombennachweis im Vorhof oder Ventrikel und vor allem bei bereits durchgemachter Embolie auf (Tab. 2.**12**).

Tab. 2.**11** **Zielwerte der Antikoagulation von Vorhofflimmern in Abhängigkeit von der Risikokonstellation.** Die Antikoagulation erfolgt mit Vit.-K-Antagonisten (bei Unverträglichkeit mit niedermolekularem Heparin), bei isoliertem Vorhofflimmern ohne Risikofaktoren evtl. mit Acetylsalicylsäure.

Konstellation	Embolieprophylaxe
Mitralstenose, Z. n. Embolie	INR 3 – 4,5
Vorhofflimmern bei sonstiger organischer Herzerkrankung	INR 2 – 3
isoliertes Vorhofflimmern, Alter > 60 Jahre, Risikofaktoren	INR 2 – 3
isoliertes Vorhofflimmern, Alter > 60, keine Risikofaktoren	Acetylsalicylsäure oder INR 2 – 3
isoliertes Vorhofflimmern, Alter < 60 Jahre, keine Risikofaktoren	Acetylsalicylsäure

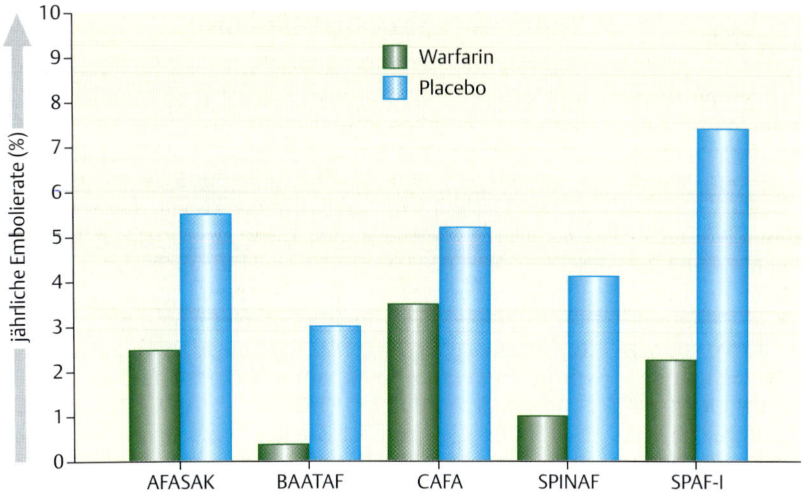

Abb. 2.45 **Senkung der Embolieraten bei Vorhofflimmern durch Warfarin** (= nahe verwandt mit Phenprocoumon) gegenüber Placebo in verschiedenen großen, kontrollierten Studien, deren Akronyme angegeben sind.

Bei Patienten unter 65 Jahren und fehlender Herzerkrankung ("lone atrial fibrillation") kann evtl. auf eine Antikoagulation verzichtet werden.

Bei **Unverträglichkeit** von oralen Antikoagulanzien (instabile Einstellung mit Blutungen, Noncompliance, Sturzgefahr, Haarausfall, Hautnekrosen) ist Acetylsalicylsäure *keine* Alternative. Dann kommt eine Dauertherapie mit **niedermolekularen Heparinen** infrage, die allerdings täglich subkutan verabreicht werden müssen. Orale Thrombininhibitoren sind als mögliche Alternative in der Entwicklung, aber noch nicht verfügbar. Ximelagatran ist hier eine große Hoffnung, da die Antikoagulation hier nicht durch regelmäßige Gerinnungskontrollen überwacht werden muss und Interaktionen selten sind. Die Substanz wird in einigen Ländern derzeit (bislang allerdings nur für die Kurzzeittherapie) zugelassen und wird die orale Antikoagulation revolutionieren.

Neuere Studien (AFFIRM, RACE) haben eindeutig gezeigt, dass die Antikoagulation unbedingt bei jedem Patienten mit Vorhofflimmern durchgeführt werden muss, während die Rhythmuskontrolle (mit Antiarrhythmika) der Frequenzkontrolle (z. B. mit Digitalis und/oder Verapamil/Diltiazem) nicht überlegen war in Bezug vor allem auf die Mortalität ✓✓. Der Trend geht also eindeutig in Richtung auf eine intensivierte Umsetzung der Empfehlungen zur Antikoagulation und der Frequenzkontrolle, während die antiarrhythmische Therapie sorgfältig ausgewählten Patienten vorbehalten sein sollte, z. B. symptomatischen Patienten mit normaler Ventrikelfunktion.

Vorhofflattern

Vorhofflattern soll und kann fast immer entweder in Sinusrhythmus oder Vorhofflimmern überführt werden. Dies ist in jedem Fall rasch anzustreben, da sonst leicht die hämodynamisch ungünstige Situation der 2 : 1-Überleitung mit sehr rascher Kammerfrequenz auftreten kann. Deswegen ist die Überleitungsbremsung z. B. durch Verapamil oder Diltiazem bei dieser Form in jedem Fall vor eine Konversion, insbesondere eine pharmakologische mit Klasse-I-Antiarrhythmika, zu stellen. Auf die gerade für die Behandlung dieser Rhythmusstörung gut geeigneten elektrophysiologischen Verfahren (z. B. Overdrive-Stimulation, Katheterinterventionen mit ablativen Verfahren) kann hier nicht eingegangen werden.

Weitere supraventrikuläre Rhythmusstörungen

Präexzitationssyndrome, insbesondere das WPW-Syndrom, lassen sich akut oder chronisch gut durch *Klasse-Ia-Antiarrhythmika* zur Bremsung der schnellen akzessorischen Bündel behandeln (z. B. Ajmalin i. v. oder Prajmalin p. o.). Eine AV-Überleitungsbremsung z. B. durch Verapamil ist bei diesen Patienten meist kontraindiziert, da dann die Erregungsübertragung über die akzessorischen Bündel kompensatorisch noch zunehmen kann (Kammertachykardie). Die Therapie dieser oft auch durch ablative invasive Verfahren der Kardiologie defini-

Tab. 2.12 **Einfluss der Risikofaktoranhäufung auf das Embolierisiko** (nach Ergebnissen der SPAF-Studie).

Risikofaktoren		**jährliches Embolierisiko**
klinische Kriterien: Herzinsuffizienz Hypertonus Z. n. Embolie	UKG-Kriterien: linksventrikuläre Dysfunktion linker Vorhof > 2,5 cm/m² Körperoberfläche	
kein Risikofaktor		2,5 %
ein Risikofaktor		7,2 %
2 oder 3 Risikofaktoren		17,5 %
normales UKG		1,5 %

tiv angehbaren, seltenen Erkrankungen sollte von einem Spezialisten eingeleitet bzw. überwacht werden.

Der relativ häufigen, harmlosen, aber lästigen **paroxysmalen supraventrikulären Tachykardie** liegen Kreiserregungen auf AV-Knoten-Ebene zugrunde, die sich leicht durch *Verapamil* oder *Diltiazem* durchbrechen lassen. Seit einigen Jahren steht auch das *Adenosin* zur i. v.-Gabe zur Verfügung, das mit wenigen Sekunden die kürzeste Halbwertzeit aller bekannten Arzneimittel hat. Zunächst werden 3 mg, dann 6, 9 und maximal 12 mg rasch injiziert, wenn die jeweils niedrigere Dosis in 2 Minuten nicht zum Erfolg geführt hat. AV- und SA-Blöcke können verstärkt werden, zum Glück jedoch meist nicht anhaltend. Aufgrund von Nebenwirkungen, die neben unspezifischen wie Flush, Hitzegefühl auch bedrohliche wie Torsades de Pointes umfassen, sollte Adenosin Patienten vorbehalten bleiben, bei denen Verapamil kontraindiziert ist. Vor alle pharmakologische Maßnahmen sollten vagale Manöver geschaltet werden (Valsalva-Manöver, Bulbusdruck, Carotisdruck nur bei jungen Patienten), die oft bereits erfolgreich sind. Bei häufigen Anfällen kann eine *Dauertherapie* mit den genannten Calciumantagonisten, aber auch Betablockern notwendig und ausreichend sein.

Während die bisher beschriebenen Rhythmusstörungen auf einem Zuviel an Reizbildung beruhten, werden im Folgenden die Bildungs- und Leitungsstörungen behandelt.

Zum **Syndrom des kranken Sinusknotens**, das gehäuft bei Hypertonikern und alten Menschen auftritt, gehören SA-Blöcke, Sinusarrest, aber auch Vorhofflimmern, also möglicherweise aus bradykarden Phasen hervorgehende tachykarde Phasen. Die pharmakologische Therapie ist schwierig bis unmöglich, da Bremsung und Stimulation der Erregungsbildung gleichzeitig notwendig sind. Es sei daher nur erwähnt, dass vor allem Betablocker, Digitalis, Verapamil/Diltiazem kontraindiziert sind und fast nur Klasse-Ic-Antiarrhythmika z. B. zur Behandlung von Vorhofflimmern gegeben werden können. Eine chronische Therapie mit Betamimetika (z. B. Orciprenalin) ist auf Dauer keine Alternative zu der heute komplikationsarm und kostengünstig durchführbaren Schrittmachertherapie, die dann eine übliche antitachykarde Therapie mit allen vorher als kontraindiziert genannten Pharmaka ermöglicht.

Ähnliches gilt für den **AV-Block**, für den eher ein Absetzen der oben genannten Arzneimittel oder, bei Symptomen, eine Schrittmachertherapie in Frage kommt als eine chronische Therapie mit Betamimetika oder Anticholinergika. Allenfalls in Notfallsituationen mit symptomatischer Bradykardie durch Sinusarrest, SA- oder AV-Block kann bei fehlender Verfügbarkeit eines temporären Schrittmachers an eine Vagolyse mit Atropin und/oder eine Betastimulation mit Orciprenalin oder gar Adrenalin i. v. gedacht werden.

Ventrikuläre Rhythmusstörungen

Während die pharmakologische Therapie supraventrikulärer Rhythmusstörungen, insbesondere des Vorhofflimmern, erfolgreich und relativ sicher ist, scheint die Situation bei ventrikulären Rhythmusstörungen genau umgekehrt zu sein. Das Dilemma der Klasse-I-und teilweise Klasse-III-Antiarrhythmika wurde bereits oben diskutiert (S. 90 ff.). In den mehr als 10 Jahren seit Abschluss der CAST-Studie hat sich hier auch nichts grundlegend anderes ergeben. Andererseits ist bekannt, dass ventrikuläre Rhythmusstörungen oft mit einer schlechten Prognose einhergehen, und diese sollte günstig beeinflusst werden. So hat unter anderem die Ratlosigkeit – neben vielen anderen Ursachen – zu einer Renaissance der Betablocker geführt, die nur begrüßt werden kann.

> *Nur Betablocker und Amiodaron sind übrig geblieben.*

Wenn man die Erfolge der Pharmakotherapie in diesem Bereich kritisch zusammenfasst, sind in der chronischen Therapie ventrikulärer Rhythmusstörungen nur die **Klasse-II-Antiarrhythmika** (Betablocker) und **Amiodaron** als lebensverlängernde Prinzipien übrig geblieben ✓✓ (Abb. 2.**46**). Die kritische Rolle der Klasse-I-Antiarrhythmika und des Sotalol ist oben bereits diskutiert. In den über 10 Jahren seit CAST hat sich an diesem Umstand auch nichts Grundlegendes geändert. Im Vordergrund der Rhythmustherapie muss angesichts dieser eingeschränkten pharmakotherapeutischen Möglichkeiten immer die ursächliche Therapie der **zugrunde liegenden Herzerkrankung** stehen.

Akute ventrikuläre Rhythmusstörungen sind neben dem Pumpversagen die wichtigste Ursache der immer noch hohen Mortalität des **Myokardinfarktes.** Ischämie, aber auch die Reperfusion sind wichtige Auslöser für Automatie und inhomogene Repolarisation als Grundlage der Arrhythmie. Die wichtigste Therapie ist daher in jedem Fall die Behebung der Ischämie, bzw. die Überwachung der Arrhythmie bei der an sich natürlich angestrebten Reperfusion.
Oft bleiben ventrikuläre Rhythmusstörungen im akuten Infarktgeschehen ein Problem, das dann eine Pharmakotherapie erfordert. Die früher geübte ungezielte Gabe des Klasse-Ib-Antiarrhythmikums Lidocain bei allen Infarktpatienten hat, wie in CAST, zu einer Übersterblichkeit geführt und ist daher ebenfalls verlassen worden. Andererseits ist beim Auftreten gehäufter *ventrikulärer Extrasystolen* oder gar *ventrikulärer Tachykardien* in der Infarktsituation häufig mit Kammerflimmern zu rechnen, so dass dann eine Therapie mit **Lidocain** i. v. eingeleitet wird. Hierzu wird in der Regel unter Monitorkontrolle ein Bolus von 70 – 100 mg verabreicht, gefolgt von der Infusion der gleichen Menge über eine halbe Stunde bis zum Erreichen des Krankenhauses. Im Krankenhaus wird bei weiter bestehender Indikation die Infusion mit 2 – 4 mg/min fortgesetzt. An **Nebenwirkungen** sind vor allem zentralnervöse zu nennen, mit Zittern, Unruhe, Delir bis zum Koma, aber auch allergische mit Exanthemen, und selten AV-Block oder Reizausbreitungsstörungen.

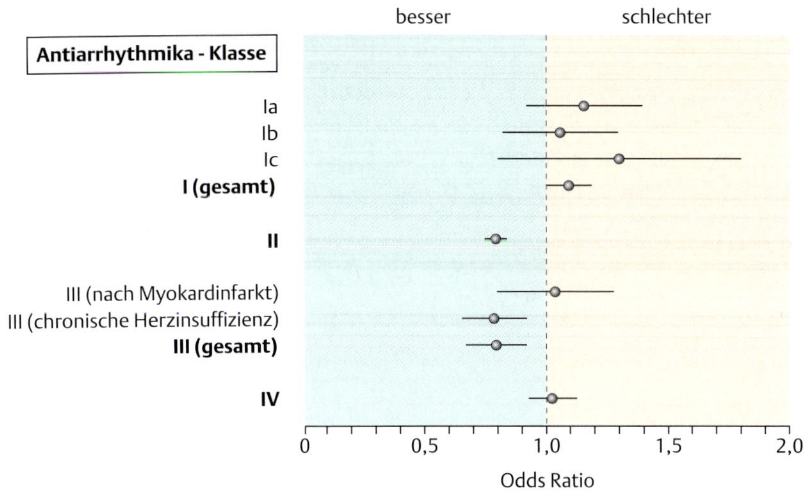

Abb. 2.**46** **Mortalitätseffekte der verschiedenen Antiarrhythmika bei ventrikulären Rhythmusstörungen.** Während die Betablocker hier eindeutig und hochsignifikant günstig sind, ist dies sonst nur noch für Amiodaron bei niedrigerer Signifikanz und nur für die chronische Herzinsuffizienz nachzuweisen, nicht jedoch nach Myokardinfarkt. Auch in dieser Sammelstatistik kommt der ungünstige Einfluss von Klasse-I-Antiarrhythmika deutlich zum Ausdruck.

Ein anderes Klasse-Ib-Antiarrhythmikum, **Mexiletin**, wirkt ähnlich und kann unter Ausnahmebedingungen in der Langzeittherapie oral eingesetzt werden. Es ist aber nicht so gut untersucht wie die oben (S. 91) beschriebenen Präparate der Klasse Ic.
In refraktären Fällen sollten aufgrund der allen Antiarrhythmika eigenen negativ inotropen Wirkung nicht mehr als zwei der vorgenannten kombiniert werden. **Bretylium** (bei uns nur über die internationale Apotheke erhältlich) scheint in einigen verzweifelten Infarktfällen **rezidivierendes Kammerflimmern** noch aufhalten zu können.

Die **hypertensive Herzschädigung**, die sich meist, aber nicht immer und vor allem nicht ausschließlich in einer linksventrikulären Hypertrophie äußert, kann durch konsequente Blutdrucksenkung zurückgeführt werden, was nachweislich mit einem Rückgang ventrikulärer Rhythmusstörungen einhergeht. Da die bereits an verschiedenen Stellen des Buches besprochenen Betablocker fast immer auch für die Behandlung der Grunderkrankung (Ischämie, Hypertonie) indiziert sind, werden durch Betablockergabe die ventrikulären Rhythmusstörungen in der Regel gleich mitbehandelt.

Rhythmusstörungen ohne erkennbare kardiale Ursache. Sie sind nur in sehr wenigen Fällen therapiepflichtig, z. B. aufgrund ihres malignen, also mit einer erhöhten Mortalität einhergehenden Charakters (lang anhaltende ventrikuläre Tachykardien), einer bereits durchgemachten, überlebten Reanimationssituation oder aufgrund einer subjektiven Beeinträchtigung. Nur in letzterem Fall kann eine Behandlung mit Klasse-I-Antiarrhythmika diskutiert werden, obwohl die Zulassung für diese Patienten nicht ausgesprochen wurde.
In den anderen Fällen sind **elektrophysiologische Untersuchungen** dringend notwendig, um die Auslösbarkeit von komplexen Rhythmusstörungen zu testen und das Gefahrpotenzial abzuschätzen. In der Regel wird man sich heute nach einem **Reanimationszustand**, für den kein akut erkennbarer und behebbarer oder vorübergehender Grund (z. B. akuter Myokardinfarkt) vorliegt, nicht mehr allein auf Medikamente verlassen, sondern einen **implantierbaren Defibrillator** (**AICD**) einsetzen ✓✓.

Diese Geräte revolutionieren die Therapie ventrikulärer Rhythmusstörungen derzeit, Operationsletalität und Preis bewegen sich in akzeptable Bereiche, sind aber noch nicht am Ende der Entwicklung angelangt.

Pharmaka auf dem Rückzug, AICD im Vormarsch.

Rhythmusstörungen bei nicht behebbarer Grundkrankheit. Bei komplexen Rhythmusstörungen auf dem Boden nicht behebbarer kardialer Erkrankungen oder als Residualzustand früherer Schädigungen (Infarkt, Herzinsuffizienz, korrigiertes Vitium) bleibt neben den Betablockern oft nur das **Amiodaron** übrig ✓✓, dessen problematisches Nebenwirkungsspektrum oben beschrieben ist (S. 93). Aus der Indikation maligne ventrikuläre Rhythmusstörung mit oder ohne Zustand nach Reanimation bei Herzschädigung gegeben, kann diese Substanz, allerdings wahrscheinlich nur in Kombination mit Betablockern, **lebensverlängernd** wirken. Allerdings wird man auch bei diesen Patienten zunehmend den Einsatz von AICDs anstreben, die in den meisten Studien bezüglich der Mortalität allen medikamentösen Therapien überlegen erschienen (Abb. 2.**47**) ✓✓.
Neben den AICD ist gegenwärtig eine andere Entwicklung zu beobachten, die zur Rhythmustherapie eingesetzt wird und Medikamente einsparen hilft: die **ablative, invasive Rhythmologie**, bei der nach ausgiebiger Lokalisationsdiagnostik arrhythmogene Areale identifiziert und dann durch Elektrokoagulation gezielt zerstört werden. Auch diese Verfahren treten in Konkurrenz zur defizitären Pharmakotherapie ventrikulärer Rhythmusstörungen, sind aber aufwändig und bleiben vorerst nur spezialisierten Zentren vorbehalten.
Als eher unspezifische antiarrhythmische Therapie kann die **Serumkaliumkonzentration** angehoben werden (> 4 mmol/l); sie sollte also bei Rhythmuspatienten nicht an der sonst geltenden unteren Normgrenze liegen. Obwohl Magnesium bei Akutgabe nicht überzeugen konnte, gehört eine Magnesiumsubstitution immer auch zur Kaliumsubstitution dazu, da letzteres Ion sonst nachweislich nicht in den Zellen gespeichert wird. Diese Speicherung ist aber das Ziel der Kaliumsubstitution zur Stabilisierung von z. B. Myokardzellen. Beide Ionen las-

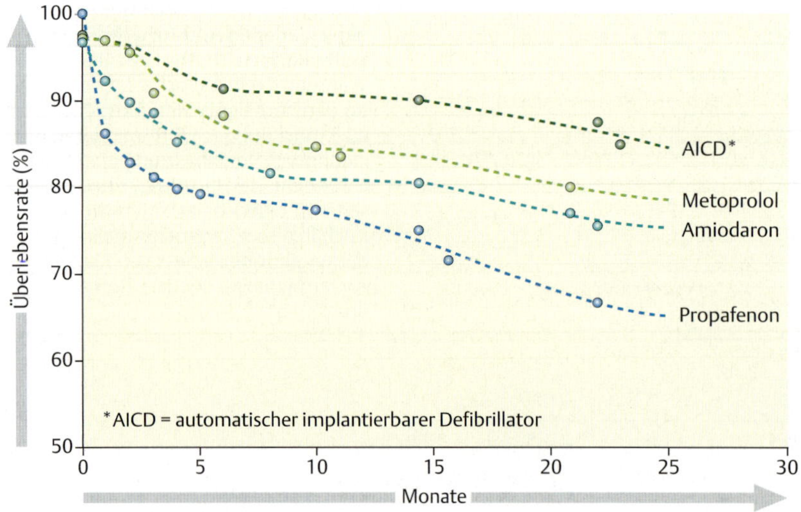

Abb. 2.47 **Erfolg verschiedener Antiarrhythmika im Vergleich zum AICD bei ventrikulären Rhythmusstörungen.** Eindrucksvoll kommt die Reihung der erfolgreichen Maßnahmen Klasse-I-Antiarrhythmikum < Amiodaron < Betablocker < AICD zum Ausdruck.

sen sich durch eine Ernährungsumstellung in Richtung Pflanzen/Früchte simultan erhöht zuführen, da auch in der Pflanzenwelt beide Ionen fast immer gemeinsam vorkommen.

Fallbeispiel 2.4: Arrhythmia absoluta bei Vorhofflimmern

Anamnese: Ein 56-jähriger Manager berichtet über ein „unruhiges Gefühl" in der Brust, er könnte es auch als Herzstolpern und Herzrasen bezeichnen. Es bestünde seit einiger Zeit, sicher mindestens seit einer Woche. Ähnliche Episoden seien auch früher schon aufgetreten, besonders nach Wochenenden mit Festivitäten und reichlichem Alkoholgenuss, aber immer wieder von selbst verschwunden. Diesmal scheine es hartnäckiger zu sein.

Befunde: Die kardiale, auch die Risikofaktorenanamnese sind leer, die körperliche Untersuchung bis auf eine absolute Arrhythmie unauffällig. Der Blutdruck beträgt 140/90 mmHg, im EKG fällt eine Arrhythmia absoluta bei Vorhofflimmern mit einer Kammerfrequenz von rund 85 Schlägen/min auf (**Abb. Fall 2.4**). Die Röntgenuntersuchung des Thorax und die Ultraschalluntersuchung des Herzens (Klappen, Kammerfunktion) sind unauffällig. Die Laboruntersuchungen zeigen einschließlich der Schilddrüsenwerte keine Auffälligkeiten.
Bei dem Patienten liegt ein sog. „lone atrial fibrillation" vor, das sicher etwas mit der arteriellen Hypertonie zu tun hat.

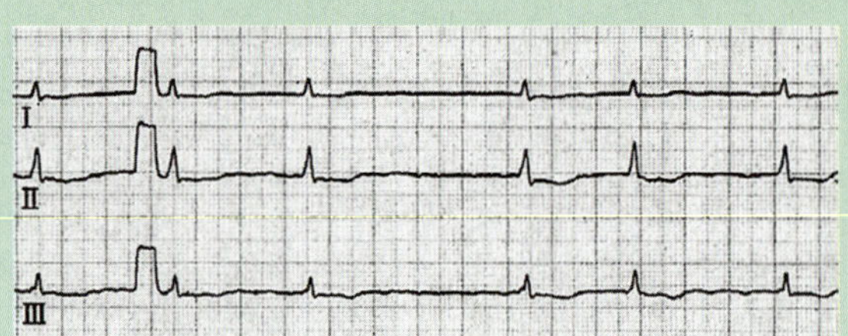

Abb. Fall 2.4 **EKG-Ableitung einer Arrhythmie bei Vorhofflimmern**

Die **Therapie** hat mehrere Ziele:
1. Wiederherstellung des Sinusrhythmus,
2. Erhaltung des Sinusrhythmus nach erfolgter Konversion,
3. Überleitungsbremsung bei Tachykardie,
4. Reduktion eines erhöhten Thromboembolierisikos,
5. Einstellung der arteriellen Hypertonie als Hauptrisikofaktor und ursächliche Kondition des Vorhofflimmerns.

Es ist evident, dass es völlig irrational und unökonomisch ist, jedes dieser Ziele mit einer eigenen Pharmakotherapie zu belegen. Gerade bei einer derartigen Fülle von Indikationen müssen Arzneimittel gesucht werden, die „mehrere Fliegen mit einer Klappe" schlagen. Als erste Gruppe fallen deshalb die Frequenz-senkenden Betablocker ein, die es in dieser Situation immerhin auf 4 (!) der 5 Indikationen bringen: Mit Ausnahme der oben genannten möglicherweise notwendigen Antikoagulation haben Betablocker bei allen sonst genannten Indikationen positive Effekte. Sie bremsen die Überleitung, stabilisieren den Vorhof auch elektrisch, sind also für Regularisierung und Sinusrhythmuserhalt günstig, und sie senken den Blutdruck. Sofern keine Kontraindikationen vorliegen, wäre eine Therapie z. B. mit 2 × 100 mg/Tag Metoprolol oder 100 mg/Tag Atenolol sicher von multiplem Nutzen. Allerdings ist die regularisierende Potenz der Betablocker bei Vorhofflimmern nur begrenzt; angesichts der normalen Ventrikelfunktion kann bei Versagen des Betablockers in diesem Fall sicher ein Klasse-Ic-Antiarrhythmikum zur Regularisierung eingesetzt werden.
Ein entscheidender Punkt ist die Frage der Antikoagulation. Da das Vorhofflimmern bereits über 48 h besteht, muss mit einer Thrombusbildung im hämo-

Fortsetzung ▶

dynamisch inaktiven (elektrisch überaktiven) Vorhof gerechnet werden. Unter dem Einfluss der ersten hämodynamisch wirksamen Sinusschläge können diese Thromben mobilisiert werden und Schaden anrichten. Deswegen muss im beschriebenen Fall zunächst eine Antikoagulation mit niedermolekularen Heparinen in therapeutischer Dosis (z. B. 2 × 0,4–0,6 ml/Tag Nadroparin je nach Körpergewicht) bei sofortigem Beginn der Therapie mit Phenprocoumon (3–2–1 Tabletten, dann Messung der INR) eingeleitet werden. Bis zur medikamentösen (oder elektrischen) Konversion müssen 2–3 Wochen unter effektiver Antikoagulation vergehen, damit die Thromben „festwachsen" können. Nach der Regularisierung durch den Betablocker und/oder ein Klasse-Ic-Antiarrhythmikum (z. B. 2 × 100 mg/Tag Flecainid) muss die Antikoagulation bei INR-Werten von 3–4 noch 4–6 Wochen fortgesetzt werden. Bei weiter bestehendem Sinusrhythmus kann die Antikoagulation dann aber abgesetzt werden. Sollte das Klasse-Ic-Antiarrhythmikum nicht erfolgreich sein, darf nicht vergessen werden, dass es unter Fortführung der Antikoagulation und ggf. Überleitungsbremsung abzusetzen ist.

Therapieempfehlung

Bei supraventrikulären Rhythmusstörungen muss unbedingt der Status einer ventrikulären Schädigung festgestellt werden. Dieser ist für die Therapiestrategie entscheidend. Klasse-Ic-Antiarrhythmika können nur bei noch „gesundem" linken Ventrikel gegeben werden, sind dann aber zur Konversion und Stabilisierung des Vorhofs sehr wirksam. Vorgeschaltet werden sollte eine Betablockertherapie, die auch eine Überleitungsbremsung erreicht, aber zur Konversion und Stabilisierung oft nicht ausreicht. Andererseits können Betablocker heute auch bei geschädigtem linken Ventrikel (Herzinsuffizienztherapie, S. 64) angewendet werden. Zur Überleitungsbremsung und zur Behandlung der paroxysmalen supraventrikulären Tachykardie sind Calciumantagonisten vom Verapamil- und Diltiazemtyp geeignet, zur Überleitungsbremsung (nicht zur Konversion und Stabilisierung!) auch Digitalispräparate. Ganz entscheidend für die medikamentöse Führung von Patienten mit Vorhofflimmern ist eine auch vor und nach einer erfolgreichen Kardioversion durchgeführte Antikoagulation. Abhängig von einer Risikostratifizierung für thromboembolische Ereignisse wird in der Dauertherapie bei stabilem oder intermittierendem Vorhofflimmern eine „milde" (INR 2–3) oder eine „scharfe" (INR 3–4,5) Antikoagulation angestrebt.

Präexzitationssyndrome können mit Klasse-Ic-Antiarrhythmika behandelt werden, gehören aber zumindest anfangs in die Hände von Spezialisten.

Die chronische Pharmakotherapie bedrohlicher ventrikulärer Rhythmusstörungen ist relativ unergiebig, da klassische Antiarrhythmika nicht ohne weiteres eingesetzt werden können. Übrig bleiben hier wiederum die Betablocker, und – allerdings unter dem Vorbehalt der schweren Nebenwirkungen – Amiodaron. Diese Mortalitäts-geprüften Substanzen treten heute in Konkurrenz zu implantierbaren Defibrillatoren, die sich in vielen Studien als überlegen erwiesen haben.

Bei akuten Rhythmusstörungen vor allem im Rahmen ischämischer Prozesse sind unter Intensivüberwachungsbedingungen vor allem Lidocain, weniger Mexiletin (Klasse-Ib-Antiarrhythmika) indiziert.

Praktische Hinweise

Leider ist die Therapie von Herzrhythmusstörungen für viele Kollegen ein Buch mit sieben Siegeln. Dies führt zu einer **Untertherapie** gerade im Bereich der relativ gut angehbaren supraventrikulären Rhythmusstörungen. Am häufigsten werden hierbei Digitalispräparate in ihrer Wirksamkeit überschätzt (keine Konversionswirkung!) und in ihrer Toxizität unterschätzt (proarrhythmische Effekte!). Die hocheffizienten Klasse-Ic-Antiarrhythmika werden teilweise zu Recht gefürchtet, lassen sich aber bei Beachtung der genannten Kautelen mit großer Sicherheit einsetzen. Die oft zitierten Interaktionen und genetischen Variationen des Abbaus spielen bei ventrikelkranken Patienten sicher eine große Rolle, nicht aber in diesem Maße bei ventrikelgesunden Patienten. Unter geeigneten Kontrollen (EKG!) lassen sich interaktiv oder genetisch bedingte relative Überdosierungen leicht erkennen.

Die Umsetzung der Empfehlungen zur **Antikoagulation** bei Vorhofflimmern ist in tragischer Weise gering, denkt man an die invalidisierenden und tödlichen Folgen einer zentralen Embolie. Andererseits gehört die Antikoagulation heute (noch?) zu den anspruchsvollen Pharmakotherapien, die allerdings in letzter Zeit durch die Möglichkeit der *Selbstkontrolle* der Gerinnungshemmung (Koagu-Check®) sehr viel einfacher geworden ist. Natürlich kennt jeder erfahrene Arzt auch traurige Fälle *iatrogener Schädigungen* durch die Antikoagulation (Blutungen!), aber diese „Kosten" gehen ja in die Abschätzung der Risiko-Nutzen-Abwägung ein und lassen sich auch bei genauester Beachtung der Vorschriften leider nie ganz vermeiden. Die Neueinführung Ximelagatran wird hier eine große Erleichterung bringen.

Ein großes Problem ist die hohe **Dunkelziffer** in der Diagnose von Vorhofflimmern. Viele Schlaganfälle gehen in Wirklichkeit auf Thromboembolien bei Vorhofflimmern zurück, das in einfachen EKGs, aber auch selbst in den üblichen 24-h-EKGs nicht immer erfasst wird. Hier wird in Zukunft eine Intensivierung der Diagnostik nötig sein, um die an sich guten therapeutischen Möglichkeiten bei dieser Rhythmusstörung ausschöpfen zu können.

Die Therapie **ventrikulärer Rhythmusstörungen** ist oft durch die sowieso erforderliche Betablockertherapie einfach geworden; die Schwierigkeit liegt heute weniger in der Wahl des Medikaments als der Indikationsstellung zum AICD. Der Fortschritt der Technik wird Risiko und Kosten weiter sinken lassen und damit die Entscheidung für einen AICD vereinfachen.

Ausgewählte Literatur

1. Allen JK. Genetics and cardiovascular disease. Nurs Clin North Am. 2000;35 : 653 – 62.
2. Boutitie F, Boissel JP, Connolly SJ, Camm AJ, Cairns JA, Julian DG, Gent M, Janse MJ, Dorian P, Frangin G. Amiodarone interaction with beta-blockers: analysis of the merged EMIAT (European Myocardial Infarct Amiodarone Trial) and CAMIAT (Canadian Amiodarone Myocardial Infarction Trial) databases. The EMIAT and CAMIA Investigators. Circulation. 1999;99 : 2268 – 75.
3. Campbell RW, Smith RA, Gallagher JJ, Protchett EL, Wallace AG. Atrial fibrillation in the preexcitation syndrome. Am J Cardiol. 1977;40 : 514 – 20
4. CAST. Preliminary report: effect of encainide and flecainide on mortality in a randomized trial of arrhythmia suppression after myocardial infarction. The Cardiac Arrhythmia Suppression Trial (CAST) Investigators. N Engl J Med. 1989;321 : 406 – 12.
5. De Ponti F, Poluzzi E, Montanaro N. QT-interval prolongation by non-cardiac drugs: lessons to be learned from recent experience. Eur J Clin Pharmacol. 2000;56 : 1 – 18.
6. Hentges MJ, Gunderson BW, Lewis MJ. Retrospective analysis of cisapride-induced QT changes in end-stage renal disease patients. Nephrol Dial Transplant. 2000;15 : 1814 – 18.
7. Julian DG, Camm AJ, Frangin G, Janse MJ, Munoz A, Schwartz PJ, Simon P. Randomised trial of effect of amiodarone on mortality in patients with left-ventricular dysfunction after recent myocardial infarction: EMIAT. European Myocardial Infarct Amiodarone Trial Investigators. Lancet. 1997;349 : 667 – 74.
8. Kowey PR, Marinchak RA, Rials SJ, Bharucha DB. Classification and pharmacology of antiarrhythmic drugs. Am Heart J. 2000;140 : 12 – 20.
9. Mcmurray J. Beta-blockers, ventricular arrhythmias, and sudden death in heart failure: not as simple as it seems. Eur Heart J. 2000;21 : 1214 – 15.
10. Moss AJ, Hall WJ, Cannom DS, Daubert JP, Higgins SL, Klein H, Levine JH, Saksena S, Waldo AL, Wilber D, Brown MW, Heo M. Improved survival with an implanted defibrillator in patients with coronary disease at high risk for ventricular arrhythmia. N Eng J Med. 1996;335: 1933 – 40.
11. Roden DM. Antiarrhythmic drugs: from mechanisms to clinical practice. Heart. 2000;84 : 339 – 46.
12. Saksena S. Implantable defibrillators in the third millennium: increasingly relegated to a standby role? J Am Coll Cardiol. 2000;36 : 828 – 31.
13. Sharma AD, Klein GJ, Guiraudon GM, Milstein S. Atrial fibrillation in patients with Wolff-Parkinson-White syndrome: incidence after surgical ablation of the accessory pathway. Circulation 1985;72 : 161 – 69
14. Stoddard MF. Risk of thromboembolism in acute atrial fibrillation or atrial flutter. Echocardiography. 2000;17 : 393 – 405.
15. Wehling M. Meta-analysis of flecainide safety in patients with supraventricular arrhythanias. Arzneim Forsch/Drug Res 52, 507 – 514, 2002

2.5 Gefäßleiden

2.5.1 Periphere arterielle Verschlusskrankheit

Grundlagen

Ursachen. Die periphere arterielle Verschlusskrankheit (pAVK) gehört zu den atherosklerotischen Prozessen, die die gleichen Risikofaktoren aufweisen wie z. B. die zerebralen oder kardialen Gefäßprozesse (S. 72).

Prävalenz und Bedeutung. Sie hat aber für den Patienten eine ganz andere Bedeutung: Die pAVK ist nicht tödlich (es sei denn indirekt über ihre Komplikationen), kann aber über Symptome und ggf. Extremitätenverlust zu schwerer Morbidität und Invalidität führen: Die Minderversorgung der unteren Extremitäten mit Blut durch arterielle Stenosen/Verschlüsse erzeugt bei Belastung eine der Angina pectoris analoge Ischämie mit Schmerzen, die bei Zunahme dann in schweren Fällen auch in Ruhe auftreten und zum Organuntergang mit Amputationen der Nekrosen führen kann.
Die pAVK ist eine Erkrankung älterer Männer, insbesondere der Raucher und Diabetiker, wobei gerade bei letzteren die Symptomarmut zu schweren Defektzuständen (Fuß-/Beinamputationen) führt.

Stadieneinteilung. Nach Fontaine unterscheidet man vier Stadien der pAVK, die symptomatisch definiert und für die Therapie von Bedeutung sind (Tab. 2.**13**).

Therapiestrategie. Die Therapie hat, wie bei allen atherosklerotischen Prozessen, pathophysiologisch zwei An-

Tab. 2.**13** **Stadieneinteilung der peripheren arteriellen Verschlusskrankheit**

Stadium		Definition
I		Gefäßveränderungen vorhanden, jedoch keine Beschwerden
II		Belastungsschmerzen (Claudicatio intermittens)
	IIa	– schmerzfreie Gehstrecke > 200 m
	IIb	– schmerzfreie Gehstrecke < 200 m
III		(nächtliche) Ruheschmerzen, Schmerzen bei leichter Belastung
IV		Ruheschmerzen, Gangrän

sätze: die Prävention durch Beseitigung der Risikofaktoren und die eigentliche Behandlung der Extremitätendurchblutungsstörung, also eine symptomatische Therapie.

Evidenzbasierte Therapie der pAVK

Therapieziel bei der arteriellen Verschlusskrankheit ist die Linderung der Symptome und der Erhalt der unteren Extremitäten. Als weitergehendes Ziel lässt sich leicht definieren, dass diese Erkrankung oft ein Indikator für eine auch an anderer Stelle vorhandene Atherosklerose ist, und eine Risikofaktorenbeseitigung auch pro ad vitam von großer Bedeutung ist.

Nichtmedikamentöse Therapie

Bei der **arteriellen Verschlusskrankheit** spielt die nichtmedikamentöse Therapie eine entscheidende Rolle, die Erfolge der Pharmakotherapie sind sehr begrenzt. In Verkennung dieser Tatsache findet gerade im Bereich der „Durchblutungsstörungen" eine massive Scharlatanerie mit unwirksamen oder wenig wirksamen, aber teuren Medikamenten statt.

> *Bei vielen Gefäßleiden ist Pharmakotherapie Scharlatanerie.*

Dabei ist bei Claudicationsbeschwerden die **Trainingstherapie** außerordentlich erfolgreich. Gerade im Stadium II (Tab. 2.**13**) lässt sich durch gezielte Ischämieinduktion, also Belastung bis zur Schmerzentstehung, eine Kollateralbildung und Zunahme der Durchblutung fördern ✓✓. Hypoxie ist der stärkste Reiz zur Gefäßbildung. Hier sind also Maßnahmen möglich, für die der Patient nach Anleitung selbst mit vertretbarem Aufwand sorgen kann.
Wenn dieses Stadium häufig noch konservativ zu beherrschen ist, trifft dies für die Stadien III und IV nicht zu. Zur Therapie in diesen Stadien stehen heute äußerst erfolgreiche **invasive Verfahren** zur Verfügung, wie die perkutane Angioplastie/Stent, aber auch die Bypass-Operation, mit denen eine Revaskularisation erzielt werden kann.

Pharmakotherapie

Gefäß erweiternde Pharmaka. Die direkte Pharmakotherapie der peripheren arteriellen Verschlusskrankheit beruht im Wesentlichen auf Gefäß erweiternden Arzneimitteln ✓✓. Dass dieser Ansatz atherosklerotische Stenosierungen nicht günstig beeinflusst, versteht sich von selbst. Außerdem kann die Erweiterung von nicht pathologisch veränderten Gefäßprovinzen sogar zu einer Durchblutungsminderung im kritischen Gebiet führen (sog. „Steal"-Phänomen).
Das wirksamste Prinzip in dieser Richtung ist ein Prostaglandin-Derivat, das **Alprostadil**, das intraarteriell (10 – 20 µg) oder intravenös (60 – 80 µg) im Stadium III und IV appliziert wird. Diese Mengen können auch im Perfusor über 1 – 2 h verabreicht werden. Wenn nach 3-wöchiger Therapie keine Besserung eintritt, sollte die Behandlung beendet werden. Diese Therapie ist sehr **nebenwirkungsträchtig** (allein schon aufgrund der täglichen Arterienpunktionen!) und kann zu Flush, Krampfanfällen, Lungenödem, Fieber, Leukozytose und vielem mehr führen. Sie ist eher eine ultima ratio bei Versagen der oben geschilderten Revaskularisationsverfahren.
Eine interessante Substanz, die seit vielen Jahren auf der Suche nach einer Indikation ist, ist das **Pentoxifyllin**, ein Phosphodiesterase-Hemmstoff. In Dosen von 1,2 g/Tag scheint die Substanz die Blutrheologie durch verbesserte Verformbarkeit der Erythrozyten und Hemmung der Thrombozytenaggregation günstig zu beeinflussen und so im Stadium II die freie Wegstrecke der Patienten zu verbessern. Die Datenlage ist aber nicht eindeutig ✗✓. **Nebenwirkungen** sind Flush, Hautreaktionen und, selten, pektanginöse Beschwerden. Im Vergleich zur bescheidenen Wirkung wird die Substanz viel zu häufig verordnet. Ähnliche Einschränkungen gelten für **Naftidrofuryl** und **Buflomedil**. Die genannten Interventionen sind akut wirksam über direkte Gefäß- und/oder rheologische Wirkungen. **Citostazol** (bei uns nicht zugelassen) ist ein Phosphodiesterase-Hemmstoff, der in Studien günstige symptomatische Effekte bei pAVK zeigt, aber noch weiter erforscht werden muss.

Hemmung der Plättchenaggregation. Sie steht zwischen direkt und indirekt auf den zugrundeliegenden Krankheitsprozess wirkenden Eingriffen. So konnte in der Physicians Health Study zwar keine Verbesserung der Klaudikationsbeschwerden, aber eine eindeutige Senkung der Revaskularisationsnotwendigkeit durch 325 mg/Tag **Acetylsalicylsäure** festgestellt werden ✓. **Ticlopidin**, das letztlich die Bindung von Fibrinogen an Glykoproteine der Thrombozyten hemmt, konnte auch eine symptomatische Besserung der freien Wegstrecke belegen, ist aber leider durch eine in 2 – 3 % der Fälle auftretende Leukopenie, in 0,8 % sogar eine Agranulozytose belastet. Die Nachfolgesubstanz **Clopidogrel** konnte in der sehr großen CAPRIE-Studie (fast 20 000 Patienten) auch bei Patienten mit pAVK ein geringfügig besseres kardiovaskuläres Gesamtresultat als Acetylsalicylsäure erzielen. Leider wurden in der Studie Klaudikationsbeschwerden nicht berücksichtigt. Clopidogrel hat ein wesentlich günstigeres Nebenwirkungsprofil im Vergleich zu Ticlopidin.
Diese Studien zeigten eindrücklich, dass auch wegen pAVK eingenommene Thrombozytenaggregationshemmer die Ereignisraten bezüglich gravierender kardiovaskulärer Komplikationen wie Myokardinfarkt oder Schlaganfall signifikant senken konnten ✓✓. So hat der Patient mit den lästigen, aber an sich nicht gefährlichen Claudicationsbeschwerden wenigstens die Chance, an einem intensiven Risikomanagement teilzunehmen, was seine sonst getrübte Prognose eindeutig bessert.

> *pAVK = Indikator für tödliche Ereignisse und Chance für generelle Prognoseverbesserung durch Prävention.*

Therapieempfehlung

Die medikamentöse Therapie der peripheren arteriellen Verschlusskrankheit ist wenig ergiebig und sollte nichtmedikamentösen Ansätzen (Gehtraining, Revaskularisierung) weitgehend Platz machen. Wie bei der Therapie oberflächlicher Venenleiden (S. 103) werden auch bei der pAVK unwirksame Arzneimittel in großer Menge angewendet und damit viel Geld verschwendet, das dringend für andere, wirksame Behandlungen benötigt würde. Der einzige Vorteil solcher Medikationen bei der pAVK besteht darin, dass sie das Risikoproblem bewusst machen und auf diese Weise zur Prophylaxe von Komplikationen beitragen.
Im **Stadium II** nach LaFontaine hat Pentoxifyllin als „Rheologikum" eine begrenzte Wirksamkeit durch Verbesserung der Fließeigenschaften des Blutes. Zur Verhinderung von Komplikationen, aber auch zur günstigen Beeinflussung des generellen atherosklerotischen Risikos, wird zusätzlich die Gabe eines Thrombozytenaggregationshemmers, in erster Linie Acetylsalicylsäure, bei Unverträglichkeit Clopidogrel empfohlen.
Im **Stadium III** können aufwendige intraarterielle Injektionen von Prostaglandinderivaten (z. B. Alprostadil) leichte Besserungen bringen, sie stellen jedoch keine kausale Therapie dar. Vasodilatantien sind unwirksam und können über Steal-Effekte sogar ungünstig wirken.

Ausgewählte Literatur

1. Creager MA. Medical management of peripheral arterial disease. Cardiol. Rev. 2001;9(4):238 – 45.
2. Hiatt WR. Medical treatment of peripheral arterial disease and claudication. N. Engl. J. Med. 2001;344(21):1608 – 21.
3. Jarvis B, Simpson K. Clopidogrel: A reviev of its use in the prevention of atherothrombosis. Drugs 2000;60(2):347 – 77.
4. Leng GC, Price JF, Jepson RG. Lipid-lowering for lower limb atherosclerosis. Cochrane Database Syst. Rev. 2000;2: CD000123.

2.5.2 Venenerkrankungen, Thrombosen

Grundlagen

Ursachen und Pathophysiologie. Der Entstehung venöser Insuffizienzen und Thrombosen liegt eine grundsätzlich andere Situation zugrunde als bei der peripheren arteriellen Verschlusskrankheit (S. 100): Bei der **venösen Insuffizienz** erfolgt im Bereich der unteren Extremität durch konstitutionelle, d. h. noch ungeklärte *genetische Faktoren* eine Strukturveränderung, die mit Erweiterung der Venen, dadurch geometrisch bedingten Klappeninsuffizienzen und einer Blutstase einhergeht. Diese Stase kann zur Aktivierung von Gerinnungsvorgängen mit Thrombenbildung führen.
Die Erweiterung der subkutanen Venen der Beine führt zwar zu lokalen, oberflächlichen Thrombosen, jedoch praktisch nie zu den gefürchteten **tiefen Beinvenenthrombosen** mit Emboliegefahr. Letztere gefährliche Situation ist fast nie Ausdruck eines Venenleidens im engeren Sinne, sondern fast immer Folge einer *Blutabflussbehinderung* durch Kompression (z. B. bei langen Flugreisen), Verletzung, Operationen, die die Gerinnselbildung in den tiefen Beinvenen begünstigen. Sehr oft spielen aber auch zusätzlich *thrombogene Faktoren* bzw. Zustände eine Rolle, wie z. B. die genetische Anomalie des Faktor V vom Typ Leiden (Resistenz gegenüber dem durch Thrombin aktivierten Protein C [APC], das normalerweise die Faktoren V und VIII inaktiviert und so per Rückkopplung die Gerinnung herunterreguliert; s. Abb. 2.**48**). Auch bei vermehrter Wirkung von „weiblichen" Sexualsteroiden (Schwangerschaft, orale Antikonzeption ✓✓) oder bei malignen Prozessen besteht z. T. eine erhöhte Gerinnungsneigung.
Die Entdeckung des Zusammenhangs zwischen oralen Antikonzeptiva und Lungenembolien beruht übrigens auf einem interessanten epidemiologischen Phänomen, der sog. „säkularen Trendanalyse": Britischen Pathologen war Ende der 60-er Jahre aufgefallen, dass sie relativ häufig tödliche Lungenembolien bei jungen Frauen fanden, die nicht schwanger waren. Dies war bis zu diesem Zeitpunkt eine absolute Rarität. Die Frage, was sich in dieser Zeit am Verhalten oder der Umwelt geändert hatte, führte schnell zum Anfangsverdacht, dass die gerade eingeführten oralen Antikonzeptiva Schuld sein könnten. Dieser Zusammenhang wurde etwa 10 Jahre (!) später in einer Kohortenstudie bestätigt und gilt seither als bewiesen.

> *Tiefe Venenthrombose = Killer aus heiterem Himmel bei jungen Frauen, die orale Antikonzeptiva nehmen.*

Ein therapeutisch wichtiger Unterschied zur arteriellen Verschlusskrankheit ist, dass die Gerinnungsvorgänge auf venöser Seite ganz wesentlich durch die plasmatischen Faktoren ausgelöst werden, während sie auf arterieller Seite zumindest initial vorwiegend Plättchen-abhängig sind.

Prävalenz und Bedeutung. Die klinische Bedeutung der Varikosis der **oberflächlichen Venen** ist gering, für Betroffene aber aufgrund der Symptome und kosmetischen Wirkung groß. Die **tiefe Venenthrombose** ist wegen ihrer beiden Hauptkomplikationen gefürchtet: dem postthrombotischen Syndrom, bei dem die oberflächlichen Venen die Funktion der obliterierten tiefen Venen übernehmen, und – wesentlich gravierender – die **Lungenembolie**. Diese kann je nach Größe von klinisch stumm bis zum Tod durch akute pulmonale Hypertonie imponieren und erfordert daher eine schnelle und subtile Diagnostik.

Evidenzbasierte Therapie der Venenkrankheiten

Therapieziel. Die venöse Insuffizienz der **oberflächlichen Beinvenen** ist zunächst ein symptomatisches und kosmetisches Problem. Die Therapie bzw. Vorbeugung der **tiefen Venenthrombose** ist jedoch von größter Bedeutung für die Prognose des Patienten. Gerade die prophylaktische Intervention spielt in diesem Bereich eine große Rolle.

Nichtmedikamentöse Therapie

Die operative Korrektur der **venösen Insuffizienz** bezieht sich fast ausschließlich auf die Ligatur der Communicans-Venen und das „Stripping" der oberflächlichen Venen. Für prädisponierte Personen ist eine Vorbeugung durch Gewichtsreduktion und frühes Anlegen von Kompressionsstrümpfen essenziell. Bei venöser Insuffizienz ist die Anlage von maßgeschneiderten Stützstrümpfen bezüglich der Beschwerden und Ödembildung wirksamer als jede Pharmakotherapie.
Bei **tiefer Beinvenenthrombose** kann durch Venokompression sowohl der Entstehung von weiteren Thromben vorgebeugt als auch ihre Organisation gefördert werden.
Bei **rezidivierenden Lungenembolien** kommt die transvenöse Einlage eines „Cava-Schirmchens" infrage, das das Vordringen abgelöster Thromben verhindert. Eine akute Notintervention bei massiver Lungenembolie umfasst die mechanische Katheterlyse (medikamentös unterstützt) durch Rechtsherzkatheterisierung und „Aufstochern" des Thrombus, sowie die notfallmäßige Thrombenausräumung aus den Ästen der A. pulmonalis durch die Trendelenburg-Operation.

Pharmakotherapie der venösen Insuffizienz

Die Pharmakotherapie der venösen Insuffizienz beschränkt sich auf **symptomatische Maßnahmen**. Salben und Cremes, die oft Heparin enthalten, wirken bei Thrombosen in den Venenkonvoluten allenfalls über ihre angenehm kühlende Wirkung (Verdunstungskälte), nicht jedoch durch die Wirkstoffe. Diese dringen nicht in die Haut ein.
Bei sogenannten „offenen" Beinen, also **Ulcera curis**, sind die Kompressionstechniken und die Wundpflege absolut entscheidend, um diese chronischen Geschwüre zum Verschluss zu bringen. Bei **kollateralem Ödem** werden gelegentlich Diuretika verschrieben, die aber nicht selten durch Rebound-Phänomene diese lokal bedingten Ödeme eher verschlimmern. Dies gilt insbesondere für die Zyklus-abhängigen Ödeme (prämenstruelle Ödeme), die oft mit einer Varikosis vergesellschaftet sind. Es kann hier nur wiederum betont werden, dass die wirksamste Therapie neben der chirurgischen die mechanische durch Kompressionsstrümpfe ist.
Sogenannte „Venensalben" (z. B. Rosskastanienextrakte) sind bezüglich ihrer Inhaltsstoffe wirkungslos ✗✗ und bieten ein erhebliches Sparpotenzial.

> *Oberflächliche Thrombosen: mechanische Behandlung und ggf. Wundpflege.*

Pharmakotherapie der tiefen Venenthrombose

So wenig ergiebig die Pharmakotherapie der oberflächlichen Phlebothrombose ist, so erfolgreich und notwendig ist die Pharmakotherapie der tiefen Beinvenenthrombose und ihrer nicht seltenen, gefährlichen Komplikation, der Lungenembolie. Das Grundprinzip der Therapie ist die **Gerinnungshemmung** zur Verhinderung des weiteren Wachstums der Thromben. Dies gibt der körpereigenen Fibrinolyse die Gelegenheit, die Thromben zumindest teilweise abzubauen, und die Reste werden dann organisiert. Ein Schema der Gerinnungskaskade ist in Abb. 2.**48** dargestellt. Als Substanzen kommen die unterschiedlichen Heparine (unfraktioniert und niedermolekular) infrage und, für die längerfristige Therapie, die Antikoagulanzien vom Cumarintyp.

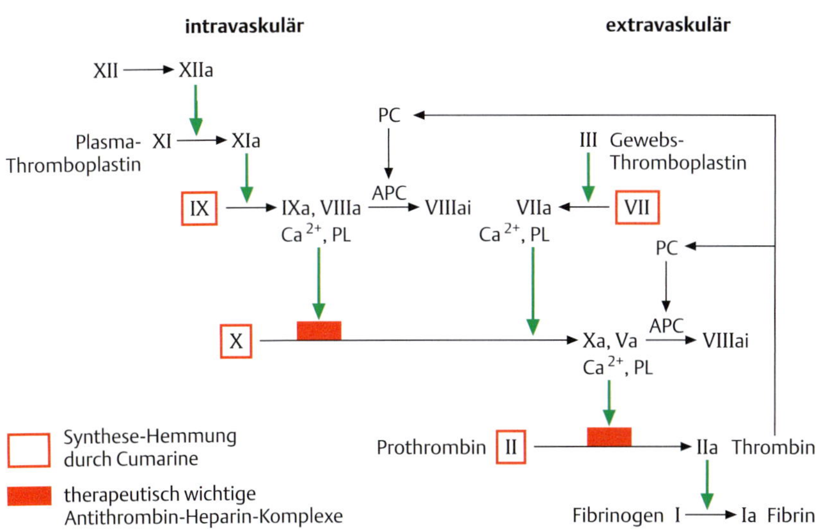

Abb. 2.**48** **Die Gerinnungskaskade mit intravaskulären und extravaskulären Anteilen.** Eingezeichnet sind klinisch relevante Angriffsorte der Heparine sowie die Vitamin-K-abhängigen Faktoren, deren Bildung durch Cumarine unterdrückt wird. Durch das von Thrombin aktivierte Protein C wird die Gerinnungskaskade im Sinne einer Rückkopplung herunterreguliert (PL = Phospholipide; PC = Protein C; APC = aktiviertes Protein C).

Unfraktionierte Heparine

Unfraktionierte Heparine sind schon lange im Gebrauch. Sie haben ein Molekulargewicht von 12 – 15 kD. Wie alle Heparine werden sie i.d.R. subkutan appliziert (cave intramuskuläre Injektion, schwere Hämatome!). Ihre Elimination erfolgt im retikuloendothelialen System, ist also von Leber- und Nierenfunktion unabhängig.
Alle Heparine benötigen zur Wirkung das Antithrombin III als Cofaktor (s. Abb. 2.**49**): Antithrombin bindet an die aktivierten Gerinnungsfaktoren IIa (= Thrombin) und Xa und inaktiviert diese. Diese normalerweise extrem langsam ablaufende Reaktion wird durch Heparin beschleunigt. Die Wirkung der Heparine wird durch die aPTT (aktivierte partielle Thromboplastinzeit) verfolgt. Eine aPTT > 55 s zeigt eine therapeutische Wirksamkeit an. Bei zu geringer Konzentration, z. B. in der Intensivmedizin bei septikämischen Zuständen oder bei Verbrauchskoagulopathie, lässt sich die Thromboseneigung nur durch gleichzeitige Zufuhr von gereinigtem Antithrombin III und Heparin reduzieren.

Nebenwirkungen. Die wichtigste Nebenwirkung der unfraktionierten Heparine ist neben der **Blutung** die Heparin-induzierte **Thrombopenie** (HIT), die in etwa 1 % der Fälle auftritt und meist direkte pharmakologische Wirkungen als Ursache hat (HIT Typ 1, nach Absetzen rasch reversibel). Die immunologisch verursachte HIT 2 verläuft schwerer und langwierig, ist aber zum Glück noch viel seltener. Andere Nebenwirkungen, die aber nur bei chronischer Therapie über mehr als 4 Wochen auftreten, sind vor allem eine **Osteoporose** und **Haarausfall**.
Als Alternative zu Heparinen bei diesen schweren Komplikationen hat sich bei eindeutiger Antikoagulationsindikation das **Hirudin** erwiesen. Auch hier sind Blutungen die hauptsächlichen Nebenwirkungen, eine Therapieüberwachung kann wie bei unfraktionierten Heparinen durch die Bestimmung der aPTT erfolgen. Der hohe Preis macht eine strenge Indikationsstellung auf jeden Fall erforderlich.

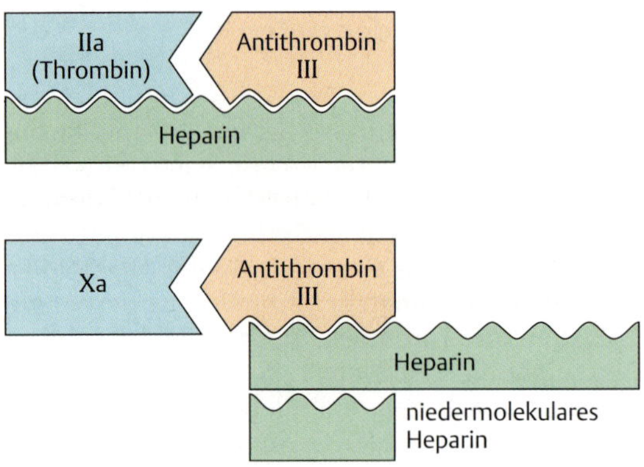

Abb. 2.**49** **Wirkungsweise von unfraktionierten und niedermolekularen Heparinen.** Antithrombin III (AT III) ist für die Heparinwirkung beider Varianten entscheidend. Zur Inaktivierung von Faktor IIa (= Thrombin) durch AT III ist es notwendig, dass beide Moleküle an Heparin gebunden sind. Dies gelingt nur mit unfraktioniertem Heparin. Faktor X bindet hingegen direkt an Heparin-gebundenes AT III; zur Inaktivierung von Faktor X genügen daher auch niedermolekulare Heparine.

Dosierungen. Zur Therapie einer nachgewiesenen **tiefen Beinvenenthrombose** und/oder **Lungenembolie** wird nach i.-v.-Bolusgabe von 5000 IE eine intravenöse Dauerinfusion von insgesamt 24 000 – 30 000 IE/Tag gegeben. Damit wird eine aPTT-Verlängerung auf über 70 s (– 90 s) erzielt. 4 – 8-stündliche Kontrollen der aPTT und tägliche Blutbildkontrollen sind erforderlich. In Tab. 2.**14** sind praktische Hinweise für die Dosisanpassung in Abhängigkeit von der aPTT gegeben. Zur **Thromboseprophylaxe** mit unfraktioniertem Heparin wird die subkutane Applikation von 7500 – 15 000 IE/Tag empfohlen, deren Effizienz eindeutig belegt ist ✓✓. Allergische Reaktionen am Injektionsort können auf Stabilisatoren und Desinfektionsmittel zurückzuführen sein.

Niedermolekulare Heparine

Insbesondere zur Thromboseprophylaxe setzen sich in den letzten Jahren die neueren, niedermolekularen Heparine (z. B. Dalteparin, Nadroparin) durch. Diese haben ein Molekulargewicht von nur 4 – 6,5 kD und blockieren fast ausschließlich den Faktor X (Wirkungsmechanismus s. Abb. 2.**49**). Daher lässt sich ihre Wirkung auch nicht durch Messung der aPTT bestimmen. Da aber die Dosierung der niedermolekularen Heparine sehr gut auf das Körpergewicht zu beziehen und ihre Wirkung sehr robust ist, ist eine solche Therapiekontrolle im Grunde auch nicht notwendig. Die längere Halbwertzeit lässt eine nur ein- bis zweimalige subkutane Injektion am Tag zu. Hepa-

Tab. 2.**14** **Dosisanpassung der Heparininfusion in Abhängigkeit von der aPTT**

aPTT [s]	Dosisänderung [IE/24h]	zusätzliche Maßnahmen
< = 45	+ 6000	aPTT-Bestimmung nach 4 h
46 – 54	+ 3600	aPTT-Bestimmung nach 4 h
55–85	0	keine
86–110	- 3600	Unterbrechung der Heparininfusion für 1 h, danach Wiederaufnahme in der geringeren Dosierung; aPTT-Bestimmung 4 h nach erneutem Infusionsbeginn
> 110	- 6000	Unterbrechung der Heparininfusion für 1 h, danach Wiederaufnahme in der geringeren Dosierung; aPTT-Bestimmung 4 h nach erneutem Infusionsbeginn

Tab. 2.**15** **Wichtige Kenngrößen und Eigenschaften von unfraktionierten und niedermolekularen Heparinen im Vergleich**

	unfraktioniertes Heparin	**niedermolekulares Heparin**
Molekulargewicht	12 000 – 15 000 Da	4000 – 6500 Da
gerinnungshemmender Effekt	korreliert mit der aPTT-Zeit	gut korreliert zu Körpergewicht
Heparin-induzierte Thrombozytopenie (HIT)	1 – 3 % der Fälle	< 1 % der Fälle
Blutungszwischenfälle	1 – 5 % der Fälle	1 – 3 % der Fälle
Anti-IIa-Aktivität	+++	0
Anti-Xa-Aktivität	++	++++
Anwendungsweg	kontinuierliche i. v.-Infusion, 2 – 3 × täglich subkutan	subkutane Injektion, 1 – 2 × täglich

rin-induzierte Thrombopenien sind sehr selten, ebenso Osteoporose und Haarausfall bei Dauertherapie. Tab. 2.**15** fasst wichtige Kenngrößen vergleichend zusammen.
Während es für unfraktioniertes Heparin ein sofort wirksames **Antidot**, das **Protamin**, gibt, kann diese Substanz höchstens 30 % der Wirkung des niedermolekularen Heparins aufheben, was sicher im Einzelfall ein Nachteil sein kann.

Heparine nie in den Muskel injizieren!

Eindeutig liegt die **Nutzen-Risiko-Relation** der niedermolekularen Heparine günstiger als beim unfraktionierten Heparin ✓✓. In der Therapie der tiefen Beinvenenthrombose/Lungenembolie werden größere Blutungen bei nur 1 – 3 % der Patienten für niedermolekulare, 1 – 5 % für unfraktionierte Heparine angegeben. Die **Effizienz** der niedermolekularen Heparine ist sowohl in der Prophylaxe als auch in der Therapie besser, ungünstig ist jedoch ihr deutlich höherer Preis. Ihre Wirkung ist aufgrund der längeren Wirksamkeit aber schlechter steuerbar. Daher ist ihr Einsatz gerade in der Intensivmedizin noch beschränkt (Ausnahme aufgrund eindeutiger positiver Studienergebnisse: Indikation instabile Angina pectoris ✓).
Aufgrund der begrenzten Studienlage sind die verfügbaren niedermolekularen Heparine z. B. nicht bei allen Operationen im Bereich der unteren Extremität zur Prophylaxe zugelassen. So darf etwa Certoparin derzeit nur bei Hüftgelenksoperationen und nach allgemeinchirurgischen Operationen im Bauchraum eingesetzt werden.

Dosierungen. Für zahlreiche der niedermolekularen Heparine sind Niedrig- und Hochdosispräparationen oder entsprechende Dosierungsempfehlungen vorhanden, die zusammen mit der Anpassung der Dosis an das Körpergewicht nach einfachen Schemata angewandt werden müssen. Es würde den Intentionen dieses kurzen Lehrbuches zuwiderlaufen, hier für alle Präparationen Dosierungsempfehlungen zu geben, diese müssen fallweise aus den Herstellerangaben entnommen werden. Als Faustregel kann jedoch gelten, dass eine prophylaktische Therapie mit nur einer täglichen subkutanen Injektion möglich ist, während die therapeutische Hochdosistherapie durch zwei Injektionen erfolgen sollte.

Orale Antikoagulanzien

Zur Behandlung der **tiefen Beinvenenthrombose/Lungenembolie** ist in jedem Fall eine länger dauernde Therapie erforderlich, die nur durch den Einsatz von oralen Antikoagulanzien zu bewerkstelligen ist. Die Antikoagulation sollte bei distalen tiefen Beinvenenthrombosen 1 – 3 (– 6) Monate, bei proximalen Thrombosen und bei Lungenembolien 6 – 12 Monate, bei Rezidiven oder initial schwerer Erkrankung über mehrere Jahre, ggf. lebenslänglich durchgeführt werden. In Ausnahmefällen, bei denen eine klar erkennbare Ursache der Thrombose vorübergehender Natur vorliegt (z. B. operativer Eingriff), sind kürzere Antikoagulationszeiten möglich. In jedem Fall muss bei **nicht behebbarer thrombogener Diathese**, z. B. durch die angeborene APC-Resistenz, nach Komplikationen eine lebenslange Antikoagulation erwogen werden.

Orale Antikoagulation: ein Prüfstein der Ausbildung in Pharmakotherapie.

Die orale Antikoagulation ist eine der anspruchvollsten Pharmakotherapien, denn jeder Eingriff in die Blutgerinnung hat a priori eine enge therapeutische Breite: Die Gerinnungshemmung muss stark genug sein, die thromboembolischen Komplikationen zu reduzieren, darf aber noch keine Blutungen erzeugen. Dieses Ziel lässt sich nur durch eine **engmaschige Wirkungskontrolle** erzielen: Für den früher hierzu häufig verwendeten „Quick-Wert" wird die Thromboplastinzeit der Plasmaprobe mit der Thromboplastinzeit von verdünntem Normalplasma in Relation gesetzt. Dieser Wert ist jedoch von dem verwendeten Thromboplastinpräparat abhängig und damit von Labor zu Labor unterschiedlich. Die Einführung der „international normalized ratio" **INR**, zu deren Ermittlung die jeweils eingesetzten „Gebrauchsthromboplastine" gegen internationales Referenzthromboplastin kalibriert werden, hat hier eine nationale und internationale Vergleichbarkeit des Effekts erreicht.

Präparate. Als orale Antikoagulanzien kamen bis vor kurzem nur die **Cumarin-verwandten Präparate** infrage (z. B. Marcumar®), die über einen Vitamin-K-Antagonismus die Bildung gerinnungsaktiver Proteine in der Leber

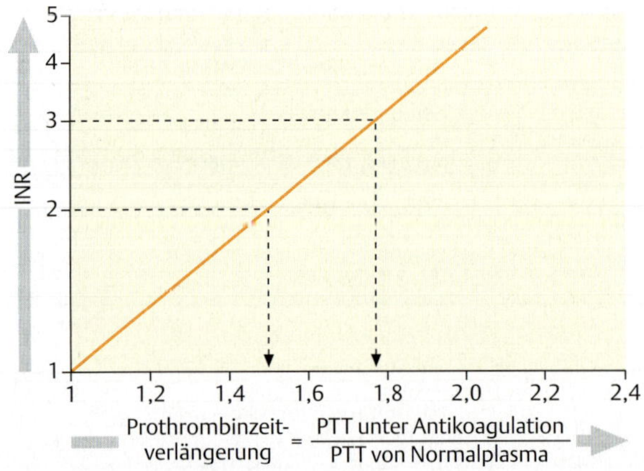

Abb. 2.**50** **Die INR steht in linearer Beziehung zur Prothrombinzeitverlängerung.** Solche „Eichkurven" werden in jedem Labor für das jeweils verwendete Thromboplastinpräparat erstellt, um die zum Erreichen einer gewünschten INR benötigte Prothrombinzeitverlängerung zu ermitteln. Eine INR von 2–3 würde in diesem Labor einer PTT-Ratio zwischen 1,5 und 1,75 entsprechen.

unterdrücken (insbesondere die Faktoren II, VII, IX, X). Die Verwandtschaft zum Vitamin K und die Wirkungsweise ist in Abb. 2.**51** dargestellt. In Deutschland ist **Phenprocoumon** das gebräuchlichste Cumarin, in den USA das **Warfarin**. Ximelagatran ist oben bereits erwähnt (S. 95).

Interaktionen und Nebenwirkungen. Gemeinsam ist beiden Präparaten ihre **Anfälligkeit gegenüber Störeinflüssen** verschiedenster Art: Neben den gerinnungsfördernden Proteinen werden auch gerinnungshemmende Proteine (Protein C, Protein S) vermindert, und aufgrund der unterschiedlichen Halbwertzeiten dieser Eiweiße (Abb. 2.**52**) kann es im Rahmen der Einstellung, aber auch des Absetzens zu **thrombogenen Ungleichgewichten** kommen. Dies ist insbesondere bei der raschen Anhebung der Gerinnungsfaktoren durch Vitamin K (z. B. Konakion®) ein Problem, das durch Substratfülle den Antagonismus der Cumarine aufhebt.
Vitamin-K-Antagonisten weisen eine *hohe Plasmaeiweißbindung* auf, aus der sie durch andere Pharmaka, z. B. nichtsteroidale Antirheumatika [NSAR], verdrängt werden können, was dann zu erhöhter Blutungsneigung führt. Ihr *Cytochrom-P450-abhängiger Abbau* in der Leber kann durch Enzyminduktoren wie Rifampicin beschleunigt werden, was eine Abschwächung der Wirkung zur Folge hat; der Abbau kann jedoch auch durch konkurrierende Arzneimittel wie CSE-Hemmer, Betablocker, Psychopharmaka gehemmt werden, was wie-

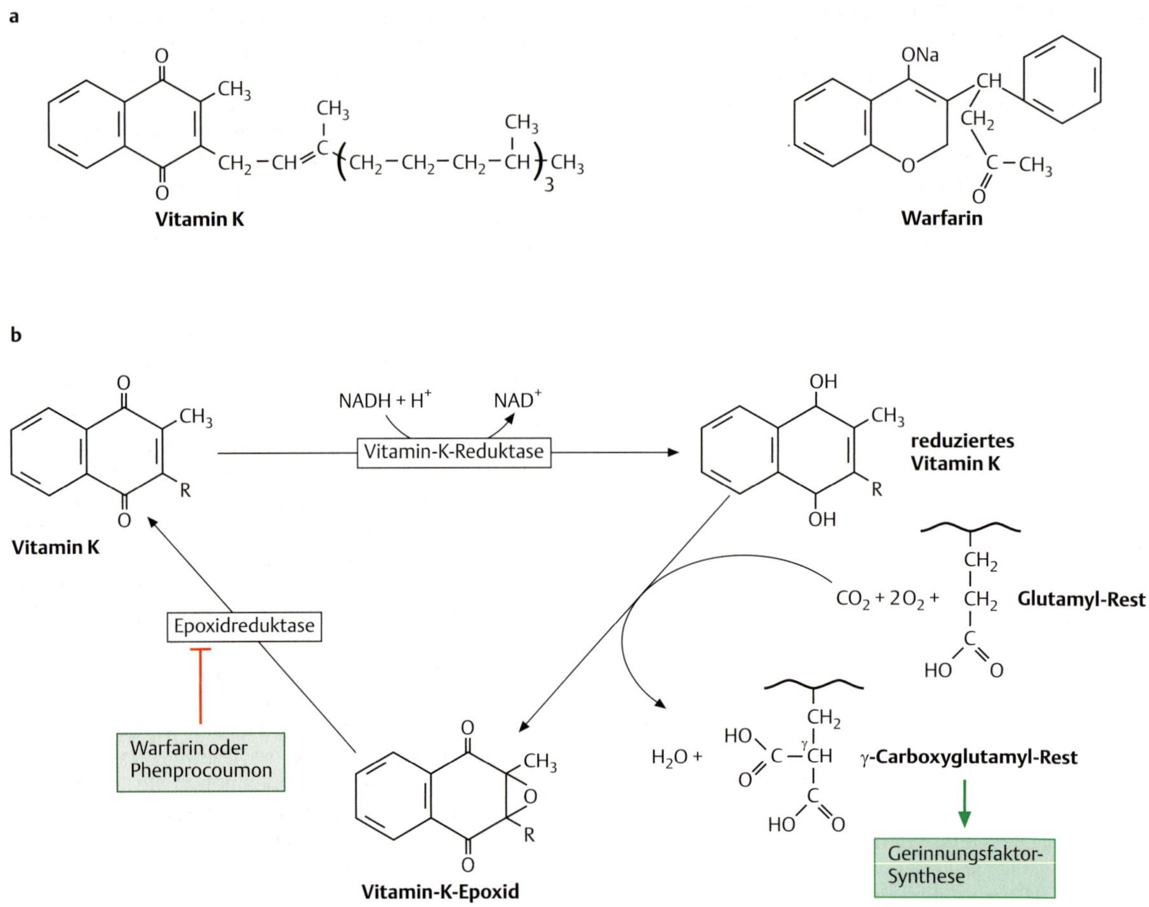

Abb. 2.**51** **Wirkungsweise von Warfarin. a** Strukturelle Verwandtschaft von Vitamin K und Warfarin. **b** Reduziertes Vitamin K bewirkt die Carboxylierung von Glutaminsäure zu γ-Carboxy-Glutaminsäure, die für die Bildung von Gerinnungsfaktoren notwendig ist. Das Epoxid wird über eine Reduktase wieder in Vitamin K umgewandelt, das von der Vitamin-K-Reduktase „recycelt" wird. Die Epoxidreduktase wird von Warfarin und Phenprocoumon blockiert.

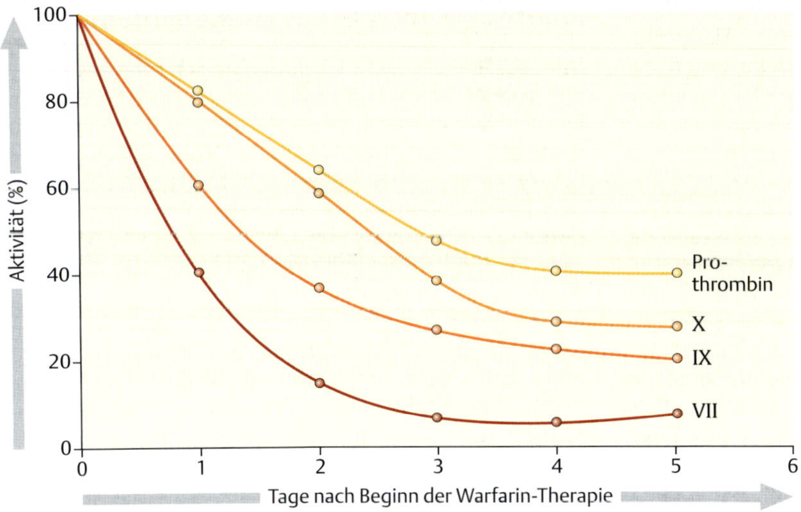

Abb. 2.**52** **Unterschiedliche Halbwertzeiten von Gerinnungsfaktoren** können bei rascher Einstellung der Patienten auf orale Antikoagulanzien zu Ungleichgewichten und damit zu paradoxen thrombogenen Zuständen führen.

derum mit einer erhöhten Blutungsneigung verbunden ist. Hinzu kommt eine mögliche Wirkungsverstärkung durch ein reduziertes Vitamin-K-Angebot bei einseitiger Ernährung (wenig Salat, der reich an Vitamin-K-Vorstufen ist), aber auch als Folge einer Schädigung der Darmflora durch Antibiotika, da das wirksame Vitamin K erst durch Darmbakterien aus den pflanzlichen Vorstufen gebildet werden muss. Ähnliches kann bei einem interkurrenten Infekt auftreten, insbesondere Magen-Darm-Infekten. Die zahlreichen Interaktionsmöglichkeiten, deren komplette Aufzählung mehrere Seiten füllen würde, können nicht alle im Gedächtnis behalten werden; besonders häufig sind klinische Interaktionen mit NSAID, Psychopharmaka, Antibiotika (insbesondere Cephalosporine) und Betablocker/Antiarrhytmika.

Einziger Unterschied zwischen beiden Präparaten ist die deutlich längere **Halbwertzeit** des Phenprocoumons (150 h) gegenüber dem Warfarin (37 – 50 h). Dies macht eine Warfarin-Therapie besser steuerbar, aber auch weniger „glatt“ bei vorübergehenden Störeinflüssen. Im Vergleich zu den anderen Einflussgrößen sind diese Unterschiede aber klinisch wenig relevant.

Aus dem Gesagten folgt, dass eine orale Antikoagulation immer dann engmaschiger als sonst durch Gerinnungsmessungen überwacht werden muss, wenn irgendeine Begleitmedikation geändert wird, und zwar sowohl hinzugefügt, reduziert, erhöht oder abgesetzt wird. Dies gilt auch für das Auftreten interkurrenter Infekte oder eine Ernährungsumstellung (z. B. Reduktionsdiät).

Jede Änderung der Begleitmedikation muss zu einer Neueinstellung der oralen Antikoagulation führen!

INR-Zielwerte. Generell gilt, wie im Kapitel Rhythmusstörungen bezüglich des Vorhofflimmerns ausgeführt (S. 94), dass in jedem Einzelfall eine Risiko-Nutzen-Abschätzung bezüglich des Zielwertes notwendig ist. Bei distaler tiefer Beinvenenthrombose, bei der es auch Stimmen gibt, ganz auf eine poststationäre Antikoagulation zu verzichten, wird eine INR von 2 – 3 ausreichen, nach rezidivierenden Lungenembolien sicher nicht (Ziel-INR 3 – 4,5). Auch wird man bei älteren Patienten aufgrund der hämophilen Diathese eher niedrigere INR-Werte anstreben. Allerdings sollten diese zwei Bereiche („**low dose – high dose**“) ausreichen; eine genauere Stratifizierung der Zielwerte, die prinzipiell möglich und wünschenswert wäre, scheitert jedoch an ihrer Impraktikabilität.

Dosierungen. Wichtig ist die **langsame Einleitung** der oralen Antikoagulation, da die Imbalanzen der pro- und antithrombotischen Plasmaeiweiße dann geringer sind. Die Einleitung erfolgt heute deutlich langsamer als noch vor 10 Jahren. Typischerweise wird z. B. für Phenprocoumon mit 3 – 2 – 1 Tabletten (5 mg) pro Tag begonnen. Nach der anschließenden INR-Bestimmung wird die Dosis in der Regel mit 1 Tablette fortgeführt. Nach 2 Tagen erfolgt die nächste Kontrolle ggf. mit Dosisanpassung, nach weiteren 3 Tagen erneut, dann im Wochentakt bis bei konstanter Dosis keine wesentlichen INR-Schwankungen mehr auftreten. Dann kann die INR-Kontrolle alle 2 – 4 Wochen erfolgen, je nach Einschätzung der Compliance und allgemeinen Stabilität der Lebensumstände (unregelmäßige, nicht selbst kontrollierte Ernährung).

Bei **Überdosierung** der oralen Antikoagulation (INR 5 – 10) kann Vitamin K 2,5 mg per os oder 1 – 2 mg i.m. gegeben werden. Bei noch höheren INR-Werten wird Vitamin K (0,5 mg) sehr langsam i. v. injiziert. Bei **akuten Blutungen** sind alle Verfahren, die körpereigene Produktion von Gerinnungsfaktoren zu stimulieren, zu langsam. Dann werden Gerinnungsfaktoren (PPSB-Konzentrat oder FFP = fresh frozen plasma). Als Faustregel kann gelten, dass 1 E/kg PPSB-Konzentrat den Quick-Wert um 0,5 – 1 % anhebt.

Eine wesentliche Erleichterung stellt die Einführung eines **Selbstmess-Systems** (Koagu-Check®) dar, das die Einstellungsgüte bei Patienten mit guter Compliance eindeutig positiv beeinflusst. Ansonsten ist die Einstellungsgüte in Deutschland sehr schlecht, nur etwa höchstens 20 % der Patienten weisen INR-Werte im Zielbereich auf. Aus Angst vor einer iatrogenen Schädigung wird auch hier – wie schon oft in diesem Kapitel bemängelt – häufig unterdosiert. Dass damit die mittelbare iatrogene Schädigung durch nicht verhinderte thromboembolische Komplikationen häufiger wird, wird in Kauf genommen.

Komplikationen und Nebenwirkungen der oralen Antikoagulation hängen vorwiegend mit ihrer Hauptwirkung zusammen: Je nach Antikoagulationsintensität kommt es pro Jahr bei 1 – 16 % der Patienten zu relevanten **Blutungen** ✓✓. Hierbei ist bei INR-Werten von 2 – 3 nur in etwa 1 % der Fälle mit schweren Blutungen zu rechnen, bei INR-Werten von 3 – 4,5 in 4 – 16 % der Fälle. Neben den oben genannten Interferenzen werden Blutungskomplikationen auch durch höheres Alter und die Einnahme von Plättchenhemmern (Wirkungsverstärkung durch Interaktionen, vor allem aber synergistische Wirkung) begünstigt. Diese Faktoren erfordern eine besonders engmaschige Kontrolle des Gerinnungsstatus.
Andere, seltene Nebenwirkungen sind Hautnekrosen, besonders zu Beginn der Therapie, Haarausfall und Leberwerterhöhungen. Bei Unverträglichkeit besteht heute die Möglichkeit einer alternativen Therapie mit niedermolekularen Heparinen (s. dort), die aber täglich subkutan gegeben werden müssen.

Echte Kontraindikationen sind Verwirrtheit mit Sturzneigung und allgemein eine zu erwartende mangelnde Compliance bei zerebraler Insuffizienz (z. B. Morbus Alzheimer), Allergien (selten!), Blutungsübel, Blutungen bei Ziel-INR-Werten, geplante Operationen und Herzkatheteruntersuchungen. (Dann natürlich nur vorübergehend! Mit niedermolekularem Heparin überbrücken!)

Alter ist keine Kontraindikation zur oralen Antikoagulation!

Gerade das Alter wird oft als Kontraindikation für eine orale Antikoagulation gesehen. Nach unserer Auffassung gibt es aber keine reine Altersgrenze für die orale Antikoagulation, nur eine Zunahme von Kontraindikationen. Man wird jedenfalls kaum noch einen 90-Jährigen finden, der keine Kontraindikation (z. B. Demenz, Sturzneigung) aufweist. Die genannten hohen Ansprüche an eine verantwortungsvolle orale Antikoagulation werden in der Zukunft durch neue orale Thrombininhibitoren wie das Ximelagatran (s. o.) deutlich erleichtert.

Lysetherapie

Der Einsatz der Lysetherapie (S. 79 f) bei tiefen Beinvenenthrombosen ist umstritten ✗✓, da zwar einerseits die Möglichkeit besteht, durch Thrombenauflösung ein postthrombotisches Syndrom zu verhindern, andererseits aber auch teilweise aufgelöste Thromben zu Lungenembolien führen können. Beide Möglichkeiten bestehen gerade oft bei den großen **proximalen Thrombosen**, an deren Lyse man am ehesten denkt. In dieser Frage sind die Bücher nicht geschlossen, hier wird oft die Entscheidung auch von der Morphologie abhängig gemacht (ein flottierender Thrombus reißt leichter ab). Für die **distale Thrombose**, die fast nie embolisiert oder ein postthrombotisches Syndrom erzeugt, ist die Lyse zu gefährlich.

Pharmakotherapie der Lungenembolie

Die Therapie der **nicht hämodynamisch relevanten Lungenembolie** ist im Wesentlichen dieselbe wie die der tiefen Beinvenenthrombose, außer dass in der Antikoagulation ggf. höhere INR-Werte angestrebt werden sollten.
Bei **akuter Lungenembolie** mit hämodynamischer/hypoxischer Auswirkung (Tachykardie, Blutdruckabfall, arterielle O_2-Absenkung) besteht neben der Heparinisierung die Indikation zur Thrombolyse ✓✓. Die Auflösung oder wenigstens Zerteilung der Thromben in der Lungenstrombahn (die Teile wandern in kleinere Gefäße, bei denen insgesamt ein größerer Querschnitt zur Verfügung steht) durch eine **intravenöse oder Katheterlyse** mit direkter Applikation in die Lungenarterie oder sogar direkt in den Thrombus kann hier in kritischen Fällen entscheidend sein. Die Katheterlyse wird oft zu spät kommen und sollte eine intravenöse Lyse, die wie beim Herzinfarkt schneller verfügbar ist, nicht „aufhalten". Die Lytika sind bei der Therapie des Herzinfarkts besprochen (S. 79 f.).

„Große" Lungenembolie = dringende Lyseindikation!

Therapieempfehlung

Oberflächliche Venenleiden der unteren Extremitäten sind einer Pharmakotherapie nicht oder nur marginal zugänglich. Inhaltsstoffe der Salben dringen nicht in die Haut ein, diese wirken allenfalls kühlend. Wichtig sind auch hier vorwiegend mechanische (Kompression) oder chirurgische Verfahren.
Tiefe Venenthrombose mit oder ohne Lungenembolien sind Indikationen zur Antikoagulation zunächst mit Heparinen, und bei längerer Therapie anschließend mit oralen Antikoagulanzien vom Cumarintyp. Hierbei sind Dauer und Intensität ("low dose" = Ziel-INR 2 – 3 vs. „high dose" = Ziel-INR 3 – 4,5) der Einstellung vom Ausmaß und Lokalisation der Thrombose bzw. Komplikation abhängig. Niedermolekulare Heparine weisen eine günstigere Nutzen-Risiko-Relation auf als unfraktionierte Heparine, sind aber teurer und schlechter steuerbar.
Bei *distaler* tiefer Venenthrombose wird für 1 – 3 Monate antikoaguliert, bei *proximaler* für 6 – 12 Monate. Bei rezidivierenden Lungenembolien, insbesondere bei nicht behebbarer thrombogener Diathese wie bei APC-Resistenz ist eine über Jahre bis lebenslang dauernde Antikoagulation notwendig.
Bei hämodynamisch wirksamer **Lungenembolie** kommt zusätzlich eine intravenöse oder Katheterlyse infrage. Bei reiner tiefer Beinvenenthrombose ist die Lyseindikation umstritten.

Praktische Hinweise

In der Therapie oberflächlicher Venenleiden werden unwirksame Arzneimittel in großer Menge angewendet und damit viel Geld verschwendet, das dringend für andere, wirksame Behandlungen benötigt würde, wie z. B. für die teuren neuen niedermolekularen Heparine.

Die „Marcumar“ (Phenprocoumon)-Therapie ist sehr anspruchsvoll, aber auch wirksam. Leider sind bei vielen Patienten, die dringend eine effektive Antikoagluation benötigen, die Gerinnungswerte weit von den Zielvorgaben entfernt. Hier müssen Erziehungsprogramme die sich bietenden neuen Möglichkeiten der Selbstmessung intensiver zur Anwendung bringen. Dann müsste man die häufig in der Unwirksamkeit liegenden Gerinnungswerte nicht mehr bei so vielen Patienten feststellen, die dringend eine effektive Antikoagulation benötigen. Andererseits ist die Hemmungslosigkeit, mit der Begleitmedikationen oder Änderungen stabiler Medikationen verordnet werden, oft erstaunlich. In diesem Bereich werden aber Substanzen wie Ximelagatran das Weltbild ändern, sofern die Mehrkosten für die neuen Präparate bezahlt werden.

In der **Schwangerschaft** sind Antikoagulanzien vom Cumarintyp kontraindiziert. Unfraktionierte Heparine bieten ihrer Natur entsprechend im 3. Trimenon ein geringes plazentares Blutungsrisiko. Wer jedoch einmal die Katastrophe einer peripartalen Thrombembolie erlebt hat, wird den gezielten Einsatz von Heparinen begrüßen, der aber nur in wenigen Fällen aufgrund einer Kenntnis einer thrombophilen Diathese prophylaktisch möglich ist (z. B. bei APC-Reistenz mit rezidivierenden Lungenembolien). Andererseits ist die Langzeittherapie mit Heparinen als Alternative zu oralen Antikoagulanzien gerade in der Schwangerschaft mit einem erheblichen Osteoporoserisiko verbunden. Hier sind durch Einführung der niedermolekularen Heparine aber deutliche Fortschritte zu erwarten, die jedoch jetzt noch nicht durch Studien gesichert sind.

Stimulation der Blutgerinnung

Pharmakologisch ist natürlich auch das Gegenteil der vorgenannten Eingriffe in das Gerinnungssystem möglich, nicht die Hemmung, sondern auch seine Stimulation. Dies wird intensivmedizinisch selten erforderlich, wenn Blutungen (z. B. gastrointestinale Blutungen, Ösophagusvarizen) durch andere Maßnahmen (Gerinnungsfaktorkonzentrate, Operation/endoskopische Eingriffe) nicht zu stoppen sind.

Hierbei können Präparate zur Hemmung der Fibrinolyse (Gegenspieler der Gerinnung) wie die Tranexamsäure oder die t-Aminocapronsäure sowie Venopressin und Analoga (z. B. Desmopressin) zur Aktivierung von Thrombozyten und Gefäßwandkontraktion zum Einsatz. Diese Maßnahmen sind jedoch selten sehr erfolgreich und können auch überschießend zu einer thromboembolischen Komplikation führen; sie seien hier deswegen nur kurz erwähnt.

Ausgewählte Literatur

1. Aster R. Heparin-induced thrombocytopenia and thrombosis. N Engl J Med 1995;332 : 1374 – 76.
2. Fasco JM, Principe LM, Walsh WA, Friedman PA. Warfarin inhibition of vitamin K 2,3 epoxide reductase in rat liver microsomes. Biochemistry 1983 : 22;5655 – 60.
3. Ginsberg J. Management of venous thromboembolism. N Engl J Med 1996;335 : 1816 – 25.
4. Hirsh J. Substandard monitoring of warfarin in North America: time for change. Arch Intern Med 1992 : 152;257 – 58.
5. Hirsh J, Levine M. Low molecular weight heparin. Blood 1992; 1Ä17.
6. Nurmohamed MT, ten Cate H, ten Cate J. Low molecular weight heparin(ods). Drugs 1997;53 : 736,5.
7. O'Reilly. The pharmacodynamics of the oral anticoagulant drugs. Prog Hemostat Thromb 1974 : 2;175 – 213.
8. Raskob GE, George J. Thrombotic complications of antithrombotic therapy: a paradox with implications for clinical practice. Ann Intern Med 1997 : 127;839 – 41.
9. The Columbus Investigators. Low molecular weight heparin in the treatment of patients with venous thromboembolism. N Engl J Med 1997 : 337;657 – 79.

3 Atemwegserkrankungen

M. Wehling

Neben der akuten Bronchitis (S. 540) stellen das Asthma bronchiale und die chronische obstruktive Lungenerkrankung (**c**hronic **o**bstructive **p**ulmonary **d**isease, **COPD**) die wichtigsten Atemwegserkrankungen dar. Kennzeichen des Asthma bronchiale und der chronisch-obstruktiven Lungenerkrankung ist die Bronchokonstriktion, die prinzipiell bei beiden Erkrankungen ähnlich zu behandeln ist. Je nach Häufigkeit und Intensität der Bronchokonstriktion erfolgt entweder eine bedarfsorientierte oder eine dauerhafte medikamentöse Bronchodilatation. Die Anwendung entzündungshemmender Substanzen, insbesondere der Glucocorticoide, ist ebenfalls ein fester Bestandteil der Therapie beider Erkrankungen. Wichtig ist auch die konsequente und gezielte antibiotische Therapie von Infekten, um einer Exazerbation des Asthma bronchiale bzw. der COPD vorzubeugen. Vor Einleitung einer Antibiotikatherapie sollte jedoch bedacht werden, dass es kein anderes Organsystem gibt, das mit so vielen unnötigen Antibiotika behandelt wird wie die Atmungsorgane.

3.1 Asthma bronchiale

Grundlagen

Prävalenz und Inzidenz. In Deutschland sind ca. 5 % der Erwachsenen und ca. 7 – 10 % der Kinder an Asthma bronchiale erkrankt. Eine unspezifische Hyperreaktivität der Atemwege findet sich, mit steigender Tendenz, bei ca. 11 % der Erwachsenen. Nach Untersuchungen auch in anderen westlichen Industrienationen nimmt die Inzidenz des Asthma bronchiale stetig zu, was immer wieder mit der zunehmenden Luftverschmutzung in Zusammenhang gebracht wurde. Dass dies aber so einfach nicht sein kann, zeigt der Umstand, dass Asthma bronchiale in der ehemaligen DDR trotz der starken Luftverschmutzung durch Braunkohlefeuerung und ungefilterte Industrieabgase selten war, jetzt aber trotz eindeutiger Verbesserung der Luftqualität deutlich öfter anzutreffen ist.

Prognose. Wichtig für die Prognose des Asthmas sind das frühzeitige Erkennen der Ursache, um geeignete präventive Maßnahmen ergreifen zu können, sowie eine adäquate langfristige Therapie mit dem Ziel, die Lungenfunktion zu normalisieren. Bei sachgerechter Anwendung der Arzneimittel, insbesondere der inhalativen Glucocorticoide, könnte die Mortalität dieser Erkrankung gleich Null sein. In der Praxis ist das jedoch nicht der Fall. Hier sterben v. a. junge Menschen an Asthma. Dabei spielen sowohl die Untertherapie mit tödlichen Status-asthmaticus-Anfällen in der Folge als auch gravierende Arzneimittelnebenwirkungen (Arrhythmien bei Beta-2-Sympathomimetika) eine Rolle.

Ursachen, Formen und Pathophysiologie. Das Hauptmerkmal des Asthma bronchiale ist eine **bronchiale Hyperreaktivität**, d. h. eine erhöhte Empfindlichkeit des Bronchialsystems gegenüber verschiedenen Reizen mit der Folge einer überschießenden Bronchokonstriktion. Diese bronchiale Hyperreaktivität beruht auf der z. T. allergengetriggerten Freisetzung von entzündungs- und konstriktionsstimulierenden Mediatoren wie z. B. Histamin, aber auch Leukotrienen, die aufgrund ihrer langen Wirksamkeit einer schnellen Lösung der Bronchokonstriktion entgegenwirken.
Zusätzlich zu dieser bronchialen Hyperreaktivität besteht immer eine mehr oder minder stark ausgeprägte **entzündliche Infiltration der Bronchialschleimhaut** durch Mastzellen, eosinophile und neutrophile Granulozyten, Lymphozyten und Makrophagen.

> *Die Bronchokonstriktion wird durch verschiedene Reize, v. a. Allergene, ausgelöst.*

In vielen Fällen wird die Bronchokonstriktion durch eine Allergenexposition verursacht (**„extrinsic“** oder **allergisches Asthma**). Diese Allergenexposition kann über einen bestimmten Zeitraum (saisonales Asthma, z. B. nur während der Zeit der Haselblüte) oder aber das ganze Jahr über erfolgen (perenniales Asthma, z. B. durch den berühmten „Hausstaub“, der immer da ist und auch kaum vollständig beseitigt werden kann, was für den Hausstaub-Allergiker ein großes Problem darstellt).
In anderen Fällen lässt sich trotz Anfallscharakters der Atemnot kein exogenes Allergen eruieren (**„intrinsic“**

oder **nichtallergisches Asthma**). Die Bronchokonstriktion wird hier nicht durch ein Allergen, sondern durch einen anderen „Reiz" ausgelöst. Dazu gehören z. B. die Atemwegsinfektion, v. a. durch Viren, die Inhalation chemisch-irritativer oder toxisch wirkender Stoffe, die körperliche Belastung, v. a. bei kalter, trockener Luft („Anstrengungsasthma"), aber auch psychische Belastungen, die nicht nur die allergischen Asthmaformen verschlimmern, sondern auch „allein" Asthma auslösen können. Bei der medikamentös ausgelösten Asthmaform („Analgetika-Asthma") handelt es sich ebenfalls um ein nichtallergisches Asthma, das jedoch *pseudoallergischen Charakter* hat. Zu den Asthma auslösenden Medikamenten gehören v. a. die häufig verordnete **Acetylsalicylsäure**, aber auch andere **nichtsteroidale Antiphlogistika**. **Betarezeptorenblocker** können ein bestehendes Asthma bronchiale verschlimmern, da sie durch die Hemmung der Beta-2-Rezeptor-vermittelten Bronchodilatation den Bronchialtonus deutlich erhöhen.

Therapeutische Implikationen. Die Säulen der Therapie des Asthma bronchiale sind die Unterdrückung der zugrundeliegenden krankhaften Prozesse, d. h. die Unterdrückung der Bronchokonstriktion durch **Bronchodilatatoren** sowie die Unterdrückung der chronischen Entzündung der Bronchialschleimhaut durch **entzündungshemmende Wirkstoffe** (Abb. 3.**1**). Als Bronchodilatatoren kommen v. a. die *Beta-2-Sympathomimetika* zum Einsatz, da sie die bronchodilatatorisch wirksamsten Rezeptoren, die Beta-2-Rezeptoren, aktivieren und durch eine sekundäre Erhöhung der intrazellulären cAMP-Konzentration die Bronchien erweitern (cAMP führt zum Abfall des intrazellulären Ca^{2+} in den glatten Muskelzellen und damit zur Zellerschlaffung). Die Konzentration des cAMP lässt sich aber auch durch die Hemmung seines Abbaus erhöhen, z. B. durch Phosphodiesterase-Inhibitoren. Dazu gehören *Xanthinkörper* wie Coffein, v. a. aber Theophyllin. Als entzündungshemmende Wirkstoffe sind hier die unspezifisch wirksamen Glucocorticoide und die spezifisch wirksamen Leukotrien-Rezeptor-Antagonisten wie z. B. Montelukast zu erwähnen.

Evidenzbasierte Therapie des Asthma bronchiale

Therapieziele. Bei Asthma bronchiale steht die **Besserung der Anfallshäufigkeit und -schwere** im Vordergrund der therapeutischen Bemühungen, nachdem eine wirklich kausale Therapie in Form einer Allergenkarenz bzw. Hyposensibilisierungsbehandlung oft nicht möglich ist. Der häufige Einsatz der nebenwirkungsträchtigen Beta-2-Sympathomimetika stellt dabei immer eine Gratwanderung zwischen der Hauptwirkung, der Bronchodilatation, und den Nebenwirkungen (Tachykardie, Arrhythmien) dar und erfordert die ständige Dosisoptimierung.

Nichtmedikamentöse Therapie

Allergenkarenz (Expositionsprophylaxe). Bei allergischem Asthma sind nicht nur die Allergenkarenz, sondern auch psychohygienische Maßnahmen wie das Erlernen von Entspannungstechniken (z. B. autogenes Training) oder der Wechsel in ein stressärmeres Umfeld bzw. eine Umschulung anzustreben.
Die strenge Allergenkarenz bzw. Expositionsprophylaxe ist der einfachste und wirksamste therapeutische Weg, der jedoch nicht immer möglich ist. Dies betrifft v. a. Allergene, die kaum aus dem täglichen Leben zu beseitigen sind wie z. B. Hausstaub als Folge der ubiquitär vorkommenden Hausstaubmilben. Auch gegenüber saisonalen Allergenen wie z. B. Gräser oder Baumpollen ist eine strenge Expositionsprophylaxe oft nicht möglich. Wer kann sich schon leisten, das ganze Frühjahr über, in dem

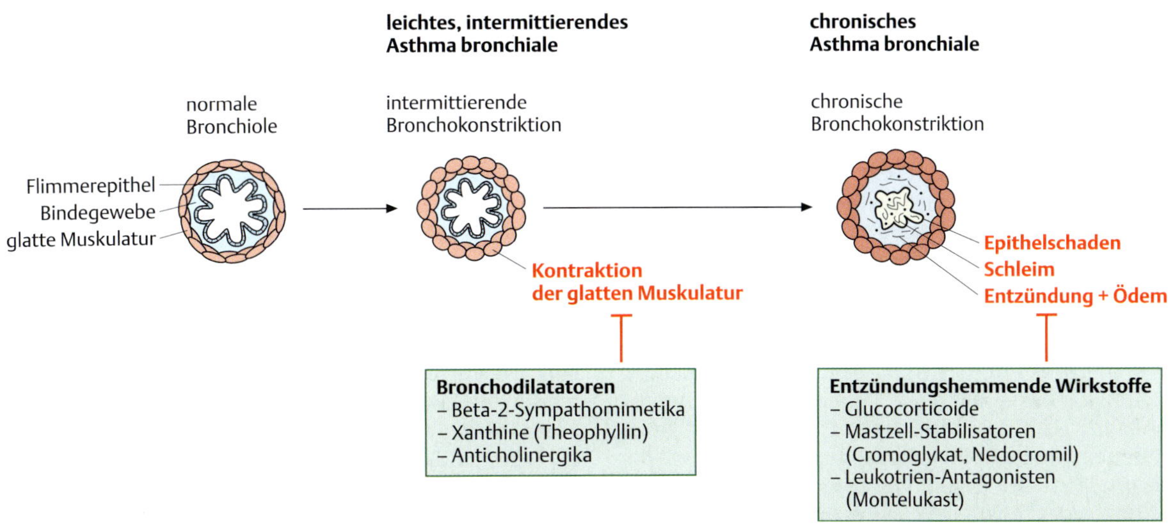

Abb. 3.**1** **Möglichkeiten der Asthmatherapie.** Die Pharmakotherapie des Asthma bronchiale richtet sich nach den zugrundeliegenden krankhaften Veränderungen in der Bronchialwand. Pharmaka, die zum Einsatz kommen, sind zum einen Bronchodilatatoren, die die glatte Muskulatur der Bronchien entspannen und diese so erweitern, zum anderen entzündungshemmende Wirkstoffe, die die chronische Entzündung in der Bronchialschleimhaut unterdrücken.

bestimmte Baumpollen fliegen, allergenfreie Nordseeluft zu atmen? Eine Expositionsprophylaxe gegenüber Berufsallergenen wie z. B. allergene Stäube (Holzmehl) wird über die entsprechenden arbeitsmedizinischen Maßnahmen einfacher durchsetzbar sein, erfordert oft aber einen Berufs- oder zumindest Arbeitsplatzwechsel. Handelt es sich um ein kälte- oder stressinduziertes Asthma bronchiale, sind diese Trigger zu vermeiden.

Hyposensibilisierung (Immuntherapie). Bei der sog. Hyposensibilisierungsbehandlung handelt es sich um die subkutane Injektion des Allergens in zunächst subklinisch kleinen, dann nach und nach immer größeren Dosen mit dem Ziel, eine Toleranz gegenüber dem betreffenden Allergen zu erzeugen. Streng genommen stellt sie eine pharmakologische Therapie dar, die zusätzlich immer eine begleitende medikamentöse Therapie entsprechend des Schweregrades der Asthmaerkrankung erfordert.
Von der Hyposensibilisierungsbehandlung ist bekannt, dass auch nach eindeutiger Identifizierung des Allergens bzw. der (wenigen) Allergene und frühzeitigem Einsatz der Therapie, d. h. nicht erst nach jahrelangem Krankheitsverlauf, höchstens 10 % der Patienten eine deutliche Besserung erfahren ✗✓. Daher ist diese doch recht langwierige Therapiemethode, die z. T. über viele Monate durchzuführen und durch dosierte Zufuhr ausgerechnet des Allergens (!) nicht ganz ungefährlich ist (Auslösung eines schweren Asthmaanfalles, z. T. tödliche allergische Allgemeinreaktion in Form eines anaphylaktischen Schocks), in ihrer Risiko-Nutzen-Wertung nicht unproblematisch. In jedem Fall gehört die Einleitung der Immuntherapie in die Hände von intensivmedizinisch erfahrenen Ärzten!

Pharmakotherapie

Die Pharmaka zur Behandlung des Asthma bronchiale werden, wenn möglich, per inhalationem zugeführt (außer Theophyllin, das für diese Art der Darreichung nicht geeignet ist). Daher ist es wichtig, auf die Arten der inhalativen Applikation einzugehen (Abb. 3.**2**).

Inhalation mit einem Dosieraerosol. Die ersten Aerosole wurden erzeugt, indem der in Flüssigkeit gelöste Wirkstoff unter Druck, d. h. mit Hilfe eines Treibgases, durch feine Düsen gepresst wurde. Der so entstehende Flüssigkeitsstrahl trifft mit hoher Geschwindigkeit auf die Luft und zerstäubt. Dabei werden die feinen Wirkstoffpartikel, die in die Lunge gelangen sollen, erst de novo erzeugt, und sind in jedem Fall unterschiedlich groß. Die hohe Nebenwirkungsrate bei dieser Art der inhalativen Applikation erforderte eine genauere Untersuchung der Applikationsverhältnisse. Dabei stellte sich heraus, dass bis zu 90 % der Wirksubstanz nicht in der Lunge, sondern im Mund-Rachen-Raum deponiert oder wieder abgeatmet wurde. Schnell wurde klar, dass die Nebenwirkungen der inhalativen Glucocorticoid-Therapie auf die fehlplatzierte, große Wirkstoffmenge im Mund-Rachen-Raum zurückzuführen sind.

> *Die Partikelgröße ist eine für den Depositionsort entscheidende Größe.*

Große Partikel (Durchmesser > 50 µm) schlagen sich im Mund-Rachen-Raum nieder, sehr kleine Partikel (Durchmesser < 2 µm) verlassen die Lunge wieder mit der Atemluft, ohne dass sie wirken konnten. Nur Partikel mit einer Größe von etwa 5 µm Durchmesser deponieren sich mit großer Wahrscheinlichkeit in der Lunge und können dort ihre Wirkung entfalten.
Um die lokalen Nebenwirkungen der inhalativen Glucocorticoid-Therapie aufgrund der Wirkstoffdeposition im Mund-Rachen-Raum zu reduzieren, wurde als erster Schritt ein sog. *Spacer* zwischen das Mundstück des Dosieraerosols und den Mund gesetzt. Der Spacer ist eine bis zu 30 cm große, ellipsoide Plexiglasstruktur, die v. a. den Luftstrom verlangsamt. Die großen, schweren Partikel schlagen sich somit an der Wand des Spacers und nicht mehr im Mund-Rachen-Raum nieder, was schon eine entscheidende Verbesserung für den Patienten war. Leider wurde der Spacer aber allein schon aufgrund seiner Größe von den Patienten nicht angenommen. Wer kann schon ein solches Stigma überall mit hin nehmen? Außerdem war das Problem der zu kleinen Partikel, die die Lunge beim Ausatmen wieder verlassen, mit diesem Instrument nicht gelöst.

Inhalation mit einem Pulverinhalator. Der große Durchbruch kam später mit der Entwicklung des Pulverinhalators (sog. Turbohaler). Während in den Dosieraerosolen die Partikel de novo erzeugt werden und so eine sehr variable Größe aufweisen, wird heute in den Pulverinhalatoren der Wirkstoff in Pulverform mit einer definierten, d. h. der richtigen Partikelgröße und in einer bestimmten Menge in die Nähe eines Propellers gelegt. Saugt der Patient nun aktiv an, wird der Propeller angetrieben, das Pulver verteilt und so aktiv inhaliert. Da die Partikelgröße vom Hersteller definiert (und garantiert) ist, kann relativ mehr Wirkstoff in den Atemwegen bleiben (bis zu 80 %, früher 10 %!), sodass im Mund-Rachen-Raum sehr viel weniger Wirkstoff deponiert wird. Auf diese Weise wurde die Mundsoorrate bei inhalativen Glucocorticoidtherapie drastisch gesenkt.
Allerdings ist hierzu ein Umtrainieren des Patienten auf diese aktive Methode der Inhalation notwendig, was eine noch vorhandene intellektuelle Leistung voraussetzt – das passive Einatmen des Aerosols ist deutlich einfacher zu verstehen.

Bronchodilatatoren

Als bronchodilatatorisch wirksame Substanzen sind die Beta-2-Sympathomimetika, die Xanthine und in eingeschränktem Maße die Anticholinergika zu nennen. Ein großer Vorteil in der Anwendung dieser Substanzen (außer der Xanthine), aber auch der Glucocorticoide besteht darin, dass sie durch Inhalation lokal appliziert werden können. Durch diese Applikationsart lassen sich eine hohe Konzentration des Medikaments am Wirkort und damit eine große Hauptwirkung bei geringen systemischen Nebenwirkungen erreichen. Dies hat die Therapie mit Beta-2-Sympathomimetika und Glucocortico-

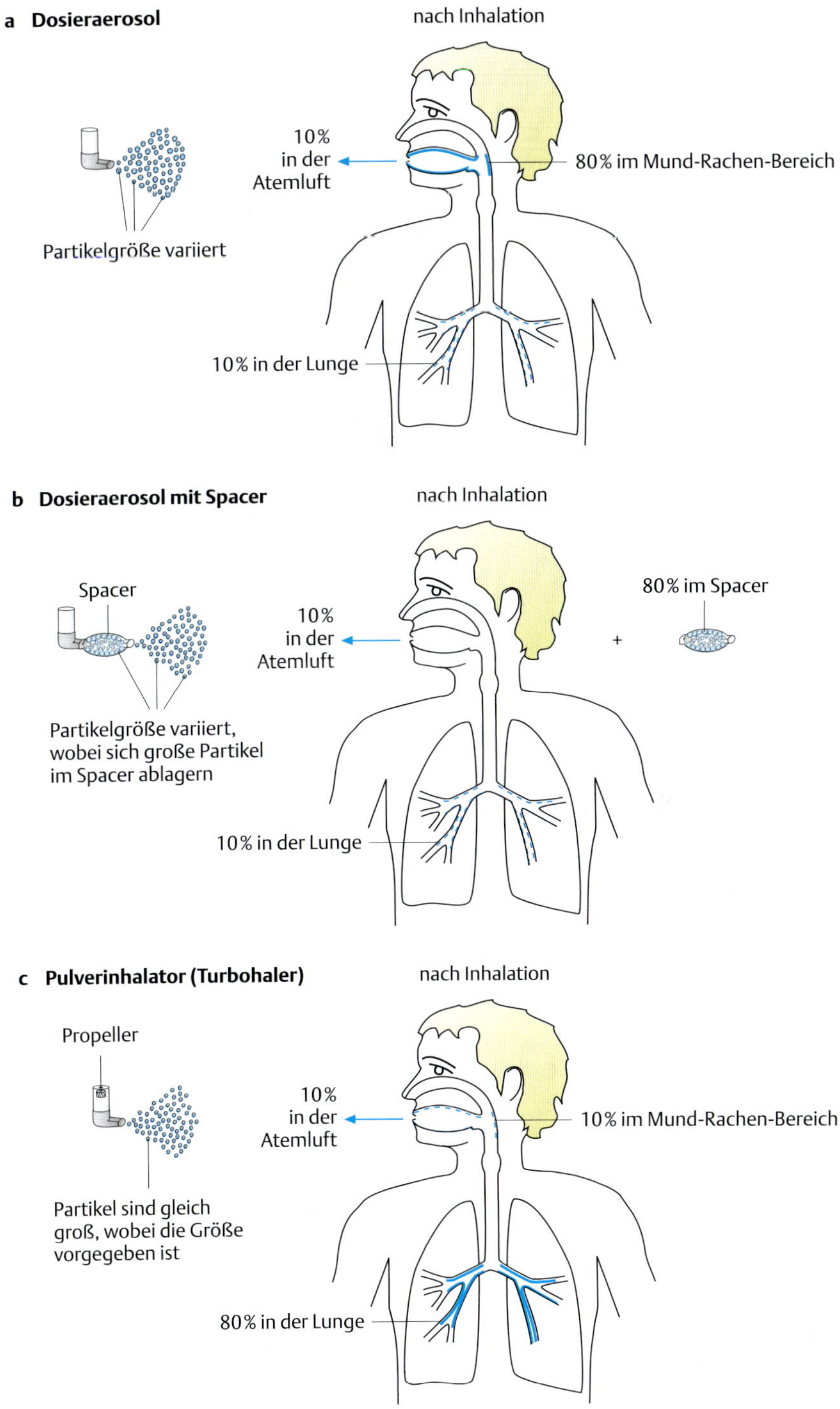

Abb. 3.**2** **Arten der inhalativen Applikation von Pharmaka.** Die Deposition eines inhalativen Präparates in der Lunge hängt v. a. von seiner Partikelgröße ab. Die Art der Zubereitung des Inhalats, d. h. ob mit Dosieraerosol oder Pulverinhalator, bestimmt dabei die Homogenität der Partikelgröße und damit die Depositionsrate.

iden sicherer gemacht. Dabei kommen bevorzugt solche Substanzen zum Einsatz, die nur schwer und langsam resorbiert und abtransportiert werden.

Beta-2-Sympathomimetika. Die wichtigsten und bronchodilatatorisch wirksamsten Substanzen sind die zu den Catecholaminen gehörenden Beta-2-Sympathomimetika. Die wesentlichen Freisetzungs-, Wiederaufnahme- und Abbaumechanismen der endogenen Catecholamine sind in Abb. 3.**3** dargestellt.

Beta-2-Sympathomimetika sind die Therapeutika der ersten Wahl in der Behandlung eines drohenden oder bereits eingetretenen Asthmaanfalls.

Das wesentliche Merkmal der Beta-2-Sympathomimetika ist ihr rascher Wirkungseintritt, d. h. eine innerhalb von wenigen Sekunden bis Minuten erfolgende Bronchodilatation, vorausgesetzt die Bronchokonstriktion ist nicht so stark, dass sie den Einstrom der Partikel in die Lunge behindert. Die Applikationsart der Beta-2-Sym-

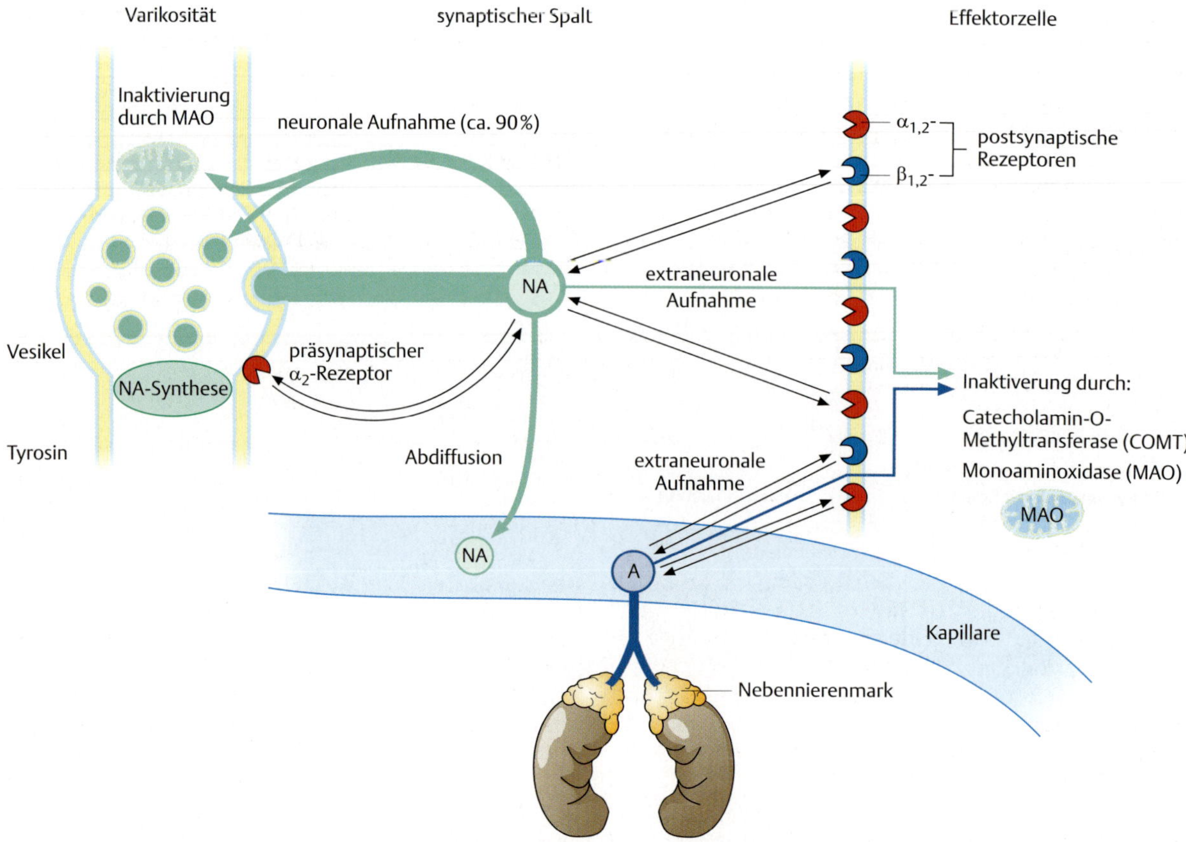

Abb. 3.3 **Kreislauf und Abbau endogener Catecholamine.** Das in den Varikositäten sympathischer Nervenfasern synthetisierte und in Vesikeln gespeicherte Noradrenalin (NA) wird durch Nervenimpulse in den synaptischen Spalt exozytotisch freigesetzt. Ein kleiner Teil erreicht die postsynaptischen Alpha- und Beta-Rezeptoren an der Plasmamembran der Erfolgszelle und wird vorübergehend gebunden. Der größte Teil des NA (ca. 90 %) wird vom freisetzenden Neuron wieder aufgenommen (neuronale Aufnahme), um dort in den Vesikeln erneut gespeichert oder durch die Monoaminoxidase (MAO) der Mitochondrien abgebaut zu werden. Der Rest des NA diffundiert durch die Kapillaren ab, zerfällt spontan oder durch enzymatischen Abbau oder wird in den Intrazellulärraum der Effektorzellen aufgenommen (extraneuronale Aufnahme). Dort erfolgt der intrazelluläre Abbau durch die Catecholamin-O-Methyltransferase (COMT) oder MAO. Adrenalin (A), das vom Nebennierenmark in das Blut abgegeben wird, reagiert ebenfalls mit den postsynaptischen Alpha- und Beta-Rezeptoren an der Plasmamembran der Erfolgszelle. Es wird extraneuronal in den Intrazellulärraum der Effektorzelle aufgenommen und dort durch die COMT, z. T. auch durch die MAO abgebaut.

pathomimetika sollte sich also **akut** nach den **Beschwerden** des Patienten richten. Je nach Wirkdauer der Substanz unterscheidet man zwischen kurz und lang wirksamen Beta-2-Sympathomimetika:

Kurz wirksame Beta-2-Sympathomimetika. Für die Kupierung **akuter Asthmaanfälle** sind kurz wirksame Substanzen wie z. B. Fenoterol (Halbwertszeit 3 h) oder Salbutamol (Halbwertszeit 3 – 4 h) geeignet. Diese werden per inhalationem zugeführt. Einige der Beta-2-Sympathomimetika wie z. B. Salbutamol oder Terbutalin können auch subkutan oder intravenös appliziert werden. Dies ist v. a. bei einem schweren Asthmaanfall mit starker Obstruktion notwendig. In verzweifelten Fällen kann auch zum Adrenalin (0,5 – 1 mg langsam i. v. oder intratracheal über den Tubus) gegriffen werden, sodass dann neben der Bronchodilatation auch eine Kreislaufstützung erzielt wird.

Lang wirksame Beta-2-Sympathomimetika. Zu den Beta-2-Sympathomimetika mit einer längeren Halbwertszeit gehören z. B. Formoterol (Halbwertszeit 5 – 8 h) und Bambuterol (Halbwertszeit 10 h). Diese Substanzen werden per inhalationem zugeführt und kommen nur bei der sonst **therapierefraktären schweren Form des Asthma bronchiale** zum Einsatz. Die Tatsache, dass dann der Patient zwar nicht erstickt, aber mit größerer Wahrscheinlichkeit am plötzlichen Herztod verstirbt als ohne diese Therapie, muss akzeptiert werden.

Zwischen der kurzen (anfallsabhängigen) und kontinuierlichen Beta-2-Rezeptorstimulation durch kurz- bzw. lang wirksame Beta-2-Sympathomimetika gibt es noch den therapeutischen „Kompromiss“ der nur abendlichen Anwendung lang wirksamer Substanzen, womit dann v. a. nächtliche Asthmaanfälle kupiert werden. Diese Asthmaanfälle beeinträchtigen den Patienten sehr, da sie relativ häufig auftreten bedingt durch das nächtliche Absinken des Sympathikotonus bei gleichzeitigem Anstieg des Parasympathikotonus. Das hat zur Folge, dass der Schlaf des Patienten gestört, seine Angst vor den Anfällen geschürt und so seine Anfallsdisposition noch erhöht wird (Teufelskreis).

Die orale Anwendung lang wirksamer Beta-2-Sympathomimetika wird z.T. noch für den **mittelschweren Asthmaverlauf** empfohlen, ist jedoch mit stärkeren systemischen Nebenwirkungen verbunden. Diese Präparate sollten daher zurückhaltend verordnet werden.

Die ***Nebenwirkungen*** einer Therapie mit Beta-2-Sympathomimetika sind bei der Inhalation dieser Substanzen nicht so ausgeprägt, als wenn sie oral oder parenteral appliziert werden. Nebenwirkungen können sein:
- Muskeltremor,
- Übelkeit, Erbrechen,
- Tachykardie, Arrhythmie, v. a. bei älteren Patienten mit koronarer Herzkrankheit,
- Blutdruckanstieg,
- Hypokaliämie,
- Ruhelosigkeit, Nervosität,
- Hypoxämie,
- Kopfschmerzen, Flush, Schwindel,
- Tachyphylaxie.

Unter diesen Nebenwirkungen sind v. a. die *kardialen Nebenwirkungen* hervorzuheben. Dazu gehören z. B. die Sinustachykardie, aber auch andere tachykarde Herzrhythmusstörungen wie Kammerflattern und das tödliche Kammerflimmern, getriggert durch das proarrhythmische Potenzial dieser an sich in der chronischen Anwendung „giftigen" Substanzen. So konnte eindeutig ein Zusammenhang zwischen der Häufigkeit des Gebrauchs der inhalativen Beta-2-Sympathomimetika und einer Übersterblichkeit durch den plötzlichen Herztod, oft auch bei jüngeren Menschen, gezeigt werden *XX*.
Wie lassen sich diese kardialen Nebenwirkungen begründen? Die Catecholamine, also auch die Beta-2-Sympathomimetika, werden aus der Lunge zuerst in das Herz und dann erst in die Leber (Inaktivierung) abtransportiert. Da diese Substanzen nicht nur die bronchialen, sondern auch die kardialen Beta-2-Rezeptoren und dosisabhängig auch die kardialen Beta-1-Rezeptoren stimulieren, werden damit gerade am Herzen gravierende Nebenwirkungen ausgelöst. Außerdem muss man wissen, dass es sich bei den wichtigsten Herz-Kreislauf-Erkrankungen wie koronare Herzkrankheit, arterielle Hypertonie, v. a. aber bei der Herzinsuffizienz (S. 61) um Catecholamin-Krankheiten handelt, bei denen diese körpereigenen Hormone und so auch die zugeführten Beta-2-Sympathomimetika Wegbereiter für die Entstehung und Progression dieser Erkrankungen sind.

Anticholinergika. Das inhalative Parasympatholytikum Ipratropiumbromid wirkt nicht aktiv bronchodilatatorisch, sondern schirmt das Bronchialsystem gegen bronchospastische Einflüsse ab, die über cholinerge Nerven vermittelt werden. Bei Patienten mit Asthma bronchiale ist seine Wirkung nicht sehr ausgeprägt und im Vergleich mit den Beta-Sympathomimetika wesentlich schwächer, dafür hat es aber auch keine gravierenden Nebenwirkungen. Das Ipratropiumbromid ist zur Einsparung von Catecholaminen und Theophyllin geeignet, kann diese aber oft nicht ersetzen. Die Nebenwirkungen erinnern an die geringe atropinartige Wirkung (Akkommodationsstörungen, Tachykardie, Mundtrockenheit), sind aber selten. Eine neuere Substanz ist das Tiotropium, das länger wirkt (bis zu 24 h) und nur einmal täglich als Pulver inhaliert wird. Es kann einen deutlichen Einspareffekt bezüglich der Catecholamine erzielen, erzeugt als lästige Nebenwirkung aber bei 15 % der Patienten einen trockenen Mund.

Xanthine. Die bronchodilatatorische Wirkung des **Coffeins** ist lange bekannt, Coffein wirkt daher auch bei leichten Asthmaformen therapieunterstützend. Das stärker wirksame **Theophyllin** wird sowohl in der Langzeittherapie des Asthma bronchiale (oral) als auch zur Behandlung eines Asthmaanfalls (intravenös) eingesetzt.

Das Nebenwirkungspotenzial von Theophyllin verlangt die Einsparung dieser Substanz durch den Einsatz anderer Therapeutika.

Die ***Nebenwirkungen*** der Xanthine in Form einer Tachykardie und Harnflut zeigen die Erhöhung des intrazellulären cAMP an. Da auch wesentliche Catecholaminwirkungen über diesen Mechanismus erzielt werden, werden diese Substanzen auch als *„Catecholamin-Sensitizer"* bezeichnet. Daher ist ihre wichtigste Nebenwirkung wieder die kardiale Nebenwirkung mit Arrhythmien. Allein die häufig Therapie-(und Compliance-)begrenzende Tachykardie sollte ein Warnhinweis genug sein, denn diese schränkt die therapeutischen Möglichkeiten im Asthmaanfall deutlich ein, da kaum weitere Beta-2-Sympathomimetika oder gar weiteres Theophyllin gegeben werden können. Bei einer höheren Theophyllindosis werden auch zentralnervöse Nebenwirkungen, z. T. mit Krämpfen, beobachtet.

Theophyllin-Clearance. Faktoren, die die Theophyllin-Clearance und damit die Wirksamkeit der Theophyllintherapie beeinflussen, sind nachfolgend zusammengefasst:
- Die Theophyllin-Clearance ist erhöht:
  bei Enzyminduktion (durch Rifampicin, Phenobarbital, Ethanol etc.),
  durch Tabak-, Marihuana-Rauchen,
  durch proteinreiche Kost, Fleischzufuhr,
  bei jungen Menschen.
- Die Theophyllin-Clearance ist erniedrigt:
  bei Enzymhemmung (durch Cimetidin, Erythromycin, Ciprofloxacin etc.),
  bei einer Herzinsuffizienz, Lebererkrankung, Pneumonie,
  bei einem Virusinfekt und nach Impfungen,
  im hohen Alter.

Der Theophyllin-Abbau wird durch zahlreiche Faktoren gefördert wie z. B. durch Einnahme von Hypericum-Johanniskraut, durch Rauchen, aber auch durch die Anwendung von Glucocorticoiden (z. B. bei Asthma bronchiale) oder Chinolon-Antibiotika.

Therapiesteuerung. Die Therapie mit Theophyllin kann durch therapeutisches „drug monitoring" (TDM) mit Serum-Zielwerten von 10 – 20 mg/l gesteuert werden. Die Theophyllindosis wird einschleichend von 400 mg/Tag in zwei Einzeldosen auf bis zu 900 mg/Tag gesteigert. Hierbei sollten aufgrund der kurzen Halbwertszeit Retardpräparate verordnet werden.

Entzündungshemmende Wirkstoffe

Glucocorticoide. Die eigentlichen „Gewinner" in der Asthmatherapie der letzten Jahre sind die inhalativen Glucocorticoide ✓✓. Sie besitzen eine ausgezeichnete antiphlogistische Wirkung und greifen an vielen weiteren Punkten in den Krankheitsprozess ein:

- sie sind antiallergisch wirksam, indem sie die Mastzellen stabilisieren und damit die Freisetzung allergener Mediatoren unterdrücken,
- sie haben einen betapermissiven Effekt, indem sie die bronchodilatatorisch wirksamen, bei chronischer Aktivierung jedoch herunterregulierten Beta-2-Rezeptoren wieder reaktivieren, d. h. sie stellen die Empfindlichkeit der Beta-2-Rezeptoren wieder her.

Applikationsformen. Jahrzehntelang wurden sie **oral** gegeben, führten aber in dieser Applikationsform zu gravierenden systemischen Nebenwirkungen wie Stammfettsucht (Cushing-Syndrom), Hautveränderungen (Papierhaut, Striae!), arterielle Hypertonie, Katarakt und Herzinsuffizienz bedingt durch das fast unweigerliche Überschreiten der Cushing-Schwellendosis von 7,5 mg Prednisolon oder Prednisolon-Äquivalent/Tag. Daher sind Glucocorticoide oral appliziert nur schweren Fällen des Asthma bronchiale vorbehalten und gelten als ultima ratio. Eine Dosisreduktion muss dabei immer wieder versucht werden. In einigen Fällen werden sie auch zeitlich verzögert zur Mitbehandlung schwerer Asthmaanfälle **intravenös** appliziert.
Die ersten Versuche einer **lokalen inhalativen** Therapie – die pathophysiologisch sinnvoll erschien – wurden unternommen, nachdem Glucocorticoide entwickelt wurden, die lokal schlecht resorbiert und durch die Leber rasch abgebaut werden. Dies trifft v. a. für Budesonid, Beclomethason und Fluticason zu. Die Inhalation der Glucocorticoide war jedoch zu Beginn durch eine hohe Nebenwirkungsrate belastet. Häufig traten Mund- und Rachensoor (z. T. mit tödlichen Generalisierungen der Infektion!) auf, oder es kam zu Dysästhesien im Mund-Rachen-Bereich oder Heiserkeit als Ausdruck einer starken Glucocorticoid-Wirkung, die jedoch dort nicht erwünscht war.

> *Die Glucocorticoid-Inhalation steht heute an erster Stelle in der Dauertherapie des Asthma bronchiale.*

Mit der Einführung der **Pulverinhalatoren**, ihre sachgerechte Anwendung vorausgesetzt (s. Abb. 3.**2c**, S. 113), konnte die Nebenwirkungsrate der inhalativen Glucocorticoid-Therapie drastisch gesenkt und damit die Glucocorticoid-Inhalation an erste Stelle der Langzeittherapie gerückt werden ✓✓.

Ist eine ***Dauertherapie*** des Asthma bronchiale aufgrund häufiger Anfälle (> 3 Anfälle/Woche) notwendig, stellt die Inhalation von Glucocorticoiden die Basis der Therapie dar. Je nach Schweregrad des Asthmas werden 1- bis 3-mal täglich 1 – 2 Hübe eines Glucocorticoids appliziert. Schwerere Formen des Asthma bronchiale verlangen zusätzlich die Gabe eines lang wirksamen Beta-2-Sympathomimetikums zur Nacht oder die Verordnung von Theophyllin. Akute Asthmaanfälle werden weiter durch kurz wirksame Beta-2-Sympathomimetika kupiert. Diese sollen, sofern überhaupt erforderlich, vor der Glucocorticoid-Anwendung gegeben werden, damit letztere überhaupt in die tiefen Atemwege vordringen können.
Werden die inhalativen Steroide modern, d. h. mit Pulverinhalatoren, appliziert, sind bei niedrigen bis mittleren Dosen kaum systemische Nebenwirkungen zu erwarten. Bei hohen Dosen (z. B. 4 × 2 Hübe/Tag) trifft dies aber nicht mehr zu.

Zu den ***Nebenwirkungen*** der inhalativen Glucocorticoid-Therapie gehören:

- lokale Nebenwirkungen:
  Heiserkeit,
  oropharyngealer Soor,
  Rachenreizung, Husten (durch Trägerstoffe),
- systemische Nebenwirkungen (selten und nur bei hoher Dosierung!):
  Suppression der Nebennierenfunktion,
  Wachstumshemmung bei Kindern,
  Übergewicht,
  Hautatrophie,
  Katarakt, Glaukom,
  Osteoporose,
  arterielle Hypertonie,
  Ulcus ventriculi,
  Psychose,
  disseminierter Herpes zoster.

Leukotrien-Modulatoren. Leukotriene sind wie auch die Prostaglandine wesentlich an chronischen Entzündungsvorgängen beteiligt, so auch in der Bronchialschleimhaut. Beide Substanzgruppen entstehen aus der Arachidonsäure: die Prostaglandine durch das Enzym Cyclooxygenase, die Leukotriene durch das Enzym Lipoxygenase. Hauptentstehungsorte der Leukotriene sind die Leukozyten und die Mastzellen. Leukotriene fördern die Immigration der Leukozyten in das entzündete Gewebe. Sie wirken gefäßerweiternd, steigern die Gefäßpermeabilität und verengen die Bronchien, v. a. verzögern sie die Lösung der Asthmaanfälle aufgrund ihrer langen Halbwertszeit. Es lag daher nahe, sowohl Wirkstoffe zur Hemmung der Leukotrien-Synthese als auch Leukotrien-Rezeptor-Antagonisten zu entwickeln. Solche Substanzen sind inzwischen auf dem Markt, z. B. **Zileuton**, ein 5-Lipoxygenase-Hemmstoff (in Deutschland nicht erhältlich) oder **Montelukast**, ein Leukotrien-Rezeptor-Antagonist. Diese Wirkstoffe haben die Therapie des Asthma bronchiale aber keinesfalls revolutioniert, sondern allenfalls leicht modifiziert. Sie können helfen, andere Substanzen wie z. B. Beta-2-Sympathomimetika einzusparen ✓, sind aber selbst nicht frei von **Nebenwirkungen** (Kopfschmerzen, Hypersensitivitätsreaktionen, gastrointestinale Nebenwirkungen wie Diarrhö oder Dyspepsie). Eine endgültige kritische Einschätzung dieser Substanzen muss noch abgewartet werden, wobei jedoch die Erfahrung zeigt, dass diese Wirkstoffe nicht den großen Durchbruch in der Asthmatherapie darstellen.

Mastzell-Stabilisatoren. Bei eindeutiger allergener Komponente des Asthma bronchiale hat sich der Einsatz von sog. Mastzell-Stabilisatoren wie z. B. **Cromoglykat** und **Nedocromil** bewährt. Diese sollen die Freisetzung von Mediatorsubstanzen aus sensibilisierten Mastzellen verhindern und gleichzeitig an anderer Stelle in das entzündliche Geschehen eingreifen. Wenngleich der genaue Wirkmechanismus dieser Substanzen immer noch nicht bekannt ist, können sie nach 2- bis 6-wöchiger (!!!) Inhalation eindeutig die Asthmaanfälle reduzieren. Daher werden sie v. a. bei Kindern und jungen Erwachsenen eingesetzt ✓✓, im höheren Alter scheinen allergische Prozesse als Ursache des Asthma bronchiale in den Hintergrund zu treten.

Mastzell-Stabilisatoren sind nur prophylaktisch wirksam und für die akute Anfallstherapie ungeeignet.

Die Substanzen eignen sich daher v. a. zur Vorbereitung auf eine bekannte Allergenexpositionszeit und sollten dann 4 Wochen vorher täglich inhaliert werden. Insgesamt sind sie schwächer wirksam als inhalative Glucocorticoide, aber in den beschriebenen Fällen sehr hilfreich. Ernste Nebenwirkungen sind nicht bekannt, neben bronchialen Überempfindlichkeitsreaktionen gibt es selten Hautausschläge und gastrointestinale Symptome.

Antibiotika

Bei einer Infektexazerbation des Asthma bronchiale ist die bakteriologische Diagnostik mit einer sich anschließenden gezielten Antibiotikatherapie erforderlich. Allerdings ist die mikrobiologische Diagnostik oft irreführend, da Speichel statt Sputum analysiert wird und Keime gefunden werden, die gar nichts mit der eitrigen Bronchitis zu tun haben.

Fallbeispiel 3.1: Allergisches Asthma bronchiale

Anamnese: Ein 23-jähriger Mann leidet seit seiner Kindheit an saisonalem Asthma bronchiale. Es tritt immer im März mit der Haselblüte auf und ist nach 6–8 Wochen wieder verschwunden. In dieser Zeit ist er aber durch die anfallsweise auftretende Atemnot sowie durch eine lästige Konjunktivitis und Rhinitis sehr beeinträchtigt. Im letzten Jahr musste er zweimal wegen eines schweren Asthmaanfalls stationär eingewiesen werden, einmal mit zweitägigem Aufenthalt auf der Intensivstation („Status asthmaticus"). Der Patient hat bereits zwei lang dauernde Desensibilisierungsbehandlungen vor 4 und 3 Jahren hinter sich, die aber offensichtlich keine Besserung gebracht haben.

Befund: Bei diesem jungen Patienten ist die allergische Genese des Asthma bronchiale anhand der Anamnese ziemlich eindeutig. Auch das Versagen der Desensibilisierungsbehandlung spricht nicht dagegen. Eine erfolglose Desensibilisierung aufgrund unerkannter Allergene ist sogar relativ häufig.

Therapie: Ungeachtet der genauen Kenntnis des Allergens lässt sich in diesem Fall jedoch hervorragend eine Mastzell-stabilisierende Therapie, z. B. mit Cromoglykat-Inhalationen, etablieren. Diese muss nur früh genug beginnen, in diesem Fall bereits Mitte Januar, da mit Symptomen (auch wenn sie gar nicht durch Haselpollen ausgelöst sind) ab Anfang März zu rechnen ist und Cromoglykat erst mit einer Latenz von bis zu 6 Wochen wirkt. Die Therapie würde z. B. mit 4 × 2 Sprühstößen Cromoglykat erfolgen.
Im beschriebenen Fall traten im ersten Jahr der Cromoglykat-Therapie nur noch selten leichte Asthmaanfälle (2 × pro Woche) auf, die mit jeweils 2 Hüben eines kurz wirksamen Beta-2-Sympathomimetikums (z. B. Fenoterol) erfolgreich behandelt wurden. Warum die Cromoglykat-Therapie nicht schon im Kindesalter versucht wurde, bleibt unklar.

Therapieempfehlungen

Die Pharmakotherapie des Asthma bronchiale ist eine Stufentherapie (Tab. 3.1).

Leichtes, intermittierendes Asthma. Bei einem leichten, intermittierenden Asthma mit seltenen Anfällen ist nur eine Anfallskupierung mit kurz wirksamen Beta-2-Sympathomimetika notwendig.

Leichtes, chronisches Asthma. Sind die Asthmaanfälle häufiger als 3 Anfälle/Woche, sollte eine Dauertherapie mit inhalativen Glucocorticoiden eingeleitet werden. Handelt es sich dabei um ein allergisches Asthma bronchiale, kann eine Mastzell stabilisierende Therapie mit Cromoglykat oder Nedocromil zur Einsparung der Glucocorticoide ausgenutzt werden.

Mittelschweres, chronisches Asthma. Reichen die oben genannten Therapiemaßnahmen nicht aus und können mit Hilfe der kurz wirksamen Beta-2-Sympathomimetika die Asthmaanfälle nicht ausreichend kupiert werden, kann insbesondere zur Nacht ein lang wirksames Beta-2-Sympathomimetikum verordnet werden. Zusätzlich ist die orale Gabe von Theophyllin möglich, wobei sich Wirkungen und Nebenwirkungen (v. a. Tachykardie, Arrhythmie) beider Substanzen addieren.

Tab. 3.1 **Stufentherapie des Asthma bronchiale**

Therapiestufe nach Schweregrad des Asthmas	Medikation
Stufe 1: leichtes, intermittierendes Asthma	keine Dauermedikation
Stufe 2: leichtes, chronisches Asthma	Dauermedikation • Inhalation von Glucocorticoiden (niedrige Dosis) oder • Inhalation der Mastzell-Stabilisatoren Cromoglykat bzw. Nedocromil (diese Substanzen werden bei Kindern oft zuerst eingesetzt)
Stufe 3: mittelschweres, chronisches Asthma	Dauermedikation • Inhalation von Glucocorticoiden (mittlere Dosis) oder • Inhalation von Glucocorticoiden (niedrige bis mittlere Dosis) *und* zusätzliche Gabe eines lang wirksamen Bronchodilatators, v. a. zur Nacht (lang wirksames Beta-2-Sympathomimetikum per inhalationem oder per os, evtl. Theophyllin in retardierter Form)
Stufe 4: schweres, chronisches Asthma	Dauermedikation Inhalation von Glucocorticoiden (hohe Dosis), wenn nötig systemische Gabe (Dosisreduktion anstreben!) *und* zusätzliche Gabe eines lang wirksamen Beta-2-Sympathomimetikums per inhalationem oder per os, Theophyllin in retardierter Form)
Stufe 1–4:	Bedarfsmedikation: Inhalation eines kurz wirksamen Beta-2-Sympathomimetikums (2–4 Hübe je nach Schwere des Anfalls)

Schweres, chronisches Asthma. Ein schweres Asthma erfordert oft zusätzlich die orale Applikation von Glucocorticoiden und lang wirksamen Beta-2-Sympathomimetika.

Status asthmaticus. Im Status asthmaticus sind neben hohen i. v.-Steroid-Dosen Beta-2-Sympathomimetika/Adrenalin (intravenös oder intratracheal über den Tubus) sowie Benzodiazepine oder Neuroleptika zur Sedierung des Patienten indiziert. In Ausnahmefällen kann eine Vollrelaxierung bzw. -narkose des Patienten erforderlich sein.

Praktische Hinweise

Die Pharmakotherapie des Asthma bronchiale ist aufgrund der häufig noch nicht strukturell fixierten Störungen im Bronchialsystem sehr erfolgreich. Sie sollte so intensiv wie nötig, aber auch – dies betrifft v. a. die Catecholamine – so sparsam wie möglich durchgeführt werden.
Sind **Kinder** an Asthma bronchiale erkrankt, sind die notwendigen Therapeutika nach dem Körpergewicht zu dosieren. Dabei ist zu beachten, dass Theophyllin bei Kindern, die älter als 6 Monate sind, gewichtsbezogen höher als bei Erwachsenen zu dosieren ist, da Kinder Theophyllin verstärkt über die Leber abbauen. Bei **älteren Menschen** ab ca. 65 Jahren (aber nicht bei Rauchern!) ist das Gegenteil der Fall.

Die Patientenschulung ist Voraussetzung für eine erfolgreiche Therapie.

Der Erfolg der bronchodilatatorischen Therapie hängt entscheidend von der Schulung des Patienten in der sachgerechten Anwendung der heute meist eine aktive Mitarbeit erfordernden Applikationsformen ab, v. a. dann, wenn sich der Patient jahrelang an die früher üblichen Dosieraerosole gewöhnt hat. Eine erfolgreiche Asthmatherapie erfordert also viel Eigeninitiative. Nichts ist tragischer, als einen jungen Patienten im Status asthmaticus zu verlieren. Oft hat sich dieser bereits über längere Zeit durch immer häufigere und heftigere Anfälle angekündigt, ohne dass jedoch eine adäquate Therapie wie z. B. in Form einer Erhöhung der Glucocorticoid-Dosis erfolgte.
Bei manchen Asthma-Patienten kommt es auch zu einer psychischen Fixierung der Erkrankung, sodass zunehmend längere, manchmal auch das ganze Jahr über andauernde Krankheitsphasen nicht unbedingt einen Allergenwechsel bzw. eine Allergenausweitung anzeigen müssen. Gerade der Demonstrativcharakter von Asthmaanfällen als Reaktion auf Belastungen persönlicher (z. B. Partnerkonflikte) oder beruflicher Art (z. B. Angst um den Arbeitsplatz) spricht für diesen Mechanismus, der nur durch eine Psychotherapie oder zumindest autosuggestive Verfahren zu durchbrechen ist.

Therapie unter besonderen Begleitumständen

In der **Schwangerschaft** sind Glucocorticoide parenteral appliziert v. a. im 1. Trimenon kontraindiziert, da sie zu kindlichen Fehlbildungen führen können. Auch von inhalativen Steroiden wird manchmal soviel resorbiert, dass sie systemische Wirkungen entfalten. Daher sollte sich die Asthmatherapie in der Schwangerschaft vermehrt auf die Beta-2-Sympathomimetika stützen, für die zumindest im 3. Trimenon – dann oft eingesetzt als Tokolytikum – wertvolle Erfahrungen existieren. Die Resorption der Beta-2-Sympathomimetika aus dem Bronchialsystem ist bei inhalativer Applikation gering. Trotzdem muss mit einer tokolytischen, d. h. Wehen unterdrückenden Wirkung gerechnet werden, sodass auf eine Inhalation dieser Substanzen vor dem errechneten Geburtstermin zu verzichten ist.

Aspekte der Therapie des Status asthmaticus

Der Status asthmaticus muss immer intensivmedizinisch behandelt werden.

Die Möglichkeiten der bronchodilatatorischen Therapie (s. Tab. 3.**1**) werden dabei schnell durchschritten, natürlich unter Einsatz von inhalatorischen und intravenös applizierten Präparaten bis hin zur Gabe von Adrenalin. Die Wirkung hochdosierter intravenös applizierter Glucocorticoide (z. B. 1 g Methylprednisolon) setzt schneller (manchmal in 10 Minuten) als angenommen ein, aber immer noch zu spät. Eine zusätzliche Sedierung des Patienten mit nichtatemdepressiven Benzodiazepinen (z. B. Diazepam 10 mg, langsam i. v.) ist ratsam, um die Relaxation zu fördern und damit den O_2-Bedarf zu senken. Auch Neuroleptika (z. B. Promethazin 25 – 50 mg, langsam i. v.) können eingesetzt werden.
Wenn jedoch hohe Dosen von Theophyllin und Beta-2-Sympathomimetika/Adrenalin trotz systemischer Wirkung (Tachykardie als Dosierungsbegrenzung) und zusätzlicher O_2-Zufuhr nicht zu einer ausreichenden Oxygenierung des Patienten führen, können eine Intubation und Vollrelaxierung/-narkose noch eine Wendung bringen. Die Prognose ist dann aber stark getrübt.

Aspekte der Therapie der allergischen Rhinitis/Konjunktivitis

Bei der allergischen Rhinitis bzw. Konjunktivitis handelt es sich um einen örtlich und zeitlich begrenzten allergischen Prozess, der fast immer nur eine **Lokaltherapie** erfordert. Dabei werden dieselben Substanzen eingesetzt, die auch für die Therapie des Asthma bronchiale in Frage kommen. Dazu gehören der Mastzell-Stabilisator Cromoglykat, Glucocorticoide wie Budesonid, aber auch adrenerge Substanzen, die durch Vasokonstriktion zum Abschwellen der Schleimhäute bzw. zum Rückgang der konjunktivalen Injektion führen. Die adrenergen Substanzen sind anders als beim Asthma bronchiale in der Regel den Alpha-Sympathomimetika zuzuordnen wie z. B. Xylometazolin. Lokale H_1-Antihistaminika, wie z. B. Metidenhydrinat, werden gegen den lästigen Juckreiz verordnet.
Bei dem Einsatz adrenerger Substanzen darf ihr Suchtpotenzial nicht vergessen werden. Wird ein Alpha-Agonist länger als 3 – 4 Wochen nasal appliziert, schwillt die Nasenschleimhaut auch ohne zugrundeliegenden Entzündungsprozess (z. B. Allergie) an, sobald die Wirkung nachlässt. Die Schleimhaut fordert also „Nachschub“, den der Patient aufgrund der Lästigkeit der verstopften Nase gerne gewährt. Dieser Teufelskreis, der nach Jahren zu einer irreversiblen Schleimhautatrophie führt, kann nur durch Aufklärung des Patienten und Absetzen des Medikaments durchbrochen werden. Hilfreich ist dabei der Hinweis, dass sich nach wenigen Tagen bis Wochen – je nach Dauer des Substanzmissbrauchs – die Schleimhaut wieder erholt und auch ohne Nasentropfen abgeschwollen bleibt. Andererseits sei hier angemerkt, dass alphamimetische Nasentropfen das wirksamste Prinzip z. B. in der Therapie der Sinusitis sind: allerdings müssen sie genügend oft (4 – 6 × pro Tag! also alle 4 – 6 h) angewandt werden. Damit lässt sich die banale, bei fast jedem grippalen Infekt vorkommende Sinusitis wirksamer als mit allen Antibiotika bekämpfen. Die oft nur 5 – 10 Tage notwendige Therapie schließt außerdem eine Gewöhnung aus. Aufgrund von falscher Vorsicht wird an billigen und hoch wirksamen Arzneimitteln grundlos gespart, um dann umso teurere und nebenwirkungsträchtigere Antibiotika einsetzen zu müssen.

Nasentropfen: bei „Schnupfen“ die beste Sinusitisprophylaxe, sofern 4 – 6 ×/Tag angewandt!

3.2 Chronisch obstruktive Lungenerkrankung (COPD)

Grundlagen

Prävalenz und Inzidenz. Die chronische obstruktive Lungenerkrankung (engl.: **c**hronic **o**bstructive **p**ulmonary **d**isease, **COPD**), die die chronisch-obstruktive Bronchitis und/oder das obstruktive Lungenemphysem mit einschließt, ist die häufigste chronische Erkrankung der Atmungsorgane. Ihre Prävalenz und Inzidenz nehmen mit dem Alter, insbesondere ab dem 5. Lebensjahrzehnt, zu. Die Prävalenz wird mit 20 Fällen je 1000 Männern und 10 Fällen je 1000 Frauen angegeben. In der Todesursachenstatistik steht die COPD an 5. Stelle, wobei Mortalität und Morbidität der Erkrankung stetig steigen und in absehbarer Zeit (etwa 2020) an die dritte Stelle der Statistik treten werden.

Ursachen. Jede chronische nichtobstruktive Bronchitis, die nicht konsequent behandelt wird, kann in eine COPD übergehen. Risikofaktoren der COPD sind:
- exogen:
  Zigaretten rauchen (!), mit Abstand der wichtigste Risikofaktor,
  Luftverschmutzung (SO_2, Staubpartikel),
  rezidivierende bronchopulmonale Infekte,
- endogen:
  Alpha-1-Antitrypsin-Mangel,
  Antikörpermangelsyndrom (z. B. IgA-Mangel),
  primäre ziliare Dyskinesie.

Pathophysiologie.

> *Die Pathophysiologie der COPD unterscheidet sich grundsätzlich von der Pathophysiologie des Asthma bronchiale, was therapeutisch berücksichtigt werden muss.*

Durch chronische Noxeneinwirkung oder aber durch angeborene Enzymdefekte wie z. B. Alpha-1-Antitrypsin-Mangel kommt es zu strukturellen Veränderungen der Atemwege und/oder des Lungenparenchyms. Eine entscheidende Rolle spielen dabei:
- chronische Entzündungsvorgänge in den Atemwegen, v. a. in den Bronchiolen (Hypertrophie der Schleim produzierenden Zellen, Bronchialwandödem, chronische Infiltration der Bronchialschleimhaut mit Entzündungszellen),
- zunehmende Einengung der Bronchiolen durch intraluminale Schleimpfröpfe infolge einer vermehrten und abnormen Schleimsekretion und durch Wandinstabilität infolge entzündlicher Umbauprozesse (Bronchiolenkollaps bei forcierter Exspiration),
- Rarefikation der Alveolarsepten, v. a. in der Nähe des zuführenden Bronchiolus (zentroazinäres Emphysem), aber auch gleichmäßig über die Lunge verteilt (panazinäres Emphysem).

Während sich beim Asthma bronchiale der Atemwegswiderstand in Sekunden ändern kann, ist dieser bei der COPD konstanter und ändert sich allenfalls in Tagen, z. B. bei einem zusätzlichen Infekt (infektexazerbierte COPD). Dies muss therapeutisch berücksichtigt werden. Wichtiger jedoch ist es, den Patienten noch einmal eindringlich auf den Verzicht des Rauchens sowie auf die Vermeidung einer Staubinhalation am Arbeitsplatz hinzuweisen.

Verlauf und Prognose. Die COPD führt schließlich über eine alveoläre Hypoventilation (Euler-Liljestrand-Reflex) und Rarefikation des pulmonalen Gefäßbettes zur pulmonalen Hypertonie mit Entwicklung eines Cor pulmonale (Abb. 3.**4**). Die pulmonale Hypertonie bestimmt in der Regel die Prognose der Patienten, denn viele versterben an ihren Folgen, d. h. im Rechtsherzversagen oder an Herzrhythmusstörungen.

Therapeutische Implikationen. Pathophysiologisch sinnvoll und bisher als einziges Prinzip therapeutisch wirksam war der Versuch, die alveoläre O_2-Konzentration anzuheben. Dazu sind grundsätzlich geeignet:
- bronchodilatatorische Maßnahmen (S. 112 ff.),
- Zufuhr von Sauerstoff, v. a. bei therapieresistenter Bronchialobstruktion,
- konsequente Therapie bronchopulmonaler Infekte.

Einen Überblick über die verschiedenen therapeutischen Prinzipien im Verlauf einer COPD gibt die Abb. 3.**5**.

Evidenzbasierte Therapie der COPD

Therapieziele. Ziele der Therapie sind **Symptombesserung** und **Hemmung der Krankheitsprogression**. Dies kann bereits durch die Ausschaltung der Noxen erfolgen. Mit der Ausschaltung der Hauptnoxe Rauchen wird gleichzeitig auch das Risiko an einer Herz-Kreislauf-Erkrankung oder an Lungenkrebs zu erkranken gesenkt ✓✓. Leider gibt es noch keine therapeutischen Möglichkeiten, die strukturellen Lungenveränderungen bei der COPD, insbesondere die des Lungenparenchyms (Emphysem), rückgängig zu machen.

Nichtmedikamentöse Therapie

> *Mit keinem Medikament („Erlaubnispille“, z. B. sog. Antioxidanzien) können die Schäden des Rauchens vermieden werden.*

Noxenausschaltung. Sie ist gerade für den Verlauf und die Behandlung der COPD von enormer Wichtigkeit. Der Patient sollte immer wieder darauf hingewiesen werden, dass er den Verlauf seiner Erkrankung weitgehend selbst in der Hand hat, wenn er es schafft, inhalative Noxen auszuschalten (Nikotinkarenz!) bzw. zu vermeiden (z. B. Arbeitsplatzwechsel, um die Staubinhalation zu vermeiden). Mit diesem Wissen darf man den Patienten aber auch nicht allein lassen. Den Satz „Du darfst nicht mehr rauchen“, hat er/sie schon hundert Mal gehört,

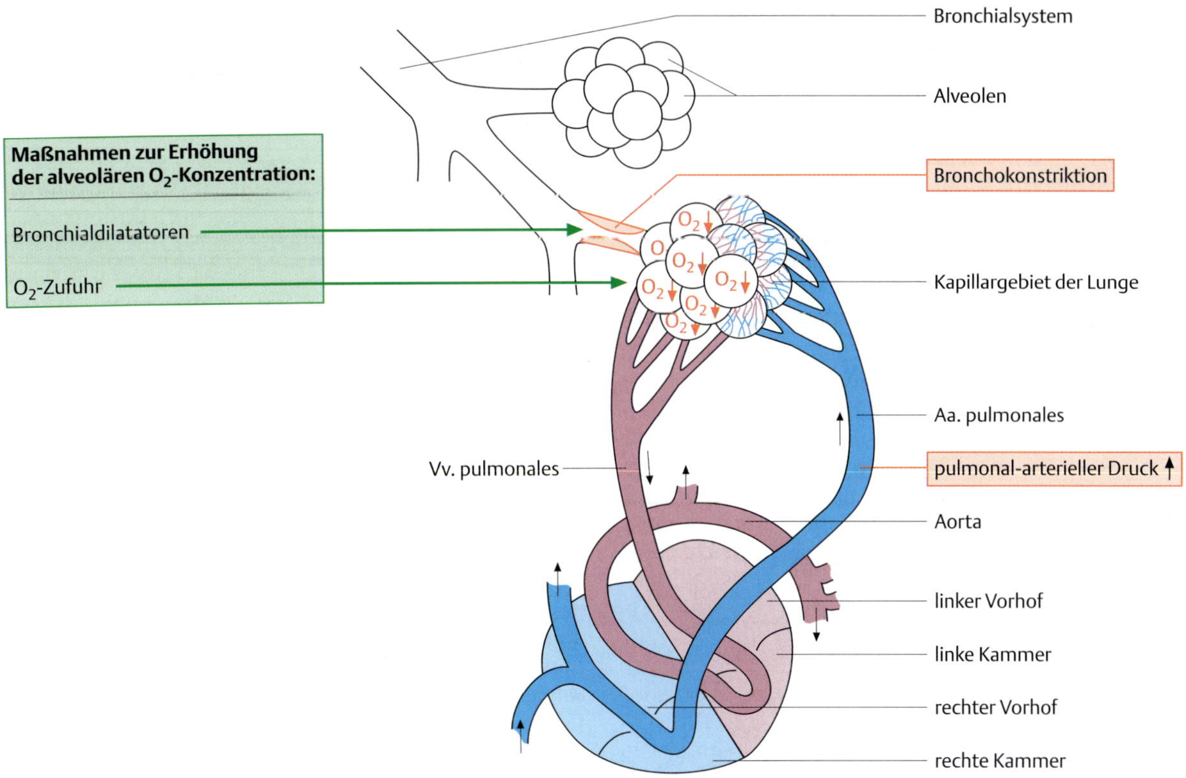

Abb. 3.**4** **Pulmonale Hypertonie.** Die alveoläre Hypoventilation infolge einer chronischen Bronchialobstruktion führt zu einer pulmonalen Vasokonstriktion mit Anstieg des pulmonal-arteriellen Drucks (Euler-Liljestrand-Mechanismus). Durch eine Erhöhung der alveolären O_2-Konzentration, z. B. durch die Applikation von Bronchodilatatoren und Sauerstoff, kann der Druck im Lungenkreislauf gesenkt werden.

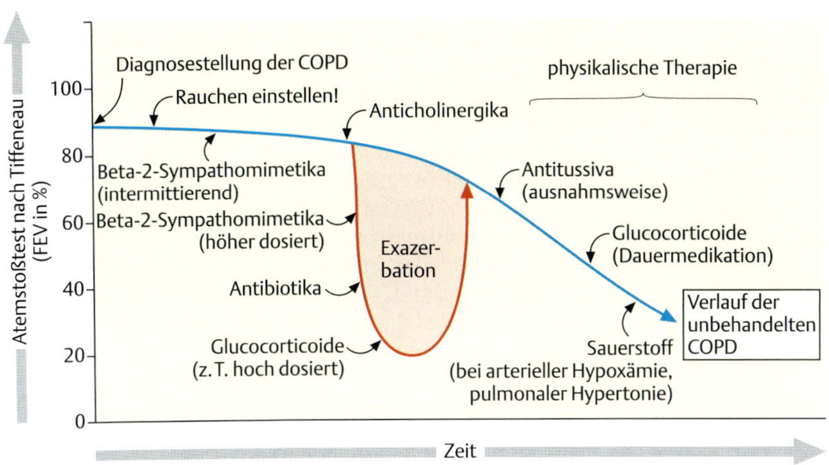

Abb. 3.**5** **Therapie der COPD.** Dargestellt sind die verschiedenen therapeutischen Prinzipien der Behandlung einer COPD in ihrem Verlauf. Die Ausschaltung inhalativer Noxen, v. a. die Nikotinkarenz, steht dabei an erster Stelle.

aber die Willenskraft reicht oft nicht aus, abstinent zu bleiben. Hier sollte das (noch zu spärliche!) Angebot von professionellen Nikotinentwöhnungsprogrammen, ja sogar von sonst medizinisch unsinnigen und wirtschaftlich bedenklichen „Kuren" angenommen werden. Eine flankierende Nikotinsubstitutionstherapie sollte in ihrer Effektivität nicht überschätzt werden, ist aber nicht unwirksam ✓.

Physikalische Maßnahmen wie das Abklopfen, die Lagerungsdrainage (v. a. bei Bronchiektasen), die Inhalation von physiologischer NaCL-Lösung (die evtl. mit einem Beta-2-Sympathomimetikum wie Salbutamol und/oder einem Mukolytikum wie Bromhexin versetzt ist) und das direkte Absaugen sind bei späten Stadien der Erkrankung jeder pharmakologischen Intervention zweifellos überlegen. Bei älteren Patienten ist die rein verbale Aufforderung zum aktiven, aber anstrengenden **Abhusten** oft eine wichtige Maßnahme, um kritische Zustände, wie sie z. B. bei bettlägrigen Patienten mit einer Pneumonie auftreten, zu überbrücken.

Flüssigkeitszufuhr. Eine weitere wirksame Maßnahme, die zu einer eindeutigen Erleichterung des Schleimabhustens führt, ist die reichliche Flüssigkeitszufuhr ✓✓.

Pharmakotherapie der COPD

Bronchodilatatoren

Die Bronchokonstriktion bei der COPD wird im Wesentlichen wie die Bronchokonstriktion beim Asthma bronchiale behandelt, d. h. mit **Anticholinergika, Beta-2-Sympathomimetika** und **Xanthinkörpern** (S. 112 ff.). Das Ausmaß der bronchodilatatorischen Therapie muss dabei natürlich von der Stärke der Obstruktion abhängig gemacht werden, die bei der COPD im Gegensatz zum Asthma bronchiale relativ konstant ist.
Eine weitere Besonderheit in der Behandlung der COPD ist, dass der Atemantrieb und damit die Blutgassituation bei diesen Patienten durch den bronchodilatatorischen Effekt von *Theophyllin* gebessert werden können. Oft muss jedoch bei den COPD-Patienten der übermäßige Gebrauch von Catecholaminen und/oder Theophyllin, erkennbar an einer Sinustachykardie, eingeschränkt werden. Dabei ist die Sauerstofftherapie hilfreich.

Antibiotika/Impfungen

Ein umfassendes Therapiekonzept zur Behandlung der COPD muss immer die gezielte, rechtzeitige, aber rational begründete Antibiotikatherapie beinhalten. Dazu gehört auch, dass bereits die rezidivierende, chronische nichtobstruktive Bronchitis zu einer bakteriologischen Diagnostik (Probleme s. o.) mit anschließender gezielter antibiotischer Therapie Anlass gibt. Ferner sollten Impfungen gegen Influenza und Pneumokokken, ggf. Hämophilus, routinemäßig durchgeführt werden.

Glucocorticoide

Die inhalative Steroidtherapie sollte bei einer asthmatischen Komponente oder einer schweren COPD versucht, aber nur bei klinisch evidentem Erfolg fortgeführt werden.
Bei einer akuten Dekompensation der COPD im Rahmen einer Infektion wird die kurzfristige, hoch dosierte orale Glucocorticoidgabe empfohlen (z. B. 500 mg Prednison/Tag über 3 – 6 Tage). Dadurch kann der kritische Zustand des Patienten schnell gebessert werden, ohne dass ein Cushing-Syndrom entsteht ✓✓.

Sauerstoff

Da die alveoläre Hypoventilation ein wesentlicher Faktor in der Entstehung der pulmonalen Hypertonie ist, wurde der therapeutische Versuch unternommen, die alveoläre O_2-Konzentration zu erhöhen. Dabei erwies sich die Zufuhr des Arzneimittels Sauerstoff durch eine Nasensonde als sehr wirksame Maßnahme, um die Belastbarkeit und das Befinden des Patienten zu verbessern ✓✓. Natürlich muss die Sauerstoffdosis so gewählt werden, dass der Atemantrieb, der bei diesen Patienten oft nur noch vom Sauerstoffmangel herrührt, nicht versiegt und die Patienten nicht in der CO_2-Narkose versterben. In der Regel wird das mit der vorsichtigen, intermittierenden Zufuhr von anfangs maximal **1,5 l O_2/min** gewährleistet. Die heutigen technischen Möglichkeiten reinen Sauerstoff an fast jedem Ort zu erzeugen, sind beeindruckend und sollten jedem einzelnen dieser schwer beeinträchtigten Patienten zugänglich gemacht werden. Das Geld, das hierfür nötig ist, kann allein bei den oral eingenommenen unwirksamen Mukolytika eingespart werden!

Fallbeispiel 3.2: COPD

Anamnese: Ein 68-jähriger Patient, von Beruf Maurer, kommt mit schwerer Dyspnoe in die Praxis. In der Anamnese sind ein bereits 40 Jahre dauernder Nikotinabusus von etwa 80 „Packyears" (tägliche Zahl der Zigarettenschachteln mal Jahre des Missbrauchs) sowie ein Alkoholabusus von etwa 2 l Bier/Tag zu erwähnen. Seit 8 Jahren sei ein „hoher Blutdruck" bekannt.

Befunde:

Bei der Inspektion des Patienten fallen Übergewicht (88 kg, 168 cm), eine livide Gesichtsfarbe mit hervortretenden „Adern" sowie eine Dyspnoe beim Sprechen auf. Die Auskultation zeigt ein Volumen pulmonum auctum mit tief stehenden Zwerchfellgrenzen, verlängertem Exspirium sowie trockenen Rasselgeräuschen (Giemen und Brummen) beidseits basal betont.
Der Blutdruck beträgt 170/95 mmHg, der Puls 88/min.
Im Labor findet sich eine leichte Erhöhung der Gamma-GT und der GPT, die übrigen Parameter sind unauffällig.
Das Thorax-Röntgenbild zeigt eine rarefizierte periphere Zeichnung, zentral-betonte Gefäßstauungszeichen sowie einen alten Primärherd in der rechten Lungenspitze (**Abb. Fall 3.2**).
Der Tiffeneau-Test ergibt eine FEV1 von nur 60 % der Norm.
Die arterielle Blutgasanalyse weist einen O_2-Partialdruck von 60 mmHg und einen CO_2-Partialdruck von 40 mmHg nach.
In der Echokardiographie wird dopplertechnisch eine pulmonale Hypertonie mit Pulmonalisdrücken von systolisch 45 mmHg gemessen.

Therapie: Der Patient wird darüber aufgeklärt, dass eine umgehende Einstellung des Nikotinkonsums lebenswichtig sei (was aber lediglich zu einer Reduktion des Missbrauches von 2 auf 1 Schachtel/Tag führt); es wird eine Therapie mit Tiotropiumbromid, 1 × 1 Kapsel/Tag über Inhalator, sowie Salbutamolsulfat, 2 × 1,5 mg/Tag über Inhalator, eingeleitet. Die arterielle Hypertonie wird mit 12,5 mg/Tag Hydrochlorothiazid behandelt.
Nach anfänglicher Besserung kommt es etwa 5 Monate später zu einem respiratorischen Infekt, in dessen Verlauf sich die Blutgasanalyse im Vergleich zum Ausgangsbefund nochmals verschlechtert, trotz des zusätzlich verabreichten Theophyllins (2 × 300 mg/Tag) sowie der inhalativen Steroide (Budesonid 2 × 160 µg/Tag, in Kombination mit Formoterol, 2 × 4,5 µg/Tag statt des Salbutamols): der O_2-Partialdruck

Fortsetzung ▶

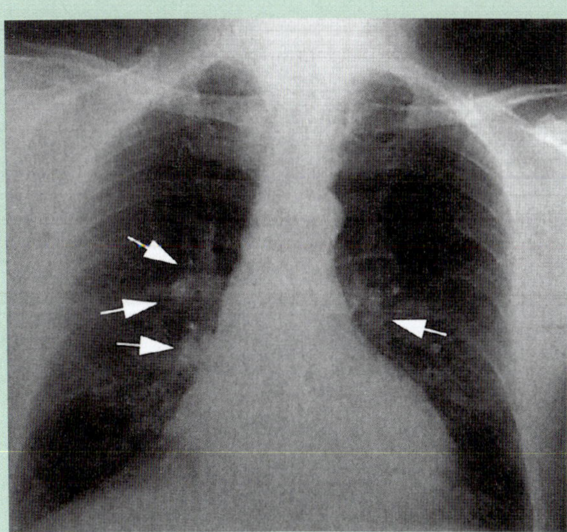
a

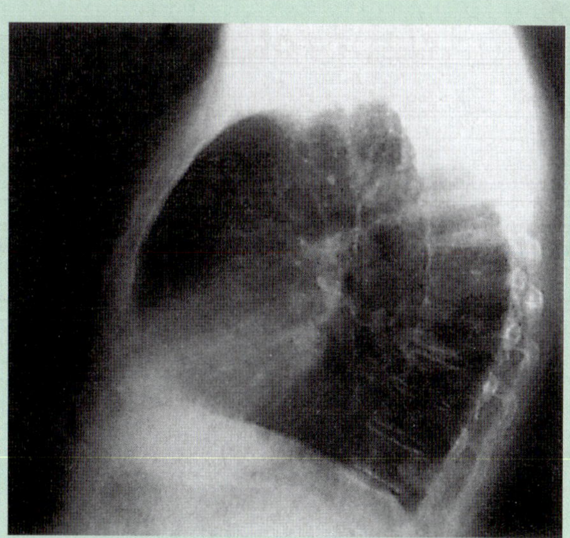
b

Abb. Fall 3.2 **Röntgenbefund bei schwerer chronisch-obstruktiver Lungenerkrankung. a** Auffällig sind das tief stehende Zwerchfell, eine Betonung der zentralen Pulmonalisarterienäste (Pfeile) sowie eine Rarefizierung der peripheren Lungenstruktur. **b** Im seitlichen Bild fällt die Überblähung des Retrokardialraumes auf.

beträgt nun 55 mmHg, der CO_2-Partialdruck 48 mmHg; aus diesem Grund wird eine zusätzliche O_2-Therapie mit einem portablen Sauerstoffgerät eingeleitet. Hierunter stabilisiert sich der klinische Zustand des Patienten und die Nachmessung der pulmonalen Drucksituation zeigt eine Reduktion auf systolisch 35 mmHg. Zusätzlich ist die auf zwischenzeitlich 96 Schläge/min angestiegene Pulsfrequenz trotz Beibehaltung der Medikation auf 80 Schläge/min abgefallen. Der Blutdruck beträgt 130/85 mmHg.

Ein Jahr später verstirbt der Patient im Rahmen einer Influenza-A-Infektion mit bakteriell-superinfizierter Pneumonie, obwohl eine diesbezügliche Impfung zeitgerecht erfolgt war.

Therapieempfehlungen

Die Behandlung der COPD umfasst neben allen Maßnahmen der Asthmatherapie (bis auf den Einsatz von Mastzell-Stabilisatoren) die zusätzliche Langzeittherapie mit niedrig dosiertem Sauerstoff, insbesondere bei Patienten mit pulmonaler Hypertonie (trotz adäquater Bronchodilatation). Inhalative Glucocorticoide spielen im Gegensatz zu ihrer Bedeutung beim Asthma eine weniger wichtige Rolle.
Außerdem bewirken hoch dosierte orale Steroide bei Infektexazerbation eine schnellere Heilung. Die konsequente, gezielte Antibiotikatherapie bei nachgewiesener bakterieller Infektion ist sehr wichtig. Am wichtigsten aber ist es, die Noxen, insbesondere das Rauchen, zu vermeiden.
Orale Mukolytika sollten gar nicht, Antitussiva nur bei unproduktivem Husten gegeben werden. Physikalische Maßnahmen und eine reichliche Flüssigkeitszufuhr sind hingegen zur Sekretentfernung sehr wirksam.

Die **Lungenembolie** ist im Kapitel 2.5.2 mit abgehandelt, vgl. dort (S. 108 f.).

Ausgewählte Literatur

1. Anderson GP. Formoterol: pharmacology, molecular basis of agonism, and mechanism of long duration of a highly potent and selective beta2-adrenoceptor agonist bronchodilator. Life Sci. 1993;52 : 2145 – 2160.
2. Cameron SJ, Cooper EJ, Crompton GK et al. Substitution of beclomethasone aerosol for oral prednisolone in the treatment of chronic asthma. Br Med J. 1973;4 : 205 – 207.
3. Daughton DM, Susman J, Sitorius M et al. Transdermal nicotine therapy and primary care: importance of counseling, demographic and patient selection factors on one-year quit rates. Arch Fam Med. 1988;88 : 354 – 583.
4. Gillissen A, Schafer H, Tasci S, Ewig S. Alternatives to standard therapy for bronchial asthma. Dtsch Med Wochenschr. 2000;125 : 1575 – 1579.
5. Hancock K. Management issues in adult asthma. Aust Fam Physician. 2001;30 : 114 – 120.
6. Israel E, Cohn J, Dube L et al. Effect of treatment with zileuton, a 5-lipoxygenase inhibitor, in patients with asthma. The Zileuton Clinical Trial group. JAMA. 1996;275 : 931 – 936.
7. Medical Research Council Working Party. Long term domiciliary oxygen therapy in chronic hypoxic cor pulmonale complicating chronic bronchitis and emphysema. Lancet. 1981;I: 681 – 686.
8. National Asthma Education and Prevention Program Expert Panel. Clinical practice guidelines. Expert Panel Report 2: Guidelines for the diagnosis and management of asthma. Bethesda, Maryland, USA, NIH/National Heart, Lung, and Blood Institute; 1997.
9. Pavia D, Bateman JRM, Clarke SW. Deposition and clearance of inaled particles. Bull Eur Physiopathol Respir. 1980;16 : 335 – 366.
10. Spitzer WO, Suissa S, Ernst P et al. The use of beta-agonists and the risk of death or near death from asthma. N Engl J Med. 1992;326 : 501 – 506.
11. Thorsson L, Dahlstrom K, Edsbacker S et al. Pharmacokinetics and systemic effects of inhaled fluticasone propionate in healthy subjects. Br J Clin Pharmacol. 1997;43 : 155 – 161.

4 Nephrologische und urologische Erkrankungen

F. J. van der Woude, A.-I. Kälsch

4.1 Syndrome

Bei den vier großen Syndromen der Nephrologie (**akutes Nierenversagen, chronisches Nierenversagen, Nephrose, Nephritis**) werden unabhängig von der zugrunde liegenden Ursache die gleichen Behandlungsprinzipien angewandt. Deshalb werden diese Syndrome hier zuerst dargestellt, die Therapie der einzelnen Nierenkrankheiten wird in Kapitel 4.2 besprochen.

Zunächst muss festgestellt werden, an welchem der vier großen nephrologischen Syndrome der Patient leidet, weil die Behandlung primär dadurch bestimmt wird.

4.1.1 Akutes Nierenversagen (ANV)

Grundlagen

Definition. Das akute Nierenversagen (ANV) ist gekennzeichnet durch eine rasche Abnahme der glomerulären Filtration (GFR) und kann begleitet sein von Hyperkaliämie, Azidose und verringerter Harnausscheidung.
Es gibt unterschiedliche Angaben über das Ausmaß der GFR-Verschlechterung zur Definition des ANV, wie beispielsweise
- ein Anstieg des Serumkreatinins um über 44 µmol/l (0,5 mg/dl) pro Tag bei einem Ausgangswert von unter 3 mg/dl,
- ein Anstieg, der 88 µmol/l (1,0 mg/dl) pro Tag übersteigt, bei einem Ausgangswert größer als 3 mg/dl,
- ein Anstieg des Serumkreatinins um mehr als 50% des Ausgangswertes oder
- die Erfordernis einer Nierenersatztherapie.

Essenziell für die Definitionen ist jedoch, dass die Erhöhung des Serumkreatinins schnell entstanden ist.

Einteilung. Prognostisch entscheidend und wichtig für das Management der Patienten ist die Unterteilung des ANV in Abhängigkeit von der *Harnausscheidung:*
- anurisches ANV (Urinproduktion < 100 ml/24 Std.),
- oligurisches ANV (Urinproduktion < 400 ml/24 Std.),
- nichtoligurisches ANV (normale Urinausscheidung).

Des Weiteren kann man das ANV *ätiologisch* einteilen.
- **Prärenales Nierenversagen** wird verursacht durch eine *verminderte Perfusion* bei intaktem Gewebe. Dies tritt bei Patienten mit einem verringerten zirkulierenden Blutvolumen auf, wie z. B. nach anhaltendem Erbrechen, Durchfall, erheblichen Blutverlusten oder bei Morbus Addison. Weniger häufig ist die Ursache ein reduziertes Herzschlagvolumen, wie zum Beispiel nach einem Herzinfarkt oder bei Aortenstenose. Charakteristisch für das prärenale Nierenversagen sind
  - Oligurie,
  - ein erhöhtes spezifisches Urin-Gewicht,
  - eine hohe Urinosmolalität,
  - eine niedrige Harnnatriumkonzentration (< 10 mmol/l),
  - und eine erniedrigte, fraktionelle Natriumexkretion (< 1%).

Ein prärenales Nierenversagen ist nach Korrektur der Ursache reversibel.

- **Intrarenales Nierenversagen** wird verursacht durch eine *Schädigung des Nierenparenchyms.* Dabei spielt (manchmal) auch die Hypoperfusion der Niere eine Rolle, im Falle einer Ischämie kann ein prärenales ANV durch Sauerstoffmangel der Tubuli in ein intrarenales ANV übergehen. Auch andere Faktoren wie die Anwendung von Aminoglykosiden bei Sepsis, die Gabe von Röntgenkontrastmitteln oder nichtsteroidaler Antirheumatika bei Exsikkose können bei Patienten ein ANV auslösen.

- **Postrenales Nierenversagen** wird definiert durch *Obstruktionen* im renalen Ausflusstrakt. Patienten mit doppelseitigem postrenalen Nierenversagen sind anurisch. Die Diagnose wird meistens mit Hilfe einer Ultraschalluntersuchung gestellt. Die Therapie ist nicht medikamentös, sondern *operativ*.

Therapeutische Implikationen. Beim prärenalen ANV steht die Korrektur der extrarenalen Ursachen der Oligurie im Vordergrund. Beim intrarenalen ANV muss einer Zellschwellung Einhalt geboten werden und es wird angestrebt, den tubulären Filtratfluss aufrecht zu erhalten. Weitere Maßnahmen sollen auftretenden Störungen im Elektrolyt- und Säure-/Base-Haushalt (Hyperphosphatämie, Hyperkaliämie, Azidose) entgegenwirken.

Bei allen Patienten mit ANV ist eine Ultraschalluntersuchung indiziert: Harnabflussstörungen, Nierengröße und Struktur sowie Parenchymdicke sind zu diagnostizieren.

Evidenzbasierte Therapie des ANV

Es gibt zwei **Therapieziele** bezüglich des ANV: die Prävention und die Behandlung.

- **Prävention:** Bei der Mehrheit der Patienten ist eine ischämische Schädigung, die zum ANV führt, nicht vorhersagbar oder vermeidbar. Unter Bedingungen, bei denen das Auftreten eines ANV erwartet werden kann (z. B. Radiokontrastmittel-Gabe), sind die therapeutischen Maßnahmen zur Vorbeugung noch recht bescheiden.
- **Behandlung:** Eine große Zahl von Medikamenten ist für die klinische Behandlung des ANV ausprobiert worden (Therapieziel: beschleunigte Genesung oder Beschränkung der Nierenschädigung). Obwohl einige Medikamente im Tiermodell recht erfolgreich waren, gibt es leider keine Substanzen mit nachgewiesener, klinischer Wirkung. Weil eine effektive pharmakologische Therapie fehlt, bleibt die Nierenersatztherapie der Grundstein der Behandlung des ANV. Die Anwendung der Dialyse bei ANV unterscheidet sich wesentlich von der bei CNV, da ANV-Patienten häufiger hämodynamisch instabil und hyperkatabol sind. Daher brauchen sie mehr Flüssigkeit und Nahrung. Meistens kann die Nierenfunktion wieder hergestellt werden, wenn der Patient überlebt.

Kontrolle der Flüssigkeits- und Nahrungszufuhr. Zunächst muss die Durchführung einer sorgfältigen Flüssigkeitsbalance und das Absetzen potenziell nephrotoxischer Medikamente gewährleistet sein. Die Ernährung sollte Kalorien, aber nicht zu viel Eiweiß enthalten. Um eine Hyperphosphatämie auszugleichen, sollte eine phosphatarme Diät eingehalten oder Phosphatbinder zu den Mahlzeiten eingenommen werden (S. 157).

Patienten mit ANV sollten täglich gewogen werden. Zusätzlich sollte man täglich den Thorax auskultieren, um eine Perikarditis oder Pleuritis nicht zu übersehen.

Allgemeine Pharmakotherapie. Eine im Rahmen des akuten Nierenversagens auftretende **Hyperkaliämie** kann konservativ behandelt werden (Details s. S. 155). Eine **Azidose** sollte mit Natrumbikarbonat ausgeglichen werden (S. 163). und eine Hyperphosphatämie mit phosphatarmer Diät oder Phosphatbindern zu den Mahlzeiten. Selbstverständlich muss die Dosierung der übrigen Medikation der Nierenfunktion angepasst werden (vgl. S. 644).

Spezielle Therapie des prärenalen ANV

Die Behandlung soll primär die extrarenale Ursache der Oligurie korrigieren. Bei Blutungsschock oder bei Schock durch Eiweißverlust (z. B. bei Verbrennungen) wird Blut oder Plasma infundiert. Bei Salz- oder Wassermangel wird eine Infusion mit 0,9% NaCl im Wechsel mit 0,5% Glucose gegeben. Ein Morbus Addison wird hormonal behandelt (S. 308 f.).

Spezielle Therapie des intrarenalen ANV

Osmotische Substanzen und Diuretika. Theoretisch kann man mit osmotisch wirksamen Substanzen und Diuretika einer Zellschwellung vorbeugen und den tubulären Filtratfluss aufrechterhalten. Mannitol und andere osmotische Substanzen können bei tierexperimentellen Studien und nach Nierentransplantation bei Menschen die ischämische Nierenschädigung verringern. Mannitol wird auch zusammen mit Volumengabe und Natriumhydrogenkarbonat zur Prävention und Behandlung von Nierenversagen bei Myoglobinurie, bzw. zusammen mit adäquater Bewässerung zur Prävention von Nierenschäden bei Cisplatin-Therapie empfohlen.
Die meisten Studien bei Menschen mit ANV haben den Nutzen einer Therapie mit Mannitol und Schleifendiuretika nicht eindeutig belegen können ✗✗, obwohl damit ein oligurisches ANV in ein nicht oligurisches ANV überführt werden kann. Ein prognostischer Vorteil ist aber nicht nachgewiesen. Die Gabe von Mannitol und Schleifendiuretika kann allerdings in der ischämischen Initialphase eines ANV sinnvoll sein ✗✓.

Dopamin dilatiert renale Arteriolen und erhöht sowohl den renalen Blutfluss als auch die glomeruläre Filtration. Die oft verwendete Low-Dose Dopamin-Gabe (0,5 bis 2,5 µg /kgKG/min) bei euvolämischen Patienten mit oligurischer Niereninsuffizienz hat sich in klinischen Studien jedoch nicht bewährt ✗✗.

Das akute Nierenversagen ist keine Indikation für eine Dopamin-Therapie.

Andere Ansätze. Therapieversuche mit Calciumantagonisten, atrialem natriuretischem Peptid, N-Acetyl-Cystein und Wachstumsfaktoren befinden sich noch im experimentellen Stadium.

Weiterführende Therapie

Die Indikation zur **Nierenersatztherapie** ist gegeben bei therapierefraktärer Hyperkaliämie, Zeichen der urämischen Intoxikation (Enzephalopathie, Perikarditis, Pleuritis, Gastritis), therapierefraktärer Überwässerung und Vergiftung mit Substanzen, die selbst als Metaboliten dialysierbar sind (Glykole, Kohlenwasserstoffe).

4.1.2 Chronisches Nierenversagen

Grundlagen

Definition. Das chronische Nierenversagen besteht immer über längere Zeit und hat zu einer dauernden Verminderung der glomerulären, tubulären und endokrinen Funktionen beider Nieren geführt. Das wichtigste Kriterium für die Diagnose ist die *Irreversibilität.*

Klinik. Die Abwesenheit eines erhöhten *Serumkreatininwerts* allein kann bei Patienten mit wenig Muskelmasse (Frauen, ältere Personen) täuschen. Bei Verdacht auf chronische Niereninsuffizienz kann mit Hilfe der Cockroft-Formel die Kreatinin-Clearance ohne Sammelurin geschätzt werden (siehe Kapitel 1, S. 15). Die chronische Niereninsuffizienz führt erst spät (bei einer Kreatinin-Clearance < 25 ml/min) zu klinischen Symptomen: Nykturie, Anämie, urämische Knochenkrankheit, Haut- und Nagelveränderungen und Juckreiz. Diese Symptome können schon seit Monaten oder Jahren vorhanden sein oder trotz erhöhter Serumkreatininwerte ganz fehlen.

Pathophysiologie.

- **Renale Adaptation.** (s.a. Abb. 4.2) Unabhängig von der Ursache des Nierenversagens nimmt bei den meisten Patienten mit einer GFR unter 30 ml/min die Nierenfunktion allmählich ab – auch wenn Grundkrankheit oder Noxe bereits inaktiv oder ausgeschaltet sind.

  > *Eine GFR unter 30 ml/min führt meist zu einer progredienten Abnahme der Nierenrestfunktion.*

  Die Ursachen hierfür liegen vermutlich im Teufelskreis der renalen Adaptation: Zur Aufrechterhaltung der Nierenfunktion wird durch überwiegend afferente (präglomeruläre) Vasodilatation ein gesteigerter Plasmadurchfluss pro Nephron induziert. Diese Adaptation führt allerdings auch dazu, dass der glomeruläre Filtrationsdruck ansteigt, was langfristig schädigend auf die glomerulären Strukturen wirkt. In der Folge kann es zu einer globalen oder partiellen *Glomerulosklerose* mit weiterer Verminderung der GFR und zur Entwicklung von Schrumpfnieren kommen.
- **Calcium-Phosphat-Metabolismus und renale Osteopathie.** Bei der chronischen Niereninsuffizienz entwickeln sich komplexe Störungen im **Mineral- und Hormonhaushalt**, die in Abb. 4.1 schematisch dargestellt sind. Die wichtigsten primären Faktoren im gestörten Calciummetabolismus sind *Phosphatretention* (durch reduzierte renale Exkretion) und ein Defizit an in der Niere gebildetem, aktiven *Vitamin D* (Calcitriol). Beide Faktoren führen zu einer Aktivierung der Nebenschilddrüse und zu sekundärem Hyperparathyreoidismus (s. u.).
  - Eine **Hyperphosphatämie** wird meistens ab einer GFR < 30 ml/min beobachtet und muss therapiert werden, da ein erhöhter Phosphatspiegel durch Hemmung der Vitamin-D-Synthese zu einem Vitamin-D-Mangel führt und möglicherweise auch direkt die Nebenschilddrüsen zur PTH-Ausschüttung stimulieren kann. Weiterhin kann eine Hyperphosphatämie extraossäre Kalzifikationen (vaskulär, periartikular und viszeral) verursachen.
  - Über mehrere Reaktionsschritte entsteht aus 7-Dehydrocholesterin die aktive Form des Vitamin D (Calcitriol bzw. $1{,}25(OH)_2D_3$). Der letzte Schritt der Calcitriolsynthese findet in den Nieren statt und wird durch hohe Phosphatkonzentrationen inhibiert. Calcitriol wiederum hemmt die Synthese von PTH, dessen Ausschüttung normalerweise bei niedrigen Calciumspiegeln zur Freisetzung von Calcium aus den Knochen führt. Kommt es im Rahmen des chronischen Nierenversagens zu einem **Vitamin-D-Mangel**, so wird die PTH-Synthese in der Nebenschilddrüse gesteigert (Hyperparathyreoidismus) und das PTH bewirkt die Demineralisation des Skeletts (Osteomalazie).
  - Patienten mit eingeschränkter Nierenfunktion und damit einhergehendem Vitamin-D-Mangel neigen zur **Hypokalzämie**, weil Vitamin D, das normalerweise die Calciumabsorption im Darm fördert, seine Funktion nicht mehr ausreichend ausüben kann. Dies bedeutet, dass ein Vitamin-D-Mangel über zwei Mechanismen zum Abbau von Knochensubstanz führt: erstens über die Verringerung der Suppression der PTH-Biosynthese, und zweitens über den erniedrigten Calciumspiegel im Blut, der direkt die PTH-produzierenden Zellen zur PTH-Sekretion anregt.
- Chronisches Nierenversagen ist durch eine verringerte Ausscheidung von Säureäquivalenten gekennzeichnet, die im Metabolismus aus Eiweißen und Phospholipiden entstehen. Ein zweiter Faktor ist der renale Bikarbonatverlust. Die daraus resultierende **metabolische Azidose** senkt den Mineralgehalt in den Knochen und die renale Produktion von

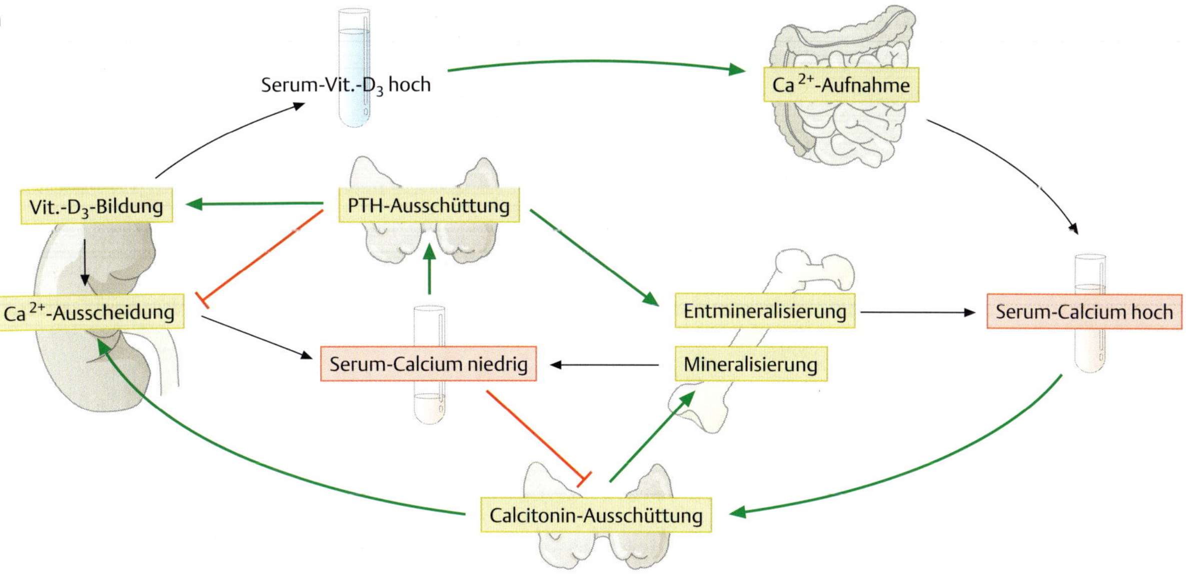

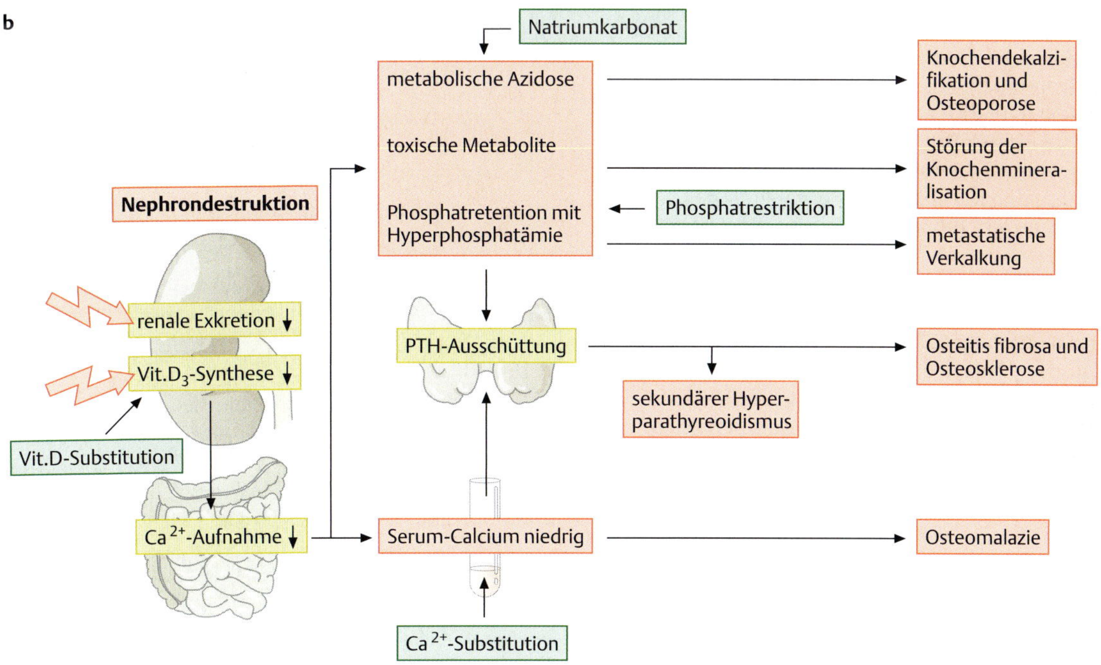

Abb. 4.**1** **a Physiologie der Calcium-Regulation b Pathophysiologie der renalen Osteopathie**

$1{,}25(OH)_2D_3$. Die Relevanz dieses Phänomens für die Entstehung der renalen Osteopathie ist jedoch unklar. Die metabolische Azidose beim CNV führt erst dann zu Symptomen, wenn das Serumbikarbonat unter 15 – 17 mmol/l fällt. Ausführlich wird die metabolische Azidose auf S. 162 f. behandelt.

– Beim chronischen Nierenversagen tritt meistens ein **arterieller Hypertonus** auf (Abb. 4.**2**). Die Ursachen des Blutdruckanstiegs sind:
  - die Neigung zu Salzretention,
  - unangemessene Aktivierung des Renin-Angiotensin-Systems und
  - sympathische Überaktivität durch afferente Signale aus den erkrankten Nieren.

Beim Verlust von Nephronen sind durch die renale Adaptation die präglomerulären Gefäße dilatiert und die Autoregulation geht verloren. Deshalb wird der systemische Hochdruck direkt in die glomerulären Gefäße weitergeleitet, wodurch die glomeruläre Schädigung verstärkt und der Nierenfunktionsverlust beschleunigt wird.

– Zusätzlich zu den glomerulären Veränderungen ist sicherlich auch die **tubulointerstitielle Fibrose** für die Progression der Niereninsuffizienz von großer Bedeutung. Man vermutet, dass durch die Proteinurie indirekt, über eine Beeinflussung der Tubuli, prosklerotische Substanzen wie Komplementfaktoren, Endothelin und TGFβ freigesetzt werden, wodurch

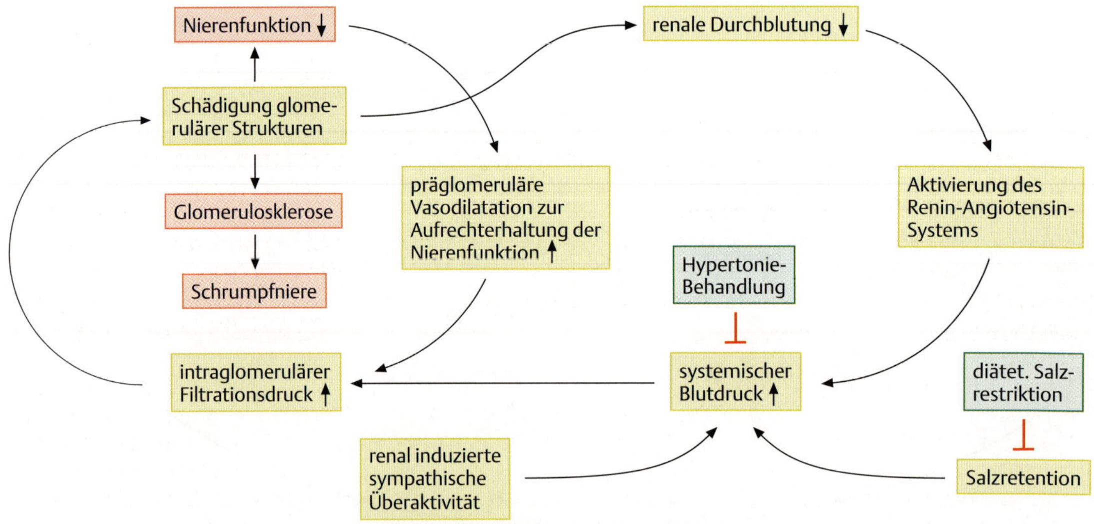

Abb. 4.**2** **Teufelskreis der renalen Adaptation mit arteriellem Hypertonus und therapeutischen Ansatzpunkten**

sich die tubulointerstitielle Fibrose weiterentwickeln kann. Auch die beim adaptiven tubulären Metabolismus auftretenden Sauerstoffradikale, die tubuläre Ammoniakgenese sowie ein erhöhtes Calcium-Phosphat-Produkt spielen bei der Entstehung der Fibrose eine Rolle. Das Ausmaß der tubulointerstitiellen Fibrose korreliert am besten mit der Nierenfunktion und der sich daraus ergebenden Prognose. Die Fibrose führt direkt zum irreversiblen Schrumpfen der Niere.

- Bei Niereninsuffizienz sind die Harnsäurespiegel stets erhöht, Gichtanfälle sind dagegen relativ selten. Früher dachte man, dass die **Hyperurikämie** die Progression des Nierenversagens beschleunigt. Inzwischen weiß man jedoch, dass dies nicht der Fall ist.
- Fast alle Patienten mit einem chronischen Nierenversagen entwickeln bei Abnahme der Nierenfunktion eine **normochrome, normozytäre Anämie**. Manchmal sind die Patienten dabei völlig beschwerdefrei, weil sich die Anämie nur sehr langsam entwickelt. Die Ursachen der renalen Anämie werden in Tab. 4.**1** aufgelistet.

Therapeutische Implikationen. Die vielfältigen Auswirkungen und Folgen eines CNV bieten ebenso zahlreiche therapeutische Ansatzpunkte. Eine effiziente Blutdrucksenkung zur Unterbrechung des Teufelskreises der renalen Adaptation, und damit des Fortschreitens der Krankheit, ist besonders wichtig. Gleichzeitig kann mit einer Blutdruck-senkenden Behandlung auch der Proteinurie vorgebeugt werden.

Die Folgen eines CNV dagegen werden symptomatisch behandelt: Eine Supplementation mit Calcium und Vitamin D sowie der Einsatz von Phosphatbindern haben sich beim Einsatz gegen den gestörten Mineralstoff- und Hormonhaushalt bewährt; metabolische Azidose und Anämie werden mit Natriumbikarbonat bzw. rHuEPO therapiert.

Die Behandlung des CNV sollte nur durch erfahrene Nephrologen erfolgen. Eine frühzeitige Überweisung zu einem Spezialisten kann vielen Patienten die Dialysepflichtigkeit ersparen.

Tab. 4.**1** **Ursachen der renalen Anämie**

verminderte Erythropoese, ausgelöst durch – Erythropoetinmangel, – Hemmung der Erythropoese durch urämische Toxine, – sekundärer Hyperparathyreoidismus mit Makrofibrose oder – Eisenmangel;
verkürzte Erythrozyten-Überlebenszeit, ausgelöst durch – mikroangiopathische hämolytische Anämie (maligner Hochdruck, hämolytisches urämisches Syndrom) oder – Hämolyse bei SLE oder nach α-Methyldopa-Medikation;
urämische Blutungsneigung (meist gastrointestinal und kombiniert mit Eisenmangel), ausgelöst durch – Mallory-Weiss-Syndrom bei Erbrechen, – Erosionen durch urämische Gastritis, – Angiodysplasien oder – urämische Colitis;
Folsäuremangel bei Unterernährung;
Knochenmark-Infiltration, z. B. bei Myelom;
Splenomegalie;
Aluminium-Intoxikation, insbesondere bei Dialysepatienten (führt zu einer Störung der Häm- und Porphyrinsynthese).

Evidenzbasierte Therapie des CNV

Therapeutisches Ziel bei chronischer Niereninsuffizienz ist zunächst die *Verzögerung der Progression* des Nierenversagens. Gleichzeitig müssen jedoch auch die *Folgen des CNV* therapiert werden.

Nichtmedikamentöse Therapie

Diätetische Eiweißrestriktion. Obwohl seit Jahrzehnten eine frühzeitige Eiweißrestriktion bei eingeschränkter

Nierenfunktion empfohlen wird, hat sich die Anwendung dieser Therapie in der klinischen Praxis nicht durchgesetzt. Eiweißrestriktion führt bei Patienten mit mäßiger Einschränkung der GFR in den ersten 4 Monaten zu einem Abfall der GFR; in den darauffolgenden 30 Monaten verlangsamt sich der Abfall der GFR. Ein Nachteil dieser Therapie ist die Tatsache, dass *Katabolie* bei niereninsuffizienten Patienten einer der wichtigsten Prädiktoren der Mortalität ist. Außerdem ist die Datenlage noch unklar. Wir empfehlen eine gemäßigte Proteinrestriktion von 0,8 bis 1,0 g/kgKG/Tag bei Nichtdiabetikern mit Niereninsuffizienz, wenn keine Katabolie vorliegt ✗✓.

Diätetische Salzrestriktion. Die durchschnittliche Salzeinnahme in Europa liegt bei 15 g/Tag. Diese Menge verstärkt den renalen Hochdruck. Eine Salzeinschränkung auf 6 g/Tag erleichtert die Behandlung des arteriellen Hypertonus, vor allem in Kombination mit ACE-Hemmern ✓✓. Die Salzeinnahme kann über die Salzausscheidung im 24 h-Urin überprüft werden.

Flüssigkeitszufuhr. Bei einer normalen Diät müssen pro Tag 600 mosmol osmotisch aktive Substanzen durch die Nieren ausgeschieden werden. Bei chronischem Nierenversagen ist allerdings sowohl die Fähigkeit Urin zu konzentrieren als auch freies Wasser auszuscheiden reduziert. Die Flüssigkeitsaufnahme beim chronischen Nierenversagen sollte daher ungefähr 1500 bis 2000 ml/Tag betragen, damit durch ausreichende Harnproduktion auch ausreichend osmotisch aktive Substanzen ausgeschieden werden können. Schwankungen werden durch tägliches Wiegen erkannt.

Rauchen. Das Rauchen fördert die Progression der diabetischen und nichtdiabetischen Nierenkrankheit ✓✓.

> *Rauchen einstellen!*

Pharmakotherapie

Verzögerung der Progression

- **Blutdrucksenkung.** Bei Patienten mit einer Proteinurie von über 1 g/24 h ist die günstige Auswirkung einer Blutdrucksenkung auf die Progression des Nierenversagens am größten. Die Amerikanische Nierenstiftung (National Kidney Foundation) empfiehlt deshalb, bei solchen Patienten den Blutdruck auf 125/75 mmHg zu senken. Dabei ist das Ausmaß der Blutdrucksenkung am wichtigsten für den Langzeitverlauf der Nierenfunktion, unabhängig vom eingesetzten Antihypertensivum. Trotzdem sollten bei der Wahl des Wirkstoffs folgende Überlegungen berücksichtigt werden (vgl. Kap. 2, S. 49 ff.): Studien zeigen, dass Angiotensin II (ANG II) die Nieren über hämodynamische und nicht-hämodynamische Mechanismen schädigen kann. Deshalb werden vor allem bei Patienten mit diabetischer Nephropathie **ACE-Hemmer** oder **AT_1-Blocker** empfohlen, weil sie laut mehrerer Studien die Progression des Nierenversagens besser verzögern als andere Antihypertensiva ✓✓.

> *Bei Patienten mit CNV können ACE-Hemmer spezifische Nebenwirkungen haben: Akute Verschlechterung der Nierenfunktion, Hyperkaliämie, Anämie.*

Nach Gabe von ACE-Hemmern bei Patienten mit CNV, wie auch bei hochdosierter Gabe von Diuretika (s. u.), kann das Serumkreatinin um bis zu 70% ansteigen. Deshalb wird die Gabe von ACE-Hemmern bei einem Kreatininwert über 6 mg/dl nicht empfohlen.
In den letzten Jahren wurde gezeigt, dass auch **Betablocker** bei Diabetes mellitus Typ 2 gut antihypertensiv wirken ✓ (UKPDS-Studie).
Bei einer Kreatinin-Clearance unter 35 ml/min sind **Schleifendiuretika** indiziert. Die Natriurese kann jedoch durch eine Kombination mit **Thiaziden** potenziert werden. Kaliumsparende Diuretika sind kontraindiziert.
Auch lang wirkende **Calciumantagonisten** können trotz effektiver Blutdrucksenkung dazu führen, dass die Patienten später dialysepflichtig werden, obwohl sie das Vas afferens erweitern und somit die Transmission des systemischen Blutdrucks in die Glomeruli fördern.

Senkung der Proteinurie. Neben der Blutdruck-senkenden Wirkung ist eine **ACE-Hemmung** zusätzlich mit einer Senkung der Proteinurie assoziiert. Daher sollte auch die Proteinausscheidung nach Gabe von ACE-Hemmern regelmäßig überprüft werden. Die antiproteinurische und antihypertensive Wirkung der ACE-Hemmer kann durch zusätzliche Diuretikagabe und Natriumrestriktion erheblich verstärkt werden.
Es ist unumstritten, dass ACE-Hemmer und **AT_1-Blocker** die Eiweißausscheidung am besten hemmen ✓✓. Eine Kombination beider Wirkstoffe kann die Progression des Nierenversagens bei nicht-diabetischen Patienten besser verzögern als die Maximaldosis der Einzelpräparate ✓.

Dyslipämie. Bei bis zu 70% der Niereninsuffizienten besteht eine Komorbidität mit Herzhypertrophie und koronarer Herzkrankheit (KHK). Im Tierexperiment konnte gezeigt werden, dass lipidsenkende **HMG-CoA-Reduktase-Hemmer** (Statine) die Progression des chronischen Nierenversagens verzögern können.

> *ACE-Hemmer, AT_1-Blocker, die Kombination aus beiden und eine proteinreduzierte Diät können die Progression des Nierenversagens hemmen.*

Therapie der Folgen des CNV

Neben der Behandlung der Progression ist es auch wichtig, die Folgen des chronischen Nierenversagens zu behandeln (s. a. Abb. 4.**1 a**).

Calcium-Phosphat-Metabolismus und renale Osteopathie. Bei der chronischen Niereninsuffizienz entwickeln sich komplexe Störungen im *Mineral- und Hormonhaushalt*, die in Abb. 4.**1** schematisch dargestellt sind. Die wichtigsten primären Faktoren im gestörten Calciummetabolismus bei chronischer Niereninsuffizienz sind *Phosphatretention* (durch reduzierte renale Exkretion) und ein Defizit an dem in der Niere gebildeten aktiven *Vitamin D* (Calcitriol). Beide Faktoren führen zur Aktivierung der Nebenschilddrüse und sekundärem Hyperparathyreoidismus.

Therapie der Hyperphosphatämie. Die Hyperphosphatämie wird meistens ab einer GFR von unter 30 ml/min beobachtet und muss therapiert werden, da eine Hyperphosphatämie die Vitamin-D-Synthese hemmt und möglicherweise direkt die Nebenschilddrüsen stimulieren kann. Weiterhin kann eine Hyperphosphatämie extraossäre Calcificationen (vaskulär, periarticular und visceral) verursachen. Zur Behandlung der Hyperphosphatämie wird die Phosphatzufuhr auf 800 – 1000 mg/Tag eingeschränkt und die gastrointestinale Phosphatresorption durch die Gabe von Phosphatbindern zu den Mahlzeiten gehemmt. Die Gabe von Calciumkarbonat als Phosphatbinder hat den Vorteil, dass gleichzeitig das Plasma-Calcium normalisiert wird. Wenn Calciumkarbonat ineffektiv ist, können Calciumketoglutarat oder aluminiumhaltige Phosphatbinder gegeben werden. Aluminium kann allerdings bei Dialysepatienten zu Intoxikation und Dialysedemenz führen und sollte deshalb vermieden werden. Neuerdings sind sehr effektive, aber teure, nicht absorbierbare calcium- und aluminiumfreie Polymere (Sevelamer Hydrochloride) zur Behandlung der Hyperphosphatämie verfügbar. Sie hemmen zusätzlich die Ca-Ablagerung in Gefäßen ✓.

Therapie der Hypokalzämie. Eine Hypokalzämie wird erst nach Normalisierung einer potenziell vorhandenen Hyperphosphatämie therapiert, da sonst bei erhöhtem $CaPO_4^-$-Produkt die Gefahr extraossärer Verkalkungen besteht. Wenn das Serumcalcium bei normalem Serumeiweißspiegel erniedrigt ist, sollte man **Calcium** oral supplementieren (zum Beispiel 1 g Calcium pro Tag in Form von Calciumkarbonat). Plasma- und Harn-Calciumwerte sollten dann überprüft werden (siehe auch S. 157).

Therapie des Vitamin-D-Mangels. Der Mangel an $1{,}25(OH)_2D_3$, der aktiven Form von Vitamin D_3, soll in Form von $1{,}25(OH)_2D_3$ oder 1-alpha$(OH)D_3$ korrigiert werden ✓✓. Niedrige Dosierungen dieser Präparate können dem Anstieg der PTH-Spiegel vorbeugen. Das Plasma-Phosphat muss allerdings normalisiert werden, bevor Vitamin-D-Präparate eingesetzt werden, da es sonst zum Anstieg des Calciumphosphat-Produktes kommt.
Wenn die konservativen Maßnahmen nicht zu einer deutlichen Reduktion des sekundären Hyperparathyreoidismus geführt haben, so ist in einigen therapierefraktären Fällen die chirurgische oder interventionelle Entfernung der Parathyreoidea erforderlich.
In den letzten Jahren wird bei niereninsuffizienten Patienten zunehmend eine aplastische Knochenerkrankung beschrieben, wobei eine Knochenmineralisationsstörung vorliegt. Auslösende Faktoren sind u. a. Aluminiumüberladung, ein Diabetes mellitus und die Peritonealdialyse. PTH scheint gegen diese Komplikation zu schützen; deshalb wird empfohlen, die PTH-Spiegel nicht zu weit zu senken.

Therapie der metabolischen Azidose. Die Azidose wird meistens mit **Natriumbikarbonat** therapiert. Ein wesentlicher Nachteil dieser Therapie ist jedoch, dass damit Hochdruck und Überwässerung induziert werden können. Die Therapie der metabolischen Azidose wird ausführlich auf S. 165 besprochen.

Therapie der Anämie. Mehrere Studien haben gezeigt, dass man mit rekombinantem humanen **Erythropoetin** (rHuEPO) sowohl bei Dialysepatienten als auch bei nicht dialysepflichtigen Patienten mit Niereninsuffizienz die renale Anämie behandeln kann ✓✓. Obwohl rHuEPO einen Hochdruck auslösen kann, wurde nicht bestätigt, dass rHuEPO über eine Änderung der glomerulären Hämodynamik das Fortschreiten der bestehenden Niereninsuffizienz beschleunigt. Andere Ursachen der Anämie, wie beispielsweise Infektionen oder Eisenmangel, sind vor der EPO-Gabe auszuschließen.

Therapie von Hyperurikämie und Gicht. Nur wenn tatsächlich ein Gichtanfall in der Anamnese vorliegt, sollte man mit **Allopurinol** behandeln. Es sollte niedrig dosiert werden. Uricosurica sind nicht indiziert.

> *Hyperurikämie bei Patienten mit Niereninsuffizienz behandelt man nur bei Gicht.*

4.1.3 Nephrotisches Syndrom

Grundlagen

Definition. Das Hauptmerkmal des nephrotischen Syndroms ist die **Proteinurie** (> 3,5 g Eiweiß/Tag/1,73 m^2 Körperoberfläche oder > 50 mg Eiweiß pro kg Körpergewicht). Das nephrotische Syndrom wird außerdem klassisch definiert durch das Vorhandensein folgender Symptome:
- Hypoalbuminämie,
- Ödeme,
- Hyperlipoproteinämie,
- Lipidurie.

Hyperkoagulabilität mit thromboembolischen Komplikationen und eine erhöhte Anfälligkeit für Infektionen werden zusätzlich beobachtet.
Zu beachten ist, dass die Hypoalbuminämie Folgen für die Pharmakokinetik Albumin-bindender Medikamente, wie z. B. Furosemid hat, das deshalb weniger wirksam wird. Andere Medikamente (wie z. B. Clofibrat) zeigen beim nephrotischen Syndrom eine erhöhte Toxizität.

Ätiologie. Das nephrotische Syndrom kann *primär* (ohne extrarenale Ursache) oder *sekundär* im Rahmen einer extrarenalen oder Systemkrankheit auftreten (vgl. Lehrbücher der Inneren Medizin). Es wird verursacht durch eine *erhöhte Permeabilität der glomerulären Kapillaren* für Plasma-Eiweiße. Die daraus resultierende Hypoalbuminämie wird zusätzlich durch einen erhöhten renalen Eiweißkatabolismus verstärkt. Die Albuminsynthese in der Leber dagegen ist kompensatorisch erhöht.

Therapeutische Implikationen. Weil die Proteinurie den anderen Symptomen des nephrotischen Syndroms zugrunde liegt, ist eine **Senkung der Proteinurie** die wichtigste Maßnahme.

Symptomatische Therapie des nephrotischen Syndroms

Therapieziel. Ziel ist es, die Proteinurie zu senken, Ödeme und Hyperlipoproteinämie zu behandeln, thromboembolischen Komplikationen und Infektionen vorzubeugen, sowie die Entstehung eines chronischen Nierenversagens zu verhindern.

Nichtmedikamentöse Therapie

Patienten mit nephrotischem Syndrom werden manchmal mit *eiweißreicher Ernährung* therapiert, um die Albuminsynthese zu steigern. In letzter Zeit ist jedoch gezeigt worden, dass eine eiweißreiche Ernährung (1,6 g/kgKG pro Tag) zwar tatsächlich die Albuminsynthese erhöht, aber dass auch Proteinurie und Eiweißkatabolismus ansteigen ✗. Das Nettoergebnis ist ein weiteres Absinken des Plasma-Albumins.
Demgegenüber führt eine geringe **diätetische Eiweißrestriktion** (0,8 g/kgKG pro Tag) zwar zu einer Abnahme der Albuminsynthese, aber zugleich zu einer Senkung der Proteinurie ✓. Das Plasma-Albumin steigt dabei an.
Die Auswirkungen der Eiweißeinnahme auf die Proteinurie werden möglicherweise durch eine Veränderung des intraglomerulären Druckes und der intraglomerulären Wachstumsfaktoren verursacht. Eiweißeinschränkung bei Patienten mit nephrotischem Syndrom kann sich deshalb günstig auf die Proteinurie und auf die Langzeitprognose der Nierenfunktion auswirken. Inwieweit eine anhaltende strenge diätetische Eiweißrestriktion bei dieser Patientengruppe negative Folgen auf den Metabolismus (Defizite von Aminosäuren, Calcium und Eisen) hat, ist im Moment noch unklar.

> *Eine normale oder leicht eingeschränkte Eiweißeinnahme ist zu empfehlen.*

Pharmakotherapie

Therapie der Proteinurie

ACE-Hemmer. Mit ACE-Hemmern hat man hinsichtlich ihrer *antiproteinurischen Wirkung* die größte Erfahrung. ACE-Hemmer senken die Proteinurie um ungefähr 50%, aber wirken kaum auf die GFR ✓✓. Sie erniedrigen den Filtrationsdruck durch *efferente Vasodilatation*, und die renale Durchblutung steigt an. Nur ganz selten, bei Patienten mit einem stark stimulierten RAAS (Renin-Angiotensin-Aldosteron-System), verursachen ACE-Hemmer eine so starke Senkung des Blutdrucks und der GFR, dass die Medikamente abgesetzt werden müssen.

AT_1-Blocker zeigen ähnlich gute antiproteinurische Effekte wie ACE-Hemmer. In neuen Studien konnte sogar nachgewiesen werden, dass eine Kombination aus ACE-Hemmer und AT_1-Blocker bei chronischer Niereninsuffizienz besser antiproteinurisch und nephroprotektiv wirkt als die ACE-Hemmer-Gabe alleine ✓✓.

> *ACE-Hemmer (und/oder AT_1-Blocker) können die Eiweißausscheidung senken. Die Effektivität wird durch diätetische Salzeinschränkung und Diuretika gesteigert.*

Prostaglandinsynthesehemmer. Mit Prostaglandinsynthesehemmern (NSAIDs wie Indomethacin, Diclofenac u.a.) kann man die Proteinurie um bis zu 50–70% senken. Die antiproteinurische Wirkung, die mit einer leichten Abnahme der GFR einhergeht, wird wahrscheinlich durch einen erniedrigten glomerulären Filtrationsdruck bei Vasokonstriktion der afferenten Arteriolen verursacht. Salzrestriktion und Diuretikagabe vergrößern den Einfluss der Prostaglandine auf die glomeruläre Filtration und damit die antiproteinurische Wirkung der NSAIDs. NSAIDs können die GFR auch zu stark senken, vor allem, wenn die GFR vor Therapiebeginn unter 30 ml/min liegt. Deshalb sollte einige Tage nach der ersten NSAID-Gabe das Plasma-Kreatinin kontrolliert werden. Als Nebenwirkung können NSAID eine interstitielle Nephritis auslösen.

Cyclosporin A wirkt ebenfalls antiproteinurisch. Diese Wirkung könnte theoretisch völlig unabhängig von den immunologischen Auswirkungen sein. Sie beruht teilweise auf einer afferenten Vasokonstriktion und ist am größten bei Minimal-Change-Nephropathie, sie wird aber auch bei membranöser Glomerulopathie und fokaler Glomerulosklerose beobachtet. Patienten mit einer proliferativen Glomerulonephritis sprechen weniger häufig an. Nachteile von Cyclosporin A sind Hyperkaliämie, Hochdruck und Verschlechterung der Nierenfunktion, obwohl diese Nebenwirkungen bei Dosierungen unter 5 mg/kgKG sehr selten sind. Das nephrotische Syndrom rezidiviert meistens sofort nach Absetzen des Medikaments. Bei Kindern mit Minimal-Change-Nephropathie, die mit einer Corticoidtherapie schlecht wachsen, kann Cyclosporin A eine Alternative sein.

Therapie von Ödemen

Indikation und Methode der Behandlung hängen vom Ausmaß der Ödeme und dem eventuellen Vorhandensein einer Hypertonie zusammen. Bei Patienten mit nur geringen Ödemen reicht eine *Natriumrestriktion* von 3–5 g/Tag, eventuell in Kombination mit einem Diuretikum, aus. Bei Hochdruck kann die Diuretika-Menge erhöht werden, oder es können andere Antihypertensiva hinzugefügt werden.

Schleifendiuretika. Bei extremer Salzretention können mechanische Beschwerden (z.B. Pleuraerguss, Aszites oder extreme Schwellung der Extremitäten) entstehen. Die Salzausscheidung beträgt dann höchstens 20 mmol/Tag. In diesen Fällen kann sogar bei extremer NaCl-Restriktion (1 – 3 g/Tag) noch eine positive Natriumbilanz beobachtet werden, Schleifendiuretika wirken dann am besten. Schleifendiuretika wie Furosemid werden im Blut *an Albumin gebunden* transportiert, da sie nur so durch die proximalen Tubuluszellen extrahiert und in das Tubuluslumen – wo sie ihre diuretische Wirkung entfalten – sezerniert werden können. Bei Hypoalbuminämie kommt es daher zu einer erhöhten extrarenalen Furosemid-Clearance, so dass manchmal sehr hohe Furosemiddosierungen notwendig werden. Eine Alternative ist die Gabe von Torasemid oder Furosemid zusammen mit kleinen Mengen Albumin. Wenn diese Therapie nicht ausreichend wirkt, kann man andere Diuretika hinzufügen. Durch eine *Kombination von Diuretika* wird die Natriumabsorption auf unterschiedlichen Ebenen im Tubulus gehemmt und eine starke Natriurese induziert (Tab. 4.2). Eine derartige Kombinationstherapie kann allerdings schnell zu gefährlichen Elektrolytentgleisungen führen (Hypokaliämie, Hyponatriämie, Hypomagnesiämie, ausgeprägte Alkalose) und soll nur stationär mit täglicher Kontrolle der Elektrolytwerte stattfinden. Grundsätzlich können alle Diuretika *oral* gegeben werden. Bei sehr ausgeprägten Ödemen entsteht auch im Gastrointestinaltrakt ein Wandödem, so dass die intravenöse Diuretikagabe sinnvoll werden kann. Nur in ganz extremen Fällen ist es notwendig, mit Hilfe eines Dialysegeräts das Ödem durch *Ultrafiltration* zu entfernen.

> *Schleifendiuretika in Kombination mit einer diätetischen Natriumrestriktion sind am effektivsten.*

Albumin-Infusionen wurden in der Vergangenheit häufig zur Behandlung der Ödeme verwendet. Das verabreichte Albumin wird jedoch schnell ausgeschieden, in den Nieren metabolisiert oder im Interstitium verteilt. Deshalb wird das angestrebte Ziel, nämlich eine Erhöhung des zirkulierenden Blutvolumens, nur über eine *sehr kurze Zeitspanne* erreicht. Zusätzlich ist die natriuretische Wirkung dieser sehr kostspieligen Therapie nicht sehr groß. Bei stark überwässerten Patienten sind Albumininfusionen außerdem nicht ungefährlich, weil schnell ein Lungenödem ausgelöst werden kann. Die Albumingabe sollte sich deshalb auf Patienten mit *evidenter Hypovolämie* (meistens Kinder in der Initialphase einer akuten nephrotischen Episode) beschränken.

Tab. 4.2 **Wirkorte der Diuretika**

Substanzgruppe	Wirkort
Schleifendiuretika	aufsteigender Ast der Henle-Schleife
Thiazide	distaler Tubulus
Kalium sparende Diuretika (z. B. Amilorid)	distaler Tubulus; kortikale u. medulläre Sammelrohre
Carboanhydrase-Hemmer (z. B. Acetazolamid)	proximaler Tubulus

Therapie der Hyperlipoproteinämie

Obwohl eine *cholesterinarme Diät* Teil der Standardbehandlung der Hyperlipoproteinämie ist, reicht Diät alleine bei der extremen Hyperlipämie des nephrotischen Syndroms nicht aus. Bis vor kurzem war eine Behandlung mit *Gallensäure-bindenden Harzen* die Standardtherapie. Derartige Harze, wie Colestyramin und Colestipol, induzieren eine geringe Senkung (20%) des LDL-Cholesterins, aber einen Anstieg der Triglyzeride. Der erhöhte Triglyzeridspiegel (VLDL) ist jedoch auch ein *atherogener Faktor.*

HMG-CoA-Reduktase-Hemmer. Die Hemmung der De-novo-Synthese von Cholesterin durch HMG-CoA-Reduktase-Hemmer hat eine günstigere Auswirkung auf das Lipidprofil als die oben beschriebene Diät: Das LDL-Cholesterin fällt um ungefähr 40%, während auch die Triglyzeride leicht gesenkt werden. HMG-CoA-Reduktase-Hemmer werden im Gegensatz zu Gallensäure-bindenden Harzen meistens gut vertragen.

Fibrate. Diese Mittel hemmen die Synthese von Cholesterin und Triglyceriden in der Leber und stimulieren die Aktivität der Lipoproteinlipase. **Clofibrat** kann jedoch zu schwerwiegender Muskeltoxizität führen. **Gemfibrozil** wird dagegen sehr gut vertragen. Obwohl das Mittel sehr effektiv gegen die Hypertriglyzeridämie beim nephrotischen Syndrom wirkt, ist die Auswirkung auf das LDL-Cholesterin eher gering. Die Kombination mit HMG-CoA-Reduktase-Hemmern ist problematisch, da diese Kombination zur Rhabdomyolyse führen kann.

Therapie thromboembolischer Komplikationen

Nephrotische Patienten mit thromboembolischen Komplikationen werden genauso mit *Antikoagulanzien* behandelt wie nicht-nephrotische Patienten mit derartigen Problemen (S. 102 ff.). Orale Antikoagulanzien müssen solange verabreicht werden, wie das nephrotische Syndrom besteht.
Die spezifische Behandlung der *akuten Nierenvenenthrombose* ist unbekannt. Es liegen keine Daten vor, die einen Vorteil der Thrombolyse gegenüber der chirurgischen Desobliteration zeigen.
Bei Patienten, die eine Nephrose aufgrund einer *diabetischen Nephropathie* haben, können niedermolekulare *Heparine* und *Heparansulphatproteoglykan-Präparate* nicht nur thrombo-embolischen Komplikationen vorbeugen, sondern auch längerfristig die Proteinurie erheblich senken. Dabei ist der Wirkungsmechanismus unklar. Vermutet wird, dass die Interaktionen von Heparinen mit Wachstumsfaktoren wie TGFβ eine Rolle spielen könnten. Eine gleichzeitig bestehende Retinopathie scheint durch die Heparintherapie nicht verschlechtert zu werden.
Ob bei allen Patienten mit nephrotischem Syndrom eine Indikation zur Antikoagulation gegeben ist, ist umstritten ✗✓.

Therapie von Infektionen

Pneumokokken (Pneumonie und Peritonitis) sind gefürchtete Krankheitserreger beim nephrotischen Syndrom. Eine Impfung mit Pneumokokkenvakzine schützt nur teilweise. Bei Fieber sollten bakterielle Infektionen und Systemerkrankungen ausgeschlossen werden.

4.1.4 Nephritisches Syndrom

Grundlagen

Definition. Das nephritische Syndrom ist definiert durch
- einen häufig plötzlichen Erkrankungsbeginn, manchmal nach vorausgegangenen Infektionen,
- Auftreten eines aktiven Urinsediments (Erythrozytenzylinder und dysmorphe Erythrozyten),
- Abnahme der GFR,
- Kreatininanstieg,
- Natrium- und Wasserretention mit Volumenexpansion und Hypertonie sowie
- Neigung zur Ödembildung und Oligurie.

Nicht alle diese Symptome müssen für die Diagnose vorhanden sein.

Ätiologie. Verschiedene glomerulopathische Grunderkrankungen können für das Entstehen eines nephritischen Syndroms verantwortlich sein (siehe Abschnitt **4.2**, S. 133 ff.).
Bezüglich weiterer Ursachen des nephritischen Syndroms sowie der zugrunde liegenden Pathomechanismen wird auf Lehrbücher der Inneren Medizin verwiesen.

Therapie des nephritischen Syndroms

Therapeutisch existieren nur wenige allgemeine Grundsätze. Diese entsprechen denjenigen des akuten und chronischen Nierenversagens. Die spezifische Behandlung der zugrunde liegenden Erkrankungen wird im folgenden Abschnitt **4.2** besprochen.

4.2 Nephrologische Krankheiten

Die nephrologischen Krankheiten lassen sich grob unterteilen in
- **primäre Glomerulopathien**, bei denen Malpighi-Körperchen, Glomerulus und die Bowman-Kapsel durch Immunablagerungen von pathologischen Veränderungen betroffen sein können,
- **sekundäre Glomerulopathien**, die im Rahmen anderer, z. T. ebenfalls immunvermittelter Krankheiten (z. B. bei rheumatischen Erkrankungen, Mikroangiopathien und Diabetes) auftreten und
- **die tubulo-interstitielle Nephritis**, die durch eine Entzündung im Niereninterstitium gekennzeichnet ist.

4.2.1 Primäre Glomerulopathien

Grundlagen

Liegt eine primäre oder sekundäre Glomerulopathie vor?

Diese Frage sollte immer durch ausführliche Anamnese und klinische bzw. laborchemische Untersuchungen beantwortet werden, um die verschiedenen Ursachen einer eventuellen sekundären Glomerulopathie nicht zu übersehen.

Die primären Glomerulopathien werden nach ihrer Klinik geordnet besprochen: zunächst die Erkrankungen mit **proliferativer Glomerulonephritis**, die meistens mit einer Reduktion der Nierenfunktion einhergehen, dann Erkrankungen mit **nephrotischem Syndrom** und schließlich Erkrankungen, bei denen eine **Hämaturie** im Vordergrund steht.

Proliferative Glomerulonephritiden (GN) mit Verlust der Nierenfunktion

Rapid progrediente Glomerulonephritis (RPGN). Die RPGN ist durch einen **raschen Abfall der GFR** mit Auftreten einer progredienten Niereninsuffizienz innerhalb von Tagen bis Monaten gekennzeichnet.
Für die Wahl der Therapie ist die immunpathogenetische Klassifikation der RPGN wichtig. Anhand der Immunfluoreszenz-Befunde in der Nierenbiopsie können drei Gruppen unterschieden werden:

- **Typ I:** RPGN mit Nachweis von Antibasalmembran-Antikörpern im Serum und linearen IgG-Ablagerungen in der glomerulären Basalmembran (GBM).
- **Typ II:** RPGN mit Immunkomplex-Ablagerungen in den glomerulären Kapillaren.
- **Typ III:** RPGN ohne Immunfluoreszenz-Befunde im Glomerulus („pauci immune Glomerulonephritis"); bei ungefähr 70% der Patienten kann man im Serum Antikörper gegen Bestandteile des Zytoplasmas von Neutrophilen und Monozyten (ANCA) nachweisen.

Die Therapie bei RPGN ist weitgehend von den serologischen und immunhistologischen Befunden abhängig.

Akute postinfektiöse Glomerulonephritis. Die akute postinfektiöse GN zeichnet sich durch ein sehr plötzliches Auftreten von Proteinurie und Hämaturie aus. Die häufigste Ursache ist eine Infektion mit nephritogenen Streptokokken. Auch aufgrund einer Hepatitis-C-Infektion kann es im Rahmen einer Kryoglobulinämie zu einer Glomerulonephritis kommen.

IgA-Nephritis. Bei Erwachsenen ist die IgA-Nephritis die am häufigsten auftretende Form einer primären Glomerulonephritis. Dabei kommt es zu diffusen Ablagerungen von IgA im mesangialen Gewebe. Gleichzeitig treten eine Vermehrung der Mesangiumzellen und eine Matrixexpansion auf. Die IgA-Nephritis führt in 20–50% der Fälle zu Hochdruck und Verlust von Nierenfunktion. Für die **Prognose** sind eine Proteinurie über 2 g/Tag und eine Glomerulosklerose ungünstige Zeichen, günstig sind makroskopische Hämaturie und junges Alter bei Beginn der Krankheit.

Membranoproliferative Glomerulonephritis. Die Diagnose kann nur histologisch gestellt werden; manchmal sind Zeichen einer Beteiligung des *Komplementsystems* nachzuweisen. Für weitere Einzelheiten sei auf die nephrologische Fachliteratur verwiesen.
Die **Langzeitprognose** ist schlecht; Prädiktoren einer schlechten Prognose sind eine verringerte Nierenfunktion und tubulo-interstitielle Fibrose in der Nierenbiopsie.

Glomerulopathien mit nephrotischem Syndrom

Minimal-Change-Glomerulopathie. Sie ist in 80% der Fälle die Ursache des Nephrotischen Syndroms im Kindesalter, bei Erwachsenen in 30% der Fälle. Die Nierenbiopsie zeigt lichtmikroskopisch und in der Immunfluoreszenz ein unauffälliges Bild. Elektronenmikroskopisch erkennt man eine *Verschmelzung der Epithelzellfußfortsätze* zu breiten Zytoplasmaplatten als Sekundärphänomen der schweren Proteinurie. Die **Prognose** der Minimal-Change-Glomerulopathie, d. h. das Erreichen einer kompletten Remission, ist unter Corticosteroid-Therapie gut, allerdings kommt es bei 51% der Erwachsenen und bei 71% der Kinder zu Rezidiven.

Fokal-segmentale Glomerulosklerose und Hyalinose (FSGH). Die Diagnose erfolgt histologisch: Es finden sich segmentale glomeruläre Veränderungen mit *kollabierten Kapillaren* und *Adhäsionen* zwischen den glomerulären Kapillarschlingen und der Bowman-Kapsel. Die FSGH kommt idiopathisch, bei Minimal-change-Glomerulopathie, bei mesangialer proliferativer Glomerulonephritis oder einer anderen Glomerulopathie (z. B. IgA-Nephropathie), bei HIV oder intravenösem Heroinkonsum vor. Die **Prognose** der FSGH ist schlecht, nur wenige Patienten sprechen auf eine Therapie an.

Membranöse Glomerulopathie (MN). Sie ist histologisch gekennzeichnet durch *Verdickung der glomerulären Basalmembran* und durch subepitheliale *Immunkomplexablagerungen* ohne wesentliche Zeichen einer Proliferation. Sie ist die häufigste Ursache des idiopathischen nephrotischen Syndroms im Erwachsenenalter. Eine partielle oder komplette Spontanremission tritt in 30–65% der Fälle auf. Die **Prognose** der MN ist ohne Behandlung bei Kindern sehr gut; weniger als 5% entwickeln innerhalb von 5 Jahren eine Niereninsuffizienz und über 90% haben nach 10 Jahren noch eine gute Nierenfunktion. Bei Erwachsenen ist heutzutage die Lebenserwartung gleich gut wie bei der gleichaltrigen Normalbevölkerung. Wenn eine terminale Niereninsuffizienz entsteht, entwickelt sich diese meistens innerhalb von 3 Jahren nach Beginn der Krankheit. Patienten, die länger als 5 Jahre nach Ausbruch der Krankheit eine gute Nierenfunktion haben und weniger als 10 g Proteinurie/Tag aufweisen, haben eine sehr gute Prognose. Kriterien für einen ungünstigen Krankheitsverlauf sind:

- männliches Geschlecht,
- Alter > 50 Jahren,
- > 10 g Proteinurie/Tag,
- Hochdruck,
- erhöhtes Serumkreatinin bei Diagnosestellung,
- Hypercholesterinämie,
- Hypertriglyzeridämie und
- histologischer Nachweis von interstitieller Fibrose und Tubulusatrophie.

Glomerulopathien mit isolierter glomerulärer Hämaturie

Fast alle oben erwähnten glomerulären Erkrankungen können sich auch mit Hämaturie, aber *ohne* Proteinurie, Verlust von Nierenfunktion und Hochdruck manifestieren. Die meisten Patienten mit isolierter mikroskopischer oder makroskopischer glomerulärer Hämaturie haben entweder eine IgA-Nephropathie oder eine Nephropathie mit Verschmälerung der glomerulären Basalmembranen („Thin Basement Membrane Nephropathy").

Evidenzbasierte Therapie der primären Glomerulopathien

Therapie der rapid progredienten Glomerulonephritis (RPGN)

Das **Ziel der Therapie** liegt darin, die Nierenfunktion wiederherzustellen, zu erhalten oder maximal zu verbessern.

RPGN Typ I. Bei Typ-I-RPGN wird eine **Methylprednisolon-Stoßtherapie** (500 – 1000 mg /Tag i. v. für 3 Tage) zusammen mit **Cyclophosphamid** (3 mg/kgKG/Tag) und **Azathioprin** (1 mg/kgKG/Tag) verabreicht ✓✓. Bei Patienten über 55 Jahren sollte Azathioprin vermieden und Cyclophosphamid mit 2 mg/kgKG/Tag dosiert werden, weil sonst die Gefahr einer Knochenmarkaplasie steigt. Zusätzlich sollten **Plasmapheresen** durchgeführt werden, um die Antibasalmembran-Antikörper (anti-GBM-Antikörper) aus dem Blut zu entfernen ✓✓. Die Therapie ist nach Auftreten einer Oligurie oder ab einem Serumkreatinin-Wert > 6 mg/dl (530 µmol/l) meistens nicht mehr effektiv. Im Anschluss an die Stoßtherapie wird eine orale Prednisonmedikation (1 mg/kgKG/Tag) zur Unterdrückung der Antikörperproduktion fortgeführt. Während der Therapie werden Blutbild, Nierenfunktion, Lungenfunktion und die anti-GBM-Antikörper-Titer regelmäßig kontrolliert. Nach 8 Wochen werden Cyclophosphamid und Azathioprin abgesetzt und die Dosierung von Prednison allmählich reduziert. Die Dauer der Plasmapherese wird anhand des Verlaufs der anti-GBM-Antikörper-Titer bestimmt.

RPGN Typ II. Für die Therapie der RPGN Typ II existieren keine kontrollierten Studien. Meistens wird mit einer **Methylprednisolon-Stoßtherapie** (vgl. oben) begonnen. Anschließend wird die Behandlung mit **Prednison** oral weitergeführt: Zunächst für 14 Tage 2 mg/kgKG jeden zweiten Tag, während des folgenden Monats 1,75 mg/kgKG jeden zweiten Tag und dann für 3 Monate 1,5 mg/kgKG jeden zweiten Tag. Bei Patienten über 60 Jahren wird niedriger dosiert.

RPGN Typ III. Die RPGN Typ III wird auf jeden Fall mit **Cyclophosphamid** und **Corticosteroiden** therapiert. Nach 3 Monaten kann Cyclophosphamid durch **Azathioprin** ersetzt werden ✓. Die meisten Studien zeigen eine Überlebensrate der Patienten nach 2 Jahren von 75 %.

Therapie der akuten postinfektiösen Glomerulonephritis

Das **Therapieziel** liegt in der vollständigen Eliminierung des Krankheitsbildes durch Beseitigung der zugrunde liegenden Infektion.

Die akute postinfektiöse GN wird durch eine **antibiotische Therapie** des vorliegenden Infektes behandelt. Außerdem werden eventuell infizierte Kunststoffprothesen, die eine permanente Infektquelle darstellen können, entfernt. Es gibt keine Studien, die einen Nutzen von Immunsuppression oder Plasmapherese bei postinfektiöser Glomerulonephritis belegen ✗.

Therapie der IgA-Nephritis

Das **Therapieziel** bei einer IgA Nephritis ist im Wesentlichen eine Verzögerung der Krankheitsprogression.

Therapiert wird sie vor allem **symptomatisch** (vgl. Kapitel 4.1). Zahlreiche weitere Therapieansätze (glutenfreie Diät, Fischöl, Cromoglykat, Mycophenol Mofetil, Cyclophosphamid, Dipyridamol, Antikoagulanzien, prophylaktische antibiotische Therapie, Tonsillektomie und Plasmapherese) wurden versucht. Die Gabe von Immunsuppressiva ist noch immer umstritten ✗✓, obwohl es inzwischen eine prospektive, randomisierte Studie gibt, die belegt, dass bei proteinurischen Patienten mit IgA-Nephropathie eine Therapie mit drei intravenösen Prednisonstößen, gefolgt von einer 6-monatigen Behandlung mit oralen Steroiden die Progression reduziert. Bei Patienten mit einer schnell-progressiven IgA-Nephropathie mit extrakapillarer Proliferation in der Nierenbiopsie empfehlen wir die Kombination von Methylprednisolon, Cyclophosphamid und Plasmapherese.

Die IgA-Nephritis ist weltweit die häufigste Nierenerkrankung. Es gibt noch immer keine spezifische Behandlung.

Therapie der membranoproliferativen Glomerulonephritis

Für die membranoproliferative Glomerulonephritis existiert keine spezielle Therapie.

Therapie der Minimal-Change-Glomerulopathie

Therapieziel. Im Rahmen der Therapie wird angestrebt, eine Remission der Krankheit zu erreichen und die Häufigkeit und Frequenz von Rezidiven möglichst zu minimieren.

Corticosteroidtherapie. Die Minimal-Change-Glomerulopathie spricht gut auf eine Therapie mit Corticosteroiden an. Der Verlauf dieser Therapie ist gekennzeichnet durch Spontanremissionen und Rezidive. Dauer und Dosierung der Corticosteroidtherapie sind nicht vollkommen standardisiert. Erwachsene erhalten initial 1 – 2 mg/kgKG/Tag, die Remissionsinduktion kann – meist länger als bei Kindern – bis zu 20 Wochen dauern. Bei Kindern beginnt man mit 60 mg/m^2/Tag Prednison oder Prednisolon. Die Behandlung sollte nicht früher als 4 Wochen nach Erreichen einer kompletten Remission abgesetzt werden. Kinder, die nach 8 Wochen noch nicht auf die Behandlung angesprochen haben, sind „Non-Responder" oder „Steroid-resistent". In diesen Fällen kann die Dosierung schnell gesenkt werden (s. u.). Trotzdem besteht die Möglichkeit, dass einige dieser Patien-

ten auf eine höhere Dosierung, die über längere Zeit gegeben wird, ansprechen.
Bei 92% der Kinder und 85% der Erwachsenen wird innerhalb von 4 Wochen eine komplette Remission erreicht. 71% der Kinder und 51% der Erwachsenen bekommen ein Rezidiv. Wenn das erste Rezidiv innerhalb von 6 Monaten nach der ersten Remission auftritt, gehört der Patient wahrscheinlich zur Gruppe der „Frequent Relapsers" und die spätere Entwicklung einer fokal-segmentalen Glomerulosklerose ist wahrscheinlicher. Es muss dann zwischen den Gefahren einer chronischen Steroidtherapie und denen des nephrotischen Syndroms abgewogen werden. Es ist nachgewiesen, dass die Therapie mit Prednison (jeden zweiten Tag 35 mg/m^2 bei Kindern oder 0,8 – 1,0 mg/kgKG bei Erwachsenen) für 6 Monate die Zahl der Rezidive senkt ✓.

Die **weitere Behandlung** bei Steroid-resistenten Patienten und bei „Frequent Relapsers" kann sehr problematisch sein. Es gibt folgende Möglichkeiten:

- **symptomatische Therapie** des nephrotischen Syndroms (vgl. Kapitel 4.1).
- Eine additive Therapie mit **alkylierenden Substanzen** wie Cyclophosphamid oder Chlorambucil führt zu länger anhaltenden Remissionen bei „Frequent Relapsers" und kann das nephrotische Syndrom bei steroidresistenten Patienten steroidempfindlich machen ✓. Diese sehr toxischen Medikamente sollten nicht länger als 8 – 12 Wochen verordnet werden.
- Die Anwendung von **Cyclosporin A** als Medikament beim nephrotischen Syndrom wird noch immer kontrovers diskutiert ✗✓. In manchen Fällen spricht es gut an, allerdings kommt es nach Absetzen meistens zu Rezidiven. Um einer chronischen Nephrotoxizität vorzubeugen, sollte Cyclosporin nicht höher als 5 mg/kgKG/Tag dosiert werden.

Therapie der fokal-segmentalen Glomerulosklerose und Hyalinose (FSGH)

Das **Therapieziel** bei der FSGH ist eine Verzögerung der fortschreitenden Zerstörung des Nierengewebes. Eine komplette Heilung kann meistens nicht erwartet werden.

Die Prognose der FSGH ist ungünstig, obwohl eine kleine Prozentzahl der FSGH-Patienten mit einer selektiven Proteinurie auf **Corticosteroide** ansprechen kann. Meistens führt die Krankheit zu einem progressiven Verlust der Nierenfunktion, Hochdruck und Proteinurie. Auch eine **Cyclophosphamid-Therapie** zeigt keine günstigen Ergebnisse. Mit **Cyclosporin A** kann man bei 25 – 40% der Patienten die Proteinurie reduzieren, aber sie rezidiviert sofort nach dem Absetzen. Eine Behandlung mit **NSAIDs** oder **ACE-Hemmern** ist bei manchen Patienten indiziert ✓. NSAID-Gabe kann auch bei Patienten mit Rezidiv im Transplantat erfolgreich sein ✓.

Therapie der membranösen Glomerulopathie (MN)

Therapieziel. Wegen der hohen spontanen Remissionsrate dieser Erkrankung, beschränkt sich die Behandlung bei Patienten mit mäßiger Proteinurie und normaler Nierenfunktion auf symptomatische Maßnahmen. Nur bei Patienten mit schlechter Prognose therapiert man mit Immunsuppressiva, um einem Verlust der Nierenfunktion vorzubeugen.

Es existiert kein Konsens über die optimale Therapie bei MN ✗✓. Eine orale Steroidmonotherapie wird nicht mehr empfohlen ✗✗. Andere Therapiemöglichkeiten sind eine alleinige **symptomatische Therapie** (vgl. Abschnitt 4.1), eine kombinierte **Steroid-Chlorambucil-Therapie** nach Ponticelli, eine kombinierte **Steroid-Cyclophosphamid-Therapie** oder eine Therapie mit **Cyclosporin A**.
Das **Ponticelli-Schema** entspricht einer 6-monatigen Therapie: Zunächst für 3 Tage 1 g/Tag *Methylprednisolon-Stoßtherapie*, dann orale *Prednisolongabe* (0,4 mg/kgKG/Tag) über 27 Tage und alternierend im zweiten Monat *Chlorambucil* 0,2 mg/kgKG/Tag. Mit diesem Schema hatten nach 10 Jahren in der Verumgruppe 88% der Patienten eine Remission und in der Kontrollgruppe 47% ✓. Allerdings war der Verlauf in der Kontrollgruppe dieser Studie wesentlich schlechter als in vergleichbaren anderen Studien.
Andere Studien zeigen einen Benefit einer Kombinationstherapie mit *Cyclophosphamid-Prednisolon* ✓. Eine eindeutige Therapieempfehlung kann also zur Zeit noch nicht erteilt werden. Auf jeden Fall sollte eine *zytostatische Behandlung* früh begonnen werden und sich auf Patienten mit schlechter Prognose beschränken.

> *Patienten mit membranöser Glomerulopathie und einer guten Prognose (s. Grundlagenteil) sollten keine Corticosteroid- oder Cyclophosphamid-Therapie erhalten ✗✗.*

Therapie der Glomerulopathien mit isolierter glomerulärer Hämaturie

Wegen der günstigen Prognose ist bei isolierter glomerulärer Hämaturie keine Therapie indiziert ✓✓.

Fallgeschichte 4.1: Membranöse Glomerulonephritis

Vorgeschichte und Anamnese: Eine 53-jährige Patientin befindet sich viereinhalb Wochen in stationärer Behandlung. Während des Krankenhausaufenthaltes fällt auf, dass die Patientin Eiweiß mit dem Urin ausscheidet. Eine daraufhin durchgeführte Nierenbiopsie erbringt den Nachweis einer membranösen Glomerulopathie Stadium I bis II mit geringgradiger interstitieller Fibrose und Tubulusatrophie. (Ein exemplarischer histopathologischer Befund bei membranöser Glomerulonephritis ist in **Abb. Fall 4.1** dargestellt.) Die Ursache der Glomerulonephritis

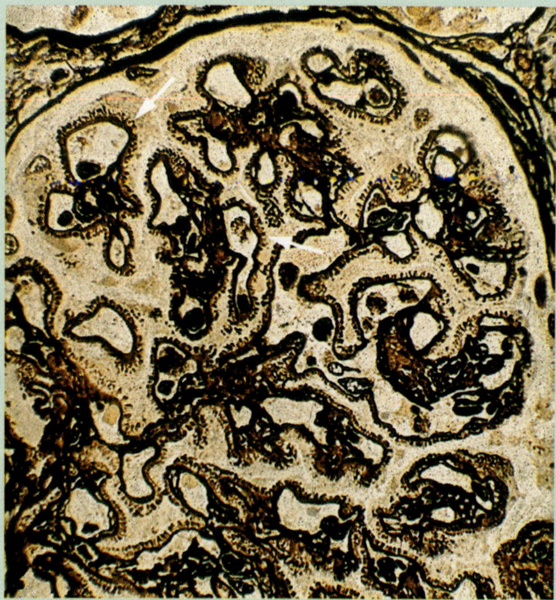

Abb. Fall 4.1 **Histologischer Befund bei membranöser Glomerulonephritis.** Charakteristisch ist die zahnradartige Deformierung der glomerulären Basalmembran durch Spike-artige Basalmembranneubildungen (Pfeile) (Methenaminsilber-Reaktion, Vergr. 1 : 500).

bleibt ungeklärt. Als weitere Diagnosen sind eine Refluxösophagitis Grad I, eine arterielle Hypertonie und eine Adipositas bekannt.
Der nephrologische Konsiliararzt empfiehlt eine Therapie nach dem Ponticelli-Schema (vgl. oben), die noch während des Krankenhausaufenthaltes eingeleitet wird.
Nach Entlassung stellt sich die Patientin bei einem anderen Nephrologen vor, um eine zweite Meinung einzuholen. Sie nimmt zu diesem Zeitpunkt folgende Medikamente ein: Metoprolol 47,5 mg 1 – 0-1, Hydrochlorothiazid 25 mg 1 – 0-0, Calcium-Brause 1 – 0-0, Kalinor-Brause 1 – 0-0, Methylprednisolon 48 mg 1 – 0-0.

Befunde:
Inspektorisch und palpatorisch sind Ödeme erkennbar, die Patientin ist adipös (116 kg bei einer Größe von 156 cm).
Labor: Harnstoff 24 mg/dl, Kreatinin 0,77 mg/dl, Kalium 3,4 mmol/l, Albumin 27 g/l, Cholesterin 267 mg/dl.
24-h-Urin: 3200 ml, 5,8 g Eiweiß.
Kreatinin-Clearance 100 ml/min, Urinsediment normal.

Weitere Therapie: Die Patientin hat unter der derzeitigen Medikation einen normalen Blutdruck sowie ein normales Serumkreatinin. Da die Nierenbiopsie überdies nur eine geringfügige interstitielle Fibrose sowie Tubulusatrophie gezeigt hatte und die Patientin weiblich ist, ist die Prognose bezüglich des weiteren Spontanverlaufs der membranösen Glomerulonephritis günstig einzuschätzen (vgl. S. 134). Deshalb empfiehlt der ambulante Nephrologe, die Steroide abzusetzen und die Behandlung nach dem Ponticelli-Schema einzustellen.
Nach Absetzen der Corticosteroide wird die Patientin zunächst mit Ramipril weiterbehandelt. Die Proteinurie geht kontinuierlich zurück auf Werte unter 0,1 g/24 h. Ein Jahr später wird aufgrund von Hustenbeschwerden Enalapril gegen Losartan (100 g) ausgetauscht.
Dreieinhalb Jahre später wird die Patientin immer noch mit Losartan 100 mg behandelt. Der RR beträgt 130/80, die Proteinurie 0,05 g/24 h, das Serum-Kreatinin 0,89 mg/dl. Dieser Fall illustriert, dass man das Ponticelli-Schema nur dann einsetzen sollte, wenn die Prognose eines Patienten mit membranöser Glomerulonephritis schlecht ist.

4.2.2 Sekundäre Glomerulopathien

Grundlagen

Zu den sekundären Glomerulopathien bei **Autoimmunerkrankungen** werden die Glomerulonephritiden bei systemischem Lupus erythematodes (*SLE*), bei *rheumatischen Erkrankungen* („mixed connective tissue disease", rheumatoide Arthritis, Sjögren-Syndrom, Sklerodermie und Vaskulitiden) und die Glomerulonephritis bei *Kryoglobulinämie* gezählt.
Außerdem treten sekundäre Glomerulopathien im Rahmen einer **Mikroangiopathie** in Erscheinung. Dazu gehören Glomerulopathien bei hämolytisch-urämischem Syndrom (**HUS**) und bei thrombotisch-trombozytopenischer Purpura (**TTP**).

Schließlich soll auch auf die **diabetische Nephropathie** und die Nierenbeteiligung bei **Paraproteinämien** und **Amyloidose** eingegangen werden.

Glomerulonephritis bei rheumatisch-immunologischen Erkrankungen

Systemischer Lupus erythematodes (SLE). Die Diagnose SLE wird aufgrund klinischer Symptome und Laborkriterien gestellt (1971 von der American Rheumatism Association (ARA) aufgestellt und 1982 revidiert). Für weitere Information zu den diagnostischen Kriterien, zur Immunpathogenese und zur histologischen Einteilung sei auf spezielle Nephrologie-Bücher verwiesen. Weil die Klassifikation einer Lupusnephritis direkte Bedeutung für die Therapie hat, wird sie in Tabelle 4.**3** dargestellt.

Mixed connective Tissue Disease (MCTD) oder Sharp-Syndrom. Dies ist eine Krankheit mit Symptomen, die denen bei SLE, Polymyositis und Sklerodermie ähneln. Die meisten Patienten weisen Antikörper gegen das ribonukleaseempfindliche nukleäre Antigen nRNP auf. Bei 15% der Patienten sind die Nieren betroffen; meistens verläuft die Nierenkrankheit recht milde.

Rheumatoide Arthritis. Die rheumatoide Arthritis ist eine chronisch verlaufende *Erkrankung der Gelenke* unklarer Ätiologie. Renale Komplikationen sind relativ selten, sie können Folge der Krankheit oder der Therapie sein. Bei schwerer und langdauernder rheumatoider Arthritis kann eine Amyloidose auftreten. Daneben kann auch eine Glomerulonephritis vorkommen, am häufigsten wird eine mesangial-proliferative Glomerulonephritis mit glomerulären Ablagerungen von IgM und C3-Komplement beobachtet.

Sjögren-Syndrom. Diese chronische Autoimmunerkrankung ist durch *lymphozytäre Infiltration* und *Fibrose* exokriner Drüsen (insbesondere der Speicheldrüsen) sowie das Auftreten von *Autoantikörpern* charakterisiert ist. Bei ungefähr einem Drittel der Patienten treten früher oder später renale Komplikationen auf. Histologisch kann man eine lymphoplasmazelluläre Infiltration des Interstitiums oder eine Immunkomplex-Glomerulonephritis finden. Klinisch führt die interstitielle Nephritis häufig zur distalen *tubulären Azidose* (Typ I). Daneben kann auch ein *Fanconi-Syndrom*, ein *nephrogener Diabetes insipidus* oder eine *Hypokaliämie* entstehen.

Tab. 4.3 **Klassifikation der Lupus-Glomerulonephritis nach der International Society of Nephrology/Renal Pathological Society 2004**

I	Minimale mesangiale Lupus-Nephritis – Lichtmikroskopie normal, mesangiale Ablagerungen in IF und/oder EM
II	Mesangial proliferative Lupus-Nephritis – mesangiale Verbreiterung mit Immunglobulinablagerungen
III	Fokale Lupus-Nephritis, betrifft < 50% der Glomeruli – III (A) aktive Läsionen: fokale proliferative Lupus-Nephritis – III (A/C) aktive und chronische Läsionen – III (C) chronische inaktive Läsionen mit glomerulären Narben: fokal sklerosierende Lupus-Nephritis
IV	Diffuse Lupus-Nephritis (LN), betrifft > 50% der Glomeruli, meistens mit diffusen, subendothelialen Immunablagerungen – IV-S diffus segmental (> 50% der Glomeruli hat segmentale Läsionen) – IV-G diffus global (> 50% der Glomeruli hat globale Läsionen) – IV-S (A) aktive Läsionen: diffus segmentale proliferative LN – IV-G (A) aktive Läsionen: diffus globale proliferative LN – IV-S (A/C) aktive und chronische Läsionen: diffuse global proliferative und sklerosierende LN – IV-S (C) chronische inaktive Läsionen mit Narben: diffuse segmental sklerosierende LN – IV-G (C) chronische inaktive Läsionen mit Narben: diffus global sklerosierende LN
V	Membranöse Lupus-Nephritis
VI	Fortgeschrittene sklerosierende Lupus-Nephritis

Sklerodermie. Die Sklerodermie (oder *progressive Systemsklerose*) ist eine durch ausgeprägte *Fibrose* gekennzeichnete Systemerkrankung aus dem rheumatischen Formenkreis mit Befall der Haut und zahlreicher viszeraler Organe.
Gemäß histologischer Kriterien besteht bei 50 – 70% der Patienten eine Nierenbeteiligung. Bei 10 – 20% der Patienten entsteht eine renale Krise mit akuter Niereninsuffizienz, maligner Hypertonie, eventuell einer mikroangiopathischen hämolytischen Anämie und gelegentlicher Thrombopenie. Renale Krisen treten insbesondere bei Patienten mit ausgedehntem Hautbefall, mit nachgewiesenen Antikörpern gegen Topoisomerase-1 mit HLA BW 35, DR3, DR5, bei Menschen mit schwarzer Hautfarbe und nach Einnahme von Cyclosporin A auf.

Vaskulitis ist eine Entzündung der Gefäßwand, die nach der seit 1994 existierenden „Chapel Hill Classification“ entsprechend der Größe der beteiligten Gefäße eingeteilt wird.
Eine renale Beteiligung kann bei der klassischen **Polyarteriitis nodosa** (PAN)und bei **Vaskulitiden der kleinen Gefäßen** (mit Ausnahme der kutanen leukozytoklastischen Vaskulitis) auftreten.

- **Polyarteriitis nodosa.** Die Polyarteriitis nodosa ist eine Autoimmun-Krankheit, die zu *nekrotisierenden Entzündungen* der kleinen und mittleren Arterien führt. Das Ausmaß der Krankheit kann von leichten Formen, bis hin zu Multiorganerkrankungen reichen. Dabei können alle Organe, außer der Lunge, betroffen sein.
- **Wegener-Granulomatose.** Hierbei handelt es sich um eine *granulomatöse Vaskulitis* mit Beteiligung des oberen und unteren Respirationstraktes, die zusammen mit rasch progredienter Glomerulonephritis mit Halbmondbildung auftritt. Bei 70 – 80% der Patienten können antineutrophile, zytoplasmatische Antikörper vom cANCA-Typ, die gegen Proteinase 3 gerichtet sind, nachgewiesen werden. Der Nachweis dieser Antikörper hat Bedeutung für die rechtzeitige Diagnosestellung.
- **Mikroskopische Polyangiitis (mPA).** Sie wird charakterisiert durch eine nekrotisierende Vaskulitis der kleinen Gefäße mit minimalen oder fehlenden Immunablagerungen, häufigem Auftreten einer nekrotisierenden Glomerulonephritis und einer Entzündung der pulmonalen Kapillaren. Das Krankheitsbild zeigt zahlreiche Ähnlichkeiten mit der Wegener-Granulomatose, Granulome fehlen jedoch. Bei mPA können bei 60 – 70% der Patienten Antikörper vom pANCA-Typ, die gegen Myeloperoxidase gerichtet sind, nachgewiesen werden.
- **Churg-Strauß-Syndrom.** Das Churg-Strauß-Syndrom ist definiert durch eine Anamnese mit Asthma, Atopie und einer allergischen Rhinitis, einer Eosinophilie, nekrotisierender Vaskulitis und Granulomen. Es kann zu einer eosinophilen Glomerulonephritis kommen. Häufig haben die Patienten flüchtige pulmonale Verschattungen.

- **Purpura Schönlein-Henoch.** Sie tritt vor allem bei Kindern und Jugendlichen auf und wird charakterisiert durch eine beinbetonte Purpura, Arthralgien insbesondere im Bereich der Knie- und Sprunggelenke, Abdominalschmerzen mit gastrointestinalen Blutungen und meist mild verlaufenden Glomerulonephritiden. Ablagerungen von C3 und IgA entlang der Gefäße und im Mesangium sind typisch. Die Glomerulonephritis ist histologisch identisch mit der IgA-Nephritis. Das Krankheitsbild heilt meistens spontan ab.

Kryoglobulinämie. Kryoglobuline (griech. *Kryos* = Kälte) sind Immunglobuline, die bei Körpertemperatur gelöst sind, jedoch bei kalten Temperaturen ausfallen. Bei erneutem Temperaturanstieg lösen sich die Ausfallprodukte wieder.
Früher wurde unterschieden zwischen der essenziellen (30% der Fälle) und der sekundären Kryoglobulinämie (70%, bei lymphoproliferativen- oder bei Autoimmunerkrankungen). Heutzutage wissen wir, dass die große Mehrzahl der Patienten Hepatitis-C-positiv ist, und dass der Hepatitis-C-Infektion eine pathogenetische Rolle bei der früher als „essenzielle" Kryoglobulinämie bezeichneten Krankheit zugeschrieben werden muss. Kryoglobulinämie bei Hepatitis C ist im Mittelmeerraum sehr häufig. Die Symptome sind Arthralgien und Fieber, Purpura (vor allem an den Beinen), Lymphadenopathie und Hepatosplenomegalie, Raynaud Syndrom und periphere Neuropathie. In der Niere kann bei 30–50% der Patienten eine diffuse proliferative Glomerulonephritis, eine membranproliferative Glomerulonephritis, seltener eine extrakapillär proliferative Glomerulonephritis, eine fokal-segmental proliferative GN oder eine membranöse GN nachgewiesen werden.

Glomerulonephritis bei Mikroangiopathie (HUS und TTP)

Die Glomerulonephritis bei thrombotischer Mikroangiopathie wird beobachtet bei **thrombotisch-trombozytopenischer Purpura** (TTP) und beim **hämolytisch-urämischen Syndrom** (HUS). Primär entsteht eine **Endothelschädigung**, wodurch sich sekundär ein Verschluss kleiner Gefäße mit nachfolgenden ischämischen Läsionen entwickelt.

- Die **TTP** ist charakterisiert durch Thrombozytopenie, akutes Nierenversagen, hämolytische Anämie, diffuse Thrombenbildung in Herz, Pankreas, Nebennieren, ZNS und Nieren, sowie neurologische Symptome und Fieber.
- Das **HUS** ist charakterisiert durch Thrombozytopenie, akutes Nierenversagen, hämolytische Anämie und renale Thromben in den Arteriolen und Glomeruli. Im Kindesalter kann das HUS nach einer Diarrhoe-Episode, meist verursacht durch Escherichia coli Serotyp O157:H7, auftreten. Die von den Bakterien gebildeten Toxine binden in Darm und Niere an Glykolipidrezeptoren auf den Endothelzellen und schädigen sie dadurch.

HUS kann aber auch familiär (manchmal aufgrund eines Faktor-H-Defizits), sporadisch in der Schwangerschaft, nach Einnahme von Kontrazeptiva oder postpartal auftreten. Außerdem wird es nach Medikamenteneinnahme (Cyclosporin, Tacrolimus, OKT3, Ticlopidin, Chinin, Mitomycin, Cisplatinum), im Rahmen von Tumorerkrankungen, bei Systemerkrankungen wie SLE oder Sklerodermie und bei malignem Hochdruck beobachtet.

Diabetische Nephropathie

Die diabetische Nephropathie – vor allem die Nephropathie beim Typ-2-Diabetes – ist in Deutschland die häufigste Ursache der Niereninsuffizienz. Bei der Entstehung der diabetischen Nephropathie spielen wahrscheinlich genetische Faktoren, Hyperglykämie, Hochdruck und glomeruläre Hyperfiltration eine Rolle.
Es werden **4 Stadien** der diabetischen Nephropathie unterschieden (Tab. 4.**4**).

Die *Mikroalbuminurie* ist eines der ersten Zeichen der diabetischen Nierenkrankheit. Sie wird definiert als eine erhöhte Albuminausscheidung in 2 von 3 Sammelurinen in Abwesenheit einer manifesten Proteinurie. Obwohl die Patienten mit Mikroalbuminurie meistens später eine Proteinurie und Niereninsuffizienz entwickeln, kann die Mikroalbuminurie mit ganz strenger Blutdruck- und Glucoseeinstellung manchmal noch reversibel sein. Dies trifft nicht für die manifeste Proteinurie zu. Wenn einmal eine Proteinurie bei Patienten mit Diabetes mellitus Typ 1 entstanden ist, nimmt die kardiovaskuläre Mortalität bei Frauen und Männern um das 75–100-fache zu. Bei Diabetes mellitus Typ 2 fehlen solche genauen Angaben, aber man weiß, dass die Mortalität bei Dialysepatienten mit diabetischer Nephropathie als Grundkrankheit ungefähr 30%/Jahr beträgt. Damit ist die **Prognose** der diabetischen Nephropathie vergleichbar mit der Prognose maligner Erkrankungen.

Nierenbeteiligung bei Paraproteinämien und Amyloidose

Paraproteine sind Produkte monoklonal proliferierender, beniger (benigne Paraproteinämie) oder maligner

Tab. 4.**4** **Stadien der diabetischen Nephropathie**

Stadium	GFR	Albuminurie	Blutdruck
1. Latenzphase	normal bis erhöht	negativ	normal
2. Mikroalbuminurie	erhöht bis normal	30–300 mg/Tag (20–200 µg/min)	normal bis erhöht
3. Proteinurie	normal bis erniedrigt	> 300 mg/Tag	erhöht
4. Niereninsuffizienz	< 15 ml/min	variabel	erhöht

(Multiples Myelom und Morbus Waldenström) Plasmazellen im Knochenmark. Sie enthalten entweder komplette Immunglobuline, nur Leichtketten ($\varkappa$ oder λ) oder nur schwere Ketten (γ, α oder μ).

Paraproteinämien können durch unterschiedliche **pathophysiologische Mechanismen** zur *Niereninsuffizienz*, zum *Nephrotischen Syndrom* oder zur proximalen tubulären Dysfunktion (*Fanconi-Syndrom*) führen:

- Ablagerungen von Paraproteinen *in den Tubuli* (*Myelom-Niere*) können zu akuter oder chronischer Nierenfunktionsstörung führen. Diese Krankheit kann durch Hyperkalzämie, Exsikkose, Kontrastmittel und Medikamente (Aminoglykoside, nichtsteroidale Antirheumatika) ausgelöst werden.
- Ablagerungen von Paraproteinen im Nieren-Gewebe im Rahmen einer *AL-Amyloidose* oder *Leichtkettennephropathie,* führen meistens zum nephrotischen Syndrom.
- Gefilterte Leichtketten (insbesondere $\varkappa$-Ketten) können tubuläre Funktionsstörungen verursachen. Beim *Fanconi-Syndrom* entstehen eine renale tubuläre Azidose, ein renaler Phosphatverlust und eine Osteomalazie. Die *Leichtkettenproteinurie* ist die häufigste Ursache eines Fanconi-Syndroms bei Erwachsenen.

Prognose. Die benigne Paraproteinämie verläuft meistens ohne Komplikationen. Die mediane Überlebenszeit bei Patienten mit multiplem Myelom beträgt dagegen mit und ohne Nierenbeteiligung nur 14 bzw. 34 Monate.

Evidenzbasierte Therapie der sekundären Glomerulopathien

Systemischer Lupus erythematodes (SLE)

Die Therapie der Lupusnephritis richtet sich nach der WHO-Klassifikation. Nur zur SLE-Nephritis der WHO-Klasse III/IV gibt es eine beschränkte Zahl von prospektiven Studien, für die anderen WHO-Klassen beruhen die Empfehlungen auf nicht-randomisierten Studien.

Klasse I. Bei Klasse-I-Nephritis ist keine spezifische „renale" Therapie notwendig.

Klasse II. Patienten mit einer Klasse-II-Nephritis sprechen im Allgemeinen auf eine Monotherapie mit **Corticosteroiden** gut an. Regelmäßige Kontrollen von Nierenfunktion, Blutdruck, anti-dsDNA-Titer und Urinsediment sind notwendig, weil ein Übergang zu ungünstigen Typen der Nephritis möglich ist.

Klassen III und IV. Aus Studien der „National Institutes of Health" (NIH) in den USA und aus verschiedenen Meta-Analysen geht hervor, dass die Prednison-Monotherapie zur Behandlung der aktiven Klasse-III- und -IV-Lupusnephritis nicht ausreicht ✗. Die Gabe eines zytotoxischen **Immunsuppressivums** (Cyclophosphamid oder Azathioprin) ist indiziert, weil so die Entstehung von chronischen Läsionen wie tubulo-interstitieller Fibrose und Glomerulosklerose vermieden und damit bei einer kleineren Patientenzahl letztendlich Dialysepflichtigkeit verhindert werden kann. In Studien konnte gezeigt werden, dass eine monatliche intravenöse Gabe von Cyclophosphamid genauso effektiv aber nebenwirkungsärmer ist als eine orale Therapie ✓. Sowohl in der NIH-Studie als auch in mehreren Meta-Analysen war Cyclophosphamid jedoch nicht effektiver als Azathioprin (Therapiemöglichkeiten vgl. Tab. 4.5) ✗✗.

Tab. 4.5 **Alternative Behandlungsprotokolle bei der Lupus-GN in Stadium III - IV**

Methylprednisolon i. v., Azathioprin und Prednison
– Methylprednisolon: 1 g an Tag 0, 1, 2 /14, 15, 16 und 42, 43, 44 – Azathioprin: 2 mg/kgKG/Tag; Dosisreduktion bei Leukozyten $< 3{,}0 \cdot 10^9$/l oder Thrombozyten $< 100 \cdot 10^9$/l – Prednison: 20 mg/Tag über einen Zeitraum von 6 Monaten, zunächst 4 Wochen 15 mg, anschließend für 36–42 Monate 10 mg/Tag
Cyclophosphamid i. v. und Prednison
– In den ersten 6 Monaten monatlich 0,75 g/m²KOF Cyclophosphamid i. v. bei GFR > 30 ml/min – bei GFR < 30 ml/min zunächst für 18 Monate jeweils 1 x alle 3 Monate 0,5 g/m²KOF Cyclophosphamid, nach 24 Monaten täglich Azathioprin 2 mg/kgKG für weitere 24 Monate – Prednison: in den ersten 4 Wochen 60 mg/Tag, danach für 4 Wochen 40 mg/Tag, dann schrittweise Reduktion der Prednisongabe und Ausschleichen je nach Klinik

Bei der **Cyclophosphamid-Infusion** sollte zum Schutz vor hämorrhagischer Zystitis immer auf eine ausreichende Flüssigkeitszufuhr und die Gabe von 2-Mercapto-Ethan-Sulfonat (MESNA) geachtet werden ✓✓.

Eine zusätzlich zur Steroid-Cyclophosphamid-Bolustherapie durchgeführte **Plasmapherese** ist nicht evidenzbasiert ✗. Sie ist jedoch möglich bei Patienten mit dem „Catastrophic Antiphospholipid Syndrom", das bei Patienten mit Anti-Phospholipid-Antikörpern oder einem Lupusantikoagulanz auftreten kann ✗✓. Diese schwere Erkrankung ist gekennzeichnet durch akute Niereninsuffizienz, malignen Hochdruck und Organversagen, das durch eine thrombotische Mikroangiopathie verursacht wird (Darminfarkte, Gangrän der Gliedmaßen, Livedo reticularis, Akrozyanose, Myokardinfarkt, neurologische Symptome). Hier empfiehlt sich zusätzlich die Durchführung einer **Langzeit-Antikoagulation** mit Marcumar, wobei eine INR von 2,5 – 3 angestrebt wird ✗✓.

Klasse V. Prospektive kontrollierte Studien liegen im Moment für die Therapie einer membranösen Lupusnephritis (WHO-Klasse V) nicht vor ≈. Wenn proliferative Komponenten in der Biopsie nachweisbar sind, kann entsprechend Klasse IV behandelt werden, ansonsten kann eine **Steroidmonotherapie** versucht werden. Alternativ kann mit **Cyclosporin A** oder **Mycophenol Mofetil** therapiert werden.

Klasse VI. Bei WHO-Klasse-VI-Lupusnephritis ist fraglich, inwieweit eine immunsuppressive Therapie noch

sinnvoll ist. Bei Patienten mit einer tubulointerstitiellen Lupusnephritis ist eine **Methylprednisolon-Stoßtherapie** (1 g/Tag für 3 Tage) meistens erfolgreich ✗✓.

Weitere Therapieformen. Zahlreiche andere immunsuppressive Therapien wurden bei Lupusnephritis versucht, aber nicht in kontrollierten Studien evaluiert. **Chlorambucil** ist wahrscheinlich nicht wirksamer als Cyclophosphamid, besitzt aber wesentlich mehr Nebenwirkungen. **Cyclosporin A** kann bei membranöser Lupusnephritis zur Reduktion der Proteinurie verwendet werden ✗✓. **Mycophenol Mofetil** wird zur Zeit noch in Studien untersucht, die ersten Ergebnisse sehen vielversprechend aus.
Bei SLE-Patienten, die bei einer schon zuvor eingeschränkten Nierenfunktion ein Rezidiv entwickeln, scheint eine aggressive Immunsuppression nicht sinnvoll. Als Therapiemöglichkeiten stehen hier eine Nierentransplantation oder die Nierenersatztherapie mit einer relativ guten Langzeitprognose zur Wahl. Bei Dialysepatienten kann eine signifikante Abnahme der extrarenalen Symptome beobachtet werden.

Mixed connective tissue disease (MCTD)

Die Mehrzahl der Patienten kann mit einer **Prednison-Monotherapie** ausreichend therapiert werden, ansonsten werden Protokolle entsprechend der WHO-Klasse-IV-Lupusnephritis eingesetzt.

Rheumatoide Arthritis

Eine spezifische Therapie existiert nicht. Bei Therapie mit **Gold** oder **D-Penicillamin** kann ebenfalls eine membranöse Glomerulonephritis entstehen, die allerdings selten geworden ist, da beide Substanzen heute zum größten Teil durch **Methotrexat** aus der Basistherapie verdrängt wurden. Eine chronische interstitielle Nephritis als Folge des häufigen Analgetikaabusus findet man autoptisch bei 10–20% aller Patienten.

Sjögren-Syndrom

Die Azidose wird symptomatisch mit **Na-Bicarbonat** therapiert ✗✓. Bei sehr schwerem Sjögren-Syndrom und (aktiver) systemischer Beteiligung sind Steroide (0,5–1 mg/kgKG/Tag) indiziert. Bei besonders schweren Fällen kann eventuell zusätzlich mit Cyclophosphamid therapiert werden ✗✓.

Sklerodermie

Eine aggressive Behandlung des Blutdrucks mit **ACE-Hemmern** verbessert die Prognose auch bei normotensiven Patienten ✓. Daneben eignen sich besonders **Calciumantagonisten** zur antihypertensiven Therapie, da diese ein Raynaud-Phänomen günstig beeinflussen können ✓.

Vaskulitis

Polyarteriitis nodosa. Die klassische Polyarteriitis nodosa wird meist mit **Corticosteroiden** behandelt ✓. Man beginnt mit einer Dosierung von 1 mg/kgKG/Tag und reduziert die Dosis dann entsprechend der Klinik. In besonders schweren Fällen kann – genauso wie bei Vaskulitis der kleineren Gefäße – zusätzlich mit **Cyclophosphamid** oder **Azathioprin** therapiert werden ✓ (vgl. auch die Behandlung bei Morbus Wegener). Eine Behandlung mit Plasmapherese bringt nachgewiesenermaßen keine Besserung ✗.
Patienten mit Polyarteriitis nodosa, die Hepatitis-B-positiv sind, sollten **antiviral** therapiert werden. Am besten wird Interferon mit Adefovir kombiniert (vgl. S. 242 ff.).

Wegener-Granulomatose und Mikroskopische Polyangiitis (mPA). Die Wegener-Granulomatose und die mPA werden gleich behandelt. Wichtig ist ein möglichst früher Therapiebeginn, um die durch Gewebenekrosen bedingten Spätfolgen wie Nasendeformitäten, Trachealstenosen, Lungenfunktionseinschränkungen und Niereninsuffizienz zu minimieren.
Wichtigstes **Therapieziel** ist zunächst die Induktion einer Remission. Dazu werden die Patienten mit oraler Gabe von **Cyclophosphamid** (2–2,5 mg/kgKG/Tag) therapiert✓✓. Auch kann das Medikament wie bei der Lupus-Nephritis intravenös gegeben werden. Zur Remissionserhaltung ist Cyclophosphamid nur bedingt geeignet, da es häufig zu Rezidiven kommt und Cyclophosphamid zahlreiche Nebenwirkungen hat, wie z. B. hämorrhagische Zystitis, Harnblasenkarzinome, Knochenmarksuppressionen, Amenorrhö, Sterilität, Infektionen und Neoplasien. Deshalb können die Patienten nach 3 Monaten Therapie mit Cyclophosphamid bei Vorliegen einer Remission auf eine **Azathioprin-Dauertherapie** umgesetzt werden ✓. Auch mit Mycophenol Mofetil als Dauertherapie sind sehr gute Ergebnisse beschrieben ✓.
Bei therapieresistenten Fällen nach Cyclophosphamid-Steroid-Therapie kann mit einem **polyklonalen Antithymozytenglobulin** oder Desoxyspergualin manchmal doch noch eine Remission induziert werden ✓. Bei einer rasch-progredienten Glomerulonephritis oder lebensbedrohlichen Komplikationen kann die Behandlung mit **Plasmapherese** und **Methylprednisolon**-Stößen ergänzt werden ✓.
Bei Patienten ohne Nierenbeteiligung können Steroide auch mit Methotrexat kombiniert werden ✓.
Obwohl bei der Wegener-Granulomatose alle Patienten mit schweren Krankheitsmanifestationen anfangs mit Cyclophosphamid und Corticosteroiden therapiert werden sollen, kann man die Patienten nach 3-monatiger Therapie auf eine weniger toxische Dauertherapie umstellen ✓.

> *Anfangs immer Cyclophosphamid und Steroide einsetzen, dann auf eine weniger toxische Dauertherapie umsteigen!*

Da Rezidive bei Patienten mit Wegener-Granulomatose häufiger vorkommen, wenn die Nase mit Staphylococcus aureus besiedelt ist, sind regelmäßige Nasenabstriche indiziert. Bei positivem Ergebnis wird, auch wenn der Patient in Vollremission ist, entweder mit **Cotrimoxazol** oder **Turixin** Nasensalbe behandelt. Es ist in einer doppelblinden Plazebo-kontrollierten prospektiven Studie nachgewiesen, dass damit die Zahl der Rezidive – vor allem im HNO-Bereich – verringert werden kann ✓.

Churg-Strauß-Syndrom

Die Therapie mit **Corticosteroiden** (Prednison 1 mg/kgKG/Tag) hat die Prognose stark verbessert ✓. Bei einem schweren Krankheitsverlauf kann zusätzlich **Cyclophosphamid** oder **Mycophenol Mofetil** gegeben werden ✓. Bei ausgeprägter Eosinophilie ist wegen der Thrombosegefahr eine **Langzeit-Antikoagulation** mit Marcumar indiziert ✓.

Purpura Schönlein-Henoch

Bei starken Bauchbeschwerden oder Arthralgien können kurzfristig **Steroide** (0,5 mg/kgKG/Tag) gegeben werden, wobei noch unklar ist, inwieweit dadurch die Glomerulonephritis beeinflusst wird ✗✓.

Kryoglobulinämie

Das **Therapieziel** ist eine völlige Remission der Erkrankung.

Bei der Hepatitis-C-assoziierten Kryoglobulinämie ist eine antivirale Therapie mit Interferon-α indiziert ✓✓. Das Ansprechen auf die Therapie hängt mit dem Verschwinden des Hepatitis-C-Virus aus dem Blut zusammen. Es wird empfohlen, Interferon-α mit Ribavirin zu kombinieren. Es gibt noch keine Dateien über die Behandlung mit einer Kombination aus Ribavirin und „pegylated interferon", ein Interferonpräparat, das bei Hepatitis C eine höhere Erfolgsrate aufweist. In der Vergangenheit wurde mit Plasmapheresen, Pulse-Methylprednisolon und einer kombinierten Steroid-Cyclophosphamid-Gabe therapiert, aber der Nutzen dieser Behandlungen wurde nie belegt ✗.

Glomerulonephritis bei Mikroangiopathie (HUS und TTP)

Die Behandlung des klassischen HUS im Rahmen von E. coli-O157:H7-Infektionen beschränkt sich vor allem auf eine sorgfältige *Kontrolle des Wasser-Elektrolyt-Haushaltes*, weil sich das Nierenversagen erst 1 – 2 Wochen nach Einsetzen der Diarrhoe entwickelt. Im Falle eines Nierenversagens ist eine frühzeitige vorübergehende Dialysebehandlung indiziert. Studien zeigten keinen Benefit einer antibiotischen Behandlung ✗✗.
Bei Erwachsenen mit HUS/TTP werden meistens **Steroide** (200 mg Prednisolon/Tag) in Kombination mit **Plasmapherese** und der Gabe von thrombozytenarmem **Fresh-frozen-Plasma** verabreicht ✓. Bei Entwicklung einer Niereninsuffizienz und eines arteriellen Hypertonus sollte zusätzlich der Blutdruck streng eingestellt und dialysiert werden.
Bei Kindern ist noch keine günstige Wirkung von Plasmapherese oder der Gabe von Fresh-frozen-Plasma bzw. Immunglobulin gezeigt worden ✗✗.

Diabetische Nephropathie

Das **Therapieziel** bei der Behandlung der diabetischen Nephropathie ist die Verzögerung oder Hemmung des Eintritts der Krankheit in höhere Stadien.

Es gibt folgende therapeutische Möglichkeiten:
- Optimale Stoffwechselkontrolle,
- frühzeitige und intensivierte Hypertoniebehandlung,
- diätetische Proteinrestriktion,
- lipidsenkende Therapie.

Optimale Stoffwechselkontrolle verringert das Risiko diabetischer Patienten, eine Nephropathie zu entwickeln ✓✓. Normoglykämie kann die Hyperfiltration und Renomegalie verringern und die Mikroalbuminurie sogar unter die Nachweisgrenze senken. Außerdem kann sie der Progression von Stadium 1 nach 2 vorbeugen, und den Übergang von Stadium 2 nach 3 verzögern ✓✓.

Blutdrucksenkung. Die arterielle Hypertonie stellt ein großes Problem im diabetischen Patientenkollektiv dar, besonders bei Typ-2-Diabetikern im Rahmen eines metabolischen Syndroms. 50 % des Hypertonus bei Diabetikern wird durch „essenziellen" Hochdruck verursacht, die andere Hälfte durch eine Nephropathie: Die Hyperglykämie induziert eine afferente (präglomeruläre) Vasodilatation, wodurch sich der Hochdruck ohne Widerstand bis in die Glomeruli fortsetzen kann. Deshalb sollte der Blutdruck, um einem glomerulären Schaden vorzubeugen, bei Diabetikern niedriger eingestellt werden als bei Nicht-Diabetikern. Eine Senkung des Blutdrucks bei Diabetes hat eine stärkere Auswirkung auf kardiovaskuläre Komplikationen als bei Nicht-Diabetikern ✓✓. Mehrere Arbeitsgruppen in Europa, Nordamerika und Japan haben deshalb Richtlinien für die Behandlung der hypertensiven Diabetiker aufgestellt. Die Nierenfunktion wird durch eine Senkung des arteriellen Druckes unter 130/80 mmHg am besten geschützt ✓✓. Deshalb sind die Zielblutdruckwerte, die jetzt von den Gremien für Diabetiker empfohlen werden, niedriger als bei Nichtdiabetikern ✓✓.

> *Der Blutdruck sollte bei Diabetikern niedriger eingestellt werden als bei Nicht-Diabetikern.*

Besteht bereits eine Proteinurie über 1 g/Tag, sollte der Zielblutdruck unter 125/75 mmHg liegen, um die Progression des Nierenfunktionsverlustes zu verlangsamen ✓ (Modification of Diet in Renal Disease Studie [MDRD]). Bereits kleine Unterschiede im erreichten Blutdruckniveau hatten in prospektiven Studien große Auswirkungen auf die Zahl der kardiovaskulären Ereignisse und die Nierenfunktion bei Diabetikern. Eine Senkung des Blutdrucks war in dieser Hinsicht viel effektiver als eine genaue Stoffwechseleinstellung. (Hypertension Optimal Treatment [HOT] Trial und United Kingdom Prospective Diabetes Study 39 [UKPDS39]).
Studien haben gezeigt, dass im Durchschnitt 3,2 antihypertensive Medikamente pro Patient notwendig sind, um den Zielblutdruck zu erreichen ✓✓.

Nachfolgend werden die Vor- und Nachteile der unterschiedlichen Antihypertensiva bei Diabetes mellitus kurz diskutiert.

- **Betablocker** (s.a. S. 52) Eine Kombination aus Betablockern und Diuretika kann die Mortalität und Progression der Niereninsuffizienz im Stadium 3 und 4 senken ✓✓. Es konnte gezeigt werden, dass bezüglich der hypoglykämischen Episoden kein Unterschied zwischen einer Therapie mit Betablockern und ACE-Hemmern besteht, so dass die frühere Zurückhaltung gegenüber Betablockern bei Diabetikern nicht mehr gerechtfertigt ist. In der UKPDS39 Studie zeigten sich zwischen ACE-Hemmern und Betablockern bei Typ-2-Diabetes keine Unterschiede hinsichtlich der diabetischen makro- und mikrovaskulären Komplikationen. Betablocker sollen deshalb bei der Behandlung des Hochdrucks bei Diabetes mellitus bevorzugt eingesetzt werden ✓✓.
- **Thiaziddiuretika** (s.a. S. 51). Eine niedrig dosierte (12,5 – 25 mg/Tag) Therapie mit Thiaziddiuretika ist ein wichtiger Teil der antihypertensiven Behandlung bei Diabetikern. Eine Monotherapie mit Diuretika konnte die Mortalität bei Diabetes mellitus Typ 2 senken. Wenn eine diabetische Neuropathie vorliegt, können Diuretika die orthostatischen Beschwerden nachteilig beeinflussen. Bei einer GFR < 70 ml/min sollten zusätzlich Schleifendiuretika verabreicht werden, weil dann die Wirkung der Thiazide nachlässt.
- **Schleifendiuretika** (s.a. S. 52) werden meistens bei Patienten mit eingeschränkter Nierenfunktion eingesetzt. Sie können bei dieser Patientengruppe die Wirkung der Thiazide erheblich verstärken.
- **ACE-Hemmer** (s.a. S. 54) sind besonders anti-proteinurisch wirksam. Dabei kann die anti-proteinurische Wirkung nur teilweise durch die hämodynamischen Veränderungen erklärt werden. Es konnte nachgewiesen werden, dass ACE-Hemmer die Progression der Niereninsuffizienz bei Patienten mit Diabetes mellitus Typ 1 und Niereninsuffizienz hemmen. Deshalb sind ACE-Hemmer bei dieser Patientengruppe Mittel der ersten Wahl. Eine akute Abnahme der Nierenfunktion, z. B. eine Erhöhung des Serumkreatinins um bis zu 30% oder bis zu 3 mg/dl innerhalb von 4 Monaten nach Therapiebeginn korreliert mit einer niedrigen Nierenfunktionsverlustrate nach 3 oder mehr Jahren. ACE-Hemmer haben keine negativen Auswirkungen auf den Glucose- oder Lipidmetabolismus.
  Bei eingeschränkter Nierenfunktion muss die Dosis angepasst werden. Eine Nierenarterienstenose, die bei Diabetikern vermehrt vorkommt, sollte ausgeschlossen werden. Deshalb sollte das Serumkreatinin in der erste Woche nach Therapiebeginn regelmäßig überprüft werden. Viele Studien haben die günstige Auswirkung der ACE Hemmer bei Patienten mit *Diabetes mellitus Typ 1* mit diabetischer Nephropathie gezeigt ✓✓. Es ist jedoch nicht völlig geklärt, ob ACE-Hemmer die Mortalität besser senken können als Betablocker oder andere Antihypertensiva. Bei Patienten mit *Diabetes mellitus Typ 2* ist zur Zeit eine Überlegenheit von ACE-Hemmern gegenüber Betablockern nicht nachgewiesen.
- **AT_1-Rezeptor-Antagonisten** (= AT-II-Antagonisten, s.a. S. 55) sind Medikamente mit relativ wenig Nebenwirkungen. Die antihypertensive Wirkung ist vergleichbar mit derjenigen der ACE-Hemmer. Sie werden vor allem bei Patienten eingesetzt, die ACE-Hemmer schlecht vertragen. AT_1-Rezeptor-Antagonisten sind effektiver als β-Blocker, Calciumantagonisten und Diuretika ✓.
- Da **Calciumantagonisten** (s.a. S. 56) vom Nifedipin-Typ über eine Dilatation der Vasa afferentia zum Anstieg des intraglomerulären Drucks führen können, empfiehlt sich die bevorzugte Gabe von *Verapamil* oder *Diltiazem*. Diese Medikamente können die Mortalität bei Patienten mit Diabetes mellitus Typ 2 und isoliertem systolischem Hypertonus senken. Im Allgemeinen wird empfohlen, Calciumantagonisten nicht als Monotherapie bei Diabetikern zu verabreichen. Die Kombination mit einem Betablocker sollte bei älteren Patienten und bei Patienten mit Neigung zur Bradykardie vermieden werden. Sie können aber gut mit ACE-Hemmern und Diuretika kombiniert werden.
- **Andere Substanzen** (s.a. S. 56) wie *Minoxidil, Hydralazin, Clonidin* und *Methyldopa* können zusätzlich eingesetzt werden, um den Zielblutdruckwert zu erreichen. Clonidin sollte wegen der Gefahr einer Bradykardie nicht mit Betablockern kombiniert werden.

Diätetische Eiweißeinschränkung (0,6 – 0,8 g Eiweiß/kgKG/Tag) kann die Progression des Nierenversagens auch bei diabetischer Nephropathie hemmen ✓✓. Bei diabetischen Ratten wurde gezeigt, dass Eiweißeinschränkung den intraglomerulären Druck senkt. Bei Menschen mit diabetischer Nephropathie werden GFR und Mikroalbuminurie zu Beginn der Eiweißeinschränkung zunächst gesenkt, längerfristig wird die Progression der Niereninsuffizienz jedoch signifikant gehemmt. Die Einhaltung der Diät kann anhand der Ausscheidung von Harnstoff im 24 h-Urin überprüft werden.

Eine **Lipid-senkende Therapie** ist bei diabetischer Nephropathie wichtig, da oxidiertes LDL auf Endothelzellen toxisch wirkt. Eine endotheliale Dysfunktion ist bei Patienten mit diabetischer Nephropathie bereits sehr ausgeprägt. Deshalb sollten ab einem Cholesterinwert von über 5,7 mmol/l **HMG-CoA-Reduktase-Hemmer** verabreicht werden ✓.

Nierenbeteiligung bei Paraproteinämien und Amyloidose

Vorrangiges **Therapieziel** ist die adäquate Behandlung der Grundkrankheit und die symptomatische Therapie eines nephrotischen Syndroms (vgl. Kapitel 4.1). *Beim Fanconi-Syndrom* wird zusätzlich wegen der Azidose **Bikarbonat** substituiert. Darüber hinaus bestehen folgende therapeutische Optionen:

- Durch eine adäquate Hydrierung des Patienten soll die Löslichkeit der Leichtketten verbessert und eine Diurese von 2 – 3 l/Tag erreicht werden ✓✓.
- Vermeidung nephrotoxischer Medikamente wie NSADs und Aminoglykoside und von Schleifendiuretika, weil sie zu erhöhten tubulären Natriumkon-

zentrationen führen, die die Bindung der Paraproteine an Tamm-Horsfall-Eiweiß fördern ✓✓.

- Vermeiden von Kontrastmittelgabe ohne adäquate Hydrierung ✓✓.
- Plasmapherese bei Kryoglobulinämie und Hyperviskositätssyndrom ✓✓.

4.2.3 Tubulo-interstitielle Nephritis

Grundlagen

Die **tubulo-interstitielle Nephritis (TIN)** entsteht durch eine Entzündung im Niereninterstitium. Im Entzündungsinfiltrat findet man unterschiedliche Verteilungen von Lymphozyten, Plasmazellen und Monozyten; Eosinophile und Granulozyten sind weniger häufig. Man unterscheidet eine akute von einer chronischen TIN.

- Die **akute TIN** wird häufig durch Medikamente verursacht. Sie entsteht schnell, verursacht ein *akutes Nierenversagen*, und die Diagnose wird nierenbioptisch gestellt.
- Bei der **chronischen TIN** handelt es sich um einen subakuten oder chronischen Prozess. Wichtig ist der Nachweis einer *Fibrose im Niereninterstitium*. Diese Fibrose kann bei vielen Nierenkrankheiten sekundär entstehen und bestimmt manchmal die Prognose. Neben infektiösen Ursachen können auch nicht-infektiöse, primär glomeruläre Erkrankungen letztendlich zu einer interstitiellen Entzündung mit Fibrose führen. Die **Analgetikanephropathie**, ausgelöst durch langandauernden Missbrauch Phenacetinhaltiger Analgetika, ist gekennzeichnet durch Papillennekrosen, Verkalkungen im Nierenparenchym und kann zu renaler tubulärer Azidose führen. Das einzige spezifische histologische Zeichen ist eine Sklerose der subepithelialen Kapillaren im Ureter. Dazu treten bei den Patienten gehäuft Urothelkarzinome der ableitenden Harnwege auf. Die Hypertonieinzidenz und kardiovaskuläre Mortalität sind erhöht.

1986 wurde Phenacetin in der BRD vom Bundesgesundheitsamt verboten. Es ist im Moment unklar, ob die heute zur Verfügung stehenden Kombinationsanalgetika noch immer in der Lage sind, ein ähnliches Krankheitsbild zu verursachen.

Evidenzbasierte Therapie der TIN

Therapieziel. Bei der akuten TIN wird eine komplette Ausheilung der Erkrankung angestrebt. Bei der chronischen TIN versucht man, die Nierenfunktion so weit wie möglich zu erhalten.

Akute TIN. Bei der Behandlung der akuten TIN ist das Absetzen des ursächlichen Medikaments entscheidend. Obwohl es keine gute prospektive Studie gibt, berichten mehrere Fallbeschreibungen zusätzlich über eine günstige Auswirkung von intravenös oder oral verabreichten **Corticosteroiden OP**. Bei zugrunde liegenden Infektionen oder Systemerkrankungen sollte primär die Grundkrankheit therapiert werden. Die Prognose der akuten TIN ist meistens günstig.

Chronische TIN. Es gibt keine spezifische Behandlung der chronischen TIN. Man kann versuchen, die Grundkrankheit zu behandeln und die auslösenden Noxen abzusetzen. Ansonsten kommt nur die symptomatische Therapie der chronischen Niereninsuffizienz wie in Kapitel 4.1 beschrieben infrage.

4.3 Störungen des Wasser- und Elektrolythaushalts

4.3.1 Störungen im Wasser- und Natriumhaushalt

Physiologische Grundlagen

Wasserverteilung. Das Wasser im Körper ist zwischen drei Kompartimenten verteilt. Man unterscheidet den *Intrazellulärraum* (IZV), den *interstitiellen Flüssigkeitsraum* (ISR), und den *intravasalen Flüssigkeitsraum* (IVR). ISR und IVR bilden zusammen den *Extrazellulärraum* (EZR). Das Gesamtkörperwasser beträgt durchschnittlich 60% des Körpergewichts bei Männern und 50% bei Frauen. Etwa 60% des Körperwassers befindet sich im IZV und 40% im EZR, davon etwa ein Drittel im IVR.
Wasser kann sich „frei" durch Membranen bewegen, die diese Kompartimente trennen. Die *osmotischen Kräfte* werden von der osmotischen Zusammensetzung der Kompartimente bestimmt. Na^+ und Cl^- bilden vor allem extrazellulär die osmotisch aktiven Substanzen, intrazellulär sind dies vor allem K^+, Mg^{2+}, organische Säuren und Phosphat. Glucose kann sich über ein durch Insulin aktiviertes Transportsystem durch die Membranen bewegen, wird intrazellulär schnell in Glykogen und andere Metabolite umgesetzt und befindet sich deshalb nur im EZR. Harnstoff dagegen kann frei durch die Membranen diffundieren. Die osmotischen Drücke im IZR und EZR sind unter physiologischen Bedingungen gleich. Steigt der osmotische Druck im EZR, etwa durch einen Anstieg des Serumnatriums, muss Wasser so lange aus

dem IZR in den EZR nachströmen, bis die osmotischen Drücke in beiden Kompartimenten ausgeglichen sind.

Osmolalität ist ein Parameter, der die Menge der in 1 kg Wasser gelösten Teilchen einer osmotisch aktiven Substanz angibt. Die Osmolalität wird ausgedrückt als Milliosmol der löslichen Substanzen pro Kilogramm Wasser (mosmol/kg). Möchte man die gelöste Stoffmenge bezogen auf einen Liter Wasser angeben, so spricht man von **Osmolarität** (mosmol/l).

Die **Tonizität** beschreibt die Kräfte, welche die Wasserbewegung über Membranen bestimmen, die permeabel für Wasser aber impermeabel für lösliche Substanzen sind. Die Tonzität bezieht sich also nicht auf die absolute Menge der osmotisch aktiven gelösten Teilchen, sondern resultiert aus dem Verhältnis der Teilchenkonzentrationen auf beiden Seiten der Membran. Der Unterschied zwischen gemessener Osmolalität und Tonizität hat zum Begriff der *effektiven Osmolalität* geführt. Diese Parameter kann man aus den gemessenen Konzentrationen der wichtigsten löslichen Substanzen berechnen.

Die **Plasmaosmolalität** lässt sich folgendermaßen berechnen:

Posmol = 2 · Plasma-Na^+ [mmol/l] + Plasmaglucose [mmol/l] + Plasmaharnstoff [mmol/l]

(Werden für Glucose und Harnstoff die alten Einheiten verwendet, so kann man folgendermaßen umrechnen: Harnstoff in mg/dl/2,8 und Glucose in mgdl/18.)

Für die **effektive Plasmaosmolalität** (effektive Posmol) ist der Harnstoff unwichtig, da er frei über die meisten Zellmembranen diffundieren kann.

Effektive Posmol = 2 · Plasma-Na^+ [mmol/l] + Plasmaglucose [mmol/l]

Unter normalen Bedingungen verursacht Plasmaglucose nur eine Osmolalität von 5 mosmol/kg. Na^+ ist die weitaus wichtigste Determinante der Plasmaosmolalität. Man kann die Formel deshalb vereinfachen:

Effektive Posmol = 2 · Plasma-Na^+ [mmol/l]

Störungen der internen Wasserbilanz gehen fast immer mit Störungen der Serumnatriumkonzentration einher.

Normalwerte beim Menschen:
- Posmol = 275 – 290 mosmol/kg
- effektive Posmol = 270 – 285 mosmol/kg
- Plasma-Na^+ = 135 – 145 mmol/l

Unter normalen Bedingungen werden der Wassergehalt und die effektive Posmol des Gesamtkörpers innerhalb von engen Grenzen konstant gehalten; die Urinausscheidung wird dazu sehr genau an die Diät angepasst.

Wasserbilanz. Wenn zu große Schwankungen der Plasmaosmolalität entstehen, gibt es homeostatische Mechanismen, die entweder die Wassereinnahme oder die Wasserausscheidung beeinflussen. Die Wassereinnahme wird über den *Durst* beeinflusst, die Wasserausscheidung über *ADH* (das antidiuretische Hormon), das die Wasserreabsorption im Sammelrohr ermöglicht.

Wasserausscheidung. Täglich geht über die Haut, die Atemwege, Stuhl und Urin Wasser verloren Die Mengen können mit körperlicher Anstrengung, Klima oder pathologischen Konditionen wie Fieber und Hyperthyreoidismus variieren. Normalerweise werden 700 bis 800 mosmol/Tag ausgeschieden, bei einer maximalen Urinosmolalität von 1200 mosmol/kg bedeutet dies eine minimale Urinproduktion von 600 ml/Tag.

Wasseraufnahme. Die Wasseraufnahme erfolgt durch Trinken, durch Bildung von Oxidationswasser und durch die Aufnahme des in der Nahrung enthaltenen Wassers. Um das notwendige Gleichgewicht aufrecht zu erhalten, muss man mindestens 400 ml Wasser zu sich nehmen. Die Trinkmengen sind aber meistens durch soziale Gewohnheiten größer.

Durst ist definiert als das bewusste Verlangen, Wasser trinken zu wollen. Ein Anstieg der Plasmaosmolalität von 2 – 3 % über die osmotische Durstschwelle, welche bei ca. 295 mosmol/kg liegt, verursacht Durst. Durst wird über die Stimulation von spezifischen Osmorezeptoren im anterolateralen Thalamus induziert. Diese Rezeptoren liegen in der Nähe von anderen Rezeptoren, die die ADH-Freisetzung regulieren. Neben der Osmolalität kann Durst auch durch Hypovolämie und Hypotension verursacht werden.

Das **Antidiuretische Hormon (ADH)** oder Vasopressin ist ein Nonapeptid, das in den supraoptischen und paraventrikulären Nuclei im Hypothalamus als **Prohormon** produziert, in **ADH** und **Neurophysin** gespalten und in der Neurohypophyse gelagert wird. Die Freisetzung von ADH wird über eine Zunahme der effektiven Plasmaosmolalität und eine Abnahme des Blutvolumens und des Blutdrucks reguliert. Sie erfolgt bereits bei einem Anstieg der Plasmaosmolalität auf einen Wert, der noch 10 mosmol/kg unter der Durstschwelle liegt.

Osmotische Regulation. Die Osmorezeptoren im anterolateralen Hypothalamus reagieren auf Veränderungen in der effektiven Plasmaosmolalität. Bei Werten unterhalb der Schwelle für die ADH-Freisetzung (welche interindividuell zwischen 275 und 290 mosmol/kg variieren kann), bleibt der ADH-Wert sehr niedrig oder unmessbar. Ein geringer Anstieg (wie 1 – 2 %) der Plasmaosmolalität lässt die ADH-Freisetzung zur Beeinflussung der Urinproduktion und Konzentration ausreichend zunehmen (Abb. 4.3). Die Osmorezeptoren werden wahrscheinlich durch Volumenveränderungen in den Rezeptorneuronen stimuliert; diese Volumenveränderungen entstehen, weil ein Anstieg der extrazellulären Osmolalität eine Veränderung des Konzentrationsgradienten mit sich bringt, die wiederum Wasserströmungen durch die Zellmembranen nach sich zieht. Der wichtigste osmotische Stimulus für die ADH-Freisetzung ist Plasma-Na^+. Variationen in Plasmaharnstoff und Glucose haben

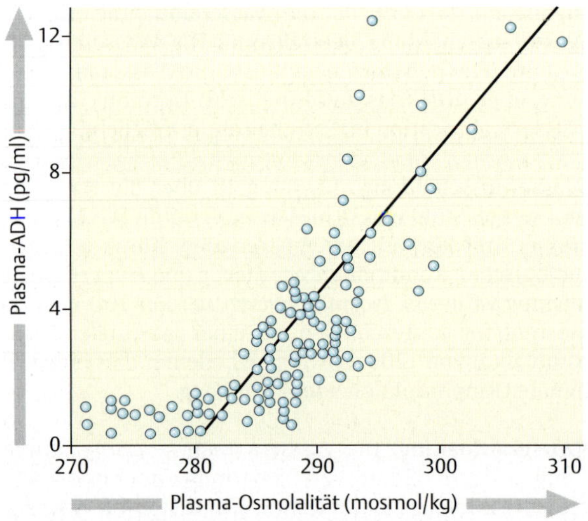

Abb. 4.**3** **Verhältnis von Plasma-Osmolalität und ADH-Spiegel beim Gesunden**

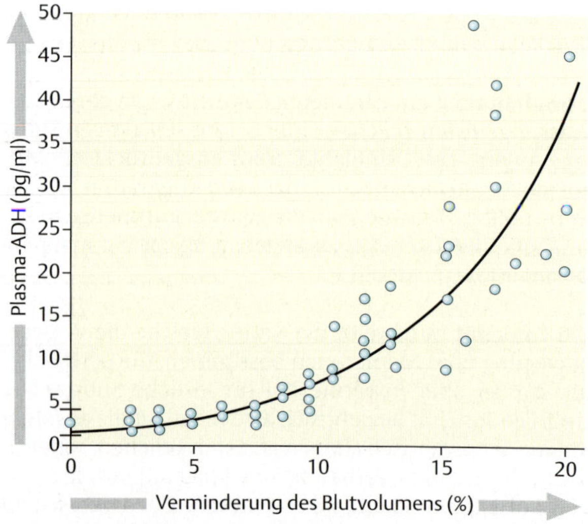

Abb. 4.**4** **Verhältnis des Blutvolumens zum Plasma-ADH-Spiegel in der Ratte**

nur einen sehr kleinen Einfluss auf die ADH-Freisetzung. Bei Insulinmangel führt Hyperglykämie jedoch zu einem Konzentrationsgradienten, weil Glucose nur extrazellulär ansteigt, und damit kommt es zu ADH-Freisetzung. Infusionen mit Mannitol oder Saccharose, also Substanzen, die nicht frei über Zellmembranen diffundieren können, induzieren ADH-Freisetzung genauso effektiv wie ein Anstieg des Plasma-Na^+.

Hämodynamische Regulation. Auch eine Abnahme des Blutvolumens oder Blutdrucks stimuliert die ADH-Freisetzung; diese Veränderungen werden von Druckrezeptoren in der linken Herzhälfte, Aorta und Sinus caroticus wahrgenommen. Diese ADH-Antwort unterscheidet sich von der Antwort auf osmotische Stimuli. Eine Abnahme des Blutdrucks oder des Blutvolumens um 5 bis 10% hat keinen Einfluss auf die ADH-Freisetzung, bei einem größeren Abfall steigt das Plasma-ADH jedoch exponenziell an, wodurch ADH-Spiegel entstehen, die viel höher sind als nach osmotischer Stimulation (Abb. 4.**4**).

Pathologische Grundlagen

Hyponatriämie

Definition. Eine Plasma-Na^+-Konzentration unter 135 mmol/l wird als Hyponatriämie bezeichnet.

Pathophysiologie und Einteilung. Hyponatriämie kann durch *Verlust von löslichen Substanzen* (Na^+ oder K^+), als Folge eines *Wasserexzesses* oder durch eine Kombination dieser zwei Mechanismen entstehen. Meistens geht ein Verlust von Na^+ und K^+ aus dem Körper mit einem Wasserverlust einher. Solche Wasserverluste an sich verursachen keine Hypoosmolalität. Wenn aber ein iso-osmotischer Verlust von Wasser *ohne* Elektrolyte ersetzt wird (z. B. als 5% Glucoseinfusion), entsteht eine Hyponatriämie. Ohne Wasserzufuhr kann also keine Hyponatriämie entstehen.

Als Folge von Hyponatriämie und Hypoosmolalität wird die ADH-Freisetzung gehemmt. Die Urinproduktion nimmt zu, was zu einer Korrektur der Plasmaosmolalität führt. Nur eine unzureichende Regulation der Ausscheidung des freien Wassers kann dazu führen, dass eine Hyponatriämie persistiert.

> *Bei Patienten mit Hyponatriämie soll zwischen Wasserretention und NaCl-Mangel oder einer Kombination der beiden unterschieden werden.*

Nach Ausschluss einer **Pseudohyponatriämie** durch Hyperlipämie oder Hyperproteinämie muss die Hyponatriämie immer zuerst als normovolämisch, hypovolämisch oder hypervolämisch klassifiziert werden.

- Die **hypervolämische Hyponatriämie** ist gekennzeichnet durch eine *normale Natriummenge* mit einem normalen oder *leicht erhöhten Körperwasservolumen*. Ein gesunder Erwachsener kann ungefähr 20–25 l Wasser am Tag ausscheiden. Deshalb führt eine Wasseraufnahme normalerweise nicht zur Hyponatriämie. Dies passiert nur bei *verringerter Nierenfunktion (GFR)*, weil dann im dünnen Segment der Henle-Schleifen weniger Wasser rückresorbiert werden kann, oder bei einer stark erniedrigten osmotischen Belastung. Meistens wird eine Hyponatriämie jedoch durch eine erhöhte ADH-Konzentration oder eine gesteigerte Empfindlichkeit der Niere gegenüber ADH verursacht. Hypothyreose, Glucocorticoidmangel, „Reset Osmostat"-Syndrom, SIADH (Syndrom der inadäquaten ADH-Sekretion), Schmerzen oder starke Emotionen können zu einer erhöhten ADH-Freisetzung führen.
- **Hypovolämische Hyponatriämie.** Beispiele sind gastrointestinale Salzverluste, z. B. bei Cholera, renal bedingte Salzverluste wie bei Morbus Addison oder ZNS-induzierte Salzverluste über die Niere oder bei schweren Verbrennungen durch die Haut. Auch „tubuläre Krankheiten" wie interstitielle Nephritis und

medulläre oder polyzystische Nierenkrankheiten können zu diesem Syndrom führen. Außerdem können renale Salzverluste durch den Verlust von Bikarbonat (wie bei der renalen tubulären Azidose oder bei metabolischer Alkalose) und bei Ketonurie (wie beim Hungern und Diabetes mellitus) entstehen. Bei diesen Syndromen ist der Urin-Na^+-Wert relativ hoch (> 20 mmol/l). Im Gegensatz dazu wird bei extrarenalen Salzverlusten z. B. durch Erbrechen, Durchfall, Verlust von Flüssigkeit in einen dritten Raum (dies kommt bei Peritonitis, Pankreatitis, Verbrennungen oder Rhabdomyolyse vor), sehr wenig Salz in den Urin ausgeschieden (< 10 mmol/l).
Auch bei Patienten mit Diuretikaeinnahme (vor allem Thiazide und Aldactone) kann manchmal eine Hyponatriämie entstehen.

- Die **Hyponatriämie mit Exzess an hypotoner Flüssigkeit und erhöhtem EZV** kann mit dem Auftreten von **Ödemen** einhergehen. Es gibt unterschiedliche Typen dieses Syndroms. Das effektiv zirkulierende Volumen kann erniedrigt sein, wie bei Herzinsuffizienz und Leberzirrhose. Die ADH-Freisetzung ist infolgedessen erhöht. Bei akuter und chronischer Niereninsuffizienz wird zu wenig Na^+ rückresorbiert und zu wenig freies Wasser in der Niere gebildet. Beim nephrotischen Syndrom kann das effektiv zirkulierende Volumen so eingeschränkt sein, dass es ebenfalls zu einer erhöhten ADH-Freisetzung kommt.

Klinik. Das klinische Bild der Hyponatriämie ist durch eine *Flüssigkeitsverschiebung in den Intrazellularraum* bedingt, insbesondere mit Anschwellen der Hirnzellen oder Hirnödem. Im Vordergrund steht daher eine neurologische Symptomatik, deren Ausprägung davon abhängt, wie rasch und wie stark die Na^+-Konzentration im Serum absinkt. Die Patienten können asymptomatisch sein oder über Übelkeit und Unwohlsein klagen. Ausgeprägtere Symptome sind Kopfschmerzen, Lethargie, Verwirrtheit und Bewusstseinsstörungen. Stupor, Krampfanfälle, und Koma treten erst auf, wenn die Plasma-Na^+-Konzentration unter 120 mmol/l abfällt oder sehr schnell sinkt.
Bei chronischer Hyponatriämie gibt es **Adaptationsmechanismen**, um das Zellvolumen zu bewahren. Der Verlust von Na^+ und K^+ bewirkt die Abnahme organischer Osmolyte in den Gehirnzellen. Dies vermindert das Hirnödem durch eine gegenläufige Wasserverschiebung aus dem Intra- in den Extrazellularraum. Das Ergebnis ist die Minimierung des Hirnödems und dessen Symptome.
Die hypovolämische Hypernatriämie ist klinisch gekennzeichnet durch ein reduziertes EZV, Gewichtsabnahme, orthostatische Hypotension und Tachykardie.
Das diagnostische und therapeutische Vorgehen bei Hyponatriämie ist in Abb. 4.5 in einem Flussdiagramm zusammengefasst.

Diagnostisches Vorgehen bei Hyponatriämie

Am wichtigsten ist es, *Volumenstörungen* (Salzverlust) von *Osmolaritätsstörungen* (Wasserüberschuss) streng zu trennen. Dies erfolgt mit Hilfe der Messungen der Plasma-Natriumkonzentration und der Plasmaosmolarität. Wenn die gemessene Osmolalität normal oder er-

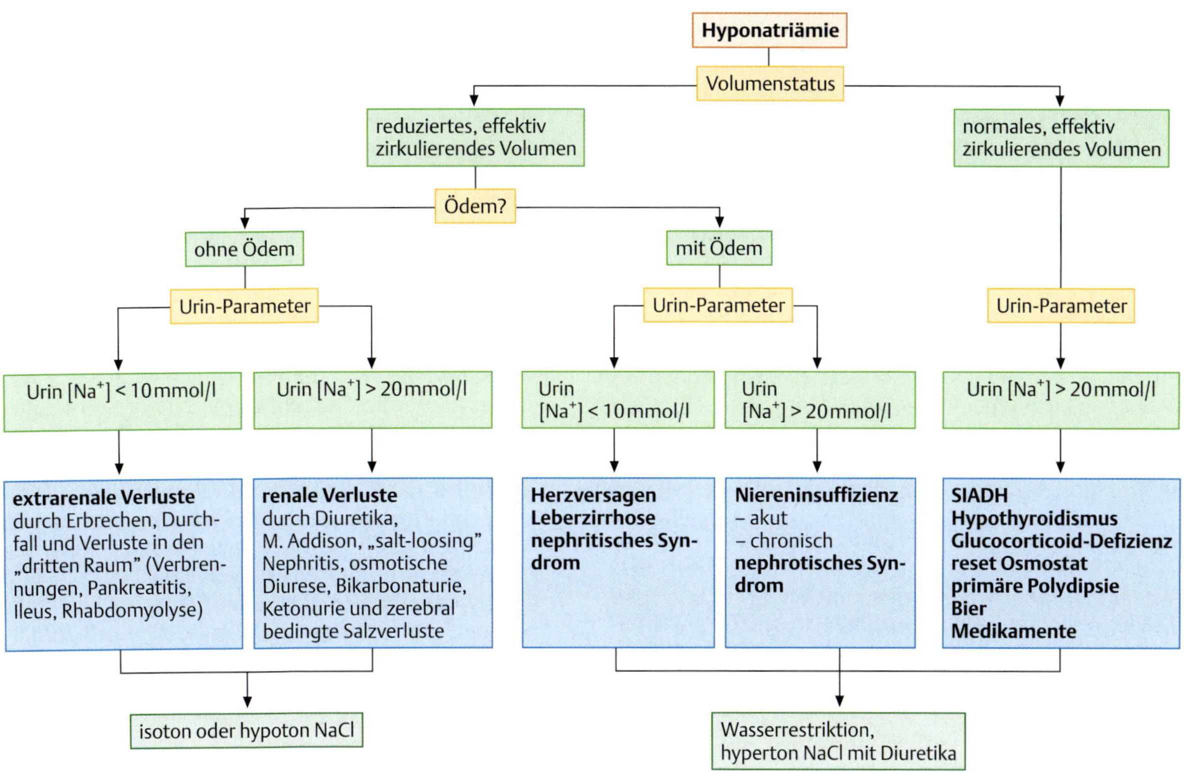

Abb. 4.5 **Diagnostisches und therapeutisches Vorgehen bei Hyponatriämie**

höht ist, muss nach Ursachen einer Pseudohyponatriämie (Hyperlipämie oder Hyperproteinämie, siehe oben) gesucht werden. Anamnese, körperliche Untersuchung und weitere Labortests (z. B. Messungen von Plasma-[K^+], -[Cl^-], -[HCO_3^-], -pH, -Harnstoff, -Harnsäure und -Glucose sowie Messung von Urin-[Na^+], -[K^+], -[Cl^-], und -Osmolalität) sind erforderlich. Diese Untersuchungen ermöglichen die Differenzierung zwischen einer hypovolämischen, normovolämischen oder hypervolämischen Hyponatriämie. Bei einer Hyponatriämie durch extrarenale Verluste und bei Herz- und Leberinsuffizienz ist die Urin-Natriumkonzentration erniedrigt (< 10 mmol/l). Im Gegensatz dazu beträgt die Urin-Natriumkonzentration bei renalem Verlust, SIADH und chronischer Niereninsuffizienz mehr als 20 mmol/l. Die Auswirkungen einer NaCl-Belastung auf die Urinosmolalität und die Plasma-[Na^+] tragen zur Diagnose bei: Liegt ein vermindertes zirkulierendes Volumen vor, wird durch die Kochsalzbelastung die Freisetzung von ADH induziert, was dazu führt, dass der Urin-[Na^+]-Wert nach der Belastung niedrig und die Urinosmolalität hoch ist. Bei SIADH liegt ein erhöhter Urin-[Na^+]-Wert vor und die Urinosmolalität bleibt nach NaCl-Belastung durch andauernde ADH-Freisetzung hoch. Bei exzessiver Wasserzufuhr ist die Urinosmolalität niedrig.

Plasma-[K^+] und -[HCO_3^-] geben weitere Informationen: Eine Hypokaliämie mit metabolischer Alkalose passt zu Erbrechen oder Diuretika; eine Hyperkaliämie mit metabolischer Azidose zu Niereninsuffizienz oder M.Addison; und eine Hypokaliämie mit metabolischer Azidose passt zum Osmolytverlust bei Durchfall. Eine primäre Polydipsie geht durch obligaten K^+-Verlust bei stark erhöhter Urinproduktion mit einer Hypokaliämie einher.

Hypernatriämie

Definition. Eine Plasma-Na^+-Konzentration über 145 mmol/l wird als Hypernatriämie bezeichnet. Sie geht immer mit **Hyperosmolarität** einher.

Pathophysiologie und Einteilung. Eine Hypernatriämie kann durch Wasserverlust bei Osmolytexzess oder durch Natriumretention entstehen. Die physiologische Antwort auf Hyperosmolalität ist *Durst* und *ADH-Freisetzung*. Durst ist ein kräftiger Stimulus und deshalb kann eine Hypernatriämie nur entstehen, wenn kein Wasser zu Verfügung steht (eine seltene Situation), wenn der Patient nicht in der Lage ist, Wasser zu suchen oder um Wasser zu bitten (bei Verwirrtheit, Koma, bei sehr alten Patienten oder Säuglingen), oder weil das Durstempfinden gestört ist. Die Hyperosmolalität des EZV bewirkt eine Wasserverschiebung aus dem intrazellulären Raum (damit auch aus den Hirnzellen), wodurch eine Zelldehydratation entsteht.

> *Bei Patienten mit Hypernatriämie muss differenziert werden zwischen Wassermangel und NaCl-Retention (oder einer Kombination aus beidem)*

Eine Hypernatriämie verursacht immer eine Hyperosmolarität. **Differenzialdiagnostisch** muss eine Hyperosmolalität abgegrenzt werden, die ausgelöst wurde durch andere osmotisch aktive Substanzen, die nicht durch Zellmembranen penetrieren können (wie Glucose in der Abwesenheit von Insulin), oder durch osmotisch inaktive Substanzen (wie Harnstoff oder Ethanol). Osmotisch inaktive Substanzen führen nicht zu Zelldehydratation.

Auch die Hypernatriämie wird nach dem effektiv zirkulierenden Volumen weiter unterteilt (Abb. 4.**6**):

- Die **normovolämische Hypernatriämie** ist durch renalen oder extrarenalen Wasserverlust bei Osmolytexzess gekennzeichnet. Das Gesamtkörperwasser ist reduziert, aber der Patient erscheint klinisch euvolämisch, weil eine klare Volumenabnahme ohne ein Natriumdefizit nicht auftritt. *Extrarenale* Wasserverluste können über die Lunge und die Haut stattfinden, z. B. bei Verbrennungen, Fieber, körperlicher Anstrengung in großer Höhe, hohen Temperaturen, und Infektionen im Tractus respiratorius. Hypernatriämie kann dabei nur entstehen, wenn der Patient kein Wasser zu sich nimmt, um die Verluste zu ersetzen. Bei normaler ADH-Freisetzung wird die Urinosmolalität dann erhöht, was dazu führt, dass genauso viel Natrium ausgeschieden wie zugeführt wird.
  Exzessive *renale* Wasserverluste treten nur auf bei einer eingeschränkten ADH-Produktion oder Freisetzung (z. B. zentraler Diabetes insipidus), bei einer eingeschränkten renalen Empfindlichkeit auf ADH (z. B. nephrogener Diabetes insipidus), oder bei essenzieller Hypernatriämie.
  - **Hypernatriämie bei Diabetes insipidus.** Eine verringerte ADH-Freisetzung oder eine eingeschränkte renale ADH-Empfindlichkeit verursacht eine erhöhte Ausscheidung (> 3 l) verdünnten Urins. Die meisten Patienten entwickeln keine Hypernatriämie, weil der Durstmechanismus intakt ist und so die Wasserzufuhr gesteigert wird. Allerdings kann ein Diabetes insipidus, der postoperativ oder bei komatösen Patienten entsteht, eine schwere Hypernatriämie verursachen. Zu den Ursachen des Diabetes insipidus s. Lehrbücher der Inneren Medizin.
  - **Primäre Hypodipsie.** Hypodipsie kann durch Läsionen der Durst induzierenden Osmorezeptoren entstehen. Eine reduzierte Durstperzeption, die zur Hypernatriämie führt, ist allerdings selten. Diese Patienten können den täglichen obligaten Wasserverlust nicht ersetzen.
  - **Essenzielle Hypernatriämie.** Die essenzielle Hypernatriämie entsteht durch eine Verschiebung der Kurve in Abb. 4.**3** nach rechts. Die Osmorezeptoren reagieren anscheinend weniger sensitiv auf die Plasmaosmolalität, weil sie die Plasma-Natriumkonzentration nicht konstant halten können und eine ADH-Regulation nur über die Volumenrezeptoren erfolgen kann.
- Die **hypervolämische Hypernatriämie** ist eine sehr seltene Form der Hypernatriämie, die nach zufälliger, freiwilliger oder (meistens) iatrogener, exzessiver Natriumzufuhr auftritt. So können Infusionen von NaCl oder $NaHCO_3$ zur Behandlung von metabolischer Azidose, Hypoosmolalität oder Asystolie oder die Anwendung von Dialysatlösungen mit stark erhöhten Natriumkonzentrationen bei Dialysepatien-

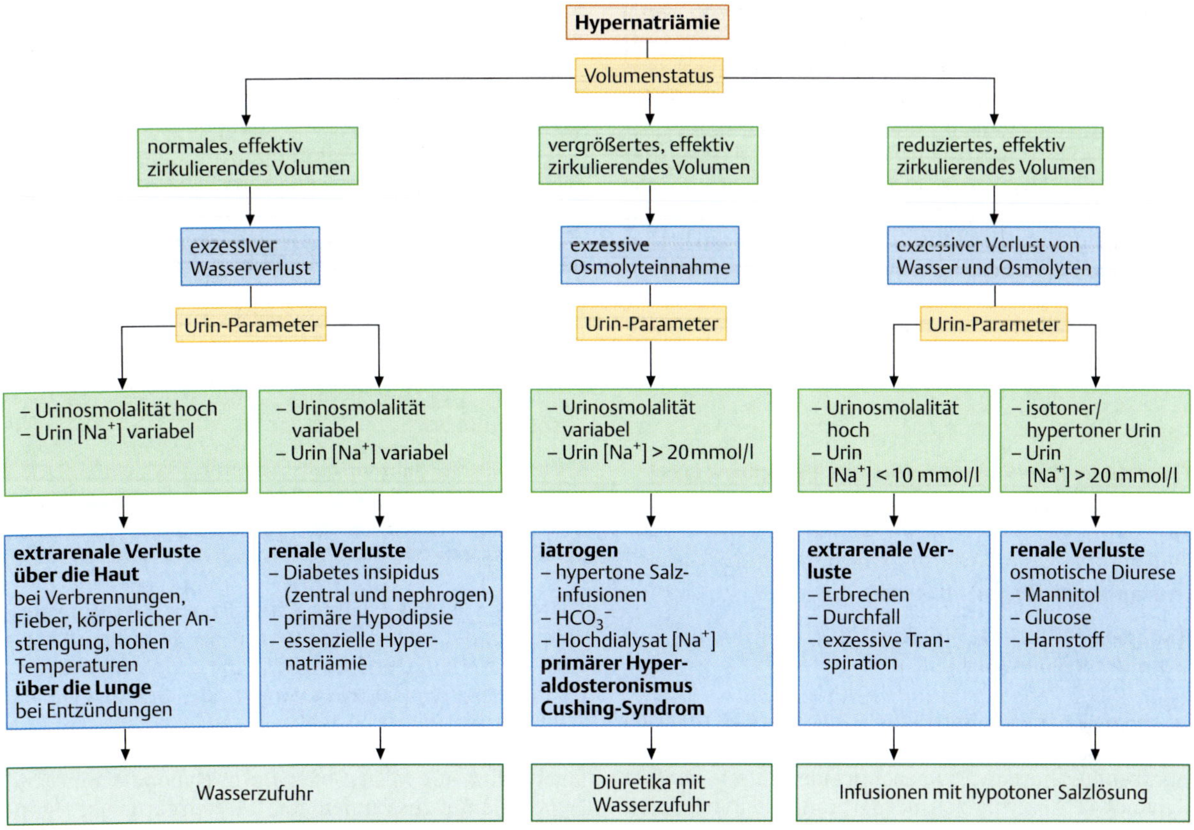

Abb. 4.6 **Diagnostisches und therapeutisches Vorgehen bei Hypernatriämie**

ten zu einer schweren Hypernatriämie führen. Die Patienten sind hyperhydriert und haben erhöhte Plasma-Na^+- und Urin-Na^+-Werte. Die leichte Hypervolämie, die mit einem primären Hyperaldosteronismus assoziiert ist, erhöht den Schwellenwert der Osmorezeptoren für die ADH-Freisetzung auf höhere Werte (meistens 145 – 150 mmol/l).

– Die **hypovolämische Hypernatriämie** wird durch renale oder extrarenale Wasserverluste bei gesteigerter Menge an Osmolyten (Verlust von hypotoner Flüssigkeit) verursacht (Abb. 4.**6**). Meistens entsteht dann allerdings eine Hyponatriämie, weil durch Durst und ADH-Freisetzung die Wasserzufuhr stimuliert und das EZV verdünnt wird. Wenn der Patient jedoch nicht trinkt oder keinen Durst hat, kommt es zur Hypernatriämie.

Symptome. Obwohl die Anamnese sehr hilfreich sein kann (Polyurie, Polydipsie, verringerte Flüssigkeitszufuhr, Diabetes mellitus usw.), ist zu berücksichtigen, dass Patienten mit Hypernatriämie wegen einer möglichen neurologischen Grunderkrankung oder wegen der Hypernatriämie selbst selten völlig wach und ansprechbar sind. Klinische Manifestationen der Hypernatriämie sind schwerer Durst, ein trockener Mund, Übelkeit, Schwäche, Somnolenz, Krampfanfälle und Koma. Die Bestimmung der Urinosmolalität ist von großer Bedeutung (siehe Abb. 4.**6**).

Bei der Hypernatriämie ist der Volumenstatus (Normo-, Hyper- oder Hypovolämie), die Natriumkonzentration im Urin und die Urinosmolalität zu beachten.

Therapeutische Implikationen. Die Ansatzpunkte für eine Therapie der Hypernatriämie werden je nach Volumenstatus unterschiedlich gewählt. Substitution von Flüssigkeit, der Einsatz von Schleifendiuretika und ADH-Gabe bei Patienten mit Diabetes insipidus stellen mögliche Behandlungsformen dar.

Hyperosmolalität bei Hyperglykämie

Pathophysiologie und Symptomatik. Bei Diabetikern gibt es zwei Formen der Stoffwechselentgleisungen, die jeweils mit Hyperglykämie einhergehen: die *Ketoazidose* (meist bei Diabetes mellitus Typ 1) und die *nicht-ketotische Hyperglykämie* (meist bei Diabetes mellitus Typ 2). Eine durch Hyperglykämie verursachte Hyperosmolalität kommt häufig vor. Durch Glukosurie und Ketonurie entsteht eine osmotische Diurese, die zu Wasser- und Natrium-Verlusten führt. Da der Wasserverlust den Natriumverlust übertrifft, kommt es zu einer hypovolämischen Hypernatriämie. Deshalb entsteht eine intrazelluläre Dehydratation.

Der Plasma-K^+-Wert kann erhöht, normal oder erniedrigt sein. Osmotische Diurese verursacht zwar eine gesteigerte K^+-Ausscheidung, aber Ketoazidose und Hyponatriämie verlagern das K^+ nach extrazellulär und erhöhen damit das Plasma-Kalium. Deshalb ist das Plasma-K^+ initial normal oder hoch, obwohl meistens ein Gesamtkörperkaliumdefizit von mehreren hunderten Millimol vorliegt. Die entstehende Azidose ist zusätzlich gefährlich. Die Patienten klagen aufgrund der Glukosurie über Polyurie, Polydipsie, und Gewichtsabnahme und wegen der entstehenden Hypovolämie über Durst, orthostatische Hypotension und Tachykardie. Die Hyperosmolalität des EZV entzieht den Hirnzellen Wasser, so dass die Pathophysiologie jener der Hypernatriämie ähnelt. Die Hirndehydratation ist durch Lethargie, motorische und sensorische Ausfälle, Krampfanfälle und Koma gekennzeichnet. Bei der Ketoazidose kommen die Symptome der metabolischen Azidose (Kussmaul-Atmung) noch dazu.

Therapie der Störungen im Wasser- und Natriumhaushalt

Therapie der Hyponatriämie

Therapieziel ist die *Beseitigung der Ursache* und die *Korrektur der Hyponatriämie.*

Bei **chronischer Hyponatriämie** (länger als 48 h) hat sich das Gehirn der Hypoosmolalität angepasst. Die Na^+-Korrektur sollte langsam erfolgen, um eine zentrale pontine Myelinolyse zu vermeiden, bei der wahrscheinlich durch Hirnzelldehydration eine Demyelinisation verursacht wird. Klinisch ist das Syndrom gekennzeichnet durch Dysarthrie, Dysphagie, Paraplegie, Quadriplegie bis hin zu Koma und Tod. Die zentrale pontine Myelinolyse kann grundsätzlich nicht von den direkten Folgen der Hyponatriämie zu unterschieden werden. Die Diagnose kann post-mortem bei der Obduktion gestellt werden, aber die Läsionen können auch mittels CT- oder NMR Untersuchung festgestellt werden.

> *Eine schnelle Korrektur der Hyponatriämie ist gefährlich!*

Chronische Hyponatriämie sollte mit einer Geschwindigkeit von maximal 0,5 bis 1,0 mmol/h (Maximum 20 mmol/l/Tag) korrigiert werden ✓✓. Eine Korrektur ist nur bis zu einem Plasma-Na^+-Wert von 120 bis 125 mmol/l notwendig. Am ungefährlichsten ist die Therapie mit Hilfe einer Beschränkung der Flüssigkeitszufuhr. Die Behandlung der Hyponatriämie ist abhängig vom effektiv zirkulierenden Volumen:

Eine **hypovolämische Hyponatriämie**, die durch extrarenale oder renale Verluste und Wasserverlust verursacht wurde, wird mit einer NaCl-Infusion therapiert. Dabei verwendet man bei asymptomatischen Fällen 0,9% NaCl, bei symptomatischen Fällen oder bei einem Plasma-Na^+-Wert < 120 mmol/l 3% NaCl. Man kann das Na^+-Defizit mit Hilfe der folgenden Formel abschätzen:

$$Na^+\text{-Defizit} = 0{,}6 \cdot \text{Körpergewicht} \cdot ([Na^+]_{Sollwert} - [Na^+]_{aktueller\ Wert})$$

Bei Frauen muss mit 0,5 statt mit 0,6 multipliziert werden.

> **Beispiel:**
> Bei einer 60 kg schweren Frau mit einem Plasma-Na^+-Wert von 110 mmol/l, berechnet man Folgendes:
>
> Na^+-Defizit = 0,5 · 60 · (140 – 110) = 900 mmol Na^+.
>
> In den ersten 24 Stunden ist das Therapieziel zunächst, einen Plasma-Na^+-Wert von 125 mmol/l zu erreichen:
>
> Initiales Na^+-Defizit = 0,5 · 60 · (125 – 110) = 450 mmol Na^+.
>
> Ein Liter 3% NaCl enthält 513 mmol Na^+, ca. 900 ml würden also ausreichen. Anschließend kann mit einer isotonen Salzlösung weiterbehandelt werden.

Wurde die Hyponatriämie durch Thiazidgabe induziert, verschwindet nach Volumengabe der Stimulus für die ADH-Freisetzung und es wird eine große Menge verdünnten Urins produziert, so dass die Gefahr einer zu schnellen Korrektur besteht.
Häufig treten bei Diuretikabehandlung oder Flüssigkeitsverlust aus Magen oder Darm Hyponatriämie und Hypokaliämie zusammen auf. Die Korrektur der Hypokaliämie lässt auch die Natriumwerte ansteigen, weil nach K^+-Gabe durch transzellulären Transport intrazelluläres Na^+ gegen K^+ ausgetauscht wird. Deshalb besteht dann die Gefahr einer zu schnellen Korrektur.

Die beste Behandlung einer **hypervolämischen Hyponatriämie** ist eine Beschränkung der Wasserzufuhr bei normaler Salzzufuhr. Den bestehenden Wasserüberschuss kann man folgendermaßen berechnen:

> **Beispiel:**
> Ein 70 kg schwerer Mann mit einem Plasma-Na^+-Wert von 110 mmol/l, einer Plasmaosmolalität von 225 mosmol/kg und einem Gesamtkörperwasser von 60% der „Lean Body Mass" (42 kg) hat einen Wasserexzess von:
>
> Wasserüberschuss = 0,6 · 70 · [(140 – 110)/140] = 9 Liter
>
> Die Osmolyte im Körper entsprechen 42 · 225 = 9450 mosmol. Durch eine Beschränkung der Wasserzufuhr wird der Wasserüberschuss in mehreren Tagen abgebaut. Bei symptomatischen Patienten sollte zusätzlich NaCl infundiert werden. Infundiert man 2 l isotoner NaCl-Lösung (Na^+- und Cl^--Menge: jeweils 154 mmol/l; Osmolalität: 308 mosmol/kg), wird die Plasmaosmolalität initial ansteigen, weil die infundierte Lösung eine höhere Osmolalität als Plasma hat. Jedoch bleibt die Urin-Osmolalität durch die erhöhten ADH-Werte hoch und damit das Urinvolumen gering.
> Bei einer Urinosmolalität in Höhe von 775 mosmol/kg werden die Osmolyte in 308 · 2/775 =

616/775 = 0,8 Liter Urin ausgeschieden. Damit nimmt das Gesamtkörperwasser um 1,2 Liter zu, und die Plasmaosmolalität fällt weiter ab:

Plasmaosmolalität = 9450/43,2 = 219 mosm/kg = 2 · Plasma [Na^+]
Plasma [Na^+] = 219/2 = 109,5 mmol/l

Deshalb sollte zusätzlich ein Schleifendiuretikum (z.B. Furosemid 20 mg 1–2 Mal pro Tag) gegeben werden, um die Urinosmolalität abzusenken.

Das **chronische SIADH** kann mit Wasserrestriktion, salz- und eiweißreicher Diät behandelt werden. Mit dieser Diät werden Osmolyt- und Wasserausscheidung zusätzlich stimuliert. Alternativ kann ein Schleifendiuretikum mit Salztabletten kombiniert werden. Medikamente, welche die ADH-Wirkung in den Sammelrohren hemmen (z.B. Lithium oder Demeclocyclin), können bei Patienten, die nicht ausreichend auf Diät und Schleifendiuretika reagieren, eingesetzt werden. Demecocyclin wird besser vertragen als Lithium. ADH-Rezeptor-Antagonisten stehen zur klinischen Anwendung noch nicht zur Verfügung.
Bei Patienten mit einem reduzierten effektiv zirkulierenden Volumen und Ödem (z.B. Patienten mit Herzinsuffizienz, Leberzirrhose oder Niereninsuffizienz) kann eine Wassereinschränkung sinnvoll sein, meistens entsteht jedoch ein sehr ausgeprägter Durst. Ein Schleifendiuretikum stimuliert Na^+- und Wasserausscheidung. Additiv kann, wie oben erwähnt, die Plasma-Na^+-Konzentration mit 3% NaCl-Infusionen erhöht werden.

Therapie der Hypernatriämie

Das **Ziel der Behandlung** ist die Wiederherstellung einer normalen Plasmaosmolalität.

Wenn das Gehirn sich über längere Zeit (> 4 Tage) an eine Hyperosmolarität im EZV angepasst hat, kann eine rasche Korrektur zu einer zerebralen Überwässerung und Hirnschwellung führen. Die Plasma-Natriumkonzentration soll langsam über einen Zeitraum von 48 Stunden (0,5 mmol/l pro h) normalisiert werden. Die Therapie richtet sich nach dem Status des effektiv zirkulierenden Volumens.

Eine zu schnelle Korrektur einer Hypernatriämie kann zu einer zerebralen Überwässerung und Hirnschwellung mit permanenten neurologischen Folgen führen ✓✓.

Therapie der normovolämischen Hypernatriämie. Das Wasserdefizit ergibt sich aus der Differenz des normalen Gesamtkörperwassers (NKW) und des aktuellen Gesamtkörperwassers (AKW). Unter der Annahme, dass die normovolämische Hypernatriämie nur durch Wasserverlust entstanden ist, kann das Wasserdefizit durch folgende Formel abgeschätzt werden:

Wasserdefizit = AKW • [(Plasma [Na^+]/140 mmol/l) -1]

Beispiel:
Bei einer 60 kg schweren Frau mit einem Plasma [Na^+] bei 160 mmol/l und einem aktuellen GKW (= AKW) von 40% des „Lean Body Mass" berechnet man:
Wasserdefizit = 0,4 · 60 · [(160/140) – 1] = 3,4 Liter

Diese Flüssigkeitsmenge kann über 40 Stunden als 0,5% Glucose-Lösung infundiert werden, damit mit einer Geschwindigkeit von 0,5 mmol/l pro Stunde korrigiert wird. Gleichzeitig sollten auch die Flüssigkeits-Verluste über die Haut und über den Verdauungstrakt (30–50 ml/h) ersetzt werden. Es ist weiterhin zu berücksichtigen, dass die Einschätzung des Gesamtkörperwassers fehlerhaft sein kann, weshalb eine sorgfältige und regelmäßige Überwachung der Plasma-Elektrolyte und Plasmaosmolalität erforderlich ist.

Therapie der hypovolämischen Hypernatriämie. Zur Korrektur wird eine Infusion mit halb- ([Na^+] = 72 mmol/l) oder viertelkonzentrierter ([Na^+] = 37 mmol/l in 5%iger Glucose) NaCl-Lösung verabreicht.

Therapie der hypervolämischen Hypernatriämie. Bei normaler Nierenfunktion werden die Nieren das überschüssige Na^+ schnell ausscheiden, die Gabe eines *Schleifendiuretikums* zusammen mit Wasser senkt die Plasmaosmolalität weiter. Wegen der Volumenexpansion besteht allerdings die Gefahr, ein Lungenödem auszulösen. Bei eingeschränkter Nierenfunktion ist eine Nierenersatztherapie (Hämodialyse oder Peritonealdialyse) indiziert.

Therapie des Diabetes insipidus. Ein zentraler Diabetes insipidus wird mit ADH-Hormonersatz in Form von dDAVP-Spray (10–20 μg/12–24 h intranasal) behandelt. Die wichtigste Komplikation dieser Behandlung ist eine Wasserintoxikation, da durch die Therapie keine Regulation der ADH-Freisetzung induziert wird. Deshalb sollte mit der kleinstmöglichen ADH-Menge, mit der sich die Urinausscheidung reduzieren lässt, therapiert werden. Regelmäßiges Wiegen dient als Therapiekontrolle.
Außer dem teuren dDAVP setzen auch Medikamente wie Clofibrat und Carbamazepin ADH frei, Chlorpropamid und Carbamazepin wirken synergistisch zu ADH.
Thiazid-Diuretika wirken sowohl beim zentralen als auch beim nephrogenen Diabetes insipidus. Nichtsteroidale Antiphlogistika (NSAIDs) hemmen die Prostaglandinsynthese in den Nieren und reduzieren so durch eine Zunahme der medullären Osmolalität (der Na^+- und Cl^--Transport im aufsteigenden Teil der Henle-Schleife und der Harnstofftransport in den Sammelrohren werden stimuliert) die produzierte Urinmenge. Bei nephrogenem Diabetes insipidus können Thiazide und NSAIDs kombiniert gegeben werden.

Therapie der Hyperosmolalität bei Hyperglykämie

Das **Therapieziel** ist eine Einstellung der Normoosmolalität sowie die Reduktion der Hyperglykämie.

Die Diagnose wird durch die Messung des Blutglucosewertes gestellt, aber vor Beginn der Behandlung sollten zusätzlich die Serumelektrolyte, Osmolalität, Säure-Basenhaushalt, Harn-Glucose, Elektrolyte und Ketone gemessen werden. Serumharnstoff und Kreatinin können durch das hypovolämisch bedingte prärenale Nierenversagen erhöht sein.
Eine zu schnelle Korrektur der Hyperosmolalität birgt die gleichen Gefahren wie die Hyperkorrektur der Hypernatriämie. Therapeutische Prinzipien sind die *Rehydration* und die *Senkung der Glucosekonzentration durch Insulingabe*. Insulin hemmt außerdem die Ketonproduktion und Ketonverwendung. Bei hypovolämischen Patienten muss als erstes *Wasser* substituiert werden. Zusätzlich wird *Altinsulin* intravenös verabreicht, zunächst 15 – 20 IE/h, später 10 – 15 IE/h.

Beispiel:

Ein Patient mit Polyurie, Nykturie seit 3 Tagen und Schwindel stellt sich in der Notaufnahme vor.
Die Blutabnahme ergibt folgende Laborwerte:
Plasmaglucose = 33,5 mmol/l
$[Na^+]$ = 133 mmol/l
$[K^+]$ = 2,9 mmol/l
$[HCO_3^-]$ = 15 mmol/l
arterieller pH-Wert = 7,30
Harnstoff = 8 mmol/l
Kreatinin = 140 µmol/l
nachweisbare Ketone im Plasma

Der Patient soll nun initial mit isotoner NaCl-Lösung, die 40 mmol/l K^+ enthält, behandelt werden. Würde man zuerst Insulin geben, würde Folgendes passieren: Durch die Verlagerung von Glucose nach intrazellulär und eine damit verbundene Senkung der Plasmaosmolalität, würde Wasser nach intrazellulär diffundieren und es käme zu einer gefährlichen Zunahme der Hypovolämie. Da Insulin K^+ nach intrazellulär schleust, würde auch die Hypokaliämie akut zunehmen. Deshalb werden dem Patienten zunächst ungefähr 2 l Flüssigkeit infundiert und anschließend Klinik und Laborwerte erneut beurteilt.

Bei osmotischer Diurese geht hypotone Flüssigkeit verloren, deshalb wird die Rehydration mit *isotoner NaCl* begonnen. Hypotone NaCl kann nach Rehydration gegeben werden, aber eine zu schnelle Senkung der Plasmaosmolalität ist gefährlich.
Kalium sollte ab einer Kaliumkonzentration unter 4,5 mmol/l substituiert werden. Der anfänglich normale oder erhöhte Kaliumwert wird durch die transzelluläre Verschiebung des Kaliums bei Insulinmangel verursacht. Eine Therapie mit *Bikarbonat* ist nur bei pH-Werten < 7,1 indiziert, weil dann die schwere Azidose eine kardiale Depression hervorrufen kann. Eine zu starke Korrektur der Azidose mit Bikarbonat kann durch Reduktion der Stimuli für Hyperventilation den P_{CO_2}-Wert schnell ansteigen lassen. CO_2 kann die Blut-Hirnschranke durchqueren und damit auf paradoxe Weise den pH-Wert des Gehirns senken.

4.3.2 Störungen im Kaliumhaushalt

Grundlagen

Hypokaliämie

Definition. Hypokaliämie wird definiert als eine Plasma-K^+-Konzentration < 3,5 mmol/l. Das Ausmaß des Kaliummangels korreliert nur schwach mit der Kaliumkonzentration im Plasma. Ein Absinken der Kaliumkonzentration im Plasma um 1 mmol/l (von 4,0 auf 3,0 mmol/l) bedeutet ein Gesamtkaliumdefizit des Körpers von 200 – 400 mmol, da nur 1 % des Kaliums extrazellulär vorliegt.

Akute Hypokaliämie. Eine akute Hypokaliämie ist immer Folge einer *Kaliumverschiebung* von extra- nach intrazellulär. Dies kann spontan auftreten bei akutem Stress (durch Adrenalin), oder (selten) bei hypokaliämischer periodischer Lähmung und iatrogen nach Gabe von Insulin oder β_2-Sympatikomimetika.

Chronische Hypokaliämie. Eine chronische Hypokaliämie ist Folge einer *kaliumdefizienten Ernährung* oder eines enteralen bzw. renalen *Kaliumverlustes*. Das Hormon Aldosteron stimuliert die Na^+-Rückresorption in den Sammelrohren, was über eine Na^+-/K^+-ATPase mit einer gleichzeitigen K^+-Sekretion verbunden ist. Beim renalen Kaliumverlust ist immer entweder das luminale Natriumangebot im Sammelrohr im Verhältnis zum Plasma-Aldosteron erhöht oder das Plasma-Aldosteron ist im Verhältnis zum Natriumangebot zu hoch.

Symptome. Eine Hypokaliämie kann selbst bei Kaliumwerten < 3,0 mmol/l klinisch asymptomatisch verlaufen. Treten Symptome auf, betreffen diese die Muskulatur, das Herz und die Niere. Im *quergestreiften Muskel* kann die Hypokaliämie zu Myalgien, Schwäche und Lähmung führen. Eine stärker ausgeprägte Hypokaliämie kann zu fortschreitender Schwäche, Hypoventilation durch Lähmung der Atemmuskulatur, paralytischem Ileus, Störungen der Harnblasenfunktion und schließlich zur kompletten Lähmung führen. Am *Herzen* entstehen EKG-Veränderungen mit Abflachung der T-Welle und Rhythmusstörungen. Eine chronische Hypokaliämie führt zu *strukturellen Nierenläsionen* im Sinne einer interstitiellen Nierenfibrose und renalen Zystenbildung. Der Kaliummangel führt auch zur intrazellulären Azidose, zur vermehrten Säureausscheidung und vermehrten Bikarbonatbildung. Folge ist eine verstärkte proximale HCO_3^--Rückresorption, eine erhöhte renale Ammoniakbildung und eine verstärkte distale H^+-Ausscheidung,

wodurch eine metabolische Alkalose entsteht. Außerdem kann ein nephrogener Diabetes insipidus und Glucoseintoleranz ausgelöst werden.
Abb. 4.7 zeigt ein Diagramm zur Ermittlung der Ursache einer Hypokaliämie.

Rhabdomyolyse ist eine gefürchtete Komplikation nach körperlicher Anstrengung bei Hypokaliämie.

Hyperkaliämie

Definition. Eine Hyperkaliämie ist definiert durch eine Plasma-K^+-Konzentration > 5,5 mmol/l.
Als *Pseudohyperkaliämie* bezeichnet man einen falsch hohen Serum-K^+-Wert durch zu lange Stauung oder In-vitro-Freisetzung von K^+ aus Leukozyten, Thrombozyten und Erythrozyten.

Akute Hyperkaliämie. Eine akute Hyperkaliämie entsteht meistens durch eine *Kaliumverschiebung* von intra- nach extra-zellulär oder bei *hochdosierter Kaliumgabe.* Eine akute Kaliumverschiebung in den extrazellulären Raum tritt auf bei schwerer Zellnekrose (Trauma), bei akuter Azidose, bei körperlicher Anstrengung in Kombination mit β-Blocker-Einnahme oder bei Überdosierung von Digitalispräparaten. Bei einer normalen Nierenfunktion kann jede Hyperkaliämie innerhalb von einigen Stunden korrigiert werden.

Chronische Hyperkaliämie. Eine chronische Hyperkaliämie kann nur bei einer Störung der Nierenfunktion entstehen. Diese *Nierenfunktionsstörung* kann auf einer Abnahme der glomerulären Filtrationsrate oder auf einem Missverhältnis zwischen luminalem Natriumangebot im Sammelrohr und dem Plasma-Aldosteron-Spiegel beruhen. Das Natriumangebot kann im Verhältnis zum Aldosteron zu niedrig sein, so dass mehr Natrium und reaktiv weniger Kalium ausgeschieden werden. Die gleichen Auswirkungen hat ein im Verhältnis zum Natriumangebot zu niedriges Plasma-Aldosteron.

Symptome. Am gefährlichsten sind die kardialen Veränderungen. Im EKG findet man hohe und spitze T-Wellen, später auch eine verminderte R-Amplitude, Verbreiterung des QRS und Verlängerung der PQ-Zeit, Verschmelzung von QRS und T (Sinuswellenmuster). Es kann ein plötzlicher Herzstillstand eintreten. Die kardiale Empfindlichkeit gegenüber einer Hyperkaliämie ist bei Azidose, Hypokalzämie, Hyponatriämie und bei akuter Hyperkaliämie erhöht. Eine Muskelschwäche entsteht nur bei sehr ausgeprägter Hyperkaliämie (Plasma [K^+] > 7,5 mmol/l).
Abb. 4.8 zeigt ein Diagramm der Differenzialdiagnosen bei Hyperkaliämie. Einige zusätzliche Bemerkungen sind hierbei angebracht:

- Bei chronischer Hyperkaliämie ist trotz der zugrundeliegende K^+-Ausscheidungsstörung die Urin-K^+-Ausscheidung pro 24 Stunden normal. Die Ausscheidungsstörung bedingt, dass die K^+-Ausscheidung erst bei einer erhöhten Plasma-K^+-Konzentration stattfindet.
- Zur definitiven Diagnose des hyporeninämischen Hypoaldosteronismus sollten Plasmareninaktivität und Plasma-Aldosteron gemessen werden.

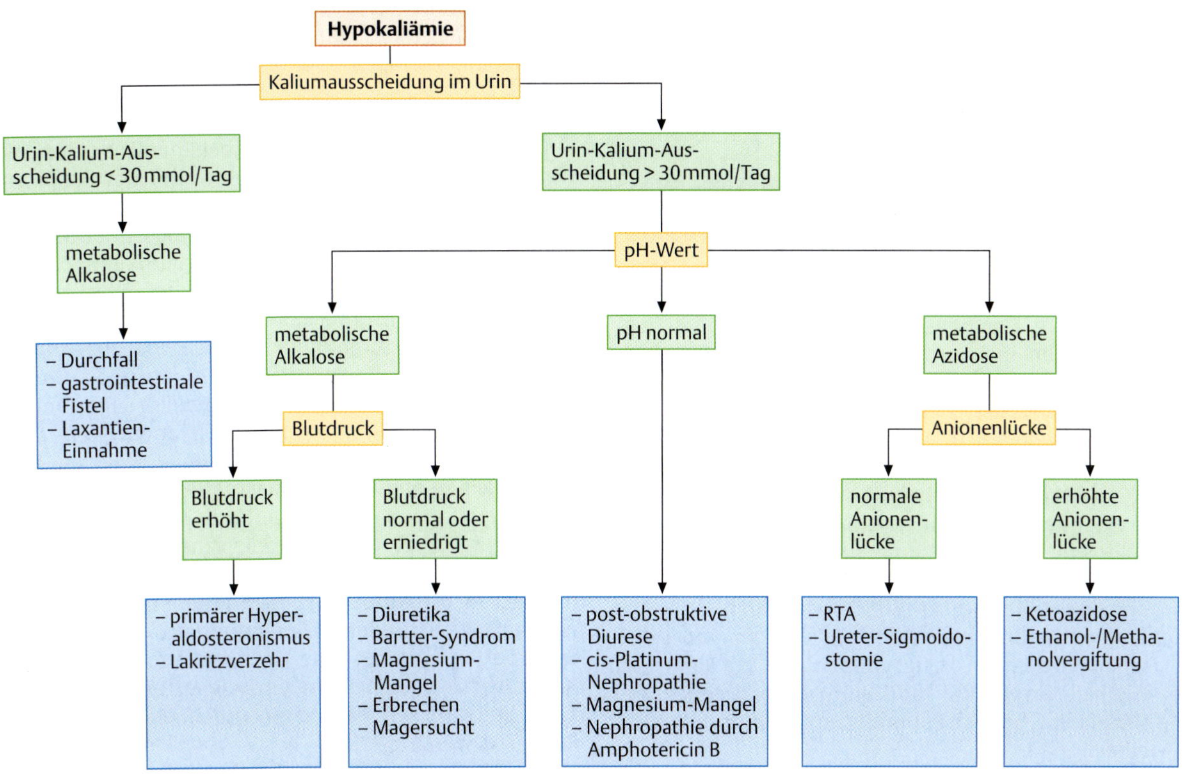

Abb. 4.7 **Ursachenklärung bei Patienten mit Hypokaliämie**

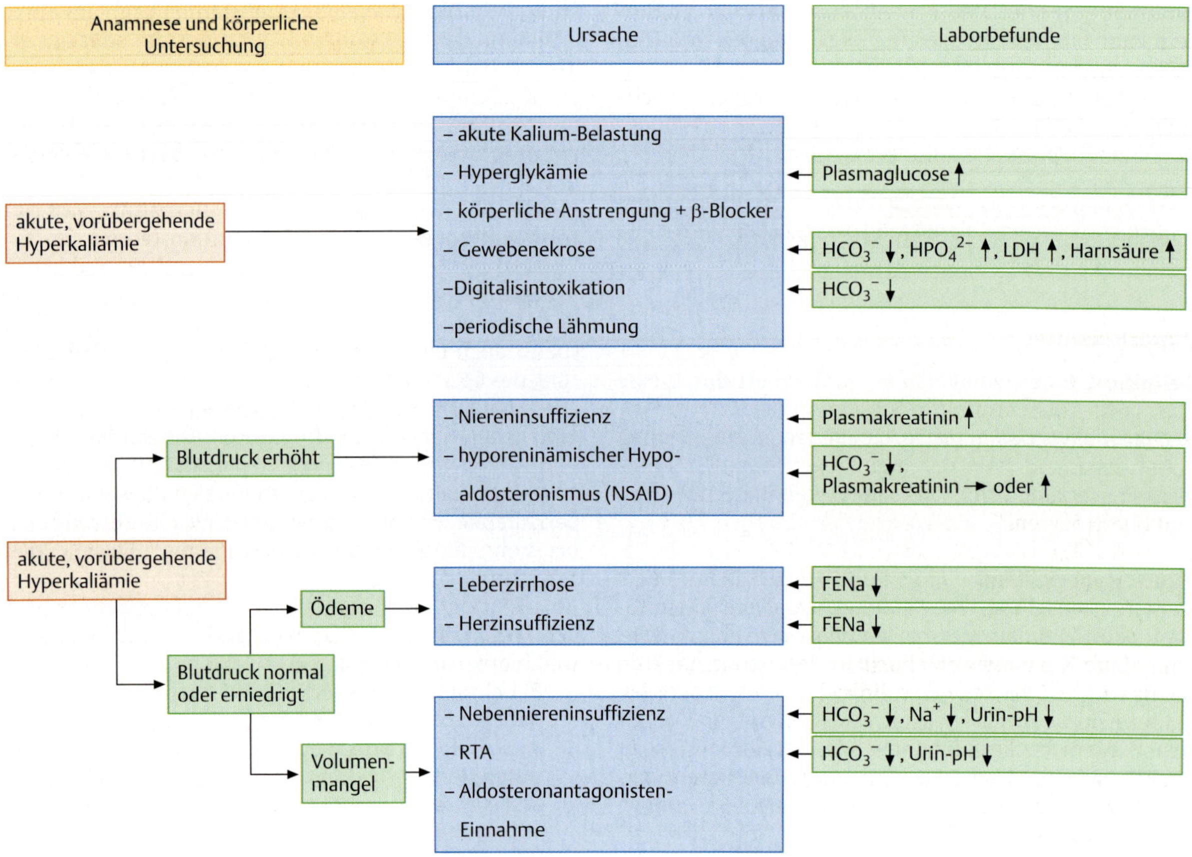

Abb. 4.**8** **Ursachenklärung bei Patienten mit Hyperkaliämie**

Therapie der Störungen im Kaliumhaushalt

Therapie der Hypokaliämie

Bei **schwerer, symptomatischer Hypokaliämie** (Paralyse oder Herzrhythmusstörungen) ist eine sofortige Behandlung indiziert. Meistens reicht zunächst ein Anheben des Kaliumspiegels um 0,7 – 1,0 mmol/l aus. Dazu kann man zunächst 40 (ausnahmsweise 60) mmol **Kalium** über zwei Stunden intravenös verabreichen, anschließend gibt man eventuell 10 mmol Kalium/h. Bei parenteraler Gabe muss folgendes beachtet werden:

- Bei Hypokaliämie sollte Kalium nicht in Glucose-Lösungen, sondern in NaCl gelöst werden, da Glucose das Plasma-Kalium über eine vermehrte Aufnahme in die Zellen noch weiter senken würde.
- Wegen der Gefahr einer iatrogenen Hyperkaliämie sollte eine Infusionslösung nie mehr als 40 mmol K^+ pro Liter enthalten, und die Infusionsgeschwindigkeit darf nicht über 10 – 20 mmol/h liegen.
- Eine orale Kaliumgabe ist sehr effektiv und sollte wenn möglich bevorzugt werden ✓✓. Man kann zum Beispiel 1 mmol KCl/kgKG einmalig oral geben. Die Wirklatenz beträgt bei oraler Applikation ungefähr eine Stunde.
- Bei Hypokaliämie und gleichzeitig bestehender Azidose bzw. Hyperglykämie kann die Korrektur der Azidose oder Hyperglykämie die Hypokaliämie verschlimmern. Deshalb muss immer zuerst die Hypokaliämie therapiert werden!

Bei **chronischer Hypokaliämie** handelt es sich meistens um Patienten, die mit Diuretika behandelt werden. Ab welchem Kaliumwert eine Korrektur indiziert ist, wird kontrovers diskutiert. Bei Risikopatienten (Digitaliseinnahme, ischämische Herzkrankheit, Glucose-Intoleranz, Leberzirrhose, β_2-Sympathomimetikaeinnahme) wird meist ein Grenzwert von 3,5 (besser wären aber 4,0) mmol/l angegeben, ohne zusätzliche Risikofaktoren gilt ein Kalium bis 3,0 mmol/l noch als sicher, ist aber erst ab 3,5 mmol/l „normal".

Bei *gastrointestinalen Kaliumverlusten* ist eine Steigerung der Kaliumzufuhr auf 60 mmol/Tag meistens ausreichend.

Bei *renalen Kaliumverlusten* macht diese Therapie dagegen keinen Sinn, weil das zugeführte Kalium wieder renal ausgeschieden wird. Therapieprinzip ist deshalb die Hemmung der renalen Kaliumausscheidung durch **Spironolacton**, **Amilorid** oder **Triamteren**. Manchmal werden auch NSAIDs oder ACE-Hemmer (z. B. beim Bartter-Syndrom) eingesetzt. Eine Hypokaliämie durch renale Kaliumverluste kann mit einem Magnesiumverlust assoziiert sein. Dieser sollte dann durch **Magnesiumgabe** korrigiert werden.

Weil ein Kaliummangel sowohl mit Alkalose als auch mit Azidose einhergehen kann, ist die **Wahl des Anions** bei der Kaliumsubstitution sehr wichtig. Bei Alkalose ist die Gabe von $KHCO_3$ oder Kaliumcitrat kontraindiziert, weil die Alkalose und die damit verbundene vermehrte Kaliumverschiebung nach intrazellulär auch die Hypokaliämie verstärken würde. Deshalb wird bei *Alkalose* mit **KCl** substituiert, so dass die Niere Cl^- anstelle von HCO_3^- ausscheiden kann. Bei *Azidose* wird die Hypokaliämie dagegen mit **$KHCO_3$** therapiert.

Therapie der Hyperkaliämie

Bei **schwerer oder symptomatischer Hyperkaliämie** ist die Gabe von **Calcium** (10 ml 10% Calciumgluconat über 1 min intravenös, evtl. mit Pumpe wiederholen) am effektivsten. Calcium hat zwar keine Auswirkung auf die Plasma-K^+-Konzentration, antagonisiert aber die Hyperkaliämieeffekte auf die Herzmuskelzellen, wodurch die normale Membranerregbarkeit wiederhergestellt wird. Durch **Glucosegabe** (50 – 100 ml 50% Glucose i. v.) wird die endogene Insulinfreisetzung stimuliert, wodurch ein K^+-Shift in die Zelle auftritt. Die Senkung der Kaliumkonzentration, die damit erreicht wird, ist erheblich, beginnt rasch, persistiert aber nicht. Bei Patienten mit Diabetes mellitus Typ 1 oder insulinabhängigem Typ 2 sollte die Glucoselösung mit Insulin angereichert werden.
Eine definitive, anhaltende Plasma-K^+-Senkung kann nur durch Entfernung des Kaliumüberschusses aus dem Körper erreicht werden. Dazu können **Ionenaustauschharze** gegeben werden (zum Beispiel 50 g Natriumpolystyrensulfat in 100 ml Mannitol als Klysma mit 30 – 60 Minuten Verweilzeit oder oral 15 – 25 g 3 × täglich zusammen mit Sorbitol in gleicher Menge). Mit solch einem Klysma kann bei innerhalb von 2 Stunden 50 – 75 mmol Kalium entfernt werden. **Hämodialyse** gegen K^+-freies Dialysat ist eine alternative Möglichkeit, mit der 30 – 60 mmol Kalium pro Stunde entfernt werden können. Die Peritonealdialyse ist weniger effektiv, pro Beutel werden ca. 10 – 15 mmol Kalium eliminiert.

Chronische Hyperkaliämie. Man versucht durch eine Senkung der luminalen Natriumkonzentration die distale K^+-Ausscheidung zu steigern. Wichtig sind das effektiv zirkulierende Volumen und die Nierenfunktion.

- Bei **normaler Nierenfunktion und leicht erhöhtem Blutdruck** liegt wahrscheinlich ein hyporeninämischer Hyperaldosteronismus vor. Mit einem Schleifen- oder Thiaziddiuretikum können meistens alle Symptome (Hochdruck, Ödem, Azidose, Hyperkaliämie) korrigiert werden.
- Bei **normaler Nierenfunktion und niedrigem Blutdruck** kann ein primärer Hypoaldosteronismus vorliegen, der mit einem Mineralcorticoid wie Fludrocortison therapiert wird. Bei Exsikkose oder Herzinsuffizienz muss man versuchen, das effektiv zirkulierende Volumen (bei Exsikkose mit NaCl, bei Herzinsuffizienz z. B. mit Diuretika) zu vergrößern.
- Bei **eingeschränkter Nierenfunktion** kann eine Korrektur des Volumenexzesses die Plasma-K^+-Konzentration senken. Bei stark eingeschränkter Nierenfunktion (unter 10%) ist die renale K^+-Ausscheidung immer geringer als die K^+-Zufuhr. Die K^+-Zufuhr sollte deshalb mit Hilfe einer Diät und mit der täglichen Einnahme von Ionenaustauschharzen (zum Beispiel 15 g Natriumpolystyrensulfat per os) gesenkt werden.

4.3.3 Störungen im Calcium-, Vitamin-D- und Knochenmetabolismus

Grundlagen

Hyperkalzämie

Definition. Eine Hyperkalzämie liegt vor, wenn die Konzentration von ionisiertem Plasma-Calcium 1,3 mmol/l überschreitet.

Pathophysiologie. Eine Hyperkalzämie entsteht, wenn aus dem Skelett, dem Gastrointestinaltrakt und/oder den Nieren zuviel Calcium in den extrazellulären Raum freigesetzt wird, das über die Nieren nicht ausgeschieden werden kann. Die Ursachen der Hyperkalzämie sind in Tab. 4.**6** aufgelistet.
Eine erhöhte Plasma-Calciumkonzentration interferiert mit der tubulären Rückresorption und führt so zum *Verlust von Wasser und NaCl.* Dadurch wird das EZV kleiner, und die Natriumresorption im proximalen Tubulus wird stimuliert. Weil die Calciumresorption an die proximale Natriumresorption gekoppelt ist, wird deshalb paradoxerweise die Calciumrückresorption ansteigen und die Plasma-Calciumkonzentration weiter erhöhen. Auf diese Weise entsteht ein Teufelskreis.

Tab. 4.**6** **Ursachen der Hyperkalzämie**

primärer Hyperparathyreoidismus
Hyperkalzämie bei Tumoren
granulomatöse Krankheiten
Vitamin-D-Intoxikation
endokrine Krankheiten
Thiaziddiuretika
familiäre benigne Hyperkalzämie
Immobilisation
Milch-Alkali-Syndrom
autonomer Hyperparathyreoidismus bei chronischer Niereninsuffizienz
Hyperkalzämie nach Nierentransplantation
Aluminiumintoxikation

Symptome. Eine Hyperkalzämie kann asymptomatisch verlaufen, aber auch dramatische klinische Symptome bis hin zum Tod auslösen. Die Symptome der Hyperkalzämie sind in Tab. 4.**7** aufgelistet.

Tab. 4.7 **Symptome der Hyperkalzämie**

neurologisch	Kopfschmerzen, Konfusion, Koma
psychiatrisch	Müdigkeit, Depressionen, Halluzinationen
gastrointestinal	Anorexia, Nausea, Erbrechen, Ulkus, Pankreatitis
kardiovaskulär	Hypertonie, vaskuläre Kalzifikationen, Arrhythmien
renal	nephrogener Diabetes insipidus (Polyurie, Dehydration), erniedrigte GFR, Nephrokalzinose

Tab. 4.9 **Symptome der Hypokalzämie**

neurologisch	erhöhte neuromuskuläre Erregbarkeit, Hyperästhesie, Taubheit, Muskelkrämpfe, Faszikulationen, Tetanie, Krampfanfälle
psychiatrisch	Psychose, Depression, hirnorganisches Syndrom
kardiale Veränderungen	Herzinsuffizienz, Verlängerung der QT-Zeit
Augensymptome	Neuritis n. optici, Papillenödem, Kataraktbildungen

Hypokalzämie

Definition. Eine Hypokalzämie liegt vor bei einer Calciumionenkonzentration < 1,1 mmol/l.

Pathophysiologie. Eine Hypokalzämie entsteht bei *verringerter Calciumaufnahme* im Gastrointestinaltrakt zum Beispiel durch Vitamin-D-Mangel, oder bei Darm- und Nierenkrankheiten. Dies führt zu einer Erhöhung der PTH-Freisetzung und zum sekundären Hyperparathyreoidismus. Im Gegensatz dazu kann man beim Hypoparathyreoidismus eine Hypokalzämie bei niedrigen PTH-Werten beobachten. Dies kommt selten spontan, meist aber nach einem chirurgischen Eingriff (Schilddrüsenchirurgie oder Parathyreoidektomie) vor. Seltener entsteht eine Hypokalzämie durch *Endorganresistenz auf PTH*, wobei der PTH-Spiegel reaktiv erhöht ist. Gelegentlich geht dieses Krankheitsbild mit einem auffälligen Phänotyp (Brachydaktylie, Obesitas, Minderwuchs, runde Gesichtsform) einher. Die Messung der Plasma-PTH-Konzentration ist für die Differenzialdiagnose der Hypokalzämien sehr wichtig. Die Ursachen der Hypokalzämie sind in Tab. 4.**8** aufgelistet.

Symptome. Die klinischen Symptome hängen mit Ausmaß und Dauer der Hypokalzämie ab, bezüglich der wichtigsten Symptome vgl. Tab. 4.**9**. Meistens steht eine erhöhte neuromuskuläre Erregbarkeit im Vordergrund, klinisch sind dann Chvostek- und Trousseau-Zeichen häufig positiv.

Hyperphosphatämie

Pathophysiologie. Eine Hyperphosphatämie wird meistens durch eine *verringerte renale Phosphatexkretionskapazität* verursacht. Dies ist am häufigsten bei Niereninsuffizienz der Fall, kann jedoch auch Folge einer nicht ausreichenden Wirkung von PTH auf die Tubuli durch PTH-Mangel oder Endorganresistenz sein.
Bei Niereninsuffizienz ist die Gesamtzahl der Nephronen reduziert, wodurch die Phosphatausscheidung zurückgeht. Dies verursacht über einen noch unklaren Mechanismus eine Senkung des Plasma-Calciums. Außerdem hemmt die bestehende Hyperphosphatämie die 1α-Hydroxylase, wodurch die Hypokalzämie über eine verringerte Calciumaufnahme im Darm verstärkt wird. Die Hypokalzämie stimuliert ihrerseits die PTH-Freisetzung, so dass die Phosphatausscheidung und die Calciumrückresorption steigen. Auf diese Weise können Plasma-Calcium und Phosphat normalisiert werden. Dieser Kompensationsmechanismus versagt, wenn die GFR unter 30 ml/min abfällt, da die fraktionelle Phosphatausscheidung dann bereits bei 100 % liegt (Normalwert: 20 %). Bei weiterer Progression des Nierenversagens steigt die Plasma-Phosphatkonzentration, das Plasma-Calcium fällt ab und der Organismus nimmt eine dauerhaft erhöhte Plasma-PTH-Konzentration in Kauf. Dies hat eine vermehrte Knochenresorption zur Folge und es kommt zur renalen Osteodystrophie.

Therapeutische Implikationen. Ein Absenken der Plasma-Phosphatkonzentration kann nur erreicht werden, indem man die diätetische Phosphat-Zufuhr vermindert oder Phosphat-bindende Medikamente verabreicht.

Tab. 4.8 **Ursachen der Hypokalzämie**

Hypoparathyreoidismus
Pseudohypoparathyreoidismus (Endorganresistenz)
Vitamin-D-Mangel
Resistenz gegen Vitamin D
akute Pankreatitis
Niereninsuffizienz
osteoblastische Knochenmetastasen (Prostatakarzinom)
multiple Bluttransfusionen (Citrat-Intoxikation)

Hypophosphatämie

Pathophysiologie. Phosphat ist reichlich in der Nahrung vorhanden, deshalb wird eine Hypophosphatämie eigentlich nur bei *extremer Unterernährung* und bei *phosphatdefizienter parenteraler Ernährung* beobachtet. Bei mehr als 50% der hospitalisierten Patienten mit Hypophosphatämie ist eine Infusionsbehandlung mit Glucose Ursache der Hypophosphatämie. Insulin stimuliert die intrazelluläre Phosphorylierung, wodurch Phosphat aus dem extrazellulären Raum nach intrazellulär verschoben wird. Auch ein „renales Phosphatleck“ (bei Erbkrankheiten, beim Fanconi-Syndrom oder andere tubulären Krankheiten) kann eine Hypophosphatämie verursachen. Bei der „onkogenen hypophosphatämischen Osteomalazie“ ist ein renales Phosphatleck mit einem defekten Vitamin-D-Metabolismus kombiniert. Die Mehrzahl der anderen Patienten mit Hypophosphatämie leidet aus verschiedenen Ursachen unter einer respiratorischen Alkalose.

Symptome. Eine schwere Hypophosphatämie ist gefährlich, da das 2,3-DPG in den Erythrozyten phosphatabhängig ist und damit die Gewebeoxygenierung gefährdet wird. Weil Phosphat im Energiemetabolismus eine essenzielle Rolle spielt, entsteht auch eine Dysfunktion des ZNS, eine Kardiomyopathie und proximale Myopathie. Zusätzlich kommt es zur Osteomalazie.

Therapeutische Implikationen. Das Phosphatdefizit kann durch intravenöse oder orale Phosphatgabe ausgeglichen werden.

Hypermagnesämie

Eine schwere *Hypermagnesämie* ist extrem selten und wird fast nur bei Niereninsuffizienz beobachtet.

Hypomagnesämie

Pathophysiologie. Die Hypomagnesämie ist nicht so selten. Sie kann durch *Magnesiumverlust* im Magen-Darm-Trakt auftreten, z. B. bei akuter und chronischer Diarrhoe, Morbus Crohn, Colitis ulcerosa, Malabsorptionsyndromen, Pankreatitis und intestinalen bzw. biliären Fisteln auftreten. Renaler Magnesium-Verlust kann viele Ursachen haben: Osmotische Diurese (Diabetes mellitus), Hyperkalzämie und eine Vielzahl an Medikamenten (Schleifendiuretika, Aminoglykoside, Pentamidin, Amphotericin B, Cisplatin und Cyclosporin A) hemmen die Magnesiumrückresorption. Nach einer Therapie mit Cisplatinum kann die erhöhte Magnesiumausscheidung noch viele Jahre andauern. Auch bei Alkoholismus, Azidose und Bartter- und Gitelmann-Syndrom können renale Verluste zu Hypomagnesiämie führen. Diagnostiziert wird der renale Verlust durch eine Magnesiumausscheidung über 1 mmol/l im Urin bei vorliegender Hypomagnesämie.

Symptome. Die Hypomagnesämie hemmt die Freisetzung und Wirksamkeit von PTH und induziert damit eine Hypokalzämie mit den dazu gehörenden Symptomen einer erhöhten neuromuskulären Erregbarkeit.

Therapeutische Implikationen. Der Magnesiummangel kann durch Substitution mit Magnesiumpräparaten ausgeglichen werden.

Therapie der Störungen im Calcium-, Vitamin-D- und Knochenmetabolismus

Therapie der Hyperkalzämie

Der oben beschriebene Teufelskreis kann durch **NaCl-Infusionen** unterbrochen werden, da durch die Rehydratation die Natriumresorption nicht mehr so stark stimuliert wird.
Eine schwere Hyperkalzämie wird vor allem durch *exzessive Calciummobilisation* bei osteoklastärer Knochenresorption (zum Beispiel bei Knochenmetastasen) verursacht. In solchen Fällen sind Medikamente mit hemmender Wirkung auf die Knochenresorption indiziert: Calcitonin und Bisphosphonate. **Calcitonin** hemmt die Knochenresorption jedoch nur unvollständig und die Wirkung hält nur kurz an. Deshalb wird Calcitonin vor allem eingesetzt, wenn in einer akuten Situation eine schnelle Wirkung angestrebt wird. **Bisphosphonate** wirken sehr effektiv und sie werden bei Tumorpatienten eingesetzt, bei denen eine längerfristige Calciumsenkung angestrebt wird. Sie haben allerdings eine gewisse Wirklatenz.
Ein *primärer Hyperparathyreoidismus* ist eine Indikation zur **chirurgischen Intervention**, da er medikamentös nicht therapierbar ist. Die Entscheidung zur Operation wird anhand des Calciumwertes (> 3,0 mmol/l), der Nierenfunktion oder einer deutlich verringerten Knochenmasse getroffen. Die Behandlung des asymptomatischen primären Hyperparathyreoidismus wird kontrovers diskutiert, meistens werden die Patienten zunächst engmaschig kontrolliert.
Bei *extrarenaler Calcitriolproduktion* wie zum Beispiel bei Sarkoidose oder Lymphomen können **Glucocorticoide** die Hyperkalzämie effektiv senken.

Therapie der Hypokalzämie

Therapieziel ist immer eine Korrektur der extrazellulären Calciumkonzentration. Der wichtigste Schritt bei *akuter Hypokalzämie* ist die intravenöse Gabe von **Calciumsalzen** wie Calciumgluconat, Calciumlävulat oder Calciumchlorid (10 – 30 ml einer 10% Lösung über 10 min). Die Gabe kann in kurzen Intervallen wiederholt werden, bis eine adäquate Korrektur der Hypokalzämie erreicht worden ist.
Bei *chronischer Hypokalzämie* kann **bis zu 4 g Calcium/Tag** oral verabreicht werden. Ist die Hypokalzämie durch einen Vitamin-D-Mangel bedingt, muss **Vitamin D_3** (1000 – 3000 IE/Tag) in Form von $1{,}25(OH)_2D_3$ oder 1-alpha$(OH)D_3$ substituiert werden ✓✓. Bei Malabsorptionssyndromen sind höhere Dosierungen an Vitamin D_3 (30 000 – 40 000 IE/Tag) notwendig. Parallel zur Vitamin D_3-Gabe sollte immer Calcium supplementiert werden (1 – 2 g Calcium/Tag). Besteht gleichzeitig eine *Hypomagnesiämie*, ist die Behandlung mit Calcium und Vitamin D nur effektiv, wenn auch **Magnesium** verabreicht wird. Eine Hypokalzämie bei Hypoparathyreoidismus, Resistenz gegen Vitamin D, Vitamin-D-Metabolismusstörungen oder Niereninsuffizienz muss mit aktiven Vitamin-D-Metaboliten behandelt werden (1α-Hydroxycholecalciferol oder Calcitriol). In diesen Fällen muss die Therapie engmaschig überwacht werden, um Überdosierungen rechtzeitig zu erkennen.

Therapie der Hyperphosphatämie

Therapeutisches Prinzip ist die Einschränkung der enteralen Phosphatzufuhr und -aufnahme auf 800 – 1000 mg/Tag. Ziel ist dabei die Absenkung des Phosphatspiegels unter 2,0 mmol/l. Bei einer nur leicht eingeschränkten Nierenfunktion reicht eine **phosphatarme Diät** aus. Später ist zusätzlich die orale Gabe von **Phosphatbindern** erforderlich. Dabei müssen die Patienten dazu an-

gehalten werden, die Medikamente mit den Mahlzeiten einzunehmen. **Aluminiumhaltige Gele** sind sehr effektiv, können jedoch eine „Aluminium related Bone Disease" und Dialyse-Demenz verursachen und sollten deshalb nur unter Kontrolle der Plasma-Aluminium-Konzentration angewandt werden.
Calciumkarbonat besitzt diesen Nachteil nicht, gleicht zusätzlich die Azidose aus und erhöht das Plasma-Calcium. Allerdings besteht bei hohen Dosierungen die Gefahr einer Hyperkalzämie. Wenn Calciumkarbonat ineffektiv ist, können **Calciumketoglutarate** gegeben werden. Magnesiumsalze können bei hohen Dosierungen Durchfall und Hypermagnesiämie verursachen. Neuerdings sind sehr effektive, aber teure, nicht absorbierbare Calcium- und Aluminium-freie Polymere (Sevelamer Hydrochloride) zur Behandlung der Hyperphosphatämie verfügbar. Sie hemmen zusätzlich die Ca-Ablagerung in Gefäßen ✓. Für neue orale Phosphatbinder, die kein Calcium, Magnesium oder Aluminium enthalten, muss jedoch bis zur endgültigen Beurteilung noch eine Zeit abgewartet werden.

Therapie der Hypophosphatämie

Therapieziel ist die Anhebung des Serumphosphats auf 0,8 mmol/l (2,5 mg/dl). Eine **intravenöse Phosphatgabe** (2 mg/kg über 6 h) kann eine schwere Hypokalzämie auslösen und sollte deshalb nur unter intensivmedizinischen Bedingungen erfolgen. Eine **orale Therapie** (2 g/24 h in 4 – 5 Einzeldosen) birgt weniger Risiken und ist wenn möglich zu bevorzugen.

Therapie der Hypermagnesämie

Der Magnesiumspiegel kann gesenkt werden durch die intravenöse Gabe von **NaCl**, **Furosemid** und zusätzlich 2 – 3 Ampullen **Calciumgluconat**. Im Einzelfall muss **hämodialysiert** werden.

Therapie der Hypomagnesämie

Bei schwerer Hypomagnesämie erfolgt die **Magnesiumsubstitution** parenteral. Das Verteilungsvolumen von Magnesium ist etwas größer als das EZV. 200 mg Magnesium heben den Magnesiumspiegel um 0,4 mmol/l (1 mg/dl) an.
Bei idiopathischer chronischer Hypomagnesämie muss ggf. eine langfristige orale Behandlung (200 – 500 mg viermal täglich) durchgeführt werden. Verschiedene Magnesiumsalze sind hierzu verfügbar. **Magnesiumchlorid** wird unabhängig vom Magen-pH-Wert resorbiert, **Magnesiumoxid** hat den höchsten prozentualen Magnesiumanteil. Alle Präparate führen mehr oder weniger zu Diarrhoe.
Eine Magnesiumsubstitution führt auch zu einer schnellen Normalisierung einer durch Hypomagnesämie hervorgerufenen Hypokalzämie.

4.4 Störungen des Säure-Base-Haushalts

Physiologische Grundlagen

pH-Wert. Der pH-Wert beschreibt die Wasserstoffionen-Konzentration; da sie normalerweise sehr niedrig ist, wird sie als negativer Logarithmus wiedergegeben:

$$pH = -\log [H^+]$$

Die extrazelluläre Wasserstoffionen-Konzentration beträgt normalerweise 40 nmol/l (pH = 7,4) Sie wird stark reguliert, weil Werte außerhalb des Bereichs 15 – 125 nmol/l (entspricht pH-Werte 7,8 – 6,9) nicht mit dem Leben vereinbar sind, da metabolische Prozesse und die Aktivität vieler Eiweißmoleküle stark von der H^+-Konzentration abhängig sind. Bei Veränderungen des extrazellulären pH-Wertes verändert sich der intrazelluläre pH-Wert gleichsinnig.
Ein Erwachsener produziert pro Tag 15 000 mmol CO_2, also potenziell 15 000 mmol Säure. Zusätzlich wird bei einer normalen Ernährung ungefähr 75 mmol anorganische Säure als Sulfat und Phosphat produziert. Diese Mengen müssen eliminiert werden, um die Körperfunktion aufrecht zu erhalten.

Mechanismen der Säure-Base-Regulation. Der Körper kann sich mit drei Mechanismen, die immer nacheinander in Kraft treten, gegen pH-Verschiebungen verteidigen.

- Die erste Verteidigungslinie ist die **chemische Pufferung**, diese findet automatisch statt und wird nicht reguliert.
- Die zweite Verteidigungslinie ist die **CO_2-Ausscheidung** über die Lungen (extrazellulär).
- Erst im dritten Schritt werden Säuren **renal** ausgeschieden (extrazellulär).

Bei der **chemischen Pufferung** erfolgt die Bindung von H^+ -Ionen an lösliche Basen wie HCO_3^- oder HPO_4^{2-}:

$$HCO_3^- + H^+ \longleftrightarrow H_2CO_3 \quad (1) \text{ bzw.}$$

$$HPO_4^{2-} + H^+ \longleftrightarrow H_2PO_4^- \quad (2)$$

Die chemische Pufferung kann akute pH-Veränderungen abmildern, aber nicht vollständig auffangen. Die Effektivität einer derartigen Pufferung hängt mit der Pufferkonzentration und deren Dissoziationskonstante pK zusammen: pK ist der pH-Wert, bei dem 50 % der Säure dissoziiert und 50 % an H^+ gebunden sind. Ein Puffer ist vor allem aktiv im pH- Bereich von pK +/- 1 pH-Einheit, weil in diesem Bereich die H^+ -Ionen am einfachsten aufgenommen oder abgegeben werden können. In vivo sind also vor allem Säuren mit einem pK-Wert im Bereich des normalen pH-Wertes als Puffer effektiv. Für das HCO_3^-/H_2CO_3-System ist der pK-Wert 6,1 und für das $HPO_4^{2-}/H_2PO_4^-$-System 6,8. Derartige „schwache" Säuren sind bei normalen pH-Werten sehr wenig dissoziiert.

Das **HCO_3^-/H_2CO_3-System** ist wegen seiner hohen Konzentration das bedeutendste Puffersystem des menschlichen Körpers.

Eine Pufferung von H^+ mit HCO_3^- gemäß Reaktion (1) wäre aufgrund der Zunahme der H_2CO_3-Konzentration und der damit verbundenen Einstellung eines chemischen Gleichgewichts sehr schnell erschöpft, wenn das entstehende H_2CO_3 nicht in H_2O und CO_2 zerfallen würde. Das **CO_2 wird über die Lunge abgegeben**, also aus dem Reaktionsgleichgewicht entfernt, was dazu führt, dass die Reaktion – bei genügend hoher HCO_3^--Konzentration – weiter ablaufen kann:

$$HCO_3^- + H^+ \longleftrightarrow H_2CO_3 \longleftrightarrow H_2O + CO_2 \uparrow \quad (3)$$

Das System bleibt also – so lange CO_2 entfernt wird und genügend Bikarbonat zur Verfügung steht – in der Lage, seine Pufferwirkung auszuüben. Wird CO_2 jedoch unzureichend abgeatmet, so verschiebt sich das Gleichgewicht der Reaktion auf die linke Seite. Bikarbonat und H^+ müssen dann über andere, intrazelluläre Systeme abgepuffert werden.

Die linke Hälfte der Gleichung kann geschrieben werden als:

$$pH = pK + \log([HCO_3^-]/[H_2CO_3]) \quad (4)$$

Weil $[H_2CO_3]$ und pCO_2 in einem festen Verhältnis stehen, kann man folgende Formel aufstellen:

$$pH = 6{,}1 + \log([HCO_3^-]/0{,}03 \cdot pCO_2) \quad (5)$$

Diese Formel beschreibt das Verhältnis zwischen den Parametern pH, $[HCO_3^-]$ (mmol/l) und pCO_2 (mmHg). Statt der Formel kann man zur pH-Bestimmung auch ein Nomogramm anwenden (siehe Abb. 4.**10**).

Die Respiration reguliert den pCO_2-Wert um 40 mm Hg, und die Nieren regulieren den HCO_3^--Wert um 24 mmol/l. Wenn man diese Zahlen in Formel (5) einträgt, ergibt sich ein pH-Wert von 7,4. Die tägliche CO_2-Produktion beträgt bei einem Erwachsenen ungefähr 15 000 mmol/Tag. Selbstverständlich kann diese Säure nicht über HCO_3^- gepuffert werden, weil dabei genauso schnell wieder CO_2 entstehen würde. Diese CO_2-Produktion würde eine enorme Zunahme der H^+-Konzentration verursachen (siehe (3)), wenn nicht die Lunge diese flüchtige Säure ausscheiden würde.

Täglich entsteht ungefähr 75 mmol fixe Säure, die durch das HCO_3^-/H_2CO_3-System entsprechend Formel (3) unter HCO_3^--Verbrauch abgepuffert wird. Neben Wasser und CO_2 entstehen bei dieser Reaktion auch Säurereste, die im Körper zurückbleiben:

$$(H^+ + H_2PO_4^-) + (Na^+ + HCO_3^-) \longleftrightarrow$$
$$Na^+ + H_2PO_4^- + H_2O + CO_2 \uparrow \quad (6)$$

Diese Säurereste werden **über die Nieren** ausgeschieden. Außerdem wird in den Nieren durch die zytosolische Carboanhydrase II das für die Pufferreaktion benötigte Bikarbonat regeneriert.

Die Wasserstoffionen der fixen Säuren werden jedoch nur zur Hälfte extrazellulär, also durch Bikarbonat, gepuffert. Zur anderen Hälfte werden sie intrazellulär gepuffert. Eine H^+-Verschiebung in die Zelle hinein muss dabei immer elektroneutral stattfinden. Deshalb werden Wasserstoff-Ionen gegen Natrium- und Kalium-Ionen ausgetauscht, wobei vor allem die Konzentration der K^+-Ionen im Plasma ansteigt. Die Elektroneutralität kann auch durch den Transfer eines Anions in die Zelle erreicht werden. Das wichtigste Anion, Cl^-, gelangt allerdings nur schlecht über die Zellmembran nach intrazellulär. Deshalb findet dieser Austausch nur eingeschränkt (ungefähr 10% der intrazellulären H^+-Aufnahme) und vor allem in den Erythrozyten statt, wo die H^+-Ionen von Hämoglobin (Hb) gebunden werden:

$$H^+ + Cl^- + Hb \longleftrightarrow HbH^+ + Cl^- \quad (7)$$

Bei akuter Azidose findet die pH-Korrektur durch folgende Mechanismen statt: 1. extrazelluläre Pufferung von H^+ durch HCO_3^- und 2. Abgabe von CO_2 über die Lunge (Hyperventilation).

Respiratorische pH-Regulation. Die pulmonale CO_2-Ausscheidung spielt in der pH-Regulation eine wichtige Rolle. Die wichtigsten Reize für Ventilation sind Azidose und ein Anstieg des partialen CO_2-Drucks (pCO_2). Der Sensor für pH-Veränderungen befindet sich im Sinus caroticus und im Hirnstamm.
Auch metabolische Veränderungen des pH-Wertes und damit des HCO_3^--Wertes beeinflussen die Ventilation, aber dieser Mechanismus wirkt relativ langsam, weil HCO_3^- als elektrisch geladenes Teilchen die Blut-Hirn-Schranke nur langsam passiert.

Renale pH-Regulation. Die Nieren beeinflussen die pH-Regulation über die Regulation der HCO_3^--Konzentration. Hierbei können zwei Phasen unterschieden werden:

- **HCO_3^--Rückresorption:** Normalerweise wird das filtrierte HCO_3^- (ungefähr 4.500 mmol/Tag) zusammen mit Na^+ im S_1-Segment des proximalen Tubulus und im distalen Tubulus komplett rückresorbiert (siehe Abb. 4.**9 a**). Dieser Vorgang wird durch ein HCO_3^--Resorptionsmaximum limitiert, damit der Plasma-HCO_3^--Wert nicht über 24 mmol/l ansteigt. Die HCO_3^--Rückresorption kann zwar filtriertes Bikarbonat zurückgewinnen, aber kein Bikarbonat ersetzen, das bei der Produktion der fixen Säuren verbraucht wurde.
- **Netto-HCO_3^--Produktion:** Hierbei werden in den interkalären Zellen der Sammelrohre H^+-Ionen sezerniert und ein H^+-Gradient aufgebaut. Dadurch wird der Urin-pH gesenkt. Der saure Urin stimuliert zusätzlich eine NH_4^+-Sekretion, wodurch die Netto-H^+-Ausscheidung stark zunimmt (siehe Abb. 4.**9 b**). Auch eine Senkung des Plasma-HCO_3^--Wertes (und damit des pH-Wertes) stimuliert diese Aktivität. Über diesen Mechanismus der gesteigerten H^+-Ausscheidung kann der Verbrauch der in der Leber synthetisierten HCO_3^--Moleküle stark verringert werden, was einer Netto-HCO_3^--Produktion entspricht. So wird ein Abfall des Plasma-HCO_3^--Wertes auf unter 23–24 mmol/l verhindert.

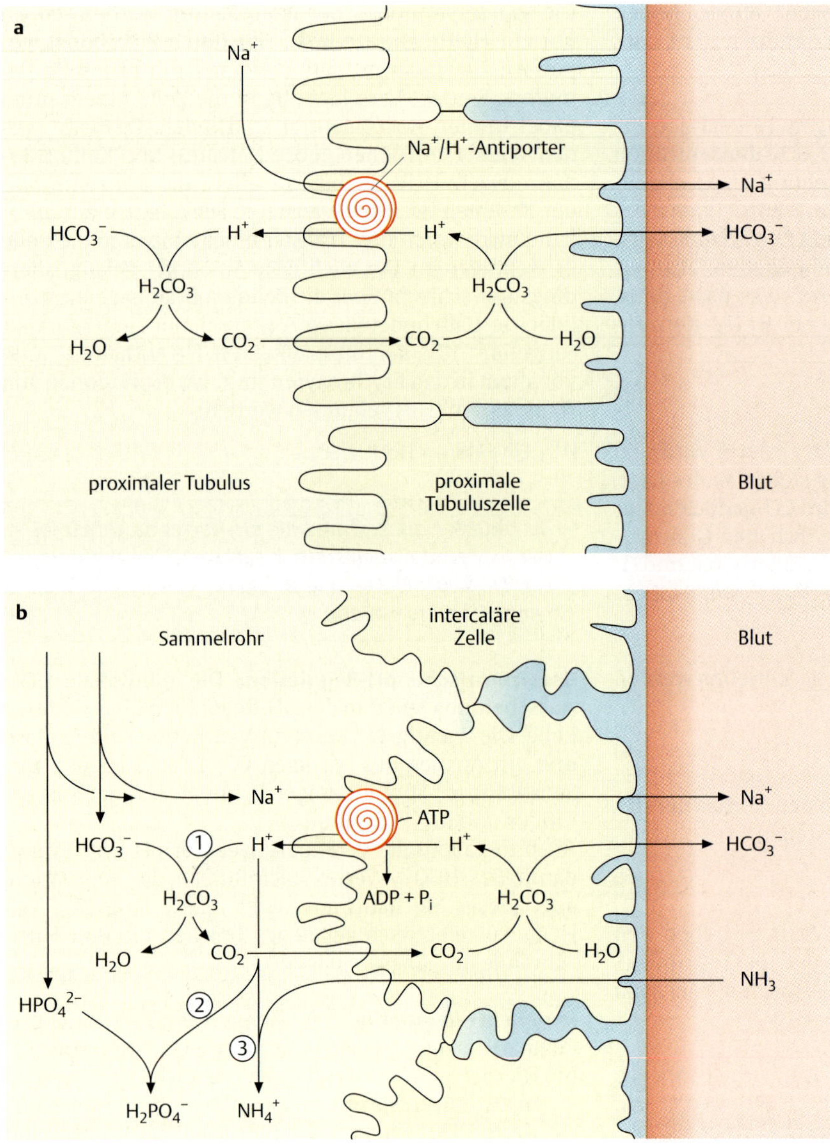

Abb. 4.**9** **a HCO_3^--Resorption im proximalen Tubulus.** Diese Resorption geht einher mit einer Na^+-Resorption und wird unter anderem über den Volumenstatus und die intrazelluläre H^+-Konzentration reguliert. Letztere hängt ab von pCO_2, dem extrazellulären pH-Wert und der Kaliumkonzentration im Plasma. **b Netto-HCO_3^--Produktion und H^+-Sekretion in den Sammelrohren.** H^+ bindet erst das hier eventuell noch anwesende HCO_3^- (1), anschließend bindet H^+ an anwesende Säurereste und wandelt diese in titrierbare Säure um (2). Je nachdem, wie stark hierbei der Urin-pH-Wert abnimmt, findet dann noch durch H^+-Bindung eine Umwandlung von NH_3 in NH_4^+ statt (3). Dabei nimmt bei niedrigeren Urin-pH-Werten die NH_4^+-Exkretion zu. Diese Prozesse werden durch den aufgebauten H^+-Gradienten gesteuert, also den Urin-pH-Wert, der wiederum durch Volumenstatus (über Aldosteron), pH-Wert, pCO_2 und K^+-Konzentration reguliert wird.

Beide Mechanismen halten die HCO_3^--Konzentration konstant und werden auch durch den Volumenstatus, den pH-Wert, den pCO_2-Wert und die Plasma-[K^+] beeinflusst. Für weitere Einzelheiten der Regulation von intrarenalen Mechanismen, die hierbei eine Rolle spielen, sei auf die nephrologischen Lehrbücher verwiesen.

Pathophysiologische Grundlagen

Azidose und Alkalose

Definition der Azidose. Von einer Azidose spricht man bei einem Plasma-pH-Wert von unter 7,35. Ist zusätzlich der pCO_2 erhöht, liegt eine respiratorische Azidose vor. Ein erniedrigter pCO_2 kommt im Rahmen einer Kompensation vor. Ist die Plasma-HCO_3^-–Konzentration erniedrigt, handelt es sich um eine metabolische Azidose, erhöht sein kann sie im Rahmen einer Kompensation.

Definition der Alkalose. Von einer Alkalose spricht man, bei einem Plasma-pH-Wert von über 7,45. Ist zusätzlich der pCO_2 erniedrigt, liegt eine respiratorische Alkalose vor, ist er erhöht, dann wahrscheinlich kompensatorisch. Ist die Plasma-HCO_3^--Konzentration erhöht, liegt eine metabolische Alkalose vor. Eine erniedrigte Plasma-HCO_3^--Konzentration kommt im Rahmen einer Kompensation vor.

Die **Kompensation** ist ein Gegenregulationsmechanismus, der pH-Wert-Veränderungen in gewissen Grenzen halten soll. Die idealen Bereiche der Kompensation sind in Abb. 4.**10** gezeigt. Liegen die Werte bei einem Patienten außerhalb der angegebenen Bereiche, dann liegt eine „gemischte Störung" des Säure-Basen-Haushalts vor. Man spricht von einer gemischten Störung, wenn zwei oder drei Primärprozesse mit unterschiedlichen Auswirkungen auf den pH-Wert gleichzeitig bestehen, wie z. B. eine extreme Azidämie bei respiratorischer Insuffizienz (respiratorische Azidose) bei gleichzeitig vorliegender metabolischer Azidose (z. B. Laktatazidose).

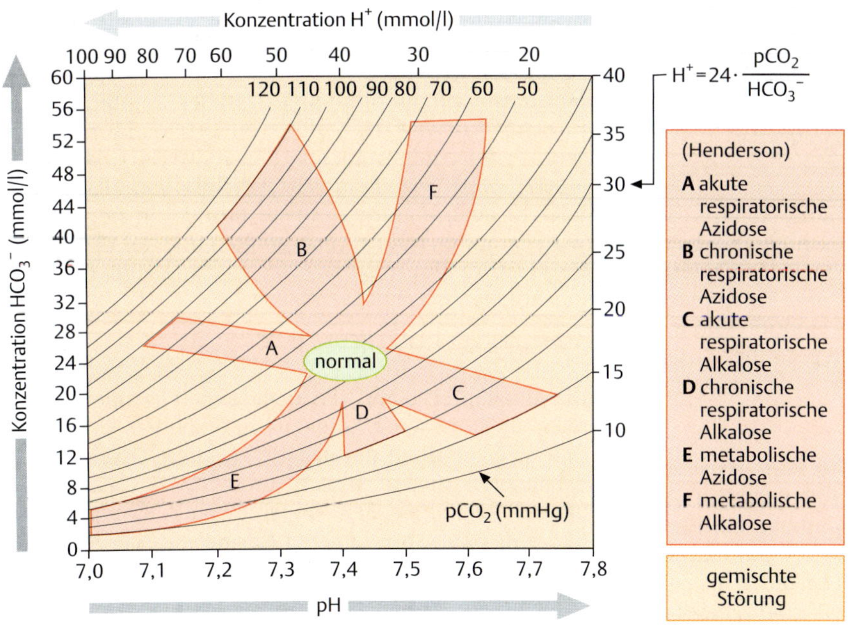

Abb. 4.**10** **Nomogramm mit den 95%-Vertrauensgrenzen der normalen respiratorischen bzw. metabolischen Kompensation.** Messwerte jeweils im arteriellen Blut. Volle Kompensation einer primär metabolischen Störung wird nach 3 – 5 Tagen erreicht. Werte außerhalb der Vertrauensgrenzen weisen meist auf eine gemischte und Werte innerhalb der Vertrauensgrenzen auf eine einfache Störung des Säure-Basen-Haushalts hin. Das Diagramm muss kritisch im Kontext mit Anamnese und anderen klinischen Daten interpretiert werden.

Bei **metabolischer Azidose** entspricht die respiratorische Kompensation, die man nach 24 Stunden erwarten kann, einem pCO_2 -Abfall von 1,2 mmHg pro mmol HCO_3^-.
Bei **metabolischer Alkalose** beträgt die zu erwartende respiratorische Kompensation ungefähr 0,7 mmHg pCO_2-Anstieg pro mmol/l [HCO_3^-]-Anstieg. Diese Kompensation durch Hypoventilation ist ebenfalls limitiert, da bei einem pO_2 unter 50 mmHg die Ventilation stimuliert wird. Bei Patienten mit erniedrigtem pO_2 (z. B. bei Pneumonie) ist die respiratorische Kompensation der metabolischen Alkalose weniger effizient.

Allgemeine diagnostische Maßnahmen bei Störungen des Säure-Basen-Haushalts.

- **Blut.** Um Entgleisungen des Säure-Basen-Haushaltes richtig analysieren zu können, benötigt man minimal eine arteriell abgenommene Blutgasanalyse und die gleichzeitig bestimmten Na^+-, K^+-, und Cl^--Werte. Das Blut soll zur Messung des pH-Wertes anaerob abgenommen werden. Im venösen Blut ist der pCO_2-Wert geringfügig höher (ungefähr 45 mmHg) als im arteriellen Blut (40 mm Hg), der pH -Wert ist niedriger (7,36 statt 7,40). Auch der venöse Plasma [HCO_3^-]-Wert beträgt 27 statt 24 mmol/l. Arterielles Blut ist also zu bevorzugen, weil damit auch die arterielle Oxygenierung des Blutes gemessen werden kann. Manche Labore geben die Bikarbonatberechnung als Standardbikarbonat ($sHCO_3^-$) oder als aktuelles Bikarbonat ($aHCO_3^-$) an; der Standardwert entspricht dem theoretischen Wert nach Korrektur auf eine Körpertemperatur von 37°C bei einem pCO_2 von 40 mm Hg und voller Sauerstoffsättigung des Hämoglobins. Dieser Wert ist relevant.
- **Urin.** Die wichtigste Indikation zur Messung des Urin pH-Wertes ist die metabolische Azidose, um festzustellen, ob die Niere ausreichend Säure ausscheidet. Zusätzlich wird die NH_4^+-Ausscheidung im Urin direkt gemessen. Damit kann dann die Netto-Säure-Ausscheidung folgendermaßen berechnet werden:

$$\text{Netto-}H^+\text{-Ausscheidung} = \text{Urin } [(\text{titrierbare Säure} + NH_4^+) - HCO_3^-] \quad (8)$$

Respiratorische Azidose

Akute respiratorische Azidose. Eine akute *Herabsetzung der Ventilation* geht sehr schnell (innerhalb von Minuten) mit einer ausgeprägten Azidose einher, da CO_2 in großen Mengen produziert wird und schnell im Körper gespeichert werden muss. Die chemische Pufferung von CO_2 ist nur eingeschränkt möglich. Für jede 10 mmHg pCO_2-Erhöhung steigt das Plasma-HCO_3^- um nur 1 mmol/l an, und die pH-Senkung wird damit kaum reduziert. Der CO_2 Anstieg geht immer mit einer pO_2-Senkung einher, da die transalveoläre CO_2-Diffusion schneller erfolgt als die O_2-Diffusion.
Das *Schlaf-Apnoe-Syndrom* ist eine besondere Form der akuten respiratorischen Azidose. Während des Schlafes entstehen mehrere Episoden mit Apnoe und CO_2-Speicherung, meistens verursacht durch Obstruktion der Atemwege.

Chronische respiratorische Azidose. Sie wird beobachtet bei *chronischen pulmonalen Krankheiten* mit gestörtem Verhältnis zwischen Ventilation und Perfusion. Ein physiologischer pCO_2-Wert bleibt durch die Ventilation gesunder Lungenbereiche noch relativ lange erhalten. Daher kann auch ein nur leicht erhöhter pCO_2-Wert ein Hinweis auf ein fortgeschrittenes Lungenleiden sein. Der pO_2-Wert fällt dagegen schon früher ab.
Im Gegensatz zur akuten respiratorischen Azidose tritt bei chronischer pCO_2-Erhöhung eine *renale Kompensation* in Form einer H^+-Sektretion auf, die die Senkung des pH-Wertes teilweise abfängt. Für weitere Einzelheiten der unterschiedlichen Ursachen bei akuten und chronischen respiratorischen Dysfunktionen (zentral-neurologisch, neuromuskulär, Atemwegsobstruktion, Alveolärer Block) wird hier auf die pulmonologischen Textbücher verwiesen.

CO_2-Retention verursacht respiratorische Azidose. Die renale Kompensation ([HCO_3^-]-Erhöhung) ist langsam. Deshalb ist die Azidose bei akuter CO_2-Retention stärker ausgeprägt als bei chronischer CO_2-Retention.

Symptome. Bei respiratorischer Azidose kommt es zur CO_2-Intoxikation und damit zu Kopfschmerzen, Tremor, Delirium, Somnolenz und Koma. Bei vielen Patienten mit chronischer respiratorischer Insuffizienz findet man außerdem eine Neigung zur Volumenretention durch kardiale Dysfunktion und pulmonale Hypertonie.

Respiratorische Alkalose

Akute respiratorische Alkalose. Eine *akute Hyperventilation*, die zur Alkalose führt, kann auftreten bei Hypoxämie wie beispielsweise bei Lungenembolie, bei direkter Stimulation des Atemzentrums wie bei gramnegativer Sepsis, bei Salicylatintoxikation, bei Läsionen im Gehirn oder aufgrund psychogener Ursachen. Eine *Ventilationszunahme* verursacht eine schnelle Senkung des pCO_2. Als Folge werden Wasserstoffionen aus den Zellen freigesetzt, der pH-Wert steigt und die HCO_3^--Konzentration wird kompensatorisch gesenkt. Dieser Effekt ist jedoch gering ausgeprägt. Bei einer akuten pCO_2-Senkung auf 20 mmHg wird der pH-Wert durch diese Kompensation lediglich von 7,70 auf 7,63 gesenkt.

Chronische respiratorische Alkalose. Eine *chronische Hyperventilation* tritt auf bei gramnegativer Sepsis, andauernder Hypoxämie (Pneumonie, Lungenfibrose, Lungenembolie) und während der Schwangerschaft (Atemstimulation durch Progesteron). Die HCO_3^--Konzentration wird hier im Rahmen einer effizienten Kompensation stärker gesenkt (maximal nach 3 Tagen) als bei der akuten Störung. Der pH-Wert steigt deshalb nur gering an, beispielsweise beträgt bei einer chronischen pCO_2-Senkung bis auf 20 mmHg und einem gleichzeitigen Abfall der HCO_3^--Konzentration auf 14 mmol/l der pH-Wert nur 7,47; er ist also trotz respiratorischer Alkalose nur sehr leicht erhöht.

Symptome. Bei *akuter respiratorischer Alkalose* steigt der pH-Wert peripher und zentral stark an ($>7{,}6$), weil CO_2 sehr leicht durch die Blut-Hirn-Schranke diffundiert. Krämpfe und Tetanie (durch Abnahme des Ionisationsgrades von Ca^{2+}), Schwindel, Somnolenz und letztendlich Koma treten auf.
Chronische respiratorische Alkalose führt wegen der ausgeprägteren metabolischen Kompensation kaum zu Symptomen. Der Ausmaß der metabolischen Kompensation gibt zusätzlich Information über die Dauer der respiratorischen Störung und damit der Ursache.

Metabolische Azidose

Pathophysiologie. Die *Erniedrigung der HCO_3^--Konzentration* steht im Zentrum der Veränderungen. Sie wird verursacht durch:
- Zufuhr fixer Säure
- HCO_3^--Verlust
- Insuffiziente renale Netto-HCO_3^--Produktion oder H^+-Exkretion.

Meistens kommen diese drei Ursachen kombiniert vor. Im ersten Fall wird HCO_3^- durch einen fixen Säurerest ersetzt. In den beiden anderen Fällen wird HCO_3^- durch Cl^- ersetzt, weil bei einem Netto-Verlust von HCO_3^-, Na^+ oder K^+ auch Volumenverluste drohen. In den Nieren wird daraufhin NaCl zurückgehalten und der Cl^-/HCO_3^- Quotient im Blut steigt an. Dies wird mit Hilfe der Plasma-Anionenlücke diagnostiziert:

$$\text{Anionenlücke} = [Na^+] - ([Cl^-] + [HCO_3^-]) \qquad (9)$$

Die Anionenlücke hilft, die Anwesenheit fremder Säuren oder "ungemessener Anionen" zu erkennen. Es handelt sich hier vor allem um negativ geladene Eiweiße, weil die anderen „ungemessenen Anionen" (Phosphat, Sulfat, organische Säuren) den "ungemessenen Kationen" (K^+, Ca^{2+}, Mg^{2+}) entsprechen. Der **Normalwert der Anionenlücke** liegt bei 10 – 14 mmol/l. Bei zu großer Zufuhr fixer Säure steigt der Wert an, bei HCO_3^--Verlust bleibt er unverändert, da die Verluste durch Retention von Cl^- kompensiert werden. Die Anionenlücke differenziert also zwischen einer Additionsazidose (vergrößerte Anionenlücke) und einer Subtraktionsazidose (unveränderte Anionenlücke). Bei einer erniedrigten Plasma-Eiweißkonzentration (Verlust ungemessener Ionen) fällt die Anionenlücke ab. Dies kann zum Beispiel beim nephrotischen Syndrom beobachtet werden. Bei ausgeprägter Hyperkaliämie oder bei pathologischer Produktion kationischer Paraproteine steigt die Anionenlücke an. Auch bei metabolischer Alkalose ist die Anionenlücke manchmal leicht erhöht durch Zunahme der negativen Ladung der Eiweiße.

Symptome. Eine schwere Azidose ist lebensgefährlich: Ein pH-Wert unter 6,9 ist mit dem Leben nicht oder nur kurz vereinbar. Die Hyperventilation (Kussmaul) ist das wichtigste Symptom der respiratorischen Kompensation; sie wird frühestens bei einem HCO_3^--Wert von unter 15 mmol/l sichtbar. Bei einem pH unter 7,1 können ventrikuläre Rhythmusstörungen ausgelöst werden und die Kontraktionskraft des Herzens ist verringert. Neurologische Symptome wie Lethargie und Koma treten meist auf, wenn die Azidose schon länger (über 12 Stunden) besteht. Zusätzlich können Symptome der zugrundeliegenden Ursache wie beispielsweise einer Vergiftung bestehen. Außerdem stimuliert eine Azidose den zellulären H^+/K^+-Austausch, so dass vor allem bei Aldosteronmangel und Niereninsuffizienz eine Hyperkaliämie entsteht.
Das wichtigste Problem bei der **chronischen Azidose** ist die H^+-Pufferung im Skelett. Calciumsalze werden dem Knochen entzogen, und der Patient verliert ständig kleine Calciummengen. Außerdem hemmt die Azidose die renale Hydroxylierung von Vitamin D, wodurch die negative Calciumbilanz verstärkt wird. Letztendlich entsteht eine Osteomalazie bzw. bei Kindern auch eine Wachstumsverzögerung. Deshalb soll eine chronische Azidose auch bei subjektiver Beschwerdefreiheit therapiert werden. Bei distaler RTA (Tab. 4.**10**) kommen zusätzlich Nephrolithiasis und Nephrokalzinose vor.

Tab. 4.**10** **Klassifikation der renalen tubulären Azidose (RTA)**

traditionelle Klassifizierung	Pathophysiologie
Typ I, distale oder „klassische" RTA	niedrige NH_4^+-Ausscheidung
Typ II, proximale RTA	niedrige HCO_3^- -Rückresorption
Typ III, distale RTA mit HCO_3^--Verlust	unbekannt
Typ IV-RTA (Hyperkaliämie)	niedrige NH_4^+-Ausscheidung
andere inkomplette RTA	okkult niedrige NH_4^+-Ausscheidung

Metabolische Azidose mit erhöhter Anionenlücke (normochlorämische Azidose). Beim Metabolismus von Kohlenhydraten, Fetten und Eiweißen werden außer H_2SO_4 und H_3PO_4 eine große Zahl organischer Säuren (L-Milchsäure, Ketonsäure, Essigsäure, Zitronensäure usw.) als Zwischenprodukte gebildet. Normalerweise werden sie schnell weiter verstoffwechselt in H_2O und CO_2. Wenn diese Verstoffwechslung nicht funktioniert, fällt die HCO_3^--Konzentration wegen der Pufferung dieser Säuren ab, die Anionenlücke steigt (vgl. Reaktion 9). Fixe Säuren entstehen auch, wenn die renale Ausscheidung nachlässt (die H_2PO_4-Konzentration steigt an beim Nierenversagen) oder bei Intoxikationen.

- **Laktatazidose.** Pro Tag werden ungefähr 1500 mmol Milchsäure gebildet und in der Leber verstoffwechselt, die Plasmakonzentration liegt bei 1 mmol/l. Bei Azidose und einem Plasma-Laktatwert von über 5 mmol/l liegt eine Laktatazidose vor. Eine Laktatazidose entsteht durch vermehrte Bildung (z. B. Hypoxie, Zelluntergang, körperliche Anstrengung) oder verzögerten Abbau (meist hepatogen, aber auch Vitamin-B_1-Mangel, Pyruvat-Dehydrogenase-Defekte, Schock und Alkoholkrankheit).
- **Ketoazidose.** Insulinmangel führt zu einer Freisetzung von im Fettgewebe gespeichertem Triacylglycerol und damit zu einem Überfluss an Lipiden, die als Brennstoffe für die Regeneration von ATP zur Verfügung stehen. Die häufigste Ursache der Ketoazidose ist der Insulinmangel bei Diabetes mellitus Typ 1. Natrium und Volumenverlust sind häufig und sollten in die therapeutischen Überlegungen mit einbezogen werden. Eine sehr milde Form kann auftreten beim Fasten und Alkoholismus.
- **Urämische Azidose.** Häufig geht HCO_3^- renal verloren, weil die maximale Rückresorptionskapazität vermindert ist. Dies kann durch eine gesteigerte Filtration pro Nephron, Hypervolämie und das schon frühzeitig erhöhte PTH erklärt werden. Auch die Netto-H^+-Ausscheidung und HCO_3^--Produktion sind als direkte Folge der verringerten Nephronenzahl erniedrigt. Die urämische Azidose geht einher mit einer erhöhten Anionenlücke. Bei einer GFR unter 60 ml/min nimmt meistens die Hyperchlorämie zu. Weil die HCO_3^--Konzentration abfällt, steigt die Cl^--Konzentration an.
- **Azidose bei schwerer akuter Zellnekrose.** Häufig ist Azidose mit erhöhter Anionenlücke die Folge ausgedehnter Zellnekrose. Dies kommt bei Tumorlysissyndrom und Rhabdomyolyse vor, bei denen organische Säuren und Phosphat freigesetzt werden.
- **Azidose bei Vergiftungen.** Methanol, Äthylenglykol und Salizylsäure können eine Azidose verursachen. *Methanol* und *Äthylenglykol* sind an sich keine Säuren, werden aber durch die Alkoholdehydrogenase zu Ameisensäure bzw. Glyoxalsäure verstoffwechselt. Beide führen zu einem deutlichen Anstieg der Plasma-Osmolalität. Es entsteht eine Osmolalitätslücke (Plasma-Osmolalität $>> 2 \cdot$ Plasma [Na^+]). Eine Vergiftung durch **Acetylsalicylsäure** (ASS) stimuliert das Atemzentrum im Hirnstamm und induziert gleichzeitig eine metabolische Azidose mit erhöhter Anionenlücke.

Metabolische Azidose mit normaler Anionenlücke (hyperchlorämische Azidose). *Verlust von HCO_3^-* im Magen-Darm-Trakt oder in den Nieren kann zu einer metabolischen Azidose mit normaler Anionenlücke führen. Weil die Cl^- Ionen den Verlust an HCO_3^- ausgleichen, entsteht eine Hyperchlorämie.

- **HCO_3^--Verlust im Magen-Darm-Trakt.** Darmflüssigkeit distal des Magens ist stark alkalisch ([HCO_3^-] > 50 mmol/l) und ein Verlust hier, beispielsweise durch Diarrhoe, Laxantien-Abusus oder Fisteln, kann deshalb schnell zur metabolischen Azidose führen. Neben HCO_3^- geht auch Na^+ und K^+ verloren, so dass zusätzlich Hypokaliämie und Exsikkose entstehen.
- **HCO_3^--Verlust in der Niere:** Die **renal-tubuläre Azidose (RTA)** entsteht durch verringerte HCO_3^--Rückresorption im proximalen Tubulus (**proximale RTA**) oder durch eine Insuffizienz der H^+-Ausscheidung im Sammelrohr (**distale RTA**). Tabelle 4.**10** zeigt die Einteilung der verschiedenen RTAs.

Bei der **Diagnostik** der metabolischen Azidose ist die Anionenlücke für die Unterscheidung von normo- und hyperchlorämischer Azidose entscheidend. In Tab. 4.**11** sind die wichtigsten Laborbefunde bei den unterschiedlichen Typen der metabolischen Azidose aufgelistet.

Zuerst muss die Anionenlücke bestimmt werden!

Metabolische Alkalose

Pathophysiologie. Die metabolische Alkalose ist eine primäre Störung im Säure-Basen-Haushalt, die nur durch *Säureverlust* oder *Alkalizufuhr* zustande kommen kann und zu einer HCO_3^--Erhöhung führt.
Diese HCO_3^--Erhöhung kann **renal** oder **extrarenal** bedingt sein.

- Das Persistieren einer erhöhten HCO_3^--Konzentration ist immer Folge einer erhöhten **renalen Schwelle** für die HCO_3^--Ausscheidung. Es gibt zwei Mechanismen einer renalen HCO_3^--Retention:
  - Ein erhöhtes „proximales" tubuläres Maximum der HCO_3^--Rückresorption: Die wichtigsten Ursachen hierfür sind ein reduziertes effektiv zirkulierendes Volumen (bei Leberzirrhose und

Tab. 4.11 Kriterien zur Differenzialdiagnostik der metabolischen Azidose

Anionenlücke > 18 mmol/l (normal 10–14 mmol/l) **Prinzip: Säureüberangebot = Additionsazidose**	
Laktatazidose	Plasma-Laktat erhöht
Ketoazidose	Ketonkörper im Urin positiv
Vergiftungen: – ASS – Methanol – Äthylenglykol	 pCO_2 erniedrigt Plasmaosmolalität erhöht Methanolspiegel erhöht Plasmaosmolalität erhöht Oxalatkristalle im Urin Äthylenglykolspiegel erhöht
Niereninsuffizienz	Plasma-Kreatinin erhöht Phosphat erhöht
Zellnekrose	Plasma-Kreatinin erhöht Phosphat angestiegen Plasma-[K^+] erhöht LDH erhöht
Anionenlücke normal **Prinzip: Bikarbonatverlustazidose**	
intestinale Bikarbonatverluste	Urin-pH-Wert < 5,5
proximale RTA	Urin-pH-Wert < 5,5 Plasma-[K^+] erniedrigt
distale RTA	Urin-pH-Wert > 5,5 Plasma-[K^+] erniedrigt oder erhöht
Aldosteronmangel	Urin-pH-Wert > 5,5 oder < 5,5 Plasma-[K^+] erhöht

Herzinsuffizienz), Hypokaliämie und ein erhöhter pCO_2.

- Eine erhöhte „distale“ HCO_3^--Rückresorption und H^+-Sekretion durch Hypokaliämie, Hyperaldosteronismus und einen erhöhten pCO_2: Bei Hyperaldosteronismus ist eine Zunahme des Na^+-Angebotes an den Sammelrohren die Ursache für eine gesteigerte H^+-Sekretion. Exzessive Lakritzeinnahme hat ähnliche Folgen. Die Einnahme von *Thiaziddiuretika* führt immer zur metabolischen Alkalose, da wegen des Volumenverlustes die proximale und distale HCO_3^- -Rückresorption ansteigen. Außerdem verringern Thiaziddiuretika die NaCl-Rückresorption im distalen Konvolut und erhöhen damit das Na^+-Angebot im Sammelrohr. Hinzu kommt ein durch Volumenverlust induzierter *Hyperaldosteronismus*, wodurch Na^+ im Austausch gegen K^+ und H^+ rückresorbiert wird. Bei Schleifendiuretika sind diese Verluste wegen der kürzeren Wirkdauer geringer.
- Beim **Bartter- und Gitelmann-Syndrom** entstehen Alkalose und Hypokaliämie über dieselben Pathomechanismen wie bei Diuretika-Einnahme.

– **Extrarenale Ursachen** für eine metabolische Alkalose sind beispielsweise ein H^+-Ionen-Verlust im Gastrointestinaltrakt bei Erbrechen oder Chloriddiarrhoe oder Alkalizufuhr bei Milch-Alkali-Syndrom.

Beispiel:

Cl^--Verlust durch Erbrechen
Magensaft enthält 140 mmol/l Cl^-; diese hohe Cl^--Konzentration entsteht, weil die Magenschleimhaut der extrazellulären Flüssigkeit Cl^- entzieht und gegen HCO_3^- austauscht. Diese Reaktion wird in folgender Formel zusammengefasst:

$$H_2CO_3 + NaCl \rightarrow NaHCO_3 + HCl \quad (13)$$

Wenn Cl^- durch Erbrechen verloren geht, bleibt dem Körper eine äquivalente Menge HCO_3^-. Dieses HCO_3^- kann nur gemeinsam mit Na^+ renal ausgeschieden werden, wobei K^+ verloren geht, da ein gesteigertes distales $NaHCO_3$-Angebot die K^+-Exkretion fördert. Das effektiv zirkulierende Volumen sinkt, und die Aldosteronproduktion steigt deshalb an. Diese Faktoren stimulieren die proximale und distale HCO_3^--Rückresorption. Nach zwei Tagen fallen die Urin-Na^+- und HCO_3^--Exkretion stark ab: Der Urin wird wieder sauer (Urin-pH < 5,5).
Auch bei anderen Ursachen des Chloridverlustes, wie Chloriddiarrhoe und Thiazideinnahme, oder bei ernährungsbedingtem Chloridmangel treten diese Mechanismen auf.

Klinik. Eine metabolische Alkalose ist symptomarm, da die Alkalose meist langsam entsteht und der pH-Anstieg durch eine pCO_2-Retention abgefangen wird. Die Patienten klagen eventuell über Muskelkrämpfe oder Schwindel.

Therapie der Störungen im Säure-Base-Haushalt

Therapie der respiratorischen Azidose

Therapeutisches Prinzip ist die Behandlung der zugrunde liegenden Ursache.
Eine **Beatmung** und die damit verbundene verbesserte Ventilation korrigiert auch die *akute respiratorische Azidose*. Es gibt keine Indikation für $NaHCO_3$-Therapie, es sei denn, eine Beatmung ist unmöglich. Beim Schlaf-Apnoe-Syndrom kann die nächtliche Ventilation mit Hilfe von **Acetazolamid** verbessert werden: der Carboanhydrasehemmer verursacht eine leichte Azidose und stimuliert damit die Atmung.
Auch bei der *chronischen respiratorischen Azidose* gilt es, die primäre Ursache der pulmonalen Dysfunktion zu beseitigen. Trotzdem können Entgleisungen des Säure-Basen-Haushalts eine Indikation für **Sauerstoffgabe** oder **Beatmung** werden. Einige wichtige Punkte sollten dabei beachtet werden:

– **O_2-Gabe**. Bei hyperkapnischen Patienten ist das Atemzentrum weniger empfindlich auf CO_2, und der erniedrigte pO_2-Wert stellt deshalb einen wichtigen Atemreiz dar. Plötzliche pO_2-Erhöhung durch O_2-Gabe kann den Ventilationsreiz wegnehmen und somit eine starke CO_2- Speicherung und Azidose hervorrufen. Deshalb sollte O_2 nur Patienten mit einem pO_2 < 55 mmHg verabreicht werden. Es sollte maximal ein pO_2 von 65 mmHg angestrebt werden.

- **Beatmung.** Sollte eine Beatmung notwendig werden, muss der pCO_2 langsam gesenkt werden, um eine starke intrazerebrale Alkalose zu vermeiden. Diese kann entstehen, weil der zentrale pCO_2-Wert schneller abfällt als die zerebrale HCO_3^--Konzentration, deren Abfall wegen der langsamen Diffusion des geladenen Bikarbonats über die Blut-Hirn-Schranke limitiert ist.
- **Natrium-Substitution.** Bei chronischer respiratorische Azidose ist die HCO_3^--Konzentration kompensatorisch erhöht. Wenn die Ventilation verbessert wird, fällt der pCO_2 ab, aber die metabolische Alkalose bleibt zunächst noch bestehen, da die Niere den HCO_3^--Überschuss nicht im gleichen Tempo ausscheiden kann. Hierbei gehen jedoch Na^+-Ionen verloren, womit das effektiv zirkulierende Volumen gefährdet ist. Diese „persistierende metabolische Alkalose" kann in den Nieren nur korrigiert werden, wenn Na^+ substituiert wird. Diese Substitution sollte nicht in Form von $NaHCO_3$ sondern in Form von **NaCl** erfolgen. Bei COPD-Patienten mit starker Wasserretention (bei pulmonalem Hochdruck) sollte anstelle von NaCl **Acetazolamid** gegeben werden. Acetazolamid erniedrigt das proximale HCO_3^--Resorptionsmaximum und korrigiert so den pH-Wert und den Volumenexzess.

Therapie der respiratorischen Alkalose

Auch hier ist das vorrangige **Therapieziel** die Beseitigung der zugrunde liegenden Ursache, es gibt keine Indikation zur H^+-Gabe. Bei der häufigsten Ursache der akuten Hyperventilation, der psychogenen Hyperventilation, verschwindet das Bild spontan (spätestens beim Auftreten eines Komas).

Therapie der metabolischen Azidose

Schwere akute Azidose. Ein stark erniedrigter pH-Wert ist lebensbedrohlich und sollte schnell ausgeglichen werden. Folgende Punkte müssen dabei beachtet werden:

- **Geschwindigkeit der Korrektur.** Eine pH-Erhöhung auf einen Wert von ungefähr 7,10 reicht zuerst aus. Eine weitere akute Korrektur ist nicht notwendig und gefährlich, da durch einen weiteren Anstieg des Plasma-pH-Wertes der Stimulus zur Hyperventilation verringert wird und so der pCO_2 ansteigt. Weil CO_2 die Blut-Hirn-Schranke schneller als HCO_3^- passiert, wird die zerebrale Azidose verstärkt und die neurologische Symptomatik nimmt zu. Zusätzlich nimmt bei Erhöhung des pH-Wertes der Ionisationsgrad des Calciums zu, weshalb neurologische Symptome wie Tetanie und Krampfanfälle entstehen können. Die weitere Korrektur sollte deshalb langsam über Tage erfolgen.
- **Berechnung der zuzuführenden HCO_3^--Dosis.** Bei der Beurteilung des Bikarbonatmangels muss die intrazelluläre Pufferung der H^+-Ionen berücksichtigt werden. Bei einer mäßig ausgeprägten Azidose sind intra- und extrazelluläre Pufferung proportional, das heißt gleichmäßig über das Körperwasser verteilt.

> **Beispiel:**
>
> Bei einem 70 kg schweren Mann mit einer Plasma-HCO_3^--Konzentration von 14 mmol/l (Normalwert: 24 mmol/l) wird der Mangel abgeschätzt als:
>
> $60\% \cdot 70 \cdot (24 - 14)$ mmol = 420 mmol
>
> Bei einem stärkeren HCO_3^--Mangel ($[HCO_3^-]$ < 10 mmol/l) wird relativ mehr H^+ intrazellulär gepuffert (die extrazellulären Puffer sind erschöpft) und man muss das „Pufferungsverteilungsvolumen" vergrößern. Bei einem 70 kg schweren Mann mit einer Plasma-HCO_3^--Konzentration von 4 mmol/l wird der Mangel deshalb abgeschätzt als:
>
> $70\% \bullet 70 \cdot (24-4)$ mmol = 980 mmol
>
> Die Bikarbonatmenge, die zum Anheben des pH-Wertes auf 7,10 benötigt wird, ist natürlich auch von der Hyperventilation abhängig. Weil die Ventilation nicht konstant ist, sind häufige Blutgasanalysen notwendig. Meistens reicht eine schnelle Steigerung der Plasma-HCO_3^--Konzentration auf 7 bis 8 mmol/l aus.
> Im letzten Beispiel sollte man dann schnell
>
> $70\% \cdot 70 \cdot (8-4)$ mmol = 196 mmol Bikarbonat infundieren.

- Man therapiert mit **$NaHCO_3$.** Andere alkalische Substanzen wie zum Beispiel Acetat haben keine Vorteile. Bei einer Laktat- oder Ketoazidose sollte man bedenken, dass der Patient über „potenzielles Bikarbonat" verfügt, da Milchsäure und Ketonsäure in äquimolare Mengen Bikarbonat umgesetzt werden können. Die Menge „potenzielles HCO_3^-" kann man mit Hilfe der Anionenlücke abschätzen: Das heißt, dass Insulingabe bei diabetischer Ketoazidose zu einem erheblichen HCO_3^--Anstieg führt. Daher ist die Gabe von Bikarbonat bei Ketoazidose in aller Regel überflüssig.
- Bei vielen Patienten mit metabolischer Azidose liegt ein **K^+-Mangel** vor. Bei einer Azidose und/oder einer Hyperglykämie kann trotz eines großen K^+-Defizits (bis zu einigen hundert mmol) eine normale oder erhöhte Plasma-K^+-Konzentration vorliegen. Bei Korrektur der Azidose oder Hyperglykämie entsteht dann eine Hypokaliämie, deshalb sollte die K^+-Konzentration engmaschig kontrolliert und bei Bedarf vor einem Azidoseausgleich Kalium substituiert werden.
- **Äthylenglykolvergiftung.** Die wichtigste therapeutische Maßnahme ist die Zufuhr von Äthanol, das mit den Giftstoffen um die Alkoholdehydrogenase konkurriert, um so die Säureproduktion zu unterbinden. Außerdem sollte dialysiert werden.

- **Acetylsalicylsäurevergiftung** (ASS) kann zu einer metabolischen Azidose mit erhöhter Anionenlücke führen. Die Klinik der ASS-Vergiftung ist bei Kleinkindern und Erwachsenen unterschiedlich. Bei Kleinkindern kann ASS Fieber, diverse ZNS-Symptome und ein nicht-kardial bedingtes Lungenödem induzieren. Diese Symptome können alle im Rahmen eines Reye-Syndroms vorkommen. Bei Erwachsenen entsteht im Rahmen einer ASS-Intoxikation einerseits durch Stimulation des Atemzentrums eine respiratorische Alkalose und gleichzeitig eine metabolische Azidose mit erhöhter Anionenlücke. Bei Kleinkindern steht die metabolische Azidose meistens im Vordergrund. Bei Erwachsenen dagegen ist die respiratorische Alkalose durch Atemzentrumsstimulation eher stärker ausgeprägt. Die Therapie besteht in sofortiger Magenentleerung, auch wenn die Vergiftung erst 12 Stunden nach Einnahme erkannt wird, und in der Verhinderung der Absorption durch die Gabe von Aktivkohle. Die renale Ausscheidung kann durch Alkalisierung des Urins erhöht werden.

Chronische Azidose. Weil die chronische Azidose deletäre Folgen für das Skelett hat, sollte sie immer therapiert werden. **Therapieziel** ist die Anhebung der HCO_3^--Konzentration auf über 20 mmol/l. Falls möglich steht die Therapie der Ursache im Vordergrund (z. B. Laxantien-Abusus).

- Bei *proximaler RTA* kann HCO_3^--Gabe die Plasma-HCO_3^--Konzentration nicht erhöhen, weil es sofort wieder renal ausgeschieden wird. Stattdessen wird die proximale HCO_3^--Rückresorptionskapazität durch eine Senkung des effektiv zirkulierenden Volumens mittels **Thiaziddiuretika** erhöht.
- Bei *distaler RTA* ist **HCO_3^--Gabe** dagegen sinnvoll; man gibt 1 mmol/kgKG/Tag. Einen Teil der Alkaligabe kann in Form von Citrat erfolgen, da eine vermehrte Citratausscheidung die Steinbildung in Nieren und Harnwegen verringert. Bei *Niereninsuffizienz* als Ausgangssituation kann auch **$CaCO_3$** gegeben werden, das zusätzlich als Phosphatbinder wirkt.
- Liegt der Azidose ein *Aldosteronmangel* zugrunde, wird mit **Mineralocorticoiden** therapiert.

Therapie der metabolischen Alkalose

Primäres **Therapieziel** ist die Beseitigung der zugrundeliegenden Ursache.

Bei der Therapie spielen folgende Gesichtspunkte eine Rolle:

- **Geschwindigkeit der Korrektur.** Eine schnelle Korrektur ist selten erforderlich und ein völliger pH-Ausgleich ist nicht indiziert.
- **Ausmaß des HCO_3^--Überschusses.** Bei metabolischer Alkalose ist die Entgleisung teilweise intrazellulär kompensiert, das heißt H^+ wurden gegen Na^+ ausgetauscht. Der HCO_3^--Verteilungsraum entspricht ungefähr 50 % des Körpergewichts. Das bedeutet, dass bei einem 70 kg schweren Mann mit einer Plasma-HCO_3^--Konzentration von 40 mmol/l, der HCO_3^--Überschuss folgendermaßen berechnet werden kann:

  $$50\,\% \cdot 70 \cdot (40-24) = 560\ \text{mmol}$$

  Neben dieser Abschätzung sollte jedoch auch der Volumenstatus, der das Ausmaß des Chloridmangels mitbestimmt oder sogar einen Chloridexzess induziert hat, in Betracht gezogen werden.
- Zur **Therapie** verabreicht man **NaCl** oder **KCl**, so dass der Bikarbonatüberschuss ausgeschieden werden kann. Es gibt keine Indikationen für eine H^+-Gabe, weil die Niere bei ausreichender HCO_3^--Ausscheidung Protonen produzieren kann. Bei einigen Patienten wird die Chlorid-Gabe allerdings nicht erfolgreich sein, eine sogenannte „NaCl-insensitive metabolische Alkalose" tritt auf bei:
  - *Ödembildung* bei einem verringerten effektiv zirkulierenden Volumen: Hier kann mit **Azetazolamid** therapiert werden, damit Alkalose und Ödeme korrigiert werden (Cave: Hypokaliämie!).
  - *Diuretikaeinnahme:* Wenn ein Absetzen der Diuretika nicht möglich ist, kann man versuchen, mit der Gabe von **Amilorid** oder **Aldosteronantagonisten** die Alkalose zu verringern, weil durch eine Erhöhung des Plasma-Kaliums die distale H^+-Exkretion gesteigert werden kann.
  - *primärem Hyperaldosteronismus:* Mittel der Wahl sind **Aldosteronantagonisten**.
  - *persistierender Hypokaliämie:* Die Alkalose kann nur durch eine suffiziente **K^+-Substitution** verbessert werden.

4.5 Nephrolithiasis

Grundlagen

Epidemiologie. Nierensteine sind die weitaus häufigste Nierenerkrankung. In unterschiedlichen Studien wird geschätzt, dass in Europa 10 – 20 % der Männer und 5 – 10 % der Frauen mindestens einmal eine Nierenkolik erleiden. Die Rezidivrate liegt bei ungefähr 50 % nach 10 Jahren. Urolithiasis bei Kindern ist 10-mal seltener als bei Erwachsenen. Ein Auftreten der Steine bereits in jungen Jahren kann ein Hinweis auf eine zugrunde liegende erbliche Störung wie Cystinurie, primäre Hyperoxalurie oder schwere idiopathische Hypercalciurie sein. Die Familienanamnese ist bei Patienten mit idiopathischer Hypercalciurie, Cystinurie, Gicht, renaler tubulärer Azidose oder anderen Erbkrankheiten oft positiv.

Klassifikation von Nierensteinen. Nierensteine werden aufgrund ihrer Zusammensetzung klassifiziert. Vor hundert Jahren waren Phosphat und Harnsäuresteine am

häufigsten, heute enthalten 70% der Steine Calciumoxalat, das in 70% der Fälle mehr als die Hälfte des Steins ausmacht. Calciumphosphat ist der wichtigste Bestandteil bei 15% der Steine, vor allem bei Frauen. Harnsäuresteine werden in 10–15% der Fälle in Europa gefunden, häufiger bei Männern als bei Frauen. Struvitsteine (Magnesium-Ammonium-Phosphat) oder infizierte Nierensteine werden immer seltener und machen noch ca. 2–10% der Fälle aus. Cystin-, Xanthin- und andere Steine kommen in weniger als 1% vor. Diese selteneren Steine können mit einer Erbkrankheit oder mit Medikamenteneinnahme (z. B. Triamteren) assoziiert sein.
Bei Kindern unter 5 Jahren sind vor allem Struvitsteine wichtig, nach dem 5. Lebensjahr sind Calciumoxalatsteine am häufigsten.

Pathophysiologie und Ursachen. Nierensteine können entstehen, wenn der **Urin mit einer Salzlösung übersättigt** ist. Es kommt zur Kristallausfällung, die Kristalle wachsen, aggregieren und werden retiniert. Der Mechanismus der Steinbildung kann bei einigen, meist erblichen Formen der Nephrolithiasis monofaktoriell sein, zum Beispiel bei Cystinsteinen, 2,8-Dihydoxyadeninsteinen (DHA), oder Magnesium-Ammonium-Phosphat-Steinen. Bei diesen Krankheiten wird die Steinbildung durch exzessive Urinkonzentrationen der betreffenden Substanzen verursacht. Neben lithogenen Substanzen enthält der Urin normalerweise auch Faktoren, die die Steinbildung hemmen oder verhüten **(Kristallinhibitoren)**. Citrat und Glykoproteine hemmen die Kristallnukleation, Phosphocitrate und Nephrocalcin den Kristallwuchs, und Citrate, Glykosaminoglykane und nicht-polymerisiertes „Tamm-Horsfall-Protein" hemmen die Kristallaggregation.

Calciumsteine. Die wichtigsten Ursachen der Calciumsteinbildung sind in Tab. 4.**12** aufgelistet. Die in der Tabelle angegebenen hyperkalzämischen Krankheitsbilder werden in Kapitel 4.3 genauer besprochen. Calciumsteine entstehen im Rahmen

- einer **idiopathischen Hyperkalziurie (IH).** Die genauen Ursachen der IH sind nicht bekannt. Die Krankheit ist bei normaler Diät durch eine Calciumausscheidung über 0,1 mmol/kg/Tag definiert. Ungefähr 50% der Patienten mit Calciumoxalatsteinen haben eine IH. Die IH kommt familiär gehäuft vor, ein genetischer Defekt konnte bislang noch nicht identifiziert werden. Die Einteilung der Krankheit in zwei Subtypen (renale Hyperkalziurie und absorptive Hyperkalziurie) wird kontrovers diskutiert. Mehrere Mechanismen können bei Patienten mit IH zu erhöhter Calciumausscheidung führen: vermehrte Bildung von 1,25-Vitamin-D_3 oder eine erhöhte Empfindlichkeit der Vitamin-D-Rezeptoren.
- einer **Hyperoxalurie**, welche auch ein wichtiger Faktor bei der Entstehung von Calciumoxalatsteinen ist. Sie kann durch vermehrten Verzehr oxalatreicher Nahrungsmittel (z.B. Spinat, Rhabarber, Schokolade), durch vermehrte enterale Absorption bei Darmkrankheiten oder primär erblich entstehen. Eine niedrige Calciumaufnahme führt zu einer erhöhten Oxalatresorption im Darm und damit zur Hyperoxalurie. Bei gastrointestinalen Erkrankungen wie entzündlichen Darmkrankheiten, Darmresektionen oder Kurzdarmsyndrom werden im Darm Calcium und Magnesium von vermindert absorbierten Fettsäuren gebunden. Dadurch wird die luminale Oxalsäurekonzentration erhöht. Auch Gallensäuren werden dabei vermindert absorbiert, sind also in erhöhten Konzentrationen luminal anwesend und erhöhen damit die Oxalsäureresorption.
  Übersteigt das Calciumoxalatprodukt im Urin einen bestimmten Wert, fallen Calciumoxalatkristalle aus. Der Urin-pH-Wert hat wenig Einfluss auf die Calciumoxalatkristallisation.
- einer **Hypocitraturie.** Sie spielt bei 10–20% der Patienten mit Calciumsteinbildung eine Rolle. Ursachen der Hypocitraturie sind eine hohe Natrium- und Eiweißeinnahme, distale renale tubuläre Azidose (RTA), Diarrhoe mit Hypokaliämie und Thiazideinnahme. Bei der RTA entstehen schon im Kindesalter intratubuläre Ablagerungen von Calciumphosphat, vor allem als Carbonatapatit. Die Calciumphosphatkristallisation wird bei einem Urin-pH-Wert von über 6,2 gefördert. Die Bildung von **Calciumoxa-**

Tab. 4.**12** **Die wichtigsten Ursachen der Calciumsteinbildung**

metabolischer Faktor	ätiologische Bedingungen
Hyperkalziurie mit Hyperkalziämie	primärer Hyperparathyreoidismus Sarkoidose Vitamin D Intoxikation Morbus Paget, Immobilisation Malignität-assoziierte Osteolyse Hyperthyreose Akromegalie
Hyperkalziurie ohne Hyperkalziämie	hohe Calcium-Aufnahme Phosphat-Mangel (Antacida) renale tubuläre Azidose Acetazolamid Schleifendiuretika Lithium Morbus Cushing primärer Hyperaldosteronismus Glucocorticoidtherapie medulläre Schwammnieren idiopathische Hypercalciurie
massive Hyperoxalurie (> 1 mmol/Tag)	primäre Hyperoxalurie enterale Hyperoxalurie
Moderate Hyperoxalurie (0,5–0,9 mmol/Tag)	oxalatreiche Nahrung Fresssucht niedrige Einnahme von Calcium milde metabolische Hyperoxalurie Pyridoxin Mangel Ascorbinsäure-Abusus Idiopathische Hyperoxalurie
Hypocitraturie	Chronischer Durchfall Chronischer Kalium-Mangel (Laxantien, Diuretika) Nahrung reich an tierischem Eiweiß idiopathische Hypocitraturie

latsteinen erfolgt durch exzessiv hohe Konzentrationen steinbildender Substanzen und durch einen Mangel an Kristallisationshemmern. Wenn der Urin instabil mit Calciumoxalat übersättigt ist, kann eine homogene Kristallbildung (Nukleation) stattfinden. Bei niedrigerem Sättigungsgrad (metastabile Übersättigung) können schon vorher gebildeten Kristalle weiterwachsen. Zusätzlich können andere Partikel (z. B. Zelldetritus) oder Kristalle im Urin zur heterogenen Nukleation von Calciumoxalatkristallen führen.

Harnsäuresteine. Die Harnsäuresteinbildung ist abhängig vom Urin-pH-Wert und der Harnsäurekonzentration im Urin. Die Löslichkeit der Harnsäure beträgt bei Körpertemperatur nur 0,6 mmol/l bei einem pH-Wert von 5,0, während die Löslichkeit von Natriumurat (die häufigste Form der Harnsäuresteine) 12 mmol/l (= 2 g/l) bei einem pH-Wert von 7,0 ist. Diese pH-Abhängigkeit ermöglicht eine medikamentöse Therapie. Die Hauptursachen für die Harnsäuresteinbildung sind ein saurer Urin, Hyperurikosurie und ein niedriges Urinvolumen.

2,8-Dihydroxyadenin (2,8-DHA)-Steine treten im Rahmen einer autosomal rezessiven Erbkrankheit auf.

Xanthinsteine können ebenfalls auf eine seltene metabolische Erbkrankheit zurückgehen. Sie können nach Allopurinoltherapie bei Patienten mit einem Hypoxanthin-Guanin-Phosphoribosyltransferase-Defekt oder bei exzessiver Harnsäureproduktion entstehen.

Struvitsteine (infiziertes Nierensteinleiden). Infektionssteine bestehen aus Magnesium-Ammonium-Phosphat (Struvit) und Carbonapatit. Die wichtigsten lithogenen Faktoren sind ein Überschuss an Ammonium und ein Urin-pH-Wert über 7,0. Harnstoff wird durch das bakterielle Enzym Urease in Ammoniak gespalten. Die wichtigsten Keimarten mit Ureasebildung sind Proteus-Arten, seltener Ureaplasma urealyticum oder Corynebacterium. Struvitsteine wachsen rasch und bilden hirschgeweihartige Ausgusssteine.

Cystinsteine. Cystinsteine sind Folge einer Cystinurie, die auf einen autosomal-rezessiven genetischen Defekt des transepithelialen Transports dibasischer Aminosäuren in der Niere und im Darm zurückgeht. Cystinurie verursacht 1 – 2 % der Steine bei Erwachsenen und 10 % der Steine bei Kindern. Die einzige Ursache ist die hohe Cystinkonzentration im Urin. **Medikamenteninduzierte Nephrolithiasis** verursacht ungefähr 1 % der Fälle. In der Vergangenheit war häufig Triamteren die Ursache. Die Inzidenz dieser Steine hat abgenommen, da Triamteren durch Amilorid ersetzt werden kann, das nicht zur Steinbildung führt. Heutzutage sind Sulfadiazine (gegen Toxoplasmose bei AIDS) und Proteasehemmer wie Indinavir und Ritonavir manchmal verantwortlich. Eine adäquate Flüssigkeitszufuhr ist bei Einnahme dieser Medikamente sehr wichtig.

Symptome. Nierensteine werden häufig zufällig entdeckt, können jedoch auch durch eine Kolik auffällig werden. Nierenkoliken gehören zu den am intensivsten empfundenen Schmerzarten des Menschen, so dass eine akute Schmerzlinderung erforderlich ist. Für die Wahl und Dosierung der Medikamente sei hier auf Kapitel zur Schmerztherapie (S. 419) verwiesen.
Eine sorgfältig durchgeführte Anamnese, eine Analyse der Steinzusammensetzung und Labor- und radiologische Untersuchungen ermöglichen die Identifikation der Faktoren, die zur Steinbildung geführt haben, womit eine angemessene diätetische und pharmakologische Behandlung möglich wird.
Weiterhin sollte gefragt werden nach Darmkrankheiten, Darmeingriffen und der Medikamenteneinnahme (Triamteren, Proteasehemmer bei HIV-Patienten, Vitamin D, Diuretika u. a.). Die diätetischen Gewohnheiten sollten im Hinblick auf Trinkmenge, Eiweiß-, Purin-, Kohlenhydrat, Salzzufuhr und oxalatreiche Nahrung überprüft werden.
Die Differenzialdiagnostik der verschiedenen Steinarten kann neben der Anamnese mit Hilfe von Urinsediment, chemischer Analyse und Laborparametern im Serum und Urin erfolgen.

Evidenzbasierte Therapie der Nephrolithiasis

Nichtmedikamentöse Therapie: Diät

Therapeutisches Ziel der nicht-urologischen Behandlung ist die Vermeidung von Rezidiven. Zunächst wird dies mit Hilfe einer **Diät** versucht ✓✓:
- eine Flüssigkeitsaufnahme von minimal 2,5 Litern,
- eine optimale Calciumaufnahme (800 mg/Tag),
- das Vermeiden oxalatreicher Nahrungsmittel,
- eine moderate Eiweißaufnahme (1 g/kg/Tag)
- und eine moderate Natriumaufnahme (max. 150 mmol/Tag).

Pharmakotherapie

Calciumhaltige Steine. Persistiert die Hyperkalziurie trotz Diät, werden 25 mg **Hydrochlorothiazid** und **Kaliumcitrat** (30 bis 60 mEq/Tag = 3,5 – 5 g) verabreicht.

Oxalathaltige Steine. Behandelt wird mit **Calcium-, Magnesium- und Citrat-Tabletten** (z. B. Magnesium-Kalium-Citrat), oxalatarmer Ernährung, ausreichender Flüssigkeitszufuhr, mittelkettigen Triglyzeriden, und Cholestyramin (4 – 16 g täglich zu den Mahlzeiten).
Ungefähr ein Drittel der Patienten mit primärer Hyperoxalurie Typ 1 sprechen auf eine Therapie mit **Pyridoxin** (300 – 600 mg/Tag) an. Andere Maßnahmen sind die Erhöhung der Trinkmenge auf 3 Liter, Thiazidgabe bei Hypercalciurie und die Gabe von Calciumcitrat und Orthophosphat. Im Endstadium kommt die kombinierte Leber- und Nierentransplantation infrage.

Steine bei RTA. Man behandelt symptomatisch mit Natriumbikarbonat oder Kaliumcitrat oder versucht, mit Immunsuppressiva die Grundkrankheit zu therapieren.

Harnsäuresteine. Wenn eine Hyperurikosurie vorliegt, die trotz diätetischer Einschränkungen persistiert, kann diese mit **Allopurinol** (100 – 300 mg/Tag) gesenkt werden. Außerdem kann eine **Alkalisierung des Urins** (pH > 6,5) mit Kaliumcitrat oder Natriumbikarbonat (4 – 6 g/Tag) und eine Reduktion der Proteinzufuhr der Harnsäuresteinbildung vorbeugen. Carboanhydrasehemmer erhöhen den Urin-pH zusätzlich.

2,8 DHA-Steine. Die richtige Diagnose ist sehr wichtig, weil 2,8-DHA-Steine radiolucent wie Harnsäuresteine sind, jedoch gerade bei alkalischen pH-Werten präzipitieren. Die Therapie der Wahl ist **Allopurinol**, womit terminales Nierenversagen vermieden werden kann.

Infektsteine. Drei Grundsätze sind bei der Behandlung der Infektsteine wichtig:
- Die Steine müssen vollständig entfernt werden!
- Die Infektion muss mit Hilfe einer **Langzeitantibiotikatherapie** saniert werden. Zusätzlich kann das Bakterienwachstum durch Hippursäure und Mandelsäure unterdrückt werden.
- Trotz nachgewiesener Infektion sollte nach anderen Ursachen einer Nephrolithiasis gefahndet werden.

Cystinsteine. Therapieziele sind eine Verbesserung der Löslichkeit von Cystin im Urin und eine Hemmung der Cystinproduktion. Dazu wird einerseits durch eine adäquate Flüssigkeitszufuhr eine Diurese von 3 Litern pro Tag angestrebt, und andererseits mit **Natriumbikarbonat** (0,2 bis 0,25 g/kgKG/Tag) der Urin-pH auf 7,5 bis 8,0 angehoben. Eine genaue Einstellung des pH-Wertes ist entscheidend, da sich bei pH-Werten über 8,0 Calciumphosphatschichten auf den Cystinsteinen bilden können und diese unlöslich werden. Durch eine salz- und proteinreduzierte Diät kann die Cystinausscheidung gesenkt werden. Zur Harnalkalisierung kann auch **Kaliumcitrat** (60 – 80 mEq/Tag) gegeben werden. Wenn diese Maßnahmen nicht ausreichen, können **Sulfhydryle** (900 – 1200 mg/Tag) wie Dimethylcystein (D-Penicillamin) oder Alphamercaptopropionylglycin (Tioprin) verabreicht werden, die Cystin in zwei Cysteinmoleküle spalten. Das so entstehende Gemisch aus Disulfiden ist 50mal besser löslich als Cystin. Nebenwirkungen dieser Substanzen sind Hauterscheinungen, Übelkeit, Brechreiz, nephrotisches Syndrom und Thrombo- und Leukopenie. Obwohl auch Captopril ein Sulfhydryl ist und ebenfalls bei Cystinurie eingesetzt wurde, ist der Erfolg bei maximaler Dosierung gering.

Weiterführende Literatur

1. Barbey F, Joly D. Rieu P, Mejean A. Daudon M, Jungers P. Medical treatment of cystinuria : critical reappraisal of long-term results. J Urol 2000, 163 : 1419 – 1423.
2. Bihl G, Meyers A. Recurrent renal stone diesease – advances in pathogenesis and clinical managment. Lancet 2000, 358 : 651 – 656.
3. Boghi L, Schianchi, Meschi T et al. Comparison of two diets for the prevention of recurrent stones in idiopathic hypercalciuria. N Engl J Med 2002, 346 : 77 – 2002
4. Holmes RP, Goodman HO, Assisimos DG. Contrbution of dietary oxalate to urine oxalate excretion. Kidney Int 2001, 59 : 270 – 276.
5. Nguyen QV, Kalin A, Drouve U, Casez JP, Jaeger P. Sensitivity to meat protein intake and hyperoxaluria in idipathic calcium stone formers. Kidney Int 2001, 59 : 2273 – 2281.
6. Ramell A, Vitale C, Marangella M. Epidemiology of nephrolithiasis. J Nephrol Suppl 2000,3 : 45 – 50.
7. Robertson WG, Peacock M, Hodgkinson A. Dietary changes and the incidence of urinary calculi in the UK between 1958 and 1976. J Chronic Dis 1979, 32 : 469 – 476.
8. Sutherland SE, Reigle MD, Seftel AD, Resnick MI. Protease inhibitors and urolithiasis. J Urol 1997, 158 : 31 – 33.
9. Whalley NA, Martins MC, Van Dyk RC, Meyers AM. Lithogenic risk factors in novrmal black and white recurrent stone formers. BJU Int 1999, 84 : 243 – 248.

4.6 Benigne Prostatahyperplasie, Inkontinenz

Grundlagen

Benigne Prostatahyperplasie

Epidemiologie. Die benigne Prostatahyperplasie (BHP) gehört zu den typischen Altersleiden des Mannes. Klinisch apparent wird sie ab dem 60. Lebensjahr, bei 80-Jährigen ist sie fast ausnahmslos nachweisbar.

Ätiopathogenese. Ätiologie und Pathogenese der Prostatahyperplasie sind sehr heterogen. Morphologisch ist die BPH dadurch charakterisiert, dass die inneren Drüsenanteile der Prostata proliferieren, dabei werden die äußeren Anteile verdrängt und dünn ausgezogen. Durch die Volumenzunahme der inneren Drüsenanteile wird die Harnröhre bei ihrem Durchtritt durch die Prostata mechanisch eingeengt. Folgen sind Störungen des Blasentonus und der Detrusorfunktion.

Von ursächlicher Bedeutung für die beschriebenen Prozesse sind:
- Einflüsse von Hormonen (insb. Androgenen) und Wachstumsfaktoren auf Epithel und Stroma (glatte Muskulatur und Bindegewebe);
- Lebensalter.

Auch wenn es sich um ein sehr komplexes Geschehen handelt, ist unbestritten, dass **Androgene** eine Schlüsselrolle in der Pathogenese der BPH spielen. Der zentrale Stellenwert der Androgenwirkung ist z. B. dadurch belegt, dass bei Männern, die vor der Pubertät kastriert wurden, keine Prostatahyperplasie zu beobachten ist. Weiterhin wurde bei Patienten mit genetisch bedingtem Mangel an Androgenproduktion oder -aktivität ein eingeschränktes oder fehlendes Prostatawachstum festgestellt. Der genaue Wirkmechanismus der Androgene in der Pathogenese der BPH ist jedoch unklar.
Das wichtigste Androgen in der Prostata ist das **Dihydrotestosteron (DHT)**. Der DHT-Spiegel in der Prostata ist

bei der Prostatahyperplasie nicht erhöht, sondern bleibt beim alternden Mann nahezu konstant, obwohl der Plasmatestosteronspiegel sinkt.
Bei der BHP konnte eine statistisch signifikante Zunahme des Stromaanteils nachgewiesen werden: der Volumenanteil des Stromas betrug 60 % bei BPH gegenüber 45 % in der normalen Prostata.

Symptomatik. Die *leichte Obstruktion* äußert sich in einem Nachlassen des Harnstrahls bis hin zum Urintröpfeln; die Uroflow-Messung weist bereits dieses Stadium nach.
Bei *Progression* kommt es zur unvollständigen Entleerung der Blase mit frühem Harndrang nach Miktion und schließlich zur Überlaufblase, die z.T. beträchtliche Harnmengen aufnimmt.

Therapeutische Implikationen. Der erwähnte Mechanismus deutet auf die Hauptrichtung der therapeutischen Intervention: die **antiandrogene Therapie**; hinzu kommt eine funktionale Therapie der Obstruktion durch Beeinflussung konstringierender Effektoren, z.B. im adrenergen System (Blockade von α1-Adrenorezeptoren, vgl. Abb. 4.**11**).

Inkontinenz

Die Inkontinenz betrifft ganz überwiegend Frauen in der Menopause. Klinisch sind im Wesentlichen zwei Formen von Bedeutung:

Der **Stressinkontinenz** liegt eine Insuffizienz des Blasenschließapparates zugrunde, z.B. infolge einer Schwäche der Beckenbodenmuskulatur nach Schwangerschaften; die **Dranginkontinenz** ist dagegen auf eine Überaktivität des Blasenmuskels (Detrusorhyperreflexie) zurückzuführen.
Die menopausale Häufung der Stressinkontinenz hängt mit der Östrogenwirkung auf die Blasen- und Harnröhrenepithelien sowie auf die Harnröhrenmuskulatur zusammen, die unter Östrogenmangel atrophieren.

Therapeutische Implikationen

In Abbildung 4.**11** sind Innervation und grundsätzlich pharmakologisch beeinflussbare Regulationsmechanismen im Blasenbereich dargestellt: die Kontraktion, vor allem des Detrusors, erfolgt vorwiegend cholinerg; sie kann entsprechend durch Parasympathikolytika blockiert werden. Der interne Sphinkter lässt sich durch alpha-adrenerge Stimulation aktivieren (durch α-adrenerge Blockade hingegen relaxieren). Auch die glatte Muskelzelle selbst ist Ziel der pharmakologischen Therapie; darüber hinaus sind hormonale Regulationen der epithelialen und funktionellen Homöostase z.B. durch Östrogene von therapeutischer Bedeutung. Abb. 4.**11** zeigt die für die Therapie der Inkontinenz und der Prostatahypertrophie relevanten therapeutischen Angriffspunkte auf.

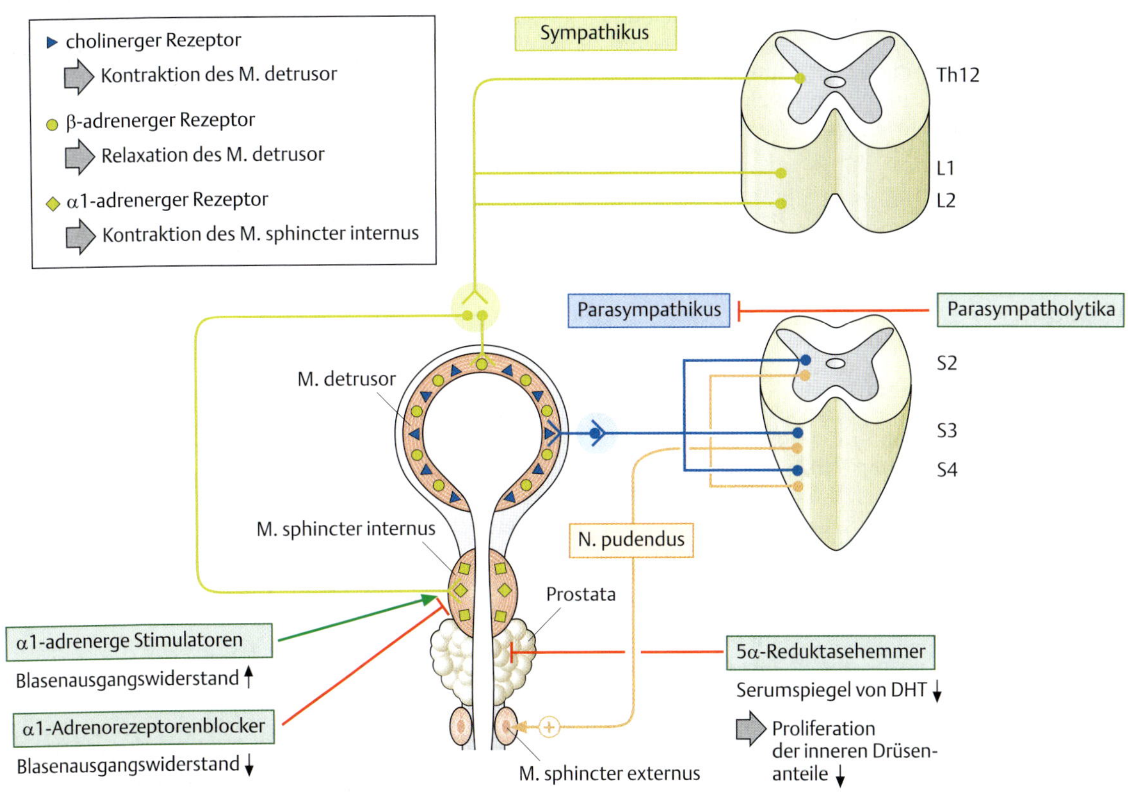

Abb. 4.**11** **Innervation der Harnblase mit pharmakologischen Angriffspunkten bei der Prostatahyperplasie und der Inkontinenz.** Näheres s. Text.

Evidenzbasierte Therapie der benignen Prostatahyperplasie

Therapieziel bei der Behandlung der BHP ist die weitgehende Wiederherstellung des Harnflusses zur subjektiven Beschwerdeminderung, aber auch zur Vermeidung von Komplikationen (Infektionen und Stauungsschäden der Nieren und der ableitenden Harnwege).

Die grundlegenden therapeutischen Prinzipien bei BPH sind in Tab. 4.**13** zusammengefasst.

Nichtmedikamentöse Therapie

Die modernen **operativen** Verfahren ermöglichen eine schonende, oft lokal begrenzte Intervention mit mechanischer Wiederherstellung eines Harnröhrenlumens. Sie sind indiziert bei allen schwereren Stadien der BHP; ihre Durchführung sollte nicht zu lange hinausgezögert werden.

Pharmakotherapie

Die Beeinflussung der Harnröhrenobstruktion durch Medikamente beruht im Wesentlichen auf 2 Prinzipien:

- Blockade von α1-Adrenorezeptoren und
- Hemmung der Umwandlung des relativ unwirksamen Testosterons in das wirksame Dihydrotestosteron (DHT).

Die **Blockade von α1-Adrenorezeptoren** führt – wie am Gefäßmuskel – zu einer Erschlaffung der Blasenhals-, Harnröhren- und Prostatamuskulatur. Dieser Mechanismus erklärt einerseits den relativ schnellen Wirkungseintritt: der Muskeltonus wird ohne zeitraubenden Strukturumbau gesenkt. Die Kehrseite ist der (zeitlich) begrenzte Effekt des Medikamentes.
Da der Blutdruck-senkende Effekt der α1-Adrenorezeptorenblocker bereits lange bekannt ist, ist an unerwünschten Nebenwirkungen mit einer Hypotonie und einer Orthostasereaktion zu rechnen. Wird der α1-Blocker hingegen im Rahmen einer antihypertensiven Therapie verabreicht, ist die günstige Beeinflussung der BHP durchaus von Vorteil. Dieser Aspekt ist für die Differenzialtherapie der arteriellen Hypertonie beim älteren Mann mit BHP von Bedeutung, bei dem man mit einem α1-Adrenorezeptorenblocker „zwei Fliegen mit einer Klappe" schlagen kann.
An Einzelsubstanzen ist das in der Hochdrucktherapie bewährte **Doxazosin** zu erwähnen, das bei einer Halbwertzeit von 22 h als Einmalgabe in Dosen zwischen 1 und 8 mg pro Tag eingesetzt wird. Relativ Prostata-spezifisch sind die den Subtyp α1 A blockierenden Substanzen **Alfuzosin** und **Tamsulosin**. Die erwähnte Prostata-Spezifität soll jedoch nicht darüber hinwegtäuschen, dass gerade beim alten Menschen häufig Störungen der Blutdruckregulation vorliegen und dann auch diese Substanzen Orthostasereaktionen hervorrufen können ✓.
Leider kommt es bei einem Fortschreiten der BHP möglicherweise zu einer Desensibilisierung der Muskelzellen gegen eine chronische Alpha-Blockade; Alpha-Blocker sind daher nur eine begrenzte Zeit lang wirksam.

Tab. 4.**13** **Therapiemöglichkeiten bei BPH**

Therapiemöglichkeiten bei BPH
1. abwartendes Handeln („Watchful-Waiting") 2. medikamentöse Therapie: – Phytopharmaka – Finasterid – α1-Adrenorezeptorenblocker 3. chirurgische Maßnahmen
Hinweis: Bei konservativen Maßnahmen sind regelmäßige Kontrolluntersuchungen erforderlich.

Modulationen im Androgenstoffwechsel. Die Proliferation der „Innendrüse" der Prostata steht unter einer komplexen Kontrolle durch Androgene. Testosteron ist das wichtigste zirkulierende Androgen und wird beim Mann hauptsächlich im Hoden produziert; nur ein kleiner Anteil stammt aus der Nebenniere. In der Prostata wird Testosteron durch das Enzym 5α-Reduktase in DHT umgewandelt, wodurch es seine volle Wirksamkeit entfaltet: Untersuchungen bei Ratten haben gezeigt, dass DHT in der Prostata etwa doppelt so wirksam ist wie Testosteron.
Die Androgensynthese im Hoden wird durch das luteinisierende Hormon (LH) aus der Hypophyse reguliert; die LH-Produktion ihrerseits untersteht der Kontrolle durch das Gonadoliberin (GnRH) aus dem Hypothalamus, das pulsförmig ausgeschüttet wird. Sowohl LH als auch GnRH unterliegen einem negativen Feedback-Mechanismus.
Die Wirkung der Androgene auf die Zielzellen wird durch spezifische intrazelluläre Rezeptoren vermittelt, die Androgenrezeptoren; sobald das Hormon an diese Rezeptoren bindet, wird das Signal in den Zellkern zur Transkriptionsregulation weitergeleitet. Androgenrezeptoren gehören zur Familie der Steroidrezeptoren, die wiederum zur Superfamilie der nukleären Rezeptoren gehören.

Finasterid ist ein **5α-Reduktasehemmer**, der zur Behandlung der BPH (5 mg/Tag) und der männlichen Glatzenbildung (1 mg/Tag) eingesetzt wird. Finasterid wirkt hauptsächlich durch Supprimierung der in der Prostata überwiegenden 5α-Reduktase Typ 2 (Abb. 4.**12**).
Finasterid senkt den Serumspiegel von DHT um etwa 70 % und die Konzentration von DHT in der Prostata um 85 – 90 %. Auf diese Weise wird die Synthese der aktiven Wirkform des Testosterons in der Prostata blockiert und das Drüsenvolumen nachfolgend reduziert; das Harnröhrenlumen wird wieder teilweise freigegeben ✓✓.

Als klinisch-diagnostisch sehr wichtiger Nebeneffekt tritt unter dieser Therapie eine etwa 50 %ige Senkung des Prostata-spezifischen Antigens (PSA) auf; dies muss im Rahmen einer eventuellen Karzinomdiagnostik unbedingt beachtet werden.

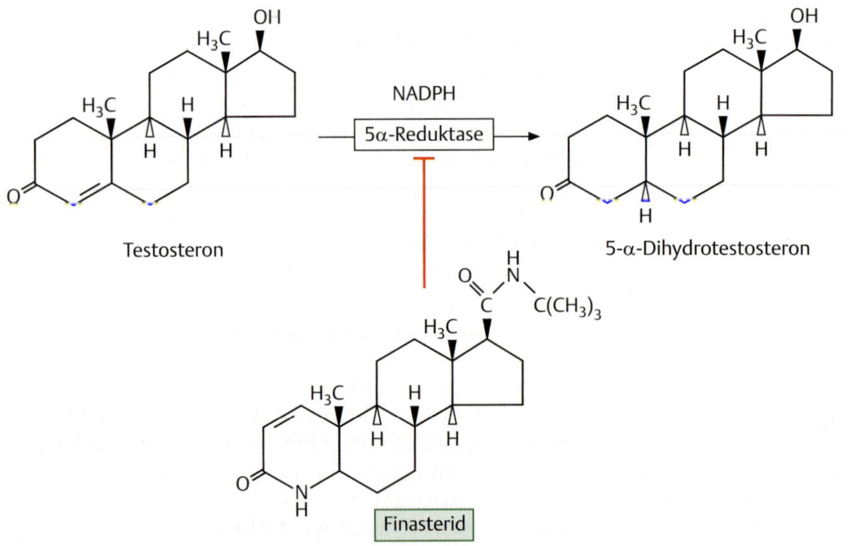

Abb. 4.**12** **Angriffsort von Finasterid**

Finasterid hat eine Reihe gravierender **Nebenwirkungen**, wie Verlust der Libido, Impotenz, Gynäkomastie, Verstopfung und Hautausschlag; es sollte bei hepatischen Funktionsstörungen nicht angewandt werden. Diese Nebenwirkungen sind für den älteren Mann im Allgemeinen tolerabel; beim jüngeren Mann sind hingegen die α1-Adrenorezeptorenblocker vorzuziehen.
Weiterhin ist zu beachten, dass die Wirkung des Medikamentes erst mit einer erheblichen Latenz eintritt; wie bei allen genomischen Steroideffekten beträgt die Zeit bis Wirkungsbeginn 12 Wochen bis 6 Monate.

Phytopharmaka. Die BPH wird sehr häufig mit Phytopharmaka behandelt. Zum Einsatz kommen *Brennesselwurzel*, *Sägepalme*, *Kürbissamen* und *Phytosterole*. Für das Beta-Sitosterol-haltige Harzol® ist sogar eine doppelblinde, Placebo-kontrollierte Studie über 6 Monate mit 12-monatiger offener, also nichtverblindeter Verlängerung im The Lancet publiziert worden, die einen günstigen Effekt der Substanz belegt ✓. Inwieweit hier alle Regeln der heutigen Studienkunst (1995 erschienen) beachtet wurden und ob eine Studie zur Evidenzbildung ausreicht, muss kritisch hinterfragt werden.
Andererseits sollten Phytopharmaka in der Therapie der BHP dort, wo Beschwerden vorhanden sind und ansonsten xenobiotische Pharmaka eingesetzt würden, durchaus getestet und nach objektivierbaren Kriterien (z. B. Uroflow-Messung, subjektives Empfinden) in einer nichtbedrohlichen Situation (leichte BHP !) beurteilt werden. Wer auf diese Weise Xenobiotika spart, hat sicher auch eine berechtigte Argumentation für den Einsatz von Phytopharmaka. Lediglich der unkritische Gebrauch („ab 70 jeder") weckt Aversionen, nicht zuletzt aus Kostengründen ✗✓.

Evidenzbasierte Therapie der Inkontinenz

Therapieziel bei der Behandlung der Inkontinenz ist die Wiederherstellung der Schließfunktion des Blasenausgangs zur Vermeidung unwillkürlichen Urinabgangs mit all seinen psychischen und sozialen Folgen (z. B. chronischer Uringeruch, der allen Kleidungsstücken anhaftet und auch beim Waschen nicht mehr leicht zu entfernen ist).

Nichtmedikamentöse Therapie

Bei Stressinkontinenz z. B. nach Schwangerschaften, sind folgende Maßnahmen sinnvoll:
- Beckenbodentraining,
- Vermeidung von Vertikalbeschleunigungen (z. B. schnell fahrende Fahrstühle in Hochhäusern),
- Vermeidung von Beckenbodenstress, z. B. bei Obstipation (therapeutische Gegenmaßnahmen: Laxantien, ballaststoffreiche Ernährung) oder bei chronischer Bronchitis (therapeutische Gegenmaßnahmen: Antibiotika und Antitussiva),
- Gewichtsregulation.

Daneben gibt es die Elektrostimulation und – als ultima ratio – operative Verfahren.

Pharmakotherapie

Zunächst sei daran erinnert, dass sehr viele Pharmaka (vor allem psychotrope Pharmaka einschließlich Alkohol) die Blasenfunktion ungünstig beeinflussen können. Tabelle 4.**14** fasst pharmakologische Ursachen der Harninkontinenz (und der Retention mit hieraus resultierender Überlaufinkontinenz) zusammen. Am bekanntesten ist der Harnverhalt nach Disopyramid bei Männern mit BHP.
Die **Stressinkontinenz** kann nur schwer medikamentös behandelt werden; zum Einsatz kommen *α-adrenerge Stimulatoren* wie Phenylpropanolamin, Midodrin (cave Tachykardie, Rhythmusstörungen), vgl. Abb. 4.**11**. Der klinische Nutzen ist, wenn überhaupt vorhanden, nicht groß ✗✓.
Hoffnungen werden auf *Duloxetin*, einen selektiven Serotonin- und Noradrenalin-Wiederaufnahmehemmer gesetzt, der die Rhabdosphinkteraktivität durch Puden-

dusstimulation erhöht. Die Substanz kann aber noch nicht abschließend in dieser Indikation beurteilt werden.

Bei der **Dranginkontinenz** müssen zunächst kausal behandelbare Ursachen ausgeschlossen werden:

Tab. 4.**14** **Pharmakologische Ursachen für Inkontinenz**

Pharmakon	Effekte
Alkohol	Polyurie, Nykturie
Sedativa/Hypnotika, Benzodiazepine, Diphenhydramin	Harnretention, Überlaufinkontinenz
Opiate	Detrusorkontraktion
Diuretika, z. B. Furosemid	Polyurie, Pollakisurie, Dranginkontinenz
ACE-Hemmer	Husten-induzierte Stressinkontinenz
Calciumantagonisten	Detrusorrelaxation mit Restharnbildung
α-Adrenorezeptorenblocker	Stressinkontinenz durch urethrale Dilatation
Anticholinergika: Disopyramid, Antihistaminika	Retention, Überlauf
Antipsychotika: Thioridazin, Haloperidol, Thiothixen	Retention, Überlauf
Antiparkinson-Mittel: Biperiden, Trihexyphenidyl	Retention, Überlauf
Antidepressiva: Amitriptylin, Desipramin, Doxepin	Retention, Überlauf
α-adrenerge Agonisten: Ephedrin, Decongestiva, „Erkältungsmittel"	Retention, Überlauf
β-adrenerge Agonisten	Retention, Überlauf

Häufigster Grund der Dranginkontinenz: bakterielle Zystitis!

Symptomatisch wird die Dranginkontinenz zumeist erfolgreich mit *Parasympatholytika* (wie Tolterodin [4mg/Tag] oder Trospiumchlorid [40mg/Tag]) oder mit *neurotrop-muskulotropen Spasmolytika* (Oxibutinin oder Propiverin) behandelt ✓✓.

Für Anticholinergika (und mit Einschränkungen auch Spasmolytika): Cave bei Myasthenia gravis !

Bei **menopausalen Störungen** kann eine vorübergehende Hormonersatztherapie mit Östrogenen von Nutzen sein, wobei stets eine sorgfältige Nutzen-Risiko-Abwägung erfolgen muss (Erhöhung kardiovaskulärer Risiken); es sollte sich in jedem Fall nur um eine möglichst kurzzeitige Therapie handeln ✓.

Ausgewählte Literatur

1. Bartsch G, Rittmaster RS, Klocker H. Dihydrotestosteron und die Rolle der 5a-Reduktasehemmer bei der benignen Prostatahyperplasie. Urologe [A] 2002 41 : 412 – 424.
2. Berges RR, Kassen A, Senge T. Treatment of symptomatic benign prostatic hyperplasia with beta-sitosterol: an 18-month follow-up. BJU Int. 2000 May;85 (7):842 – 6.
3. Schuessler B, Baessler K. Pharmacologic treatment of stress urinary incontinence: expectations for outcome. Urology. 2003; 62 : 31 – 8.

5 Entzündlich-rheumatische Erkrankungen

H. Kellner

5.1. Entzündlich-rheumatische Erkrankungen der Gelenke und der Wirbelsäule

5.1.1. Rheumatoide Arthritis (rA)

Grundlagen

Definition. Bei der rheumatoiden Arthritis handelt es sich um eine systemische Autoimmunerkrankung, die primär Synovialgewebe befällt und sich potenziell auch an anderen Organsystemen (Pleura, Perikard, Augen, viszerale und kutane Gefäße) manifestiert.

Die **Ursachen** der Erkrankung sind bislang unbekannt. Man geht von einer **multifaktoriellen Genese** aus. **Genetische Faktoren** spielen dabei zweifellos eine wichtige Rolle. Eine familiäre Häufung wird ebenso beobachtet wie eine 20–30%ige Konkordanz bei monozygoten Zwillingen. Assoziation mit autosomal-kodominant vererbten Gewebsantigenen (HLA-DR4) werden bei zwei Drittel aller betroffenen Patienten beobachtet. Neben der genetischen Prädisposition wird ein (exogener) Auslöser (Trigger) vermutet.

Prävalenz und Inzidenz. Epidemiologische Untersuchungen konnten eine Prävalenz zwischen 0,1 und 1,5 % für die rheumatoide Arthritis nachweisen. In Deutschland ist von einer Prävalenz von ca. 1 % (= 800 000 betroffene Patienten) auszugehen. Die jährliche Inzidenz wird zum Teil sehr unterschiedlich angegeben. Sie dürfte jedoch im Durchschnitt in den westlichen Ländern um ca. 30/100 000 liegen. Die Erkrankung betrifft häufiger Frauen als Männer (Verhältnis männlich zu weiblich ca. 1 : 4 bis 1 : 9). Die Erkrankung manifestiert sich in der Regel zwischen dem 20. und 60. Lebensjahr. Ein Häufigkeitsgipfel wird zwischen dem 35. und 45. Lebensjahr beobachtet. Auch im Alter kann sich die rheumatoide Arthritis in Form einer sogenannten Alters-rheumatoiden Arthritis jenseits des 70. Lebensjahres manifestieren.

Die rheumatoide Arthritis ist eine chronisch-entzündliche polyartikuläre Gelenkerkrankung. Sie führt unbehandelt durch Gelenkzerstörung zur Invalidität.

Einteilung. Bei der rheumatoiden Arthritis handelt es sich um eine chronisch-entzündliche Gelenkerkrankung, in der Regel mit progredientem Verlauf. Die Erkrankung kann in drei Stadien eingeteilt werden: Im **Prodromalstadium** sind neben Gelenkschmerzen Myalgien und Allgemeinsymptome zu beobachten. Im **Frühstadium der Erkrankung** dehnen sich die Krankheitserscheinungen auf verschiedene Gelenke aus. Charakteristisch ist das polyartikuläre Befallsmuster, wobei vor allem kleine Finger- und Zehengelenke betroffen sind. Die Erkrankung kann jedoch auch mono- oder oligoartikulär beginnen. Im **Vollbild der Erkrankung** sind in der Regel Gelenke der oberen als auch der unteren Extremität erkrankt. In einzelnen Fällen kann es zur Beteiligung der Wirbelsäule (Zervikalarthritis) kommen.

Die **Prognose** der rheumatoiden Arthritis ist, abgesehen von einigen blanden Verlaufsformen, in der Regel schlecht. Bei nichtadäquater Therapie sind bis zu 50 % der Patienten nach einem Zeitraum von 5 – 10 Jahren erwerbsunfähig. Im weiteren Krankheitsverlauf droht die Invalidität durch zunehmenden Verlust der Gelenkfunktion. Die Mortalität der Betroffenen ist aus verschiedenen Gründen erhöht: Zum einen werden häufiger kardiovaskuläre Erkrankungen beobachtet, zum anderen gibt es typische Komplikationen durch die Erkrankung selbst (Komplikationen einer atlantoaxialen Dislokation, Amyloidose). Auch die häufig über Jahre durchgeführte immunsuppressive Therapie bedingt aufgrund des gesteigerten Infektionsrisikos eine erhöhte Mortalität.

Die rheumatoide Arthritis führt unbehandelt zur Invalidisierung. Sie ist mit einer erhöhten Mortalität verbunden.

Pathophysiologie. Im **Frühstadium** der rheumatoiden Arthritis ist die Permeabilität zwischen den Endothelzellen der Synovialmembranen der Gelenke erhöht, Plasma tritt in die Gelenkhöhle aus. Gleichzeitig kommt es zur Obliteration von Mikrogefäßen und zur Thrombenbildung. Zu beobachten ist eine ödematöse Verquellung und Verdickung der Synovialmembran. Aktivierte CD4 –positive T-Helfer-Lymphozyten und mononukleäre Phagozyten bilden perivaskuläre Zellinfiltrate. Es kommt zu einer Proliferation der Synovialzotten mit massiver Vermehrung der phagozytierenden Typ-B-Synoviozyten. Als Folge der Permeabilitätserhöhung und der induzierten Entzündung der Gelenkinnenhaut bildet sich ein Gelenkerguss mit Entzündungszellen und Plasmaproteinen.

Im **Spätstadium** der rheumatoiden Arthritis wandern vorwiegend CD4-positive T-Lymphozyten in die Gelenkhöhle ein, in geringerem Maße auch CD8-positive, ferner Monozyten, B-Lymphozyten und Plasmazellen. Es finden sich erhöhte Konzentrationen proinflammatorischer Zytokine (IL-1, IL-6, TNF, TGF und anderer Faktoren einschließlich des Rheumafaktors vom Typ IgM und IgG). Chemotaktische Proteine (Chemokine), die durch aktivierte Endothelzellen und Knorpelzellen sowie Makrophagen gebildet werden, locken Leukozyten aus der Blutstrombahn in das Gelenkkompartiment. Ihre Produktion wird durch proinflammatorische Zytokine (IL-1, TNFα) stimuliert. Im Gegensatz zum Synovialgewebe, in dem mononukleäre Zellen dominieren, sind in der Gelenkhöhle neutrophile Granulozyten vorherrschend.

Als **Resultat** dieser komplexen Interaktion zwischen noch nicht definierten Antigenen, Antigen präsentierenden Zellen, Lymphozyten, Plasmazellen, Synovialfibroblasten und Zytokinen kommt es zu einer **chronischen Gelenkentzündung** mit den klinischen Korrelaten Schmerz, Schwellung und Überwärmung. Im Verlauf wird dann auch die Gelenkfunktion beeinträchtigt. Urheber der **Gelenkzerstörung** sind u. a. Knorpel-zerstörende Enzyme: Matrixmetalloproteinasen in Form der Kollagenase und des Stromelysins spalten Knorpel-, Sehnen-, Knochen- und andere Formen des Kollagens. Die krankheitsspezifischen **Knochenerosionen** sind Folge der intraartikulären Bildung von Prostaglandinen und vor allem der proinflammatorischen Zytokine IL-1 und TNF. Diese stimulieren die Osteoklasten und bringen damit die Knochen-destruierenden Prozesse in Gang.

Therapeutische Implikationen (Abb. 5.**1**). Die Progression und Chronizität der rheumatoiden Arthritis, hervorgerufen durch den autoimmunologisch bedingten, chronisch-entzündlichen Prozess am Gelenk, erfordert eine ausreichende und nachhaltige **Entzündungshemmung** als wichtigstes therapeutisches Prinzip ✓✓. Durch eine Entzündungsblockade können Symptomatik (= Gelenkschmerz und –schwellung) und Krankheitsfolgen bzw. -schäden (= Gelenkdestruktion) günstig beeinflusst werden. Zum Einsatz kommen **entzündungshemmende (antiphlogistische)**, **immunsuppressive** und **immunmodulatorische Substanzen**. Antiphlogistisch wirksam sind vor allem die NSAR und die Glucocorticoide (letztere verfügen zusätzlich über einen immunsuppressiven Effekt). NSAR (und indirekt auch die Glucocorticoide) verringern die intraartikuläre Prostaglandinsynthese und lindern damit die akuten Entzündungssymptome (Ge-

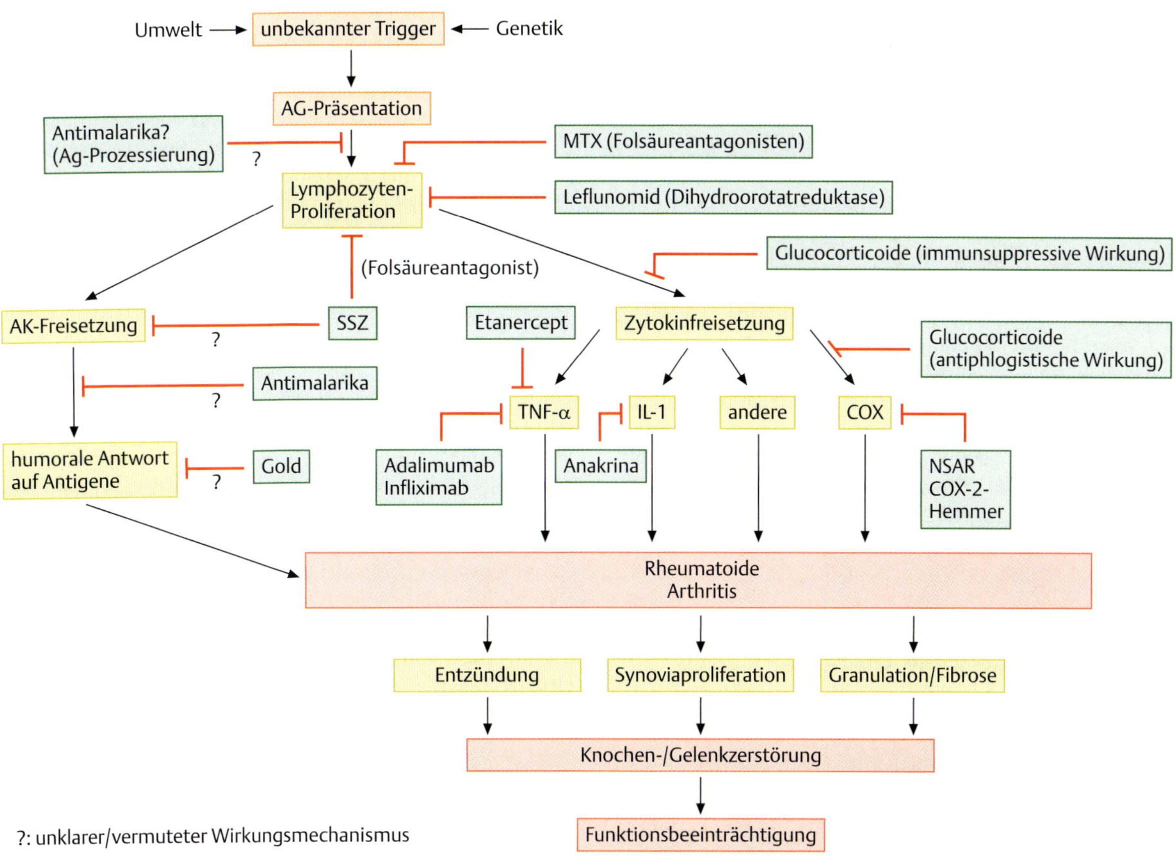

Abb. 5.**1** **Pathogenese der rheumatoiden Arthritis und therapeutische Angriffspunkte**

lenkschmerz, -schwellung und -überwärmung). Die immunsuppressiven und insbesondere die immunmodulatorischen Substanzen beeinflussen demgegenüber eher die Krankheitsprogression, da sie bereits in einem früheren Stadium der Entzündungskaskade wirksam werden: Insbesondere durch Hemmung der proinflammatorischen Zytokine TNF-alpha und IL-1 können Gelenk- und Knochendestruktion signifikant verlangsamt werden. Aufgrund der Komplexität des entzündlichen Geschehens ist ein monotherapeutischer Therapieansatz zur langfristigen Behandlung der rheumatoiden Arthritis nicht sinnvoll und nur in den seltensten Fällen erfolgreich ✓✓. Dem längerfristigen Einsatz einzelner Substanzen (z. B. von Steroiden in ausreichender Dosierung) stehen potenzielle Nebenwirkungen (z. B. Steroid-induzierte Osteoporose) entgegen.

Evidenzbasierte Therapie der rheumatoiden Arthritis

Die Therapie der rheumatoiden Arthritis ruht auf mehreren Säulen:

- Krankengymnastik und physikalische Therapie;
- Pharmakotherapie
  - symptomatische Pharmakotherapie: nichtsteroidale Antirheumatika, Steroide;
  - Basistherapeutika;
- operative Therapie;
- pychosoziale Betreuung.

Therapieziele.

> *Ziele der Therapie: Induktion einer Remission und Verhinderung struktureller Gelenkveränderungen.*

Eine kausale Therapie der rheumatoiden Arthritis ist bisher nicht möglich. Das Ziel der **symptomatischen Pharmakotherapie** besteht in der Entzündungshemmung und Schmerzbekämpfung. Vorrangig sind eine schnell einsetzende Wirkung und eine ausreichende Dosierung der verordneten Medikamente. Ziel der **krankengymnastischen und physikalischen Therapie** ist der Erhalt bzw. die Wiedererlangung der einzelnen Gelenkfunktionen. Im Mittelpunkt des therapeutischen Interesses steht jedoch die **krankheitsmodulierende und remissionsinduzierende Therapie** mit Basistherapeutika (= DMARDs), die gegenüber der symptomatischen Therapie in den letzten Jahren zunehmend in den Vordergrund getreten ist.

Nichtmedikamentöse Therapie

> *Der Erhalt der Gelenkfunktion bzw. ihre Wiedererlangung stehen therapeutisch im Mittelpunkt.*

Krankengymnastik sollte bei betroffenen Patienten frühzeitig eingesetzt werden ✓. Im akuten Stadium einer Polyarthritis kann durch eine mobilisierende Therapie einem Gelenkfunktionsverlust vorgebeugt werden. Im chronischen Stadium kann die Gelenkfunktion durch regelmäßige Krankengymnastik erhalten, eine bereits bestehende Bewegungseinschränkung gebessert bzw. normalisiert werden. Regelmäßige Muskel kräftigende Übungen beugen der häufig zu beobachtenden Inaktivitätsatrophie vor, die Folge der Gelenksentzündung ist. Je nach Gelenkbefallsmuster muss ein individuelles Behandlungsschema für den Patienten erstellt werden.

Physikalische Therapie. Praktisch das gesamte Spektrum der physikalischen Therapie kann erfolgreich eingesetzt werden. Abhängig von Krankheitsstadium und Aktivität der rheumatoiden Arthritis können lokaltherapeutische Maßnahmen von Vorteil sein, z. B. lokale Kältebehandlungen, aber auch Formen der Hydrotherapie (Bewegungsbäder etc.). Wie bei der Krankengymnastik bringt ein individuelles Vorgehen den größtmöglichen Therapiegewinn für den Patienten.

> *Krankengymnastik und Physiotherapie müssen frühzeitig, regelmäßig und spezifisch eingesetzt werden.*

Operative Therapiemaßnahmen. In der Frühphase ist die **Synovektomie** zur Verhinderung struktureller Gelenkschäden in ausgewählten Fällen indiziert, im Spätstadium stehen **Gelenkersatz** und **Arthrodesen** im Vordergrund ✓✓.

Pharmakotherapie

Im folgenden Abschnitt werden die zwei wesentlichen Säulen der medikamentösen Therapie der rheumatoiden Arthritis dargestellt (NSAR/COX2-Hemmer und Glucocorticoide). Auf die seit kurzem verfügbaren Biologika wird in einem separaten Abschnitt eingegangen. Entscheidungshilfen in der Therapie, Planung und Durchführung werden diskutiert.

Nichtsteroidale Antirheumatika (NSAR)

Nichtsteroidale Antirheumatika sind Pharmaka unterschiedlicher chemischer Struktur, deren gemeinsames Wirkprinzip die **Hemmung der Cyclooxygenase im Prostaglandinstoffwechsel** ist. Sie verhindern auf diese Weise die Produktion von Prostaglandinen und sind damit analgetisch und antiphlogistisch wirksam; daneben besitzen sie allerdings auch eine Thrombozyten-aggregationshemmende und Schleimhaut-schädigende Wirkung, was die erhöhte Ulkus- und Blutungsneigung unter NSAR-Einnahme erklärt, s. u. Abhängig von ihrer individuellen Pharmakokinetik zeichnen sich die NSAR durch einen unterschiedlich raschen Wirkeintritt und eine unterschiedliche Wirkungsdauer aus.

> *Nichtsteroidale Antirheumatika zählen zu den am häufigsten eingesetzten Medikamenten bei entzündlich-rheumatischen Gelenk- und Wirbelsäulenerkrankungen, auch bei der rheumatoiden Arthritis.*

Die Auswahl des effektivsten und gleichzeitig verträglichsten nichtsteroidalen Antirheumatikums stellt eine therapeutische Herausforderung dar. Die Indikation ist abhängig vom Krankheits- und Beschwerdebild. So muss bei der rheumatoiden Arthritis mit Morgensteifigkeit eine ausreichende Wirksamkeit in den frühen Morgenstunden sichergestellt sein, während z. B. bei einem Patienten mit einer Spondylitis ancylosans und nächtlichen Rückenschmerzen eine ausreichende Dosierung für die Nachtstunden erforderlich ist. Eine Kombination verschiedener nichtsteroidaler Antirheumatika sollte wegen der darunter erhöhten Nebenwirkungsrate vermieden werden. Die individuelle Dosierung sollte sich an der klinischen Aktivität der Arthritis orientieren und das Körpergewicht des Patienten berücksichtigen.

Eine Kombinationstherapie von nichtsteroidalen Antirheumatika und Steroiden sollte wegen der höheren Rate an gastrointestinalen Nebenwirkungen vermieden werden. Sollte sie unumgänglich sein, ist ein Magenschutz mit Protonenpumpenhemmern bei Risikopatienten sinnvoll ✓✓.

Nebenwirkungen. Probleme in der Therapie mit NSAR ergeben sich aus der relativ hohen Nebenwirkungsrate (Tab. 5.**1**). Häufigste Nebenwirkung sowohl subjektiv als auch objektiv sind **gastrointestinale Beschwerden**. Subjektiv klagt der Patient über epigastrische Schmerzen, Sodbrennen und saures Aufstoßen. Objektiv finden sich Schleimhauterosionen, die meist harmlos sind, seltener Ulzerationen mit entsprechenden Komplikationen und in einzelnen Fällen sogar Perforationen. Am häufigsten betroffen sind Magen und Duodenum. Ein zusätzlicher Risikofaktor für die NSAR-Gastropathie ist eine bereits bestehende Besiedelung der Magenschleimhaut mit Helicobacter pylori. Seltenere Nebenwirkungen der NSAR betreffen Niere, ZNS, Haut und Lunge. Darüber hinaus gibt es einige substanzspezifische Effekte: Erhöhung der Transaminasen bei Diclofenac-haltigen Präparaten, Schwindel und Kopfscherzen bei Indometacin.

Tab. 5.**1** **Nebenwirkungen von NSAR**

Gastrointestinaltrakt	Erosionen, Ulcera ventriculi et duodeni mit Komplikationen, Transaminasenerhöhung (Diclofenac)
Haut	allergische Reaktionen, Urticaria, Arzneimittelexanthem, medikamentöses Lyell-Syndrom
hämatopoetisches System	Leukopenie (bis hin zur Agranulozytose), Thrombopenie
Niere	Ödeme, Einschränkung der Nierenfunktion (reversibler Kreatininanstieg bei Perfusionsminderung, aber auch interstitielle Nephritis), arterielle Hypertonie
ZNS	Kopfschmerzen, Schwindelgefühl, Konzentrationsschwäche
Lunge	„Aspirin-Asthma“

Cyclooxygenase-2-spezifische Hemmstoffe (COX2-Hemmer)

Seit bekannt ist, dass zwei Isoenzyme der Cyclooxygenase existieren (Cyclooxygenase 1/COX1 und Cyclooxygenase 2/COX2) und dass die antiinflammatorische Wirkung der NSAR überwiegend durch Hemmung der COX2 vermittelt wird, hat man spezifische Hemmstoffe dieses Isoenzyms entwickelt. Bei den COX2-Hemmern sind antiphlogistische und analgetische Wirksamkeit ebenso nachweisbar wie bei den klassischen NSAR.. Die hauptsächlich über die COX1 vermittelten Prostaglandinwirkungen auf Thrombozyten (Aggregation) und Schleimhaut (Protektion) sind jedoch erhalten. Dies soll den im Vergleich zu den konventionellen NSAR positiven Effekt der COX2-Inhibitoren v. a. auf die gastrointestinalen Nebenwirkungen erklären. Auf dem deutschen Markt wurden bislang **Rofecoxib**, **Celecoxib**, **Valdecoxib** und **Parecoxib** zugelassen. Bei Valdecoxib handelt es sich um das oral bioverfügbare Prodrug zu Parecoxib. Groß angelegte Studien zur gastrointestinalen Verträglichkeit (CLASS-Studie und VIGOR-Studie) konnten eine Reduktion der schwer wiegenden gastrointestinalen Komplikation um ca. 50 % nachweisen ✓. Nichtsdestotrotz zählen subjektiv empfundene gastrointestinale Beschwerden nach wie vor zu den in Studien am häufigsten genannten Nebenwirkungen. Ein in Studien nachgewiesenes erhöhtes kardiovaskuläres Risiko hat zur Rücknahme von Rofecoxib weltweit geführt. Auch für Valdecoxib und Parecoxib, darüber hinaus aber auch für die nichtselektiven Cyclooxygenase-Hemmer Naproxen und Ibuprofen wurden in den letzten Monaten in Studien zum Teil erhöhte kardiovaskuläre Risiken beschrieben. Dies hat zu der Empfehlung geführt, Coxibe bei kardiovaskulären Risikopatienten nur nach sorgfältiger Risikoabwägung und zeitlich begrenzt in Kombination mit Thrombozytenaggregationshemmern (ASS) einzusetzen.

Aufgrund des möglicherweise erhöhten kardiovaskulären Risikos sollten die COX2-Hemmer bei Patienten mit entsprechenden Risikofaktoren in Kombination mit Aspirin verabreicht werden.

Glucocorticosteroide

Zur Behandlung der entzündlich-rheumatischen Gelenk- und Systemerkrankungen sind Glucocorticosteroide unerlässlich. Die auf dem Markt zur Verfügung stehenden Präparate unterscheiden sich hinsichtlich des Wirkeintritts, der Wirkdauer und der Wirkpotenz (Prednisolon-Äquivalenzdosis). Steroide werden in der Rheumatologie in verschiedenen Dosisbereichen eingesetzt. Bei der rheumatoiden Arthritis werden sie überwiegend oral verabreicht. Dabei unterscheidet man die sogenannte **Low-Dose-Therapie** (Dosen < 7,5 mg Prednisolonäquivalent/die) von **höher dosierten** und **höchst dosierten Steroidgaben**. Steroide in höheren Dosierungen (1 mg/kg Körpergewicht Prednisolonäquivalent) werden nur im akuten Schub oder bei lebensbedrohlichen Komplikationen einer rheumatoiden Arthritis (z. B. einer Vaskulitis) verwendet.

Steroide stellen des wirksamste Instrument in der antiphlogistischen Therapie der rheumatoiden Arthritis dar. Ein promptes und umgehendes Ansprechen auf eine neu eingeleitete Steroidtherapie kann als differenzialdiagnostisches Kriterium *für* das Vorliegen einer rheumatoiden Arthritis angesehen werden. Da die Patienten die Steroide allerdings oft über einen langen Zeitraum einnehmen müssen, ist die Gefahr langfristiger Nebenwirkungen gegeben.
Bei Einleitung einer Steroidtherapie sollte daher versucht werden die niedrigst notwendige Tagesdosis herauszufinden. Überhöhte Tagesdosen müssen vermieden werden, da die Nebenwirkungsrate proportional zur insgesamt eingenommenen Steroidmenge steigt; dieser Kumulationseffekt kann sich über Monate und Jahre hinweg aufsummieren. Bereits bei einem über Wochen bzw. Monate erforderlichen Steroideinsatz kommt es zu einer messbaren Reduktion der Knochendichte. Aus diesem Grund gilt:

Bei jedem Patienten mit einer rheumatoiden Arthritis und langfristiger Steroidtherapie sollte eine Osteoporoseprophylaxe mit Calcium und Vitamin D durchgeführt werden ✓✓.

Liegt bereits eine manifeste Osteoporose vor, muss die weitere Progression mit Bisphosphonaten verhindert werden ✓.

Basistherapeutika

Unter diesem Terminus firmieren im deutschsprachigen Raum eine Anzahl von Medikamenten verschiedener Substanzklassen und Wirkungsmechanismen. Als Gemeinsamkeit besitzen sie folgende Eigenschaften, die sie von NSAR, COX2-Hemmern und Glucocorticosteroiden unterscheiden:

- Basistherapeutika zeigen einen langsamen Wirkungseintritt (wenige Wochen bis mehrere Monate), die Wirkung dauert dann aber teilweise über das Absetzen des Medikaments hinaus an.
- Wichtiger für den Anwender ist die Tatsache, dass sie neben einer günstigen Beeinflussung der objektiv messbaren humoralen Entzündungzeichen auch den radiologischen Progress der Erkrankung zu verlangsamen imstande sind.

Im Folgenden werden die einzelnen Substanzen kurz hinsichtlich Eigenschaften und Datenlage umrissen.

Methotrexat (MTX) ist ein **Folsäureantagonist** und wurde in den frühen 50er Jahren erstmals in der Therapie der rheumatoiden Arthritis eingesetzt. Die Wirkung entsteht durch eine Komplexbildung mit dem Enzym Dihydrofolatreductase; hierdurch wird die Bildung von Tetrahydrofolat inhibiert und der Zellzyklus in der S-Phase arretiert. Die Substanz ist Goldstandard in der Therapie der rheumatoiden Arthritis und das Basistherapeutikum der 1. Wahl. Die Wirksamkeit und die radiologische Progressionshemmung in Monotherapie und in zahlreichen Kombinationstherapien sind in zahlreichen doppelblinden multizentrischen Studien eindrucksvoll belegt worden ✓✓.

Pharmakokinetik des MTX. MTX kann oral, subkutan, intramuskulär oder intravenös verabreicht werden. Die orale Bioverfügbarkeit liegt im Mittel bei 70 %, schwankt aber interindividuell zwischen 25 % und 100 %. Aus diesem Grund kann bei Therapieversagen unter oraler MTX-Medikation eine parenterale Gabe dennoch sinnvoll und wirksam sein. Wir bevorzugen – um einen Zeitverlust zu vermeiden – letztlich den umgekehrten Ansatz: initial erfolgt die parenterale Gabe von MTX; sobald die Substanz zu wirken beginnt, wird auf eine orale Medikation umgestellt ✗✓. Ist hierunter ein Wirkungsverlust von MTX festzustellen, sind Resorptionsprobleme anzunehmen und das Medikament sollte wieder parenteral verabreicht werden. Seit der offiziellen Zulassung einer subkutanen Darreichungsform ist die parenterale Applikation von MTX auch für den Patienten selbstständig möglich.
MTX zeigt einen raschen Wirkeintritt, die meisten Patienten bemerken erste positive Effekte nach 6 – 12 Therapiewochen. Die Dosis beträgt zwischen 10 und 25 mg MTX/Woche, diese Menge sollte möglichst auf einmal eingenommen werden. Wird dies vom Patienten nicht toleriert, kann die Dosis geteilt und im Abstand von jeweils 12 Stunden hinweg verabreicht werden. Die Besonderheit der wöchentlichen Einnahme stellt in der täglichen Praxis gelegentlich ein Problem dar; am besten sollte der Patient die Einnahmetermine in schriftlicher Form mitgegeben bekommen.

Häufiges Problem in der Praxis: Besonderheit der einmal wöchentlichen Methotrexatgabe. Bei begründetem Zweifel an der Compliance des Patienten eher auf die (fremdapplizierte) parenterale Therapie ausweichen.

Der Überlegung, die Dosis aus Compliance-Gründen auf sieben kleine Tagesdosen zu verteilen, steht die Tatsache gegenüber, dass hierunter signifikant gehäuft v. a. hepatische Nebenwirkungen beobachtet wurden ✓. Dies hängt wahrscheinlich mit der protrahierten Exposition der Leberzellen gegenüber MTX und der dadurch verlängerten Inhibition von zellulären Reparaturmechanismen zusammen.

Nebenwirkungen von MTX. Das Gros der Nebenwirkungen unter Methotrexattherapie ist harmloser und vorübergehender Natur und erzwingt keine Beendigung der Medikation. So werden unspezifische **gastrointestinale Beschwerden** und **leichte Hauterscheinungen** beobachtet. Laborchemisch lassen sich als Ausdruck einer hepatotoxischen Wirkung manchmal **Transaminasenerhöhungen** feststellen, die bis zu einem Dreifachen des Normwertes toleriert werden können. In diesem Zusammenhang empfehlen manche Autoren vor Therapiebeginn eine Screening-Untersuchung auf Hepatitis B und C ✗✓.
Die meisten unspezifischen Nebenwirkungen (auch die Transaminasenerhöhungen) können durch die Gabe von Folsäure antagonisiert oder zumindest gemildert werden, ohne dass sich dadurch eine Minderung der Methotrexatwirkung zeigt. Die Gabe erfolgt 24 Stunden nach Einnahme der (letzten) MTX-Dosis; die Folsäuredosis entspricht etwa 50 % der Methotrexatdosis in mg. Eine

routinemäßige fixe Kopplung der Folsäuregabe mit MTX ist nicht notwendig, da die meisten der behandelten Patienten keine Nebenwirkungen zeigen.

Eine Thoraxaufnahme vor Beginn der Therapie ist obligat. Sorgfältige Überwachung pulmonologisch „vorbelasteter" Patienten.

Selten, aber potenziell lebensbedrohlich ist die Entwicklung einer **Pneumonitis**, die meist mit akutem trockenen Husten, Dyspnoe, Fieber und deutlicher Allgemeinsymptomatik in Erscheinung tritt. Röntgenologisch finden sich meist nur wenig eindrucksvolle Veränderungen in Form von diffusen interstitiellen und/oder alveolären Infiltraten. Da die Diagnose einer Pneumonitis anhand des radiologischen Befundes entsprechend schwierig ist, ist die Anfertigung einer Thoraxaufnahme vor Beginn der Therapie zur Dokumentation des Ausgangszustands des Lungengewebes obligat. Längerfristig wird auch von Entwicklungen einer **interstitiellen Fibrose** unter MTX-Einnahme berichtet. Vor diesem Hintergrund sollten insbesondere Patienten mit vorbestehenden pneumologischen Erkrankungen während der Therapie sorgfältig überwacht werden. Insbesondere die wiederholte Messung der CO-Diffusionskapazität ist ein sensitiver Frühparameter für derartige Lungenveränderungen.

Kontraindikationen für MTX. Aus dem letzten Absatz ergeben sich die wesentlichen Kontraindikationen für eine Therapie mit MTX: **relevante Leber-, Lungen- oder hämatopoetische Erkrankungen**. Bei Niereninsuffizienz kann bei einer Kreatinin-Clearance von über 30 ml/min (entsprechend etwa einem Serumkreatininwert von ca. 2 mg/dl ✓) mit einer reduzierten Dosis therapiert werden, bei einer höhergradigen Niereninsuffizienz verbietet sich die MTX-Gabe. Methotrexat ist ausgesprochen **teratogen** und **fetotoxisch**, so dass eine Schwangerschaft unter und bis zu sechs Monate nach MTX-Therapie sicher verhindert werden muss ✓✓. Männer dürfen in dieser Zeit keine Kinder zeugen. Tab. 5.2 zeigt einen Überblick über das Kontrollprogramm unter MTX-Therapie.

Leflunomid. Leflunomid gehört zu den jüngeren Entwicklungen der „klassischen" Basistherapeutika und wurde ursprünglich zur Immunsuppression nach Transplantationen entwickelt. Es ist ein **Hemmstoff der Dihydroorotatdehydrogenase** , dem Schlüsselenzym der Biosynthese von Uridinmonophosphat. Der erhöhte Bedarf von aktivierten Lymphozyten an diesem Pyrimidinnukleotid erklärt die teilselektive Wirkung dieses Medikaments bei der rheumatoiden Arthritis.

Pharmakokinetik des Leflunomid. Die Gabe erfolgt peroral bei einer Bioverfügbarkeit von 90 %. Die Eliminationshalbwertzeit beträgt etwa 15 Tage; es besteht eine ausgesprochene enterohepatische Zirkulation, so dass noch zwei Jahre nach der letzten Einnahme Leflunomid im Serum nachweisbar ist. Es werden 10 – 20 mg einmal täglich verabreicht; von den Herstellern wird darüber hinaus eine „Loading-Dose" von 100 mg täglich an den ersten drei Therapietagen propagiert ✗✓. Sie kann u. U. einen etwas rascheren Wirkeintritt nach 4 – 6 Therapiewochen herbeiführen. Allerdings geht die „Loading Dose" in der täglichen Praxis mit einer erhöhten Rate v. a. gastrointestinaler Unverträglichkeiten einher ✗✓. So ereigneten sich die meisten Abbrüche einer Leflunomid-Therapie im ersten Halbjahr und bei Gabe einer Loading-Dose.

Kontraindikationen für Leflunomid. Leflunomid ist für die rheumatoide Arthritis und die Psoriasisarthritis zugelassen. Kontraindiziert ist die Substanz bei **ausgeprägter Leberinsuffizienz** und **aktiver Hepatitis B/C**. Wie für MTX wurde im Tierversuch eine ausgeprägte Teratogenität von Leflunomid im Tierversuch demonstriert. **Schwangerschaft** und **Stillzeit** sind absolute Kontraindikationen. Wegen der langen Verweildauer im Körper ist vor Planung einer Schwangerschaft eine Auswaschprozedur mit Cholestyramin durchzuführen. Hierdurch wird der enterohepatische Kreislauf unterbrochen; der Leflunomid-Spiegel sinkt innerhalb von ca. zwei Wochen unter die Nachweisgrenze.

Tab. 5.2 **Kontrolluntersuchungen unter MTX-Therapie**

Nebenwirkungen	Kontrollmaßnahmen	Therapiepause bei
Exanthem, Stomatitis, Haarausfall, Nagelfalzvaskulitis, Auftreten von Rheumaknoten, Fotosensibilität	klinische Untersuchung	Stomatitis, schweres Exanthem
Übelkeit, Erbrechen, Transaminasenanstieg, Leberfibrose/-zirrhose	Anamnese, Kontrolle von γGT, Transaminasen, AP	dauerhafter Anstieg der Transaminasen über den dreifachen Normwert.
Leukopenie, Granulopenie, makrozytäre Anämie, Thrombopenie	Kontrolle von Blutbild und Differenzialblutbild	Leukopenie $< 2500/\mu l$ Granulopenie $< 1500/\mu l$ Thrombopenie $< 80.000/\mu l$ aplastische Anämie
Pneumonitis	bei Verdacht zwingend Thoraxaufnahme, ggf. Lungenfunktionsuntersuchung, Bronchiallavage	Nachweis einer Pneumonitis, dann zusätzlich Steroidtherapie
Kreatininanstieg	Kontrolle der Retentionswerte	signifikanter Anstieg des Serumkreatinins

Nebenwirkungen von Leflunomid. Häufige unerwünschte Wirkungen der Substanz sind neben gastrointestinalen Symptomen erhöhte Leberenzyme, Alopezie, Hypertonie und Exantheme. Tab. 5.**3** gibt einen Überblick über die entsprechenden Kontrolluntersuchungen.

Sulfasalazin. Sulfasalazin (SSZ) war das erste der klassischen Basistherapeutika, das nicht durch reine Empirie entdeckt, sondern explizit zur Therapie der rheumatoiden Arthritis entwickelt wurde. Zunächst wurde ihm Anfang der 50er Jahre eine Wirkung abgesprochen, ab Beginn der 80er Jahre erlebte es jedoch eine Renaissance und hat seither seinen festen Platz in der Therapie der rheumatoiden Arthritis.
SSZ ist eine Azoverbindung aus **5-Aminosalicylsäure** (5-ASA) und **Sulfapyridin**, das im Dickdarm bakteriell gespalten wird. Der genaue Wirkmechanismus bzw. der Beitrag der beiden genannten Einzelsubstanzen bedarf noch weiterer Klärung. 5-ASA allein hat bei der rA keine Wirkung, Sulfapyridin alleine scheint ebenfalls nicht die Wirkung des SSZ zu erreichen. Kontrollierte Studien hierzu sind allerdings nicht verfügbar ≈. Ein weiterer Wirkmechanismus dürfte eine Hemmung des Folsäuremetabolismus sein, der durch SSZ, nicht jedoch durch 5-ASA oder Sulfapyridin erzielt wird. SSZ wirkt immunmodulierend durch eine Hemmung der Lymphozytenproliferation, der RNA-Synthese, der Angiogenese sowie des Leukotrienstoffwechsels. Rheumafaktor- und Immunglobulinsynthese werden reduziert. Die Wirkung von SSZ auf die radiologische Progression im 2. Jahr nach Therapiebeginn ist nachgewiesen. Dennoch scheint SSZ in dieser Hinsicht den anderen klassischen Basistherapeutika unterlegen zu sein ≈.
Die **Zieldosierung** von SSZ bei Erwachsenen beträgt 2 g pro Tag in zwei Einzeldosen, die Erhöhung auf 3 g pro Tag kann in Einzelfällen sinnvoll sein. Zur Reduktion der Nebenwirkungen wird eine einschleichende Dosierung über vier Wochen empfohlen, beginnend mit 500 mg/die und einer Steigerung um 500 mg pro Tag und Woche.

Nebenwirkungen von Sulfasalazin. Nebenwirkungen sind nicht selten, aber nur in wenigen Fällen bedrohlich. Insbesondere werden Übelkeit, Kopfschmerzen, Ausschläge und unspezifische gastrointestinale Nebenwirkungen beobachtet. Selten kommt es zu hämolytischer oder aplastischer Anämie sowie Leberfunktionsstörungen. Die Frequenz der Nebenwirkungen ist u. a. vom Acetylierphänotyp abhängig. Eine reduzierte Spermienmotilität und damit reduzierte Fertilität bei Männern wird häufig gesehen; nach Absetzen der Substanz kehrt diese vollständig wieder zurück. Die Tab. 5.**4** gibt einen Überblick über die Nebenwirkungen.

Antimalariamittel: Chloroquin (QC)/Hydroxychloroquin (HCQ). Ursprünglich zur Therapie der Hautmanifestation des SLE entwickelt, wurde die positive Wirkung dieser Substanzen auf die Begleitarthritiden bald erkannt und zur Therapie der rheumatoiden Arthritis genutzt. Der Wirkmechanismus ist nicht vollständig geklärt; neben zahlreichen Effekten, die für die rA nicht von Bedeutung sind, hemmt Chloroquin die Lymphozytentransformation und vermindert die Ansprechbarkeit peripherer Lymphozyten auf spezifische Antigene. Dies scheint Grundlage der Chloroquin-Wirkung bei der rA zu sein. Die Spaltung von Immunkomplexen sowie die Produktionshemmung von RF, ANA und Kälteagglutininen könnten weitere Anteile des klinischen Effektes' ausmachen.
Die Substanz wird vollständig resorbiert und reichert sich stark in Lysosomen- oder Melanin-haltigen Geweben an; die Halbwertzeit in solchen Geweben beträgt mehrere Jahre. Eine Anreicherung in Leber und Retina wird ebenfalls beobachtet; letzteres wird für einen Teil der Nebenwirkungen verantwortlich gemacht.
Indiziert sind die Substanzen bei der rheumatoiden Arthritis nur in einem Teil der Fälle. Mit Ansprechraten bis zu 25 % der Fälle ist die Erfolgsquote sehr gering und lässt die Substanz nur für wenige aktive Frühformen, bei denen die Ansprechrate höher zu sein scheint, geeignet erscheinen ✓✓. Erosive, mit hochtitrigen Rheumafaktoren einhergehende Verläufe und früherosive rheumatoide Arthritiden, die unbehandelt mit einer deutlichen Verschlechterung des Allgemeinzustandes einhergehen, stellen keine Indikationen für Antimalariamittel dar ✗✗. Die Substanzen haben eine lange Anlaufzeit von bis zu

Tab. 5.**3** **Kontrolluntersuchungen unter Leflunomid-Therapie**

Nebenwirkungen	Kontrolluntersuchungen	Therapieunterbrechung bei
gelegentlich: Übelkeit, Durchfall, Erbrechen, Bauchschmerzen, orale Ulzera, Leberenzymerhöhungen	Anamnese, klinische Untersuchung, Kontrolle von γGT, Transaminasen, aP	dauerhaftem Transaminasenanstieg über das Dreifache der Norm
selten: Leukopenie sehr selten: Anämie, Panzytopenie	Kontrollen von Blutbild und Differenzialblutbild	Leukopenie < 2500/µl Granulopenie < 1500/µl Thrombopenie < 80.000/µl
gelegentlich: Kopfschmerzen, Schwindel, Asthenie	Anamnese	
häufig: Hypertonie	Blutdruckkontrollen	nichteinstellbare Hypertonie
gelegentlich: Ekzem, verstärkter Haarausfall, Juckreiz, Urticaria sehr selten: medikamentöses Lyell-Syndrom	Anamnese und klinische Untersuchung	Lyell-Syndrom

Tab. 5.4 **Nebenwirkungen von Sulfasalazin**

Häufige Nebenwirkungen	seltenere Nebenwirkungen	Kontrollmaßnahmen	Therapiepause bei
Exanthem Pruritus	Erythema exsudativum multiforme, Stevens-Johnson Syndrom, Lyell-Syndrom, Photosensibilität	klinische Untersuchung	Exanthem, Stomatitis
Nausea, abdominelle Schmerzen, Appetitlosigkeit	Cholestase, Hepatitis, Pankreatitis, Diarrhoen	Anamnese, klinische Untersuchung, ãGT, ALT, AST, aP, Bilirubin	Hepatitis, Cholestase, Pankreatitis
Hyperchromasie	Thrombopenie, Leukopenie Agranulozytose), hyperchrome hämolytische Anämie, Met- oder /Sulfhämoglobinämie	Blutbild/Differenzialblutbild	Leukopenie < 2500/µl Granulopenie < 1500/µl Thrombopenie < 80.000/µl
	fibrosierende Alveolitis, eosinophiles Infiltrat	klinische Untersuchung, bei Verdacht Thoraxröntgen	Infiltrate
Oligospermie reversible Fertilitätsstörung beim Mann	Proteinurie, nephrotisches Syndrom, interstitielle Nephritis, Hämaturie/Kristallurie	Urintrockenchemie, ggf. Eiweißquantifizierung	anhaltende Proteinurie < 0,3 g/l
Kopfschmerzen Schwächegefühl Müdigkeit	Polyneuropathie, Schlafstörungen	klinische Untersuchung, ggf. Neurografie	Depressionen, Psychosen
	Tinnitus, Schwindel, Depressionen, Psychosen		
	Arthralgien, Serumkrankheit, Quincke-Ödem, Fieber	Anamnese, klinische Untersuchung	Schwangerschaft, Kinderwunsch

sechs Monaten, bevor ihre Wirkung endgültig beurteilt werden kann.

Nebenwirkungen von Chloroquin. Es dominieren **okuläre Nebenwirkungen** vor gastrointestinalen Symptomen, Allergien, Exanthemen, Pigmentstörungen und Cholestase. Hierbei ist zu beachten, dass Einlagerungen der Substanz in die Kornea und in die Linse reversibel sind und den Visus nicht dauerhaft bedrohen. Lediglich die Retino- und Makulopathie sind Indikationen für das Absetzen der Medikation. Vor und unter der Therapie müssen augenärztliche Kontrolluntersuchungen in 4–6 monatigen Abständen erfolgen ✓✓. Die Tab. 5.**5** gibt einen Überblick über die relevanten Nebenwirkungen von Chloroquin/Hydrochloroquin.

Die Induktion einer Retinopathie hängt mit großer Wahrscheinlichkeit nicht – wie früher angenommen – von der kumulativen Gesamtdosis, sondern von der täglichen Dosis ab ✓.

Tab. 5.**5** **Nebenwirkungen von Chloroquin/Hydrochloroquin**

häufig	selten	Kontrollmaßnahmen	Therapiepause bei
	Exanthem (vor allem nach Sonnenbestrahlung), Pigmentanomalien, Pruritus	Anamnese, klinische Untersuchung	Verschlechterung einer Psoriasis
Nausea, Appetitlosigkeit, Diarrhoe		Transaminasen, γGT, Syntheseparameter	toxischer Leberschaden
	Thrombozytopenie (sehr selten)	Blutbild, Differenzialblutbild	Agranulozytose (sehr selten), Panzytopenie (sehr selten)
	RR-Abfall	klinische Untersuchung, bei Verdacht weitere Evaluation	Kardiomyopathie
	Kopfschmerzen, Schwindel, Parästhesien, Schlafstörungen, Neuromyopathie	klinische Untersuchung	Provokation von Krampfanfällen (sehr selten)
	Akkommodationsstörung, Korneaeinlagerungen, Lichtempfindlichkeit, Störung des Farbsehens	4–6-monatliche augenärztliche Kontrollen	Retinopathie (sehr selten)

Die empfohlene Dosis für QC entspricht 250 mg/die, für HQC 400 mg/die. Bei schlanken, untergewichtigen Frauen sollte HQC verordnet und die Dosis nach unten korrigiert werden ✗✓.

Andere Basistherapeutika

Weitere in der Behandlung der rheumatoiden Arthritis zugelassene Basistherapeutika sind **Gold**, **Azathioprin**, **Cyclosporin A** und **Cyclophosphamid**. Hinsichtlich Wirksamkeit, Toxizität und Nutzen-Risiko-Abwägung handelt es sich um Reservemedikamente, deren Bedeutung seit der Einführung der Biologika stark zurückgegangen ist. Gold als früherer Standard in der Behandlung der rheumatoiden Arthritis hat beispielsweise im Verhältnis zu seinem Nutzen eine höhere Nebenwirkungsrate als andere Basistherapeutika; aus diesem Grund erfordert die Gold-Therapie verglichen mit anderen Basistherapeutika intensivere klinische Kontrollen und eine intensivere Patientenmitarbeit. Die intramuskuläre Applikation ist ein weiterer Nachteil. Das Ende der 80er Jahre propagierte orale Goldpräparat Auranofin hat hinsichtlich Wirksamkeit und Toxizität ein so ungünstiges Profil, dass es kaum mehr verwendet wird. Vor dem Hintergrund einer Kosten-Risiko-Abwägung ist die Bedeutung von Gold stark zurückgegangen.

Biologika

Biologika: Neueste Entwicklung, hoch wirksam, sehr teuer. Regelmäßiges Screening auf Infektionen. Vor Therapiebeginn Tuberkulose ausschließen.

Die neueste Entwicklung auf dem Gebiet der rA-Therapie sind biotechnologische Substanzen, die in den frühen pathophysiologischen Verlauf der Erkrankung eingreifen. Verfügbar sind zur Zeit Infliximab und Adalimumab aus der Gruppe der **TNFα-Antagonisten**, Etanercept als **lösliches TNF-Rezeptorfusionsprotein** und Anakinra als **Interleukin-1-Rezeptorantagonist**. Diese Substanzen unterscheiden sich in einigen Punkten von den klassischen Basistherapeutika:

- Ihre Wirkung setzt meist innerhalb der ersten Therapietage, gelegentlich schon nach der ersten Gabe ein;
- nach dem Absetzen kommt es innerhalb einer ebenso kurzen Zeit zu einem Wiederaufflammen der Symptome;
- Biologika können derzeit nur parenteral angewendet werden.

Es handelt sich bei dieser Substanzklasse um sehr neue und hinsichtlich ihrer Langzeitwirkung noch nicht abschließend evaluierte Präparate. Auf jeden Fall sollte ihre Anwendung einem erfahren Spezialisten (Rheumatologen) überlassen bleiben. Tab. 5.**6** gibt einen Übersicht über Biologika.

Infliximab.

Nur in Kombination mit MTX zugelassen. Möglichkeit der Reaktivierung einer Tbc. Zugelassen für die rheumatoide Arthritis, die Spondylitis ankylosans und die Psoriasisarthritis. Cave: Infusionsreaktionen und Lupus-like-Syndrom.

Infliximab als erste Entwicklung aus der Gruppe der Biologika ist ein chimäres Protein mit einem 25 %igen Maus-Anteil. Die Halbwertszeit der Substanz liegt bei 10 – 14 Tagen; Infliximab wird nach einer Aufsättigungsphase in 6 – 8-wöchigen Abständen verabreicht. Die empfohlene Dosis zu Therapiebeginn liegt bei 3 mg/kg Körpergewicht; eine Dosissteigerung ist möglich und verbessert oft die Wirkung. Die ersten Evaluierungen von Infliximab im Rahmen der ATTRACT-Studie erfolgten in einer Dosierung bis zu 10 mg/kg Körpergewicht. Im Rahmen dieser Studie wurde in beeindruckender Weise Verminderung der Osteodestruktion nachgewiesen.

Probleme bei der Verabreichung sind häufige **Unverträglichkeitsreaktionen**. Es handelt sich dabei meist um Flush-Reaktionen und vorübergehende Blutdruckabfälle. Diese Reaktionen sind selten schwer und können meist mit der Reduktion der Infusionsgeschwindigkeit allein beherrscht werden ✗✓. Bei rezidivierenden Reaktionen kann die Gabe eines Histaminantagonisten oder eines Steroids vor der Infusion hilfreich sein. Echte höhergradige anaphylaktische Reaktionen sind ausgesprochen selten und wahrscheinlich nicht häufiger als bei anderen intravenös verabreichten Medikamenten ✗✓.

Tab. 5.**6** **Biologika, Übersicht**

	Etanercept	Infliximab	Adalimumab	Anakinra
Struktur	lösliches TNF-Rezeptorfusionsprotein	chimärer monoklonaler Antikörper	humaner monoklonaler Antikörper	rekombinanter IL-1-Rezeptorantagonist
Bindungsziel	TNFα, TNFβ	TNFα	TNFα	Typ-I-IL-Rezeptor
Halbwertszeit	4–5 Tage	10–14 Tage	14–19 Tage	4–6 Stunden
Applikation	s. c.	i. v.	s. c.	s. c.
Dosis	25 mg 1–2 × /Woche	3–8 mg/kg alle 4–8 Wochen	40 mg jede 2. Woche	100 mg täglich
Kombinationen	Monotherapie oder MTX	bei rA zwingend mit MTX	Monotherapie oder mit MTX	zwingend mit MTX

Nebenwirkungen von Infliximab und Besonderheiten bei der Anwendung. Bei der Anwendung von Biologika im Allgemeinen und von Infliximab im Besonderen ist Folgendes zu beachten:

- Die **Reaktivierung von latenten/stattgehabten Tuberkulosen** wird gehäuft beobachtet ✓✓. Bei Infliximab ist diese Reaktivierung am häufigsten. Meist tritt die Reaktivierung in den ersten acht Therapiewochen auf und manifestiert sich dann bei über 50 % der Patienten als extrapulmonale Tuberkulose ✓. Aus diesem Grunde sind vor Therapiebeginn die Durchführung eines Mantoux-Tests und eine Röntgenaufnahme des Thorax obligatorisch. Bei Hinweisen auf eine stattgehabte Tuberkulose kann eine begleitende Prophylaxe mit Isoniazid erforderlich sein, die einen Monat vor Beginn der Infliximab-Therapie gestartet werden sollte.
- **Chronische, nichtaktive Hepatitiden können exazerbieren**, so dass ein Hepatitis-Screening vor Therapiebeginn sinnvoll ist. Unter der Therapie sollten die Patienten regelmäßig klinisch und anamnestisch auf mögliche Infektionen untersucht werden.
- Insbesondere Infliximab (aber auch die anderen TNFα-Antagonisten) induzieren teilweise **neutralisierende Antikörper**, aber auch unspezifische **antinukleäre Antikörper (ANA)**. Das Auftreten von ANA unter der Therapie mit Infliximab wird regelhaft beobachtet und ist keine Indikation zum Therapieabbruch. Selten manifestieren sich dem Lupus erythematodes ähnliche Krankheitsbilder (sog. **Lupus-like-Syndromes**), die eine Indikation zum Therapieabbruch darstellen ✓. Ein Lupus-like-Syndrome bildet sich nach Beendigung der Infliximab-Gaben vollständig zurück.
- Eine weitere Besonderheit der Infliximab-Therapie ist, dass Infliximab in Deutschland **nur in Kombination mit Methotrexat zur Therapie der rA zugelassen** ist. Hier ist zusätzlich zu bedenken, dass die Kombination mit MTX die Wirkung des Infliximab deutlich verstärkt ✓.

Über die genannten Nebenwirkungen hinaus finden sich selten gastrointestinale Symptome und Allgemeinerscheinungen, die man mit konventionellen Basistherapeutika assoziiert. Eine relevante Organotoxizität ist nicht vorhanden; die Substanz wird organunabhängig im RES metabolisiert, eine Dosisanpassung bei hepatischer oder renaler Insuffizienz ist damit nicht erforderlich ✓✓.

Adalimumab.

> *Vergleichbare Wirksamkeit und Nebenwirkungsrate wie Infliximab, geringere Gefahr des Lupus-like-Syndroms. Humaner monoklonaler Antikörper.*

Bei Adalimumab handelt es sich um einen voll humanen TNFα-Antikörper. Die Substanz mit einer Halbwertszeit von 14 – 19 Tagen wird jede zweite Woche in einer Dosierung von 40 mg subkutan verabreicht. In den Zulassungsstudien wurden auch wöchentliche Applikationen bis zu 80 mg untersucht. Offensichtlich findet sich oberhalb der empfohlenen Höchstdosis von 40 mg zweimal wöchentlich keine einheitliche Dosis-Wirkungs-Beziehung mehr, so dass eine Steigerung der empfohlenen Höchstdosis nach der bisherigen Datenlage nicht gerechtfertigt ist ✗.

Nebenwirkungen. Hinsichtlich der Nebenwirkungen gilt im Wesentlichen das für Infliximab Gesagte (s. o.). Zusätzlich ist wie bei allen subkutan verabreichten Biologika mit Reaktionen an der Injektionsstelle zu rechnen (ISR = Injection Site Reaction). Diese äußern sich meist in Form von Effloreszenzen, die jenen bei Impfreaktionen ähneln und zuweilen sehr schmerzhaft sind. Meist geben sie aber keinen Anlass zur Therapieunterbrechung und lassen sich durch die lokale Applikation von Antihistaminika und/oder Glucocorticosteroiden mildern; diese sollten ggf. auch schon prophylaktisch vor der Injektion verabreicht werden ✗✓. Auch bei Adalimumab wird von Reaktivierungen latenter Tuberkuloseerkrankungen berichtet. Die Screening-Richtlinien vor Therapiebeginn entsprechen denen für Infliximab, Adalimumab ist allerdings auch für die Monotherapie zugelassen. In der Kombination mit Basistherapeutika wird die Wirkung von Adalimumab nachweislich verbessert, dies gilt insbesondere für die Kombination mit Methotrexat ✓.

Etanercept.

> *Geringere Gefahr der Reaktivierung von Mykobakteriosen. Zulassung auch für die juvenile Form der rheumatoiden Arthritis, die Arthritis psoriatica und die Spondylitis ankylosans.*

Im Gegensatz zu Adalimumab und Infliximab handelt es sich bei Etanercept nicht um einen Antikörper, sondern um ein Rezeptorfusionsprotein. Neben diesem strukturellen Unterschied zeigt Etanercept auch ein unterschiedliches Bindungsverhalten: Infliximab und Adalimumab binden neben löslichem auch membrangebundenes TNFα, während Etanercept ausschließlich lösliches TNFα bindet. Vermutlich ist damit die geringere Gefahr einer Reaktivierung von latenten Mykobakteriosen assoziiert. Auch die Geschwindigkeit einer solchen Reaktivierung ist bei Etanercept verzögert: Während eine Tuberkulose unter Infliximab und Adalimumab häufig innerhalb der ersten Therapiewochen aufflammt, ist der Gipfel der Reaktivierung bei Etanercept im 11. Therapiemonat erreicht. Auch hier findet sich vergleichbar den TNF-Antikörpern oft eine extrapulmonale Manifestation der Erkrankung. Etanercept kann wie Adalimumab in Monotherapie verabreicht werden; ähnlich wie bei den anderen Biologika ist die Steigerung der klinischen und osteoprotektiven Wirkung in der Kombinationstherapie eindrucksvoll gezeigt worden.

Anakinra.

> *Weniger wirksam als TNFα-Antagonisten, Injektionsreaktionen problematisch ✓.*

Bei Anakrina handelt es sich um einen rekombinant hergestellten humanen Interleukin-1-Rezeptor-Antagonist, der kompetitiv Il-1-α und -β blockiert. Dadurch wird die biologische Aktivität von Il-1 neutralisiert. Die kurze Halbwertszeit von nur 4 – 6 Stunden macht eine tägliche subkutane Applikation von 100 mg notwendig. Aus diesem Grund fallen die ISR bei Anakrina stärker ins Gewicht, darüber hinaus ist verstärkt mit Compliance-Problemen seitens der Patienten zu rechnen ✗✓. Auch für Anakinra wurde in den klinischen Studien eine günstige Beeinflussung der radiologisch sichtbaren Osteodestruktion demonstriert ✓. Dennoch besitzt Anakrina eine im Vergleich zu den TNFα-Antagonisten deutlich geringere Effektivität ✗. Aus diesem Grund (und aufgrund der problematischeren Applikation) ist Anakinra gegenüber den TNFα-Antagonisten nur eine Substanz zweiter Wahl in der Therapie der rA ✗✓. Die Zulassung besteht nur in der Kombination mit Methotrexat.

Therapieempfehlungen: Mono- und Kombinationstherapien

Bei nichtwirksamer Monotherapie kein unnötig langes Verweilen: Frühzeitige Therapieeskalation, z. B. mit Kombinationstherapien ✓✓.

Für den Fall, dass ein lang wirksames Basistherapeutikum trotz ausreichender Dosierung nach einem bestimmten Beobachtungszeitraum keine Wirkung zeigt (3 Monate bei MTX, LEF, SSZ, 6 Monate bei QC/HQC), ist eine Modifikation der Basistherapie indiziert. Bei initialer Gabe der eher niedrig potenten Antimalariamittel oder von SSZ kann der Wechsel auf eine Monotherapie mit MTX oder LEF sinnvoll sein ≈. Ein sonstiger Wechsel von Monotherapien untereinander ist aus klinischer Erfahrung heraus nicht zu empfehlen ≈. Ebenso ist das Festhalten an einer nicht erfolgreichen Basistherapie zu vermeiden ✗✗. In den genannten Situationen besteht vielmehr die Indikation zur Therapieintensivierung. Dies geschieht primär durch eine Kombination verschiedener Basistherapeutika. Biologika sollten gegenwärtig (u. a. aus Kosten-Nutzen-Überlegungen) erst nach einer gescheiterten Kombinationstherapie zum Einsatz kommen. Zahlreiche Therapieschemata wurden in der Vergangenheit getestet, additive Effekte wurden nur für wenige Medikamentenkombinationen nachgewiesen. Bei diesen ließ sich dann auch eine Verlangsamung der radiologischen Progression beobachten.

Methotrexat/Sulfasalazin/Hydroxychloroquin.

Triple-Therapie nach O'Dell: Hochwirksam, wegen der hohen Tablettenzahl teilweise Compliance-Probleme.

Die von O'Dell Anfang der 90er Jahre etablierte Triple-Therapie bei ungenügendem Effekt von Methotrexat zeigte in einer kontrollierten Studie eine deutlich erhöhte Wirksamkeit gegenüber Placebo: bei 26 % der Patienten kam es zu einer mindestens 70%igen Besserung der wesentlichen Krankheitsparameter. Das Nebenwirkungsrisiko war entgegen den ursprünglichen Erwartungen nicht wesentlich erhöht. Der Erfolg dieser Kombinationstherapie, die mittlerweile ein etablierter Bestandteil in der Behandlung der rheumatoiden Arthritis ist, wirft einige Überlegungen auf:
Zum einen scheint die zusätzliche Gabe des nur gering potenten Hydroxychloroquin bei hochaktiven Verläufen (vgl. oben) nicht sinnvoll. Allerdings zeigte sich in einer Subgruppenanalyse, bei der Patienten unter MTX und MTX + HQC miteinander verglichen wurden, eine signifikant bessere Wirkung der Kombinationstherapie. Hierbei scheint eine durch das HQC bedingte gesteigerte Bioverfügbarkeit des MTX die Hauptrolle zu spielen. Erstaunlicherweise fand sich in einer Studie in der Kombinationsgruppe eine reduzierte Hepatotoxizität der Kombinations- gegenüber der Monotherapie, sodass ein hepatoprotektiver Effekt der Kombinationstherapie postuliert wurde. Dieser Effekt konnte allerdings in der täglichen Routine nicht sicher etabliert werden.
Hinsichtlich der Rolle von Sulfasalazin erstaunt die Tatsache, dass die Kombination von MTX + SSZ alleine nur eine marginale Steigerung der Wirksamkeit gegenüber einer MTX-Monotherapie bringt, die zusätzliche Gabe von SSZ zu einer Kombinationstherapie von MTX und HQC deren Effektivität allerdings signifikant steigert. Der Grund für die wechselseitige Potenzierung der Medikamentenwirkungen in dieser Dreier-Kombination ist noch nicht bekannt.
Zusammenfassend lässt sich festhalten, dass mit der Triple-Therapie Patienten zur Remission gebracht werden können, die auf MTX allein nicht ausreichend ansprechen ✗✗, es handelt sich also um ein hoch effektives Therapiekonzept. Problematisch ist die geringe Patientenakzeptanz, vor allem aufgrund der hohen Anzahl an Tabletten, die pro Tag eingenommen werden müssen; von Nachteil sind ferner die v. a. durch das SSZ gesteigerten subjektiven unspezifischen Nebenwirkungen ✗✓. Mithin sollte diese Kombination einem sorgfältig ausgesuchten Patientenkollektiv vorbehalten bleiben; dieser Patientengruppe kann dann aber eine hochwirksame Therapieoption angeboten werden ✓✓.
Wie bereits erwähnt, existieren auch für die Kombinationstherapien aus MTX + SSZ und MTX + HQC Daten hinsichtlich einer besseren Wirksamkeit gegenüber der Monotherapie. Vor dem Hintergrund des bisher Gesagten ist die Kombination von MTX mit Hydroxychloroquin als sinnvoller zu betrachten.

MTX + Leflunomid.

MTX/Leflunomid: Hochwirksam, engmaschiges Monitoring hinsichtlich hepatotoxischer Wirkungen.

Wegen einer gefürchteten Potenzierung der hepatotoxischen Wirkung der beiden Substanzen galt diese Kombination zunächst als kontraindiziert. Andererseits überlappen sich die Wirkungsmechanismen dieser beiden Präparate nicht; vielmehr greifen sie unabhängig voneinander an verschiedenen Stellen in den Pathomechanismus der rA ein. Daher erschien die Kombination dieser beiden Substanzen unter besonderen Vorsichtsmaßnahmen dennoch als vielversprechend. In kontrollierten

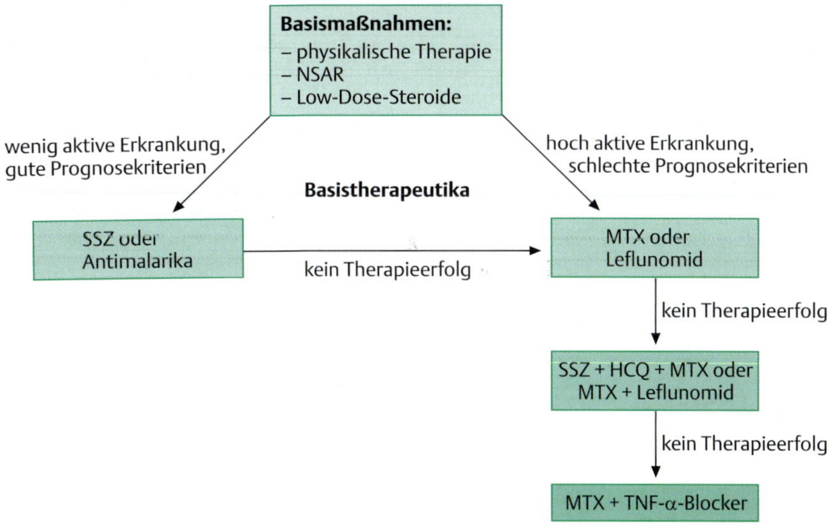

Abb. 5.2 **Therapeutisches Vorgehen bei der rA** (vereinfachtes Schema).

Studien ergab sich bei MTX-Versagern eine der Triple-Therapie nach O'Dell ähnliche Wirkung hinsichtlich Beeinflussung des Beschwerdebildes und des radiologischen Progresses ✓✓.
Dennoch kam es im Zusammenhang mit dieser Kombinationstherapie tatsächlich zu tödlichen Zwischenfällen durch fulminantes Leberversagen, so dass in den USA von Seiten der Zulassungsbehörden offiziell von dieser Kombination abgeraten wurde. Bei genauerer Betrachtung der publizierten Fälle stellte sich jedoch heraus, dass es sich bei den Verstorbenen ausschließlich um Patienten mit hepatischer Vorschädigung handelte, bei denen die erforderlichen engmaschigen klinischen und laborchemischen Kontrollen nicht eingehalten worden waren ✗✓. Bei einer progredienten Erhöhung der Transaminasen ist beispielsweise zu beachten, dass auch bei Absetzen von Leflunomid aufgrund des enterohepatischen Kreislaufs die Substanz weiter im Körper verbleibt. Ggf. ist hier eine Unterbrechung dieses Kreislaufs mit Cholestyramin angezeigt.

Fallbeispiel 5.1: Rheumatoide Arthritis

Die rheumatoide Arthritis wird klinisch diagnostiziert. Es werden typischerweise mehrere Gelenke in symmetrischer Ausprägung befallen, vor allem die kleinen Gelenke des Hand- und Fußskelettes.

Anamnese: Im vorliegenden Fall trat bei einer 20-jährigen Patientin zunächst eine Schwellung der Fingergrundgelenke DI und II beidseits auf. In den darauffolgenden Wochen bemerkte die Patientin eine zunehmende Morgensteifigkeit (bis zu 3 Stunden Dauer) und eine Ausweitung der Beschwerden auf alle bislang noch nicht betroffenen Fingergrundgelenke sowie auf einzelne Fingermittelgelenke. Die Gelenke waren überwärmt und geschwollen, die Beweglichkeit schmerzbedingt eingeschränkt. Neben den Fingergelenken waren nun auch die Handgelenke betroffen. Beim Gehen beklagte die Patientin zusätzlich Schmerzen im Vorfußbereich.

Befunde:
Gelenkstatus: Symmetrische Schwellung und Überwärmung der Fingergrundgelenke DII-IV beidseits, der Fingermittelgelenke DII/III beidseits und Schwellung im Bereich beider Handgelenke (ein typischer Frühbefund einer rheumatischen Hand ist in **Abb. Fall 5.1** dargestellt). Schwellung, Überwärmung und Kompressionsschmerz im Bereich beider Vorfüße sowie im Bereich der Metatarsophalangealgelenke.
Labor: CRP 6,42 mg/dl, BKS 84/127, Rheumafaktor 236, antinukleäre Antikörper 1 : 200.
Röntgenbefunde der Hände und Vorfüße: Altersentsprechende unauffällige Darstellung des Hand- und Fußskelettes.

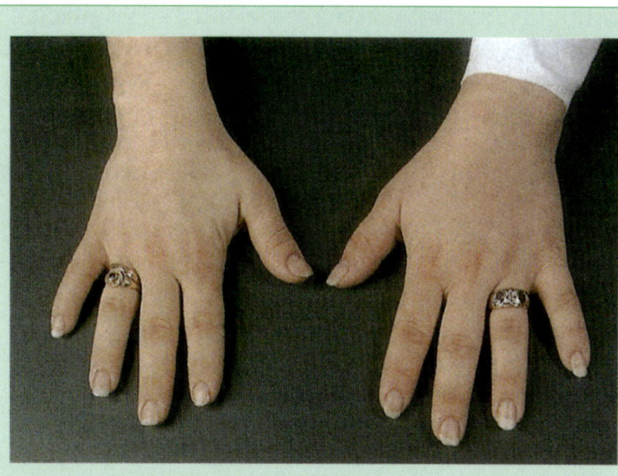

Abb. Fall 5.1 **Typischer Frühbefund einer rheumatischen Hand.** Spindelförmige Auftreibung der Metakarpophalangeal- und der proximalen Interphalangealgelenke, livide Hautverfärbung über den Gelenken.

Fortsetzung ▶

Therapie: Da die Symptome der Patientin zum Zeitpunkt der Erstvorstellung nur kurze Zeit bestanden hatten, erfolgte zunächst eine symptomatische Therapie mit Diclofenac in einer Dosis von 150 mg pro Tag. Aufgrund ausbleibender Wirksamkeit wurde zusätzlich Prednisolon eingesetzt; die initiale Tagesdosis betrug 15 mg. Zur Prävention von Nebenwirkungen erhielt die Patientin Omeprazol 20 mg/d sowie Calcium 1000 mg/d und Vitamin D 1000 IE/d.
Unter der Steroidmedikation bildeten sich die Symptome prompt zurück; die laborchemischen Entzündungszeichen lagen innerhalb kürzester Zeit im Normbereich. Als der behandelnde Arzt die Steroiddosis über einige Wochen hinweg reduzierte, flammten die Symptome jedoch wieder auf.
Somit galt die Diagnose einer rA als gesichert und es bestand die Indikation zum Beginn einer Basistherapie. Da bei der Patientin kein Kinderwunsch vorhanden war, empfahl man eine Basistherapie mit Methotrexat, allerdings mit der Auflage, eine ausreichend sichere Kontrazeption zu gewährleisten. Über die Vor- und Nachteile aufgeklärt entschied sich die Patientin, die Substanz selbstständig subkutan zu injizieren.
Nach 8 Wochen waren unter einer weiteren Reduktion der Steroiddosis die klinischen und humoralen Entzündungszeichen wieder rückläufig. Klinisch sowie im Rahmen regelmäßiger laborchemischer Kontrolluntersuchungen ließen sich keine Anzeichen für unerwünschte Arzneimittelwirkungen finden. Nach vier Monaten konnte das Prednisolon abgesetzt werden; die Einnahme des Diclofenac erfolgte nur noch nach Bedarf.
Auf einer Kontroll-Röntgenaufnahme von Hand und Fußskelett nach 12 Monaten zeigte sich unverändert ein unauffälliger Befund.

5.1.2 Psoriasis-Arthritis

Grundlagen

Epidemiologie. Die Häufigkeit der Psoriasis variiert zwischen 0,3 % in den Niederlanden bis zu 10 % in Norwegen und Russland und liegt in Mitteleuropa bei etwa 60/100 000. $^{2}/_{3}$ der Patienten erkranken vor dem 40. Lebensjahr; danach gibt es um das 60. Lebensjahr einen weiteren Gipfel an Neuerkrankungen. Die Häufigkeit der Arthritis bei Psoriasis wird im Mittel mit 5 – 15 % angegeben. Männer und Frauen sind gleich häufig betroffen.

Nur eine Minderheit der Psoriatiker bekommt auch eine Arthritis.

Verlaufsformen. Die Psoriasis-Arthritis äußert sich in unterschiedlichen Verlaufsformen, die klinisch zwischen dem Krankheitsbild der rheumatoiden Arthritis und demjenigen der Spondylitis ancylosans variieren. Bisweilen findet man außergewöhnlich **symmetrische Polyarthritiden der kleinen Gelenke**, die manchmal schwer von der klassischen rheumatoiden Arthritis zu unterscheiden sind. Andererseits kennt man auch das Krankheitsbild der **Spondylitis psoriatica** mit einem ausschließlich axialen Befall, das sich lediglich durch die begleitende Psoriasis von der Spondylitis ancylosans unterscheidet. In dieser Patientengruppe steigt auch der Prozentsatz der Patienten mit positivem HLA-B27.

Therapeutische Implikationen. Die Therapie orientiert sich an der Verlaufsform der Erkrankung und entspricht entweder mehr derjenigen der rheumatoiden Arthritis oder derjenigen der Spondylitis ancylosans (S. 187).

Evidenzbasierte Therapie der Arthritis psoriatica

Pharmakotherapie

Therapie der Arthritis psoriatica:
1. Manifestationsform beachten und Therapie anpassen.
2. Die Hautmanifestation und ihre Reaktion auf Medikamente mit beachten.

Basistherapeutika. Gold und die Antimalariamittel werden bei der Psoriasis-Arthritis nur äußerst zurückhaltend eingesetzt, da hierunter oft ausgeprägte Exazerbationen der Hautmanifestationen beobachtet werden ✗✗. Ebenso wie bei der rheumatoiden Arthritis werden **Methotrexat** und **Sulfasalazin** als bewährte Basistherapeutika eingesetzt ✓✓. Unter Methotrexat wird gelegentlich eine deutliche Besserung der Hautmanifestationen beobachtet. Als jüngstes Basistherapeutikum ist **Leflunomid** zur medikamentösen Behandlung der Psoriasis-Arthropathie offiziell zugelassen. Leflunomid ist im klinischen Einsatz bei dieser Erkrankung außergewöhnlich effektiv ✓; kontrollierte Studien zeigten eine Gleichwertigkeit zu Methotrexat.

Cyclosporin A ist in der Therapie der rheumatoiden Arthritis nur Medikament der ferneren Wahl; in der Dermatologie wurden jedoch gute Erfolge in der Therapie refraktärer Hautveränderungen erzielt. Bei arthritischen Patienten fand sich darüber hinaus eine befriedigende Linderung der Gelenkbeschwerden, so dass die Substanz prinzipiell für die Therapie der Psoriasis-Arthritis geeignet ist ✓. Allerdings ist aufgrund von Nutzen-Risiko-Abwägungen Cyclosporin lediglich als Reservepräparat anzusehen, insbesondere dann, wenn arthritische Beschwerden und nicht die Hauterscheinungen im Vordergrund stehen ✗.

Biologika. Von den TNFα-Antagonisten sind **Etanercept** und **Infliximab** für die Therapie der Psoriasis-Arthritis zugelassen. Adalimumab dürfte zwar prinzipiell ebenso wirksam sein, aufgrund der fehlenden Zulassung kommt es jedoch nur in Einzelfällen als Reservepräparat zum Einsatz ✓. Eine Besonderheit ist die exzellente Wirkung der TNFα-Inhibitoren auf die Hautmanifestationen, die häufig bereits nach der ersten Dosis dahinschmelzen „wie Butter in der Sonne" („out of label use") ✓.

Kombinationstherapien

Kombinationstherapien werden bei der Behandlung der Arthritis psoriatica gleichfalls eingesetzt. Die klassische Kombination aus **Methotrexat und Sulfasalazin** (aufgrund der oben aufgeführten Überlegungen ohne Kombination mit einem Antimalariamittel) wirkt signifikant besser als jede der Einzelsubstanzen für sich allein. Insbesondere bei oligoartikulären Verläufen ist diese Kombination hoch wirksam und bei refraktären Verläufen indiziert ✓.
Auch die Kombination von **Methotrexat und Leflunomid** wird in jüngerer Zeit bei therapierefraktären Verläufen der polyartikulären Psoriasis-Arthritis eingesetzt. Hierbei werden durchweg gute Erfolge erzielt ✓. Hinsichtlich der Vorsichtsmaßnahmen ist das bei der rheumatoiden Arthritis Erwähnte (S. 178 ff.) zu beachten.
Bei rein axialen Verläufen (Spondylitis psoriatica), die der Spondylitis ankylosans ähneln, sind Basistherapeutika primär wenig effektiv und zurückhaltend einzusetzen ✗✗. Bei völlig fehlendem peripheren Befall sind sie nicht indiziert ✗✗. Schwere therapierefraktäre Verläufe der Erkrankung können analog zur schweren Spondylitis ankylosans mit TNFα-Inhibitoren behandelt werden. Hier sollten hinsichtlich der Indikationsstellung die Empfehlungen der Fachgesellschaften beachtet werden ✓.

5.1.3 Seronegative Spondylarthropathien

Die Spondylitis ankylosans (s. u.) ist Prototyp der seronegativen Spondylarthropathien, bei denen sich der für die rA typische Rheumafaktor nicht nachweisen lässt (daher seronegativ). Daneben zählt man auch die bereits erwähnte axiale Verlaufsform der Arthritis psoriatica sowie reaktive Arthritiden mit Beteiligung des Achsenskelettes zu dieser Krankheitsgruppe.
Von der rheumatoiden Arthritis unterscheiden sie sich nicht nur durch das Fehlen des Rheumafaktors, sondern auch durch die unterschiedliche Symptomatik und die Epidemiologie: Neben dem bevorzugten **Befall des Achsenskeletts** (Wirbelsäule und Iliosakralgelenke) verursachen diese Erkrankungen vornehmlich **Oligoarthritiden der unteren Extremitäten** (und nicht Polyarthritiden der stammfernen kleinen Gelenke, wie es für das Initialstadium der rA typisch ist). **Enthesitiden**, v. a. der Achillessehne und der Plantarfaszie, aber auch anderer Sehnenansätze, werden häufig gefunden. Extraartikuläre Manifestationen von seronegativen Spondylarthropathien sind **Iritiden** und **Enteritiden**: so werden die seronegativen Spondylarthropathien nicht selten von chronisch-entzündlichen Darmerkrankungen (CED, S. 207) begleitet. Umgekehrt findet man bei den CED häufig einen Gelenkbefall. Hier wird dann bezeichnenderweise fast ausschließlich eine Oligoarthritis der stammnahen Gelenke gefunden. Eine ISG-Beteiligung wird seltener gesehen, zum Befall des höheren Achsenskeletts kommt es nicht. Endoskopische Studien haben ferner gezeigt, dass bis zu 25 % der Patienten mit gesicherter Spondylitis ankylosans eine klinisch stumme Begleitkolitis aufweisen. Dies hat für die Behandlung dieser Patienten kaum Konsequenzen, verdeutlicht jedoch die enge Verwandtschaft der seronegativen Spondylarthropathien mit den chronisch-entzündlichen Darmerkrankungen sowie die partiellen Überlappung dieser Krankheitsentitäten.

Spondylitis ankylosans (SpA)

Grundlagen

Die **Ursache** der Spondylitis ankylosans (SpA) ist unbekannt, genetische Faktoren scheinen eine Rolle zu spielen. Folgende Befunde deuten darauf hin:
- die oft genannte Assoziation der Erkrankung mit dem Leukozytenmarker **HLA-B27**;
- das familiär gehäufte Auftreten der SpA.

Prävalenz und Inzidenz. Die Erkrankung beginnt meist zwischen dem 20. und 40. Lebensjahr, frühere oder spätere Erstmanifestationen sind selten, aber möglich. Lange Zeit wurde geglaubt, dass die SpA fast ausschließlich Männer beträfe. Im Zuge der verbesserten diagnostischen Techniken kristallisiert sich allerdings heraus, dass Frauen einen guten Teil der an SpA leidenden Patienten ausmachen. In aller Regel verläuft die Erkrankung bei ihnen jedoch milder. Insbesondere die isolierte Sakroiliitis dürfte bei den weiblichen Patienten häufiger sein. Die Prävalenz der SpA liegt in den westlichen Industrienationen zwischen 0,2 % und 1,0 %.

Therapeutische Implikationen.

> *Therapieintensität an den voraussichtlichen Verlauf adaptieren.*

Die Therapie der Spondylitis ankylosans stellt den Arzt vor einige Herausforderungen. Zum einen waren bis vor kurzem die verfügbaren Optionen spärlich, zum anderen ist aufgrund des sehr variablen Krankheitsverlaufes eine im Vergleich zu anderen rheumatischen Erkrankungen striktere Kosten-Nutzen-Analyse erforderlich: Neben außergewöhnlich malignen Verlaufsformen, die innerhalb weniger Jahren zu einer progredienten und schließlich vollständigen Versteifung des Achsenskeletts führen, werden auch milde Krankheitsverläufe gesehen, die trotz einer relativ ausgeprägten Schmerzhaftigkeit über viele Jahre hinweg keine wesentlichen Funktionseinschränkungen mit sich bringen. In letzterem Fall bleiben die osteodestruktiven bzw. ankylosierenden Prozesse ausschließlich auf die Iliosakralgelenke beschränkt, was für den Patienten keine funktionellen Einschränkungen bedeutet. Es ist also in jedem Fall erforderlich, die Behandlungsstrategie dem individuellen Krankheitsverlauf anzupassen.

Evidenzbasierte Therapie der Spondylitis ankylosans

Therapie der axialen Verlaufsform

Rein axiale Verläufe, bzw. isolierte Sakroileitis: Sehr zurückhaltender bzw. kein Einsatz von Basistherapeutika.

Wegen der – auch langfristig – guten Prognose hinsichtlich der Funktion des Achsenskeletts ist bei dieser Verlaufsform der Einsatz von potenziell risikobehafteten Präparaten nicht indiziert ✗✗. Bei persistierenden Schmerzen kann die Instillation von Glucocorticoiden in die Iliosakralgelenke (unter Bildwandler-/CT-/MRT-Kontrolle) gut wirksam sein ✓. Basis der Therapie bleiben die **NSAR** und die **krankengymnastische und physikalische Therapie**.

Die **NSAR-Therapie** der SpA weist wiederum einige Besonderheiten gegenüber den übrigen rheumatischen Erkrankungen auf: Deutlich mehr als z. B. bei der rheumatoiden Arthritis ist eine interindividuelle Variabilität hinsichtlich des Ansprechens auf einzelne Substanzen aus der Gruppe der NSAR zu beobachten, obwohl alle NSAR vom Prinzip her gleich wirksam sein müssten. In der Regel kristallisiert sich jedoch für jeden Patienten im Laufe der Behandlung *eine* Substanz heraus, auf die er/sie am besten anspricht ≈. Indometacin bzw. sein Prodrug Acemetacin erweisen sich in der Praxis häufig als besonders wirksam ≈.

Bleibt die Behandlung mit NSAR erfolglos (nach maximaler Dosissteigerung und/oder wiederholtem Wechsel des Präparates), sollte auch bei den Patienten mit einer axialen Verlaufsform die Indikation für TNF-α-Inhibitoren geprüft werden (siehe unten). Falls diese Indikation nicht besteht, sollte den Patienten – ggf. in Zusammenarbeit mit einem Schmerztherapeuten – eine symptomatische Schmerztherapie entsprechend des WHO-Schemas angeboten werden (vgl. S. 421) ✓✓.

Neben der medikamentösen Therapie ist die gezielte Physiotherapie und physikalische Therapie von vorrangiger Bedeutung, um die Beweglichkeit des Achsenskeletts zu erhalten ✓✓.

Therapie der Verlaufsformen mit extraaxialem Befall

Spondylitis ankylosans mit extraaxialem Befall: Methotrexat oder Sulfasalazin.

Krankheitsverläufe mit einer extraaxialen Gelenkbeteiligung erfordern eine andere Strategie. Bei der SpA betroffen sind in abnehmender Reihenfolge Knie-, Hüft-, Schulter- und Sprunggelenke. Da auch bei der SpA die Gefahr von Osteo- und Gelenkdestruktionen besteht (wenn auch mit langsamerer Progression als bei der rA) ist im Falle eines extraaxialen Befalls prinzipiell die Indikation für eine Basistherapie gegeben ✓. Etablierte Basistherapeutika bei dieser Erkrankung sind nur **Sulfasalazin** und **Methotrexat**. Hinsichtlich Dosierungen und Vorsichts- bzw. Kontrollmaßnahmen gilt das oben im Zusammenhang mit der rA Erwähnte (S. 178 ff.). Die Kombinationstherapie aus beiden Substanzen wurde noch nicht in kontrollierten klinischen Studien überprüft, dürfte aber aus prinzipiellen Überlegungen heraus sinnvoll sein ≈.

Therapie maligner oder therapieresistenter extraaxialer Verläufe

TNFα-Inhibitoren bei Spondylitis ankylosans: Nur für ein kleines Kollektiv indiziert, meist hochwirksam. Therapieüberwachung und -dokumentation!

Bei therapierefraktären extraaxialen sowie hochaktiven, potenziell malignen axialen Verlaufsformen kommen **TNFα-Antagonisten** zum Einsatz, die erst kürzlich für diese Indikation zugelassen wurden. Eine formale Zulassung gibt es z. Zt. für Infliximab und Etanercept; Fallberichte, die eine gute Wirksamkeit attestieren, existieren aber auch für die anderen Substanzen dieser Klasse. Bezüglich Screening-, Vorsichts- und Kontrollmaßnahmen gilt wiederum das bei der rA Erwähnte. Allerdings ist zu beachten, dass die Startdosis zu Therapiebeginn (5 mg/kg Körpergewicht) bei der SpA höher ist. Außerdem muss Infliximab nicht zwingend mit MTX kombiniert werden. Die Wirksamkeit der TNF-α-Antagonisten ist bei der SpA oft eindrucksvoll und setzt bereits wenige Tage nach der ersten Einnahme ein. Über die Hälfte der Patienten gibt eine Besserung der Krankheitssymptome um mehr als 50 % an ✓✓.

Bedingungen für den Einsatz von TNFα-Antagonisten. Der Einsatz dieser Präparate bei der SpA unterliegt – wie auch bei der rheumatoiden Arthritis – einigen Einschränkungen:

- So muss vorher sichergestellt worden sein, dass zwei verschiedene NSAR trotz maximaler Dosierung über jeweils drei Monate hinweg keine Wirkung gezeigt haben. Zusätzlich muss eine protrahiert hohe serologische Entzündungsaktivität gemessen werden. Die Aktivität der Erkrankung, gemessen mittels des BASDAI (Bath Ancylosing Spondylitis Activity Index) sollte bei 4 Punkten liegen.

Tab. 5.7 **Parameter für die Beurteilung der Wirbelsäulenbeweglichkeit bei SpA**

Maß nach Ott
Maß nach Schober
Hinterhaupt-Wand-Abstand
Wand-Tragus-Abstand
Kinn-Sternum-Abstand
Finger-Boden-Abstand
Seitneigung
HWS-Rotation
Atembreite

- Während der Therapie sollten die Patienten regelmäßig hinsichtlich objektiver Parameter evaluiert und die entsprechenden Befunde dokumentiert werden. Neben den klassischen Maßen für die Wirbelsäulenbeweglichkeit (Tab. 5.**7**) wurde ein standardisiertes „Spine Assessment" entwickelt, der so genannte BASFI (Bath Ancylosing Spondylitis Function Index).

Weiterführende Literatur

1. Anderson, JJ, Wells, G, Verhoeven, AC, Felson, DT. Factors predicting response to treatment in rheumatoid arthritis: the importance of disease duration. Arthritis Rheum 2000; 43 : 22.
2. Bathon, JM, Martin, RW, Fleischmann, RM, et al. A comparison of etanercept and methotrexate in patients with early rheumatoid arthritis. N Engl J Med 2000; 343 : 1586.
3. Bombardier, C, Laine, L, Reicin, A, et al. Comparison of upper gastrointestinal toxicity of rofecoxib and naproxen in patients with rheumatoid arthritis. VIGOR Study Group. N Engl J Med 2000; 343 : 1520.
4. Brandt, J, Haibel, H, Cornely, D, et al. Successful treatment of active ankylosing spondylitis with the anti-tumor necrosis factor alpha monoclonal antibody infliximab. Arthritis Rheum 2000; 43 : 1346.
5. Braun, J, Brandt, J, Listing, J, et al. Treatment of active ankylosing spondylitis with infliximab: a randomised controlled multicentre trial. Lancet 2002; 359 : 1187.
6. Guidelines for monitoring drug therapy in rheumatoid arthritis. American College of Rheumatology Ad Hoc Committee on Clinical Guidelines. Arthritis Rheum 1996; 39 : 723.
7. Guidelines for the management of rheumatoid arthritis: 2002 Update. Arthritis Rheum 2002; 46 : 328.
8. Lee, DM, Weinblatt, ME. Rheumatoid arthritis. Lancet 2001; 358 : 903.
9. Marzo-Ortega, H, McGonagle, D, O'Connor, P, Emery, P. Efficacy of etanercept in the treatment of the entheseal pathology in resistant spondylarthropathy: a clinical and magnetic resonance imaging study. Arthritis Rheum 2001; 44 : 2112.
10. Moreland, LW, Baumgatner, SW, Schiff, MH, et al. Treatment of rheumatoid arthritis with a recombinant tumor necrosis factor receptor (p75)-Fc fusion protein. N Engl J Med 1997; 337 : 141.
11. O'Dell, JR. Combination DMARD therapy for rheumatoid arthritis: A step closer to the goal. Ann Rheum Dis 1996; 55 : 781.
12. Weinblatt, MH, Kremer, JM, Bankhurst, AD, et al. A trial of etanercept, a TNF receptor: Fc fusion protein in patients with rheumatoid arthritis receiving methotrexate. N Engl J Med 1999; 340 : 253.
13. Weisman, MH. What are the risks of biologic therapy in rheumatoid arthritis? An update on safety. J Rheumatol Suppl 2002; 65 : 33.

5.2 Kollagenosen

5.2.1 Lupus erythematodes (LE)

Grundlagen

Der Lupus erythematodes ist der Prototyp unter den Kollagenosen. Es gibt eine Vielzahl unterschiedlicher Verlaufsformen (systemische Erkrankung mit Organ- und ZNS-Beteiligung, rein kutane Manifestationen, gemischte Erscheinungsformen), was die korrekte Diagnose der Erkrankung oft erschwert.

Epidemiologie. Die Inzidenz beträgt im Mittel 50/100 000, Frauen sind im Vergleich zu Männern weit überrepräsentiert (9 : 1). Besonders häufig ist die Erkrankung bei Afro-Amerikanerinnen, besonders selten bei kaukasischen Männern.

> *LE ist nicht gleich LE: Unterschiedliche Verläufe mit völlig divergierenden Prognosen machen eine risikoadaptierte Therapie notwendig.*

Einteilung. Man unterscheidet den **systemischen Lupus erythematodes (SLE)** mit potenzieller Organbeteiligung und den **kutanen Lupus erythematodes (CLE)**, der sich auf die Haut beschränkt, also ohne Organbefall und auch ohne Allgemeinsymptomatik einhergeht. Eine Zwischenstellung hinsichtlich klinischem Erscheinungsbild und Prognose nimmt der **subakute kutane Lupus erythematodes (SCLE)** ein. Bei diesem werden Hautveränderungen und deutliche Allgemeinsymptome beobachtet, die inneren Organe bleiben jedoch verschont.

Pathogenese und therapeutische Optionen beim Lupus erythematodes sind in Abb. 5.**3** zusammengefasst.

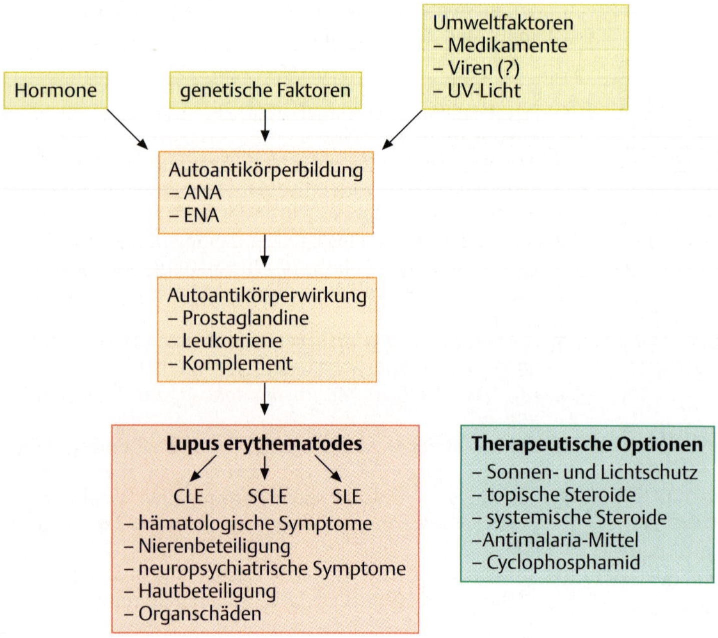

Abb. 5.3 **Pathogenese des Lupus erythematodes und therapeutische Optionen**

Evidenzbasierte Therapie des Lupus erythematodes

Allgemeinmaßnahmen

Bestimmte Allgemeinmaßnahmen können die Progression aller Formen des LE verringern. Ein Hauptstandbein der Therapie ist entsprechend die **Patientenberatung**:

- So ist auf einen konsequenten Lichtschutz zu achten, nicht nur bei expliziter Sonnenexposition, sondern auch bei Tageslicht; ein Lichtschutzfaktor = 30 kann Häufigkeit und Schwere der Manifestationen deutlich lindern ✓✓.
- Patientinnen mit aktivem LE sollte von Schwangerschaften und der Einnahme von Östrogenpräparaten abgeraten werden ✓.
- Bestimmte Medikamente können Exazerbationen des LE auslösen, diese müssen vom Patienten gemieden werden ✓✓.

Generell verbessert eine gute Patientenaufklärung und -mitarbeit die Prognose enorm, da eine eventuelle Krankheitsprogression vom aufgeklärten Patienten früher erkannt wird; entsprechend frühzeitig können dann auch therapeutische Gegenmaßnahmen eingeleitet werden.. Z. B. können Patienten mit einer Lupus-Nephritis in Remission ihren Urin mit Streifentests kontrollieren, damit bei einem Rezidiv umgehend interveniert werden kann ✓.

Wichtigste Basismaßnahme bei Lupus-Patienten: Sonnen- und Lichtschutz.

Pharmakotherapie

Die Therapie des Lupus erythematodes richtet sich nach der Verlaufsform. Während bei der CLE in aller Regel die Applikation von Externa ausreicht, ist für die SCLE und die SLE eine systemische Medikation indiziert.

Therapie des CLE

Topisch angewandte Pharmaka. Die Läsionen des CLE sprechen in aller Regel gut auf die topische Applikation von **Glucocorticosteroiden** an; in refraktären Fällen können diese auch sub-/intraläsional als Kristallpräparat appliziert werden. Diese Therapieform bietet sich v. a. bei hartnäckigen produktiv-diskoiden Läsionen an. Die aus der Transplantationsmedizin bekannten Substanzen **Tacrolimus** und **Sirolimus** sind seit einiger Zeit auch als topische Präparate verfügbar und werden v. a. bei refraktären Verläufen eines CLE im Rahmen von Heilversuchen mit gutem Erfolg eingesetzt, ohne dass bis dato eine formelle Zulassung besteht ✓.

Systemische Therapie. Sollten die Hautläsionen durch die Lokaltherapie allein nicht ausreichend gebessert werden, kann analog zur Therapie des SCLE auch mit systemischen Medikamenten gearbeitet werden. Präparate der ersten Wahl sind hier die **Antimalaria-Derivate** und **systemische Steroide** in niedriger Dosierung. Ultima ratio bei anderweitig nicht beeinflussbaren kutanen Manifestationen ist **Thalidomid** in einer Dosierung von 100 – 200 mg/die. Dieses Medikament wird von der Herstellerfirma allerdings nur nach einer aufwändigen Registrierungsprozedur abgegeben, wegen der potenziellen Induktion von Polyneuropathien sind engmaschige neurologische Verlaufskontrollen durchzuführen ✓✓. Aufgrund der teratogenen Wirkung ist eine Schwangerschaft sicher zu verhüten ✓✓.

Therapie der SCLE

Patienten mit SCLE leiden meist nicht so sehr an ihren Hautveränderungen, sondern in erster Linie an den begleitenden Allgemeinsymptomen wie Schwäche, Müdigkeit, B-Symptomatik, Arthritiden und Myalgien. In dieser Situation kommen klassischerweise die Antimalaria-Derivate **Chloroquin** und **Hydroxychloroquin** zum Einsatz. Diese bessern – wie oben erwähnt – nicht nur die begleitenden Hautmanifestationen, sondern sind auch im besonderen Maße gegen die Gelenkmanifestationen wirksam ✓✓. Die Effektivität ist bei der SCLE höher als bei der rheumatoiden Arthritis ✓. Da die Latenz bis zum Wirkungseintritt allerdings mehrere Monate betragen kann, sollte diese Medikation durch niedrig dosierte **Glucocorticosteroide** ergänzt werden (meist genügt eine tägliche Dosis von wenigen Milligramm Prednisolonäquivalent). Maßnahmen gegen osteodestruktive Prozesse müssen bei der SCLE nicht bedacht werden, da die Arthritis einen nichterosiven Charakter hat. Allerdings können Subluxationen in verschiedenen Gelenken auftreten (sog. Jaccoud-Arthropathie).

Therapie der SLE

> *Die Lupus-Nephritis ist meist der limitierende Faktor bezüglich der Lebenserwartung: Frühe Diagnose und konsequente Therapie sind notwendig. Cave: Progression von CLE zur SLE möglich.*

Die subjektive Symptomatik des SLE unterscheidet sich aus der Sicht des Patienten nicht so sehr von der des SCLE, jedoch wird die Prognose der Patienten bei der systemischen Verlaufsform durch den Organbefall limitiert. Am häufigsten ist ein renaler Befall mit Proteinurie und Hämaturie im Sinne einer **Lupus-Nephritis** vom mesangioproliferativen und membranoproliferativen Typ, die unbehandelt zur terminalen Niereninsuffizienz führt. Daher ist es wichtig, alle Patienten mit LE (aufgrund des möglichen Überganges der rein kutanen in eine systemische Form regelmäßig auf eine renale Beteiligung hin zu evaluieren. Hierbei können Streifentests eingesetzt werden, die mittels eines trockenchemischen Verfahrens Eiweiß und Erythrozyten detektieren ✓; bei positivem Ausfall müssen eine mikroskopische Sedimentuntersuchung und eine Quantifizierung der Proteinurie erfolgen.

Die **Therapie der Lupus-Nephritis** sollte möglichst in Zusammenarbeit mit einem nephrologischen Zentrum durchgeführt werden. Abhängig von der Schwere der Nierenbeteiligung kommen **Glucocorticoide** und bei schwerem Verlauf auch **Cyclophosphamid** zum Einsatz. Hier sollte der intravenösen Bolustherapie der Vorzug gegenüber der oralen Dauermedikation gegeben werden, da bei der kontinuierlichen oralen Gabe die kritische kumulative Dosis von 50 g Cyclophosphamid schnell erreicht wird (so hat der Patient z. B. bei einer Dosis von 150 mg/die bereits nach sechs Therapiemonaten 27 g Cyclophosphamid zugeführt) ✓✓. Nach der Remission kann die Therapie allein mit Glucocorticoiden weitergeführt werden. Alternative Induktionsschemata mit Azathioprin und Steroiden sind in der Erprobung, haben sich aber noch nicht als Standard durchsetzen können ✗✓.

Therapie neurologischer Manifestationen. Beteiligungen des Nervensystems beim SLE sind insgesamt mit > 80 % häufig, meist bleiben sie klinisch stumm. Neurologische Symptome können sich peripher manifestieren, z. B. als Mononeuritis oder als Polyneuropathie; häufiger ist primär das ZNS betroffen. Morphologisches Korrelat ist eine **Kleinstgefäßvaskulitis**, also entzündliche Veränderungen im Bereich der zerebralen Endstrombahn. Je nach Lokalisation und Ausprägung kann klinisch ein primär neurologisches oder ein primär psychiatrisches Bild mit Depressionen, Vigilanz- und Wesensveränderungen im Vordergrund stehen. Der symptomatische neurologische SLE ist stets eine kritische Situation, die häufig ausgesprochen therapieresistent ist. Evidenzbasierte Daten hinsichtlich der Pharmakotherapie des SLE mit zerebraler Symptomatik sind spärlich, meist werden analog zur Therapie der Nephritis Bolusgaben von **Glucocorticoiden + Cyclophosphamid** empfohlen ✓; der Nachweis, dass diese Kombination gegenüber der reinen Steroidtherapie wirksamer ist, steht jedoch noch aus ✗✓.

5.2.2 Progressive Systemsklerose (PSS)

Grundlagen

Definition. Die progressive systemische Sklerodermie (PSS) wird auch häufig Systemsklerose oder diffuse Sklerodermie genannt. Die PSS ist eine chronische Systemerkrankung des Bindegewebes, die zu einer Verhärtung und Verdickung der Haut und darüber hinaus auch zu einer Fibrosierung innerer Organe führt; Hauptkomplikation ist eine pulmonale Fibrose mit daraus folgendem Cor pulmonale.

> *PSS: Seltene Erkrankung mit variablem Verlauf. Die verfügbaren Therapien gründen meist auf begrenztem Evidenzgrad.*

Einteilung. Der Krankheitsverlauf der PSS ist sehr unterschiedlich. Auch die Schwere der Erkrankung variiert erheblich. Es werden drei Formen unterschieden:

- Die **Akrosklerodermie** mit vorwiegendem Extremitätenbefall. Hier ist eine Organbeteiligung selten und tritt dann erst sehr spät im Krankheitsverlauf auf.

- Bei der **diffusen Sklerodermie** beginnt die Fibrose der Haut ebenfalls distal, bezieht dann aber auch den Rumpf mit ein. Organbeteiligungen sind bei dieser Form häufig und früh im Verlauf zu erwarten.
- Die **Stammsklerodermie** ist selten, hier beginnt die Fibrose an der Rumpfhaut und breitet sich zentrifugal aus.

Eine Sonderform ist das so genannte **CREST-Syndrom**, eine Symptomkombination aus Calcinosis cutis, Raynaud-Syndrom, Ösophagusmotilitätsstörungen und kutanen Teleangiektasien.

Evidenzbasierte Therapie der PSS

Nichtmedikamentöse Maßnahmen

Die Therapie ist an die jeweilige Verlaufsform anzupassen; gemeinsame Basis aller therapeutischen Bemühungen sind Krankengymnastik und Ergotherapie sowie physikalische Maßnahmen wie Wärmeanwendungen, Massagen und Paraffinbäder zur Milderung des Spannungsgefühls und zur Prophylaxe von Akronekrosen und Kontrakturen.

Pharmakotherapie

Die medikamentöse Therapie richtet sich gleichfalls nach der klinischen Symptomatik:

- **Frühstadium: Glucocorticoide** sind nur im ödematösen Frühstadium zur Symptomlinderung sinnvoll. Echte evidenzbasierte Daten hinsichtlich der Prophylaxe der Induration gibt es bis jetzt nicht ≈.
- Die Therapie der **kutanen Manifestationen** stützt sich fast ausschließlich auf Fallberichte und kleine Serien. Die besten Daten existieren für **Methotrexat**. Für diese Substanz wurde eine signifikante Progressreduktion hinsichtlich der Hautsklerose nachgewiesen ✓.
- Bei **pulmonaler Beteiligung** gibt es evidenzbasierte Daten für den Einsatz von **Cyclophosphamid und Steroiden** als Bolustherapie analog zur Therapie der Lupus-Nephritis ✓. Der Einsatz von sonstigen Medikamenten, wie Azathioprin, D-Penicillamin, Methysergid etc., basiert auf anekdotischen Empfehlungen und muss in Studien weiter evaluiert werden, bevor der Einsatz empfohlen werden kann ≈.
- Bei **Raynaud-Symptomatik** kann eine topische Therapie mit Nitraten oder Calciumantagonisten erfolgen (entsprechende Salben – ursprünglich als Depottherapie bei stabiler AP ähnlich dem Nitratpflaster entwickelt – sind verfügbar) ✓. Bei fehlender Effektivität können die Substanzen auch peroral zur Anwendung kommen. Es empfehlen sich hierbei v. a. Retard-Präparate von vasoselektiven Calciumantagonisten, z. B. Nifedipin. Die Dosis sollte einschleichend entsprechend Wirkung und Nebenwirkungen (Hypotension) titriert werden.

Weiterführende Literatur

1. Black, CM. Measurement of skin involvement in scleroderma. J Rheumatol 1995; 22 : 1217.
2. Boumpas, DT, Austin, HA III, Fessler, BJ, et al. Systemic lupus erythematosus. Emerging concepts, Part 1: Renal, neuropsychiatric, cardiovascular, pulmonary, and hematologic disease. Ann Intern Med 1995; 122 : 940.
3. Boumpas, DT, Fessler, BJ, Austin, HA III, et al. Systemic lupus erythematosus. Emerging concepts, Part 2: Dermatologic and joint disease, the antiphospholipid antibody syndrome, pregnancy and hormonal therapy, morbidity and mortality and pathogenesis. Ann Intern Med 1995; 123 : 42.
4. Karim, MY, Alba, P, Cuadrado, MJ, et al. Mycophenolate mofetil for systemic lupus erythematosus refractory to other immunosuppressive agents. Rheumatology (Oxford) 2002; 41 : 876.
5. LeRoy, EC, Black, CM, Fleischmajer, R., et al. Scleroderma (systemic sclerosis): Classification, subsets and pathogenesis. J Rheumatol 1988; 15 : 202.
6. Petri, M, Jones, RJ, Brodsky, RA. High-dose cyclophosphamide without stem cell transplantation in systemic lupus erythematosus. Arthritis Rheum 2003; 48 : 166.
7. Petri, MA, Lahita, RG, van Vollenhoven, RF, et al. Effects of prasterone on corticosteroid requirements of women with systemic lupus erythematosus: a double-blind, randomized, placebo-controlled trial. Arthritis Rheum 2002; 46 : 1820.
8. Teh, LS, Manning, J, Moore, T, et al. Sustained-release transdermal glyceryl trinitrate patches as a treatment for primary and secondary Raynaud's phenomenon. Br J Rheumatol 1995; 34 : 636.
9. Trager, J, Ward, MM. Mortality and causes of death in systemic lupus erythematosus. Curr Opin Rheumatol 2001; 13 : 345.
10. van den Hoogen, FH, Boerbooms, AM, Swaak, AJ, Rasker, JJ, van Lier, HJ, van de Putte, LB. Comparison of methotrexate with placebo in the treatment of systemic sclerosis: a 24 week randomised double-blind trial, followed by a 24 week observational trial. Br J Rheumatol 1996 Apr; 35(4):364 – 72.

5.3 Vaskulitiden

Grundlagen

Vaskulitiden: Heterogene Krankheitsgruppe mit potenziell lebensbedrohlichen Verläufen. Interdisziplinäre Zusammenarbeit von Rheumatologie und Nephrologie, ggf. auch Angiologie notwendig.

Einteilung der Vaskulitiden. Systemische Vaskulitiden (SV) sind sowohl klinisch, pathologisch-anatomisch als auch pathogenetisch heterogene Krankheitsbilder, deren gemeinsames Merkmal entzündliche Gefäßveränderungen sind. Die entzündlichen Prozesse können

- entweder unklarer Genese sein (**primäre systemische Vaskulitiden, PSV**)
- oder im Rahmen einer bekannten Grunderkrankung entstehen (sekundäre Vaskulitiden):
  - z. B. bei Infektionskrankheiten (z. B. Aortitis luica),
  - als Arzneimittelnebenwirkung („Hypersensitivitätsvaskulitis"),
  - bei malignen Neoplasien („paraneoplastische Vaskulitis").
  - Sekundäre Vaskulitiden können sich auch im Rahmen von Kollagenosen (generalisierten Autoimmunerkrankungen: rheumatoide Vaskulitis) und anderen chronisch-entzündlichen Erkrankungen manifestieren; sie werden dann auch als **sekundäre systemische Vaskulitiden** bezeichnet. Sekundäre Vaskulitiden, z. B. bei der HIV-Infektion, können verschiedene klassische Entitäten der PSV – wie z. B. die Polyarteriitis nodosa – imitieren.

Das **klinische Bild** der SV hängt im Wesentlichen von der Organmanifestation ab, die Art der Organmanifestation wiederum ist weitgehend abhängig von der Größe der betroffenen Blutgefäße. Tab. 5.**8** gibt einen Überblick über die Einteilung der Vaskulitiden gemäß der Chapel-Hill-Übereinkunft von 1992. Hierbei ist zu beachten, dass Kleingefäßvaskulitiden durchaus auch größere Gefäße (über den Befall der Vasa vasorum) in Mitleidenschaft ziehen können, der umgekehrte Fall ist nicht möglich.

Das diagnostische Procedere muss der klinischen Situation angepasst werden; besonders zu achten ist auf eine Beteiligung von Niere, Lunge oder Gehirn, die zunächst (noch) klinisch stumm sein kann. Wird nach entsprechender Ausschlussdiagnostik eine primäre systemische Vaskulitis (PSV) festgestellt, richtet sich die Therapie nicht nur nach der Krankheitsentität, sondern auch nach Stadium und Aktivität der Erkrankung. Zu diesem Zweck wurden verschiedene Staging-Verfahren entwickelt (z. B. für die Wegener-Granulomatose).

Tab 5.**8** **Vaskulitiden, Übersicht**

Vaskulitis großer Gefäße	
Riesenzell-(Temporal-) Arteriitis	granulomatöse Arteriitis der Aorta und ihrer größeren Aste mit Prädilektion für die extrakraniellen Äste der A. carotis; Temporalarterie häufig betroffen; üblicherweise Patienten jenseits des 40. Lebensjahrs; häufig assoziiert mit Polymyalgia rheumatica
Takayasu-Arteriitis	granulomatöse Entzündung der Aorta und ihrer Hauptäste; üblicherweise Patienten vor dem 40. Lebensjahr
Vaskulitis mittelgroßer Gefäße	
Polyarteriitis nodosa	nekrotisierende Entzündung der mittelgroßen oder kleinen Arterien (klassische Panarteriitis nodosa) ohne Glomerulonephritis oder Vaskulitis der Arteriolen, Kapillaren und Venolen
Kawasaki-Erkrankung	Arteriitis der großen, mittelgroßen und kleinen Arterien; häufig assoziiert mit dem mukokutanen Lymphknotensyndrom; Koronararterien häufig, Aorta und Venen z. T. betroffen; üblicherweise im Kindesalter
Vaskulitis kleiner Gefäße	
Wegener-Granulomatose	nekrotisierende Vaskulitis kleiner bis mittelgroßer Gefäße, z. B. der Kapillaren, Venolen, Arteriolen und Arterien; meist nekrotisierende Glomerulonephritis
Churg-Strauss-Syndrom	eosinophilenreiche und granulomatöse Entzündung des Respirationstrakts und nekrotisierende Vaskulitis der kleinen bis mittelgroßen Gefäße, die mit Asthma und einer Bluteosinophilie assoziiert ist
mikroskopische Polyangiitis	nekrotisierende Vaskulitis kleiner Gefäße (z. B. Kapillaren Venolen, Arteriolen) mit fehlenden bzw. minimalen Immundepots in situ; z. T. nekrotisierende Arteriitis der kleinen und mittelgroßen Arterien; meist nekrotisierende Glomerulonephritis; häufig pulmonale Kapillariitis
Henoch-Schönlein-Purpura	Vaskulitis der kleinen Gefäße, z. B. der Kapillaren, Venolen, Arteriolen, mit überwiegend IgA-haltigen Immundepots in situ; betroffen charakteristischerweise Haut, Gastrointestinaltrakt und Glomerula; Arthralgien und/oder Arthritiden.
essenzielle kryoglobulinämische Vaskulitis	granulomatöse Entzündung des Respirationstrakts und nekrotisierende Vaskulitis der kleinen Gefäße, z. B. Kapillaren, Venolen, mit Kryoglobulindepots in situ und mit Kryoglobulinen im Serum; Haut und Glomerula häufig betroffen
kutane leukozytoklastische Angiitis	isolierte leukozytoklastische Angiitis der Haut ohne systemische Vaskulitis oder Glomerulonephritis

Evidenzbasierte Therapie der Vaskulitiden

Die Behandlung der primären systemischen Vaskulitiden ist abhängig von der diagnostizierten Krankheitsentität sowie von der aktuellen Ausdehnung, Aktivität und Prognose der Erkrankung. Im akuten Stadium, vor allem bei ANCA-assoziierten PSV, bei denen häufig potenziell lebensbedrohliche Organbeteiligungen (Lunge, Niere, Herz) vorkommen, werden aggressive **Induktionsschemata** eingesetzt, die nach Erreichen einer Remission durch mildere, so genannte **remissionserhaltende Therapieformen** abgelöst werden. Bei Rezidiven kommt eine erneute Induktionstherapie zur Anwendung ✓✓.

Problematisch sind Situationen, in denen die Krankheitsaktivität trotz intensiver Remissionsinduktionstherapie anhält oder die Induktionstherapie aufgrund toxischer Nebenwirkungen (z. B. hämorrhagische Zystitis oder myelodysplastisches Syndrom nach längerer Cyclophosphamid-Therapie) nicht fortgeführt bzw. gar nicht erst begonnen werden kann. In aller Regel ist die Grundlage der immunsuppressiven Therapie die Kombination aus einer schnell wirksamen Komponente, den **Glucocorticoiden** (GC), und einem **Zytostatikum** (z. B. Cyclophosphamid, CYC) mit längerer Latenz bis zum Wirkungseintritt. Das CYC erlaubt es, die langfristig sehr nebenwirkungsträchtigen GC von einer Ausgangsdosis um 100 mg/Tag Prednisolonäquivalent innerhalb von 3 – 4 Monaten in den Bereich um 7,5 mg Prednisolonäquivalent (unter die sogenannte Cushing-Schwelle) zu senken oder im besten Fall ganz auszuschleichen ✓. Eine Ausnahme hiervon stellt die Riesenzell-(Temporal-)Arteriitis dar: Da die Riesenzell-(Temporal-)Arteriitis der großen Arterien kaum zu Organkomplikationen (außer der gefürchteten Erblindung !) führt und seltener rezidiviert, werden GC auf längere Dauer in Monotherapie eingesetzt ✓✓.

Wegen schwerwiegender medikamentös-induzierter Früh- und Spätkomplikationen und der Erkenntnis, dass

Tab. 5.9 **Therapieschemata bei Vaskulitiden**

Induktionstherapie			
	Klinik	Dosis/Applikation	Bemerkungen
Trimethoprim/Sulfamethoxazol	bei der Wegener- Granulomatose mit ausschließlichem Befall des oberen/unteren Respirationstrakt („Initialphase")	2 × 960 mg/die p. o.	
Methotrexat	nichtlebensbedrohliche, generalisierte Verläufe ohne Nierenfunktionseinschränkung	0,3 mg/kg/Woche p. o./i. v./s. c.	cave Nierenfunktion
Cyclophosphamid – Fauci-Schema	aktive Erkrankung	2 mg/kg/die p. o.	Vaskulitis-Standardtherapie: stets kombiniert mit Steroiden
Cyclophosphamid – intensiviert	progressive/foudroyante Verläufe	3 – 4 mg/kg/die p. o.	
Cyclophosphamid – Austin-Schema	mäßig-aktive Verläufe	15 – 20 mg/kg i. v. alle 21 Tage	
Plasmapherese	foudroyante Verläufe mit RPGN	40—60 ml/kg (4 – 7 ×)	stets nur in Kombination mit Standardtherapie
Erhaltungstherapie			
Trimethoprim/Sulfamethoxazol	Voll-Teilremission	2 × 960 mg/die p. o.	
Methotrexat	Teilremission	0,3 mg/kg/Woche p. o./i. v./s. c.	cave Nierenfunktion
Azathioprin	Teilremission	2 – 3 mg/kg/die p. o.	
Mycophenolatmofetil	nur in Studien	2 g/die p. o.	
Leflunomid	nur in Studien	20 – 30 mg/die p. o.	
Therapierefraktäre Verläufe			
Immunglobuline	refraktäre Verläufe	400 mg/kg i. v. an 5 Tagen	stets nur in Kombination mit Standardtherapie
Monoklonale AK gegen CD4 und CD52		sequenzielle Gabe i. v.	
Antithymocytenglobulin		5 mg/kg i. v. über 10 Tage	
TNF-α-Inhibitoren	nur in Studien	n/a	

die initiale remissionsinduzierende Therapie in der Regel nicht kurativ ist, werden zur Zeit an vielen Zentren weniger aggressive Therapiemodalitäten evaluiert. Meist wird heute das **„modifizierte" FAUCI-Schema** eingesetzt, bei dem der GC-Dosis-Abbau rascher vorangetrieben wird. Zudem rücken heute mehr und mehr Reflexionen hinsichtlich des Langzeitverlaufes sowie therapiebedingter Morbidität und Mortalität dieser offenbar chronisch-rezidivierenden, nicht heilbaren Krankheiten in den Vordergrund des Interesses. Die Tab. 5.**9** gibt einen Überblick über die derzeit gängigen Therapieschemata bei Vaskulitiden.

Weiterführende Literatur

1. Bacon, PA, Moots, RJ, Exley, A, et al. Vital assessment of vasculitis. Clin Exp Rheumatol 1995; 13 : 275.
2. DeGroot, K, Gross, WL. Wegener's granulomatosis; Disease course, assessment of activity and extent and treatment. Lupus 1998; 7 : 285.
3. Guillevin, L, Le Thi Hong, D, Godeau, P, et al. Clinical findings and prognosis of polyarteritis nodosa and Churg-Strauss angiitis: A study in 165 patients. Br J Rheumatol 1988; 27 : 258.
4. Langford, CA. Chronic immunosuppressive therapy for systemic vasculitis. Curr Opin Rheumatol 1997; 9 : 41.
5. Matteson, EL, Gold, KN, Bloch, DA, Hunder, GG. Long-term survival of patients with giant cell arteritis from the American College of Rheumatology giant cell arteritis classification cohort. Am J Med 1996; 100 : 193.
6. Reinhold-Keller, E, Kekow, J, Schnabel, A, et al. Influence of disease manifestation and antineutrophil cytoplasmic antibody titer on the response to pulse cyclophosphamide therapy in patients with Wegener's granulomatosis. Arthritis Rheum 1994; 37 : 919.
7. Whiting-O'Keffe, QE, Stone, JH, Hellman, DB. Validity of a vasculitis activity index for systemic necrotizing vasculitis. Arthritis Rheum 1999; 42 : 2365.

5.4 Nichtentzündliche Erkrankungen des Bewegungsapparates

5.4.1 Arthrosen/degenerative Wirbelsäulenerkrankungen

Grundlagen

Degenerative Erkrankungen: Häufig und meist mit guter Prognose. Wichtig: Dem Patienten klar machen, dass er durch die Erkrankung nicht bedroht ist.

Degenerative Erkrankungen haben gegenüber den „echten" entzündlich-rheumatischen Erkrankungen hinsichtlich Inzidenz und Prävalenz einen wesentlich höheren Stellenwert. Auch wenn die Erkrankungen in der Mehrzahl der Fälle ausgesprochen benigne verlaufen und außer Schmerzen keine wesentlichen Funktionseinschränkungen der Gelenke oder gar eine Verkürzung der Lebenserwartung zu befürchten sind, besitzen sie aufgrund ihrer weiten Verbreitung eine hohe volkswirtschaftliche Bedeutung.

Die **Ursachen** degenerativer Gelenk-/Wirbelsäulenerkrankungen sind – sofern sie nicht posttraumatisch/-operativ zu sehen sind – bislang ungeklärt. Eine familiäre Häufung, ein leichtes Überwiegen bei Frauen und die Begünstigung durch Übergewicht und Bewegungsmangel deuten darauf hin, dass die Ätiologie sowohl in genetischen als auch mechanischen Faktoren zu suchen ist.

Klinische Charakteristika. Die degenerativen Gelenkerkrankungen unterscheiden sich grundlegend von den entzündlich bedingten, sodass dem erfahrenen Kliniker die korrekte Zuordnung in eine der beiden Gruppen meist schon aufgrund der Anamnese gelingt. In Tab. 5.**10** werden die wichtigsten Unterscheidungsmerkmale hinsichtlich Anamnese und Untersuchungsbefund gegenübergestellt.

Evidenzbasierte Therapie der Arthrosen/degenerativen Wirbelsäulenerkrankungen

Therapieziele. Anzustreben sind:
- die Kontrolle von Schmerzen,
- die Vermeidung aktivierter Phasen,
- und der Erhalt der Lebensqualität des Patienten.

Die Therapie sollte entsprechend den jeweiligen Beeinträchtigungen und den Erwartungen des einzelnen Patienten individualisiert erfolgen.

Nichtmedikamentöse Maßnahmen

Gewichtsreduzierung. Epidemiologische Studien zeigen eindrucksvoll, dass Übergewicht mit der Entwicklung von degenerativen Gelenkerkrankungen assoziiert ist. Das Risiko gegenüber normalgewichtigen Patienten ist mindestens verdoppelt. In einer Kohortenstudie mit demselben Kollektiv konnte gezeigt werden, dass ein Gewichtsverlust von 5 kg über 10 Jahre das Risiko einer Kniegelenksarthrose um 50 Prozent reduziert hatte. Übergewichtigen Patienten mit einer Arthrose sollte daher dringend zum Abnehmen geraten werden ✓✓.

Ruhe und Schonung in Wechsel mit körperlicher Betätigung. Ruhe und Schonung werden von Patienten mit Arthrosen, die meist über Anlaufschmerzen und Schmerzen bei intensiverer Belastung klagen, als Schmerz lindernd empfunden. Dennoch ist diese vermeintlich harmlose therapeutische Maßnahme nicht frei von unerwünschten Wirkungen. Längere Perioden

Tab. 5.10 **Unterscheidungsmerkmale degenerativer und entzündlicher Gelenkerkrankungen**

	entzündliche Erkrankungen	degenerative Erkrankungen
Schmerzbild	– Ruheschmerz, Nachtschmerz – Erleichterung durch Bewegung	– in Ruhe meist schmerzfrei – Anlaufschmerz – Einlaufen – Wiederaufflammen bei stärkerer Belastung
Morgensteife	– lange, teilweise mehrere Stunden	– kaum, eher im Bereich von Minuten – oft eine Entität mit dem Anlaufschmerz
Gelenkbefund	– entzündlich überwärmt – weiche Schwellung – Gelenkerguss palpabel – Bewegung schmerzhaft	– keine Überwärmung – Crepitatio bei Bewegung, passive Bewegung meist nicht schmerzhaft – Erguss bei Aktivierung möglich
Sonstiges	– Kälte wird als angenehm empfunden – Gelenkmuster: nicht an mechanischen Gegebenheiten orientiert	– Wärme wird als angenehm empfunden – Gelenkmuster: häufig Gewicht-tragende bzw. vermehrt beanspruchte Gelenke

von Ruhe oder gar orthetische Maßnahmen, die häufig zum Schaden der Patienten angewendet werden, führen zu Muskelatrophie und verringerter Gelenkbeweglichkeit und verstärken damit sogar auf lange Sicht die Beschwerden ✓. Mithin ist Schonung und Immobilisierung nur für sehr kurze Zeit – typischerweise 12 – 24 Stunden nach erfolgter Aktivierung des arthrotischen Prozesses – indiziert. Unmittelbar danach sollte mit dosierter, langsam steigender Belastung begonnen werden.

Physikalische Therapie und Krankengymnastik verbessern nachweislich die Prognose degenerativer Gelenkerkrankungen. Indem die Flexibilität der Gelenk stützenden Muskeln und deren Kraft verbessert werden, wird dem Gelenk vermehrt natürliche Stabilität gegeben. Dadurch wird ein Teil der besonders schädlichen Scher- und Rotationskräfte vom geschädigten Knorpel ferngehalten. In einer Studie, an der 102 Patienten mit Kniegelenksarthrose teilnahmen, verbesserten die Patienten unter einem standardisierten Trainingsprogramm ihre Gehstrecke pro Zeit nach nur acht Wochen im Mittel um 18,4 % und gaben eine Schmerzlinderung im Mittel um 27 % an. In der Placebogruppe wurde keine Änderung der Schmerzen und eine nichtsignifikante Abnahme der Gehstrecke verzeichnet ✓.

Wärme- und Kälteanwendungen werden seit vielen Jahren in der Arthrose-Therapie eingesetzt, obwohl hierfür nur wenige evidenzbasierte Daten vorliegen ≈. Generell sollte hier nach den Präferenzen und Erfahrungen des individuellen Patienten gefragt werden. Vorsicht ist bei der – von manchen Patienten betriebenen – exzessiven Wärmeanwendung geboten; nach längerem Verlauf werden hier z.T. ausgeprägte Hautveränderungen als Folge des protrahierten Thermotraumas gesehen.

Durchblutungsfördernde Präparate („Rheumasalben") werden von Patienten selbst gerne und häufig angewendet. Hinsichtlich der Wirksamkeit existieren gute Daten ausschließlich für die Substanz **Capsaicin** ✓. Diese wirkt durch die gesteigerte Freisetzung der Schmerz fördernden Substanz P aus unmyelinisierten C-Fasern. Auf diese Weise „verarmen" die Schmerzfasern an Substanz P, und es kommt zu einer verringerten Signaltransmission aus dem behandelten Gebiet. Die übrigen, im OTC-Bereich (Over-the-counter-Präparate = frei verkäufliche Präparate) viel beworbenen topischen NSAR-Präparate sind einen objektiven Wirkungsnachweis bei entzündlichen und degenerativen Gelenkerkrankungen bis heute schuldig geblieben ✗✗. Ihre als angenehm empfundene Wirkung dürfte pathophysiologisch durch den Effekt des „Schmierens" zu erklären sein: Ähnlich wie bei der Massage (und auch bei der Anwendung von Reizstrom im Rahmen der TENS-Therapie) kommt es durch Reizung von berührungssensiblen Neuronen zu einer parallelen physiologischen Inhibition von Schmerzfasern.

Medikamentöse Optionen

Da Schmerzlinderung der für die Patienten zunächst führende Wunsch ist, ist die Indikation für Analgetika gegeben:

Paracetamol. Bei unkomplizierter, nichtaktivierter Arthrose ist Paracetamol in einer Dosis von bis zu 4 g/Tag das Medikament der ersten Wahl, da es bei Patienten ohne Leberfunktionsstörungen und Alkoholabusus ein außergewöhnlich günstiges Nutzen-Risiko-Verhältnis besitzt. Paracetamol sollte aus diesem Grund bei allen Patienten mit Arthrosen als erstes versucht werden ✓.

NSAR sind bei Patienten indiziert, die an einer aktivierten Arthrose leiden oder die auf Paracetamol alleine nicht ansprechen. Aufgrund der hohen Zahl verschiedener Substanzen wird man beim einzelnen Patienten diejenige Substanz finden müssen, die bei möglichst geringen Nebenwirkungen die beste Schmerzlinderung erzielt ≈. Wegen der erhöhten Blutungsgefahr infolge gastrointestinaler Erosionen sollte allerdings von einer simultanen Einnahme von ASS Abstand genommen werden ✗. Auch die moderneren COX2-Hemmer haben in der Pharmakotherapie der degenerativen Gelenkerkrankungen prinzipiell ihren Platz; aufgrund der hohen Kosten sollten sie jedoch Risikopatienten vorbehalten bleiben ✗.

Erweiterte Schmerztherapie. Patienten, die aus verschiedenen Gründen mit den genannten Analgetika nicht befriedigend behandelt werden können und bei denen auch kein Gelenkersatz möglich/indiziert ist, sollten analog dem WHO-Schema eine symptomatische Schmerztherapie erhalten (vgl. S. 421) ✓✓.

Die **intraartikuläre Applikation von Glucocorticoiden**, die bei den entzündlichen Gelenkerkrankungen einen wesentlichen Therapiepfeiler darstellt, kommt bei den degenerativen Gelenkerkrankungen nur während akuter Aktivierungen eines arthrotischen Prozesses in Betracht. Auswahl des Glucocorticoids und allgemeine Sicherheitsvorkehrungen entsprechen denen bei der intraartikulären Therapie entzündlicher Gelenkerkrankungen.

Therapieempfehlungen

Abbildung 5.**4** zeigt einen generellen Handlungsvorschlag in der Therapie der Arthrosen.

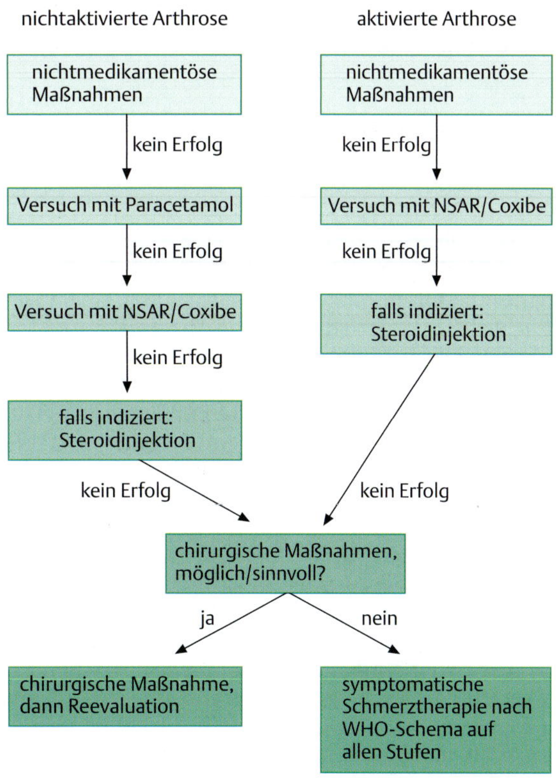

Abb. 5.**4** **Therapeutisches Vorgehen bei der degenerativen Arthrose**

5.4.2 Fibromyalgie/somatoforme Schmerzsyndrome

Grundlagen

Somatoforme Schmerzsyndrome: Den Patienten ernst nehmen, überflüssige Diagnostik vermeiden und frühzeitig konsequent behandeln.

Neben den entzündlichen und degenerativen Gelenkerkrankungen nehmen „funktionelle" Beschwerden, für die kein somatisches Korrelat gefunden werden kann, an Frequenz und an Bedeutung zu. Früher hat man für diese Schmerzzustände den Begriff „Weichteilrheumatismus" benutzt und damit die Patienten in die Nähe (potenziell bedrohlicher) entzündlicher Gelenkerkrankungen gerückt; der sog. „Weichteilrheumatismus" hat dennoch kaum etwas mit diesen gefährlichen Erkrankungen zu tun. Zum einen ergibt sich auch nach jahrzehntelangem Krankheitsverlauf keinerlei Gelenk- oder Weichteilschaden. Zum anderen kann die Erkrankung mit den Methoden und Medikamenten der Rheumatologie nicht sinnvoll behandelt werden. Aus heutiger Sicht empfiehlt sich dringend, den genannten Terminus gerade dem Patienten gegenüber nicht zu verwenden. Eine klare Abgrenzung zu den entzündlichen und degenerativen Erkrankungen ist dringend notwendig, damit die adäquaten therapeutischen Maßnahmen nicht verzögert werden.

Als **Ursache** des Fibromyalgie-Syndroms (FMS) wird mangels weiterführender Evidenz ein **abnorm gesteigertes zentrales Schmerzempfinden** ✗✓ angesehen, das durch protrahierte Inaktivität weiter gesteigert wird. Die gesenkte Schmerzschwelle wurde in verschiedenen Untersuchungen bestätigt; verschiedene Hinweise auf eine zentralnervöse Komponente der Erkrankung wurden gefunden. Ein reduzierter Blutfluss in den Thalamuskernen und im Nucleus caudatus sowie ein häufigeres Auftreten von Deletionen im humanen Serotonin-Transporter könnten zu einer zentral gesteigerten Schmerzempfindung beitragen. Auch wird eine **hereditäre Komponente** diskutiert ✗✓.

Evidenzbasierte Therapie der Fibromyalgie/somatoformer Schmerzsyndrome

Therapieziele. Wichtigstes Ziel in der Behandlung somatoformer Schmerzsyndrome ist, eine Invalidisierung der Patienten zu vermeiden, insbesondere im Hinblick auf den meist chronischen Charakter der Erkrankung: selbst wenn die Schmerzen mit dem höheren Lebensalter abnehmen, wird nur ein kleiner Teil der Patienten mit somatoformen Schmerzsyndromen wieder völlig beschwerdefrei.

Nichtmedikamentöse Maßnahmen

Wichtigstes Prinzip: Den Patienten zu Bewegung motivieren und aktivieren.

Patientenaufklärung. Die Patientenschulung ist ein wesentlicher Aspekt der Fibromyalgie-Therapie. Patienten müssen ihre Erkrankung verstehen lernen und akzeptieren, dass sie weder entzündlicher noch degenerativer Natur ist, bevor therapeutische Bemühungen wirksam werden können. Ebenso muss dem Patienten klar gemacht werden, dass die Fibromyalgie eine echte Erkrankung (und keine „Einbildung") ist und vom Behandelnden auch als solche verstanden wird. Die gutartige Natur der Erkrankung muss betont werden; Patienten müssen eingehend aufgeklärt werden, dass weder Funktionseinschränkungen noch Zerstörungen von Gelenken zu erwarten sind. Auch die Lebenserwartung ist nicht verkürzt. Gleichzeitig muss auch über die realistischen Erwartungen an eine mögliche Therapie aufgeklärt werden. Meist wird es nicht möglich sein, die Patienten von ihren Schmerzen ganz zu befreien. Wenn der Patient nicht mit fälschlich zu hoch gesteckten Erwartungen in eine Therapie geht, ist dies für deren Erfolg förderlich und belastet nicht das Arzt-Patienten-Verhältnis.

Eine Reihe von nichtpharmakologischen Verfahren wurden bei der Therapie des FMS erprobt, hierunter Krankengymnastik, physikalische Therapie, Biofeedback, Entspannungstechniken und Verhaltenstherapie:

Ein allgemeines **aerobes Fitnesstraining** über 20 Wochen verringerte bei Patienten mit FMS nach 20 Wochen sowohl das subjektive Schmerzempfinden als auch die gemessene Schmerzschwelle bei Ausübung eines kontrollierten Druckreizes signifikant ✓. Generell ist es schwierig, Patienten mit FMS zu einem aeroben Fitnesstraining zu bewegen, da es zu Beginn regelmäßig zu einer Zunahme von Schmerz und Abgeschlagenheit kommt. Eine vorherige Aufklärung, dass ein Schaden durch das Programm nicht möglich ist, sowie eine langsame graduelle Steigerung der Belastung sind aus diesem Grunde wichtig.

Biofeedback und kognitive Verhaltenstherapie bewirken eine signifikante Verbesserung von Morgensteifigkeit und Empfindlichkeit der Tenderpunkte ✓.

Trigger- oder Tenderpunktinfiltrationen sowie TENS wurden bei diesem Krankheitsbild evaluiert. Bei dem generalisierten Fibromyalgie-Syndrom kommt diesen Behandlungsmethoden eher eine untergeordnete Bedeutung zu, da hier ja sehr viele Punkte infiltriert bzw. elektrisch stimuliert werden müssten ✗. Bei den lokalisierten myofaszialen Schmerzsyndromen kann der Patient hingegen im hohen Maße von einer Tenderpoint-Infiltration/von TENS profitieren ✓. Wegen des geringen Risikos und Preises dieser Behandlungsmethoden kann hier auch zu einem individualisierten Vorgehen geraten werden ≈.

Pharmakotherapie

Pharmakotherapie der somatoformen Schmerzsyndrome: NSAR und Glucocorticosteroide haben keine Indikation.

Analgetika. Die Pathogenese des Krankheitsbildes zeigt, dass bei den somatoformen Schmerzsyndromen kein entzündliches Korrelat vorliegt. Daher ist es nicht überraschend, dass NSAR nicht sehr effektiv in der Therapie dieser Erkrankung sind. Aus dem gleichen Grund haben Glucocorticosteroide keinerlei Schmerz lindernden Effekt. Einfache Analgetika wie Paracetamol oder Tramadol (letzteres sicher auch aufgrund der begleitenden Noradrenalin-Reuptake-Hemmung) sind hilfreich und können eingesetzt werden. Bei Opioidanalgetika sollte lang wirksamen Retard-Präparaten gegenüber schnell anflutenden und kurz wirkenden Tropfen-Präparationen der Vorzug gegeben werden.

Trizyklische Antidepressiva werden in der Therapie des FMS eingesetzt und sind die einzige Medikamentengruppe, für die eine echte Evidenz existiert. 36 % der Patienten, die über 6 Monate mit Amitriptylin behandelt wurden, gaben eine signifikante Schmerzreduktion an – verglichen mit 19 % in der Placebogruppe ($p < 0{,}01$) ✓✓. Generell ist bei der Therapie mit Trizyklika zu beachten, dass die analgetische Wirkung erst mit einer gewissen Verzögerung eintritt (bis zu 2 Monate nach Therapiebeginn). Der Schlaf fördernde Effekt macht sich im Gegensatz dazu sofort bemerkbar. Limitiert wird der Einsatz von Trizyklika durch die relativ hohe Frequenz an meist harmlosen, wenn auch subjektiv störenden Nebenwirkungen wie Mundtrockenheit, Obstipation oder Morgenmüdigkeit. Eine einschleichende Dosierung kann in diesem Zusammenhang hilfreich für die Ausbildung einer Toleranz sein.

Selektive Serotonin-Reuptake-Inhibitoren (SSRI) wurden gleichfalls in der Fibromyalgie-Therapie untersucht, in einzelnen Studien wurde eine dem Amitryptilin vergleichbare Effektivität bei weniger Nebenwirkungen gefunden ✓. Den SSRI fehlt aber der Schlaf fördernde Effekt der Trizyklika, außerdem sind die Tagestherapiekosten oft um ein Vielfaches höher. Aus diesen Gründen handelt es sich weiterhin um Substanzen der 2. Wahl in der Behandlung des Fibromyalgie-Syndroms. Gleichfalls untersucht wurde eine Kombination aus SSRI und Trizyklika; sie erzielte in einem Subset an Patienten eine höhere Effektivität als die Einzelsubstanzen ✓.

Therapieempfehlungen

Generell ist zu betonen, dass die Therapie der somatoformen Schmerzsyndrome multimodal erfolgen sollte: Eine Integration verschiedener Behandlungsmethoden unter Anleitung ist am ehesten Erfolg versprechend. Die Tab. 5.**11** gibt eine entsprechende Handlungsanleitung.

Tab. 5.**11** **Therapeutisches Vorgehen bei somatoformen Schmerzsyndromen – Stufenschema**

1. Stufe	Etablierung der Diagnose	sinnvolle und einmalige (!) Evaluation mit dem Ausschluss von möglichen organischen Ursachen; keine wiederholten, breit gestreuten Untersuchungen! Aufklärung des Patienten und seines Umfeldes über die Erkrankung und die Therapieoptionen
2. Stufe	nichtmedikamentöse Verfahren	konsequentes Trainingsprogramm mit physikalischer Therapie, Massagen, ggf. Triggerpunktinfiltrationen
3. Stufe	Pharmakotherapie	zusätzlich Trizyklikum zur Nacht, graduelle Dosissteigerung; bei Wirkungslosigkeit ggf. Ersatz durch oder Ergänzung mit einem SSRI
4. Stufe	(teil-)stationäre integrative Therapie	Überweisung an ein Zentrum mit intensiver Betreuung, Optimierung der Medikation, psychiatrische und psychosomatische Evaluation

Weiterführende Literatur

1. Batchlor, EE, Paulus. HE. Principles of drug therapy. In: Osteoarthritis: Diagnosis and Medical/Surgical Management, Moskowitz, RW, Howell, DS, Goldberg, VM, Mankin, HJ (Eds), WB Saunders Co, Philadelphia 1992. p. 465.
2. Bennett, RM, Burckhardt, CS, Clark, SR, et al. Group treatment of fibromyalgia: A 6 month outpatient program. J Rheumatol 1996; 23 : 521.
3. Caldwell, JR, Hale, ME, Boyd, RE, et al. Treatment of osteoarthritis pain with controlled release oxycodone or fixed combination oxycodone plus acetaminophen added to nonsteroidal antiinflammatory drugs: A double blind, randomized, multicenter, placebo controlled trial. J Rheumatol 1999; 26 : 862.
4. Carette, J, Bell, MJ, Reynolds, WJ, Haraoui, B, et al. Comparison of amitriptyline, cyclobenzaprine, and placebo in the treatment of fibromyalgia. A randomised, double-blind clinical trial. Arthritis Rheum 1994; 37 : 32.
5. Goldenberg, DL, Felson, DT, Dinerman, H. A randomized, controlled trial of amitriptyline and naproxen in the treatment of patients with fibromyalgia. Arthritis Rheum 1986; 29 : 1371.
6. Goldenberg, DL, Mayskiy, M, Mossey, CJ, et al. A randomised, double-blind crossover trial of fluoxetine and amitriptyline in the treatment of fibromyalgia. Arthritis Rheum 1996; 39 : 1852.
7. Hochberg, MC, Altman, RD, Brandt, KD, et al. Guidelines for the medical management of osteoarthritis. Part I. Osteoarthritis of the hip. Arthritis Rheum 1995; 38 : 1535.
8. Hochberg, MC, Altman, RD, Brandt, KD, et al. Guidelines for the medical management of osteoarthritis. Part II. Osteoarthritis of the knee. Arthritis Rheum 1995; 38 : 1541.
9. Jones, KD, Burckhardt, CS, Clark, SR, et al. A randomised controlled trial of muscle strengthening versus flexibility training in fibromyalgia. J Rheumatol 2002; 29 : 1041.
10. Karjalainen, K, Malmivaara, A, van Tulder, M, et al. Multidisciplinary rehabilitation for fibromyalgia and musculoskeletal pain in working age adults. Cochrane Database Syst Rev 2000; CD001984.
11. Recommendations for the medical management of osteoarthritis of the hip and knee: 2000 update. American College of Rheumatology Subcommittee on Osteoarthritis Guidelines. Arthritis Rheum 2000; 43 : 1905.
12. Wolfe, F, Smythe, HA, Yunus, MB, Bennett, RM, et al. The American College of Rheumatology 1990 criteria for the classification of fibromyalgia: Report of the Multicenter Criteria Committee. Arthritis Rheum 1990; 33 : 160.

6 Magen-, Darm- und Lebererkrankungen

M. P. Manns

6.1 Ulzera

Grundlagen

Definition und Ursachen. Peptische Ulzera sind umschriebene, Mukosa-überschreitende Läsionen im oberen Gastrointestinaltrakt, die unter der Mitwirkung von Salzsäure und Enzymen entstehen. Je nach Lokalisation werden sie in Ulcus ventriculi und Ulcus duodeni unterschieden. Die wichtigsten Ursachen sind:
- eine Helicobacter pylori-Infektion,
- die Einnahme nichtsteroidaler Antirheumatika (NSAR),
- Stress;

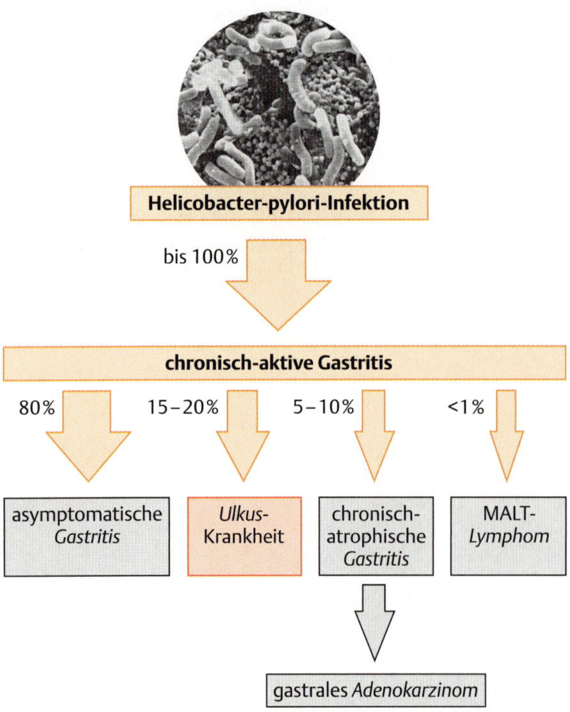

Abb. 6.**1** Eine **H.-pylori-Infektion** führt nahezu 100-prozentig zur chronisch-aktiven Gastritis, die sich in 15–20% der Fälle zur Ulkuskrankheit weiterentwickelt.

- selten entstehen sie aufgrund von:
  - Chemotherapie,
  - Hypersekretion (z. B. Gastrinom),
  - Hyperparathyreoidismus,
  - vaskulären Faktoren,
  - Virusinfektionen (CMV, HSV).

> *Helicobacter pylori und NSAR sind die wichtigsten Ursachen gastroduodenaler Ulzera.*

Etwa 15–20% aller **H.-pylori**-infizierten Personen mit chronischer Gastritis entwickeln im Laufe ihres Lebens ein peptisches Ulkus (Abb. 6.**1**). 95% aller Duodenal- und etwa 75% aller Magengeschwüre lassen sich auf Helicobacter pylori zurückführen.
NSAR erhöhen das Risiko für ein Ulcus ventriculi um den Faktor 50, für ein Ulcus duodeni um das 10fache. Mehrere Faktoren begünstigen die Entstehung Analgetika-induzierter Ulzera:
- Alter über 60 Jahre,
- gleichzeitige Antikoagulantientherapie,
- positive Ulkusanamnese,
- hohe Dosen von NSAR,
- gleichzeitige Gabe von mehreren NSAR-Präparaten,
- gleichzeitige Gabe von NSAR und Cortison.

H.-pylori-assoziierte und Analgetika-induzierte Ulzera unterscheiden sich neben der Pathogenese auch in einigen Merkmalen (Tab. 6.**1**).

Tab. 6.**1** **Unterscheidung von NSAR- und H.-pylori-induzierten Ulzera**

Helicobacter pylori-assoziierte Ulzera	NSAR-induzierte Ulzera
meist Oberbauchschmerzen	häufig asymptomatisch
bevorzugte Lokalisation: Duodenum	bevorzugte Lokalisation: Magen
solitäres Auftreten	multiples Auftreten
seltener Komplikationen	höhere Komplikationsrate
vor allem Männer	vor allem ältere Frauen

Prävalenz und Inzidenz. Die Ulkuskrankheit zeigte in den letzten hundert Jahren eine große Variation in der Prävalenz. Bis 1960 wurde eine stetige Zunahme des Ulcus duodeni beobachtet, seither ist die Inzidenz rückläufig. Dagegen bleibt die Zahl der Ulkuskomplikationen weitgehend konstant. Etwa 5 – 10 % der Gesamtbevölkerung entwickeln während ihres Lebens ein peptisches Ulkus. Die Punktprävalenz (d. h. die Zahl der Erkrankten zu einem bestimmten Zeitpunkt) beträgt 1 – 2 %, die Inzidenz 0,3 pro 100 000 pro Jahr (1,2 Millionen Neuerkrankungen pro Jahr in der BRD). Das Ulcus duodeni ist vier- bis achtfach häufiger als das Ulcus ventriculi. Letzteres betrifft Männer und Frauen zu gleichen Anteilen, wobei Frauen eher im höheren Lebensalter erkranken (Altersgipfel zwischen 40 und 70 Jahren). Dagegen sind vom Ulcus duodeni bevorzugt Männer betroffen (Männer:Frauen = 4 : 1), meist jüngeren Alters.

Verlauf und Prognose. Die Ulkuskrankheit ist durch eine hohe Spontanheilungsrate (20 – 30 %) und einen chronischen Verlauf mit einer hohen Rezidivneigung (40 – 80 % innerhalb eines Jahres) gekennzeichnet. Von den Ulkuspatienten entwickeln etwa 20 % Komplikationen: am häufigsten wird eine Blutung (15 %), seltener eine Perforation (5 %) oder eine Stenose (3 %) beobachtet. Jährlich sterben drei- bis fünftausend Menschen an den Folgen der Ulkuserkrankung.

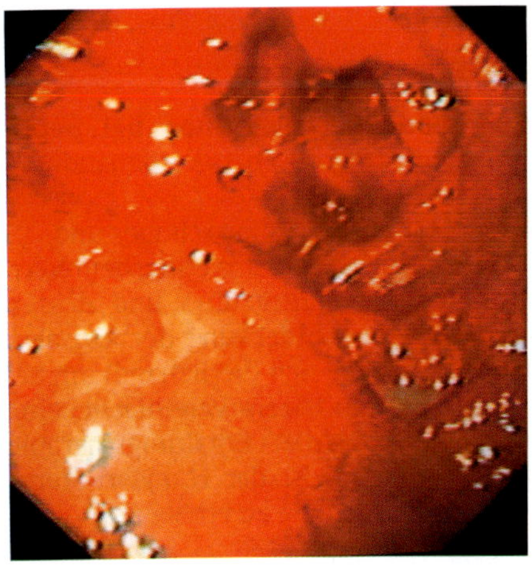

Abb. 6.**2** **Gastroskopischer Befund eines Ulcus ventriculi.** Präpylorisches Ulcus ventriculi bei einem 38-jährigen Patienten mit nachgewiesener Infektion durch H. pylori.

Pathophysiologie.

Helicobacter pylori. Das **Helicobacter-pylori-assoziierte Ulcus duodeni** basiert auf einer chronischen *Antrum*gastritis (Typ B), welche mit einer gesteigerten Gastrin- und Säuresekretion einhergeht. Durch die Hypersekretion von Säure kann es zu Erosionen im Bulbus duodeni kommen, die durch Magenepithel ersetzt werden (gastrale Metaplasien). Werden diese Schleimhautareale mit H. pylori besiedelt, entwickelt sich eine Bulbitis. Unter dem Einfluss zusätzlicher Faktoren (z. B. Rauchen, Stress, Säure) kann an diesen Schwachstellen dann ein Ulkus entstehen. Anders das **Helicobacter-pylori-induzierte Ulcus ventriculi**: auf dem Boden einer chronischen *Korpus*gastritis führt eine Beeinträchtigung der dort lokalisierten Parietalzellen häufig zu einer normalen oder gar verminderten Säuresekretion. Erst weitere Risikofaktoren (s. o.) lassen an der entzündeten gastralen Schleimhaut ein Magenulkus entstehen (Abb. 6.**2**).

Vor der Entdeckung des H. pylori hat das **Waage-Modell** die Pathophysiologie der Ulkusentstehung beherrscht: ein Ulkus sei die Folge eines gestörten Gleichgewichtes zwischen aggressiven und protektiven Schleimhautfaktoren. Zu den aggressiven Faktoren zählen gesteigerte Säure- und Pepsinogensekretion, als protektive Mechanismen gelten Mukusproduktion, Bicarbonatsekretion und Durchblutung der Mukosa. Beim H.-pylori-assoziierten Ulkus schützt die Keimbeseitigung jedoch selbst bei fortbestehender gesteigerter Säurefreigabe vor einem Ulkusrezidiv. Dies unterstreicht die besondere Bedeutung der H.-pylori-Infektion in der Ulkuspathogenese (Abb. 6.**3**).

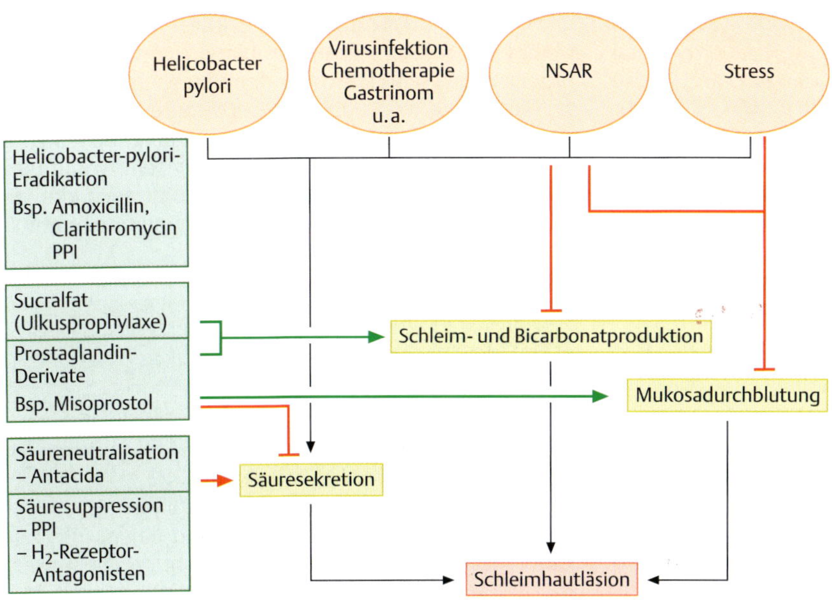

Abb. 6.**3** **Pathophysiologie der Ulkuserkrankung und Angriffspunkte der medikamentösen Therapie** (grüne Pfeile: Durchblutung und Synthesevorgänge werden gefördert; rote Pfeile: vermehrte Säuresekretion wird gehemmt bzw. neutralisiert).

NSAR-assoziiertes Ulkus. Nichtsteroidale Antirheumatika (NSAR) akkumulieren im Magenepithel, wo sie die Cyclooxygenasen und somit die Bildung von Prostaglandinen hemmen. Folgen sind eine verminderte Schleim- und Bikarbonatsekretion, die Reduktion der Mukosadurchblutung und eine vermehrte Säureproduktion (Abb. 6.**3**). Dies führt zur Schädigung der präepithelialen Schleimschicht.
Für die physiologische, d. h. gastroprotektive Prostanoidsynthese ist die konstitutive Cyclooxygenase (COX-1) verantwortlich. Das induzierbare Isoenzym der Cyclooxygenase (COX-2) wird dagegen erst unter dem Einfluss von proinflammatorischen Zytokinen beim entzündlichen Geschehen exprimiert. Die NSAR zur Therapie des akuten Gichtanfalls und rheumatischer Erkrankungen waren bisher Hemmstoffe sowohl der COX-1 als auch der COX-2. Mit der Einführung von hochselektiven COX-2-Inhibitoren (z. B. Celecoxib) wird die Inzidenz an gastrointestinalen Nebenwirkungen deutlich abnehmen. Bei gleichzeitiger Einnahme von NSAR *und* Cortison steigt jedoch die Ulkusrate. Da Glucocorticoide überwiegend die Expression der COX-2 hemmen, verursachen sie alleine nur ein geringes Ulkusrisiko.

Helicobacter pylori und NSAR sind unabhängige Risikofaktoren.

Stress-induzierte Ulzera werden bei polytraumatisierten Patienten und insbesondere bei schwer brandverletzten Patienten beobachtet. Sie gehen nicht selten mit Blutungskomplikationen einher. Ursache dieser Ulzera ist ein gesteigerter Vagustonus, der zu einer Hypersekretion von Magensäure führt.

Seltenere Ulkusursachen sind Virusinfektionen (CMV, HSV), vaskuläre Veränderungen oder Chemotherapie.

Therapeutische Implikationen. Die Therapie gastroduodenaler Ulzera ist überwiegend kausal: Stress, unverträgliche Speisen, Nikotinkonsum und die kontinuierliche Einnahme von NSAR sind einzuschränken bzw. zu vermeiden. Liegt eine H.-pylori-Infektion vor, sollte mittels Triple-Therapie (ein Protonenpumpenhemmer und zwei Antibiotika) eine Eradikation des Bakteriums erfolgen. Bei missglückter Eradikation oder nicht-H.-pylori-assoziierten Ulzera steht die Säuresuppression mit Protonenpumpeninhibitoren oder H_2-Rezeptor-Antagonisten im Vordergrund. Eine Therapie mit Misoprostol, Sucralfat oder Antacida hat an Bedeutung verloren.

Evidenzbasierte Therapie peptischer Ulzera

Therapieziel. Die Behandlung peptischer Ulzera zielt auf eine
- rasche Schmerzbefreiung,
- Ulkusheilung,
- Vermeidung von Komplikationen und
- das Verhindern von Rezidiven (Beseitigung der Ulkusursache).

Die Ulkusheilung sollte endoskopisch kontrolliert werden, da Beschwerdefreiheit und Ulkusheilung nicht übereinstimmen müssen.

Nichtmedikamentöse Therapie

Rauchen gilt als gesicherter Risikofaktor für peptische Ulzera ✓✓. Es verzögert die Ulkusheilung, begünstigt das Auftreten von Rezidiven unter Ranitidintherapie und verringert die Erfolgsrate einer H.-pylori-Eradikation. Die Bedeutung von Kaffeegenuss und körperlicher Arbeit ist umstritten ≈. Stress unterstützt die Entstehung von Ulzera sowie von Rezidiven (ebenfalls unter Ranitidintherapie). Eine wirksame Ulkusdiät gibt es nicht ✓. Deshalb beschränkt sich die Ernährungsempfehlung darauf, unverträgliche Speisen zu meiden.

Rauchen = Risikofaktor für gastroduodenale Ulzera

Pharmakotherapie

Therapiestrategien und Therapieformen bei peptischen Ulzera. Zur medikamentösen Ulkusbehandlung zählen die:
- **Akuttherapie** zur Heilung des Ulkusschubes und
- **Erhaltungstherapie** mit Säuresekretionshemmern zur Vermeidung eines Ulkusrezidivs und dessen Komplikationen. Mit der Entdeckung der kausalen Rolle von Helicobacter hat sich die Behandlung bei den H.-pylori-assoziierten Ulzera vereinfacht: eine Keimeradikation macht die Erhaltungstherapie meist überflüssig. Deshalb ist der H.-pylori-Status *vor* Beginn jeder Ulkustherapie zu erheben.

Helicobacter-pylori-Eradikation

Die kausale Therapie des Helicobacter-assoziierten Ulkus besteht in der Eradikation des Keimes. Die Beseitigung von Helicobacter pylori beschleunigt die Heilung, verhindert das Auftreten von Rezidiven und Ulkuskomplikationen ✓✓. Eine antimikrobielle Therapie *ohne* Säurehemmung ist hinsichtlich der Ulkusheilung genauso effektiv wie eine Standardulkustherapie mit Säureblockern; allerdings ist die Schmerzbefreiung ohne Säuresuppression weniger wirksam. Aus diesem Grund umfasst eine moderne Ulkustherapie immer auch eine effektive Säureblockade, z. B. mit Protonenpumpeninhibitoren (PPI, s. unten; Tab. 6.**2**).

H.-pylori-Eradikation heilt die peptische Ulkuskrankheit.

Eine ***Monotherapie*** mit Antibiotika ist für die H.-pylori-Eradikation wegen fehlender Wirksamkeit und dem Risiko der Resistenzbildung ungeeignet ✓✓.

Eine ***Dualtherapie*** aus Amoxicillin und einem PPI (z. B. Omeprazol) führt zu einem sehr variablen Therapieerfolg. Im Mittel kann mit einer Eradikationsrate von ma-

Tab. 6.2 **Therapieschema zur Eradikation** der Helicobacter-pylori-Infektion. [SD] = Standarddosis eines Protonenpumpenhemmers (PPI)/Tag.

	Medikament	Dosis	Dauer	Erfolg
1. Stufe (First line)	**PPI-Triple-Therapie**			
	– PPI – Clarithromycin – Amoxicillin	2x [SD] 2x 500 mg 2x 1000 mg	7 Tage 7 Tage 7 Tage	90 %
	– PPI – Clarithromycin – Metronidazol	2x [SD] 2x 250 mg 2x 400 mg	7 Tage 7 Tage 7 Tage	90 %
	– PPI – Amoxicillin – Metronidazol	2x [SD] 2x 1000 mg 2x 500 mg	7 Tage 7 Tage 7 Tage	80 %
2. Stufe (Second line)	**Quadruple-Therapie**			
	– PPI – Bismutsalz – Metronidazol – Tetrazyklin	2x [SD] 4x tägl. 3x 400 mg 4x 500 mg	1.–10. Tag 4.–10. Tag 4.–10. Tag 4.–10. Tag	95 %
3. Stufe (Third line)	**Reserve-Therapie**			
	– PPI – Amoxicillin oder: – PPI – Amoxicillin – Rifabutin	3x [SD] 3x 1000 mg 2x [SD] 2x 1000 mg 1x 300 mg	14 Tage 7 Tage	60 % (bei Therapieversagern)

Protonenpumpeninhibitoren	Standarddosis (SD [mg/Tag])
Omeprazol/Esomeprazol	20
Lansoprazol	30
Pantoprazol	40
Rabeprazol	20

ximal 60 % gerechnet werden. Diese Therapieform ist deshalb nur als Reservetherapie anzusehen.

Triple-Therapie. Die heute allgemein empfohlene Therapie ist die PPI-basierte Triple-Therapie, eine Kombination aus einem PPI und zwei der Antibiotika Amoxicillin, Clarithromycin oder Metronidazol (Tab. 6.**2**). Mit der Kombination PPI, Amoxicillin + Clarithromycin bzw. PPI, Clarithromycin + Metronidazol gelingt eine Keimeradikation in mehr als 90 % der Fälle. Die Kombination PPI, Amoxicillin + Metronidazol schneidet etwa 10 % schlechter ab (Tab. 6.**2**). Da gegen Amoxicillin praktisch keine Resistenzen auftreten, gilt die Triple-Therapie PPI plus Clarithromycin und Amoxicillin als **Therapie der Wahl**.

PPI-basierte Triple-Therapie = Standard zur Eradikation von H. pylori

Protonenpumpenhemmer sind bei diesem Therapieschema von essenzieller Bedeutung, da sie Bedingungen schaffen, unter denen Antibiotika wirksam werden können. Durch den PPI wird der pH-Wert in Magen und Schleimschicht angehoben. Die antibakterielle Wirkung von Amoxicillin und Clarithromycin ist strikt pH-abhängig, d. h. die minimale Hemmkonzentration sinkt mit steigendem pH-Wert. Die Wirkung von Metronidazol ist zwar pH-unabhängig, die Substanz selbst liegt jedoch bei neutralem Milieu überwiegend in nicht-ionisierter Form vor und kann damit die bakterielle Zellmembran besser durchdringen.

In vitro wirken Clarithromycin mit Amoxicillin und Metronidazol gegen H. pylori additiv. Dasselbe gilt für Amoxicillin und Metronidazol (Abb. 6.**4**). Dies kann erklären, warum die Triple-Therapie der Dual-Therapie (PPI + Amoxicillin oder Clarithromycin) überlegen ist. Zu beachten ist, dass eine Modifizierung der Triple-Schemata zu einer deutlichen Verschlechterung des Therapieerfolges führen kann. Das Makrolidantibiotikum Clarithromycin kann nicht ausgetauscht werden gegen Erythromycin oder Roxithromycin ✗✗. Die Datenlage für Azithromycin ist z. Zt. noch kontrovers ✗✓. Amoxicillin kann nicht durch Ampicillin ausgetauscht werden ✗, während Metronidazol durch Tinidazol ersetzt werden kann ✓. Der Ersatz von PPI's durch H_2-Rezeptoren-Blocker führt zu einer deutlichen Verschlechterung der Eradikationsraten ✓.

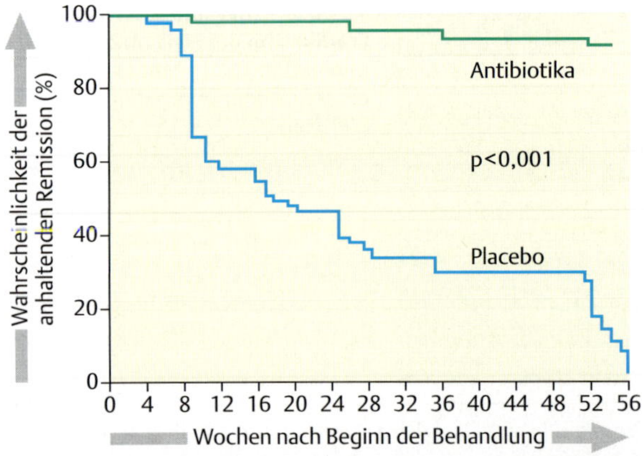

Abb. 6.4 **Eradikation von Helicobacter durch Antibiotika im Vergleich zu Placebo.** In einer Doppelblindstudie konnte bereits 1993 die eindeutige Überlegenheit einer zwölftägigen antibiotischen Therapie mit Amoxicillin (3 × 750 mg täglich) plus Metronidazol (3 × 500 mg täglich) im Vergleich zur Placebogabe bei Patienten mit Ulcus duodeni nachgewiesen werden. Alle Patienten erhielten zusätzlich abends 300 mg Ranitidin für 6 bis 10 Wochen. Während einer 12-monatigen Nachbeobachtungszeit kam es zu einem Rezidiv bei 86 % der Placebo-behandelten Patienten, während nur bei 8 % (4 von 50) der antibiotisch behandelten Patienten ein Rezidiv auftrat.

Der Therapieerfolg wird durch die konsequente Medikamenteneinnahme und die Resistenzlage von Helicobacter bestimmt. Die primäre Resistenzrate gegen Clarithromycin liegt in Deutschland bei 3–5 %, die gegen Metronidazol bei etwa 30 %. Höhere Metronidazolresistenzraten werden bei Patienten aus Mittelmeerländern gefunden (bis 70 %). Eine Metronidazolresistenz führt aber nicht zwangsläufig zu einem Therapieversagen.

Quadruple-Therapie. Nach erfolgloser Ersttherapie mit dem PPI-basierten Triple-Schema kommt als Zweitlinientherapie die Quadruple-Therapie (PPI + Bismut + Metronidazol + Tetrazyklin, Tab. 6.**2**) oder eine hochdosierte Dualtherapie (3 × 40 mg Omeprazol + 3 × 1 g Amoxicillin für 2 Wochen) in Betracht. Auf jeden Fall sollte nach erfolgloser Therapie eine H.-pylori-Kultur mit Resistenzbestimmung durchgeführt werden.

Quadruple-Therapie = Second-Line-Therapie zur Eradikation von H. pylori

Säurehemmende Therapie

Indikationen der Säuresuppression. Eine **Akuttherapie** mit Säurehemmern erfolgt:
- beim peptischen Ulkus mit negativem H.-pylori-Status. Dies betrifft ca. 5 % aller Ulzera duodeni und ca. 25 % der Ulzera ventriculi.
- beim Zollinger-Ellison-Syndrom
- im Anschluss an eine H.-pylori-Eradikation beim Ulcus ventriculi bis zur sicheren Ulkusabheilung.

Mittel der Wahl sind für diese Indikationsbereiche Protonenpumpeninhibitoren (PPI). Die Standardtherapiedauer beträgt beim Magen- vier bis sechs, beim Zwölffingerdarm-Geschwür zwei bis vier Wochen.

Die **Erhaltungstherapie** mit Säurehemmern war früher die einzige Möglichkeit, den chronischen Verlauf der Ulkuskrankheit zu beeinflussen und entsprechend weit verbreitet. Heute wird sie beim H.-pylori-assoziierten Ulkus durch Eradikation des Keimes ersetzt. Eine Indikation zur Langzeitgabe besteht daher nur noch bei:
- rezidivierenden H.-pylori-negativen Ulzera,
- rezidivierenden Ulzera bei Versagen der Eradikation,
- rezidivierenden Ulzera trotz H.-pylori-Eradikation (Neuinfektion sollte sicher ausgeschlossen sein).

Mittel der Wahl sind H_2-Antagonisten oder PPI, in der halben Dosis der Akuttherapie (allerdings sind PPI für die Langzeitgabe nicht zugelassen; Ausnahme: Lansoprazol für 12 Monate bei Duodenalgeschwüren). PPI, alternativ Misoprostol (s. u.), werden auch eingesetzt:
- zur Prophylaxe von NSAR-Ulzera bei Risikopatienten (hohes Alter, hohe Dosis des NSAR, Kombination von NSAR mit Corticoiden) bzw.
- nach Abheilung eines NSAR-Ulkus.

Protonenpumpeninhibitoren (PPIs) hemmen die Protonenpumpen der Belegzellen direkt, wodurch eine fast vollständige Unterdrückung der Salzsäuresekretion möglich ist. Da die Ulkusheilung mit dem Grad der Säurehemmung korreliert, gelten die PPIs als die wirksamsten Substanzen der Ulkustherapie bezogen auf Heilungsraten, Geschwindigkeit der Ulkusheilung und Schmerzbefreiung ✓✓.

PPIs sind Therapie der Wahl bei Refluxösophagitis und peptischen Ulzera.

PPIs sind säureaktivierbare Pro-Drugs. Nach Resorption aus dem Zwölffingerdarm gelangen die Substanzen zur Belegzelle und reichern sich im sauren Kanalsystem der Belegzelle an. Bei den dort vorliegenden pH-Werten (pH 1–2) werden sie durch Protonenaufnahme positiv geladen und dann rasch in ein tetrazyklisches Sulfenamid umgewandelt. Dieses bindet kovalent mit Sulfhydrylgruppen in der H^+/K^+-ATPase. PPIs hemmen die H^+/K^+-ATPase irreversibel, d. h. die Dauer der Säurehemmung korreliert nicht mit den Serumeliminationshalbwertszeiten der Substanzen. Das Maximum der Säurehemmung wird bei einmaliger morgendlicher Gabe nach 3–5 Tagen erreicht. PPIs haben eine deutlich stärkere säuresekretionshemmende Wirkung als H_2-Antagonisten.

Protonenpumpeninhibitoren sind sehr nebenwirkungsarme Substanzen. Durch die starke Säurehemmung kommt es zu einer Hypergastrinämie. Gastrin hat eine trophische Wirkung auf die in der Korpusschleimhaut vorkommenden ECL (enterochromaffin-like)-Zellen. Im Tierversuch wurden unter Langzeitgabe eine Hyperplasie der ECL-Zellen und **ECL-Zell-Karzinoide** beobachtet. Umfangreiche Untersuchungen bei Patienten mit langfristiger PPI-Gabe ergaben jedoch, dass die Gefahr der Entstehung von ECL-Karzinoiden unter der Therapie mit PPIs gering ist. Dysplasien der ECL-Zellen wurden bisher in keinem Fall gesehen. Die Befürchtungen, dass PPIs zu Seh- und Hörstörungen führen können, bestätigten sich bislang ebenso wenig.

Es stehen derzeit vier verschiedene PPIs zur Verfügung (Tab. 6.2): **Omeprazol** bzw. sein Enantiomer **Esomeprazol, Lansoprazol, Pantoprazol** und **Rabeprazol**. Die Wirksamkeit der verschiedenen Substanzen scheint vergleichbar zu sein. Die meisten Daten liegen mit Omeprazol vor. Hinsichtlich des Interaktionspotenzials scheint Pantoprazol besonders günstig zu sein.

H_2-Rezeptor-Antagonisten hemmen kompetitiv und reversibel die durch Histamin stimulierte Säuresekretion der Belegzelle um 60–70%. Durch die reaktive Ausschüttung des gleichfalls stimulierenden Gastrins kann eine Toleranzentwicklung gegen H_2-Rezeptor-Antagonisten auftreten. Die Heilungsraten betragen nach vier Wochen Therapie 70–80% für das Ulcus duodeni und ca. 60% für das Ulcus ventriculi ✓✓. Da die H_2-Rezeptor-Antagonisten den PPIs unterlegen sind, gelten sie nur als **Therapie der zweiten Wahl.**
H_2-Antagonisten sind nebenwirkungsarme Pharmaka. Bei ca. 2% der Patienten treten zentralnervöse Störungen (Müdigkeit, Verwirrtheitszustände) auf, in Einzelfällen wurden AV-Überleitungsstörungen und Bradykardien beschrieben. Unter Cimetidin kann es zu endokrinen Nebenwirkungen (Gynäkomastie) kommen; außerdem werden mit dieser Substanz häufiger Arzneimittelinteraktionen beobachtet. Deshalb ist Cimetidin den anderen H_2-Rezeptor-Antagonisten unterlegen. Tab. 6.3 gibt eine Übersicht über die verfügbaren H_2-Rezeptor-Antagonisten.

Antacida bestehen meist aus einer Kombination von Magnesium- und Aluminiumhydroxid, einige enthalten Calciumcarbonat. Antacida neutralisieren die Magensäure, vermindern die Pepsinaktivität und binden Gallensäure. Sie können zur Therapie von Ulzera eingesetzt werden, sind aber in ihrer Wirksamkeit den H_2-Antagonisten und den PPI deutlich unterlegen. Deshalb sind sie **in der Ulkustherapie obsolet**. Sie werden überwiegend zur symptomatischen Therapie der akuten Gastritis und zur kurzfristigen Linderung von Ulkusschmerzen benutzt. Als optimale Einzeldosis gilt die Menge, die in der Lage ist, 50 mmol HCl zu neutralisieren (je nach Präparat variable Neutralisationskapazität; s. Herstellerangaben). Diese Einzeldosis muss 4 × pro Tag eingenommen werden.

Tab. 6.3 **H_2-Rezeptor-Antagonisten und deren Tagesdosis**

Wirkstoff	Tagesdosis (mg)
Cimetidin	800 (obsolet)
Ranitidin	300
Nizatidin	300
Famotidin	40
Roxatidin	150

Aluminiumhydroxid hat eine leicht obstipierende Wirkung, die durch Kombination mit dem laxierend wirkenden Magnesiumhydroxid ausgeglichen wird. Aluminiumhydroxid hemmt die Phosphatresorption, so dass es zur Muskelschwäche und Osteomalazie (Phosphatmangel!) kommen kann. Bei Patienten mit stark eingeschränkter Nierenfunktion bzw. bei Dialysepatienten kann eine Aluminium- oder Magnesium-Intoxikation auftreten.

Gastroprotektion

Prostaglandin-Derivate (Misoprostol). Misoprostol ist ein synthetisches Prostaglandin-E_1-Derivat. Es reduziert in hohen Dosen die Säuresekretion, fördert die Schleim- und Bicarbonat-Bildung und verstärkt die Durchblutung der Magenschleimhaut (Abb. 6.3). In seiner Wirksamkeit ist es jedoch den PPIs unterlegen. Auch treten relativ **häufig** (20%) **unerwünschte Wirkungen** (abdominale Krämpfe, Diarrhoe) auf, so dass Misoprostol wegen seines schlechteren Nutzen-Risiko-Verhältnisses praktisch *nicht* in der akuten Ulkustherapie eingesetzt wird. Wegen der Uterus-kontrahierenden Wirkung ist Misoprostol bei Frauen im gebärfähigen Alter ohne kontrazeptiven Schutz und bei Schwangeren kontraindiziert. Eine gewisse Bedeutung besitzt Misoprostol in der **Prophylaxe von NSAR-Ulzera**, die Dosis beträgt 400–600 μg täglich.

Sucralfat ist ein Aluminium-Saccharose-Sulfat, das auf der Ulkusoberfläche Komplexverbindungen mit basischen Proteinen bildet. Dadurch wird das Epithel vor dem Angriff von aggressiven Faktoren wie Säure, Pepsin und Galle geschützt. Die Aluminium-Ionen stimulieren die Prostaglandinsynthese, so dass Sucralfat die Heilung eines Ulcus ventriculi und Ulcus duodeni beschleunigt ✓. Es beeinflusst *nicht* den Magen-pH. Die Dosierung beträgt 4-mal täglich 1 g. Als Nebenwirkung kann es zu Obstipation kommen. Bei eingeschränkter Nierenfunktion besteht die Gefahr der Akkumulation von Aluminium, daher ist es in diesem Fall kontraindiziert. Da die Ulkusheilungsraten unter Sucralfat niedriger liegen als unter den PPIs, ist die Substanz in der Standardtherapie des Ulkus *nicht mehr zeitgemäß*. Es besitzt jedoch eine gewisse Bedeutung in der **Stressulkusprophylaxe** bei intensivmedizinisch behandelten Patienten als Alternative zur Säurehemmung. Die Säurehemmung ist zwar die effektivste Therapieoption zur Behandlung Stress-induzierter Ulzera, soll aber das Risiko für nosokomiale Pneumonien erhöhen. Daher gibt es bis heute keine einheitliche Therapieempfehlung.

Fallbeispiel 6.1: Ulcus ventriculi

Anamnese: Eine 72-jährige Patientin kommt wegen Teerstuhl (seit 3 Tagen) und allgemeiner Schwäche in die Notaufnahme. Bauchschmerzen seien keine vorhanden, keine Übelkeit, kein Erbrechen. Aus der Vorgeschichte ist ein Magengeschwür bekannt, das vor ca. 20 Jahren aufgetreten sei. Auf Nachfragen gibt die Patientin an, dass sie seit 4 Wochen Schmerzmittel wegen Gelenkbeschwerden einnehme.

Befunde: Bei der körperlichen Untersuchung fallen eine Blässe der Haut und der Konjunktiven auf. Im Basislabor zeigen sich eine mikrozytäre Anämie (Hb: 7,5 mg/dl, MCV: 75 fl) und eine geringe Erhöhung des CRP (15 mg/l).
Als nächste diagnostische Maßnahme empfiehlt sich die Durchführung einer ÖGD, um den Verdacht eines blutenden gastroduodenalen Ulkus zu bestätigen oder auszuschließen. Die Röntgendarstellung mittels eines Bariumbreischluckes wäre obsolet: die ÖGD als Goldstandard der Ulkusdiagnostik hat eine höhere diagnostische Treffsicherheit und erlaubt gleichzeitig eine histologische Sicherung. Lediglich bei Stenosen oder bei Verdacht auf Perforation ist eine Röntgendarstellung indiziert. In diesem Fall müsste aber unbedingt wasserlösliches Kontrastmittel verwendet werden! Eine Röntgenleeraufnahme wäre indiziert bei Verdacht auf Perforation – zum Nachweis von freier Luft unter den Zwerchfellsicheln. Eine Sonographie des Abdomen wäre als Screeningmaßnahme indiziert, ist aber ungeeignet zur Diagnose oder zum Ausschluss eines gastroduodenalen Ulkus. Im vorliegenden Fall wird in der ÖGD ein 2 cm großes Ulcus ventriculi im Antrum gefunden (typischer gestroskopischer Befund eines Ulkus vgl. Abb. 6.**2**). Der Ulkusgrund ist bedeckt mit Hämatin. Eine aktive Blutung lässt sich nicht nachweisen. Aus einer nicht betroffenen Antrumregion wird eine Biopsie für den H.-pylori-Ureaseschnelltest entnommen. Das Ergebnis ist negativ.

Therapie: Da keine H.-pylori-Infektion vorliegt, ist eine Therapie mit Säureblockern indiziert. Unter den Säureblockern sind die PPIs am potentesten bei gleichzeitig guter Verträglichkeit. Deshalb erhält die Patientin eine orale Therapie mit einem PPI (in diesem Fall 40 mg Pantoprazol morgens). Bei Problemen der Nahrungsaufnahme oder bei Erbrechen wäre eine intravenöse Therapie indiziert.
Nachforschungen zur Medikamentenanamnese ergeben, dass die Patientin ein NSAR-Präparat (Diclofenac 3 × 50 mg) eingenommen hatte. Im vorliegenden Fall handelt es sich also um ein NSAR-induziertes Ulcus ventriculi mit Blutungskomplikation. Es ist durchaus typisch, dass Patienten unter NSAR-Einnahme trotz Vorliegen eines Ulkus keine gastrointestinalen Schmerzen beklagen und erst Komplikationen die Patienten zum Arzt führen. Falls eine aktive Blutung vorläge, wäre zusätzlich zur medikamentösen Therapie eine endoskopische Blutstillung indiziert, z. B. durch eine lokale Injektionsbehandlung mit Suprarenin (1 : 10 000). Das NSAR-Präparat wird abgesetzt (bezüglich alternativer Schmerztherapien s. S. 419 ff.) und die Therapie mit Pantoprazol für 4 Wochen fortgeführt. Die Kontroll-ÖGD zeigt nach Beendigung der PPI-Therapie eine komplette Abheilung des Ulkus. Der Hb-Wert ist auf 11,5 mg/dl angestiegen. Falls eine erneute NSAR-Therapie zwingend indiziert wäre, würde sich eine Ulkusprophylaxe empfehlen, z. B. mit Pantoprazol 20 mg pro Tag.

Therapieempfehlungen

H. pylori-assoziierte Ulzera. Es sollte eine Helicobacter-Eradikation durchgeführt werden, mittels Triple-Therapie aus einem Protonenpumpeninhibitor plus Amoxycillin plus Clarithromycin (s. Tab. 6.**2**). Falls diese versagt, ist die Quadruple-Therapie zu empfehlen: ein PPI in Kombination mit der klassischen Bismut-Triple-Therapie (Bismut-Salz + Tetrazyklin + Metronidazol). Dieses Vorgehen hat den Vorteil, dass mögliche Resistenzen unter der First-Line-Therapie bei der Second-Line-Therapie keine Rolle spielen. Spätestens nach erfolgloser Second-Line-Therapie sollte ein Antibiogramm durchgeführt werden. Als **Reservetherapien** stehen zur Verfügung eine Dreifachtherapie mit PPI, Amoxicillin und Rifabutin (ein Antituberkulotikum) für 1 Woche, oder eine zweiwöchige Zweifachtherapie mit Omeprazol plus Amoxicillin (s. Tab. 6.**2**). Die H.-pylori-Eradikation muss einen Monat nach Beendigung der Therapie überprüft werden. Hierzu steht der ^{13}C-Harnstoffatemtest, ein Stuhltest (EIA) oder die Kombination aus Histologie (Warthin-Starry- oder Giemsa-Färbung) und Urease-Schnelltest zur Verfügung. Nach erfolgreicher Eradikation entfällt die Notwendigkeit einer Ulkusrezidivprophylaxe.

Nicht-H.-pylori-assoziierte Ulzera. PPIs sind Mittel der Wahl zur Behandlung *aller* nicht mit H. pylori-assoziierten Ulzera. In der Akuttherapie wird die empfohlene Tagesdosis eines PPI (s. Tab. 6.**2**) am Morgen eingenommen. Die Behandlungsdauer beträgt beim Ulcus duodeni 2–4 Wochen, beim Ulcus ventriculi 4–6 Wochen. Zur Rezidivprophylaxe sind H_2-Rezeptor-Antagonisten in der halben Standarddosis zugelassen. PPI's sind den H_2 -Rezeptor-Antagonisten in der Rezidivprophylaxe mindestens ebenbürtig, allerdings sind sie für diese Indikation nicht zugelassen (außer Lansoprazol).

Ausgewählte Literatur

1. Aalykke C, Lauritsen JM, Hallas J, Reinholdt S, Krogfelt K, Lauritsen K: Helicobacter pylori and risk of ulcer bleeding among users of nonsteroidal anti-inflammatory drugs: a case-control study. Gastroenterology 1999, 116 : 1305 – 1309.
2. Calam J, Baron JH: ABC of the upper gastrointestinal tract: Pathophysiology of duodenal and gastric ulcer and gastric cancer. BMJ 2001, 323 : 980 – 982.
3. Caspary WF, Arnold R, Bayerdorffer E, Behrens R, Birkner B, Braden B, Domschke W, Labenz J, Koletzko S, Malfertheiner P, Menge H, Rosch W, Schepp W, Strauch M, Stolte M. Diag-

nostik und Therapie der Helicobacter-pylori-Infektion. Leitlinie der Deutschen Gesellschaft für Verdauungs- und Stoffwechselkrankheiten. Z Gastroenterol 1996;34:392–401
4. Chan FKL, Lening WK. Peptic ulcer disease. Lancet 2002; 360: 933–941
5. Creutzfeld, W. Arzneimittelsicherheit der Protonenpumpenblocker. Z. Gastroenterol. 33 (Suppl. 1), 12–21 (1995).
6. Forbes GM, Glaser ME, Cullen DJ, Warren JR, Christiansen KJ, Marshall BJ, Collins BJ: Duodenal ulcer treated with Helicobacter pylori eradication: seven-year follow-up. Lancet 1994, 343:258–260.
7. Harris A, Misiewicz JJ: ABC of the upper gastrointestinal tract. Management of Helicobacter pylori infection. BMJ 2001, 323:1047–1050.
8. Hawkey CJ, Karrasch JA, Szczepanski L, Walker DG, Barkun A, Swannell AJ, Yeomans ND: Omeprazole compared with misoprostol for ulcers associated with nonsteroidal antiinflammatory drugs. Omeprazole versus Misoprostol for NSAID-induced Ulcer Management (OMNIUM) Study Group. N Engl J Med 1998, 338:727–734.
9. Hawkey CJ, Langmann MJ: Non-steroidal anti-inflammatory drugs: several risks and managment. Complementary roles for COX-2-inhibitors and proton pump inhibitors. Gut 2003; 52:600–608.
10. Hosking SW, Ling TK, Chung SC, Yung MY, Cheng AF, Sung JJ, Li AK: Duodenal ulcer healing by eradication of Helicobacter pylori without anti-acid treatment: randomised controlled trial. Lancet 1994, 343:508–510.
11. Huang JQ, Sridhar S, Hunt RH: Role of Helicobacter pylori infection and non-steroidal anti- inflammatory drugs in peptic-ulcer disease: a meta-analysis. Lancet 2002, 359:14–22.
12. Isenberg JI, Thompson JC: Medical progress and ulcer disease: three key observations that changed the compass. Gastroenterology 1997, 113:1031–1033.
13. Logan RP, Walker MM: ABC of the upper gastrointestinal tract: Epidemiology and diagnosis of Helicobacter pylori infection. BMJ 2001, 323:920–922.
14. Schoenfeld, P., M.B. Kimmey, J. Scheiman, D. Bjorkman, and L. Laine. Review article: nonsteroidal anti-inflammatory drug-associated gastrointestinal complications – guidelines for prevention and treatment. Aliment Pharmacol Ther 1999;13:1273–1285
15. Suerbaum S, Michetti P. Helicobacter pylori infection. N Engl J Med 2002; 347: 1175–1186.
16. Wolfe MM, Lichtenstein DR, Singh G. Gastrointestinal toxicity of nonsteroidal antiinflammatory drugs. N Engl J Med 1999;340:1888–1899
17. Wolfe MM, Sachs G: Acid suppression: optimizing therapy for gastroduodenal ulcer healing, gastroesophageal reflux disease, and stress-related erosive syndrome. Gastroenterology 2000, 118:S9–31.

6.2 Entzündliche Darmerkrankungen

Entzündliche Veränderungen der Darmmukosa können durch zahlreiche Faktoren verursacht werden. Zu diesen zählen u.a. Mikroorganismen und deren Produkte, mit der Nahrung zugeführte luminale Antigene/Toxine, Strahlen, Zustände gestörter Zirkulation oder immunologische Systemerkrankungen. Soweit möglich zielt die Therapie auf die Elimination des krank machenden Faktors (z.B. antibiotische Therapie, Auslassdiät, Verbesserung der Durchblutung, Behandlung einer Systemerkrankung).
Schwerpunkt dieses Kapitels sind die klassischen chronisch-entzündlichen Darmerkrankungen wie der *Morbus Crohn* (MC) und die *Colitis ulcerosa* (CU). Da die Ätiopathogenese dieser Erkrankungen nur ansatzweise geklärt ist, basiert die etablierte medikamentöse Therapie in erster Linie auf der Gabe von Pharmaka, welche die Entzündungsantwort an mehreren Stellen modulieren. Trotz der mittlerweile erkannten kausalen Zusammenhänge zur intestinalen Darmflora werden diese Erkrankungen nicht zu den infektiösen Darmerkrankungen gezählt.
Der *Morbus Whipple* stellt mit seinem oft schleichenden Beginn und chronischen Verlauf sowie Zeichen der Systemerkrankung eine Differenzialdiagnose zum MC dar, weshalb er – obgleich des in den letzten Jahren geführten Erregernachweises – hier besprochen wird.
Bei der *einheimischen Sprue* ist der Einsatz von Pharmaka begrenzt, da Glutenentzug das kausale Therapieprinzip darstellt.
Zuletzt sollen noch die *mikroskopische (kollagene bzw. lymphozytäre) Kolitis* und die *eosinophile Gastroenteritis* als selten auftretende Formen einer chronischen Entzündung des Intestinaltraktes erwähnt werden.

6.2.1 Chronisch-entzündliche Darmerkrankungen

Grundlagen

Prävalenz und Inzidenz. Die Prävalenz der klassischen chronisch-entzündlichen Darmerkrankungen (CED) beträgt etwa 30–130/100 000 Einwohner (Morbus Crohn: ca. 34–146, Colitis ulcerosa 28–117 pro 100 000 Einwohner). Die Inzidenz des MC liegt in Europa bei 1–10/10 0000 pro Jahr (meist 20–29-Jährige), die der CU bei 2–9/10 0000 pro Jahr. Die Häufigkeit der CU wird aufgrund ulzerativer Proktitisformen möglicherweise unterschätzt, der Inzidenzgipfel liegt zwischen 20 und 40 Jahren. Ein zweiter Altersgipfel jenseits des 50. Lebensjahres wird häufiger beim MC beobachtet; auch erkranken Frauen etwas öfter an MC als Männer; bei der CU ist das Geschlechterverhältnis umgekehrt.

Tab. 6.**4** **Unterscheidungkriterium „intestinales Befallsmuster"** zwischen Morbus Crohn und Colitis ulcerosa. Die Prozentzahlen geben die Befallswahrscheinlichkeit einzelner Darmabschnitte an; so ist der Morbus Crohn überwiegend im terminalen Ileum bzw. Kolon lokalisiert, während die CU zu 90 % das Rektum befällt (beim MC nur zu 20 %) und selten das Ileum (sog. Backwash-Ileitis).

Morbus Crohn		Colitis ulcerosa	
gesamter Gastrointestinaltrakt befallen („vom Mund zum After")		nur Kolonbefall (Ausnahme: Backwash-Ileitis)	
Ileitis terminalis	30 %	Proktitis/Proktosigmoiditis	50 %
Ileokolitis	40 – 45 %	linksseitige CU (Befall bis linke Kolonflexur)	30 %
isolierte Kolitis bzw. Befall des Rektums	25 – 30 %	extensive Kolitis/Pankolitis	20 %

Einteilung und Prognose. Bei beiden Formen chronisch-entzündlicher Darmerkrankungen muss zur Therapieentscheidung das intestinale **Befallsmuster** (Tab. 6.**4**) exakt lokalisiert werden.
Unterschiedliche Krankheitsverläufe lassen beim MC mehr als nur eine Krankheitsentität vermuten, weshalb die **Vienna-Klassifikation** eine Einteilung in Patienten-Subpopulationen vornimmt. Alter (jünger als 40 Jahre, 40 Jahre und älter), Befallsmuster (Ileum, Kolon, Ileokolon, proximaler GI-Trakt) und Verlaufsform (nicht strikturierend/nicht penetrierend, strikturierend, penetrierend) werden dabei zu Beginn der Erkrankung berücksichtigt. Zur Beurteilung der Krankheitsaktivität sind klinische **Indizes** etabliert: beim MC der CDAI (Crohn's disease activity index), bei der CU der Index nach Truelove und Witts bzw. der SAI (severity activity index). Nach der Klassifikation von Truelove und Witts liegt z. B. ein schwerer Krankheitsschub bei sechs oder mehr Stuhlentleerungen pro Tag vor, bei sichtbarem Blut im Stuhl, Fieber, Tachykardie, Anämie und erhöhter BSG; ein milder Verlauf hingegen bei unter vier Stühlen/Tag und dem Fehlen systemischer Symptome.
Die **Prognose** der CED ist in der Regel gut. Skandinavische Daten belegen, dass die Lebenserwartung kaum eingeschränkt ist. Chronisch-entzündliche Darmerkrankungen können allerdings eine erhebliche Beeinträchtigung der Lebensqualität und Arbeitsausfall bedingen. Durch mögliche intestinale (Stenosen, Abszesse, Fisteln, Perforation, toxisches Megakolon, Kolitis-assoziiertes Karzinom) oder extraintestinale Manifestationen bzw. Komplikationen (Oligoarthralgien/-arthritis, Augen-/Hautmanifestationen, thromboembolische Ereignisse, primär sklerosierende Cholangitis und ggf. das gefürchtete cholangiozelluläre Karzinom) steigt das Letalitätsrisiko.

Ursachen und Pathophysiologie. Die Ätiopathogenese der CED ist nicht geklärt. Es gibt aber Hinweise auf ein multifaktorielles Geschehen. Neben einer

- genetischen Disposition und
- umweltbedingten Faktoren bzw. der luminalen Darmflora spielt die
- Aktivierung des intestinalen Immunsystems eine wesentliche Rolle (Abb. 6.**5**).

Für eine **genetische Disposition** sprechen eine familiäre Häufung, die hohe Konkordanz bei eineiigen Zwillingen und Ergebnisse im Tiermodell. Beim Menschen wurden Suszeptibilitätsloci (IBD1 – 6) u. a. auf dem Chromosom 16 gefunden, wo kürzlich Mutationen des MC-Suszeptibilitätsgens NOD-2 (ein intrazellulärer Rezeptor für Bakterienprodukte) identifiziert wurden. Homozygote NOD-2-Mutationen sind teils mit einem erheblichen Risiko (20 – 40-fach) für die Entwicklung eines MC assoziiert, jedoch nur bei einem kleinen Teil der Patienten für die Entstehung der Erkrankung verantwortlich.

NOD-2-Polymorphismen sind die ersten auf Genebene identifizierten Risikofaktoren für den Morbus Crohn.

Neben genetischen Faktoren tragen auch **Umweltfaktoren** zur Krankheitsmanifestation bei. Deren Bedeutung zeigen die deutliche und rasche Inzidenzzunahme in Westeuropa in den letzten Jahrzehnten, auch bei Emigranten aus asiatischen Ländern, der Einfluss des Zigarettenrauchens auf den Krankheitsverlauf sowie die Wirksamkeit der Ernährungstherapie.
Eine besondere Bedeutung scheint die **Darmflora** zu haben. So beobachtet man in Tiermodellen entzündlicher Darmerkrankungen ein Ausbleiben der intestinalen Symptomatik unter Keimfreiheit. Klinische Hinweise lassen auf eine Beteiligung der bakteriellen Darmflora schließen: infizierte Darmabschnitte befinden sich bei Ausschaltung (operativer Stilllegung) in Remission, erst nach Rückverlagerung und erneutem Stuhlkontakt treten Rezidive auf. Auch der positive Effekt von Probiotika (z. B. E. coli Nissle) deutet auf eine bakterielle Mitbeteiligung im Rahmen der Ätiopathogenese.
Patienten mit CED scheinen eine gestörte Toleranz gegenüber der eigenen Darmflora aufzuweisen. Es kommt zu einer permanenten **Aktivierung des intestinalen Immunsystems** mit chronisch-persistierender, vor allem T-Zell-vermittelter Immunantwort. Beim MC bilden mononukleäre Zellen nach Antigenkontakt vermehrt IL-12, wodurch eine anhaltende TH_1-Helferzell-Antwort mit vermehrter Produktion von IFN-γ, IL-2 und TNF-α ausgelöst wird (Abb. 6.**5**). Das ebenfalls in Monozyten/Makrophagen gebildete IL-18 dient als Ko-Stimulator der IL-12-induzierten TH_1-Antwort. Die T-Zell-Antwort bei der CU ist schwieriger zuzuordnen. Zwar ist die Sekretion von IL-5 wie bei der TH_2-Antwort gesteigert, nicht jedoch die von IL-4. Die Antikörperbildung (humorale Immunantwort) ist wie bei TH_2-Differenzierung betont, was an einen Autoimmunprozess denken lässt, zumal sich Autoantikörper wie z. B. pANCA vermehrt nachweisen lassen.

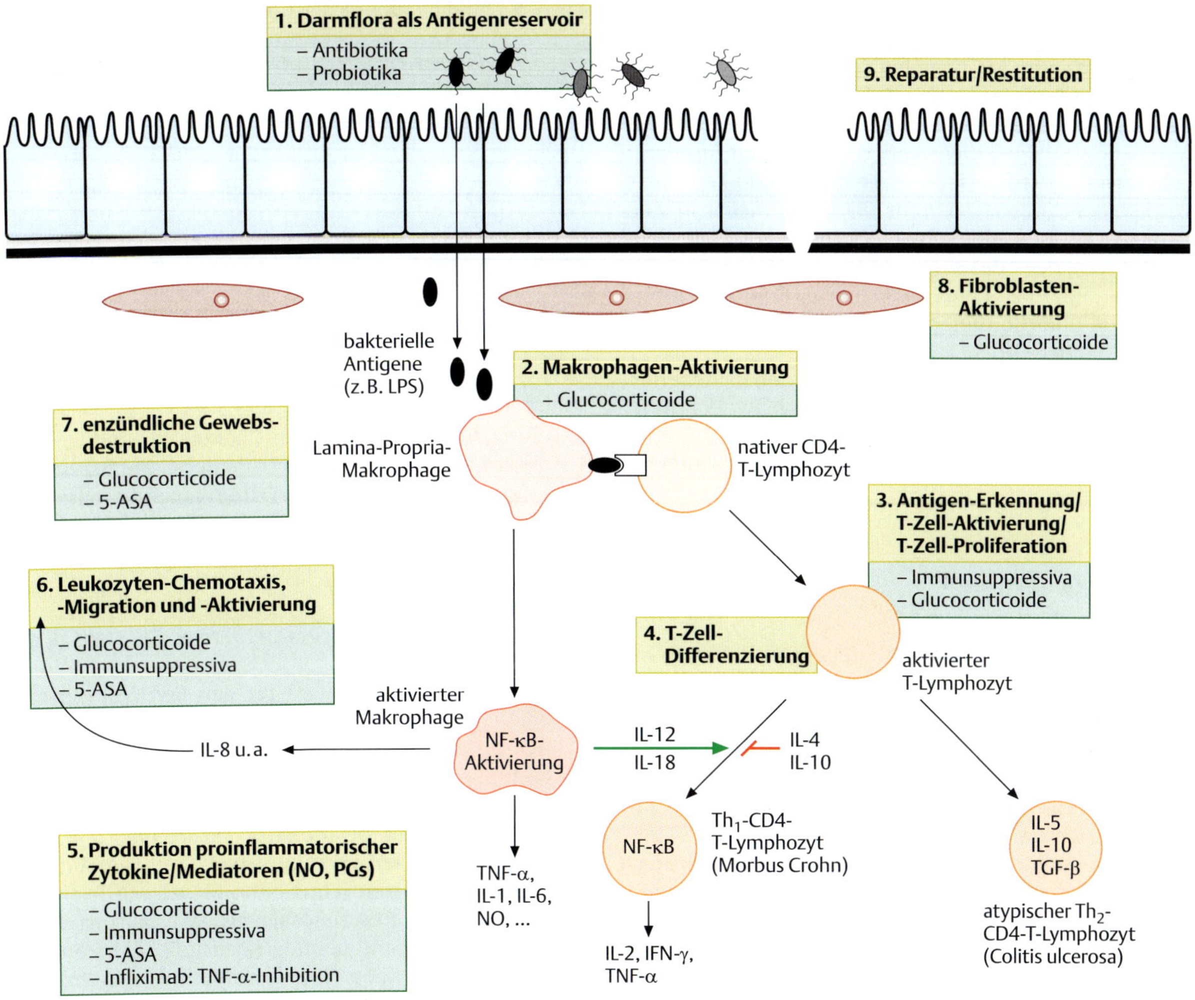

Abb. 6.5 **Ätiopathogenese-Modell der CED und daraus resultierende medikamentöse Angriffspunkte**

Therapeutische Implikationen. Da die Ursachen der CED bislang nicht völlig geklärt sind, beschränkt sich die medikamentöse Therapie auf die Beeinflussung immunologischer Prozesse. Im Wesentlichen sind es vier Substanzgruppen, die sich in der Klinik bewährten: 5-Aminosalizylsäure (5-ASA) bzw. 5-ASA-Derivate, Glucocorticoide, Immunsuppressiva und Anti-TNF-α-Antikörper. Eine Operation lässt sich bei fortgeschrittenem Krankheitsverlauf ggf. nicht vermeiden.

Evidenzbasierte Therapie chronisch-entzündlicher Darmerkrankungen

Therapieziele. Eine zur Heilung führende Pharmakotherapie ist für beide Erkrankungen *nicht* bekannt. Ziele der derzeitigen Therapieformen sind:

- die Induktion einer klinischen Remission bei aktiver Erkrankung und damit Besserung der Symptome (MC: CDAI < 150; CU: SAI < 4),
- der Erhalt der erzielten Remission und
- das Vermeiden von Komplikationen.

Eine zunehmende Bedeutung in der Definition des Therapieziels hat die *Verbesserung der Lebensqualität* betroffener Patienten; diese ist durch standardisierte Fragebögen objektivierbar (sog. IBDQ: inflammatory bowel disease questionaire).

Nichtmedikamentöse Therapie

Morbus Crohn

Trotz zunehmend standardisierter Therapie mit etablierten Pharmaka und innovativer medikamentöser Optionen müssen zahlreiche Patienten im Laufe ihres Lebens **operiert** werden. Dies gilt für mehr als 75 % aller MC-Patienten (z. B. Ileozökalresektion, Segmentresektion/Strikturoplastik, Fistelexzisionen, Entfernung interventionell nicht zugänglicher oder ganz oberflächlicher Abszesse, protektive oder endständige Ileostomaanlage, subtotale Kolektomie und ileorektale Anastomose, Proktokolektomie). Die Indikation ist streng zu stellen, der Eingriff sollte jeweils möglichst darmsparend erfolgen. Gründe für einen *notfallmäßigen Eingriff* sind der Ileus, die (seltene) freie Perforation und ggf. die intraabdominelle Abszessbildung. Bei MC-Stenosen kann in Einzelfällen eine **endoskopische Dilatation** sinnvoll sein.

Colitis ulcerosa

Im Gegensatz zum MC kann bei der CU durch komplette chirurgische **Entfernung des Kolons und Rektums** eine „Heilung" der Darmerkrankung erzielt werden, dabei kann häufig auf die Anlage eines dauerhaften Anus praeter verzichtet werden (Proktokolektomie und ileo-anale Pouchanlage). Indikationen für einen *Notfalleingriff* stellen die Perforation, eine schwere, konservativ nicht stillbare Blutung oder das seltene toxische Megakolon dar. Dagegen sind das Kolitis-assoziierte Kolonkarzinom, Dysplasien und die therapieresistente CU Indikationen für eine **elektive OP**.
Sowohl beim MC als auch bei der CU werden in Einzelfällen neuerdings laparoskopische Operationstechniken diskutiert, z. B. Ileostomaanlage, Ileozökal- und Kolonsegmentresektionen, Kolektomie sowie Proktokolektomie.

Pharmakotherapie

Die Therapie richtet sich nach dem intestinalen Befallsmuster, der Krankheitsaktivität und den extraintestinalen Manifestationen.

Für die Pharmakotherapie sowohl des MC als auch der CU liegen Empfehlungen der Deutschen Gesellschaft für Verdauungs- und Stoffwechselkrankheiten (DGVS) vor. **Basistherapeutika** chronisch-entzündlicher Darmerkrankungen sind 5-Aminosalizylsäure (5-ASA) bzw. 5-ASA-freisetzende Substanzen, konventionelle und sog. topische Glucocorticosteroide sowie klassische Immunsuppressiva, v. a. Azathioprin und sein Metabolit 6-Mercaptopurin. Eingesetzt werden auch Methotrexat und Cyclosporin A. Zum Arsenal medikamentöser Therapieoptionen hinzugekommen ist das Konzept der TNF-α-Inhibition, vor allem durch Einführung von Infliximab (ein anti-TNF-α-Antikörper, der sich in der Gruppe selektiver Immunmodulatoren am meisten etablierte).

Aminosalicylate

Aminosalicylate: Mittel der ersten Wahl bei aktiver CU und Standardtherapeutikum für den Remissionserhalt.

Aminosalicylate gibt es in einer Vielzahl verschiedener galenischer und pharmakologischer Modifikationen. Diese ermöglichen eine **lokalisationsadaptierte**, also an dem Befallsmuster orientierte **Therapie** (Tab. 6.**5**).
5-ASA-Substanzen greifen unspezifisch in den Entzündungsprozess ein:
- Sie reduzieren die Leukotrien- und Prostaglandinsynthese durch Hemmung der 5-Lipoxygenase und Cyclooxygenase,
- senken die Bildung von Immunglobulinen und pro-inflammatorischen Zytokinen,
- inaktivieren freie toxische O_2-Radikale (Sauerstoffradikalfänger),

Tab. 6.**5** **Modifikationen der 5-Aminosalicylsäure (5-ASA)**

5-ASA-Modifikation	Freisetzungsort	Freisetzungsart
Mesalazin (5-ASA)		
– Ethylcellulose-Mikropellets	proximaler Dünndarm	pH-unabhängig
– Kunstharz-beschichtet (Eudragit)	distaler Dünndarm	pH-abhängig
Olsalazin (5-ASA-5-ASA)	proximales Kolon	bakterielle Spaltung
Sulfasalazin (5-ASA-Sulfapyridin)	proximales Kolon	bakterielle Spaltung

- reduzieren die Leukozyten-Chemotaxis und
- hemmen die Aktivität neutrophiler Granulozyten.

Nebenwirkungen einer 5-ASA-Therapie sind selten. 5-ASA-Präparate können systemisch (oral) verabreicht oder topisch (als Suppositorium oder rektales Klysma) appliziert werden.
Sie sind **indiziert** ✓✓:
- bei gering- bis mäßiggradig aktiver CU (**Mittel der ersten Wahl**),
- als Standardtherapeutika für den Remissionserhalt bei CU und werden
- bei schwerem Schub rektal oder oral eingesetzt, in Kombination mit Glucocorticoiden.

Ihre Wirksamkeit beim MC ist deutlich geringer, wenngleich sie Plazebos bei höherer Dosierung (>4 g/d.) überlegen sind ✓. Ein Therapieversuch mit 5-ASA ist bei leichtem bis mäßigem Schub eines MC gerechtfertigt.
Der Einsatz des älteren *Sulfasalazins* (syn. Salazosulfapyridins) mit einem Sulfonamid-Trägermolekül bietet sich bei Patienten mit Gelenkbeschwerden als extraintestinaler CED-Manifestation an.

Glucocorticosteroide

Glucocorticosteroide helfen bei aktiver CED, sie dienen nicht dem Remissionserhalt.

Glucocorticosteroide (z. B. Prednison, Prednisolon, 6-Methylprednisolon, Betamethason, Hydrocortison) sind *wirksam sowohl bei MC als auch bei CU.* Sie induzieren beim aktiven MC in etwa drei Viertel der Patienten eine Remission, die Wirksamkeit ist im Vergleich zu Sulfasalazin und 5-ASA deutlich höher ✓✓. Sie stehen in Tablettenform, als Klysma oder Rektalschaum zur Verfügung, können ggfs. auch i. v. appliziert werden. Wissenschaftlich belegte Angaben zur optimalen Dosierung liegen nicht vor; häufig werden oral 50 – 60 mg Prednisolonäquivalent oder 1 mg/kg KG pro Tag verabreicht. Zahlreiche **Wirkmechanismen** wurden vorgeschlagen:
- Synthesehemmung von Leukotrienen und Prostaglandinen,
- Verminderung der Sekretion pro-inflammatorischer Zytokine,
- Senkung der Makrophagenaktivität und der Lymphozytenzahl,
- Hemmung der Migration von Granulozyten,
- Minderung der Permeabilität von Blutgefäßen,

- Modulation des zellulären und humoralen Immunsystems.

Aufgrund der vielen **Nebenwirkungen**, v. a. bei langfristiger Einnahme, empfiehlt sich eine Kurzzeitgabe, eine kontinuierlich-schleichende Dosisreduktion und/oder eine alternative Gabe jeden zweiten Tag.

Budesonid als Hauptvertreter der sog. topischen Glucocorticosteroide wird aufgrund seiner schnellen „first pass"-Metabolisierung in der Leber rasch in eine nierengängige Form umgewandelt. Es supprimiert daher kaum die Plasmakortisolspiegel und ruft signifikant weniger Nebenwirkungen hervor.

Gesicherte **Indikationsgebiete** ✓✓ sind:

- bei *oraler* Applikation der leicht bis mäßig aktive MC mit Befall im Ileozökalbereich (ohne systemische Komplikationen),
- bei *rektaler* Klysma-Applikation die linksseitige CU.

Probleme der Steroidgabe sind die **Steroidabhängigkeit** (wenn zur Aufrechterhaltung einer stabilen Remission Steroide gegeben werden müssen und zwei Reduktionsversuche innerhalb von sechs Monaten gescheitert sind) und die **Steroidresistenz** (nach Akutphasetherapie und fortgesetzter Steroidgabe ist die klinische Aktivität durch eine kontinuierlich hohe Steroidgabe über sechs Wochen nicht zu durchbrechen). In einer klinischen Studie beobachtete man bei CED-Patienten, die erstmals mit Corticosteroiden behandelt wurden, in 22 – 36 % eine Steroidabhängigkeit und in 16 – 20 % eine Resistenz. Aufgrund dieser klinischen Beobachtung wird nach prädiktiven Markern für Steroidabhängigkeit bzw. -resistenz gesucht.

Klassische Immunsuppressiva

> *Mit der immunsuppressiven Therapie nicht zu lange warten!*

Immunsuppressiva erster Wahl sowohl beim MC als auch bei CU sind **Azathioprin** (oral 2 – 2,5 mg/kg KG/d.) und sein Metabolit 6-Mercaptopurin (1 mg/kg KG/d.). Sie sind Purinantagonisten und hemmen die Proliferation von T- und NK-Zellen.

> *Azathioprin = Immunsuppressivum erster Wahl bei MC und CU.*

Indikationen ✓✓ für Azathioprin sind bei beiden Erkrankungsformen:

- steroidabhängige und -resistente Verläufe bzw.
- der Remissionserhalt.

Die Therapieeinstellung mit Azathioprin kann in der ärztlichen Praxis ambulant durchgeführt werden. Allerdings sollten **Blutbildkontrollen** im ersten Therapiemonat wöchentlich, im zweiten 2-wöchentlich und ab dem dritten Monat monatlich erfolgen. Kontrollbedürftig sind auch Leber- und Pankreasenzyme. Bei Gabe hoher Azathioprindosen empfiehlt sich die Bestimmung des 6-Mercaptopurin-abbauenden Enzyms Thiopurinmethyltransferase (TPMT), um eine Intoxikation zu vermeiden. Zu den **Nebenwirkungen** zählen Infektionen (3 – 9 %), eine (meist ödematöse) Pankreatitis (3 – 4 %), ein Transaminasenanstieg (2 – 4 %), eine Knochenmarksdepression mit Leukozytopenie (2 – 3 %, deshalb Dosisreduktion oder Absetzen bei Leukozytenzahl < 3/nl) sowie allergische Reaktionen (2 %). Der Vorteil des Remissionserhaltes überwiegt das immer wieder diskutierte Lymphomrisiko. Die Zeit bis zum klinischen Ansprechen auf eine orale Azathioprin-Therapie liegt im Mittel bei 8 Wochen; eine intravenöse Schnellaufsättigung verkürzt diese Zeitspanne nicht. Die TPMT-Aktivität ist individuell verschieden ausgeprägt, woraus unterschiedliche 6-Thioguaninnukleotid-Blutspiegel resultieren. Ob durch Bestimmung der 6-Thioguaninnukleotid-Serumkonzentration die Azathioprin-Therapie optimiert werden kann, wird derzeit noch geprüft. Durch eine begleitende orale Folsäuregabe (z. B. 1 – 5 mg/Tag) lassen sich Nebenwirkungen ohne Verlust der immunsuppressiven Wirkung reduzieren.

Immunsuppressiva zweiter Wahl sind Methotrexat beim MC ✓✓ und Cyclosporin A bei der CU ✓✓. Der Folsäureinhibitor **Methotrexat** hemmt die DNA-Synthese durch Inhibition der Dihydrofolat-Reduktase, setzt u. a. die Funktion von B- und T-Lymphozyten und die Synthese von IL-1 herab. Methotrexat scheint nicht nur bei aktivem MC wirksam zu sein, sondern auch die Remission zu erhalten ✓. In einer kürzlich publizierten Studie blieben 65 % aller Patienten in Remission, die durch Methotrexat (25 mg i. m./Woche) in Remission gebracht und mit reduzierter Dosis (15 mg i. m./Woche) weiter behandelt wurden – gegenüber 39 % der nach Induktion der Remission mit Placebo fortgeführten Kontrollgruppe. Die Gabe von Methotrexat bei CU ist nicht etabliert.

Cyclosporin A hemmt Calcineurin, eine Serin-Threonin-Phosphatase, die für die Aktivierung pro-inflammatorischer Transkriptionsfaktoren verantwortlich ist. Cyclosporin A ist ein T-Zell-Inhibitor, der die Synthese von IL-2, IL-4, IFN-γ, TNF-α, GM-CSF sowie des IL-2-Rezeptors hemmt und antiproliferativ auf Lymphozyten wirkt. Intravenöses Cyclosporin A (4 mg/kg KG als Dauerinfusion) wird bei sehr schwerer bis fulminanter Colitis ulcerosa eingesetzt.

Anti-TNF-α-Antikörper Infliximab

> *Infliximab ist wirksam beim therapieresistenten MC! Vor einer Therapie müssen Abszesse, eitrig-sezernierende Fisteln, eine aktive oder latente Tuberkulose sowie andere schwere Infektionen ausgeschlossen werden. Keine Infliximabgabe an Patienten mit neu aufgetretener Herzinsuffizienz bzw. Stadien NYHA III und IV!*

Mit den bisher genannten Therapieoptionen bleiben ca. 15 % der CED-Patienten unbefriedigend behandelt. Die Suche nach selektiven Immunmodulatoren führte 1998 in den USA, 1999 in Deutschland zur Zulassung des monoklonalen chimären IgG1-Antikörpers cA2 (Infliximab) gegen den Tumornekrosefaktor-α. Als chimärer Antikörper besteht er überwiegend aus humanem IgG1 (konstante Region), z. T. aus Mausantikörper (variable Region). Nach einmaliger intravenöser Gabe (5 mg/kg KG) bewirkt er bei zwei Drittel der Patienten mit therapiere-

Tab. 6.6 Zusammenfassung: **Nebenwirkungen** der bei CED eingesetzten Substanzen (nach Schölmerich und Stange)

Substanz(klasse)	Nebenwirkungen
Aminosalicylate	
5-ASA	allergische Reaktion Diarrhoe Pankreatitis Leberwerterhöhung Blutbildveränderungen interstitielle Nephritis Haarausfall Alveolitis Perikarditis/Pleuritis Myokarditis
zusätzlich bei Sulfasalazin:	hämolytische Anämie Folsäuremangel Abdominalschmerzen Erbrechen Kopfschmerzen Oligospermie (reversibel)
Glucocorticoide	Akne Striae distensae rubrae Vollmondgesicht Büffelnacken Stammfettsucht Ekchymosen arterielle Hypertonie Diabetes mellitus Katarakt, Glaukom Osteopenie/-porose Knochennekrosen Myopathie Psychosen/Euphorie Infektneigung
Immunsuppressiva	
Azathioprin/ 6-Mercaptopurin	Leukopenie Agranulozytose Übelkeit Pankreatitis Arthralgien Exanthem Haarausfall cholestatische Hepatitis Infektionen Lymphome
Methotrexat	Übelkeit/Erbrechen, Diarrhoe, Kopfschmerzen Stomatitis, Haarausfall, Urtikaria, Photosensibilität Leukopenie fibrosierende Hepatitis Pneumonie, selten Hypersensitivitätspneumonitis, interstitielle Fibrose Teratogenität
Cyclosporin A	Nierenversagen arterielle Hypertonie Hirsutismus Gingivahyperplasie Tremor, Parästhesie Grand-mal-Anfall Kopfschmerzen opportunistische Infektionen Lymphome
TNF-α-Inhibitor	
Infliximab	allergische Reaktion Myalgie Fieber Arthralgie Kopfschmerzen Müdigkeit Infektionen (u. a. Tuberkulose) cholestatische Hepatitis Darmobstruktion Lymphome

Fortsetzung ▶

Tab. 6.6 (Fortsetzung)

fraktärem aktiven MC eine Besserung, bei einem Drittel eine Remission ✓✓; zusätzlich wurden eine Besserung der endoskopischen und histologischen Befunde sowie eine gesteigerte Lebensqualität dokumentiert. Bei einigen Patienten hielt der klinische Therapieeffekt länger an, als Antikörper im Blut nachweisbar waren – eine Beobachtung, die suggeriert, dass therapeutische Infliximab-Effekte nicht nur durch Neutralisierung von TNF-α vermittelt werden.

Als **Wirkmechanismen** werden eine Apoptose aktivierter Lymphozyten und eine Hemmung der Leukozytenmigration diskutiert. Bei fistulierendem MC kommt es nach dreimaliger i. v.-Applikation von Infliximab (5 mg/kg KG, Woche 0, 2 und 6) bei etwas mehr als der Hälfte der Patienten zu einem vollständigen Fistelverschluss ✓, bei etwa zwei Dritteln wurde ein 50 %iger Fistelverschluss berichtet ✓. Die Wirksamkeit scheint auf perianale Fisteln beschränkt zu sein und im Median (nur) drei Monate anzuhalten.

Als **Nebenwirkungen** treten bei etwa einem Viertel der Patienten Kopfschmerzen, Müdigkeit, Infektionen (vor allem der oberen Luftwege, selten Tuberkulose), Abszesse, allergische Reaktionen bzw. humane anti-Maus-Antikörper auf. Letzere sind mit einem erhöhten Risiko einer Infusionsreaktion assoziiert sowie einer verkürzten Ansprechbarkeit auf die Therapie. Das Neoplasierisiko (Lymphome/ Karzinome) kann noch nicht endgültig abgeschätzt werden. Trotz Wirksamkeit und Verträglichkeit einer über 48 Wochen wiederholten Infliximab-Gabe sind die Erfahrungen in der Langzeittherapie begrenzt und die Nebenwirkungen nicht endgültig beurteilbar.

Die **Indikation** für eine Infliximab-Therapie ist aus jetziger Sicht auf den therapierefraktären MC beschränkt – nach Ausschöpfung oder Unverträglichkeit einer Therapie mit Glucocorticosteroiden und Immunsuppressiva (Azathioprin/6-Mercaptopurin, Methotrexat). Der Nutzen anderer, z. B. humanisierter pegylierter anti-TNF-α-Antikörper wird derzeit klinisch geprüft.

Die **Nebenwirkungen** der genannten CED-Pharmaka sind in Tab. 6.6 separat aufgeführt.

Fallbeispiel 6.2: Colitis ulcerosa

Anamnese: Ein 26-jähriger, bislang gesunder Architekturstudent (73 kg/1,84 m) klagt in den letzten 3 Monaten vor seinem Examen über Tenesmen im linken Unterbauch sowie vor allem eine rezidivierende blutig-schleimige Diarrhö mit täglich 3 – 6 Stuhlentleerungen. Er stellt sich schließlich seinem Hausarzt vor.

Befunde: Eine Stuhluntersuchung auf pathogene Darmbakterien ist unauffällig. Leukozytenzahl und CRP im Serum sind normal, im Blutbild findet sich aber eine leichtgradige mikrozytäre hypochrome Anämie (Hb 12,4 g/dl). Nach mehrfachem Zureden willigt der Patient in eine Ileo-Koloskopie ein. Vom terminalen Ileum bis zum mittleren Colon descendens ist die Schleimhaut unauffällig. Nach distal hin zunehmend (maximale Ausprägung im Rektum) findet sich eine hyperämische, vulnerable, bei Touchierung leicht blutende Schleimhaut mit flachen, fibrinbedeckten Ulzerationen (**Abb. Fall 6.2**). Die Biopsien aus dem Ileum, Coecum, Colon ascendens und Colon transversum liefern keinen wesentlichen pathologischen Befund. Die Proben aus Colon descendens, Sigma und Rektum zeigen dagegen eine Architekturstörung der Mukosa, es finden sich Kryptenabszesse und eine Kryptenhyperplasie. Der Befund spricht für eine chronisch-entzündliche Darmerkrankung, konkret: eine Colitis ulcerosa.

Therapie: Aufgrund der erhobenen Befunde werden 5-ASA-Klysmen (2 g in 30 ml/Tag) rezeptiert. Zwei Tage später ruft der Patient den Hausarzt an: er könne die Klysmen nicht halten. Ihm wird deshalb die rektale Applikation eines Hydrocortison-Schaumpräparates (2 ×/Tag) empfohlen. Daraufhin bildet sich die Beschwerdesymptomatik über 3 Wochen vollständig zurück. Zur Rezidivprophylaxe wird von einem niedergelassenen Gastroenterologen die orale Einnahme von 5-ASA (3 × 500 mg/Tag) verschrieben.

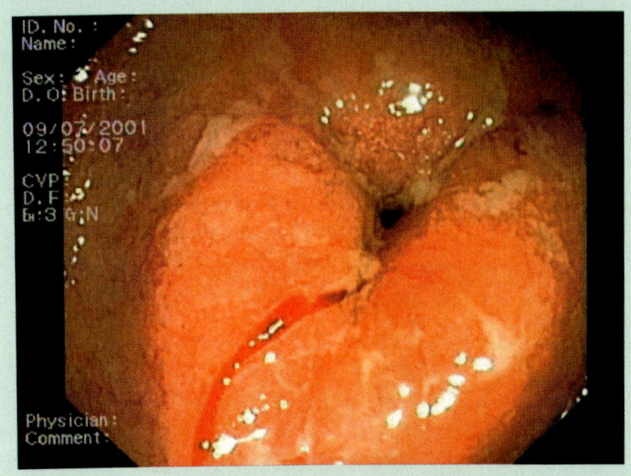

Abb. Fall 6.2 **Endoskopischer Befund bei Colitis ulcerosa.** Endoskopisches Bild aus dem Colon sigmoideum mit vulnerabler, bei Touchierung leicht blutender Schleimhaut und teilweise konfluierenden, flachen, fibrinbedeckten Ulzerationen.

Weiterer Verlauf: Nach zwei Jahren nahezu kompletter Beschwerdefreiheit und voller beruflicher Leistungsfähigkeit als Architekt in einem großen Büro stellt sich der Patient bei seinem Gastroenterologen erneut vor mit progredienter, schließlich massiver, blutig-schleimiger Diarrhö (10 – 15 × /Tag), Abgeschlagenheit, wechselnden, asymmetrischen Arthralgien der Ellenbogen- und oberen Sprunggelenke sowie einer Gewichtsabnahme von 5 kg innerhalb von 4 Wochen.

Bei der körperlichen Untersuchung imponieren ein blasses Hautkolorit, eine leichte Druckempfindlichkeit im linken Unterbauch und eine mazerierte Perianalregion. Laborchemisch findet sich eine ausgeprägte hypochrome Anämie (Hb 9 g/dl); im Blutbild zeigt sich eine normale Leukozytenzahl, jedoch eine Thrombozytose von 450/nl; die CRP-Serumkonzentration liegt bei 12 mg/l.

Eine hohe Koloskopie zeigt ein weiterhin unauffälliges terminales Ileum, das Coecum und Colon ascendens sind ebenfalls normal, weiter distal im Kolon und im Rektum ist die Mukosa kontinuierlich deutlich gerötet, sehr vulnerabel, bei Touchierung blutend, es finden sich konfluierende Ulzerationen, einzelne polypenartige Schleimhautvorwölbungen, die Haustrierung im linken Hemikolon ist vermindert.

Die orale 5-ASA-Therapie wird intensiviert (3 g/Tag), zusätzlich wird Prednisolon oral verabreicht (60 mg/Tag). Innerhalb von 10 Tagen tritt eine deutliche Besserung der klinischen Symptomatik ein, die Corticosteroidtherapie wird stufenweise langsam reduziert. 5-ASA wird in reduzierter Dosis (1,5 g/Tag oral) als Rezidivprophylaxe verordnet.

Wegen einer nach 6 Monaten erneut aufgetretenen klinisch apparenten Aktivierung seiner Colitis ulcerosa und einer koloskopisch dokumentierten weiteren Ausbreitung der Erkrankung (Pancolitis) wird der Patient erneut mit einem oralen Corticosteroid behandelt und zusätzlich auf eine orale Azathioprinmedikation (150 mg/Tag) eingestellt; er ist mittlerweile unter einer Azathioprinmonotherapie seit drei Jahren in klinischer Remission.

Dieser Fall demonstriert die Chronizität der Colitis ulcersoa, wie sie sich stufenweise nach proximal ausweitet und welche Therapieanpassungen nötig sein können: von der zunächst rektalen 5-ASA-Gabe zu einer oralen Glucocorticosteroid-/5-ASA-Therapie und dann einer rechtzeitigen immunsuppressiven Therapie.

Therapieempfehlungen

Die Empfehlungen zur medikamentösen Stufentherapie des MC und der CU orientieren sich an den als Leitlinien publizierten Ergebnissen evidenzbasierter Konsensuskonferenzen der DGVS.

Morbus Crohn

Medikamentöse Therapie der aktiven Erkrankung (Tab. 6.**7**). Ob die zusätzliche Gabe von 5-ASA-Präparaten zur Corticosteroidtherapie gegenüber der alleinigen Applikation von **Steroiden** einen klinischen Vorteil bringt, wird zunehmend bezweifelt. Wirksam beim aktiven MC ist auch die **Ernährungstherapie** ✓✓, wobei eine enterale (Nährstoff- oder chemisch definierte) und eine parenterale Versorgung ähnliche Effekte zeigen. Nicht zuletzt aufgrund der Gefahr eines bei CED erhöhten Thromboserisikos sollte die enterale Ernährung – wenn möglich – bevorzugt werden. Die Ernährungstherapie ist nicht so effektiv wie Steroide; auch die Kombination bringt keinen Vorteil gegenüber einer Steroidmonotherapie. Eine enterale Ernährung zur alleinigen Schubtherapie ist gemäß der DGVS nicht zu empfehlen. Beobachtete positive Effekte einer Eliminationsdiät konnten in kontrollierten Studien nicht bestätigt werden ✗✓.
Bei Versagen o. g. Therapieoptionen, Vorliegen einer Steroidabhängigkeit/-resistenz und bei **chronisch-aktiven** Krankheitsverläufen, d. h. persistierender oder rezidivierender Symptomatik über mindestens sechs Monate sollte frühzeitig eine **immunsuppressive Therapie** erwogen werden. Im Falle einer Steroidabhängigkeit kann dadurch ein Absetzen oder eine Dosisreduktion erreicht werden. Eingesetzt wird primär Azathioprin, alternativ kann 6-Mercaptopurin gegeben werden. Diese Therapie sollte über mindestens zwei bis vier Jahre durchgeführt werden. Bei chronisch-aktivem Verlauf mit Unverträglichkeit oder Wirkungslosigkeit von Azathioprin und 6-Mercaptopurin kommt Methotrexat zum Einsatz. Erst bei Versagen oder Unverträglichkeit der genannten Therapiemodalitäten sollte eine Therapie mit Infliximab erwogen werden. Infliximab senkt zwar den Anteil therapierefraktärer MC-Patienten, das Problem der Therapieresistenz wird jedoch nicht beseitigt. 5-ASA-Präparate haben in der Behandlung des chronisch-aktivem MC keine Bedeutung.
Azathioprin bzw. 6-Mercaptopurin sind auch wirksam in der Therapie des **fistulierenden MC**: Bei etwa 50 % der Patienten kommt es zur Besserung des Fistelleidens. Bei perianalen Fisteln kann neben Azathioprin auch eine orale Metronidazol-Therapie (allein oder in Kombination mit Ciprofloxacin) sinnvoll sein ✓, wobei einerseits die Nebenwirkungen einer längerfristigen Metronidazoltherapie nicht unbeträchtlich sind (z. B. Anorexie, Übelkeit, Erbrechen, Metallgeschmack, teils irreversible Parästhesien), andererseits nach Absetzen häufig Rezidive auftreten. Die berichteten Erfolge von Infliximab bezüglich der Abheilung insbesondere perianaler Fisteln beim MC bedürfen weiterer Überprüfung.

Die **Rezidivprophylaxe** beim MC ist nach wie vor unbefriedigend. Azathioprin ist die wirksamste bekannte Substanz zur Rezidivprophylaxe. Methotrexat wirkt bei Patienten, die dadurch in Remission gebracht wurden. Glucocorticoide sind (im Gegensatz zum aktiven MC) nicht effektiv ✗✗, 5-ASA-Präparate nur gering wirksam, am ehesten hinsichtlich des postoperativen Remissionserhalts ✓✓. Auch orales Metronidazol kann die postoperative Rezidivrate senken ✓.

Da Rauchen nicht nur als Risikofaktor für Rezidive etabliert ist, sondern auch die Wirksamkeit der Therapie beeinflusst, ist der Patient unbedingt auf die Notwendigkeit der Beendigung des Zigarettenrauchens hinzuweisen.

Colitis ulcerosa

Medikamentöse Therapie der aktiven Erkrankung (Tab. 6.**8**). Sowohl die Lokalisation als auch das Ausmaß der Krankheitsaktivität haben Einfluss auf die Wahl des einzusetzenden Medikaments. Aktivitätsschübe einer CU können mild bis schwer, im Einzelfall sogar fulminant verlaufen.

Tab. 6.**7** **Empfehlungen zur Stufentherapie des aktiven Morbus Crohn**

1. Stufe	**Glucocorticosteroide** z. B. Prednison, Prednisolon, 6-Methylprednisolon, Hydrocortison: oral, rektal, bei hoher Aktivität ggf. i. v. langsame Dosisreduktion (3–6 Monate) Budesonid: bei Ileozökalbefall mäßiger Aktivität ohne systemische Manifestationen *alternativ:* **5-Aminosalicylate** bei geringerer Krankheitsaktivität, Unverträglichkeit/Ablehnung von Steroiden **Ernährungstherapie** enteral (chemisch oder nährstoffdefiniert) parenteral bei Komplikationen (Malabsorption, Ileus)
2. Stufe	**Immunsuppressiva** bei chronisch-aktivem Verlauf, hoher Schubfrequenz, Steroidresistenz/-abhängigkeit: Azathioprin/6-Mercaptopurin oral *alternativ:* Methotrexat i. m.
3. Stufe	**TNF-Inhibition** Infliximab i. v. bei Versagen o. g. Optionen

Tab. 6.8 **Empfehlungen zur Stufentherapie der aktiven Colitis ulcerosa**

I A:	**distale/linksseitige Kolitis:**	**leichte bis mäßige Aktivität**
	5-Aminosalicylate topisch (Suppositorien/Klysmen/Schaum) bei Ausdehnung bis zur linken Flexur zusätzlich orale Gabe sinnvoll bei Versagen zusätzlich Glucocorticosteroide rektal als Schaum oder Klysma (Hydrocortison, Beclometason, Budesonid) bei unzureichender Wirkung über 4 Wochen Steroide oral	
I B:	**distale/linksseitige Kolitis:**	**hohe Aktivität**
	Glucocorticosteroide systemisch und 5-Aminosalicylate topisch	
II A:	**extensive Kolitis/Pankolitis:**	**leichte bis mäßige Aktivität**
	5-Aminosalicylate oral bei Nichtansprechen zusätzlich Glucocorticosteroide oral	
II B:	**extensive Kolitis/Pankolitis:**	**hohe Aktivität**
	systemische (orale oder i. v.) Gabe von Glucocorticosteroiden, oft in Kombination mit 5-ASA	
III:	**chronische-aktive Colitis ulcerosa**	
	keine vollständige oder dauerhafte Remission, i. d. R. Steroidabhängigkeit/-resistenz Azathioprin oral (bei Unverträglichkeit 6-Mercaptopurin) bei distaler Kolitis topische Steroide (Budesonid, Hydrocortison) möglich bei Nichtansprechen Operation	
IV:	**fulminante Colitis ulcerosa**	
	stationär Glucocorticosteroide, i. v., die Wirksamkeit einer zusätzlichen 5-ASA-Gabe ist nicht gesichert parenterale Ernährung bei Nichtansprechen Cyclosporin A i. v. (als Dauerinfusion 2–4 mg/kg KG pro Tag), bei Ansprechen nach 1–2 Wochen evtl. Umstellung auf orales Cyclosporin A (5 mg/kg KG pro Tag), zusätzlich Azathioprin (2–2,5 mg/kg KG pro Tag, oral) zum Remissionserhalt evtl. Tacrolismus (FK 506) 0,01 mg/kg KG pro Tag i. v., dann oral 0,1 mg/kg KG pro Tag Therapie interdisziplinär mit Abdominalchirurgen diskutieren, ggf. Proktokolektomie	

Im Gegensatz zum MC sind **5-ASA-Präparate** Medikamente erster Wahl bei aktiver **distaler** CU leichter bis mittlerer Aktivität ✓✓. So ist die rektale Gabe von 5-ASA-Präparaten der rektalen Steroidgabe nachweislich überlegen. Klysmen, die in der Regel eine lokale Wirksamkeit bis zur linken Kolonflexur gewährleisten, sollten mindestens 30 Minuten gehalten werden, möglichst im Liegen bzw. in Linksseitenlage. Neuerdings sind 5-ASA-Schaumpräparate kommerziell erhältlich. Können 5-ASA- oder Steroidklysmen nicht gehalten werden, kann ein Glucocorticosteroidschaumpräparat (z. B. Hydrocortison) appliziert werden.

Bei **extensiver Kolitis/Pankolitis** leichter bis mittelschwerer Aktivität kommt die orale 5-ASA-Gabe zum Einsatz ✓✓, wobei keine wesentlichen Unterschiede zwischen neueren 5-ASA-Präparaten und Sulfasalazin gefunden wurden. Dosisfindungsstudien führten zur Empfehlung einer hohen 5-ASA-Tagesdosis (3–4,5 g). Bei Versagen einer oralen 5-ASA/Sulfasalazin-Therapie sollten **Glucocorticosteroide** gegeben werden.

Bei **schweren Krankheitsverläufen** ist primär die orale oder i. v. Gabe von Steroiden sinnvoll ✓✓, bei distaler Colitis in Kombination mit rektaler 5-ASA, bei ausgedehnter Kolitis/Pouchitis meist in Kombination mit oraler 5-ASA. Während die Ansprechrate bei mäßiger Aktivität bei 80 % liegt, beträgt sie bei schwerer Kolitis nur 47 %.

Bei **chronisch-aktiven Verläufen** der CU ist die Gabe von Azathioprin (alternativ 6-Mercaptopurin) die Therapie der Wahl ✓✓. Kann der – oft verzögerte – Wirkbeginn nicht abgewartet werden, ist Cyclosporin A eine Therapiealternative ✓✓. Im Einzelfall kann auch die Applikation von oralem Tacrolimus (FK 506) in solchen Situationen erwogen werden ✓.

Bei **fulminanter Kolitis** mit drohendem toxischen Megakolon ist die primär intravenöse Corticosteroidgabe anzuraten. Bei steroidrefraktärem Verlauf kann Cyclosporin A als Dauerinfusion gegeben werden, was innerhalb von sieben Tagen bei bis zu 82 % der Patienten ein positives Ansprechen erbrachte. Bei fulminanten Verläufen sollte nach dreitägiger intensiver, aber unwirksamer konservativer Therapie die **Kolektomie** durchgeführt werden. Prädiktive Parameter für eine notwendig werdende Kolektomie scheinen die Stuhlfrequenz (> 8/d.) und CRP-Serumkonzentration (> 45 mg/l) zu sein.

Rezidivprophylaxe. Oral appliziertes Sulfasalazin kann die Rezidivrate um ca. 50 % senken ✓✓. In einer Metaanalyse fünf kontrollierter Studien war die Wahrscheinlichkeit, kein Rezidiv zu erleiden, unter einer 5-ASA-Therapie 16-fach höher als unter Placebo. Der Vergleich zwischen 5-ASA und Sulfasalazin ergab keinen signifikanten Unterschied. Zur Rezidivprophylaxe ist eine 5-ASA-Dosis von 1,5 g/Tag ausreichend ✓✓. Alternativ wird neuerdings die orale Gabe von *E. coli Nissle 1917* (2 × 100 mg/Tag) empfohlen ✓✓, das in kontrollierten Studien hinsichtlich des Remissionserhaltes der 5-ASA-Therapie ebenbürtig war. Azathioprin ist ebenfalls wirksam ✓✓.

Pouchitis

Definition. Die primäre Pouchitis ist definiert als idiopathisch auftretende Entzündung des als Rektumersatz umgebildeten Dünndarmabschnitts, am häufigsten nach Proktokolektomie und ileo-analer Pouch-Anlage bei Patienten mit Colitis ulcerosa, seltener bei familiärer adenomatöser Polyposis. Sie ist abzugrenzen von der als Folge chirurgischer peripouchaler Komplikationen auftretenden sekundären Pouchitis (z. B. septisch bedingt, durch Fisteln oder Abszesse). Klinisch werden bei der primären Pouchitis die akute, die akut-rezidivierende und die chronisch-atrophische Pouchitis unterschieden. Das zusammengefasste Risiko für eine akute und chronische Pouchitis liegt bei etwa 36 %.

Pharmakotherapie. Eine kausale Therapie der (primären) Pouchitis ist nicht bekannt. Die Datenlage zur Therapie ist insgesamt ungenügend.
Therapeutisch werden bei der **akuten Pouchitis** bzw. beim akuten Schub einer rezidivierenden Pouchitis primär Antibiotika eingesetzt (1. Wahl: Metronidazol 2 – 3 ×400 mg/d. oral, alternativ Ciprofloxacin 2 × 250 – 500 mg/d., oral, für ca. 14 Tage). Wirksam sind auch Budesonid-Klysmen. Versucht werden kann auch eine antiinflammatorische Therapie durch rektale (als Suppositorium bzw. Klysma) oder orale Gabe von 5-ASA. Weniger belegt ist die Wirksamkeit steroidhaltiger Klysmen.
Zur **Rezidivprophylaxe** kommt nach neueren Daten eine Behandlung mit Probiotika in Betracht (VSL3, CSL, Mailand, Italien: enthält Stämme von Bifidobakterien, Laktobazillen und dem *Streptococcus salivarius ssp. thermophilus*).
Eine immunsuppressive Behandlung einer schwer therapierbaren **chronischen Pouchitis** kann nach aktuellen DGVS-Leitlinien als individueller Heilversuch erwogen werden. Indikationen zur Entfernung des Pouches oder Anlage eines Deviationsstomas sind der Wunsch des Patienten, nicht beherrschbare Komplikationen oder Entzündungen.

CED-Therapie in der Schwangerschaft

Angesichts des meist jungen Alters der CED-Patienten ist die Therapiestrategie in der Schwangerschaft von erheblicher Bedeutung. Grundsätzlich sollten Patientinnen mit CED eine Schwangerschaft während einer Remissionsphase planen. In den meisten Fällen gefährdet die aktive Erkrankung eine normale Konzeption und Schwangerschaft mehr als eine aktive Behandlung.
Die Einnahme konventioneller Glucocorticosteroide und 5-ASA-Präparate ist in der Schwangerschaft als nicht bedenklich anzusehen. Unter einer 5-ASA-Therapie wurden allerdings ganz vereinzelt eine erhöhte Rate an Früh- und auch Totgeburten und ein etwas erniedrigtes Geburtsgewicht beobachtet. Aufgrund des Risikos einer erhöhten Infertilität von Männern unter einer Sulfasalazinmedikation sollte bei bestehendem Kinderwunsch bei männlichen Patienten ein reines 5-ASA-Präparat (Mesalazin) bevorzugt werden. Im Falle einer Sulfasalazinmedikation ist bei schwangeren Frauen auf eine adäquate Folsäuresubstitution (2 mg/d. p. o.) zu achten. Als Steroid sollte aufgrund der vergleichsweise geringen Passage der Plazentaschranke vorzugsweise Prednison, nicht Dexamethason oder Betamethason verwendet werden. Für das topische Steroid Budesonid liegen noch keine ausreichenden Daten zur Gabe in der Schwangerschaft bei CED-Patientinnen vor.
Der Neuansatz von Azathioprin oder 6-Mercaptopurin während einer Schwangerschaft ist eher kritisch zu sehen. Tritt eine Schwangerschaft unter einer Azathioprin- bzw. 6-Mercaptopurintherapie auf, besteht jedoch *keine* generelle Indikation zur Interruptio. Die mütterliche Einnahme von Azathioprin ist nach vorherrschender Meinung nicht mit einem erhöhten Risiko kongenitaler Missbildungen assoziiert, obwohl Störungen der fetalen Immunität, Wachstumshemmung und Frühgeburten gelegentlich berichtet wurden. Drei bis sechs Monate vor gewünschter Konzeption wird betroffenen Frauen und Männern das Absetzen einer Azathioprin- bzw.- 6-Mercaptopurintherapie empfohlen.
Cyclosporin A ist nicht teratogen, kann aber zu Wachstumshemmung und Frühgeburt führen und sollte deshalb bei Schwangeren nicht eingesetzt werden. Ebenso sollte eine Schwangerschaft unter Methotrexat aufgrund des Risikos von Aborten und Missbildungen unbedingt vermieden werden, die Gabe in der Schwangerschaft ist kontraindiziert. Die Antibiotika Metronidazol und Ciprofloxacin sind bei schwangeren CED-Patientinnen eher nicht zu empfehlen,auch wenn die kurzfristige Gabe beide Substanzen wahrscheinlich sicher ist. Da die Risiken einer Infliximab-Therapie in der Schwangerschaft noch nicht abgeschätzt werden können, sollte man in der Schwangerschaft und auch in den letzten drei Monaten vor geplanter Konzeption auf Infliximab verzichten.

Ausgewählte Literatur

1. Baert F, Noman M, Vermeire S, Van Assche G, D' Haens G, Carbonez A, Rutgeerts P. Influence of immunogenicity on the long-term efficacy of infliximab in Crohn's disease. N Engl J Med 2003;348 : 601 – 8.
2. Feagan BG, Fedorak RN, Irvine EJ, Wild G, Sutherland L, Steinhart AH, Greenberg GR, Koval J, Wong CJ, Hopkins M, Hanauer SB, McDonald JW. A comparison of methotrexate with placebo for the maintenance of remission in Crohn's disease. North American Crohn's Study Group Investigators. N Engl J Med 2000;342 : 1627 – 32.
3. Gionchetti P, Rizzello F, Venturi A, Brigidi P, Matteuzzi D, Bazzocchi G, Poggioli G, Miglioli M, Campieri M. Oral bacteriotherapy as maintenance treatment in patients with chronic pouchitis: a double-blind, placebo-controlled trial. Gastroenterology 2000;119 : 305 – 9.
4. Francella A, Dyan A, Bodian C, Rubin P, Chapman M, Present DH. The safety of 6-mercaptopurine for childbearing patients with inflammatory bowel disease: a retrospective cohort study. Gastroenterology 2003;124 : 9 – 17.
5. Friedman S, Regueiro MD. Pregnancy and nursing in inflammatory bowel disease. Gastroenterol Clin North Am 2002;31 : 265 – 73.
6. Hanauer SB, Feagan BG, Lichtenstein GR, Mayer LF, Schreiber S, Colombel JF, Rachmilewitz D, Wolf DC, Olson A, Bao W, Rutgeerts P; ACCENT I Study Group. Maintenance infliximab for Crohn's disease: the ACCENT I randomised trial. Lancet 2002;359 : 1541 – 9.
7. Kruis W, Schutz E, Fric P, Fixa B, Judmaier G, Stolte M. Double-blind comparison of an oral Escherichia coli preparation and mesalazine in maintaining remission of ulcerative colitis. Aliment Pharmacol Ther 1997;11 : 853 – 8.

8. Nørgård B, Pedersen L, Fonager K, Rasmussen SN, Sørensen HT. Azathioprine, mercaptopurine and birth outcome: a population-based cohort study. Aliment Pharmacol Ther 2003;17:827–34.
9. Podolsky DK. Inflammatory bowel disease. N Engl J Med 2002;347:417–29.
10. Present DH, Rutgeerts P, Targan S, Hanauer SB, Mayer L, van Hogezand RA, Podolsky DK, Sands BE, Braakman T, DeWoody KL, Schaible TF, van Deventer SJH. Infliximab for the treatment of fistulas in patients with Crohn's disease. N Engl J Med 1999;340:1398–405.
11. Rembacken BJ, Snelling AM, Hawkey PM, Chalmers DM, Axon AT. Non-pathogenic Escherichia coli versus mesalazine for the treatment of ulcerative colitis: a randomised trial. Lancet 1999;354:635–9.
12. Rutgeerts P, D'Haens G, Targan S, Vasiliauskas E, Hanauer SB, Present DH, Mayer L, Van Hogezand RA, Braakman T, DeWoody KL, Schaible TF, Van Deventer SJ. Efficacy and safety of retreatment with anti-tumor necrosis factor antibody (infliximab) to maintain remission in Crohn's disease. Gastroenterology 1999;117:761–9.
13. Schölmerich J, Stange EF. Chronisch entzündliche Darmerkrankungen. Standards und Ausblick in der medikamentösen Behandlung. Internist 2001;42:533–43.
14. Stange EF, Riemann J, von Herbay A, Lochs H, Fleig WE, Schölmerich J, Kruis W, Porschen R, Bruch HP, Zeitz M, Schreiber S, Moser G, Matthes H, Selbmann HK, Goebell H, Caspary WF. Diagnostik und Therapie der Colitis ulcerosa – Ergebnisse einer evidenzbasierten Konsensuskonferenz der Deutschen Gesellschaft für Verdauungs- und Stoffwechselkrankheiten. Z Gastroenterol 2001;39:19–72.
15. Stange EF, Schreiber S, Fölsch UR, Von Herbay A, Schölmerich J, Hoffmann J, Zeitz, M, Fleig WE, Buhr HJ, Kroesen AJ, Moser G, Matthes H, Adler G, Reinshagen M, Stein J. Diagnostik und Therapie des Morbus Crohn. Z Gastroenterol 2003;41:19–68.
16. Targan SR, Hanauer SB, van Deventer SJH, Mayer L, Present DH, Braakman T, DeWoody KL, Schaible TF, Rutgeerts PJ. Crohn's disease cA2 study group. N Engl J Med 1997;337:1029–35.

6.2.2 Sonstige entzündliche Darmerkrankungen

Morbus Whipple (intestinale Lipodystrophie)

Der **Morbus Whipple** ist eine bislang seltene, vor allem bei Männern mittleren Alters diagnostizierte chronische Multisystemerkrankung (intestinale Symptomatik mit Polyarthritis, Lymphknotenschwellung u.a.), die durch eine bakterielle Infektion mit *Tropheryma whippelii* (Aktinomyceten zugehörig) verursacht wird.
Infolge der Seltenheit der Erkrankung liegen keine validen Daten zur Inzidenz vor. Das Bakterium wurde mitunter in der Erde und im Speichel gesunder Probanden nachgewiesen. Epidemiologische Beobachtungen (85% der Erkrankten sind weiße Männer, 26% der Erkrankten sind HLA B27-positiv) sprechen für die Existenz prädisponierender (immunologischer) Wirtsfaktoren bei betroffenen Patienten.

Evidenzbasierte Therapie

Unbehandelt verläuft die Krankheit fatal, bei Einsatz von **Antibiotika** (Mittel der Wahl, Abb. 6.**6**) bessert sich die Prognose erheblich. Die Sequenztherapie und 1- bis 2-jährige Dauer der Behandlung begründen sich empirisch, prospektive randomisierte kontrollierte Studien liegen bislang nicht vor. Die langdauernde Therapie mit einem liquorgängigen Antibiotikum ist wegen häufig auftretender, dann schwer behandelbarer ZNS-Rezidive erforderlich. Eine Liquoruntersuchung ist vor Therapiebeginn und -ende sinnvoll.
Ein rasches Ansprechen der antibiotischen Therapie ist die Regel. Bis zur Rückbildung einer Steatorrhö vergeht aber oft ein halbes Jahr. PAS-positive Dünndarmmakrophagen können lange persistieren, die PCR sollte letztlich negativ sein.

Hinweise:
- bei TMP/SMX-Therapie ist auf Folsäuremangel zu achten; ggf. Folsäure substituieren!
- Penicillin und Streptomycin sind nicht ZNS-gängig, wohl aber TMP/SMX; bei Sulfamethaxol-Unverträglichkeit ist alternativ Chloramphenicol einsetzbar.
- bei ZNS-Rezidiven unter TMP/SMX-Langzeittherapie auf Cefixime (400 mg/d oral) wechseln; vereinzelte Erfolge auch unter Rifampicin und γ-Interferon.
- vor, während und nach der Behandlung mit Streptomycin ist die Nierenfunktion zu überprüfen, sind Audiometrie-Kontrollen vorzunehmen.

initial:

täglich parenterale Gabe von 1,2 Mio. U Benzylpenicillin (Penicillin G) **plus** 1 g Streptomycin i.m. für 2 Wochen (bei Endokardbeteiligung 6 Wochen)
Alternativen zu Penicillin
- Ceftriaxon (2x2 g/Tag i.v.) oder
- Trimethoprim-Sulfamethoxazol (TMP/SMX, 160/800 mg 3x/Tag oral)

anschließend:

Trimethoprim-Sulfamethoxazol 160/800 mg 2x/Tag oral für 1 Jahr (bei Immunsupprimierten bzw. ZNS-Beteiligung 2 Jahre)

Abb. 6.**6** **Antibiotische Therapie des Morbus Whipple**

- eine Nachbeobachtung über ca. 10 Jahre ist wegen möglicher kardialer und neurologischer Spätrezidive sinnvoll (invasive Diagnostik, z. B. Dünndarmbiopsie, Lumbalpunktion, bei Verdacht auf Rezidiv!).

Einheimische Sprue

Die **einheimische Sprue** ist eine Autoimmunerkrankung des Dünndarms, die bei genetischer Suszeptibilität durch Glutenzufuhr ausgelöst wird. Die bioptisch nachweisbare Zottenatrophie des Dünndarmepithels führt beim intestinalen Vollbild der Erkrankung zu einer Malassimilation mit Durchfällen und Gewichtsverlust. Der diagnostische Einsatz der Zöliakieserologie einschließlich Anwendung bei Screeninguntersuchungen hat neben dem eher seltenen Vollbild der Erkrankung (Prävalenz ca. 1 : 2300) oligo- und asymptomatische sowie atypische Formen ins Blickfeld gerückt, was eine Neueinschätzung der Prävalenz (1 : 250 in Europa und den USA) notwendig machte.

Evidenzbasierte Therapie

Nichtmedikamentöse Therapie

Nicht nur die Patienten mit klassischer (intestinaler) Klinik der einheimischen Sprue müssen lebenslang eine strikt **glutenfreie Diät** (Abb. 6.**7**) zu sich nehmen ✓✓; dies gilt auch für Patienten mit asymptomatischen oder atypischen Verläufen. Dadurch werden neben den Folgen der Malabsorption wie Osteoporose und Vitaminmangel auch die Spätkomplikationen wie das gehäufte Auftreten von Malignomen, insbesondere das maligne T-Zell-Syndrom, verhindert. Ob auch Patienten mit potenzieller Sprue (Biopsie normal, Antikörpertests positiv) oder latenter Sprue (anamnestisch frühere Zöliakie/Sprue, jetzt normale Mukosa) lebenslang eine glutenfreie Kost zu sich nehmen müssen, bleibt zu beweisen. Da die Compliance bezüglich einer strikten und lebenslangen Diäteinhaltung bei oligosymptomatischen Sprue-Patienten auf unter 50 % geschätzt wird, hofft man, dass gentechnologisch Gliadin-freier Weizen hergestellt oder durch Zufuhr von (z. B. bakteriellen) Endopeptidasen eine orale Toleranz induziert werden kann.

- Keine Nahrungsmittel, die *Weizen*, *Roggen*, *Gerste*, *Dinkel* und *Grünkern* enthalten!
- Keine *Hafer* enthaltenden Nahrungsmittel (zumindest initial, da Hafer oft mit Weizengluten verunreinigt ist); auch auf *Bier* verzichten (Wein jedoch erlaubt)!
- Wegen sekundären Laktasemangels in den ersten Monaten Verzicht auf *laktosehaltige Nahrungsmittel*!
- **Erlaubt sind:** Reis, Mais, Kartoffeln, Hirse, Buchweizen, Sojabohne, Tapioka (in Form von Mehl, Stärke oder in Mahlzeiten) – solch eine Kost ist leider *teurer*!

Abb. 6.**7** **Diätetische Richtlinien bei einheimischer Sprue**

Die Kenntnis der Inhaltsstoffe ist beim Essen von Fertiggerichten erforderlich! Zu empfehlen ist zudem die Einnahme von Reis-Kleie, da glutenfreie Diät per se arm an Ballaststoffen ist.

Auch Medikamente, Nahrungsmittelzusätze, Stabilisatoren und Emulgierungsmittel können Gluten enthalten!

Hilfestellung bei der Durchführung der Diät gibt die: Deutsche Zöliakie-Gesellschaft (DZG) e. V., Filderhauptstraße 61, 70599 Stuttgart, Tel.: 0711 – 454514, Fax: 0711 – 4567817.

Behandlung der Malabsorptionssymptome bei Therapiebeginn:
- Gabe von Multivitaminen – Ausgleich eines Eisen-, Folsäure- bzw. Vitamin-B_{12}-Mangels
- bei Hypokalzämie und/oder Osteoporose Gabe von Calcium und 25-OH-Vitamin-D_3
- Parenterale Medikamentengabe bei schwerer Malabsorption!
- bei Milzatrophie prophylaktisch Antibiotikagabe vor Operationen und Pneumokokkenimpfung

Bei 70 % der Patienten tritt klinisch 2 Wochen nach Therapiebeginn eine deutliche klinische Besserung ein, histologisch erst nach 2 – 3 Monaten. Bei fehlendem Therapieerfolg sollte die Einhaltung der Diät überprüft werden. Der „ideale“ Patient ist motiviert, diätetisch geschult, über den Inhalt seiner Nahrung informiert und isst keine Speise mit ihm unbekannten Inhaltsstoffen.

Im Falle des Nichtansprechens der Therapie sollte:
1. zunächst die Diagnose überprüft,
2. die Diäteinhaltung kontrolliert (Glutenkontamination in ca. 50 % der Fälle!) und
3. eine manifeste Lymphomerkrankung ausgeschlossen werden.

Pharmakotherapie

Bei der **refraktären Sprue** (schwere Enteritis unter 6-monatiger strikter glutenfreier Diät) wird therapeutisch die Gabe von Steroiden (konventionelle Glucocorticosteroide/Budesonid) bzw. Immunsuppressiva (z. B. Azathioprin/6-MP oral, kasuistisch Cyclosporin A i. v.) beschrieben. Kontrollierte randomisierte Studien liegen nicht vor.
In etwa 75 % der Fälle lassen sich immunphänotypisch aberrante klonale intraepitheliale T-Zell-Populationen nachweisen (CD8-negativ, T-Zell-Rezeptor α/β- oder γ/δ-negativ, CD30-positiv, CD94-positiv). Möglicherweise handelt es sich dabei um Übergangsformen zwischen Sprue und T-Zell-Lymphom. Diese Patienten haben eine schlechte Prognose im Vergleich zu denen ohne aberrante klonale intraepitheliale T-Zell-Populationen.

Nicht vergessen: Assoziierte Erkrankungen behandeln (z. B. perniziöse Anämie, Dermatitis herpetiformis Duhring, Diabetes mellitus, Hypogonadismus, Immunthyreopathie/Hypothyreose, Morbus Addison oder Osteoporose)!

Mikroskopische Kolitis – kollagene und lymphozytäre Kolitis

Die **mikroskopische Kolitis** fasst zwei idiopathische entzündliche Darmerkrankungen zusammen, die sich klinisch mit einer chronisch-wässrigen Diarrhö präsentieren bei bioptischem Nachweis charakteristischer entzündlicher Veränderungen der Kolon-/Rektummukosa, aber endoskopischem Normalbefund. Sowohl bei der kollagenen als auch lymphozytären Kolitis fallen histologisch eine Vermehrung der intraepithelialen Lymphozyten, Zeichen der oberflächlichen epithelialen Verletzung, eine Infiltration der Lamina propria mit mononukleären Zellen und – nur bei kollagener Kolitis – eine verdickte subepitheliale Kollagenschicht ($> 10\ \mu m$) auf. Beide Formen der mikroskopischen Kolitis sind bei Frauen häufiger als bei Männern und können mit Arthritis, einheimischer Sprue bzw. Autoimmunerkrankungen assoziiert sein. Die vermehrte Präsenz intraepithelialer Lymphoyzten spricht für die Annahme, die Erkrankung sei Folge einer immunologischen Reaktion auf intraluminale Antigene. Aus retrospektiven Studien ergibt sich in Europa eine Kolitisinzidenz von 0,6 – 1,8/100 000 pro Jahr.

Evidenzbasierte Therapie

Die Behandlung der mikroskopischen Kolitis erfolgt **überwiegend symptomatisch**. Bewährt hat sich das folgende Therapieschema:

1. **Meiden potenzieller medikamentöser Auslöser:**
   - NSAR-Medikation absetzen (statistisch gehäufter NSAR-Gebrauch bei Kolitis-Patienten!)
   - Ticlopidin-, Ranitidin-, Carbamazepin- und Flutamid-Medikation überdenken (kasuistisch Assoziation mit lymphozytärer Kolitis)
5. **symptomatische Behandlung:** Flüssigkeits-/Elektrolytgabe
6. **glutenfreie Diät** bei gleichzeitigem Vorliegen einer einheimischen Sprue
7. stufenweise **Pharmakotherapie** (Tab. 6.**9**)
8. bei **Versagen** der o. g. Therapie:
   - versuchsweise Elementardiät
   - in Einzelfällen als *ultima ratio* eventuell OP (Ileostomaanlage/Proktokolektomie)

Eosinophile Gastroenteritis

Es handelt sich um eine sehr seltene und ätiologisch ungeklärte Erkrankung, die grundsätzlich das gesamte Gastrointestinalsystem befallen kann. Die **Infiltration eosinophiler Zellen** findet dabei vermehrt im Magen statt, seltener im Dünndarm oder Dickdarm bzw. Ösophagus. Assoziationen mit Medikamenten-/Nahrungsmittelallergie, allergischer Rhinitis, atopischer Dermatitis, Asthma und erhöhten IgE-Serumspiegeln deuten pathogenetisch auf eine *Prädisposition zu Atopie-Syndromen*.

Evidenzbasierte Therapie

Vor Therapie einer eosinophilen Gastroenterokolitis sollte eine Parasitenerkrankung ausgeschlossen werden!

Es gibt **keine etablierte Therapie**. Da kontrollierte Studien fehlen, erfolgt die Therapie empirisch. Beschrieben

Tab. 6.**9** **Empfehlungen zur Stufentherapie der mikroskopischen Kolitis**

1. Beginn mit **Motilitätshemmer**, vorzugsweise Loperamid (z. B. 2 mg oral, bis 6x/Tag)
2. bei **nicht ausreichend kontrollierter Diarrhö** zusätzliche Gabe von: – 5-Aminosalicylaten (z. B. 5-ASA 3 – 4,5 g/Tag oder Sulfasalazin 2 – 4 g/Tag oral) oder – Cholestyramin (4 g 1 – 4x/Tag oral)
3. bei **Nichtansprechen oder Komplikationen** (z. B. Hypokaliämie): – Glucocorticosteroide oral, am besten untersucht: Budesonid 3 mg 3 Kps./Tag, evtl. Prednisolon 0,5 – 1 mg/kg ✓✓ – Wismuth-Subsalicylat ✓✓ (z. B. 400 mg 3x/Tag oral – limitierte Anwendungsdauer; NW: Übelkeit, Schwarzfärbung des Stuhls, von Zunge, Zahnfleisch und Zähnen; Nierenschäden; bei längerer Einnahme selten neurologische/psychiatrische Störungen) *diskutierte weitere Substanzen:* – Antibiotika (z. B. Metronidazol oral 400 mg 2 – 3x/Tag; Erythromycin oral 1 – 2 g/Tag) – Octreotid (50 – 150 µg/Tag 2 – 3x/Tag s. c.)
4. bei **Rückfall nach Absetzen der Steroide** – Azathioprin (2 – 2,5 mg/kg KG/(Tag oral) oder Methotrexat (15 – 25 mg/Woche i. m.) + Folsäure (2,5 mg/Tag oral)

wurden eine Eliminationsdiät (Auslassdiät), Elementardiät, die Gabe von Chromoglicinsäure, Glucocorticosteroiden (z. B. Prednisolon, ggf. Budesonid, welches in Einzelberichten auch bei Steroid-refraktären Patienten effektiv war) sowie selektiven Leukotriensynthese-Hemmern (z. B. Montelukast) oder selektiven Th_2-Zytokin-Inhibitoren (Suplatast-Tosilat).

Ausgewählte Literatur

1. Baert F, Schmit A, D'Haens G, Dedeurwaerdere F, Louis E, Cabooter M, De Vos M, Fontaine F, Naegels S, Schurmans P, Stals H, Geboes K, Rutgeerts P; The Belgian IBD Research Group. Budesonide in collagenous colitis: a double-blind placebo-controlled trial with histologic follow-up. Gastroenterology 2002;122 : 20 – 5.
2. Bonderup OK, Hansen JB, Birket-Smith L, Vestergaard V, Teglbjaerg PS, Fallingborg J. Budesonide treatment of collagenous colitis: a randomised, double-blind, placebo-controlled trial with morphometric analysis. Gut 2003;52: 248 – 51.
3. Caldwell JH. Eosinophilic gastroenteritis. Curr Treat Options Gastroenterol 2002;5 : 9 – 16.
4. Chande N, McDoanld JW, MacDonald JK. Interventions for treating collagenous colitis (Cochrane Review). Cochrane Database Syst Rev. 2003;1:CD003574.
5. Ciclitira PJ. AGA technical review on celiac sprue. Gastroenterology 2001;120 : 1526 – 40.
6. Daneshjoo R, Talley JN. Eosinophilic gastroenteritis. Curr Gastroenterol Rep 2002;4 : 366 – 72.
7. Farrell RJ, Kelly CO. Celiac spruc. N Engl J Med 2002;346 : 180 – 8.
8. Marshall JK, Irvine EJ. Lymphocytic and collagenous colitis: Medical management. Curr Treat Options Gastroenterol 1999;2 : 127 – 33.
9. Marth T, Raoult D. Whipple's disease. Lancet 2003;361 : 239 – 46.
10. Miehlke S, Heymer P, Bethke B, Bästlein E, Meier E, Bartram HP, Wilhelms G, Lehn N, Dorta G, Delarive J, Tromm A, Bayerdörffer E, Stolte M. Budesonide treatment for collagenous colitis: a randomised, double-blind, placebo-controlled, multicenter trial. Gastroenterology 2002;123 : 978 – 84.
11. Oberhuber G, Caspary WF, Kirchner T, Borchard F, Stolte M. Empfehlungen zur Zöliakie-/ Spruediagnostik. Z Gastroenterol 2001;39 : 157 – 66.
12. Pardi DS, Smyrk TC, Tremaine W, Sandborn WJ. Microscopic colitis: a review. Am J Gastroenterol 2002;97 : 794 – 802.
13. Sartor RB, Murphy ME, Rydzak E. Miscellaneous Inflammatory and structural disorders of the colon. In: Yamada T, Alpers DH, Laine L, Owyang C, Powell DW (Hrsg) Textbook of Gastroenterology, 3rd ed, Lippincott Williams & Wilkins Publishers, Philadelphia, New York, Baltimore, 1999, Vol 2 : 1857 – 83.
14. Scharnke W, Dancygier H. Morbus Whipple – eine seltene Systemerkrankung. Aktueller Stand der Diagnostik und Therapie. Dtsch Med Wschr 2001;126 : 957 – 62.
15. Tagkalidis P, Bhathal P, Gibson P. Microscopic colitis. J Gastroenterol Hepatol 2002;17 : 236 – 48.

6.3 Entzündliche Pankreaserkrankungen

6.3.1 Akute Pankreatitis

Grundlagen

Alkohol und Gallensteine sind die Hauptursachen der akuten Pankreatitis.

Ursachen. In der westlichen Welt sind Cholezysto-, Choledocholithiasis und Alkoholabusus die Hauptauslöser einer akuten Pankreatitis. Darüber hinaus gibt es eine Vielzahl anderer Ursachen, die für etwa 10% der Fälle verantwortlich sind: strukturelle Veränderungen wie das Pankreas divisum oder eine Dysfunktion des Spinkter Oddii, aber auch infektiöse, metabolische, vaskuläre oder iatrogene Ursachen (z. B. nach ERCP [endoskopisch-retrograder Cholangiopankreatikographie]) oder medikamenteninduziert ✓✓, Tab. 6.**10**). Obgleich die Definiti-

Tab. 6.**10** **Medikamenteninduzierte akute Pankreatitis.** Während für einige Medikamente (z. B. Asparaginase, Azathioprin) das Risiko, eine akute Pankreatitis zu induzieren, gut belegt ist, scheint diese Assoziation bei anderen Therapeutika fraglich bzw. bei einem Großteil der Pharmaka sogar unklar. Von Letzteren gibt es im Wesentlichen nur Fallberichte.

gesicherte Assoziation ✓✓	fragliche Assoziation ✗✓	unklare Assoziation ≈
Asparaginase	Corticosteroide	Aminosalicylsäure
Azathioprin	ACE-Hemmer	Cimetidin
6-Mercaptopurine	Thiazid-Diuretika	Zalcitabin
Didanosin	Ergotamin	Cyclosporin
Pentamidin	Sulfasalazin	Erythromycin
Furosemid	Isotretinoin	Methyldopa
Sulfonamide		Ocreotid
Tetrazykline		Piroxicam
Valproinsäure		Sulindac
Östrogene		

on der idiopathischen Pankreatitis je nach Studie unterschiedlich ausfällt, lässt sich in 15–25% der Patienten mit akuter Pankreatitis keine Ursache eruieren. In letzter Zeit gibt es zunehmend Hinweise, dass bei einem Teil dieser Patienten eine genetische Prädisposition vorliegt.

Prävalenz und Inzidenz. Die weltweiten Zahlen zur Inzidenz der akuten Pankreatitis variieren zwischen 5–80/100 000 Einwohner pro Jahr. Die bisher einzigen prospektiv erhobenen Zahlen aus Deutschland berichten von einer Inzidenz von 19,7/100 000 Einwohner/Jahr (Lüneburg, 1988–1995). Die alterspezifische Häufigkeit zeigt in der Gruppe der 35- bis 44-Jährigen einen Gipfel. Männer erkranken im Verhältnis 1,4 : 1 etwas häufiger als Frauen; dieser Unterschied verstärkt sich bei der alkoholischen Pankreatitis. Parallel zu einem steigenden Alkoholkonsum nimmt die Inzidenz über die letzten 40 Jahre tendenziell zu. Allerdings führten auch verbesserte technische Möglichkeiten zu einer häufigeren Diagnose.

Einteilung und Prognose. Für den klinischen Alltag ist eine Graduierung unerlässlich, um Risikopatienten frühzeitig zu erkennen. Eine akute Pankreatitis (AP) wird in drei Schweregrade unterteilt (Tab. 6.**11**). Meist verläuft sie in der milden Form, der **ödematös-interstitiellen** Pankreatitis mit Oberbauchschmerzen und gelegentlichem Erbrechen. Während diese in der Regel schnell und komplikationslos verläuft, entwickelt sich bei etwa 20% der Patienten mit AP eine **hämorrhagisch-nekrotisierende** Pankreatitis mit hoher Morbidität und Mortalität.

In 20% entwickelt sich eine schwere nekrotisierende Pankreatitis!

Pankreasnekrosen, die den Erkrankungsverlauf bestimmen, werden in der Computertomographie (s. Fallgeschichte) und Sonographie sichtbar. Die Befunde im Computertomogramm werden nach dem Balthazar-Score graduiert, wodurch eine bessere Vergleichbarkeit der Patienten erreicht wird. Zur Einschätzung des Schweregrades und der Prognose haben sich der Ranson- und der APACHE-II-Score etabliert.

Die Prognose ist abhängig von der Entstehung einer hämorrhagisch-nekrotisierenden Pankreatitis und extrapankreatischem Organversagen.

Pathophysiologie. Der genaue Pathomechanismus ist trotz umfangreicher Forschung nicht vollständig geklärt. Bei der Entstehung einer akuten Pankreatitis lassen sich zwei Phasen unterscheiden (Abb. 6.**8**). In der **initialen Phase** werden Zymogene frühzeitig intraazinär aktiviert. Auch Ischämien und eine Gallengangsobstruktion können schließlich über die Zymogenaktivierung Auslöser einer Pankreatitis sein. Die **zweite Phase** ist insbesondere durch proinflammatorische Mediatoren charakterisiert: diese bestimmen die Konsolidierung der Pankreatitis, das Ausmaß der lokalen Schädigung und die Schwere der systemischen Erkrankung.

Tab. 6.**11** **Schweregrad, prognostische Zeichen und Basistherapie** bei akuter Pankreatitis (in Anlehnung an Goebell 1995).

Schweregrad (Häufigkeit)	Klinik	Labor	CT Sonographie	Prognose (Letalität)	Therapie	pharmakologische Basistherapie
I (80%)	Oberbauchschmerz mit oder ohne Erbrechen, Druckschmerz im Oberbauch	Amylase ↑ Lipase ↑	Ödem	gut (bis 3%)	konservativ	großzügiger Flüssigkeitsersatz, Analgesie.
II (10%)	Oberbauchschmerzen, generalisierter Druckschmerz, Abwehrspannung, paralytischer Ileus evtl. eine Organkomplikation	Amylase ↑ Lipase ↑ Leukozytose > 10 000/µl CRP > 120 mg/l Blutzucker 10–15 mmol/l Serumcalcium < 1,9 mmol/l	partielle Nekrose	mittel (30–50%)	konservativ, Intensivtherapie, evtl. Feinnadelpunktion und Drainage, Operation bei Verschlechterung.	Flüssigkeitsersatz nach ZVD*-Prüfung, enterale Ernährung², Analgesie, Antibiotikaprophylaxe, Säureblockade.
III (10%)	wie II plus Komplikationen: – Schock – akutes Nierenversagen – pulmonale Insuffizienz – gastrointestinale Blutung	Enzyme normal oder flüchtig erhöht Leukozytose > 12 000/µl CRP > 120 Blutzucker > 15 mmol/l Serumcalcium < 1,9 mmol/l Basenexzess > 5 mmol/l pO2 < 65 mmHg Harnstoff ↑ Transaminasen ↑	subtotale und totale Nekrose	schlecht (50–100%)	konservativ, Intensivtherapie, Antibiotikaprophylaxe, evtl. Drainage, Operation bei Verschlechterung (Nekrosektomie, Lavage).	Flüssigkeitsersatz nach ZVD, enterale Ernährung², Analgesie, Antibiotikaprophylaxe, Säureblockade.

* ZVD = zentraler Venendruck; ² ggf. parenterale Ernährung

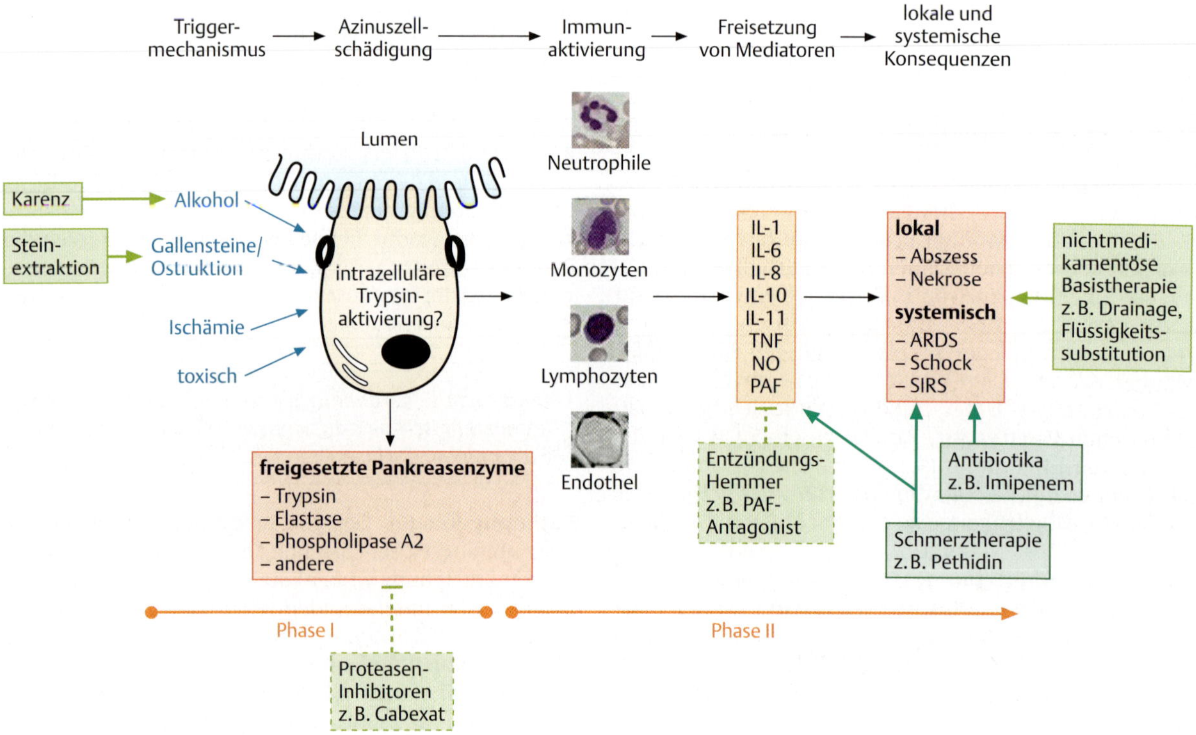

Abb. 6.**8** **Pathophysiologie und Komplikationen der akuten Pankreatitis sowie potenzielle Angriffspunkte (nicht-)medikamentöser Therapie.** In der **Phase I** wird die Erkrankung getriggert, z. B. durch Alkohol oder andere toxische Substanzen, durch eine Gangobstruktion bzw. durch Gallensteine oder eine Ischämie. Es kommt zu einer vorzeitigen intrazellulären Enzymaktivierung (Trypsin) mit Schädigung der Azinuszelle, wobei der genaue Mechanismus noch nicht endgültig geklärt ist. In der **Phase II** gewinnen sekundäre Phänomene an Bedeutung: die Freisetzung proinflammatorischer Zytokine und vasoaktiver Substanzen. Diese Vorgänge führen zu lokalen oder systemischen Komplikationen wie Nekrose, pulmonale/renale Insuffizienz oder einem SIRS (systemic inflammatory response syndrome). Eine kausale Pharmakotherapie (z. B. Entzündungs- oder Proteasenhemmer; gelb), bewährte sich bisher in keiner der beiden Phasen. Die Therapie der Wahl besteht daher aus nichtmedikamentösen Basismaßnahmen (hellgrün) und Analgetika, ggf. Antibiotika (dunkelgrün).

Die These der frühen Enzymaktivierung stützt sich auf die Entdeckung eines Gendefektes bei der hereditären Pankreatitis sowie von SPINK-1-Mutationen bei der idiopathischen Erkrankung. In beiden Fällen wird eine vermehrte intraazinäre Trypsinaktivierung (infolge der Mutation) als die Ursache rezidivierender Pankreatitiden und der Entwicklung einer chronischen Pankreatitis angesehen.

Therapeutische Implikationen. Konsequenterweise sollte eine kausale Therapie bereits in der ersten Phase beginnen. Zur Kontrolle der Enzymaktivierung wurden deshalb viele Substanzen, insbesondere Antiproteasen, erprobt (Tab. 6.**12**); die Ergebnisse waren aber größtenteils enttäuschend ✗✗. Die prophylaktische Gabe des Proteasen-Inhibitors Gabexat reduzierte zwar das Pankreatitisrisiko nach einer endoskopisch-retrograden Cholangio-Pankreatikographie (ERCP) ✓, war jedoch in der Behandlung einer bereits etablierten akuten Pankreatitis – wie sie im klinischen Alltag üblich ist (Phase II) – unwirksam.
Erfolglos waren auch Bemühungen, in die zweite Phase der Erkrankung einzugreifen, also im Wesentlichen die inflammatorische Antwort einzudämmen ✗ (Tab. 6.**12**). So zeigte ein Antagonist des Platelet-activating-factors (Lexipafant®) in einer randomisierten Multizenterstudie an 1500 Patienten trotz anfänglich ermutigender Ergebnisse keinen signifikanten Einfluss auf Morbidität und Mortalität.

Es gibt bisher keine kausale medikamentöse Therapie der akuten Pankreatitis.

Evidenzbasierte Therapie der akuten Pankreatitis

Ziel der Therapie ist die **Vermeidung von lokalen und systemischen Komplikationen.** Die Therapie der akuten Pankreatitis soll das Befinden des Patienten bessern, die Morbidität und Mortalität reduzieren. Sie soll eine Zerstörung des Organs und damit langfristig einen Verlust der Organfunktion vermeiden. Die Ätiologie der Erkrankung muss geklärt werden, um frühzeitig kausale Therapiemaßnahmen einleiten zu können ✓✓, z. B. bei der biliären Pankreatitis die Sanierung der Gallenwege. Ansonsten beschränkt sich die Therapie auf supportive Maßnahmen.

Tab. 6.**12** **Pharmakologische Substanzen, die bei akuter Pankreatitis in kontrollierten Studien untersucht wurden,** meist mit enttäuschenden Ergebnissen.

Substanz	mögliche Wirkung	Anmerkung
Hemmung der autodigestiven Enzyme und der Pankreassekretion		
Aprotinin	Trypsinhemmung	kein Effekt
Atropin	Sekretionshemmung in Magen und Pankreas	kein Effekt
Calcitonin	Sekretionshemmung in Magen und Pankreas	tendenziell positiver Effekt auf Schmerzen
$CaNa_2$-EDTA	Hemmung der Phospholipase A_2	unwirksam
Gabexat-Mesilat	Antiprotease	wirksam nur als Prophylaxe der ERCP-Pankreatitis
Somatostatin	Sekretionshemmung in Magen und Pankreas	kein Effekt
antiinflammatorische/antiinfektiöse Maßnahmen		
systemische Antibiotikaprophylaxe	Reduktion der sekundären Infektionen	positiver Effekt auf Morbidität bei nekrotisierender Pankreatitis, wahrscheinlich auch auf Letalität
selektive Darm-Dekontamination	Reduktion der endogenen Infektionen	Studienlage nicht schlüssig
Diclofenac	Entzündungshemmung	wirksam als Prophylaxe der ERCP-Pankreatitis
Indometacin	Entzündungshemmung	unwirksam
Platelet-activating-factor(PAF)-Antagonist	Entzündungshemmung durch Hemmung des Platelet-Activator-Faktors	kein Effekt
Säureblockade (H_2-Blocker)	Hemmung der Pankreassekretion	unwirksam, jedoch positiver Effekt als Stressblutungsprophylaxe

ERCP: endoskopisch-retrograde Cholangiopankreatikographie

Nichtmedikamentöse Therapie

Standardisierte Basistherapie:
- *Flüssigkeitssubstitution,*
- *Nahrungskarenz,*
- *Steinextraktion bei biliärer Pankreatitis,*
- *Drainage und*
- *operative Nekrosektomie.*

Eine primäre **intensivmedizinische Überwachung** ist nicht immer notwendig, bei schwerem Krankheitsbild jedoch zwingend: es empfiehlt sich die interdisziplinäre Betreuung durch Internist/Gastroenterologen und Chirurg. Eine adäquate **Flüssigkeitssubstitution** unter Kontrolle des zentralvenösen Druckes (ZVD) und des Hämatokrit (30–35%) ist für die Prognose entscheidend ✓✓. Die Art der Flüssigkeitssubstitution (Elektrolytlösungen, kolloidale Lösungen) richtet sich nach der Klinik. Eine Hämodilution mit Dextranlösungen wird momentan in klinischen Studien geprüft, bisher gibt es jedoch keine Evidenz, dass eine bestimmte Infusionstherapie einen Vorteil bringt. Eine adäquate Flüssigkeitssubstitution entscheidet über die Prognose!

Unabhängig von den Enzymwerten ist eine **Nahrungskarenz** bis zur Schmerzfreiheit einzuhalten. Eine **Magensonde** ist nur bei Subileus oder Ileus mit Erbrechen notwendig.

Im Falle einer *nekrotisierenden* Pankreatitis kann, je nach klinischem Verlauf, eine perkutane **Drainage** oder operative **Nekrosektomie** notwendig sein.

Pharmakotherapie

Da bisher alle medikamentösen Versuche zur Beeinflussung des Pankreatitis-Verlaufes scheiterten, beschränkt sich die Rolle der Pharmakotherapie auf supportive Maßnahmen (Tab. 6.**11**): die Schmerz- und Antibiotikatherapie.

Schmerztherapie

Die Schmerzen stehen für den Patienten oftmals im Vordergrund.

Eine adäquate Schmerztherapie (Tab. 6.**13**) ist zwingend notwendig ✓. Obwohl die Schmerzen das führende Symptom bei der akuten Pankreatitis sind, gibt es hierzu fast keine randomisierten Studien. Die bestehenden Therapieempfehlungen sind nicht evidenzbasiert, sondern beruhen vielmehr auf der klinischen Erfahrung; im Wesentlichen folgen sie den Empfehlungen der WHO und der Deutschen Schmerzliga (S. 421). Während im anglo-amerikanischen Sprachraum die Infusion von Procain-HCl-Lösung nicht zur Basisschmerztherapie der akuten Pankreatitis gehört, wird dies in der gültigen Leitlinie der Deutschen Gesellschaft für Verdauungs- und Stoffwechselerkrankungen noch empfohlen (1–2 g/Tag). Als Grundlage dieser Empfehlung wird neben der schmerzmodulierenden Wirkung des Procains auch ein antiphlogistischer Effekt über die Hemmung der Phospholipase-A_2 angeführt. Neuere Studien aus dem deutschsprachigen Raum zeigen in der initialen Schmerztherapie der akuten Pankreatitis bei gleichem

Tab. 6.**13** **Analgetika zur Schmerztherapie der akuten Pankreatitis**

Substanzklasse	generischer Name	Applikation
periphere Analgetika	Paracetamol Metamizol	p.o p.o i.v.
periphere Analgetika in Kombination mit schwach zentral wirksamen Analgetika	Paracetamol + Codein	p.o
schwach zentral wirksame Analgetika	Tramadol	p.o. i.v.
stark zentral wirksame Analgetika	Buprenorphin Pentazocin Pethidin	p.o. i.v. p.o. i.v. i.v.
Psychopharmaka	Levopromazin Clomipramin	p.o. p.o.

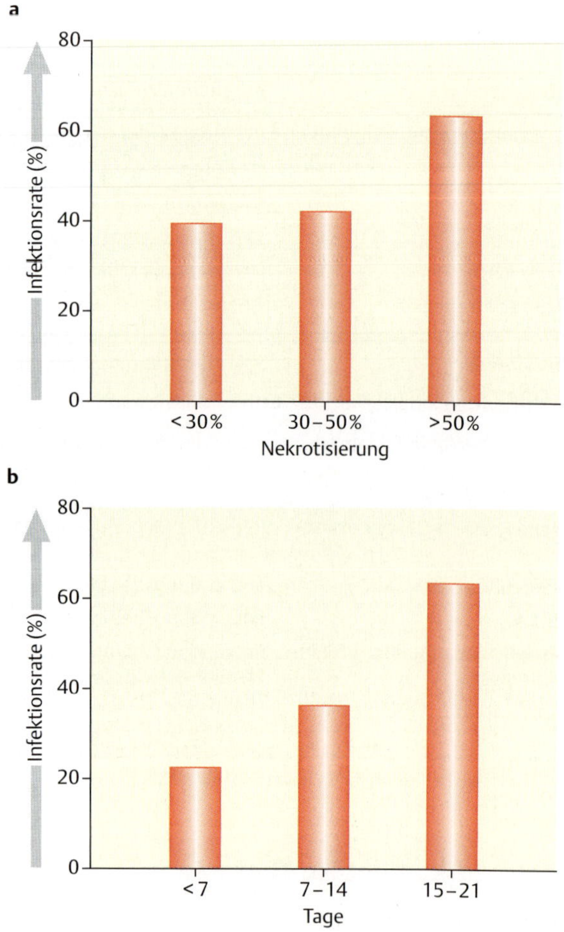

Abb. 6.**9** **Inzidenz von infizierten Pankreasnekrosen** in Abhängigkeit von (**a**) Ausmaß der Nekrotisierung und (**b**) Zeit, seitdem die Nekrose besteht.

Verlauf eine Unterlegenheit des Procains gegenüber einem Morphinderivat. Bei sehr starken Schmerzen bzw. Therapieversagen der angewandten systemischen Schmerztherapie bietet sich als Alternative die peridurale Gabe von 0,125–0,5 %iges Bupivacain an.
Die Substitution von Pankreasenzymen ist *nicht* zur akuten Schmerztherapie indiziert ✗. Anders sieht es bei den Opioiden aus: für sie besteht keine Kontraindikation.

Antibiotika

Eine Antibiotika-Prophylaxe ist bei schwerer nekrotisierender Pankreatitis sinnvoll!

Antibiotika sollten nicht generell prophylaktisch gegeben werden. Die Indikation einer Antibiose bei nachgewiesener pankreatischer oder extrapankreatischer Infektion ist jedoch klar und für den Verlauf der Erkrankung prognostisch relevant ✓✓.
Bei einer nekrotisierenden und schweren Verlaufsform (Organversagen, CRP > 120 mg/l, Ranson Score ≥ 3, Apache II Score ≥ 8) ist der prophylaktische Einsatz von Antibiotika auch *ohne* sichere Infektzeichen vertretbar ✓, da sich Pankreasnekrosen leichter infizieren, je größer sie sind und je länger sie bestehen (Abb. 6.**9**).
In 60–80 % der infizierten Pankreasnekrosen findet sich eine Monoinfektion. Die Haupterreger sind E. coli (etwa 26 %), Pseudomonas erogynosa (16 %), Staphylococcus aureus (15 %) und Klebsiella species (10 %). Für die Auswahl des notwendigen Antibiotikums ist neben der Wirksamkeit gegenüber dem nachgewiesenen oder erwarteten Erreger auch die Penetration des Antibiotikums in das nekrotische Pankreasgewebe entscheidend. In Abb. 6.**10** ist die Effektivität verschiedener Antibiotikagruppen in einer Pankreasnekrose dargestellt. Den besten Effektivitätsfaktor – er ergibt sich aus der Konzentration und antibakteriellen Wirkung im nekrotischen Pankreasgewebe – haben die Carbapeneme (z. B. Imipenem, Meropenem), gefolgt von den Quinolonen (z. B. Ciprofloxacin, Ofloxacin). In einer direkten Vergleichsstudie waren die Carbapeneme der Kombination von Quinolonen und Metronidazol überlegen, jedoch bei niedriger Teilnehmerzahl von nur 30 Patienten je Studienarm. Eine deutsche Multizenterstudie an 105 Patienten mit schwerer akuter Pankreatitis konnte trotz des günstigen Effektivitätsfaktors *keinen* Vorteil einer Kombination von Ciprofloxacin mit Metronidazol gegenüber Plazebo nachweisen. Bei direktem Erregernachweis sollte immer das Antibiogramm beachtet werden, unter Berücksichtigung der Effektivität verschiedener Wirkstoffe im Pankreasgewebe. Liegt kein Erregernachweis vor und erfolgt der Entschluss zu einer empirischen Antibiotikatherapie, empfiehlt sich der Einsatz von Carbapenemen. Möchte man das Wirkungsspektrum noch erweitern, so bieten sich aus den vorliegenden klinischen und tierexperimentellen Studien die Kombination aus einem Carbapenem und Vancomycin an.

Weiterführende therapeutische Verfahren

Während die interstitielle Pankreatitis problemlos auf einer internistischen Normalstation behandelt werden kann, gehört ein Patient mit einer nekrotisierenden

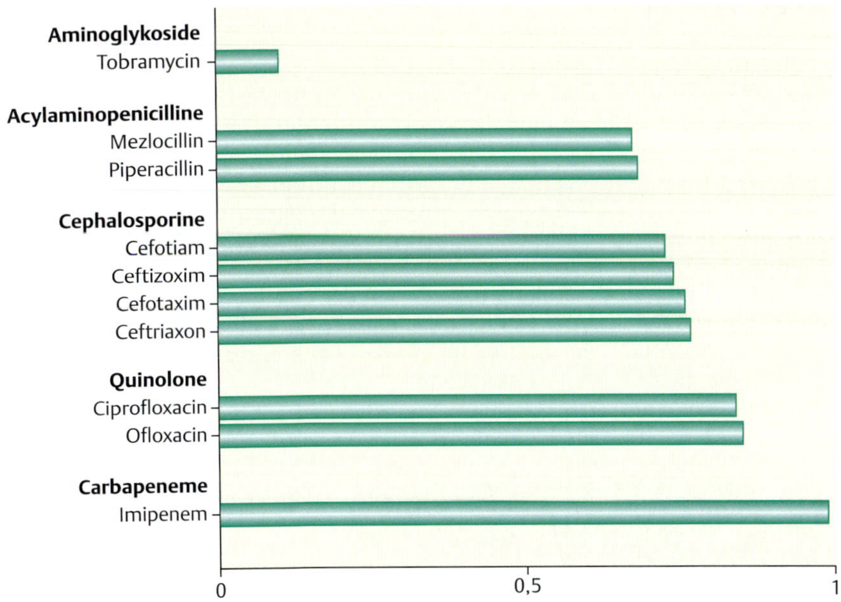

Abb. 6.**10** **Effektivitätsfaktor für verschiedene Antibiotika** in Pankreasgewebe mit Nekrose. Ein Effektivitätsfaktor von 1,0 bedeutet, dass das Antibiotikum alle gewöhnlich in dem Nekrosegewebe vorkommenden Bakterien abtötet.

schweren Pankreatitis in eine interdisziplinäre (Gastroenterologie/Chirurgie) intensivmedizinische Betreuung.

Der Erfolg der konservativen Therapie basiert auf der intensivmedizinischen Betreuung.

Deuten die Labor- und Sonographiebefunde auf eine *biliäre Obstruktion* (Choledocholithiasis) als Pankreatitisursache, ist eine **ERCP** indiziert ✓✓. Im Falle einer sekundären Cholangitis muss die ERCP innerhalb der nächsten 24 h erfolgen; falls eine endoskopische Sanierung der Gallenwege nicht gelingt, bleibt nur die **operative Therapie**.

Bei biliärer Pankreatitis: Sanierung der Gallenwege!

Wurde bei *infizierter Pankreasnekrose* lange Zeit die frühe chirurgische Intervention propagiert, so ist man sich heutzutage einig, dass eine sofortige Operation nicht zwangsläufig angestrebt werden muss. In einigen Zentren werden mit einer perkutanen CT- oder sonographisch gesteuerten **Drainagetherapie** zufrieden stellende Ergebnisse erzielt. Diese Therapie ist aber noch nicht endgültig evaluiert und sollte nur bei entsprechender Erfahrung durchgeführt werden. Bei einer Nahrungskarenz von sieben oder mehr Tagen ist eine **künstliche Ernährung** notwendig, um Mangelzustände zu vermeiden. Patienten mit bereits bestehender Malnutrition sollten früher ernährt werden. Die Zusammensetzung der Ernährung orientiert sich an den klinischen und metabolischen Umständen. Mit Ausnahme der Hypertriglyzeridämie besteht keine Kontraindikation für Lipide. Bis vor kurzem war noch jede Form der enteralen Ernährung verboten, damit kein Sekretionsreiz entstehe und so das Organ ruhig gestellt werde. Dieses Paradigma ist zugunsten einer rechtzeitigen enteralen Ernährung gefallen; wobei man Patienten mit schwerer Pankreatitis größtenteils über eine nasojejunale Sonde versorgen kann ✓, die hinter dem Treitz-Band platziert wird. Durch die enterale Ernährung lassen sich im Vergleich zur absoluten Karenz oder der rein parenteralen Ernährung Komplikationen und Morbidität reduzieren ✓. Eine absolute Notwendigkeit zu einer parenteralen Versorgung besteht nicht; im Gegenteil: es sollte immer geprüft werden, ob eine enterale Ernährung wenigstens teilweise möglich ist.

Fallbeispiel 6.3: Akute Pankreatitis

Anamnese: Ein 38-jähriger Patient klagt in der Notaufnahme über zunehmende Oberbauchschmerzen (seit etwa sechs Stunden). Die Schmerzen zögen in den Rücken; darüber hinaus habe der Patient in den letzten zwei Stunden mehrfach erbrochen. Am Vorabend habe er stark getrunken. Es sind keine weiteren Erkrankungen bekannt.

Befunde: Patient blass, Abdomen gespannt, Druckschmerz im Oberbauch; der Blutdruck beträgt 90/60 mmHg, die Herzfrequenz 110/Minute, der Schockindex 1,2. Labor: Leukozytose mit 12 500/µl; Amylase 1200 U/L, Lipase 2100 U/L, GPT 120 U/L, GLDH 80 U/L, Bilirubin 28 µmol/l.
Sonographiebefund: Auf 8 mm grenzwertig erweiterter Ductus hepaticus communis, Gallenblase ohne Konkremente; Pankreaskopf und -korpus echoarm, inhomogen und vergrößert; Pankreasgang auf 6 mm erweitert; freie Flüssigkeit im Pleuraspalt links.
Aufgrund der Befundkonstellation (klinisches Bild, Labor, sonographischer Befund) liegt eine schwere akute Pankreatitis vor, am ehesten alkoholtoxisch. Durch eine initiale ausreichende Flüssigkeitssubstitution und Analgesie wird der septische Patient sta-

Fortsetzung ▶

bilisiert und ein Abdomen-CT durchgeführt. Hier bestätigt sich der Sonographiebefund einer ausgedehnten nekrotisierenden Pankreatitis. (Bei Verdacht auf eine Nekroseinfektion sollte darüber hinaus mittels einer Feinnadelpunktion nekrotisches Material gewonnen und bakteriologisch untersucht werden).

Therapie: Es werden Blutkulturen angelegt, anschließend beginnt die Antibiose mit Ciprofloxacin und Metronidazol. Das septische Krankheitsbild stabilisiert sich in den nächsten 24 h. Jedoch entgleist der Blutzucker und eine Insulintherapie wird erforderlich. Im weiteren Verlauf entwickelt sich eine große, z. T. liquide Raumforderung im Bereich des Pankreas (Abb. **Fall 6.3 a**). 12 Tage nach der stationären Aufnahme verschlechtert sich der Zustand des Patienten erneut, im CT wird ein großer Abszess mit Lufteinschlüssen diagnostiziert (**Abb. Fall 6.3 b**). Eine Feinnadelpunktion der Pankreasnekrose bestätigt den Infekt, daraufhin wird die Antibiose auf Imipenem und Vancomycin umgestellt. Da der Patient kreislaufstabil ist, erfolgt primär die Anlage einer perkutanen Drainage (siehe **Abb. Fall 6.3 c**). Nach 3-wöchiger Spülbehandlung bessert sich der Lokalbefund des Patienten (Abb. **Fall 6.3 d**), sodass er nach fünf Wochen mit einer asymptomatischen Pankreaspseudozyste entlassen werden kann.

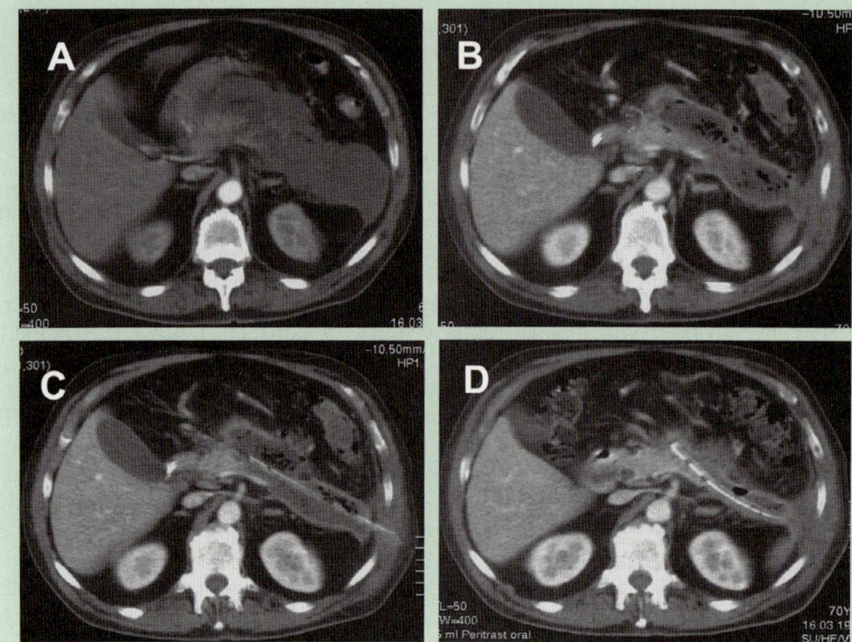

Abb. Fall 6.3 **Akute nekrotisierende Pankreatitis**, computertomographischer Befund. Bild **a** zeigt die Initialphase der Erkrankung: Pankreas mit aufgehobenen Organgrenzen, entzündlichen Veränderungen des Mesenterium und erster Flüssigkeitssequestration. Im weiteren **Verlauf** (Bild **b**; 12. Tag): zunehmende liquide Raumforderung im Bereich der ursprünglichen Nekrose, Ausbildung einer großen Nekrosehöhle mit Lufteinschlüssen (Zeichen einer Besiedlung mit Gas bildenden Bakterien). Daraufhin Anlage einer perkutanen Drainage (Bild **c**). Anschließende Regression (Bild **d**) unter Antibiotikagabe und konservativer Spültherapie (über die perkutane Drainage).

Therapieempfehlungen

Für die Behandlungsstrategie einer akuten Pankreatitis ist der Schweregrad der Erkrankung entscheidend. Der erste wichtige Schritt ist daher das frühzeitige Erkennen des Patienten mit einer schweren, hämorrhagisch-nekrotisierenden Verlaufsform. Die Basistherapie *aller* Patienten mit akuter Pankreatitis besteht aus einer adäquaten Analgesie und großzügigen Flüssigkeitssubstitution ✓. Während die interstitielle Pankreatitis somit meist schnell und komplikationslos ausheilt, stellt die hämorrhagisch-nekrotisierende Pankreatitis hohe Anforderungen an den Behandelnden. Eine kausale Therapie existiert bisher nicht, daher müssen alle supportiven intensivmedizinischen Maßnahmen konsequent ausgenutzt werden, z. B. die Antibiotikaprophylaxe bei schweren Verlaufsformen ✓ (auch ohne den Nachweis einer Infektion). Bei Vorliegen einer biliären Pankreatitis muss frühzeitig die Indikation zu einer endoskopisch interventionellen Behandlung (ERCP) überprüft werden.

Ausgewählte Literatur

1. Andriulli A, Leandro G, Clemente R et al. Meta-analysis of somatostatin, ocreotide and gabexate mesilate in the therapy of acute pancreatitis. Aliment Pharmacol Ther 1998; 12 : 237 – 245.
2. Baron TH, Morgan DE. Acute Necrotizing Pancreatitis. N Engl. J Med. 1999; 340 : 1412 – 1417.
3. Bischoff SC, Ockenga J, Manns MP. Künstliche Ernährung in der internistischen Intensivmedizin. Internist 2000; 41 : 1041 – 1061.
4. Goebell H. Klinik und Prognose der akuten Pankreatitis. *In:* Mössner, Adler, Fölsch, Singer (eds.) Erkrankungen des exkretorischen Pankreas. Gustav Fischer Verlag, Jena, Stuttgart, 1995.
5. Isenmann R, Rünzi M, Kron M, Kahl S, Kraus D, Jung N, Maier L, Malfertheiner P, Goebell H, Berger HG. German Antibiotics in Severe Acute Pancreatitis Study Group. Prophylactic antibiotic treatment in patients with predicted severe acute pancreatitis: a placebo-controlled, double-blind trial. Gastroenterology 2004 Apr, 126 (4): 997 – 1004.

6. Lobo DN, Memon MA, Allison SP, Rowlands BJ. Evolution of nutritional support in acute pancreatitis. British Journal of Surgery 2000; 87 : 695 – 707.
7. Runzi M, Layer P. Drug associated pancreatitis: facts and fiction. Pancreas 1996; 13: 100 – 109.
8. Sainio V, Kemppainen E, Puolakkainen P et al. Earl antibiotic treatment in acute necrotising pancreatitis. Lancet 1995; 346 : 663 – 667.
9. Schmidt SW, Uhl W, Friess H, Malfertheiner P, Büchler MW. The role of infection in acute pancreatitis. Gut 1999;45: 311 – 316.
10. Teich N, Ockenga J, Keim V, Mössner J. Genetic risk factors in chronic pancreatitis. J Gastroenterology 2002; 37: 1 – 9.
11. Therapie der akuten Pankreatitis. Gemeinsame Leitlinie der Deutschen Gesellschaft für Verdauungs- und Stoffwechselkrankheiten, der Deutschen Gesellschaft für Chirugie und der Deutschen Gesellschaft für Viszeralchirugie. AWMF online (http://www.rz.uni-duesseldorf.de/WWW/AWMF/)
12. Uhl W, Anghelacopoulos SE, Friess H, Büchler MW. SLG2057Th role of octrotide and somaostatin in acute and chronic pancreatitis. Digestion 1999; 60(Suppl.2): 23 – 31.

6.3.2 Chronische Pankreatitis

Grundlagen

Alkoholabusus ist die Hauptursache der chronischen Pankreatitis.

Ursachen. Bei 60 – 70 % der Patienten mit chronischer Pankreatitis ist ein langjähriger Alkoholabusus (80 g Alkohol/Tag) bekannt, bevor die Erkrankung klinisch manifest wird. Beginnt die Erkrankung bereits in der Adoleszenz, spricht dies für eine genetische Prädisposition (Mutation des Mukoviszidose-[CFTR-] oder des SPINK-1-Gens). Als Ursache der seltenen hereditären Pankreatitis wurde die Mutation des kationischen Trypsinogen-Gens identifiziert. Andere seltene Auslöser sind Hyperparathyreoidismus, ein Trauma oder Pancreas divisum. Die chronisch-obstruktive Pankreatitis entsteht hingegen durch die Verlegung des Ductus pancreaticus major, meist durch Tumoren. Der Begriff „tropische Pankreatitis" wurde bisher für eine Sonderform der chronischen Pankreatitis in den unterentwickelten Ländern benutzt. Man führte sie auf eine Protein-Malnutrition zurück. Neuere Erkenntnisse zeigen jedoch, dass bei einem Großteil dieser Patienten als Prädisposition eine Mutation des SPINK-1-Gens vorliegt, wie man sie auch in den westlichen hochentwickelten Ländern vorfindet. Bei 10 – 15 % der Patienten mit chronischer Pankreatitis lässt sich letztendlich keine Ursache eruieren (idiopathische Form).

Prävalenz und Inzidenz. Die Inzidenz der chronischen Pankreatitis beträgt in den westlichen Industrienationen 8 – 10, in einigen südeuropäischen Ländern mehr als 10/100 000 Einwohner pro Jahr. Neuere prospektive Daten zur Prävalenz im deutschsprachigen Raum stammen aus Lüneburg: 1988 – 1995 waren durchschnittlich 7,8 von 100 000 Einwohnern erkrankt, darunter mehr Männer als Frauen.
Mit dem erhöhten Alkoholkonsum nach Ende des zweiten Weltkrieges nahm auch die Inzidenz zu. Zusätzlich führten technische Neuerungen zu einer häufigeren Diagnose.

Einteilung und Prognose. Die chronische Pankreatitis lässt sich in drei Stadien einteilen. Im **Anfangsstadium** ist die Symptomatik oft nur vorübergehend: Schmerzen im Epigastrium, mitunter parallel ansteigende Serumkonzentrationen der Pankreasenzyme, jedoch keine exokrine Funktionseinschränkung. Im **fortgeschrittenen Stadium** leiden einige Patienten unter chronischen Schmerzen, es dominieren jedoch häufig die akut-rezidivierenden Schübe. Es können sekundäre Komplikationen auftreten: Pseudozysten, Milzvenenthrombosen oder eine Stenose des Ductus hepaticus communis. Die sekretorische Leistung der Bauchspeicheldrüse lässt nach. Im **Endstadium** entwickelt sich eine progrediente exokrine, später oft auch eine endokrine Insuffizienz. Die Folge ist eine Maldigestion. Bei einigen Patienten lassen die Schmerzen nach. Verläuft die chronische Pankreatitis schmerzlos, wird die Diagnose in ca. 10 % erst jetzt, im Spätstadium, gestellt und nur aufgrund der Maldigestion mit Gewichtsverlust.
Die Cambridge-Klassifikation dient der Einteilung endoskopisch (ERCP) sichtbarer Veränderungen des Pankreasgangs und korreliert mit dem Grad der Organschädigung.
Eine chronische Pankreatitis ist unheilbar; sie erhöht zudem das Risiko, an einem Pankreaskarzinom zu erkranken (in Abhängigkeit von der Erkrankungsdauer). Die Mehrzahl der Patienten stirbt nicht an den Komplikationen einer Pankreatitis, sondern an sekundären Erkrankungen infolge des Alkoholismus.

Die chronische Pankreatitis ist nicht heilbar. Prognostisch entscheidend ist daher die Compliance v. a. alkoholabhängiger Patienten.

Pathophysiologie. Die genaue Pathogenese der chronischen Pankreatitis ist unklar. Histologisch fällt ein zunehmender Verlust von Azinuszellen auf, ersetzt durch fibrotisches Gewebe. Zur Entstehung der alkoholbedingten chronischen Pankreatitis gibt es mehrere Theorien:
- **Detoxifikationshypothese:** Aufgrund der Zufuhr exogener Toxine (z. B. Alkohol) kommt es sowohl im Pankreasgewebe als auch in der Leber zu einer vermehrten Freisetzung freier Radikale; das Gewebe ist nicht mehr in der Lage, diese adäquat zu metabolisieren und die Radikale schädigen die Azinuszellen des Pankreas. Hierbei werden unter anderem auch Verdauungsenzyme intraazinär aktiviert, die wiederum die entzündliche Reaktion unterhalten.
- **Obstruktionshypothese:** Durch eine höhere Viskosität des Pankreassekretes oder eine Veränderung des

Pankreasganges entstehen Proteinpfröpfe, welche die Pankreasgänge verlegen und dadurch weiter die Entzündung dieser Gänge fördern.

- **Toxisch-metabolische Hypothese:** Exogene Toxine (insbesondere Alkohol) haben einen direkten toxischen Effekt auf Azinuszellen, die daran zu Grunde gehen und eine entzündliche Reaktion auslösen. Hierbei kommt es zu Fibrosierungsvorgängen und durch den Verlust der Azinuszellen schließlich zu einem Versagen der exokrinen Pankreasfunktion.

Wahrscheinlich sind alle genannten Mechanismen an der Entstehung einer chronischen Pankreatitis beteiligt. Die zunehmende Fibrosierung des Organs und damit Verlust der Azinuszellen stellt das Resultat wiederholter akuter Pankreatitiden dar (sog. „Nekrose-Fibrose-Sequenz“: rezidivierende Pankreasentzündung mit anschließender Fibrosierung).

Eine kausale Therapie gibt es nicht!

Therapeutische Implikationen. Die Diagnose einer chronischen Pankreatitis führt nur bedingt zu einer medikamentösen Therapie. Ist das Krankheitsstadium charakterisiert, muss über die Einleitung einer medikamentösen, interventionell endoskopischen oder chirurgischen Therapie entschieden werden. Die Pharmakotherapie beinhaltet – in Abhängigkeit von der Klinik – eine adäquate Schmerzbehandlung und Pankreasenzym-Substitution (s. unten).
Zur Therapie des akuten Schubes einer chronischen Pankreatitis s. Abschnitt „Akute Pankreatitis“.

Evidenzbasierte Therapie der chronischen Pankreatitis

Ziele der Therapie sind eine bessere Lebensqualität und die Vermeidung einer Malassimilation.
Primäre Therapiestrategie ist das Beseitigen der Ursache, in den meisten Fällen ein übermäßiger Alkoholkonsum. Dadurch verbessert sich die Gesamtprognose des Patienten erheblich. Alle weiteren Therapieansätze stellen supportive Maßnahmen dar. Im Wesentlichen sind dies die Schmerztherapie, da Schmerzen für den Patienten oftmals im Vordergrund stehen, und die Substitution mit Pankreasenzymen. Darüber hinaus sind lokale Komplikationen wie Pseudozysten oder Thrombosen zu behandeln.

Nichtmedikamentöse Therapie

Endoskopische oder chirurgische Intervention + Diät!

Möglichkeiten der endoskopischen oder perkutanen interventionellen Therapie lokaler Komplikationen sind z. B. die Anlage eines Stents in den Pankreasgang, die extrakorporale Lithotrypsie oder Drainage einer Pankreaspseudozyste. Der differenzierte Einsatz dieser Maßnahmen (oder einer chirurgischen Therapie) muss im Einzelfall anhand der Befundkonstellation interdisziplinär zwischen Internisten/Gastroenterologen und Chirurgen entschieden werden.
Eine Indikation zu einer endoskopischen Intervention bei Patienten mit chronischer Pankreatitis und Schmerzen besteht, wenn eine kurzstreckige Stenose im Pankreasgang zu einer Obstruktion führt: diese wird dilatiert und ggf. mit einem Stent überbrückt, um den Abfluss des Pankreassekretes zu ermöglichen. Auch die endoskopische Entfernung von Pankreasgangsteinen kann Schmerzen reduzieren. Bei Versagen der endoskopischen Therapie und starken morphinabhängigen Schmerzen ist der chirurgische Eingriff indiziert. Während man hier früher häufig eine Pankreaskopfresektion nach Whipple durchführte, wird heute die Duodenumerhaltende Pankreaskopfresektion favorisiert. Eine Pankreatikojejunostomie kann in Einzelfällen bei längerstreckigen Pankreasgangstenosen, insbesondere im Pankreaskopf, sinnvoll sein. Liegt eine isolierte distale Gallengangstenose vor, sollte eine Choledochojejunostomie diskutiert werden.
Eine spezielle Pankreasdiät gibt es nicht. Eine fettarme Ernährung sollte nicht erfolgen, wenn die exokrine Insuffizienz durch Enzymsubstitution weitgehend kompensiert ist. Bei schwerer Steatorrhoe trotz Pankreasenzym-Substitution können Nahrungsfette durch mittelkettige Fette (MCT) ersetzt werden. Die Eiweißzufuhr sollte täglich 1 – 1,2 g/kg KG betragen. Bei andauernder Steatorrhoe muss an eine parenterale Substitution fettlöslicher Vitamine gedacht werden.

Eine grundsätzliche Fettrestriktion ist nicht notwendig!

Pharmakotherapie

Schmerztherapie

Eine adäquate Schmerztherapie verbessert die Lebensqualität!

Die Schmerztherapie hat in der Behandlung der chronischen Pankreatitis ihren festen Platz. Sie richtet sich nach dem jeweiligen Schmerzcharakter: Stärkere akutrezidivierende Schmerzen werden wie bei einer akuten Pankreatitis behandelt, während die Therapie andauernder Schmerzen mehr deren Chronizität berücksichtigt, also in Stufen verläuft (s. Tab. 6.**14**). Die Wirksamkeit der **analgetischen Stufentherapie** bei chronischer Pankreatitis ist jedoch bisher nicht eindeutig validiert ≈. Die Therapieempfehlungen der Deutschen Gesellschaft für Verdauungs- und Stoffwechselerkrankungen (zur akuten wie chronischen Schmerztherapie) gehen im Wesentlichen auf die Empfehlungen der WHO und der Deutschen Schmerzliga zurück.
Besondere Aufmerksamkeit verdient auch die **Pankreasenzym-Substitution** zur Schmerzreduktion: Cholecystokinin (CCK) stimuliert als duodenales Enzym die Sekretion des Pankreassaftes. Über einen negativen Feed-back-Mechanismus wird es im Dünndarm durch die Protea-

Tab. 6.**14** **Stufentherapie der medikamentösen Schmerztherapie bei chronischer Pankreatitis**

Stufe 1	Allgemeinmaßnahmen: Ausschalten der Noxe, spezielle Therapie bei Alkoholkranken (Alkoholkarenz), diätetische Maßnahmen (mehrere kleine Mahlzeiten)
Stufe 2a	peripher wirkendes Analgetikum (z.B. Metamizol, Paracetamol)
Stufe 2b	peripher + schwach zentral wirkendes Analgetikum (z.B. Tramadol)
Stufe 2c	peripher wirkendes Analgetikum + Psychopharmakon Stufe 2a + Neuroleptikum (z.B. Levomepromazin) Stufe 2b + Antidepressivum (z.B. Clomipramin)
Stufe 3	stark wirksame Opioide (z.B. Buprenorphin), fakultativ ergänzt durch Stufe 2a
Stufe 4	Operation bei Gefahr der Opiatabhängigkeit oder Versagen der medikamentösen Therapie

senkonzentration (Trypsin) beeinflusst: Wird viel Trypsin gebildet bzw. substituiert, reduziert sich die CCK-Stimulation, es wird weniger Pankreassaft sezerniert, die Schmerzintensität nimmt ab. Hiervon scheinen besonders Patienten mit nicht-alkoholischer Pankreatitis und andauernden Schmerzen zu profitieren. Obwohl nicht alle Studien diesen Effekt belegen, erscheint eine probatorische Pankreasenzym-Therapie mit hohem Trypsinanteil (begrenzt auf 4 Wochen) gerechtfertigt, auch bei Patienten ohne Steatorrhoe.
Ein natürlicher Inhibitor der Pankreassekretion ist auch das Hormon **Somatostatin**. Sein Stellenwert in der chronischen Schmerztherapie ist noch nicht sicher geklärt ≈.
Als Ultima Ratio kann nebst der chirurgischen Therapiemaßnahmen eine **Zöliakusblockade** mit Ethanol oder Steroiden durchgeführt werden: durch Neurolyse des Plexus coeliacus wird so eine langfristige Schmerzfreiheit erzielt. Da es sich um eine irreversible Blockade handelt, wird zuvor eine „Probetherapie" mit einem Lokalanästhetikum empfohlen.
Der Therapieerfolg lässt sich mit einer Schmerzdokumentation (visuelle Analogskala, Medikamenten-Tagebuch und spezielle Fragebögen) gut erfassen.

Eine Schmerzdokumentation ist sinnvoll!

Pankreasenzym-Substitution

Pankreasenzyme sind bei Steatorrhoe und/oder Gewichtsverlust induziert.

Sinkt die exokrine Funktion der Bauchspeicheldrüse unter 10% der ursprünglichen Kapazität, tritt eine Steatorrhoe (Stuhlfettausscheidung in der Regel > 7 g/Tag) in den Vordergrund. Die Indikation zur Pankreasenzym-Substitution sind ✓✓:
- eine Stuhlfettausscheidung > 12 g/Tag und/oder
- Diarrhoen,
- dyspeptische Symptome oder
- ein progredienter Gewichtsverlust.

Die verfügbaren Präparate unterscheiden sich neben dem Anteil an Lipasen und Proteasen auch in der Galenik. Es werden überwiegend lipophilisierte Schweinepankreatin-Präparate eingesetzt. Bei erhaltener Magensaftsekretion ist das Pankreatin vor dem Einfluss der Magensäure und den Proteasen zu schützen ✓✓. Der Enzymextrakt ist deshalb in magensaftresistenten Mikropellets verpackt (günstige Partikelgröße ≤ 2 mm), die eine leicht magensaftlösliche Gelatinekapsel umgibt. Nach Auflösen der Gelatinekapsel vermischen sich die Pellets mit dem Speisebrei, lösen sich bei einem pH von 5,5 auf und geben so die Enzyme frei. Optimalerweise sollte dies innerhalb von 30 min erfolgen. In therapierefraktären Fällen (> 100 000 U Lipase/Mahlzeit) kann die Kombination mit einem Säureblocker hilfreich sein ✓.
Pankreasenzym-Präparate sollten keine Gallensäuren enthalten oder mit diesen kombiniert werden, da Gallensäuren eine pankreatogene Diarrhoe verstärken; einzige Ausnahme für eine kombinierte Gabe ist das gleichzeitige Vorliegen einer Cholestase.
Es sind auch Präparate in Tabletten-, Granulat- und Pulverform verfügbar. Sie werden einzig nach Operationen im oberen Gastrointestinaltrakt (Magenresektionen oder Whipple-Operation) und bei fehlender Magensaftsekretion eingesetzt.
Zur Beseitigung einer Maldigestion sind im Dünndarm mindestens 5–10% der beim Gesunden verfügbaren Pankreasenzyme notwendig. Die Dosierung erfolgt individuell: eine Richtgröße sind 25 000–50 000 U Lipase pro Hauptmahlzeit, aber auch deutlich höhere Dosen können notwendig sein. Die Dosierung zu den Zwischenmahlzeiten richtet sich nach deren Umfang. Bei größeren Mahlzeiten sollte die Enzymsubstitution fraktioniert (z.B. unmittelbar vorher und nach etwa der Hälfte des Essens) eingenommen werden, um eine bestmögliche Durchmischung mit dem Chymus zu erreichen. Zur Überprüfung der Therapie-Compliance bietet sich neben dem klinischen Verlauf auch eine Chymotrypsinbestimmung im Stuhl an.

Pankreasenzyme haben ein sehr gutes Nebenwirkungs- und Wirkungsverhältnis!

Unter hoch dosierter Therapie mit Pankreasenzymen wurde eine erhöhte Inzidenz von Kolonstenosen bisher nur bei Patienten mit Mukoviszidose beobachtet ✗. Bei Patienten mit chronischer Pankreatitis hat diese Beobachtung daher keine Auswirkung auf die Therapie-Entscheidung.

Weiterführende therapeutische Verfahren

Falls der chronischen Pankreatitis eine Suchterkrankung zugrunde liegt, sollte dem Patienten zu einer strikten und lebenslangen Alkoholkarenz geraten werden. Im weiteren Krankheitsverlauf kommt neben der pharmakologischen auch die endoskopische und chirurgische Therapie zum Tragen. Im fortgeschrittenen Stadium entwickeln einige Patienten eine endokrine Insuffizienz; der pankreatogene Diabetes wird dabei nicht grundsätzlich anders behandelt als der Typ-1-Diabetes (s. S. 263 ff). Bei fehlender Compliance oder manifester Maldigestion ist jedoch die Gefahr einer Hypoglykämie häufig erhöht. Eine medikamentöse Rezidivprophylaxe existiert nicht.

Fallbeispiel 6.4: Chronische Pankreatitis

Anamnese: In Ihrer Praxis stellt sich ein 32-jähriger Patient mit bekannter chronischer Pankreatitis bei Alkoholabusus vor (Erstdiagnose vor 14 Monaten). Jetzt habe er eine zunehmende Stuhlfrequenz von 7–9 wässrigen bis breiigen Stühlen pro Tag bemerkt. Das Gewicht habe sich in den letzten 4 Monaten um 5 kg verringert, und zwar von 71 kg auf 66 kg bei einer Körpergröße von 178 cm. Der Patient berichtet über Appetitlosigkeit, zuletzt auch wegen starker Schmerzen, die nach dem Essen wiederholt aufträten. Die Medikation bestand bisher aus Novalgin (bei Bedarf) und Pankreasenzymen (3 × 25 000 i.E. Lipase, jeweils vor bzw. während der Mahlzeiten).

Befunde: In der abdominellen Sonographie, die neben der körperlichen Untersuchung zur Basisdiagnostik gehört, zeigen sich Verkalkungen und eine deutliche Erweiterung des Pankreasganges im Pankreaskorpus auf 6–8 mm. Diese Befunde bestätigen sich auch im Abdomen-CT (**Abb. Fall 6.4 A**).

Therapie: Der Patient erhält vorläufig eine höhere Pankreasenzym-Substitution mit 50 000–100 000 i.E. Lipase zu den Haupt- und die halbe Dosis zu den Zwischenmahlzeiten; zusätzlich Novalgin (4 × 500 mg p. o.) und Levopromazin (10 mg, zur Nacht). Parallel erfolgt eine endoskopisch retrograde Cholangiopankreatikographie (**Abb. Fall 6.4 B**), bei der sich eine erhebliche Gangstenose im Pankreaskopf und dahinter eine Erweiterung des Pankreasgangs darstellen; die Stenose wird dilatiert und passager mit einem Stent versorgt. Bereits unter der höheren Dosierung des Novalgins wird der Patient schmerzfrei; eine Reduktion auf eine einmalige Gabe von Novalgin (jeweils abends) ist nun möglich. Der Zustand des Patienten verbessert sich, die Stuhlfrequenz reduziert sich auf 2–3 × /Tag, Appetit und Gewicht nehmen langsam zu. Innerhalb der nächsten 4 Monate steigt das Körpergewicht um 4 kg.

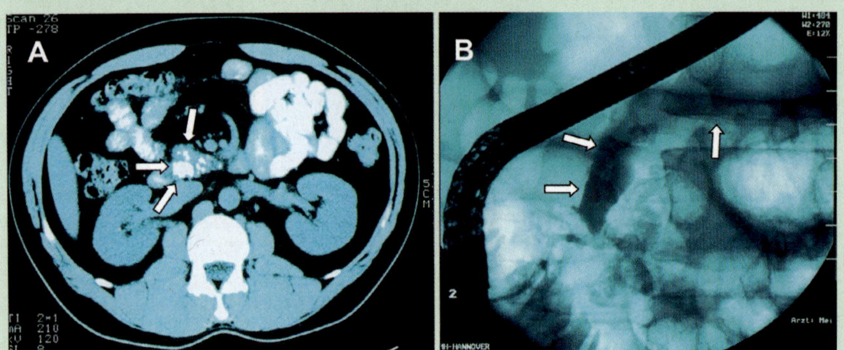

Abb. Fall 6.4 **Befunde bei alkoholtoxischer chronischer Pankreatitis,** Computertomographie (**A**) und endoskopisch-retrograde Cholangiopankreatikographie (**B**). Im abdominellen CT sind ausgeprägte Pankreaskopfverkalkungen zu erkennen, in der ERCP ein deutlich erweiterter Pankreasgang (Pfeile).

Therapieempfehlungen

Neben dem Ausschalten einer auslösenden Noxe (in ca. 70 % der Fälle: Alkohol) steht die symptomatische konservative Therapie der chronischen Pankreatitis im Vordergrund. Diese besteht aus einer stufenweisen Schmerztherapie und der individuell angepassten Pankreasenzym-Substitution (bei Vorliegen einer Steatorrhoe mit Gewichtsverlust), bei der meist „enteric coated tablets" eingesetzt werden, d. h. säuregeschützte Kapseln; bei Patienten mit Hypoazidität auch ungeschützte Präparate (z. B. Granulat).
Eine generelle Fettrestriktion ist zu vermeiden, u. a. aufgrund der Gefahr einer hypokalorischen Ernährung. Bei langfristiger Maldigestion sollten die fettlöslichen Vitamine (A, D, E, K) und eventuell Vitamin B_{12} parenteral substituiert werden, wenigstens zu Therapiebeginn.
Liegen umschriebene Pankreasgang-Strikturen oder -Steine vor, empfiehlt sich ein endoskopischer Eingriff. Versagt die endoskopische Therapie oder bleiben die Schmerzen unkontrollierbar, müssen chirurgische Therapiemöglichkeiten erwogen werden, z. B. Pankreaskopfresektion, Pankreatikojejunostomie.

Ausgewählte Literatur

1. Bruno MJ, Haverkort EB, Tytgat G, Leeuven DJ. Maldigestion associated with exocrine pancreatic insufficiency: Implications of gastrointestinal physiology and properties of enzyme preparation for a cause-related and patient tailored treatment. Am J Gastroenterol 1995;90(9): 1383–1393.

2. Etemad B, Whitcomb D.C. Chronic pancreatitis: diagnosis, classification, and new genetic developments. Gastroenterology 2001; 120: 682 – 707.
3. Löser C, Fölsch UR. Differentialtherapie der exokrinen Pankreasinsuffizienz – Aktuelle Aspekte und zukünftige Perspektiven der Substitutionstherapie mit Pankreasenzymen. Z Gastroenterol 1995;33 : 715 – 722.
4. Malfertsheiner P, Büchler M. Indications for endoscopic or surgical therapy in chronic pancreatitis. Endoscopy 1991;23 : 185 – 195.
5. Mössner J. Chronische Pankreatitis. Internist 2000;41 : 567 – 587.
6. Therapie der chronischen Pankreatitis. Leitlinie der Deutschen Gesellschaft für Verdauungs- und Stoffwechselkrankheiten. Z Gastroenterol 1998;36 : 359 – 367 [oder AWMF online (http://www.rz.uni-duesseldorf.de/www/AWMF/].
7. Uhl W, Anghelacopoulos SE, Friess H, Büchler MW. The role of octrotide and somatostatin in acute and chronic pancreatitis. Digestion 1999; 60(Suppl.2): 23 – 31.

6.4 Hepatitiden

6.4.1 Autoimmunhepatitis

Grundlagen

Definition und Epidemiologie. Bei der Autoimmunhepatitis (Syn.: lupoide Hepatitis) handelt es sich um eine chronisch-aktive Hepatitis, mit serologischen Autoimmunphänomenen und einer typischen Histologie mit Plasmazellinfiltraten. Zahlen über die Neuerkrankungen sind unsicher, die Prävalenz pro 100 000 Einwohner beträgt etwa 0,2 – 1,0. Etwa 10 – 20 % aller chronisch Leberkranken leiden an einer Autoimmunhepatitis.

> *Die Krankheit befällt Frauen im Alter zwischen 20 und 40 Jahren dreimal häufiger als Männer.*

Pathophysiologie. Die Autoimmunhepatitis (AIH) ist eine immunologisch vermittelte Erkrankung, der eine multifaktorielle Pathogenese zugrunde liegt. Autoaggressive T-Zellen, die durch verschiedene Faktoren aktiviert werden können, stehen im Mittelpunkt. Es besteht eine genetische Disposition mit gehäuftem Vorkommen bei Frauen. Umwelttoxine, Medikamente, bakterielle Antigene (z. B. Salmonellen-Antigene) und Viren werden als Induktoren diskutiert, sind allerdings bei bestehender Autoimmunhepatitis nicht nachweisbar. Möglicherweise spielen auch heute noch unbekannte hepatotrope Viren (Hepatitis Non-A-E) eine Rolle.

Klinisches Bild und Einteilung. Die Symptomatik ist unspezifisch, meist besteht eine sonst unerklärte Abgeschlagenheit. Bei einem Überlappungssyndrom (Overlap Syndrom) mit der primär biliären Zirrhose (PBC) kann starker Juckreiz auftreten, bei einer Überlappung mit der primär sklerosierenden Cholangitis können Cholngitiden zu Symptomen führen. In Spätstadien führen Zeichen der Leberzirrhose (Aszites, Varizenbildung etc.).
Die AIH kann zusammen mit anderen Autoimmunerkrankungen vorkommen z. B.:
- Addison-Syndrom,
- autoimmunes polyglanduläres Syndrom 1,
- idiopathische Thrombozytopenie,
- Sjögren Syndrom,
- Zöliakie,
- Thyreoiditis,
- primär biliäre Zirrhose,
- Antiphospholipidsyndrom.

Das **histologische Bild** ist schwierig von einer chronisch viralen Hepatitis zu unterscheiden. Gelegentlich sind Zeichen einer lymphozytären Parenchymentzündung und vermehrt Plasmazellinfiltrate vorhanden.

Die **Diagnose** wird gestellt anhand eines internationalen Diagnosescores, der neben Histologie und typischer Autoantikörper-Serologie weitere Faktoren wie Geschlecht, HLA-Typen (DR-3 und DR-4) und Biochemie berücksichtigt (Alvarez et al. 1999). Autoantikörper sind wahrscheinlich nicht für die Pathogenese der chronischen Autoimmunhepatitis verantwortlich, stellen aber für die Diagnose führende serologische Marker der Krankheit dar. Laborchemische Zeichen sind:
- Transaminasenerhöhung bei nur normaler oder nur gering erhöhter alkalischer Phosphatase (Cholestaseparameter),
- Anstieg der Gammaglobuline, vor allem IgG,
- Vorkommen von Autoantikörpern gegen
  - Zellkerne (ANA),
  - glatte Muskelfasern (SMA),
  - Mikrosomen von Leber und Nierenzellen (LKM),
  - lösliches Leberprotein (SLA).

> *Diese Antikörper finden sich gelegentlich auch bei anderen Krankheiten.*

Man unterscheidet heute **drei Typen** der Autoimmunhepatitis (Tab. 6.**15**), zwischen denen es zwar Überschneidungen gibt, deren Behandlung jedoch gleich erfolgt.
In 30 – 80% der Fälle einer **Typ-1**-Autoimmunhepatitis sind, ähnlich wie bei anderen Autoimmunerkrankungen, HLA-A1, -B8, und -DR3 nachweisbar ✓✓. HLA-DR4 ist ein unabhängiger Prädiktor für das Auftreten einer Autoimmunhepatitis.

Tab. 6.**15** **Klassifizierung der chronischen Autoimmunhepatitis**

Typ	Autoantikörper	Manifestationsalter	γ-Globuline	HLA-Typ	Risiko einer Leberzirrhose
Typ 1	ANA, SMA	10–20 Jahre	+++	B8, DR3, DR4	46 %
Typ 2 a*	LKM-1	2–14 Jahre	+	B14, DR3, C4 A-QO	81 %
Typ 3	SLA (SMA)	30–50 Jahre	++	unsicher	74 %

* Typ 2 b: LKM-1 und HCV-RNA. Hepatitis-C-assoziiert (Interferon-Therapie?)

ANA – antinuclear antibodies
SLA – soluble liver antigen
LKM – liver-kidney-microsomes
SMA – smooth muscle antibodies

Fehlende Autoimmunphänomene und das Fehlen einer typischen Histologie schließen eine Autoimmunhepatitis nicht aus.

Prognose. Der Verlauf der Erkrankung ist unterschiedlich je nach HLA-Typ: HLA-DR3-positive Patienten haben eine schlechtere Prognose als HLA-DR4-positive. Die HLA-DR4-Gruppe ist durch ein höheres Erkrankungsalter gekennzeichnet, hat höhere Immunglobulin-Titer, ist häufiger mit anderen Immunerkrankungen assoziiert und reagiert besser auf eine immunsuppressive Therapie. Das Risiko einer Leberzirrhose bei unbehandelten Patienten ist bei Typ 2 und 3 deutlich höher als bei Typ 1 (s. Tab. 6.**15**).

Evidenzbasierte Therapie der Autoimmunhepatitis

Therapieziele. Die Behandlung der Autoimmunhepatitis zielt wie bei anderen Hepatitiden auch auf eine Normalisierung der Transaminasen und die Verringerung der entzündlichen Aktivität. Außerdem soll das Risiko für die Entwicklung einer Leberzirrhose und eines hepatozellulären Karzinoms minimiert und die allgemeine Lebensqualität verbessert werden.

Nichtmedikamentöse Optimierung der Ansprechrate

- Vermeidung hepatotoxischer Stoffe (Alkohol, Drogen, Medikamente u. a.),
- ausgeglichene Ernährung,
- Gewichtskontrolle (BMI < 25 kg/m²),
- gute Einstellung eines ggf. vorliegenden Diabetes mellitus (HbA1 c < 6,2).

Die Therapie muss individuell angepasst werden.

Pharmakotherapie

Initialbehandlung

Die Primärtherapie der Autoimmunhepatitis besteht in der Gabe von **Glucocorticoiden**. Ihr Einsatz ist mit einer signifikanten Prognoseverbesserung und Reduzierung des Leberzirrhoserisikos assoziiert. Als konventionelle Glucocorticoide werden die wirkungsgleichen Substanzen **Prednison** und **Prednisolon** verwendet. Prednison wird dabei in der Leber zunächst noch in Prednisolon umgewandelt.

Begonnen wird bei Erwachsenen mit einer Dosis von 60 mg täglich, danach sollte eine schrittweise Reduktion bis zu einer Erhaltungsdosis von 7–15 mg täglich erfolgen (Tab. 6.**16**). Bei Kindern sollte initial mit einer Dosis von 2 mg/kgKG täglich begonnen werden ✓. Eine Dosisreduktion sollte innerhalb von 4 bis 6 Wochen auf eine Erhaltungsdosis von insgesamt 5 mg erfolgen. Eine Therapie, bei der Glucocorticoide jeden zweiten Tag verabreicht werden, oder eine Hochdosisbehandlung, bei der mit 90 mg über jeweils 5 Tage im Monat behandelt wird sollten sehr zurückhaltend durchgeführt werden.

In der akuten Phase werden Prednison oder Prednisolon in **Kombination mit Azathioprin** verabreicht. Azathioprin ist ein Purinantagonist und wirkt immunsuppressiv. Der Beginn der Azathioprinbehandlung kann

- sofort erfolgen (Vorbeugung steroidbedingter Nebenwirkungen),
- wenn eine Cortison-Monotherapie nicht zu einer ausreichenden Besserung oder Remission führt (Nutzung der synergistische Wirkung von Glucocorticoiden und Azathioprin), oder
- wenn das Glucocorticoid schlecht vertragen wird (nebenwirkungsärmeres Azathioprin).

Das primäre Ziel dabei ist, Azathioprin als Cortison-sparende Alternative einzusetzen, da dadurch weniger Nebenwirkungen (z. B. Glaukom, Steroiddiabetes, bei Langzeit-Therapie Osteoporose mit Wirbelkörperbrüchen, vermindertes Längenwachstum bei Kindern) zu erwarten sind.

Tab. 6.**16** **Therapiestrategien bei Autoimmunhepatitis**

Initialtherapie	Erhaltungstherapie
1. Woche Prednisolon 60 mg tgl.	1. Woche Prednisolon 30 mg tgl. + Azathioprin 50 mg tgl.
2. Woche Prednisolon 40 mg tgl.	2. Woche Prednisolon 20 mg tgl. + Azathioprin 50 mg tgl.
3. Woche Prednisolon 30 mg tgl.	3. Woche Prednisolon 10 mg tgl. + Azathioprin 50 mg tgl.
Erhaltung: Prednisolon: 20 mg tgl., reduzieren auf 8–10 mg tgl.	*Erhaltung:* Prednisolon < 10 mg tgl. + Azathioprin 50–100 mg tgl.
Azathioprin: Beginn mit 50 mg tgl., erhöhen auf 100 mg tgl.	Prednisolon weiter reduzieren oder ausschleichen.

Unter Prednison kommt es bei 44% der Patienten zu Nebenwirkungen, unter der Kombinationstherapie mit Azathioprin nur bei 10%

Die Compliance wird aufgrund des geringeren Nebenwirkungsprofils verbessert. Ansprechraten von 80% werden auf Prednison/Prednisolon alleine oder in Kombination mit Azathioprin beschrieben ✓✓. In ungefähr 63% kommt es zur kompletten Remission mit klinischer Verbesserung.

Bei einer unter der Therapie eingetretenen **Schwangerschaft** sollte die Therapie auch als Kombinationsbehandlung fortgesetzt werden, da nach Absetzen von Azathioprin eine Verschlechterung der Entzündung wahrscheinlich ist. Zahlreiche Arbeiten geben keine Hinweise auf ein deutlich erhöhtes Risiko für Missbildungen beim Einsatz von Azathioprin während der Schwangerschaft, ein leicht erhöhtes Risiko kann aber nicht ausgeschlossen werden.

Erhaltungstherapie

Die Erhaltungstherapie stellt eine wesentliche Herausforderung in der Therapie der Autoimmunhepatitis dar. In mehreren Studien wurde beschrieben, dass 80–90% der Patienten innerhalb eines Jahres ein Rezidiv erleiden ✓✓. Bei der Erhaltungstherapie ist die niedrigste Dosis an Medikamenten anzustreben, die gerade ausreicht, um eine entzündliche Aktivität zu verhindern. Diese sollte wie im akuten Schub durch **Kombination von Prednison oder Prednisolon mit Azathioprin** erreicht werden (Tab. 6.**16**). Wie bei jeder Dauertherapie mit Steroiden ist auch bei der AIH eine **Osteoporoseprophylaxe** (Vitamin D, Calcium) notwendig.

Eine Erhaltungstherapiedauer von mindestens 2 Jahren ist empfohlen ✓✓. In Einzelfällen ist auch eine längere Dauertherapie notwendig. Nach frühestens zwei Jahren kann, nach erfolgter Leberpunktion und histologisch nicht nachweisbarer entzündlicher Aktivität, ein Auslassversuch unternommen werden, wobei die Glucocorticoide in kleinen Schritten abgebaut werden. Sollten die Transaminasen wieder ansteigen, wird wieder mit der Initialdosis (60 mg tgl.) begonnen, bis eine erneute Remission erreicht wird.

Kommt es nach dem zweiten Auslassversuch, der wieder frühestens erst nach zwei Jahren Remission unternommen werden sollte, zum erneuten Rezidiv, so ist eine Dauerbehandlung, eventuell sogar intensiviert, über viele Jahre erforderlich, wobei in der Dauerbehandlung wieder die minimal notwendige Dosis angestrebt werden soll.

Die Corticoiddosis sollte bei der remissionserhaltenden Therapie 2,5–10 mg/Tag (möglichst < 10 mg) betragen, die von Azathioprin 1 mg/kgKG.

Ist es unter der Therapie zur Besserung gekommen, so sollte diese biochemisch und histologisch gesichert werden. Es muss jedoch bei der histologischen Verifizierung bedacht werden, dass die histologische Verbesserung der biochemischen erst nach längerer Zeit folgt. Es wurde gezeigt, dass nach 6 Monaten eine klinische Remission zwar bei 65% der Patienten eingetreten war, die histologische aber erst bei 10% eintrat ✓✓, nach 2 Jahren betrugen die entsprechenden Zahlen 95% bzw. 65 %.

Leider haben 13% der Patienten, die mit einer Kombinationstherapie aus Prednison/Azathioprin behandelt werden, ein **unbefriedigendes Outcome** ✗✗. Bei 9% kommt es unter der Behandlung sogar zur Verschlechterung ✗✗. In diesen Fällen ist ein engmaschiges Monitoring notwendig, auch im Hinblick auf ein drohendes Leberversagen. Es sollte frühzeitig Kontakt mit einem hepatologischen Zentrum aufgenommen werden zwecks Planung einer Lebertransplantation. Neue moderne Immunsuppressiva wie Ciclosporin A, Tacrolimus (FK506) oder Mycophenolat-Mofetil können in Einzelfällen zwar doch noch zum Erfolg führen, allerdings liegen bisher nur Daten von kleineren Pilotstudien vor (s. u.).

Alternative Pharmaka

Budesonid und **Deflazacort** scheinen gut zu wirken und haben aufgrund des geringeren Risikoprofils Vorteile gegenüber Prednison/Prednisolon. **Methotrexat**, **Mycophenolat**, **Cyclophosphamid** hemmen die T-Zell-Proliferation und wirken unter Umständen positiv auf den Verlauf. Die neuen Immunsuppressiva **Ciclosporin** und **Tacrolimus** (FK 506) sind erfolgversprechend. Aufgrund der fehlenden Evidenz muss hier bezüglich neuer Therapieempfehlungen aber abgewartet werden.

Ultima ratio: Transplantation

Eine Transplantation verspricht 5-Jahresüberlebensraten von 92% ✓✓. Ein erneutes Auftreten der AIH in der Transplantatleber ist selten, wird aber immer wieder beschrieben. Der HLA-DR-Status hat nach bisherigen Untersuchungen keinen Einfluss auf die Rezidivhäufigkeit gehabt.

Fallbeispiel 6.5: Autoimmunhepatitis

Vorgeschichte und Anamnese: Eine 16-jährige Patientin klagt seit längerer Zeit über verstärkte Akne. Von ihrem Hautarzt erhält sie Minocyclin. 12 Monate nach Therapiebeginn entwickelt sie rezidivierende Mund- und Rachenschleimhautentzündungen, Heiserkeit, Schluckbeschwerden, verstärkte Müdigkeit, Konzentrationsstörungen, gelegentliches Fieber und Arthralgien, besonders in den großen Gelenken. Die daraufhin erhobenen Laborwerte zeigen normale Leberwerte.

Der Hautarzt stellt mit Verdacht auf eine Medikamenten-Unverträglichkeit die Therapie auf Erythromycin um. Nach 3 Wochen wird auch das Erythromycin aufgrund fehlenden Wirkeintritts abgesetzt. Einige Zeit später entwickelt die Patientin einen verstärkten Pruritus.

Befunde: Auffällig sind jetzt stark erhöhte Leberwerte (S-GOT 1372 U/l, S-GPT 1151 U/l, AP 184 U/l, Bilirubin 21 µmol/l). Weitere Testungen ergeben einen erhöhten IgG-Titer von 34,21 g/l und einen positiven

Fortsetzung ▶

Autoantikörper-Nachweis von SMA und ANA (1 : 160), was mit einer Autoimmunhepatitis Typ 1 vereinbar ist. Metabolische und virale Ursachen sind nicht nachweisbar. Eine Leberbiopsie ergibt das Bild einer chronischen Hepatitis mit verstärkter Plasmazellinfiltration und minimaler portaler Fibrose. Eine HLA-Genotypisierung ist für alle AIH-assoziierten Allele unauffällig. Unter Berücksichtigung aller erhobenen Befunde wird die Diagnose einer medikamenten-induzierten Autoimmunhepatitis gestellt.

Therapie: Nach initialer Behandlung mit 40 mg Prednisolon/Tag und stufenweiser Dosisreduktion sinken die Leberwerte innerhalb von 2 Monaten auf folgende Werte ab: S-GOT 188 U/l, S-GPT 456 U/l, AP 112 U/l und Bilirubin 7 µmol/l. Bei einer Prednisolon-Dosis von 15 mg/Tag wird zusätzlich Azathioprin (1 mg/kgKG) angesetzt. Hierunter wird unter wöchentlicher Blutbildkontrolle und anhaltender Verbesserung der Leberwerte das Prednisolon weiter reduziert. Nach 12 Wochen ist eine vollständige Remission eingetreten.

Ausgewählte Literatur

1. Alvarez F, Berg PA, Bianchi FB et al. International Autoimmune Hepatitis Group Report: Review criteria for diagnosis of autoimmune hepatitis. J Hepatol 1999, 31: 929 – 938
2. Czaja AJ. Atoimmune hepatitis: Evolvig concepts and treatment strategies. Dig Dis Sci 1995, 40: 435 – 456
3. Strassburg CP, Obermayer-Straub P, Manns MP. Autoimmunity in liver diseases. Clin Rev Allergy Immunol 2000;18 : 127 – 139.
4. Manns M, Meyer zum Büschenfelde KH, Slusarczyk J, Dienes HP. Detection of liver- kidney microsomal autoantibodies by radioimmunoassay and their relation to antimitochondrial antibodies in inflammatory liver disease. Clin Exp Immunol 1984;54 : 600 – 608.
5. Obermayer-Straub P, Strassburg CP, Manns MP. Autoimmune hepatitis. J Hepatol 2000;31 : 181 – 197.
6. Manns MP, Krüger M. Genetics in liver diseases. Gastroenterology 1994;106 : 1676 – 1697
7. Alvarez F, Berg PA, Bianchi FB, Bianchi L, Burroughs AK, Cancado EL, Chapman RW, Cooksley WG, Czaja AJ, Desmet VJ, Donaldson PT, Eddleston AL, Fainboim L, Heathcote J, Homberg JC, Hoofnagle HH, Kajumu S, Krawitt EL, Mackay IR, MacSween, RN, Maddrey WC, Manns MP, McFarlane IG, Meyer zum BüshenfeldeKH, Zeniya M. International Autoimmune Hepatits Group Report: review of criteria fordiagnosis of Autoimmune hepatitis. J Hepatology 1999;31: 929 – 938.
8. Czaja AJ. Frequency and nature of the variant syndromes of autoimmune liver disease. Hepatology 1998;28 : 360 – 365.
9. Strassburg CP, Jaeckel E, Manns MP. Anti-mitochondrial antibodies and other immunological tests in primary biliary cirrhosis. Eur J Gastroenterol Hepatol 1999;11: 595 – 601.
10. Lohse AW, Gerkem G, Mohr H, Löhr HF, Treichel U, Dienes HP, Meyer zum Büschenfelde KH. Relation between autoimmune hepatitis and viral hepatitis: clinical and serological characteristics in 859 patients. Z Gastroenterol 1995;33 : 527 – 533.
11. Van Thiel DH, Wright H, Carroll P, Abu-Elmagd K, Rodriguez-Rilo H, McMichael J, Irish W, Starzl TE. Tacrolimus: a potential new treatment for autoimmune chronic active hepatitis: results of an open-label preliminary trial. Am J Gastroenterol 1995;90 : 771 – 776.
12. Fernandez NF, Redeker AG, Vierling JM, Villamil FG, Fong T-L. Cyclosporine therapy in patients with steroid resistant autoimmune hepatitis. Am J Gastroenterol 1999;94 : 241 – 248.
13. Richardson PD, James PD, Ryder SD. Mycophenolate mofetil for maintenance of remission in autoimmune hepatitis in patients resistant to or intolerant of azathioprine. J Hepatol 2000;33: 371 – 375.
14. Schüler A, Manns MP. Treatment of autoimmune hepatitis. In: Arroyo V, Bosch J, Rode's J, eds. Treatment in hepatology. Paris: Masson, 1995 : 375 – 383.

6.4.2 Hepatitis C

Grundlagen

Ursachen und Epidemiologie. Das Hepatitis-C-Virus (HCV) ist ein hepatotropes RNA-Virus mit sechs Genotypen und mindestens 100 Subtypen. In Deutschland findet man am häufigsten folgende 3 Subtypen: Genotyp 1 b (50 %), Genotyp 1 a und 3 a (jeweils 20 %). Genotyp 3 ist dominierend in Indien, Genotyp 4 in Nordafrika und Genotyp 5 in Südafrika. Mehrfachinfektionen mit verschiedenen Subtypen sind möglich.

Weltweit sind etwa 170 Millionen Menschen mit dem Hepatitis-C-Virus infiziert, das entspricht einer Prävalenz von 3 %. In Deutschland rechnet man mit ungefähr 500 000 Virusträgern; das entspricht einer HCV-Antikörper-Prävalenz von 0,6 – 0,7 %.

Die klassischen **Übertragungswege** der Hepatitis C sind parenteral (Abb. 6.**11**). Nur der direkte Blut-Blut-Kontakt kann eine Hepatitis-C-Infektion verursachen. Übertragungen durch Geschlechtsverkehr sind extrem selten. Zu den Risikogruppen zählen:

- i. v.-Drogenabhängige (80 % sind HCV-positiv),
- unsteriles Piercing und Tätowieren,
- Patienten, die Blut/Blutprodukte erhalten haben (nach Multitransfusionen, Hämodialysepatienten, Hämophiliepatienten u.a),
- Empfänger von Organtransplantaten,
- medizinisches Personal (Nadelstiche, Verletzungen, Blutspritzer in den Augen u. a.),
- Sexualpartner von HC-Virusträgern (Transmissionsrisiko HCV<<HBV).

Seit 2001 werden alle Blutprodukte in Deutschland mittels PCR auf HCV-Genom untersucht, so dass eine Infektion mit dem HCV durch Blutprodukte praktisch ausgeschlossen ist (Risiko < 1 : 13 000 000).

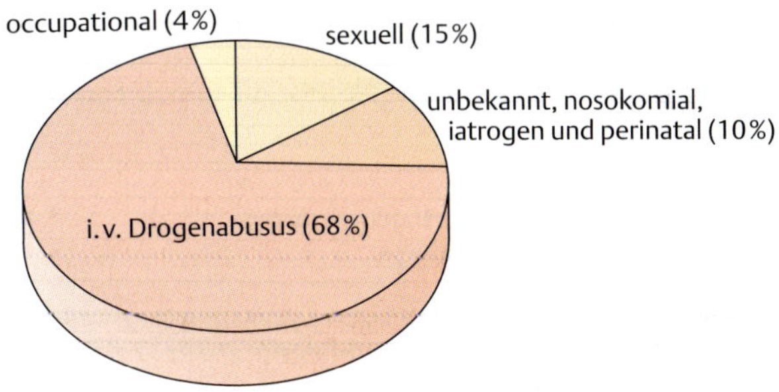

Abb. 6.**11** **Übertragungswege der Hepatitis C.** Nach Angaben der Centers for Disease Control and Prevention, USA, Erhebungszeitraum 1995 – 2000.

Mittleres Infektionsrisiko nach einer Nadelstichverletzung mit virushaltigem Blut (Hohlnadel): ~1 – 3%.

Symptomatik und Verlauf. Primär übt das HCV keine zytopathogenen, d.h. keine direkt schädigenden Wirkungen auf die infizierte Zelle aus. Das Virus selbst ist allenfalls für die Entwicklung einer Steatose mitverantwortlich. Die Pathogenese der akuten und chronischen Hepatitis C wird daher entscheidend von antiviralen Immunantworten bestimmt. Zelluläre Immunantworten von NK-Zellen und T-Zellen stehen hierbei im Mittelpunkt.

Die **akute Hepatitis C** verläuft häufig asymptomatisch und anikterisch. Die Inkubationszeit variiert im Mittel zwischen 6 und 12 Wochen mit Zeitspannen zwischen 2 und 26 Wochen. Das klinische Bild der Hepatitis C kann initial durch Symptome eines grippalen Infektes gekennzeichnet sein. Die Transaminasen können aber auch über 500 U/l ansteigen. Die Diagnostik erfolgt durch Nachweis von HCV-RNA und ggf. anti-HCV-Antikörper. Nur bei etwa 30% der Patienten treten ein erkennbarer Ikterus oder Hepatitis-typische Beschwerden auf ✓✓ (Abb. 6.**12**). Fulminante Verläufe der Hepatitis C sind extrem selten und kommen, wenn überhaupt, nur auf dem Boden einer vorbestehenden chronischen Lebererkrankung vor. In 15 – 50% der Fälle kommt es zur spontanen Ausheilung.

Normalisierung der Leberwerte bei bekannter akuter Infektion bedeutet nicht immer eine spontane Ausheilung der Infektion.

Eine Hepatitis C wird als **chronisch** bezeichnet, wenn eine Viruspersistenz > 6 Monate nachweisbar ist (in 50% bis 75% der Fälle). Die chronische Hepatitis C ist meist asymptomatisch und mit einer leichten Erhöhung der Transaminasen assoziiert. Bis zu 30% der Patienten haben sogar dauerhaft normale Transaminasen. Müdigkeit, unspezifische Oberbauchbeschwerden und Leistungsinsuffizienz treten bei ca. zwei Drittel dieser Patienten auf. Ein Teil der Patienten klagt über Juckreiz und Gelenkbeschwerden. Nur etwa 5% der Patienten weisen klinische Zeichen einer Lebererkrankung auf. Der Verlauf der chronischen Hepatitis C wird durch Kofaktoren erheblich beeinflusst (Tab. 6.**17**).

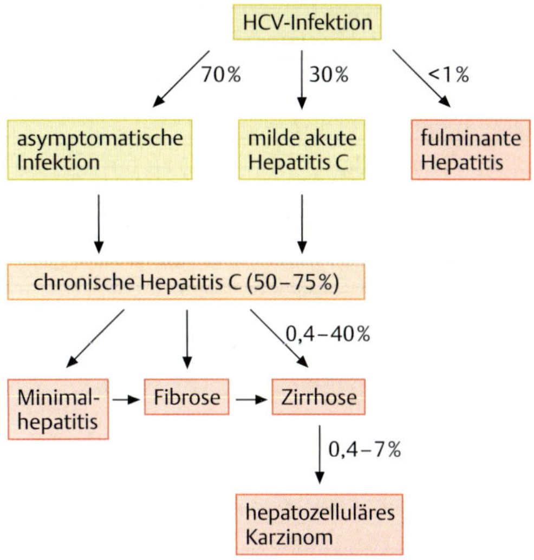

Abb. 6.**12** **Natürlicher Verlauf der Hepatitis-C-Infektion**

Tab. 6.**17** **Prädiktive Faktoren bei chronischer Hepatitis-C-Infektion**

Faktor	Einfluss auf die Progression zur Leberzirrhose
Virale Faktoren:	
Genotypen	+/–
Quasispezies	+/–
T-Zell-Epitop-Mutationen	+/–
Wirtsfaktoren	
Alter zum Infektionszeitpunkt	+++
Dauer der Infektion	++
Body-Mass-Index	++
Geschlecht	+
andere Lebererkrankungen	+
Diabetes mellitus	+
genetische Faktoren (HLA-Typ, Zytokin-Promotor-Polymorphismus etc.)	+
Exogene Faktoren	
Alkohol	+++
HIV- oder HBV-Koinfektionen, Schistosomiasis etc	++
Nikotinabusus	+
Diät	+/–

HCV-Infektionen im Kindesalter führen nur selten zu chronischer Hepatitis und Leberzirrhose.

Prognose. Die Entwicklung einer Leberzirrhose auf dem Boden einer Hepatitis C ist mit 0,4 – 40% sehr variabel ✓. Die Zeitdauer von der Infektion bis zum Vollbild der Zirrhose beträgt zumeist 20 bis 40 Jahre. Die Überlebenswahrscheinlichkeit bei Patienten mit chronischer Hepatitis C und kompensierter Leberzirrhose beträgt 96%

nach 3 Jahren und 79% nach 10 Jahren. Das jährliche Risiko einer hepatischen Dekompensation ist mit etwa 4% gering. Die Überlebensrate sinkt bei bereits dekompensierter Zirrhose dann jedoch stark ab und beträgt nach 5 Jahren nur noch 50%.
Das Risiko, ein Leberzellkarzinom (HCC) zu entwickeln, betrifft fast ausschließlich Patienten mit bereits bestehender Leberzirrhose. Bei diesen Patienten liegt das jährliche Risiko eines HCC zwischen 1,4 und 7%.

Engmaschiges HCC-Monitoring bei Patienten mit einer Leberzirrhose ist obligat.

Extrahepatische Manifestationen der Hepatitis-C-Infektion sind relativ häufig zu beobachten und betreffen hauptsächlich die Gelenke, die Muskeln und die Haut. Die häufigsten Risikofaktoren für extrahepatische Manifestationen sind Alter, weibliches Geschlecht und extensive Leberfibrose. Eine vaskulitische Purpura, die gemischte Kryoglobulinämie, eine membranoproliferative Glomerulonephritis, Arthritiden, sowie die Porphyria cutanea tarda können mit einer chronische Hepatitis C assoziiert sein. Patienten mit diesen Krankheitsbildern sollten daher auf HCV getestet werden. Umgekehrt ist bei HCV-Patienten auf Symptome dieser Erkrankungen zu achten. Darüber hinaus scheint ein leicht erhöhtes Risiko für B-Zell-Non-Hodgkin-Lymphome zu bestehen.

Evidenzbasierte Therapie der akuten und chronischen Hepatitis C

Therapieziele. Die Behandlung der Hepatitis-C-Infektion zielt auf ein virologisches Ansprechen (kein Virusnachweis im Serum des Patienten mittels PCR 6 Monate nach Beendigung der Therapie, „Sustained Response"), ein biochemisches Ansprechen (Normalisierung der Transaminasen) und ein histologisches Ansprechen (Verringerung der entzündlichen Aktivität). Weiterhin sollen das Risiko für die Entwicklung einer Leberzirrhose und eines hepatozellulären Karzinoms minimiert und eine Verbesserung der allgemeinen Lebensqualität erreicht werden.

Vor Behandlung mit antiviralen Substanzen ist es wichtig, eine quantitative Bestimmung der Viruslast und des Genotyps durchzuführen.

Zur **Indikationsstellung** für eine Therapie sollte die **Leberbiopsie** herangezogen werden, da häufiger als allgemein erwartet ein milder chronischer Verlauf mit minimaler oder fehlender Fibrose zu beobachten ist. In diesem Fall wäre keine Behandlung notwendig, ein abwartendes Verhalten ist ausreichend. In der akuten Phase ist eine histologische Begutachtung nicht indiziert.
Bei Entscheidung für eine Pharmakotherapie dienen zur **Optimierung der Ansprechrate** dieselben Maßnahmen wie bereits bei der Autoimmunhepatitis beschrieben (S. 231 ff.).

Pharmakotherapie

Die Therapie bei Hepatitis C basiert auf **Interferon-α** in Kombination mit **Ribavirin**.

Eigenschaften und Wirkungen von Interferon-α und Ribavirin

Interferone sind Proteine, die den Zytokinen zugeordnet und von Leukozyten und Fibroblasten als Reaktion auf eine Virusinfektion gebildet werden. Sie haben antivirale, antiproliferative und immunmodulatorische Wirkungen. Die Interferone werden in Alpha-, Beta- und Gamma-Globuline eingeteilt, die sich strukturell, biochemisch und in ihren antigenen Eigenschaften unterscheiden (Tab. 6.**18**). Sie wirken an spezifischen Rezeptoren und vermitteln ihre Wirkung über „Second Messenger". α-Interferone können verschiedene direkte und indirekte antivirale Mechanismen induzieren ✓✓; dazu zählen die intrazelluläre Degradation viraler RNA, die Hemmung der viralen Translation, die Aktivierung des zellulären Immunsystems zur Erkennung virusbefallener Zellen und die Prävention einer Virusinfektion von suszeptiblen Zellen.
Das Hepatitis-C-Virus hat , wie andere Viren auch, Strategien entwickelt, um die Interferon-induzierten antiviralen Effektormechanismen zu umgehen. So sind Mutationen im NS5 a-Protein des HCV beschrieben, die mit einer geringeren Ansprechrate einer Therapie assoziiert sind.

Pegylierte Interferone. Einen erheblichen Fortschritt bei der Therapie der chronischen Virushepatitis stellt die Entwicklung der pegylierten Interferone (PEG-INF-α) dar. Durch die Kopplung von Polyethylenglykol an das rekombinante Interferon-α wird eine bis zu 10fache Verlängerung der Halbwertszeit (HWZ) erreicht, so dass eine einmal wöchentliche Gabe ausreichend ist, um einen konstanten Serumspiegel aufrecht zu erhalten. Die Vorteile der Pegylierung sind zusammengefasst:
- Depoteffekt (Verzögerung der Proteolyse, Verlängerung der HWZ, Verzögerung der renalen Clearance),
- erhöhte Substanzstabilität,
- konstant verlängerter Wirkungsspiegel,
- verbesserte Compliance (wöchentliche Gabe) bei gleichem Nebenwirkungsprofil.

Ribavirin gehört in die Gruppe der Nukleosidanaloga und besitzt ein relativ breites Wirkungsspektrum gegenüber einer Vielzahl von RNA- und DNA-Viren. Der Wirkmechanismus bei chronischer Hepatitis C ist unbekannt. Als Monotherapie ist Ribavirin in der Therapie der chronischen Hepatitis C ungeeignet ✗, da es zwar die Transaminasen senkt, die Virusreplikation jedoch unbeein-

Tab. 6.**18** **Eigenschaften der verschiedenen Interferone**

Interferon	Bildungsort	Rezeptor
Interferon-α	Monozyten, transformierte B-Zellen	Typ-I-Rezeptor
Interferon-β	Fibroblasten	Typ-I-Rezeptor
Interferon-γ	T-Lymphozyten	Typ-II-Rezeptor

flusst lässt. Es zeigt jedoch synergistische Effekte bei einer Interferon-Therapie. Neuere Untersuchungen legen nahe, dass Ribavirin eine immunmodulatorische Aktivität besitzt, indem es über Freisetzung von Zytokinen zu Aktivierung von TH_1-Zellen führt.

Nebenwirkungen und Kontraindikationen

Ribavirin akkumuliert in vielen Körperzellen, u. a. auch in Erythrozyten und verursacht eine dosisabhängige **Hämolyse**, die nach Absetzen der Therapie reversibel ist. Während einer Interferon-α/Ribavirin Therapie kommt es bei vielen Patienten zu einem starken Abfall des Hämoglobins. Ribavirin sollte deshalb bei Patienten mit hohem Risiko für einen Herzinfarkt, schweren pulmonalen Erkrankungen, Anämie oder Hämoglobinopathien nicht gegeben werden.
Ribavirin wird über die **Niere** ausgeschieden und hat ein großes Verteilungsvolumen mit langer kumulativer Halbwertzeit. Es kann nicht durch eine Hämodialyse eliminiert werden. Patienten mit Niereninsuffizienz (Kreatinin < 50 ml/min) sollten deshalb nicht mit Ribavirin behandelt werden.

Interferon-α besitzt zahlreiche schwerwiegende Nebenwirkungen (Tab. 6.**19**). So können unter einer Therapie mit Interferon-α **Autoimmunerkrankungen** exazerbieren. Bei ca. 5 – 10 % der Patienten kommt es während einer Therapie mit Interferon-α zum Auftreten von **Schilddrüsenfunktionsstörungen** (Hypothyreose oder Hyperthyreose), die meist im Zusammenhang mit einer Autoimmunthyreopathie stehen. Deshalb sollte vor Beginn der Therapie mit Interferon-α ein Schilddrüsenscreening durchgeführt werden.

Tab. 6.**19** **Wichtige Nebenwirkungen von Interferon-α**

grippale NW	Fieber Arthralgien allg. Abgeschlagenheit
Blutbildveränderungen	Thrombozytopenie Leukozytopenie
neurologische NW	Myalgien Polyneuropathien Neuritiden Krampfanfälle Meningitis bei Pneumokokkeninfekt
psychische NW	Depressionen Suizidgedanken Aggressivität Psychosen
Demaskierung latenter Autoimmunerkrankungen	Cave: schwere Thyreopathien in bis zu 10 % unter Interferon
Tachykardien	
leichter Haarausfall	
Hypo- und Hyperglykämien	
lokale Rötung an der Einstichstelle	Cave: Abszedierung bei unzureichender Hygiene

Neben der Schilddrüse können auch andere Organe wie z. B. die Inselzellen des Pankreas oder die Nebennierenrinde Ziel von Interferon-induzierten Autoantikörpern sein. Die klinische Bedeutung dieser Beobachtungen sind jedoch wahrscheinlich nur gering. Dennoch sollte man bei Patienten unter einer Interferontherapie auch an diese seltenen anderen Möglichkeiten denken (z. B. Morbus Addison).
Da Interferon-α **Retinopathien** verursachen kann, ist bei vorbestehendem Diabetes mellitus und arterieller Hypertonie ist vor Beginn einer Interferon-alpha Therapie eine augenärztliche Untersuchung durchzuführen, um Netzhautschäden auszuschließen.
Ein schlecht eingestellter Diabetes mellitus kann sich durch eine Therapie mit Interferon-α verschlechtern. Auf der anderen Seite sind aber auch Fälle berichtet worden, bei denen sich die Blutzuckerwerte während der Interferonbehandlung normalisierten. In einzelnen Fällen traten sogar Hypoglykämien auf. Eine Therapie sollte daher nur begonnen werden, wenn eine engmaschige Kontrolle des Blutzuckers und eine gute Mitarbeit des Patienten gewährleistet sind.
Häufige Nebenwirkungen einer Therapie mit Interferon-α bzw. Interferon-α/Ribavirin sind **Anorexie**, **Verschlechterung des Allgemeinzustandes** und **gastrointestinale Beschwerden**. Patienten mit schlechtem Allgemeinzustand aufgrund schwerer Grunderkrankungen (dekompensierte Leberzirrhose, Malignome) können eine zusätzliche Belastung durch eine nebenwirkungsreiche Behandlung nicht tolerieren.
Neutropenien und **Thrombopenien** sind weitere Nebenwirkungen einer Interferon-Therapie. Patienten mit Immunschwäche oder Thrombopenie sind durch eine Therapie besonders gefährdet. Bei diesen Patientengruppen muss daher eine harte Indikationsstellung erfolgen. Eine Therapie kann nur dann durchgeführt werden, wenn eine engmaschige Kontrolle des Blutbildes möglich ist. Problematisch kann sich auch die Verstärkung von bakteriellen Infektionen auswirken.
Die Patienten haben zu Beginn der Therapie hohes **Fieber** und typische grippeartige Symptome. Diese Symptome können mit Paracetamol behandelt werden. Das Fieber lässt häufig bereits bei der zweiten oder dritten Injektion nach. Nach einiger Zeit stehen dann Muskelschmerzen, Gelenkschmerzen und Abgeschlagenheit im Vordergrund. Bei ca. 20 – 25 % der Patienten ist mit relevanten **psychischen Symptomen** (depressiven Verstimmungen, Aggressivität, Gereiztheit oder Angstsymptomatik) zu rechnen. Zusätzlich kommt es bei bis zu 50 % der Patienten zu Konzentrationsstörungen oder Vergesslichkeit. Bei anderen Patienten löst **Haarausfall** oft einen nicht zu unterschätzenden Leidensdruck aus, der depressive Verstimmungen verstärken kann. Die Patienten sollten deshalb gut an die Praxis angebunden werden. Zusätzlich sollten Bezugspersonen wie Ehepartner, Kinder oder Eltern über die Nebenwirkungen aufgeklärt werden, damit diese von den Verwandten frühzeitig erkannt werden. Interferon-α-induzierte Depressionen können mit Antidepressiva, z. B. Paroxetin, häufig gut therapiert werden. Im Zweifelsfall sollte ein Psychiater konsultiert werden. Es muss aber immer überlegt werden, ob die Indikation zur antidepressiven Therapie im Verhältnis zu deren Nebenwirkungen steht.

Absolute und relative **Kontraindikationen** für eine Interferon-α- bzw. Interferon-α/Ribavirin-Therapie sind in Tab. 6.**20** zusammengefasst.

Eine suffiziente Kontrazeption ist essenziell, da Ribavirin im Tierversuch teratogene Eigenschaften zeigte.

Therapie der akuten Hepatitis C

Im Gegensatz zu einer akuten Hepatitis-B-Infektion (S. 241) führt eine akute Hepatitis C-Infektion in der Mehrzahl der Fälle zu einem chronischen Verlauf (50–90 %). Die Konsensuskonferenz der Deutschen Gesellschaft für Verdauung und Stoffwechselkrankheiten (DGVS) empfiehlt daher die sofortige Behandlung der akuten Hepatitis C. Sie basiert auf einer bundesweiten Pilotstudie, in der Patienten mit akuter HCV-Infektion innerhalb von 4 Monaten nach der Infektion mit folgendem Therapieschema behandelt wurden:

Tab. 6.**20** **Kontraindikationen für eine Therapie mit Interferon-α und Ribavirin**

Interferon-α	Interferon-α und Ribavirin
absolute Kontraindikationen	
Schwangerschaft, schwere psychiatrische Grunderkrankungen (insbes. Depressionen und Psychosen) schwere neurologische Grunderkrankungen (Epilepsien, schweres Schädelhirntrauma)	Schwangerschaft, fehlende Einsicht zur effektiven Kontrazeption während der Therapie, Hämoglobinopathien, Anämie (Hb< 10 g/dl), schwere kardiale Grunderkrankungen, terminale Niereninsuffizienz
relative Kontraindikationen	
leichte neurologische/psychiatrische Grunderkrankungen, Schilddrüsenfunktionsstörungen, Autoimmunerkrankungen (u. a. Thyreoiditiden, schwere Psoriasis, Morbus Crohn, Colitis ulcerosa), dekompensierte Leberzirrhose, schwere Grunderkrankungen mit schlechtem Allgemeinzustand, Immunschwäche (HIV), schlecht eingestellter Diabetes mellitus, Alkoholismus, Drogenmissbrauch, Thrombopenie (< 50 000/µl), Leukopenie (< 3000/µl)	schwere Hyperurikämie, manifeste Gicht, koronare Herzkrankheit, schwere Hypertonie

- 4 Wochen mit 5 Mio. IE Interferon-α-2 b täglich s. c.,
- 20 Wochen mit 5 Mio. IE Interferon-α-2 b 3 × pro Woche s. c.

Es wurden 44 Patienten mit akuter HCV-Infektion in 24 verschiedenen Behandlungszentren behandelt. Am Ende der Nachbeobachtungszeit waren 43 der 44 Patienten (98 %) HCV-RNA-negativ. Alle 43 Patienten mit negativer HCV-RNA hatten normale Leberwerte (ALT) am Ende der Nachbeobachtungszeit. In einer Folgestudie mit pegyliertem INF wurden ähnliche Ergebnisse erzielt (Wiegand et al., Hepatology 2000).

Mit der sofortigen Therapie aller Patienten nimmt man jedoch in Kauf, dass zum Teil Patienten behandelt werden, die das Virus möglicherweise auch spontan ausheilen würden. Wie hoch der Anteil dieser Patienten ist, ist nicht klar (ca. 20–40 %). Das Kompetenznetz Hepatitis führt daher eine randomisierte Studie durch, die eine sofortige Behandlung mit einer „wait-and-see"-Strategie vergleicht. Hierbei werden Patienten zunächst für 3 Monate beobachtet und nur dann therapiert, wenn sie das Virus nicht spontan eliminiert haben. Informationen sind unter www.kompetenznetz-hepatitis.de zu erhalten.

Therapie der akuten Hepatitis C möglichst ausschließlich im Rahmen eines Protokolls des Kompetenznetzes Hepatitis. Info unter: www.kompetenznetz-hepatitis.de

Therapie der chronischen Hepatitis C

Interferon-α plus Ribavirin. Die einzige effektive Therapie bis Mitte der 90er Jahre war eine Interferon-α-Monotherapie ✓. Der dauerhafte Erfolg lag hier bei unter 20 %. Eine Ribavirin-Monotherapie ist ebenfalls unwirksam. Mit der Einführung der Kombinationstherapie haben sich die Ansprechraten bei der Behandlung der chronischen Hepatitis C deutlich verbessert ✓✓ (Abb. 6.**13**). Die Dosierung des Interferons beträgt 3 Mio. IE 3 ×/Woche. Zur Vermeidung einer Hämolyse muss Ribavirin insbesondere bei Genotyp-1-Patienten, gewichtsadaptiert verabreicht werden: Patienten mit einem Gewicht von mehr als 75 kg erhalten 1200 mg Ribavirin täglich, Patienten mit einem Gewicht unter 75 kg erhalten 1000 mg Ribavirin täglich.

Die Kombinationstherapie mit Interferon und Ribavirin erhöht die Erfolgsraten von < 20 % auf bis zu 47 %.

Wichtige Faktoren, die über einen Therapieerfolg entscheiden, sind der HCV-Genotyp und die HCV-Viruslast vor der Therapie. Auf der Europäischen Konsensuskonferenz 1999 wurden Therapieempfehlungen in Abhängigkeit von diesen Prognosefaktoren ausgesprochen:

- Patienten mit HCV-Genotyp 2 und 3 sollen 24 Wochen mit 3 × 3 Mio. IE Interferon-α pro Woche und 1000 bzw. 1200 mg Ribavirin behandelt werden.
- Patienten mit HCV-Genotyp 1 sollen 48 Wochen behandelt werden, wenn die HCV-Viruslast mehr als 2 Mio. Kopien/ml (entspricht 0,8 × 10^6 IE/ml) im Se-

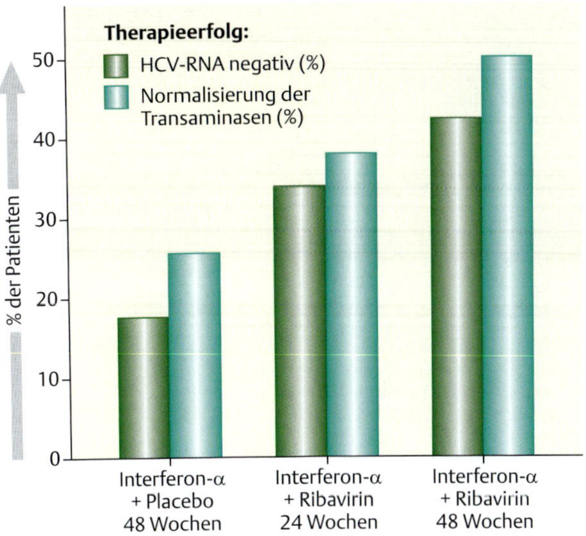

Abb. 6.**13** **Therapie der Hepatitis C.** Vergleich der Monotherapie (Interferon-α + Placebo) mit einer Kombinationstherapie (Interferon-α plus Ribavirin) über 24 oder 48 Wochen. Insgesamt wurden 840 Patienten dreimal pro Woche mit 3 Mill. Einheiten Interferon behandelt; die Dosierung von Ribavirin betrug 1000 – 1200 mg/Tag. Die Therapiedauer betrug 24 bzw. 48 Wochen, der Therapieerfolg wurde 24 Wochen nach Abschluss der Behandlung beurteilt.

rum beträgt, und nur 24 Wochen, wenn die Viruslast unter dieser Grenze liegt.

Eine etwas differenziertere Entscheidung über Therapiedauer kann über die Berücksichtigung der in Tab. 6.**21** fett gedruckten 5 Faktoren getroffen werden ✓.

Sollten weniger als vier dieser Faktoren positiv für einen Therapieerfolg sein, sollte die Therapie 48 Wochen durchgeführt werden, sofern die HCV-RNA nach 24 Wochen im Serum nicht mehr nachweisbar ist. Wenn nach 24 Wochen noch HCV-RNA vorliegt, sollte die Therapie abgebrochen werden, da ein positiver Therapieerfolg unwahrscheinlich ist. Weitere Faktoren, die mit einem besseren Therapieansprechen assoziiert sind und im Einzelfall Berücksichtigung finden sollten, sind geringe Leberverfettung, eine normale Gamma-GT, und deutlich erhöhte Transaminasen. Patienten mit schwarzer Hautfarbe sprechen schlechter auf eine Behandlung an als weiße Patienten.

Tab. 6.**21** **Prädiktive Faktoren für den Therapieerfolg mit Interferon-α+Ribavirin**

HCV-Genotyp 2 oder 3	+++
niedrige Viruslast (< 0,8 × 10^3 IU)	++
weibliches Geschlecht	+
wenig Fibrose	++
Alter < 40 Jahre	++
normale Gamma-GT	++
mindestens 3fach erhöhte Transaminasen (ALT, AST)	+
Leberverfettung < 25 %	+

Pegylierte Interferone plus Ribavirin. Die Kombinationstherapien mit Ribavirin für die beiden zur Zeit verfügbaren pegylierten Interferone PEG-IFNα-2a und PEG-IFNα-2b sind in den Jahren 2000 bzw. 2002 zugelassen worden. Zwischen den beiden pegylierten Interferonen besteht in Kombination mit Ribavirin kein entscheidender Unterschied in den Therapieergebnissen.

Die Plasmahalbwertzeit ist im Vergleich zu nicht pegylierten Interferonen deutlich verlängert, wodurch eine nur einmal wöchentliche Injektion möglich wird. Während PEG-IFNα-2b wie unkonjugiertes IFNα primär in der Niere metabolisiert und renal ausgeschieden wird, wird PEG-IFNα-2a vorwiegend in der Leber metabolisiert und sowohl biliär als auch renal eliminiert. Bei Patienten mit eingeschränkter Niereninsuffizienz werden daher Dosisanpassungen für PEG-IFNα-2b, nicht jedoch für PEG-IFNα-2a empfohlen. Interessant ist, dass PEG-IFNα-2a aufgrund seines geringen Verteilungsvolumens unabhängig vom Körpergewicht gleiche Serumkonzentrationen aufweist, und daher im Gegensatz zum PEG-IFNα-2b nicht gewichtsadaptiert gegeben werden muss.

Im Vergleich zu den Standardinterferonen haben beide pegylierten Interferone die Ansprechraten (sustained virological response = SVR) gegenüber den herkömmlichen Interferonen verdoppeln können ✓✓. Durch die Kombination der pegylierten Interferone mit Ribavirin war eine weitere leichte Verbesserung der dauerhaften Ausheilungen zu erreichen, die insbesondere Patienten mit dem HCV-Genotyp 1 betrafen ✓✓. Diese Patienten können mit dieser Kombinationstherapie in knapp 50% der Fälle erfolgreich therapiert werden. Bemerkenswert sind mittlerweile die Ergebnisse für Patienten, die mit dem HCV-Genotyp 2 oder 3 infiziert waren; hier liegen die Erfolgsraten über 80%. Zu beachten ist, dass auch bei der Kombination mit PEG-Interferonen Ribavirin gewichtsadaptiert dosiert werden muss (s. o.).

Die Kombinationstherapie mit PEG-Interferon-α und Ribavirin zeigt langfristige Ausheilungsraten von 45 – 50 % für HCV-Genotyp-1-Patienten und > 80 % für HCV-Genotyp-2/3-Patienten.

Retrospektive Analysen der großen, multizentrischen Zulassungsstudien haben gezeigt, dass für den Therapieerfolg die Adhärenz zur Therapie entscheidenden Einfluss hat. So zeigten die Patienten, die mindestens jeweils 80 % der angestrebten kumulativen Dosis von Interferon-α und Ribavirin erhalten haben, um mehr als 10 % bessere Ansprechraten. Ein Therapieversagen bei Genotyp-2/3-Patienten ist in annähernd allen Fällen auf fehlende Compliance oder Dosisreduzierungen, die aufgrund von Nebenwirkungen notwendig waren, zurückzuführen.

Andere Kombinationspartner. Augrund der weiterhin unbefriedigenden langfristigen Ansprechraten beim HCV-Genotyp 1 sind in den letzten Jahren eine Vielzahl von antiviralen und immunmodulatorischen Substanzen in Studien getestet worden, um den antiviralen Effekt von Interferon-α zu verstärken und die Ansprechraten zu verbessern. Nur Ribavirin konnte bis jetzt in dieser Hinsicht überzeugen. Kürzlich ist mit **Amantadin** ein

Patientengruppe	Therapieempfehlung
nicht vorbehandelte Patienten	
– HCV-Genotyp 1	– 48 Wochen PEG-IFN und Ribavirin
– HCV-Genotyp 2/3	– 24 Wochen PEG-IFN und Ribavirin alternativ 24 Wochen Interferon und Ribavirin
Relapse-Patienten (Rückfall nach initialem Ansprechen)	24–48 Wochen (PEG)-IFN und Ribavirin oder 48 Wochen CIFN Therapie in kontrollierten Studien
Nonresponder (Nichtansprechen auf initiale Therapie)	
– Fibrosegrad 0–1	– **keine** Therapie
– Fibrosegrad 2–3	– Re-Therapie in kontrollierten Studien
– Fibrosegrad 4–6 (Leberzirrhose)	– Re-Therapie in kontrollierten Studien, ggf. Dauertherapie mit IFN

Tab. 6.**22** **Therapieempfehlungen und -strategien bei Hepatitis C**

weiteres Medikament in die Diskussion gekommen. Mit einer Tripeltherapie von Interferon-α, Amantadin und Ribavirin ist eine weitere Steigerung der Ansprechraten um 9 % zu erreichen ✓. Studien zum Einsatz von Amantadin in Kombination mit pegylierten Interferonen stehen allerdings noch aus. Amantadin reduziert zudem die Nebenwirkungen (Müdigkeit, Abgeschlagenheit) einer Interferon-Therapie. Zahlreiche weitere Kombinationspartner werden zur Zeit evaluiert, weitere Studien müssen aber noch abgewartet werden.

Strategien für primäre Therapieversager

Patienten, die auf eine initiale Therapie nicht angesprochen haben oder nach Beendigung der Therapie einen Rückfall erleiden, sollten möglichst im Rahmen von kontrollierten Studien behandelt werden. Das Kompetenznetz Hepatitis (www.Kompetenznetz-Hepatitis.de) gibt ständig aktualisierte Informationen über aktuelle Projekte und teilnehmende Prüfzentren. Das synthetische Konsesusinterferon (Inferax®) ist in einigen Pilotstudien erfolgreich zur Therapie von Nonresponder-Patienten eingesetzt worden. Für Patienten mit fortgeschrittener Leberfibrose werden Studien zur Fibroseprogressionshemmung mit einer PEG-Interferon-Dauertherapie (z. T. in Kombination mit Silymarin) durchgeführt. In der Entwicklung sind außerdem neue direkt antiviral wirkende Substanzen (z. B. der Protease-Inhibitor BILN 2061), Antisense-Oligonucleotide, oder aber auch therapeutische Impfungen, die zelluläre Immunantworten durch Impfung mit spezifischen HCV-Peptiden oder Proteinen induzieren sollen.

Therapieempfehlungen

Tab. 6.**22** fasst die derzeit gültigen Empfehlungen hinsichtlich der Hepatitis-C-Therapie zusammen.

Ausgewählte Literatur

1. Barrett S, Goh J, Coughlan B, Ryan E, Stewart S, Cockram A, O'Keane JC, Crowe J. The natural course of hepatitis C virus infection after 22 years in a unique homogenous cohort: spontaneous viral clearance and chronic HCV infection. Gut 2001; 49: 423–30.
2. Cornberg M, Hüppe D, Wiegand J, Felten G, Wedemeyer H, Manns MP. Therapie chronischen Hepatitis C mit PEG-Interferon alfa-2b und Ribavirin: 24 Wochen sind ausreichend bei den HCV-Genotypen 2 und 3. Z Gastroenterol 2003; in press.
3. Fried MW, Shiffman M, Reddy R, Smith C, Marino G, Goncalez JR, Haussinger D, Diago M, Carosi G, Zarski JP, Hoffman J, Yu J. Pegylated (40 kDa) Interferon Alfa-2 a (PEGASYS) in Combination With Ribavirin: Efficacy And Safety Results From a Phase III, Randomized, Actively Controlled, Multicenter Study. Gastroenterology 120. 2001. Abstract
4. Heathcote EJ, Shiffman ML, Cooksley WG, Dusheiko GM, Lee SS, Balart L, Reindollar R, Reddy RK, Wright TL, Lin A, Hoffman J, De Pamphilis J. Peginterferon Alfa-2 a in Patients with Chronic Hepatitis C and Cirrhosis. N Engl J Med 2000; 343: 1673–80.
5. Ishak K, Baptista A, Bianchi L, Callea F, De Groote J, Gudat F, Denk H, Desmet V, Korb G, MacSween RN. Histological grading and staging of chronic hepatitis. J Hepatol 1995; 22: 696–9.
6. Jaeckel E, Cornberg M, Wedemeyer H, Santantonio T, Mayer J, Zankel M, Pastore G, Dietrich M, Trautwein C, Manns MP, German Acute Hepatitis C Therapy Group. Treatment of Acute Hepatitis C with Interferon Alfa-2b. N.Engl.J.Med. 0(112 321 – 1), www.nejm.com. 1 – 10 – 2001.
7. Manns MP, McHutchison JG, Gordon SC, Rustgi VK, Shiffman M, Reindollar R, Goodman ZD, Koury K, Ling M, Albrecht JK. Peginterferon alfa-2b plus ribavirin compared with interferon alfa-2b plus ribavirin for initial treatment of chronic hepatitis C: a randomised trial. Lancet 2001; 358: 958–65.
8. McHutchison JG, Gordon SC, Schiff ER, Shiffman ML, Lee WM, Rustgi VK, Goodman ZD, Ling MH, Cort S, Albrecht JK. Interferon alfa-2b alone or in combination with ribavirin as initial treatment for chronic hepatitis C. Hepatitis Interventional Therapy Group. N Engl J Med 1998; 339: 1485–92.
9. Musselman DL, Lawson DH, Gumnick JF, Manatunga AK, Penna S, Goodkin RS, Greiner K, Nemeroff CB, Miller AH. Paroxetine for the prevention of depression induced by high-dose interferon alfa. N Engl J Med 2001; 344: 961–6.

10. Nishiguchi S, Shiomi S, Nakatani S, Takeda T, Fukuda K, Tamori A, Habu D, Tanaka T. Prevention of hepatocellular carcinoma in patients with chronic active hepatitis C and cirrhosis. Lancet 2001; 357: 196–7
11. Poynard T, Marcellin P, Lee SS, Niederau C, Minuk GS, Ideo G, Bain V, Heathcote J, Zeuzem S, Trepo C, Albrecht J. Randomised trial of interferon alpha2b plus ribavirin for 48 weeks or for 24 weeks versus interferon alpha2b plus placebo for 48 weeks for treatment of chronic infection with hepatitis C virus. International Hepatitis Interventional Therapy Group (IHIT). Lancet 1998; 352: 1426–32.
12. Wedemeyer H, Cornberg M, Manns MP. PEG-Interferone: Bedeutung für die Therapie der Virushepatitis B und C. Dtsch. Med. Wschr. 2001; 126: S68-S75
13. Wedemeyer H, Cornberg M, Manns MP. Therapie der Hepatitis-C-Infektion. Bundesgesundheitsbl – Gesundheitsforsch – Gesundheitsschutz 2001; 44: 562–571
14. Wigand et al. Hepatology 2004; Wiemeyer et al. Hepatology 2004. Whom ? When ? How ? Treatment of acute HCV. Editorial.
15. Zeuzem S, Feinman SV, Rasenack J, Heathcote EJ, Lai MY, Gane E, O'Grady J, Reichen J, Diago M, Lin A, Hoffman J, Brunda MJ. Peginterferon Alfa-2a in Patients with Chronic Hepatitis C. N Engl J Med 2000; 343: 1666–72.

6.4.3 Hepatitis B

Grundlagen

Ursachen und Epidemiologie. Die Hepatitis B wird durch das Hepatitis-B-Virus (HBV), ein Hepadnavirus, hervorgerufen.

> *Die Hepatitis B entsteht nicht durch einen direkten zytopathischen Effekt von HBV, sondern ist Ausdruck der gegen HBV gerichteten zellulären Immunreaktion.*

Etwa 350 Millionen Menschen sind weltweit mit HBV infiziert. Die Prävalenz beträgt 0,1–2 % in Westeuropa und den Vereinigten Staaten, 3–5 % im Mittleren Osten, Asien und Südamerika und erreicht 10–20 % der Bevölkerung in China und Zentralafrika.
HBV ist ein **parenteral übertragbares Virus**, die Infektion erfolgt durch infiziertes Blut oder Körperflüssigkeiten. Die vertikale Transmission (perinatal von der Mutter auf das Kind) spielt v. a. in Regionen mit hoher Hepatitis-B-Prävalenz eine Rolle. Hier beträgt das Risiko einer HBV-Infektion während der ersten 5 Lebensjahre 5–40 %. Hingegen sind ungeschützter Geschlechtsverkehr und intravenöser Drogenkonsum die Hauptübertragungswege einer horizontalen Transmission in Gegenden niedriger Hepatitis-B-Prävalenz. Andere Übertragungswege wie Transfusionen und Dialysebehandlungen sind heute bei uns sehr selten geworden.

Symptomatik und Verlauf. Die **akute Hepatitis B** wird nicht durch einen direkten zytopathischen Effekt von HBV, sondern vielmehr durch die gegen das Virus gerichtete zelluläre Immunreaktion ausgelöst. Die Infektion mit HBV ist durch eine große Bandbreite von Manifestationsformen gekennzeichnet. Etwa 70 % aller Patienten mit akuter Hepatitis B zeigen eine subklinische (nichtikterische) Hepatitis. Andererseits ist in bis zu 0,5 % der Fälle die Immunreaktion auf HBV so stark, dass es zu einem akuten Leberversagen mit Ausfall der Leberfunktion und hepatischer Enzephalopathie kommt. Wird dieses Krankheitsstadium überlebt, kommt es fast immer zu einer spontanen HBV-Eradikation. Andererseits ist das Risiko einer Chronifizierung der Hepatitis B gerade bei perinatal erworbener Infektion hoch.

Die **chronische Hepatitis B** ist definiert als mindestens 6 Monate währende Hepatitis mit Nachweis von HBsAg, einem Hüllprotein des Virus. Sie entsteht dann, wenn es dem Immunsystem nicht gelingt, das HBV zu beseitigen. Die Prognose der chronischen Hepatitis B, die oftmals über viele Jahre asymptomatisch verläuft, wird durch die Gefahr einer Progression der Erkrankung in das Stadium der Leberzirrhose und schließlich durch das hepatozelluläre Karzinom bestimmt. Hier spielen, ähnlich wie bei der Hepatitis C (s. Tab. 6.**17**, S. 235), Faktoren wie der aktuelle Immunstatus, das Lebensalter, die HBV-Replikation sowie genetische Faktoren eine Rolle. In Regionen mit hoher HBV-Prävalenz beträgt das Risiko, auf dem Boden einer chronischen HBV-Replikation eine Leberzirrhose zu entwickeln, immerhin 12–20 % (Abb. 6.**14**).
In einer kürzlich erschienen Verlaufsuntersuchung (über 10 Jahre) an 11 893 Männern in Taiwan zeigten sich der HBsAg- und HBeAg-Status als überzeugende Prädiktoren für das Risiko der HCC-Entstehung ✓: Im Vergleich zu Patienten mit negativem HBsAg und HBeAg betrug das relative HCC-Risiko bei positivem HBsAg 9,6 und stieg bei Positivität für HBsAg und HBeAg dramatisch auf 60,2 an. Aus diesen Daten kann abgeleitet werden, dass eine möglichst frühzeitige Unterdrückung der HBV-Replikation das Hauptziel der Therapie der chronischen Hepatitis B darstellt.

> *Die persistierende HBV-Replikation erhöht das Risiko einer Leberzirrhose und eines hepatozellulären Karzinoms deutlich. Die chronische Hepatitis B ist als Präkanzerose zu betrachten.*

Pathophysiologie. Ob es im Rahmen der akuten Hepatitis B zu einer HBV-Kontrolle oder einer Chronifizierung kommt, hängt davon ab, ob es dem Immunsystem gelingt, eine effiziente, koordinierte Immunantwort zu initiieren. Neuere Arbeiten zeigen, dass HBV-Kontrolle nicht HBV-Eradikation bedeuten muss. Besonders erfolgreich ist die HBV-Bekämpfung dann, wenn es dem Immunsystem gelingt, zytotoxische $CD8^{+}$-Zellen zu generieren, die gleichzeitig mehrere HBV-Epitope erkennen, was nur unter der Mitwirkung einer effizienten CD4-Helferzell-Immunantwort gelingen kann. Ein be-

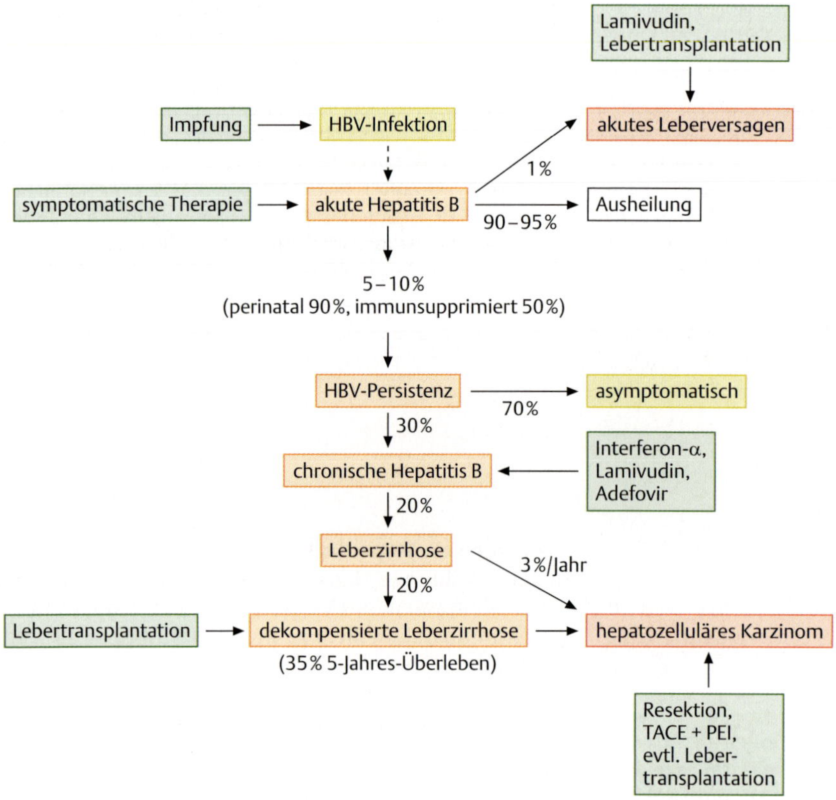

Abb. 6.**14** **Verlauf und Therapieoptionen bei der Hepatitis B.** HBV = Hepatitis-B-Virus. TACE = transarterielle Chemoembolisation. PEI = perkutane Ethanolinstillation.

deutender pathophysiologischer antiviraler Mechanismus besteht in der Ausschüttung von Zytokinen (Interferon-γ, Tumor-Nekrose-Faktor-α) durch verschiedene Zellen des Immunsystems. Diese Zytokine aktivieren die zytotoxische Wirkung HBV-spezifischer T-Zellen auf infizierte Hepatozyten, stimulieren aber nach neueren Erkenntnissen auch direkt die Zerstörung viraler RNA und die Inhibition der HBV-Replikation (Abb. 6.**15**). Interindividuelle, möglicherweise genetisch definierte Charakteristika des Immunsystems, wie z. B. Unterschiede in der Beschaffenheit des HLA-Komplexes und im T-Zell-Repertoire, dürften also den Verlauf der akuten Hepatitis B bestimmen. Kommt es bei ineffizienter Immunantwort zu einer chronisch-persistierenden HBV-Replikation, so kann dies zu einer chronischen Hepatitis mit einer sich über Jahre entwickelnden Leberfibrose führen. Es wird vermutet, dass das deutlich erhöhte Risiko eines hepatozellulären Karzinoms bei Patienten mit chronischer Hepatitis B Folge der Integration von viraler DNA in das Genom der Leberzellen mit nachfolgender Beeinflussung wachstumsregulierender Gene ist.

Interferone koordinieren nicht nur die zelluläre Immunantwort, sie befähigen den Hepatozyten auch direkt zur Zerstörung viraler RNA und Unterdrückung der HBV-Replikation.

Therapeutische Implikationen. Aus den dargestellten pathophysiologischen Abläufen von der Primärinfektion bis zur Ausbildung von Komplikationen leiten sich die therapeutischen Ansätze ab. Unter den vielen Faktoren, die die histologische Progression der chronischen Hepatitis B zur Leberzirrhose beeinflussen, spielt die andauernde HBV-Replikation sicherlich eine Schlüsselrolle. Diese persistiert aufgrund einer unzureichenden Schlagkraft der Immunantwort. Daher finden in der Therapie der chronischen Hepatitis B einerseits replikationshemmende Nukleosidanaloga und andererseits immunmodulatorisch wirkende Interferone Anwendung.

Evidenzbasierte Therapie der chronischen Hepatitis B

Therapieziel. Primäres Therapieziel ist es, die HBV-Vermehrung wieder unter die Kontrolle des Immunsystems zu bringen. Hierzu dienen einerseits die direkte Suppression der viralen Replikation mit Nukleosidanaloga und andererseits die Stärkung der Immunantwort mit Interferonen. Zwar kann nur in wenigen Fällen eine komplette Elimination von HBV erreicht werden, bei einem signifikanten Teil der Patienten gelingt es aber, eine Remission der Hepatitis einzuleiten und eine Progression der Erkrankung zu verhindern.

Prophylaktische Maßnahmen und nichtmedikamentöse Therapie

Die postnatale Hepatitis-B-Impfung ist der wesentliche Schritt zur Senkung der HBV-assoziierten Morbidität. Risikogruppen müssen in der Prophylaxe geschult und geimpft werden.

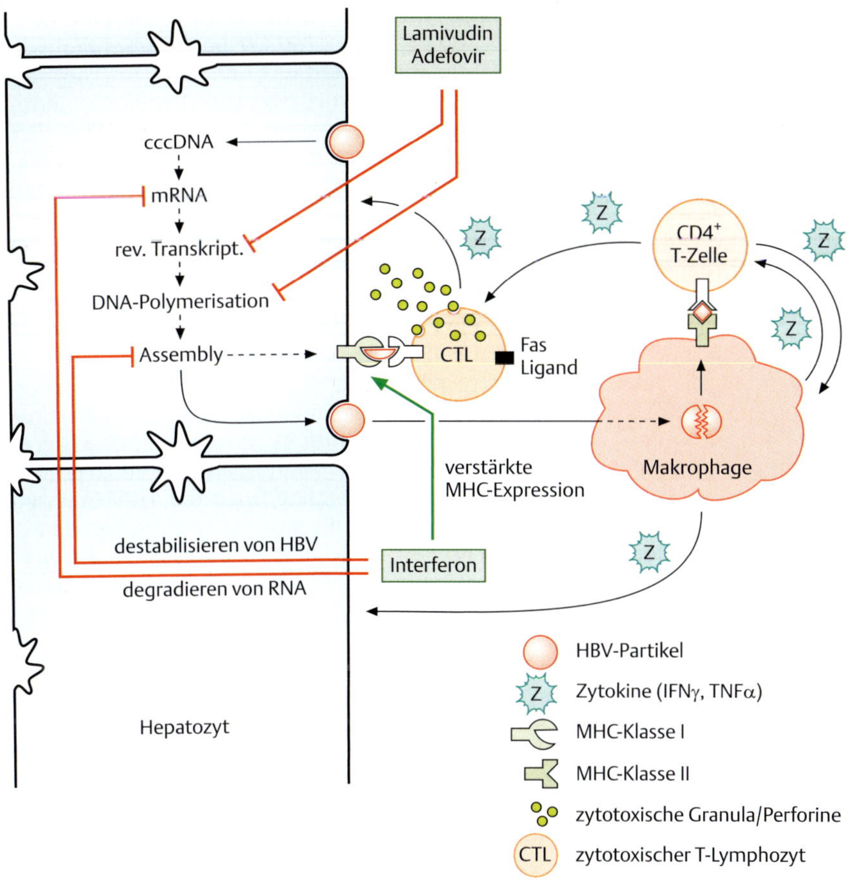

Abb. 6.**15** **Immunantwort bei der chronischen Hepatitis B** und Angriffspunkte der medikamentösen Therapie.

Primärprophylaktische Maßnahmen. Auch wenn in diesem Kapitel hauptsächlich über die Therapie der bereits bestehenden chronischen Hepatitis B gesprochen wird, so kann die Bedeutung einer **frühzeitigen Hepatitis-B-Impfung** als primärprophylaktische Maßnahme nicht hoch genug eingeschätzt werden. Die Hepatitis-B-Impfung ist eine Impfung gegen das hepatozelluläre Karzinom. Nur durch eine generelle Impfung aller Neugeborenen kann das von der WHO angestrebte Ziel einer weltweiten Elimination von HBV erreicht werden. In Taiwan, einer Region mit hyperendemischer Hepatitis B, führte die konsequente Umsetzung der Hepatitis-B-Vakzinierung im Kindesalter zu einer Senkung der Inzidenz des hepatozellulären Karzinoms in dieser Altersgruppe um 75 % ✓! Die derzeit verwendeten Hepatitis-B-Vakzine bestehen aus rekombinantem HBsAg und führen nach dreimaliger Impfung in > 95% der Kinder bzw. > 90 % der Erwachsenen zu protektiven Antikörpertitern ✓✓. Geimpft werden sollten alle Neugeborenen sowie Hochrisikopersonen (also Mitarbeiter im Gesundheitssystem, Personen mit häufig wechselnden Geschlechtspartnern, Personen mit intravenösem Drogenabusus und Kontaktpersonen von HBV-Infizierten ✓. Hepatitis-B-Immunglobulin kommt bei Neugeborenen HBsAg-positiver Mütter und postexpositionell auch bei Erwachsenen zur Anwendung ✓.

Bei eingetretener chronischer Hepatitis B reduziert die Vermeidung von Alkohol das Risiko einer Progression der Erkrankung.

Ernährungsempfehlungen. Die Rate der Ausheilung der Hepatitis B, die entweder spontan oder unter medikamentöser Therapie erfolgt, ist nach bisherigem Wissensstand durch nichtmedikamentöse Strategien nicht zu beeinflussen. Die Vermeidung von schädlichen Kofaktoren wirkt sich aber günstig auf das Progressionsrisiko aus. Es besteht kein Zweifel daran, dass ein hoher Alkoholkonsum (> 50 g/d) eine Fibrose des Leberparenchyms bei chronischer viraler Hepatitis begünstigt und dass bei diesen Patienten bereits geringe Alkoholmengen fibrogen wirken können ✓✓. Ebenso ist wahrscheinlich, dass eine Verfettung des Leberparenchyms den durch die Hepatitis B vermittelten Parenchymschaden verstärken kann ✓. Daraus ergibt sich, dass Patienten mit chronischer Hepatitis B Alkohol vermeiden, Übergewicht reduzieren und eine fettarme ballaststoffreiche Vollwertkost bevorzugen sollten. Eine spezielle Leberschonkost (insbesondere eine Reduktion von Eiweiß) ist bei kompensierter Lebererkrankung nicht sinnvoll ≈. Liegt bereits eine Leberzirrhose vor, so ist zur Deckung einer ausreichenden Kalorienzufuhr häufig ein erhöhter Nahrungsfettgehalt nötig. Wenn noch keine deutliche hepatische Enzephalopathie besteht, soll die Eiweißzufuhr mindestens 1 – 1,2 g/kg/d betragen. Außerdem sollte bei Bevorzugung einer ovolaktovegetabilen Kost Kochsalz sparsam verwendet werden.

Pharmakotherapie

Die aktuell verfügbaren Behandlungsformen der chronischen Hepatitis B zeichnen sich noch durch eine begrenzte Langzeiteffektivität aus. Aus diesem Grund muss der Entscheidung zur medikamentösen Therapie immer eine Beurteilung des Patientenalters, des Schweregrades der Lebererkrankung, der Wahrscheinlichkeit eines Therapieansprechens und das Risiko von unerwünschten Arzneiwirkungen vorausgehen ✓✓. Die im folgenden Text gemachten Empfehlungen spiegeln das im September 2002 verfasste Statement der EASL International Consensus Conference on Hepatitis B und die aktuellen Leitlinien der DGVS von 2004 wider.

Behandlungsindikation. Eine Pharmakotherapie der chronischen Hepatitis B sollte nur bei deutlicher entzündlicher und replikativer Aktivität mit dem Risiko einer Progression zur Leberzirrhose erwogen werden ✓✓. Generell besteht also eine Therapieindikation bei aktiver HBV-Replikation (HBV-DNA $> 10^5$ Kopien/ml) über 3–6 Monate und zumindest zweifach über dem Normbereich liegenden Aminotransferasen bzw. histologischem Nachweis deutlicher Inflammation oder fortschreitender Fibrose. Diese Empfehlungen gelten auch für Patienten mit funktionell gut kompensierter Leberzirrhose ✓✓. Patienten mit fortgeschrittener Leberzirrhose sollten mit Nukleosidanaloga behandelt werden ✓. Patienten mit milder hepatitischer Aktivität werden in 6-monatigen Abständen laborchemisch kontrolliert, eine Leberbiopsie zur histologischen Beurteilung wird empfohlen ✓.

Derzeit sind drei Medikamente zur Therapie der Hepatitis B zugelassen: **Interferon-α–2 a/b**, **Lamivudin** und **Adefovir**. Bisher liegen keine Daten randomisierter, kontrollierter Studien vor, in denen die drei Medikamente direkt miteinander verglichen worden wären. Der Großteil der Daten beurteilt die Wirksamkeit einer Monotherapie. Langwirksame pegylierte Interferone sowie verschiedene andere Nukleosidanaloga werden noch in Studien getestet.

Interferon-α

> *Interferon-α bewirkt in etwa 30% der Fälle eine partielle Serokonversion mit deutlicher Reduktion der entzündlichen Aktivität. Aufgrund der ausgeprägten Nebenwirkungen sind die Kontraindikationen aber genau zu beachten.*

Interferon-α wurde Mitte der 1980er Jahre als erste wirksame Therapie gegen die chronische Hepatitis B eingesetzt. Es wird bei HBsAg-positiven Patienten mit HBV-Replikation und moderater bis schwerer Hepatitis B, bei denen keine Zirrhose vorliegt, als initiale Therapieoption empfohlen ✓✓. Es führt in einer Dosierung von 3 × 10 Mio E / Woche oder 5 Mio E / Tag s.c. über 4–6 Monate bei etwa 10% der behandelten Patienten mit chronischer Hepatitis B zur HBsAg-Serokonversion und induziert in etwa 30% der Fälle eine sog. **partielle Serokonversion** (mit Elimination von HBeAg und Auftreten von anti-HBe), die meist mit sehr niedriger HBV-Replikation assoziiert ist. Die partielle Serokonversion geht bei 80% aller Patienten mit einer Normalisierung der Aminotransferasen, einer verminderten Inzidenz eines hepatozellulären Karzinoms und wahrscheinlich deshalb mit einem verbesserten 6-Jahres-Überleben einher ✓. Patienten, bei denen HBeAg nach 4-monatiger Behandlung noch keine HBeAg-Elimination stattgefunden hat, sollten wahrscheinlich über einen längeren Zeitraum mit Interferon-α behandelt werden ✓.

Erfolgversprechend ist eine Therapie mit Interferonen vor allem dann, wenn die Viruslast (quantitative Bestimmung der HBV-DNA) niedrig ist und die Aminotransferasen als Ausdruck einer aktiven Hepatitis deutlich erhöht sind ✓. Möglicherweise spielt auch der HBV-Genotyp (v.a. A und B) eine Rolle für das Therapieansprechen ✓. Ein vergleichsweise schlechtes Ansprechen zeigen hingegen Patienten mit negativem HBeAg bei positiver HBV-DNA (sog. HBeAg-Minusmutanten) und immunsupprimierte Patienten. Bei HBeAg-negativen Patienten mit moderater bis schwerer Hepatitis B, bei denen keine Zirrhose vorliegt, kann Interferon-α über einen längeren Zeitraum (12–24 Monate, 3 ×5 Mio E / Woche s.c.) als initiale Therapie gegeben werden ✓. Die DGVS-Leitlinien favorisieren Lamivudin als Primärtherapie. Interferon-α erscheint ebenfalls sinnvoll bei Patienten mit Hepatitis-B-C-Koinfektion ✓.

Es muss betont werden, dass die Therapie mit Interferon-α eine in vielen Belangen suboptimale, da **nebenwirkungsreiche Behandlungsoption** darstellt, weshalb hier die Kontraindikationen genau zu beachten sind (s. Tab. **6.20**, S. 238) und eine Therapie nur unter engmaschiger Kontrolle stattfinden sollte. Bei Vorliegen einer fortgeschrittenen Lebererkrankung (Child-Pugh-Stadium B oder C) soll eine Interferontherapie bei zu befürchtender Verschlechterung der Leberfunktion nicht durchgeführt werden ✓. Es ist damit zu rechnen, dass die pegylierten, langwirksamen Formen von Interferon-α bald auch zur Therapie der chronischen Hepatitis B zugelassen werden.

Lamivudin

> *Lamivudin hemmt die HBV-Replikation bei günstigem Nebenwirkungsprofil und kommt vor allem bei Patienten mit dekompensierter Leberzirrhose und/oder Lebertransplantation zum Einsatz.*

Lamivudin (β-L-(–)-2',3'-Dideoxy-3'-Thiacytidin) steht als oral zu verabreichendes Nukleosidanalogon seit einigen Jahren zur Therapie der chronischen Hepatitis B zur Verfügung. Zwei große multizentrische Studien konnten zeigen, dass die Gabe von 100 mg Lamivudin über 12 Monate in den meisten Fällen zu einem deutlichen Rückgang der HBV-Replikation führte ✓✓. In etwa 30% der Fälle kommt es zum HBeAg-Verlust, in 18% zur partiellen Serokonversion und in vielen Fällen zu einer Besserung der entzündlichen Aktivität. Mit dreijähriger Behandlung ließ sich die Rate einer partiellen Serokonversion sogar auf 40 – 65 % steigern ✓. Lamivudin kommt bei der Therapie der chronischen Hepatitis B zum Einsatz, wenn Interferon-α kontraindiziert ist, schlecht vertragen wird (vgl. Tab. 6.**20**) oder nicht zu einem Ansprechen führt ✓. Die DGVS-Leitlinien favorisieren Lamivudin als Primärtherapie bei Patienten mit bis zu zweifach erhöhten Aminotransferasen. Die Therapie sollte mindestens bis 6 Monate nach einer HBe-Serokonversion oder bis zum Auftreten einer Resistenz fortgesetzt werden. Die Dosis beträgt 100 mg/Tag p. o. über 12 Monate ✓✓. Generell sollte Lamivudin 4 – 6 Monate über das virologische Ansprechen (Absinken der HBV-DNA, Normalisierung der Aminotransferasen) hinaus gegeben werden. Eine Therapie, die über 18 Monate hinausgeht, muss auf ihre Vor- und Nachteile (s. u.) sorgfältig überprüft werden. Falls es nach Absetzen von Lamivudin zu einem Aufflammen der Hepatitis kommt, sollte das Medikament erneut als Erhaltungstherapie gegeben werden, sofern es noch nicht zur Resistenzbildung gekommen ist.

Die Therapie mit Lamivudin ist durch **zwei Hauptprobleme** gekennzeichnet. Erstens kommt es im Falle einer nicht erfolgten partiellen Serokonversion nach Absetzen der Medikation fast immer zu einer Reaktivierung der Hepatitis mit erneutem Anstieg der HBV-Replikation, was gerade für Patienten mit schlechter Leberfunktionsreserve akut bedrohlich sein kann. Zweitens führen die unter Lamivudin-Therapie häufig selektionierten Mutationen im Genom der viralen Polymerase zur Resistenz gegenüber Nukleosidanaloga. Die in diesem Zusammenhang bedeutende YMDD-Mutation tritt in etwa 26 % pro Jahr bzw. 76 % pro 4 Jahren (!) auf ✓✓. Falls dennoch eine Absenkung von HBV-DNA und Aminotransferasen zu beobachten ist, sollte Lamivudin allerdings weitergegeben werden. Alternativ kann in solchen Fällen Adefovir erwogen werden.

Adefovir-Dipivoxil

Adefovir ist ein neues hochwirksames Nukleosidanalogon mit bislang fehlender Resistenzbildung, das bei HBeAg-positiven und HBeAg-negativen Patienten eingesetzt werden kann.

Adefovir-Dipivoxil ist ein oral zu verabreichendes Prodrug von Adefovir, einem neuen Nukleosidanalogon, das erstmals bei HIV-Erkrankten eingesetzt wurde. Hochwirksam unterdrückt es die Replikation sowohl von Wildtyp-HBV als auch von Lamivudin-resistenten HBV-Mutanten. Zwei kürzlich erschienene Studien belegen die Wirksamkeit von Adefovir bei HBeAg-positiven und HBeAg-negativen Patienten mit chronischer Hepatitis B ✓✓: Bei 53 % bzw. 64 % der Patienten, die über 48 Wochen 10 mg Adefovir-Dipivoxil p. o. erhalten hatten, kam es zu einer Verbesserung der histologischen Leberparenchymveränderungen. In der oben beschriebenen Dosierung zeigte das Medikament ein sehr gutes Nebenwirkungsprofil. Adefovir ist bislang das erste Nukleosidanalogon, das nur in ganz seltenen Fällen Resistenz-vermittelnde YMDD-Mutationen hervorzurufen scheint. Adefovir spielt damit bereits jetzt eine entscheidende Rolle v. a. in der Transplantationsmedizin.

Weitere Behandlungsansätze

Mehrere neue Therapieoptionen werden derzeit im Rahmen klinischer Studien getestet. Zu ihnen gehören die Entwicklung neuer Nukleosidanaloga (z. B. Entecavir, LdT und Emtricitabin), die Kombination von Interferon und Lamivudin und die sequenzielle Gabe von Corticosteroiden und Interferon.

Erste bisher noch absolut experimentelle Daten deuten darauf hin, dass eine Impfung mit HBV-Core-DNA mit nachfolgender Aktivierung reaktiver T-Zellen auch therapeutisch nutzbar sein könnte.

Fallbeispiel 6.6: Chronische Hepatitis B

Anamnese und Vorgeschichte: Seit 1984 bestehen bei einer 51-jährigen Patientin Arthralgien in Sprung-, Schulter- und Handgelenken, die zur Diagnose einer rheumatoiden Arthritis führten. Im Rahmen der rheumatologischen Abklärung fielen bereits damals erhöhte Aminotransferasen (GOT 63 U/l, GPT 107 U/l) auf. Die Hepatitisserologie erbrachte folgenden Befund: HBsAg positiv, anti-HBsAg negativ, HBeAg positiv, anti-HBeAg negativ, HBcAg positiv, anti-HCV negativ, anti-HAV positiv, anti-HAV-IgM negativ, anti-HDV negativ.

1988 wurde die Diagnose einer chronischen Hepatitis B gestellt, ohne dass der Transmissionsmodus geklärt werden konnte. 1992 zeigte sich in einer Leberbiopsie das Bild einer beginnenden Zirrhose. Bereits im Jahr 2001 musste die Patientin wegen einer Ösophagusvarizenblutung und zunehmender Aszitesbildung stationär behandelt werden. Die Patientin stellt sich jetzt aufgrund einer zunehmenden Abgeschlagenheit, depressiven Verstimmung und einem Druckgefühl im Oberbauch bei ihrem Internisten vor.

Befunde: Der Allgemeinzustand der Patientin ist bei der aktuellen Vorstellung recht gut, Größe 158 cm, Gewicht 45 kg. Es finden sich noch mäßig erhöhte Aminotransferasen, eine recht gute Lebersynthesefunktion (entsprechend einer Child-A-Zirrhose), eine deutlich erhöhte Immunglobulin-G-Fraktion, negative Befunde für ANA, AMA, LKM und SMA, die o. g. Hepatitisserologie und eine deutlich erhöhte HBV-DNA. Sonographisch imponiert eine Leberzirrhose mit portaler Hypertension und Nachweis von freier intraperitonealer Flüssigkeit (Aszites) (**Abb. Fall 6.6**).

Therapie: Bei der o. g. Patientin liegt eine chronische Hepatitis B mit kompensierter Leberzirrhose im Stadium Child A vor. Wenngleich nach den aktuellen EASL-Empfehlungen von 2002 eine Interferon-α-Therapie in diesem Fall noch zu diskutieren wäre, lassen die fortgeschrittene Lebererkrankung, die ho-

Fortsetzung ▶

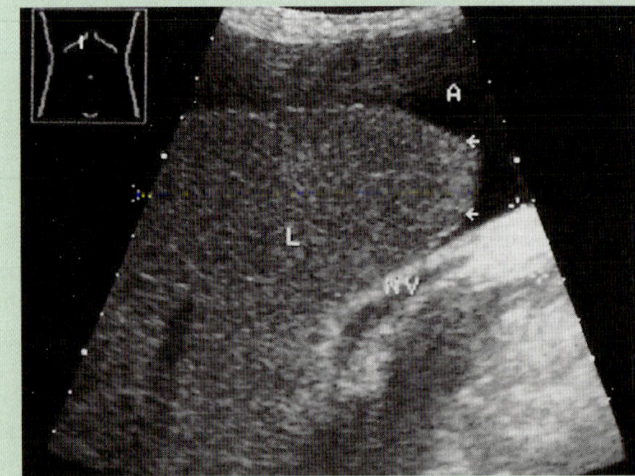

Abb. Fall 6.**6** **Sonographischer Befund bei Leberzirrhose mit begleitendem Aszites. A** Aszites. **L** Leber. **NV** Rekanalisierte Nabelvene. Typisch für die Zirrhose sind die körnige Struktur des Leberparenchyms sowie die verdämmerten Gefäße.

he Viruslast und die eher mäßig erhöhten Aminotransferasen kein gutes Ansprechen der Interferon-Therapie erwarten. Wichtiger ist die Berücksichtigung der hier bestehenden Begleiterkrankungen und Interferon-Kontraindikationen: Eine rheumatoide Arthritis kann sich unter Interferon deutlich verschlechtern. Bei der bestehenden Thrombozytopenie von 51 000/µl (Hypersplenismus) und einer anzunehmenden depressiven Störung ist bzgl. der Gabe von Interferon äußerste Zurückhaltung geboten. Man entscheidet sich daher zu einer Therapie mit Lamivudin 100 mg/Tag, die von der Patientin nebenwirkungsfrei vertragen wird. Während der Therapie wird die Patientin regelmäßig kontrolliert hinsichtlich einer Zytopenie, dem erneuten Auftreten einer gastrointestinalen Blutung oder eines Aszites sowie der Entstehung eines hepatozellulären Karzinoms. Nach 12-monatiger Therapie berichtet die Patientin – abgesehen von den bekannten Arthralgien – über ein recht gutes Allgemeinbefinden. Die Aminotransferasen sind nun normwertig, und es kommt bei negativer HBV-DNA zu einer partiellen Serokonversion.
Zu diesem Zeitpunkt könnte bei noch kompensierter Lebersyntheseleistung über einen Auslassversuch nachgedacht werden. Sollte es darunter zu einer plötzlichen Zunahme der entzündlichen Aktivität kommen, müsste Lamivudin erneut angesetzt werden. Auf den HAV-Impfstatus ist zu achten. Bei Progression der Erkrankung ins Stadium Child B empfiehlt sich unbedingt die Kontaktaufnahme mit einem hepatologischen Zentrum bezüglich einer Lebertransplantation.

Therapieempfehlungen

In Abb. 6.**16** sind die genannten EASL-Therapierichtlinien von 2002 und die DGVS-Empfehlungen von 2004 für die chronische Hepatitis B noch einmal zusammengefasst. Die Sicherung der Diagnose einer chronischen Hepatitis B erfolgt bei häufig unspezifischer klinischer Symptomatik durch die Hepatitisserologie. Hochsensitive PCR-Methoden stehen heute zur Quantifizierung der HBV-Replikation zur Verfügung. Entscheidend für die Frage, ob der Patient überhaupt behandelt werden soll, sind aber in den meisten Fällen die Erhöhung der Aminotransferasen und das histologische Ergebnis der Leberbiopsie. Zeigen sich hier Zeichen einer moderaten bis schweren hepatitischen Aktivität oder beginnenden Leberfibrose, so ist eine Indikation zur Therapie gegeben. Jetzt muss anhand klinischer (Aszites? Ösophagusvarizenblutung? hepatische Enzephalopathie? schon bestehendes hepatozelluläres Karzinom?) und laborchemischer Parameter (Quick-Wert? Albumin? Bilirubin?) geklärt werden, ob die Leberfunktion noch kompensiert oder bereits deutlich eingeschränkt ist. Patienten mit **kompensierter Leberfunktion** (auch bei Vorliegen einer Child-A-Zirrhose) können mit Interferon behandelt werden, wenn keine Kontraindikationen vorliegen. Bei Patienten mit **HBeAg-Minus-Mutanten** (HBeAg negativ trotz hoher HBV-DNA) muss Interferon zumeist länger appliziert werden, um einen Behandlungserfolg zu erreichen. Die DGVS empfiehlt hier Lamivudin als Primärtherapie. Lamivudin hat seinen Stellenwert bei **dekompensierten Patienten** und Kontraindikationen gegen Interferon. Zukünftig wird die Kombination von Nukleosidanaloga wahrscheinlich an Bedeutung gewinnen, um die Ausbildung viraler Resistenzen zu minimieren. Interferon-α wird – dann vielleicht in pegylierter, langwirksamer Form – als Kombinationspartner eine Rolle spielen, wobei sein Nebenwirkungsprofil bei vielen Patienten eine Therapie problematisch macht. **Nach Lebertransplantation** kommt zur Vermeidung eines Rezidivs standardmäßig Hepatitis-B-Immunglobulin mit einem Nukleosidanalogon zur Anwendung.

Therapie unter besonderen Begleitumständen

Schwangerschaft. Zur Interferontherapie bei schwangeren Frauen liegen keine ausreichenden Daten vor ≈. Eine Behandlung mit Interferon-α sollte daher nur nach sorgfältiger Nutzen-Risiko-Abwägung erfolgen. Gebärfähige Frauen sollten das Medikament nur dann erhalten, wenn sie während des Behandlungszeitraumes eine wirksame Methode der Kontrazeption praktizieren. Für Lamivudin kann ein gesteigertes Risiko für Frühaborte nicht ausgeschlossen werden. Hier muss ein eventuelles fruchtschädigendes Potenzial gegen das Risiko eines Hepatitis-Rezidivs während der Schwangerschaft abgewogen werden.

Hepatitis D. Bei moderater bis schwerer Hepatitis D sollte eine Therapie mit etwa 10 E Interferon-α 3 × pro Woche s. c. für mindestens 1 Jahr erfolgen ✓, die ggf. auch als Erhaltungstherapie fortgeführt wird.

Koinfektion HIV-HBV. Wenn eine antiretrovirale Therapie (HAART) gegen HIV indiziert ist, sollte Lamivudin Be-

Indikationsstellung
- bei moderater bis schwerer entzündlicher Aktivität (Aminotransferasen, Leberbiopsie)
- unter Berücksichtigung von Patientenalter, Stadium der Lebererkrankung, Wahrscheinlichkeit des Therapieansprechens, zu erwartenden Nebenwirkungen und viralen Koinfektionen
- HBeAg-positiv → Therapie, falls HBV-DNA > 10^5 Kopien/ml und Aminotransferasen erhöht über 3–6 Monate
- HBeAg-negativ → Therapie, falls HBV-DNA > 10^5 Kopien/ml
- HBV-HDV-Koinfektion → Therapie
- prophylaktische Behandlung bei Notwendigkeit einer Chemotherapie
- fortschreitende Fibrose/Leberzirrhose

kompensierte Leberfunktion ↓

HBeAg-positiv
- 4–6 Monate IFN-α (5 Mio E/Tag oder 10 Mio E 3x/Wo s.c.) als initiale Therapie
- IFN schlecht vertragen, kontraindiziert oder kein Ansprechen → Lamivudin 100 mg/Tag oder (Reservemedikament!) Adefovir 10 mg/Tag über 12 Monate p.o.
- Gabe von Nukleosidanaloga 4–6 Monate über die Suppression der Replikation hinaus, aber cave: deutlich erhöhtes Resistenzrisiko bei Lamivudin > 1 Jahr
- Erhaltungsgabe von Nukleosidanaloga erwägen, falls Hepatitisrezidiv nach Absetzen des Medikaments (cave Resistenzbildung)

HBeAg-negativ
- 12–24 Monate IFNA-α (5 Mio E 3x/Wo s.c.) laut EASL 2002 bzw. Lamivudin (100 mg/Tag p.o.) laut DGVS 2004 als initiale Therapie
- IFN schlecht vertragen, kontraindiziert oder kein Ansprechen → Lamivudin 100 mg/Tag oder (Reservemedikament!) Adefovir 10 mg/Tag über 12 Monate p.o.
- Gabe von Nukleosidanaloga meist 12 Monate erforderlich, aber cave: deutlich erhöhtes Resistenzrisiko bei Lamivudin > 1 Jahr
- Erhaltungsgabe von Nukleosidanaloga erwägen, falls Hepatitisrezidiv nach Absetzen des Medikaments (cave Resistenzbildung)

dekompensierte Leberfunktion ↓

- **Kontakt zu einem hepatologischen Zentrum aufnehmen und Evaluation Lebertransplantation (LTx)**
- Lamivudin sollte bei Nachweis von HBV-Replikation wahrscheinlich früh begonnen und im Fall einer Resistenz um Adefovir erweitert werden (noch unklar)
- sorgfältige Kontrolle der renalen Funktion bei LTx-Patienten unter Adefovir

Besondere Therapiesituationen
- **HBV-HIV-Koinfektion:** falls HAART indiziert → Lamivudin einsetzen; bei Lamivudinresistenz → Tenofovir zusätzlich zur antiretroviralen Therapie. Falls HAART nicht indiziert → Lamivudin nicht einsetzen, sondern Adefovir als First-Line-Medikament.
- **Hepatits B und Chemotherapie:** Gefahr der fulminanten Hepatitis, Lamivudin 2–4 Wochen vor bis 3–6 Monate nach Chemotherapie. Adefovir ist hier noch nicht erprobt.

Abb. 6.**16** **Empfehlungen zur Therapie der chronischen Hepatitis B** (EASL International Consensus Conference on Hepatitis B 2002 und DGVS-Empfehlungen 2004).

standteil der Behandlung sein ✓. Eine Exazerbation der Hepatitis aufgrund einer Lamivudinresistenz wird durch zusätzliche Gabe von Tenofovir, einem neuen Nukleosidanalogon behandelt. Falls eine HAART noch nicht indiziert ist, sollte Adefovir statt Lamivudin als first-line-Medikament eingesetzt werden.

Immunsuppressive Therapie. Patienten mit chronischer Hepatitis B, die aus anderen Gründen eine hochdosierte immunsuppressive Therapie benötigen, sollten 2–4 Wochen vor bis 3–6 Monate nach der Gabe der Immunsuppressiva Lamivudin erhalten, um eine akute Hepatitis-B-Exazerbation zu vermeiden. Bei längerfristiger Immunsuppression muss die Gabe von Adefovir erwogen werden.

Aspekte der Therapie der schweren akuten Hepatitis B

Bei schwerem Verlauf einer akuten Hepatitis B erfolgt die Verlegung in ein hepatologisches Zentrum. Hier wird über eine frühzeitige antivirale Therapie und die Notwendigkeit einer Lebertransplantation entschieden.

Nach den derzeit gültigen EASL-Richtlinien wird eine Therapie der akuten Hepatitis B nicht empfohlen ✓, da die Erkrankung häufig asymptomatisch verläuft und nur bei wenigen Patienten chronifiziert. Dennoch kommt es bei einigen Patienten mit akuter Hepatitis B zu einer schweren Verlaufsform mit deutlicher Einschränkung der Leberfunktion. Die akute, schwer verlaufende Hepatitis B führt in etwa 1 % der Fälle zum Leberversagen, das mit einer signifikanten Letalität einhergeht, wenn nicht die Möglichkeit zur baldigen Lebertransplantation gegeben ist. Basierend auf ersten Fallstudien empfiehlt die DGVS bei Patienten mit schwerem Verlauf einer akuten Hepatitis B (d. h. akute Lebererkrankung innerhalb von 4 Wochen, HBsAg positiv, Ausschluss einer chronischen Lebererkrankung, Quick-Wert $< 50\%$), frühzeitig eine antivirale Therapie mit Lamivudin zu beginnen, was allerdings an einem hepatologischen Zentrum erfolgen sollte. Dieses Vorgehen muss aber noch weiter validiert werden ≈.

Ausgewählte Literatur

1. Blum HE, Berg T, Tillmann HC, von Weizsäcker F: Vorgehen bei Problemsituationen bei der chronischen Hepatitis B. Zeitschrift für Gastroenterologie (in press).
2. Chang, M., Chen, C., Lai, M. et al.: Universal hepatitis B vaccination in Taiwan and the incidence of hepatocellular carcinoma in children. Taiwan Childhood Hepatoma Study Group. New England Journal of Medicine 1997;336 : 1855–1859.
3. Di Bisceglie AM: Combination therapy for hepatitis B. Gut 2002; 50 : 443–445.
4. Dienstag JL: Therapy of hepatitis B (pp. 95–100). In: Update on Viral Hepatitis der AASLD, 2000, Dallas.
5. Dienstag JL, Schiff ER, Mitchell M, et al.: Extended lamivudine retreatment for chronic hepatitis B: maintenance of viral suppression after discontinuation of therapy. Hepatology 1999;30 : 1082–1087
6. Dienstag JL, Schiff ER, Wright TL, Perrillo RP, Hann HWL, Goodman Z, Crowther L, Condreay LD, Woessner M, Rubin M, and Brown NA for the US Lamivudine Investigator Group: Lamivudine as initial treatment for chronic hepatitis B in the United States. New England Journal of Medicine 1999;341 : 1256–1263.
7. EASL International Consensus Conference on Hepatitis B – Consensus Statement. Journal of Hepatology 2003;38 : 533–540.
8. Hadziyannis SJ, Tassopoulos NC, Heathcote EJ, Chang TT, Kitis G, Rizzetto M, Marcellin P, Lim SG, Goodman Z, Wulfsohn MS, Xiong S, Fry J, Brosgart CL: Adefovir for the treatment of hepatitis B e antigen – negative chronic hepatitis B. New England Journal of Medicine 2003;348 : 800–807.
9. Lok AS, Heathcote EJ, Hoofnagle JH: Management of hepatitis B 2000 – Summary of a workshop. Gastroenterology 2000;120 : 1828–1853.
10. Marcellin P, Chang TT, Lim SG, Tong MJ, Sievert W, Shiffman ML, Jeffers L, Goodman Z, Wulfsohn MS, Xiong S, Fry J, Brosgart CL: Adefovir for the treatment of hepatitis B. antigen-positive chronic hepatitis B. New England Journal of Medicine 2003;348 : 808–816.
11. Manns MP, Caselmann WH, Wiedmann KH, Wedemeyer H: Standardtherapie der chronischen Hepatitis B – Leitlinien der DGVS zur Behandlung der Hepatitis B. Zeitschrift für Gastroenterologie (in press).
12. Niederau C: Indikationsstellung zur Therapie der chronischen Hepatitis B und D – Leitlinien der DGVS zur Behandlung der Hepatitis B. Zeitschrift für Gastroenterologie (in press).
13. Niederau C, Heintges T, Lange S, et al.: Long-term follow-up of HBeAg-positive patients treated with interferon alfa for chronic hepatitis B. New England Journal of Medicine 1996;334 : 1422–1427.
14. Perrillo RP: How will we use the new antiviral agents for hepatitis B? Current Gastroenterology Reports 2002;4 : 63–71.
15. Sellge G, Borchert K: Hepatitis und Ernährung – ein Ratgeber für Patienten. Broschüre des Kompetenznetzes Hepatitis 2002.
16. Tillmann HL, Wedemeyer H, Hadem J, Rudolph T, Dick A, Schedel I, Schneider A, Trautwein C, Manns MP: Early lamivudine therapy may prevent progression to liver failure in patients with severe acute hepatitis B (AASLD Abstr. 848). Hepatology 2002;36 : 375 A
17. Webster JM, Bertoletti A: Immunopathogenesis and treatment of hepatitis B virus infection (pp. 203–221). In: Gershwin ME, Vierling JM, Manns MP: Liver Immunology, 2003, Hanley and Belfus, Philadelphia.

6.5 Cholestatische Lebererkrankungen: Primär biliäre Zirrhose und primär sklerosierende Cholangitis

Grundlagen

Ursachen. Die genaue Ätiologie der **primär biliären Zirrhose (PBC)** ist nicht bekannt. Es ist allerdings auffällig, dass

- die Erkrankung kaum bei Kindern auftritt,
- sie vor allem in der westlichen Welt zu finden ist,
- das Erkrankungsrisiko bei Verwandten 1. Grades bis 800-fach erhöht ist,
- antimitochondriale Antikörper pathognomonisch sind und
- in einer neueren Studie 25 von 25 untersuchten PBC-Leberproben intrazellulär Antigene von *Chlamydia pneumoniae* aufwiesen.

Auch zur Ätiologie der **primär sklerosierenden Cholangitis (PSC)** gibt es noch keine klaren Vorstellungen. Die starke Assoziation mit dem Auftreten von chronisch entzündlichen Darmerkrankungen (CED) führten zur Vermutung einer infektiösen Genese oder einer bakteriell getriggerten Autoimmunpathogenese. Die PSC ist assoziiert mit bestimmten genetischen Merkmalen (HLA-B8, HLA-DR3 und -DR52).

Prävalenz und Inzidenz. Zur Epidemiologie der **PBC** liegen aufgrund methodischer Differenzen uneinheitliche Daten vor. Inzidenzstudien haben jedoch gezeigt, dass die Erkrankung bei steigender Inzidenz in Nordeuropa und Nordamerika vergleichsweise häufig auftritt (2 – 40 Neuerkrankungen/1 000 000/Jahr). Die Angaben zur Prävalenz schwanken zwischen 40 und 150 Erkrankten/1 000 000). Die PBC tritt in mehr als 90 % der Fälle bei Frauen auf. Der Altersgipfel liegt zwischen dem 40. und dem 60. Lebensjahr.
Die Inzidenz der **PSC** wird mit 2 – 7/100 000/Jahr angegeben, die Prävalenz auf 1 – 6/100 000 geschätzt. Sie tritt in etwa 60 % der Fälle bei Männern, und zwar um das 39. Lebensjahr herum, auf.

> *Während die PBC eine Erkrankung von Frauen im mittleren Lebensalter darstellt, tritt die PSC gehäuft bei jüngeren Männern auf.*

Einteilung und Prognose. Mehr als 60 % der Patienten mit **PBC** sind bei Diagnosestellung asymptomatisch und zeigen später Müdigkeit, Abgeschlagenheit, Pruritus, Osteoporose und Ikterus. Die Einteilung der PBC beruht auf histologischen Kriterien und unterscheidet 4 Stadien (von der granulomatösen, später destruktiven Cholangitis bis hin zur Leberzirrhose). Die Lebenserwartung ist abhängig vom Beschwerdebild (asymptomatisch → 16 Jahre vs. symptomatisch → 7,5 Jahre) und dem Bilirubinwert (> 10 mg/dl → 17 Monate).
Auch die Stadieneinteilung der **PSC** folgt histologischen Kriterien, die die zunehmende Ausdehnung der vom Portalfeld ausgehenden Fibrose bis zur Ausbildung der biliären Zirrhose berücksichtigen (Stadium 1 – 4). Bei der PSC handelt es sich ebenfalls um eine progressive Erkrankung mit einer mittleren Überlebenszeit von 12 Jahren nach Diagnosestellung. Zu beachten ist, dass etwa 30 % aller bei Erstdiagnose asymptomatischen Patienten innerhalb von 6,5 Jahren ein Leberversagen entwickeln. Problematisch sind bei der PSC nicht nur die Entwicklung einer Child-C-Zirrhose und die komplizierende bakterielle Cholangitis, sondern vor allem das deutlich erhöhte Risiko eines cholangiozellulären und kolorektalen Karzinoms.

Pathophysiologie. Die **PBC** ist eine chronische cholestatische Lebererkrankung, die Charakteristika einer Autoimmunerkrankung trägt. Nach heutiger Vorstellung initiiert ein noch unbekannter Umweltfaktor oder ein infektiöses Agens einen dann nicht mehr umkehrbaren, persistierenden T-Zell-vermittelten Angriff auf die Epithelzellen der intralobulären Gallengänge. Es kommt zu einem progressiven Verlust funktionierender Gallengänge mit Aufstau von Gallensäuren und Schädigung von Zellmembranen. Als Autoantigen der T-Zell-Antwort und pathognomonischen antimitochondrialen Antikörper (AMA) konnte ein Peptid der E2-Untereinheit der Pyruvatdehydrogenase (PDH) identifiziert werden. Bakterielle PDHs könnten damit an der Initiierung der Erkrankung zumindest theoretisch beteiligt sein.
In ähnlicher Form sind auch für die Entstehung der **PSC** Strukturähnlichkeiten zwischen bakteriellen und körpereigenen Antigenen vermutet worden. Die häufig zu beobachtenden antineutrophilen Autoantikörper (pANCA), die Assoziation mit den HLA-Haplotypen B8 und DR3 und andere begleitende Autoimmunphänomene lassen an eine Immunpathogenese denken. Andererseits kann die PSC nicht als reine Autoimmunerkrankung betrachtet werden. Die Erkrankung ist gekennzeichnet durch eine progressive Cholestase durch diffuse Entzündung und konzentrische Fibrosierung des gesamten Gallenwegsbaumes mit Obliteration der kleinen und Strikturen der großen Gallenwege. Als Komplikation kann sich auch ein cholangiozelluläres Karzinom entwickeln.

> *Bei PBC und PSC kommt es aufgrund einer progressiven peribiliären Inflammation und Fibrose schließlich zum Aufstau von Gallensäuren mit membrantoxischer Wirkung.*

Therapeutische Implikationen. Angesichts der Unklarheiten über die genaue Ätiologie von PBC und PSC sind aktuell keine kausalen Therapieprinzipien verfügbar. Unter der Vorstellung einer Verdrängung membrantoxischer Gallensäuren hat die Verwendung von Ursodesoxycholsäure (UDCA) breiten Eingang in die Therapie gefunden. Über die Sinnhaftigkeit einer immunsuppressiven Behandlung der zellulären Autoimmunität bei der PBC wird lebhaft diskutiert. Strikturen der großen Gallenwege bei der PSC verlangen nach interventionell-endoskopischen Methoden. Nur die Lebertransplantation kann im Falle einer fortgeschrittenen Erkrankung letztlich eine Überlebensverlängerung bewirken.

Evidenzbasierte Therapie von PBC und PSC

Therapieziel. Da keine ursächliche Therapie der primär cholestatischen Lebererkrankungen verfügbar ist, besteht die momentane Behandlung der PBC und PSC aus drei Säulen:

1. *Verzögerung der Krankheitsprogression* mit dem Ziel einer Vermeidung von Komplikationen und Verlängerung des transplantatfreien Überlebens,
2. *symptomorientierte Behandlung* zur Verbesserung der Lebensqualität und
3. *Lebertransplantation* bei fortgeschrittenen Stadien.

Pharmakotherapie zur Progressionshemmung

Ursodeoxycholsäure (UDCA)

Ursodeoxycholsäure (UDCA) ist als Dihydroxygallensäure in niedriger Konzentration auch physiologischerweise Bestandteil der Galle. Obwohl der genaue Wirkungsmechanismus unbekannt ist, werden UDCA verschiedene Wirkungen zugesprochen.
Mit steigender Konzentration in der Galle verdrängt UDCA endogene, hepatotoxische Gallensäuren ✓. Verschiedene Arbeiten konnten zudem immunmodulatorische Effekte von UDCA bei Patienten mit PBC nachweisen ✓ Hierzu zählen die Verminderung der HLA-Expression, die Reduktion der Zytokinfreisetzung, die Membranstabilisierung und die Abschwächung der Apoptose von Gallengangsepithelien. Die Dosierung beträgt üblicherweise 13 – 15 mg/kg/Tag p.o. und sollte über einen ausreichenden Zeitraum durchgeführt werden (mindestens 4 Jahre, am besten dauerhafte Therapie).

Ursodeoxycholsäure ist die Therapie der ersten Wahl bei PBC.

Eine Metaanalyse dreier großer randomisierter Studien an **PBC**-Patienten zeigte, dass UDCA laborchemische Parameter deutlich verbesserte und bei mindestens 4-jähriger Behandlung das transplantatfreie Überleben verlängerte ✓✓. Hingegen blieb das Gesamtüberleben unbeeinflusst. Auch in einer kürzlich erschienenen Longitudinalstudie an 708 PBC-Patienten konnte UDCA das Gesamtüberleben von 9,3 Jahren nach Erstdiagnose nicht verbessern ✓ allerdings wurde nur mit halber Dosis (7,5 mg/kg/Tag) behandelt. Bei ca. 30% der PBC-Patienten ist unter UDCA eine Normalisierung, in 70% lediglich eine Besserung der Leberwerte zu erwarten. Bei einigen Patienten bessert sich unter Therapie auch die Leberhistologie. Die Therapie mit UDCA sollte unmittelbar nach Diagnosestellung begonnen werden, um den Effekt der Verlängerung des transplantatfreien Überlebens voll auszunutzen. Patienten mit milder Erkrankung profitieren stärker von UDCA als Patienten in höheren Krankheitsstadien ✓.

Ursodeoxycholsäure wird bei der PSC eingesetzt, obwohl ein progressionshemmender Effekt bisher nicht nachgewiesen wurde.

Auch in der Therapie der **PSC** wird UDCA häufig empirisch eingesetzt, obwohl die Datenlage für diesen Ansatz bislang nicht eindeutig ist ✗✓. In der größten kontrollierten Studie mit 105 PSC-Patienten zeigte sich zwar eine positive Beeinflussung der Leberwerte und des Bilirubins, die Progression der Erkrankung und das transplantatfreie Überleben blieben während einer mittleren Nachbeobachtungszeit von 2,2 Jahren aber unverändert. Eine neuere, bislang aber nicht reproduzierte Studie legte allerdings nahe, dass höhere UDCA-Dosen (20 mg/kg/Tag) einen positiven Effekt auf die histologische Progression der PSC haben könnten ✓. Daher wird UDCA heute bereits häufig in einer Dosis von 15 – 20 mg/kg/Tag eingesetzt. Möglicherweise kann UDCA auch das Risiko eines kolorektalen Karzinoms bei begleitender Colitis ulcerosa senken.

Immunsuppressiva und Fibrate: kein nachgewiesener Nutzen

Überraschenderweise hat keine immunsuppressive Therapie bisher das Überleben von **PBC**-Patienten verlängern können. Stattdessen zeichnen sich diese Medikamente (hier v. a. Cyclosporin, Chlorambucil und Corticosteroide) durch ein signifikantes Nebenwirkungsprofil aus. In einer Studie an 110 PBC-Patienten, in der die Kombinationstherapie aus UDCA und Methotrexat (15 mg/Woche) untersucht wurde, kam es in der Therapiegruppe in 50% der Fälle zum Therapieabbruch, eine progressionshemmende Wirkung war nicht nachzuweisen ✗. Manche Autoren vertreten im Falle eines fehlenden Ansprechens auf UDCA aber unter regelmäßigen Leberbiopsien eine schrittweise Eskalation der Therapie zunächst um Colchicin (0,6 mg 2 × /Tag p.o.) und dann ggf. um Methotrexat (0,25 mg/kg/Woche p.o). Andere Autoren halten bei fehlendem Ansprechen auf UDCA die Kombination mit Prednisolon (10 – 15 mg/Tag) oder Budesonid (3 × 3 mg/Tag) für angemessen. Letzteres Medikament sollte nicht in fortgeschrittenen Stadien verwendet werden. Eine Empfehlung für eines der o.g. Schemata kann zum jetzigen Zeitpunkt nicht ausgesprochen werden ≈. Hier müssen größere randomisierte Studien erfolgen.
Auch für die **PSC** haben sich immunsuppressive oder antifibrogene Therapiestrategien bisher nicht bewährt. Erste Berichte über Kombinationstherapien mit UDCA und Immunsuppressiva warten noch auf eine Bestätigung in großen randomisierten Studien.

Verbesserung der Lebensqualität und Vermeidung von Komplikationen

Die symptomorientierte Therapie hat bei der Behandlung von PBC und PSC einen großen Stellenwert. Mehrere Medikamente stehen zur Milderung des quälenden Pruritus zur Verfügung. Osteoporoseprophylaxe und Vitaminsubstitution werden bei der PSC ergänzt durch interventionelle Behandlung von Strikturen der Gallenwege.

Pharmakotherapie des Pruritus. Eine Übersicht zu Therapieoptionen beim Pruritus gibt Tab. 6.**23** (zur Therapie des Pruritus s. a. S. 616 ff.). Die meisten Patienten sprechen auf die Gabe von UDCA, Cholestyramin oder Cholestipol an. Dazu muss z. B. Cholestyramin in ausreichender Dosierung gegeben und der Effekt über mehrere Wochen abgewartet werden. Später kann dann eine langsame Dosisreduktion erfolgen. Cholestyramin kann ausgeprägten Meteorismus hervorrufen. Es sollte im Abstand von 4 Stunden zu anderen Medikamenten eingenommen werden. Rifampicin und Opiatantagonisten können alternativ gegeben werden. In manchen Fällen zwingt ein unerträglicher Juckreiz auch zur raschen Lebertransplantation.

Osteoporoseprophylaxe. Die Prävention der Osteoporose beinhaltet neben einer ausreichenden körperlichen Bewegung eine Calcium- und Vitamin-D-Supplementation, Östrogene bei postmenopausalem Östrogenmangel und Biphosphonate (z. B. Alendronat). Zum Einsatz von selektiven Östradiolrezeptormodulatoren kann noch keine Empfehlung gegeben werden.

Supportive Therapie der Fett-Malabsorption. Bei cholestatischen Erkrankungen ist auf die Substitution der fettlöslichen Vitamine A,D,E und K zu achten. Patienten mit Steatorrhoe profitieren von der Gabe mittelkettiger Triglyceride.

Antibiotische Therapie bei Cholangitiden. Bakterielle Cholangitiden bei Patienten mit **PSC** als Folge von Strikturen der großen Gallenwege müssen rechtzeitig erkannt und empirisch (z. B. Mezlocillin plus Metronidazol), bzw. später nach Antibiogramm behandelt werden.

Endoskopische Therapie von Gallengangstrikturen. Bei etwa 20% aller **PSC**-Patienten treten hochgradige Gallenwegsstenosen auf. Diese können häufig erfolgreich durch die endoskopische Ballondilatation oder Stenteinlage behandelt werden, was die Rate an Cholangitiden senkt und in Kombination mit UDCA möglicherweise zu einer Verlängerung des transplantatfreien Überlebens führt ✓. Vor allem sind regelmäßige endoskopische Untersuchungen des Gallengangssystems aber zur Früherkennung des cholangiozellulären Karzinoms sinnvoll. Kommt es nach endoskopischer Therapie zur Cholangitis, ist rechtzeitig eine antibiotische Therapie einzuleiten.

Lebertransplantation

Die Lebertransplantation ist die einzig lebensrettende Therapieoption für Patienten mit PBC/PSC im Endstadium. Die 5-Jahres-Überlebensraten liegen mittlerweile über 80%.

Die Indikation zur Transplantation ist gegeben, wenn die voraussichtliche Lebenserwartung des Patienten ein Jahr unterschreitet. In diesen Fällen liegen regelmäßig ein Child-Pugh-Score = 7 und klinische Zeichen einer dekompensierten Lebererkrankung vor. Gerade für die **PSC** kann es schwierig sein, den richtigen Zeitpunkt für eine Transplantation zu treffen. Hier darf nicht zu lange gewartet werden, da bei der Diagnose eines cholangiozellulären Karzinoms häufig eine Transplantation zu spät kommt.

Therapieempfehlungen

Einen Überblick über die derzeit noch symptomorientierte Therapie der primär cholestatischen Lebererkrankungen gibt Tab. 6.**24**. Vor allem bei AMA-negativen Pa-

Tab. 6.**23** **Therapie des Pruritus** (modifiziert nach Opitz et al. 2002).

Wirkstoff	Dosierung
Erste Wahl:	
UDCA	15–20 mg/Tag
Cholestyramin	4–16 g/Tag
Cholestipol	5–30 g/Tag
Zweite Wahl	
Naloxon	2–3 × 0,4 mg/Tag
Naltrexon	50 mg/Tag
Ondansetron	3 × 4–3 × 8 mg/Tag
Dritte Wahl	
Rifampicin	300–500 mg/Tag
Phenobarbital	100–200 mg/Tag
Metronidazol	3 × 250 mg/Tag
Vierte Wahl	
Lebertransplantation	

Tab. 6.**24** **Therapieoptionen bei PBC und PSC.** ✓✓ gesichert, ✓ zumindest empirisch belegt, (✓) nur in ausgewählten Fällen, keine ausreichende Datengrundlage, ≈ fehlende Datengrundlage.

	PBC	PSC
Ursodeoxycholsäure	✓✓	✓
Benzafibrat	(✓)	
Immunsuppressiva	(✓)	≈
Cholestyramin	✓	✓
Calcium	✓✓	✓✓
Vitamine A, D, E, K	✓	✓
Östrogene	(✓)	(✓)
Biphosphonate	✓	✓
Pravastatin	(✓)	(✓)
Ballondilatation / Stent		✓
Lebertransplantation	✓✓	✓✓

tienten sollten die Diagnose und das Krankheitsstadium durch eine Leberbiopsie gesichert worden sein.
Die frühzeitige(!) Gabe von Ursodeoxycholsäure in einer Dosierung von 13 – 15 mg/kg/Tag ist die einzig gesicherte progressionshemmende pharmakologische Therapieoption bei der **PBC**, die sehr wahrscheinlich auch für Patienten mit **PSC** sinnvoll ist und daher an nahezu allen Zentren durchgeführt wird. Allerdings müssen bei der PSC eventuell höhere Dosen von 20 mg/kg/Tag gewählt werden, um das transplantatfreie Überleben zu verlängern. Daneben stehen die o. g. Pharmaka zur Behandlung des oftmals peinlich quälenden Juckreizes zur Verfügung. Bringen sie keine Linderung, muss an eine frühe Transplantation gedacht werden. Osteoporoseprophylaxe und eine supportive Therapie der Fett-Malassimilation ergänzen die Behandlung beider Erkrankungen. Bei der **PSC** hat zudem die endoskopische Therapie einen hohen Stellenwert sowohl in der Früherkennung des cholangiozellulären Karzinoms als auch in der Wiedereröffnung von Gallengangsstrikturen.

Ausgewählte Literatur

1. Abdulkarim SS, Petrovic LM, Kim WR, Angulo PG, Keach JC, Lindor KD. Primary biliary cirrhosis: An infectious disease caused by *Chlamydia pneumoniae* (abstr). Gastroenterology 2002;122:A641.
2. Gershwin ME, Nishio A, Ishibasi H, Lindor KD: Primary biliary cirrhosis (pp. 311 – 328). In: Gershwin ME, Vierling JM, Manns MP: Liver Immunology, 2003, Hanley and Belfus, Philadelphia.
3. Graziadei IW, Wiesner RH, Marotta PJ, et al.: Long-term results of patients undergoing liver transplantation for primary sclerosing cholangitis. Hepatology 1999;30: 1121 – 1127.
4. Kaplan MM: Primary biliary cirrhosis: past, present, and future. Gastroenterology 2002;123: 1392 – 1393.
5. Lindor KD: Ursodiol for primary sclerosing cholangitis. Mayo Primary Sclerosing Cholangitis Ursodeoxycholic Acid Study Group. New England Journal of Medicine 1997;336: 691 – 695.
6. Mitchell SA, Bansi DS, Hunt N, von Bergmann K, Fleming KA, Chapman RW: A preliminary trial of high-dose ursodeoxycholic acid in primary sclerosing cholangitis. Gastroenterology 2001;121: 900 – 907.
7. Neuberger J: Primary biliary cirrhosis (pp. 17.1 – 17.13). In: O'Grady JG, Lake JR, Howdle PD: Comprehensive Clinical Hepatology, 2000, Mosby, London.
8. Opitz OG, Thimme R, Kreisel W: Cholestatische Lebererkrankungen: Diagnostik und Therapie der primär sklerosierenden Cholangitis. Deutsche Medizinische Wochenschrift 2002;127: 1827 – 1830.
9. Paumgartner G, Beuers U: Ursodeoxycholic acid in cholestatic liver disease: mechanisms of action and therapeutic use revisited. Hepatology 2002;36: 525 – 531.
10. Poupon RE, Lindor KE, Cauch-Dudek K, Dickson ER, Poupon R, Heathcote EJ: Combined analysis of randomized controlled trials of ursodeoxycholic acid in primary biliary cirrhosis. Gastroenterology 1997;113: 884 – 890.
11. Prince M, Chetwynd A, Newman W, Metcalf JV, James OFW: Survival and symptom progression in a large geographically based cohort of patients with PBC: follow-up for up to 28 years. Gastroenterology 2002;123: 1044 – 1051.
12. Thimme R, Opitz OG, Kreisel W: Cholestatische Lebererkrankungen: Diagnostik und Therapie der primär biliären Zirrhose. Deutsche Medizinische Wochenschrift 2002;127: 1823 – 1826.
13. Wiesner RH: Primary sclerosing cholangitis (pp. 18.1 – 18.20. In: O'Grady JG, Lake JR, Howdle PD: Comprehensive Clinical Hepatology, 2000, Mosby, London.

6.6 Intestinale Motilitätsstörungen

Grundlagen

Die Kontraktilität glatter Muskulatur und damit die Motilität der verschiedenen Komponenten des Verdauungstraktes wird durch verschiedenste Regulationssysteme gesteuert:
Zellen der **glatten Muskulatur** selbst enthalten eine Vielzahl individueller Rezeptoren, deren Aktivierung eine Muskelkontraktion auslösen oder fördern kann, z. B. Rezeptoren für Acetylcholin, 5-Hydroxytryptamin, Histamin, Cholezystokinin, Substanz P und Angiotensin. Die Aktivierung anderer Rezeptoren führt zur Relaxation, z. B. durch Noradrenalin, Nitritoxid und Glucagon.
Das **enterische Nervenssystem** ist ein komplexes Nervengeflecht aus afferenten und efferenten Neuronen, das den regulären Transport des Darminhalts durch den Gastrointestinaltrakt koordiniert. Es kann neben dem sympathischen und dem parasympathischen System als dritte Komponente des autonomen Nervensystems betrachtet werden.
Ganglien des autonomen Nervensystems erhalten sensorische Informationen aus dem Gastrointestinaltrakt und efferent-motorische aus dem Spinalbereich. Auch das **zentrale Nervensystem** ist übergeordnet an der Regulation des Verdauungstraktes beteiligt.
Eine Störung dieser vielfältigen Regulationsprozesse kann verschiedene klinische Manifestationen zur Folge haben:

Motilitätsstörungen des Ösophagus

Das Schlucken eines Speisebissens löst eine primäre reflektorische ösophageale Kontraktionswelle aus, Dehnungsrezeptoren im oberen Ösophagus bewirken dann sekundäre Kontraktionswellen. Diese Vorgänge sind vor allem cholinerg vermittelt. Durch einen vago-vasalen Reflexbogen wird die Relaxation des unteren ösophagealen Sphinkters über inhibitorische nichtcholinerge nichtadrenerge (NCNA)-Neurone des Plexus myentericus gesteuert.

Die **Achalasie** ist gekennzeichnet durch eine Aperistaltik des tubulären Ösophagus bei gleichzeitig fehlender schluckinduzierter Relaxation des unteren ösophagealen Sphinkters (lower esophageal sphincter = LES), was eine zunehmende Beeinträchtigung der ösophagealen Entleerung bedingt. Die Patienten leiden an Dysphagie und retinieren erhebliche Mengen Speisereste im Ösophagus, der im Verlauf grotesk dilatieren kann.

Spastische Erkrankungen des Ösophagus fassen ein Spektrum unterschiedlicher Entitäten zusammen, die pathologisch nur unzureichend definiert sind. Sie sind manometrisch charakterisiert durch hoch-amplitudige Kontraktionen, die propulsiv weitergeleitet werden können oder ineffektiv simultan ablaufen. Klinisch imponiert eine mehr oder weniger schmerzhafte Dysphagie.

Magenentleerungsstörungen

Sowohl verzögerte als auch beschleunigte **Störungen der Magenentleerung** sind abzugrenzen von den sehr häufigen funktionellen Dyspepsie-Symptomen. Die häufigste verzögerte Störung ist die **diabetische Gastroparese**, die mit Übelkeit, Erbrechen und frühem Sättigungsgefühl einhergeht. Auch in der Folge viraler Infekte können Magenentleerungsstörungen auftreten und sind besonders schwer von funktionellen Störungen abzugrenzen. Evident sind **postoperative Magenentleerungsstörungen** infolge verringerten Magenvolumens, mangelhafter Chymusaufbereitung oder verminderter Magensaftsekretion.
Das **Postvagotomie-Dumping-Syndrom** mit beschleunigter Magenentleerung als Folge chirurgischer Eingriffe ist heute eher eine Seltenheit geworden und ist gekennzeichnet durch gastrointestinale Symptome wie Schmerzen, Diarrhoe, Übelkeit und vasomotorische Reaktionen. Späte Dumping-Syndrome sind Folge einer reaktiven Hypoglykämie.

Hyperemesis

Übelkeit und Erbrechen sind klinisch bedeutsame Symptome, deren Ursachen (Abb. 6.**17**) extrem vielfältig sind und die wiederum selbst zu bedeutenden Komplikationen führen können (Mallory-Weiss-Blutungen, Aspiration).

Motilitätsstörungen des Dünndarms

Die Mehrzahl enteraler Motilitätsstörungen ist durch muskuläre oder nervale Störungen bedingt und nur sehr selten durch hormonelle Erkrankungen.
Primäre Dünndarmerkrankungen sind die seltenen sporadischen oder familiären viszeralen Myo- und Neuropathien. **Sekundäre Erkrankungen** sind in der Pathogenese umfangreicher, klinisch bedeutsamer und umfassen Kollagenosen, muskuläre Dystrophien, Amyloidose, endokrine und neurologische Erkrankungen sowie Medikamentennebenwirkungen.

> *Primäre Dünndarmmotilitätsstörungen sind extreme Raritäten!*

Die klinischen Manifestationen sind vielfältig. Patienten können asymptomatisch sein oder Symptome einer chronisch intestinalen Pseudoobstruktion aufweisen. Zwischen diesen Extremen liegen dyspeptische Symptome bis hin zu intermittierenden Schmerzepisoden.

Motilitätsstörungen des Dickdarms

Eine Besonderheit der Kolonmotilität ist, dass die Transitzeit extrem lang und verzögert sein kann, aber dann

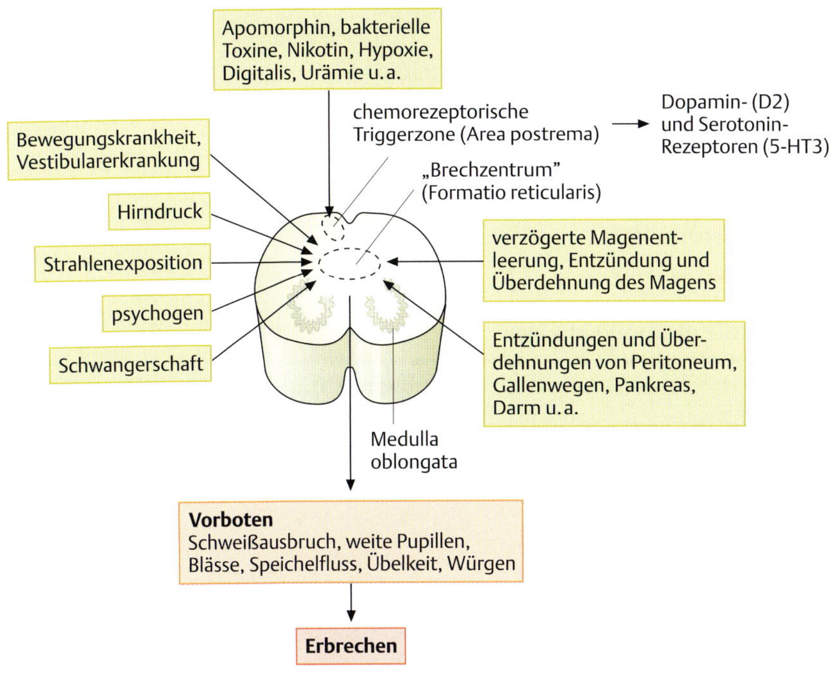

Abb. 6.**17** **Ursachen von Erbrechen**

propulsive peristaltische Bewegungen sehr schnell sein können (sogenannte Massenbewegungen).
Typische Symptome von Kolonerkrankungen, die mit Transit- und Motilitätsstörungen assoziiert sind, sind Diarrhoe (fast transit), Obstipation (slow transit) und Schmerzen (irritables Kolon).

Diarrhoe

Die häufigsten Ursachen einer Diarrhoe sind Infektionen, bakterielle Infekte verlaufen klinisch oft schwerwiegender als virale. Weniger häufig, dafür klinisch wesentlich problematischer diagnostisch einzugrenzen und zu behandeln sind chronische Diarrhoeformen. Konzeptionell können Absorptions-, Sekretions- und Motilitätsstörungen abgegrenzt werden, die einzelnen Komponenten überlagern sich jedoch (Abb. 6.**18**).

Obstipation

Obstipation ist aus Sicht der Patienten eine verringerte Stuhlfrequenz, vermehrte Anstrengung bei der Defäkation oder ein damit verbundener Schmerz. Häufige Ursachen sind aus Abb. 6.**19** ersichtlich, klinische Manifestationsformen aus Tab. 6.**25**. Pathophysiologisch überlagern sich allgemeine Faktoren wie Ernährung und Bewegung mit Störungen der Kolonmotorik (slow transit),

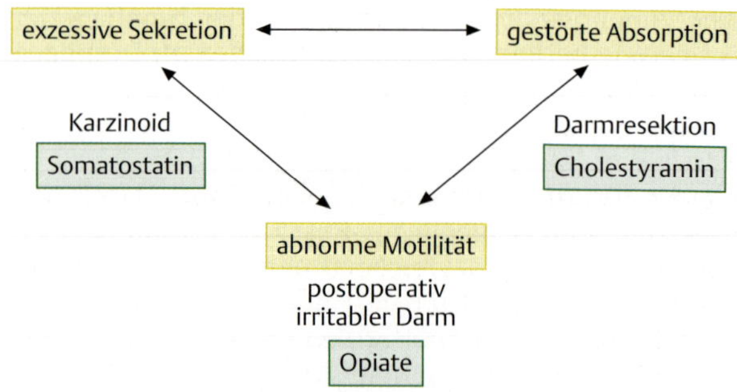

Abb. 6.**18** **Pathophysiologische Mechanismen chronischer Diarrhoe und pharmakotherapeutische Angriffspunkte**

Stuhlentleerungsstörungen (Anismus, Rektozele) und psychologischen Faktoren („Entschlacken").

Irritables Kolon

Das irritable Kolon ist durch veränderte Stuhlgewohnheiten und abdominelle Beschwerden ohne organisch fassbaren Defekt gekennzeichnet. Die Diagnose kann bei Erfüllung bestimmter diagnostischer Kriterien (Rom-Kriterien) positiv gestellt werden. Der Leidensdruck und die Symptomatik der Betroffenen zeigt unterschiedliche Ausprägungen. Diarrhoe oder Obstipation sind eine Facette der Erkrankung, abdominelle Schmerzen unter-

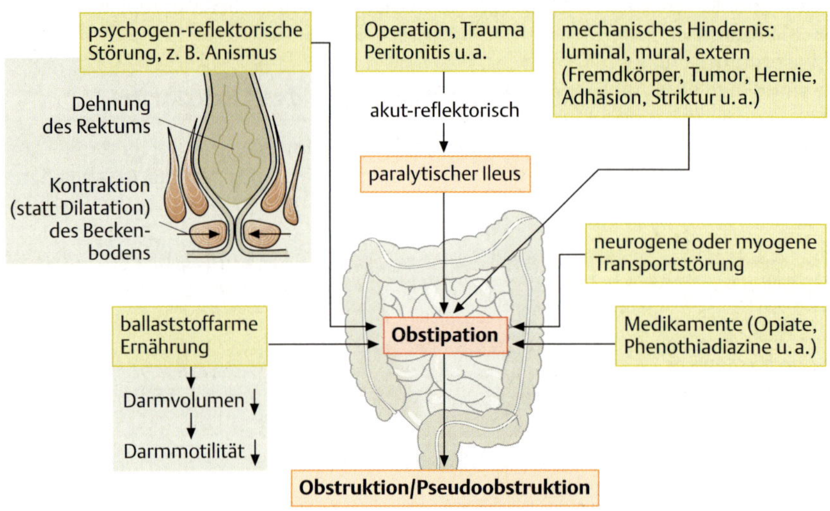

Abb. 6.**19** **Ursachen der Obstipation**

Tab. 6.**25** **Klinische Manifestationen funktioneller Obstipationsformen**

Typ	Symptomatik	Charakteristik
„einfache Obstipation"	reduzierte Stuhlfrequenz, erschwerte Defäkation	Besserung durch diätetische Maßnahmen/Beratung
irritabler Darm	abdominelle Schmerzen, Völlegefühl	unregelmäßige Stuhlentleerung und -konsistenz
slow transit	seltene, schmerzhafte Darmentleerungen	Symptomatik nicht wechselnd
Defäkationsstörungen	vermehrtes Pressen	wechselnde Stuhlfrequenz, vermehrtes Pressen
Impaktation	Überlaufdiarrhoe	Besserung durch Evakuation des Rektums
Pseudo-Obstruktion	Schmerzen, Erbrechen, Obstipation, Meteorismus	klinisch Subileusbilder

schiedlicher Ausprägung und Lokalisation eine andere. Nicht selten bestehen zusätzlich Beschwerden im oberen Gastointestinaltrakt wie frühzeitiges Sättigungsgefühl, Übelkeit und Sodbrennen. Pathophysiologisch ist die Beschwerdesymptomatik unzureichend erklärt: so spielen motorische Störungen der Darmmotiltität, Störungen der intestinalen Perzeption und der zentralnervösen Verarbeitung, insbesondere auch Stress, eine Rolle in der Entstehung.

Auch wenn das Syndrom des irritablen Darmes mit Motilitätsphänomenen einhergeht, ist wahrscheinlich eine sensorische Perzeptionsstörung pathophysiologisch bedeutsamer.

Therapeutische Implikationen

Angriffspunkte motilitätswirksamer Medikamente sind:
- glatte gastrointestinale Muskulatur,
- intrinsische Nerven des Darmes,
- autonome Ganglien,
- spinales Nervensystem,
- zentrales Nervensystem.

Durch eine pharmakologische Beeinflussung der *glatten Muskelzellen* selbst kann ihr Kontraktionsmuster verändert werden: Agonisten binden an die Rezeptoren für die oben erwähnten physiologischen Signalstoffe und induzieren dessen Wirkung; Antagonisten können kompetitiv oder irreversibel die Wirkung von Agonisten blockieren. Daneben gibt es indirekt wirkende Substanzen, die die Freisetzung von Neurotransmittern oder Neurohormonen modulieren, die wiederum mit dem zellulären Rezeptor interagieren. Einige der so ausgelösten Wirkungen sind erwünscht, viele sind aber auch unerwünschte Nebenwirkungen einer medikamentösen Therapie.
Viele Medikamente beeinflussen muskuläre Funktionen des Darmes allerdings mehr durch Wirkungen auf das *enterische Nervensystem* als durch Wirkungen auf die Muskelzelle selbst: Das dichte Netzwerk aus Nervenzellen und -fasern bietet zahlreiche Angriffspunkte für Pharmaka, welche die inhibitorische oder exzitatorische Ausschüttung von Neurotransmittern beeinflussen. Auch das *zentrale Nervensystem* ist ein entscheidender pharmakologischer Wirkort. Es ist im Einzelfall schwer zu definieren, welcher dieser Angriffspunkte für die Medikamentenwirkung verantwortlich ist.

Motilitätswirksame Medikamente haben vielfältige Wirkmechanismen und dadurch unerwünschte Nebenwirkungen.

Tab. 6.**26** gibt eine Übersicht über die Wirkprofile prokinetischer Substanzen.

Tab. 6.**26** **Wirkmechanismen prokinetischer Substanzen**

Bethanechol	Stimulation muskarinischer Rezeptoren
Metoclopramid	Blockade des D2-Rezeptors
Domperidon	Blockade des peripheren D2-Rezeptors
Cisaprid	Stimulation des 5-HT4-Rezeptors
Erythromycin	Stimulation des Motilin-Rezeptors

Beeinflussung des cholinergen Systems

Acetylcholin bewirkt allgemein eine Kontraktion der glatten Muskulatur durch direkte Wirkung am muskulären muskarinischen Rezeptor oder am nervalen nikotinischen Rezeptor. Acetylcholin kann aufgrund der schlechten Rezeptorselektivität und der schnellen Hydrolyse durch Cholinesterasen therapeutisch nicht genutzt werden. Der bestuntersuchte selektive Muskarin-Rezeptor-Agonist mit relativ langer Wirkdauer, der zur Kontraktion der glatten Muskulatur führt ist **Bethanechol**. Daneben induziert Bethanechol eine aborale Kontraktion und hat damit auch prokinetische Wirkungen. Der therapeutische Nutzen ist durch **unangenehme und ernsthafte Nebenwirkungen** jedoch so eingeschränkt, dass Cholinergika in der klinischen Medizin keine Rolle spielen: Durch die muskarinische Wirkung kann es zu krampfhaften Durchfällen, Vasodilatation mit Hypotension, Schweißsekretion und bronchialer Konstriktion kommen.
Auch nikotinische Rezeptoren auf Ganglienzellen können Muskelkontraktionen der glatten Muskulatur auslösen, therapeutisch nutzbare Stimulantien sind jedoch nicht verfügbar.

Physostigmin und **Neostigmin** sind reversible *Acetylcholinesterase-Inhibitoren*; sie führen zur Akkumulation von Acetylcholin am Rezeptor. Physostigmin kann jedoch die Blut-Hirn-Schranke überwinden und zu ZNS-Nebenwirkungen führen. **Neostigmin** kann im Rahmen des postoperativen paralytischen Ileus eingesetzt werden. Eingeschränkt ist die Anwendung durch die begrenzte Selektivität, wodurch generell muskarinische und nikotinische Effekte induziert werden können. Atropin ist wirksames Antidot.
Irreversible Acetylcholinesterase-Inhibitoren (Organophospate) kommen als Insektizide und als Nervengase (z. B. Tabun) zum Einsatz.

Atropin ist der Prototyp eines selektiven *Muskarinrezeptor-Antagonisten* und besetzt die Acetylcholin-Bindungsstelle. Zwar kann dadurch die gastrointestinale Motilität und die Transitzeit reduziert werden, jedoch sind die Nebenwirkungen (Mundtrockenheit, Obstipation, Blasenentleerungsstörungen) erheblich. Zur Behandlung der peptischen Ulkuskrankheit hatte **Pirenzepin**, ein M1-Subtyp-Antagonist, einen begrenzten Stellenwert. Die Wirkung bestand in einer verminderten gastralen Sekretion bei nur geringer Beeinträchtigung der Motilität.
Ganglion-Blocker (Nikotinrezeptor-Antagonisten) haben in der Therapie gastrointestinaler Motilitätsstörungen keinen Stellenwert.

Beeinflussung des adrenergen Systems

Adrenerge Rezeptor-Agonisten und -Antagonisten werden selten zur Therapie der Motilitätsstörungen eingesetzt, zeichnen sich aber durch profunde Motilitätseffekte aus. Grundsätzlich inhibieren adrenerge Agonisten gastrointestinale Motilität, während Antagonisten sie verbessern.

Beeinflussung des dopaminergen Systems

Metoclopramid und **Domperidon** agieren als *Antagonisten des inhibitorischen neuralen D2-Rezeptors* und führen dadurch zur vermehrten Acetylcholin-Freisetzung aus exzitatorischen Motorneuronen. Der Vorteil dabei ist, dass D-Antagonisten nicht zu einer ausgeprägten Acetylcholin-Freisetzung führen, sondern nur die normale pulsatile Acetylcholin-Freisetzung erhöhen. Das Resultat ist eine verbesserte antro-duodenale Koordination bei verstärkter antraler Kontraktion und gastraler Entleerung. Da Metoclopramid die Blut-Hirn-Schranke überwindet, führt dies zu antiemetischen Wirkungen über D2-Rezeptoren im Hirnstammbereich, wodurch wiederum belästigende Nebenwirkungen wie extrapyramidale Störungen bedingt sein können.
Agonisten dieser Rezeptoren wie **Apomorphin** können Emesis induzieren.

> *Cave: zentralnervöse Nebenwirkungen von Metoclopramid!*

Beeinflussung des serotonergen Systems

Wirkungen über den 5-Hydroxytryptamin-Rezeptor (5-HT) werden durch eine Vielzahl von Typen und Subtypen, die über das Nervensystem und der glatten Muskulatur verteilt sind, vermittelt und haben einen großen Einfluss auf Tonus und Motilität. Zentralnervös wirkende 5-HT-Rezeptor-*Antagonisten*, z. B. **Ondansetron**, haben eine ausgeprägt antiemetische Wirkung, die klinisch einen großen Stellenwert in der Chemotherapie hat, jedoch nur einen minimalen Effekt auf die Motilität.
5-HT4-*Agonisten* wie **Cisaprid** führen zu einer vermehrten Acetylcholin-Freisetzung und erhöhen dadurch die Intensität und Frequenz intestinaler Kontraktionen, verbessern die intestinale Propulsion und bewirken einen erhöhten Druck im unteren ösophagealen Sphincter. Cisaprid wurde jedoch wegen **kardialer Nebenwirkungen** (QT-Verlängerung) vom Markt genommen.
Motilin-Agonisten wie **Erythromycin** induzieren den migrierenden Motorkomplex im Dünndarm und beschleunigen die Magenentleerung. Sie haben zumindest vorübergehend ausgezeichnete therapeutische Effekte, wie zum Beispiel bei der diabetischen Gastroparese.

Opioide

Opioide können die gastrointestinale Motilität über zentrale und periphere Nerven sowie direkt an der glatten Muskulatur beeinflussen; dabei kommt es zu einer verzögerten Magenentleerung, die Dünndarmpassage und der Kolontransit sind verlängert. Die bekannteste synthetische antidiarrhoale Substanz ist **Loperamid**.

> *Klinisch erprobte motilitätsbeeinflussende Medikamente sind Metoclopramid, Domperidon, Erythromycin und Loperamid.*

Evidenzbasierte Therapie spezifischer Motilitätsstörungen

Therapie der Achalasie

Da eine kausale Therapie nicht existiert, konzentrieren sich die Therapieansätze auf eine Reduktion des Druckes im LES, was durch endoskopische Dilatation, chirurgische Myotomie oder manchmal medikamentös erreicht werden kann.
Insgesamt spielt die **pharmakologische Therapie** der Achalasie (Abb. 6.**20**) nur in der **Initialphase** der Erkrankung eine Rolle und dient allenfalls der Überbrückung bis zur Einleitung effektiverer Maßnahmen. Erfahrungen liegen für Relaxantien glatter Muskulatur wie Nitraten und Calciumantagonisten vor:
Isosorbid-Dinitrat 5 – 10 mg sublingual eingenommen vor Mahlzeiten führt zu einer maximal 90-minütigen Drucksenkung im LES und kann die Dysphagie deutlich reduzieren ✓, jedoch sind Nebenwirkungen evident.
Auch **Nifedipin** 30 bis 40 mg ca. 30 Minuten präprandial eingenommen kann klinisch befriedigende Symptomverbesserungen bewirken, ist aber auch durch Nebenwirkungen beeinträchtigt.

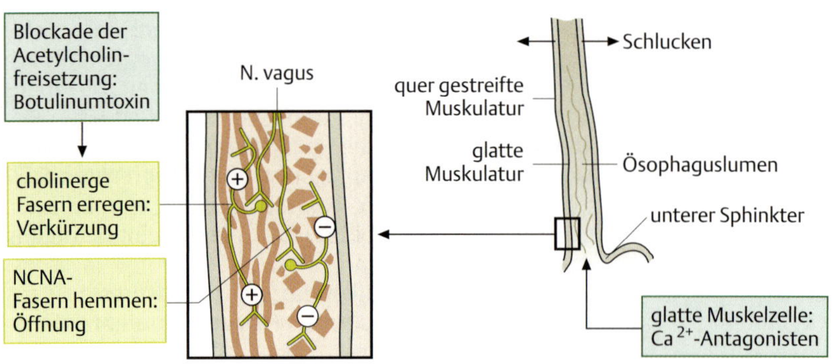

Abb. 6.**20** **Pharmakotherapeutische Optionen bei der Achalasie**

Eine besondere Therapieform ist die **endoskopische Injektion von Botulinustoxin** in den LES. Botulinustoxin inhibiert die Acetylcholin-Freisetzung, ein Effekt der in der Behandlung spastischer Erkrankungen der Skelettmuskulatur evaluiert ist, und kann dadurch den LES-Druck senken ✓. Injiziert werden endoskopisch substanzabhängig 100 oder 250 Einheiten in 4-Quadranten-Technik in den LES. Der Effekt ist individuell jedoch nicht vorhersehbar, die Therapie muss wiederholt werden, und insbesondere bei jüngeren Patienten kommt es zu häufigeren Therapieversagern. Im Verlauf kann es zur Bildung von Antikörpern gegen Botulinustoxin kommen.

Nur in der Initialphase einer Achalasie sind Medikamente wirksam.

Therapie spastischer Erkrankungen des Ösophagus

Therapeutisch können Muskelrelaxantien vergleichbar zur Therapie der Achalasie versucht werden, die Datenlage ist jedoch begrenzt.

Therapie der Magenentleerungsstörungen

Verzögerte Magenentleerung

Falls möglich sollten Medikamente abgesetzt werden, die die Magenentleerung verzögern. Da flüssige Speisen schneller entleeren als feste, sollte eine entsprechende **Ernährungsumstellung** versucht werden. Aufgrund ihrer Effekte auf die Darmmotilität sollten Fette und Ballaststoffe deutlich reduziert werden ✓.

Im Wesentlichen sind vier **Medikamente mit prokinetischen Eigenschaften** zur Therapie gastraler Entleerungsstörungen verfügbar:
- Metoclopramid,
- Domperidon,
- Erythromycin,
- (Cisaprid).

Cisaprid entfaltet im Gegensatz zu den anderen Prokinetika prokinetische Effekte über den gesamten Gastrointestinaltrakt: Es erhöht den Druck im unteren ösophagealen Sphincter, verbessert die antro-duodenale Koordination und bewirkt prokinetische Effekte im Dünn- und Dickdarm. Die typische Dosis ist 5 – 20 mg 2 – 4 × pro Tag. Indikationen sind diabetische Gastroparese, intestinale Pseudoobstruktion, idiopathische Gastroparese, Z. n. OP, Sklerodermie. Leider musste die Substanz aufgrund der Induktion von Herzrhythmusstörungen bei hoher Dosierung bei multimorbiden Patienten vom Markt genommen werden.

Metoclopramid entfaltet seine Wirkung maximal bis in den Dünndarm und verstärkt ösophageale Kontraktionen, Magenentleerung und die propulsive Dünndarmmotilität. Weiterhin inhibiert es die reaktive Fundusrelaxation und verbessert ebenfalls die gastroduodenale Koordination. Unabhängig von den Motiltitätseigenschaften entfaltet Metoclopramid über zentralnervöse Prozesse eine antiemetische Wirkung.
Bei schwerer Magenentleerungsstörung sollte eine intravenöse Initialtherapie erfolgen, um dann auf eine orale Erhaltungstherapie von 5 – 20 mg 4 × pro Tag umzusteigen. Aufgrund der zentralen Nebenwirkungen wie Schwindel, dystone Reaktionen und Hyperprolaktinämie ist der Einsatz langfristig begrenzt.

Domperidon wirkt vergleichbar wie Metoclopramid, überschreitet aber nicht die Blut-Hirn-Schranke. Antiemetische Effekte bestehen nicht, auch keine prokinetischen Wirkungen über 5-HT-Rezeptoren. Die Dosis beträgt 10 – 30 mg bis 4 × pro Tag, eine i. v.-Applikation existiert nicht. Das Nebenwirkungsspektrum scheint geringer als bei den vorgenannten Substanzen. Wie bei Metoclopramid ist auch bei Domperidon bisher keine objektive Verbesserung der Magenentleerungsdaten nachgewiesen worden, obwohl sich die klinischen Symptome eindeutig bessern ✓.

Erythromycin ist als Motilin-Agonist das potenteste Medikament zur Verbesserung der Magenentleerung ✓. Die Dosierung unterscheidet sich deutlich von jener zur antibiotischen Therapie und liegt bei 50 – 200 mg 4 × pro Tag. Höhere Dosen führen zu eher unangenehmen Wirkungen auf den Gastrointestinaltrakt. Zur Behandlung der diabetischen Gastroparese ist die Substanz geeignet, jedoch kommt es nach mehreren Wochen zur Tachyphylaxie. Ansonsten besteht eine klare Indikation bei postoperativen Magenentleerungsstörungen und bei idiopathischen Störungen.

Erythromycin ist als Prokinetikum klinisch sehr effektiv, wirkt aber nur kurzzeitig.

Beschleunigte Magenentleerung

Begonnen wird grundsätzlich mit einer **Nahrungsumstellung** hin zu einer proteinreichen, aber kohlenhydratarmen Ernährung. Flüssigkeiten sollten nicht während der Hauptmahlzeit eingenommen werden.
Obwohl pathophysiologisch anticholinerge Substanzen wirksam sein sollten, sind sie klinisch ineffektiv. Lediglich für Somatostatin und Analoga liegen klinische Erfahrungen vor; die Wirkung resultiert aus der verminderten Freisetzung vasomotorischer und Hypoglykämie erzeugender Hormone.

Therapie der Hyperemesis

Anticholinerge Substanzen (Scopolamin) und Antihistaminika sind effektiv zur Behandlung der Reise- („See"-) krankheit. Potenter sind Neuroleptika (Prochlorperazin, Chlorpromazin), die beide Effekte vereinen. Auch die oben beschrieben Prokinetika haben ihre Bedeutung in der Therapie der Hyperemesis, hervorzuheben ist die Therapie chemotherapieinduzierten Erbrechens mit den selektiven 5-HT_3-Rezeptor-Antagonisten Ondansetron und Granisetron.

Motilitätsstörungen des Dünndarms

In schweren Fällen kann es zu Malnutritionserscheinungen kommen, die dann nach ernährungsmedizinischen Prinzipien behandelt werden müssen. Nicht selten sind Diarrhoen als Folge bakterieller Fehlbesiedlung, die einer antibiotischen Therapie zugeführt werden können. Evaluiert sind Tetracycline, Metronidazol, Ciprofloxacin und Ampicillin als intermittierende Therapien (7 – 10 Tage Therapie im Abstand von 3 bis 4 Wochen).
Eine spezifische medikamentöse Therapie muskulärer oder nervaler Schäden existiert nicht, sodass sich die Therapie nur auf supportive Maßnahmen beschränken kann. Dies bedeutet in erster Linie Sicherstellung der Ernährung, im ausgeprägten Fall intravenös.
Nur bei kurzstreckig-segmentalem Befall kann eine chirurgische Maßname, wie Bypass oder Resektion) erwogen werden.

Motilitätsstörungen des Dickdarms

Diarrhoe

Die Basistherapie einer Diarrhoe ist neben der Behandlung der Grundkrankheit der Ausgleich von Flüssigkeits- und Elektrolytmangelzuständen. Ansonsten sind Opiatrezeptor-Agonisten wie Loperamid (2 – 4 mg 4 × pro Tag), Codein (15 – 60 mg 4 × pro Tag) oder Tinctura opii (2 – 20 Tropfen 4 × pro Tag) effektive Substanzen. Ein Missbrauchspotenzial ist in dieser Patientengruppe nicht zu erwarten. In seltenen Fällen chronischer Diarrhoe kann mit Clonidin (0,1 – 0,3 mg 3 × pro Tag) oder Octreotid (50 – 250 µg 3 × pro Tag subkutan) ein Therapieversuch unternommen werden.

Basistherapie der Diarrhoe ist Flüssigkeits- und Elektrolytsubstitution!

Obstipation

Vor Therapie einer Obstipation muss differenziert werden, ob ein langsamer Transit oder eine mechanische Behinderung der Darmentleerung vorliegt.

Eine medikamentöse Therapie sollte erst nach Ausschluss organischer Ursachen, vor allem von Tumoren und entzündlichen Darmerkrankungen sowie ggf. nach Umstellung der Lebensgewohnheiten eingeleitet werden. Danach kann ein Therapieversuch mit Ballaststoffen (Plantago ovata/Psyllium 20 – 30 g pro Tag) unternommen werden, wobei jedoch bei extrem langsamem Transit kein Effekt zu erwarten ist. Bei der Auswahl der Präparate kann der Zeitverlauf der Wirkung als Auswahlkriterium herangezogen werden:
- schneller, kurzzeitiger Effekt = Bisacodyl-Zäpfchen,
- zügiger, langzeitiger Effekt = Zuckerstoffe, Salze (Lactulose, Fructose, MgOH),
- langsamer, langzeitiger Effekt = Psyllium.

Sehr effektiv sind Makromoleküle wie Polyethylenglykol (PEG), das sich durch hohe Wasserbindungsfähigkeit auszeichnet, bakteriell nicht spaltbar ist und von daher auch keine Gasbildung nach sich zieht. Auch bei Daueranwendung tritt kein Wirkungsverlust auf.

Extrem verlangsamter Transit, charakteristischerweise ohne Schmerzen, wird als **Colonic inertia** bezeichnet. Standardtherapie sind Makromoleküle oder Einläufe. In resistenten Fällen ist eine chirurgische Therapie die einzige Alternative.

Irritables Kolon

Die Behandlung des irritablen Kolon ist angesichts eines fehlenden einheitlichen pathophysiologischen Konzepts unbefriedigend. Basis jeglicher Maßnahmen ist der Aufbau einer vertrauensvollen Arzt-Patienten-Beziehung, die beinhaltet, dass der Patient über den prinzipiell gutartigen Charakter seiner Beschwerden aufgeklärt wird und dies durch gezielte und geeignete diagnostische Maßnahmen untermauert wird.
Eine **Ernährungsumstellung** mit Reduktion gasbildender Nahrungsbestandteile kann einigen Patienten helfen, da die zusätzliche gasbedingte Darmwanddehnung die Symptomatik verschärfen kann. Eine ballaststoffreiche Ernährung und Supplementation von pflanzlichen Quellprodukten wird häufig empfohlen, dennoch ist die objektive Datenlage insuffizient. Möglicherweise profitiert eine Subgruppe von Patienten mit im Vordergrund stehender Obstipationssymptomatik von vermehrter Zufuhr von Ballaststoffen ✓✗.
Bei vorherrschender Diarrhoe können **opioid-verwandte Substanzen** wie Loperamid oder 5-HT3-Rezeptor Antagonisten wie Ondansetron positive Effekte zeigen ✓. Die in diesem Zusammenhang am häufigsten verschriebene Substanzgruppe sind Spasmolytika (z. B. Mebeverin 2 × 135 mg/Tag), deren Effektivität in einer Metaanalyse dargestellt werden konnte ✓. Die Hauptindikationsgruppe sind Patienten mit Schmerzen und insbesondere postprandialem Stuhldrang.
Bei vorherrschender Schmerz- und Diarrhoesymptomatik haben **Antidepressiva** in ausgewählten Fällen ihren therapeutischen Stellenwert (Amitriptylin 10 – 75 mg/Tag, cave anticholinerge Effekte).

Ausgewählte Literatur

1. Corazziari E, Badiali D, Bazzocchi G, Basotti G, Roselli P, Mastrapaolo G, Luca MG, Galeazzi R, Peruzzi E. Long-term efficacy, safety, and tolerability of low daily doses of isosmotic polyethylene glycol-electrolyte balanced solution (PMF-100) in the treatment of functional chronic obstipation. Gut 2000;46 : 522
2. Gelfond M, Rozen P, Keren S, Gilat T. Effect of nitrates on LES pressure in achalasia: a potential aid. Gut 1998;22 : 312.
3. Horowitz M, Harding PE, Chattertin BE, Collins PJ, Shearman DJ. Acute and chronic effects of domperidone on gastric emtying in diabetic autonomic neuropathy. Dig Dis Sci 1985;30 : 1.

4. Hotz J, Plein K. Effectivness of plantago seed husks in comparison with wheat bran on stool frequency and manifestations of irritabel bowel syndrome with constipation. Med Klin 1994;89 : 645.
5. Hsu JJ, Lee ST, Glena RC. Gastroparesis syndrome: nutritional sequelae and the impact of dietary manipulation of symptoms. Gastroenterology 1995;108: A17.
6. Jackson JL, O'Malley PG, Tomkins G, Balden E, Santoro J, Kroenke K. Treatment of functional gastrointestinal disorders with antidepressants: A meta-analysis. Am J Med 2000;108 : 65.
7. Maxton DG, Morris J; Whorwell PJ. Selective 5-hydroxytryptamine antagonism: a role in irritable bowel syndrome and functional dyspepesia? Aliment Pharmacol Ther 1995;10 : 595.
8. Mayer EA, Tache Y. Role of visceral afferent mechanisms in functional bowel disorders. Gastroenterology 1990;99 : 1688.
9. Murr MM, Sarr MG, Camilleri M. The surgeon's role in the treatment of chronic intestinal pseudo-obstruction. Am J Gastroenterol 1995;90 : 2147.
10. Pasricha PJ, Rai R, Ravich WJ, Hendrix TR, Kalloo AN. Botulinum toxin for achalasia: long-term outcome and predictors of response. Gastroenterology 1996;110 : 1410.
11. Pemberton JH, Rath DM, Ilstrup DM. Evaluation and surgical treatment of severe chronic obstipation. Ann Surg 1001;214 : 403.
12. Poynard T, Naveau S, Mory B, Chaput JC. Meta-analysis of smooth muscle relaxants in the treatment of irritable bowel syndrome. Aliment Pharmacol Ther 1994;8 : 499.
13. Schiller LR. Anti-diarrhoal pharmacology and therapeutics. Aliment Pharmacol Ther 1995;9 : 87.
14. The Italien Group for Antiemetic Research: Dexamethasone alone or in combination with ondansetron for the therapy of delayed nausea and vomiting induced by chemotherapy. N Engl J Med 2000;342 : 154.
15. Thompson WG, Creed F, Drossman DA. Functional bowel disorders and functional abdominal pain. Gastroenterol Int 1992;5 : 99.

7 Metabolische und endokrine Erkrankungen

D. Müller-Wieland

Störungen im endokrinen System lassen sich in zwei Gruppen unterteilen:

- **primäre** Störungen: Störungen/Erkrankungen der endokrinen Organe/Zellverbände selbst (insb. Schilddrüse, Nebenniere, Gonaden, Inselzellen des Pankreas);
- **sekundäre** und **tertiäre** Störungen: Störungen der übergeordneten Steuerorgane des endokrinen Systems: Hypophyse (Steuerorgan der endokrinen Drüsen) und Hypothalamus (Steuerorgan der Hypophyse).

Generell sind die Folgen einer überschießenden Hormonproduktion von den Folgen eines Hormonmangels zu unterscheiden.

Häufigste Ursache für einen Hormonüberschuss oder -mangel sind Über- oder Unterfunktionen der endokrinen Organe selbst, z. B. Schilddrüse, Nebenniere, Gonaden.

Eine **überschießende Hormonproduktion** kann Folge eines *Hormon-produzierenden Adenoms* sein, entweder im endokrinen Organ selbst, in der Hypophyse oder auf hypothalamischer Ebene. Z. T. können die überschüssigen Hormone auch *ektop* entstehen, häufig im Rahmen einer Karzinomerkrankung (klassisches Beispiel: ektope ACTH-Produktion beim kleinzelligen Bronchialkarzinom). Gelegentlich sind auch *(auto)immunologische Prozesse* für eine inadäquate Stimulierung der endokrinen Drüsen ausschlaggebend (Beispiel: Stimulierung der Schilddrüsenzellen durch Autoantikörper beim Morbus Basedow).

Ein **Hormonmangel** tritt bei *Zerstörung der Hormon-produzierenden Zellen* (z. B. Diabetes mellitus Typ 1) oder bei *Mangel an wichtigem Substrat* (z. B. Jodmangel bei der Schilddrüsenhormonsynthese) auf. Die Zerstörung der Drüsenzellen kann idiopathisch oder (auto)immunologisch/entzündlich bedingt (z. B. Hashimoto-Thyreoiditis) oder Folge eines Verdrängungsprozesses sein (z. B. Behinderung der Gonadotropin-Produktion durch einen expandierenden Hypophysentumor). Die Hormonproduktion kann auch *nach Operation bzw. Ablation eines endokrinen Organs* klinisch relevant reduziert sein.

Eine **Resistenz gegenüber einem Hormon** ist eher selten, und wenn, dann genetisch bedingt, wie z. B. bei den verschiedenen Formen des Pseudohypoparathyreoidismus oder bei den Schilddrüsenhormon-Resistenzsyndromen.

Die weitaus häufigste endokrin-metabolische Störung ist das Syndrom der Insulinresistenz, auch als metabolisches Syndrom bezeichnet.

Therapeutische Implikationen. Eine **überschießende Hormonproduktion** kann medikamentös gedrosselt (z. B. thyreostatische Therapie bei der Hyperthyreose, Dopamin-Agonisten beim Prolaktinom) oder operativ/strahlentherapeutisch behandelt werden (z. B. operative Entfernung eines Hypophysenadenoms). Wichtig ist auch, stets an die Möglichkeit einer erhöhten exogenen Zufuhr zu denken (Abusus, iatrogen); in letzterem Fall ist die Dosis unter Berücksichtigung der klinischen Erfordernisse zu reduzieren. Bei einer ektopen Hormonüberproduktion ist die zu Grunde liegende Paraneoplasie zu behandeln.
Bei einem **Hormonmangel** bietet sich die Substitutionstherapie an. Hierbei wird häufig das reduzierte Effektorhormon substituiert, auch dann, wenn die endokrine Störung durch den Ausfall eines Steuerhormons (also hypophysär oder hypothalamisch) bedingt ist. Alternativ besteht die Möglichkeit, gezielt Steuerhormone zu substituieren (z. B Gonadotropin, Somatotropin), vgl. unten. Für den Erfolg einer Substitutionsbehandlung müssen die zirkadiane/pulsatile Rhythmik der Hormonsekretion und eventuelle Abweichungen der erforderlichen Dosierung unter Stressbedingungen berücksichtigt werden (z. B. Steigerung der erforderlichen Cortisol-Menge bei Fieber). Auch die Sensitivität gegenüber dem substituierten Hormon kann tageszeitlich oder in längeren Intervallen variieren; dies ist bei einer Substitutionsbehandlung gleichfalls zu berücksichtigen.

Bei einer Substitutionsbehandlung stehen drei klinisch relevante Fragen im Vordergrund: Welche Hormone müssen in welcher Menge und mit welchem Rhythmus ersetzt werden?

Zu den **Perspektiven der endokrin-metabolischen Therapie** gehören:
- die Entwicklung neuer medikamentöser Therapieverfahren, die die Überfunktion von endokrinen Zellen und auch ihr Wachstum effektiv kontrollieren können;
- die Entwicklung gentherapeutischer Verfahren zur Heilung autoimmunbedingter Endokrinopathien oder zum Züchten entsprechender Zellverbände mit dem Ziel des Zellersatzes sowie
- die Entwicklung verschiedener Modulatoren von Signalkaskaden, um Hormon-Resistenzsyndrome und ihre Komplikationen zu behandeln oder ihre Entstehung ganz zu vermeiden.

7.1 Diabetes mellitus

Grundlagen

Prävalenz und Inzidenz. Der Diabetes mellitus ist die häufigste endokrine Erkrankung und betrifft ca. 5 % der westlichen Bevölkerung. Von allen Diabetikern leiden ca. 5 % an einem Typ-1-Diabetes und über 85 % an einem Typ-2-Diabetes. Die Inzidenz des Typ-2-Diabetes nimmt dabei im Alter zu.

Prognose. Spätkomplikationen des Diabetes mellitus in Form der Mikro- und Makroangiopathie stellen ein enormes gesundheitspolitisches Problem dar. So haben Patienten mit Diabetes mellitus ein ca. 3–5-fach erhöhtes Risiko, kardiovaskuläre Erkrankungen zu bekommen. Außerdem können sie erblinden – der Diabetes ist einer der häufigsten Ursachen in Deutschland für die Erblindung –, dialysepflichtig werden oder infolge eines diabetischen Fußsyndroms (S. 280) durch Amputation die unteren Gliedmaßen verlieren. Berücksichtigt man die Altersentwicklung der westlichen Bevölkerung, wird der Diabetes mellitus mit seinen Organ schädigenden Spätkomplikationen auch in der Zukunft ein führendes gesundheitsökonomisches Problem darstellen.

Klassifikation. 1997 schlug die Amerikanische Diabetes-Gesellschaft (ADA) eine neue Definition und Klassifikation des Diabetes mellitus vor, die auch im Wesentlichen von der WHO und der Deutschen Diabetes-Gesellschaft angenommen wurde. Diese beinhaltet zum einen unterschiedliche diagnostische Kriterien zur Diagnose des Diabetes mellitus bzw. der pathologischen Glucosetoleranz (Tab. 7.1) und zum anderen eine neue ätiologisch orientierte Klassifikation.
Die neue ätiologisch orientierte Klassifikation des Diabetes mellitus unterscheidet vier Kategorien:
- Typ-1-Diabetes, verursacht durch eine immunologisch oder auch idiopathisch bedingte Zerstörung der Insulin produzierenden B-Zellen,
- Typ-2-Diabetes, bei dem überwiegend eine Insulinresistenz und/oder ein relativer Insulinmangel vorliegt,
- andere spezifische Typen,
- Gestationsdiabetes.

Pathophysiologie. Nach der neuen Klassifikation ist der **Diabetes mellitus Typ 1** durch einen *absoluten Insulinmangel* definiert, der durch eine Zerstörung der B-Zellen hervorgerufen wird.

Ein Diabetes mellitus Typ 1 bedarf immer Insulin.

Die Zerstörung der B-Zellen kann immunvermittelt oder idiopathisch sein. Die letztere Form ist selten und betrifft v. a. Individuen afrikanischen oder asiatischen Ursprungs. Die immunmediierte Form des Typ-1-Diabetes wurde bei den früheren Klassifikationen als insulinabhängiger (insulin dependent) Diabetes mellitus (IDDM) oder auch als Typ-1-Diabetes bezeichnet. Die meisten Patienten erkranken im Kindesalter. Bei der autoimmu-

Tab. 7.1 **Diagnostische Richtwerte zur Feststellung eines Diabetes mellitus nach den Leitlinien der Deutschen Diabetes-Gesellschaft**

Stadium	Nüchtern-Plasma-Glucose	Gelegenheitsblutzucker	Oraler Glucose-Toleranz-Test (oGTT)
normal	< 110 mg/dl (< 6,1 mmol/l) *s. u.		2-h-Wert < 140 mg/dl (< 7,8 mmol/l)
gestörte Glucose-Homöostase („impaired fasting glucose")	≥ 110 < 126 mg/dl (≥ 6,1 < 7,0 mmol/l)		pathologische Glucosetoleranz: 2-h-Wert ≥ 140 < 200 mg/dl (≥ 7,8 < 11,0 mmol/l)
Diabetes mellitus	≥ 126 mg/dl (≥ 7,0 mmol/l) *s. u.	≥ 200 mg/dl (≥ 11,1 mmol/l) und Symptome eines Diabetes wie Polyurie, Polydipsie und Gewichtsverlust	2-h-Wert ≥ 200 mg/dl (≥ 11,1 mmol/l)

* Für kapilläres Vollblut beträgt der normale Grenzwert für den Nüchtern-Blutzucker < 100 mg/dl und im Falle eines Diabetes mellitus ≥ 110 mg/dl statt 126 mg/dl, da die Glucosewerte im Vollblut ca. 10 % niedriger sind als im Plasma.

nen Destruktion der B-Zellen spielen die genetische Prädisposition, Umweltfaktoren sowie zahlreiche Immunphänomene eine Rolle (Abb. 7.**1**).

Bei der klinischen Manifestation des **Diabetes mellitus Typ 2** spielen genetische Faktoren eine ganz entscheidende Rolle. Es ist gezeigt worden, dass die Konkordanzrate eineiiger Zwillinge mehr als 75 % beträgt, d. h. dass eineiige Zwillinge, die teils auch in unterschiedlichen Elternhäusern und sozialen Umgebungen aufwachsen, mit hoher Wahrscheinlichkeit später einen klinisch manifesten Typ-2-Diabetes entwickeln.

Umweltfaktoren haben in der Entwicklung des Typ-2-Diabetes nur eine modulierende Funktion, die genetische Disposition spielt dagegen die entscheidende pathophysiologische Rolle. Das heißt:

> *Gene entscheiden, ob jemand einen Typ-2-Diabetes entwickelt, die Umweltfaktoren bestimmen den Zeitpunkt, wann die Erkrankung ausbricht.*

Der Typ-2-Diabetes ist genetisch aber eine außerordentlich heterogene bzw. polygene Erkrankung. Dementsprechend ist die klinische Manifestation des Typ-2-Diabetes wahrscheinlich das Produkt von Genen, die primär defekt sind, aber auch von Genen, die sekundär durch die initiierten pathophysiologisch relevanten Mechanismen verändert werden. Steigt der Blutzucker über die kritischen Werte an, wird ein Typ-2-Diabetes diagnostiziert (s. Tab. 7.**1**, S. 261). Da das diagnostische Kriterium sich aber ausschließlich an der physiologischen Variable Blutzuckerwert orientiert, ist es klar, dass wahrscheinlich zahlreiche unterschiedliche genetische Störungen zu einer Blutzuckererhöhung führen. Die genaue genetische Charakterisierung wird eines Tages dazu führen, dass zahlreiche unterschiedliche klinische Verlaufsformen besser differenziert und damit verschiedene Subtypen des Typ-2-Diabetes klassifiziert werden können.

Der klinisch manifeste Typ-2-Diabetes ist durch drei **pathophysiologische Mechanismen** charakterisiert:

1. **Erhöhte hepatische Gluconeogenese:** Zahlreiche epidemiologische Studien verschiedener Kollektive zeigen, dass die erhöhte hepatische Gluconeogenese mit erhöhten Nüchtern-Blutzuckerwerten ein spätes Phänomen und damit häufig Zeichen eines bereits klinisch manifesten Typ-2-Diabetes ist. Ihre Ursache ist höchstwahrscheinlich ein veränderter Insulin/Glucagon-Quotient, der den Leberstoffwechsel entscheidend reguliert. Durch die Hyperglucagonämie bei gleichzeitiger Insulinsekretionsstörung und verminderter Insulinwirkung wird die hepatische Gluconeogenese im Vergleich zur Glykolyse deutlich gesteigert. Die Glucagonbildung der Alpha-Zellen in der Bauchspeicheldrüse ist bei relativem Insulinmangel scheinbar enthemmt.
2. **Funktionsstörung der B-Zelle mit relativem Insulinmangel:** Wie bei der Herzinsuffizienz wird auch hier von einer „Starling"-Kurve der Bauchspeicheldrüse gesprochen (Abb. 7.**2**). Bei steigenden Blutzuckerwerten, z. B. in Folge einer verminderten Insulinwirkung, kommt es kompensatorisch zu einer vermehrten Insulinsekretion. Dieser vermehrten Insulinsekretion sind aber bei Patienten mit Typ-2-Diabetes „Grenzen" gesetzt. Dementsprechend kann die Bauchspeicheldrüse nicht weiter kompensieren, und der Blutzucker steigt an. Die steigenden Blutzuckerwerte tragen zur verminderten Insulinsekretion bei, was als „Glucose-Toxizität" für die B-Zelle bezeichnet wird. Normalerweise ist die Insulinsekretion der B-Zelle nach einem Glucosereiz durch zwei Phasen

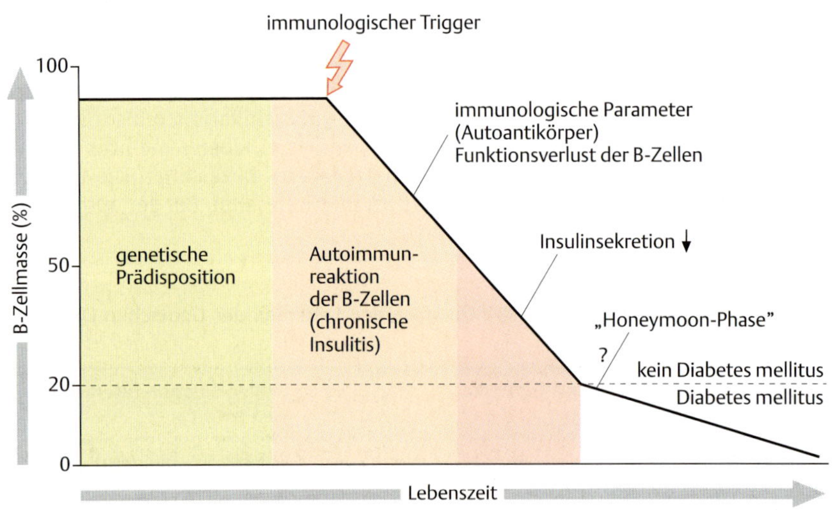

Abb. 7.**1** **Pathogenese des Diabetes mellitus Typ 1.** Der Typ-1-Diabetes basiert auf einer genetischen Prädisposition. Durch einen immunologischen Trigger wird eine Autoimmunreaktion der B-Zellen in Form einer autoimmunen Destruktion induziert. Diese kann viele Jahre vor der Diabetesmanifestation beginnen und ist an immunologischen Phänomenen, insbesondere an dem Auftreten spezifischer Autoantikörper im Serum erkennbar. Die entzündliche Veränderung der Insulin produzierenden B-Zellen (chronische Insulitis) geht mit einer zunehmenden Zerstörung der B-Zellen einher. Die B-Zellmasse sinkt und damit die Insulinfreisetzung. Wenn ca. 80 % der Insulin produzierenden Zellen zerstört sind, kommt es zur klinischen Manifestation des Diabetes mellitus. Innerhalb der ersten 1 – 2 Jahre nach Diabetes-Manifestation kann eine sog. „Honeymoon-Phase" auftreten. Diese ist die Folge einer möglichen „Erholung" der B-Zellfunktion und damit einer vorübergehenden eigenen Insulinproduktion.

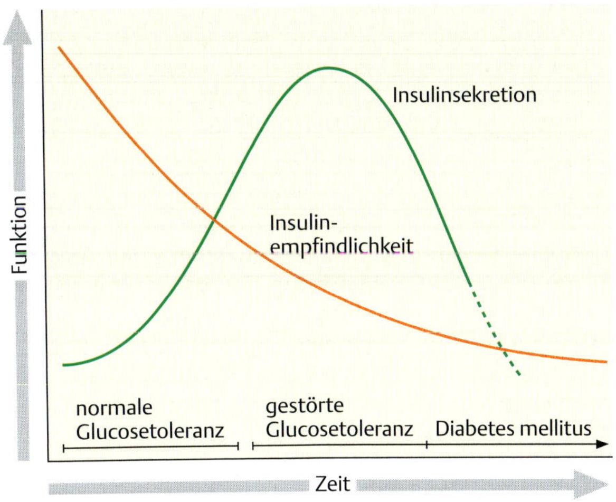

Abb. 7.2 **Pathogenese des Diabetes mellitus Typ 2. a** Das erste Anzeichen eines sich entwickelnden Diabetes mellitus Typ 2 ist eine Reduktion der insulinstimulierten Glucoseaufnahme infolge einer verminderten Insulinempfindlichkeit, die wiederum zu einer kompensatorisch vermehrten Insulinsekretion führt. Wird die Insulinsekretion jedoch gestört, z. B. durch einen erhöhten Glucosespiegel (Glucosetoxizität), steigt der Blutzucker an. **b** Die verminderte Insulinempfindlichkeit ist die erste nachweisbare Störung mit dem höchsten prädiktiven Wert hinsichtlich der Entwicklung eines Diabetes mellitus Typ 2. Sie kann schon bis zu 20 Jahre vor der klinischen Manifestation des Diabetes mellitus Typ 2 festgestellt werden.

charakterisiert, einer ersten Phase, in der das Insulin sehr schnell freigesetzt wird und einer zweiten Phase, in der eine langsamere und kontinuierliche Insulinfreisetzung erfolgt. Die Art der Insulinfreisetzung erfolgt „pulsatil". Das Fehlen des ersten Peaks der Insulinsekretion sowie eine Veränderung der Pulsatilität sind früheste Zeichen einer Funktionsstörung der B-Zelle. So konnte gezeigt werden, dass bereits vor klinischer Manifestation des Typ-2-Diabetes eine unterschiedliche Frequenz und Amplitude der Insulinfreisetzung bestehen.

3. **Verminderte Insulinsensitivität bzw. Insulinresistenz:** Eine verminderte Insulinempfindlichkeit bzw. Insulinresistenz ist die früheste detektierbare Störung in der Entwicklung eines Typ-2-Diabetes. Es zeigt sich, dass eine verminderte Insulinwirkung bereits 20 Jahre vor klinischer Manifestation des Diabetes nachweisbar sein kann, wohingegen Störungen der Insulinsekretion erst relativ spät auftreten. Beides, eine reduzierte Insulinwirkung und eine verminderte Insulinsekretion, muss aber vorliegen, damit ein Diabetes mellitus Typ 2 klinisch manifest wird (Abb. 7.2). Eine verminderte Insulinempfindlichkeit ist bei Patienten mit Typ-2-Diabetes meist durch eine verminderte insulinstimulierte Glucoseaufnahme nachgewiesen worden. So ist bei Patienten mit klinisch manifestem Typ-2-Diabetes die insulinstimulierte Glucoseaufnahme deutlich vermindert. Da das wesentliche Organ der insulinstimulierten Glucoseaufnahme die Skelettmuskulatur ist, wird bisher angenommen, dass ein Defekt der Insulinwirkung in der Skelettmuskulatur möglicherweise die erste Störung bei der Entwicklung einer Insulinresistenz des Typ-2-Diabetes ist. Prinzipiell ist eine Insulinresistenz allerdings durch eine verminderte biologische zelluläre Antwort auf Insulin definiert. Dementsprechend kann jeder Signalweg bei einer Insulinresistenz gestört sein, so dass eine verminderte insulinstimulierte Glucoseaufnahme nur eine der vielen Möglichkeiten einer zellbiologischen Insulinresistenz ist.

Die Insulinresistenz ist nicht nur ein Schlüsselphänomen bei der Entwicklung des Diabetes mellitus Typ 2, sondern auch bei der Entstehung anderer kardiovaskulärer Risikofaktoren wie z. B. Adipositas, Fettstoffwechselstörungen und essenzielle Hypertonie (metabolisches Syndrom) ✓✓.

Eine Insulinresistenz mit den möglichen Konsequenzen des „metabolischen Syndroms" (S. 281) ist sehr viel häufiger als ein Typ-2-Diabetes, d. h. sie wird bei ca. 20 – 25 % der westlichen Bevölkerung angetroffen und durch Adipositas verstärkt.

Therapeutische Implikationen. Aus der Pathogenese des Diabetes mellitus ergeben sich folgende therapeutische Konzepte: Der **Typ-1-Diabetes**, bei dem ein absoluter Insulinmangel besteht, muss sofort mit Insulin substituiert werden, ansonsten droht eine lebensbedrohliche Ketoazidose. Patienten mit einem **Typ-2-Diabetes** hingegen, bei denen eine Insulinresistenz besteht, die durch begleitendes Übergewicht und physische Inaktivität aggraviert wird, sollten zunächst diätetisch geführt werden: anzustreben sind eine Gewichtsreduktion und eine Steigerung der körperlichen Aktivität. Lässt sich hierdurch der Blutzucker nicht normalisieren, werden orale Antidiabetika zur Verbesserung der Insulinempfindlichkeit oder zur Steigerung der Insulinsekretion gegeben.

Evidenzbasierte Therapie des Diabetes mellitus

Die Behandlung von Patienten mit Diabetes mellitus beinhaltet neben der adäquaten Therapie der Stoffwechselstörung und der kardiovaskulären Risikofaktoren eine strukturierte Patientenschulung, die Blutzuckerselbstkontrolle durch den Patienten, eine individuelle und ausführliche Ernährungsberatung sowie eine Beratung hinsichtlich der Änderung des Lebensstils (Gewichtsreduktion, regelmäßige körperliche Aktivität, kein Rauchen etc.).

Therapieziele

Das Ziel der Diabetestherapie ist eine normoglykämische Blutzuckereinstellung, um die Entwicklung Diabetes-spezifischer Spätkomplikationen und kardiovaskulärer Komplikationen zu vermeiden und damit die Lebensprognose der von Nicht-Diabetikern anzugleichen.

Allgemeine Empfehlungen zur anzustrebenden Qualität der Blutzuckereinstellung sind in Tab. 7.**2** aufgeführt.

Das Ziel der Blutzuckereinstellung muss mit dem Patienten gemeinsam und individuell festgelegt werden.

Dabei sind u. a. das Alter, der Allgemeinzustand und die Begleiterkrankungen des Patienten, die Durchführbarkeit blutzuckersenkender Maßnahmen einschließlich ihrer Nebenwirkungen (Niereninsuffizienz, Hypoglykämierisiko etc.) sowie das Stadium der Erkrankung zu berücksichtigen. So wird z. B. die „schärfste" Stoffwechseleinstellung bei schwangeren Diabetikerinnen angestrebt, während das Therapieziel bei einer über 80 Jahre alten Patientin, die im Pflegeheim betreut wird, entsprechend der Hypoglykämiegefährdung zunächst nur in der Symptomfreiheit (keine ausgeprägte Glukosurie und damit auch Vermeidung einer Exsikkose) besteht. Man sollte aber auch nicht das Therapieziel vom Diabetes-Typ, d. h. Typ 1 oder 2, abhängig machen. Ein „junger" Patient mit Typ-2-Diabetes (z. B. Alter < 55 Jahre) sollte ähnlich wie ein Patient mit Typ-1-Diabetes behandelt werden.

Kontrolle der Stoffwechseleinstellung

Zur Verlaufskontrolle der Stoffwechseleinstellung eignet sich die Selbstkontrolle des Blutzuckers sowie ggf. die Bestimmung der Glucose und der Ketonkörper im Urin. Zur längerfristigen Überprüfung der Einstellung sollte das Ausmaß der Glykosylierung des Hämoglobins (HbA_{1c}) oder ggf. des Fructosamins analysiert werden.

Die **Selbstkontrolle des Blutzuckers** durch den Patienten kann durch die Blutzuckerbestimmung im Kapillarblut mit Hilfe von Teststreifen in ausreichender Genauigkeit erfolgen. Die Patienten müssen aber in der Handhabung bzw. Durchführung und Auswertung visuell oder durch Geräte ausführlich geschult und durch Referenzbestimmungen kontrolliert werden. Die Ergebnisse sollten protokolliert und zu den Arztbesuchen mitgebracht werden. Eine Bestimmung des Blutzuckers sollte bei Patienten, die mit Insulin behandelt werden, möglichst vor jeder Injektion erfolgen, in besonderen Situationen (S. 273) auch häufiger.

Tab. 7.**2** **Zielwerte der Blutglucose und des HbA_{1c} bei erwachsenen Diabetikern nach der Praxis-Leitlinie der Deutschen Diabetes-Gesellschaft**

Blutzucker nüchtern oder vor dem Essen	90 – 120 mg/dl 5,0 – 6,7 mmol/l
postprandialer Blutzucker	130 – 160 mg/dl 7,2 – 8,9 mmol/l
vor dem Schlafengehen	110 – 140 mg/dl 6,1 – 7,8 mmol/l
HbA_{1c}	< 6,5 %

Die Blutzuckerselbstkontrolle ermöglicht die unmittelbare Behandlungsüberwachung und ggf. Therapieanpassung durch den Patienten selbst. Grundvoraussetzung ist dabei die strukturierte Patientenschulung.

Die **Bestimmung der Glucoseausscheidung im Urin**, die bei Überschreitung der „Nierenschwelle" (150 – 180 mg/dl) positiv ausfällt, erlaubt nur eine grobe Beurteilung der Stoffwechseleinstellung. Sie kann aber bei älteren Patienten mit Typ-2-Diabetes und geringem Hypoglykämierisiko hilfreich sein und ggf. die Selbstkontrolle des Blutzuckers, z. B. zur Abschätzung der postprandialen Zeiträume, ergänzen.

Die **Bestimmung der Ketonkörper im Urin** mit Teststreifen ist bei Hyperglykämie (wenn der Blutzucker mehrmals über 250 – 300 mg/dl gemessen wurde) und bei Verdacht auf Entwicklung einer ketoazidotischen Stoffwechselentgleisung (fieberhafter Infekt, Übelkeit, Erbrechen, Bauchschmerzen, vor Sport) indiziert. Eine geringe Ketonurie findet sich auch bei längerer Nahrungskarenz.

Die chromatographische Auftrennung der Hämoglobine zeigt, dass ca. 5 – 7 % durch Zuckerreste modifiziert sind (HbA_1). Das **HbA_{1c}** (normalerweise ca. 4 – 6 %) repräsentiert den Anteil, der Glucose gebunden hat. Das Ausmaß der irreversiblen, nichtenzymatischen Glykosilierung des Hämoglobins der Erythrozyten hängt von ihrer Lebensdauer (im Mittel 120 Tage; Cave bei Hämolyse!) und der Höhe des Blutzuckers ab.

Das HbA_{1c} reflektiert die Qualität der Blutzuckereinstellung über die letzten 6 – 8 Wochen vor der Blutentnahme, während die letzten 1 – 3 Wochen eher durch das Ausmaß der Glykosylierung von Serumproteinen wie Fructosamin repräsentiert werden.

Nichtmedikamentöse Therapie

Ernährungsberatung. Das Ziel einer Ernährungsberatung des Diabetes-Patienten sollte sein, dass sie sowohl vom Patienten als auch vom Arzt als basale therapeutische Maßnahme verstanden wird. Sie muss ausführlich und individuell, am besten mit den Familienangehörigen zusammen erfolgen und eine intensive Schulung des Patienten im selbständigen Umgang mit den verschiedenen Ernährungsbestandteilen beinhalten.

Die „Diabetes-Diät" entspricht einer ausgewogenen und gesunden Ernährung.

Bei Patienten mit Typ-2-Diabetes, insbesondere bei übergewichtigen Patienten, sollte außerdem eine **Gewichtsreduktion** von ca. 500 g/Woche angestrebt werden. Dazu ist die Energiebilanz des Patienten zu berechnen.

Die **Berücksichtigung von Brot- bzw. Kohlenhydrateinheiten** (BE bzw. KHE, Tab. 7.**3**) unterstützt die medikamentöse und/oder Insulintherapie, da so der Kohlenhy-

Tab. 7.3 **Wichtige Begriffe in der Ernährungsberatung von Patienten mit Diabetes mellitus**

Begriff	Definition
Broteinheit (BE) und Kohlenhydrateinheit (KHE, KE)	Die **Broteinheit (BE)** ist definiert als die Menge eines Nahrungsmittels, die 12 g an Kohlenhydraten (Monosaccharide, verdauliche Oligo-Polysaccharide) oder Zuckeralkohole wie Sorbit und Xylit enthält. Die **Kohlenhydrateinheit (KHE bzw. KE)** bezeichnet die Berechnungseinheit von 10 g Kohlenhydraten, verwendet z. B. in der ehemaligen DDR. Das Entscheidende ist, dass die BE (oder KHE) eine Schätzgröße ist, die einen Bereich von 10 – 12 g von verdaulichen Kohlenhydraten bezeichnet. Die BE ermöglicht dem Patienten den einfachen Austausch von Blutzucker wirksamen und Energie zuführenden Kohlenhydraten.
glykämischer Index	Der glykämische Index ist als die Blutzuckerwirksamkeit einer im Vergleich zu einer Glucose-äquivalenten Kohlenhydratmenge definiert und beinhaltet damit die „metabolische Wirksamkeit" von bestimmten Nahrungsbestandteilen. In der Gewichtung ist die Menge der Kohlenhydrate, d. h. die BE oder KHE, bei der Ernährungsberatung wichtiger als der glykämische Index. Dennoch sollten v. a. Patienten mit diätetisch eingestelltem Typ-2-Diabetes möglichst Mahlzeiten mit niedrigem glykämischen Index zu sich nehmen, um das Auftreten postprandialer Hyperglykämien zu vermeiden.
Zuckeraustauschstoffe	Zuckeraustauschstoffe sind kalorienhaltige Süßstoffe, die nur zu einem geringen Blutzuckeranstieg (niedriger glykämischer Index) führen und in kleinen Mengen „Insulin-unabhängig" verstoffwechselt werden. Sie sind häufig Bestandteil der Nahrungsmittel, die Diabetikern empfohlen werden. Es sollte nochmals betont werden, dass sie „Zuckerersatz" und damit auch Kalorienträger sind.
Süßstoffe	Süßstoffe wie Saccharin, Cyclamat und Aspartam sind in ihrer Süßkraft deutlich stärker als Saccharose, haben aber keinen Einfluss auf den Blutzucker oder die Insulinsekretion. Ferner sind sie keine Kalorienträger und werden in den Nahrungsmitteln durch Angabe „mit Süßungsmittel (M)" gekennzeichnet.
Alkohol	Alkohol ist ein gewichtiger Kalorienträger: 1 g Alkohol entspricht 8 kcal. Ein Volumenprozent entspricht 8 g Alkohol pro 1 l Flüssigkeit, d. h. 1/4 Flasche Wein (0,3 l) oder 0,75 l Bier enthalten ca. 30 g Alkohol bzw. 240 kcal. Der insulinbehandelte Diabetiker muss aber v. a. wissen, dass Alkohol das Hypoglykämierisiko insbesondere in der Nacht erhöht. Alkohol hemmt die hepatische Gluconeogenese bereits ab einem Blutalkoholspiegel von 0,45 ‰ und vermindert damit auch die Gegenregulation bei einer Hypoglykämie. Daher sollten Diabetiker nur geringe Mengen Alkohol zu sich nehmen und wenn, dann zusammen mit Kohlenhydraten.

dratanteil einer Nahrung besser bestimmt oder abgeschätzt werden kann. Dies hat zum Ziel, dass z. B. bei Patienten mit Typ-2-Diabetes und oraler bzw. konventioneller Insulintherapie die Kohlenhydrate auf mehrere kleinere Mahlzeiten verteilt werden können und somit eine Glättung der Blutzucker-Tagesprofile erreicht wird. Typische Beispiele für die Menge einer Kohlenhydratportion (BE bzw. KHE, enthält 10 – 12 g verwertbare Kohlenhydrate) sind in Tab. 7.**4** zusammengefasst. Bei Patienten mit einer intensivierten Insulintherapie ist die Kenntnis der Menge von Brot- bzw. Kohlenhydrateinheiten essenziell, da der entsprechende „Bolus" bzw. die Menge des kurzwirkenden Insulins diesen Kohlenhydratanteil an einer Mahlzeit „abdecken" soll. Da die Menge von Insulin nicht nur das Wirkmaximum, sondern auch die Wirkdauer beeinflusst, sollten möglichst, v. a. zum Abendbrot, nicht mehr als 6 BE pro Mahlzeit eingenommen werden, da sonst die Gefahr einer Späthypoglykämie drei bis vier Stunden nach Einnahme der Mahlzeit entstehen kann. Daher wird bei einer größeren Zufuhr von Broteinheiten am Abend auch empfohlen, noch ein bis zwei Broteinheiten vor dem Zubettgehen zu sich zu nehmen, um einer eventuellen Hypoglykämie durch den Insulin-Überhang vorzubeugen.

Änderung des Lebensstils. Verschiedene Studien haben gezeigt, dass eine Änderung des Lebensstils (sog. Lebensstil-Intervention) die Entwicklung des Typ-2-Diabetes verzögern bzw. sogar verhindern kann ✓✓. Zu einer Lebensstil-Intervention zählen z. B. die Gewichtsreduktion, die Aufnahme einer regelmäßigen körperlichen Aktivität und der Verzicht auf Nikotin. Die große Diabetes-Präventions-Studie zeigt eine signifikante Reduktion der Inzidenz des Typ-2-Diabetes bei Individuen mit einer pathologischen Glucosetoleranz durch eine Lebensstil-Intervention (relative Risikoreduktion von 58 %).

Grundsätzlich sollten alle nichtmedikamentösen Maßnahmen bei der Therapie des Typ-2-Diabetes ausgeschöpft werden, bevor eine Pharmakotherapie begonnen wird.

Pharmakotherapie

Die Abb. 7.**3** zeigt eine Übersicht der aktuellen Empfehlungen der Deutschen Diabetes-Gesellschaft für die antihyperglykämische Therapie des Typ-2-Diabetes. Die

Tab. 7.4 **Beispiele für die Menge einer BE/KHE**

Eine Kohlenhydrat-(KH-)Portion enthält im Durchschnitt 10 – 12 g Kohlenhydrate.
Beispiele: 1 kleiner Apfel (ca. 100 g) 15 mittelgroße Erdbeeren 1/2 Banane 1/2 Portion (klein) Pommes frites 1 mittelgroße Kartoffel 1 gehäufter Esslöffel Reis 1/2 Weizenbrötchen 1/2 Scheibe Brot

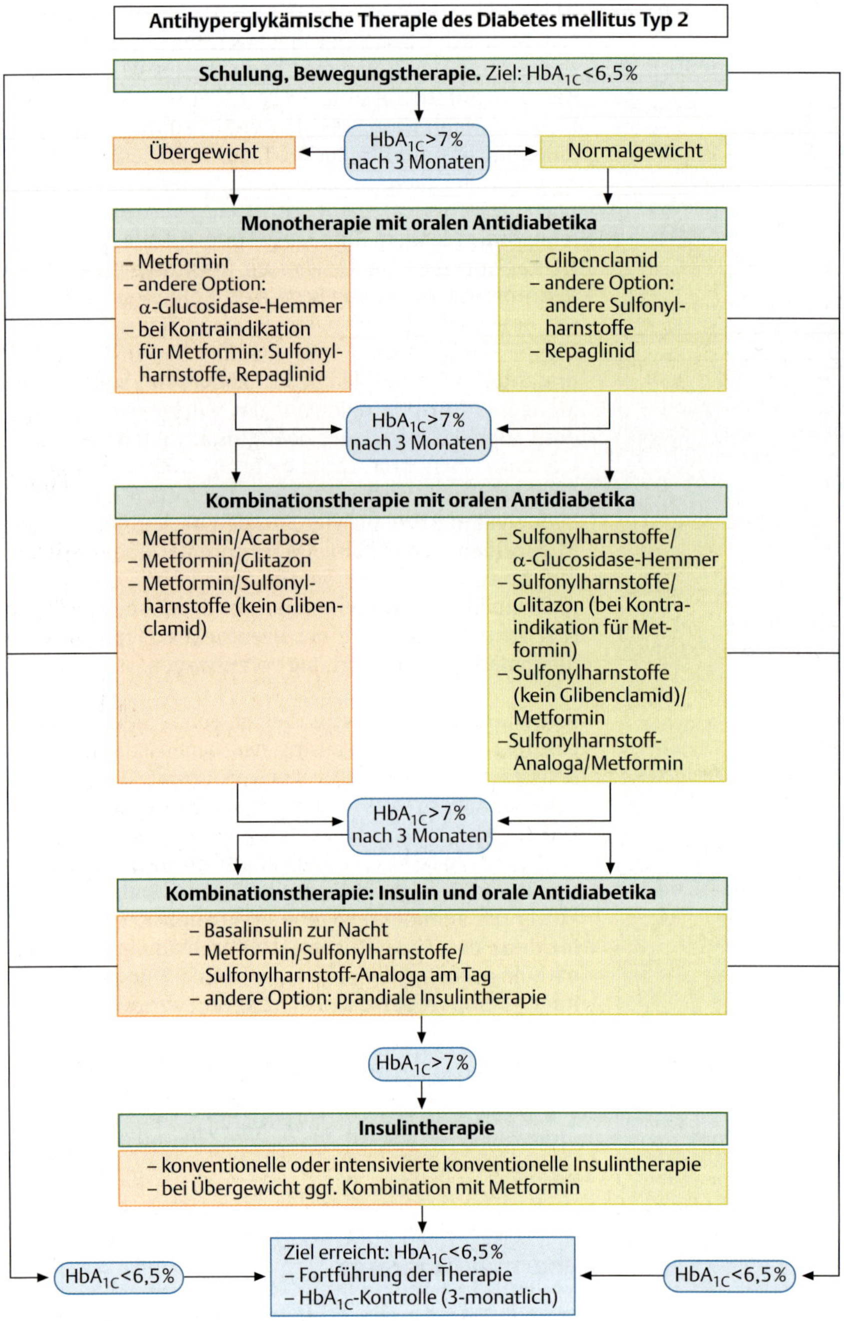

Abb. 7.3 **Therapie des Diabetes mellitus Typ 2**

Pharmakotherapie von Patienten mit Diabetes mellitus beinhaltet die Applikation von oralen Antidiabetika und Insulin.

Orale Antidiabetika

Grundsätzlich sollten orale Antidiabetika bzw. antihyperglykämische Medikamente bei Patienten mit Typ-2-Diabetes nur eingesetzt werden, wenn keine befriedigende Blutzucker- bzw. Stoffwechseleinstellung trotz Ausschöpfung aller nichtmedikamentösen Maßnahmen erreicht werden kann. Dies betrifft insbesondere die Gewichtsreduktion. Bei den Medikamenten stehen fünf Substanzgruppen zur Zeit zur Verfügung: Alpha-Glucosidase-Inhibitoren, Biguanide, Sulfonylharnstoffe, Glinide und Glitazone.

Alpha-Glucosidase-Inhibitoren. Hemmstoffe der alpha-Glucosidase im Darmepithel sind **Acarbose** und **Miglitol**. Sie verlangsamen den Abbau von Di- bzw. Polysacchariden sowie anderer komplexer Kohlenhydrate in Monosaccharide durch die Hemmung des Enzyms alpha-Glucosidase im Bürstensaum des Dünndarmepithels. Es resultiert eine verzögerte und eventuell verminderte Glucose-Resorption. Dadurch werden insbesondere postprandiale Blutzuckeranstiege, die v. a. für Patienten mit Typ-2-Diabetes charakteristisch sind, abgeschwächt bzw. verhindert.

Alpha-Glucosidase-Inhibitoren sind effektive Antidiabetika sowohl in der Mono-, als auch in der Kombinationstherapie des Diabetes mellitus ✓✓.

Hypoglykämien werden nicht beschrieben. Das glykosilierte Hämoglobin wird in Abhängigkeit vom Ausgangswert um 0,7 – 1,0 % gesenkt. Entsprechend kommt es auch zu einer Verbesserung oder Reduzierung der Hypertriglyzeridämie. Die Kombination von alpha-Glucosidase-Inhibitoren wie z. B. Acarbose mit anderen bisher allein verabreichten oralen Antidiabetika wie z. B. Metformin oder Sulfonylharnstoffen oder auch mit Insulin führte ebenfalls zu einer Verbesserung der Stoffwechseleinstellung.
Nebenwirkungen dieser Substanzgruppe sind eine erhöhte Inzidenz von Flatulenz, weichen Stühlen oder Diarrhö sowie geringe abdominelle Beschwerden. Die meisten Nebenwirkungen sind aber dosisabhängig und häufig transient. Möglicherweise sind diese Symptome Folgen des osmotischen Effektes unverdauter Kohlenhydrate im distalen Darmabschnitt. Um diese Nebenwirkungen möglichst zu vermeiden, sollten die alpha-Glucosidase-Inhibitoren langsam in ihrer Dosis titriert bzw. gesteigert werden. Die Substanzen selbst werden nicht absorbiert.
Kürzlich ist in einer großen prospektiven Studie der Einfluss von Acarbose auf die Inzidenz des Diabetes mellitus Typ 2, auf die Entwicklung einer arteriellen Hypertonie und die Rate kardiovaskulärer Komplikationen untersucht worden ✓. Es wurden fast 1500 Probanden mit einer gestörten Glucosetoleranz in diese Studie eingeschlossen. Nach einer mittleren Laufzeit von 3,3 Jahren betrug die relative Risikoreduktion der Inzidenz des Typ-2-Diabetes durch die Gabe von 3 × 100 mg Acarbose pro Tag 25 %. Interessanterweise kam es auch zu einer Reduktion der klinischen Manifestation einer arteriellen Hypertonie sowie zu einer signifikanten Reduktion kardiovaskulärer Ereignisse einschließlich des Herzinfarktes.

Biguanide. Die Biguanide, von denen in Deutschland nur **Metformin** zugelassen ist, sind in den 50er Jahren erstmals zum klinischen Einsatz gekommen. Metformin ist ein klassisches antihyperglykämisches Medikament, das keine Hypoglykämien verursacht und keinen Einfluss auf die endogene Insulinsekretion hat. Trotz seines nicht vollständig bekannten Wirkmechanismus ist es zur Zeit das Mittel der Wahl bei Patienten mit verminderter Insulinempfindlichkeit. Wird Metformin bei Patienten mit einer gestörten Glucosetoleranz eingesetzt, kann die Inzidenz des Typ-2-Diabetes um 31 % gesenkt werden ✓.
Metformin supprimiert die hepatische Glucose-Produktion und erhöht die Glucose-Aufnahme und Insulinwirkung in peripheren Geweben. Möglicherweise reduziert es auch die intestinale Glucose-Resorption. Metformin senkt die nüchternen Blutzuckerspiegel und das glykosilierte Hämoglobin ✓✓. Ferner reduziert es die Plasmatriglyceride, das LDL-Cholesterin und erhöht die HDL-Cholesterinspiegel geringfügig. Dies könnte eine Folge der verbesserten Insulinempfindlichkeit sein. Unter Metformin kommt es auch zu einer Senkung des arteriellen Blutdrucks ✓, was auf eine Verbesserung der Insulinresistenz bzw. des metabolischen Syndroms (S. 281) zurückgeführt wird. Der klinisch bedeutsamste und charakteristischste Effekt ist die fehlende Gewichtszunahme unter einer Metformintherapie. Bei einer Sulfonylharnstoff- oder Insulinbehandlung nehmen die Patienten dagegen oft an Gewicht zu.

Metformin kann effektiv allein oder in Kombination mit anderen oralen Antidiabetika oder Insulin eingesetzt werden ✓✓.

In der *Kombination mit Sulfonylharnstoffen* wurden vermehrt kardiovaskuläre Nebenwirkungen beobachtet ✗. Die klinische Bedeutung dieser Beobachtung ist auf Grund neuer Studienergebnisse eher fraglich. Bei einer *Kombination mit Insulin* führt Metformin zu einer Reduktion der Insulindosis.
Akute Nebenwirkungen von Metformin sind eine milde, meist selbst limitierte Diarrhö, Übelkeit und Anorexie. Einige Patienten klagen über einen metallischen Geschmack im Mund, abdominale Beschwerden oder Missempfindungen. Die meisten dieser Nebenwirkungen sind transient und dosisabhängig. Sie können minimiert werden, indem Metformin zu den Mahlzeiten und in einschleichender Dosierung eingenommen wird. Die gefährlichste Nebenwirkung ist die *Lactatacidose*, die relativ selten unter der Therapie mit Metformin, aber mit anderen Biguaniden beschrieben worden ist. Diese Nebenwirkung, die v. a. einem älteren Biguanid, dem Phenformin, zugeschrieben wird, führte in den 70er Jahren zur Zurücknahme dieser Substanzen vom Markt. Die Mortalität der Patienten mit einer Lactatacidose in Assoziation mit einer Metformintherapie beträgt 0,017 – 0,084 pro 1000 Patientenjahre. Die meisten dieser Todesfälle waren Patienten, die Metformin trotz Kontraindikationen oder in suizidaler Absicht eingenommen haben.
Eine wichtige **Kontraindikation** der Metformintherapie ist die Niereninsuffizienz. So darf das Kreatinin im Serum nicht höher als 135 µmol/l (1,5 mg/dl) bei Männern und 110 µmol/l (1,2 mg/dl) bei Frauen sein. Ferner sollte Metformin nicht bei schweren Erkrankungen der Leber, des Herzens und der Lunge sowie bei erhöhtem Alkoholkonsum gegeben werden. Bei Untersuchungen mit Kontrastmittelgabe ist Metformin temporär abzusetzen, da sonst die Gefahr des akuten Nierenversagens besteht. Auch sollte das Medikament perioperativ abgesetzt und der Patient evtl. temporär mit Insulin behandelt werden. Bei älteren Patienten ist Metformin nur mit Vorsicht und eventuell niedrig dosiert einzusetzen.

Sulfonylharnstoffe. Diese Medikamente – dazu gehören **Glibenclamid**, **Gliguidon**, **Gliclazid**, **Glibornurid** und **Glimepirid** – binden an einen Rezeptor für Sulfonylharnstoffe (SUR-1), der sich v. a. auf den B-Zellen der Langerhans-Inseln befindet. Dadurch sensibilisieren sie die B-Zellen gegenüber physiologischen Insulin-Sekretionsreizen (Glucose!) und erhöhen so die Insulinfreisetzung aus der B-Zelle (Abb. 7.**4**).
Die vermehrte Insulinfreisetzung führt zu einer verbesserten Insulinisierung der Leber und damit zu einer Abnahme der hepatischen Gluconeogenese. Periphere Ef-

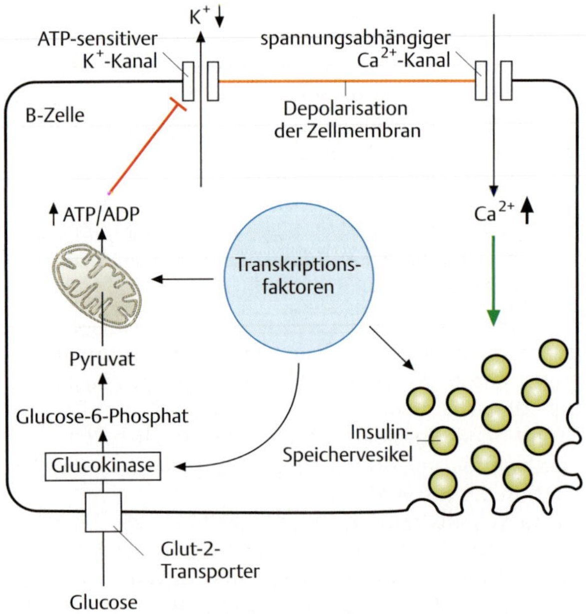

Abb. 7.4 **Wirkmechanismus der Sulfonylharnstoffe.** Sulfonylharnstoffe erhöhen die Insulinsekretion aus der B-Zelle der Langerhans-Inseln, indem sie an den Sulfonylharnstoff-Rezeptor auf der B-Zelle binden und diese gegenüber physiologischen Insulinsekretionsreizen, v. a. Glucose, sensibilisieren. Glucose wird über den GLUT-2-Transporter in die B-Zelle aufgenommen und hier verstoffwechselt. Dabei steigt die ATP-Konzentration an und die ATP-sensitiven K^+-Kanäle werden gehemmt. Dies führt zu einer Depolarisation der Zellmembran. Über spannungsabhängige Ca^{2+}-Kanäle strömt nun vermehrt Ca^{2+} in die B-Zelle ein, und es kommt zur Exozytose der Insulin-Speichervesikel.

fekte (z. B. vermehrte Glucose-Aufnahme) der Sulfonylharnstoffe sind unter bestimmten, meist experimentellen Bedingungen vereinzelt beobachtet worden, haben aber keine klinische Bedeutung. Diese verbesserte insulinstimulierte Glucose-Aufnahme unter Therapie mit Sulfonylharnstoffen könnte die Konsequenz einer verbesserten Blutzuckereinstellung und damit einer reduzierten peripheren Glucose-Toxizität sein. Bei Patienten mit Typ-1-Diabetes wirken die Sulfonylharnstoffe nicht und sind **kontraindiziert.**

Glinide. Die zwei wesentlichen Vertreter der Glinide sind Repaglinid und Nateglinid.
Repaglinid gehört zur Familie der Meglitinide und unterscheidet sich strukturell von der Sulfonylharnstoff-Gruppe. Es bindet zwar an den Rezeptor für Sulfonylharnstoffe, aber an einer anderen Bindungsstelle des Rezeptors als die Sulfonylharnstoffe. Das Insulin wird durch Repaglinid meist schneller sezerniert. Im Vergleich zur Wirkung der Sulfonylharnstoffe ist die stimulierende Wirkung auf die Insulinsekretion von Repaglinid jedoch von kürzerer Dauer. Daher wird Repaglinid zur Mahlzeit eingenommen, um dann im Wesentlichen den postprandialen Blutzucker-Anstieg zu kontrollieren.
Nateglinid ist ein Phenylalanin-Derivat und damit von anderer Struktur als die Sulfonylharnstoffe und die Meglitinide. Dennoch ist der Wirkmechanismus ähnlich wie der von Repaglinid und führt zu einer Hemmung des K_{ATP}-Kanals der pankreatischen B-Zelle. Es wirkt schneller und kürzer als Repaglinid. Es führt ebenfalls in erster Linie zu einer Senkung des postprandialen Blutzuckers. Demzufolge wird es v. a. bei Patienten mit einem noch fast normalen Nüchtern-Blutzucker oder in Kombination mit einem lang wirksamen Insulin zur Nacht im Falle einer Kombinationstherapie eingesetzt.

Glitazone. Thiazolidinedione bzw. Glitazone („Insulin-Sensitizer") sind eine völlig neue Klasse antidiabetischer Medikamente. Vertreter der ersten Generation ist das **Troglitazon**, das in Deutschland jedoch noch nicht auf dem Markt ist. Der exakte Wirkungsmechanismus dieser Substanzklasse ist unbekannt. Glitazone verbessert die Empfindlichkeit der peripheren Zellen für Insulin, d. h. die Insulinwirkung in der Leber, der Skelettmuskulatur und im Fettgewebe nimmt zu. Ein neues „Drug Target" sind bestimmte intrazelluläre Rezeptoren, genannt PPARs. Die Bindung von Glitazone an diese intrazellulären Kernrezeptoren (PPARγ) ist mit einer Zunahme der Insulinsensitivität assoziiert. Unter der Therapie kommt es zu einer Verbesserung der Dysilipoproteinämie, zu einer Senkung der Blutzuckerwerte und der Blutdruckwerte. Ob es klinisch einen wesentlichen Unterschied zwischen den beiden zugelassenen Glitazonen, nämlich **Pioglitazon** und **Rosiglitazon** gibt, wird diskutiert. Vergleichende Studien konnten diesbezüglich noch keine definitive Antwort geben. Die Hoffnung bei den Glitazonen ist u. a., dass sie durch die Beeinflussung der Insulinresistenz auch einen günstigen Einfluss auf die Reduktion kardiovaskulärer Ereignisse haben. Entsprechende Endpunktstudien stehen noch aus. In den ersten Studien zeigen sich aber eine Reduktion der Intima-Media-Dicke, eine Normalisierung der Endothelfunktion, eine Verbesserung von Dyslipidämien, eine Senkung des Blutdrucks und eine Erhöhung der fibrinolytischen und Koagulationsparameter ✓. Ferner hat sich gezeigt, dass bei Patienten mit Diabetes mellitus und einer gestörten Glucosetoleranz auch die Insulinsekretion verbessert wird. Ein derzeitiger Punkt der Diskussion ist, ob die Effekte auf die Insulinempfindlichkeit und die Verbesserung der Insulinsekretion u. a. durch eine Verbesserung bzw. Reduktion der intrazellulären Lipidmenge außerhalb des subkutanen Fettgewebes ist. In diesem Zusammenhang kommt es auch zu einer interessanten Beobachtung, nämlich dass die beobachtete Gewichtszunahme auf einer Zunahme des subkutanen und nicht des viszeralen Fetts beruht. Bei einigen Diabetes-Patienten, insbesondere bei denen mit einer Herzinsuffizienz bzw. Kombinationstherapie mit Insulin, kommt es zu einer Ödementwicklung, die häufig durch die Gabe eines niedrig dosierten Diuretikums behandelt werden kann. Dies ist ein Grund, warum eine Kombinationstherapie der Glitazone mit Insulin in Deutschland nicht zugelassen ist.
Zunächst waren die Glitazone in Deutschland nur in Kombination mit Metformin bei übergewichtigen Patienten oder in Kombination mit Sulfonylharnstoffen bei Kontraindikation oder Unverträglichkeit von Metformin zugelassen; kürzlich ist bei letzterer Situation auch die Zulassung für eine Monotherapie erteilt worden.

Insulin

Insulinarten. In Deutschland werden verschiedene Insuline angeboten, die entweder dem Insulin des Rindes, des Schweins oder dem menschlichen Insulin entsprechen. Bei Neueinstellungen sollten Humaninsuline oder ihre Analoga verwendet werden. Bezüglich des Wirkprofils lassen sich grundsätzlich vier Insulinarten unterscheiden:

1. Normalinsulin, welches auch als Altinsulin, Bolusinsulin, Normalzeiteninsulin und schnell oder rasch wirksames Insulin bezeichnet wird,
2. ultrakurz wirkendes Insulin als Insulinanalogon,
3. Verzögerungsinsulin, auch bekannt als Basalinsulin, Basisinsulin, Depotinsulin, Intermediärinsulin oder langsam resorbierbares Insulin, einschließlich langwirksamer Insulinanaloga,
4. Kombinations- bzw. Mischinsulin.

Wirkungsmechanismus. Insulin bindet auf der Zelloberfläche an den Insulinrezeptor, der hierdurch an Tyrosinresten autophosphoryliert wird. Der Insulinrezeptor selbst ist ein Enzym bzw. eine Kinase, die durch diese Autophosphorylierung aktiviert wird und ihrerseits in der Zelle verschiedene Insulinrezeptorsubstrate an Tyrosinresten phosphoryliert. Durch diese posttranslationale Modifikationen können die Insulinrezptorsubstrate mit nachgeschalteten Signalproteinen in der Zelle interagieren und je nach vorhandenen Interaktionspartnern, die wahrscheinlich von Zelle zu Zelle verschieden sind, diverse Signalkomplexe bilden. In letzter Zeit sind die zellbiologischen Bedeutungen verschiedener Signalkomplexe weiter charakterisiert worden. Hieraus ergibt sich, dass Insulin nicht nur die Glucoseaufnahme stimuliert, indem z. B. bestimmte Glucosetranporter (GLUT-4) aus dem Inneren der Zelle an die Oberfläche transloziert werden, sondern auch die Synthese von Glykogen, Proteinen und Fetten stimuliert, die Lipolyse sowie die β-Oxidation der Fettsäuren mit Ketonkörperbildung hingegen inhibiert. Die verschiedenen Insulinarten unterscheiden sich in ihrer **Wirkungsdauer** (Tab. 7.**5**).

Anwendung. Insulin dient zur Substitution bei Diabetes mellitus Typ 1 und Typ 2 (wenn Diät und orale Antidiabetika nicht mehr zu einer guten Blutzuckereinstellung führen), in der Gravidität (wenn Diät allein nicht zur Normoglykämie führt) und zur optimierten Einstellung des Blutzuckers bei Eintreten oder Vorliegen diabetischer Komplikationen wie z. B. der Mikroangiopathie; ferner kommt es bedarfsweise perioperativ und im Rahmen einer intensivmedizinschen Behandlung zum Einsatz.

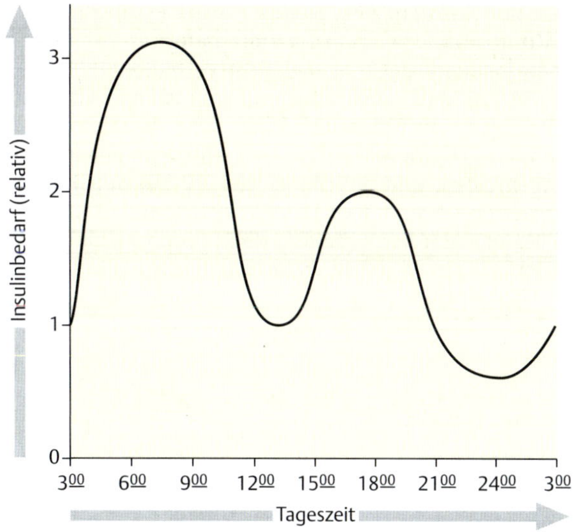

Abb. 7.**5** **Zirkadiane Rhythmik der Insulinempfindlichkeit.** Die Insulinempfindlichkeit und damit der Insulinbedarf (relative Einheiten) unterliegen einer zirkadianen Rhythmik. In den frühen Morgenstunden ist der Insulinbedarf am größten, bedingt durch die Ausschüttung von Wachstumshormonen, und in der Nacht am geringsten, da nachts die Insulinempfindlichkeit am höchsten ist.

> *Ziel einer guten Insulintherapie ist es, den Blutzucker möglichst normoglykämisch einzustellen.*

Grundlage hierfür ist die physiologische Insulinsekretion. Diese verläuft biphasisch, d. h. es erfolgt eine kontinuierliche **basale Insulinsekretion** über den gesamten Tag und zusätzlich eine **mahlzeitenabhängige (prandiale) Insulinsekretion** bei der Zufuhr von Blutzucker-wirksamen Kohlenhydraten. Morgens wird relativ viel und mittags eher wenig Insulin pro Broteinheit benötigt, die Insulinmenge für das Abendessen pendelt sich dann ein. Grund hierfür ist eine zirkadiane Rhythmik der Insulinempfindlichkeit (Abb. 7.**5**). So wird der Insulinbedarf z. B. bei Bewegung vermindert und bei Krankheiten mit Fieber erhöht.

Prinzipien der Insulintherapie. Es gibt nun grundsätzlich 2 Möglichkeiten, die physiologische Insulinsekretion nachzuahmen:

Konventionelle Insulintherapie. Hierbei werden in der Regel 2 Injektionen eines Mischinsulins (Intermediärinsulin und Normalinsulin) vorgenommen, vor dem Früh-

Tab. 7.**5** **Wirkungsdauer der verschiedenen Insulinarten**

Insulinart	Wirkungseintritt	Wirkungsmaximum	Wirkungsverlust
Normalinsulin	nach 10 – 15 min	nach 2 – 3 h	nach 4 – 6 h
ultrakurz wirkendes Insulin (z. B. Insulin-Lispro)	sofort	nach 1 h	nach 2 – 3 h
Verzögerungsinsulin (z. B. NPH-Insulin)	nach 30 min	nach 4 – 6 h	nach 8 – 12 h

stück und vor dem Abendessen (Spritz-Essabstand: ca. 30 Minuten). Die Relation der morgendlichen zur abendlichen Insulindosis steht meist im Verhältnis 2 : 1 oder 3 : 2. Aufgrund des relativ hohen Insulinspiegels im Blut ist es erforderlich, dass der Diabetiker Zwischenmahlzeiten zu sich nimmt, um hypoglykämische Reaktionen zu vermeiden, und die Menge der BE bei den Hauptmahlzeiten konstant hält. Er muss sich damit an ein starres Mahlzeitenregime halten, denn wenn er zu wenig isst, ist seine Insulindosis zu hoch und umgekehrt. Diese Form der Insulintherapie hat sich vorwiegend bei älteren Typ-2-Diabetikern bewährt.

Sowohl die konventionelle als auch die intensivierte Insulintherapie lassen sich mit der Spritze oder dem Pen durchführen.

Intensivierte Insulintherapie. Bei der intensivierten Insulintherapie kann der Diabetiker selbst entscheiden, wann und wie viel er isst. Sein Tagesablauf ist daher wesentlich flexibler. Dieses Insulinregime hat sich bei jüngeren Typ-2-Diabetikern und bei im Prinzip allen Typ-1-Diabetikern bewährt.

Die intensivierte Insulintherapie ist auch als Basis-Bolus-Therapie bekannt.

Die Unterteilung der Insulinsekretion in eine basale und eine zusätzliche mahlzeitenabhängige (prandiale) Insulinsekretion wird in der Therapie insulinbedürftiger Diabetiker auf 2 Arten genutzt:

- Intensivierte konventionelle Insulintherapie: Der basale Insulinbedarf wird hier durch eine 1 – 3-malige Injektion eines Verzögerungsinsulins (z. B. NPH-Insulin) abgedeckt. Der zusätzliche prandiale Insulinbedarf erfordert die entsprechenden Bolusgaben von Normalinsulin vor den drei Hauptmahlzeiten, die Zwischenmahlzeiten sollten dabei berücksichtigt werden. Möglich ist es aber auch, ein ultra kurz wirkendes Insulinanalogon zu jeder Mahlzeit zu injizieren.
- Kontinuierliche subkutane Insulininfusion (Insulinpumpentherapie): Mittels einer Insulinpumpe erfolgt eine ständige subkutane Abgabe von kleinen Mengen Normalinsulin (Basalrate) über einen Katheter. Die Größe dieser Basalrate kann zu verschiedenen Zeitpunkten oder -abschnitten des Tages unterschiedlich programmiert werden, sodass die physiologische Insulinsekretion am besten nachgeahmt wird. Zusätzlich zu den Mahlzeiten oder auch zur Korrektur des gemessenen Blutzuckerwertes ruft der Patient eine Zusatzrate an Insulin von der Insulinpumpe ab. Die Kanüle liegt für 2 – 3 Tage subkutan abdominal. Die Insulinpumpe erspart dem Patienten nicht die Selbstkontrollen, die Abschätzung der BE's, die Entscheidung über die Bolusmenge, die Schulung und die therapeutische Compliance – dies sind häufig falsche Erwartungen. Die klassische Indikation zur subkutanen Insulinpumpentherapie ist das Dawn-Phänomen (S. 273). Andere Indikationen sind u. a. die Schwangerschaft und präkonzeptionelle Stoffwechseloptimierung, starke Blutzuckerschwankungen oder mangelnde Flexibilität (individueller Tagesablauf, Beruf etc.) bei einer bereits adäquat durchgeführten konventionellen intensivierten Insulintherapie und die schmerzhafte Polyneuropathie. Grundsätzlich ist die Insulinpumpentherapie eine Therapieoption, wenn die Stoffwechseloptimierung unbedingt erforderlich ist und durch konventionelle Verfahren nicht erreicht wird. Der Patient, der Arzt und die Diabetesberaterin müssen hinsichtlich der Insulinpumpentherapie geschult bzw. erfahren sein. Ein sich noch im experimentellen Stadium befindliches Therapieverfahren ist die kontinuierliche intraperitoneale Insulinpumpenbehandlung (S. 274).

Praktische Hinweise zur Applikation. Die Applikation von Insulin erfolgt mittels einer subkutanen Injektion. Geeignete **Körperregionen** für die subkutane Insulininjektion sind der Bauch, die Außenseite des Oberschenkels und das Gesäß. Injektionen in die Außenseite des Oberarms sind zwar möglich, werden aber in der Regel nicht empfohlen. Je nach gewählter Körperregion ist die Resorptionsgeschwindigkeit unterschiedlich.

Wahlloses Wechseln des Injektionsortes kann zu „Blutzuckerschwankungen" führen und ist daher zu vermeiden.

Am schnellsten wird das Insulin resorbiert, wenn es in den Bauch gespritzt wird. Eine mittelschnelle Resorption erfolgt bei der Injektion in den Arm. Am langsamsten wird es resorbiert, wenn es in den Oberschenkel injiziert wird. Deshalb wird Normalinsulin möglichst immer in das subkutane Fettgewebe der Bauchdecke und das Verzögerungsinsulin in den Oberschenkel oder das Gesäß gespritzt. Dabei ist die Einstichstelle in der ausgewählten Injektionsregion bei jeder Injektion mit mindestens einem fingerbreiten Abstand zu wechseln. Um den Bauchnabel herum sollten ca. 2 cm ausgespart werden, in denen nicht injiziert wird. Die Innenseite des Oberschenkels sollte auch nicht als Injektionsort gelten, da hier die femoralen Blutgefäße und Nerven verlaufen. Eine Desinfektion der Haut vor der Insulininjektion ist nicht nötig, da sämtliche Insuline Bakteriostatika, z. B. Phenol oder Kresol, enthalten. Bei einer Injektion muss darauf geachtet werden, dass die Hautfalte zur subkutanen Injektion adäquat gebildet wird. Nur dann sind die Nadellängen (z. B. 8,10 oder 12 mm) nicht mehr von Bedeutung, und es kann auch senkrecht gespritzt werden. Seit gut 15 Jahren werden von der Industrie Spritzhilfen angeboten. Diese halbautomatischen Injektionshilfen sind unter dem Namen **Pen** (englische Bezeichnung für die Form) bekannt. Bevor solch ein Gerät in Betrieb genommen wird, ist es ratsam, sich die Gebrauchsanweisung genau durchzulesen. Wenn ein Diabetiker unterschiedliche Insuline spritzt, sollte er auch verschieden markierte Pens benutzen.

Wichtig ist nur, dass es bei der Verwendung mehrerer Pens und damit verschiedener Insuline zu keiner Verwechslung kommt. Injektionen mit dem Pen sind grundsätzlich einfacher und bequemer. Das Aufziehen des Insulins entfällt. Auch bei Sehbehinderungen können die Diabetiker noch selbst das Insulin injizieren, und das Mitnehmen von solchen Geräten ist weitaus unauffälliger als das Mitführen von Spritzen. Pro Injektion sollte der Insulinfluss überprüft werden. Dies geschieht, indem der Pen mit der Nadel nach oben gehalten und eine Einheit Insulin weggespritzt wird.

Lagerung. Insulin, das gerade benutzt wird, braucht nicht im Kühlschrank gelagert zu werden. Es ist aber darauf zu achten, dass es keiner direkten Sonneneinstrahlung ausgesetzt wird, da ansonsten die Insulinkristalle verklumpen und das Insulin damit unbrauchbar wird. Auch darf die Lagerungstemperatur von benutztem Insulin 37 °C nicht überschreiten, da dann möglicherweise eine Denaturierung einsetzt.
Die Insulinvorräte gehören immer in den Kühlschrank. Insulin darf allerdings nicht gefrieren, da es dann zerstört wird. Daher sollte es im Kühlschrank möglichst nicht in der Nähe des Gefrierfaches liegen. Am besten eignet sich das Gemüsefach. Insulin-Pens sollten auf keinen Fall im Kühlschrank gelagert werden.
Die Insulinflaschen und -patronen sind vom Patienten mit einem Anbruchdatum zu versehen, da die Insulinflaschen nicht länger als 4 Wochen und die Insulinpatronen nicht länger als 3 Wochen benutzt werden können.

Weitere praktische Hinweise. Ein kurz wirkendes Insulin sieht immer klar aus, während ein Verzögerungs- bzw. Mischinsulin eine trübe Suspension ist. In Deutschland werden zwei verschiedene **Konzentrationen von Insulin** angeboten, d. h. *Insulin U40* (40 IE Insulin/ml Injektionsflüssigkeit) und *Insulin U100* (100 IE Insulin/ml Injektionsflüssigkeit).

> *Es sollten nur Insuline der gleichen Konzentration miteinander gemischt werden.*

Ferner ist darauf zu achten, dass alle Insulinpatronen für Injektionshilfen (Pens) U100-Insuline sind. U40- und U100-Fertigspritzen geben die entsprechende Einheit pro Milliliter an. Das heißt, es sollten auf keinen Fall U100-Insuline mit einer U40-Spritze aufgezogen werden, da dann die 2,5-fache Menge Insulin gespritzt wird.
Bei der **Wiederverwendung von Insulinnadeln** ist darauf zu achten, dass die Nadel nicht beschädigt, durch verbleibendes Insulin verstopft oder durch andere Faktoren in ihrer Funktion beeinträchtigt ist:
- *Beschädigte Nadel:* Eine starke Beschädigung der Nadel z. B. in Form einer stumpfen, verbogenen oder abgebrochenen Spitze, kann bereits nach der ersten Injektion auftreten. Etwa $^1/_4$ aller Nadeln, die öfter als dreimal benutzt werden, haben keine Nadelspitze mehr. Solch deformierte Nadeln können das Gewebe beim Spritzen zerreißen und zu Mikrotraumen führen, bei denen lokale Wachstumsfaktoren ausgeschüttet werden. Diese wirken möglicherweise anabol und unterstützen so die Entstehung beulenartiger, kosmetisch sehr nachteiliger, jedoch schmerzarmer Veränderungen. Die Resorption von Insulin aus diesen beulenartigen Veränderungen ist nicht vorhersagbar. Je häufiger nun in diese Stellen injiziert wird, desto stärker ist die Bildung einer Lipodystrophie. Daher sind diese Stellen für weitere Insulininjektionen unbedingt zu meiden.
- *Verstopfte oder raue Nadel:* Mitunter kann verbleibendes Insulin in der Nadel kristallisieren und somit die Nadel verstopfen. Durch häufiges Verwenden wird die Oberflächenbeschichtung der Nadel abgerieben und das Hineingleiten der Nadel in die Subkutanschicht erschwert.
- *Dosierungenauigkeit bei wiederverwendeten Pen-Nadeln:* Werden die Nadeln vom Pen wiederverwendet, kommen zu den bereits genannten Faktoren noch andere hinzu, die die Funktion der Nadeln beeinträchtigen. Durch Temperaturschwankungen, z. B. im Tag-Nacht-Rhythmus, dringt Luft in die Insulinpatrone ein und kann somit die Dosiergenauigkeit des Pens beeinträchtigen. Bei Druck auf den Kolben wird zuerst die Luftblase zusammengedrückt und dann das Insulin injiziert. Dieser Vorgang dauert bis zu 20 Sekunden, und zwar so lange, bis sich die Luftblase wieder auf ihr ursprüngliches Volumen ausgedehnt hat. Je größer die Luftblase nun ist, desto länger dauert dieser Vorgang, der auch als „Nachtropfen" bekannt ist. Bei wiederverwendeter Nadel kann Injektionsflüssigkeit aus der Insulinpatrone durch die Nadel herausfließen. Dabei ändert sich evtl. das Mischungsverhältnis bei Mischinsulin.

> *Die Nadeln vom Pen sollten jeden Abend abgeschraubt und entsorgt werden.*

Kombinationstherapie: Insulin und orale Antidiabetika

Hierbei handelt es sich um eine v. a. für ältere Typ-2-Diabetiker relevante Therapie, bei der sowohl Insulin als auch orale Antidiabetika eingesetzt werden. Die initiale Idee war, dass durch die Gabe von Sulfonylharnstoffen die prandiale Insulinfreisetzung stimuliert und das eigentliche Insulindefizit durch ein Verzögerungsinsulin meist am Morgen oder auch zur Nacht substituiert wird.

Indikationen für die Kombinationstherapie sind:
- die soziale Situation, z. B. bei alten Patienten, die durch die Pflegestation oder ähnliche Einrichtungen zu Hause versorgt werden,
- ein geringeres nächtliches Hypoglykämierisiko bei alten Patienten,
- eine zunächst ausreichende Stoffwechseleinstellung bei nur einer Insulininjektion,
- die ev. Einsparung von Insulin.

Die häufigste **klinische Situation** ist, dass zu einer bestehenden Sulfonylharnstofftherapie morgens ein Mischinsulin (meist 8 – 12 IE) hinzugegeben wird. Die Zugabe von oralen Antidiabetika zu einer bestehenden Insulintherapie ist eher selten und wird dann meist mit Metformin durchgeführt. Ziel dieser Therapie ist, durch eine evtl. Verbesserung der Insulinempfindlichkeit und Senkung der Gluconeogenese die Menge von exogen zugeführtem Insulin zu verringern. Alle Kombinationen sind denkbar, wobei eine Kombination von Insulin mit mehreren oralen Antidiabetika nicht sinnvoll ist. Am günstigsten scheint die Kombination eines lang wirkenden Insulins zur Nacht mit einem oralen Antidiabetikum am Tag zu sein ✓. Diese Art der Kombinationstherapie wurde auch in die Leitlinie zur antiglykämischen Therapie des Diabetes mellitus Typ 2 der Deutschen Diabetes-Gesellschaft aufgenommen.

Neueinstellung

Bei der Neueinstellung eines Diabetikers ist unbedingt darauf zu achten, dass die angegebenen Zahlen Durchschnittswerte sind, mit denen die individuelle Insulindosis ermittelt werden kann.

> *Pro Kilogramm Körpergewicht werden 0,5 – 1 IE Insulin benötigt.*

Dabei wird das Verhältnis Normalinsulin (NI) zu Verzögerungsinsulin (VI) mit 40 : 60 oder 50 : 50 angegeben. Bei Übergewichtigen kann der Insulinfaktor um ein Vielfaches erhöht sein, ebenso kann er bei Sportlern sehr viel niedriger liegen. Bei der **konventionellen Insulintherapie** steht die morgendliche zur abendlichen Insulindosis etwa im Verhältnis 2 : 1 (3 : 2). Bei der **intensivierten Insulintherapie** wird zuerst die Menge des Normalinsulins festgelegt, d. h. es muss der Korrekturfaktor (für die Korrektur des Blutzuckers) und der BE- oder KHE-Faktor (definiert als 1 IE Normalinsulin, die für die Zufuhr von einer Broteinheit nötig sind) individuell ermittelt werden. Die richtige Menge und Verteilung des Verzögerungsinsulins müssen ebenfalls individuell bestimmt werden. Ob die festgelegten Insulinmengen ausreichen, ist anhand der Blutzuckerkontrollen zu sehen. Auch muss berücksichtigt werden, dass die Insulinwirkung von verschiedenen Faktoren abhängt, z. B. vom Injektionsort, von der Insulinart, Insulinmenge, körperlichen Bewegung oder von einer Krankheit.

Anwendung der intensivierten Insulintherapie.

> *Soll der Patient auf die intensivierte Insulintherapie (S. 270) eingestellt werden, ist seine Schulung unabdingbar.*

Zuerst wird die Menge des Normalinsulins individuell festgelegt, d. h. wie viel Einheiten Insulin pro BE gespritzt werden sollten. Meist ist der Insulinbedarf morgens am höchsten, d. h. morgens wird pro zugeführte BE mehr Insulin benötigt, um den Blutzucker normoglykämisch zu halten als mittags oder abends. Eine typische Verteilung der Insulindosen für einen Typ-1-Diabetiker wäre z. B. 2 – 1 - 1,5 IE Normalinsulin/BE, d. h. je nach der Menge der BE, die der Patient essen möchte, wird unter Berücksichtigung der Zwischenmahlzeiten die Dosis des Normalinsulins (BE-Faktor) angepasst. Außerdem wird eine Anpassung der Insulindosis an den aktuellen Blutzuckerwert (Korrekturfaktor) vorgenommen, d. h. zu hohe oder zu niedrige Blutzuckerwerte werden korrigiert.

> *1 IE Normalinsulin senkt den Blutzucker um 30 – 50 mg/dl („30er oder 50er Regel“).*

Bei einem präprandialen Blutzuckerzielwert von 100 mg/dl sollte z. B. bei einem Nüchternblutzucker von 186 mg/dl zusätzlich unter Berücksichtigung der Mahlzeit 3 IE Normalinsulin (Korrekturfaktor) gespritzt werden. Diese Regel gilt jedoch nicht für jeden Patienten, sodass der Korrekturfaktor individuell festgelegt wird und bei ausgeprägten Schwankungen der zirkadianen Insulinempfindlichkeit tageszeitlich unterschiedlich sein kann.

> *Weicht der Blutzucker an mindestens zwei aufeinander folgenden Tagen zur gleichen Uhrzeit in gleicher Weise vom Zielbereich ab, ist die Insulindosis um ca. 10 % zu ändern.*

Vor dem Zubettgehen sollte der Blutzucker gemessen werden, um **nächtliche Hypoglykämien** (S. 273) zu vermeiden. Liegt der Blutzucker unter dem Zielbereich, d. h. zwischen 70 – 100 mg/dl, wird vor dem Spritzen des basalen Insulins eine BE zugeführt. Bei einem Blutzucker < 70 mg/dl muss der Patient eine „schnelle“ BE (schnell resorbierbare Kohlenhydrate) und eine „langsame“ BE (komplexe Kohlenhydrate) zu sich nehmen. In diesen Fällen sollte der Blutzucker unbedingt um 2.00 – 3.00 Uhr nachts noch einmal überprüft werden. Entsprechend muss sich der Patient einen Wecker stellen.
Ein häufiges „Einstellungsproblem“ und eine mögliche Ursache für starke Blutzuckerschwankungen am Tag ist die **morgendliche Hyperglykämie**.

> *„Wie der Morgen, so der Tag!“ Bei derangiertem Diabetes sollte zunächst der Nüchternblutzucker eingestellt und kontrolliert werden.*

Ein schlechter Blutzucker am Morgen muss mit zusätzlichem Insulin korrigiert werden. Ist die Insulindosis jedoch zu hoch, kommt es am Tag zu Hypoglykämien mit Gegenregulationen, die dann wieder zusätzliche Insulingaben notwendig machen. Es entsteht ein Circulus vitiosus.

> *Nächtliche Blutzuckerwerte müssen unbedingt vorliegen, um den morgendlichen Blutzuckerwert diagnostisch und therapeutisch richtig beurteilen zu können (Abb. 7.6).*

Häufige *Ursachen* einer morgendlichen Hyperglykämie sind:

– *Mangel an Insulin:* Idealerweise sollten die Blutzuckerwerte zur Nacht (ca. 22.00 Uhr), in der Nacht (zwischen 2.00 – 3.00 Uhr) sowie morgens (ca. 7.00 Uhr) möglichst gleich sein, d. h. die eingesetzte Dosis Verzögerungsinsulin hält den Blutzuckerspiegel über die Nacht konstant. Ist der Blutzuckerwert in der Nacht höher als um 22.00 Uhr und in den Morgenstunden sogar noch höher, spricht dies für eine

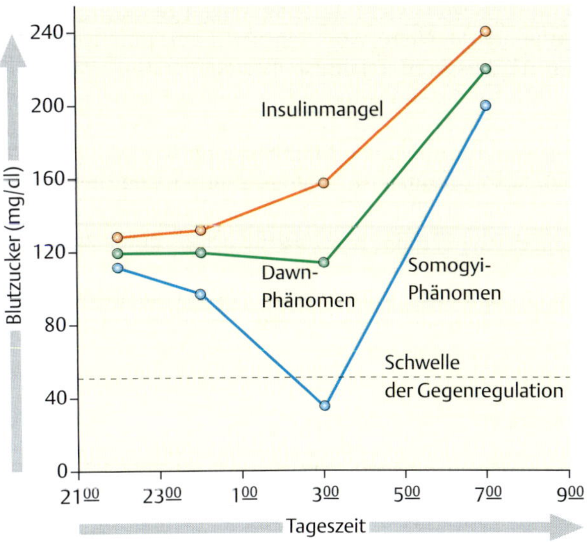

Abb. 7.6 **Differenzialdiagnose der morgendlichen Hyperglykämie.** Die Entscheidung, ob die morgendliche Hyperglykämie Folge eines Insulinmangels, eines Dawn- oder eines Somogyi-Phänomens ist, erfordert Blutzuckerbestimmungen in der Nacht.

zu geringe Dosis Verzögerungsinsulin. Die Dosis sollte um 10 % oder ca. 2 IE erhöht werden.

- *Nächtliche Hypoglykämie mit reaktiver Hyperglykämie (Somogyi-Effekt):* Kommt es in der Nacht zu einer Unterzuckerung induziert die hormonelle Gegenregulation einen reaktiven bzw. posthypoglykämischen Blutzuckeranstieg oder Hyperglykämie, die noch bis nach dem Frühstück anhalten kann. Klinisch kann eine nächtliche Hypoglykämie am nächsten Morgen u. a. durch nächtliches Schwitzen, Alpträume und Kopfschmerzen apparent sein. Hier sollte die Dosis Verzögerungsinsulin zur Nacht reduziert werden.
- *Dawn- bzw. Morgendämmerungsphänomen*: Als das Dawn-Phänomen wird der ausgeprägte Anstieg der Blutzuckerspiegel in den frühen Morgenstunden infolge einer vermehrten Ausschüttung von Wachstumshormon bezeichnet. Die Blutzuckerspiegel um 22.00 Uhr und 2.00 – 3.00 Uhr sind gleich, in den frühen Morgenstunden steigt der Blutzucker jedoch drastisch an. In dieser Situation kann versucht werden, den Zeitpunkt der Injektion von Verzögerungsinsulin hinauszuschieben oder ein länger wirksames, z. B. zinkverzögertes oder analoges Verzögerungsinsulin zu geben. Häufig ist dies aber die klassische Situation für den Einsatz einer Insulinpumpe (S. 270), bei der eine unterschiedliche basale Rate der Insulingabe programmiert werden kann.

Der **Spritz-Ess-Abstand (SEA)** hat auch einen Einfluss auf die Insulinwirkung. So sollte z. B. bei einem ultra kurz wirkenden Insulin und bei einem niedrigen präprandialen Blutzuckerwert (< 70 mg/dl) kein SEA eingehalten werden. Ist der präprandiale Blutzucker jedoch erhöht (> 160 mg/dl) sollte der SEA bei Normalinsulin von 20 (15 – 30) Minuten auf 40 – 60 Minuten verlängert werden.

Therapie in besonderen Situationen

Bei **Fieber** ist der Insulinbedarf erhöht, wobei die Ursache dafür wahrscheinlich in einer vermehrten Insulinresistenz durch Stresshormone und Zytokine liegt. Der Patient sollte alle drei Stunden seinen Blutzucker messen und ggf. mehr Insulin zusätzlich spritzen bzw. prophylaktisch den Bolus um 0,5 IE/BE erhöhen.
Unter einer **Steroidtherapie** verändert sich die Insulinempfindlichkeit und damit der Insulinbedarf. Dies ist individuell außerordentlich schwer vorhersagbar, da der Insulinbedarf um das Doppelte bis Mehrfache steigen kann.

> *Unter einer Steroidtherapie kann sich ein Typ-2-Diabetes erstmalig klinisch manifestieren.*

Charakteristisch für das Blutzucker-Tagesprofil unter Steroiden ist, dass es v. a. nach dem Mittagessen zu einem Blutzuckeranstieg kommt, da dann die meist morgendlich gegebenen Steroide ihr Wirkmaximum haben. In der Nacht nimmt die Wirkung der Steroide dagegen ab, sodass das Insulin besser wirken und der Blutzucker spontan abfallen kann. Deshalb sind zusätzliche Insulininjektionen zur Korrektur erhöhter Blutzuckerwerte am Abend oder in der Nacht sorgfältig zu überdenken.
Bei **Operationen** ist zu beachten, dass eine häufig auftretende Katabolie mit einer Insulinresistenz und folglich einem höheren Insulinbedarf assoziiert sein kann.
Patienten, die auf einer **Intensivstation** wegen kardiovaskulärer Erkrankungen und/oder einer Sepsis behandelt werden, profitieren von einer normnahen Einstellung des Blutzuckers durch eine intensive, teils kontinuierliche Insulinapplikation ✓. Die Überlebensrate konnte mit dieser Therapieform drastisch und hochsignifikant erhöht werden.
Bei kurzen **sportlichen Betätigungen** über 30 – 60 Minuten müssen zusätzlich ca. 1 – 2 BE zu sich genommen werden. Soll der Sport relativ kurz nach der Insulingabe durchgeführt werden, kann auch die Insulindosis um ca. 30 – 50 % reduziert werden. Bei ganztägigen Touren ist darauf zu achten, dass die verbrauchten Glycogenspeicher zunächst aufgefüllt werden und der Insulinbedarf bis in die Morgenstunden des nächsten Tages hinein vermindert sein kann. Deshalb sind auch das Verzögerungsinsulin zur Nacht zu halbieren und die Basaldosis am nächsten Morgen evtl. noch weiter zu reduzieren.

> *Sport, d. h. jede vermehrte körperliche Aktivität, senkt den Insulinbedarf.*

Bei vielen Patientinnen verändert sich kurz vor der **Menstruation** die Insulinempfindlichkeit, so dass der Insulinbedarf steigen kann.
Die Zeitverschiebung bei einer **Reise** ist vorher in einem Gespräch mit dem Arzt zu erörtern. Gegebenenfalls ist die Zeitverschiebung durch eine zusätzliche oder auszusetzende Gabe von Bolusinsulin zu überbrücken.

Weiterführende therapeutische Verfahren

Das ultimative Ziel der pathophysiologischen Forschung ist die **Prävention der Erkrankung**. Hierzu gehören bevölkerungsstrategische Konzepte wie die Vermeidung auslösender Faktoren (z. B. Übergewicht bei Patienten mit Typ-2-Diabetes) und individuelle Strategien. Letztere beruhen auf dem Konzept, eines Tages durch frühe immunologische (Typ-1-Diabetes) und/oder genetische Marker (Typ-2-Diabetes) das individuelle Risiko eines Patienten relativ präzise abschätzen zu können. Dabei ist es wichtig zu verstehen, wie das Erkrankungsrisiko mit Hilfe der verschiedenen genetischen Marker in ihrer Interaktion mit den Umweltfaktoren abgeschätzt werden kann. Erst dann lässt sich die Erkrankung individuell vermeiden. Ferner wird das Genomprojekt derzeitige Therapiemaßnahmen dadurch verbessern, indem die individuellen Responderraten zu bestimmten medikamentösen Therapiestrategien besser abgeschätzt werden können (Pharmakogenomics). Durch die neueren proteinchemischen, zell- und molekularbiologischen Untersuchungen zur Insulinwirkung wird es in naher Zukunft möglich sein, nicht nur die Pathogenese der Insulinresistenz und/oder des Typ-2-Diabetes, sondern auch die Insulinwirkung besser zu verstehen. Außerdem lassen sich dann möglicherweise neue spezifische „Drug-Targets“ definieren und beeinflussen oder aber hormonunabhängige „Insulinanaloga“ entwickeln, die bestimmte Insulinwirkungen simulieren können.

Für eine **kausale Therapie** des Diabetes mellitus stehen zur Zeit zwei Prinzipien zur Verfügung, die Transplantation des gesamten Pankreas und die Transplantation seiner Inseln. *Therapieziele* sind das Erreichen einer Normoglykämie ohne die Notwendigkeit der Insulinzufuhr und die Vermeidung diabetischer Spätkomplikationen.

Pankreastransplantation

Die Pankreastransplantation bei Patienten mit Diabetes mellitus Typ 1 ist im Gegensatz zur Transplantation des Herzens oder der Leber keine direkt vital indizierte Therapie, auch wenn bei den meisten Patienten damit die Hoffnung verbunden ist, die Stoffwechseleinstellung langfristig zu optimieren und damit die Entwicklung oder das Fortschreiten der diabetischen Komplikationen zu verhindern.

> *Die Pankreastransplantation in Kombination mit der Transplantation einer Niere ist eine akzeptierte Therapieempfehlung nur bei einem Patienten mit Typ-1-Diabetes und terminaler Niereninsuffizienz.*

In diesem Fall besteht die Möglichkeit der Kotransplantation mit der Niere, wodurch sich auch statistisch gesehen die besseren 1-Jahres-Überlebensraten (im Mittel ca. 90 % für die Niere und > 80 % für das Pankreas, bei alleiniger Pankreasübertragung nur 50 – 75 %) erklären. Alle anderen möglichen **Indikationen** wie z. B. „Brittle-Diabetes“, reduzierte Hypoglykämie-Wahrnehmung, subkutane Insulinresistenz oder schwere Polyneuropathie werden sorgfältig überprüft. Nach einer erfolgreichen Pankreastransplantation kann sich die diabetische Stoffwechsellage normalisieren, sodass die Entwicklung von Spätkomplikationen verhindert und die Lebensqualität insgesamt positiv beeinflusst wird ✓.

Inselzelltransplantation

Die Inselzelltransplantation hat im Vergleich zur Pankreastransplantation zwei Vorteile: der operative Eingriff ist kleiner und die sich anschließende Immunsuppression ist möglicherweise geringer. In Tierexperimenten wurden die Grundlagen der Inselzelltransplantation erforscht, sodass die ersten Patienten behandelt werden konnten. Bei Patienten mit Typ-1-Diabetes wurde eine 1-Jahres-Unabhängigkeitsrate von Insulin von 80 % beschrieben ✓. Die Zukunft wird zeigen, ob man durch Modulationen des Konzeptes, z. B. Vermeidung der Immunsuppressiva durch Verkapselung der transplantierten Inseln etc., die Überlebensfähigkeit der transplantierten Inseln und die Nebenwirkungsrate der Therapie reduzieren kann. Dann ist es vorstellbar, dass diese Therapie eines Tages eine allgemein indizierte Therapieform für Patienten mit Typ-1-Diabetes wird.

Therapeutische Perspektiven

Neben der Pankreas- und Inselzelltransplantation wünschen sich viele Patienten mit Diabetes natürlich die „blutlose“ Selbstkontrolle und eines Tages das „geschlossene“ System. Dann wäre es möglich, eine Glucose-sensitive Insulinpumpe intraperitoneal zu implantieren, die kontinuierlich Insulin abgibt. Die **kontinuierliche intraperitoneale Insulinpumpenbehandlung** ist zur Zeit aber noch ein experimentelles Therapieverfahren.

Eine gentechnische Alternative mit potenzieller Breitenanwendung ist die **Aktivierung des Insulingens** in bestimmten Körperzellen. Dies ist molekularbiologisch und *in vitro* bereits möglich und bedarf z. B. eines Glucose-empfindlichen genregulatorischen Elementes, welches an das Insulingen gekoppelt wird und in die Blutzellen eines Patienten inseriert werden könnte. Dies wäre ein „einfaches“ gentherapeutisches Verfahren. Eine andere therapeutische Perspektive ist die Möglichkeit, dass sich **geschädigte B-Zellen regenerieren**. Die B-Zell-Regenerationsforschung steht allerdings noch am Beginn.

Fallbeispiel 7.1: Diabetes mellitus Typ 1

Ein 34-jähriger Patient, bei dem seit 16 Jahren ein Diabetes mellitus Typ 1 bekannt ist, stellt sich in der Diabetes-Spezialambulanz vor.

Anamnese und Befund: Anamnestisch lässt sich eruieren, dass der Patient kurz vor dem Ausbruch der Krankheit 16 Jahre zuvor eine Grippe gehabt habe, von der er sich nicht richtig erholt hätte. Er habe sich damals schlapp und müde gefühlt, relativ viel Gewicht verloren und ständig enormen Durst gehabt. Er habe 5 – 7 Liter pro Tag getrunken. Der Blutzucker habe dann bei einer Messung beim Hausarzt weit über 200 mg/dl (11,1 mmol/l) betragen. Der Patient war damals sofort in eine Spezialklinik überwiesen und unter einer entsprechenden Schulung auf eine so genannte intensivierte konventionelle Insulintherapie eingestellt worden Der Blutzucker habe sich darunter rasch stabilisiert, das klinische Befinden des Patienten parallel verbessert. Der Patient erhält aktuell dreimal täglich zu den Mahlzeiten ein kurz wirkendes Insulin, zur Nacht ein NPH-Verzögerungsinsulin. Der Patient kommt nun, weil die Nüchtern-Blutzuckerwerte sehr hoch sind, teilweise über 200 mg/dl, nach dem Frühstück manchmal sogar weit über 300 mg/dl. Ferner fühle er sich morgens oft wie gerädert und erwache mit Kopfschmerzen. Außerdem habe er in letzter Zeit häufiger Alpträume und könne schlecht schlafen.

Weiteres therapeutisches Vorgehen: Die Differenzialdiagnosen einer morgendlichen Hyperglykämie sind:

a) eine unzureichende Dosierung des nächtlichen Verzögerungsinsulins,
b) ein so genanntes Dawn-Phänomen (S. 273) und
c) eine reaktive Hyperglykämie auf Grund nächtlicher Hypoglykämien (Somogyi-Effekt, S. 273).

Die Symptomatik mit Kopfschmerzen, Alpträumen und schlechtem Schlaf spricht für die zuletzt genannte Differenzialdiagnose. Demzufolge ist die Dosis des Verzögerungsinsulins zur Nacht eher zu reduzieren, zur Kontrolle müssen unbedingt vor dem Schlafengehen und nachts (2.00 – 3.00 Uhr, Wecker stellen!) Blutzuckerwerte bestimmt werden. Die Blutzuckerwerte in der Nacht liegen zwischen 30 – 45 mg/dl, d. h. der Patient hat nächtliche Hypoglykämien. Daher wird zunächst versucht, die Dosis des Verzögerungsinsulins zur Nacht zu reduzieren bzw. ein länger wirkendes Verzögerungsinsulin einzusetzen. Diese Versuche bleiben jedoch ohne Erfolg, sodass der Patient auf eine Insulinpumpe eingestellt wird.

Fallbeispiel 7.2: Diabetes mellitus Typ 2

Ein 57-jähriger Patient mit Diabetes mellitus Typ 2 stellt sich in einer Diabetes-Spezialambulanz vor.

Anamnese und Befund: Die Anamnese ergibt, dass der Typ-2-Diabetes seit ca. 3 Jahren bekannt ist. Die Diagnose sei damals zufällig gestellt worden, d. h. der Patient habe keine Beschwerden gehabt. Er habe sich in der Apotheke den Blutzucker rein aus Neugier messen lassen, da seine Mutter gleichfalls an Diabetes erkrankt sei und er am Abend zuvor eine interessante Sendung im Fernsehen über die Zuckerkrankheit gesehen hätte. Er sei damals auch aus seiner Sicht viel zu dick gewesen (89 kg bei 176 cm Körpergröße). Bei seiner Schwester sei während der Schwangerschaft ein Gestationsdiabetes aufgetreten; nach der Geburt des recht großen und schweren Kindes sei der Blutzucker besser, aber nie wieder normal geworden. Ein Jahr später sei dann bei seiner Schwester ein Typ-2-Diabetes diagnostiziert worden. Der Patient habe aufgrund seines erhöhten Blutzuckers zunächst sein Gewicht reduziert. Bereits nach einer Abnahme von 5 kg sei sein Blutzucker gesunken und er habe ein HbA_{1c} von 7,0 erreicht; die letzten paar Monate sei dieser Wert allerdings auf 7,5 % angestiegen.

Weiteres therapeutisches Vorgehen: Es bestehen keine Kontraindikationen für Metformin, so dass eine Therapie mit oralen Antidiabetika begonnen wird.

Therapieempfehlungen

Zu den allgemeinen grundlegenden Maßnahmen in der ärztlichen Betreuung von Patienten mit Diabetes mellitus gehören eine strukturierte Schulung, die Selbstkontrolle des Patienten, eine individuelle und ausführliche Ernährungsberatung inkl. Änderungen des Lebensstils (Gewichtsreduktion, regelmäßige körperliche Aktivität, kein Rauchen, etc.) sowie eine adäquate Therapie der Stoffwechselstörungen und des kardiovaskulären Risikoprofils. Hierzu sind u. a. von der Deutschen Diabetes-Gesellschaft (DDG) sowie von der Europäischen (EASD)- und Amerikanischen Diabetes-Gesellschaft (ADA) allgemein akzeptierte Richtlinien als Qualitätsstandard etabliert worden. Die Blutzuckerselbstkontrolle u. a. ermöglichte einen Wandel in der Therapie, nämlich die unmittelbare Behandlungsüberwachung und ggf. Therapieanpassung durch den Patienten selbst. Dies bedeutet, dass heutzutage eine strukturierte Diabetes-Schulung die Grundvoraussetzung für eine adäquate Therapie der Patienten mit Diabetes mellitus ist. Das Ziel der Diabetestherapie ist die Vermeidung von Diabetes-spezifischen Spätkomplikationen, kardiovaskulären Komplikationen und damit eine Verbesserung der Lebensprognose, die möglichst der von Nicht-Diabetikern entsprechen soll. Allgemeine Empfehlungen zur anzustrebenden Qualität der Blutzuckereinstellung sind in Tab. 7.2 aufgeführt. Das Ziel der Blutzuckereinstellung muss aber mit dem Patienten gemeinsam und individuell festgelegt werden. Hierbei sind u. a. das Alter, der Allgemeinzustand und Begleiterkrankungen des Patienten, die Durchführbarkeit Blutzucker-senkender Maßnahmen einschließlich ihrer Nebenwirkungen (Niereninsuffizienz, Hypoglykämie, etc.) sowie das Stadium der Erkrankung zu berücksichtigen. So wird z. B. die „schärfste" Stoffwechseleinstellung bei schwangeren Diabetikerinnen angestrebt (s. u.), wohingegen das Therapieziel bei einer über 80 Jahre alten Patientin, die im Pflegeheim betreut wird, entsprechend Hypoglykämiegefährdung zunächst nur Symptomfreiheit ist (keine ausgeprägte Glukosurie und damit auch Vermeidung einer Exsikkose). Man sollte das Therapieziel generell nicht vom Diabetes-Typ (Typ 1 oder Typ 2) abhängig machen. Ein „junger" Patient mit Typ-2-Diabetes (z. B. < 55 Jahre) sollte ähnlich wie ein Patient mit Typ-1-Diabetes behandelt werden.

Aspekte der Therapie akuter Komplikationen

Die häufigsten lebensbedrohlichen akuten Stoffwechselkomplikationen des Diabetikers sind die Hypoglykämie mit Bewusstseinsverlust, die diabetische Ketoazidose und das hyperosmolare Koma. In allen Fällen handelt es sich um einen Notfall, bei dem die Zeit zur Vermeidung von Komplikationen oder Dauerschäden eine entscheidende Rolle spielt.

Hypoglykämie. Eine symptomatische Unterzuckerung bzw. Hypoglykämie liegt in der Regel bei einem Blutzuckerwert < 50 mg/dl vor. **Ursachen** der Hypoglykämie können sein:

- Insulinüberdosierung bei verminderter Nahrungszufuhr, unvorhergesehener oder falsch eingeschätzter körperlicher Aktivität,
- Alkoholkonsum,
- selten endokrine Ursachen:
  - Nebennierenrindeninsuffizienz,
  - Wachstumshormonmangel im Rahmen einer Hypophysenvorderlappenfunktionsstörung,
  - Hypothyreose,
- Therapie mit Sulfonylharnstoffen.

Die **Symptome** einer Hypoglykämie sind sehr vielfältig und nach ihrem Schweregrad aufgeführt: Heißhunger, Übelkeit, Erbrechen, Schwäche, Unruhe, Schwitzen, Tachykardie, Tremor, Mydriasis, Hypertonus, Kopfschmerzen, Psychosyndrom (Verstimmung, Reizbarkeit, Konzentrationsschwäche, Verwirrtheit), Koordinationsstörungen, primitive Automatismen (Grimassieren, Schmatzen), Halbseitenlähmungen, Doppelbilder, Krampfanfälle, Somnolenz, Koma bis hin zum Atem- und Kreislaufstillstand.

Die Erstsymptome der Hypoglykämie können sehr unterschiedlich sein. Ein Patient zeigt jedoch meist die gleichen oder ähnlichen Symptome.

Deshalb sollte jeder Patient seine initialen Symptome bei einer Hypoglykämie erfahren, z. B. indem er sie einmal unter kontrollierten stationären Bedingungen „kennen lernt".

Die leichtere Hypoglykämie geht ohne Bewusstseinsverlust, die schwere Hypoglykämie mit Bewusstseinsverlust einher.

Die schwere Hypoglykämie mit Bewusstseinsverlust tritt sehr häufig nachts, aber auch am Tage auf, nicht selten ohne Warnsymptome. Häufig werden die Patienten dann durch abnormes Verhalten auffällig, welches die Diagnosestellung und Therapie verzögern kann. So können die Patienten sehr aggressiv sein, betrunken wirken oder den Eindruck erwecken, sie hätten Rauschmittel zu sich genommen. Möglich ist auch, dass sie aufgrund eines epileptischen Anfalls in stationäre Behandlung kommen. Deshalb ist das Tragen eines Notfallausweises für den Patienten extrem wichtig. Ferner sollte auch bei einem möglichst gut eingestelltem Patienten einmal in der Woche ein Blutzucker-Nachtwert bestimmt werden, um eine nächtliche Hypoglykämie aufzudecken.
Die **Therapie** einer symptomatischen *Hypoglykämie ohne Bewusstseinsverlust* beinhaltet zuerst die Gabe einer schnell wirksamen BE, z. B. Traubenzucker (jeder insulinbehandelte Diabetiker sollte immer Traubenzucker bei sich haben), und anschließend einer langsam resorbierbaren BE, z. B. Brot.
Bei einer *Hypoglykämie mit Bewusstseinsverlust* ist sofort von möglichst geschulten Angehörigen eine „Glucagon"-Spritze zu injizieren und anschließend der Arzt zu benachrichtigen. Dem bewusstlosen Patienten sollte wegen der Aspirationsgefahr kein zuckerhaltiges Nahrungsmittel peroral zugeführt werden.
Handelt es sich um eine *Hypoglykämie unter einer Sulfonylharnstoff-Therapie* sollte akut Glucose i. v. gegeben werden. Bei protrahiertem Verlauf der Hypoglykämie muss immer auch an ein Nachfluten der Sulfonylharnstoffe oder an eine Nachwirkung des Insulins nach starker körperlicher Aktivität gedacht werden. In diesem Fall muss der Patient alle 2 – 3 Stunden den Blutzucker kontrollieren und ggf. peroral oder intravenös Kohlenhydrate bekommen.

Diabetische Ketoazidose. Die diabetische Ketoazidose ist durch Hyperglykämie, Ketonämie, metabolische Azidose und erhöhte Anionenlücke charakterisiert und muss von einer Lactazidose (beim Diabetiker insbesondere durch eine Biguanid-Intoxikation und/oder durch Alkohol bedingt) differenzialdiagnostisch abgegrenzt werden.
Die **Ursache** einer diabetischen Ketoazidose ist ein absoluter Insulinmangel. Die **Pathogenese** und **Symptomatik** dieser Erkrankung werden in Abb. 7.**7** dargestellt.
Die **Behandlung** der diabetischen Ketoazidose umfasst die Gabe von Insulin, Flüssigkeit, Elektrolyten und Bicarbonat sowie Allgemeinmaßnahmen (Tab. 7.**6**).

Das Ziel der Therapie ist nicht allein die Normalisierung des Blutzuckers, sondern die Rekompensation der Stoffwechselentgleisung, d. h. die Beseitigung der Ketonkörper-Bildung.

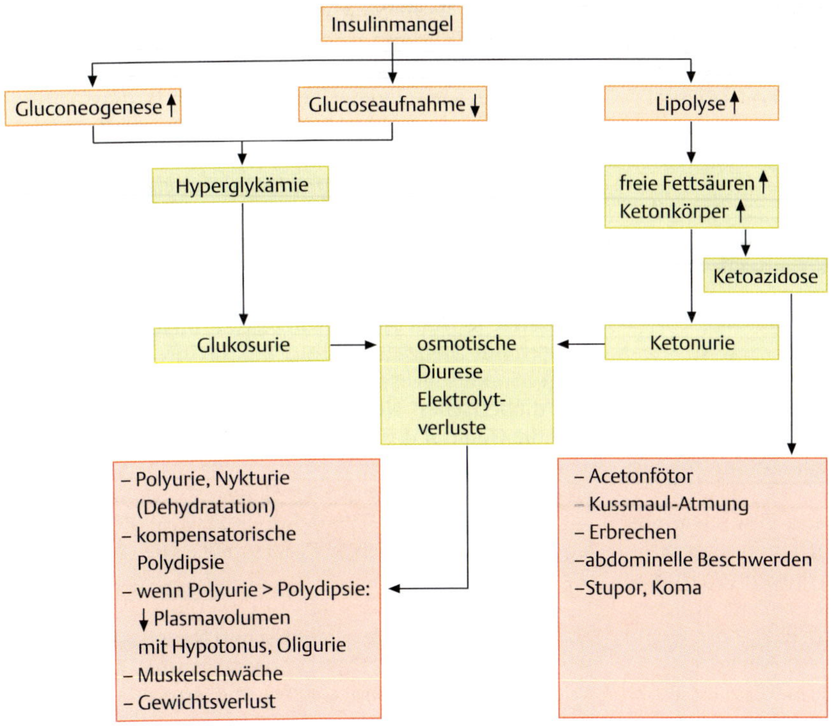

Abb. 7.**7** **Pathogenese der diabetischen Ketoazidose**

Tab. 7.**6** **Therapeutische Richtlinien des ketoazidotischen Komas nach Empfehlungen der Deutschen Gesellschaft für Endokrinologie**

Therapiemaßnahmen	
Volumensubstitution	0,9%ige NaCl-Lösung: initial 500 – 1000 ml, dann ca. 300 ml/h, 0,45%ige NaCl-Lösung: wenn Serum-Natrium > 155 mval/l 5%ige Glucose-Lösung: wenn Blutzucker < 250 mg/dl
Elektrolytsubstitution	Kalium: 13 – 20 mval/h, keine K^+-Zufuhr, wenn K^+ > 6 mval/l
Insulinzufuhr	Insulin: 6 IE/h als i. v.-Dauerinfusion, wenn Blutzucker nach 2 h nicht um 10 – 20% gefallen ist: 10 – 12 IE/h (Steuerung nach Blutzuckerwert)
Bicarbonatzufuhr	$NaHCO_3$: 50 mval in 30 Minuten bei pH < 7,1
Allgemeine Maßnahmen	intensivmedizinische Überwachung Gabe von Antibiotika Heparinisierung

Demzufolge ist die Therapie erst „abgeschlossen“, wenn keine Ketonkörper mehr im Urin nachweisbar sind. Die diabetische Ketoazidose ist ein lebensbedrohlicher endokriner Notfall, der immer einer intensivmedizinischen Behandlung bedarf.

Hyperosmolares Koma. Das hyperosmolare Koma bzw. die exzessive Blutzuckerentgleisung mit hyperosmolarer Dehydratation ohne signifikante Ketonämie findet man fast ausschließlich bei älteren Patienten mit einem zuvor bekannten oder aber noch unbekannten Diabetes mellitus Typ 2. Die Therapie entspricht im Prinzip der diabetischen Ketoazidose (Tab. 7.**6**).

Aspekte der Therapie von Spätkomplikationen

Seit der breiten Anwendung von Insulin und der verbesserten akutmedizinischen Versorgung sollte ein Patient heutzutage nicht mehr an den akuten Komplikationen des Diabetes mellitus versterben.

> *Das Ziel der Diabetes-Behandlung heute ist die Verhinderung von Folgeschäden.*

Prinzipiell werden zwei Formen von Folgeerkrankungen unterschieden: die Diabetes-spezifischen Folgeerkrankungen bzw. die **Diabetes-spezifische Mikroangiopathie** und die unspezifischen Folgeerkrankungen des Diabetes bzw. die **unspezifische Makroangiopathie**.

Therapie der Diabetes-spezifischen Mikroangiopathie

Die häufigsten mikroangiopathischen Spätkomplikationen sind die diabetische Retinopathie, die diabetische Nephropathie und die diabetische Polyneuropathie. Die genauen **pathogenetischen Mechanismen** dieser Diabetes-spezifischen Folgeerkrankungen sind noch weitgehend ungeklärt. Diskutiert werden:

- eine endotheliale Dysfunktion: erhöhte Permeabilität, Adhäsivität,Thrombogenität mit reduzierter Endothel-abhängiger Vasodilatation,

- eine Struktur- und Funktionsänderung von Proteinen, z. B. im Serum und/oder der Basalmembran, durch gesteigerte Glykosylierung mit Bildung von irreversiblen „*a*dvanced *g*lycosylation *e*nd products" (AGE),
- eine Aktivierung der intrazellulären Aldosereduktase mit Akkumulation von Sorbit,
- eine veränderte Hämostase,
- erhöhter oxidativer Stress,
- vermehrte lokale Freisetzung verschiedener Wachstumsfaktoren,
- Ausmaß und Dauer der Hyperglykämie.

Das Auftreten von Folgeerkrankungen steht in einem engen Zusammenhang mit der Qualität der Stoffwechseleinstellung ✓✓.

Anhand der DCCT(Diabetes Control and Complications Trial)-Studie für den Patienten mit Diabetes mellitus Typ 1 und der UKPD (United Kingdom Prevention Diabetes)-Studie an Typ-II-Patienten konnte gezeigt werden, dass eine Verbesserung der Stoffwechsellage die wichtigste Maßnahme ist, um Folgeerkrankungen vorzubeugen oder zu behandeln. Ziel der Diabetes-Therapie ist es daher, den Blutzucker bestmöglichst einzustellen bei noch vertretbarem Aufwand und unter Vermeidung schwerer Unterzuckerungen. Dieses Ziel lässt sich aber nur in Zusammenarbeit mit dem Patienten erreichen. Eine entsprechende Patientenschulung ist daher unabdingbar. Für alle Folgeerkrankungen gilt außerdem, dass ihr Auftreten nicht nur von der Stoffwechsellage, sondern auch von einer genetischen Disposition abhängt, die z. B. bei der diabetischen Nephropathie eine entscheidende Rolle spielt. Wird die Folgeerkrankung frühzeitig erkannt, sind die Chancen einer erfolgreichen Behandlung deutlich besser.

Diabetische Retinopathie. Die Entwicklung der diabetischen Retinopathie ist im Gegensatz zur Entwicklung der diabetischen Nephropathie sehr eng mit der Qualität der Stoffwechseleinstellung assoziiert. So haben mehr als 90 % der Patienten nach ca. 15 Jahren Diabetesdauer bei Diabetesbeginn vor dem 30. Lebensjahr Netzhautveränderungen.
Da die diabetische Retinopathie zu einem ischämischen Reiz führt, der möglicherweise die Freisetzung von lokalen Wachstumsfaktoren begünstigt, die dann wiederum die Neovaskularisation beschleunigen, ist eine Früherkennung außerordentlich wichtig. Alle Patienten mit Diabetes mellitus sollten daher mindestens einmal pro Jahr den Augenhintergrund gespiegelt bekommen. Bei Verdacht auf Neovaskularisation oder Mikroaneurysmen kann ggf. auch eine Fluoreszenzangiographie hilfreich sein. Potenzielle Orte der Neovaskularisation werden mittels einer Lasertherapie behandelt. Eine adäquat durchgeführte Lasertherapie kann die Progression der diabetischen Retinopathie verzögern. Bei einer akuten Retinopathie bei zuvor schlechter Blutzuckereinstellung sollte der Blutzucker jedoch nicht zu rasch gesenkt werden, da es initial zu einer Verschlechterung des Befundes kommen kann.

Diabetische Nephropathie. Nach 20 – 30 Jahren Diabetesdauer entwickeln ca. 30 – 40 % aller Diabetiker eine diabetische Nephropathie. Diese Patienten stellen zur Zeit in Deutschland den Hauptanteil von Dialyse-Patienten dar, d. h. bis zu über 50 % des Patientenkollektivs eines Dialysezentrums. Bei der Entwicklung und Progression der diabetischen Nephropathie spielt nicht nur die Qualität der Blutzuckereinstellung eine Rolle, sondern auch die Höhe des Blutdruckes und die genetische Prädisposition.

Diabetische Neuropathie. Eine Neuropathie ist bei Patienten mit Diabetes mellitus häufig. Ihre **Prävalenz** beträgt 25 – 60 %. Wesentliche Faktoren für die Entstehung der diabetischen Neuropathie sind die Diabetesdauer und die Qualität der Stoffwechseleinstellung.

Bei noch unerkanntem Typ-2-Diabetes kann die diabetische Neuropathie das erste zum Arzt führende Symptom sein.

Die häufigste **Form der diabetischen Neuropathie** ist die *periphere sensomotorische Polyneuropathie* mit distalsymmetrischen sensiblen Reiz- und Ausfallerscheinungen mit und ohne autonome Störungen. Früh betroffen sind v. a. die langen sensiblen Nerven, die z. B. bis zur Fußsohle ziehen. Neben unangenehmen Kribbelempfindungen und Brennen kann es auch zu erheblichen Schmerzen kommen. Gleichzeitig ist ein Verlust der normalen Empfindungsfähigkeit der Nerven möglich, d. h. die Beine werden taub. Dadurch besteht die Gefahr, dass Druckstellen und kleinere Verletzungen nicht bemerkt werden und es so zu schweren Entzündungen am Fuß kommen kann (S. 280).
Die zweithäufigste Form der diabetischen Neuropathie ist die *autonome diabetische Neuropathie*, d. h. die Beteiligung des vegetativen und autonomen Nervensystems, das die inneren Organe versorgt. Hierdurch kann es z. B. zu Magenentleerungsstörungen, Blasenstörungen oder schnellem Herzschlag kommen (Cave Narkosediagnostik!).
Eine **neurologische Untersuchung** gehört einmal jährlich zum Routineprogramm. Mit Hilfe einer Stimmgabel werden das Vibrationsempfinden, die Reflexe und das Wärme-/Kälteempfinden überprüft. Noch genauer ist die elektrophysiologische Bestimmung der Nervenleitgeschwindigkeit, die nur von Neurologen durchgeführt wird. Da diese Untersuchung aufwändig und auch etwas unangenehm für den Patienten ist, sollte sie nur bei klinischem Verdacht auf eine Polyneuropathie oder zur Verlaufskontrolle bei bekannter Polyneuropathie durchgeführt werden.

Die entscheidende Therapiemaßnahme ist die langfristige Optimierung der Blutzuckereinstellung, ggf. mit Insulinpumpenbehandlung (S. 270).

Hierdurch kommt es möglicherweise zu einer Verbesserung der Symptomatik, meist aber erst nach längerfristiger Stoffwechseloptimierung. Kurzfristig kommt es zu keinem therapeutischen Effekt. Dies sollte mit dem Pa-

tienten ausführlich besprochen werden, um bei ihm keine falschen Erwartungen oder gar Frustrationen auszulösen.
Die *Schmerzen* bei der Polyneuropathie sind therapeutisch oft nur schwer zu beherrschen. Analgetika (in steigender Wirksamkeit) sollten möglichst nur vorübergehend und unter Berücksichtigung und Abwägung eventueller Nebenwirkungen gegeben werden. Bei neuralgischen Schmerzen können Antikonvulsiva wie Carbamazepin und Gabapentin oder Neuroleptika Linderung bringen. Eine Infusionstherapie mit α-Liponsäure (600 mg über 3 Wochen) kann in einigen Fällen die Symptomatik, insbesondere die Parästhesien deutlich bessern ✓.

Therapie der Makroangiopathie

Die Haupttodesursache der Patienten mit Diabetes mellitus sind Folgen der unspezifischen Makroangiopathie wie z. B. Herzinfarkt und Schlaganfall.

Demzufolge sind die Diabetes-spezifischen Spätkomplikationen, d.h. die Mikroangiopathie, ein wesentlicher Faktor für die Morbidität, während das erhöhte kardiovaskuläre Risiko aufgrund der unspezifischen Makroangiopathie Hauptursache für die Mortalität ist. So haben Patienten mit Diabetes mellitus von vornherein ein ca. 3 – 5-fach erhöhtes Risiko, an einer kardiovaskulären Erkrankung zu sterben als Nicht-Diabetiker ✓. Auch haben Diabetiker mit nur einem koronaren Risikofaktor (Hypercholesterinämie, Hypertonie, Zigarettenrauchen) statistisch gesehen ein höheres kardiovaskuläres Risiko als Nicht-Diabetiker mit drei koronaren Risikofaktoren. Das kardiovaskuläre Risiko steigt, je mehr Risikofaktoren vorliegen.

Patienten mit Diabetes mellitus Typ 2 sind kardiovaskuläre Hochrisikopatienten.

Weiter haben Typ-2-Diabetiker ohne einen Myokardinfarkt das gleiche kardiovaskuläre Mortalitätsrisiko wie Nicht-Diabetiker nach einem Myokardinfarkt ✓.
Daher wird zur Zeit diskutiert (und von der amerikanischen Diabetesgesellschaft empfohlen), ob nicht für die Typ-2-Diabetiker die gleichen Zielwerte der koronaren Risikofaktoren (v. a. für das LDL-Cholesterin) gelten sollten wie für die KHK- bzw. Post-Infarktpatienten. Diabetiker mit klinisch manifester KHK und unbehandelter Fettstoffwechselstörung erlitten z. B. in fast 50 % der Fälle innerhalb von 5 Jahren ein schwerwiegendes koronares Ereignis ✓. Dieses Risiko kann durch die Gabe eines Cholesterinsynthese-Hemmers um ca. 30 % gesenkt werden ✓✓.

Bei der Prävention und Therapie des kardiovaskulären Risikos sollte neben der Blutzuckereinstellung ein besonderer Wert auf die Kontrolle der „klassischen" koronaren Risikofaktoren gelegt werden.

Die Therapieziele und medikamentösen Grundprinzipien zur **Behandlung von kardiovaskulären Risikofaktoren** bei Diabetikern sind nachfolgend zusammengefasst:
- HbA_{1c} < 6,5 %,
- Blutzucker (nüchtern und präprandial) 80 – 120 mg/dl (4,4 – 6,7 mmol/l),
- Gesamt-Cholesterin < 180 mg/dl (< 4,7 mmol/l),
- LDL < 100 mg/dl (< 2,6 mmol/l),
- HDL > 45 mg/dl (> 2,6 mmol/l),
- Triglyceride < 150 mg/dl (> 1,7 mmol/l),
- Albuminurie < 20 mg/l (Progressionshemmung bei bestehender Nephropathie),
- RR < 130/80 mmHg, bei Albuminurie > 20 mg/l RR < 120/80 mmHg (sofern tolerierbar),
- Nikotinverzicht,
- bei Übergewicht Gewichtsreduktion anstreben,
- Korrektur eines evtl. vorliegenden prothrombotischen Zustandes.

Fallbeispiel 7.3: Erhöhtes koronares Risiko bei Diabetes mellitus Typ 2

Anamnese und Befund: Ein 52-jähriger Mann mit einem diätetisch behandelten Diabetes mellitus Typ 2 (HbA_{1c} 6,8 %) und einem Blutdruck von 150/85 mmHg hat folgenden Lipidstatus: Gesamt-Cholesterin 215 mg/dl, Triglyceride 180 mg/dl, LDL-Cholesterin 141 mg/dl, HDL-Cholesterin 38 mg/dl. Er ist Raucher und hat anamnestisch keine Hinweise für eine Angina-pectoris-Symptomatik oder einen erlittenen Myokardinfarkt. Die Familienanamnese ist mütterlicherseits positiv für Diabetes mellitus Typ 2. Der Vater erlitt einen Herzinfarkt im Alter von 54 Jahren.

Therapie: Das koronare Risiko dieses Patienten ist erhöht; wenn seine Befunde in den PROCAM-Kalkulator eingegeben werden (www.chd-taskforce.de), ergibt sich ein 10-Jahres-Risiko von 27 %. Der Patient sollte aufhören zu rauchen und noch 3 – 5 kg Gewicht abnehmen, um die Blutzuckereinstellung zu optimieren und damit den HbA_{1c}-Wert unter 6,5 % zu senken. Der erhöhte Blutdruck sollte mit einem ACE-Hemmer oder AT1-Rezeptorantagonisten auf < 130/80 mmHg gesenkt werden – die vorhergehende Urindiagnostik hat keine Mikroalbuminurie nachgewiesen. Das LDL-Cholesterin sollte mit einem Statin auf mindestens < 100 mg/dl Plasma gesenkt werden.

Aspekte der Therapie der erektilen Dysfunktion

Die erektile Dysfunktion tritt bei 50–75% der Männer mit Diabetes mellitus auf. Die **Inzidenz** beträgt bei 20–29 Jahre alten Diabetikern 9% und erhöht sich im Alter von 70 Jahren auf ca. 95%.

> *Die erektile Dysfunktion kann das Leitsymptom des Diabetes mellitus sein.*

Mehr als 50% der betroffenen Patienten bemerken eine beginnende erektile Dysfunktion innerhalb der ersten 10 Jahre nach Diagnosestellung des Diabetes mellitus; sie kann aber auch anderen Diabetes-Komplikationen vorausgehen.

Ursache der erektilen Dysfunktion ist multifaktoriell. Von Bedeutung sind:
- Neuropathie,
- Gefäßveränderungen,
- Qualität der Stoffwechseleinstellung,
- Ernährung,
- endokrine Störungen,
- psychische Einflüsse,
- medikamentöse Ursachen.

Die **Therapie** der erektilen Dysfunktion erfolgt stufenweise. Wichtig ist, dass vor jeder medikamentösen Therapiemaßnahme die prädisponierenden Faktoren der erektilen Dysfunktion überprüft und entsprechend behandelt werden. Dazu gehören z. B.:
- gestörtes Sexualverhalten (Psychotherapie),
- Diabetes mellitus (Blutzuckeroptimierung),
- Hypogonadismus (Testosteronsubstitution) etc.

Erst dann sollte die erektile Dysfunktion spezifisch medikamentös behandelt werden.

> *Die orale medikamentöse Therapie ist für die meisten Männer die Therapie der Wahl.*

Zur Therapie der erektilen Dysfunktion stehen pharmakologische, mechanische und chirurgische Verfahren zur Verfügung. Therapie der Wahl ist die Gabe von Phosphodiesterase-Inhibitoren wie Sildenafil, Tadalafil und Vardenafil ✓✓. Die Erfolgsrate liegt nach ca. 3 Monaten um die 70%, 5–15% der Patienten haben Nebenwirkungen (s. u.). Diese Substanzen hemmen das Enzym Phosphodiesterase und verhindern so den intrakorporalen Abbau von zyklischem GMP (cGMP bewirkt die Entspannung der Gefäßmuskulatur, sodass Blut in das Glied strömen kann und die Erektion eintritt). Ein wesentlicher signifikanter Effekt der Phosphodiesterase-Inhibitoren ist außerdem, dass sie die Relaxation der kavernösen glatten Muskulatur durch die Freisetzung von endogenem NO erst initiieren, was die Qualität der Erektion verbessert. Häufige Nebenwirkungen sind Kopfschmerzen, Flush und Dyspepsie. Die gleichzeitige Einnahme von Nitropräparaten ist aufgrund der möglichen arteriellen Hypotonie kontraindiziert.

Aspekte der Therapie des diabetischen Fußes

Das diabetische Fußsyndrom ist eine der Ursachen für die häufig durchgeführte Amputation der unteren Extremität. Es gibt grundsätzlich zwei Formen des diabetischen Fußes, die sich sowohl klinisch als auch therapeutisch unterscheiden:

Neuropathischer diabetischer Fuß. Der neuropathische diabetische Fuß ist das häufigste diabetische Fußsyndrom, ca. 70% aller Diabetiker mit einem diabetischen Fußsyndrom sind betroffen. **Ursache** des neuropathischen Fußes ist eine veränderte Sensomotorik, die zu einer muskulären Dysfunktion führt, sodass sich die Belastung des Fußgewölbes und damit die Druckbelastung am Fußballen verändern. Die **Symptome** und **Befunde** des neuropathischen Fußes ermöglichen in jedem Fall eine Abgrenzung zur pAVK. So ist der Fuß immer trocken und warm, die Fußpulse sind palpabel.

> *Neuropathische Ulzera müssen komplett druckentlastet werden.*

Da der Patient keine Schmerzen empfindet (gestörte Tiefensensibilität), werden Druckstellen und kleinere Verletzungen nicht wahrgenommen. Ein großes neuropathisches Ulkus kann entstehen, v. a. an druckbelasteten Stellen wie Fußballen oder Ferse. Die **Therapie** der Wahl ist die Druckentlastung des Fußes, zuerst in Form von Bettruhe und dann im Rahmen der Teilmobilisierung durch einen Vorfußentlastungsschuh. Hier sollte mit einem erfahrenen Schuhmacher zusammengearbeitet werden. Bei einer bakteriellen Infektion ist eine begleitende Osteomyelitis durch Röntgen beider Füße mit evtl. Knochenszintigraphie und Kernspintomographie auszuschließen dann nach Erregerdiagnostik eine systemische Antibiotikatherapie gegen gramnegative und grampositive Aerobier und Anaerobier (Mischinfektion) einzuleiten.

Ischämischer Fuß bei peripherer arterieller Verschlusskrankheit (pAVK). Leitsymptom der pAVK ist der belastungsabhängige ischämische Muskelschmerz, der den Patienten zwingt, nach einer bestimmten Gehstrecke stehen zu bleiben (Claudicatio intermittens oder „Schaufensterkrankheit"). Der Fuß ist kühl und livide verfärbt, die Fußpulse sind nicht tastbar. Im Stadium IV der pAVK kommt es zu Nekrosen oder Ulzera-ähnlichen gangränösen Läsionen an den Füßen.
Bei allen Patienten mit einer pAVK sollte eine **Therapie** mit Acetylsalicylsäure (100 mg/Tag) oder ggf. anderen Thrombozytenaggregationshemmern durchgeführt werden ✓✓. Patienten in Stadien mit Ruheschmerz und evtl. Nekrosen können evtl. von einer intravasalen Gabe von Prostaglandinen profitieren. Auf jeden Fall muss unter diesen Umständen ein angioplastisches Verfahren inkl. Berücksichtigung der peripheren Bypass-Chirurgie bedacht werden.

Ausgewählte Literatur

1. De Fronzo RA. Pathogenesis of type 2 diabetes: metabolic and molecular implications for identifying diabetes genes. Diabetes Rev 1997; 5: 177–269.
2. Desvergne B, Wahli W. Peroxisome proliferator-activity receptors: nuclear control of metabolism. Endocr Rev 1999; 20: 649–688.
3. Hansson L, Zanchetti A, Carruthers SG, Dahlöf B, Elmfeldt D, Julius S, Ménard J, Rahn KH, Wedel H, Westerling S for the HOT Study Group: Effects of ramipril on cardiovascular and microvascular outcomes in people with diabetes mellitus: results of the HOPE study and MICRO-HOPE substudy. Lancet 2000; 355: 253–259.
4. Kerner W, Fuchs C, Redaelli M, Böhm BO, Köbberling J, Scherbaum WA, Tillil H. Leitlinien der Deutschen Diabetes-Gesellschaft zur Diagnostik des Diabetes mellitus. Hrsg. WA Scherbaum. Evidenz-basierte Evidenz-Leitlinien DDG. 1. Aufl., Deutsche Diabetes-Gesellschaft 2001.
5. Knowler WC, Barrett-Connor E, Fowler SE et al. for the Diabetes Prevention Program Research Group. Reduction in the incidence of type 2 diabetes with lifestyle intervention or metformin. N Engl J Med 2002; 346: 303–403.
6. Mauvais-Jarvis F, Kulkarni RN, Kahn CR. Knockout models are useful tools to dissect the pathophysiology and genetics of insulin resistance. Clin Endocrinol 2002; 57: 1–7.
7. McGarry JD. Dysregulation of fatty acid metabolism in the etiology of type 2 diabetes. Diabetes 2002; 51: 7–18.
8. Moller DE. New drug targets for type 2 diabetes and the metabolic syndrome. Nature 2001; 414: 821–827.
9. Saltiel AR, Kahn CR. Insulin signalling and the regulation of glucose and lipid metabolism. Nature 2001; 414: 799–806.
10. Saltiel AR. New perspectives into the molecular pathogenesis and treatment of type 2 diabetes. Cell 2001; 104: 517–529.
11. Scherbaum, WA, Landgraf R. Praxis-Leitlinien der Deutschen Diabetes-Gesellschaft. Diabetes und Stoffwechsel 11 (Suppl. 2) 2002.
12. Song S. The role of increased liver triglyceride content: a culprit of diabetic hyperglycemia? Diabetes Metab Res Rev 2002; 18: 5–12.
13. Standl E, Eckert S, Fuchs C, Horstkotte D, Janka HU, Lengeling HF, Petzoldt R, Redaélli M, Sawicki P, Scherbaum WA, Strasser RH, Tschöpe D. Diabetes mellitus und Herz. In: Scherbaum WA, Landgraf R (Hrsg.) Evidenz-basierte Diabetes-Leitlinien DDG, 1. Aufl. Deutsche Diabetes-Gesellschaft 2002.
14. Standl E, Fuchs C, Parandeh-Shab F, Janka HU, Landgraf R, Lengeling HF, Philipp T, Petzold R, Sawicki P, Scherbaum WA, Tschöpe D. Management der Hypertonie beim Patienten mit Diabetes mellitus. In: Scherbaum WA, Lauterbach KW, Renner R (Hrsg.) Evidenz-basiert Diabetes-Leitlinien DDG, 1. Aufl. Deutsche Diabetes- Gesellschaft 2000.
15. Tuomilehto J, Lindstrom J, Eriksson JG et al. for the Finnish Diabetes Prevention Group. Prevention of type 2 diabetes mellitus by changes in lifestyle among subjects with impaired glucose tolerance. N Engl J Med 2001; 344: 1343–1350.
16. UK Prospective Diabetes Study Group: Tight blood pressure control and risk of macrovascular and microvascular complications in type 2 diabetes. UKPDS 38. Brit Med J 1998; 317: 703–713.

7.2 Metabolisches Syndrom

Der Begriff des metabolischen Syndroms beinhaltet das gemeinsame Auftreten von mindestens 3 der 5 Störungen ✓✓:

- Glucoseintoleranz/Diabetes mellitus Typ 2 (S. 262) bzw. Nüchtern-Blutzucker > 110 mg/dl,
- arterielle Hypertonie (≥ 130/85 mmHg),
- Triglyzeridämie (≥ 150 mg/dl),
- niedriges HDL-Cholesterin (Männer < 40 mg/dl, Frauen < 50 mg/dl, vgl. S. 288),
- stammbetonte Adipositas (Bauchumfang > 102 cm bei Männern, > 88 cm bei Frauen).

Bei diesen Erkrankungen bzw. Störungen handelt es sich um koronare Risikofaktoren, die in einem hohen Maß arteriosklerotische Komplikationen begünstigen.

Pathophysiologisch liegt dem metabolischen Syndrom eine verminderte Insulinsensitivität (Insulinresistenz) mit kompensatorischer Hyperinsulinämie zugrunde (Abb. 7.**8**). Die Insulinresistenz ist genetisch festgelegt und wird durch eine begleitende Adipositas verstärkt.

> *Mit zunehmendem Fettgehalt in den Skelettmuskelzellen sinkt die Insulinempfindlichkeit.*

Die genauen Mechanismen der Insulinresistenz sind noch weitestgehend unbekannt. Entscheidend soll aber die abdominell betonte Fettverteilung sein, die insbesondere auch mit einer Akkumulation von Fett in anderen Organen wie z. B. der Skelettmuskulatur assoziiert ist (Lipotoxizität). Die Menge des Fetts in den Skelettmuskelzellen hat eine enge Beziehung zur Insulinempfindlichkeit (Abb. 7.**9**).
Ferner haben mehr als 50 % aller Patienten mit arterieller Hypertonie eine verminderte Insulinempfindlichkeit. Dabei ist der Zusammenhang zwischen Insulinresistenz und arterieller Hypertonie am offensichtlichsten bei Patienten mit Adipositas. Für die klinische Manifestation der arteriellen Hypertonie ist die Verteilung des Fettgewebes wichtig, da dadurch zusätzliche hämodynamische und pathogenetische Faktoren beeinflusst werden (s. Abb. 7.**8**).

Die **Therapie** des metabolischen Syndroms muss vorrangig auf eine Änderung des Lebensstils, ausgewogene Ernährung, Normalisierung des Körpergewichts und regelmäßige körperliche Bewegung ausgerichtet sein. Erst wenn diese nichtmedikamentösen Maßnahmen über einen Zeitraum von 3 – 6 Monaten keinen Erfolg haben, ist eine symptomorientierte medikamentöse Behandlung einzuleiten.

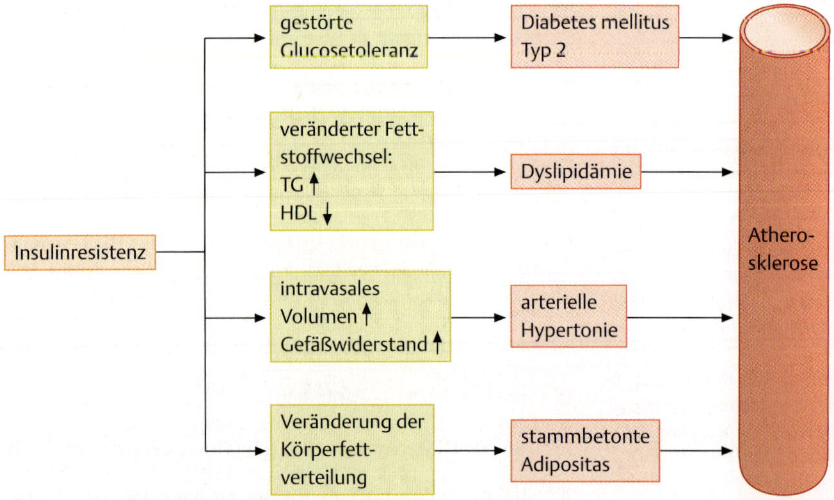

Abb. 7.8 **Entwicklung eines metabolischen Syndroms.** Die Basis des metabolischen Syndroms ist die Insulinresistenz. Sie ist immer mit einer gestörten Glucosetoleranz assoziiert. Zur Entwicklung eines klinisch manifesten Typ-2-Diabetes kommt es jedoch erst, wenn eine zweite Störung, nämlich eine Insulinsekretionsstörung hinzutritt. Durch die Insulinresistenz kann es aber auch zu Veränderungen im Fettstoffwechsel kommen, die zu einer Dyslipidämie führen. Außerdem kann eine Insulinresistenz einen Blutdruckanstieg verursachen wie es bei ca. 50 – 70 % aller Patienten mit einer essenziellen Hypertonie der Fall ist. Ursachen sind z. B. eine Erhöhung des intravasalen Volumens und/oder des Gefäßwiderstandes. Ein weiteres Schlüsselphänomen der Insulinresistenz ist die mit einer Adipositas einhergehende Veränderung der Körperfettverteilung. Dies sind alles kardiovaskuläre Risikofaktoren, die die Wahrscheinlichkeit von kardiovaskulären Komplikationen deutlich erhöhen.

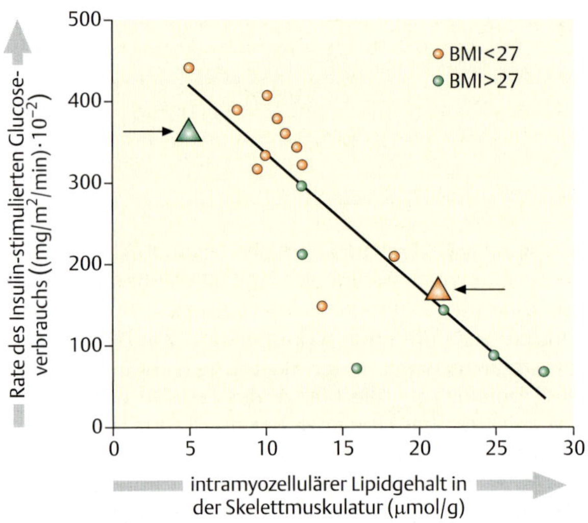

Abb. 7.9 **Warum sind nicht alle Adipösen insulinresistent?** Dargestellt wird die Korrelation zwischen der Höhe der insulinstimulierten Glucoseaufnahme und dem intramyozellulären Lipidgehalt in der Skelettmuskulatur. Es zeigt sich eine negative Korrelation, d. h. ein hoher Lipidgehalt in der Skelettmuskulatur ist mit einer Insulinresistenz assoziiert. Diese Beobachtung könnte erklären, warum die Menge von subkutanem Fett nicht allein mit der Insulinsensitivität korreliert, warum eine nur geringe Gewichtsreduktion die Insulinsensitivität erhöht und warum nicht alle adipösen Patienten insulinresistent sind. So stellt das grüne Triangel links ein Individuum mit einem BMI > 32 kg/m^2 dar, das eine hohe Insulinsensitivität bei einem relativ niedrigen intramyozellulären Lipidgehalt aufweist. Dahingegen zeigt ein Proband (rotes Triangel) mit einem BMI von ca. 18 kg/m^2 eine Insulinresistenz bei einem hohen intramyozellulären Lipidgehalt.

Ausgewählte Literatur

1. Grundy SM, Hansen B, Smith SC et al. Metabolic syndrome. Circulation 2004; 109: 551 – 556.
2. Grundy SM, Brewer HB, Cleeman JI et al. Definition of metabolic syndrome. Circulation 2004; 109: 433 – 438.
3. Deedwania DC. Metabolic syndrome in vascular disease. Circulation 2004; 109: 2 – 4.
4. Ferranini E, Haffner SM, Mitchell PD et al. Hyerpinsulinaemia: the key feature of a cardiovascular and metabolic syndrome. Diabetologia 1991; 34: 416 – 422.
5. Keriakes DJ, Willersen JT. Metabolic syndrome epidemic. Circulation 2003; 108: 1552 – 1553.
6. Mueller-Wieland D, Kotzka J. SREBP-1: gene regulatory key to syndrome X? Ann NY Acad Sci 2002; 967: 19 – 27.
7. Müller MJ, Mast M, Asbeck I, Langnäse K, Grund A: Prevention of obesity: Is it possible? Obes Rev 2001; 2: 15 – 28.
8. Reaven GM. Bunting lecture 1988: Role of insulin resistance in human disease. Diabetes 1988; 37: 1595 – 1607.
9. Unger RH. Lipotoxic diseases. Ann Rev Med 2002; 53: 319 – 336.

7.3 Adipositas

Grundlagen

Prävalenz. Die Prävalenz der Adipositas (BMI ≥ 30) ist enorm, sie beträgt in Deutschland ca. 30 % und nimmt stetig zu. Insbesondere im Kindesalter steigt die Prävalenz der Adipositas rasant an.

Prognose. Das gesundheitliche Problem der Adipositas besteht in ihren begleitenden Veränderungen und Komplikationen. So spielt sie nicht nur bei der Entstehung des metabolischen Syndroms (S. 281), sondern auch bei der Entwicklung einer Arthropathie (Gewichtsbelastung der Gelenke) eine Schlüsselrolle. Ferner ist das Risiko für die Entstehung von Gallensteinen erhöht.

Einteilung. Die Einteilung des Schweregrades der Adipositas erfolgt anhand des Körpermassenindex (Body mass index bzw. BMI in kg/m^2; Tab. 7.7). Zur Orientierung dient das Normalgewicht nach Broca [kg] (Körpergröße [cm] – 100).

Pathophysiologie. Eine Adipositas entsteht immer dann, wenn die Energiezufuhr größer ist als der Energieverbrauch. Der Energieverbrauch hat eine große Schwankungsbreite, aber bisher sind bei Reihenuntersuchungen eigentlich keine Erwachsenen festgestellt worden, die einen Energieverbrauch < 1200 kcal/Tag haben. Das heißt, jede diätetische Maßnahme, die eine Energiezufuhr < 1200 kcal/Tag beinhaltet, führt zu einem Gewichtsverlust.

Therapeutische Implikationen. In den letzten Jahren haben zahlreiche Erkenntnisse über mögliche pathophysiologische Mechanismen, die bei der Entstehung der Adipositas eine Rolle spielen, Hoffnung auf therapeutische Strategien drastisch erhöht. Mechanismen, die eventuelle pharmakologische Angriffspunkte bieten, sind z. B. die zentrale (hypothalamische) Kontrolle der Nahrungsaufnahme, regulative Prinzipien des Energiehaushalts, neu entdeckte Zusammenhänge zwischen Fettverteilung und Insulinsensitivität, neu entdeckte Hormone (Adipokine) des Fettgewebes sowie molekulare Mechanismen der nahrungsbedingten Fettspeicherung.

Evidenzbasierte Therapie der Adipositas

Therapieziele. Die Behandlung soll möglichst eine langfristige Senkung des Körpergewichts und optimalerweise ein stabiles BMI < 25 erzielen, um u. a. das kardiovaskuläre Risiko und Adipositas-assoziierte Komorbiditäten (z. B. Thromboserisiko, Arthrosen, Cholezystolithiasis, Krebsrisiko, etc.) zu reduzieren.

Nichtmedikamentöse Maßnahmen

Die nichtmedikamentösen Maßnahmen (Gewichtsreduktion, Erhöhung der körperlichen Aktivität und verhaltenstherapeutische Ansätze) sind das Basisprogramm. Eine Gewichtsabnahme von 10 kg KG senkt durchschnittlich den systolischen Blutdruck um 10 mmHg, den diastolischen Blutdruck um 20 mmHg, das LDL-Cholesterin um 15 %, die Triglyceride um 30 % und ist insgesamt mit einer geringeren Gesamtsterblichkeit von ca. 20 % assoziiert.

Gewichtsreduktion. Es gibt zahlreiche Diäten und Ernährungsweisen, um das Gewicht zu reduzieren Es sollten Maßnahmen zur anfänglichen möglichst raschen und damit motivierenden Gewichtsabnahme von Maßnahmen zur Gewichtsstabilisierung und „Einübung" einer später lebenslangen Ernährungsweise unterschieden sowie bewertet werden. Grundsätzlich wird eine Reduktion des Körpergewichts um ca. 7 – 10 % über 6 – 12 Monate durch eine verminderte Zufuhr von 500 – 1000 kcal/Tag empfohlen.

Steigerung der körperlichen Bewegung. Essenzieller Bestandteil einer Adipositas-Therapie ist die Erhöhung der körperlichen Aktivität, da sich bei Reduktion der Kalorienzufuhr und bei Gewichtsverlust auch der Energieverbrauch des Körpers vermindert. Eine Erhöhung der körperlichen Aktivität ist daher eine entscheidende Maßnahme, um den durch die Gewichtsreduktion verminderten Energieverbrauch wieder zu steigern. Wie hoch der Kalorienverbrauch durch verschiedene sportliche Aktivitäten ist, wird in Tab. 7.8 dargestellt. Eine Gewichtsreduktion von nur 3 – 5 kg bzw. ca. 5 % des Körpergewichts kann die Insulinempfindlichkeit bzw. Insulin-

Tab. 7.7 **Alters- und geschlechtsneutrale Gewichtsklassifikation bei Erwachsenen (WHO 2000)**

Gewichtsklassifikation	Body mass index (BMI) (kg/m^2)	Risiko für Begleiterkrankungen
Untergewicht	< 18,5	niedrig
Normalgewicht	18,5 – 24,9	durchschnittlich
Übergewicht:	≥ 25,0	
Präadipositas	25,0 – 29,9	gering erhöht
Adipositas Grad I	30,0 – 34,9	erhöht
Adipositas Grad II	35,0 – 39,9	hoch
Adipositas Grad III	≥ 40	sehr hoch

Tab. 7.**8** **Kalorienverbrauch bei verschiedenen Tätigkeiten und Sportarten**

Tätigkeit/ Sportart		Kalorienverbrauch (kcal/h)
Gehen	3 km/h 5 km/h 6,5 km/h	200 300 400
Gartenarbeit		200 – 400
Hausarbeit		200 – 400
Tanzen	Standardtänze	200 – 400
Tischtennis		200 – 500
Volleyball		300 – 600
Surfen		300 – 600
Golf spielen		200 – 400
Rad fahren	15 km/h	400
Schlittschuh laufen		300 – 500
Tennis		300 – 600
Ski fahren (Abfahrt)		400 – 600
Badminton		300 – 600
Skilanglauf	7 km/h 9 km/h	500 800
Jogging (= Dauerlauf)	8 km/h 10 km/h 12 km/h	400 600 800
Fußball		400 – 700
Bergsteigen		400 – 700
Eishockey		400 – 700
Basketball		400 – 700
Handball		400 – 700
Karate		400 – 700
Judo		400 – 700
Squash		500 – 800
Schwimmen		400 – 800

resistenz und damit die Dyslipidämie deutlich verbessern. Daher wird allgemein empfohlen, täglich mindestens 30 Min. einer moderaten Bewegungsaktivität nachzukommen mit ggf. insgesamt 10 – 15-minütigen höheren Belastungsphasen.

Verhaltenstherapie. Prinzipien der Verhaltensänderung sind in zahlreiche unterschiedliche Programme zur Gewichtsreduktion eingebunden. Typischerweise beinhalten diese Maßnahmen eine Dokumentation des Essverhaltens inkl. Art und Menge der Nahrung in Verbindung mit konkreten Lebensumständen. Die Therapie wird häufig in Gruppen durchgeführt, die sich regelmäßig über längere Zeiträume treffen.

Adjuvante Pharmakotherapie

Eine medikamentöse Behandlung zur Gewichtsabnahme ist nur in Kombination mit den oben genannten nichtpharmakologischen Maßnahmen vertretbar.

Die meisten zugelassenen Medikamente mit Gewichtsenkendem Potenzial wirken mit Ausnahme von Orlistat als anorektische Substanzen. Die Mehrzahl dieser anorektischen Medikamente stammen mit Ausnahme von Mazindol von Betaphenethylamin ab, einem Amphetaminvorläufer. Anorektische Medikamente beeinflussen das Monoaminsystem (Noradrenalin, Serotonin und Dopamin) im Hypothalamus und erhöhen hierdurch das Sättigungsgefühl. Eine medikamentöse Gewichtsverlusttherapie ist üblicherweise bei einem BMI > 30 zugelassen, vorausgesetzt es liegen keine Kontraindikationen vor; sie ist bereits bei einem BMI < 27 zugelassen, sofern Begleiterkrankungen oder Komplikationen vorliegen (z. B. kardiovaskuläre Risikofaktoren). Zur medikamentösen Behandlung der Adipositas sind folgende Substanzen zur Zeit zugelassen:

Sibutramin. Diese Substanz hemmt die neuronale Wiederaufnahme von Noradrenalin, Serotonin und in einem geringeren Ausmaß von Dopamin. Sie erhöht das Sättigungsgefühl und vermindert den Hunger. Beim Menschen führt Sibutramin einige Stunden nach der Einnahme zu einer Erhöhung der Stoffwechselrate. Die allgemein empfohlene initiale Dosis beträgt 10 mg/Tag. Diese Dosis kann vermindert oder um 5 mg erhöht werden. Klinische Studien, die sich über einen Zeitraum von mehr als 6 Monaten erstrecken, haben gezeigt, dass es zu einem Gewichtsverlust von ca. 7 % im Vergleich zur Placebo-Gruppe kommt. In einigen Langzeitstudien, die über 1 Jahr dauern, nahmen fast 40 % der behandelten Patienten mehr als 10 % ab ✓. Die wesentlichen **Nebenwirkungen** einer Sibutramin-Therapie sind ein trockener Mund, Kopfschmerzen, Verstopfung und Schlafstörungen. In geringem Maße erhöht Sibutramin auch den Blutdruck (um 2 – 4 mmHg) und die Herzrate (um 4 – 6 Schläge/Minute), lässt daher möglicherweise kardiovaskuläre Risiken erkennen.

Orlistat. Bei der Substanz Orlistat handelt es sich um einen Inhibitor der meisten Lipasen. Orlistat bindet an die Lipasen im Gastrointestinaltrakt und blockiert dadurch die Verstoffwechselung von diätetischen Triglyceriden ✓. Diese Hemmung der Fettverdauung reduziert die Mizellenbildung und damit die Resorption von langkettigen Fettsäuren, Cholesterin und fettlöslichen Vitaminen. Dies wird bei ca. 10 % der Patienten beobachtet, wobei die klinische Bedeutung noch unklar ist.

Unter einer Orlistat-Dosis von 3 × 120 mg/Tag werden ca. 30 % der zugeführten Triglyceride wieder ausgeschieden. Orlistat hat keinen Effekt auf die systemischen Lipasen, da es nur zu weniger als 1 % absorbiert wird. Eine Orlistat-Therapie von 3 × 120 mg/Tag ist in verschiedenen Studien mit einer Dauer von mehr als einem Jahr untersucht worden. Mindestens ein Drittel der behandelten Patienten verloren über ein Jahr mehr als 5 % ihres initialen Körpergewichts, dies sind zweimal so viele Patienten wie in der Placebo-Gruppe ✓.

Die häufigsten **Nebenwirkungen**, die unter Orlistat berichtet werden, sind gastrointestinale Beschwerden (70 – 80 %). Diese gastrointestinalen Beschwerden sind im Wesentlichen durch die Malabsorption von Fett induziert und treten meist innerhalb der ersten vier Behandlungswochen auf.

Therapieempfehlungen

Die Richtlinien und Empfehlungen der Adipositas-Behandlung sind zusammenfassend in Tab. 7.**9** dargestellt.

Ausgewählte Literatur

1. Berkowitz RI, Wadden TA, Tershakovec AM, Cronquist JL. Behavior therapy and sibutramine for the treatment of adolescent obesity: a randomised trial. JAMA 2003; 289: 1851 – 1853.
2. Bray GA, Greenway FL. Current and potential drugs for treatment of obesity. Endocr Rev 2000; 20: 113 – 119.
3. Deitel M. Overview of operations for morbid obesity. Word J Surg 1998; 22: 913 – 918.
4. Halpern A, Mancini MC. Treatment of obesity: an update on anti-obesity medications. Obes Rev 2003; 4: 25 – 42.

Tab. 7.**9** **Gemeinsame Richtlinien zur Prävention und Therapie der Adipositas der Deutschen Adipositas-Gesellschaft, der Deutschen Diabetes-Gesellschaft und der Deutschen Gesellschaft für Ernährung (2003)**

Körpergewicht		Ziel	Maßnahmen
Normalgewicht		Gewichtsstabilisierung	ggf. Gewichtsmonitoring
	und Risikofaktor und/oder Komorbidität	Gewichtsstabilisierung	Gewichtsmonitoring, Risikofaktoren-Management, Therapie der Komorbidität, Beratung zu gesundem Lebensstil
Präadipositas		Verhinderung einer weiteren Gewichtszunahme, besser noch Gewichtsreduktion	Basisprogramm (Ernährungs-, Bewegungs- und Verhaltenstherapie)
	und Risikofaktor und/oder Komorbidität	dauerhafte Gewichtsreduktion um 5 – 10 %	Basisprogramm (s. o.), Risikofaktoren-Management, Therapie der Komorbidität, bei BMI > 27 kg/m² frühestens nach 12-wöchiger Therapie eine zusätzliche medikamentöse Therapie erwägen
Adipositas Grad I		dauerhafte Gewichtsreduktion um 5 – 10 %	Basisprogramm (s. o.)
	und Risikofaktor und/oder Komorbidität	dauerhafte Gewichtsreduktion um 5 – 10 %	Basisprogramm (s. o.), Risikofaktoren-Management, Therapie der Komorbidität, wenn kein Therapieerfolg eintritt, frühestens nach 12 Wochen eine zusätzliche medikamentöse Therapie erwägen
Adipositas Grad II		dauerhafte Gewichtsreduktion um ≥ 10 %	Basisprogramm (s. o.)
	und Risikofaktor und/oder Komorbidität	dauerhafte Gewichtsreduktion um 10 – 20 %	Basisprogramm (s. o.), Risikofaktoren-Management, Therapie der Komorbidität, wenn kein Therapieerfolg eintritt, frühestens nach 12 Wochen eine zusätzliche medikamentöse Therapie erwägen, bei erfolgloser konservativer Therapie chirurgische Maßnahmen erwägen
Adipositas Grad III		dauerhafte Gewichtsreduktion um 10 – 30 %	Basisprogramm (s. o.), Risikofaktoren-Management, Therapie der Komorbidität, wenn kein Therapieerfolg eintritt, frühestens nach 12 Wochen eine zusätzliche medikamentöse Therapie erwägen, bei erfolgloser konservativer Therapie chirurgische Maßnahmen erwägen

5. Hauner H. Current pharmacological approaches to the treatment of obesity. Int J Obes 2001; 25: 102–106.
6. Kushner RF, Weiniser RL. The evaluation of the obese patient. Med Clin North Am 2000; 84: 387–399.
7. Lauterbach K, Westenhöfer J, Wirth A, Hauner H. Adipositas Leitlinie. Evidenzbasierte Leitlinie zur Behandlung der Adipositas in Deutschland. Foglio Medien Köln 2000.
8. Leung WY, Neil Thomas G, Chan JC, Tomlinson B. Weight management and current options in pharmacotherapy: orlistat and sibutramine. Clin Ther 2003; 25: 58–80.
9. Stafford RS, Radley DC. National trends in antiobesity medication use. Arch Intern Med 2003; 163: 1046–1050.

7.4 Störungen des Fettstoffwechsels

In den nächsten Jahren werden die kardiovaskulären Erkrankungen nicht nur bei uns in der westlichen Welt, sondern auch weltweit die häufigste Todesursache sein. Den meisten akuten Koronarsyndromen liegt eine Thrombose auf dem Boden einer atherosklerotischen Plaqueruptur zugrunde, die meist ohne vorhergehende klinische Warnzeichen eintritt.

Die klinische Prognose einer koronaren Herzerkrankung (KHK) wird nicht allein durch den Schweregrad der Koronarstenose, sondern v.a. durch die Struktur bzw. Rupturgefahr der atherosklerotischen Plaques bestimmt.

Daher wird zur individuellen Risikoeinschätzung nicht mehr zwischen Primär-, Sekundär- und Tertiärprävention unterschieden, sondern das „globale Risiko" bestimmt. Dazu müssen kardiovaskuläre Hochrisiko-Patienten identifiziert werden. Das sind Patienten mit klinisch manifester Herzerkrankung, mit einem Diabetes mellitus Typ 2 oder mit mindestens zwei weiteren Risikofaktoren. Bei diesen Patienten müssen die kardiovaskulären Risikofaktoren besonders beachtet und behandelt werden, v.a. die Fettstoffwechselstörungen. Einen Überblick über den normalen Lipoproteinstoffwechsel gibt die Abb. 7.**10**.

Grundlagen

Prävalenz. Geht man davon aus, dass sich die „Zielwerte" bzw. optimalen Werte der Plasmalipide jeweils nach dem individuellen kardiovaskulären Risiko richten, hat wahrscheinlich mehr als die Hälfte der Bevölkerung zu hohe LDL(low density lipoproteins)-Cholesterinwerte im Blut.

Prognose. Fettstoffwechselstörungen sind mit einem erhöhten kardiovaskulären Risiko assoziiert. Im Falle einer schweren Hypertriglyzeridämie besteht die Gefahr, dass eine akute Pankreatitis ausgelöst wird.

Klassifikation. Werden nur die Plasmakonzentrationen von Cholesterin und Triglyceriden bestimmt, unterscheidet man drei Klassen von Hyperlipidämien:
- Hypercholesterinämie,
- kombinierte bzw. gemischte Hyperlipidämie, und
- Hypertriglyzeridämie.

Bei diesen drei Klassen von Plasmalipidveränderungen sind primäre von sekundären Hyperlipidämien zu unterscheiden:
- *Primäre Hyperlipidämie:* Eine primäre Fettstoffwechselstörung wird durch eine erhöhte Plasmalipidkon-

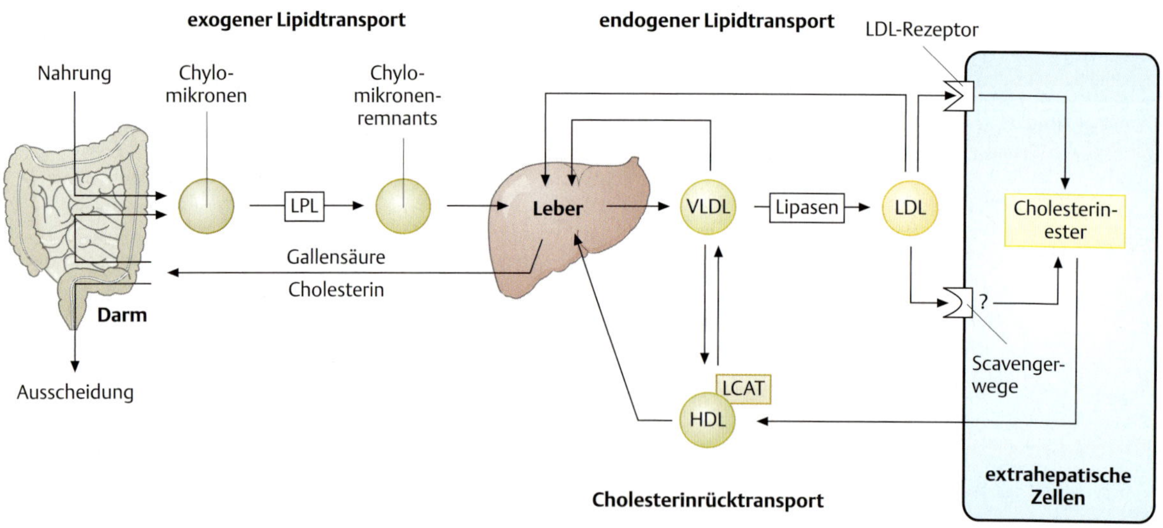

Abb. 7.**10** **Lipoproteinstoffwechsel.** VLDL = Very-Low-Density-Lipoproteine, LDL = Low-Density-Lipoproteine, HDL = High-Density-Lipoproteine, LPL = Lipoproteinlipase, LCAT = Lezithin-Cholesterin-Acyltransferase.

zentration ohne erkennbare Ursache definiert. Sie ist in der Regel familiär genetisch bedingt. Die genetischen Defekte betreffen wesentliche Schritte im Fettstoffwechsel wie z. B. bestimmte Enzyme, Apoproteine oder Rezeptoren.

- *Sekundäre Hyperlipidämie:* Ursachen für eine sekundäre Hyperlipidämie sind Ernährungsfaktoren, z. B. vermehrter Alkoholkonsum und Überernährung, Diabetes mellitus, hypothyreote Stoffwechsellage, Niereninsuffizienz, Lebererkrankungen und eine Therapie mit bestimmten Hormonen und Medikamenten. Die erfolgreiche Behandlung der Grundkrankheit bzw. der auslösenden Faktoren führt meistens zu einer Normalisierung der Blutfette.

Pathophysiologie. Auf pathophysiologische Mechanismen einer sekundären Fettstoffwechselstörung im Rahmen eines Diabetes mellitus Typ 2 wird nachfolgend eingegangen.

> *Bis zu 50% aller Patienten mit Diabetes mellitus leiden an einer Hyper- bzw. Dyslipoproteinämie.*

Patienten mit Diabetes mellitus haben verschiedene Arten von Fettstoffwechselstörungen, die von der Qualität der Stoffwechseleinstellung beeinflusst werden. Typische Veränderungen der Plasmalipide sind eine Hypertriglyzeridämie, assoziiert mit einem erniedrigten HDL(high density lipoproteins)-Cholesterin (Dyslipoproteinämie), und, v. a. bei schlechter Stoffwechseleinstellung, eine Hypercholesterinämie (Abb. 7.**11**):

- Eine **Hypertriglyzeridämie** bei Diabetes mellitus ist häufig durch eine Erhöhung der VLDL (very low density lipoproteins) verursacht. Eine erhöhte VLDL-Plasmakonzentration bei Patienten mit Diabetes mellitus scheint ein kardiovaskulärer Risikofaktor zu sein, v. a. dann, wenn die HDL-Cholesterinspiegel erniedrigt sind. Die VLDL-Erhöhung kann zum einen durch eine erhöhte Syntheserate in der Leber, zum anderen durch einen verminderten nichthepatischen Abbau infolge einer Reduktion der Lipoproteinlipase-Aktivität bedingt sein. Die erhöhte Syntheserate und der verminderte nichthepatische Abbau der VLDL sind bei Insulinmangel und/oder Insulinresistenz nachgewiesen worden. Charakteristisch ist auch eine stark verlängerte postprandiale Hyperlipidämie.
- Die **Hypercholesterinämie** ist durch eine erhöhte Plasmakonzentration der LDL bedingt und geht immer mit einem erhöhten Arterioskleroserisiko einher. Ursachen der Hypercholesterinämie können zum einen eine verminderte LDL-Rezeptor-Aktivität infolge des Insulinmangels bzw. der verminderten Insulinwirkung, zum anderen eine Modifikation des Rezeptorliganden, d. h. des LDL, sein:
  - *Verminderte LDL-Rezeptor-Aktivität:* Eine erhöhte Plasmakonzentration von LDL-Cholesterin bei Patienten mit Diabetes mellitus könnte durch einen verminderten Abbau, z. B. durch eine erniedrigte LDL-Rezeptor-Aktivität, bedingt sein. Insulin stimuliert die Aktivität des LDL-Rezeptors *in vivo* und *in vitro*. Diese insulininduzierte Erhöhung der LDL-Rezeptor-Aktivität beruht auf einer *in-vitro*-nachgewiesenen Aktivierung der Genexpression des LDL-Rezeptors. Demzufolge kann ein Insulinmangel oder eine verminderte Insulinwirkung zu einer erniedrigten LDL-Rezeptor-Aktivität und damit zu einem verminderten LDL-Abbau führen. Die LDL-Cholesterinspiegel im Blut steigen an und das Arterioskleroserisiko nimmt zu.
  - *Modifikation des LDL:* Beim Diabetes mellitus kann das LDL durch Glykierung, Oxidierung und Triglyceridanreicherung verändert sein. Aus den triglyceridreichen Partikeln entstehen LDL niedriger Dichte (Phänotyp B), die atherogener als die normalen LDL-Partikel sind. Außerdem zeigen triglyceridreiche LDL-Partikel eine geringere Rezeptoranbindung in Fibroblasten. Eine Glykierung der LDL wird durch eine Hyperglykämie verursacht, die wiederum zu einer reduzierten zellulären Aufnahme der LDL über den LDL-Rezeptor führt. Glykierte und bei Diabetes mellitus vermehrt oxidierte LDL werden dagegen von Makrophagen aufgenommen und stimulieren so

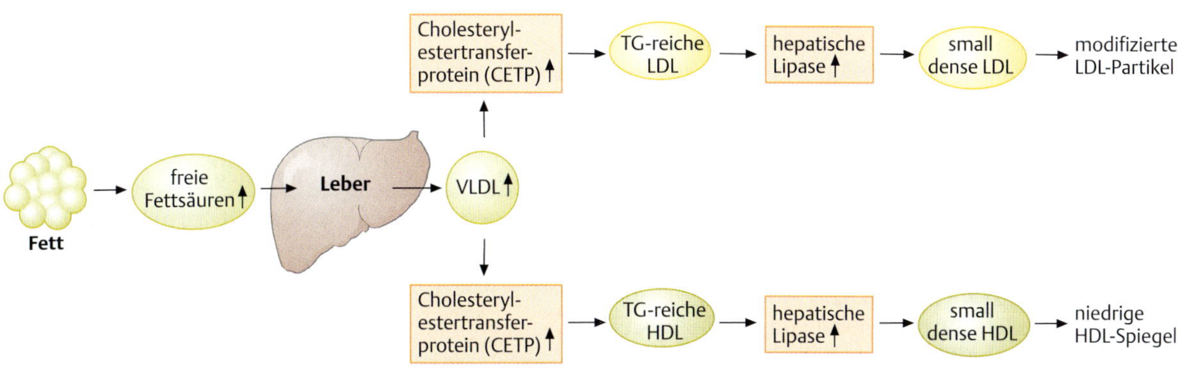

Abb. 7.**11** **Entwicklung einer diabetischen Dyslipidämie.** Dargestellt sind die wesentlichen Schritte der Entwicklung einer diabetischen Dyslipidämie. Das Cholesterylestertransferprotein (CETP) transferiert Triglyceride von VLDL nach HDL und LDL im Austausch für Cholesterin. Dadurch entstehen triglyceridreiche HDL- und LDL-Partikel. Diese Partikel sind Substrate für die hepatische Lipase (HL), die wiederum die Triglyceride in den Partikeln spaltet. Es entstehen HDL- und LDL-Partikel, die klein und dicht sind.

die Veresterung und Ablagerung von Cholesterin. Die Aufnahme und Ablagerung von Cholesterin in Makrophagen der Gefäßwände führt höchstwahrscheinlich zum Entstehen der „Schaumzellen", einer typischen Erscheinung der atherosklerotischen Plaque.

- Bei **erniedrigten HDL-Cholesterinspiegeln** ist zu berücksichtigen, dass die Bildung des HDL eng mit dem enzymatischen Abbau triglyceridreicher Lipoproteine verbunden ist und damit auch vom Grad der Insulinisierung bzw. der Insulinresistenz abhängt. Bei schlechter diabetischer Stoffwechseleinstellung und folglich vermindertem Abbau der VLDL findet sich eine reduzierte HDL-Konzentration im Plasma. Bei optimaler Insulinisierung, z. B. im Rahmen einer Insulinpumpentherapie, werden normale, teils auch erhöhte HDL-Spiegel gefunden. Bei manchen Patienten mit Diabetes mellitus Typ 2 steigen die HDL-Spiegel im Plasma jedoch auch nach sehr guter Stoffwechseleinstellung nicht adäquat an, was evtl. mit einem erhöhten „Turnover" der HDL-Partikel bei Hyperinsulinämie im Zusammenhang steht.

Therapeutische Implikationen. Das grundsätzliche therapeutische Konzept bei Patienten mit Fettstoffwechselstörungen ist, bestimmte Zielwerte für Plasmalipide entsprechend des individuellen globalen kardiovaskulären Risikos durch pharmakologische und nichtmedikamentöse Maßnahmen zu erreichen.

Evidenzbasierte Therapie der Fettstoffwechselstörungen

Da die klinische Prognose der koronaren Herzkrankheit nicht allein durch den Stenosegrad, sondern v. a. durch die Zahl und Struktur bzw. Vulnerabilität atherosklerotischer Plaques bestimmt wird, muss bei der Therapie einer Fettstoffwechselstörung bzw. bei der Empfehlung von Zielwerten für die Plasmalipide das globale kardiovaskuläre Risiko nach den PROCAM(International Task Force)- oder Framingham-Daten (ATP III der NCEP) abgeschätzt werden (s. auch www.chd-taskforce.de). Dazu gehört die Feststellung, ob neben einer KHK weitere Erkrankungen vorliegen, die auf atherosklerotischen Gefäßveränderungen beruhen, z. B. Hirninfarkt infolge einer arteriosklerotisch veränderten A. carotis, arterielle periphere Verschlusskrankheit oder Bauchaortenaneurysma. Außerdem muss nach anderen begleitenden kardiovaskulären Risikofaktoren wie Diabetes mellitus, Zigarettenrauchen, arterielle Hypertonie, niedriges HDL-Cholesterin oder positive Familienanamnese bezüglich einer KHK, eines Myokardinfarkt oder plötzlichen Herztodes gefahndet werden.
Bei den **atherosklerotischen Plaques** wird zur Zeit zwischen einer stabilen und einer instabilen bzw. vulnerablen Plaque unterschieden. Die vulnerable bzw. instabile Plaque ist durch einen relativ großen lipidreichen Kern und eine dünne fibröse Kappe gekennzeichnet. Reißt diese Kappe ein, was meistens an ihren Schultern geschieht, wo auch relativ viele Entzündungszellen liegen, kommt es zu einem akuten thrombogenen Geschehen, das sich z. B. in einer instabilen Angina-pectoris-Symptomatik oder einem Myokardinfarkts äußern kann. Deshalb müssen auf klinischer, morphologischer, serologischer und genetischer Ebene weitere Parameter identifiziert werden, die das individuelle Risiko eines jeden Patienten noch besser abschätzen lassen. Hierzu gehören u. a. neue, auch nichtinvasive Bild gebende Verfahren, die Kontrolle von Serumspiegeln, z. B. von inflammatorischen Markern wie CRP, oder von Gerinnungsfaktoren.

Therapieziele

Bei der Therapie von Fettstoffwechselstörungen müssen die Zielwerte für Plasmalipide dem individuellen kardiovaskulären Risiko entsprechen und durch nichtmedikamentöse und pharmakologische Maßnahmen erreicht werden. Bei Nicht-Diabetikern mit kardiovaskulären Risikofaktoren muss z. B. zur Festlegung des therapeutischen Zielwertes für das LDL-Cholesterin im Plasma das globale 10-Jahres-Risiko bestimmt werden (siehe www.chd-taskforce.deund Tab. 7.**10**).

Kontrolle des Therapieerfolges

Patienten, die wegen einer mäßigen Hyperlipidämie **diätetisch** behandelt werden, sollten anfänglich in 3-monatlichen Intervallen und – wenn dann die Zielwerte für die Plasmalipide erreicht sind – in 6- und 12-monatlichen Abständen untersucht werden. Patienten, die mit **Lipid senkenden Substanzen** behandelt werden, sind zunächst alle 6 – 8 Wochen, dann alle 3 – 6 Monate zu untersuchen, um Erfolge und Nebenwirkungen der Medikamente zu kontrollieren.

Nichtmedikamentöse Therapie

Zu den Grundlagen einer nichtmedikamentösen Behandlung einer Hyperlipidämie gehören die Vermeidung bzw. Therapie möglicher sekundärer Ursachen, eine Korrektur des Körpergewichts (S. 283 ff.), eine Erhöhung der körperlichen Aktivität sowie eine Lipid senkende Ernährung.

Tab. 7.**10** **Zielwerte für LDL-Cholesterin, modifiziert nach der Amerikanischen Herzgesellschaft 2004**

kardiovaskuläres 10-Jahres-Risiko (%)	Zielwert für LDL-Cholesterin im Plasma (mg/dl)
> 20	< 100 (< 70 bei Diabetes mit KHK, akutem Koronarsyndrom oder KHK mit weiteren Risikofaktoren inkl. Dyslipoproteinämie)
10 – 20	< 130 (< 100 bei Diabetes, Dyslipoproteinämie oder weiteren Risikofaktoren)
< 10	< 160

Lipid senkende Ernährung. Die „International Task Force for Prevention of Coronary Heart Disease“ gibt diätetische Empfehlungen für eine Cholesterin senkende Ernährung mit zusätzlichen Hinweisen für die Behandlung einer Hypertriglyzeridämie:
Eine **Cholesterin senkende Ernährung** beinhaltet eine Reduktion bzw. Korrektur des Übergewichts, selbst wenn es nur gering ausgeprägt ist, durch eine *Reduktion der Kalorienzufuhr*. Begleitend erfolgt eine qualitative Veränderung der gewöhnlichen Nahrungszusammensetzung, d. h. eine *Reduktion der Gesamtfettzufuhr* (< 30 % der Gesamtenergie [GE]), des Nahrungs-Cholesterins (< 300 mg/Tag) und der gesättigten Fettsäuren (nicht mehr als 7 – 10 % der GE). Diese Fette sollten durch einfach (< 10 – 15 % der GE) und mehrfach (< 7 – 8 % der GE) ungesättigte Fettsäuren sowie komplexe Kohlenhydrate (> 50 % der GE) und Ballaststoffe (> 25 g/Tag) ersetzt werden.
Das amerikanische „National Cholesterol Education Program (NCEP) Expert Panel“ empfiehlt zur diätetischen *Senkung der LDL-Cholesterinspiegel* im Plasma neben einer Gewichtsreduktion und Erhöhung der körperlichen Aktivität eine Reduktion der gesättigten Fettsäuren auf ≤ 7 % der Gesamtkalorien, der Cholesterinzufuhr ≤ 200 mg/Tag und ggf. die Zufuhr von pflanzlichen Stanolen bzw. Sterolen (2 g/Tag) und Ballaststoffen (10 – 25 g/Tag).
Bei einer **Hypertriglyzeridämie** werden folgende Diätempfehlungen zusätzlich gegeben:

- Reduktion oder Vermeidung der Alkoholzufuhr,
- Reduktion oder Vermeidung zuckerreicher Lebensmittel,
- Erhöhung des Konsums von Fisch, reich an Omega-3-Fettsäuren (z. B. Hering, Makrele, Lachs, Thunfisch),
- bei einer *schweren Chylomikronämie* müssen die Gesamtfettzufuhr auf ca. 20 % reduziert, langkettige Fettsäuren vermieden und durch mittelkettige ersetzt und fettlösliche Vitamine substituiert werden,
- bei einer *„Notfall“-Hypertriglyzeridämie* sollte eine extrem fettarme Ernährung für mindestens drei Tage erfolgen.

Pharmakotherapie

Eine medikamentöse Behandlung der Hyperlipidämie ist bei entsprechender Risikokonstellation, schwerer Fettstoffwechselstörung und nicht ausreichendem Erfolg der Ernährungsumstellung indiziert. Die Charakteristika einzelner Lipid senkender Substanzen sind in Tabelle 7.**11** zusammengefasst.

HMG-CoA-Reduktasehemmer.

> *Die HMG-CoA-Reduktasehemmer senken das Serumcholesterin um 30 – 40 % und das LDL-Cholesterin um 35 – 45 %. Die Triglyceride werden leicht erniedrigt und das HDL-Cholesterin leicht erhöht ✓✓.*

Zu den HMG-CoA-Reduktasehemmern, auch Cholesterinsynthesehemmer oder Statine genannt, gehören das **Lovastatin**, **Simvastatin**, **Pravastatin**, **Fluvastatin** und **Atorvastatin**. Diese Substanzen senken den Cholesterinspiegel, indem sie gezielt das Schlüsselenzym der Cholesterinbiosynthese, die HMG-CoA-Reduktase, hemmen. Da die HMG-CoA-Reduktase einer zirkardianen Rhythmik unterliegt, sollten Statine zum Abend bzw. zur Nacht gegeben werden.
Durch die Hemmung der HMG-CoA-Reduktase kommt es nicht nur zu einer Reduktion des Endproduktes, des Cholesterins, sondern auch zu einer Reduktion zahlreicher Intermediate, der sog. Isoprenoide. Isoprenoide sind Vorläufer für Lipidderivate wie z. B. Farnesyl- und Geranyl-Geranyl-Pyrophosphat. Diese Lipide können Signalproteine in der Zelle modifizieren (Prenylierung) und so verschiedene Signalkaskaden in der Zelle regulieren, während das Cholesterin selbst die Expression zahlreicher Gene beeinflusst, z. B. über bestimmte Transkriptionsfaktoren. Eine Cholesterinsenkung v. a. in der Leberzelle führt zu einer Induktion der hepatischen LDL-Rezeptoren und damit zu einer erhöhten rezeptorvermittelten Aufnahme von LDL aus dem Plasma. Das LDL-Cholesterin sinkt. Die Inhibierung der HMG-CoA-Reduktase beeinflusst außerdem die Expression zahlreicher anderer Gene und moduliert verschiedene zelluläre Signalwege. Dementsprechend haben diese sog. pleiotropen Effekte möglicherweise unterschiedliche Implikationen für unterschiedliche Zellen. Diese Beobachtungen könnten zu völlig neuen Indikationen für die HMG-CoA-Reduktasehemmer führen.
So kann eine Therapie mit Cholesterinsynthesehemmern gleichzeitig mit einer Stabilisierung vulnerabler atherosklerotischer Plaques einhergehen ✓✓, z. B. durch Reduktion des lipidreichen Kerns, Verringerung der Entzündungsreaktion, Zunahme der extrazellulären Matrix

Tab. 7.**11** **Wirkprofile Lipid senkender Medikamente**

Medikamente	Cholesterinsenkung	Triglyceridsenkung	HDL-Erhöhung
HMG-CoA-Reduktasehemmer (Cholesterinsynthesehemmer)	++++	+	+
Ionenaustauscherharze	+++	–	+
Nikotinsäure und Derivate	++	+++	+++
Fibrate	+	+++	++

\+ bis ++++ als Ausmaß der Wirkstärke
– keine Senkung

sowie schnellen Besserung der endothelialen Dysfunktion. Dies kann durch eine effiziente Reduktion der Plasma-Cholesterin-Spiegel und/oder durch direkte Effekte der Cholesterinsynthesehemmer auf Prozesse in der Gefäßwand bedingt sein.
Die medikamentöse Cholesterinsenkung durch Cholesterinsynthesehemmer senkt nicht nur die kardiovaskulären Komplikationen, sondern auch die Koronarletalität und Gesamtsterblichkeit signifikant ✓✓.
Die HMG-CoA-Reduktasehemmer werden von den Patienten gut vertragen. Als **Nebenwirkung** kann es zu einer Erhöhung der Transaminasen kommen, die deshalb nach sechs Wochen, dann nach drei und je sechs weiteren Monaten nach Therapiebeginn zu bestimmen sind. Wenn die Transaminasen im Serum das Dreifache der oberen Norm überschreiten, sollte die Behandlung abgebrochen werden. Dies tritt dosisabhängig jedoch nur bei < 1 % der Patienten auf. Eine weitere Nebenwirkung sind symptomatische Myopathien (mit Muskelschmerzen und -schwäche sowie einer Erhöhung der CPK bis zum Zehnfachen der oberen Norm). Diese Nebenwirkung ist sehr selten und wird bei ca. 0,01 – 0,1 % der Patienten beobachtet. Auch hier muss das Medikament sofort abgesetzt werden.

Ionenaustauscherharze.

> *Die Ionenaustauscherharze senken das LDL-Cholesterin und das Serumcholesterin um 20 – 30 %, Triglyzeride und das HDL-Cholesterin können leicht ansteigen ✓✓.*

Die Ionenaustauscherharze **Colestyramin** und **Colestipol** werden nicht resorbiert. Sie unterbrechen den enterohepatischen Kreislauf der Gallensäuren, indem sie die Resorption der Gallensäuren und damit auch die Gallensäure-abhängige Resorption von Cholesterin aus dem Darm reduzieren. Zum Ausgleich des enteralen Verlustes wird in der Leber vermehrt Cholesterin zur Neusynthese von Gallensäuren verbraucht. Damit sinkt die hepatische Cholesterinkonzentration, und es kommt zu einer Vermehrung der hepatischen LDL-Rezeptoren, die nun verstärkt das LDL-Cholesterin aus dem Plasma aufnehmen. Die wichtigsten **Nebenwirkungen** sind Obstipation und gastrointestinale Beschwerden. Deshalb sollte eine Behandlung mit Ionenaustauscherharzen einschleichend erfolgen. Auch ist die Interaktion mit der Resorption anderer Pharmaka wie z. B. Digitalis, Schilddrüsenhormon oder Phenprocoumon zu beachten, sodass andere Medikamente mindestens zwei Stunden zeitversetzt zur Einnahme der Ionenaustauscherharze zu geben sind. Ein Mangel an fettlöslichen Vitaminen (Vitamin A, D und K) ist selten und tritt bei normaler hepatischer und intestinaler Funktion nur bei langdauernder Maximaldosierung der Ionenaustauscherharze auf.

Cholesterin-Resorptionshemmer. Die selektive Cholesterin-Resorptionshemmung (**Ezetimib**) ist ein neues Wirkprinzip und wird daher etwas ausführlicher dargestellt. Ezetimib hemmt selektiv die Resorption von freiem Cholesterin, also von Nahrungscholesterin sowie dem freien Cholesterin aus der Galle, ferner von Phytosterolen aus dem Darm ✓. Die Resorptionsrate wird beim Menschen um ca. 50 % reduziert ✓. Ezetimib unterliegt dem enterohepatischen Kreislauf und wird zu ca. 80 % mit dem Stuhl ausgeschieden. Unter der Standarddosierung (einmalige Gabe von 10 mg/Tag) wird der LDL-Cholesterinspiegel im Plasma im Mittel um 18 % gesenkt; dies wird von einer günstigen Beeinflussung der Tiglyceride und des HDL-Cholesterins begleitet ✓. Da der Wirkmechanismus von dem der Statine grundlegend verschieden ist, erscheint eine Kombinationstherapie mit einem Statin als besonders sinnvoll. Die gleichzeitige Anwendung von Anionenaustauschern führt zu reduzierten Plasmaspiegeln von Ezetimib und dem gleichfalls aktiven glucuronisierten Ezetimib. Daten, die eine Kombinationstherapie mit einem Fibrat vertreten lassen, liegen bisher nicht vor. Ezetimib vermindert nicht die Aufnahme von fettlöslichen Vitaminen. Studien zu Wechselwirkungen mit anderen Arzneimitteln haben gezeigt, dass Ezetimib das Cytochrom-P-450 nicht beeinflusst. In allen bisher vorliegenden Studien zur Mono- und Kombinationstherapie wird Ezetimib gut vertragen, und es kommt bei normalen Ausgangswerten zu keinem signifikant höheren Anstieg der Leberenzyme oder der CK im Vergleich zur Kontrollgruppe. Demzufolge ist für Patienten mit leichter Leberinsuffizienz (Child-Pugh-Score 5 – 6) keine Dosisanpassung erforderlich, trotzdem wird für Patienten mit einem höheren Index sicherheitshalber keine Behandlung mit Ezetimib empfohlen. Bei Patienten mit Nierenfunktionsstörungen ist keine Dosisanpassung erforderlich. Bei Kindern und Jugendlichen ist eine Behandlung ohne Dosisanpassung ab dem 10. Lebensjahr zugelassen. Die allgemeinen Empfehlungen zur Indikation von Ezetimib sind z. Z. Patienten mit einer Statinunverträglichkeit sowie Patienten, die trotz einer Statintherapie weiterhin erhöhte bzw. oberhalb des empfohlenen Zielwertes liegende LDL-Cholesterinwerte im Plasma haben. Interessanterweise senkt Ezetimib aufgrund seines speziellen Wirkmechanismus auch die LDL-Cholesterinspiegel bei Patienten mit homozygoter familiärer Hypercholesterinämie, und es ist die erste Substanz, mit der die hohen Plasmaspiegel von Sitosterin und Campesterin bei Patienten mit homozygoter Sitosterinämie (hohes koronares Risiko, Sehnenxanthome, aber in der Regel keine erhöhten LDL-Cholesterinspiegel im Plasma) gesenkt werden können ✓. Klinische Endpunktstudien zu Ezetimib laufen zur Zeit noch.

Nikotinsäure und ihre Derivate. Diese Substanzen senken nicht nur die VLDL- und LDL-Produktion, sondern in Abhängigkeit vom Typ der Stoffwechselstörung auch die Serumtriglyzeride und das **Serumcholesterin.** Die VLDL-Konzentration sinkt, während das HDL-Cholesterin ansteigt ✓✓.
Als **Nebenwirkungen** können in den ersten Tagen nach Therapiebeginn nach jeder Dosis Flush und Juckreiz auftreten. Um diese Nebenwirkungen so gering wie möglich zu halten, wird eine einschleichende Dosierung empfohlen. Weitere Nebenwirkungen sind gastrointestinale Beschwerden, Hyperurikämie, Gichtanfälle, Verschlechterung der Glucosetoleranz, Erhöhung der Leberenzyme und Cholestase.

Fibrate.

Fibrate senken die Serumtriglyzeridspiegel effektiv, erhöhen die HDL-Konzentration und vermindern das LDL-Cholesterin um 5 – 25 % ✓✓.

Die verschiedenen Fibrate, z. B. **Bezafibrat**, **Etofibrat**, **Fenofibrat** und **Gemfibrozil**, erhöhen die Aktivität der Lipoproteinlipase und steigern damit den Abbau der VLDL-Triglyzeride. Auch fördern sie den Einbau von Cholesterin in das HDL und steigern den Umbau von Cholesterin in Gallensäuren. Kürzlich ist ein „Drug Target" der Fibrate identifiziert worden, ein Subtyp von Transkriptionsfaktoren, die zu den peroxisomalen Proliferator-Aktivator-Rezeptoren (PPARs) gehören, nämlich PPARα. Der PPARα wird nicht nur in der Leber gefunden, sondern auch in Zellen der Gefäßwand. Er wird auf unterschiedliche Weise von verschiedenen Fibraten reguliert, und es ist noch unklar, ob verschiedene Fibrate zusätzliche und evtl. unterschiedliche Wirkmechanismen besitzen. Demzufolge sollten Fibrate als eine eher heterogene Substanzgruppe betrachtet werden.

An **Nebenwirkungen** können gastrointestinale Beschwerden, Myositis, Impotenz und eine Erhöhung der Leberenzyme auftreten. Die Interferenz mit anderen Lipidsenkern und Antikoagulanzien muss beachtet werden, außerdem ist bei Niereninsuffizienz die Dosis des Fibrats zu reduzieren.

Fallbeispiel 7.4: Therapie einer Hypercholesterinämie bei bekanntem koronaren Risiko

Anamnese und Befund: Ein 53 Jahre alter Patient kommt in die Praxis, um seinen Cholesterin-Wert überprüfen zu lassen. Anamnestisch gibt er einen Vorderwandinfarkt vor 5 Jahren bei angiographisch nachgewiesener Zwei-Gefäß-Erkrankung und eine Dilatation des proximalen Ramus interventricularis anterior vor 6 Monaten an. Pektanginöse Beschwerden bestünden derzeit nicht, ein Diabetes mellitus sei nicht bekannt. Die Blutdruckwerte seien früher erhöht gewesen (150 – 160/90 – 100 mmHg), unter der aktuellen Medikation auf 135 – 145/85 – 95 mmHg stabilisiert. Die Familienanamnese ergibt, dass der Bruder des Patienten mit 49 Jahren einen plötzlichen Herztod erlitten habe. Der Patient selbst ist Nichtraucher.

Die derzeitige Medikation besteht aus 100 mg Aspirin, einem ACE-Hemmer sowie einem kardioselektiven Betablocker. Der Patient ist nach der Dilatation noch einmal zur Kur gewesen und wurde dort wegen einer Hypercholesterinämie mehrmals diätetisch beraten. Die Laboruntersuchung ergibt jetzt folgende Werte: Gesamt-Cholesterin 230 mg/dl, LDL-Cholesterin 165 mg/dl, HDL-Cholesterin 35 mg/dl, Triglyceride 150 mg/dl.

Weiteres therapeutisches Vorgehen: Zusätzlich zu einer erneuten diätetischen Beratung wird sofort mit der medikamentösen Cholesterinsenkung durch einen Cholesterinsynthesehemmer begonnen. Der Zielwert für das LDL-Cholesterin bei klinisch manifester koronarer Herzkrankheit beträgt < 100 mg/dl, um eine mögliche weitere Progression der KHK zu verzögern. Auf Grund neuerer Studien ist bei KHK und multiplen Risikofaktoren inkl. eines niedrigen HDL-Cholesterins ein Zielwert von < 70 mg/dl für das LDL-Cholesterin eine gerechtfertigte therapeutische Option.

Fallbeispiel 7.5: Metabolisches Syndrom

Anamnese und Befund: Ein 57-jähriger adipöser Patient mit Alkoholabusus – v. a. an den Wochenenden beim Kegeln – stellt sich zur Abklärung einer Hypercholesterinämie vor. Die Analyse der Plasmalipide im Nüchternzustand bringt folgendes Ergebnis: Triglyceride 1000 mg/dl, Gesamt-Cholesterin 327 mg/dl. Da das HDL-Cholesterin im Serum mit den üblichen Präzipitationsverfahren nur bei Triglyceridwerten < 400 mg/dl genau zu bestimmen ist, wird eine Ultrazentrifugation durchgeführt. Der Lipidstatus zeigt ein HDL-Cholesterin von 28 mg/dl und ein LDL-Cholesterin von 99 mg/dl. Es wird die Diagnose einer kombinierten Hyperlipidämie mit führender Hypertriglyzeridämie gestellt. Da die Hypertriglyzeridämie häufig mit einer pathologischen Glucoseintoleranz vergesellschaftet ist, wird trotz eines normalen Nüchtern-Blutzuckers von 95 mg/dl ein oraler Glucosebelastungstest durchgeführt. Der 2-Stunden-Glucose-Wert liegt über 265 mg/dl, das Ergebnis, welches reproduziert wurde, ergibt die Diagnose eines Diabetes mellitus Typ 2. Darüber hinaus sind die Blutdruckwerte des Patienten mit 140/90 mmHg geringgradig erhöht. Unter Berücksichtigung aller genannten Befunde wird schlussendlich eine Hypertriglyzeridämie im Rahmen eines metabolischen Syndroms diagnostiziert.

Weiteres therapeutisches Vorgehen: Der Patient wird ausführlich diätetisch beraten. Es wird zunächst eine Gewichtsreduktion durchgeführt. Wegen des erhöhten Pankreatitisrisikos wird der Patient mit einem Fibrat anbehandelt.

Therapieempfehlungen

Je nach Art der Hyperlipidämie wird folgendes medikamentöses Vorgehen empfohlen:

Hypercholesterinämie. Bei einer Hypercholesterinämie mit Triglyzeriden < 200 mg/dl sind die **HMG-CoA-Reduktasehemmer** das Mittel der Wahl. Lässt sich das LDL-Cholesterin bei einer schweren Hypercholesterinämie mit der maximal zugelassenen Dosis für diese Substanz nicht ausreichend senken, sollte zusätzlich ein **Cholesterin-Resorptionshemmer**, ein **Ionenaustauscherharz** oder ggf. ein Nikotinsäurederivat gegeben werden. Das Ionenaustauscherharz ist zeitversetzt zu den anderen Medikamenten einzunehmen. Erreicht man durch diese zusätzliche Medikation keine ausreichende LDL-Senkung, ist die Indikation zu einer **Triple-Therapie** und ggf. zu einer **LDL-Apherese** zu überprüfen.

Hypertriglyzeridämie. Besteht eine ausgeprägte Hypertriglyzeridämie sollte nach Ausschöpfung der nichtmedikamentösen Maßnahmen zunächst mit einem **Fibrat** begonnen werden.

Kombinierte Hyperlipidämie. Bei einer kombinierten Hyperlipidämie, d. h. bei einem erhöhten LDL-Cholesterin- und Triglyzeridspiegel > 150 mg/dl, ist das primäre Therapieziel die Senkung des LDL-Cholesterins in den Zielbereich hinein. Dies erfolgt mit Hilfe der **HMG-CoA-Reduktasehemmer**. Gleichzeitig sind alle nichtmedikamentösen Maßnahmen voll auszuschöpfen. Falls dann noch die Triglyzeride > 200 mg/dl sind, ist die Gabe eines **Fibrats** eine therapeutische Option – insbesondere bei Hochrisikopatienten – gegeben werden. Bei einer Kombination eines HMG-CoA-Reduktasehemmers (Einmalgabe am Abend) mit einem Fibrat (Einnahme am Morgen) sollte das zugegebene Medikament zunächst in geringer Dosierung vorsichtig titriert werden. Eine Kontrolle des CK-Wertes und der Transaminasen ist zunächst nach 3 – 4 Wochen und danach in 6-wöchigen Abständen für die ersten 3 – 6 Therapiemonate zu empfehlen. Es ist kontraindiziert, einen HMG-CoA-Reduktasehemmer mit Gemfibrozil zu kombinieren.

Weiterführende therapeutische Verfahren

Aphereseverfahren

Hierbei handelt es sich um Methoden zur mehr oder minder spezifischen Elimination des LDL-Cholesterins aus dem Patientenplasma. Diese Verfahren senken effektiv die Konzentration des LDL-Cholesterins sowie anderer Parameter wie z. B. Fibrinogen und Lp(a) im Plasma. Die LDL-Apherese-Verfahren sind nur bei Patienten mit homozygoter familiärer Hypercholesterinämie, bei Patienten mit heterozygoter familiärer Hypercholesterinämie und Fortschreiten einer frühzeitig aufgetretenen koronaren Herzkrankheit nach Ausschöpfung aller anderen medikamentösen Maßnahmen indiziert.

Ausgewählte Literatur

1. Black D. A General Assessment of the Safety of HMG CoA Reductase Inhibitors (Statins). Curr Atheroscl Reports 2002; 4: 34 – 41.
2. Cannon CP, Braunwald E, McCabe CH et al. Pravastatin or Atorvastatin evaluation and infection therapy – thrombolysis in myocardial infarction 22 investigators. Intensive versus moderate lipid lowering with statins after acute coronary syndromes. J Med 2004; 350: 1495 – 1504.
3. Expert Panel on Detection, Evaluation, and Treatment of High Blood Cholesterol in Adults. Executive summary of the third report of the national cholesterol education program (NCEP) expert panel detection, evaluation, and treatment of high blood cholesterol in adults (adult treatment panle III). JAMA 2001; 285: 2486 – 2497.
4. Grundy SM, Cleeman JI, Merz CNB et al. Complications of recent clinical trials for the National Education Programme Adult Treatment Panel III Guidelines. Circulation 2004; 110: 227 – 239.
5. Kotzka, J, Krone, W, Müller-Wieland D. Sterol Regulatory Element-Binding Proteins (SREBPs): gene regulatory target of statin action. In: Parnahm J, ruinvels J, Schmitz G (Hrsg.): Milestones in Drug Therapy: HMG-CoA Reductase Inhibitors. Birkhäuser Basel 2002, 35 – 54.
6. MRC/BHF Heart Heart Protection Study Collaborative Group. MRC/BHF Heart Protection Study of cholesterol-lowering with simvastatin in 20 536 high-risk individuals: a randomised placebo-controlled trial. Lancet 2002; 360: 7 – 22
7. The International Task Force of Prevention of Coronary Heart Disease in cooperation with the International Atherosclerosis Society: Coronary Heart Disease: Reducing the Risk. The scientific background for primary and secondary prevention of coronary heart disease. Nutr Metab Cardiovasc Dis 1998; 8: 205 – 271.

7.5 Störungen endokriner Organe

7.5.1 Hypophysäre Störungen

Grundlagen

Die Hypophyse gliedert sich in zwei anatomisch und funktionell unterschiedliche Anteile, den **Hypophysenvorderlappen** (**HVL**, Adenohypophyse) und den **Hypophysenhinterlappen** (**HHL**, Neurohypophyse). Im HVL werden überwiegend regulatorisch tätige Steuerhormone gebildet (s. u.).

Funktion des Hypophysenhinterlappens (HHL). Im HHL werden zwei hypothalamische Effektorhormone freigesetzt, das *Arginin-Vasopressin* (*AVP*, auch Antidiuretisches Hormon genannt) und das Oxytocin. Das AVP fördert die Na^+-Wasserrückresorption in der Niere, das Oxytocin löst bei einer entsprechend sensibilisierten Uterusmuskulatur die Wehentätigkeit aus und ist für den Milchejektionsreflex zuständig.

Erkrankungen mit einem Mangel an HHL-Hormonen. Funktionsstörungen des Hypophysenhinterlappens gehen mit Veränderungen der Osmolalität von Körperflüssigkeiten einher. Diese Osmolalitätsveränderungen können sich im zentralen Nervensystem letal auswirken, z. B. durch Schrumpfung des Gehirns bei hypertonen Syndromen bzw. durch Schwellung bei Hypotonie. Das entscheidende Hormon, das die Osmolalität bzw. den Gehalt an freiem Wasser beeinflusst, ist Vasopressin (Arginin-Vasopressin, AVP). Ein AVP-Mangel führt zum Diabetes insipidus; ein AVP-Überschuss zum Schwartz-Bartter-Syndrom.

Funktion des Hypophysenvorderlappens (HVL). Der Hypophysenvorderlappen produziert verschiedene Steuerhormone, die die Funktion nachgeschalteter endokriner Drüsen oder einzelner Körpergewebe beeinflussen, meist im Sinne einer Funktionssteigerung. Der HVL steht seinerseits unter dem Einfluss des Hypothalamus (und weiterer Gehirnabschnitte), der gleichfalls über Steuerhormone auf den HVL einwirkt (hemmend oder fördernd, s. u.). Des Weiteren wird die Aktivität des HVL durch die Konzentration der von den nachgeordneten endokrinen Drüsen produzierten Effektorhormone beeinflusst (meist im Sinne eines negativen Feedback-Mechanismus: bei einem Anstieg des Effektorhormons wird die Produktion des zugehörigen Steuerhormons gedrosselt) (Abb. 7.**12**). Der Hypophysenvorderlappen synthetisiert und sezerniert mindestens sechs verschiedene Hormone, die folgende Funktionen haben:
- Förderung des Wachstums (Somatotropin, **STH**),
- Entwicklung und Funktion der Brust, Milchbildung (**Prolaktin**),
- Wachstum und Entwicklung der Schilddrüse (Thyreoidea stimulierendes Hormon, **TSH**), der Nebenniere (Adrenokortikotropes Hormon, **ACTH**) und der Gonaden (Follikel stimulierendes Hormon, **FSH** und Luteinisierendes Hormon, **LH**).

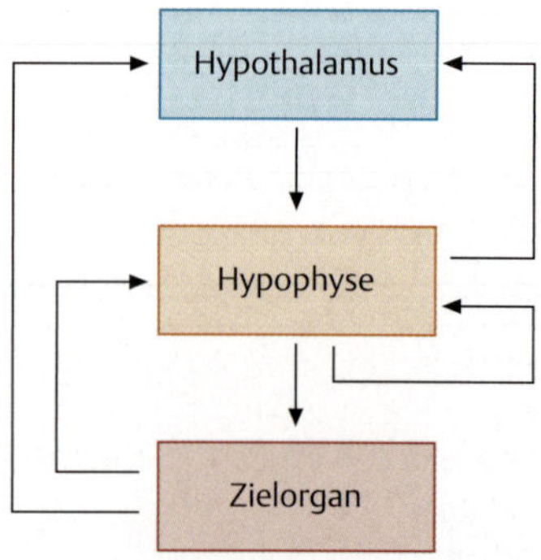

Abb. 7.**12** **Prinzipielle Regulation des endokrinen Systems.** Hypothalamische Faktoren regulieren die Freisetzung von hypophysären Hormonen, diese wiederum bestimmen die Aktivität von endokrinen Endorganen. Die verschiedenen Möglichkeiten der Rückkopplung sind dargestellt. In der Mehrzahl der Fälle besteht eine negative Rückkopplung.

In letzter Zeit mehren sich die Hinweise dafür, dass auch nichtendokrine Gewebe durch Hypophysenvorderlappenhormone beeinflusst werden können, z. B. das Fettgewebe, die Haut, die Skelettmuskulatur, die Leber und verschiedene Blutzellen. Letzteres könnte eine interessante Verbindung zwischen endokriner Sekretion und Inflammation bzw. Infektabwehr darstellen.

Steuerung der Hypophyse durch den Hypothalamus. Wie bereits oben erwähnt wird jedes Hypophysenvorderlappenhormon wiederum durch verschiedene regulatorische Hormone kontrolliert, die vom Hypothalamus gebildet und freigesetzt werden; zu jedem hypophysären Hormon ist ein hypothalamisches Releasing Hormone bekannt: Somatoliberin für das Somatotropin, Prolactoliberin für das Prolactin, Thyreotropin-Releasing-Hormone [TRH] für das TSH, Corticotropin-Releasing-Hormone [CRH] für das ACTH, Follicle-stimulating-Hormone-Releasing-Hormone [FSH-RH] für das FSH und Luteinizing-Hormone-Releasing-Hormone [LH-RH, auch GnRH genannt] für das LH. Statine sind bisher nur für einzelne HVL-Hormone beschrieben worden (z. B. Prolactostatin, das mit dem Dopamin identisch ist, für das Prolactin, Somatostatin für das Somatotropin). Die hypothalamischen Hormone gelangen über das hypothalamisch-hypophysäre Portalsystem von der medianen Eminenz zum Hypophysenvorderlappen. Die hypothalamischen Releasing-Faktoren binden an spezifische Rezeptoren der zugehörigen Zellen des Hypophysenvorderlappens, wodurch eine differenzierte spezifische Regulation der Hormonsekretion dieser Zellen erfolgen kann.

Erkrankungen mit einem Mangel an HVL-Hormonen. Eine Hypophysenvorderlappen-Insuffizienz findet man häufig bei Patienten mit Adenomen des Hypophysenvorderlappens (Hypophysenadenome [Tab.7.**12**] stellen einen

Tab. 7.**12** **Arten und Charakteristika der Hypophysenadenome**

Adenom-Typ	klinische Inzidenz (%)	Prävalenz (gesamt/10^6)	Immunhistochemie	klinische Symptome
lactotroph	29	60 – 100	PRL	Hypogonadismus Galaktorrhö
hormoninaktiv, Null-Zellen, gonadotroph	27	70 – 90	Glykoproteine, FSH, LH	ohne klinische Symptomatik oder Hypophyseninsuffizienz
somatotroph	15	40 – 60	GH	Akromegalie oder Gigantismus
kortikotroph	10 (6 % klinische inaktiv)	20 – 30	ACTH	Morbus Cushing
kombiniert GH/PRL	8		GH, PRL	Hypogonadismus, Akromegalie
plurihormonell	4		GH, PRL, Glykoproteine	verschiedene
thyreotroph	0,9		TSH	Hyperthyreose
mammosomatotroph	< 0,1		GH, PRL	Galaktorrhö

erheblichen Anteil aller intrakraniellen Tumore dar – etwa 10 bis 15 % bei Autopsie). Die Insuffizienz einzelner oder mehrerer Hormone (bei evtl. gleichzeitigem Überschuss eines anderen Hormons, vgl. unten) ist dabei Folge einer mechanischen Verdrängung des gesunden Drüsengewebes oder Folge des therapeutischen Eingriffs: bei der Bestrahlung oder der meist transsphenoidal durchgeführten Entfernung des Adenoms kann auch das gesunde Drüsengewebe beeinträchtigt werden.
Man unterscheidet die ***partielle*** von der ***totalen*** Hypophysenvorderlappeninsuffizienz; bei der partiellen Insuffizienz sind einzelne Regelkreise noch intakt. Am störanfälligsten ist generell die gonadotrope Achse; in abnehmender Häufigkeit ist dann die Produktion von STH, von TSH und zuletzt von ACTH beeinträchtigt. Ein Mangel an Prolaktin ist selten. Das häufigste Symptom einer HVL-Insuffizienz bei Männern und Frauen ist entsprechend der sekundäre (hypogonadotrope) Hypogonadismus, der auch das klinisch erste Symptom eines Prolaktinoms sein kann: In diesem Fall macht der Mangel an FSH und LH früher klinische Symptome als der Prolaktin-Überschuss. Bei Kindern manifestieren sich hypophysäre Störungen häufig durch eine Wachstumsretardierung oder eine verzögerte Pubertätsentwicklung.

Erkrankungen mit Überschuss an HVL-Hormonen. Ein selektiver Überschuss *eines* HVL-Hormons (bei evtl. gleichzeitigem Mangel anderer hypophysärer Hormone) ist ein typisches Zeichen eines hormonaktiven Hypophysenadenoms. Die Adenome des Hypophysenvorderlappens werden nach ihrer Größe klassifiziert, nämlich Mikroadenome mit einem Durchmesser < 10 mm und Makroadenome mit einem Durchmesser > 10 mm. Patienten mit Tumoren der Hypophyse haben meistens klinische Symptome der endokrinen Dysfunktion, z. B. eine Über- oder Unterfunktion oder eine Kombination beider. Die Therapie ist meist operativ (transsphenoidale Entfernung); begleitend kommen Bestrahlung und eine medikamentöse Behandlung in Betracht, auf deren Folgen bei den entsprechenden Krankheitsbildern näher eingegangen wird. Die Ausnahme hiervon ist das Prolaktinom, das fast immer medikamentös behandelt wird.

Therapeutische Implikationen. Bei einem Mangel an HVL-Hormon(en) wird die betroffene Achse an einer Stelle des Regelkreises substituiert; entsprechend wird entweder das periphere Effektorhormon (z. B. Cortisol, Schilddrüsenhormon, Östrogene, Testosteron) oder das hypophysäre Steuerhormon ersetzt (z. B. Gonadotropine, Wachstumshormon) (siehe Tab. 7.**13**; nähere Informationen finden sich bei den entsprechenden Krankheitsbildern). Die Hormonersatzbehandlung muss sich nach dem individuellen Hormonmangel richten und sollte nicht vor diagnostischer Abklärung ***aller*** hypothalamisch-hypophysären Achsen begonnen werden, da z. B. eine Schilddrüsenhormonersatzbehandlung bei Individuen mit Cortisolmangel eine Nebennierenrindenkrise präzipitieren kann, sofern nicht bereits ***vorher*** eine Glucocorticoid-Substitution erfolgt ist. Jeder Patient, der eine Hormonersatztherapie erhält, sollte einen entsprechenden Ausweis bei sich tragen. Ein Mangel an HHL-Hormonen wird gleichfalls durch Substitution therapiert.
In der Gruppe der hypophysär bedingten Erkrankungen mit Hormonüberschuss sind insbesondere das Prolaktinom, das zentral bedingte Cushing-Syndrom (ACTH-produzierendes Adenom) als auch das Wachstumshormon-produzierende Adenom klinisch relevant, alle übrigen Adenom-Typen sind sehr selten. Domäne der Phar-

Tab. 7.**13** **Hormonersatztherapie bei HVL-Insuffizienz**

Hormondefizit	Hormonersatz
ACTH	Hydrocortison (10 – 20 mg vormittags, 5 – 10 mg nachmittags)
TSH	L-Thyroxin (0,075 – 0,125 mg täglich)
FSH/LH	*Männer*: Testosteronenantat (250 mg i. m. jede dritte Woche) ggf. Testosteron-Pflaster als Alternative *Frauen*: Östrogen (Substitution mit z. B. Dreiphasen-Präparaten)
GH	s. Text (S. 296)

makotherapie sind das Prolaktinom und das STH-produzierende Adenom, das bei Erwachsenen zur Akromegalie führt – für beide Adenom-Typen sind hypothalamische Statine bekannt, die pharmakologisch imitiert werden können und als wachstumshemmende Substanzen zum Einsatz kommen (Dopaminagonisten für das Prolaktinom, Somatostatin-Analoga beim STH-produzierenden Adenom). Bei dem Syndrom der inadäquaten ADH-Sekretion (Antidiuretisches Hormon) wird pharmakotherapeutisch versucht, die Wirkung des Hormons an der Niere zu blockieren.

Evidenzbasierte Therapie hypophysärer Störungen

HVL-Insuffizienz

ACTH-Mangel: Substitutionstherapie kortikotrope Achse

Die Regulation der kortikotropen Achse ist in Abb. 7.**13** dargestellt.
Ein hypophysär bedingter **Cortisolmangel** wird üblicherweise durch die Gabe von 15 mg Hydrocortison kurz nach dem Aufstehen und 5 mg am späten Nachmittag (z. B. 18.00 Uhr) behandelt. Diese Dosisverteilung soll die zirkadiane Rhythmik der Cortisolsekretion simulieren. Einige Patienten brauchen noch zusätzlich 5 mg um die Mittagszeit oder in den frühen Nachmittagsstunden, andere hingegen benötigen eine niedrigere Dosierung als die zuerst genannte. Die Entscheidung über die angemessene Dosierung wird im Wesentlichen klinisch gestellt, z. B. anhand der allgemeinen Leistungsfähigkeit, des Blutdruckverhaltens oder anhand von Zeichen der Überdosierung (Stigmata des Cushing-Syndroms, vgl. dort). In problematischen Fällen können wiederholte Cortisolbestimmungen im Plasma über den Tag verteilt (Cortisol-Tagesprofil) hilfreich sein.

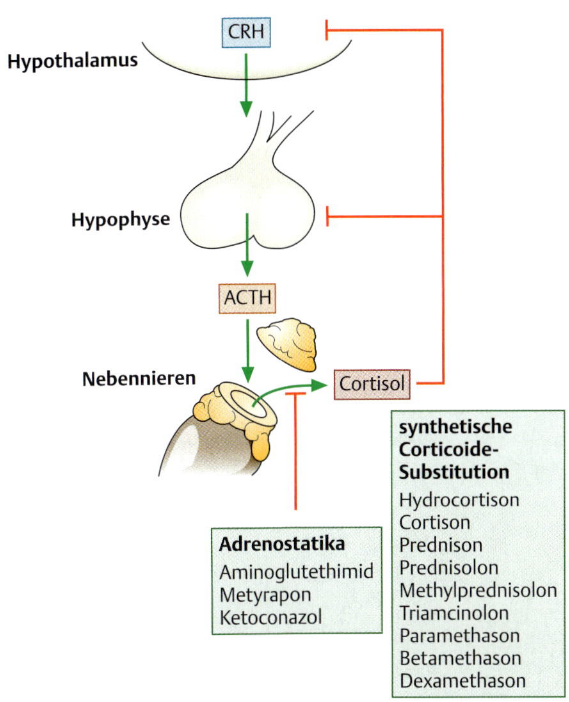

Abb 7.**13** **Kortikotrope Achse und ihre Rückkopplungsmöglichkeiten sowie therapeutische Angriffspunkte**

> *Alle Patienten mit einem Cortisolmangel müssen einen Cortison-Ausweis bei sich tragen.*

Bei psychischem oder physischem Stress inkl. Fieber oder Krankheit sollte die Cortisondosis erhöht werden, und zwar entsprechend einem Hydrocortisonäquivalent von 20 mg alle sechs bis acht Stunden (Tab. 7.**14**). Bei parenteraler Verabreichung sollten 100 mg Hydrocortison als Kurzinfusion alle zwölf, ggf. auch alle acht Stunden gegeben werden. Generell sollte der Patient darüber aufgeklärt werden, dass er seine orale Dosierung in Stresssituationen verdoppelt bzw. verdreifacht und bei Erbrechen sofort den Arzt aufsucht. Ferner sollte der Patient zur Sicherheit eine Dexamethasonspritze (4 mg) für die intramuskuläre Injektion zur Verfügung haben.

TSH-Mangel: Substitutionstherapie thyreotrope Achse

Die thyreotrope Achse ist in Abb. 7.**14** dargestellt.
Eine hypophysär bedingte Hypothyreose wird im Wesentlichen durch die orale Gabe von Levothyroxin in einer Dosierung von 75 bis 150 µg einmal am Tag behandelt. Die Dosierung wird entsprechend der klinischen Symptomatik angepasst, erfahrungsgemäß sollten die freien Schilddrüsenhormonspiegel (fT4 und fT3) im mittleren bis oberen Normbereich liegen. Die Bestimmung von TSH im Serum bei einem Patienten mit sekundärer oder tertiärer Hypothyreose ist nicht sinnvoll.

Gonadotropin-Mangel: Substitutionstherapie gonadale Achse

Die gonadotrope Achse ist in Abb. 7.**15** gezeigt. Indikationen zur Substitutionstherapie sind im Kapitel 7.5.4 (S. 313) aufgelistet, wobei auch hypophysär bedingte Störungen Erwähnung finden (insbesondere der hypogonadotrope Hypogonadismus bei Frau [S. 313] und Mann [S. 314]). Die Substitutionstherapie erfolgt je nach Indikation mit Östrogenen, Progestagenen, Androgenen oder Gonadotropinen.

Tab. 7.**14** **Cortisol-Substitution in Belastungssituationen**

geringe Belastung: z. B. Klimaumstellung, Erkältungskrankheit, etwa 40 mg Hydrocortison/Tag
mittelgradige Belastung: z. B. hohes Fieber, schwere Infektionskrankheit, Operation in Lokalanästhesie, etwa 50 – 100 mg Hydrocortison/Tag
starke Belastung: z. B. schwerer Unfall, Operation, Geburt, etwa 100 – 300 mg Hydrocortison/Tag

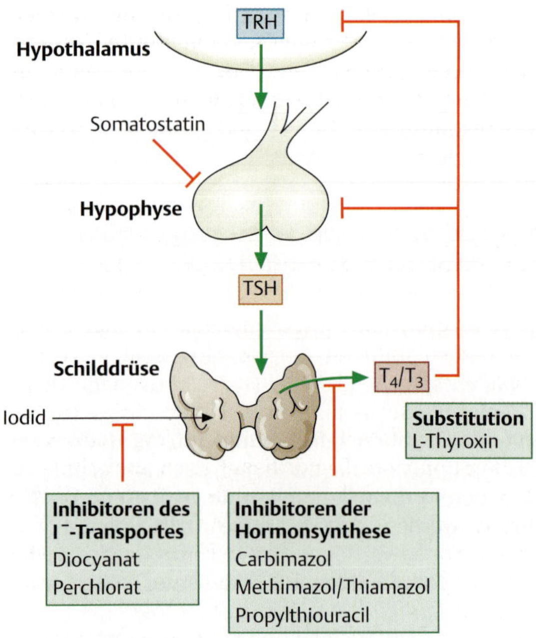

Abb. 7.**14** **Thyreotrope Achse und ihre Rückkopplungen sowie therapeutische Angriffspunkte**

Somatotropin-Mangel: Substitutionstherapie somatotrope Achse

Die somatotrope Achse ist in Abb. 7.**16** dargestellt.

Substitutionstherapie bei Kindern. Bei Kindern ist ein Wachstumshormonmangel eine klare Indikation zur Behandlung. Wachstumshormon wird meist einmal täglich vor dem Zubettgehen subkutan injiziert. Die empfohlene Dosierung beginnt bei Kindern mit 0,1 mg/kg Körpergewicht pro Woche, das entspricht 0,025 mg/kg Körpergewicht pro Tag mit einer maximalen Dosierung von 0,3 mg/kg Körpergewicht pro Woche bzw. 0,04 mg/kg Körpergewicht pro Tag. Die Dosis wird entsprechend der klinischen Wirksamkeit angepasst.
Die direkte Applikation von GHRH bei wachstumshormondefizienten Kindern kann einmal oder zweimal täglich bzw. durch eine pulsatile subkutane Injektion erfolgen. Eventuelle Vorzüge und Nachteile dieser verschiedenen Applikationsarten müssen noch in weiteren klinischen Studien evaluiert werden.
Bei Kindern und Jugendlichen sollte die Behandlung mit Wachstumshormon von einem Kinderendokrinologen begleitet und in ca. halbjährigen Intervallen kontrolliert werden.

Substitutionstherapie bei Erwachsenen. Bei Erwachsenen kann im Falle eines gesicherten Wachstumshormonmangels und metabolischen sowie psychischen Veränderungen das Hormon substituiert werden. Kontraindikationen sind eine Neoplasie, ein erhöhter intrakranieller Druck, ein unkontrollierter Diabetes mellitus sowie eine Retinopathie. Die Therapie sollte mit einer abendlichen subkutanen Dosis von 0,15 – 0,2 mg begonnen und dann alle 4 – 8 Wochen hochtitriert werden (Maximaldosis 1,5 mg/Tag), mit dem Ziel, den IGF-1-Spiegel in den unteren bis eher mittleren alteradjustierten Normalbereich einzustellen.

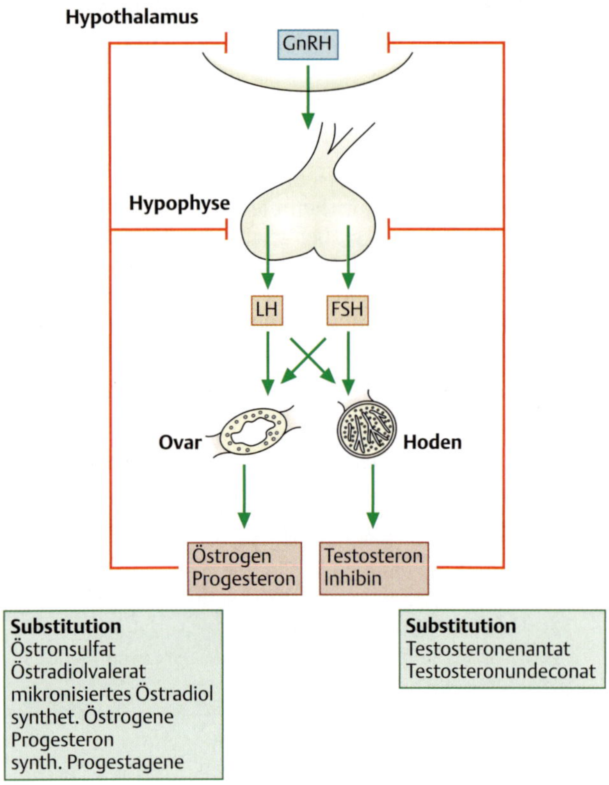

Abb. 7.**15** **Gonadotrope Achse und ihre Rückkopplungen sowie therapeutische Angriffspunke**

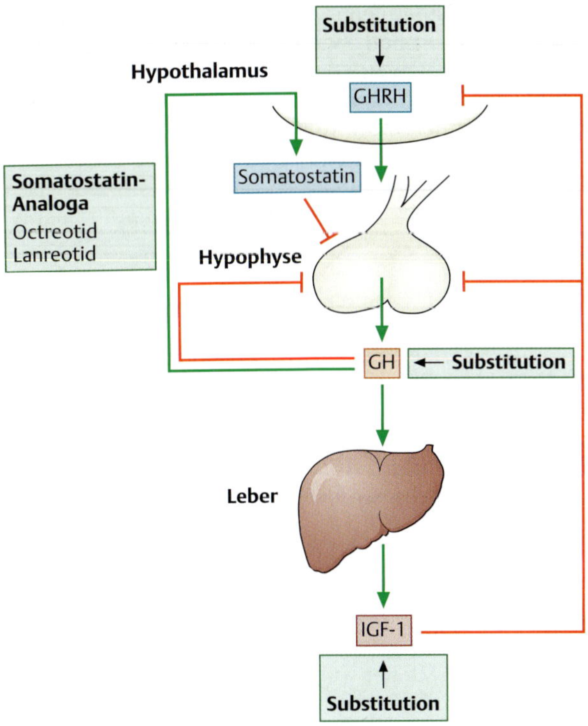

Abb. 7.**16** **Somatotrope Achse und ihre Rückkopplungen**

Therapie des Prolaktinoms

Eine Hyperprolaktinämie ist die häufigste durch den HVL verursachte Störung; sie wird häufig durch ein hormonaktives Adenom (Prolaktinom) verursacht. Die Kontrolle der Prolaktinfreisetzung ist in Abb. 7.**17** dargestellt. Die Prolaktinome wachsen langsam und bleiben u. U. lange Zeit lang symptomlos. Die häufigste klinische Folge einer Hyperprolaktinämie ist ein Hypogonadismus mit Menstruationsstörungen bei Frauen bzw. Libidoverlust bei Männern. Der Hypogonadismus kann sowohl Folge einer mechanischen Beeinträchtigung der gonadotropen HVL-Funktion durch den Tumor als auch eine direkte Wirkung von Prolaktin sein. Prolaktin kann die Sekretion von GnRH und LH/FSH inhibieren und die gonadale Steroidgenese supprimieren. Infolge des Tumorwachstums kann es darüber hinaus zu einem Ausfall weiterer hypophysärer Regelkreise sowie zu Gesichtsfeldstörungen (Kompression des Chiasma opticum) kommen.

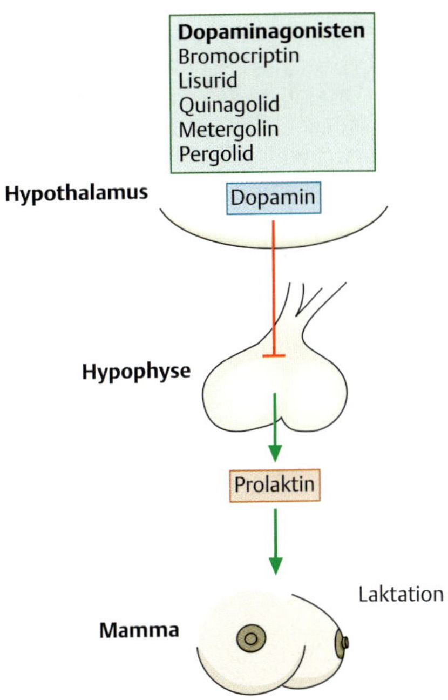

Abb. 7.**17** **Regulation der Prolaktinfreisetzung aus der Hypophyse.** Die Prolaktinfreisetzung kann pharmakologisch durch Dopaminagonisten inhibiert werden.

Ziel der Therapie ist es, die hormonale Hypersekretion zu normalisieren, die Tumormasse zu verkleinern und damit visuelle Ausfälle und andere tumorbedingte Symptome zu reduzieren; außerdem sind sekundäre Beeinträchtigungen anderer Hypophysenachsen zu normalisieren. Dieses Ziel wird meist durch Dopaminagonisten erreicht (siehe Tabelle 18).

Ein Prolaktinom wird zunächst immer erst medikamentös behandelt.

Dopaminagonisten. Das semisynthetische Ergot-Alkaloid **Bromocriptin** ist ein oral aktiver Dopaminagonist, der erstmalig 1971 in der Therapie der Hyperprolaktinämie bei Prolaktinomen eingesetzt wurde. In den folgenden Jahren haben zahlreiche Studien die Effektivität von Dopaminagonisten belegt ✓✓: sie senken nicht nur den Prolaktinspiegel im Serum, sondern reduzieren auch die Tumorgröße. Hierdurch werden gleichzeitig die Gesichtsfeldstörungen (und eventuelle Symptome seitens anderer Hirnnerven bzw. Hirnabschnitte) sowie die gonadalen Funktionen gebessert.
Studien haben gezeigt, dass die medikamentöse Therapie besser als die chirurgische Intervention ist ✓✓, letztere sollte daher nur noch bei schweren Gesichtsfeldstörungen oder Tumoren, die medikamentös therapierefraktär sind, eingesetzt werden. Die Effektivität der Dopaminagonisten (Tab. 7.**15**) ist von der Dosis und der Therapiedauer abhängig, darüber hinaus auch von der Tumorgröße und der Dopaminrezeptor-Dichte das Adenoms. In der Regel ist eine Dauertherapie erforderlich,

Tab. 7.**15** **Dopaminagonisten zur Behandlung der Hyperprolaktinämie**

Präparat (Genericum)	**Dosierung** (mg)	**Einnahme-Intervall**
Bromocriptin	1,25–30	1–2-mal/Tag
Lisurid	0,2–2,6 0,2–2,6	2–3-mal/Tag 2–3-mal/Tag
Quinagolid	0,075–0,75	1-mal/Tag
Cabergolin	0,25–1,0	2–4-mal/Wo.
Metergolin	4–16	3-mal/Tag
Pergolid	0,05–0,25	1-mal/Tag

ansonsten kommt es rasch zu einem erneuten Wachstum des Tumors und damit zu einem erneuten Anstieg des Prolaktinspiegels. Alle Dopaminagonisten binden direkt an neuronale und hypophysäre Dopamin-2-(D2-)Rezeptoren. Die Therapie wird üblicherweise in einer niedrigen Dosierung begonnen, z. B. 2,5 mg Bromocriptin.

Nebenwirkungen. Die häufigsten Nebenwirkungen der Dopaminagonisten sind *Übelkeit* und *orthostatische Hypotension*, letztere kann häufig durch Einnahme vor dem Zubettgehen und eine langsame Dosissteigerung (alle drei Tage über ein bis zwei Wochen) vermieden werden. Seltene Nebenwirkungen sind Kopfschmerzen, Müdigkeit, verstopfte Nase, krampfartige Bauchschmerzen und Verstopfung. Vereinzelt sind auch Halluzinationen und Psychosen beschrieben worden (< ca. 1), die nach Absetzen der Therapie verschwanden. Ein begleitender Alkoholkonsum sollte möglichst vermieden oder nur im geringen Maße erfolgen, da einige Patienten hierdurch vermehrt Nausea und abdominelle Beschwerden haben. Es gibt einige Hinweise dafür, dass die Nebenwirkungsrate bei den lang wirkenden Dopaminagonisten geringer ist als bei Bromocriptin. Möglicherweise spielt in diesem Zusammenhang der First-Pass-Effekt von Bromocriptin eine Rolle, da intravaginal verabreichtes Bromocriptin bei Frauen nebenwirkungsärmer ist und den Prolaktinspiegel gleichermaßen effektiv senkt.

Typische Therapieschemata mit Dopaminagonisten sind in Tab. 7.**15** zusammengefasst. Da die im Rahmen der Hyperprolaktinämie entstandene gonadotrope Insuffizienz durch die medikamentöse Therapie häufig gebessert werden kann, sollte zunächst vor einer eventuellen zusätzlichen Hormonsubstitution (Östrogene/Testosteron) der Effekt einer längerfristigen Senkung des Prolaktinspiegels abgewartet werden.

Fallbeispiel 7.6: Prolaktinom

Anamnese: In die Neurochirurgie wird ein 54-jähriger Patient mit einer riesigen (im Durchmesser 5 – 6,5 cm messenden) intrakraniellen Raumforderung zur Operation eingewiesen (**Abb. Fall 7.6**). Der Patient hat starke Kopfschmerzen, Sehstörungen und ausgeprägte Stimmungsschwankungen. Aus diesem Grund war bereits einige Wochen zuvor eine medikamentöse antidepressive Therapie begonnen worden, außerdem hatte der Patient sich längere Zeit stationär in einer psychiatrischen Klinik befunden.

Befund: Die Laborparameter weisen auf eine gering ausgeprägte sekundäre Hypothyreose sowie einen hypogonadotropen Hypogonadismus hin. Die Cortisolwerte sind unauffällig. Die Prolaktinwerte betragen 5700 ng/ml. Es wird die Diagnose eines Makroprolaktinoms gestellt.

Therapie: Der Patient wird nicht operiert, sondern hoch dosiert mit einem Dopaminagonisten behandelt. Hierunter kommt es zu einer rasanten, innerhalb von wenigen Tagen eintretenden Verbesserung der Sehstörung und der Kopfschmerzen. Nach wenigen Tagen kann der Patient wieder mobilisiert werden.

Die darauffolgenden zwei bis drei Monate hält der Verbesserungstrend ungebrochen an: Der Prolaktinspiegel fällt rasch ab und erreicht nach drei Monaten Therapie den Normbereich. Es kommt zu einer drastischen Größenreduktion der intrakraniellen Raumforderung bis auf 1,5 – 2 cm. Nach sechs Monaten ist die Raumforderung auf ca. 1 cm zusammengeschrumpft. Der Prolaktinspiegel liegt unterhalb von 10 ng/ml, die sekundäre Hypothyreose hat sich normalisiert. Der sekundäre Hypogonadismus bleibt jedoch bestehen, aus diesem Grund wird eine Testosteronsubstitutionstherapie alle drei Wochen begonnen. Es kommt zu einer deutlichen Verbesserung der Stimmung sowie der Leistungsfähigkeit; nach sechs Monaten nimmt der Patient keine Antidepressiva mehr ein. Den Dopaminagonisten verträgt er gut, Übelkeit oder orthostatische Dysregulation sind im Verlauf der Behandlung zu keinem Zeitpunkt aufgetreten.

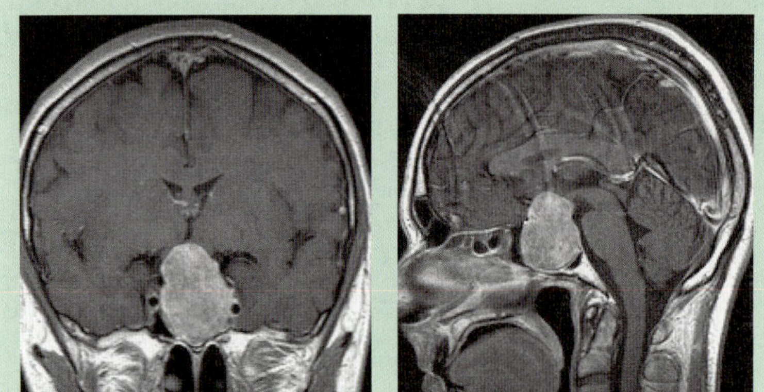

Abb. Fall 7.**6** **Prolaktinom.** Koronare (a) und sagittale (b) MRT-Aufnahme nach KM-Gabe.

Therapie der Akromegalie

Man unterscheidet kausale und symptomatische Therapieansätze:

- Kausal wird ein STH-produzierendes Adenom zunächst operativ exstirpiert; ein eventueller Resttumor kann dann mit Somatostatin-Analoga nachbehandelt werden. Fall die Somatostatinanaloga-Therapie nicht zu einer Senkung des IGF-1-Spiegels in den altersbezogenen Normbereich führt, kann eine Kombination mit Bromocriptin in einigen Fällen hilfreich sein. Die Somatostatin-Analoga können auch präoperativ zur Verkleinerung der Tumormasse eingesetzt werden.
- Die im Rahmen einer Akromegalie auftretenden Symptome (Hypertonie, Hyperglykämie) werden – sofern die kausale Behandlung zu keiner ausreichenden Besserung führt – symptomatisch behandelt.

Somatostatin-Analoga. Somatostatin ist ein 14 Aminosäuren langes zyklisches Peptid, das die Freisetzung von Wachstumshormon hemmt: Die intravenöse Gabe von Somatostatin führt zu einer prompten Reduktion des Wachstumshormonspiegels im Serum. Da Somatostatin nur eine sehr kurze Halbwertzeit (< 3 Minuten) hat, kann es im klinischen Alltag nicht eingesetzt werden; für therapeutische Zwecke wurden länger wirksame Analoga entwickelt: **Octreotid** ist ein 8 Aminosäuren langes zyklisches Peptid mit einer Halbwertszeit im Serum von ca. 90 Minuten. Octreotid supprimiert die Wachstumshormonfreisetzung bei gesunden und akromegalen Individuen über acht Stunden hinweg und länger, sodass es zu einer Reduktion des Wachstumshormonspiegels und auch des IGF-1 kommt. Octreotid wirkt 20-mal effektiver als Somatostatin und blockiert auch deutlich selektiver die Insulinfreisetzung.

Innerhalb der ersten 3 Stunden nach Octreotid-Gabe kann es zu einer postprandialen Hyperglykämie kommen.

Octreotid wird seit 1984 eingesetzt; ca. 90% der behandelten Patienten zeigen deutliche Verbesserungen der klinischen Symptome; eine Normalisierung der IGF-1-Spiegel wird in ca. 75% der Fälle erreicht ✓. Häufig kommt es auch zu einer deutlichen Verbesserung bzw. einem Verschwinden der Kopfschmerzen, die Patienten mit Akromegalie meist dramatisch beeinträchtigen ✓. Darüber hinaus werden Apnoe-Phasen bei akromegalen Patienten mit einem Schlaf-Apnoe-Syndrom deutlich reduziert. Wie bei den Dopaminagonisten ist das klinische Ansprechen von Octreotid wahrscheinlich von der Dichte der Somatostatin-Rezeptoren (SSTR2 und 5) des entsprechenden Adenoms abhängig. Die empfohlene Dosierung beträgt 100 µg alle acht Stunden, bei einigen Patienten genügen auch 50 µg dreimal am Tag. Andere wiederum benötigen bis zu 1500 µg täglich. Die Applikation erfolgt subkutan; bei Ineffizienz profitieren einzelne Patienten von einer kontinuierlichen subkutanen Applikationsweise.
Octreotid-LAR ist eine vergleichbar wirksame Depot-Form des Octreotids, die alle 4 Wochen in einer Dosierung von 10 – 30 mg i. m. gegeben wird.

Lanreotid ist ein bisher in Deutschland nicht zugelassenes weiteres Somatostatin-Analogon, das sich durch eine längere Halbwertszeit als Octreotid auszeichnet. Lanreotid wird entsprechend nur alle 10 bis 14 Tage verabreicht (30 mg i. m.) und reduziert effektiv die Serumspiegel von Wachstumshormon und IGF-1 ✓.

Nebenwirkungen. Somatostatin-Analoga vermindern die Kontraktilität der Gallenblase und erhöhen damit das Risiko von Gallensteinen. Fast 20 % aller behandelten Patienten entwickeln Konkremente in der Gallenblase. Ein geringer Teil wird symptomatisch und muss cholezystektomiert werden. Zudem hemmen sie die endokrine und exokrine Pankreassekretion. Bei ca. 30 % der Patienten kommt es unter der Therapie zu Übelkeit, Durchfalls sowie eine Malabsorption von Fett. Meist sind diese Nebenwirkungen nur vorübergehend und innerhalb von zwei Wochen vorbei. Andere Nebenwirkungen können sein: milde Glucoseintoleranz, asymptomatische Bradykardie, Erniedrigung der Thyroxinspiegel und lokale Probleme an den Injektionsorten.

Wachstumsrezeptor-Antagonisten. Sofern eine Operation oder Strahlentherapie keinen ausreichenden Erfolg hat oder eine adäquate Behandlung mit Somatostatin-Analoga die IGF-1-Konzentration nicht normalisiert, können neuerdings Wachstumsrezeptor-Antagonisten eingesetzt werden, z. B: **Pegvisomant**. Pegvisomant blockiert die Signal-aktivierende Rezeptor-Dimerisierung und damit IGF-1-Bildung. Eine tägliche Injektion von 20 mg normalisiert den IGF-1-Spiegel im Plasma bei über 90 % der Patienten ✓. Langzeit-Beobachtungen liegen noch nicht vor.

Sonstige HVL-Adenome

Zur Zeit gibt es keinen effektiven, direkt auf hypophysärer Ebene angreifenden medikamentösen Ansatz zur Behandlung eines Morbus Cushing oder von Adenomen, die Gonadotropine und Thyreotropin produzieren.

Therapie des zentralen Diabetes insipidus

Eine Insuffizienz des Hypophysenhinterlappens, d. h. ein zentraler Diabetes insipidus, hat zahlreiche mögliche Ursachen (Tab. 7.**16**) Der HHL kann wie der HVL durch einen expandierenden Tumor mechanisch beengt werden, darüber hinaus kann die Insuffizienz Folge eines chirurgischen Eingriffs oder einer Strahlentherapie sein. Der zentrale Diabetes insipidus ist durch eine exzessive Polyurie gekennzeichnet, da der Urin infolge des AVP-Mangels nicht konzentriert werden kann. Diagnostisch wird die Erkrankung durch die Persistenz eines hochgradig *un*konzentrierten Urins auch in Anwesenheit von starken osmotischen oder nichtosmotischen Stimuli verifiziert (z. B. Durstversuch); für die Diagnose eines zentralen Diabetes insipidus muss ferner eine primäre Resistenz der Niere gegen zirkulierendes Vasopressin (renaler Diabetes insipidus) ausgeschlossen sein; entsprechend muss die Urinosmolalität nach Vasopressingabe ansteigen.

Die **Therapie** der Hypophysenhinterlappeninsuffizienz besteht in der Substitution von AVP. Vasopressin selbst

Tab. 7.**16 Ursachen eines Diabetes insipidus**

kongenitaler Diabetes insipidus
familiär (autosomal dominant)
Septo-optic Dysplasie
familiäre Hypophysenvorderlappeninsuffizienz
kongenitale Zytomegalie-Virus-Infektion
erworbener Diabetes insipidus
idiopathisch
traumatisch
postoperativ
autoimmun
neoplastisch • Kraniopharyngeom • Pinealistumoren • Hypophysentumoren • Lymphome • Meningeome • Metastasen • Germinom
ischämisch • Sheehan's Syndrom • Hirntod
granulomatös • Tuberkulose • Sarkoidose • Histiozytose • Wegener-Granulomatose • Hypophysitis
Infektionen • Tuberkulose • Blastomykose • Syphilis • virale Enzephalitis • bakterielle Meningitis

ist nur kurze Zeit wirksam, so dass es nicht zur Prävention der Nykturie eingesetzt werden kann. Aus diesem Grund wurden länger wirkende Applikationsformen von Vasopressin bzw. Vasopressin-Abkömmlinge entwickelt, z. B. Oxytocin und Desmopressin. Oxytocin verfügt über eine relativ geringe antidiuretische Wirkung, wohingegen **Desmopressin** (DDAVP) eine antidiuretische Aktivität von 8 – 20 Stunden hat. Desmopressin ist das Mittel der Wahl für Erwachsene und Kinder und kann als Nasenspray (kontrolliertere Dosierbarkeit), in Form von Tabletten und parenteral appliziert werden. Am besten wird die Medikation zur Nacht verabreicht, um die Nykturie zu verhindern.

Applikationsformen von Desmopressin. Die übliche Dosis beträgt 5 bis 10 µg *intranasal*, diese Dosis kann auch zweimal täglich verabreicht und jeweils verdoppelt werden. Eine Alternative zum Spray ist ein kleiner *nasaler Katheter*, mit dem geringe Dosierungen gut kalibriert werden können (5 bis 20 µg). Bei der *oralen Applikation* ist nachteilig, dass die Bioverfügbarkeit des Desmopressins und damit auch die Steuerbarkeit sehr gering sind. Die empfohlene Dosis liegt bei der oralen Therapie deutlich höher, man sollte mit 0,05 mg zweimal pro Tag beginnen, die übliche Dosierung beträgt 0,1 bis 0,2 mg ein- bis zweimal täglich. Bei der *subkutanen Injektion* verabreicht man gewöhnlich 1 – 2 µg ein- bis zweimal am Tag.

Nebenwirkungen. Desmopressin erhöht durch selektive Bindung an den Vasopressin(V)2-Rezeptor dosisabhängig die Urinkonzentration und reduziert die Urinmenge. Bei höherer Dosierung können neben einer Wasserakkumulation und Hyponatriämie *Kopfschmerzen* und *Flush-Symptome* auftreten, die nach einer Reduktion der Dosis wieder verschwinden. Zudem kann es vereinzelt zu Bauchkrämpfen, Schwindel, Übelkeit und lokalen Reaktionen an der Nasenschleimhaut kommen.

Therapie der inadäquaten ADH-Sekretion

Das Syndrom der inadäquaten ADH-Sekretion (SIADH) ist klinisch durch die Kombination einer Hyponatriämie mit erniedrigter Serumosmolalität charakterisiert und wird meist durch eine ektope Produktion des Hormons verursacht, z. B. bei einem kleinzelligen Bronchialkarzinom; alternativ kann es durch bestimmte Medikamente zu einer vermehrten Freisetzung von ADH auf hypophysärer Ebene kommen (z. B. durch Carbamazepin, Cyclophosphamid, Vincristin, trizyklische Antidepressiva u. a.). Grundprinzip der **Therapie** ist die adäquate Behandlung der zugrunde liegenden Erkrankung oder eine Vermeidung der auslösenden Faktoren. Pharmakologisch kann versucht werden, die Wirkung von AVP an der Niere zu hemmen, z. B. durch das in Deutschland nicht zugelassene Tetracyclinderivat Demeclocyclin (600 – 1200 mg/Tag). Vasopressin-Antagonisten befinden sich in der klinischen Entwicklung.

7.5.2 Schilddrüsenfunktionsstörungen

Grundlagen

Die klinische Diagnose einer Schilddrüsenfunktionsstörung wird im Wesentlichen durch die Anamnese, körperliche Untersuchung und insbesondere durch die gezielte laborchemische und ggf. sonographische sowie szintigraphische Analyse bestätigt. Besonderes Augenmerk ist auf Veränderungen am Hals (Struma?) und auf Veränderungen an den Augen (Exophthalmus?) im Rahmen einer endokrinen Orbitopathie zu legen.

Epidemiologie. Schilddrüsenstörungen gehören zu den häufigsten Krankheiten und betreffen mehr als 30% der deutschen Bevölkerung.

Ätiologie der Hyperthyreose. Ein Überschuss an Schilddrüsenhormonen im Blut (Thyreotoxikose) ist meist durch eine Überfunktion der Schilddrüse selbst (*primäre Hyperthyreose*) bedingt; differenzialdiagnostisch ist stets an die Möglichkeit einer inadäquaten exogenen Zufuhr von Schilddrüsenhormon zu denken (*Hyperthyreo-*

sis factitia). Die häufigste Ursache einer organisch bedingten Hyperthyreose ist der *autoimmune Morbus Basedow*, bei dem es zu einer Stimulierung der Schilddrüsenhormonproduktion durch zirkulierende Antikörper kommt (Autoantikörper gegen den TSH-Rezeptor). Der Morbus Basedow ist häufig mit einer endokrinen Orbitopathie assoziiert. Eine weitere häufigere Ursache für eine Schilddrüsenüberfunktion ist das *autonome Schilddrüsenadenom* (z. B. im Rahmen einer Jodmangelstruma). Sehr selten ist die *sekundäre Hyperthyreose* (infolge eines hypophysären, TSH-sezernierenden Adenoms oder einer ektopen TSH-Produktion). Klinisch unterscheidet man **drei Schweregrade** der Hyperthyreose: subklinisches (latentes) Stadium, manifestes Stadium und thyreotoxische Krise.

Ätiologie der Hypothyreose. Sie entsteht bei Verlust an funktionstüchtigem Schilddrüsengewebe, z. B. *nach Operation oder Bestrahlung* oder infolge einer *Atrophie* (z. B. autoimmunbedingt). Darüber hinaus gibt es idiopathisch oder genetisch bedingte Funktionsstörungen der Schilddrüse: Die primäre Hypothyreose (*idiopathische Hypothyreose* oder *Myxödem*) ist häufiger bei Frauen als bei Männern und entsteht meist im Alter zwischen 40 und 60 Jahren. In 80 % der Fälle sind zirkulierende Autoantikörper gegen die Schilddrüse nachweisbar (*autoimmune Thyreoiditis*), außerdem finden sich häufig „Overlap"-Syndrome mit anderen Autoimmunerkrankungen.
Die *sekundäre Hypothyreose* ist durch einen Mangel an TSH bedingt (z. B. im Rahmen eines Hypophysenadenoms).
Klinisch unterscheidet man wie bei der Hyperthyreose drei Schweregrade: subklinisches (latentes) Stadium, manifestes Stadium und hypothyreote Krise.

Therapeutische Implikationen bei Schilddrüsenfunktionsstörungen. Primär sollten alle möglichen Ursachen und Auslöser einer Schilddrüsenfunktionsstörung vermieden werden; pharmakologische Ansatzpunkte bei der Hyerthyreose betreffen darüber hinaus die Hemmung der Schilddrüsenhormonsynthese und -freisetzung; bei der Hypothyreose wird Hormon substituiert.

Evidenzbasierte Therapie der Schilddrüsenfunktionsstörungen

Therapieziel. Primäres Therapieziel bei allen Schilddrüsenfunktionsstörungen ist die Besserung der klinischen Symptome durch Normalisierung der freien Serumspiegel von T3, T4 und TSH. Eine kausale Therapie der auslösenden Ursachen ist im Allgemeinen nicht möglich. So ist zur Zeit z. B. keine kausale Behandlung des Morbus Basedow bekannt. Dementsprechend sind die eingesetzten Therapien bei der Thyreotoxikose und insbesondere auch bei den ophthalmologischen Manifestationen palliativ.

Nichtmedikamentöse Therapie der Hyperthyreose

Verschiedene ablative Verfahren kommen zum Einsatz, nämlich die Radiojod- bzw. Strahlentherapie oder die Operation. Indikationen zur **Radiojodtherapie** sind ein Rezidiv einer Hyperthyreose nach thyreostatische Therapie oder Strumaresektion und einem Organvolumen < 60 ml; ferner kommt sie bei Kontraindikationen gegen eine Operation und bei Unverträglichkeit von Thyreostatika zum Einsatz. Indikationen für eine **Operation** sind insbesondere eine stark vergrößerte Schilddrüse mit evtl. Lokalsymptomen, Kontraindikationen gegen eine Radiojodtherapie (Kinder, Schwangerschaft), zusätzliche malignomverdächtige Organveränderungen sowie eine medikamentös nicht kontrollierbare, meist jodinduzierte Hyperthyreose.

Pharmakotherapie der Hyperthyreose

Allgemeine Prinzipien der thyreostatischen Therapie. Zahlreiche chemische Substanzen können die Synthese von Schilddrüsenhormonen hemmen. Sie können in verschiedene Klassen eingeteilt werden:
- Substanzen, die den Jodidtransport der Schilddrüse inhibieren;
- Substanzen, die die Synthese und Feisetzung von Schilddrüsenhormonen inhibieren.

Inhibitoren des Jodidtransportes

Inhibitoren des Jodidtransportes sind monovalente Anionen, die den Jodidtransport in die Schilddrüse *kompetitiv* hemmen. Sie sind effektiv, solange die Plasmajodidkonzentration normal oder niedrig ist. Bei einer erhöhten Jodidkonzentration kann trotz Therapie eine Hyperthyreose bestehen bleiben bzw. neu auftreten.
Diocyanat und **Perchlorat** werden klinisch eingesetzt, gehören aber aufgrund ihrer Nebenwirkungen (z. B. aplastische Anämie) nicht in die Routinebehandlung.

Inhibitoren der Hormonsynthese

Die sonstigen thyreostatischen Substanzen inhibieren die Schilddrüsenhormonbildung und -kopplung. Sie können wiederum in drei Klassen eingeteilt werden:
- Thionamide,
- aminohydrocyclische Substanzen und
- substituierte Phenole.

Thionamide.

Pharmakologische Effekte. Thionamide sind die Mittel der ersten Wahl bei der Behandlung der Hyperthyreose. Zu dieser Substanzklasse zählen **Propylthiouracil**, **Thiamazol** bzw. Methimazol und **Carbimazol** (Tab. 7.**17**). Die genannten Substanzen *inhibieren die Oxidation und organische Bindung des Schilddrüsenjodids*. Hierdurch entsteht ein intrathyreoidaler Jodmangel, der eine Erhöhung der T4-Konzentration auf Kosten des biologisch aktiven T3 bedingt, was sich auch in der Serumkonzentration der genannten Hormone „niederschlägt". Zusätzlich

Tab. 7.**17** **Äquivalenz-Dosierungen der Thionamide**

chemische Verbindung	**Initialdosis** (mg/Tag)	**Erhaltungsdosis** (mg/Tag)
Thiamazol	10–40	2,5–10
Carbimazol	15–60	5–15
Propylthiouracil	150–300	50–200

hemmt Propylthiouracil die Konversion von T4 zu T3 in peripheren Geweben. Demzufolge wird Propylthiouracil von manchen Autoren insbesondere bei der schweren Toxikose bzw. hyperthyreoten Krise bevorzugt.
Neuere Studien weisen darauf hin, dass Thionamide möglicherweise auch einen *direkten Einfluss auf die Immunantwort bei Patienten mit autoimmuner Schilddrüsenerkrankung* haben können. Dieser Effekt macht sich innerhalb der Schilddrüse bemerkbar, wo sich die Medikamente innerhalb der Zellen anreichern und zum Beispiel die thyreoidale Antigenexpression sowie die Freisetzung von Prostaglandinen und Zytokinen hemmen. Ferner scheinen Thionamide die Entstehung von Sauerstoffradikalen in T- und B-Zellen zu inhibieren. Die klinische Relevanz und funktionale Bedeutung dieser immunsuppressiven Wirkung für den klinischen Verlauf des Morbus Basedow und die Höhe von Autoantikörpern ist noch völlig unklar.
Die Thionamide sind plazentagängig (Methimazol scheinbar mehr als Propylthiouracil) und können hierdurch die *Schilddrüsenfunktion beim Foetus inhibieren.* Die Dosierung bei schwangeren Frauen sollte daher so gewählt werden, dass die Schilddrüsenhormone der Mutter im oberen Normbereich liegen; weitere Details siehe Tab 7.**17**.

Klinische Effekte. Meist kommt es unter einer Thionamid-Therapie zu einer deutlichen Verbesserung von klinischen Symptomen, insbesondere von inneren Unruhezuständen, Palpitationen und Leistungsschwäche; eine Gewichtszunahme beginnt in der Regel nach zwei Wochen. Komplett in Remission ist die klinische Symptomatik in der Regel nach ca. sechs Wochen. Die Schilddrüsenhormonspiegel normalisieren sich, wobei die fT3-Konzentration zunächst leicht erhöht bleiben kann. Dies könnte ein Grund dafür, warum sich die TSH-Konzentration im Serum meist erst nach mehreren Monaten normalisiert.

Pharmakokinetische Aspekte. Die Halbwertszeit von Propylthiouracil (PTU) im Plasma beträgt ca. $1^1/_2$ Stunden, diejenige von Methimazol ca. 6 Stunden. Beide Substanzen akkumulieren innerhalb der Schilddrüse, sodass eine Einzeldosis von 30 mg Methimazol eine über 24 Stunden andauernde antithyreoidale Wirkung entfalten kann. Aus diesem Grund wird bei der milden bis moderaten Hyperthyreose nur *eine* tägliche Gabe von Methimazol empfohlen. Die initiale Dosierung von Propylthiouracil beträgt in der Regel 200 mg per os alle acht Stunden, die äquivalente Dosierung von Methimazol 20 mg alle zwölf Stunden. Carbimazol wird zu Methimazol.

Latenz bis zum Wirkungseintritt. Der klinische Effekt einer medikamentösen Therapie wird häufig erst nach einigen Tagen bemerkbar, da die Thionamide zwar die Schilddrüsenhormon*synthese*, aber nicht deren Freisetzung hemmen. Der klinische Effekt der Thionamide tritt also erst ein, wenn die Hormonspeicher der Schilddrüse entleert und bereits freigesetztes T3 und T4 „verbraucht" sind. Die Latenz bis zum Wirkungseintritt wird aus diesem Grunde durch die Halbwertszeiten von T3 und T4 mitbestimmt, ferner sind von Bedeutung:
- die Menge an Hormon, die vor Beginn der Therapie in der Schilddrüse vorhanden war,
- die Freisetzungsgeschwindigkeit der Schilddrüsenhormone und selbstverständlich
- die Effektivität der durch die Thionamide erzielten Blockade der Hormonsynthese.

Besonders lang ist die Latenzzeit bei Schilddrüsen, die reich an Jod sind (insbesondere bei der Jod-induzierten Hyperthyreose): in diesen Fällen kann es vier Wochen bis mehrere Monate dauern, bis ein Effekt erkennbar wird. Bei der Jod-induzierten Hyperthyreose ist aus diesem Grund meist eine höhere Dosierung der Thionamide notwendig, siehe Tab. 7.**18**.

Indikationen für eine Kombinationstherapie mit Schilddrüsenhormonen. Kommt es bei einem Morbus Basedow unter einer Monotherapie mit Thionamiden zu einer Normalisierung der Schilddrüsenhormone, wird von den meisten deutschsprachigen Autoren eine Kombination mit Schilddrüsenhormonen empfohlen. Möglicherweise ist hierunter die immunsuppressive Wirkung stärker und die Rezidivrate geringer. Die Literatur hierzu ist allerdings spärlich und z.T. widersprüchlich. In jedem Fall bietet die Kombinationstherapie eine größere Sicherheit gegenüber einer medikamentös induzierten Hypothyreose.

Tab. 7.**18** **Dosierungen in der thyreostatischen Therapie am Beispiel der Immunhyperthyreose (Morbus Basedow)**

initiale Therapie geringe klinische Aktivität keine Jodkontamination (Kontrollintervalle: 2 Wochen)	Thiamazol: 10–30 mg/Tag oder Carbimazol: 15–30 mg/Tag oder PTU: 100–300 mg/Tag
hohe klinische Aktivität und/oder höhere Jodexposition (Kontrollintervalle: 2 Wochen)	Thiamazol: 20–40 mg/Tag oder Carbimazol: 30–60 mg/Tag oder PTU: 200–500 mg/Tag
Dauertherapie (ca. 12 Monate) (Kontrollintervalle: 6–10 Wochen)	Thiamazol: 2,5–10 mg/Tag oder Carbimazol: 5–15 mg/Tag oder PTU: 50–150 mg/Tag Ziel: Euthyreose (TSH 0,3–1 mU/ml)
Auslassversuch • bei Remission • bei Rezidiv	 Kontrolle ca. 3–4 Monate ablative Therapie

Die thyreostatische Therapie des Morbus Basedow ist nicht beendet, wenn die Schilddrüsenhormonspiegel im Serum normalisiert sind.

Therapiedauer. Die angemessene Therapiedauer beim Morbus Basedow ist ein weiterer Gegenstand wissenschaftlicher Diskussionen. Grundsätzlich besteht Einigkeit darüber, dass die antithyreoidale Behandlung mindestens 6, eher 12 Monate nach Erreichen einer Euthyreose fortgeführt werden sollte. Die Rezidivrate nach Absetzen der Therapie ist höher bei Patienten mit einer initial hohen Konzentration an zirkulierenden Anti-TSH-Rezeptor-Antikörpern. Günstige Faktoren für eine Langzeitremission sind eine alleinige T3-Toxikose, eine initial kleine Schilddrüse, eine Abnahme der Schilddrüsengröße unter der Therapie und eine Normalisierung der TSH-Konzentration. Falls ein Rezidiv entsteht, werden 75% der betroffenen Patienten bereits innerhalb der ersten drei Monate nach Absetzen der Thyreostatika symptomatisch, die restlichen innerhalb der ersten sechs Monate. In dieser Zeit sollten die klinischen und laborchemischen Kontrollen also engmaschiger erfolgen. Die ersten laborchemischen Zeichen eines Rezidivs sind eine Supprimierung des Serum-TSH und eine Erhöhung der fT3-Konzentration.

Nebenwirkungen. Toxische Nebenwirkungen treten dosisabhängig nur bei einer kleinen Zahl von Patienten unter einer Thionamid-Behandlung auf, sodass die niedrig dosierte thyreostatische Therapie im Allgemeinen gut vertragen wird.

Eine Agranulozytose ist selten ($< 1\%$), aber potenziell lebensbedrohlich.

Die Agranulozytose tritt meist innerhalb der ersten Wochen und Monate einer Behandlung in Erscheinung und wird begleitet von Fieber und einer Hals-/bzw. Rachenentzündung. Die Patienten sollten vor Beginn der Therapie explizit auf diese Komplikation hingewiesen werden, damit sie bei Auftreten der genannten Erstsymptome sofort die Therapie beenden und ihren betreuenden Arzt benachrichtigen. Diese Vorsichtsmaßnahme ist wichtiger als die regelmäßige Bestimmung der Leukozytenzahlen, da sich eine Agranulozytose sehr schnell entwickeln kann, z. B. innerhalb von ein bis zwei Tagen.
Im Falle einer Therapie-induzierten Agranulozytose müssen die Thionamide sofort abgesetzt werden; ferner muss der Patient Antibiotika und G-CSF (Granulocyte-Colony-Stimulating-Factor) erhalten, um eine Erholung der supprimierten Blutzell-Reihen zu stimulieren. Da Patienten mit einer stattgehabten Agranulozytose bei einer erneuten Thionamid-Therapie ein erhöhtes Risiko einer blastomatösen Transformation von Lymphozyten tragen, darf keine erneute Thionamid-Therapie begonnen werden. Um Veränderungen der Leukozytenzahlen erkennen zu können, muss vor Beginn der Therapie ein Differenzialblutbild durchgeführt werden.
Weitere Nebenwirkungen einer Thionamid-Therapie sind *Hautausschläge* (ca. 10%), seltener *Arthralgien, Myalgien, Neuritis, Hepatitis, Cholestase* und noch seltener *Lebernekrose, Thrombozytopenie, Veränderungen der Haarfarbe, Geschmacksverlust, Vergrößerung der Lymphknoten, Ödeme, Lupus-ähnliche Syndrome* und *toxische Psychosen*. Die Mechanismen, die diesen Nebenwirkungen zugrunde liegen, sind völlig unklar; die entsprechenden Symptome verschwinden meist nach Absetzen der Thionamide.
Bei Nebenwirkungen kann ggf. Propylthiouracil gegen Thiamazol und Carbimazol ausgetauscht werden, die beiden zuletzt genannten Substanzen sind hingegen nicht untereinander auszutauschen, da Thiamazol ein Metabolit von Carbimazol ist.

Jod und jodhaltige Substanzen

Jod wird in der Therapie der Hyperthyreose nicht als Monotherapeutikum eingesetzt, sondern als „unterstützendes" Pharmakon: der wesentliche Effekt von Jod in diesem Zusammenhang ist die *Inhibierung der Schilddrüsenhormon-Freisetzung*. Dieser Jod-induzierte Effekt tritt meist rascher in Erscheinung als derjenige der Hormonsynthese-Inhibitoren. Jod ist daher gerade in der Akutphase einer Schilddrüsenfunktionsentgleisung (z. B. in einer toxischen Situation/Thyreotoxikose oder zur Normalisierung der Schilddrüsenparameter vor einer Notfall-Operation) hilfreich, indem es die Sekretionsrate von fT4 sehr schnell senkt. Große Mengen von Jod (einige Milligramm) können darüber hinaus die organische Bindung von Jod in der Schilddrüse passager inhibieren. Diesen Effekt macht man sich ggf. präoperativ zu Nutze, z. B. bei einer dringenden Operation bei manifester Hyperthyreose (Plummerung).
Jod hat in der Behandlung der Hyperthyreose Vor- und Nachteile. Die Anreicherung der Schilddrüsenspeicher mit organischem Jod kann den klinischen Effekt einer nachfolgend durchgeführten Thionamid-Therapie verzögern; außerdem nimmt die mit Jod gesättigte Schilddrüse u. U. wochen- bis monatelang kein weiteres Jod mehr auf, sodass eine Radiojodtherapie für diese Zeit unpraktikabel wird. Ferner kann der relative Jodentzug nach hoch dosierter Jod-Gabe dazu führen, dass die angereicherte Schilddrüse vermehrt Schilddrüsenhormone freisetzt, insbesondere dann, wenn die Hormonsynthese noch nicht effektiv durch die Thionamide blockiert ist. Ferner verliert Jod bei längerer Anwendung gelegentlich seine therapeutische Wirkung, wenn es als Monotherapeutikum eingesetzt wird. Vor Applikation jodhaltiger Kontrastmittel oder Medikamente sind bei einer (latent) hyperthyreoten Stoffwechsellage besondere Kautelen zu beachten, diese sind in Tab. 7.**19** zusammengefasst.

Sonstige Substanzen

Lithiumcarbonat inhibiert ebenso wie Jod die Hormonsekretion, interferiert aber nicht mit der Akkumulation von Radiojod. Lithium wird in einer Dosierung von 300 bis 450 mg alle acht Stunden gegeben, und zwar bei Patienten mit einer Thyreotoxikose, die allergisch gegen Thionamid oder Jodid sind. Ziel ist es, einen Serumspiegel von 1 mÄq/l zu erreichen und aufrecht zu erhalten.

Tab. 7.**19** **Empfohlenes Vorgehen vor Applikation jodhaltiger Kontrastmittel/Medikamente (z. B. Amiodaron) bei latenter oder manifester Hyperthyreose**

Notfallindikation	Serum asservieren zur Bestimmung von TSH und Schilddrüsenhormon – falls aktueller Befund unklar prophylaktische Therapie mit Natriumperchlorat (z. B. 3 × 20 Trpf.) und fakultativ 10 – 20 mg Thiamazol pro Tag; Beginn spätestens 2 – 4 Std. vor Applikation, Dauer ca. 14 Tage – falls Schilddrüsenautonomie und/oder latente bzw. manifeste Hyperthyreose bekannt, prophylaktische Therapie mit Perchlorat (s. o.) und 20 – 80 mg Thiamazol pro Tag, Beginn spätestens 2 – 4 Std. vor Applikation, Dauer ca. 14 Tage; bei Bestätigung der Hyperthyreose Weiterführung der Therapie in angepasster Dosierung; bei Jod-induzierter Hyperthyreose muss Thiamazol hoch dosiert werden (40 – 120 mg/Tag) und ggf. eine frühe Operation erwogen werden.
keine Notfallindikation	Bestimmung von TSH basal und ggf. der Schilddrüsenparamter und weiterer diagnostischer Maßnahmen – Beginn einer o. a. Prophylaxe möglichst 24 Std. vor Applikation des Kontrastmittels

Dexamethason in einer Dosierung von 2 mg alle sechs Stunden inhibiert die Hormonsekretion sowie die periphere Konversion von T4 zu T3; ferner hat es eine immunsuppressive Wirkung. Der hemmende Effekt auf die T4-T3-Konversion summiert sich mit demjenigen des Propylthiouracils, was auf einen unterschiedlichen Wirkmechanismus dieser beiden Substanzen hinweist. Die gleichzeitige Gabe von Propylthiouracil, Jodid und Dexamethason führt bei Patienten mit einer thyreotoxischen Krise entsprechend schnell zu einer Reduktion der Serumkonzentration von T3: nach 24 bis 48 Stunden befindet sich dieser Spiegel meist wieder im Normalbereich.

β-Blocker, insbesondere Propranolol, verbessern nicht nur die klinischen Zeichen einer Thyreotoxikose, sondern inhibieren auch die Konversion von T4 zu T3. Letzteres scheint allerdings nur für unselektive β-Blocker zuzutreffen. Propranolol wird meist in einer relativ niedrigen Dosierung eingesetzt, nämlich 20 bis 80 mg alle sechs bis acht Stunden. Hierunter kommt es meist rasch zu einer deutliche Besserung von innerer Unruhe, Palpitationen und Tremor. Bei Kontraindikationen gegen β-Blocker können auch Calciumantagonisten vom Diltiazem-Typ eingesetzt werden.

Fallbeispiel 7.7: Hyperthyreose

Anamnese: In der Praxis stellt sich eine 42-jährige Patientin vor, die bisher nie krank gewesen sei. In letzter Zeit empfände sie innerliche Unruhe, bei körperlicher Belastung würde sie sehr schnell kurzatmig, z. B. beim Treppensteigen. Teilweise fühle sie ihr Herz pochen. Die Stuhlfrequenz sei mit zwei- bis dreimal pro Tag angestiegen, früher sei sie eher einmal pro Tag zur Toilette gegangen.

Befund: Der körperliche Untersuchungsbefund ist unauffällig bis auf eine Herzfrequenz von 92/Min. und leicht schweißige Händen. Die Schilddrüsenwerte und die TSH-Rezeptor-Antikörper sind erhöht. Für die häufig mit einer immunogenen Hyperthyreose assoziierte endokrine Orbitopathie finden sich bei dieser Patientin keine Anhaltspunkte (einen ausgeprägten Befund einer endokrinen Orbitopathie als sichtbaren Hinweis auf einen Morbus Basedow illustriert **Abb. Fall 7.7**).

Therapie: Die Patientin wird zunächst mit Thiamazol (20 mg/Tag) und niedrig dosiertem Propranolol (4 × 10 mg) behandelt. Hierunter kommt es zu einer deutlichen Besserung der Symptomatik und einer Normalisierung der Schilddrüsenwerte nach drei Wochen. Die Therapie wird mit einer Erhaltungsdosis von 10 mg fortgesetzt und bei stabiler Stoffwechsellage mit 50 μg Levothyroxin kombiniert. Nach einem Jahr wird ein Auslassversuch erfolgreich abgeschlossen.

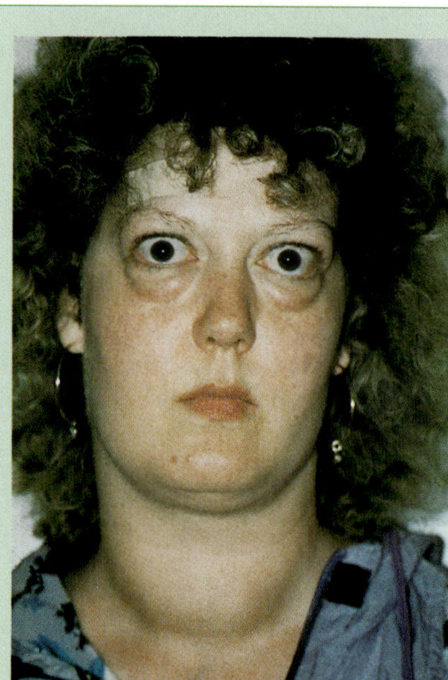

Abb. Fall 7.**7** **Ausgeprägte endokrine Orbitopathie im Rahmen eines Morbus Basedow**

Therapie der thyreotoxischen Krise

Die thyreotoxische Krise ist eine akute lebensbedrohliche Exazerbation einer Hyperthyreose, die eine intensivmedizinische Betreuung notwendig macht und deren Prognose durch eine frühe Thyreoidektomie innerhalb der ersten 48 Stunden nach Stabilisierung des Patienten verbessert werden kann.

Eine thyreotoxische Krise ist die akute klinische Entgleisung einer hyperthyreoten Stoffwechsellage, die nicht unbedingt von der Höhe der Schilddrüsenhormonkonzentration im Blut abhängig ist. Die Therapieprinzipien betreffen Allgemeinmaßnahmen, symptomatische Pharmakotherapie, thyreostatische Behandlung und eine frühe Operation. Die **Allgemeinmaßnahmen** beinhalten wegen eines erhöhten Thrombose- und Infektionsrisikos eine breite antibiotische Abdeckung sowie eine Thromboembolieprophylaxe, zudem eine Kühlung, Sauerstoffgabe und Infusionen zur Deckung des hohen Flüssigkeitsbedarfs (3 – 5 l), zum Ausgleich des Elektrolytverlustes (Diarrhoe und Schwitzen) sowie zur Deckung des erhöhten Kalorienbedarf (ca. 3000 kcal/Tag). Die **symptomatische Pharmakotherapie** beinhaltet die Gabe von Steroiden (z. B. Prednison 50 mg alle 6 – 8 h), eines Betablockers (z. B. Propranolol 1 – 5 mg i. v. oder 40 – 120 mg p. o.) zur Stabilisierung der Herzfrequenz (80 – 100/min) und ggf. von Antiarrhythmika. Die thyreostatische Therapie besteht aus der dreimaligen i. v.-Gabe von 40 – 80 mg Thiamazol. Heutzutage ist man sich einig, dass die Prognose durch eine Frühoperation bzw. Thyreoidektomie innerhalb der ersten 48 Stunden nach Stabilisierung des Patienten verbessert wird.

Therapie der Hypothyreose

Die Ursachen der Hypothyreose sind vielfältig; die Identifizierung und ggf. Beseitigung dieser Ursachen stellt bereits einen kausalen Therapieansatz dieser Erkrankung dar. Hierzu gehört auch die Vermeidung eines Jodmangels (s. Strumatherapie, S. 306). Grundsätzlich wird eine Hypothyreose durch eine Substitutionstherapie mit Schilddrüsenhormonen behandelt. Indikation zur Substitutionstherapie ist bereits das subklinische Stadium Die Diagnose wird laborchemisch gestellt, d. h. die Schilddrüsenhormone befinden sich noch im Normbereich, lediglich die TSH-Konzentration im Serum ist erhöht.

Levothyroxin

Die Behandlung der Hypothyreose, ob primär oder sekundär (siehe oben), erfolgt meist durch das Schilddrüsen-Prohormon, nämlich das Levothyroxin. Ein Vorteil von Levothyroxin ist, dass die periphere Dejodinierung von T4 unbeeinflusst bleibt und so den entsprechenden Bedarf an T3 generieren kann.

Pharmakokinetische Aspekte. Levothyroxin hat eine Halbwertszeit von sieben Tagen und wird relativ langsam absorbiert, so dass es nicht zu hohen Plasmaspiegeln nach Tabletteneinnahme kommt. Aufgrund der langen Halbwertszeit reicht eine Tabletteneinnahme pro Tag aus. Zur individuellen Dosisanpassung gibt es auf dem Markt verschiedene Tablettenformen (von 25 bis 300 µg). Die übliche Dosis von Levothyroxin beträgt ca. 1,4 – 1,6 µg pro kg idealem Körpergewicht pro Tag, was einer Standard-Dosierung von 75 bis 125 für Frauen und 125 bis 200 µg pro Tag für Männer entspricht. Hierunter normalisiert sich in der Regel die TSH-Konzentrationen im Serum innerhalb von 3 Monaten, die fT4-Spiegel befinden sich nach ca. 6 Wochen in einem stabilen Gleichgewicht. In der Phase der Ersteinstellung sind häufige Kontrollen der freien Schilddrüsenhormonspiegel mit dem Ziel der Dosisanpassung *nicht* sinnvoll. Das Ziel der Therapie ist eine Normalisierung des TSH-Spiegels im Serum, was frühestens nach drei Monaten erreicht ist.

Praktisches Vorgehen bei Ersteinstellung. Bei klinischer Diagnosestellung einer primären Hypothyreose besteht die Erkrankung meist schon über längere Zeit und es besteht kein Bedarf, diese Situation akut zu ändern. Die Wiederherstellung der Euthyreose kann daher schrittweise erfolgen, insbesondere dann, wenn der Stoffwechsel des betroffenen Patienten nicht übermäßig belastet werden darf. Die initiale Dosis von Levothyroxin hängt also vom Schweregrad der Hypothyreose, vom Alter und von der allgemeinen Gesundheit des Patienten ab. So kann beispielsweise bei einem jungen und ansonsten gesunden Individuum ohne kardiovaskuläre Veränderungen und einer milden bis moderaten Hypothyreose sofort die volle Ersatzdosis (ca. 1,3 µg/kg Idealgewicht) gegeben werden. Im Gegensatz dazu sollte die Therapie bei älteren Patienten mit einer Herzerkrankung (z. B. einer Angina-pectoris-Symptomatik) in einer geringen Dosierung begonnen (12,5 bis 25 µg Levothyroxin pro Tag) und die Dosis langsam in zwei- bis dreimonatigen Abständen um je 12,5 µg gesteigert werden.

Zeichen der klinischen Wirksamkeit. Das Zeitintervall zwischen Therapiebeginn und dem ersten klinischen Anhalt einer Verbesserung hängt von der applizierten Dosis ab. Ein frühes Zeichen des Wirkungsbeginns bei moderater bzw. schwerer Hypothyreose ist eine gesteigerte Diurese, die zu einem Gewichtsverlust von ca. 2 bis 4 kg führt. Serum-Natrium, Pulsrate und Pulsdruck steigen an, der Appetit verbessert sich und eine Verstopfung kann verschwinden. Im weiteren Verlauf verbessert sich auch die psychomotorische Aktivität, die Geschwindigkeit der Eigenreflexe nimmt zu. Heiserkeit sowie Veränderungen von Haut und Haaren bessern sich hingegen erst nach einigen Monaten.

Hoch dosierte Substitutionstherapie. Selten ist eine akute, hoch dosierte Ersatztherapie indiziert, nämlich bei Patienten mit einer schweren Hypothyreose und akuten Infektionen oder anderen gravierenden Begleiterkrankungen oder bei Entwicklung eines Myxödem-Komas (Tab. 7.**20**). In diesem Fall sollten 500 µg Levothyroxin intravenös verabreicht werden, alternativ ist die Gabe von Liothyronin (T3) in einer Dosierung von 25 µg per os alle 12 Stunden zu erwägen. Beide Therapieschemata erzielen einen initialen klinischen Effekt innerhalb von 24 Stunden. Die parenterale Therapie mit

Tab. 7.**20** **Therapie des hypothyreoten Komas (Myxödem-Komas)**

Intensivüberwachung
bei arteriellem $pCO_2 > 50$ mmHg Intubation und assistierte Beatmung
Glucocorticoide i. v. (z. B. Prednisolon 100 mg innerhalb 3 h, anschließend 10 mg/h bis zur Beseitigung der Bewusstlosigkeit oder Hydrocortison 200 mg in absteigender Dosierung
Levothyroxin 500 µg i. v. (L-Thyroxin-Inject Hening), bis ca. zum 10. Tag 100 µg/Tag i. v.
bei Hypoglykämie 30 %ige Glucose, BZ-Kontrollen, parenterale Ernährung, Volumensubstitution
bei schwerer Hypotonie Volumenersatz, Humanalbumin, ggf. Catecholamine
bei hämodynamisch wirksamem Perikarderguss (Echokardiogramm) Punktion und Drainage
bei Herzinsuffizienz Digitoxin (erhöhte Empfindlichkeit), ggf. passagerer Schrittmacher
bei Infektion Gabe von Antibiotika
langsames Erwärmen (unter 1° C/h) ohne Heizkissen

Levothyroxin wird anschließend mit 80% der idealen oralen Dosis fortgesetzt (z. B. 100 µg pro die) (Tab. 7.**20**).

Da ein akuter Anstieg der Schilddrüsenhormone die hypophysäre adrenokortikale Reserve überfordern kann, wird eine supplementäre Glucocorticoid-Therapie empfohlen.

Verlaufskontrolle. Sobald der Serum-TSH-Spiegel dauerhaft im Normbereich stabilisiert ist, werden jährliche Laborkontrollen durchgeführt. Bei einer Veränderung des TSH-Spiegels sollte die Levothyroxin-Dosis in 12,5 µg-Schritten angepasst werden. Nach Dosisadaptation ist der TSH-Spiegel nach ca. sechs Wochen erneut zu kontrollieren. Bei Patienten ab der 7. Lebensdekade sollte die Dosis um 20 bis 30 % reduziert werden.

Aspekte der Strumatherapie

Die Diagnose einer Struma wird nicht über die Stoffwechsellage, sondern über das Schilddrüsenvolumen gestellt (geschlechtsspezifischer Referenzwert für Männer < 25 ml und für Frauen < 18 ml). Eine Struma kann daher assoziiert sein mit einer Hypo- und Hyperthyreose sowie mit einer euthyreoten Stoffwechsellage, auf letzteres wird sich im Folgenden fokussiert.

Da in < 90 % der Fälle ein endemischer Jodmangel die Ursache für eine euthyreote Struma ist, sollte dieser Jodmangel alimentär ausgeglichen werden. Bei der Gabe von Jodid wird zwischen Therapie und Prophylaxe unterschieden: eine Jodidgabe verbietet sich selbstverständlich bei hyperthyreoter Stoffwechsellage. Die prophylaktische Gabe von Jodid bedeutet bei Erwachsenen die dauerhafte Gabe von 100 – 200 µg pro Tag. Bei therapeutischer Gabe von Jodid (z. B. bei einer Struma diffusa oder nodosa) sollte diese mit einer TSH-adaptierten Schilddrüsenhormontherapie kombiniert werden (Ziel: TSH 0,3 – 1,0 mU/l). Die begleitende Schilddrüsenhormontherapie sollte möglichst nicht länger als 1 Jahr durchgeführt werden.

7.5.3. Störungen der Nebennierenrinde (NNR)

Grundlagen

Funktion. Die Nebennierenrinde ist der wesentliche Produzent der Steroidhormone (Abb. 7.**18**). Im Einzelnen werden Glucocorticoide (Hauptvertreter: Cortisol), Mineralocorticoide (Hauptvertreter: Aldosteron) und Androgene (Hauptvertreter: Dehydroepiandrosteron, Androstendion) produziert.

- Die **Glucocorticoide** sind das klassische „Stresshormon" – sie sorgen für die Bereitstellung von Glucose (Stimulierung der Gluconeogenese, Erhöhung des Blutzuckerspiegels), fördern den Eiweißkatabolismus sowie die Lipolyse und erhöhen den Blutdruck. Gleichzeitig drosseln sie die Aktivität des Immunsystems. Hieraus leiten sich zahlreiche erwünschte, aber auch unerwünschte Wirkungen der Corticoide ab.
- Die **Mineralocorticoide** fördern die Na^+- und Wasserresorption in der Niere, gleichzeitig steigern sie die Ausscheidung von Kalium.
- Die **NNR-Androgene** haben beim Mann nur geringe Funktion, da die Geschlechtsmerkmale im Wesentlichen durch die gonadalen Steroide beeinflusst werden; bei der Frau sorgen die adrenalen Androgene für die Körperbehaarung.

Erkrankungen mit einem Überschuss an NNR-Hormonen

Hypercortisolismus

Ätiologie. Eine Überproduktion von Cortisol führt zum Cushing-Syndrom. Die Überproduktion kann ACTH-abhängig oder ACTH-unabhängig erfolgen. Im zuerst genannten Fall liegt dem Cushing-Syndrom zumeist ein ACTH-produzierendes Hypophysenadenom zugrunde (*zentrales Cushing-Syndrom = Morbus Cushing*). Seltener handelt es sich um eine *ektope* ACTH-Produktion, insbesondere im Rahmen eines kleinzelligen Bronchialkarzinoms. Das ACTH-unabhängige Cushing-Syndrom ist synonym mit dem *adrenalen (primären) Cushing-Syndrom*. Die überschüssige Cortisol-Produktion ist hier in der Regel Folge eines NNR-Adenoms. Ferner kann ein Cushing-

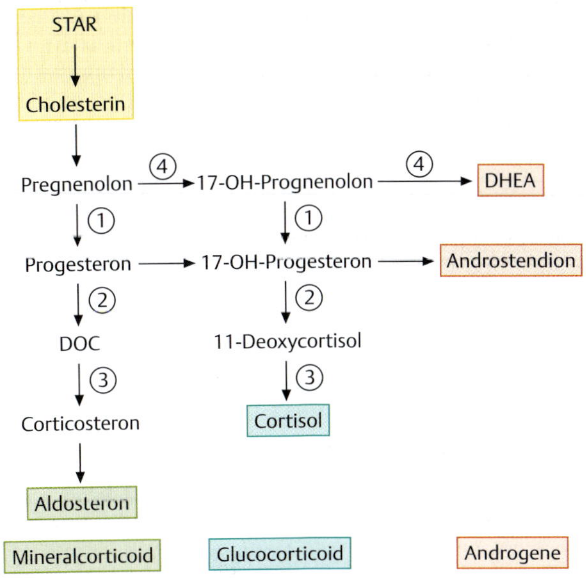

Abb. 7.**18** **Prinzipien der adrenalen Steroidgenese.** Nach der Steroidogen-acute-regulatory-(StAR)-Protein-mediierten Aufnahme von Cholesterin in die Mitochondrien adrenokortikaler Zellen werden Aldosteron, Cortison und adrenale Androgene synthetisiert. Hierbei werden verschiedene steroidogene Enzyme in einer zonespezifischen Art und Weise wirksam. DHEA (Dehydroepiandrosteron), Adione (Androstendion), DOC (Deoxycorticonsteron). **1** 3β-Hydroxysteroid-Dehydrogenase. **2** 21-Hydroxylase. **3** 11-Hydroxylase. **4** 17α-Hydroxylase/17,20-Lyase.

Syndrom auch durch eine erhöhte exogene Zufuhr an Glucocorticoiden bedingt sein (*iatrogenes Cushing-Syndrom*).

Die **Inzidenz** des Cushing-Syndroms ist unklar. Die meisten Analysen unterschätzen wahrscheinlich die Inzidenz des iatrogen bedingten Cushing-Syndroms: Wenn man bedenkt, wie häufig Glucocorticoide verordnet werden (an bis zu 5 % der Bevölkerung), muss das medikamentös induzierte Cushing-Syndrom sehr häufig sein. Das endogene Cushing-Syndrom ist selten, der zentral bedingte Morbus Cushing macht 70% der Fälle aus, 10–20% sind peripher durch die NNR bedingt, 15 % durch eine ektope ACTH- oder ganz selten CRH-Produktion. Adrenale Raumforderungen/Inzidentalome (zufällig entdeckte Tumoren der Nebennierenrinde) finden sich in bis zu 10% der Autopsiestudien; 99% dieser Raumforderungen verursachen wahrscheinlich keine klinische Erkrankung.

Hyperaldosteronismus

Ein primärer Hyperaldosteronismus (Aldosteron-produzierendes Adenom der NNR, Conn-Syndrom) ist eine seltene (< 1%) Ursache einer Hypertonie. Neben der Hypertonie ist die Hypokaliämie das klinisch führende Symptom. Die höchste Inzidenz findet sich im Alter zwischen 30 und 50 Jahren, die meisten Patienten sind Frauen.
Sekundäre Formen des Hyperaldosteronismus sind durch eine Stimulation des Renin-Angiotensin-Aldosteron-Systems (RAAS) bedingt (z. B. funktionell bei Hyponatriämie/ Hypovolämie oder organisch bei einem Renin-produzierenden Tumor); ferner kann ein verlangsamter Abbau von Aldosteron ausschlaggebend sein. Die sekundären Formen werden in diesem Kapitel nicht näher besprochen.

Erkrankungen mit einem Mangel an NNR-Hormonen

Nebennierenrindeninsuffizienz

Ätiologie. Man unterscheidet primäre und sekundäre Formen der NNR-Insuffizienz.
Bei der seltenen **primären** Form (Morbus Addison) ist die Nebennierenrinde defekt (z. B. infolge einer Zerstörung durch Autoantikörper oder infolge einer Infektion). Bei der primären NNR-Insuffizienz versiegt meist die Produktion aller NNR-Hormone. Das ACTH ist gegenregulatorisch erhöht. Bei einer Zerstörung beider Nebennierenrinden mit einem akuten Ausfall aller NNR-Funktionen spricht man von einer NNR-Krise (Addison-Krise), vgl. unten.

Die NNR-Krise ist ein Notfall.

Der **sekundären/tertiären** NNR-Insuffizienz liegt eine hypophysäre oder hypothalamische Erkrankung zugrunde, hier besteht ein Mangel an CRH oder ACTH, z. B. im Rahmen von Hypophysenadenomen, s. S. 294. Im Gegensatz zur primären NNR-Insuffizienz ist die Aldosteronproduktion weniger beeinträchtigt, da die Mineralocorticoide auf der Ebene der NNR im Wesentlichen durch das Renin-Angiotensin-Aldosteron-System sowie das Serum-Kalium reguliert werden und nicht durch ACTH; die sekundäre NNR-Insuffizienz ist entsprechend vordergründig durch den Cortisol-Mangel geprägt.
Eine NNR-Insuffizienz bildet sich auch häufig im Rahmen einer Langzeitbehandlung mit Corticosteroiden heraus.

Therapeutische Implikationen

Da Erkrankungen mit einem Überschuss an NNR-Hormonen meist durch einen Tumor bedingt sind, muss dieser gesucht, gefunden und entfernt werden. Die Unterfunktion bzw. ein Mangel an Hormon muss in möglichst physiologischer Dosierung substituiert werden.

Evidenzbasierte Therapie von NNR-Funktionsstörungen

Therapie des Hypercortisolismus

Therapieziel. Die Behandlung des Cushing-Syndroms zielt darauf ab, die Cortisolsekretion zu normalisieren, einen eventuellen Tumor zu entfernen und eine langfristige Medikamentenabhängigkeit bzw. eine Hormondefizienz nach erfolgter Operation zu vermeiden.

Bei klinisch floridem und kurativ (operativ) nicht behandelbarem Cushing-Syndrom kann eine medikamentöse Hemmung der Steroidbiosynthese der NNR erforderlich sein. Zur Sicherheit muss bei einer effektiven Blockade ggf. eine Substitution mit Hydrocortison erfolgen.

Adrenostatische Substanzen

Ketoconazol, Aminoglutethimid, Metyrapon, Etomidat und Mitotane sind NNR-Enzym-Inhibitoren, welche die Cortisolsynthese blockieren (Tab. 7.**21** gibt einen Überblick über Dosierung und Nebenwirkungen). Falls die pharmakologische Blockade inkomplett ist, steigen die ACTH-Spiegel an und können die Blockade überspielen.

Ketoconazol hemmt verschiedene Cytochrom-P450-Enzyme, die in die Steroidbiosynthese involviert sind, und senkt dadurch die Cortisol-Spiegel im Plasma. Ketoconazol ist das Mittel der Wahl, da es in therapeutischen Dosierungen (400 – 600 mg pro Tag) effektiv die Cortisolproduktion hemmt und dazu relativ gut vertragen wird. Ketoconazol kann selten zu einer reversiblen, aber dennoch signifikanten hepatischen Schädigung führen.

Aminoglutethimid blockiert frühe Schritte der Steroidbiosynthese und wird üblicherweise in einer Dosierung von 250 mg zwei- bis dreimal am Tag eingesetzt. Viele Patienten entwickeln einen transienten, generalisierten juckenden Ausschlag, der symptomatisch mit Antihistaminika behandelt werden kann, sofern die Therapie fortgeführt werden muss/soll.

Metyrapon inhibiert den letzten Schritt der Cortisolbiosynthese (11β-Hydroxylase); es ist nicht so effektiv bei relativ schlechter Verträglichkeit. Metyrapon kann Übelkeit verursachen, Kopfschmerzen, Sedierung und Ausschlag.

Etomidat kann i. v. ggf. präoperativ gegeben werden, **Mitotane** ist zytostatisch wirksam und sollte nur bei Karzinomen von einem Spezialisten verabreicht werden.

Therapie des primären Hyperaldosteronismus

Die **unilaterale Adrenalektomie** ist Therapie der Wahl mit einer Heilungsrate von ca. 70 % Die Patienten müssen unbedingt **präoperativ** vorbehandelt werden, da die kontralaterale Nebennierenrinde bzw. Mineralocorticoidbiosynthese infolge der überschießenden Aldosteron-Produktion durch das Adenom supprimiert ist. Die Vorbehandlung wird meist mit 200 bis 400 mg/die des Aldosteron-Antagonisten **Spironolacton** über mindestens vier Wochen durchgeführt. Dosierung und Dauer richten sich nach der Höhe des Blutdrucks und dem Kaliumwert im Serum. Nach Normalisierung des Kaliumwertes kann die Dosis reduziert werden. Nebenwirkungen von Spironolacton beinhalten Zyklusstörungen bei Frauen und Gynäkomastie, Impotenz und verminderte Libido bei Männern.

Therapie der NNR-Insuffizienz

Therapie der akuten NNR-Insuffizienz

Die Nebennierenrindenkrise mit akutem Ausfall aller NNR-Funktionen ist ein endokriner Notfall und bedarf einer schnellen und angemessenen Therapie. Typische Ursachen sind das Waterhouse-Friderichsen-Syndrom, Blutungen in die NNR-Rinde und die operative Entfernung beider Nebennieren. Klinisch imponieren ein ausgeprägter Flüssigkeits- und Elektrolytverlust bis hin zur Schocksymptomatik sowie eine Hypoglykämie. Exsikkose-Fieber und Delirium/Koma können hinzukommen.

Maßnahmen in der Akutphase. Ziel der Therapie ist die **Aufhebung der Hypotension und der Elektrolytveränderungen**. Dementsprechend sollten größere Mengen (z. B. 2 bis 3 Liter) einer 0,9 %igen Kochsalzlösung intravenös infundiert werden. Hypotone Lösungen können die Hyponatriämie verschlechtern und sollten vermieden werden. **Dexamethason** (z. B. 4 mg) **oder gelöstes Hydrocortison** (z. B. 100 mg) sind umgehend intravenös zu verabreichen. Dexamethason wird von einigen Autoren bevorzugt, da es 12 bis 24 Stunden lang wirkt und nicht mit der laborchemischen Bestimmung von Cortisol interferiert (wichtig für eventuelle spätere ACTH-Stimulationstests). Falls Hydrocortison gegeben wird, sollte die Gabe von 100 mg alle sechs bis acht bzw. zwölf Stunden wiederholt werden. Mineralcorticoide werden in der Akutsituation nicht eingesetzt, da es meist mehrere Tage dauert, bis ihre Na^+-retinierende Wirkung einsetzt; außerdem ist zumindest für Hydrocortison in hohen Anfangsdosen die mineralocorticoide Wirkung zur Substitution ausreichend.

Längerfristige Maßnahmen. Sollte sich der Patient unter den genannten Maßnahmen bei gleichzeitiger Thera-

Tab. 7.**21** **Adrenostatika**

Substanz	Dosis	Nebenwirkungen
Ketoconazol	400 – 600 mg/Tag	Transaminasen-Erhöhung, Übelkeit, Gynäkomastie, Hepatitis
Aminoglutethimid	500 – 1750 mg/Tag	Übelkeit, Müdigkeit, Exantheme
Metyrapon	500 – 2000 mg/Tag	Übelkeit, Müdigkeit
Etomidat	60 – 80 mg/Tag	Sedation, Atemdepression
Mitotane	1,5 – 12 g/Tag	Müdigkeit, Übelkeit, Erbrechen, Gewichtsverlust, Schwindel

pie der Grunderkrankung stabilisieren, kann die Glucocorticoidtherapie über ein bis drei Tage auf die übliche orale Erhaltungsdosis (siehe oben) reduziert werden. Die meisten Patienten mit einer primären Nebennierenrindeninsuffizenz bedürfen einer zusätzlichen lebenslangen mineralocorticoiden Substitutionsbehandlung. Mineralcorticoid-Ersatz kann begonnen werden, wenn die Kochsalzinfusion abgesetzt wird. Die übliche Dosierung von Fludrocortison beträgt 0,1 mg/Tag, manche Patienten benötigen aber 0,2 mg. Therapieziele sind die Stabilisierung des Blutdrucks, ein ausgeglichener Elektrolythaushalt (insbesondere Vermeidung einer Hyperkaliämie) und eine möglichst normale Reninaktivität im Plasma.

Therapie der chronischen NNR-Insuffizienz

Bei der chronischen NNR-Insuffizienz wird eine **langfristige Substitutionsbehandlung** erforderlich; vordergründig ist hier eine intensive Patientenschulung unter Einbeziehung der Angehörigen. Jeder Patient sollte einen Notfallausweis bei sich tragen.

Die Substitutionsbehandlung wurde traditionell mit **Cortisonacetat** (25 – 37,5 mg/die) durchgeführt, heute ist **Hydrocortison** (20 – 30 mg/die) Medikament der ersten Wahl; es wird zwei- bis dreimal täglich verabreicht, wobei $^2/_3$ der Dosis morgens und $^1/_3$ am Nachmittag gegeben werden, um die normale zirkadiane Rhythmik zu simulieren. Für eine zusätzliche Abenddosis gibt es keinen Grund, da die meisten Individuen physiologischerweise kaum Cortisol in der Zeit zwischen 18.00 und 3.00 Uhr morgens produzieren.

Cortisonacetat wird in letzter Zeit nicht mehr gegeben, da es erst in der Leber zu Cortisol umgebaut und damit „aktiviert" werden muss, bevor es zu wirken beginnt. Allerdings ist die Simulierung der normalen zirkadianen Rhythmik auch bei einer Therapie mit Hydrocortison schwierig. Der Plasmaspiegel steigt nach einer oralen Dosis sehr schnell an (ca. 30 Minuten nach Einnahme), wodurch die Bindungskapazität von CBG (Cortisol bindendes Globulin) vorübergehend überschritten wird; es resultiert ein rasch anflutender hoher Plasmaspiegel von Cortisol gefolgt von einem raschen Abfall. Ferner wird die Morgendosis meist zu spät eingenommen: unter physiologischen Bedingungen ist zum Zeitpunkt des Aufwachens der Spitzenspiegel von Cortisol bereits erreicht. Dieser transiente relative Cortisol-Mangel kann eine Erklärung dafür sein, dass von vielen Patienten trotz Substitutionstherapie Symptome wie Müdigkeit, Antriebsarmut, milde Übelkeit oder Kopfschmerzen beklagt werden, insbesondere morgens beim Aufwachen. Meist lassen diese Symptome 30 – 40 Minuten nach Einnahme der morgendlichen Cortisol-Dosis nach.

Aufgrund des passageren Cortisol-Mangels in den frühen Morgenstunden ist in dieser Zeit der Plasma-ACTH-Spiegel gegenregulatorisch erhöht, auch noch einige Stunden *nach* Hydrocortison-Einnahme. Die intermittierend erhöhte ACTH-Konzentration könnte eine Erklärung dafür sein, dass die für einen Morbus Addison typische Hautpigmentierung unter der Substitutionstherapie persistiert.

Generell sollte eine möglichst niedrige Hydrocortison-Dosis unter Sicherstellung der vollen Leistungsfähigkeit des Patienten gewählt werden, um evtl. Überdosierungen zu meiden; eine ACTH-Normalisierung ist meist nur bei höherer (und dann häufig zu hoher) Hydrocortisondosis pro Tag zu erreichen; der ACTH-Spiegel eignet sich daher nicht als Parameter für das Therapie-Monitoring.

Beim Morbus Addison haben kürzlich Untersuchungen gezeigt, dass die Gabe von 25 – 30 mg DHEA insbesondere bei Frauen zu einer Besserung des Allgemeinbefindens und ggf. der Libido führen kann ✓.

Fallbeispiel 7.8: Nebenniereninsuffizienz

Anamnese: Ein 16 $^1/_2$ Jahre alter Junge stellt sich mit seinem Vater in der internistischen Ambulanz vor. Er habe vor sechs Wochen in den Sommerferien einen grippalen Infekt gehabt und sich seitdem nicht wieder richtig erholt: er sei nie wieder richtig auf die Beine gekommen und fühle sich immer schlapp. In letzter Zeit habe er sogar teilweise Bauchschmerzen. Es sei eine Endoskopie durchgeführt worden mit unauffälligem Befund. Ferner hätten sich in letzter Zeit auch bestimmte Stellen der Haut dunkel verfärbt (**Abb. Fall 7.8**). Die Eltern hätten zunächst vermutet, dass der Sohn sich nicht richtig wasche, insbesondere die Hände vor dem Essen. Da die Leistungsfähigkeit des Sohnes jetzt abermals rapide eingebrochen sei, seien sie zum Hausarzt gegangen; das internistische Routinelabor hat einen hohen Kaliumwert von 6,2 mval/l und einen Natriumwert von 122 ergeben.

Befund: Der Patient wird mit der Diagnose „Addison-Syndrom" stationär aufgenommen, die durch weitere endokrine Laborparameter, wie z. B. hohe ACTH-Spiegel bei kaum nachweisbarem Cortisolspiegel, verifiziert wird.

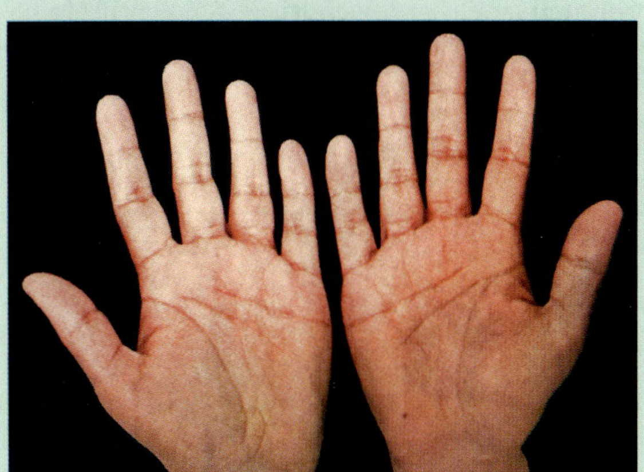

Abb. Fall 7.8 **Hyperpigmentierung der Handlinien bei Morbus Addison**

Therapie: Der Patient wird zunächst zwei Tage hoch dosiert mit Hydrocortison behandelt (initial

Fortsetzung ▶

2 × 100 mg Hydrocortison i. v. im Abstand von 12 Std., dann 100 mg). Hierunter kommt es zu einer deutlichen Besserung der klinischen Symptomatik sowie der Elektrolytwerte im Serum. Die Therapie wird oral zunächst mit 40 mg Hydrocortison morgens und 20 mg nachmittags weitergeführt und nach Normalisierung der klinischen Befunde sowie der Laborparameter auf 20 mg morgens und 10 mg nachmittags reduziert; zusätzlich werden 0,05 mg Fludrocortison pro Tag verabreicht. Im weiteren Verlauf bleiben Blutdruck und Elektrolyte im Normalbereich, folglich kann die Dosis des Hydrocortisons auf 20-0-5-0 mg pro Tag reduziert werden. Der Patient trägt einen Notfall-Ausweis mit sich.

Therapeutische Applikation von Glucocorticoiden

Synthetische Glucocorticoide werden in der Therapie zahlreicher verschiedener Erkrankungen eingesetzt. Das Therapieziel ist in diesen Fällen nicht der Hormonersatz, sondern ein pharmakologischer Effekt, z. B. eine antiinflammatorische bzw. immunsuppressive Wirkung. Verschiedene synthetische Derivate stehen zur Verfügung; das pharmakologische Profil dieser Substanzen ist in Tab. 7.**22** zusammengefasst.

Synthetische Corticoide. Synthetische Glucocorticoide zeichnen sich durch eine schwache Affinität zum Corticosteroid-bindenden-Globulin (CBG) aus, dafür ist ihre Bindungsaffinität zum Typ-II-Glucocorticoidrezeptor höher als diejenige von Cortisol: Die Affinität von **Prednisolon** und **Triamcinolon** ist ca. 2fach höher, diejenige von **Betamethason** 5fach, von **Dexamethason** 7fach und von **Methylprednisolon** 11fach. **Cortison** und **Prednison** haben eine niedrige Affinität zum Glucocorticoidrezeptor und weisen deswegen nur eine vernachlässigbare Glucocorticoidbioaktivität auf. Wie Cortison, das durch die 11β-HSD in der Leber zu Cortisol konvertiert werden muss, muss Prednison zu Prednisolon verstoffwechselt werden, um Glucocorticoidwirkung zu entfalten. **Cortisonacetat** war das erste verfügbare Glucocorticoid für den klinischen Gebrauch; es hat eine relativ schwache Glucocorticoidwirkung, aber eine signifikante mineralcorticoide Wirkung. Andersherum ist die Typ-I-(Mineralocorticoid)-Rezeptor-vermittelte Aktivität potenter Glucocorticoide (wie z. B. von Prednisolon, Methylprednisolon, Dexamethason und Triamcinolon) gering. Bei der Beurteilung der biologischen Wirkung sind neben den bisher genannten Parametern auch die Höhe bzw. Effizienz der Wirkstoff-Absorption sowie deren Verstoffwechselung zu berücksichtigen. Oral verabreichte Steroide werden quantitativ innerhalb von 30 Minuten absorbiert. Die Absorptionsrate topisch applizierter Steroide variiert je nach Körperregion (z. B. intertriginöse Gebiete > Stirn > Gesicht > Oberarm) und ist bei Kindern wegen deren dünnerem epidermalen Stratum corneum sehr viel größer. Schließlich ist die Absorptionsrate von den Trägerstoffen abhängig.

Tab. 7.**22** **Glucocorticoid-Präparate**

gebräuchlicher Name	**erwartete Wirkung** Hydrocortison als Referenz (= 1)	
	als Glucocorticoid	**als Mineralocorticoid**
kurz wirkend:		
Hydrocortison	1	1
Cortison	0,8	0,8
mittellang wirkend:		
Prednison	4	0,25
Prednisolon	4	0,25
Methylprednisolon	5	< 0,01
Triamcinolon	5	< 0,01
lang wirkend:		
Paramethason	10	< 0,01
Betamethason	25	< 0,01
Dexamethason	30–40	< 0,01

Nebenwirkungen der synthethischen Corticoide. Ziel einer Glucocorticoidtherapie ist ein Maximum an klinischem Benefit bei einem Minimum an Nebenwirkungen. Die potenten synthetischen Glucocorticoide haben kaum mineralocorticoide, androgene oder östrogene Aktivität, sodass ihre wichtigste systemische Nebenwirkung die Suppression der hypothalamisch-hypophysären Nebennierenachse ist.

Suppression der hypothalamisch-hypophysären Nebennierenachse. Exogen verabreichte und endogene Glucocorticoide üben einen negativen Feedback auf das hypothalamisch-hypophysäre System aus und supprimieren die CRH- und ACTH-Produktion. Hierdurch kommt es zur Atrophie der adrenalen Zona fasciculata und reticularis, die Fähigkeit zur endogenen Cortisol-Produktion sinkt. Die Zeit, die benötigt wird, um eine signifikante Suppression zu erreichen, hängt von der Dosis des verabreichten Glucocorticoids ab und variiert zwischen verschiedenen Individuen, wahrscheinlich aufgrund von Unterschieden im Steroidmetabolismus. Allgemein gilt jedoch: eine Steroiddosis, die kürzer als drei Wochen gegeben wird, führt meist noch nicht zu einer Suppression der Nebennierenrindenfunktion. Ferner gibt es wahrscheinlich eine kritische Dosisschwelle: Dosis-Äquivalente < 10 mg Prednison pro Tag scheinen keine relevante Suppression zu bewirken, vorausgesetzt, die 10 mg werden nicht als Einzeldosis zur Nacht verabreicht. Auf der anderen Seite gilt:

Bei jeder Person, die mehr als drei Wochen lang mehr als 15 mg Prednison eingenommen hat, ist von einer funktional und damit klinisch relevanten Suppression der Nebennierenrinde auszugehen.

Restituierung der NNR-Achse nach Cortison-Therapie. Die Erholung der hypothalamisch-hypophysären-adrenalen Funktion nach einer meist iatrogen bedingten Suppression beginnt in der Regel auf hypothalamischer Ebene mit einer Wiederaufnahme der CRH-Synthese und -Sekretion. Bis die ACTH-Sekretion komplett normalisiert ist, vergehen dann mehrere Wochen. Zunächst erholt sich die morgendliche ACTH-Sekretion, die adrenale Steroidbildung bleibt jedoch zunächst supprimiert. Hierdurch kommt es zu einem steten Anstieg des morgendlichen ACTH-Spiegels, woraufhin sich die adrenale Steroidbildung allmählich erholt. Sobald die morgendliche Cortisolkonzentration im Serum sowie die tägliche Steroidausscheidung im Urin Normalwerte erreichen, fällt die Sekretion von ACTH und wahrscheinlich auch CRH wieder in den Normbereich ab. Die Erholung der basalen Cortisolproduktion ist dabei früher erreicht als die normale Responsibilität der NNR-Rinde auf Stressreize, wie z. B. einer Insulin-induzierten Hypoglykämie.

Der gesamte Erholungsprozess der Nebennierenrinde kann sechs bis neun Monate dauern.

Praktisches Vorgehen bei Beendigung einer Steroidtherapie. Eine länger dauernde Steroidtherapie muss langsam ausgeschlichen werden, um der NNR genügend Zeit zur Regeneration zu geben und erneute Exazerbationen der Grunderkrankung frühzeitig zu erkennen. Solange die Steroiddosis noch in einem therapeutischen Bereich liegt, sind auffällige klinische Symptome meist nicht durch eine Nebennierenrindeninsuffizienz bedingt. Sobald eine nahezu physiologische Steroiddosis erreicht ist (entsprechend einem Äquivalent zu Prednison/Prednisolon von 7,5 mg/Tag), sollte der Patient auf ein kurz wirkendes Glucocorticoid umgestellt werden, wie z. B. Hydrocortison. Die übliche Dosierung beträgt 20 mg morgens. Einige Patienten bedürfen einer zusätzlichen 5-mg-Gabe am frühen Nachmittag. Die Gabe eines lang wirkenden Steroids am Abend sollte vermieden werden. Im weiteren Verlauf sollte dann die tägliche Hydrocortison-Dosis um 2,5 mg pro Woche reduziert werden, bis eine Dosis von 10 mg morgens erreicht ist. In dieser Reduktionsphase sollte der Patient immer eine „Notfall-Cortisonration" sowie einen Cortisonausweis mit sich führen. Nach weiteren zwei bis drei Monaten kann das Hydrocortison dann evtl. abgesetzt werden; Bedingung ist, dass der morgendliche Plasma-Cortisol-Spiegel ca. 24 Stunden nach der letzten Hydrocortison-Einnahme über 10 µg/dl bzw. 270 nmol/l liegt. Hierbei ist zu beachten, dass die Substitutionsbehandlung in besonderen Stresssituationen ggf. erneut aufgegriffen werden muss. Um die Responsibilität des Patienten auf Stress zu prüfen, kann z. B. ein ACTH- oder CRH-Test durchgeführt werden.
Alternativ zum bisher beschriebenen Vorgehen zur Beendigung einer Cortison-Therapie kann auch versucht werden, Prednison ab einer Dosierung von 10 mg alle 2 – 4 Wochen um 1 mg zu reduzieren. Die Einnahme erfolgt dabei einmal täglich.

7.5.4 Störungen der Reproduktionsorgane/Sexualsteroide

Grundlagen

Zunächst wird auf die Funktion sowie die Hormone der Ovarien eingegangen, anschließend wird entsprechend der Hoden abgehandelt.

Physiologie der Ovarfunktion

Ovarielle/hypophysäre/hypothalamische Regelkreise

Die Ovarien produzieren Eizellen für die Fortpflanzung und Hormone, die die weiblichen Geschlechtsmerkmale ausbilden und aufrechterhalten. Beide Funktionen werden auf äußerst präzise und komplexe Weise von der hypothalamisch-hypophysären Achse gesteuert (vgl. S. 295 und Abb. 7.**15**). Neben der in Abb. 7.**15** erkennbaren gegenseitigen Beeinflussung von hypothalamischer, hypophysärer und ovarieller Hormonsekretion existieren noch zahlreiche weitere Feedback-Mechanismen, die das grundlegende Schema auf vielfache Weise variieren, z. T. zyklusabhängig. Ein prinzipielles Verständnis dieser Feedback-Mechanismen ist erforderlich, um verschiedene Störungen der weiblichen Reproduktionsorgane und deren Therapie zu verstehen:

Feedback-Regelkreise zwischen Ovar und Hypophyse/Hypothalamus. Die hypophysären Gonadotropine FSH und LH werden in einer kontrollierten Weise freigesetzt und regulieren das Wachstum der Follikel, die Ovulation sowie die Ausbildung und Aktivität des Corpus luteum. FSH und LH beeinflussen auf diese Weise auch die Serumspiegel der gonadal produzierten Östrogene und des Progesterons. Die Freisetzung der Gonadotropine wird ihrerseits *positiv und negativ* durch Östrogene und Progesteron beeinflusst. Ob diese Hormone die Gonadotropinfreisetzung stimulieren oder inhibieren, hängt von ihrer Konzentration und der Zeitspanne ab, die sie auf die Hypophyse einwirken. Zudem wird die Freisetzung von FSH durch drei zusätzliche gonadale Proteine bzw. Hormone reguliert. *Activin* stimuliert FSH, wohingegen *Inhibin* und *Folliculostatin* die FSH-Freisetzung supprimieren.

Negativer Feedback. Östrogene haben „normalerweise" eine inhibierende Wirkung (negativer Feedback) auf hypophysärer und hypothalamischer Ebene. Dies zeigt sich u. a. dadurch, dass es bei einem sinkenden Östrogenspiegel in der Menopause oder nach Kastration charakteristischerweise zu einem Anstieg von LH und FSH im Serum kommt. Die Inhibierung der FSH- und LH-Sekretion erfolgt bereits bei geringen Konzentrationen von Östrogenen, ist aber erst bei höheren Konzentrationen komplett.

Progesterone inhibieren die LH- und FSH-Freisetzung hauptsächlich auf hypothalamischer Ebene und bei hohen Konzentrationen. Auf die hemmenden Rollen von Inhibin und Folliculostatin ist bereits eingegangen worden.

Positiver Feedback. Neben der soeben beschriebenen negativen Feedback-Regulation haben die gonadalen Hormone aber auch eine positive Wirkung auf die Gonadotropinsekretion. Dieser positive Feedback-Mechanismus ist der entscheidende Faktor für den starken LH-Peak, der für die Initiierung der Ovulation benötigt und durch einen steilen Anstieg der Östrogen-Plasmakonzentration getriggert wird. Für den positiven Feedback ist eine Östradiol-Konzentration von mehr als 700 pmol/l (200 pg/ml) nötig sowie eine Persistenz dieser Östradiol-Konzentration für mindestens 48 Stunden.

Ovarielle Hormone

Die ovariellen Hormone lassen sich in drei Klassen von Steroiden (Östrogene, Progestagene sowie Androgene) und sonstige Hormone einteilen.

Östrogene. Das wichtigste und potenteste natürlich vorkommende Östrogen, das von den Eierstöcken produziert wird, ist **Östradiol-17β**; **Östrone** wird gleichfalls im geringen Maße von den Ovarien freigesetzt, entsteht aber hauptsächlich extraglandulär durch die Konversion von Androstendion in peripheren Geweben. **Östriol** (16-Hydroxyestradiol) ist das vorherrschende Östrogen im Urin, es geht aus der Verstoffwechselung von Östronen und Östradiol hervor. **Östrone-Sulfat**, das durch die periphere Konversion von Östradiol und Östrone entsteht, ist das häufigste Östrogen im Blut. Östrone-Sulfat ist physiologisch aber nicht aktiv.
Östrogene spielen eine entscheidende Rolle bei der Entwicklung der primären und sekundären Geschlechtsmerkmale der Frauen, sie fördern Wachstum und Differenzierung von Uterus, Vagina und Tuben und sorgen je nach Zyklusstadium für die Verdünnung des zervikalen Schleimpfropfes sowie die Entwicklung des duktalen Systems der Brust.

Progestagene. Die Progestagene umfassen Pregnenolon, Progesteron und 17α-Hydroxyprogesteron. **Pregnenolon** ist die Vorstufe für alle Steroidhormone. **Progesteron** ist das wichtigste Sekretionsprodukt des Corpus luteum und hauptverantwortlich für die typischen progestagenen Effekte:
- Induktion der sekretorischen Aktivität im Endometrium des Östrogen-geprimten Uterus,
- Implantation des befruchteten Eis und Erhaltung einer Schwangerschaft.

Weitere Effekte sind die Induzierung der endometrialen Dezidualisierung, die Inhibierung der Uteruskontraktionen, die Erhöhung der Viskosität des zervikalen Schleimes, die glanduläre Entwicklung der Brust und eine Erhöhung der basalen Körpertemperatur.
17α-Hydroxyprogesteron hat kaum biologische Aktivität.

Androgene. Im Ovar werden DHEA, Androstendion, Testosteron und Dihydrotestosteron produziert, und zwar überwiegend von den Theka-Zellen, im geringeren Maße auch vom ovariellen Stroma. Das wesentliche Androgen des Ovars ist **Androstendion**, das zum Teil direkt in das Plasma freigesetzt wird; der andere Teil wird in den Granulosazellen zu Östrogen konvertiert. Androstendion kann auch extraglandulär zu Östrogen und Testosteron umgewandelt werden.
Nur **Testosteron** und **Dihydrotestosteron** sind echte Androgene, da sie die Fähigkeit haben, mit dem Androgenrezeptor zu interagieren. Exzessive oder überschießende Produktion von Androgenen durch das Ovar (oder die Nebenniere) können infolge sexueller Entwicklungsstörungen des weiblichen Neugeborenen zu Hirsutismus und Virilisierung führen.

Sonstige Hormone, die vom Ovar produziert werden und seine Funktion beeinflussen können, sind Inhibin (hemmt die Freisetzung von FSH), Activin (erhöht die Freisetzung und Wirkung von FSH), Follistatin (hemmt die Wirkung von Activin), Relaxin, Oxytocin, Vasopressin OMI (Oozyten-Maturationsinhibitor) und Wachstumsfaktoren. Auf ihre genaue Funktion wir hier nicht näher eingegangen, aber grundsätzlich stellen neue regulative Faktoren und Netzwerke immer auch potenzielle pharmakologische Ansatzpunkte für die Zukunft dar.

Physiologie der Hodenfunktion

Hormonelle Regulation. Der Hoden besitzt zwei wesentliche Funktionen, die beide von Gonadotropinen kontrolliert werden:
- Produktion von Testosteron,
- Bildung einer ausreichenden Zahl von reifen Samen.

LH wirkt primär auf die so genannten Leydig-Zellen und stimuliert die Synthese von Testosteron. FSH hingegen wirkt auf die so genannten Sertoli-Zellen und stimuliert hierdurch die Spermatogenese sowie die Produktion von Inhibin B, das wiederum die FSH-Freisetzung aus der Hypophyse hemmt.

Testosteron. Bei Männern wird ca. 95 % des zirkulierenden Testosterons von den Hoden gebildet. Testosteron wird durch die 5α-Reduktase zu Dihydrotestosteron (DHT) und durch die Aromatase zu Östradiol konvertiert. Testosteron wird im Plasma von Albumin und dem Sex-Hormon-bindenden-Globulin (SHBG) gebunden, sodass nur 0,5 – 3 % des gesamten Testosteron frei vorliegen. Die Konzentration von SHBG wird vermindert durch Androgene, Adipositas, Insulin und das nephrotische Syndrom sowie erhöht durch Östrogene, Hyperthyreose, chronische Entzündung und Altern. Testosteron und DHT binden an den Androgenrezeptor und induzieren die Ausbildung sekundärer männlicher Geschlechtsmerkmale, sie fördern die Spermatogenese und erhöhten Muskelmasse und Knochenbildung.

Therapeutische Implikationen

Die gonadalen Funktionen können durch Störungen an verschiedenen Stellen der beschriebenen Regelkreise bedingt sein; Ziel der therapeutischen Bemühungen ist es, die ausgefallenen Funktionen durch Substitution oder Blockade zu rekonstruieren der zu simulieren. Ferner ist ein genaues Verständnis der Regelkreise wichtig, um „gewollte“ Eingriffe in die normalen Abläufe zu verstehen, z. B. Steigerung der Fertilität bei Kinderwunsch, Verhinderung einer Schwangerschaft durch hormonelle Kontrazeption (derzeit mit Präparaten für Frauen, in Zukunft ggf. auch für Männer).

Evidenzbasierte Pharmakotherapie mit Sexualsteroiden

Generelle Einsatzgebiete der Sexualsteroide

Therapie mit Progestagenen

Indikationen. Am häufigsten werden Progestagene in Kombination mit Östrogenen eingesetzt, nämlich als *orale Kontrazeptiva*, im Rahmen einer *postmenopausalen Hormonersatztherapie* und bei *hypogonadalen prämenopausalen Frauen*. In bestimmten Fällen ist auch eine alleinige Progestagen-Therapie angezeigt, z. B. zur Induktion einer Entzugsblutung im Rahmen einer *Amenorrhoe-Abklärung*, zur *Fertilitätskontrolle*, zur Inhibierung der Gonadotropin-Sekretion bei Mädchen mit vorzeitiger Pubertät (*Pubertas praecox*) oder zur *Behandlung einer Endometriose*; weitere Indikationen sind u. a. *Infertilitätsbehandlung* aufgrund einer Dysfunktion der Lutealphase und die *palliative Therapie beim endometrialen Karzinom*.

Verwendete Substanzen und Darreichungsformen. Therapeutisch gebräuchliche Progestagene sind u. a. **Progesteron** und **synthetische Progestagene**. Experimentell wird die Potenz der Progestagene durch ihre Fähigkeit bestimmt, Östrogen-vorbehandeltes Endometrium bei Tieren zu verändern oder eine Abbruchblutung bei Frauen zu induzieren. Progesteron wird relativ schlecht oral absorbiert, aus diesem Grund besitzen die vaginale und rektale Applikation als Zäpfchen Vorteile. Für die orale Therapie ist eine mikronisierte Form von Progesteron erhältlich. Die höchsten Plasmaspiegel werden durch intramuskuläre Injektion von in Öl gelöstem Progesteron erreicht. Die Dosierung der Progestagene richtet sich nach der jeweiligen Indikation. Medroxyprogesteronacetat z. B. wird üblicherweise bei postmenopausalen Frauen in einer Dosierung von 2,5 – 10 mg pro Tag gegeben, 5 – 10 mg pro Tag für eine Progestagenbelastung bzw. 100 – 1000 mg pro Tag für die Therapie der endometrialen Hyperplasie bzw. Karzinom.

Die **Nebenwirkungen** einer Progestagentherapie sind *Amenorrhoe, Blutungsunregelmäßigkeiten, Krankheitsgefühl, geringe Gewichtszunahme* und *Ödem, Depression, Hirsutismus, Akne* und verschiedene *Veränderungen der Plasmalipoproteine*, z. B. Abnahme des HDL-Cholesterins und Zunahme des LDL-Cholesterins. Einige synthetische Progestagene (z. B. diejenigen, die sich vom Nor-Testosteron ableiten) werden wegen ihres androgenen Potenzials üblicherweise nicht mehr empfohlen, und sind insbesondere bei einer Schwangerschaft kontraindiziert, da sie den weiblichen Embryo virilisieren können.

Therapie mit Östrogenen

Indikationen. Die primäre Anwendung von Östrogenen erfolgt gleichfalls in Verbindung mit Progestagenen in Form der *oralen Kontrazeption*. Östrogene sind darüber hinaus indiziert zur *Behandlung der gonadalen Insuffizienz*, zur Induktion und Erhaltung der sekundären Geschlechtsmerkmale bei *hypogonadotropen (auch prämenopausalen) Frauen* sowie zur *postmenopausalen Hormonersatztherapie* (s. u.); weitere Indikationen sind u. a. die Behandlung der Dysmenorrhoe sowie die Vorbehandlung des Endometriums, bevor ein Spenderei implantiert bzw. ein Embryotransfer erfolgen kann, insbesondere bei hypogonadalen Frauen.
Eine zeitlich befristete Gabe von Östrogenen in *höherer Dosierung*, z. B. bis zum zweifachen der üblichen Dosis, kann in folgenden Fällen indiziert sein:

- bei pubertären Mädchen, um die volle Ausbildung der sekundären Geschlechtsmerkmale zu induzieren;
- bei älteren Frauen zur Kontrolle von menopausalen Beschwerden.

Bei gonadaler Dysgenesie reichen hingegen niedrige Dosen von Östrogen aus (100 ng/kg Körpergewicht), um das Knochenwachstum zu stimulieren.

Verwendete Substanzen und Darreichungsformen. Östrogene werden meist oral verabreicht, können aber auch effektiv vaginal, intranasal, intramuskulär, intravenös und transdermal appliziert werden.
Bei einer oralen Therapie mit Östronsulfat, Östradiolvalerat und mikronisiertem Östradiol werden höhere Plasmaspiegel von Östrone erreicht als von Östradiol. Die Ursache hierfür ist, dass Östradiol in der intestinalen Schleimhaut zu Östrone umgewandelt wird (die weitere Verstoffwechselung der Östrogene erfolgt dann in der Leber). Dementsprechend werden bei einer vaginalen, transdermalen oder intramuskulären Verabreichung höhere Spiegel von Östradiol erzielt als bei der oralen Applikation.
Der maximale Serum-Östrogen-Spiegel nach oraler Einnahme wird nach ca. 4 – 6 Stunden erzielt. Bei der transdermalen Applikation von Östradiol werden relativ stabile Spiegel erzielt; die Pflaster müssen alle drei bis vier Tage gewechselt werden.
Die zur Kontrazeption eingesetzten Östrogene sind synthetisch; sie sind potenter als die natürlichen Östrogene, da sie effizienter resorbiert und weniger rasch verstoffwechselt werden.
Die Kontraindikationen einer Östrogentherapie entsprechen im Wesentlichen denen einer oralen Kontrazeption (S. 313).

Nebenwirkungen. Es können *Brustspannungen*, *Übelkeit*, *Erbrechen* und eine *geringe Gewichtszunahme* auftreten. In diesen Fällen kann die Dosierung der Östrogene reduziert werden, bei gastrointestinalen Nebenwirkungen kann eine alternative Darreichungsform (z. B. vaginal oder transdermal) versucht werden.

Therapie mit Androgenen

Indikationen. Es gibt keine klaren Indikationen für die Androgenbehandlung bei Frauen. Einige Untersucher empfehlen sie bei postmenopausalen Symptomen und reduzierter Libido sowie bei Nebennierenrindeninsuffizienz; in Anbetracht der Nebenwirkungen (Hirsutismus, Haarausfall, potenzielle Erhöhung des koronaren Risikos) sind diese Indikationen im Grunde nicht gerechtfertigt. Erste erfolgreiche Studien mit dem Einsatz von DHEA-S bei Frauen mit Morbus Addison sind erfolgt.
Mögliche Indikationen beim Mann sind ein *Hypogonadismus*, eine *verzögerte Pubertätsentwicklung* sowie die *Inhibierung eines übermäßigen Größenwachstums.*

> *Regelmäßige Kontrolle der Prostata (cave: Karzinom) bei Androgentherapie von Männern im Alter über 45 Jahren.*

Verwendete Substanzen und Darreichungsformen. Androgene werden sehr schnell in der Leber abgebaut, so dass bei einer oralen oder parenteralen Therapie keine konstanten Blutspiegel erreicht werden. Daher werden chemisch modifizierte Analoga oder andere Darreichungsformen (Pflaster, mikronisierte orale Präparate) verwendet. Die chemischen Modifikationen über die 17α-Hydroxylase verzögern die Absorption oder die Verstoffwechselung des verabreichten Testosterons; sie erhöhen damit den effektiven Blutspiegel und die androgene Potenz.
Eine Möglichkeit der chemischen Modifizierung besteht in der Veresterung des Testosterons mit verschiedenen Carboxylsäuren; hierdurch wird die Polarität der Steroide vermindert und die Fettlöslichkeit erhöht. Derart modifiziertes Testosteron wird gemeinsam mit fettbasierten Trägerstoffen **intramuskulär** injiziert, wodurch die Abgabe des freien Wirkstoffs in die Zirkulation verlangsamt wird. Je länger die Carbonkette im Ester ist, desto fettlöslicher ist das Steroid, und desto länger dessen Wirkdauer. Mittel der Wahl ist **Testosteronenantat.** Injektionen von 250 mg alle 3 Wochen stellen eine klinisch ausreichende Substitutionsbehandlung dar.
Ein **oral** verabreichbares Testosteronester ist **Testosteronundeconat**. Testosteronundeconat wird über das lymphatische System absorbiert und tritt danach in die systemische Zirkulation über; physiologische Blutspiegel werden bei Dosierungen um die 120 mg/die erreicht. Die Substanz muss zweimal am Tag (ggf. auch häufiger) verabreicht werden. Die orale Applikation kann eine therapeutische Option sein bei Antikoagulanzientherapie, nur vorübergehendem Substitutionsbedarf sowie bei noch vorhandener Restproduktion von Testosteron.

Neuerdings werden auch **transdermale** Applikationsformen (Pflaster) verwendet, die auf den Rücken geklebt werden. Es werden zwei Stück zur Nacht aufgeklebt, damit die Spitzenspiegel am Morgen vorhanden sind.

Nebenwirkungen. Die Gabe von Testosteron beim gesunden Mann führt zu einer Suppression der basalen und stimulierten Spiegel von LH und FSH. Als Folge kommt es zu einer Verringerung des testikulären Volumens und der Spermienproduktion bis zu 90 %.

Ausgewählte Einsatzgebiete der Sexualsteroide

Nachfolgend werden einzelne der bereits oben aufgelisteten Einsatzgebiete von Sexualsteroiden aufgrund ihrer hohen klinischen Relevanz ausführlicher beleuchtet.

Hormonale Antikonzeptiva

Klinische Indikationen für Ovulationshemmer sind
- Kontrazeption,
- Therapie von Zeichen der Virilisierung,
- Behandlung von Zyklusstörungen und Dysmenorrhoe,
- prämenstruelles Syndrom.

Aus der Klasse der Östrogene wird meist Ethinylöstradiol eingesetzt. Blutungsstörungen sind bei Kombinationen mit Ethinylöstradiol gering, wohingegen eine alleinige Gestagengabe mit dem normalen Blutungszyklus interferiert.

Kontraindikationen sind u. a. schwere Leberschäden, Z. n. Myokardinfarkt und andere kardiovaskuläre Komplikationen, Z. n. Thromboembolien u. a. Gerinnungsstörungen sowie hormonabhängige Tumoren.

Es stehen unterschiedliche **Typen von Ovulationshemmern** zur Verfügung, nämlich Kombinations-, Sequenz- sowie Depotpräparate sowie alleinige Gestagenpräparate als so genannte „Minipille".
- **Kombinationspräparate** sind Kontrazeptiva, die an jedem Tag dieselbe Östrogen- und Gestagendosis enthalten. Es kommt zu einer überwiegend Gestagen-bedingten Reduktion der Gonadotropine, wobei alle Präparate den für eine Konzeption entscheidenden ovulatorischen LH-Anstieg supprimieren. Damit werden die Ovulation und die Bildung eines Corpus luteum unterdrückt.
- **2- und 3-Stufenpräparate** haben über die Einnahmezeit unterschiedliche Dosen von Gestagenen (meist gering am Anfang und höher in der zweiten Zyklushälfte) bei konstanter Östrogendosis in unterschiedlichen Phasen. Ziel ist es, die Gestagendosis und damit die Nebenwirkungen möglichst gering zu halten.
- **Sequenzpräparate** enthalten in der ersten Phase nur Östrogene und anschließend eine Kombinationen von Östrogenen mit Gestagenen.
- **Depotpräparate** bestehen ausschließlich aus Gestagenen und werden all 12 Wochen ohne Berücksichtigung eventueller Zwischenblutungen intramuskulär appliziert.

- Die **„Minipille"** enthält nur niedrig dosierte Gestagene, die damit kontinuierlich eingenommen werden, die Ovulation aber häufig nicht unterdrücken. Sie beeinflussen in erster Linie die Cervix und damit die Migration der Spermien.
- Die so genannte **„Pille danach"** ist eher ein Inter- als ein Antikonzeptivum. Sie kann ein reines Gestagen in hoher Dosierung enthalten (Gabe innerhalb von 3 Stunden nach dem Geschlechtsverkehr) oder das Antiprogesteron Mifepriston (RU 486) (Einnahme innerhalb von 3 Tagen postkoital); alternativ kann es sich um ein Kombinationspräparat handeln.

Postmenopausale Hormonersatztherapie (HT)

Postmenopausale Beschwerden sind die häufigste Indikation für eine Östrogen- bzw. Hormon*ersatz*therapie; die klinische Besserung der Symptome durch den Hormonersatz ist sehr gut durch Studien belegt ✓✓.
Im Einzelnen werden folgende Symptome erfolgreich bekämpft:
- vasomotorische Symptome, wie z. B. Flushs;
- Atrophie des urogenitalen Epithels und der Haut;
- Minderung der Knochendichte.

Die **Flush-Symptomatik** sollte nur wenige Jahre therapiert werden, da dieses Phänomen auch bei unbehandelten Frauen zumeist nach zwei bis fünf Jahren verschwindet.
Vaginale Atrophie und Trockenheit können hingegen dauerhaft beeinflusst werden.
Die **Prävention der Osteoporose** durch Östrogentherapie ist insbesondere in Hochrisikogruppen belegt (dünne weiße Frauen mit frühzeitiger Dysgenesie sowie prämenopausalem hypogonadotropen Gonadismus). Aber auch bei Frauen mit einer normalen Menopause vermindert eine Östrogenbehandlung den Verlust der Knochenmasse, verlangsamt das Fortschreiten einer bereits bestehenden Osteoporose und reduziert das Risiko für Frakturen der Hüfte, des Radius und der Wirbel. Zur Prävention der Osteoporose und zur Minderung des Frakturrisikos wäre eine lebenslange Therapie mit Östrogenen indiziert; hiermit korreliert die Tatsache, dass das maximale Frakturrisiko erst relativ spät erreicht wird, etwa im Alter von 60 bis 65 Jahren. Diese Indikation wurde zeitweilig dadurch weiter unterstützt, dass auf Grund von Beobachtungsstudien der „Glaube" einer kardiovaskulären Protektion bestand. Diese Hypothese ist kürzlich eindrucksvoll widerlegt worden (s. u.): heute ist die potenzielle *Erhöhung* des kardiovaskulären Risikos unter einer HT bei postmenopausaler Osteoporose zu berücksichtigen.

Folgende **Applikationsformen** stehen für die postmenopausale Hormonersatztherapie zur Auswahl:
1. Östrogene allein;
2. Kombinationstherapie (Gestagen monatlich, dreimonatlich, kontinuierlich in niedriger Dosierung).

Nach einer Hysterektomie sollten nur Östrogene verabreicht werden. Ansonsten sollten Gestagene hinzugegeben werden, entweder zyklisch oder kontinuierlich; Die Gestagene reduzieren das Risiko einer Östrogen-induzierten Hyperplasie bzw. eines Karzinoms des Endometriums, haben aber verschiedene Nachteile, insbesondere die Induzierung einer Abbruchblutung. Zusätzlich schwächen die Progestagene möglicherweise den günstigen Effekt der Östrogene auf die Verteilung der Plasmalipide und/oder die Ausbildung atherosklerotische Gefäßveränderungen.

Nebenwirkungen.

> *Die gefährlichste Nebenwirkung einer Östrogenbehandlung ist das erhöhte Risiko eines endometrialen Adenokarzinoms.*

Das relative Risiko ist bei Frauen, die trotz eines vorhandenen Uterus nur Östrogene einnehmen, sechs- bis achtfach erhöht. Das relative Risiko hängt ab von der Dauer und Dosierung des Östrogens und ist deutlich reduziert bei Frauen, die die Östrogene kombiniert mit Gestagenen einnehmen.
HERS und WHI-Studie haben darüber hinaus gezeigt, dass – entgegen früherer Annahmen – das kardiovaskuläre Risiko durch eine Hormonersatztherapie (HT) gesteigert wird (s. u.). Auch die Inzidenz des Mammakarzinoms ist unter einer HT signifikant erhöht. Die Ergebnisse der genannten Studien sind nachfolgend ausführlicher dargestellt.

Die so genannte **HERS-Studie** (*Heart and Estrogen/Progestin Replacement Study I und II)* ist eine randomisierte placebokontrollierte Studie, die bei postmenopausalen Frauen mit bereits vorhandenen kardiovaskulären Komplikationen bzw. koronarer Herzerkrankung (Sekundärprävention) erstmals gezeigt hat, dass eine Östrogen-Gestagen-Substitution das Risiko kardialer Erkrankungen erhöht. Der Einfluss einer HT bei Frauen ohne klinisch manifeste koronare Herzerkrankung (Primärprävention) wurde in der **WHI-Studie** *(Women's Health Initiative)* untersucht. In dieser Studie wurde eine Östrogen-Gestagen-Substitution (0,625 konjugierte Östrogene plus 2,5 mg Medroxyprogesteronacetat pro Tag) oder ein Östrogen allein (bei hysterektomierten Frauen) gegeben. Ein Teil der Studie, der die Östrogen-Gestagen-Substitution gegen Placebo vergleicht, wurde nach 5,2 Jahren (geplant waren 8,5 Jahre) abgebrochen:

> *In der Hormongruppe bestand ein um 26 % erhöhtes Mammakarzinomrisiko. Ferner wurden 29 % mehr Herzinfarkte, 41 % mehr Schlaganfälle und mehr als doppelt so viele Lungenembolien wie in der Placebogruppe gefunden.*

Demgegenüber traten 34 % weniger Hüftfrakturen und 37 % weniger kolorektale Karzinome auf. Die WHI-Studie ist eine gut konzipierte und durchgeführte Studie, in die 16 608 Frauen eingeschlossen wurden. Dementsprechend ist ihre Aussagekraft hoch.

Fazit der WHI-Studie. Die Ergebnisse der WHI belegen folgende Effekte der HT auf internistische Erkrankungen:

- Es ist gut belegt, dass eine HT die Knochendichte erhöht und die Inzidenz von Frakturen und kolorektalen Karzinomen senkt ✓✓.
- Es ist gut belegt, dass eine HT die klinische Manifestation des Mammakarzinoms erhöht.
- Eine HT senkt nicht – wie vermutet und erhofft –, sondern erhöht mit hoher Wahrscheinlichkeit das Herzinfarktrisiko.
- Es gibt deutliche Hinweise dafür, dass die HT das Schlaganfall-, Embolie- und Cholezystitisrisiko erhöht.
- Es gibt bisher keine hinreichenden Belege dafür, dass eine HT das Risiko einer Demenz oder kognitiven Dysfunktion vermindert.

Die meisten Frauen beginnen eine HT, um postmenopausale Symptome zu vermindern – und in dieser Indikation ist die HT bei ausgeprägten Beschwerden nach wie vor gerechtfertigt. Allerdings sollte die HT in diesen Fällen aufgrund der Erhöhung des Herzinfarkt-und Embolierisikos nur kurzzeitig erfolgen. Viele Frauen behalten die Hormonsubstitution nachfolgend bei, da frühere Studien vermuten ließen, dass die HT die Inzidenz der Herzinfarkte und anderer chronischer Erkrankungen senkt.

Aufgrund der jetzt vorliegenden Studien kann eine HT nicht mehr als indiziert gelten, um chronische Erkrankungen – einschließlich kardiovaskuläre Krankheiten – zu verhindern.

Frauen, die die HT allein aus diesem Grund durchführen, sollte geraten werden, die Therapie umgehend zu beenden.

Therapie der Hypoöstrogenämie bei Frauen

Verschiedene Erkrankungen können mit einer verminderten Östrogenproduktion einhergehen, z. B. die gonadale Dysgenesie (ovarielle Funktionsstörung) oder der hypogonadotrope Hypogonadismus (hypophysäre Funktionsstörung); bei den genannten Erkrankungen sollte zum erwarteten Zeitpunkt der Pubertät eine **zyklische Behandlung mit Östrogenen in Kombination mit Progestagenen** begonnen werden, um die Ausbildung der weiblichen Geschlechtsmerkmale zu unterstützen und zu erhalten, ferner dienen die Hormone der Osteoporose-Prophylaxe. Zum Einsatz kommen hauptsächlich konjugierte Östrogene (0,625 – 1,25 mg/die p. o.), Ethinylöstradiol (0,02 – 0,1 mg/die p. o.), mikronisiertes Östradiol (1 mg/die p. o.) und transdermales Östrogen (0,05 – 0,1 mg/Pflaster alle drei bis vier Tage). Die Zugabe von Progestagen (meist Medroxyprogesteronacetat 1 – 10 mg) wird an den letzten 10 bis 14 Tage der Östrogenbehandlung jeden Monats empfohlen, um u. a. die Entwicklung einer endometrialen Hyperplasie zu verhindern. Derart behandelte Frauen haben eine Abbruchblutung nach Beendigung der Hormongabe am Ende eines jeden Monats. Sollten unter der Hormontherapie Blutungsunregelmäßigkeiten auftreten (z. B. Zwischenblutungen), ist unbedingt eine histologische Abklärung des Endometriums herbeizuführen. Bei poliferativen Veränderungen oder eine Hyperplasie des Endometriums sollte die Dosis des Progestagens ggf. erhöht und eine bioptische Kontrolle des Endometriums nach einem weiteren Zyklus erfolgen. Eine alternative Form der Behandlung einer Hypoöstrogenämie sind **orale Kontrazeptiva**. Diese werden insbesondere bei Patientinnen mit Hirsutismus eingesetzt, um die ovarielle Androgenproduktion zu hemmen. Hier kommen so genannte antiandrogene Ovulationshemmer zum Einsatz (z. B. Cyproteronacetat, Dienogest, etc.); diese enthalten in der ersten Zyklusphase mehr antiandrogene Gestagene; klinische Effekte sind aber erst nach ca. 6 Monaten zu erwarten.

Neuere Antiandrogene, die sog. 5α-Reduktase-Blocker (Flutamid, Finasterid) werden z. Zt. nur beim Mann bei Alopezie und Prostatahypertrophie eingesetzt (S. 171). Der Aldosteronantagonist Spironolacton wirkt ebenfalls bereits in niedriger Dosierung antiandrogen.

Therapie der Hypoandrogenämie und der Pubertas tarda bei Männern

Hypogonadismus. Das primäre Ziel einer Androgensubstitution bei hypogonadalen Männern ist, die normalen männlichen Sekundärcharakteristika zu induzieren bzw. zu erhalten (Bart, Körperbehaarung, externe Genitalien); ferner werden typisch männliche Körpermerkmale (Hämoglobin, Stimmlage, Muskelmasse, Epiphysen-Schließung) und Libido aufrechterhalten.

Üblicherweise wird ein lang wirkendes Testosteronester parenteral verabreicht, üblicherweise 100 – 300 mg Testosteronenantat in ein- bis dreiwöchigen Abständen. Es gibt eine große Variabilität in der Beziehung zwischen Plasmatestosteronspiegel und männlichem Sexualverhalten. Meist wird aber im Zuge einer Substitutionsbehandlung die sexuelle Aktivität gesteigert. Wesentliche Effekte der Androgensubstitution sind die Erhöhung der Libido und die Frequenz von Erektionen. Die Androgentherapie führt üblicherweise nicht zu einer Normalisierung der Spermatogenese, wohl aber des Ejakulatvolumens. Die Behandlung hypogonadaler Männer mit Testosteron führt zu einem Wachstum der Prostata sowie zu einer vermehrten Bildung von Hämoglobin. Demzufolge sollten Männer unter einer Substitutionsbehandlung regelmäßig klinisch kontrolliert werden:

Eine Prostata-Untersuchung inkl. Bestimmung der PSA-Konzentration ist Pflicht, bevor eine Testosteronbehandlung bei Männern über 40 Jahren eingeleitet wird.

Der Hämatokrit sollte gleichfalls regelmäßig überprüft werden.

Pubertas tarda. Falls eine Testosteronbehandlung bei einer Pubertas tarda eingeleitet werden soll, wird üblicherweise eine niedrigere Dosierung verwendet, z. B. 100 mg alle vier Wochen, zunächst dreimal. Hierunter kommt es nicht zu einem verfrühten Verschluss der Hypophysenfugen.

Ausgewählte Literatur

1. Allolio B, Schulte HM (Hrsg.). Praktische Endokrinologie. Urban & Schwarzenberg 1996.
2. Arlt W, Callies F, van Vlijmen JC et al. Dehydroepiandrosterone replacement in women with adrenal insufficiency. N Engl J Med 1999; 341 : 1013 – 1020.
3. Assmann G, Cullen P, Schulte H. Simple scoring scheme for calculation the risk of acute coronary events based on the 10-year follow-up of the prospective cardiovascular Munster (PROCAM) study. Circulation 2002; 105 : 310 – 315.
4. Barzon L, Scaroni C, Sonino N, Fallo F, Paoletta A, Boscaro M. Risk factors and long-term follow-up of adrenal incidentalomas. J Clin Endocrinol Metab 1999; 84: 520 – 526.
5. Beral V, Banks E, Reeves G. Evidence from randomised trials on the long-term effects of hormone replacement therapy. Lancet 2002; 360: 942 – 944.
6. Buchfelder M. Hypophysenadenome. Onkologe 1999; 5: 94 – 102.
7. Cardozo L, Bachmann G, McClish D, Fonda D, Birgerson L. Meta-analysis of estrogen therapy in the management of urogenital atrophy in postmenopausal women: second report on the hormones and urogenital therapy committee. Obstet Gynecol 1998; 92: 722 – 727.
8. Consensus guidelines for the diagnosis and treatment of adults with growth hormone deficiency: summary statement of the Growth Hormone Research Society Workshop on Adult Growth Hormone Deficiency. J Clin Endocrinol Metab 1998; 83 : 379 – 381.
9. Danoff A, Kleinberg D. Somatostatin analogs as primary medical therapy for acromegaly. Endocrine 2003; 20: 291 – 298.
10. Dören M. Hormonsubstitution in Klimakterium und Postmenopause. Gegenwärtiger Erkenntnisstand. J Menopause 2000; Suppl 1: 2 – 12.
11. Essais O, Bouguerra R, Hamzaoui J, Marrakchi Z, Hadjri S, Chamakhi S, Zidi B, Ben Slama C. Efficacy and safety of bromocriptine in the treatment of macroprolactinomas. Ann Endocrinol (Paris) 2002; 63: 524 – 531.
12. Grady D, Herrington D, Bittner V, Blumenthal R, Davidson M, Hlatky M et al. for the Heart and Estrogen/Progestin Replacement Study (HERS) Research Group: Cardiovascular disease outcomes during 6.8 years of hormone therapy: Heart and Estrogen/Progestin Replacement Study follow-up (HERS II). JAMA 2002; 288: 49 – 57.
13. Hulley S, Furberg C, Barrett-Connor E, Cauley J, Grady D, Haskell W et al. for the Heart and Estrogen/Progestin Replacement Study (HERS) Research Group: Noncardiovascular disease outcomes during 6.8 years of hormone therapy. JAMA 2002; 288: 58 – 66.
14. Kaiser H, Kley HK. Cortisontherapie. Corticoide in Klinik und Praxis. 10. Aufl. Thieme Stuttgart, 1997.
15. Manson JE, Martin KA. Clinical practice. Postmenopausal hormone-replacement therapy. N Engl J Med 2001; 345: 34 – 40.
16. Merza Z. Modern treatment of acromegaly. Postgrad Med J 2003; 79: 189 – 194.
17. Nelson HD, Humphrey LL, Nygren P, Teutsch SM, Allen JD. Postmenopausal hormone replacement therapy. JAMA 2002; 288: 872 – 881.
18. Nieschlag E. If testosterone, which testosterone? Which androgen regiment should be used for supplementation in older men? Formulation, dosing, and monitoring issues. In: Bhasin et al. Therapeutic perspective: issues in testosterone replacement in older men. J Clin Endocrinol Metab 1998; 83: 3443 – 3445.
19. Oelkers W. Current concepts: Adrenal insufficiency. N Engl J Med 1996; 355: 1206 – 1212.
20. Trainer PJ, Drake WM, Katznelson L, Freda PU, Herman-BonertV, van der Lely AJ et al. Treatment of acromegaly with the growth hormone-receptor antagonist pegvisomant. N Engl J Med 2000; 342: 1171 – 1177.
21. Writing Group for the Women's Health Initiative Investigators: Risks and Benefits of Estrogen Plus Prgestin in Healthy Postmenopausal Women. Principal Results from the Women's Health Initiative Randomized Controlled Trial. JAMA 2002; 288: 321 – 333.

7.6 Störungen des Knochenstoffwechsels

Das Skelett ist eines der größten Organsysteme des Körpers. Es besteht zum großen Teil aus mineralisierter Matrix und zu einem kleineren Teil aus hochaktiven zellulären Bestandteilen. Das Skelett hat eine duale Funktion: es erhält die Struktur des Körpers und ist Speicher für Mineralien und Proteine.

In den letzten Jahren ist auf klinischer und molekularer Ebene immer deutlicher geworden, dass der Knochen auch nach Abschluss des Wachstums einem ständigen Umbau unterliegt, der im Wesentlichen durch das Gleichgewicht zwischen den Knochen aufbauenden (Osteoblasten) und Knochen abbauenden (Osteoklasten) Zellen bestimmt wird. Zudem spielt der Grad der Mineralisierung für eine intakte Knochenfunktion eine entscheidende Rolle, der insbesondere durch Calcium, Vitamin D und das Parathormon beeinflusst wird. Demzufolge beruhen die meisten Störungen des Knochenstoffwechsels, die im Folgenden beschrieben werden, auf einer Störung des o. a. Gleichgewichts; pharmakotherapeutische Ansatzpunkte ergeben sich aus den am Knochenstoffwechsel beteiligten Komponenten (Mineralien und Hormone). Pathogenetisch lassen sich zwei wesentliche Knochenstoffwechselstörungen unterscheiden: Störungen der Knochenmasse (Osteoporose), von Störungen der Knochenmineralisation (Osteomalazie).

7.6.1 Osteoporose

Grundlagen

Definition. Die Osteoporose resultiert aus Knochenstoffwechselstörungen, die zu einer verminderten Knochenmasse mit veränderter Struktur sowie Stabilität führen und damit u. a. das Frakturrisiko erhöhen. Eine manifeste Osteoporose liegt vor, wenn bei verminderter Knochendichte ohne adäquates Trauma eine Fraktur aufgetreten ist. Nach WHO wird die Osteoporose über das Ausmaß der reduzierten Knochendichte am Schenkelhals definiert (-2,5-fache Standardabweichung gegenüber der Knochendichte eines gesunden jungen Menschen im Alter um 30 Jahre, so genannter T-Score); eine Verminderung der Knochendichte im Bereich von – 1 bis 2,5 Standardabweichungen wird als Osteopenie bezeichnet.

Epidemiologie. Die Osteoporose ist die häufigste Stoffwechselerkrankung des Knochens. Fast jede zweite Frau hat eine hohe Wahrscheinlichkeit, im Laufe des Lebens eine osteoporotische Fraktur zu erleiden. Die Beziehung zwischen Frakturrisiko und Alter ist in Abb. 7.**19** dargestellt.

Pathophysiologie. Eine Osteoporose resultiert aus dem altersabhängigen Knochenumbau, der durch extrinsische und intrinsische Faktoren beschleunigt wird. Extrinsische Faktoren mit Einfluss auf den Knochenumbau sind Nahrung inkl. Calcium, körperliche Aktivität, Medikamente (am häufigsten Glucocorticoide), gegenwärtig auch Zigarettenrauchen und Alkoholismus. Intrinsische Faktoren sind die genetische Veranlagung, bestehende Grunderkrankungen, Sexualsteroide, Vitamin D und Parathormon. Unabdingbare Voraussetzung einer ausreichenden Knochenmineralisierung ist ein ausgewogener Calcium- und Vitamin-D-Haushalt. Ein Mangel an diesen Substanzen beeinträchtigt die Knochenbilanz negativ (Abb. 7.**20**).

Therapeutische Implikationen. Aus der Pathophysiologie der Osteoporose ergeben sich therapeutische Ansatzpunkte: präventiv wirken körperliche Aktivität sowie eine ausreichende Calcium- und Vitamin-D-Zufuhr (Mineralisierung). Pharmakotherapeutisch unterscheidet man Maßnahmen zur Hemmung des Knochenabbaus bzw. der Knochenresorption (Hemmung der Osteoklasten) sowie Maßnahmen zur Stimulierung der Knochenneubildung (Stimulierung der Osteoblasten).

Evidenzbasierte Therapie der Osteoporose

Das primäre Ziel der medikamentösen Therapie einer Osteoporose ist die Prävention von Frakturen.

Nichtmedikamentöse Maßnahmen

Ernährung. Die Calciumaufnahme, die zur Prävention und Behandlung der Osteoporose empfohlen wird, beträgt 1000 – 1500 mg pro Tag. Entsprechend sollten Nahrungsbestandteile mit einem hohen Calciumgehalt in die diätetischen Empfehlungen aufgenommen werden. Die meisten Studien weisen darauf hin, dass die Calciumsupplementation zwar den Knochenverlust verlangsamt, aber letztlich nicht aufhalten kann.

Pharmakotherapie

Vitamin D. Die Vitamin-D-Aufnahme sollte mindestens 400 E pro Tag betragen; gewöhnlich wird zur Prävention bzw. Basistherapie der Osteoporose eine Einnahme von 400 – 800 oder 1000 E pro Tag empfohlen ✓✓. Zusätzlich ist die oben genannte Calciummenge zuzuführen. Höhere Dosen können ggf. eine Hyperkalziurie oder Hyperkalzämie verursachen. Calcium und Vitamin D_3 erhöhen die Knochenmasse und verringern die Inzidenz von

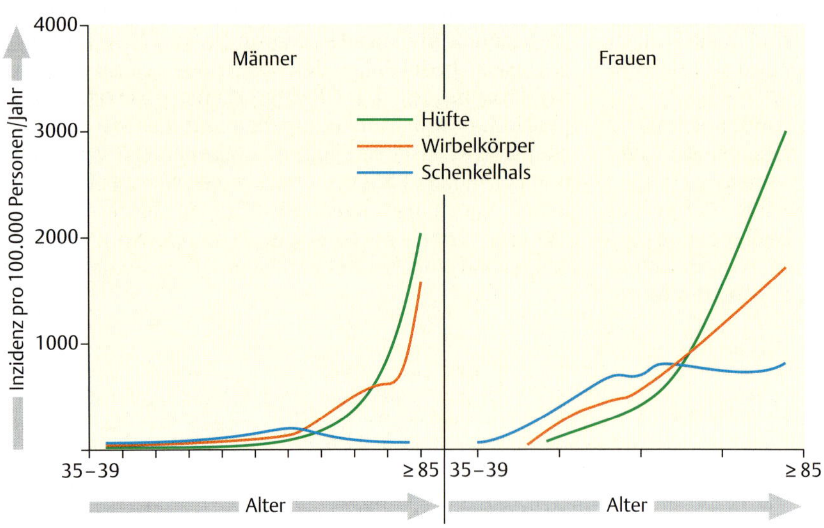

Abb. 7.19 **Altersspezifische Inzidenzrate für Hüft-, Wirbelkörper- und Oberschenkelhalsfrakturen bei Männern und Frauen**

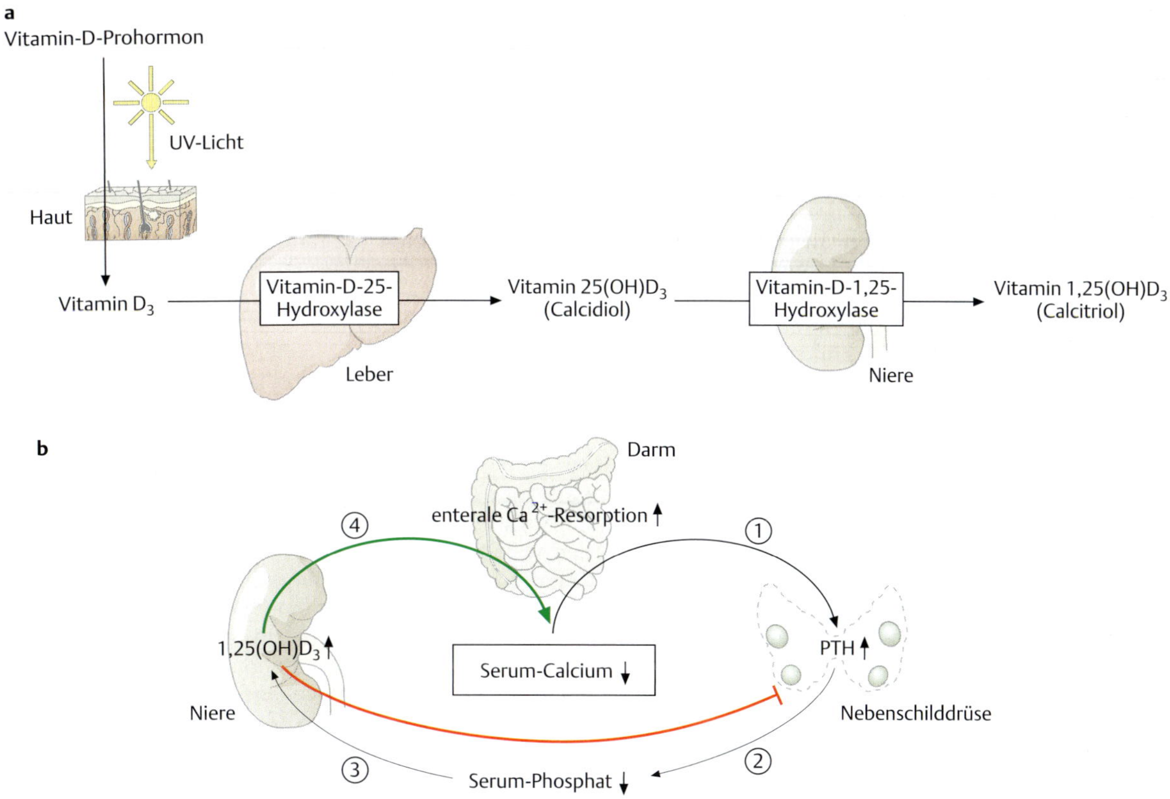

Abb. 7.**20** **Die Rolle von Vitamin D auf und seine Wirkung auf den Calcium-Haushalt. a** Vitamin-D-Prohormon wird mit der Nahrung aufgenommen und über verschiedene Zwischenschritte in Haut, Leber und Niere zum biologisch aktiven 1,25-$(OH)_2$-D_3 transformiert. Das biologisch aktive Vitamin D_3 fördert die enterale Calcium- und Phosphat-Resorption. **b** Bei einem niedrigen Serum-Calcium-Spiegel wird die Sekretion von PTH in der Nebenschilddrüse aktiviert; hierdurch wird die Phosphatausscheidung in der Niere gefördert, der Serum-Phosphat-Spiegel sinkt. Dies wiederum aktiviert die Calcitriol-Bildung in der Niere und damit die enterale Calcium- und Phosphat-Resorption – der Calcium-Spiegel steigt. Calcium (und Phosphat) stehen wieder für die Knochenmineralisierung zur Verfügung. Gleichzeitig hemmt Calcitriol die PTH-Synthese und damit eine weitere Mobilisierung von Calcium aus dem Knochen.

Frakturen, insbesondere bei Bevölkerungsgruppen, die unzureichend Calcium zuführen oder zu wenig Sonnenlicht erhalten ✓✓. Andere Vitamin- D_3-Formen sind 25-Hydroxyvitamin-D_3 (Calcidiol), 1,25-Hydroxyvitamin-D_3 (Calcitriol) und 1α-Hydroxyvitamin-D_3. Es gibt keine Hinweise dafür, dass diese Vitamin-D-Derivate hinsichtlich Therapie und Prävention der Osteoporose von Vorteil sind (Tab. 7.**23**).

Hormonersatzbehandlung. Falls keine Kontraindikationen bestehen, sollten Osteoporose-gefährdete postmenopausale Frauen zur Prävention und Therapie der Osteoporose eine Hormonersatztherapie erhalten (vgl. S. 315). Verschiedene Regimes der Östrogenapplikation haben gezeigt, dass die HT den Verlust von Knochenmasse verlangsamt und die Inzidenz von Frakturen vermindert ✓✓.

Östrogenanaloga bzw. selektive Östrogen-Rezeptor-Modulatoren (SERMs) wie **Raloxifen** (60 mg/Tag) sind Östrogenagonisten in Bezug auf den Knochenstoffwechsel und Antagonisten in Bezug auf die Mammae. Es ist erwiesen, dass Raloxifen die Knochendichte erhöhen kann und die vertebrale Frakturrate um 30 – 50 % senkt ✓✓.

Bisphosphonate sind Hydrophosphatanaloga, die Knochenmineralien binden und deren Resorption inhibieren. Die erste für die Klinik verfügbare Substanz war **Ethidronat**; dieses Pharmakon hemmt zwar in hoher Dosierung die Knochenmineralisierung, erhöht jedoch die Knochenmasse, wenn es intermittierend in niedriger Dosierung gegeben wird; die Mineralisierung des Knochens bleibt bei dieser niedrig dosierten Applikationsform unbeeinflusst.

Tab. 7.**23** **Vergleich der Wirksamkeit von Vitamin D und seinen Metaboliten**

	Vitamin D_3 (1 mg = 40.000 IE)	**Dihydrotachysterol** (AT 10)	**25-OH-D_3** (Calcidiol)	**1,25-$(OH)_2$-D_3** (Calcitriol)
Erhaltungsdosis (µg/Tag)	500 – 2500	250 – 1500	50 – 200	0,5 – 1,5
Potenz (bezogen auf Vitamin D)	1	2 – 3	10 – 15	1000 – 1500

Die Bisphosphonate der zweiten Generation, wie z. B. **Alendronat** und **Risedronat**, haben in therapeutischer Dosierung keinen negativen Einfluss auf die Knochenmineralisierung und können daher kontinuierlich gegeben werden. Alendronat wird üblicherweise in einer Dosis von 10 mg pro Tag oder als Einmalgabe in einer Höhe von 70 mg pro Woche verabreicht. Bei Risedronat gibt man 5 mg täglich bzw. 35 mg einmal pro Woche. Andere Bisphosphonate werden zur Zeit nicht per os gegeben. Der Patient sollte Alendronat mindestens 30 Minuten vor der ersten Mahlzeit mit einem vollen Glas Leitungswasser im Stehen einnehmen. Danach sollte er sich mindestens 30 min lang nicht mehr hinlegen (Gefahr der Ösophagusreizung).
Für Bisphosphonate ist zur Zeit am besten nachgewiesen, dass sie die Knochenresorption vermindern, die Knochenmasse in der Wirbelsäule und in der Hüfte erhöhen sowie die Inzidenz von Wirbelkörperfrakturen vermindern ✓✓. Bisphosphonate sind zur Behandlung der klinisch manifesten Osteoporose indiziert, insbesondere bei Patienten, die keine Hormonersatztherapie erhalten. Da die Bisphosphonate einen anderen Wirkmechanismus als die Östrogene haben, können sie aber auch in Kombination mit einer HT verabreicht werden.

Calcitonin hemmt die Knochenresorption und kann die Knochenmasse erhöhen. Dies gilt insbesondere für Patienten mit einer High-Turnover-Osteoporose. Zusätzlich hat Calcitonin auch einen analgetischen Effekt und kommt daher insbesondere bei Patienten mit einer kürzlich erlittenen schmerzhaften Wirbelfraktur zum Einsatz. Es kann sowohl subkutan ($2 \times 50\,\mu g$/Tag) sowie nasal ($400\,\mu g$/Tag) verabreicht werden. Calcitonin wird gewöhnlich dreimal pro Woche drei bis zwölf Monate lang gegeben. Es ist gut belegt, dass Calcitonin den Knochenverlust bei postmenopausalen Frauen reduziert ✓✓; unklar ist, ob Calcitonin auch die Inzidenz von osteoporotischen Frakturen senkt ≈. Aufgrund dieser Tatsache sowie in Anbetracht der hohen Nebenwirkungsrate (Flush, Nausea) und Kosten von Calcitonin sollte es nur in wohlbegründeten Ausnahmen eingesetzt werden.

Fluorid. Fluoride erhöhen die Knochenbildung und werden hauptsächlich zur Therapie einer Wirbelkompressionsfraktur gegeben.
Die Inzidenz von Vertebralfrakturen wurde in einer prospektiven kontrollierten Studie unter einer hoch dosierten Fluorid-Therapie nicht vermindert, andere Daten wiesen jedoch eine Abnahme der Frakturrate bei einer kleinen Zahl von Osteoporose-Patienten nach ✗✓. Fluoride sollten bevorzugt als retardierte Präparate eingesetzt werden, die übliche Fluormenge beträgt 15–25 μg pro Tag. Eine begleitende Calciumsubstitution und Vitamin-D-Therapie ist erforderlich.

Parathormon in niedriger und intermittierender Dosierung kann die Knochenmasse erhöhen, zumindest im Tierversuch; hierbei wird insbesondere die trabekuläre Struktur vermehrt. Der durch Parathormon induzierte Verlust an kortikaler Knochenmasse könnte ggf. durch die Zugabe eines antiresorptiven Medikamentes verhindert werden.
Zur Zeit werden PTH-Abkömmlinge entwickelt. **Teriparatid** wird üblicherweise in einer Dosis von 20 μg pro Tag subkutan verabreicht und ist zur Behandlung der manifesten Osteoporose bei postmenopausalen Frauen zugelassen. In Studien zeigen sich eine Vermehrung der Knochenmasse sowie eine Reduktion von Frakturen der Wirbelsäule, jedoch nicht der Hüfte ✓. Teriparatid ist derzeit allerdings kein Mittel, das im klinischen Alltag routinemäßig eingesetzt wird.

Therapeutische Empfehlungen

Grundsätzlich kann zur Behandlung der Osteoporose die Empfehlung ausgesprochen werden, ausreichend Calcium und Vitamin D zu substituieren und zusätzlich Bisphosphonate zu verabreichen. Für die Effektivität der Bisphosphonate liegen die besten Evidenzen vor.
Bisphosphonate und Calcitonin sind abgesehen davon die Medikamente der Wahl beim Morbus Paget und lokalen Knochenstörungen bei neurodystrophen Prozessen.

7.6.2 Osteomalazie

Grundlagen

Die Osteomalazie (bzw. im Kindesalter Rachitis) beruht auf einer Störung der Mineralisierung neu gebildeter Knochenmatrix. Bei Erwachsenen ist nur der Knochen betroffen, bei Kindern darüber hinaus die Wachstumszone bzw. der Knorpel (Rachitis). Hierdurch kommen die typischen Deformitäten zustande.

Pathophysiologische Aspekte. Vitamin D spielt die entscheidende Rolle in der Pathogenese der Osteomalazie: Das Prohormon wird mit der Nahrung zugeführt und in der Haut unter UV-Einfluss aktiviert. In der Leber wird D_3 dann zu 25-OH-D $_3$ (Calcidiol) und in der Niere schließlich in das biologisch aktive 1,25-OH2-D_3 (Calcitriol) umgewandelt, wobei diese Transformation in Abhängigkeit vom Serum-Phosphat-Spiegel erfolgt (niedriger Phosphatspiegel – hohe Calcitriolbildung; hoher Phosphatspiegel – niedrige Calcitriolbildung) (vgl. Abb. 7.**20**). Eine Osteomalazie kann entsprechend zahlreiche Ursachen haben:
- verringerte Vitamin-D-Zufuhr mit der Nahrung,
- intestinale Malabsorption,
- mangelhafte UV-Exposition,
- Leberfunktions- oder Nierenfunktionsstörung (Leberzirrhose, Niereninsuffizienz).
- Ferner können auch Defekte der Nierentubuli, die mit einem erhöhtem Verlust wichtiger Mineralien einhergehen, eine Osteomalazie hervorrufen (z. B. beim Phosphatdiabetes, der typischerweise Vitamin-D_3-resistent ist.)

7.7 Gicht

Grundlagen

Die Gicht ist eine metabolische Erkrankung, die meist Männer im mittleren bis älteren Alter betrifft. Sie ist typischerweise assoziiert mit
- einem erhöhten Harnsäure-Pool bzw. einer Hyperurikämie;
- einer episodischen akuten und/oder einer chronischen Arthritis sowie
- einer Ablagerung von Natriumuratkristallen im Bindegewebe (Gicht-Tophi) sowie in der Niere (Nephrolithiasis).

Definition. Eine Hyperurikämie betrifft ca. 5 % der Bevölkerung und ist definiert als eine Konzentration von Harnsäure im Serum oder Plasma > 7,0 mg/dl bzw. 420 µmol/l. Eine Hyperurikämie kann primär oder sekundär bedingt sein, s. Tab. 7.**24**.

Pathophysiologisch unterscheidet man sinnvollerweise:
- eine Hyperurikämie durch erhöhte Produktion von Harnsäure,
- eine Hyperurikämie durch verminderte Ausscheidung von Harnsäure,
- eine Kombination aus beidem.

Die Syntheserate der Purine als Vorläufer der Harnsäure wird durch genetische und regulative Effekte inkl. durch die Nahrungszufuhr moduliert. Die endgültige Bildung der Harnsäure wird über das Enzym Xanthinoxidase vermittelt.
Bei mehr als 90 % der Patienten liegt der Hyperurikämie eine verminderte Harnsäureausscheidung über die Niere zugrunde; Patienten mit Gicht scheiden auf diesem Weg ca. 40 % weniger Harnsäure aus.

Tab. 7.**24** **Ätiopathogenese der Hyperurikämie**

Primäre Hyperurikämien (keine auslösende Grunderkrankung erkennbar) - genetisch bedingte Störung der tubulären Harnsäuresekretion (familiäre Hyperurikämie, ca. 99 % aller Patienten) - vermehrte endogene Harnsäuresynthese infolge von Enzymdefekten des Purinstoffwechsels (ca. 1 % aller Patienten) - familiäre juvenile Nephropathie
Sekundäre Hyperurikämien - erhöhter Zellzerfall bei chronisch myeloischer Leukämie, Polycythaemia vera, Osteomyelofibrose, hämolytischen Anämien, Zytostatika-/Strahlentherapie, aber auch bei sekundärer Polyglobulie infolge einer Herz- oder Lungenkrankheit - Nierenerkrankungen - Ketoazidose (Fasten, entgleister Diabetes mellitus) - Hyperlactazidämien (bei hohem Alkoholspiegel, Glucose-6-Phosphatase-Mangel) - Arzneimittel (z. B. Saluretika, Cyclosporin, Pyrazinamid, Ethambutol, Vergiftungen, Blei)

Die häufigste **Komplikation** einer Hyperurikämie ist die **Gichtarthritis**, deren Häufigkeit in Abhängigkeit von Höhe und Dauer des erhöhten Harnsäure-Serumspiegels variiert, d. h. sie ist ca. 10-mal häufiger bei einem Harnsäurespiegel von > 9,0 mg/dl im Vergleich zu einem Spiegel von 7,0 – 8,9 mg/dl (0,5 % Wahrscheinlichkeit). Der Gichtanfall wird hervorgerufen durch Mikrokristalle in der Synovia. Eine Nephrolithiasis ist ebenfalls wahrscheinlicher bei hohem Harnsäurespiegel, d. h. 50 % der Patienten sind betroffen bei einer Harnsäure-Konzentration von mehr als 13,0 mg/dl.
Typische Auslöser eines Gichtanfalls sind in Tab. 7.**25** zusammengefasst.

Therapeutische Implikationen. Eine Hyperurikämie ist ein Symptom, dessen Behandlungsbedürftigkeit von der Ursache und klinischen Bedeutung für das Individuum abhängt. Demzufolge sollten zunächst diätetische Möglichkeiten als Basistherapie ausgeschöpft werden, der Einsatz von Medikamenten richtet sich dann nach der jeweiligen Pathophysiologie und der Art der Krankheitsmanifestation: man unterscheidet die Akuttherapie des Gichtanfalls von der Dauertherapie zur Vermeidung weiterer Rezidive sowie von Komplikationen.

Evidenzbasierte Therapie der Gicht

Therapieziele. Ziel einer Dauertherapie ist Beschwerdefreiheit durch die Normalisierung des Harnsäurespiegels im Serum auf Werte um 5,0 – 5,5 mg/dl; hierunter können sich interstitielle Harnsäureablagerungen zurückentwickeln, was allerdings viele Monate dauern kann.

Nichtmedikamentöse Maßnahmen

Als Basismaßnahme gilt die **purinrestriktive Diät**, die den Harnsäurespiegel im Serum um ca. 1,0 mg/dl senken kann und mit einer ausreichenden Flüssigkeitszufuhr von mindestens 1,5 l pro Tag kombiniert werden sollte. Ferner muss die Alkoholzufuhr begrenzt werden, da Alkohol die renale Ausscheidung von Harnsäure reduziert; darüber hinaus sind beispielsweise in Bier zusätzlich Purine enthalten.

Tab. 7.**25** **Auslösemechanismen des Gichtanfalls**

- **vermehrte Purinzufuhr:** Festessen, Feiertage, Kongresse, Jagd- und Fischtouren
- **verminderte Harnsäureausscheidung:** Alkohol (vgl. Punkt 1), natriuretisch wirksame Arzneimittel (Saluretika), ketogene Kostformen (z. B. kohlenhydratarme Diäten), Ketoazidose (bei Diabetes oder Fastenkuren), erhöhter Milchsäurespiegel (Glykogenese)
- **vermehrte endogene Uratbildung:** Zellzerfall, Röntgenbestrahlung und Chemotherapie, Anämien während der Regeneration, postoperative Phase

Pharmakotherapie der akuten Gichtattacke

Bei der akuten Gichtattacke werden nichtsteroidale Antiphlogistika, Colchicin oder Glucocorticoide verabreicht, und zwar in Abhängigkeit von Alter und Begleiterkrankungen des jeweiligen Patienten.

Nichtsteroidale Antiphlogistika sind Mittel der Wahl und bei 90 % der Patienten effektiv, Beschwerdefreiheit wird meist nach 5 bis 7 Tagen erzielt. Es werden Substanzen mit kurzer Halbwertzeit bevorzugt, wie z. B. **Indometacin** (25 – 50 mg 3 × pro Tag), **Ibuprofen** (800 mg 3 × pro Tag) oder **Diclofenac** (50 mg 3 × pro Tag). Cyclooxykinase-2-Inhibitoren sind wahrscheinlich ebenso effektiv und höchstwahrscheinlich mit weniger gastrointestinalen Nebenwirkungen belastet. Orale Glucocorticoide sind gleichfalls wirksam, z. B. Prednison in einer initialen Dosierung von 30 – 50 mg pro Tag mit anschließender Reduzierung über 5 Tage, insbesondere bei Kontraindikationen für die zuvor beschriebenen Maßnahmen oder im Falle eines Versagens dieser Maßnahmen. Orale Glucocorticoide bieten sich auch dann an, wenn Colchicin nicht vertragen wird (s. u.).

Colchicin ist eine effektive und traditionell etablierte orale Therapie, die in 85 % der Fälle erfolgreich ist. Zunächst wird 1 mg für die ersten vier Stunden gegeben, dann je nach Erfordernis 0,5 – 1 mg alle zwei Stunden (Maximaldosis: 8 mg pro Tag), bis die Symptome verschwinden oder gastrointestinale Nebenwirkungen auftreten. Insgesamt sollten nicht mehr als 4 bis 8 Tabletten eingenommen werden. Falls der Stuhlgang dünnflüssig wird, muss die Therapie sofort beendet werden.

Eine **Colchicin-Prophylaxe** in einer Dosierung von 0,5 mg 1 – 2 mal pro Tag wird normalerweise so lange fortgeführt, bis sich der Harnsäurespiegel des Patienten im Normbereich befindet und keine Attacke mehr innerhalb von drei Monaten aufgetreten ist.

Pharmakotherapie zur Normalisierung des Harnsäurespiegels

Erst wenn die nichtmedikamentösen Maßnahmen (Gewichtsreduzierung, purinarme Diät, Erhöhung der Flüssigkeitszufuhr, Reduzierung des Alkoholkonsums, Vermeidung von Diuretika, s. o.) ausgeschöpft sind, sollte eine begleitende Pharmakotherapie in Erwägung gezogen werden (Tab. 7.**26** gibt eine Übersicht über die zur Verfügung stehenden Substanzen). Die endgültige Entscheidung bezüglich einer medikamentösen Therapie sollte von der klinischen Situation des Patienten abhängig gemacht werden; die medikamentöse Therapie ist in jedem Fall indiziert bei einer Harnsäureausscheidung von mehr als 800 mg/24 Stunden, bei Harnsäuresteinen oder bei Gefahr einer akuten Gichtnephropathie (z. B. im Rahmen einer Chemotherapie bei myeloproliferativen Erkrankungen).
Ansonsten gilt die Regel, dass eine erhöhte Harnsäurekonzentration allein, d. h. ohne eine klinische Symptomatik wie Arthritiden oder Harnsäuresteinen, keine medikamentöse Therapieindikation darstellt. Dies gilt allerdings nur bis zu einer Harnsäurekonzentration bis etwa 13 mg/dl, jenseits dieses Wertes steigt die Anfallshäufigkeit steil an.

Urikostatika. Mittel der Wahl ist **Allopurinol**. Urikostatika hemmen die Xanthinoxidase und blockieren damit den Abbau von Hypoxanthin und Xanthin zur Harnsäure. Allopurinol ist Substanz erster Wahl zur Senkung des Harnsäurespiegels. Man beginnt mit einer einmaligen morgendlichen Dosis von 300 mg. Diese Dosis kann dann sukzessive auf maximal 800 mg erhöht werden. Bei Patienten mit Niereninsuffizienz sollte die Dosis entsprechend der Serum-Kreatinin-Konzentration reduziert werden. Wenn die Gicht-Attacken sehr häufig auftreten, muss ggf. sogar mit einer niedrigeren initialen Dosierung begonnen werden, um Exazerbationen durch Ausschwemmung von Harnsäure-Ablagerungen zu vermeiden. Toxische Nebenwirkungen von Allopurinol sind Hautausschläge bis hin zur lebensbedrohlichen zystischen epidermalen Nekrolyse, eine systemische Vaskulitis, eine Knochenmarkssuppression, eine granulomatöse Hepatitis sowie eine Niereninsuffizienz. Allopurinol hemmt den Abbau von 6-Mercaptopurin und Azathioprin, die Dosen der genannten Substanzen müssen entsprechend angepasst werden. Zudem kann Allopurinol mit Antikoagulanzien interferieren.

Urikosurische Substanzen wie z. B. **Probenecid** und **Benzbromaron** fördern die Harnsäureausscheidung durch die Niere. Sie können bei Patienten mit guter Nierenfunktion und einer Harnsäureausscheidung von we-

Tab. 7.**26** **Pharmaka zur Senkung des Harnsäurespiegels**

Arzneimittelgruppe	Medikament	Dosis	Nebenwirkungen
Urikostatikum	Allopurinol	1-mal tgl. 200 – 300 mg, Reduktion der Dosis bei eingeschränkter Nierenfunktion	allergische Reaktionen, sehr selten Vaskulitis, Einzelfälle von granulomatöser Hepatitis
Urikosurika	Benzbromaron	1-mal tgl. 25 – 100 mg, einschleichende Dosierung, anfangs Diurese und evtl. Alkaligaben, um den Harn auf einen pH von 6,5 – 7,0 zu neutralisieren	Durchfälle, Hepatitis
	Probenecid	500 – 1000 mg tgl. auf 3 Einzeldosen verteilt, einschleichende Dosierung, anfangs Diurese und evtl. Alkaligaben, vgl. oben	gastrointestinale Störungen, allergische Reaktionen, sehr selten nephrotisches Syndrom

niger als 600 mg in 24 Stunden eingesetzt werden. Das Urinvolumen sollte möglichst durch Zufuhr von ca. 1500 ml Flüssigkeit pro Tag konstant gehalten werden, da die urikosurischen Substanzen die Bildung von Harnsäuresteinen in der Niere begünstigen. Die Therapie mit Probenecid sollte einschleichend in einer Dosierung von 250 mg 2 × pro Tag begonnen werden und auf ca. 1 g pro Tag gesteigert werden. Probenecid ist die Substanz der Wahl bei älteren Patienten mit Hypertonie, die eine Diuretika-Therapie erhalten, bei einer Niereninsuffizienz allerdings nicht effektiv.

Fallbeispiel 7.10 Arthritis urica

Anamnese und Befund: Ein 62-jähriger adipöser Mann, der während einer mehrtägigen Festlichkeit große Mengen Bier zu sich genommen hatte, kommt in der Nacht zum Notarzt und klagt über stärkste Schmerzen in der Großzehe, die akut eingesetzt haben. Bei der körperlichen Untersuchung ist der Zeh geschwollen, gerötet und überwärmt (**Abb. Fall 7.10**).

Therapie und Verlauf: Anhand des typischen klinischen Bildes wird die Diagnose einer Arthritis urica gestellt und der Patient umgehend antiphlogistisch mit 3 × 50 mg Indometacin behandelt. Unter dieser Therapie ist der Patient nach 2 Tagen beschwerdefrei. Die Indometacin-Dosis wird über weitere 3 Tage reduziert. Der Patient bleibt weiterhin symptomlos, die Entzündungszeichen am Zehengelenk haben sich vollständig zurückgebildet. Der Harnsäure-Spiegel im Blut beträgt 9,8 mg/dl. Zur Senkung des Harnsäurespiegels sowie zur Rezidivprophylaxe einer Gichtarthritis wird der Patient diätetisch beraten sowie mit 300 mg Allopurinol pro Tag behandelt. Der Harnsäurespiegel sinkt unter dieser Therapie auf ca. 6,0 mg/dl; die Therapie wird kontinuierlich fortgesetzt.

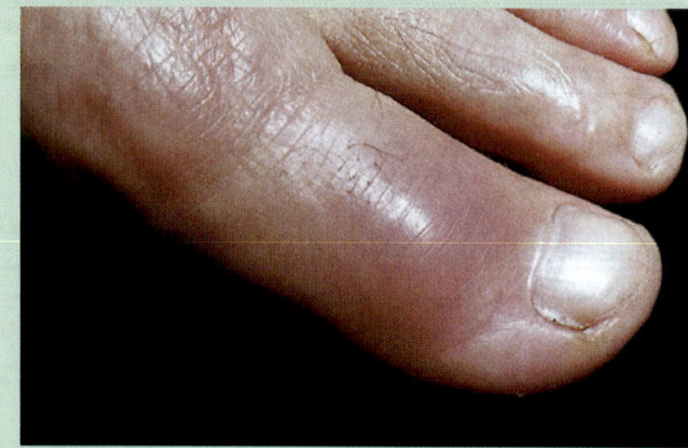

Abb. Fall 7.**10** **Arthritis urica.** Typischer Befall des Großzehengrundgelenks.

Ausgewählte Literatur

1. Emmerson BT. Therapy of Hyperuricaemia and Gault. New Engl J Med 1996; 334: 441 – 445.
2. Gathof PS, Söllner N. Gicht und andere Krankheiten des Purin- und Pyrimidin-Stoffwechsels. In: Therapie Innerer Krankheiten. Hrsg. Paumgartner G, Steinbeck G. 10. Aufl., Springer 2004, 873 – 878.
3. Liote F. Hyperuricemia and gout. Curr Rheumatol Rep 2003; 5: 227 – 234.

8 Hämatologische und onkologische Erkrankungen

E. Thiel

8.1 Störungen des Eisenstoffwechsels und Anämien

8.1.1 Hämochromatose und Eisenmangelanämie

Grundlagen

Eisenstoffwechsel. Der tägliche Eisenbedarf ist abhängig vom Alter und von geschlechtsspezifischen Faktoren (Tab. 8.**1**). Bei durchschnittlicher europäischer Ernährung werden täglich etwa 10–20 mg Eisen zugeführt, wovon nur 5–10 % resorbiert werden. Eisen wird in zweiwertiger Form (Fe^{2+}) in die Mukosa-Zellen aufgenommen, vor allem im Duodenum und im oberen Jejunum, vermittelt durch den Importer DCT 1 („divalent cation transporter"). Die Resorption wird begünstigt durch sauren pH, Vitamin C sowie lösungsvermittelnde Substanzen wie Glucose oder Aminosäuren. Bei Eisenmangel und in Situationen gesteigerten Eisenbedarfs (z. B. in der Schwangerschaft) wird die Resorption auf 20–40 % gesteigert. Faktoren, welche die Eisenresorption hemmen, sind hoher pH, Oxalate und Phytate (z. B. in Gemüsen), Phosphate oder Tannin (z. B. in Tee).
Eisen wird von den Mukosa-Zellen in dreiwertiger Form (Fe^{3+}) abgegeben und an Transferrin gebunden zu Zellen mit starker Expression von Transferrin-Rezeptoren transportiert (z. B. Zellen der Erythropoese). Der Plasmaeisenpool von 4 mg wird täglich etwa 7-mal umgesetzt. Die normale Menge an Speichereisen im Körper beträgt bei der Frau etwa 300 mg, beim Mann etwa 1000 mg.

Tab. 8.**1** **Täglicher Eisenbedarf des Menschen**

Kleinkind	0,5–1,5 mg/Tag
Kind	0,4–1 mg/Tag
Jugendliche	1–2 mg/Tag
Mann, nicht-menstruierende Frau	0,5–1 mg/Tag
menstruierende Frau	0,7–2 mg/Tag
in der Schwangerschaft	2–5 mg/Tag

Eisenüberladung

Ätiologie und Inzidenz. Die mit einer Eisenüberladung einhergehenden Erkrankungen lassen sich grob in drei Gruppen einteilen:
- Erkrankungen mit einer *primär erhöhten intestinalen Resorption von Eisen* (z. B. Hämochromatose),
- Erkrankungen mit einer *reaktiv erhöhten intestinalen Resorption von Eisen* (z. B. bei ineffektiver Erythropoiese),
- Erkrankungen mit einem *vermehrten Erythrozytenzerfall* (z. B. hämolytische Anämien).

Innerhalb dieser drei Gruppen überwiegen die hereditär bedingten Erkrankungen gegenüber den erworbenen.
Darüber hinaus kann auch eine *erhöhte exogene Zufuhr von Eisen* eine Eisenüberladung zur Folge haben, z. B. bei einer chronischen Erythrozytensubstitution: mit jedem Erythrozytenkonzentrat werden etwa 250 mg Eisen zu-

Tab. 8.**2** **Mögliche Ursachen einer Eisenüberladung**

hereditäre Hämochromatose
afrikanische Form der Hämosiderose
hereditäre Atransferrinämie (sehr selten)
ineffektive Erythropoiese bei – Thalassämie-Syndromen – Hämoglobinopathien – myelodysplastischem Syndrom – sideroachrestischer Anämie – kongenitaler dyserythropoietischer Anämie
hereditäre hämolytische Anämie – hereditäre Sphärozytose – Thalassämia minor
Porphyria cutanea tarda
Transfusions-bedingte Hämosiderose (z. B. aplastische Anämie oder andere Zustände mit häufiger Gabe von Erythrozytenkonzentraten wie insbesondere myelodysplastische Syndrome; insbesondere bei ineffektiver Erythropoiese und/oder hereditärer hämolytischer Anämie)

geführt (Faustregel: 1 ml „normales" menschliches Blut enthält 0,5 mg Eisen).
Tabelle 8.**2** fasst Krankheiten zusammen, bei denen es zu einer Eisenüberladung kommen kann.

Bei ***hereditärer Hämochromatose*** ist die Eisenaufnahme in der duodenalen Mukosa so gesteigert, dass die Eisenresorption den Bedarf übersteigt. Dies ist zurückzuführen auf eine Mutation im HFE-Gen (Eisen-Transport-Gen), das in der Nähe des HLA-A-Lokus auf dem kurzen Arm des Chromosoms 6 liegt. Bei der Mehrzahl der kaukasischen Patienten mit Hämochromatose liegt eine Punktmutation vor, welche zu einer Substitution von Cystein durch Tyrosin an Position 282 des HFE-Proteins führt (C282Y). Mutiertes HFE-Protein bildet keine Dimere durch Disulfidbrücken zwischen den extrazellulären Domänen und geht keine Bindung mit β2-Mikroglobulin ein. Dadurch verbleibt es im endoplasmatischen Retikulum und auf der Zelloberfläche wird kein funktionelles HFE-Protein exprimiert. Dadurch kommt es zu einer gesteigerten Eisenresorption, da HFE-Protein auf den duodenalen Mukosazellen die Affinität der Transferrin-Rezeptoren moduliert.
Die HLA-assoziierte hereditäre Hämochromatose ist mit einer Häufigkeit von etwa 1 : 300 und einer Frequenz heterozygoter Träger von etwa 1 : 12 eine der häufigsten Erbkrankheiten bei Menschen europäischen Ursprungs.

Klinische Symptome der ausgeprägten Eisenablagerung in parenchymatösen Organen sind verstärkte Hautpigmentierung, hepatische Störungen (Hepatomegalie, Leberinsuffizienz, Fibrose und schließlich Zirrhose), kardiale Störungen (Kardiomyopathie mit Herzinsuffizienz, Rhythmusstörungen), Arthropathie, endokrine Dysfunktion (Diabetes mellitus, gonadale Insuffizienz).

Eisenmangel

Ätiologie. Die häufigste Ursache eines Eisenmangels ist *chronischer Blutverlust* (vor allem aus dem Gastrointestinaltrakt oder dem Uterus). Da 1 ml Blut etwa 0,5 mg Eisen enthält, entsteht bei chronischem Blutverlust trotz gesteigerter Eisenresorption eine negative Eisenbilanz, da die Bioverfügbarkeit des Eisens auch bei Eisenmangel auf nur maximal 25 % ansteigen kann. Weitere Ursachen eines Eisenmangels sind *gesteigerter Bedarf* (Schwangerschaft und Stillzeit, Adoleszenz) oder *inadäquate Aufnahme* bei Mangelernährung oder Malabsorption.

Symptomatik. Bei negativer Eisenbilanz wird zunächst das Speichereisen (Ferritin, Hämosiderin) abgebaut. Es entsteht ein latenter Eisenmangel. Eine manifeste Eisenmangelanämie entwickelt sich erst dann, wenn die Eisenspeicher entleert sind und nicht mehr ausreichend Funktionseisen zur Verfügung steht. Folge sind allgemeine Anämiezeichen wie Blässe der Haut/Schleimhäute, Schwäche, Belastungsdyspnoe, evtl. systolische Herzgeräusche. Bei schwerem Eisenmangel entstehen zusätzlich trophische Störungen: Mundwinkelrhagaden, Glossitis, brüchige Nägel oder Hohlnägel (Koilonychie), Dysphagie (Plummer-Vinson-Syndrom).

Laborbefunde. Die Eisenmangelanämie ist eine hypochrome, mikrozytäre Anämie mit ausgeprägter Poikilozytose, Anisoztyose und vereinzelt Targetzellen. Das Serumferritin ist erniedrigt, Transferrin und die Eisenbindungskapazität sind erhöht, während die Eisensättigung erniedrigt ist. Freies Erythrozyten-Protoporphyrin ist erhöht.

Evidenzbasierte Therapie der Eisenstoffwechselstörungen

Therapie der Eisenüberladung

Ziel der Therapie: Prävention der Eisenüberladungs-bedingten Organkomplikationen, da diese nicht oder nur teilweise reversibel sind. Vorrangig ist also ein möglichst frühzeitiger Therapiebeginn.

Die Differenzialtherapie der Eisenüberladung richtet sich in erster Linie nach der zugrundeliegenden Ursache. Prinzipiell gibt es zwei verschiedene Therapieansätze:
- nichtmedikamentös: Eiseneliminierung durch Aderlass,
- medikamentös: Eiseneliminierung durch Chelat-Bildner.

Nichtmedikamentöse Therapie

Die Therapie der Wahl bei **Hämochromatose** ist der **Aderlass** ✓✓. Diese Therapie sollte möglichst frühzeitig eingeleitet werden, d. h. in der Regel mit Diagnosestellung ✓✓. Initial sollte den Patienten ein- bis zweimal pro Woche 500 ml Blut entnommen werden (mit anschließender Retransfusion des autologen Plasmas) oder es sollen Erythrozytapheresen durchgeführt werden. Falls darunter der Hämoglobin-Wert auf < 10 g/dl fällt, werden die Abstände zwischen den Aderlässen vergrößert (2 – 3 Wochen). Die Aderlassbehandlung sollte fortgesetzt werden, bis die Serumferritin-Konzentration auf etwa 50 ng/ml abgesunken ist. Daran schließt sich eine Erhaltungstherapie unter Serum-Ferritin-Kontrolle an (in der Regel sind dann 4 – 8 Aderlässe pro Jahr erforderlich).
Zusätzlich ist auf eine **Restriktion der Eisenzufuhr mit der Nahrung** zu achten (besonders auch auf die in vielen kommerziellen Multivitamin-Präparaten versteckte Eisenzufuhr).
Bei den anderen in Tab. 8.**2** genannten Erkrankungen ist eine Aderlassbehandlung wegen der schon bestehenden Anämie in der Regel nicht möglich; hiervon ausgenommen sind Patienten in Remission der genannten Erkrankungen (z. B. aplastische Anämie in Remission; Thalassämie-Syndrome nach Stammzelltransplantation etc).

Medikamentöse Therapie

Wichtige Indikationen für eine Chelattherapie. Eine Therapie mit Eisenchelatoren wird erforderlich bei Patienten mit Eisenüberladung, bei denen wegen der Grunderkrankung (Anämie) oder wegen Begleiterkrankungen (z.B. kardiale Insuffizienz, Hypoproteinämie) keine Aderlässe möglich sind ✓✓. Bei Thalassämie-Syndromen sollte eine Chelattherapie nach Transfusion von 10–15 Erythrozytenkonzentraten oder bei einem Serum-Ferritinwert über 1000 ng/ml begonnen werden ✓. Die regelmäßige kontinuierliche Chelattherapie führt bei Thalassämie-Patienten nachweislich zu einer deutlichen Verlängerung der Lebenserwartung ✓✓. Bei den übrigen Erkrankungen mit Eisenüberladung durch ineffektive Erythropoiese und/oder durch Erythrozytentransfusionen gibt es keine exakten Grenzwerte für den Beginn einer Chelattherapie. Es besteht aber Konsens, dass bei fortbestehender Erythrozytensubstitutionsbedürftigkeit und einem Serum-Ferritinwert > 1000 ng/ml eine Chelattherapie einzuleiten ist ✓.

Desferrioxamin. Die einzig derzeit zugelassenen Substanzen zur Eisenchelattherapie sind Desferrioxamin und Deferipron, welche Komplexe mit bevorzugter Bindung von Fe^{3+} bilden.
Desferrioxamin sollte als subkutane Infusion über 10–14 Stunden in einer Dosierung von 20–50 mg/kg/Tag über eine ambulante transportable Infusionspumpe appliziert werden. Die genaue Festlegung der Dosis erfolgt in Abhängigkeit vom Ferritin-Wert und der Eisenausscheidung im 24-Stunden-Urin. Tagesdosen von mehr als 50 mg/kg sollten nicht überschritten werden, insbesondere nicht bei Kindern, deren Wachstum noch nicht abgeschlossen ist. Es wird empfohlen, bei ausgeprägter Eisenüberladung mindestens 5 Anwendungen pro Woche durchzuführen. Desferrioxamin kann auch intravenös oder intramuskulär appliziert werden, diese Applikationsformen führen jedoch zu einer wesentlich geringeren Eisenelimination ✓. Neuere Studien sprechen für eine Gleichwertigkeit der subkutanen Bolusapplikation im Vergleich zur subkutanen Infusion. Die orale Applikation ist wegen unzureichender Resorption nicht wirksam ✗.

Nebenwirkungen von Desferrioxamin. Unter der Infusion von Desferrioxamin können *Hypotonie* und *Anaphylaxie-artige Reaktionen* bis hin zum Schock auftreten, dies gilt insbesondere für die schnelle intravenöse Infusion. Weitere Nebenwirkungen umfassen *toxische Retinadegeneration*, *Linsentrübungen* und *Innenohrschwerhörigkeit* (v.a. im Hochtonbereich) sowie die *Zunahme opportunistischer Yersinia-Infektionen*, deren Häufigkeit bei Patienten mit Eisenüberladung ohnehin erhöht ist. Daher sind regelmäßige Untersuchungen des Augenhintergrundes und audiometrische Kontrollen erforderlich. Bei Seh- oder Hörstörungen ist die Desferrioxamin-Therapie sofort zu unterbrechen. Bei Therapie mit hohen Dosen von Desferrioxamin besteht bei Kindern die Gefahr von Knochenveränderungen in den Metaphysen langer Röhrenknochen und einer Wachstumsretardierung.
Fällt der Serum-Ferritinwert unter 1000 ng/ml ab, steigt das Risiko von Nebenwirkungen deutlich an. Es sind dann eine genaue Überwachung und individuelle Anpassung der Erhaltungsdosis erforderlich.

> *Beachtung der Desferrioxamin-Toxizität: Überwachung bei Erstapplikation, regelmäßige ophthalmologische und audiometrische Kontrollen.*

Deferipron. Wegen der Toxizität von Desferrioxamin und der aufwändigen Applikation in Form von regelmäßigen subkutanen Infusionen war in Studien die Quote an Therapieabbrüchen hoch (v.a. bei Kindern in Studien bei Thalassämie). Es wird daher nach Alternativen gesucht. Als Eisenchelator mit oraler Bioverfügbarkeit zeigte Deferipron (L1) in klinischen Studien gemessen am Serum-Ferritinwert eine vergleichbare Eisenelimination wie das Desferrioxamin. Diese Substanz kann allerdings zu rezidivierenden Neutropenien und Agranulozytose führen. Derzeit ist Deferipron in Deutschland zugelassen zur Eiseneliminationstherapie, falls Desferrioxamin kontraindiziert ist oder wegen Toxizität nicht angewandt werden kann.

Adjuvante Gabe von Ascorbinsäure. Bei Patienten mit chronischer Eisenüberladung besteht meist ein Vitamin-C-Mangel. Die gleichzeitige Gabe von Ascorbinsäure verbessert die Eisenelimination durch Desferrioxamin ✓. Es wird allerdings empfohlen, eine begleitende Ascorbinsäure-Gabe erst ab dem zweiten Monat der Desferrioxamin-Therapie zu beginnen und die Dosis auf 250 mg pro Tag (bei Kindern entsprechend niedriger) zu beschränken. Bei Patienten mit bereits bestehender Herzinsuffizienz wegen starker Eisenüberladung wurde unter Desferrioxamin und gleichzeitiger hoch dosierter Ascorbinsäure-Gabe (> 500 mg) eine akute Verschlechterung der myokardialen Funktion beobachtet ✓.

> *Ascorbinsäure in adäquater Dosis verbessert die Eisenelimination durch Desferrioxamin.*

Therapie des Eisenmangels/ der Eisenmangelanämie

Die wichtigste Maßnahme bei einer Eisenmangelanämie ist die Diagnose der Ursache und soweit möglich – deren Behandlung (kausale Therapie führt!).

> *Eisensubstitution ohne Diagnose und Behandlung der zugrundeliegenden Ursache ist ein Kunstfehler.*

Parallel erfolgt die symptomatische Therapie des Eisenmangels durch Eisensubstitution.

Ziel der Eisensubstitution ist es, die Anämie und die durch den Eisenmangel bedingten trophischen Störungen zu beseitigen sowie die entleerten Eisenspeicher wieder aufzufüllen. Das Eisendefizit kann näherungsweise mit folgender Formel ermittelt werden (für Erwachsene):

$$[(Hb_{normal} - Hb_{aktuell}) \times 250 = \text{Eisenbedarf (in mg)}]$$

Unter Berücksichtigung einer Resorptionsquote von 20–30 % lässt sich die erforderliche Substitutionsmenge ungefähr abschätzen. Die Therapie muss fortgesetzt werden, bis eine Normalisierung des Hämoglobin-Wertes und des Serumferritins (> 50 ng/ml) erreicht ist.

Prophylaktische Eisengabe ist indiziert in Situationen erhöhten Bedarfs (Schwangerschaft, Stillzeit, chronische Hämodialyse, chronische Hämosiderinurie (z. B. mechanische Hämolyse oder bei PNH, S. 333).

Medikamentöse Therapie

Orale Eisensubstitution. Die orale Eisentherapie erfolgt mit zweiwertigem Eisen, vor allem in Form von Eisen-(II)-sulfat oder Eisen-(II)-gluconat (Tagesdosis 100–150 mg). Die beste Resorptionsquote wird erzielt, wenn die Einnahme unabhängig von den Mahlzeiten erfolgt (verteilt auf drei Gaben). Allerdings sind dann gastrointestinale Nebenwirkungen häufig besonders stark ausgeprägt: Völlegefühl, Übelkeit, epigastrische Schmerzen, Obstipation. Bei Einnahme des Eisens mit den Mahlzeiten ist die Verträglichkeit in der Regel besser, die Bioverfügbarkeit des Eisens ist jedoch deutlich reduziert, sodass sich eine längere Behandlungszeit ergibt. Auch eine Dosisreduktion kann die Nebenwirkungen vermindern. Da die gastrointestinalen Nebenwirkungen nach 2–3 Tagen in der Regel geringer werden, sollten die Patienten motiviert werden, bei gastrointestinalen Nebenwirkungen die Therapie nicht sofort abzubrechen. Retard-Formulierungen und Eisen-(III)-Komplexe sind wegen der geringen Bioverfügbarkeit ungeeignet für die orale Substitutionstherapie.

Intravenöse oder intramuskuläre Eisensubstitution. Die parenterale Eisentherapie erfolgt mit dreiwertigen Eisenpräparaten, z. B. Eisen-(III)-gluconat oder -komplex, an Polymaltose gebundenes $Fe(OH)_3$ oder Fe-(III)-Sorbit-Citrat. Da freies Eisen toxisch wirkt, kann es bei zu hoher Dosis bzw. zu rascher Freisetzung von Fe(III) aus dem Komplex zu schweren Nebenwirkungen kommen. Bei der intravenösen Anwendung können Fieber, Kopfschmerzen, Muskelschmerzen, Übelkeit, Erbrechen und Blutdruckabfall auftreten, in seltenen Fällen kann es auch zum anaphylaktischen Schock kommen. Eine Venenreizung bis hin zur Thrombophlebitis ist bei intravenöser Gabe häufig.
Die parenterale Eisensubstitution sollte wegen der im Vergleich zur oralen Gabe größeren Gefahr schwerer Nebenwirkungen nur in Ausnahmefällen erfolgen (z. B. Malabsorption; Eisenverlust durch Blutung oder chronische Hämosiderinurie höher als orale Substituierbarkeit; schwere Nebenwirkungen der oralen Substitutionstherapie).

> *Orale Eisensubstitution: geringere Rate schwer wiegender Nebenwirkungen und geringere Kosten als parenterale Substitution, die nur in Ausnahmefällen durchgeführt werden sollte.*

Therapiekontrolle. Die Therapiekontrolle erfolgt durch Blutbilduntersuchungen (mit Erythrozytenindizes und Retikulozytenzählung) und Bestimmungen des Serumferritins.
7–10 Tage nach Beginn der Eisensubstitution beginnen die Retikulozyten anzusteigen. Innerhalb von 2 Monten sollte die Hämoglobinkonzentration auf Normalwerte ansteigen. Die Auffüllung der Eisenspeicher mit Normalisierung der Serumferritin-Werte kann längere Zeit in Anspruch nehmen.

Ursachen für ein Versagen der Substitutionstherapie. Bei fehlendem oder ungenügendem Hämoglobinanstieg müssen folgende Ursachen in Erwägung gezogen werden:
- anhaltender Blutverlust,
- Non-Compliance des Patienten,
- unzureichende Eisen-Resorption,
- gleichzeitiger Mangel an anderen Substanzen, die für die Blutbildung eine Rolle spielen (Vitamin B_{12}, Folsäure, Erythropoietin),
- oder eine falsche Differenzialdiagnose des anämischen Syndroms (z. B. Anämie bei chronischer Entzündung/Tumor; β-Thalassämie oder seltene Ursachen einer Anämie wie Bleivergiftung oder Kupfermangel).

> *Bei fehlendem Retikulozyten- und Hämoglobin-Anstieg unter Eisensubstitution: Compliance überprüfen, Resorptionsstörung ausschließen, Diagnose überprüfen.*

Therapie des funktionellen Eisenmangels. Bei Patienten mit massiv gesteigerter Erythropoiese kann es trotz normalem Serumferritin zu einem funktionellen Eisenmangel kommen, da nicht genügend Eisen für die vermehrte Blutbildung zur Verfügung gestellt werden kann. Dies trifft insbesondere zu für eine Therapie mit Erythropoietin. Während Erythropoietin-Therapie sollte daher begleitend Eisen substituiert werden, da ein funktioneller Eisenmangel eine häufige Ursache für ein inadäquates Ansprechen auf Erythropoietin darstellt.

Ausgewählte Literatur

1 Borgna-Pignatti C, Cohen A. Evaluation of a new method of administration of the iron chelating agent deferoxamine. J.Pediatr. 130:86, 1997.
2 Brittenham GM, Griffith PM, Nienhuis AW, McLaren CE, Young NS, Tucker EE, Allen CJ, Farrell DE, Harris JW. Efficacy of deferoxamine in preventing complications of iron overload in patients with thalassemia major. N.Engl.J.Med. 331:567, 1994.
3 Gabutti V, Borgna-Pignatti C. Clinical manifestations and therapy of transfusional haemosiderosis. Baillieres Clin. Haematol. 7:919, 1994.
4 Hershko C, Link G, Cabantchik I. Pathophysiology of iron overload. Ann.N.Y.Acad.Sci. 850:191, 1998.
5 Hollan SR. Transfusion-associated iron overload. Curr. Opin.Hematol. 4:436, 1997.
6 Olivieri NF, Brittenham GM. Iron-chelating therapy and the treatment of thalassemia. Blood 89:739, 1997.
7 Olivieri NF, Nathan DG, MacMillan JH, Wayne AS, Liu PP, McGee A, Martin M, Koren G, Cohen AR. Survival in medically treated patients with homozygous beta-thalassemia. N.Engl.J.Med. 331:574, 1994.
8 Porter JB. Deferoxamine pharmacokinetics. Semin.Hematol. 38:63, 2001.
9 Worwood M. Inborn errors of metabolism: iron. Br.Med. Bull. 55:556, 1999.

8.1.2 Megaloblastäre Anämie

Grundlagen

Definition und Ätiologie. Megaloblastäre Anämien sind charakterisiert durch eine hyperchrome, makrozytäre Anämie und megaloblastäre Veränderungen der Zellen in der Erythropoiese. Ursache ist eine gestörte DNA-Synthese.
Megaloblastäre Anämien sind hauptsächlich bedingt durch **Mangel an Vitamin B_{12} oder Folsäure**. Andere Ursachen wie Transcobalamin-II-Mangel oder Orotazidurie sind selten.

Vitamin B_{12} kommt in Nahrungsmitteln tierischer Herkunft vor. Die tägliche Aufnahme bei durchschnittlicher mitteleuropäischer Ernährung liegt bei 7–30 µg. Der tägliche Mindestbedarf für Erwachsene beträgt 1–2 µg, d. h. im Normalfall übersteigt die Aufnahme den täglichen Bedarf deutlich. Vitamin B_{12} wird im Magen durch Säure und Pepsin aus der Nahrung freigesetzt und bindet an das R-Protein. Im alkalischen Milieu des Dünndarms wird Vitamin B_{12} durch Pankreasenzyme wieder aus dem Komplex mit dem R-Protein herausgelöst und bindet an den „Intrinsic Factor" (IF), der von den Belegzellen im Magen synthetisiert wird. Der Vitamin-B_{12}-IF-Komplex dockt an spezifische Rezeptoren im distalen Ileum an und wird durch Endozytose aufgenommen. Der Transport im Plasma erfolgt gebunden an Transcobalamin-II.

Ursachen des Vitamin-B_{12}-Mangels. Ein Vitamin-B_{12}-Mangel kann entstehen durch *unzureichende Zufuhr* bei streng vegetarischer Ernährung oder durch *Malabsorption*. Die Malabsorption kann verursacht sein durch „Intrinsic-Factor"-Mangel (chronisch-atrophische Gastritis; totale oder partielle Gastrektomie; selten Fehlen oder Anomalie des Intrinsic Factor) oder durch Veränderungen im Bereich des Resorptionsortes (Ileumresektion; Morbus Crohn; chronische tropische Sprue). Neuere Untersuchungen zeigen, dass bei vielen älteren Menschen trotz normaler Vitamin-B_{12}-Zufuhr mit der Nahrung ein milder Mangelzustand vorliegt. Die Gründe hierfür sind nicht ganz klar, vermutlich liegt die Ursache in einer gestörten Freisetzung des Vitamins B_{12} aus der Nahrung aufgrund verminderter Magensäure- und Pepsin-Sekretion.
Zwischen Beginn der Vitamin-B_{12}-Malnutrition bzw. -Malabsorption und einem klinisch manifesten Vitamin-B_{12}-Mangel können 2–4 Jahre vergehen, da in der Leber in der Regel ein Vorrat von etwa 2–3 mg gespeichert ist.

Folsäure kommt in den meisten Nahrungsmitteln vor, besonders hohe Konzentrationen finden sich in Leber, Gemüse und Hefe. Der tägliche Bedarf für Erwachsene beträgt etwa 150 µg. Die Resorption von Folsäure erfolgt im Duodenum und im Jejunum. Während der Resorption werden die in der Nahrung vorhandenen Folsäureformen in Methyl-Tetrahydrofolsäure umgewandelt.

Ursachen des Folsäuremangels. Häufigste Ursache des Folsäuremangels ist eine *unzureichende Zufuhr* mit der Nahrung, meist in Verbindung mit *erhöhtem Folsäurebedarf*. Ein erhöhter Bedarf besteht in der Schwangerschaft oder bei Erkrankungen mit erhöhtem Zellumsatz (z. B. hämolytische Anämien, Lymphome oder chronisch-entzündliche Erkrankungen). Eine *Malabsorption* kann zu einem Folsäuremangel beitragen (ausgedehnte Jejunumresektion, Morbus Crohn mit Duodenum-/Jejunumbeteiligung, Sprue). Schließlich können einige *Medikamente* (Diphenylhydantoin, Primidon, Phenobarbital, Sulfasalazin, orale Kontrazeptiva) zu Folsäuremangel führen.
Da der Körpervorrat nur etwa 10 mg Folsäure beträgt, kann ein Folsäuremangel sehr viel schneller klinische Symptome hervorrufen als ein Vitamin-B_{12}-Mangel.

Klinische Zeichen des Folsäure- und Vitamin-B_{12}-Mangels. Vitamin B_{12} und Folsäure spielen als Methylgruppendonoren in der Purin- und Pyrimidinsynthese eine wichtige Rolle. Ein Mangel an diesen beiden Vitaminen führt also zu einer verminderten Synthese von Purinen und Pyrimidinen und damit zu einer *Störung der DNS-Synthese*. Neben seiner Funktion als Coenzym bei der Methylierung von Homocystein zu Methionin ist Vitamin B_{12} ferner für die Reaktion von Methylmalonyl-Coenzym A zu Succinyl-Coenzym A erforderlich. Diese Reaktion ist essenziell für den Abbau ungeradzahliger und verzweigter Fettsäuren.
Die Behinderung der DNS-Synthese hat eine *megaloblastäre Anämie* zur Folge. Im Knochenmark finden sich megaloblastäre Veränderungen der Erythropoiese mit Kern-Plasma-Reifungsdissoziation und ineffektiver Erythropoese. Die Lebensdauer der Erythrozyten ist verkürzt. Als Folge der ineffektiven Erythropoese und Hämolyse sind in der Regel Bilirubin und LDH im Serum erhöht. Auch in der Granulopoiese und Thrombopoiese treten megaloblastäre Veränderungen auf; bei schwerem Mangel an Vitamin B_{12} oder Folsäure kommt es auch zu einer Thrombopenie und Leukopenie.
Vitamin-B_{12}-Mangel kann ferner zu einer Degeneration von Epithelien der Mundhöhle und des Gastrointestinaltraktes führen.

> *Schwerwiegende Manifestationen eines Vitamin-B_{12}-Mangels gehen mit neurologischen Ausfällen einher.*

So findet sich bei der *funikulären Myelose* eine Degeneration der Hinterstränge. Außerdem kann Vitamin-B_{12}-Mangel zu *Depressionen*, *Gedächtnisverlust* und *Demenz* führen.

Diagnostik. Der Nachweis eines Vitamin-B_{12}- oder Folsäuremangels kann durch Bestimmung der Serumkonzentrationen dieser Vitamine erfolgen. Durch Untersuchung von Antikörpern gegen Parietalzellen und Intrinsic Factor sowie den Schilling-Test kann die Ursache eines Vitamin-B_{12}-Mangels weiterführend abgeklärt werden.

Evidenzbasierte Therapie der megaloblastären Anämie

Therapie des Vitamin-B_{12}-Mangels

Gemäß Lehrbuchempfehlungen erfolgt die Substitution von Vitamin B_{12} bei **perniziöser Anämie** fast ausschließlich parenteral. Studien haben allerdings ergeben, dass selbst bei komplettem Fehlen von Intrinisic Factor ein sehr kleiner Teil von oral zugeführtem Vitamin B_{12} durch passive Diffusion resorbiert werden kann (ca. 1%) ✓. Es besteht somit die Möglichkeit einer *parenteralen* oder einer *oralen Substitutionstherapie* ✓✓. Für die Therapie stehen **Cyanocobalamin** oder **Hydroxycobalamin** zur Verfügung. Abgesehen von sehr seltenen allergischen Reaktionen bei parenteraler Gabe sind die Präparate gut verträglich.

Bei **parenteraler Substitution** wird die intramuskuläre Gabe im Abstand von 1–2 Tagen über mindestens 14 Tage empfohlen, anschließend sollte eine monatliche Erhaltungstherapie durchgeführt werden. Bei neurologischen Symptomen sollte eine intensivierte Substitution über einen längeren Zeitraum erfolgen ✓. Als Dosis für die parenterale Therapie werden 100–1000 µg pro Injektion empfohlen. Wahrscheinlich sind 100 µg ausreichend, da bei höheren Dosen ein großer Teil des Vitamins rasch renal eliminiert wird. Bei **oraler Substitution** sollten täglich 2000 µg zugeführt werden.

Beide Substitutionstherapien erwiesen sich in einer randomisierten Studie im Hinblick auf die Besserung hämatologischer und neurologischer Symptome als gleichwertig, im Hinblick auf die Vitamin-B_{12}-Serumspiegel und die Normalisierung metabolischer Parameter war sogar die orale Substitution überlegen ✓.

Man wird der parenteralen Substitution auf jeden Fall den Vorzug geben bei Patienten mit schweren neurologischen Symptomen, bei Patienten mit Diarrhoe und Erbrechen und bei Non-Compliance. Die orale Substitution ist vorzuziehen, wenn die Defizienz nicht auf eine Malabsorption, sondern auf einen gesteigerten Bedarf an Vitamin B_{12} oder eine mangelnde Zufuhr mit der Nahrung zurückzuführen ist.

> *Eine frühzeitige Diagnose und Therapieeinleitung bei Vitamin-B_{12}-Mangel ist vor allem im Hinblick auf die „drohenden" neurologischen Symptome erforderlich, da sich diese im Gegensatz zur megaloblastären Anämie trotz adäquater Substitution nicht immer zurückbilden ✓✓.*

Differenzialtherapie: Folsäuremangel. Entscheidend ist auch die genaue Klärung der Frage, ob einer megaloblastären Anämie ein Folsäure- oder ein Vitamin-B_{12}-Mangel (oder eine Kombination aus beidem) zugrunde liegt; das fehlende Vitamin muss dann gezielt substituiert werden. Bei Vitamin-B_{12}-Mangel kann es durch die Substitution hoher Dosen von Folsäure zumindest vorübergehend auch zu einer Besserung der megaloblastären Anämie kommen, dagegen werden die möglichen schweren neurologischen Manifestationen eines Vitamin-B_{12}-Mangels durch Folsäure nachteilig beeinflusst ✓.

Therapie des Folsäuremangels

Bei Folsäuremangel erfolgt eine **orale Substitution** mit 5 mg täglich über 3 Monate. Bei schweren Malabsorptionssyndromen kann auch eine **parenterale Gabe** erforderlich sein. Langfristige Substitutionstherapien sind erforderlich bei Patienten mit chronischen hämolytischen Anämien, bei Hämodialyse und Malabsorptionssyndromen.

> *Wegen des Zusammenhangs zwischen Neuralrohrdefekten und Folsäuremangel ist während der Schwangerschaft eine orale Zufuhr von mindestens 400 µg pro Tag anzustreben.*

Frauen, die bereits ein Kind mit Neuralrohrdefekt geboren haben, sollten mindestens 4 mg/Tag erhalten (schon beginnend vor der geplanten Konzeption).

In hohen Konzentrationen kann Folsäure die antiepileptische Wirkung von Phenytoin, Primidon und Phenobarbital hemmen.

Eine weitere Indikation einer Folsäureersatz-Therapie ist die „Rescue" bei Behandlung mit hochdosiertem Methotrexat, welches die Dihydrofolatreductase hemmt. Für diese Anwendung ist Folsäure ineffektiv, sondern muss in einer aktiven Form, der Formyl-Tetrahydrofolsäure (Folinat), zugeführt werden. Die Anwendung von hochdosiertem Methotrexat unter Folinat-Rescue darf nur in Zentren mit Erfahrung in dieser Therapie und der Möglichkeit der Therapiekontrolle durch Bestimmung der Methotrexatspiegel erfolgen.

Verlaufsbeurteilung einer Vitamin B_{12}- oder Folsäure-Substitution

Nach Einleitung einer Substitution mit Vitamin B_{12} oder Folsäure kommt es innerhalb von 2–4 Tagen zum Anstieg der Retikulozyten („Retikulozytenkrise"), der meist nach 6–7 Tagen seinen Höhepunkt erreicht. Die megaloblastären Veränderungen in der Erythropoiese im Knochenmark können sich innerhalb von 24 Stunden nach Beginn der Substitution zurückbilden, Riesenmetamyelozyten können jedoch noch bis zu 12 Tage nachweisbar bleiben. Bei einer schweren megaloblastären Anämie kann es nach Vitamin-Substitution durch starke Zunahme der Erythropoiese zu einem Mangel an Folsäure, Eisen und zu einer schweren Hypokaliämie kommen, die entsprechende Kontrollen und eine Substitution erforderlich macht ✓✓.

> *Cave: Vitamin B_{12} kann anfangs zu Mangelzuständen anderer Substanzen (Folsäure, Eisen, Kalium) führen – entsprechende Kontrollen sind erforderlich!*

8.1.3 Renale Anämie

Grundlagen

Pathophysiologie. Die Erythropoiese wird durch Erythropoietin gesteuert, dessen Produktion über einen Sauerstoffsensor in der Niere reguliert wird. Erythropoietin ist ein Glykoprotein mit einem Molekulargewicht von etwa 34 KD, produziert wird es im juxtaglomerulären Apparat der Nieren. Bei Niereninsuffizienz kommt es zu einem endogenen Erythropoietinmangel; die Verminderung der Erythropoietinproduktion korreliert mit dem Ausmaß der Niereninsuffizienz.

Symptomatik und Diagnostik. Die renale Anämie ist normochrom und normozytär; klinisch imponieren allgemeine Anämiezeichen (vgl. S. 327). Die Retikulozytenzahl ist normal oder vermindert, Leukozytenzahl und Thrombozytenzahl hingegen sind normal. Der Erythropoietin-Serumspiegel ist erniedrigt.

Evidenzbasierte Therapie der renalen Anämie

Pharmakotherapie

Erythropoietin-Substitution. Die medikamentöse Therapie der Wahl bei renaler Anämie ist die Substitution von rekombinantem humanen Erythropoietin. Bei Dialyse-Patienten wird Erythropoietin meist intravenös appliziert, die subkutane Applikation ist jedoch gleichermaßen effektiv. Die Dosis bei Therapiebeginn liegt bei 50 – 100 Einheiten pro kg Körpergewicht (KG) 3-mal pro Woche. Darunter wird in einem Zeitraum von 2 – 3 Monaten ein Zielhämatokrit von 32 – 38 % erreicht. Als Erhaltungsdosis genügen meist 50 Einheiten/kg KG 3-mal pro Woche.

Ursachen eines Therapieversagens von Erythropoietin sind häufig *Eisenmangel* und/oder *Folsäuremangel*. Eine entsprechende begleitende Substitution ist daher anzuraten. Die Transferrinsättigung sollte vor und während der Erythropoietin-Therapie nicht unter 20 % liegen. Weitere mögliche Ursachen für ein ungenügendes Ansprechen auf Erythropoietin sind:

- *Aluminium-Intoxikation* bei chronischer Hämodialyse,
- *Knochenmarksfibrose* bei Hyperparathyreoidismus,
- *okkulte Blutverluste* oder *Hämolyse*.

Nebenwirkungen. Unerwünschte Wirkungen des Erythropoietins sind Hypertonie, hypertensive Enzephalopathie, Krampfanfälle, Thrombozytose und Shunt-Thrombosen bei Dialyse-Patienten, ferner Hyperkaliämie und Hyperphosphatämie.

Durch Veränderungen der Kohlenhydratstruktur wurde unter der Bezeichnung NESP („novel erythropoiesis stimulating protein") ein neues, rekombinantes Erythropoietin-Molekül mit veränderter Pharmakokinetik entwickelt, dessen Halbwertszeit um das 2 – 3-Fache verlängert ist, so dass bei der Mehrzahl der Patienten mit renaler Anämie eine Applikation alle 2 Wochen ausreichend ist.

Weitere Indikationen für Erythropoietin sind neben der renalen Anämie:

- eine Anämie bei Frühgeborenen,
- die Steigerung der autologen Blutgewinnung bei Patienten, die an einem Entnahmeprogramm zur Vermeidung von Fremdblutkonserven teilnehmen,
- Tumor-bedingte Anämien (z. B. bei Patienten mit soliden Tumoren, malignen Lymphomen oder multiplem Myelom);
- Vermeidung bzw. Verringerung des Transfusionsbedarfes bei Patienten unter Chemotherapie.

8.1.4 Hämolytische Anämien

Grundlagen

Definition. Die hämolytischen Erkrankungen entstehen durch beschleunigten Abbau der Erythrozyten (d. h. pathologisch verkürzte Erythrozytenüberlebensdauer) bei erhaltener Fähigkeit des Knochenmarks zur Steigerung der Erythropoiese. Man unterscheidet zwei Formen der hämolytischen Anämie (Tab. 8.**3**):

- Hämolysen aufgrund von Defekten funktionell relevanter Erythrozytenbestandteile (**korpuskuläre hämolytische Anämien**, v. a. infolge von Enzym-, Membran- oder Hämoglobindefekten);
- Hämolysen durch Einwirkung externer Faktoren (**extrakorpuskuläre hämolytische Anämien**).

Therapeutische Implikationen. Eine kausale Therapie steht für die hämolytischen Anämien noch nicht zur Verfügung. Wird die Anämie klinisch manifest, erfolgt die Therapie symptomorientiert mit **Erythroyztentransfusionen**, **Splenektomie** (z. B. bei hereditärer Sphärozytose oder Pyruvatkinase-Mangel) oder **Vermeidung Hämolyse-auslösender Faktoren**. Prophylaktische Maßnahmen sind gerade im Zusammenhang mit einem Glukose-6-Phosphat-Dehydrogenase-Mangel von Bedeutung, da es zahlreiche Medikamente gibt, die bei Patienten mit diesem Enzymdefekt hämolytische Krisen auslösen können (z. B. Sulfamethoxazol, Sulfapyridin, Nitrofurantoin, Nalidixinsäure u. a.). Dies stellt ein generelles Problem in der Pharmakotherapie dar.
Wegen der gesteigerten Erythropoiese mit erhöhtem Folsäure-Bedarf ist bei chronischer Hämolyse eine **Folsäure-Substitution** sinnvoll.

Tab. 8.3 **Hämolytische Anämien**

korpuskuläre hämolytische Anämien
hereditär
Membrandefekte - hereditäre Sphärozytose - hereditäre Elliptozytose - hereditäre Stomatozytose und andere seltene Membrandefekte - angeborene Lipidstoffwechselstörungen (z. B. A-beta-Lipoproteinämie
Enzymdefekte - Defekte der Glykolyse (häufigste Formen: Pyruvatkinase-Mangel/PK) und - Defekte des Hexosemonophosphatshunts (häufigste Form: Glucose-6-Phosphat-Dehydrogenase-Mangel/ G-6-PD) - Defekte im Glutathion-Metabolismus (z. B. Glutathion-Reduktase) - Defekte im Nukleotid-Metabolismus (z. B. Pyrimidin-5-Nucleotidase-Mangel)
Pathologische Hämoglobine - Hämoglobin S, C, D - Hämoglobinopathien durch andere instabile anormale Hämoglobine
Störungen der Hämoglobinsynthese - Thalassämie-Syndrome
erworben - paroxysmale nächtliche Hämoglobinurie
extrakorpuskuläre hämolytische Anämie
erworben
Immunhämolyse - autoimmunhämolytische Anämie durch Wärmeautoantikörper/Kälteautoantikörper/bithermische Kältehämolysine - medikamenteninduzierte Immunhämolyse - hämolytischer Transfusionszwischenfall - Morbus haemolyticus neonatorum
mechanische Hämolyse - Veränderungen an großen Gefäßen oder Herzklappen - mikroangiopathische hämolytische Anämie (MHA) - MHA durch maligne Tumoren - Hämolytisch-urämisches Syndrom - thrombotisch-thrombozytopenische Purpura - MHA durch Medikamente
Parasitenbefall der Erythrozyten - Malaria, Babesiose, Bartonellose
Hämolyse durch Toxine - Schlangengifte, Bakterientoxine (z. B. bei Clostridiensepsis), Vergiftungen (Schwermetalle, Oxidantien)
Lipidstoffwechselstörungen - bei Lebererkrankungen (z. B. Zieve-Syndrom)
Hypersplenismus
Morbus Wilson und Kupfer-Intoxikation

Im Folgenden werden nur die hämolytischen Erkrankungen besprochen, bei denen medikamentöse Therapieansätze bestehen.

Da die G-6-PD-Mangel-Anämie und die PK-Mangel-Anämie medikamentös nicht behandelbar sind, werden sie nachfolgend nicht mehr aufgeführt.

Sichelzellanämie

Pathogenese. Bei der Sichelzellanämie kommt es an Position 6 der β-Kette des Globins zu einer Substitution von Glutaminsäure durch Valin. HbS ($\alpha_2\beta_2{}^s$) kristallisiert bei niedrigem Sauerstoffpartialdruck. Dadurch kommt es zur Ausbildung der typischen Sichelzellen und damit zu einer erhöhten Viskosität und Staseneigung des Blutes.

Symptomatik. Die klinische Symptomatik ist charakterisiert durch eine intermittierende hämolytische Anämie und vaso-okklusive Krisen. Die Gefäßverschlüsse können in verschiedenen Organen auftreten (mögliche klinische Manifestationen: Schlaganfall, Myokardinfarkte, Milzinfarkte, Knochennekrosen, viszerale Schmerzkrisen, Ulcera cruris).

Thalassämie-Syndrom

Pathogenese. Thalassämien sind genetisch bedingte Störungen der Globinkettensynthese, die zu einer verminderten Synthese der α-Kette oder der β-Kette führen (α- bzw. β-Thalassämie). Durch die unbalancierte Globinkettensynthese kommt es zu einer ineffektiven Erythropoiese und Hämolyse.

Einteilung und Symptomatik. Klinisch werden die Thalassämien unterteilt in:

- Hydrops fetalis,
- Thalassämia major,
- Thalassämia intermedia (meist nicht transfusionsbedürftig, aber mit Splenomegalie und Eisenüberladung) und
- Thalassämia minor (meist symptomlose heterozygote Träger des Defektes).

Die **Thalassämia major** manifestiert sich im 1. Lebensjahrzehnt mit allgemeinen Anämiesymptomen, hämolytischem Ikterus und Hepatosplenomegalie. Wird die Anämie nicht ausreichend behandelt, kommt es zu Wachstumsretardierung und Knochendeformierungen. Durch die reaktiv gesteigerte Eisenresorption sowie die Erythroyztentransfusionsbedürftigkeit der Betroffenen kommt es im Laufe der Erkrankung zu einer ausgeprägten Hämosiderose.
Die Anämie bei Thalassämie ist hypochrom und mikrozytär mit Targetzellen und kernhaltigen roten Vorstufen der Erythropoiese im peripheren Blut. Die Sicherung der Diagnose erfolgt durch Hämoglobinanalyse.

Paroxysmale nächtliche Hämoglobinurie (PNH)

Pathogenese. Ursache der paroxysmalen nächtlichen Hämoglobinurie (PNH) ist eine *erworbene* Mutation des PIG-A-Gens in einer oder wenigen pluripotenten hämatopoetischen Stammzellen. Das PIG-A-Gen kodiert für ein Protein, das im endoplasmatischen Retikulum essenziell für die Synthese des Glykosylphosphatidyl-Inositol-Ankers (GPI-Anker) ist. Entsprechend werden auf

PNH-Zellen GPI-verankerte Proteine gar nicht oder nur schwach exprimiert. Bei der PNH liegt meistens ein Mosaik aus Zellen mit normaler und defizienter Expression GPI-verankerter Proteine vor. GPI-defiziente Zellen weisen eine erhöhte Sensitivität gegenüber komplementvermittelter Lyse auf. Bei Komplementaktivierung (z. B. im Rahmen von bakteriellen oder viralen Infektionen) kommt es daher zur Hämolyse GPI-defizienter Erythrozyten bzw. zur Aktivierung GPI-defizienter Thrombozyten und damit zur Freisetzung von Membranvesikeln.

Symptomatik. Klinisch ist die PNH gekennzeichnet durch die Trias:
- hämolytische Anämie,
- thrombophile Diathese, die sich häufig in atypischen Thrombosen manifestiert, und
- hämatopoetische Insuffizienz.

Die klinische Symptomatik kann sehr variabel sein. Der Name der Erkrankung deutet auf den zyklischen Verlauf intravasaler Hämolysen hin: Der Nachweis vom Hämoglobin im Morgenurin ist besonders charakteristisch. Hauptkomplikationen der PNH sind Thrombosen (Budd-Chiari-Syndrom, Mesenterialthrombosen, ZNS-Thrombosen), die Entwicklung einer Panzytopenie und der Übergang in ein myelodysplastisches Syndrom. Die Letalität der Erkrankung ist verhältnismäßig hoch (15 Jahre nach Diagnose leben noch 48% der PNH-Patienten).

PNH ist charakterisiert durch extrakorpuskuläre hämolytische Anämie, thrombophile Diathese und hämatopoietische Insuffizienz.

Autoimmunhämolytische Anämie (AIH)

Pathogenese. Bei dieser Form der hämolytischen Anämie ist durch Antikörper gegen Erythrozyten die Erythrozytenlebensdauer verkürzt. Zwei Mechanismen können zur Destruktion der Erythrozyten führen:
- Sequestration der Antikörper-beladenen Erythrozyten durch das retikuloendotheliale System oder
- intravasale Hämolyse der Antikörper-beladenen Erythrozyten durch Komplementaktivierung.

Einteilung. Die klinische Symptomatik (s. u.) ist abhängig vom Isotyp des Antikörpers, der Temperaturabhängigkeit der Antikörperbindung und vom Ausmaß der Komplementaktivierung durch die verschiedenen Antikörpertypen (IgM > IgG >> IgA). Man unterscheidet vor allem:
- Bei **Wärmeantikörper-induzierter autoimmunhämolytischer Anämie** liegen in der Regel inkomplette IgG-Antikörper vor, die in vivo keine Agglutination und nur selten eine komplement-vermittelte Hämolyse hervorrufen.
- **Kälteautoimmunhämolytische Anämien** sind durch IgM-Antikörper bedingt, welche sowohl zur Agglutination als auch zur Komplementaktivierung führen können.

Ätiologie. Primäre „**idiopathische Formen**" sind zu unterscheiden von **sekundären Formen** im Rahmen einer Grunderkrankung (z. B. malignes Lymphom, Thymom, Infektionen, Kollagenose, Vaskulitis) oder durch Einnahme bestimmter Medikamente. Es gibt verschiedene Typen der **medikamentös induzierten Autoimmunhämolyse**:
- Ein Immunkomplex aus Medikament (oder eines Metaboliten) und Autoantikörper lagert sich an die Erythrozytenmembran an und induziert eine akute intravasale Hämolyse (Prototyp: Phenacetin).
- Das Medikament kann auch eine feste chemische Bindung mit der Erythrozytenmembran eingehen. Antikörper gegen das Medikament (meist IgG) führen dann zur Phagozytose der mit dem Medikament beladenen Erythrozyten (extravasale Hämolyse) (Prototyp: Penicillin).
- Schließlich kann das Medikament auch Autoantikörper gegen Antigene auf Erythrozyten induzieren (meist Proteine im Rhesusantigen), ohne selbst Teil des Antigens zu sein (Prototyp: α-Methyldopa; weitere Medikamente: Fludarabin, Pentostatin, Tacrolimus, Interferon-α).

Symptomatik und Diagnostik. Neben Zeichen der Anämie findet sich als Ausdruck der Hämolyse ein Ikterus. Falls die Autoimmunhämolyse längere Zeit besteht, kann sich eine mäßige Splenomegalie entwickeln.
In der Labordiagnostik finden sich positive Hämolyse-Zeichen. Entscheidend ist der Nachweis membrangebundener Antikörper an Erythrozyten durch den direkten Coombs-Test.
Bei der chronischen Kälteagglutininkrankheit durch Autoantikörper vom IgM-Typ kommt es bei Kälteexposition zu einer Agglutination der Erythroyzten, welche zu einer Akrozyanose führt. Der Kälteagglutinintiter ist deutlich erhöht. Da die IgM-Antikörper zu einer Komplementaktivierung führen, lässt sich auf Erythrozyten meist C_3d nachweisen.

Mikroangiopathische hämolytische Anämie (MHA)

Pathogenese. Viele Aspekte der Pathogenese mikroangiopathischer hämolytischer Anämien (MHA) sind unklar. Ein gemeinsames Charakteristikum verschiedener Formen der MHA scheint Folgendes zu sein: ein Endothelschaden führt zur Ablagerung von Thrombozyten und Fibrin in der Mikrozirkulation. Durch die kleinen Fibrinfäden kann es zu einer mechanischen Fragmentierung der Erythrozyten kommen (hierdurch entstehen die krankheitstypischen, lichtmikroskopisch indentifizierbaren Fragmento- und Schistozyten).

Einteilung. Nach klinischem Bild und auslösender Ursache werden verschiedene Formen der MHA unterschieden:
- Zwei klinisch überlappende Formen sind die **thrombotisch thrombozytopenische Purpura** (**TTP**) und das **hämolytisch-urämische Syndrom** (**HUS**). Die TTP kann idiopathisch, in der Schwangerschaft oder assoziiert mit Autoimmunerkrankungen auftreten. Bei

der klassischen Form des HUS geht eine Infektion mit bestimmten Toxin-bildenden E.-coli-Stämmen voraus (Serotyp 0157:H7 oder verwandte Serotypen).
- Eine seltene Form ist die MHA bei metastasierenden Tumoren (z. B. bei Magenkarzinom, Mammakarzinom, Prostatakarzinom, Bronchialkarzinom), meist in Verbindung mit einer Knochenmarkmetastasierung.
- Eine Medikamenten-induzierte MHA kann auftreten bei Behandlung mit
  - Zytostatika (vor allem Mitomycin C, sehr selten bei anderen Zytostatika, z. B. Platin- oder Bleomycin-haltigen Kombinationen),
  - Ciclosporin A (nach Stammzelltransplantation oder Nierentransplantation) und
  - Ticlopidin oder Clopidogrel (selten).

Symptomatik und Diagnostik. Die MHA ist charakterisiert durch die Trias:
- intravasale hämolytische Anämie,
- Thrombopenie durch gesteigerten Thrombozytenumsatz und
- Organsymptome durch Störungen der Mikrozirkulation.

Bei TTP und HUS wird die Klinik vor allem durch die ischämischen Organschäden in den Nieren (HUS und TTP) und im Zentralnervensystem (TTP) geprägt, seltener im Myokard und der Leber (bei TTP).
Die Diagnostik beruht vor allem auf der Beurteilung des Blutausstriches, da das gehäufte Auftreten von Fragmentozyten oder Schistozyten schon morphologisch die Diagnose einer hämolytischen Anämie zulässt.

Evidenzbasierte Therapie der hämolytischen Anämien

Therapie der Sichelzellanämie

Nichtmedikamentöse Maßnahmen

- Da die klinische Symptomatik der Sichelzellanämie erst im Falle einer Kristallisation des HbS in Erscheinung tritt, sollten *auslösende Faktoren wie Hypoxie, Dehydrierung* oder *Infektionen vermieden bzw. rasch behandelt* werden. Prophylaktische Impfungen, vor allem Pneumokokken-Impfungen, vermindern die Häufigkeit der infektionsbedingten hämolytischen Krisen.
- In Sichelzellkrisen können *Austauschtransfusionen* nötig werden. Bei Patienten mit häufigen, schweren Sichelzellkrisen kann durch regelmäßige prophylaktische Erythrozytentransfusionen die HbS-Bildung unterdrückt werden (Ziel HbS $< 30\,\%$) und die klinische Symptomatik gebessert werden. Auch während der Schwangerschaft und vor Operationen sind prophylaktische Tranfusionen zur Verminderung des Anteils der HbS-tragenden Erythrozyten angezeigt. Allerdings droht durch häufige Transfusionen eine Eisenüberladung, welche eine Chelattherapie (S. 327) erforderlich machen kann.
- Eine kurative Therapiemöglichkeit besteht in der *allogenen Stammzelltransplantation.*

Medikamentöse Therapie

- Die Steigerung der Erythropoiese bedingt eine Zunahme des Folsäurebedarfs. Es sollte daher eine *orale Folsäuresubstitution* (5 mg/Tag) erfolgen. Bei Kindern wird eine *prophylaktische Penicillin-Therapie* empfohlen.
- Bei Sichelzellkrisen ist reichlich *Flüssigkeitszufuhr* und – bei Verdacht auf eine Infektion – frühzeitige *antibiotische Behandlung* angezeigt.
- Schmerzkrisen erfordern meist eine *Analgesie* mit Morphin.
- In Studien führte eine Behandlung mit *Hydroxyharnstoff,* welches die Produktion von foetalem Hämoglobin (HbF) stimuliert, zu einer Verminderung der Häufigkeit und Schwere von Sichelzellkrisen.

Therapie der Thalassämie

Nichtmedikamentöse Maßnahmen

- Die einzige kurative Therapie ist die *allogene Stammzelltransplantation.*
- Die symptomatische Therapie bei Thalassämia major besteht in regelmäßigen *Erythrozytensubstitutionen,* durch die ein Hämoglobinwert von mindestens 10,5 g/dl aufrechterhalten werden soll; hierdurch wird die endogene Erythropoiese wirksam supprimiert.
- Bei Patienten mit ausgeprägter Splenomegalie ist auch eine *Splenektomie* indiziert, insbesondere dann, wenn sich ein Hyperspleniesyndrom mit einem hohen Erythrozytensubstitutionsbedarf und/oder einer Thrombozytopenie oder Granulopenie entwickelt hat. Wegen der Gefahr schwerer Infektionen nach Splenektomie in den ersten Lebensjahren sollte dieser Eingriff bei Kindern frühestens im Alter von 6 Jahren durchgeführt werden.

Medikamentöse Therapie

- Die Indikation zum Beginn einer *Eisenchelattherapie* sollte rechtzeitig gestellt werden, um Organschäden zu vermeiden. Die Indikation ist bei einem Ferritin-Wert über 1000 ng/ml gegeben. Dieser Wert wird bei der Thalassämia major etwa nach 15 Transfusionen erreicht. (Details zur Desferrioxamin-Therapie: siehe S. 328)
- Bei der Thalassämie treten gehäuft bakterielle Infektionen auf. Bei Patienten mit Eisenüberladung, welche mit Desferrioxamin behandelt werden, besteht insbesondere die Gefahr von Infektionen mit Yersinia enterocolitica. Bei fieberhaften Infektionen muss daher mit einem *Yersinien-wirksamen Antibiotikum* behandelt werden.

Therapie der paroxysmalen nächtlichen Hämoglobinurie

Die große Variabilität der klinischen Symptomatik und des Krankheitsverlaufs macht die Entscheidung zwischen der allogenen Stammzelltransplantation als der einzigen kurativen Therapieoption und einer supportiven Therapiestrategie sehr schwierig. Es besteht Konsens, dass bei PNH mit gleichzeitiger hämatopoietischer Insuffizienz (im Sinne einer schweren aplastischen Anämie) die Therapie entsprechend den Richtlinien für die aplastische Anämie (S. 338) erfolgen sollte ✓✓.

> *Therapieoptionen bei PNH: allogene (Geschwister-Spender) Stammzelltransplantation oder supportive Therapie.*

Allogene Stammzelltransplantation. Bei jungen Patienten mit PNH und gleichzeitiger hämatopoietischer Insuffizienz im Sinne einer SAA (S. 338) und/oder bei thrombotischen Komplikationen besteht die Indikation für eine allogene Stammzelltransplantation, falls ein HLA-identischer Geschwisterspender verfügbar ist ✓.
Die Transplantation von einem nicht-verwandten Spender kann nur in ausgewählten Fällen mit schwerer PNH-Symptomatik zum Einsatz kommen.

Supportive Therapie. Die supportive Therapie beschränkt sich auf die Prophylaxe und Therapie thrombotischer Komplikationen und der korpuskulären Hämolyse.

Antikoagulation. Die Indikation für eine prophylaktische Antikoagulation bei asymptomatischen PNH-Patienten ohne vorangegangene Thrombose ist umstritten. Neue Daten sprechen für einen Vorteil durch prophylaktische orale Antikoagulation auch bei asymptomatischen Patienten mit großem Anteil von PNH-Zellen (> 50% GPI-defiziente Granulozyten). Bei passageren Situationen mit erhöhtem Thromboserisiko, insbesondere während einer Schwangerschaft und in den ersten 4 – 6 Wochen nach der Entbindung, sollte unbedingt eine Thromboseprophylaxe erfolgen (z. B. mit niedermolekularem Heparin in einer Dosis von 75 – 100 anti-Xa Einheiten/kg KG). Bei Patienten mit zusätzlichen thrombogenen Risikofaktoren, gesicherten Thrombosen in der Anamnese oder klinischem Verdacht auf thrombotische Ereignisse (z. B. unklare abdominelle Schmerzen, welche Ausdruck mesenterialer Thrombosen sein könnten) ist eine langfristige Antikoagulation anzuraten, bevorzugt mit Cumarinen (falls keine schwere Thrombopenie vorliegt). Da in der Pathophysiologie der PNH-assoziierten Thrombosen Thrombozytenaktivierung und Freisetzung Phosphatidyl-Serin-reicher Partikel eine Rolle spielen, sind möglicherweise auch Thrombozytenaggregationshemmer prophylaktisch wirksam. Ein direkter Vergleich der Wirksamkeit verschiedener antithrombotischer Maßnahmen bei der PNH liegt jedoch nicht vor ≈.

Eisensubstitution/Folsäuresubstitution. Bei vielen Patienten mit PNH besteht aufgrund der chronischen Hämosiderinurie ein Eisenmangel. Entsprechende Überwachung und gegebenenfalls Substitution mit Eisensulfat ist daher erforderlich. *Orale Eisensubstitution* ist vorzuziehen, da unter intravenöser Eisensubstitution hämolytische Krisen beschrieben wurden. Bei chronischer Hämolyse sollte auch *Folsäure oral substituiert* werden.

Infektbehandlung. Nach klinischer Erfahrung werden hämolytische Schübe und Thrombosen bei PNH häufig durch Infektionen ausgelöst. Bei Verdacht auf eine bakterielle Infektion ist daher eine frühzeitige und konsequente *antibiotische Therapie* anzuraten.

Steroide. Zur Verminderung der Hämolyseaktivität bei hämolytischen Krisen wird die Gabe von Corticosteroiden empfohlen, welche die Komplementaktivierung modulieren können. Eine Wirksamkeit besteht jedoch nur bei einem Teil der Patienten, und auch bei diesen nur vorübergehend und nur bei einer hohen Dosierung. Zur Langzeittherapie sind Corticosteroide somit bei PNH nicht geeignet. Als symptomatische Therapie der Anämie können auch Androgene versucht werden.

Erythropoietin. Fallberichte sprechen für eine Besserung der Anämie durch eine längerfristige Therapie mit hoch dosiertem Erythropoietin. Kontrollierte Studien hierzu stehen allerdings noch aus.

Erythrozytensubstitution. Mangels gut wirksamer etablierter medikamentöser Therapien der Anämie bei der PNH ist die wesentliche Therapiekomponente weiterhin die Substitution mit Erythrozytenkonzentraten. Entgegen der früher gebräuchlichen Praxis müssen die Erythrozytenkonzentrate bei der PNH nicht mit physiologischer Kochsalzlösung gewaschen werden.

> *Wesentliche Elemente der supportiven Therapie bei PNH: Transfusionen, Eisensubstitution, Infektionsbehandlung.*

Therapie der autoimmunhämolytischen Anämien (AIH)

Nichtmedikamentöse Maßnahmen

- Bei schwerer symptomatischer Anämie kann die *Transfusion von Erythroyztenkonzentraten* erforderlich werden. Da die krankheitsspezifischen Autoantikörper in der Regel jedoch gegen Antigene gerichtet sind, die auch auf Fremderythrozyten vorkommen, kann der Hämoglobinwert durch eine Transfusion nur passager angehoben werden.
- In der Regel wird bei einer Hämolyse durch Wärmeautoantikörper ein großer Teil der Erythrozyten in der Milz abgebaut, da dort viele phagozytierende Zellen mit Fc-Rezeptoren vorkommen; darüber hinaus begünstigt die geringe Fließgeschwindigkeit des Blutes in der Milz die Interaktion zwischen den IgG-beladenen Erythrozyten und den Fc-Rezeptoren auf den Phagozyten. Aus diesem Grund ist die *Splenektomie* ein therapeutischer Ansatz bei der AIH durch Wärmeautoantikörper. Vor der Splenektomie sollte eine Impfung gegen Pneumokokken und Hämophilus influenzae durchgeführt werden. Eine Indikation zur Splenektomie besteht:

  - bei Versagen der immunsuppressiven Therapie (s. u.),
  - bei intolerablen Nebenwirkungen der Immunsuppressiva bzw. intolerablen Dosissteigerungen,
  - bei zwei oder mehr Rezidiven der AIH trotz immunsuppressiver Therapie.
- Bei chronischer Kälteagglutininkrankheit muss *Kälteexposition vermieden* werden. Die Splenektomie ist bei dieser Form der Autoimmunhämolyse nicht wirksam. Falls Transfusionen erforderlich werden, muss das Erythrozytenkonzentrat vor der Transfusion auf 37 °C angewärmt werden.
- Bei einer nachgewiesenen oder vermuteten medikamentös induzierten Autoimmunhämolyse ist die wichtigste Maßnahme das sofortige Absetzen und die lebenslange Vermeidung des auslösenden Medikaments. Die Autoimmunhämolyse klingt nach Absetzen des Medikamentes ab.

Bei autoimmunhämolytischer Anämie immer an medikamentös induzierte Formen denken: Medikamentenanamnese!

Medikamentöse Therapie der AIH mit Wärmeautoantikörpern

Therapie der ersten Wahl bei Autoimmunhämolyse durch Wärmeautoantikörper: hoch dosiert Corticosteroide.

Ziel der medikamentösen Therapie ist es, die Phagozytose Antikörper-beladener Erythrozyten sowie die Bildung von Autoantikörpern gegen Erythrozyten zu verhindern.

Corticosteroide. Mittel der ersten Wahl zur Therapie der AIH durch Wärmeautoantikörper sind die immunsuppressiv wirksamen Corticosteroide (z. B. 2 mg Prednison/kg KG über einen Zeitraum von mindestens 2 – 3 Wochen). Corticosteroide hemmen die Phagozytose Antikörper-beladener Erythrozyten und drosseln die Antikörperproduktion. Bei Ansprechen der Therapie (Rückgang der Hämolyse-Parameter und Stabilisierung des Hämoglobins-Wertes im Serum) können die Steroide langsam ausgeschlichen werden. Beim Ausschleichen oder nach dem Absetzen der Steroide kommt es häufig zu Rezidiven.

Alternative Immunsuppressiva. Bei Versagen der Corticosteroide oder mehrfachen Rezidiven der AIH mit Wärmeautoantikörpern werden andere Immunsuppressiva eingesetzt. Die umfangreichsten Erfahrungen liegen zu *Azathioprin* und *Cyclophosphamid* vor. Es kann mehrere Wochen dauern, bis die Substanzen Wirkung zeigen. Wegen der myelosuppressiven Wirkung von Azathioprin und Cyclophosphamid sind regelmäßige Kontrollen der Leukozyten- und Thrombozytenzahl erforderlich. Bei der Therapie mit Azathioprin sollte eine begleitende Allopurinol-Gabe unterbleiben, da Allopurinol durch Hemmung der Xanthinoxidase auch den Abbau von Azathioprin hemmt und dadurch dessen Wirkung verstärkt. Als weitere Immunsuppressiva wurden *Ciclosporin A*, *Mycophenolatmofetil*, *Rituximab* (CD20-Antikörper) und *Alemtuzumab* (CD52-Antikörper) eingesetzt. Besonders zu letzterem gibt es Erfolg versprechende Studien ✓.

Intravenöse Immunglobuline. Eine Infusion hoch dosierter Immunglobuline kann zu einer Blockierung der Fc-Rezeptoren auf den Phagozyten führen und damit die Erythrozyten-Eliminierung hemmen. Diese Therapie ist jedoch nur bei etwa einem Drittel der Fälle mit Autoimmunhämolyse wirksam und erfordert sehr hohe Dosierungen. Weitere Therapieoptionen, deren Nutzen jedoch nicht sicher geklärt ist, sind Interferon-α und anabole Steroide.

Medikamentöse Therapie der Kälteagglutininkrankheit

Chronische Kälteagglutininkrankheit: Vermeidung von Kälteexposition, falls dennoch signifikante Hämolyse: Cyclophosphamid in immunsupressiver Dosierung.

Cyclophosphamid. Da Corticosteroide und Splenektomie in der Regel unwirksam sind, wird eine primäre Therapie mit Cyclophosphamid empfohlen. Neuere Berichte sprechen für einen guten Effekt von *Rituximab* (CD20-Antikörper).

Prophylaktische Thromboseprophylaxe. Da Hämolyse einen Risikofaktor für thromboembolische Ereignisse darstellt, ist bei jeder Form der autoimmunhämolytischen Anämie auf eine ausreichende Thromboseprophylaxe zu achten.

Therapie der mikroangiopathischen hämolytischen Anämie

TTP, HUS des Erwachsenen: frühzeitiger Beginn mit Plasmatherapie.

Symptomatische Therapieansätze. Die wesentliche Therapiemaßnahme bei TTP und bei HUS ist die **Gabe von Plasma**. Plasmaaustausch scheint effektiver zu sein als Plasmainfusion. Frühzeitiger Beginn der Plasmatherapie ist sehr wichtig. Für die Plasmatherapie kann entweder gefrorenes Frischplasma oder Überstand von Kryoprezipitaten eingesetzt werden. Die Plasmatherapie ist initial täglich erforderlich. Die Dauer der Therapie muss nach dem individuellen Verlauf festgelegt werden. Früher war die Mortalität der TTP sehr hoch, durch Plasmatherapie konnte sie auf 15 – 30 % gesenkt werden. Etwa ein Drittel der Patienten, die auf Plasmatherapie ansprechen, erleidet Rezidive, die noch Jahre nach der Ersterkrankung auftreten können.
Die zusätzliche **Gabe von Glucocorticoiden und Thrombozytenaggregationshemmern** ist in vielen Zentren klinische Praxis. Ein zusätzlicher Nutzen dieser Maßnahmen zur Plasmatherapie ist ebenso wie die manchmal praktizierte Gabe von Vincristin, Immunglobulinen und

Splenektomie nicht durch kontrollierte Studien belegt ≈.

Das HUS im Kindesalter, dem eine hämorrhagische Kolitis durch E. coli vorausgegangen ist, hat eine gute Prognose und bildet sich meist ohne Plasmatherapie zurück.

Kausale Therapieansätze. Bei der MHA im Rahmen eines metastasierenden Tumors ist eine rasche zytostatische Behandlung der Grunderkrankung erforderlich. Die Medikamenten-induzierte MHA erfordert das Absetzen des verdächtigen Medikamentes.

Kontraindizierte Maßnahmen. Thrombozytentransfusionen können bei TTP und HUS die ischämischen Komplikationen durch Thrombozytenaggregate verstärken und sind daher – abgesehen von schweren vital bedrohlichen Blutungen – kontraindiziert.

8.1.5 Aplastische Anämie

Grundlagen

Definition. Die aplastische Anämie (= Panmyelopathie) ist definiert als eine Bizytopenie oder Trizytopenie im peripheren Blut bei Hypoplasie oder Aplasie des Knochenmarks ohne vorausgegangene Strahlen- oder Chemotherapie und ohne Nachweis signifikanter dysplastischer Veränderungen der Hämatopoese. Auf der Basis der Zytopenie im peripheren Blut erfolgt die Einteilung in verschiedene Schweregrade der Erkrankung (Tab. 8.**4**).

Epidemiologie. Die erworbene aplastische Anämie ist eine seltene Erkrankung der Hämatopoese. Die Inzidenz der Erkrankung liegt in Mitteleuropa bei 2 – 3 Fällen pro 10^6 und Jahr.

Ätiologie. In der Mehrzahl der Fälle (etwa 80 %) ist die Erkrankung **idiopathisch** bedingt. Nur ein kleiner Teil der Fälle lässt sich auf Medikamente, Chemikalienexposition oder eine vorangegangene Hepatitis durch ein noch nicht identifiziertes Hepatitis-Virus zurückführen.

Pathophysiologie. Der hämatopoetische Defekt bei der aplastischen Anämie kann auf verschiedenen Ebenen der hämatopoetischen Progenitorzellen – einschließlich der primitiven, pluripotenten Progenitorzellen – nachgewiesen werden. Viele Befunde sprechen für eine **immunvermittelte Suppression der Hämatopoese**.

Prognose. Bei vielen Patienten kommt es nach immunsuppressiver Therapie zu einer inkompletten hämatopoetischen Regeneration; Rezidive sind häufig (40 % der Patienten im Langzeitverlauf) und es besteht ein erhöhtes Risiko für sekundäre klonale Erkrankungen (paroxysmale nächtliche Hämoglobinurie, myelodysplastisches Syndrom [S. 385], akute myeloische Leukämie [S. 385]); die Inzidenz solider Tumoren ist bei Patienten mit aplastischer Anämie gleichfalls erhöht. Nach Stammzelltransplantation können ebenfalls Probleme auftreten, und zwar durch inkomplette Regeneration, durch verzögerte Immunrekonstitution, „Graft-versus-Host"-Erkrankung (GvHD) und Spätkomplikationen durch die Konditionierung (s. S. 352). Eine Heilung im Sinne einer dauerhaften Normalisierung der Blutbildwerte ohne Rezidiv und ohne Übergang in eine sekundäre klonale Erkrankung oder eine Therapiekomplikation ist nur bei einem Teil der Patienten möglich. Daher sind – unabhängig von der Therapie – regelmäßige Verlaufskontrollen erforderlich.

Tab. 8.**4** **Schweregrade der aplastischen Anämie**

Anämieart	Granulozytenzahl/µl	Thrombozytenzahl/µl	Retikulozytenzahl/µl
nichtschwere AA (nSAA)	< 1500	< 50 000	< 60 000
schwere AA (SAA)	< 500	< 20 000	< 20 000
sehr (very) schwere AA (vSAA)	< 200	< 20 000	< 20 000

2 von 3 Kriterien müssen erfüllt sein; bei vSAA obligat Granulozyten < 200 µl

Evidenzbasierte Therapie der aplastischen Anämie

Therapieziel. Ziel der Behandlung ist die **Rekonstitution der Hämatopoese**. Das Minimalziel der Behandlung ist eine **Besserung der Zytopenie**, um dem Patienten ein Leben ohne Transfusionen und ohne Gefährdung durch die Zytopenie zu ermöglichen.

Therapieoptionen. Grundsätzlich gibt es bei der aplastischen Anämie zwei Therapieoptionen: Die **allogene Stammzelltransplantation** und die **immunsuppressive Therapie**. Die „Arbeitsgruppe Aplastische Anämie" („Working Party on Aplastic Anaemia") der „European Group for Blood and Marrow Transplantation" (EBMT) hat einen Entscheidungsalgorithmus für diese Therapieoptionen entwickelt, der auf der Verfügbarkeit eines HLA-identen Geschwisterspenders, der Neutrophilenzahl und dem Alter des Patienten basiert (Abb. 8.**1**) ✓✓.

> *Junge Patienten mit schwerer aplastischer Anämie und HLA-identem Geschwisterspender: zügige allogene Stammzelltransplantation.*

Allogene Stammzelltransplantation. Die Stammzelltransplantation ist indiziert bei jungen Patienten mit SAA oder vSAA (s. Tab. 8.**4**) und einem HLA-identischen Geschwisterspender ✓✓. Das etablierte Vorgehen besteht in einer Konditionierung (s. S. 352) mit Cyclophosphamid + Antithymozytenglobulin (ATG) ✓✓, der Trans-

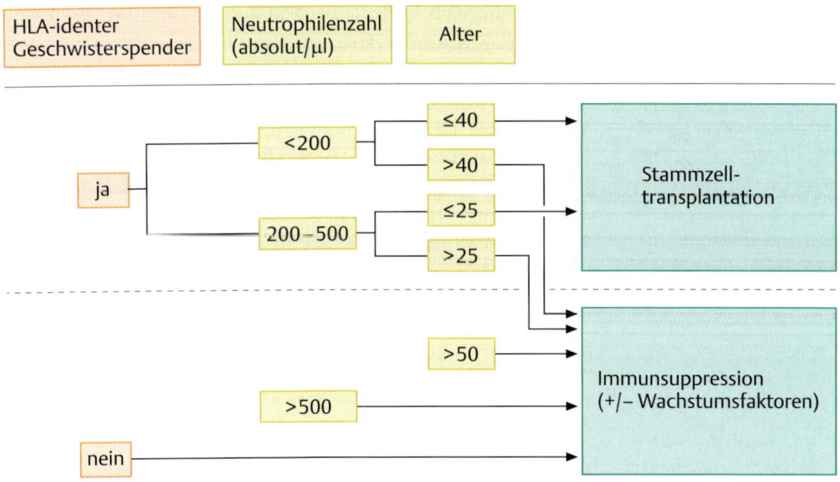

Abb. 8.**1** **Entscheidungsalgorithmus für die Auswahl der Primärtherapie bei aplastischer Anämie.** Stammzelltransplantation versus multimodale immunsuppressive Therapie in Abhängigkeit von Spenderverfügbarkeit, Neutrophilenzahl und Alter des Patienten (Empfehlungen der „Arbeitsgruppe Aplastische Anämie" der EBMT).

plantation von unmanipuliertem Knochenmark und GvHD-Prophylaxe mit Cyclosporin A und Methotrexat ✓✓. Hiermit kann nach neueren Erfahrungen eine dauerhafte Remission und eine Langzeitüberlebenswahrscheinlichkeit von > 90% erreicht werden. Die etablierte Stammzellquelle bei aplastischer Anämie ist das Knochenmark ✓. Die Gleichwertigkeit oder Überlegenheit der Transplantation peripherer Blutstammzellen bzw. der Transplantation von CD34-angereicherten Stammzellpräparaten ist bei aplastischer Anämie noch nicht hinreichend untersucht ≈. Die Stammzelltransplantation von unverwandten Spendern führt zu deutlich schlechteren Ergebnissen, so dass dieses Verfahren derzeit als Primärtherapie nicht empfohlen wird.

Standard der allogenen Stammzelltransplantation bei aplastischer Anämie: Konditionierung mit Cyclophosphamid (ohne Bestrahlung wie z.B. in der Therapie von Leukosen notwendig); Immunsuppression mit Cyclosporin und Methotrexat nach der Transplantation.

Ein entscheidender Prognosefaktor für das Überleben nach allogener Transplantation ist das Zeitintervall zwischen Diagnose der aplastischen Anämie und der Transplantation. Bei jungen Patienten mit SAA/vSAA und HLA-kompatiblen Geschwisterspendern ist eine zurückhaltende Transfusionsstrategie und eine sehr zügige Vorbereitung der allogenen Stammzelltransplantation geboten.

Immunsuppressive Therapie. Eine primäre Therapie mit Immunsuppressiva ist in folgenden Fällen indiziert:

- Patienten ohne HLA-identischen Geschwisterspender,
- leichtere Formen der aplastischen Anämie,
- Patienten, bei denen aufgrund von Alter oder Komorbidität keine Transplantation möglich ist.

Goldstandard der Immunsuppression bei aplastischer Anämie ist die Kombination von *Antithymozytenglobulin* oder *Antilymphozytenglobulin* (beide Präparate im Folgenden mit ATG abgekürzt) mit *Cyclosporin A* ✓✓. Die Kombination von ATG und Cyclosporin wirkt häufiger und schneller als jede der genannten Substanzen für sich allein; bei etwa 75% der Patienten kann eine Remission induziert werden.

Standard der immunsuppressiven Therapie der aplastischen Anämie: Antithymozytenglobulin + Cyclosporin A.

Die Gabe von *Corticosteroiden* erfolgt lediglich zur Prävention und Therapie ATG-induzierter allergischer Typ-I- und Typ-III-Reaktionen. Da eine therapeutische Wirksamkeit von Corticosteroiden bei aplastischer Anämie nicht gezeigt werden konnte, sollte keine Corticosteroid-Monotherapie erfolgen ✗.

Hämatopoetische Wachstumsfaktoren. In klinischen Studien wurden hämatopoetische Wachstumsfaktoren alleine oder in Kombination mit Immunsuppressiva eingesetzt. In Monotherapie führen hämatopoetische Wachstumsfaktoren (Erythropoetin, G-CSF, GM-CSF) nur bei einem kleinen Teil der Patienten zu einer bilineären oder trilineären hämatopoetischen Rekonstitution, so dass eine Monotherapie mit Wachstumsfaktoren nicht empfohlen werden kann ✗✗. Inwieweit die Kombination hämatopoetischer Wachstumsfaktoren mit Immunsuppression die Ergebnisse verbessern kann, muss in weiteren randomisierten klinischen Studien geprüft werden.

Supportive Therapie.

Antiinfektiöse Therapie. Bei Patienten mit schwerer Neutropenie ist eine *Infektprophylaxe* mit selektiver enteraler Darmdekontamination (z.B. mit oral verabreichter Amphotericin-Suspension und Chinolonen) ebenso von entscheidender Bedeutung wie eine *frühzeitige empirische parenterale Antibiotika- und gegebenenfalls Antimykotika-Therapie* bei floriden Infektionen.

Bluttransfusionen. Die Indikation für die Transfusion von Blutprodukten muss sehr streng gestellt werden, insbesondere bei Patienten, die für eine allogene Stammzelltransplantation in Betracht kommen. Transfusionen sollten daher sehr restriktiv nur bei klinischer Symptomatik, aber nicht prophylaktisch erfolgen (außer im Rahmen einer Antithymozytenglobulin-Therapie). Zytomegalievirus-seronegative Patienten sollten nur Blutprodukte von Zytomegalievirus-seronegativen Spendern erhalten, solange die Option einer allogenen Stammzelltransplantation besteht.

Verlaufsbeobachtung. Patienten in Remission nach immunsuppressiver Therapie müssen langfristig regelmäßig überwacht werden. Ein Teil der Patienten zeigt Cyclosporin-abhängige Remissionen.

Therapeutische Empfehlungen

Die Therapieergebnisse der aplastischen Anämie konnten in den letzten drei Jahrzehnten verbessert werden. Dies gilt sowohl für die allogene Stammzelltransplantation wie auch für die immunsuppressive Therapie (ATG + Cyclosporin). Entscheidend für die Prognose der Patienten ist eine frühzeitige Diagnose und Entscheidung bezüglich der Primärtherapie-Strategie. Der Patient sollte rasch in einem Zentrum vorgestellt werden, das über ausreichend Erfahrung in multimodaler immunsuppressiver Therapie und allogener Knochenmarktransplantation bei dieser seltenen Erkrankung verfügt. Therapien ohne nachgewiesene Wirksamkeit (z. B. Corticosteroid-Monotherapie; Monotherapie mit hämatopoetischen Wachstumsfaktoren) sollten unterlassen werden, da sie nur Zeitverlust bedeuten und die Ausgangssituation des Patienten im Hinblick auf eine der etablierten Primärtherapien wesentlich verschlechtern können.

> *Frühe Diagnose und Therapie sind besonders erfolgsentscheidend!*

Isoliert aplastische Anämie

Grundlagen

Definition. Die isoliert aplastische Anämie („pure red cell aplasia", PRCA) ist charakterisiert durch schwere Anämie, Retikulozytopenie und starke Verminderung der erythropoietischen Vorläuferzellen im Knochenmark bei – im Gegensatz zur aplastischen Anämie (synonym: Panmyelopathie) – normaler Granulopoiese und Thrombopoiese.

Pathophysiologie. Die Hemmung der Erythropoiese, die durch immunologische Mechanismen oder Virusinfektionen bedingt ist, findet in den meisten Fällen auf der Ebene der determinierten Vorläuferzellen statt (BFU-E, „burst-forming units eryhropoiesis" und CFU-E, „colony-forming units erythropoiesis").

Bei den **immunologisch-vermittelten Fällen** liegt meist eine Zell-vermittelte Hemmung der Erythropoiese vor (möglicherweise durch Gamma-Delta-T-Lymphozyten), es wurden aber auch humorale Mechanismen beschrieben (z. B. durch Antikörper gegen Erythropoietin). Eine immunologisch vermittelte PRCA tritt vor allem in Assoziation mit anderen Grunderkrankungen auf (Thymom, Lymphome, rheumatoide Arthritis, Lupus erythematodes, Hepatitis, Mononukleose).

Ein weiterer Pathomechanismus der PRCA ist eine **Infektion mit Parvovirus B19** (B19), der CFU-E und Proerythroblasten lytisch infiziert. Immunkompetente Menschen überwinden die Infektion in kurzer Zeit, so dass sich nur eine kurzzeitige Beeinträchtigung der Erythropoiese einstellt, welche bei normaler Erythroyztenlebensdauer nicht zu einer Anämie führt. Dagegen kann es bei Menschen mit Immundefekt (z. B. HIV-Infektion) zu einer chronischen Parvovirus-B19-Infektion und entsprechend auch zu einer PRCA kommen.

Evidenzbasierte Therapie der isoliert aplastischen Anämie

Nichtmedikamentöse Therapie

Die wichtigste symptomatische Therapiemaßnahme ist die *Transfusion von Erythrozytenkonzentraten.*

Sonstige nichtmedikamentöse Behandlungsmaßnahmen, für die allerdings keine weiter reichenden Erfahrungen vorliegen, sind die *Splenektomie* und die *Plasmapherese.*

Medikamentöse Therapie

Immunsuppressiva. Bei den immunologisch vermittelten Fällen ist eine sequenzielle Behandlung mit Immunsuppressiva aussichtsreich (Ansprechrate etwa 80 %). Zunächst sollte man *Corticosteroide* einsetzen. Bei Versagen der Corticosteroid-Therapie können alternativ *Cyclophosphamid* (vor allem bei PRCA in Assoziation mit einem Lupus erythematodes oder einer rheumatoiden Arthritis) oder *Cyclosporin A* (vor allem bei PRCA in Assoziation mit Lymphomen) eingesetzt werden. Es ist jeweils eine längere Behandlungszeit erforderlich (8 – 10 Wochen), bevor der Therapieerfolg beurteilt werden kann. Bei Versagen der genannten Immunsuppressiva können *Antithymozytenglobulin* (siehe Kap. 8.2.1) oder *Methotrexat* eingesetzt werden.

Ein Ansprechen auf die Immunsuppression ist vor allem in den Fällen zu erwarten, in denen aus Knochenmarksaspiraten entnommene BFU-E in vitro normal wachsen. Das normale Wachstum zeigt, dass beim Patienten normale erythropoietische Vorläuferzellen vorhanden sind, die nach Entfernen der Antikörper und T-Lymphozyten normal proliferieren können.

Bei Parvovirus-B19-bedingter PRCA kann eine Therapie mit *Immunglobulinen* erfolgen.

Ausgewählte Literatur

1 Andrews NC. Disorders of iron metabolism. N.Engl.J.Med. 341 : 1986, 1999.
2 Bacigalupo A, Brand R, Oneto R, Bruno B, Socie G, Passweg J, Locasciulli A, van LM, Tichelli A, McCann S, Marsh J, Ljungman P, Hows J, Marin P, Schrezenmeier H. Treatment of acquired severe aplastic anemia: bone marrow transplantation compared with immunosuppressive therapy – The European Group for Blood and Marrow Transplantation experience. Semin.Hematol. 37 : 69, 2000.
3 Brecher ME, Taswell HF. Paroxysmal nocturnal hemoglobinuria and the transfusion of washed red cells. A myth revisited. Transfusion 29 : 681, 1989.
4 Charles RJ, Sabo KM, Kidd PG, Abkowitz JL. The pathophysiology of pure red cell aplasia: implications for therapy. Blood 87 : 4831, 1996.
5 Dharmarajan TS, Norkus EP. Approaches to vitamin B12 deficiency. Early treatment may prevent devastating complications. Postgrad.Med. 110 : 99, 2001.
6 Elia M. Oral or parenteral therapy for B12 deficiency. Lancet 352 : 1721, 1998.
7 Flores G, Cunningham-Rundles C, Newland AC, Bussel JB. Efficacy of intravenous immunoglobulin in the treatment of autoimmune hemolytic anemia: results in 73 patients. Am.J.Hematol. 44 : 237, 1993.
8 Frazer DM, Vulpe CD, McKie AT, Wilkins SJ, Trinder D, Cleghorn GJ, Anderson GJ. Cloning and gastrointestinal expression of rat hephaestin: relationship to other iron transport proteins. Am.J.Physiol Gastrointest.Liver Physiol 281:G931, 2001.
9 Frickhofen N, Kaltwasser JP, Schrezenmeier H, Raghavachar A, Vogt HG, Herrmann F, Freund M, Meusers P, Salama A, Heimpel H. Treatment of aplastic anemia with antilymphocyte globulin and methylprednisolone with or without cyclosporine. N.Engl.J.Med. 324 : 1297, 1991.
10 Harrington WJ, Sr., Kolodny L, Horstman LL, Jy W, Ahn YS. Danazol for paroxysmal nocturnal hemoglobinuria. Am.J.Hematol. 54 : 149, 1997.
11 Hillmen P, Lewis SM, Bessler M, Luzzatto L, Dacie JV. Natural history of paroxysmal nocturnal hemoglobinuria. N.Engl. J.Med. 333 : 1253, 1995.
12 Kuzminski AM, Del Giacco EJ, Allen RH, Stabler SP, Lindenbaum J. Effective treatment of cobalamin deficiency with oral cobalamin. Blood 92 : 1191, 1998.
13 McKie AT, Marciani P, Rolfs A, Brennan K, Wehr K, Barrow D, Miret S, Bomford A, Peters TJ, Farzaneh F, Hediger MA, Hentze MW, Simpson RJ. A novel duodenal iron-regulated transporter, IREG1, implicated in the basolateral transfer of iron to the circulation. Mol.Cell 5 : 299, 2000.
14 Nissenson AR. Novel erythropoiesis stimulating protein for managing the anemia of chronic kidney disease. Am.J.Kidney Dis. 38 : 1390, 2001.
15 Ray JG, Burows RF, Ginsberg JS, Burrows EA. Paroxysmal nocturnal hemoglobinuria and the risk of venous thrombosis: review and recommendations for management of the pregnant and nonpregnant patient. Haemostasis 30 : 103, 2000.
16 Rock G, Shumak KH, Sutton DM, Buskard NA, Nair RC. Cryosupernatant as replacement fluid for plasma exchange in thrombotic thrombocytopenic purpura. Members of the Canadian Apheresis Group. Br.J.Haematol. 94 : 383, 1996.
17 Rock GA, Shumak KH, Buskard NA, Blanchette VS, Kelton JG, Nair RC, Spasoff RA. Comparison of plasma exchange with plasma infusion in the treatment of thrombotic thrombocytopenic purpura. Canadian Apheresis Study Group. N.Engl.J.Med. 325 : 393, 1991.
18 Shumak KH, Rock GA, Nair RC. Late relapses in patients successfully treated for thrombotic thrombocytopenic purpura. Canadian Apheresis Group. Ann.Intern.Med. 122 : 569, 1995.
19 Rosse WF: Paroxysmal nocturnal hemoglobinuria as a molecular disease. Medicine (Baltimore) 76 : 63, 1997.
20 Saso R, Marsh J, Cevreska L, Szer J, Gale RP, Rowlings PA, Passweg JR, Nugent ML, Luzzatto L, Horowitz MM, Gordon-Smith EC. Bone marrow transplants for paroxysmal nocturnal haemoglobinuria. Br.J.Haematol. 104 : 392, 1999.
21 Socie G, Mary JY, De Gramont A, Rio B, Leporrier M, Rose C, Heudier P, Rochant H, Cahn JY, Gluckman E. Paroxysmal nocturnal haemoglobinuria: long-term follow-up and prognostic factors. French Society of Haematology [see comments]. Lancet 348 : 573, 1996.
22 van Asselt DZ, de Groot LC, van Staveren WA, Blom HJ, Wevers RA, Biemond I, Hoefnagels WH. Role of cobalamin intake and atrophic gastritis in mild cobalamin deficiency in older Dutch subjects. Am.J.Clin.Nutr. 68 : 328, 1998.
23 van Kamp H, van Imhoff GW, de Wolf JT, Smit JW, Halie MR, Vellenga E. The effect of cyclosporine on haematological parameters in patients with paroxysmal nocturnal haemoglobinuria. Br.J.Haematol. 89 : 79, 1995.
24 Vulpe CD, Kuo YM, Murphy TL, Cowley L, Askwith C, Libina N, Gitschier J, Anderson GJ. Hephaestin, a ceruloplasmin homologue implicated in intestinal iron transport, is defective in the sla mouse. Nat.Genet. 21 : 195, 1999.

8.2 Erkrankungen des Hämostase-Systems

8.2.1 Immunthrombozytopenie (ITP)

Grundlagen

Definition. Immunthrombozytopenie ist definiert als Verminderung der Thrombozytenzahl durch immunologische Mechanismen in Abwesenheit anderer Ursachen einer Thrombopenie und normaler oder gesteigerter Zahl von Megakaryozyten im Knochenmark.

Epidemiologie. Immunthrombopenie ist am häufigsten bei Kindern (40 % aller ITP Fälle treten vor dem 10. Lebensjahr auf). Bei Kindern finden sich meist akute Formen, die rasch spontan remittieren. Den akuten Formen gehen häufig virale Infektionen voraus. Bei Erwachsenen überwiegen chronische Verlaufsformen. Frauen sind häufiger betroffen (etwa 70 %). Eine ITP, die im Rahmen einer anderen Grunderkrankung auftritt, wird als sekundäre ITP bezeichnet (am häufigsten bei systemischem Lupus erythematodes oder malignen Non-Hodgkin-Lymphomen).

Klinik. Der Beginn der Erkrankung ist meist sehr plötzlich. Es kommt zu *Blutungszeichen* wie Petechien, Epistaxis, Zahnfleischbluten. Seltener treten *Hämaturie* und *gastrointestinale Blutungen* auf.

Pathophysiologie. Bei der Mehrzahl der Patienten lassen sich Autoantikörper gegen Glykoproteine der Thrombozytenmembran nachweisen, hier vor allem gegen Epitope auf GpIIb/IIIa und GpIb/IX. Die mit Autoantikörpern beladenen Thrombozyten binden an Fc-Rezeptoren der Makrophagen und werden beschleunigt abgebaut. Die geschieht vor allem in der Milz.

Medikamenteninduzierte ITP. Analog zur autoimmunhämolytischen Anämie kann auch die Autoimmunthrombozytopenie durch Medikamente hervorgerufen werden: In diesem Fall induzieren Medikamente Autoantikörper gegen Thrombozyten. Diese Antikörper können in manchen Fällen medikamentenabhängig sein, d. h. sie binden nur in Anwesenheit des entsprechenden Medikaments oder seiner Metabolite (Medikament ist Hapten, z. B. bei Penicillin-induzierter Thrombozytopenie, oder Teil eines Immunkomplexes). Medikamente können aber auch „echte" Autoantikörper induzieren, die auch in Abwesenheit des Medikamentes binden (z. B. bei der Gold-Therapie).

Evidenzbasierte Therapie der Immunthrombozytopathie

Die **Therapieindikation** richtet sich nach der Blutungsgefährdung. Bei Thrombozytenzahlen über 50 000/ μl ist keine Therapie erforderlich, in der Regel auch nicht bei Thrombozytenzahlen zwischen 30 000/μl und 50 000/ μl, solange keine Blutungszeichen bestehen oder invasive Eingriffe geplant sind, die eine höhere Thrombozytenzahl erfordern.

> *Therapieindikation richtet sich nach Thrombozytenzahl und klinischen Blutungszeichen.*

Symptomatische und kausale Therapieansätze. Bei sekundärer ITP muss neben den erforderlichen symptomatischen Maßnahmen (Immunsuppression, Thrombozytensubstitution) auch die Grunderkrankung behandelt werden. Bei Verdacht auf medikamenteninduzierte oder medikamentenabhängige Autoantikörper müssen potenziell auslösende Medikamente abgesetzt werden.

Nichtmedikamentöse Therapie

Splenektomie. Bei etwa 70 % der Patienten mit chronischer ITP kann durch Splenektomie eine Remission erreicht werden ✓✓. Indikationen für die Splenektomie sind fehlendes Ansprechen auf die medikamentöse Therapie oder mehr als zwei Rezidive nach medikamentöser Therapie. Vor der Splenektomie sollte eine Impfung mit Pneumokokken- und Haemophilus-influenzae-Vakzine erfolgen.

Thrombozytentransfusionen sind nur bei akuten, unkontrollierten schweren Blutungen indiziert. Am effektivsten ist eine Transfusion nach unmittelbar vorangegangener Gabe hoch dosierter Immunglobuline.

Pharmakotherapie

Corticosteroide. Das Standardmedikament in der Primärtherapie der ITP sind Corticosteroide, z. B. Prednison in einer Dosierung von 1 – 2 mg/kg Körpergewicht. Darunter steigen bei 60 – 70 % der Patienten die Thrombozytenzahlen über 50 000/μl an ✓✓. Etwa ein Viertel der Patienten erreicht eine komplette Normalisierung der Thrombozytenzahlen. Allerdings kommt es bei vielen Patienten nach Absetzen der Corticosteroide zu einem Rezidiv.

> *Corticosteroide: Standard in der Primärtherapie der ITP.*

Intravenöse Immunglobuline. Bei ausgeprägten Blutungszeichen oder im Falle einer rasch erforderlichen Anhebung der Thrombozytenzahl (z. B. vor einer dringlichen Operation), besteht die Indikation für eine Therapie mit hoch dosierten Immunglobulinen (2 g Immunglobuline/kg Körpergewicht verteilt auf 2 – 5 Tage). Hierunter kommt es innerhalb von 2 – 3 Tagen zu einem raschen Anstieg der Thrombozyten ✓✓.

> *Hoch dosiert intravenöse Immunglobuline bei bedrohlichen Blutungszeichen.*

Weitere Immunsuppressiva. Bei Patienten, die auf Corticosteroide nicht ansprechen, stehen die bereits erwähnte Splenektomie (bevorzugt bei jüngeren Patienten) oder andere Immunsuppressiva (bevorzugt bei älteren Patienten) zur Verfügung. Etabliert sind **Azathioprin** und **Cyclophosphamid.** Neuere Studien berichten auch über gute Ansprechraten von Mycophenolatmofetil bei chronischer Steroid-refraktärer ITP ✓✓.

Alternative Therapieoptionen. Eine weitere medikamentöse Alternative sind **Vinca-Alkaloide** (Vincristin, Vinblastin). **Anti-RhD-Immunglobulin** bei RhD-positiven Patienten scheint eine den hoch dosierten Immunglobulinen vergleichbare Wirksamkeit zu haben. **Androgene Steroide** (z. B. Danazol) wurden als Alternative zu Glucocorticoiden eingesetzt. Die bisher berichteten Ansprechraten sind unterschiedlich; die Rate dauerhafter Remission ist unter Danazol gering. Auch **Rituximab**, ein monoklonaler Antikörper gegen das B-Zell-Antigen CD20, erwies sich bei chronischer ITP als wirksam ✓.

8.2.2 Thrombotische-thrombozytopenische Purpura

Für die ausführliche Besprechung dieses Krankheitsbildes wird auf das Kapitel „mikroangiopathische hämolytische Anämien" (S. 334) verwiesen.

8.2.3 Heparin-induzierte Thrombopenie (HIT)

Grundlagen

Definition und Epidemiologie. Die Heparin-induzierte Thrombopenie (HIT, früher auch als HIT Typ II bezeichnet) ist die häufigste Form einer im Zusammenhang mit einer medikamentösen Therapie entstandenen, durch Antikörper vermittelten Thrombozytopenie. Es ist eine potenziell lebensbedrohliche Arzneimittelnebenwirkung. Die Häufigkeit der HIT hängt ab von der Art des Heparins (bei unfraktioniertem Heparin häufiger als bei niedermolekularem) und der Indikation für die Heparin-Gabe (besonders hohes Risiko bei kardiochirurgischen oder orthopädischen Eingriffen). Bis zu 3 % der Patienten nach orthopädischen Operationen, die mit unfraktioniertem Heparin behandelt werden, können eine klinisch signifikante HIT entwickeln.
Von der HIT II ist die Heparin-assoziierte Thrombopenie (früher auch HIT I) abzugrenzen, die durch direkte Bindung von Heparin und einem proaggregatorischen Effekt des Heparins auf die Thrombozyten verursacht wird. Die Heparin-assoziierte Thrombopenie ist rasch reversibel und daher meist nicht gravierend.

Pathophysiologie. Die HIT II ist verursacht durch Antikörper gegen einen Komplex aus Heparin und Plättchenfaktor 4 (PF4). Der Komplex aus Antikörpern, Heparin und PF4 lagert sich an Thrombozyten an, wodurch diese aktiviert werden und die Gerinnungskaskade gestartet wird (Abb. 8.**2**).
Die Antikörper können mit verschiedenen Testverfahren nachgewiesen werden; diese untersuchen eine Thrombozytenaktiverung durch das Patientenserum in Abhängigkeit von Heparin (z. B.: Serotonin-Freisetzungs-Test, Heparin-induzierte Plättchen-Aktivierung [HIPA]).

Symptomatik. Die nichtimmunologisch vermittelte Heparin-assoziierte Thrombopenie (früher HIT I) tritt bereits in den ersten 4 Therapietagen auf (v. a. bei intravenöser Applikation therapeutischer Dosierungen unfraktionierten Heparins) und verursacht nur einen verübergehenden, geringen Abfall der Thrombozyten (selten $< 100 \times 10^9$/L). Da es bei dieser Form unter fortlaufender Therapie wieder zum Anstieg der Thrombozyten kommt und keine thromboembolischen Komplikationen auftreten, ist es nicht erforderlich, das Heparin abzusetzen.
Bei der immunologisch vermittelten HIT (früher HIT II) kommt es in der Regel nach 5 – 150 Therapietagen mit Heparin zu einem Abfall der Thrombozyten um mindestens 50 % gegenüber dem Ausgangswert oder zu einem Abfall unter 100×10^9/L. Der Thrombozytenabfall kann bei Patienten, die in den Wochen vor der aktuellen Therapie schon einmal Heparin erhalten hatten, sehr viel rascher einsetzen. Bei den meisten Patienten liegen die Thrombozytenzahlen im Nadir (= tiefster Punkt, Tal) zwischen 30 und 100×10^9/L. Eine schwere Thrombopenie mit Werten unter 20×10^9/L ist im Rahmen einer HIT möglich, jedoch selten (< 10 %). Blutungskomplikationen sind selten, auch bei einer schweren Thrombopenie. Hingegen besteht ein hohes Risiko für Thrombosen oder Gefäßverschlüsse durch ein „White Clot"-Syndrom.

Diagnostik. Bei der HIT-Diagnose steht die Bewertung der klinischen Symptomatik im Vordergrund. Bei einem Teil der Patienten kann der Thrombozytenabfall fehlen, die Labortests können negativ sein. Umgekehrt gibt es Fälle, in denen HIT-Antikörper nachgewiesen werden, ohne dass es zu klinischen Symptomen kommt. Eine HIT muss immer als Differenzialdiagnose in Erwägung gezogen werden, wenn Patienten unter oder kurz nach einer Heparin-Therapie eine frische Thrombose, eine Progression einer vorbestehenden Thrombose oder Embolien zeigen.

Evidenzbasierte Therapie der HIT

Allgemeinmaßnahmen

Sofortiges Absetzen von Heparin. Bei der HIT muss eine laufende therapeutische oder prophylaktische Gabe von Heparin sofort beendet werden, ohne auf die Ergebnisse der HIT-Labordiagnostik zu warten. Dies gilt sowohl für unfraktioniertes als auch für niedermolekulares Heparin. Auch auf „versteckte" Heparinquellen ist zu achten (Katheterspülungen; Heparin in PPSB [therapeutisch einsetzbarer Prothrombinkomplex: **P**rothrombin + **P**rokonvertin + **S**tuart-Prower-Factor + antihämophiles Globulin **B**] und einigen Antithrombin III-Präparaten).

> *Bereits bei klinischem Verdacht auf eine Heparin-induzierte Thrombozytopenie: Heparin absetzen.*

Niedermolekulares Heparin ist keine therapeutische Alternative bei Patienten, die unter unfraktioniertem Heparin eine HIT entwickelt haben, da auch bei niedermolekularem Heparin Therapieversagen und schwerste thromboembolische Komplikationen im Rahmen einer HIT beschrieben wurden.
Auch nach Absetzen des Heparins besteht weiterhin eine große Gefahr neuer thromboembolischer Komplikatio-

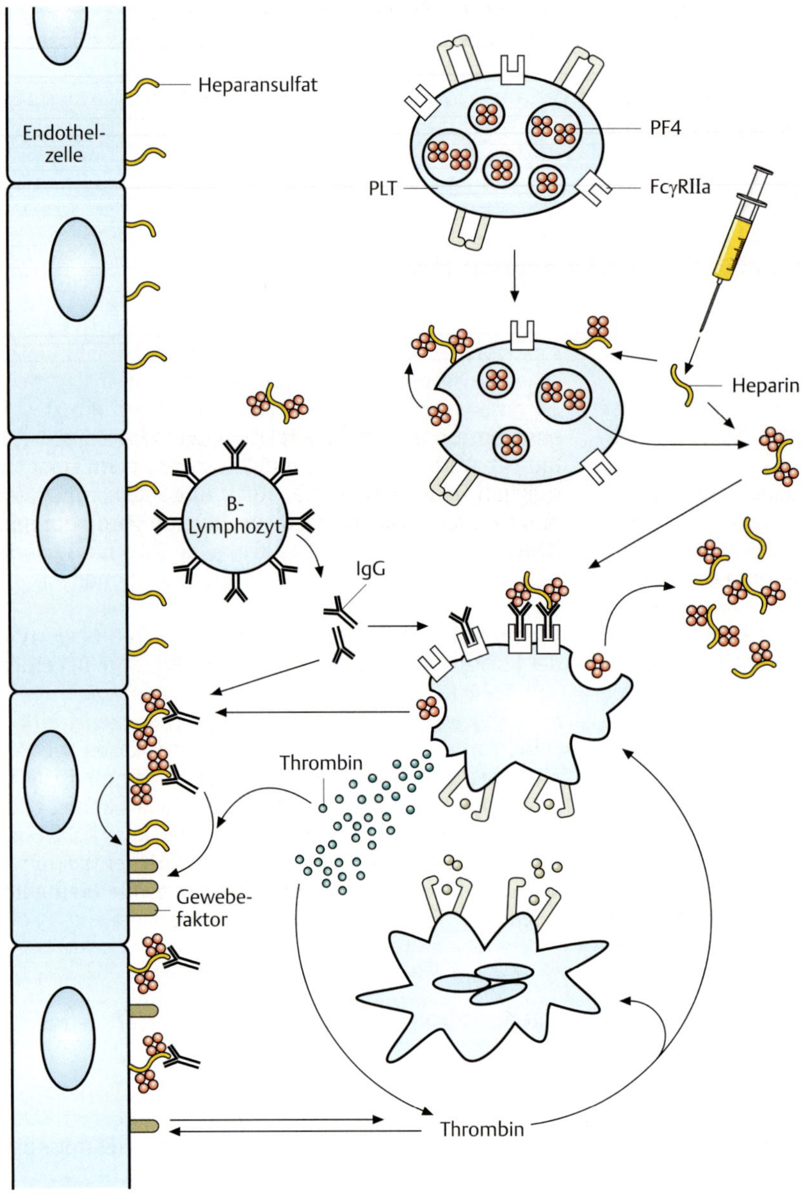

Abb. 8.2 **Pathogenese der HIT II.** Heparin bindet sich zunächst an frei zirkulierenden Plättchenfaktor 4 (PF4), der in Thrombozytengranula gespeichert ist. Dieser PF4-Heparin-Komplex wird IgG-vermittelt an den FcγRIIa-Rezeptor auf der Thrombozytenoberfläche gebunden und führt zu einer Freisetzung von in Thrombozyten gespeicherten Mediatoren wie z. B. PF4. Die Komplexe aus Heparin, PF4 und IgG können sich an Endothelzellen der Gefäßwände binden und üben einen gerinnungsaktivierenden Effekt aus. Die Aktivierung der Gerinnungskaskade mit Bildung von Thrombin führt durch die Beteiligung von Thrombozyten am Gerinnungsvorgang zu einem Thrombozytenverbrauch bei gleichzeitiger Thrombose- und Embolieneigung. Dieser Prozess kann schließlich in einer Verbrauchskoagulopathie münden. PLT = Thrombozyt (platelet).

nen. Es muss unmittelbar eine Antikoagulation mit anderen Substanzen angeschlossen werden (mindestens bis zur Erholung der Thrombozytopenie) (s. u.).

Thrombozytentransfusionen. Prophylaktische Thrombozytentransfusionen werden bei der HIT nicht empfohlen, da zum einen Blutungskomplikationen sehr selten sind und zum anderen nach Thrombozytentransfusionen thrombotische Komplikationen auftreten können. Therapeutische Thrombozytentransfusionen sind aber gerechtfertigt bei Patienten mit ausgeprägter Thrombozytopenie und aktiven schweren Blutungen.

Vermeidung einer Reexposition. Eine Reexposition gegenüber Heparin sollte bei Patienten, die bereits einmalig an einer HIT erkrankt waren, vermieden werden. Bei zwingender Indikation (z. B. OP mit Herz-Lungen-Maschine) kann unter sorgfältiger Kontrolle eine Reexposition erfolgen, wenn die Labortests auf Heparin-induzierte Plättchen-Antikörper negativ sind. Studien zeigten, dass der Zeitabstand zur letztmaligen Heparin-Gabe bei Patienten, die eine Reexposition ohne erneute HIT tolerierten, mehr als 100 Tage betrug.

Pharmakotherapie

Als alternative Antikoagulanzien zu Heparin werden Danaparoid oder Lepirudin empfohlen. Die Dosierungen von Danaparoid oder Lepirudin müssen sich danach richten, ob ein therapeutischer oder prophylaktischer Einsatz erfolgt.

Antikoagulation bei HIT: Danaparoid oder Lepirudin.

Danaparoid ist ein Heparinoid, das Faktor Xa und in geringerem Maße auch Thrombin inhibiert. Bei **Lepirudin**

handelt es sich um ein rekombinantes Hirudin, das Thrombin direkt inhibiert. Da sowohl Danaparoid als auch Lepirudin renal eliminiert werden und bei Niereninsuffizienz die Halbwertszeiten verlängert sind, muss im Bedarfsfall eine Dosisanpassung erfolgen. Für beide Antikoagulanzien gibt es keine spezifischen Antidota. Eine Therapiekontrolle kann im Falle des Danaparoids durch Bestimmung der Anti-Faktor-Xa-Aktivität und bei Lepirudin durch die aktivierte partielle Thromboplastinzeit (aPTT) erfolgen (Ziel 1,5 – 2,0-fache Verlängerung bei prophylaktischer Gabe und 1,5 – 2,5-fache Verlängerung bei therapeutischem Einsatz der Substanz).

Bei der Einleitung einer **oralen Antikoagulanzientherapie** in der akuten Phase einer HIT besteht ein erhöhtes Risiko von Thromboembolien und Cumarinnekrosen. Daher sollte diese Therapie nur überlappend und langsam einschleichend begonnen werden.

8.2.4 Angeborene Koagulopathien

Hämophilie A und B

Grundlagen

Definition und Epidemiologie. Die Hämophilien A und B sind X-chromosomal rezessiv vererbte Blutungsleiden mit einer verminderten biologischen Aktivität des Gerinnungsfaktors VIII bei der Hämophilie A bzw. des Faktors IX bei der Hämophilie B. Aufgrund des Erbgangs erkranken in der Regel nur Männer, während Frauen die Erkrankung übertragen (Konduktorinnen). Bei Konduktorinnen ist häufig eine subnormale Aktivität des Faktors VIII bzw. IX festzustellen, da der Gendefekt nur unvollständig durch das normale Allel kompensiert wird. In ausgeprägten Fällen kann dies auch bei Frauen zu behandlungsbedürftigen Blutungen führen.

Die Prävalenz der Hämophilien bei Männern beträgt ca. 1 : 10 000, wobei die Hämophilie A 85 % und die Hämophilie B 15 % aller Fälle ausmacht.

Pathophysiologie. Bei den Hämophilien A und B ist durch die verminderte Aktivität der Blutgerinnungsfaktoren der Gerinnungsablauf im Intrinsic-System verzögert. Die Hämophilien A und B sind im klinischen Bild fast identisch, wenngleich die Blutungsneigung bei der Hämophilie B etwas geringer ist als bei der Hämophilie A.

Die Hämophilie wird in verschiedene Schweregrade unterteilt (Tab. 8.**5**).

Symptomatik. Die „klassische" Bluterkrankheit ist die sog. schwere Hämophilie A mit einer Restaktivität des Faktors VIII von < 1 %. Unbehandelt manifestiert sich die klassische Bluterkrankheit mit Verblutungsgefahr bereits bei Bagatelltraumen (z. B. Zahnextraktion) und häufiger Invalidität bereits im Kindesalter durch sog. Blutergelenke. Die folgenden Ausführungen beziehen sich auf die schwere Hämophilie A und B. Letztere äußert sich klinisch praktisch genau wie die schwere Hämophilie A.

Tab. 8.**5** **Klassifikation der Schweregrade der Hämophilie** (Scientific and Standardization Committee, Thromb Haemost 2001; 85: 560).

Schweregrad	Faktorenrestaktivität
schwere Hämophilie	< 0,01 IE/ml (< 1 %)
mittelschwere Hämophilie	0,01—0,05 IE/ml (1 – < 5 %)
milde Hämophilie	> 0,05 – < 0,40 IE/ml (5 – < 40 %)

Das Problem der Hämophilie-Patienten in westlichen Nationen mit verfügbarer Faktoren-Substitutionstherapie liegt weniger in der Verblutungsgefahr als vielmehr in der Gefahr einer Behinderung durch wiederkehrende Blutungen in große Gelenke!

Gelenkblutungen machen ca. 65 % aller Blutungen aus. Unbehandelt verursachen sie das Bild der sog. hämophilen Arthropathie. Ihr wichtigstes pathologisches Korrelat ist zunächst die abakterielle Synovitis, die über einen Circulus vitiosus ihrerseits die Blutungsfrequenz erhöht. Schließlich kommt es zur Zerstörung von Knorpel- und Knochengewebe und damit einhergehend zu Gelenkfehlstellungen, Muskelatrophien und Beugekontrakturen der Gelenke durch pathologischen Muskelzug. Die Blutungen beginnen in der Regel gegen Ende des ersten Lebensjahres, also dann, wenn das Kind laufen lernt und durch seinen erhöhten Aktionsradius einer erhöhten Verletzungsgefahr ausgesetzt ist. Schleimhautblutungen und Organblutungen sind selten.

Charakteristisch für die schwere Hämophilie sind sog. Spontanblutungen ohne adäquates Trauma. Bei mittelschweren und milden Hämophilien besteht hingegen die Gefahr, dass Blutungsleiden nicht erkannt oder unterschätzt werden, sodass die Erstmanifestation oftmals erst eine intraoperative lebensbedrohliche Blutung ist.

Diagnostik.

Leitbefund der Hämophilien A und B ist die verlängerte PTT bei normalem Quick-Wert. Des Weiteren kommt der Blutungsanamnese bei der Diagnostik eine entscheidende Bedeutung zu.

Zur endgültigen Diagnosesicherung muss die Bestimmung der Faktor VIII- und IX-Aktivität im Plasma erfolgen. Bei einem – insbesondere leichten – Faktor VIII-

Mangel muss unbedingt eine eindeutige Abgrenzung gegenüber einem von-Willebrand-Syndrom erfolgen (s. u.).

Evidenzbasierte Therapie der Hämophilie A und B

Das therapeutische Vorgehen ist abhängig von
- dem Schweregrad der Hämophilie,
- bereits vorhandenen Dauerschäden,
- Lokalisation, Ausmaß und Gefährdungsgrad der Blutung.

Die **Stillung der akuten Blutung** ist in der Regel einfach mit einer i. v.-Injektion von rekombinantem Faktor VIII bzw. IX durchzuführen. Bei einer milden Hämophilie A können unter bestimmten Voraussetzungen auch die körpereigenen Reserven des Faktors VIII mittels DDAVP, einem Vasopressinanalogon, mobilisiert werden.

Vorbeugung von Blutungsereignissen. Eine wesentliche Aufgabe der Behandlung der schweren Hämophilie besteht in der vorbeugenden Dauerbehandlung mit dem fehlenden Gerinnungsfaktor. Dieser wird in bestimmten zeitlichen Abständen substituiert, um Gelenkblutungen möglichst vollständig zu verhindern. Von besonderer Bedeutung ist der frühzeitige Beginn der Behandlung im frühen Kindesalter, spätestens nach der ersten Kniegelenksblutung. Diese Dauerbehandlung sollte bis nach der Pubertät ohne Unterbrechung durchgeführt werden.

> *Kernpunkt der Hämophiliebehandlung ist die Substitutionstherapie mit dem jeweiligen Faktorenkonzentrat.*

Da Hämophilie-Patienten in der Regeln in Fachabteilungen betreut werden, wird hier auf Datails der Therapie verzichtet. Einzelheiten der differenzierten Faktorenbehandlung der Hämophilie A und B können zum Beispiel bei der Deutschen Hämophiliegesellschaft (dhg@dhg.de und http://www.dhg.de) erfragt werden.

Angeborenes von-Willebrand-Syndrom

Grundlagen

Definition und Epidemiologie. Die Prävalenz des angeborenen von-Willebrand-Syndroms beträgt etwa 1 %. Es ist damit die häufigste angeborene Gerinnungsstörung. Es beruht auf einem genetisch bedingten Mangel oder Defekt des von-Willebrand-Faktors (vWF). Es wird meist autosomal dominant-vererbt, in seiner schwersten Form, dem von-Willebrand-Syndrom Typ 3, auch autosomal-rezessiv.

Pathophysiologie und Einteilung. Der vWF spielt bei der Blutstillung eine entscheidende Rolle: an der Stelle einer Gefäßverletzung vermittelt er die Thrombozytenadhäsion und -aggregation. Bei vWF-Mangel kommt es somit zu einer gestörten Thrombozytenadhäsionsfähigkeit. Da der vWF gleichzeitig das Trägerprotein für den Faktor VIII darstellt und ihn vor Abbau schützt, kommt es auch zu einer verminderten Aktivität von Faktor VIII. Beim angeborenen von-Willebrand-Syndrom werden **3 Typen** unterschieden (Tab. 8.**6**).

Symptomatik. Die Blutungsneigung beim von-Willebrand-Syndrom betrifft entsprechend dem Erbgang sowohl Männer als Frauen. Sie hängt vom Schweregrad des vWF-Defekts ab und ist daher beim Typ 3 (Fehlen des vWF) ausgeprägt, kann jedoch beim Typ 1 bei nur leichter Verminderung und fehlendem Trauma (z. B. Zahnextraktion) nicht erkennbar sein. Die Mehrzahl der Patienten hat keine oder nur diskrete Blutungssymptome. Kombinationen von hämophilem und petechialem Blutungstyp sind typisch, da sowohl die Thrombozytenfunktion als auch die plasmatische Gerinnung gestört sind. Häufigster Blutungstyp sind (in der Regel milde) Schleimhautblutungen.

Diagnostik.
- Positive Familienanamnese, Eigenanamnese, Klinik (Blutungen);
- Tests:
  - PTT;
  - Blutungszeitbestimmung;
  - quantitative Bestimmung des von-Willebrand-Faktorantigens;
  - Bestimmung des Ristocetinkofaktors: der vWF kann sich in vitro in Gegenwart von Ristocetin an den Glykoprotein-Ib-Komplex von fixierten Normalplättchen binden und diese agglutinieren. Diese Aktivität des vWF wird als Ristocetinkofaktor bezeichnet. Die Ristocetin-induzierte Plättchenaggregation ist beim von-Willebrand-Syndrom vermindert. Es handelt sich um den derzeit einzigen Test, mit dem eine Funktion des vWF sofort und weitgehend spezifisch gemessen werden kann;
  - Bestimmung der Faktor-VIII-Aktivität.

Tab. 8.**6** **Typen des angeborenen von-Willebrand-Syndroms (vWS)**

Typ	Erbgang	Defekt
vWS Typ 1	autosomal dominant	vWF und Faktor VIII vermindert
vWS Typ 2	autosomal dominant	vWF defekt
vWS Typ 3	autosomal rezessiv	vWF fehlt, Faktor VIII stark vermindert

Evidenzbasierte Therapie des von-Willebrand-Syndroms

Grundsätzlich gelten dieselben Regeln wie für die Behandlung der Hämophilie A (S. 346). Beim von-Willebrand-Syndrom sind zusätzlich zu berücksichtigen:

- Milde Verlaufsformen sind häufig. Hier können die meisten Blutungen erfolgreich mit DDAVP-Infusionen (siehe Hämophilie) zum Stillstand gebracht werden.
- Eine Einschränkung besteht diesbezüglich beim Typ 2: hier kann es nach DDAVP-Gabe nur zu einem Anstieg des defekten vWF kommen.

8.2.5 Erworbene Koagulopathien

Disseminierte intravasale Gerinnung (DIC)

Grundlagen

Definition und Epidemiologie. Ausgelöst durch verschiedene Grunderkrankungen kann es zu einer intravasalen Aktivierung des Gerinnungssystems mit Bildung von disseminierten Mikrothromben in der Gefäßendstrombahn kommen. Hierbei werden Gerinnungsfaktoren und Thrombozyten verbraucht, wodurch eine hämorrhagische Diathese entstehen kann (Verbrauchskoagulopathie). Später kommt es zu einer reaktiven sekundären Hyperfibrinolyse mit dem Ziel, die Mikrothromben wieder aufzulösen.

Pathophysiologie. Über folgende Mechanismen kann eine DIC ausgelöst werden:

- *Gerinnungsaktivierung über Mediatoren.* Hier sind z. B. Bakterientoxine, insbesondere aus gramnegativen Bakterien, zu nennen. Eine Sonderform der bakteriellen Sepsis mit DIC ist das sog. Waterhouse-Friderichsen-Syndrom. Hierunter versteht man eine DIC bei Meningokokkensepsis (insbesondere bei Kindern), die typischerweise mit ausgedehnten Hautblutungen durch die Mikrothrombosierung von Hautgefäßen, Schock, Nackensteifigkeit (bei zugrundeliegender Meningitis) und Nebennierenblutungen mit Nekrosen einhergeht.
- *Kontaktaktivierung des endogenen Gerinnungssystems.* Hier ist ätiologisch insbesondere die gestörte Mikrozirkulation im Schock zu nennen, zudem auch die Kontaktaktivierung durch körperfremde Oberflächen, wie z. B. bei extrakorporalen Kreisläufen.
- *Einschwemmung von Prothrombinaktivatoren in die Blutbahn.* Hier kommen Operationen (z. B. an Lunge, Pankreas, Prostata), Hämolysen (z. B. bei Fehltransfusionen) oder Tumorzerfall (z. B. bei akuten Leukämien) als Ursache in Frage.

> *Jeder schwere Schock kann zu einer DIC, jede akute DIC kann aber auch zum Schock führen.*

Symptomatik. Neben einer hämorrhagischen Diathese mit oder ohne Blutungssymptomen wird die Symptomatik durch die zugrundeliegende Erkrankung bestimmt.

Einteilung. Bei der DIC kann man 4 Phasen unterscheiden, die mit charakteristischen Veränderungen von diagnostischen Messgrößen einhergehen.

Phase 1: Kompensierte Aktivierung des Hämostase-Systems.

- Thrombozytenabfall: Die Thrombozytenzahl nimmt von allen Messgrößen meist als erste ab infolge der Thrombozytenaktivierung durch Thrombin, der Schädigung durch Endotoxine oder andere Ursachen.

> *Entscheidend für die Diagnose einer DIC ist nicht die absolute Thrombozytenzahl, sondern deren Absinken.*

- Erhöhte oder pseudonormale Fibrinogenkonzentration: Der Abfall an Fibrinogen aufgrund der gesteigerten Fibrinbildung im Rahmen der DIC ist in dieser Phase meist noch nicht messbar, da Fibrinogen als Akutphaseprotein oft im Rahmen der Grunderkrankung initial erhöht ist.
- Verbrauch an Antithrombin III und Protein C/S: Dieser muss in dieser Phase noch nicht unbedingt messbar sein.
- Globaltests des Gerinnungssystems (Quick, PTT) meist noch normal.

Phase 2: Dekompensierte Aktivierung des hämostatischen Systems.

> *In dieser Phase ist die Auswirkung des erhöhten Verbrauchs an den abnehmenden Konzentrationen der verschiedenen Messgrößen erkennbar.*

- Thrombozytopenie;
- Verminderung zuerst von Faktor V, später auch anderer Faktoren;
- Verminderung von Antithrombin III und Protein C/S;
- Globaltests (Quick/PTT) verlängert.

Phase 3: Vollbild der DIC. Diese Endphase, die schwerste Form der DIC, wird heutzutage aufgrund verbesserter intensivtherapeutischer Möglichkeiten nur noch selten beobachtet. Hier sind die Fibrinogenspiegel praktisch nicht mehr messbar, hingegen sind die Fibrin-/Fibrinogenspaltprodukte (z. B. die D-Dimere) stark erhöht. Hier kann nur mit aufwändiger Diagnostik entschieden werden, ob die intravasale Gerinnung oder (was in der Regel der Fall ist) die gesteigerte Fibrinolyse überwiegt. Die Messgrößen der Phase 2 sind in Richtung ihrer entsprechenden Extreme verändert. Klinisch besteht in dieser Phase eine schwere, generalisierte Blutungsneigung. Gleichzeitig sind die Gefäßverschlüsse häufig irreversibel. Die Mortalität ist entsprechend hoch.

Phase 4: Erholungsphase. Diese Phase ist zumeist zuerst am Anstieg des Akutphaseproteins Fibrinogen erkennbar. Dann steigen auch die Konzentrationen der anderen Faktoren an. Zuletzt, oft erst Wochen später, erreichen die Thrombozyten Normwerte.

Evidenzbasierte Therapie der DIC

Die Therapie der DIC besteht in erster Linie in der Behandlung des Grundleidens! Das impliziert z. B. die rechtzeitige und hoch dosierte Antibiotikagabe bei septischen Zustandsbildern.

Therapeutische Optionen. Das Konzept der DIC-Therapie mit antikoagulatorischen Substanzen, insbesondere Heparin, wird immer wieder kritisch diskutiert, da größere, prospektive Studien nicht vorliegen ≈ (Feinstein et al., 2001). Aus den vorliegenden kleineren Studien und Einzelkasuistiken scheint gesichert zu sein:

- Eine *niedrig dosierte Gabe von Heparinen* kann in vielen Fällen zumindest zu einem Anstieg des Fibrinogenspiegels führen. Von zahlreichen Autoren werden eindeutige Verbesserungen des klinischen Bildes beschrieben. Die Gabe von Heparinen kann andererseits bei stark blutungsgefährdeten Patienten auch kontraindiziert sein, insbesondere in der Geburtshilfe/Frauenheilkunde!
- Falls eine *Substitutionstherapie mit Faktoren* erfolgen muss, sollte ausschließlich Frischplasma (FFP, Fresh Frozen Plasma) verwendet werden, da es alle Gerinnungsfaktoren in einem physiologischen Gleichgewicht enthält.
- Die Gabe von *Antithrombinkonzentrat* wird noch immer diskutiert. In einer prospektiven plazebokontrollierten Studie (Warren et al., 2001) an Patienten mit schwerer Sepsis konnte keine signifikante Reduktion der Gesamtmortalität durch die Gabe von Antithrombinkonzentraten nach 28 Tagen, sehr wohl jedoch nach 90 Tagen erzielt werden, letzteres jedoch nur dann, wenn die Patienten nicht gleichzeitig Heparin erhalten hatten.
- Derzeit liegt eine große Studie zur Wirksamkeit von *aktiviertem Protein C* bei Sepsis vor mit signifikantem Rückgang der Mortalität und Abfall der D-Dimere bei allerdings gesteigerter Blutungsneigung ✓ (Bernard et al., 2001).

Letztlich ist die Therapie der DIC stets eine individuell angepasste Therapie.

Ausgewählte Literatur

1. Barthels M, von Depka M. Das Gerinnungskompendium. Georg Thieme, Stuttgart/New York, 2003.
2. Bernard GR, Vincent JL, Laterre PF, LaRosa SP, Dhainaut JF, Lepez-Rodriguez A, Steingrub JS, Garber GE, Helterbrand JD, Wesley E, Fisher CJ, for the Recombinant Human Activated Protein C worldwide evaluation in severe sepsis (PROWESS) study group. Efficacy and safety of recombinant human activated protein C for severe sepsis. N Engl J Med 2001; 344: 699–709.
3. Buchanan GR, de Alarcon PA, Feig SA, Gilchrist GS, Lukens JN, Moertel CL, Cohen AR, Dickerman JD, Forman EN, Glader BE, Lusher JM. Acute idiopathic thrombocytopenic purpura – management in childhood. Blood 89 : 1464, 1997.
4. Feinstein DI, Marder VJ, Colman RW. Consumptive thrombohemorrhagic disorders. In: Colman RW, Hirsh J, Marder VJ, Clowes AW, George JN, eds. Hemostasis and thrombosis. Philadelphia: Lippincott Williams & Wilkins; 2001: 1197–1233.
5. George JN, Woolf SH, Raskob GE. Idiopathic thrombocytopenic purpura: a guideline for diagnosis and management of children and adults. American Society of Hematology. Ann.Med. 30 : 38, 1998.
6. George JN, Woolf SH, Raskob GE, Wasser JS, Aledort LM, Ballem PJ, Blanchette VS, Bussel JB, Cines DB, Kelton JG, Lichtin AE, McMillan R, Okerbloom JA, Regan DH, Warrier I. Idiopathic thrombocytopenic purpura: a practice guideline developed by explicit methods for the American Society of Hematology. Blood 88 : 3, 1996.
7. Greinacher A, Eichler P, Lubenow N, Kiefel V. Drug-induced and drug-dependent immune thrombocytopenias. Rev. Clin.Exp.Hematol. 5 : 166, 2001.
8. Medina PJ, Sipols JM, George JN. Drug-associated thrombotic thrombocytopenic purpura-hemolytic uremic syndrome. Curr.Opin.Hematol. 8 : 286, 2001.
9. Warkentin TE, Kelton JG: Temporal aspects of heparin-induced thrombocytopenia. N.Engl.J.Med. 344 : 1286, 2001.
10. Warren BL, Eid A, Singer P, et al. High-dose antithrombin III in severe sepsis. JAMA 2001; 286: 1869–1678. Webseite mit umfassender Zusammenstellung der Medikamente, für welche eine medikamenten-induzierte Thrombopenie beschrieben wurde, findet sich unter: http://moon.ouhsc.edu/jgeorge/

8.3 Neoplastische Erkrankungen – solide Tumoren

8.3.1 Allgemeine Prinzipien der Pharmakotherapie neoplastischer Erkrankungen

Allgemeine Ziele der onkologischen Therapie

Grundsätzlich müssen **vier Ziele der Pharmakotherapie** bei neoplastischen Erkrankungen unterschieden werden:
- Heilung einer neoplastischen Erkrankung (kurativer Therapieansatz),
- Verlängerung der Überlebenszeit von Tumorpatienten,
- Induktion von Tumorremissionen und
- die Verbesserung tumorbedingter Symptome (palliativer Therapieansatz).

> *Da die meisten antineoplastischen Medikamente erhebliche Nebenwirkungen und eine geringe therapeutische Breite aufweisen, ist die Definition des Therapieziels vor Beginn einer antineoplastischen Behandlung von großer Bedeutung!*

Wenn die Heilung der Erkrankung das Therapieziel ist, wird naturgemäß weniger Rücksicht auf Verträglichkeit sowie kurz- und mittelfristige Nebenwirkungen der verwendeten Pharmaka genommen als bei der palliativen Behandlung tumorbedingter Symptome. Im letzteren Fall ist es ein zentrales Anliegen, die Nebenwirkungen der Behandlung minimal zu halten.

Allgemeine Prinzipien der onkologischen Therapie

Ganz allgemein müssen vier Situationen unterschieden werden, in denen eine medikamentöse Tumortherapie erfolgt.
- **Neoadjuvante Therapie.** Hierbei handelt es sich um eine medikamentöse Behandlung mit dem Ziel, einen Primärtumor zu verkleinern, um Operabilität zu erreichen.
- **Adjuvante Therapie.** Nach operativer Entfernung eines Primärtumors (evtl. mit regionären Metastasen), wird eine medikamentöse Therapie mit dem Ziel durchgeführt, das Risiko für das Auftreten von Rezidiven und Fernmetastasen zu verringern.
- **Erstlinientherapie.** Bei Patienten mit metastasierter Tumorerkrankung stellt dies die erste Behandlung mit antineoplastischen Medikamenten dar. Hierzu liegen für die häufigeren Tumorentitäten in der Regel große randomisierte Studien vor, die den Therapiestandard definieren.
- **Zweitlinien- bzw. Folgetherapie.** Kommt es trotz oder nach einer Erstlinientherapie zu einem Fortschreiten der Tumorerkrankung, können weitere medikamentöse Behandlungsversuche indiziert sein, die dann meistens, aber nicht immer palliativen Charakter haben.

Antineoplastische Substanzen

Nachfolgend sind die Substanzgruppen und Wirkprinzipien antineoplastischer Medikamente zusammengestellt. Zur medikamentösen Therapie zählt die **Chemotherapie (zytostatische Therapie)**, die **Hormontherapie**, die **Immuntherapie** sowie neuerdings die gezielte Beeinflussung spezifischer zellulärer Funktionen bzw. Signaltransduktionswege (so genannte **„Targeted Therapy“**). Die antineoplastisch wirksamen Pharmaka werden entsprechend dieser therapeutischen Hauptansatzprinzipien in 4 verschiedene Gruppen eingeteilt, auch wenn diese Unterteilung aufgrund multipler Wirkmechanismen einzelner Pharmaka teilweise Unschärfen aufweist. Prinzipiell können Tumorerkrankungen auch durch antiangiogenetische oder antimetastatische Therapien bekämpft werden; diese Behandlungsprinzipien sind derzeit noch in der Entwicklung und werden daher im vorliegenden Kapitel nicht dargestellt.

Zytostatika

Es steht eine große Zahl von Zytostatika zur Verfügung, die nach ihrem Hauptwirkprinzip beziehungsweise ihrer chemischen Zugehörigkeit klassifiziert werden. In Tab. 8.**7** sind die unterschiedlichen Klassen der Zytostatika aufgelistet. Bevor auf die einzelnen Klassen eingegangen wird, muss darauf hingewiesen werden, dass unterschiedliche Substanzen zu unterschiedlichen Zeitpunkten des Zellzyklus aktiv sind.

Unerwünschte Wirkungen von Zytostatika. Alle Zytostatika haben eine sehr geringe therapeutische Breite. Bei den meisten Zytostatika liegt das daran, dass die **zytostatische Wirkung auf proliferierende normale Körperzellen** die Maximaldosis begrenzt. Dies betrifft in aller erster Linie die *Hämatopoese*, in zweiter Linie die *Schleimhäute* und die *Haare*. Insofern gilt, dass im praktischen klinischen Einsatz die Maximaldosis eines Zytostatikums in der Regel durch die **Hämatotoxizität** begrenzt wird, die für viele Tumorentitäten unterhalb der bei dieser Entität maximalen Wirkdosis liegt. Es müssen also Kompromisse gemacht werden, um den Patienten nicht vital zu gefährden. Der einzige Ausweg aus dieser Situation bei sehr chemotherapiesensiblen Malignomen ist die Hochdosistherapie mit nachfolgendem Ersatz des hämatopoetischen Systems durch Stammzellen aus Blut oder Knochenmark (S. 351).
Hinzu kommen **spezifische Nebenwirkungen einzelner Zytostatika auf unterschiedliche Organe bzw. Organsysteme**, die teilweise die Dosis pro Zyklus begrenzen, teil-

Tab. 8.7 **Übersicht über Zytostatika**

Klassen	Wirkstofftyp	Substanz
Klasse 1: Alkylantien	Stickstoffverbindungen	Cyclophosphamid Ifosfamid Chlorambucil Melphalan
	Alkylsulfonate	Busulphan
	Nitroseharnstoffe	Carmustin Lomustin
	Triazene	Dacarbazin
Klasse 2: Antimetabolite	Folsäureanaloga	Methotrexat
	Pyrimidinanaloga	5-Fluoruracil Cytarabin Gemcitabin
	Purinanaloga	6-Mercaptopurin Azathioprin Pentostatin Cladribin Fludarabin
Klasse 3: Antibiotika		Bleomycin Dactinomycin Daunorubicin Mitomycin
Klasse 4: Pflanzenalkaloide		Vinblastin Vincristin Vindesin
Klasse 5: Taxane		Paclitaxel Docotaxel
Klasse 6 : Topoisomerase-Inhibitoren	Topoisomerase-1-Inhibitoren	Topotecan Irinotecan
	Topoisomerase-2-Inhibitoren	Etoposid
Klasse 7: Enzyme		L-Asparaginase
Klasse 8: Platinkomplexverbindungen		Cisplatin Carboplatin Oxaliplatin
Klasse 9: Methylhydrazinderivate		Procarbazin

weise auch die kumulativ applizierbare Gesamtdosis eines Zytostatikums limitieren. Beispiele hierfür sind die *Nephrotoxizität von Cisplatin* oder die *Schleimhauttoxizität von Methotrexat*, die die höchste Dosis der genannten Substanzen pro Therapiezyklus begrenzen, oder die *kardiotoxische Wirkung von Anthrazyklinen* oder die *neurotoxische Wirkung vieler Zytostatika*, die die kumulativ applizierbare Gesamtdosis bestimmen. Auf häufige Dosis limitierende Nebenwirkungen wird in den Abschnitten über die einzelnen Tumorentitäten eingegangen, sofern dies für die Auswahl der Zytostatika oder die Dosierung regelhaft von Bedeutung ist. Zusätzlich muss auf Arzneimittelinformationen und Spezialliteratur verwiesen werden, da der Arzt, der Zytostatika appliziert, über das gesamte Spektrum unerwünschter Wirkungen der Zytostatika genau informiert sein muss, vor allem auch deshalb, weil viele Tumorpatienten Komorbiditäten aufweisen, die zu berücksichtigen sind.

Klasse 1: Alkylantien. Das Prinzip aller Alkylantien ist die Ausbildung kovalent gebundener DNS-Addukte. Durch solche Addukte entstandene DNS-Schäden an Zucker, Phosphat und Basen führen zu Strangbrüchen bei der Zellteilung, welche die replikative und transkriptionelle Funktion der DNS einschränken. Dieser Effekt ist relativ unselektiv auf alle chromosomale Abschnitte. Die unterschiedlichen Substanzen aus der Gruppe der Alkylantien zeigen dennoch empirisch große Unterschiede in der Wirksamkeit bei unterschiedlichen Tumorentitäten, deren Ursache größtenteils unklar ist.

Klasse 2: Antimetabolite. Die Antimetabolite haben die gemeinsame Eigenschaft, dass sie den für den Zellzyklus wichtigen Molekülen ähnlich sind, während der Zellteilung als „falsches Substrat" benutzt werden und dadurch Schäden verursachen. Methotrexat ist ein Analogon zur Folsäure, während die anderen Antimetabolite als Purin- bzw. Pyrimidinanaloga fälschlicherweise bei der Replikation in die DNS eingebaut werden.

Klasse 3: Antibiotika. Die in diese Klasse gruppierten Substanzen blockieren die mRNA-Synthese durch Interkalation. Sie sind wegen der Strukturähnlichkeit zu antimikrobiellen Antibiotika als solche klassifiziert.

Klasse 4: Pflanzenalkaloide. Dieser Gruppe ist die pflanzliche Herkunft gemeinsam, in jüngerer Zeit werden allerdings auch semisynthetische Alkaloide hergestellt. Die Substanzen wirken über eine Inhibition der Tubulin-Polymerisation während der M-Phase des Zellzyklus.

Klasse 5: Taxane. Taxane haben eine antimikrotubuläre Wirkung und stören die strukturelle Reorganisation der intrazellulären Mikrotubuli dadurch, dass deren Depolymerisation verhindert und die ungeordnete Bildung freier Tubulineinheiten gefördert wird. Sie wirken ebenfalls wie die Pflanzenalkaloide in der M-Phase des Zellzyklus.

Klasse 6: Topoisomerase-Inhibitoren. Topoisomerase-Inhibitoren hemmen entweder das Enzym Topoisomerase 1 oder Topoisomerase 2 und unterbinden dadurch die DNA- und RNA-Synthese infolge von Einzelstrangbrüchen. Die normale Funktion der Topoisomerasen ist die Entfaltung von „supercoiled" DNA, damit deren Reduplikation und Transkription eingeleitet werden kann, bzw. damit nötige Reparaturschritte während des Zellzyklus ausgeführt werden können.

Klasse 7: Enzyme. Asparaginasen spalten die für einige Zellpopulationen essenzielle Aminosäure Asparagin zu Asparaginsäure und Ammoniak; hierdurch wird die Protein- und Nukleinsäuresynthese behindert.

Klasse 8: Platinkomplexverbindungen. Die Hauptwirkung der Platinverbindungen ist eine DNS-Alkylierung. Zusätzlich binden Platinverbindungen auch Proteine und hemmen DNS-Reparatur und Telomeraseaktivität.

Klasse 9: Methylhydrazinderivate. Diese Substanzen werden durch mikrosomale Enzyme aktiviert, wodurch Carbonium-Ionen freigesetzt werden, die wiederum alkylierend wirken.

Hormontherapie

Partiell hormonabhängige Tumoren sind vor allem das Mammakarzinom, das Ovarialkarzinom und das Prostatakarzinom. Das Wachstum dieser Tumoren kann verlangsamt werden, wenn man die Produktion bzw. den Effekt der wachstumsfördernden Hormone antagonisiert. Dies kann auf verschiedenen Ebenen geschehen – die Pharmaka zur Hormontherapie werden entsprechend klassifiziert:

Zentral wirksame Hormonantagonisten. Diese Substanzen blockieren die Produktion von LH und FSH bzw. GnRH auf hypophysärer oder hypothalamischer Ebene.

Hemmung der Hormonproduktion. Diese Pharmaka blockieren die Enzyme der Sexualhormonsynthese. Die Blockade ist bei allen Substanzen nicht hundertprozentig spezifisch, sondern betrifft auch in geringerem Maße die Synthese anderer Steroidhormone, vor allem diejenige der Glukokortikoide und Mineralkortikoide.

Peripher wirkende Hormonantagonisten. Hormonantagonisten konkurrieren mit dem natürlichen Hormon um die Bindung am Rezeptor.

Immuntherapeutika

Immuntherapeutika werden in zwei Gruppen unterteilt: Monoklonale Antikörper und Zytokine. Während monoklonale Antikörper prinzipiell immunologische Werkzeuge darstellen, Zelloberflächenrezeptoren zu binden und definierte Effekte auszulösen (die nicht unbedingt immunologischer Natur sind), beeinflussen Zytokine Regulationsvorgänge des zellulären Immunsystems. Letzterer Effekt ist jedoch nicht der einzige mögliche Wirkmechanismus der Zytokine, da diese pleotropen Substanzen auch Tumorzellen und Stromazellen im Tumorgewebe in ihrer Funktion beeinflussen.

Monoklonale Antikörper wirken zum teil zytotoxisch gegen Tumorzellen, da sie nach Bindung an die Oberfläche von Tumorzellen Komponenten des Immunsystems zur Zytolyse anregen; aktiviert werden sowohl die antikörperabhängige zelluläre Zytotoxizität (ADCC) als auch die komplementvermittelte Zytolyse.

Zytokine. Die therapeutisch zum Einsatz kommenden Zytokine sind in Tab. 8.**8** zusammengestellt. Monoklonale Antikörper werden bei den entsprechenden Tumorentitäten (Lymphome, Mammakarzinom) besprochen.

Tab. 8.**8** **Übersicht über Zytokine**

Interferone	Interferon-α-2a Interferon-α-2b Interferon-β Interferon-γ
Interleukine	Interleukin-2 Interleukin-11
Tumornekrose-faktor-α	
Wachstumsfaktoren	Granulozyten-Kolonie-stimulierender Faktor (G-CSF) Granulozyten-Makrophagen-stimulierender Faktor (GM-CSF) Erythropoetin Thrombopoetin

Signaltransduktionsinhibitoren

Eine neue Generation von Pharmaka wird mit dem Ziel entwickelt, definierte Signaltransduktionswege zu blockieren. Das erste in die Klinik eingeführte Beispiel dieser neuen Generation der antineoplastischen Medikamente ist der Tyrosinkinaseinhibitor Imatinib (Glivec®). Dieses Molekül blockiert spezifisch die abl-Tyrosinkinase, die bei der chronisch-myeloischen Leukämie mit der bcr-Proteinkinase fusioniert und verantwortlich ist für das unregulierte Wachstum der myeloischen Leukämiezellen. Nach dem eindrucksvollen klinischen Erfolg dieser Substanz hat eine stürmische Entwicklung eingesetzt, um weitere spezifische Signaltransduktionsinhibitoren in die Klinik zu bringen.

Konventionell und hoch dosierte Chemotherapien

Wie bereits oben ausgeführt, konnte für eine Reihe von Chemotherapeutika eine direkte Dosis-Wirkungs-Beziehung bei der Behandlung zahlreicher Tumoren nachgewiesen werden: Je höher die Dosis, desto besser das therapeutische Ansprechen. Eine unendliche Dosiseskalation ist jedoch nicht möglich, da auf spezielle Organtoxizitäten Rücksicht genommen werden muss, insb. auf die Hämatotoxizität; die für viele Zytostatika den Dosis limitierenden Faktor darstellt (vgl. oben). Konventionell dosierte Chemotherapien berücksichtigen diesen limitierenden Faktor. Um höhere Chemotherapeutika-Dosen mit einer potenziell höheren Anti-Tumor-Wirksamkeit einsetzen zu können, bedient man sich des Verfahrens der Hochdosistherapie mit nachfolgender autologer Stammzelltransplantation; dieses Verfahren kommt vor allem in der Therapie maligner hämatologischer Erkrankungen zum Einsatz, allerdings lassen sich auch einige solide Tumoren wirksam damit behandeln (z. B. das Hodenkarzinom, vgl. S. 360).

Allgemeines Prinzip der Hochdosistherapie mit autologer Stammzelltransplantation. Vor der Applikation einer hoch dosierten Zytostatikakombination werden durch eine Mobilisierungstherapie (konventionell dosierte Chemotherapie in Kombination mit einem hämatopoetischen Wachstumsfaktor) hämatopoetische Progenitorzellen bzw. Stammzellen vom Knochenmark ins periphere Blut mobilisiert. Mit Hilfe eines Leukapheresеverfahrens kann dann die mononukleäre Zellfraktion, in der sich die Progenitorzellen und Stammzellen befinden, aus dem Blut separiert werden. Das gewonnene Zell-Apheresat wird bis zur weiteren Verwendung in Flüssigstickstoff tiefgefroren gelagert. Auf diese Weise hat man ein „Reserveknochenmark" gewonnen und kann nachfolgend Zytostatika hoch dosiert ohne Rücksicht auf die Hämatotoxizität anwenden. Andere Organtoxizitäten wie z. B. Kardiotoxizität, Nephrotoxizität oder Pulmonotoxizität müssen selbstverständlich bei der Dosierung weiterhin dringend beachtet werden. Nach Verabreichung der Hochdosistherapie wird das Zell-Apheresat transfundiert, begleitend werden hämatopoetische Wachstumsfaktoren (z. B. G-CSF) gegeben. Auf diese Weise bildet sich nach einer Aplasiephase von ca. 9 – 14 Tagen ein komplett funktionstüchtiges Knochenmark neu heran.

Dieses Therapieverfahren ist für den Patienten durchaus risikobehaftet und erfordert von den behandelnden Ärzten eine spezielle hämatologische Expertise. Das Verfahren sollte daher ausschließlich an spezialisierten Hämatologischen Zentren durchgeführt werden, die sich einer freiwilligen internen und externen Qualitätssicherung unterziehen.

In Tab. 8.**9** werden konventionelle Dosisbereiche mit Hochdosisbereichen einiger ausgewählter Zytostatika gegenübergestellt.

Auch nach „konventioneller" Dosierung eines Zytostatikums kann es zu länger dauernden Zytopenien kommen, die ohne Stammzelltransplantation reversibel sind, teilweise jedoch nur mit Unterstützung durch hämatopoetische Wachstumsfaktoren.

Cave: Die meisten Hochdosistherapien sind dagegen myeloablativ!

Mehrere hoch dosierte Zytostatika werden kombiniert, ggf. kann zusätzlich eine Ganzkörperbestrahlung durchgeführt werden. Eine Stammzelltransplantation ist bei diesem Vorgehen zur Überwindung der Hämatotoxizität unerlässlich.

Tab. 8.**9** **Dosisbereiche ausgewählter Zytostatika** (pro Behandlungszyklus).

Substanz	„konventionelle Dosis"	„Hochdosis"
Cyclophosphamid	200 – 2000 mg	4000 – 12 000 mg
Etoposid	300 – 1000 mg	1000 – 3000 mg
Melphalan	10 – 50 mg	150 – 300 mg
Cytosin-Arabinosid	10 – 1000 mg	3000 – 12 000 mg
BCNU	20 – 100 mg	300 – 600 mg
Carboplatin	300 – 600 mg	1000 – 3000 mg

Allogene Stammzelltransplantation

Von der Hochdosistherapie mit autologer Stammzelltransplantation ist die allogene Knochenmark- bzw. Stammzelltransplantation zu unterscheiden. Bei diesem Verfahren werden nach einer hoch dosierten Therapie (so genannte Konditionierung) Stammzellen eines gesunden HLA-kompatiblen Spenders transplantiert. Bezüglich der Intensität der Konditionierung werden derzeit zahlreiche Studien durchgeführt, da in speziellen Situationen auch eine deeskalierte Therapie ausreichend für eine allogene Transplantation zu sein scheint.

8.3.2 Therapie solider Tumoren

- Die Tabelle 8.**10** listet häufige solide Tumoren auf, und zwar sortiert nach vier Gruppen: potenziell medikamentös kurativ behandelbare Tumorentitäten,
- Tumorentitäten, bei denen eine Verlängerung der Überlebenszeit durch Pharmakotherapie in randomisierten Studien nachgewiesen wurde,
- Erkrankungen, bei denen durch antineoplastische Medikamente Remissionen induziert werden konnten sowie
- Erkrankungen, die in der Regel resistent gegen derzeit verfügbare Pharmaka sind.

Da es den Rahmen dieses Buches sprengen würde, die Therapierichtlinien für alle bekannten Tumorentitäten aufzulisten, sind die in der Tab. 8.**10** mit * bezeichneten Entitäten im Folgenden detailliert aufgeführt. Es handelt sich hierbei um alle potenziell kurativ behandelbaren soliden Tumoren und um weitere Tumorentitäten mit hoher Inzidenz (Tab. 8.**11**). Die Hämoblastosen und Lymphome sind wegen ihrer speziellen und komplexen therapeutischen Richtlinien in einem gesonderten Kapitel abgehandelt (S. 362).

Mammakarzinom

Pharmakotherapie

Indikationen. Beim Mammakarzinom besteht eine Indikation zur medikamentösen Therapie als **neoadjuvante** Therapie, als **adjuvante** Therapie und in der **Behandlung des metastasierten Mammakarzinoms.**

Verwendete Substanzen. Ein großer Teil **antineoplastischer Pharmaka** wirkt gegen Mammakarzinomzellen. Hierzu gehören die Zytostatika *Cyclophosphamid, Anthrazykline, 5-FU, Gemcitabine, Vinca-Alkaloide, Mitomycin C, Bendamustin* und *Taxane.* Zusätzlich exprimieren viele Mammakarzinomzellen Östrogen- und Progesteronrezeptoren, sind in ihrem Wachstum also hormonabhängig und lassen sich daher durch **Hormontherapien** behandeln. Als dritte Modalität besteht die Möglichkeit der **Antikörpertherapie** bei Mammakarzinomen, die her-2-neu überexprimieren. Her-2-neu ist ein Zelloberflächenrezeptor aus der Familie der Epidermaten-Wachstumsfaktor-(EGF-)Rezeptoren. Die Ursache für die Überexpression von her-2-neu ist eine Amplifikation des

Tab. 8.**10** **Gruppierung von Tumorentitäten nach der Sensibilität für eine Chemotherapie**

Chemotherapie-sensible Malignome		
– durch Chemotherapie potenziell heilbare Tumoren		
Tumorentität	**% CR**	**% 5-Jahres-Überlebenszeit**
Hoden-Tumoren*	90–95	75–90
ALL	80–95	50–90
Morbus Hodgkin	80–90	50–80
Burkitt-Lymphom	80–90	50–70
NHL (Non-Hodgkin-Lymphom)	70–80	30–60
AML	70–90	10–40
SCLC*	60–90	5–10
– Verlängerung der Überlebenszeit durch Chemotherapie nachgewiesen (ca. 40 % aller Neoplasien)		
Tumorentität	**% CR**	**ÜL bei Remission**
CML	70–90	3– > 10 Jahre
Myelom	60–70	2– > 5 Jahre
Mamma-Ca*	60–70	2– > 5 Jahre
Ovarial-Ca*	60–70	1– > 3 Jahre
Endometrium-Ca	40–60	1–2 Jahre
Sarkome	30–50	1– > 3 Jahre
Kopf-/Hals-Ca*	30–50	1– > 3 Jahre
Medulloblastom	40–50	1–2 Jahre
Prostata-Ca		Remission nicht entscheidend für verlängerte Überlebenszeit
Gering Chemotherapie-sensible Malignome		
– Nutzen palliativer Chemotherapie nachgewiesen (ca. 30 % aller Neoplasien)		
Tumorentität	**% CR/PR**	**% 1 Jahres-ÜL bei CR/PR**
Magen-Ca*	40–60	80–90
Urothel-Ca*	40–50	75–90
NSCLC*	30–40	50–90
NNR-Ca	20–40	50–80
Kolorektales Ca*	20–40	50–70
Melanom* (s. Kapitel 12.**3**, S. 596)	15–40	30–40
– häufige primäre Chemoresistenz (ca. 20 % aller Neoplasien)		
Tumorentität	**% CR/PR**	
Nieren-Ca	10–25	
primäre ZNS-Tumore	10–20	
anaplastische SD-Tumore (Schilddrüsentumoren)	10–20	
Leber-Ca	5–20	
diffuse Sarkome	0–20	
Pankreas-Ca*	0–10	

Tab. 8.**11** **Inzidenz verschiedener Krebsarten**

Häufigere Neoplasien des Erwachsenen	**Inzidenz** (jährliche Inzidenz je 100 000 Einwohner)	
	Saarländisches Krebsregister 1997	EUCAN 2001 (EU-Canada-Initiative)
Mamma*	122,4	104, 54
Prostata	79	61,77
Haut (ohne Melanom)	75,95	
Lunge* Häufigkeit nach Literatur – NSCLC 73 % (nichtkleinzelliges Karzinom) – SCLC 25 % (kleinzelliges Karzinom) – Alveolarzell-Ca 2 %	60,4	52,54
Kolon* Rektum*	40,7 27,6	53,27 (Kolon und Rektum)
Endometrium	25,1	19,06
Magen*	21,15	21,11
Ovar*	17,2	16,97
Kopf/Hals*	16,5	19,22
Harnblase*	13,35	22,68
Harnwege ohne Harnblase	13,35	
Cervix uteri	13,3	14,18
Lymphome* (s. Kap. 8.4, S. 362) – Non-Hodgkin-Lymphome – Morbus Hodgkin	14,3 13,9 1,6	14,87 12,7 2,17
Nieren	12,2	
Hoden*	10,7	6,34
Leukämien* (s. Kap. 8.4, S. 362) Häufigkeit nach Literatur – AML 38 % – ALL 12 % – CML 12 % – CLL 38 %	10,6	9,73
Pankreas*	10,5	10,65
Ösophagus	7,05	6,52
Melanom	6,65	8,36
hirneigene Tumoren	6,55	
Gallenblase/Gallenwege	5,9	
Myelom	5,6	4,27
Leber	5,2	7,71
Sarkome – Weichteilsarkome – Osteosarkome	4,85 4,0 0,85	
Schilddrüse	4,1	3,2
Pleuramesotheliom	0,95	
Auge	0,75	
Dünndarm	0,55	
Nase/Ohr	0,45	

für diesen Rezeptor kodierenden Gens. Gegen den Zelloberflächenrezeptor ist der monoklonale Antikörper *Trastuzumab* gerichtet.

Stadienabhängige Ergebnisse der Pharmakotherapie

Beim **inflammatorischen Mammakarzinom** bzw. beim **primär inoperablen großen Tumor (T4-Tumor)** kann in deutlich mehr als der Hälfte der Fälle durch eine präoperative Chemotherapie ein so genanntes „Down-Staging" erreicht werden, d. h. eine Verkleinerung des Tumors, die das erforderliche Ausmaß des operativen Eingriffs erheblich verringert bzw. eine sinnvolle Operation überhaupt erst möglich macht. Daher ist in diesen Situationen eine neoadjuvante Chemotherapie die Standardtherapie ✓✓ (randomisierte Studien laufen).

Nach Operation des Primärtumors können durch eine nachfolgende Chemotherapie sowohl die Zeit bis zur Erkrankungsprogression als auch die Gesamtüberlebenszeit signifikant verbessert werden ✓✓. Die Entscheidung, ob eine reine Hormontherapie, eine reine Chemotherapie oder eine Chemotherapie gefolgt von einer Hormontherapie durchgeführt wird, hängt vom Hormonrezeptorstatus des Karzinoms ab, von der Anzahl der befallenen axillären Lymphknoten sowie vom menopausalen Status der Patientin. Einen Anhaltspunkt für das therapeutische Vorgehen gibt Abb. 8.**3**, jedoch muss beachtet werden, dass die Empfehlungen zur adjuvanten Chemotherapie relevanten Veränderungen unterliegen und dass bei der Wahl der Behandlungsform die jeweils aktuellen Studien beachtet werden müssen.

Behandlungsziele beim **metastasierten Mammakarzinoms** sind die Verlängerung der Überlebenszeit und die palliative Behandlung tumorbedingter Symptome ✓✓. Die Ansprechraten der Monochemotherapie liegen zwischen 10 bis 50 %, diejenigen der Polychemotherapie zwischen 30 – 70 %, wobei die Rate der kompletten Remissionen zwischen 10 und 20 % liegt. Bei Hormonrezeptor-positiven Mammakarzinomen wird vor einer Chemotherapie eine *Hormontherapie* mit Tamoxifen oder Aromatase-Inhibitoren durchgeführt. Bei Hormonrezeptor-negativen Mammakarzinomen oder bei Versagen der Hormontherapie haben *Anthrazykline*, *Vinca-Alkaloide* und *Taxane* ihren festen Platz in der primären Chemotherapie, die je nach Situation entweder als Mono- oder Kombinationstherapie verabreicht wird.

Bei **Progression der Erkrankung** unter oder nach einer Chemotherapie sollten, sofern der Allgemeinzustand der Patientin dies zulässt, unbedingt Zweit- und Drittlinienbehandlungen mit anderen Substanzen eingesetzt werden, da hiermit häufig erneute Remissionen oder zumindest Krankheitsstabilisierungen über einen längeren Zeitraum erreichbar sind.

Der monoklonale Antikörper Trastuzumab hat lediglich eine Ansprechrate zwischen 15 und 20 % beim **her-2-neu überexprimierenden Mammakarzinom**. Dennoch zeigten randomisierte Studien, dass die zusätzliche Gabe dieses Antikörpers zur primären oder sekundären Chemotherapie oder die Gabe des Antikörpers allein als Zweitlinientherapie unter folgenden Zielvorstellungen sinnvoll ist:

- erneute Induktion einer Remission mit dem Ziel der Remissionsinduktion,
- Verlängerung des progressionsfreien Intervalls und evtl. der Gesamtüberlebenszeit eingesetzt werden sollte ✓.

Bronchialkarzinom

Einteilung. Beim Bronchialkarzinom müssen drei Entitäten unterschieden werden:

- das kleinzellige Bronchialkarzinom (SCLC = Small Cell Lung Cancer), ein sehr schnell wachsender, aber auch sehr chemotherapiesensibler Tumor,

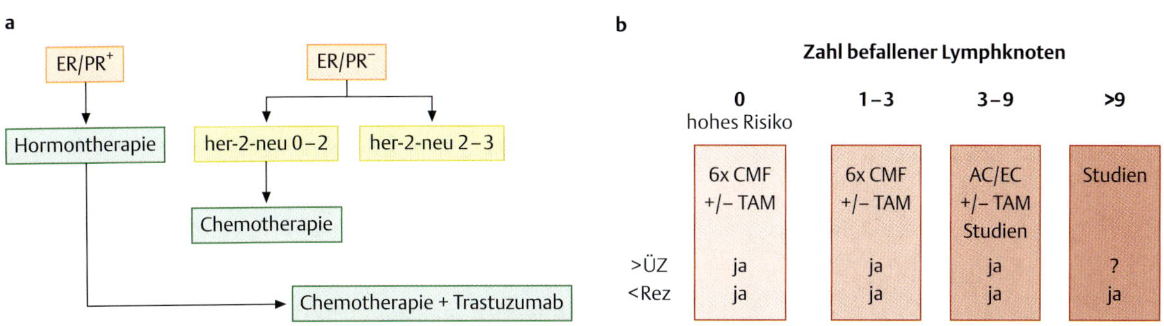

Abb. 8.**3** **Therapie des Mammakarzinoms. a** Vorgehen beim metastasierten Mammakarzinom. Die Therapieentscheidung folgt zunächst stratifiziert nach der Positivität oder Negativität für Östrogen-(ER-) und Progesteron-(PR-)Rezeptoren auf der Zelloberfläche der Karzinomzellen. Bei Positivität beinhaltet die Therapie die Anwendung von Hormonrezeptorantagonisten. Weiterhin kommen eine systemische Chemotherapie und ggf. eine Therapie mit gegen das her-2-neu-Antigen gerichteten monoklonalen Antikörpern (Trastuzumab) in Frage. Letztere Therapie bietet sich auch bei ER/PR-negativen Patientinnen an. Die Therapieentscheidung für oder gegen Trastuzumab hängt entscheidend von der Expressionsdichte des her-2-neu-Antigens auf den Tumorzellen ab. Diese wird mit einem Score beurteilt, wobei 0 eine fehlende und 3 eine maximale Expression anzeigt. Bei Patientinnen mit einem Score von 0 – 2 kommt eine Behandlung mit Trastuzumab nicht in Frage, hier ist stattdessen eine systemische Chemotherapie indiziert. **b** Adjuvante Chemotherapie. Eine adjuvante Chemotherapie erfolgt bei klinisch nach einer Operation nicht mehr nachweisbarer Tumormanifestation mit dem Ziel, bei eventuell noch vorhandener Mikrometastasierung auch residuelle Tumorzellen zu vernichten. Die Wahl der Chemotherapeutika erfolgt risikostratifiziert nach der Zahl der befallenen Lymphknoten. CMF = Cyclophosphamid, Methotrexat, 5-Fluorouracil; TAM = Tamoxifen (Östrogenrezeptorantagonist; Einsatz richtet sich nach Positivität oder Negativität für ER/PR); AC/EC = Adriamycin/Cyclophosphamid bzw. Epirubicin/Cyclophosphamid; > ÜZ = verlängertes Gesamtüberleben; < Rez = geringere Rezidivhäufigkeit.

- das nichtkleinzellige Bronchialkarzinom (NSCLC = Non Small Cell Lung Cancer) mit einer mäßigen Chemosensitivität und
- das seltene Alveolarzellkarzinom.

Zum Alveolarzellkarzinom gibt es keine systematischen Studien, daher können keine allgemeinen Therapieempfehlungen gegeben werden.

Pharmakotherapie

Die **Indikation** zur Pharmakotherapie ist beim **kleinzelligen Bronchialkarzinom** in jedem Stadium gegeben ✓✓ – auch wenn die Prognose dieses Tumors generell ungünstig ist, besitzt die Chemotherapie relativ betrachtet den größten therapeutischen Effekt. Operation und Strahlentherapie können insgesamt weniger bewirken, selbst dann, wenn nur ein isolierter Primärtumor ohne Metastasen vorliegt.
Beim **nichtkleinzelligen Bronchialkarzinom** besteht bei den seltener diagnostizierten Frühformen (Stadium I und Stadium II) keine Indikation zur Chemotherapie; hier genügen Operation und/oder Strahlentherapie. Im Stadium III ist die Chemotherapie Gegenstand laufender multimodaler Therapiestudien. Eindeutige Indikation zur Chemotherapie besteht im fernmetastasierten Stadium IV ✓✓.

Verwendete Substanzen. Beim **kleinzelligen Bronchialkarzinom** sind viele Zytostatika wirksam. Eine Übersicht gibt Tab. 8.**12**. Die bereits relativ hohen Ansprechraten der Einzelsubstanzen können durch Kombination von zwei oder drei Zytostatika noch signifikant gesteigert werden.
Beim **nichtkleinzelligen Bronchialkarzinom** ist die Wirksamkeit der folgenden Zytostatika nachgewiesen, wobei die Ansprechraten in der Monotherapie jeweils zwischen 10 und 30 % liegen: *Cisplatin* und *Carboplatin*, *Taxane*, *Gemcitabine*, *Vinca-Alkaloide*; geringere Wirkung haben *Anthrazykline*, *Cyclophosphamid* und *Etoposid*.

Tab. 8.**12** **Chemotherapie des SCLC**

Substanz	Ansprechrate
Platinverbindungen	50%
Etoposid	50%
Cyclo-/Ifosfamid	40–70%
Anthrazykline	30–40%
Vinca-Alkaloide	30%
Methotrexat	35%
Bendamustin	50%
Irinotecan	45%
Pacli-/Docetaxel	40%

Stadienabhängige Ergebnisse der Pharmakotherapie

Beim **kleinzelligen Bronchialkarzinom** lässt sich mit einer Polychemotherapie eine Ansprechrate von 50–90 % erreichen ✓✓, wobei komplette Remissionen nur bei 2–30 % der Patienten zu beobachten sind und die Zweijahresüberlebensrate ja nach initialem Stadium zwischen 5 % und 45 % liegt. Im Vergleich zum unbehandelten kleinzelligen Bronchialkarzinom kann die Chemotherapie die Überlebenszeit der Patienten etwa um den Faktor 5 verbessern. Eine besondere Eigenschaft dieser schnell wachsenden Tumorentität ist das häufig sehr rasche Ansprechen auf die initiale Chemotherapie; bei einem Teil der Patienten kommt es dann allerdings recht rasch zu einer erneuten Progression der Erkrankung innerhalb der ersten zwei Jahre, die dann zytostatisch sehr schwer zu behandeln ist.

Beim **metastasierten nichtkleinzelligen Bronchialkarzinom** liegt die Ansprechrate bei einer Kombinationstherapie zwischen 15 und 50 % ✓✓. Die Rate an Komplettremissionen ist mit 0 bis 20% in unterschiedlichen Studien gering, die Zweijahresüberlebensrate beträgt heute ca. 5 bis 20%. Nachgewiesen ist eine Steigerung der medianen Überlebenszeit um 2–3 Monate durch den Einsatz Cisplatin-haltiger Chemotherapie im Vergleich zu einer unbehandelten Kontrollgruppe; eine weitere Steigerung um etwa 2 Monate kann durch den Einsatz moderner Zweierkombinationsprotokolle aus Cisplatin oder Carboplatin, kombiniert mit Paclitaxel, Docetaxel oder Gemcitabine erreicht werden ✓✓. Etwas schlechter scheint die Wirksamkeit der Kombination aus Cisplatin und Vinca-Alkaloiden zu sein, wobei die Toxizität dieser Kombination geringer ist als diejenige der Kombination von Cisplatin mit Taxanen oder Gemcitabine. Die Wirksamkeit von platinfreien Chemotherapieprotokollen ist geringer als diejenige von platinhaltigen Kombinationen; Polychemotherapieprotokolle mit drei Substanzen haben sich bislang einer Zweierkombination nicht als überlegen erwiesen.

Adjuvante Chemotherapie. Auf Grund der sehr geringen Rate an kompletten Remissionen und des nur mäßigen Einflusses auf die Überlebenszeiten ist bei Patienten mit metastasiertem nichtkleinzelligen Bronchialkarzinom kein Effekt der adjuvanten Chemotherapie nach Operation und Strahlentherapie zu erwarten; ein solcher wurde in randomisierten Studien in Frühstadien des nichtkleinzelligen Bronchialkarzinoms auch nicht nachgewiesen ✗✗. Im Stadium III, d. h. bei Patienten mit Primärtumor und hilären/mediastinalen Lymphknotenmetastasen ohne Fernmetastasierung, kann eventuell eine Verbesserung der Langzeitergebnisse durch multimodale Therapie unter Einsatz der Chemotherapie erreicht werden, die Studien lassen jedoch noch keine endgültige Aussage zu ✓✗.

Stadienabhängige Therapieempfehlungen

Beim **kleinzelligen Bronchialkarzinom** ist der derzeitige internationale Standard die *primäre Therapie mit Cisplatin (oder Carboplatin) und Etoposid.* Möglicherweise

ist die Kombination von Cisplatin (oder Carboplatin) und Irinotecan wirksamer hinsichtlich Ansprechrate und Überlebenszeit, dies muss noch in Studien abschließend evaluiert werden. Bei großem Primärtumor und gutem Ansprechen auf die initiale Therapie muss die Indikation einer zusätzlichen *konsolidierenden Strahlentherapie des Primärtumors* überprüft werden. Bei Patienten, die eine komplette Remission durch Chemotherapie erreichen, besteht eine Indikation zur zusätzlichen *Schädelbestrahlung*, da hierdurch das Risiko einer späteren Entwicklung von Hirnmetastasen verringert werden kann.
Von diesen stadienabhängigen Empfehlungen muss allerdings bei einem beträchtlichen Prozentsatz der Patienten abgewichen werden, da (hauptsächlich mitbedingt durch den Risikofaktor Zigarettenrauchen) häufig kardiovaskuläre oder andere Komorbiditäten bestehen, die zur Modifikation der Behandlung zwingen.

Kolorektales Karzinom

Pharmakotherapie

Indikationen. Hinsichtlich der Empfindlichkeit gegenüber Zytostatika verhalten sich das Kolonkarzinom und das Rektumkarzinom identisch. Im metastasierten Stadium werden diese beiden Tumorformen zu einer Entität zusammengefasst. Auf Grund der besonderen operativen Situation unterscheiden sich die Indikationen zur Pharmakotherapie in der adjuvanten und neoadjuvanten Behandlung:

- Beim **Kolonkarzinom** kommt eine neoadjuvante Behandlung nur ganz ausnahmsweise bei großen Primärtumoren zum Einsatz, die in die Umgebung infiltrieren (T4-Tumoren), während die adjuvante Chemotherapie fest etabliert ist ✓✓.
- Beim **Rektumkarzinom** wird hingegen aufgrund der schwierigen Operationsbedingungen eine kombinierte neoadjuvante Radio-Chemotherapie häufig eingesetzt ✓, während die Indikation zur adjuvanten Chemotherapie nicht klar ist.

Die neoadjuvante Radio-Chemotherapie beim Rektumkarzinom, die adjuvante Chemotherapie beim Kolonkarzinom und die Behandlung des metastasierten kolorektalen Karzinoms verbessern die medianen Überlebenszeiten jeweils signifikant ✓✓.

Verwendete Substanzen. Das Besondere beim kolorektalen Karzinom ist die primäre Resistenz gegen fast alle Zytostatika, es besteht jedoch eine mäßige Sensitivität gegenüber den drei Zytostatika *5-FU*, *Irinotecan* und *Oxaliplatin*. Daher werden nur diese drei Substanzen zur Behandlung des kolorektalen Karzinoms verwendet. Hinzu kommt der Einsatz von *Folinsäure in Kombination mit 5-FU*, da durch Folinsäure die Pharmakodynamik von 5-FU verbessert werden kann (5-FU hemmt die Thymidylatsynthase, diese Hemmung wird durch Folinsäure stabilisiert). In jüngerer Zeit wurden mit Capecitabine und Tegatur *5-FU-Prodrugs* entwickelt, die eine hohe orale Bioverfügbarkeit aufweisen und nach Resorption in 5-FU umgewandelt werden.

Stadienabhängige Ergebnisse der Pharmakotherapie

Bei der **neoadjuvanten Radio-Chemotherapie des Rektumkarzinoms** können sowohl die Kontrolle des Primärtumors als auch die progressionsfreie Überlebenszeit der Patienten verbessert werden ✓✓. Ob ein Einfluss auf die gesamte Überlebenszeit möglich ist, ist nicht eindeutig bewiesen ✓✗.

In der **adjuvanten Behandlung des Kolonkarzinoms** spielt die Chemotherapie bei kleinen primären Tumoren (Stadien UICC 2 oder kleiner, d. h. ohne Lymphknotenbefall) keine Rolle, da bereits eine sehr hohe Heilungsrate durch die primäre Operation erzielt wird. Bei Patienten mit Befall regionaler Lymphknoten (Stadium UICC 3) können die progressionsfreie Überlebenszeit und die Gesamtüberlebenszeit der Patienten um 5 % bis 10 % verbessert werden.

Im **metastasierten Stadium** beträgt die Ansprechrate auf eine Kombinationsbehandlung mit 5-FU und Oxaliplatin oder 5-FU und Irinotecan 30 – 50 %, die mediane Überlebenszeit kann um 3 – 6 Monate verbessert werden ✓✓. Komplette Remissionen sind selten – nach initialem Ansprechen auf eine primäre Chemotherapie kommt es in der Regel nach einigen Monaten zu einer erneuten Krankheitsprogression. Eine Zweitlinientherapie mit einem prinzipiell wirksamen, in der Primärtherapie nicht verwendeten Zytostatikum ist in dieser Situation bei ausreichendem Allgemeinzustand des Patienten indiziert.

Stadienabhängige Therapieempfehlungen

- Bei der **adjuvanten Chemotherapie des Kolonkarzinoms** wird derzeit die *Kombination von 5-FU und Folinsäure für mindestens 6 Monate* empfohlen. Eine längere Therapiedauer verbessert die Ergebnisse nicht; die neueren Substanzen Irinotecan und Oxaliplatin werden derzeit in adjuvanten Therapiestudien geprüft ≈.
- In der **metastasierten Situation** kann eine *Monotherapie mit 5-FU* durchgeführt werden, eine *Kombination von 5-FU mit Irinotecan oder mit Oxaliplatin* ist jedoch wirksamer.

Da 5-FU häufig zu einer Diarrhoe führt, die durch die Kombination mit Irinotecan verstärkt werden kann, muss auf diese Nebenwirkung besondere Rücksicht genommen werden. Therapeutisch kommt hier Loperamid zum Einsatz, zur Sekundärprophylaxe Irinotecan-induzierter Diarrhoe ist Neomycin hocheffektiv ✓✓.
Oxaliplatin besitzt neben seiner hämatotoxischen vor allem eine neurotoxische Wirkung, was sowohl periphere Nerven beeinträchtigt als auch eine zur Obstipation führende intestinale Polyneuropathie hervorruft. Die spezifischen Nebenwirkungen von Irinotecan und Oxaliplatin müssen beachtet werden; gelegentlich werden die beiden Substanzen aufgrund ihrer Nebenwirkungen in Kombinationsprotokollen ausgetauscht.

Magenkarzinom

Pharmakotherapie

Indikationen. Es besteht eine eindeutige Indikation zur frühzeitigen Chemotherapie beim **chirurgisch nichtsanierbaren Magenkarzinom PP**. Bei einem **lokal fortgeschrittenen Magenkarzinom** kann in besonderen Fällen eine neoadjuvante Chemotherapie die nachfolgende Operation ermöglichen. Eine Indikation zur adjuvanten Chemotherapie des Magenkarzinoms gibt es derzeit nicht.

Verwendete Substanzen. Das Magenkarzinom ist mäßig bis gut empfindlich auf eine Vielzahl unterschiedlicher Zytostatika ✓✓ (Tab. 8.**13**); anhand der Ergebnisse der Monotherapie wurden mehrere Kombinationsprotokolle entwickelt. Die heute gebräuchlichsten Kombinationen sind das relativ gut verträgliche *ELF-Protokoll* (Etoposid, Folinsäure, 5-FU) sowie die *Kombination von Cisplatin und 5-FU* oder *Cisplatin und Taxotere bzw. Taxol.*

Stadienabhängige Ergebnisse der Pharmakotherapie

In der **neoadjuvanten Therapie des Magenkarzinoms** kann bei etwa einem Drittel der Patienten eine Operabilität erreicht werden ✓✓. Ob beim primär nichtoperablen Magenkarzinom hierdurch die Langzeitprognose der Patienten tatsächlich verbessert werden kann, ist jedoch nicht belegt ✓✗.

Beim **metastasierten Magenkarzinom**, das in der Regel eine rasche Progression aufweist, ist der Nutzen einer frühzeitigen Chemotherapie zur Verlängerung der Überlebenszeit belegt ✓. Die Überlebenszeit von Patienten mit metastasiertem Magenkarzinom unter Chemotherapie beträgt im Mittel 6–9 Monate, je nach initialer Tumorgröße und Ausbreitung.

Tab. 8.**13** **Chemotherapie des Magenkarzinoms**

Substanz	Ansprechrate	CR
5-FU	23%	1%
Anthrazykline	16%	5%
Mitomycin C	30%	0%
Cis-Platin	36%	14%
Etoposid	21%	0%
Irinotecan	38%	0%
Paclitaxel	18%	0%
Docetaxel	20%	0%
Gemcitabine	2%	0%

Stadienabhängige Therapieempfehlungen

- Eine Standardempfehlung hinsichtlich der Auswahl der Zytostatika zur **neoadjuvanten Chemotherapie** existiert nicht. Im Interesse einer möglichst raschen Induktion einer partiellen Remission sollten zwei bis drei Zyklen einer *Cisplatin-haltigen Kombinationsbehandlung* (z. B. Cisplatin, 5-FU und Taxan) eingesetzt werden.
- In der **Erstlinientherapie beim metastasierten Magenkarzinom** sollten ebenfalls *Cisplatin-haltige Zweierkombinationen* eingesetzt werden (z. B. Cisplatin und 5-FU oder Cisplatin und Taxan), sofern der Allgemeinzustand des Patienten dies zulässt. Weniger toxisch, allerdings auch weniger wirksam sind platinfreie Kombinationen wie z. B. das *ELF-Protokoll.* Eine höhere Wirksamkeit hat das *FAMTX-Protokoll* (5-FU, Adriamycin, Methotrexat) ✓. Das Problem dieses Protokolls ist jedoch, dass viele Patienten mit Magenkarzinom einen Aszites haben, in dem sich Methotrexat anreichert und wieder zurückverteilt. Aus diesem Grund ist die Hämatotoxizität des FAMTX-Protokolls nicht kalkulierbar ✗; diese Kombination wird heute nur noch sehr selten eingesetzt.

Bei unzureichender Wirksamkeit einer Primärtherapie oder bei nachfolgender erneuter Progression der Erkrankung ist der Einsatz einer zweiten Monotherapie sinnvoll.

Kopf-/Hals-Karzinome

Pharmakotherapie

Indikationen. Die Kopf-/Hals-Tumore stellen eine heterogene Gruppe von Tumoren dar, gemeinsames Merkmal ist die Primärlokalisation am Gesichtsschädel, im Hypopharynx und im Larynx. Häufig handelt es sich um Plattenepithelkarzinome, seltener um Adenokarzinome, adenoid-zystische Karzinome, mukoepidermoide Karzinome oder ganz undifferenzierte Karzinome. Für Lymphome, Sarkome oder Melanome in dieser Region gelten die in den jeweiligen Kapiteln beschriebenen Therapierichtlinien. Für die Kopf-/Hals-Karzinome besteht übereinstimmend keine Indikation zur adjuvanten Chemotherapie, eine Chemotherapie **im metastasierten Stadium** ist hingegen sinnvoll.

Verwendete Substanzen. In Tab. 8.**14** sind die bei Kopf-/Hals-Karzinomen aktiven Substanzen aufgelistet, wobei die beim Plattenepithelkarzinom und die beim Adenokarzinom wirksamen Pharmaka unterschieden werden. Das adenoid-zystische Karzinom und das mukoepidermoide Karzinom sprechen auf eine Chemotherapie praktisch nicht an, während für undifferenzierte Karzinome ähnliche Ergebnisse wie für die Plattenepithelkarzinome erzielt werden ✓✓.
Zusätzlich zu den genannten Substanzen scheint der EGF-Rezeptorantikörper *Cetuximab* in Kombination mit einer primären Strahlentherapie wirksam zu sein ✓.

Tab. 8.**14** **Aktive Substanzen beim Kopf-/Hals-Karzinom**

Plattenepithelkarzinom	**Ansprechrate**
– Platinsalze (Cis-, Carbo-, Oxali-)	15–30%
– Taxane	30–40%
– 5-FU	15–25%
– Methotrexat	10–30%
– Cyclo-/Ifosfamid	10%
– Vinca-Alkaloide	5–10%
Adenokarzinom	
– Taxane	30–40%
– Cisplatin	20–30%

Stadienabhängige Ergebnisse der Pharmakotherapie

Beim lokal fortgeschrittenen Kopf-/Hals-Karzinom oder bei lokoregionärem Rezidiv nach Operation mit oder ohne nachfolgender Strahlentherapie beträgt die mediane Überlebenszeit ohne systemische Chemotherapie 3–6 Monate, sofern keine sinnvolle weitere Operation durchgeführt werden kann; im fernmetastasierten Stadium übersteigt die mediane Überlebenszeit ohne systemische Chemotherapie selten 3 Monate. Mit Einsatz der Chemotherapie kann im fernmetastasierten Stadium eine mediane Überlebenszeit von 6 Monaten erreicht werden, bei Patienten mit lokal begrenzter Krankheitsprogression sind die Überlebenszeiten zum Teil erheblich länger ✓. Bei Patienten mit **Plattenepithelkarzinom** ist die Kombination von Cisplatin und 5-FU der Monotherapie mit jeder dieser beiden Einzelsubstanzen überlegen, beim **Adenokarzinom** ist die Kombination von Cisplatin und einem Taxan gleichfalls wirksamer als die Monotherapie ✓; Dreierkombinationen hingegen erbringen trotz höherer Ansprechrate keine Verlängerung der Überlebenszeit ✗. Das früher häufig verwendete Methotrexat wird heutzutage bei Kopf-/Hals-Karzinomen nur noch seltener eingesetzt, da die spezifische Nebenwirkung von Methotrexat – die Mukositis – vor allem bei Patienten, die in der Kopf-/Hals-Region vorbestrahlt sind, eine häufig intolerable Nebenwirkung darstellt.

Stadienabhängige Therapieempfehlungen

- Beim **lokoregionären Rezidiv** und bei **systemischer Metastasierung** kann eine *primäre Monochemotherapie mit Cisplatin, 5-FU oder einem Taxan* durchgeführt werden. Aus Gründen der Toxizität (vgl. oben) ist eine Polychemotherapie mit Zurückhaltung zu beurteilen. Eine Kombinationstherapie geht zwar mit einer erhöhten Remissionsrate einher, die Überlebenszeit verlängert sich jedoch nicht.
- *Kombinationstherapien* sind daher **nur bei starken tumorbedingten Symptomen** indiziert.
- Eine Sonderstellung unter den Kopf-/Hals-Karzinomen nimmt das Nasopharynxkarzinom ein (**Burkitt-Lymphom**), das vor allem in Asien endemisch ist. Diese Tumorentität ist EBV-assoziiert und spricht relativ gut auf eine *Interferon-Therapie* an ✓✓.

Bei einer relativ hohen Zahl von Patienten kann trotz der relativ guten Wirksamkeit der Chemotherapie keine zytostatische Behandlung durchgeführt werden, da erhebliche Komorbiditäten (kardiovaskuläre und hepatische Erkrankungen) vorliegen. Diese sind zumeist durch einen hochgradigen Nikotin- und Alkoholkonsum bedingt, der gleichzeitig ein wichtiger prädisponierender Faktor für die Entwicklung eines Kopf-/Hals-Karzinoms ist.

Harnblasenkarzinom

Pharmakotherapie

Indikationen. Beim Urothelkarzinom der Harnblase besteht bei **fortgeschrittenen Tumoren ohne Metastasierung** eine Indikation zur lokalen Chemotherapie; hierbei werden BCG oder Anthrazykline in die Harnblase instilliert.
Im **metastasierten Stadium** ist die Indikation zur *systemischen Pharmakotherapie* gegeben. Die adjuvante Chemotherapie ist beim fortgeschrittenen Harnblasenkarzinoms nicht etabliert ✓✗.

Verwendete Substanzen. Das Harnblasenkarzinom ist sensibel gegenüber zahlreichen Zytostatika ✓✓, die in Tab. 8.**15** mit den entsprechenden Ansprechraten im metastasierten Stadium aufgelistet sind. Häufig werden Kombinationen verwendet, z. B. das *M-VAC-Protokoll* (Methotrexat, Vinblastin, Doxorubicin und Cisplatin), Platin-/Taxan-Kombinationen oder Platin-/Gemcitabine-Kombinationen.

Stadienabhängige Ergebnisse der Pharmakotherapie

Bei **kleineren intravesikalen Tumoren**, die nicht regionär fortgeschritten sind, kann durch eine Instillationstherapie mit BCG oder Anthrazyklinen die Rezidivwahrscheinlichkeit signifikant gesenkt und damit die Überlebenszeit der Patienten gesteigert werden ✓.

Tab. 8.**15** **Chemotherapie des Blasenkarzinoms**

Substanz	**Ansprechrate**
5-FU	35%
Anthrazykline	20%
Carboplatin	13%
Cisplatin	30%
Vinblastin	15%
Methotrexat	29%
Pacli-/Docetaxel	40%
Ifosfamid	21%
Gemcitabine	27%

Nach primärer Operation eines Blasenkarzinoms mit Lymphknotenbefall gibt es keine Indikation zur adjuvanten Chemotherapie, wohl aber nach primärer Operation eines die Muscularis nicht überschreitenden Karzinoms, vgl. unten.

Beim **metastasierten Blasenkarzinom** kann eine Monochemotherapie oder eine Kombinationstherapie durchgeführt werden. Die Ansprechraten liegen zwischen 40 % und 70 %, die Rate an kompletten Remissionen zwischen 20 % bis 30 %, die 5-Jahres-Überlebensrate allerdings unter 10 %, da innerhalb des 1. und 2. Jahres häufig Rezidive auftreten, die dann schwer behandelbar sind.

Stadienabhängige Therapieempfehlungen

- Nach Operation eines die Muscularis nicht überschreitenden primären Harnblasenkarzinoms ist eine *Instillationstherapie mit BCG* indiziert. Dies stellt die einzige adjuvante gesicherte Behandlung dar.
- Im **metastasierten Stadium** muss die Entscheidung *Monotherapie versus Kombinationstherapie* in Abhängigkeit vom Allgemeinzustand des Patienten und begleitender tumorbedingter Symptome gestellt werden. Die Kombinations-Chemotherapie-Protokolle erreichen höhere Remissionsraten; ob hinsichtlich der Gesamtüberlebenszeit der kombinierte Einsatz unterschiedlicher Zytostatika wirklich Vorteile bringt, ist jedoch nicht belegt.

Pankreaskarzinom

Pharmakotherapie

Indikationen. Das Pankreaskarzinom ist ein sehr chemotherapieresistenter Tumor, bei dem eine Indikation zur Chemotherapie nur in der **metastasierten** oder **lokal inoperablen Situation** gegeben ist ✓✓.

Verwendete Substanzen. Die häufigsten verwendeten Substanzen sind *Gemcitabine*, *Cisplatin* (oder neuerdings *Oxaliplatin*) und *Taxane*.
In Tab. 8.**16** sind die Ansprechraten auf unterschiedlichen Zytostatika zusammengefasst ✓✓. Keines der Zytostatika erreicht eine Ansprechrate über 20%; Kombinationsbehandlungen haben sich nicht durchgesetzt.

Tab. 8.**16** **Chemotherapie des Pankreaskarzinoms**

Substanz	Ansprechrate	medÜL (mediane Überlebenszeit)
Epirubicin	6 %	2,4 %
Cis-Platin	17 %	4,0 %
Irinotecan	9 %	5,2 %
Docetaxel	20 %	n.a.
5-FU versus Gemcitabine	5 % 11 %	4,4 % 5,7 %
Gemcitabine/Epirubicin	19 %	
Gemcitabine/Cis-Platin	8 %	

Stadienabhängige Ergebnisse der Pharmakotherapie

Bislang hat sich kein Hinweis darauf ergeben, dass eine adjuvante Chemotherapie nach primärer Operation eines Pankreaskarzinoms Vorteile bringt ✗. Beim lokal fortgeschrittenen oder metastasierten Pankreaskarzinom wird durch eine Chemotherapie mit Gemcitabine nur selten eine Remission induziert, die Überlebenszeit bleibt im Allgemeinen unbeeinflusst, jedoch kann die Zeit bis zum Auftreten tumorbedingter Symptome oft herausgeschoben werden ✓. In jüngerer Zeit wird der Einsatz von Docetaxel oder die Kombination mit Cisplatin in der Erstlinien- und Zweitlinientherapie geprüft; die Ergebnisse scheinen insgesamt etwas besser zu sein.

Stadienabhängige Therapieempfehlungen

- Die Erstlinientherapie beim **lokal fortgeschrittenen und metastasierten Pankreaskarzinom** wird derzeit mit *Gemcitabine* durchgeführt. Aufgrund der etwas besseren Ansprechraten auf Docetaxel bzw. auf die Kombination von Docetaxel mit Cisplatin wird derzeit geprüft, ob eine initiale Kombinationstherapie oder eine initiale Monotherapie mit Docetaxel empfehlenswert ist.
- Bei Patienten, die unter Gemcitabine eine Krankheitsprogression aufweisen, aber noch in gutem Allgemeinzustand sind, kann eine *Zweitlinientherapie mit Docetaxel* wirksam sein.

Hodentumore

Pharmakotherapie

Indikationen. Hodentumore gehören zu den durch Chemotherapie kurativ behandelbaren Tumorentitäten ✓✓. Eine eindeutige Indikation zur Chemotherapie besteht bei Patienten mit **metastasierendem Hodentumor**, während die adjuvante Therapie bei Patienten mit größeren Primärtumoren oder regionären Lymphknotenmetastasen sehr differenziert zu betrachten ist, da Hodentumore nicht nur sehr gut auf Chemotherapie ansprechen, sondern auch sehr strahlensensibel sind. Grundsätzlich muss zwischen Seminomen (bessere Prognose) und nichtseminomatösen Tumoren unterschieden werden.

Verwendete Substanzen. Die drei Platinverbindungen *Etoposid*, *Cyclo- und Ifosfamid* erzielen in der Therapie des metastasierten Hodentumors bereits als Einzelsubstanzen Ansprechraten von über 50 % ✓✓; sie stellen damit die wichtigsten der bei den Hodentumoren zahlreichen aktiven Zytostatika dar (Tab. 8.**17**). Über *Bleomycin* als Monotherapeutikum liegen keine größeren Studien vor, *Taxane* erzielen Remissionsraten von 30 %. Anthra-

Tab. 8.**17** **Chemotherapie von Hodentumoren**

Substanz	Ansprechrate
Platinverbindungen	> 50 %
Etoposid	> 50 %
Cyclo-/Ifosfamid	> 50 %
Pacli /Docetaxel	10 – 30 %
Anthrazykline	< 10 %
Vinca-Alkaloide	< 5 %

zykline, Vinca-Alkaloide und andere Substanzen erreichen vergleichsweise geringe Remissionsraten. Die am häufigsten verwendeten Kombinationsprotokolle sind das *PEI-Protokoll* (Platin, Etoposid und Ifosfamid) oder das *PEB-Protokoll* (Platin, Etoposid und Bleomycin).

Stadienabhängige Ergebnisse der Pharmakotherapie

75 % bis 90 % der Patienten mit Hodentumoren können durch die Chemotherapie geheilt werden.

In **frühen Tumorstadien ohne Metastasierung oder mit regionärer Metastasierung** wird primär bestrahlt, zusätzlich wird in bestimmten Situationen (Stadium CS II A/B) eine Carboplatin-Monotherapie empfohlen. Die Kombination von Operation, Strahlentherapie und Chemotherapie führt in den frühen Tumorstadien zu einer über 90%igen Heilungsrate ✓✓.
Im Falle eines nichtseminomatösen Hodentumors wird bereits im frühen Stadium eine Kombinationstherapie mit dem PEB-Protokoll durchgeführt.

Bei Patienten mit **metastasierten Hodentumoren** kann durch eine primäre Chemotherapie ebenfalls in ca. 50 % der Fälle eine Heilung herbeigeführt werden ✓✓.

Selbst im Falle eines **Rezidivs nach primärer Chemotherapie** können durch eine erneute Chemotherapie und gegebenenfalls eine Hochdosischemotherapie mit Stammzelltransplantation 5 % bis 30 % der Patienten dauerhaft geheilt werden; die Heilungschancen variieren in Abhängigkeit von der Art der primären Chemotherapie und der Tumormasse.

Stadienabhängige Therapieempfehlungen

- **Bei seminomatösen Tumoren in frühen Tumorstadien** wird eine *Monotherapie mit Carboplatin* eingesetzt. Diese hat eine relativ geringe Toxizität. Die Zielsetzung weiterer Studien ist die Minimierung der Toxizität.
- Bei **Patienten mit schlechterer Prognose** (Stadium II und hohe β-HCG- oder AFP-Spiegel oder auch Stadium III mit niedrigen Tumormarker-Spiegeln) werden seminomatöse Tumoren standardmäßig mit dem *PEI-Schema* und nichtseminomatöse Tumoren mit dem *PEB-Schema* behandelt.
- **Patienten mit schlechter Prognose** (d. h. Patienten im Stadium IV: Nachweis von sehr hohen Tumor-Markern (AFP und β-HCG) im Serum oder von viszeralen Metastasen, nichtseminomatöse Histologie) werden mit einer *Hochdosischemotherapie* behandelt; zum Einsatz kommen das dosiseskalierte PEI- oder PEB-Schema. Diese Behandlungsmethode wird im Rahmen von Studien erprobt und scheint wirksamer zu sein als eine konventionell dosierte Therapie mit den gleichen Substanzen ✓. Gleiches gilt für Patienten mit einem Rezidiv nach initialer Chemotherapie.

Ovarialkarzinom

Pharmakotherapie

Indikationen. Das Ovarialkarzinom gehört zur Gruppe der chemotherapiesensiblen Tumoren. Es besteht eine Indikation zur adjuvanten Chemotherapie und zur Chemotherapie im **metastasierten Stadium**.

Verwendete Substanzen. Eine Vielzahl von Zytostatika ist beim metastasierten Ovarialkarzinom aktiv ✓✓. Die Ergebnisse der Monotherapie sind in Tab. 8.**18** dargestellt; in der adjuvanten Situation wird in der Regel eine Platin-Monotherapie eingesetzt, während im metastasierten Stadium initial häufig eine Zweierkombination und im Falle eines Nichtansprechens oder eines Rezidivs nachfolgende Monotherapien durchgeführt werden.

Stadienabhängige Ergebnisse der Pharmakotherapie

Durch adjuvante Behandlung mit Cisplatin können bei **Patienten mit komplett reseziertem Primärtumor** die Überlebensraten um 10 bis 20 % verbessert werden.

Bei **Patienten mit inkomplett reseziertem Ovarialkarzinom** kommt es in über 50 % der Fälle zu einem sehr guten Ansprechen auf die Kombinationschemotherapie

Tab. 8.**18** **Chemotherapie des Ovarialkarzinoms** (Auswahl)

Substanz	Ansprechrate
Cis-/Carboplatin	32 %
Pacli-/Docetaxel	32 %
Anthrazykline	22 – 26 %
Etoposid	22 %
Topotecan	21 %
Vinorelbine	22 %
Hexamethylmelamin	20 %
Ifosfamid	22 %
Treosulfan	20 %
5-FU	9 %

mit einer erheblichen Verlängerung der Überlebenszeit ✓.

Stadienabhängige Therapieempfehlungen

- Bei Patienten in **frühen Tumorstadien** (Ia/Ib und hoher Proliferationsindex [G2, G3]) werden *adjuvant Cisplatin oder Carboplatin* eingesetzt, alternativ kommt auch eine *Kombinationsbehandlung mit Platinderivaten und Cyclophosphamid* in Betracht, um die Heilungsraten zu erhöhen.
- Bei Patienten im **Stadium III** (Tumorrest von weniger als 2 cm nach primärer Operation) wird eine *Kombinationschemotherapie mit Paclitaxel und Cisplatin* oder *Docetaxel und Carboplatin* empfohlen; sofern eine Unverträglichkeit von Taxanen besteht, wird eine Kombination aus Platinsalzen und Cyclophosphamid verabreicht.
- Bei Patienten im **Stadium III mit großen Resttumoren** sowie im **Stadium IV** wird ebenfalls primär eine *palliative platinhaltige Chemotherapie* durchgeführt, wobei in der Regel eine Kombination von Cisplatin und Taxan oder Platin und Cyclophosphamid zum Einsatz kommt. Bei Patientinnen im schlechtem Allgemeinzustand kann auch eine Carboplatin-Monotherapie indiziert sein.
- Patienten, die auf die primäre Chemotherapie nicht ansprechen bzw. eine nachfolgende Krankheitsprogression zeigen, gibt es eine Vielzahl von Möglichkeiten der Zweit- und Drittlinientherapie, bei der alle aktiven Substanzen sequenziell eingesetzt werden, bei der Zweitlinientherapie z. T. auch in Kombination. Da der Einsatz der Chemotherapeutika in den genannten Situationen palliativ geschieht, ist eine besonders sorgfältige Abwägung zwischen therapeutischem Effekt und Toxizität angezeigt. Besonders häufig wird eine Primärtherapie mit Carboplatin durchgeführt, gefolgt von einem Taxan; die Sekundärtherapie erfolgt dann mit Anthrazyklin, die Tertiärtherapie mit Topotecan oder Treosulfanan. Je nach Tumorsymptomatik und Begleiterkrankungen der Patientinnen können aber auch andere Strategien sinnvoll sein.

Prostatakarzinom

Pharmakotherapie

Stadienabhängige Ergebnisse der Pharmakotherapie

- Bei einem **lokal nicht fortgeschrittenen** Prostatakarzinom wird eine *Operation oder Bestrahlung* mit gleichwertigen Ergebnissen durchgeführt ✓✓.
- **Nach Operation eines lokalen Tumors** ist eine engmaschige klinische Verlaufskontrolle angezeigt: Wenn Metastasen auftreten, siedeln diese sich vorzugsweise im Skelett an und sind daher relativ schwer zu erkennen. Aus diesem Grund wird nach Operation regelmäßig eine Bestimmung des Prostata-spezifischen Antigens (PSA) durchgeführt, um frühe Hinweise für eine Tumoraktivität zu erhalten. Bei PSA-Anstieg sollte unbedingt eine *Hormontherapie* erfolgen, entweder eine Androgenblockade durch Hypophysen-wirksame Medikamente (LHRH-Antagonisten wie Leuprorelin, Buserelin oder Goserelin) oder eine antiandrogene Therapie mit Östrogenen ✓✓. Diese medikamentöse Therapie ist gleichwertig der früher durchgeführten Kastration durch Entfernung beider Hoden.
- Wenn **Knochenmetastasen sichtbar** sind, muss anhand des Alters des Patienten, des Ausmaßes der Metastasierung und der klinischen Symptome abgewogen werden, ob eine Intensivierung der hormonellen Therapie oder eine Chemotherapie erfolgen soll. Das einzige Zytostatikum mit nachgewiesener lebensverlängernder Wirkung ist *Docetaxel* ✓✓. Es besteht beim Prostatakarzinom im Vergleich zu allen anderen oben beschriebenen Tumoren eine Besonderheit, da die Knochenveränderungen durch die Knochenmetastasierung sich auch bei erfolgreichen Therapien nicht zurückbilden, entsprechend kann keine objektive Remission der Erkrankung nachgewiesen werden. Trotz des fehlenden Nachweises objektiver Tumorregressionen ist durch randomisierte Studien belegt, dass durch eine Chemotherapie die Überlebenszeit und das Auftreten von Skelettkomplikationen (Frakturen und Knochenschmerzen) verbessert werden ✓✓.

8.4 Maligne hämatologische Erkrankungen

8.4.1 Morbus Hodgkin (Lymphogranulomatose)

Grundlagen

Definition. Der Morbus Hodgkin ist eine maligne Erkrankung, die im lymphatischen System entsteht. Pathognomonisch sind mehrkernige Riesenzellen (*Hodgkin- und Sternberg-Reed-Zellen*), die von reaktiven, überwiegend lymphatischen Zellen umgeben sind. Die Erstbeschreibung erfolgte durch den englischen Arzt Thomas Hodgkin 1832. Der Morbus Hodgkin kann in **4 histologische Subtypen** eingeteilt werden, die sich sowohl hinsichtlich ihrer Häufigkeit als auch der Prognose unterscheiden (Tab. 8.**19**).

Ursachen. Die Ursache des Morbus Hodgkin ist bisher nicht geklärt. Berichte über Erkrankungscluster sowie eine Häufung der Erstdiagnosen im Frühjahr und Herbst legen den Verdacht auf eine *infektiöse Genese* oder zu-

Tab. 8.**19** **Histologische Klassifikation des Morbus Hodgkin**

		Häufigkeit	Prognose
1.	lymphozytenreich	~ 5 %	gut
2.	noduläre Sklerose	40 – 70 %	gut
3.	gemischtzelliger Typ	30 – 40 %	mäßig
4.	lymphozytenarmer Typ	~ 5 %	schlecht

mindest auf einen *infektiösen Kofaktor* nahe. Tatsächlich findet sich eine *Assoziation mit dem Epstein-Barr-Virus*, dessen Genom in über 50 % der Fälle in den Tumorzellen nachweisbar ist. Dennoch bleibt die Bedeutung des Epstein-Barr-Virus für die Entstehung des Morbus Hodgkin ungeklärt.

Prävalenz und Inzidenz. Jährlich erkranken etwa 3 Personen pro 100 000 Einwohner, Männer etwas häufiger als Frauen. Eine etwas erhöhte Inzidenz bei Familienmitgliedern von Patienten mit Morbus Hodgkin wird sporadisch berichtet. Die Altersverteilung ist bimodal mit einem ersten Gipfel bei 15 – 35 Jahren und einem zweiten jenseits des 50. Lebensjahres.

Einteilung und Prognose. Mehr noch als der **histologischen Klassifikation** (siehe oben) kommt der **klinischen Stadieneinteilung** eine entscheidende Bedeutung für die Prognose des Patienten zu. Die klinische Stadieneinteilung folgt den Empfehlungen der „Ann-Arbor-Klassifikation". Grundlage dieser Stadieneinteilung („Staging") ist das anatomische Befallsmuster (Tab. 8.**20**).
Ebenfalls von großer prognostischer Bedeutung ist die **unspezifische Allgemeinsymptomatik bei Erstdiagnose**. Man unterscheidet ein so genanntes *A-Stadium* (keine Allgemeinsymptomatik) und ein so genanntes *B-Stadium* (mindestens eines der nachfolgend beschriebenen drei Allgemeinsymptome, sog. **B-Symptomatik**):

- Gewichtsverlust von mehr als 10 % des Körpergewichts innerhalb von 6 Monaten vor der Diagnosestellung;
- Fieber über 38° Celsius;
- Nachtschweiß.

Typisch für fortgeschrittene Stadien des Morbus Hodgkin sind febrile Temperaturen vom Pel-Ebstein-Fiebertyp. Dabei handelt es sich um einen undulierenden Fieberverlauf von mehrtägiger Dauer, der immer wieder durch afebrile Perioden unterbrochen wird.

Bisweilen werden auch andere Symptome wie Pruritus oder Alkoholschmerz (Schmerzen in befallenen Lymphknotenregionen nach Alkoholgenuss) berichtet. Diese beiden letztgenannten Symptome werden jedoch nicht zur Definition einer B-Symptomatik herangezogen.

Evidenzbasierte Therapie des Morbus Hodgkin

Der Morbus Hodgkin ist heilbar.

Therapieziele. Für alle klinischen Stadien des Morbus Hodgkin besteht grundsätzlich ein **kurativer Therapieansatz ✓✓!**

Nichtmedikamentöse Maßnahmen

Strahlentherapie. Die alleinige Strahlentherapie im Sinne einer Extended-Field-Bestrahlung mit 40 – 45 Gy erzielt bei Patienten im Stadium IA in über 90 % der Fälle eine komplette Remission. Ca. 80 % der Patienten können als langfristig geheilt angesehen werden. In höheren Stadien wird die Strahlentherapie additiv zu einer Polychemotherapie eingesetzt. Dies betrifft die konsolidierende Bestrahlung einer ursprünglichen „Bulky Disease" (Lymphknotenpaket > 5 cm Durchmesser) oder die Bestrahlung von Resttumoren nach Chemotherapie.

Pharmakotherapie

Mit einer **Polychemotherapie** besteht auch für Patienten in höheren Krankheitsstadien und/oder B-Symptomen eine definitive Heilungschance ✓✓!

Entscheidend ist die zeitgerechte Verabreichung der Chemotherapieblöcke ohne relevanten Dosisabschlag.

Möglichst jeder Patient mit neu diagnostiziertem Morbus Hodgkin sollte in einem der Stadien- und Risikogruppen-adaptierten Therapieprotokolle der Deutschen Hodgkin-Studiengruppe behandelt werden.

Tab. 8.**20** **Stadieneinteilung des Morbus Hodgkin**

Stadium	Befallsmuster	Prognose krankheitsfreie 5-Jahres-Überlebensrate
I	Befall einer einzigen Lymphknotenregion	> 90 %
II	Befall von zwei oder mehreren Lymphknotenregionen auf einer Seite des Zwerchfells	70 – 90 %
III	Befall von Lymphknotenregionen auf beiden Seiten des Zwerchfells	60 – 80 %
IV	multipler oder disseminierter Befall eines oder mehrerer extralymphatischer Organe (z. B. Knochenmark, Leber, Lunge)	50 – 70 %

Grundprinzip der Chemotherapie des Morbus Hodgkin ist die Verabreichung von Substanzen mit unterschiedlichem Wirkprofil in relativ kurzen Zeitabständen. Damit soll eine primäre Resistenz gegenüber einer Substanzklasse überwunden und die Entwicklung von Sekundärresistenzen vermieden werden.
Die in Tab. 8.**21** aufgeführten Substanzen werden unter Berücksichtigung ihres Nebenwirkungprofils zu verschiedenen Schemata kombiniert und innerhalb kurzer Zeitintervalle repetitiv verabreicht. Sämtliche Kombinationen unterliegen weltweit der ständigen Überprüfung im Rahmen von Therapie-Optimierungsstudien ✓.
Als Ergebnis einer Serie mehrerer randomisiert durchgeführter Therapie-Optimierungsstudien kann z. B. das sogenannte **BEACOPP-Schema** (Bleomycin, Etoposid, Doxorubicin, Cyclophosphamid, Vincristin, Procarbazin und Prednison) gelten, mit dem eine symptomfreie 3-Jahres-Überlebensrate bei > 80 % der Patientenerreicht werden kann, auch in fortgeschrittenen Krankheitsfällen.
Das BEACOPP-Schema hat sich dem lange Jahre als „Standard" geltenden alternierenden COPP/ABVD-Schema als überlegen erwiesen (Abb. 8.**4**) ✓.
Die Therapie eines Patienten mit Morbus Hodgkin mit einem solchen komplexen Schema darf nur durch einen hämatologisch erfahrenen und mit den Einzelsubstanzen vertrauten Arzt erfolgen! Daher sind hier auch nur wenige Details der Therapie erwähnt, die von allgemeinerem Interesse sein können. Insbesondere sind die nachfolgendend genannten Nebenwirkungen, die außerhalb der Spezialistensprechstunde auffällig werden können, dringend zu beachten.

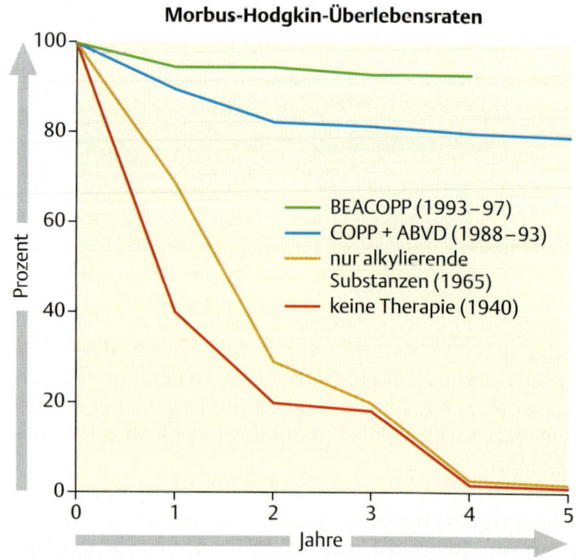

Abb. 8.**4** **Verbesserung der Überlebenschancen von Patienten mit Morbus Hodgkin im Zeitraum von 1940 bis 1997.** Erkennbar ist die abermalige Verbesserung der Überlebensraten unter dem BEACOPP-Schema gegenüber dem COPP/ABVD-Schema.

Nebenwirkungen der Pharmakotherapie

Die kombinierte Gabe der Zytostatika induziert eine lang anhaltende und profunde Immunsuppression!

Myelosuppression. Eine **Leukopenie mit Granulozytopenie** führt zu einem erhöhten Infektionsrisiko. Bedingt durch die wiederholten Gaben der Zytostatika kann es zu immer länger andauernden leukopenischen Phasen kommen. Um die Regeneration der Granulopoese zu beschleunigen und Zeitverzögerungen bei der Durchführung der Chemotherapie zu verhindern, muss ggf. ein hämatopoetischer Wachstumsfaktor (G-CSF-, Granulocyte-Colony-Stimulating-Factor) zwischen den einzelnen Zyklen verabreicht werden. Die vorübergehende Suppression der Erythropoese verursacht eine **Anämie**, die u. U. die Substitution von Erythrozyten (Erythrozytenkonzentrat) notwendig macht. Infolge einer **Thrombopenie** kann das Blutungsrisiko erhöht sein. Bei Thrombozytenzahlen unter 20/nl sollten Thrombozytenkonzentrate gegeben werden.

Tab. 8.**21** **Zytostatika zur Therapie des Morbus Hodgkin**

Alkylantien	Cyclophosphamid
Anthrazykline	Doxorubicin
Topoisomerasehemmer	Etoposid
Vinca-Alkaloide	Vincristin Vinblastin
Antitumor-Antibiotika	Bleomycin
Nukleosid-Analoga	Gemcitabin
Varia	Dacarbacin Procarbacin

Kardiotoxizität. Wie alle Anthrazykline zeichnet sich auch das Doxorubicin durch seine Kardiotoxizität aus. Bei Überschreiten einer kumulativen Dosis von 450 mg/m^2 kann es zu einer schweren Beeinträchtigung der Ejektionsfraktion kommen. Patienten mit kardialer Vorbelastung sind bereits bei geringeren kumulativen Dosen dem Risiko einer irreversiblen Kardiotoxizität ausgesetzt. Besondere Vorsicht gilt daher bei der Behandlung von Patienten mit KHK, Zustand nach Myokardinfarkt, chronischer Druck- und/oder Volumenbelastung des Herzens im Rahmen eines Herzklappenfehlers, einer arteriellen Hypertonie oder einer chronischen Lungenerkrankung, und bei Patienten mit Diabetes mellitus (eingeschränkte myokardiale Perfusion infolge einer Small Vessel Disease).
Die Kardiotoxizität kann durch Vermeidung von Bolusgaben verringert werden, die Substanzen sollten über mehrere Stunden hinweg in Form einer Infusion verabreicht werden. Viel versprechend sind auch Anthrazykline, die in liposomaler Form „verpackt" sind. Die Kardiotoxizität ist bei liposomaler Applikationsform eindeutig geringer.

Neurotoxizität. Das Vincristin zeichnet sich durch eine besondere Neurotoxizität aus. Erste Anzeichen einer Nervenschädigung sind „Ameisenkribbeln" an den Extremitäten, Hypästhesien und gelegentlich schmerzhafte

Parästhesien im Bereich der Fußsohlen und Fingerkuppen, schließlich auch eine Gefühllosigkeit an den Extremitätenenden. Beim ersten Auftreten solcher Symptome darf das Vincristin nicht mehr weiter gegeben werden. Die Vinca-Alkaloid-assoziierte Neurotoxizität ist im Prinzip reversibel; teilweise dauert es jedoch Monate, bis sich die klinische Symptomatik zurückgebildet hat.

Hyperurikämie. Der durch die Zytostatika induzierte Zellzerfall bedingt einen Anstieg des Harnsäurespiegels; das Risiko einer Urat-Kristall-Bildung und damit einer manifesten sekundären Gicht steigt. Aus diesem Grund sollten während der Zytostatikatherapie vorbeugend Urikostatika/Urikosurika gegeben werden. Außerdem ist auf eine reichliche Flüssigkeitszufuhr zu achten.

Zystitis. Zur Prophylaxe einer Cyclophosphamid-induzierten Zystitis empfiehlt sich die Gabe von Uromithexan in Verbindung mit reichlich Flüssigkeitszufuhr innerhalb der ersten 8 Stunden nach Cyclosphosphamidgabe.

Da der Morbus Hodgkin auch im weit fortgeschrittenen Krankheitsstadium potenziell heilbar ist, dürfen mögliche Nebenwirkungen kein Anlass sein, einem Patienten eine u. U. kurative Therapie vorzuenthalten!

Da bei adäquater Therapie ein Teil der Patienten lebenslang rezidivfrei bleibt, ist das primäre Therapieziel immer die vollständige Heilung!

Rezidivtherapie

Auch ein Rezidiv des Morbus Hodgkin ist potenziell kurativ behandelbar ✓✓.

Die Rezidivtherapie sollte daher ebenso wie die Primärbehandlung in einem hämatologischen Zentrum erfolgen.

In teilweise international angelegten randomisierten Therapie-Optimierungsstudien wird gegenwärtig der Stellenwert der *Hochdosis-Chemo-/Radiotherapie mit autologer Stammzelltransplantation* (vgl. S. 351) gegenüber einer *konventionellen Polychemotherapie* geprüft. In Abhängigkeit von der Intensität der Erstbehandlung und der Dauer der ersten Remission kann in etwa 30–50% der Fälle eine anhaltende 2. komplette Remission induziert werden ✓.

Ebenfalls Gegenstand von Studien ist das Nukleosidanalagon *Gemcitabin*, das als Monosubstanz seine Wirksamkeit in der Rezidivtherapie des Morbus Hodgkin bereits gezeigt hat. Diese Substanz findet zunehmend Eingang in Polychemotherapie-Schemata auch der Primärtherapie. Die Prognose der Patienten verschlechtert sich zunehmend bei wiederholten Rezidiven oder im Falle einer Therapie-Refraktärität. Der Stellenwert einer allogenen Knochenmark-/Blutstammzell-Transplantation ist z. Zt. noch unklar ≈.

Nachsorge

Eine engmaschige Nachsorge ist sowohl zur Früherkennung und Behandlung von Nebenwirkungen/Komplikationen der vorausgegangenen Chemotherapie als auch zur Früherkennung eines potenziell kurativ therapierbaren Rezidivs indiziert. In den ersten 3 Jahren nach Erstdiagnose sollten alle drei Monate klinische Kontrolluntersuchungen stattfinden, im 4. und 5. Jahr halbjährlich, ab dem 6. Jahr jährlich. Ein besonderes Augenmerk ist dabei auf die Infektanfälligkeit der Patienten zu richten. Ggf. müssen Immunglobuline substituiert werden. Wichtig ist auch die Kontrolle der ovariellen Funktion, die aufgrund der Chemotherapie beeinträchtigt sein kann; auch hier ist u. U. eine Substitutionstherapie indiziert.

Fallbeispiel 8.1: Morbus Hodgkin

Anamnese: Eine 21-jährige Studentin stellt sich in der Ambulanz vor, weil sie vor etwa 6 Wochen eine Schwellung am rechten Hals bemerkt habe, die in den letzten Tagen größer geworden sei. Die Patientin sei sehr beunruhigt, zumal sie seit 2 Wochen nachts zunehmend schwitze und in den letzten Nächten sogar mehrfach den Pyjama habe wechseln müssen.

Klinischer Befund: Derbes druckindolentes Lymphknotenpaket rechts zervikal und supraklavikulär. Der übrige periphere Lymphknotenstatus ist klinisch unauffällig. Die weitere Diagnostik zeigt im Röntgen-Thorax eine polyzyklische Hilusverbreiterung, in der Sonographie und Computertomographie des Abdomens mehrere vergrößerte paraaortale Lymphknoten mit einem Durchmesser bis zu 3 cm. Die Leber ist bildmorphologisch unauffällig, die Milz hingegen vergrößert mit 2 Lymphom-verdächtigen Herden. Skelettszintigraphie und Knochenmarkhistologie ergeben unauffällige Befunde. Die histologische Aufarbeitung einer rechts zervikal entnommenen Lymphknotenbiopsie sichert die Diagnose eines Morbus Hodgkin vom nodulär-sklerosierenden Subtyp (**Abb. Fall 8.1**). Anhand der diagnostizierten anatomischen Ausbreitung wird ein Stadium III B S (B = mit B-Symptomatik; S = Spleen; Kennzeichnung des Milzbefalls) festgelegt.

Therapie: Es wird die Indikation zur systemischen Polychemotherapie gestellt. Bereits einen Tag nach der ersten Verabreichung der Zytostatika ist bei der Patientin palpatorisch ein Rückgang des Lymphknotenkonglomerats rechts zervikal und supraklavikulär festzustellen. Wenige Tage nach dem ersten Chemotherapiezyklus sistiert die Nachtschweiß-Symptomatik. Nach 4 Zyklen Polychemotherapie sind klinisch

Fortsetzung ▶

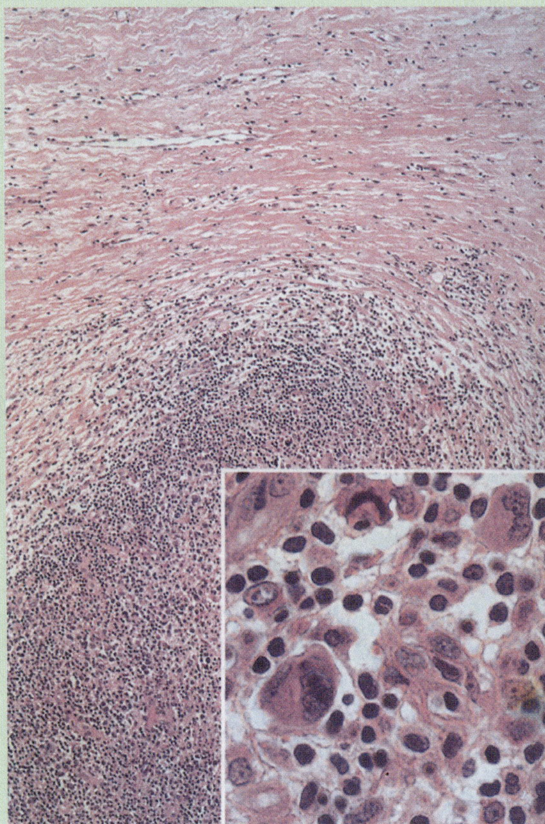

und CT-morphologisch keine Morbus-Hodgkin-verdächtigen Lymphknotenvergrößerungen mehr nachweisbar. Auch die Milzherde haben sich vollständig zurückgebildet. Nach dem 5. Zyklus der Chemotherapie muss die Patientin kurzfristig wegen neutropenischem Fieber zu einer intravenösen Antibiotikatherapie stationär aufgenommen werden. Der 6. Chemotherapie-Zyklus wird daher um 1 Woche verschoben. Nach dem 6., 7. und dem planmäßig durchgeführten letzten 8. Chemotherapie-Zyklus erhält die Patientin jeweils für wenige Tage G-CSF subkutan. Weitere Komplikationen treten nicht auf. Die Patientin wird in die ambulante Nachsorge entlassen. Ein Jahr nach Abschluss der Polychemotherapie befindet sie sich weiterhin in einer kompletten Remission.

Abb. **Fall 8.1 Morbus Hodgkin, nodulär-sklerosierender Subtyp.** Zytologischer Befund einer Lymphknotenbiopsie. Im Übersichtsbild erkennt man die Sklerose (oben) sowie die gemischten zellulären Anteile. Im kleinen Bild erkennt man verschiedene Zelltypen: Sternberg-Riesenzelle, Hodgkin-Zellen, lakunäre Zellen, Lymphozyten.

Ausgewählte Literatur

1. Canellos GP, Anderson JR, Propert KJ, et al. Chemotherapy of advanced Hodgkin's disease with MOPP, ABVD, or MOPP alternating with ABVD, N Engl J Med 1992, 327 : 1478 – 1485.
2. Carde P, MacKintosh F, Rosenberg S, et al. A dose and time response analysis of treatment of Hodgkin's disease with MOPP chemotherapy. J Clin Oncol 1983, 1 : 146 – 153.
3. Connors JM, Klimo P, Adams G, et al. Treatment of advanced Hodgkin's disease with chemotherapy – comparison of MOPP/ABV hybrid regimen with alternating course of MOPP and ABVD: a report from the National Cancer Institute of Canada clinical trials group. J Clin Oncol 1997, 15 : 1638.
4. Diehl V, Franklin J, Hasenclever D, et al. BEACOPP, a new dose-escalated and accelerate regimen, is at least as effective as COPP/ABVD in patients with advanced-stage Hodgkin's lymphoma: Interim report from a trial of the German Hodgkin 's Lymphoma Study Group. J Clin Oncol 1998, 16 : 3810 – 3819.
5. Diehl V, Tesch H, Franklin J, et al. BEACOPP chemotherapy for advanced Hodgkin's disease: recent of HD9 trial (GHSG) results confirms improved efficacy due to moderate dose escalation. Blood 1999, 94 : 2358 a.
6. Hasenclever D, Diehl V. A prognostic score for advanced Hodgkin's disease. International Prognostic Factors Project on Advanced Hodgkin's Disease. N Engl J Med 1998. 339 : 1506.
7. Josting A, Wolf J, Diehl V. Hodgkin disease: prognostic factors and treatment strategies. Current Opinion in Oncol 2000, 12 : 403.
8. Loeffler M, Brosteanu O, Hasenclever D, et al. Meta-analysis of chemotherapy versus combined modality treatment trials in Hodgkin's disease. International Database on Hodgkin's Disease Overview Study Group. J Clin Oncol 1998, 16 : 818.
9. Linch D, Winfield D, Goldstone A, et al. Dose intensification with autologous bone-marrow transplantation in relapsed and resistant Hodgkin's disease: results of a BNLI randomised trial. Lancet 1993, 341 : 1051.
10. Loeffler M, Pfreundschuh M, Rühl U. Risk factor adapted treatment of Hodgkin's lymphoma; strategies and perspectives. Recent Results Cancer Res. 1989, 117 : 142.
11. Longo D, Duffey P, Young R, et al. Conventional-dose salvage combination chemotherapy in patients relapsing with Hodgkin's disease after combination chemotherapy: the low probability for cure. J Clin Oncol 1992, 10 : 210 – 219.
12. Pfreundschuh M, Rueffer U, Lathan B, et al. Dexa-BEAM in patients with Hodgkin's disease refractory to multidrug chemotherapy regimens: a trial of The German Hodgkins's Disease Study Group. J Clin Oncol 1994, 12 : 580 – 592.
13. Sieber M, Rueffer U, Tesch H. Rapidly alternating COPP + ABV + IMEP (CAI) is equally effective als alternation COPP + ABVD (CA) for Hodgkin's disease: final results of two randomised trials for intermediate (HD5 protocol) and advanced (HD6 protocol) stages. Leukemia and Lymphoma 1998, 29 : 93.
14. Sweetenham J, Taghipour G, Milligan D, et al. High-dose therapy and autologous stem cell rescue for patients with Hodgkin's disease in first relapse after chemotherapy: results from the EBMT Lymphoma Working Party of the European Group for Blood and Marrow Transplantation. Bone Marrow Transplant 1997.

8.4.2 Non-Hodgkin-Lymphome

Grundlagen

Definition. Die Non-Hodgkin-Lymphome stellen eine heterogene Gruppe klonaler maligner Erkrankungen des lymphatischen Systems dar. Sie lassen sich nach histologischen, immunologischen und zytogenetischen Eigenschaften klassifizieren; anhand des klinischen Verlaufs können die Lymphome wiederum verschiedenen Risikogruppen zugeordnet werden (niedrig maligne, intermediär maligne, hoch maligne). Auf der Basis der Klassifikation und der Risiko-Stratifikation erfolgt die Therapieentscheidung.

Die **Klassifikation** der Non-Hodgkin-Lymphome hat in jüngerer Zeit durch die breite Anwendung subtiler immunologischer und zytogenetischer Untersuchungsmethoden eine tief greifende Wandlung erfahren. Die neueren Klassifikationssysteme (R.E.A.L.-Klassifikation und WHO-Klassifikation) bemühen sich um eine Einteilung nach histomorphologischen und zellbiologischen Eigenschaften (Tab. 8.**22**, zur Häufigkeit einzelner Subtypen s. Abb. **8.5**). Diesen Weg hatte bereits die in Deutschland lange Zeit übliche Kiel-Klassifikation beschritten, während andere Systeme (z. B. Working formulation) bei der Einteilung stärker das klinische Erscheinungsbild (aggressiv oder weniger aggressiv) berücksichtigt hatten. Der parallele Gebrauch unterschiedlicher Klassifikationssysteme hat in der Vergangenheit den Vergleich von internationalen Therapiestudien erschwert. Die **R.E.A.L.-Klassifikation**, die von der WHO übernommen wurde, versucht diesem Dilemma ein Ende zu setzen. Dabei muss jedoch bedacht werden, dass ein Klassifikationssystem der Non-Hodgkin-Lymphome mit dem Fortschreiten immunbiologischer und zytogenetischer Erkenntnisse weiterhin einem steten Wandel unterworfen sein wird.

Ursachen. Eine einheitliche Ursache für die Entstehung von Non-Hodgkin-Lymphomen ist nicht bekannt. Interessanterweise gibt es jedoch bei einer besonders aggressiven Verlaufsform, dem endemischen Burkitt-Lymphom, eine vermutlich kofaktoriell-kausale Beziehung zum *Epstein-Barr-Virus*. Darüber hinaus lassen sich charakteristische *chromosomale Veränderungen* bestimmten Typen der Non-Hodgkin-Lymphome zuordnen. Inwieweit es sich hierbei um primäre, d. h. kausale Verän-

Tab. 8.**22** **Klassifikation der Non-Hodgkin-Lymphome nach der Kiel-Klassifikation und der korrespondierenden R.E.A.L./-WHO-Klassifikation**

Kiel-Klassifikation	R.E.A.L./-WHO-Klassifikation
niedrig maligne Lymphome	
B-lymphozytisch	small lymphocytic lymphoma/B-cell chronic lympho-cytic/prolymphocytic leukemia
lymphoplasmozytoid	lymphoplasmacytoid lymphoma
T-lymphozytisch	T-cell CLL, T-cell prolymphocytic leukemia, large granular lymphocytic leukemia (T-cell type, NK-cell type)
Mycosis fungoides	Mycosis fungoides/Sézary syndrome
zentroblastisch-zentrozytisch, follikulär	follicular lymphoma, follicular (grade I and II) = follikuläres Follikelzentrumslymphom (Grad I und II)
intermediär maligne Lymphome	
zentroblastisch, follikulär	follicular center lymphoma, follicular (grade III)
zentrozytisch	mantle cell lymphoma
zentroblastisch-zentrozytisch, diffus	follicular center lymphoma, diffuse, small cell (provisional)
hoch maligne Lymphome	
zentroblastisch	diffuse large B-cell-lymphoma
B-immunoblastisch	diffuse large B-cell lymphoma
B-großzellig anaplastisch (Ki-1+)	diffuse large B-cell lymphoma
Burkitt's	Burkitt's
B-lymphoblastisch	precursor B-lymphoblastic
großzelliges sklerosierendes Lymphom des Mediastinums	primary mediastinal large B-cell lymphoma
pleomorph, mittel- und großzelliges T-Zell-Lymphom	peripheral T-cell lymphomas, unspecified
T-immunoblastisch	peripheral T-cell lymphomas, unspecified
T-großzellig anaplastisch (Ki-1+)	anaplastic large cell lymphoma, T- and null-cell types
T-lymphoblastisch	precursor-T-lymphoblastic

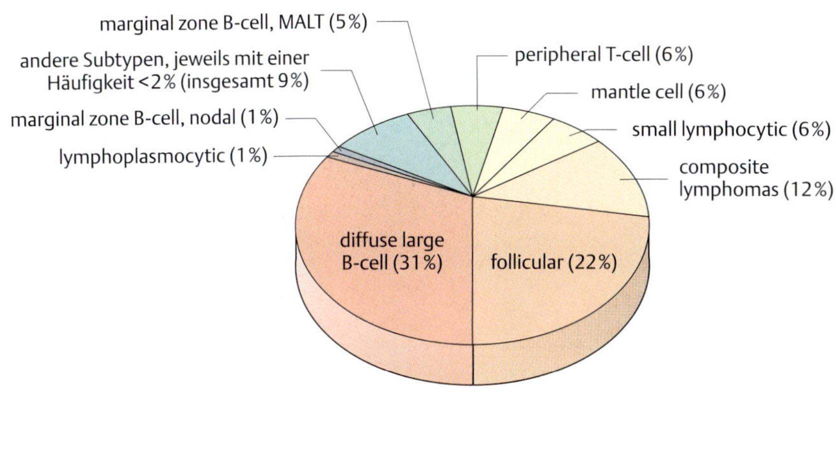

Abb. 8.**5** **Häufigkeiten einzelner Non-Hodgkin-Lymphom-Subtypen bei Erwachsenen** (entsprechend der R.E.A.L.-Klassifikation).

derungen, oder sekundäre Aberrationen handelt, ist im Einzelfall noch unklar.

Prädisponierende Erkrankungen. Autoimmunerkrankungen wie das *Sjögren-Syndrom* und angeborene *Immundefekt-Krankheiten* (z. B. Wiskott-Aldrich-Syndrom) können in ihrem Verlauf durch ein Non-Hodgkin-Lymphom kompliziert werden. Auf dem Boden einer *Zöliakie* kann sich ein intestinales, meist hoch malignes T-Zell-Lymphom entwickeln ✓✓. Als Ko-Faktor für die Entstehung eines Magen-Lymphoms ist eine persistierende *Helicobacter-pylori-Infektion* erkannt. *HIV-infizierte Patienten* erkranken überdurchschnittlich häufig an hoch malignen Non-Hodgkin-Lymphomen. Das Lymphom kann sich dabei am Ende einer langjährigen HIV-Erkrankung entwickeln, oder es ist deren erstes klinisches Symptom; die HIV-Infektion wird in diesen Fällen erst anhand des Lymphoms diagnostiziert. Die schweren HIV-assoziierten Komplikationen verhindern häufig eine kurativ orientierte Therapie des Lymphoms. Wann immer es die individuelle Situation des Patienten erlaubt, sollte aber auch bei HIV-Positivität eine Remission der Lymphomerkrankung angestrebt werden.

Prävalenz und Inzidenz. Jährlich erkranken etwa 5 Personen pro 100 000 Einwohner ✓. In den letzten Jahren konnte ein steter Anstieg der diagnostizierten Non-Hodgkin-Lymphom-Fälle verzeichnet werden, was sich nicht allein durch eine verbesserte Diagnostik erklären lässt. Die niedrig malignen Non-Hodgkin-Lymphome manifestieren sich typischerweise ab dem 5. Lebensjahrzehnt, während hoch maligne Non-Hodgkin-Lymphome in allen Altersklassen vertreten sind. Eine gewisse Sonderstellung nimmt das hoch maligne lymphoblastische Non-Hodgkin-Lymphom ein, das einen Altersgipfel im ersten und zweiten Lebensjahrzehnt sowie einen weiteren Inzidenzanstieg jenseits des 40. Lebensjahres zeigt. Diese spezielle Lymphomentität weist einen fließenden Übergang zur akuten lymphatischen Leukämie auf und sollte auch entsprechend therapiert werden (vgl. S. 389).

Klinische Stadieneinteilung und Prognose. Neben der exakten Klassifikation kommt der klinischen Stadieneinteilung eine entscheidende Bedeutung für die Prognose der Patienten zu. In Analogie zum Morbus Hodgkin (siehe dort) werden die Krankheitsverläufe entsprechend der Ann-Arbor-Klassifikation in verschiedene Stadien eingeteilt, die das Ausmaß der anatomischen Ausbreitung widerspiegeln.

Je mehr Risikofaktoren, desto schlechter die Prognose!

Unspezifische Allgemeinsymptome (B-Symptome: Gewichtsverlust, Nachtschweiß, subfebrile Temperaturen) werden ebenfalls zur prognostischen Beurteilung herangezogen. Klinisches Stadium, LDH-Wert bei Diagnosestellung, Alter des Patienten sowie die Anzahl extranodaler Manifestationen werden gemeinsam mit dem klinischen Allgemeinzustand im so genannten *„International Prognostic Index“* zur Prognoseabschätzung verwertet. Die Aussagekraft dieses Index verdeutlicht Tab. 8.**23**.

Risikofaktoren sind:
- Allgemeinzustand < 2 nach WHO,
- erhöhte Serum-LDH,
- Stadium III oder IV Ann-Arbor-Klassifikation,
- extranodale Manifestation.

Aufgrund der unterschiedlichen Therapiestrategien werden im Folgenden die hoch malignen und niedrig malignen Non-Hodgkin-Lymphome getrennt behandelt.

Hoch maligne Non-Hodgkin-Lymphome

Evidenzbasierte Therapie der hoch malignen Non-Hodgkin-Lymphome

Hoch maligne Non-Hodgkin-Lymphome sind in der Regel ausgesprochen strahlen- und chemotherapiesensibel ✓✓.

Im Allgemeinen ist der Therapieansatz immer kurativ!

Um den kurativen Therapieansatz nicht zu gefährden, sollte auch in den Stadien I und II, in denen die Krankheitserscheinungen auf eine einzelne Lymphknotenregion begrenzt sind, eine systemisch wirksame Chemotherapie eingesetzt werden. Die zweifellos hoch wirksame lokale Strahlentherapie kann dann nachgeschaltet werden, sie sollte ohnehin immer bei der so genannten „Bulky Disease“ (Lymphknoten > 5 cm) zum Einsatz kommen. Bei älteren Patienten kann im klinischen Stadium I oder II ohne Risikofaktoren auf der Grundlage einer individuellen Therapieentscheidung auf die Chemothe-

Tab. 8.**23** **Auswirkungen der Prognose-Index-Faktoren auf die Überlebenswahrscheinlichkeit hoch maligner NHL**

Risikogruppe	Anzahl Risikofaktoren	Vollremissionsrate Alter (Jahre)		5-Jahres-Überlebensrate Alter (Jahre)	
		< 60	> 60	< 60	> 60
niedrig	0	90 %	90 %	85 %	55 %
niedrig bis mittelgradig	1	80 %	70 %	70 %	45 %
mittelgradig bis hoch	2	60 %	55 %	45 %	35 %
hoch	> 3	45 %	35 %	30 %	20 %

rapie verzichtet und ein alleiniger strahlentherapeutischer Ansatz verfolgt werden.

Pharmakotherapie

Das **CHOP-Schema** (Kombination aus Cyclophosphamid, Adriblastin, Vincristin und Prednison/Prednisolon) hat sich gegenüber komplexeren Substanzkombinationen als mindestens ebenbürtig erwiesen und wird zur Zeit als so genannte „Standard-Therapie" angesehen ✓✓.

> *CHOP hat trotz zahlreicher Veränderungsversuche lange Zeit weitgehend unverändert überlebt!*

Eine Verbesserung der Remissionsraten und des krankheitsfreien Überlebens kann mit einer Erhöhung der Therapieintensität erreicht werden:

- Verkürzung der Zeitintervalle zwischen den einzelnen Therapieblöcken (von 21 auf 14 Tage) oder
- Addition des Etoposid zum CHOP-Schema ✓.

Die Verkürzung der Zeitintervalle ist in der Regel nur möglich, wenn die Regeneration der Hämatopoese mit einem hämatopoetischen Wachstumsfaktor (G-CSF) unterstützt wird.
Mit dem CHOP-Schema können initiale Remissionsraten von etwa 60 – 70 % und ein krankheitsfreies Langzeitüberleben (> 5 Jahre) von etwa 40 – 45 % in den fortgeschrittenen Stadien III und IV erreicht werden ✓✓.

Weitere Therapieoptionen. Neben den bereits erwähnten alkylierenden Substanzen (Cyclophosphamid, Ifosfamid), Anthrazyklinen (Adriblastin, Epirubicin, Idarubicin sowie das den Anthrazyklinen verwandte Mitoxantrone), Vinca-Alkaloiden, dem Topoisomerase-II-Hemmer Etoposid sowie den Steroiden sind auch Substanzen wie *Cytosin-Arabinosid*, *Methotrexat*, *Bleomycin*, der Nitroso-Harnstoff *BCNU* sowie *alkylierend wirksame Platin-Derivate* effektiv in der Behandlung hoch maligner Non-Hodgkin-Lymphome. Die zuletzt genannten Substanzen haben Eingang gefunden in zahlreiche Kombinationsschemata, die speziell in der Rezidivsituation und bei CHOP-refraktären Patienten verabreicht werden.
Eine Verbesserung bringt der zusätzliche Einsatz des monoklonalen Antikörpers *Mabthera*, der sich gegen ein typischerweise auf B-Zellen exprimiertes Membran-Epitop, das CD20, richtet. Gegenstand von Studien ist der Einsatz von *Antikörpern gegen CD20*, die mit einem Radionuklid (z. B. Indium oder Yttrium) gekoppelt sind.

ZNS-Therapie.

Prophylaktische intrathekale MTX-Therapie. Bei diffus großzelligen Non-Hodgkin-Lymphomen mit Knochenmarkbefall, (extranodalem) Hodenbefall oder schlechtem Prognoseindex empfiehlt sich eine prophylaktische intrathekale Methotrexat-Therapie zur Vermeidung eines meningealen Rezidivs ✓. Beim Vorliegen eines lymphoblastischen Non-Hodgkin-Lymphoms sollte in Analogie zum Vorgehen bei der akuten lymphatischen Leukämie (S. 389) ebenfalls eine ZNS-Prophylaxe vorgenommen werden.

Therapie einer Meningeosis lymphoblastica. Bei nachgewiesener Meningeosis lymphoblastica (positiver Liquorbefund) wird eine *intrathekale Triple-Therapie* bestehend aus Methotrexat + Cytosin-Arabinosid + Dexamethason empfohlen. Im Anschluss an die intrathekale Chemotherapie sollte eine konsolidierende *Bestrahlung* von Schädel und Hirn sowie der Neuroachse erfolgen.

Therapie primärer ZNS-Lymphome. Die Therapie der auf das ZNS beschränkten und in der Regel hoch malignen Non-Hodgkin-Lymphome hat in jüngster Zeit einen erheblichen Wandel erfahren. Strahlentherapeutische Maßnahmen werden nur noch sekundär eingesetzt, stattdessen kommen primär *hoch dosierte Schemata mit gut ZNS-gängigen Zytostatika* zum Einsatz. Hier sind insbesondere Methotrexat, Ifosfamid, BCNU und Cytosin-Arabinosid zu nennen. Obsolet ist eine hoch dosierte Methotrexat-Therapie nach vorangegangener Schädel-Hirn-Bestrahlung wegen des nicht tolerablen Leukenzephalopathie-Risikos. Das therapeutische Vorgehen bei primären ZNS-Lymphomen wird gegenwärtig in multizentrischen Therapie-Optimierungsstudien überprüft.

Rezidivtherapie, Hochdosistherapien

Zumindest für Patienten < 65 Jahre besteht auch im Rezidiv eines hoch malignen Non-Hodgkin-Lymphoms grundsätzlich eine Chance auf Heilung. Allerdings liegt diese mit den konventionellen Chemotherapie-Schemata lediglich bei etwa 15 % ✓. Erheblich verbessert wird die Chance auf ein krankheitsfreies Überleben durch den Einsatz von so genannten **Hochdosistherapien mit nachfolgender autologer Stammzelltransplantation**. Bei diesem Verfahren werden Lymphom-wirksame Zytostatika in sehr hohen Dosen eingesetzt, wodurch die Chance auf eine Eradikation des malignen Zellklons verbessert wird. Beispiele für solche Hochdosis-Regime sind das **CBV-Schema** (Cyclophosphamid, BCNU, Etoposid) oder das **BEAM-Schema** (BCNU, Etoposid, Cytosin-Arabinosid, Melphalan).

> *Nochmals zur Beachtung: Diese komplexen Therapien gehören in Spezialistenhände. Die Teilnahme an großen Therapieoptimierungsstudien sichert standardisierte, optimierte Versorgung.*

Nachsorge

Rezidive treten meist innerhalb eines Zeitraums von 2 Jahren nach Erstdiagnose auf. Deshalb sollten in dieser Zeit engmaschige Kontrolluntersuchungen durchgeführt werden, z. B. alle drei Monate. Spätrezidive nach 3 Jahren sind selten, dennoch wird immer wieder von Fällen berichtet, in denen das Rezidiv erst nach 5 – 10 Jahren auftrat. Wie bei allen chemotherapeutisch und/oder strahlentherapeutisch vorbehandelten Patienten ist nach einer Latenzzeit von 5 – 10 Jahren ein erhöhtes Risiko hinsichtlich einer Zweit-Malignomerkrankung gegeben.

Fallbeispiel 8.2: Hoch malignes Non-Hodgkin-Lymphom

Anamnese: Ein 54-jähriger Mann bemerkt eine rasch anwachsende Schwellung in der rechten Axelhöhle sowie einen Leistungsknick.

Befund: Bei der körperlichen Untersuchung findet sich ein 3 × 4 cm großer, indolenter Tumor in der rechten Axilla, des Weiteren fallen multiple kleine Lymphknoten beidseits inguinal auf. Die Bild gebende Diagnostik des Thorax (Röntgen, CT) zeigt einen 2 × 3 cm großen Hiluslymphknoten rechts, sonographisch und mittels CT-Abdomen lassen sich außerdem multiple, im Durchmesser etwa 2 cm große paraaortale Lymphknoten nachweisen. Die histologische Untersuchung eines bioptisch gewonnenen Präparates aus dem axillären Tumor erlaub die Diagnose eines diffus-großzelligen Non-Hogkin-Lymphoms der B-Zell-Reihe mit einer Wachstumsfraktion von 70 %. Knochenmarkzytologie und -histologie zeigen keine Auffälligkeiten. Es wird ein Stadium III A (Befall von Lymphknotenregionen beidseits des Zwerchfells, keine B-Symptomatik, keine extranodalen Manifestationen) festgelegt.

Therapie: Es wird die Indikation zur systemischen Polychemotherapie gestellt. Da bei Diagnosestellung die LDH mit 270 U/L nur leicht erhöht ist und sich der Patient in einem guten Allgemeinzustand befindet (Karnofsky-Index 90 %), wird die Prognose des Patienten unter Berücksichtigung des International Prognostic Index als insgesamt mittelgradig günstig eingeschätzt. Der Patient erhält 6 Zyklen einer CHOP-Therapie in 14-tägigen Abständen. Zwischen den einzelnen Zyklen wird G-CSF verabreicht. Bei der klinischen Untersuchung unmittelbar vor dem 2. Zyklus lassen sich die inguinalen Lymphknoten nicht mehr palpieren. Eine röntgenologische Kontrolle nach dem 4. Zyklus CHOP zeigt einen unauffälligen Hilusbefund; CT-morphologisch finden sich paraaortal nur noch kleine Restlymphknoten < 1 cm. Nach dem 4. Zyklus klagt der Patient über leichte Parästhesien an den Fingern beider Hände, so dass unter der Annahme einer Vincristin-induzierten peripheren Neurotoxizität das Vincristin durch Vinblastin im 5. und 6. Zyklus der Chemotherapie ersetzt wird. 3 Monate nach Abschluss der Chemotherapie ist der Patient weiter in einer kompletten klinischen Remission, die Parästhesien haben sich vollständig zurückgebildet.

Ausgewählte Literatur

1. Armitage JO (1993). Treatment of non-Hodgkin's lymphoma. N England J Med. 328: 1023 – 1030.
2. Bailey NP, Stuart NSA, Bessell EM et al. on behalf of the Central Lymphoma Group (1998). Five-year follow-up of a prospective randomised multi-centre trial of weekly chemotherapy (CAPOMEt) versus cyclical chemotherapy (CHOP-Mtx) in the treatment of aggressive non-Hodgkin's lymphoma. Ann Oncol 9: 633 – 638.
3. Cheson BD, Horning S, Coiffier B, et al. (1999). Report of an international Workshop to standardize response criteria for non-Hodgkin's lymphomas. J Clin Oncol 17: 1244 – 1253.
4. Coiffier B, Gisselbrecht C, Herbrecht R et al. (1989). A multicenter study of intensive chemotherapy in 737 patients with aggressive malignant lymphoma. J Clin Oncol 7: 1018 – 1026.
5. Fisher RI, Gaynor ER, Dahlberg S et al. (1993). Comparison of a standard regimen (CHOP) with three intensive chemotherapy regimens for advanced non-Hodgkin's lymphoma. N Engl J Med 328: 1002 – 1006.
6. Haioun C, Lepage E, Gisselbrecht D et al. (1997). Benefit of autologous bone marrow transplantation over sequential chemotherapy in poor-risk aggressive non-Hodgkin's lymphoma: updated results of the prospective study LNH87 – 2 Groupe d'Etude des Lymphomes de l'Adulte. J Clin Oncol 15; 1131 – 1137.
7. Harris NL, Jaffe WS, Stein H et al. (1994). A revised European-American classification of lymphoid neoplasms: A proposal from the International Lymphoma Study Group. Blood 84: 1361 – 1392.
8. McKelvey EM, Gottlieb JA, Wilson HE et al (1976). Hydroxyldaunomycin (Adriamycin) combination chemotherapy in malignant lymphoma. Cancer 38: 1484 – 1493.
9. Korfel A, Thiel E (1999). Primäre ZNS Lymphome. Pathogenese, Klinik, Therapie. Deutsches Ärzteblatt 96, 286 – 291.
10. Meyer RM, Browman GP, Samosh ML et al. (1995). Randomized phase II comparison of standard CHOP with weekly CHOP in elderly patients with non-Hodgkin's lymphoma. J Clin Oncol 13: 2386 – 2393.
11. Miller TP, Dahlberg S, Cassady JR et al. (1998). Chemotherapy alone compared with chemotherapy plus radiotherapy for localized intermediate- and highgrade non-Hodgkin's lymphoma. N Engl J Med 339: 21 – 26.
12. Shipp MA, Harrington DP, Anderson JR et al. (1993). A predictive model for aggressive NHL: the International Non-Hodgkin's Lymphoma Prognostic Factors Project. N Engl J Med 329: 987 – 994.
13. Tanosaki R, Okamonto S, Akatsuka N et al. (1994). Dose escalation of biweekly cyclophosphamide, doxorubicin, vincristine and prednisolone using recombinant human granulocyte colony stimulating factor in non-Hodgkin's lymphoma. Cancer 74: 1939 – 19,4.
14. Tirelli U. Errante D, van Glabbeke M et al. (1998). CHOP is the standard regimen in patients > 70 years of age with intermediate-grade and high-grade non-Hogkin's lymphoma: Results of a randomized study of the European Organization for Research and Treatment of Cancer-Lymphoma Cooperative Study Group. J Clin Oncol 16: 27 – 34.

Niedrig maligne Non-Hodgkin-Lymphome

Evidenzbasierte Therapie

Akuttherapie: Palliative versus kurative Therapie

Im Gegensatz zu hoch malignen Non-Hodgkin-Lymphomen ist das therapeutische Vorgehen bei Patienten mit niedrig malignen Non-Hodgkin-Lymphomen in der überwiegenden Zahl der Fälle nicht kurativ orientiert, sondern symptomorientiert/palliativ. Dennoch werden in neuerer Zeit vermehrt kurative Therapieansätze unter Einschluss einer Hochdosis-Chemotherapie/Radiotherapie mit autologer oder allogener Stammzelltransplantation geprüft, bei jüngeren Patienten unter Studienbedingungen. Die Bandbreite der therapeutischen Möglichkeiten sei anhand der folgenden beiden Fallbeispiele dargelegt.

Fallbeispiel 8.3: Niedrig malignes Non-Hodgkin-Lymphom

Anamnese: Ein 70-jähriger Patient stellt sich vor, weil er eine langsam zunehmende Schwellung in der rechten Leiste bemerkt habe.

Befund: Bei der klinischen Untersuchung findet sich dort ein 2 × 3 cm großer Tumor. Der übrige körperliche Untersuchungsbefund ist unauffällig. Die histologische Aufarbeitung des exstirpierten Tumors zeigt ein Follikelzentrum-Lymphom Grading I mit einer Wachstumsfraktion von 15 %. Weitere Lymphommanifestationen lassen sich nicht nachweisen. Es wird eine Extended-Field-Bestrahlung mit einer Herddosis von 40 Gy durchgeführt, anschließend wird der Patient zur Nachsorge in eine hämatologische Schwerpunktpraxis überwiesen. Ein Jahr später werden dort im Rahmen einer Nachsorgeuntersuchung beidseits axillär sowie zervikal vergrößerte, indolente Lymphknoten palpiert, deren Durchmesser 1 – 2 cm beträgt. Eine erneute histologische Untersuchung bestätigt den klinischen Verdacht auf ein Rezidiv des Follikelzentrum-Lymphoms. CT-morphologisch zeigen sich außerdem multiple mediastinale und hiläre Lymphknoten.

Therapie: Unter einer Kombinations-Chemotherapie mit den Substanzen Cyclophosphamid, Vincristin und Prednison (COP-Schema) bilden sich die vergrößerten Lymphknoten vollständig zurück. Insgesamt werden 6 Chemotherapie-Zyklen verabreicht. 2 Jahre später klagt der Patient über zunehmenden Nachtschweiß, Abgeschlagenheit und eine abendlich leicht erhöhte Körpertemperatur. Bei der körperlichen Untersuchung fallen vergrößerte Lymphknoten zervikal, supraklavikulär und axillär sowie eine Hepatosplenomegalie auf. In der Knochenmarkhistologie findet sich eine 40 %ige herdförmig betonte Infiltration durch lymphatische Zellen, das Blutbild zeigt eine geringgradige Anämie und Thrombopenie bei gleichzeitiger Leukozytose von 15 000/μl. Eine immunphänotypische Untersuchung des peripheren Blutes belegt eine Ausschwemmung von Zellen des Follikelzentrum-Lymphoms. Unter einer Polychemotherapie mit Cyclophosphamid, Adriblastin, Vincristin und Prednison (CHOP-Schema) bilden sich die vergrößerten Lymphknoten und die Hepatosplenomegalie zurück; eine Kontrolluntersuchung nach 6 Zyklen der CHOP-Therapie zeigt jedoch eine etwa 20 %ige Persistenz der fokalen Infiltrate im Knochenmark. Der Patient wird erneut in die ambulante Nachsorge entlassen. 9 Monate später wird der Patient exsikkiert und mit 40 Grad Fieber notfallmäßig in die Klinik gebracht, wo er am Tag darauf an einem septischen Multiorganversagen stirbt. Bei der Obduktion finden sich neben der bereits intra vitam diagnostizierten beidseitigen Pneumonie multiple vergrößerte retroperitoneale Lymphome sowie eine ausgeprägte Knochenmarksinfiltration durch lymphatische Zellen mit Verdrängung der Resthämatopoese.

Fallbeispiel 8.4: Niedrig malignes Non-Hodgkin-Lymphom

Anamnese: Eine 42-jährige Frau stellt sich wegen Abgeschlagenheit und Leistungsschwäche in der Ambulanz vor.

Befund: Bei der körperlichen Untersuchung fällt eine generalisierte Lymphadenopathie auf, des Weiteren eine leichte Splenomegalie. Die HIV-Diagnostik ist negativ. Anhand einer Lymphknotenbiopsie wird die Diagnose eines Mantelzell-Lymphoms gestellt; die Knochenmarksbiopsie zeigt, dass die Blut bildenden Markräume bereits leichtgradig infiltriert sind.

Therapie: Unter einer Chemotherapie mit CHOP kommt es zu einer partiellen Rückbildung der Lymphadenopathie und der Splenomegalie. In der Zwischenzeit wurden die Geschwister der Patientin HLA-typisiert und ein HLA-identer Bruder identifiziert. Die Patientin willigt in eine allogene Blutstammzelltransplantation ein, die nach einer Konditionierungstherapie mit 2 × 60 mg/kg Körpergewicht Cyclophosphamid + 12 Gy Ganzkörperbestrahlung mit G-CSF-mobilisierten Blutstammzellen des Bruders durchgeführt wird. Zur Prophylaxe einer Graft-versus-Host-Erkrankung erhält die Patientin Cyclosporin A + Methotrexat. Der weitere klinische Verlauf nach der allogenen Stammzelltransplantation ist komplikationslos; 6 Monate post transplantationem kann die immunsuppressive Therapie mit Cyclosporin A komplett beendet werden. Zu diesem Zeitpunkt gibt es keinerlei Hinweise für eine Persistenz des Mantelzell-Lymphoms. Auch 12 Monate nach der Transplantation befindet sich die Patientin in einer kompletten Remission.

Die beiden Fallbeispiele demonstrieren zwei Extreme der „therapeutischen Palette" beim niedrig malignen Non-Hodgkin-Lymphom:
- einen palliativen Therapieansatz im fortgeschrittenen Stadium einer Lymphomerkrankung beim älteren Patienten und
- einen kurativen Therapieansatz beim jüngeren Patienten unter Einschluss aggressiver Verfahren wie der allogenen Stammzelltransplantation.

Die Entscheidung kurativ versus palliativ hängt wesentlich von der individuellen Situation des Patienten (Alter, Begleiterkrankungen, Einwilligung in intensive Therapieverfahren) und dem Stadium der Erkrankung ab.

Einzelkomponenten in der Therapie des niedrig malignen Non-Hodgkin-Lymphoms.

Strahlentherapie ✓✓. Für die lokalisierten Stadien I und II ohne begleitende B-Symptomatik kann die Strahlentherapie die Erkrankung u.U. zur Ausheilung bringen. Eine nicht abschließend gesicherte Indikation für die Strahlentherapie ist außerdem eine Bulky Disease bei Erstdiagnose; auch die Bestrahlung eventueller Restlymphome nach vorangegangener Chemotherapie wird diskutiert. Unter rein palliativen Gesichtspunkten kann eine lokale Strahlentherapie bei symptomatischer Organomegalie und insbesondere beim Hypersplenismus zum Einsatz kommen.

Chemotherapeutika ✓✓. *Alkylierende Substanzen, Anthrazykline, Vinca-Alkaloide* sowie *Nukleosid-Analoga* sind wirksam in der Behandlung niedrig maligner Non-Hodgkin-Lymphome ✓✓. Dabei hat sich das anthrazyklinhaltige CHOP-Chema dem COP-Schema als überlegen erwiesen. Das Gleiche gilt für Kombinationen mit dem Anthrachinolon Mitoxantrone. Unter palliativen Gesichtspunkten ist insbesondere bei älteren Patienten mit beeinträchtigenden Begleiterkrankungen eine Monotherapie mit dem Alkylans *Chlorambucil* als Alternative zur Kombinationschemotherapie in Betracht zu ziehen. In der Rezidivsituation werden vermehrt Nukleosid-Analoga wie das *Fludarabin* eingesetzt. Hierbei ist jedoch die über Monate anhaltende Suppression von T-Zellen zu beachten. Dies kann das Risiko für Infektionen mit atypischen Erregern erhöhen (CAVE Pneumocystis-carinii-Pneumonie!). Der Einsatz von Nukleosid-Analoga bei niedrig malignen Non-Hodgkin-Lymphomen sollte daher möglichst unter Studienbedingungen erfolgen. Das gleiche gilt für die Substanz *Bendamustin*, die neben einer alkylierenden auch eine Nukleosidanalogon-artige Wirkung entfaltet. Bendamustin hat sich gegen Non-Hodgkin-Lymphome als effektiv erwiesen, sowohl als Monotherapeutikum als auch in der Kombination mit Fludarabin oder Mitoxantrone. Speziell in der Kombinationstherapie ist allerdings auf die lang anhaltende Immunsuppression und Myelotoxizität zu achten.

Immunmodulatoren und Antikörper ✓. Eine Verlängerung der Rezidiv-freien Überlebenszeit kann durch eine 1–2-jährige immunmodulatorische Therapie mit *Interferon-*α bewirkt werden. Diese Therapie ist jedoch mit nicht unerheblichen Nebenwirkungen für den Patienten belastet. Große Erwartungen werden in den Anti-CD20-Antikörper *Mabthera* gesetzt, der momentan in prospektiv-randomisierten Studien in Kombination mit einer Polychemotherapie verabreicht wird. Erweiterte Therapieoptionen ergeben sich möglicherweise auch durch den Einsatz von Radionuklid-gekoppelten Anti-CD20-Antikörpern. Die diesbezüglichen klinischen Studien haben jedoch erst begonnen. Auch Hochdosis-Therapiestrategien mit Stammzelltransplantation können noch nicht abschließend beurteilt werden; diese Therapieverfahren sind jedoch speziell bei jüngeren Patienten mit unzureichendem Ansprechen auf die Primärtherapie oder in der Rezidivsituation unbedingt in Betracht zu ziehen.

Autologe und allogene Stammzelltransplantation. Das Vorgehen entspricht den bei den hoch malignen Non-Hodgkin-Lymphomen genannten Grundsätzen (S. 369).

Rezidivtherapie

Die Wahl der Rezidivtherapie hängt im Wesentlichen von der vorangegangenen Primärtherapie und der Dauer der damit erzielten Remission ab. Speziell bei älteren Patienten (> 70 Jahre) kann nach einer vorangegangenen Monotherapie mit Chlorambucil auch im Spät-Rezidiv erneut Chlorambucil eingesetzt werden. Das Gleiche gilt für das COP-Schema, wobei hier die kumulative Vincristin-assoziierte Neurotoxizität dringend zu beachten ist. Die Kombinationstherapie mit Fludarabin + Anthrazyklin/Anthrachinolon führt zu Remissionsraten von 70–90%, bleibt jedoch aufgrund der Intensität (Immunsuppression, Myelotoxizität) jüngeren Patienten vorbehalten. Mit dem Anti-CD20-Antikörper Mabthera können rezidivierte Follikelzentrum-Lymphome in 30–50% der Fälle erneut in eine Remission gebracht werden, die Monotherapie mit dem Antikörper verspricht jedoch keine dauerhafte Heilung. Der Einsatz der autologen Stammzelltransplantation wird derzeit in Studien überprüft; das Gleiche gilt für die allogene Stammzelltransplantation, zu deren Vorbereitung auch Dosis-reduzierte Konditionierungsschemata (z.B. Fludarabin +2 Gy Ganzkörperbestrahlung) eingesetzt werden können.

Nachsorge

Empfohlen werden klinische Kontrolluntersuchungen in Abständen von jeweils 3 Monaten. In Abhängigkeit von der individuellen Situation des Patienten muss ein Rezidiv nicht notwendigerweise erneut therapiert werden. Besonders zu beachten ist, dass mit zunehmender Dauer der Erkrankung das Risiko einer Transformation in ein hoch malignes Non-Hodgkin-Lymphom steigt. Daher ist die histologische Typisierung des Rezidivs von Bedeutung. Im Falle einer Transformation ist auf eine Substanzkombination zurückzugreifen, die auch bei primär hoch malignen Non-Hodgkin-Lymphomen zum Einsatz kommt (siehe dort).

Non-Hodgkin-Lymphom mit IgM-Paraproteinämie (Morbus Waldenström)

Definition. Beim Morbus Waldenström handelt es sich um eine seltene Variante eines niedrig malignen Non-Hodgkin-Lymphoms, das sich durch eine Paraproteinämie des Immunglobulins IgM auszeichnet. Die Vermehrung des Gesamteiweißes mit hohem IgM-Anteil bewirkt einen Anstieg der Blutviskosität. Nicht selten werden die Patienten primär durch neurologische Symptome (schlechte ZNS-Perfusion bei hoher Viskosität) oder Sehstörungen (Fundus paraproteinaemicus) auffällig.

Evidenzbasierte Therapie des Morbus Waldenström

Therapieziele. Wie für die meisten anderen niedrig malignen Non-Hodgkin-Lymphome gilt auch für den Morbus Waldenström ein symptomorientierter und damit *palliativer* Therapieansatz. In der Akutsituation mit stark erhöhter Blutviskosität muss rechtzeitig die Indikation zur therapeutischen Plasmapherese gestellt werden.

Pharmakotherapie

Es gelten die gleichen therapeutischen Grundsätze wie beim Follikelzentrum-Lymphom. Initial kommen in der Regel *alkylierende Substanzen* wie das Chlorambucil oder Cyclosphophamid in Betracht. Auch das Nukleosid-Analogon *Fludarabin* hat sich als sehr wirksam in der Therapie des Morbus Waldenström erwiesen. Kombinationstherapien aus Alkylans + Fludarabin sind gegenwärtig Gegenstand von klinischen Studien.

Nachsorge

Die Patienten werden in etwa 3-monatlichen Abständen hinsichtlich ihrer Knochenmarksfunktion (Blutbild) und der IgM-Paraproteinämie bzw. des Gesamteiweißes im Serum kontrolliert.

Ausgewählte Literatur

1. Armitage J, Weisenburger D (1998). New approach to classifying non-Hodgkin's lymphoma: Clinical features of the major histologic subtypes. J Clin Oncol 16: 2780 – 2795.
2. Fisher RI, Dahlberg S, Nathwani BN et al. (1995). A clinical analysis of two indolent lymphoma entities: Mantle cell lymphoma and marginal zone lymphoma (including the mucosa-associated lymphoid tissue and monocytoid B-cell subcategories): A southwest oncology group study. Blood 85: 1075 – 1082.
3. Harris NL, Jaffe S, Stein H et al. (1994). A proposal for an international consensus on the classification of lymphoid neoplasms. Blood 84: 1361 – 1392.
4. Hiddemann W, Pott-Hoeck C (1994). Fludarabine in the management of malignant lymphomas. Drugs 47, suppl. 6: 50 – 56.
5. Hiddemann W, Unterhalt M, Sack H et al. (1997). Aktueller Stand in der Therapie von follikulären Keimzentrumslymphomen und Mantelzell-Lymphomen. Internist 38: 122 – 134.
6. Horning SJ (1993). Natural history of and therapy for the indolent non-Hodgkin's lymphoma. Sem Oncol 20: 75 – 80.
7. Maloney DG, Grillo-Lopez AJ, White CA et al. (1997). IDEC-CD2 B8 (rituximab) anti-CD20 monoclonal antibody therapy in patients with relapsed low grade non-Hodgkin's lymphoma. Blood 90: 2188 – 2195.
8. Maloney DG, Liles TM, Czerwinski CK et al. (1994). Phase I clinical trial using escalating single-dose infusion of chimeric anti-CD20 monoclonal antibody (IDEC-C2 B8) in patients with recurrent B-cell lymphoma. Blood 84: 2457 – 2466.
9. Nagler A, Slavin S, Varadi G et al. (2000). Allogeneic peripheral blood stem cell transplantation using a fludarabine-based low intensity conditioning regimen for malignant lymphoma. Bone Marrow Transpl 25: 1021 – 1028.
10. Rohatiner A, Johnson P, Price C et al. (1994). Myeloablative therapy with autologous bone marrow transplantation as consolidation therapy for recurrent follicular lymphoma. J Clin Oncol 12: 1177 – 1184.
11. Solal-Celigny P, Lepage E, Brousse N et al. (1993). Recombinant interferon alfa-2b combined with a regimen containing doxorubicin in patients with advanced follicular lymphoma. N Engl J Med 329: 1608 – 1614.
12. Teodorovic I, Pittaluga S, Kluin-Nelemans JC et al. (1995). Efficacy of four different regimens in 64 mantle-cell lymphoma cases: Clinicopathologic comparison with 498 other non-Hodgkin's lymphoma subtypes. J Clin Oncol 13: 2819 – 2826.
13. Tesch H, Stein H. Diehl V et al. (1993). Zell- und Molekularbiologie von malignen Lymphomen. Internist 34: 89 – 96.
14. Van Besien KW, Sobocinski KA, Rowlings PA et al. (1998). Allogeneic bone marrow transplantation for low grade lymphoma. Blood 92: 1832 – 1836.

8.4.3 Chronische lymphatische Leukämie

Die chronische lymphatische Leukämie (CLL) wird formal zu den Non-Hodgkin-Lymphomen gezählt, wird jedoch aufgrund zellbiologischer und klinischer Besonderheiten sowie spezieller therapeutischer Vorgehensweisen separat abgehandelt.

Grundlagen

Definition. Die CLL ist die häufigste in der so genannten „westlichen Welt“ diagnostizierte leukämische Erkrankung. Sie ist Folge einer klonalen Expansion morphologisch reifer, jedoch immunologisch inkompetenter Lymphozyten, die in etwa 95 % der Fälle der B-Zell-Reihe angehören. Bei der überwiegenden Zahl der Patienten zeigt die Erkrankung eine sehr geringe proliferative Aktivität, weshalb sie auch als „Akkumulationserkrankung“ bezeichnet werden kann.

Die **Inzidenz** in der sog. westlichen Welt liegt bei etwa 3 Neuerkrankungen pro 100 000 Einwohnern pro Jahr, während im Orient und in Japan die CLL zu den selten diagnostizierten Erkrankungen gehört. Die CLL ist eine Erkrankung des höheren Lebensalters. Etwa 90 % der Patienten sind bei Diagnosestellung älter als 50 Jahre. Mit fortschreitendem Alter nimmt die Inzidenz weiter zu; sie wird bei Männern im 7. und 8. Lebensjahrzehnt mit bis zu 40 pro 100 000 jährlich angegeben.

Ätiologie. Eine Ursache für die CLL konnte bisher nicht identifiziert werden. Auffällig ist jedoch, dass bei über 80 % der Patienten chromosomale Aberrationen in den leukämischen Lymphozyten nachgewiesen werden konnten ✓✓. Interessanterweise liegt jedoch in der Regel ein Mosaik vor, d. h. nicht 100 % der leukämischen Zellen tragen die Aberration. Somit ist von sekundären Veränderungen im Rahmen einer klonalen Evolution und nicht von ursächlich wirksamen Aberrationen auszugehen.

Einteilung und Prognose. Die Stadieneinteilung der CLL erfolgt nach klinischen Gesichtspunkten. Zwei Klassifikations-Systeme haben sich international bewährt. In Deutschland setzt sich zunehmend die *Klassifikation von Binet* durch, während in den USA meist die *Stadieneinteilung nach Rai* angewendet wird. In der Tab. 8.**24** werden die beiden Klassifikationen einander gegenüber gestellt.

Tab. 8.**24** **Stadieneinteilung, Symptomatik und Prognose der CLL**

Rai-Klassifikation

Stadium	Symptome	medianes Überleben
0	Lymphozytose	> 120 Monate
I	Lymphozytose Lymphadenopathie	100 Monate
II	Lymphozytose Lymphadenopathie Hepato-Splenomegalie	70 Monate
III	mindestens Lymphozytose Anämie	20 Monate
IV	mindestens Lymphozytose Thrombozytopenie	20 Monate

Binet-Klassifikation

Stadium	Symptome	medianes Überleben
A	< 3 Lymphknotenstationen betroffen*	> 120 Monate
B	> 3 Lymphknotenstationen betroffen*	84 Monate
C	Anämie/Thrombozytopenie	20 Monate

* Leber und Milz gelten als jeweils eine Lymphknotenstation

Individuelles Risikoprofil beachten!

Prognose. Das Stadium bei Diagnosestellung entscheidet wesentlich über die Prognose des Patienten ✓✓. Diese wird ferner von individuellen Risikofaktoren mitbestimmt, u. a. durch:
- das Muster der Knochenmarkinfiltration (nodulär versus diffus/interstitiell),
- die Lymphozytenverdoppelungszeit,
- den Serumspiegel der Thymidinkinase und des löslichen CD23
- und nicht zuletzt durch Art und Ausmaß der chromosomalen Aberrationen.

Interessanterweise überleben Patienten mit einer 13q-Deletion der CLL-Zellen länger als Patienten mit einem normalen Karyotyp der leukämischen Zellen. Dagegen ist das progressionsfreie Überleben und damit auch das Gesamtüberleben verkürzt bei Vorliegen einer 17p-, 11q- sowie sämtlicher komplexer Aberrationen (inklusive einer Trisomie 12).
Die oben genannten individuellen Risikofaktoren werden zunehmend herangezogen, um innerhalb eines gegebenen Krankheitsstadiums ein Risikoprofil zu definieren, welches das therapeutische Vorgehen mitbestimmt. Diese Strategie wird gegenwärtig von der Deutschen CLL-Studiengruppe sowie von internationalen Studiengruppen geprüft.

Evidenzbasierte Therapie der CLL

Therapieziele. Im Allgemeinen ist das Therapieziel bei der CLL **symptomorientiert** und damit **palliativ**. Auch wenn mit den Nukleosidanaloga klinisch komplette Remissionen induziert werden können, ist mit den derzeit zur Verfügung stehenden Chemotherapeutika keine echte Heilung möglich. Diese ist hypothetisch nur durch eine allogene Stammzelltransplantation unter Ausnutzung des Graft-versus-Leukemia-Effektes denkbar.

Die **Therapieindikationen** sind in Tab. 8.**25** aufgeführt. Die Entscheidung, wann mit der Behandlung begonnen wird, ist individuell zu treffen. Bei einer stabilen, nichtsymptomatischen Anämie oder einer nur geringen Thrombozytopenie kann ein abwartendes Verhalten durchaus gerechtfertigt sein.
Infektneigung allein ist keine Indikation zur zytostatischen Therapie, bei nachgewiesenem Immunglobulinmangel allerdings eine Indikation zur Substitution von polyklonalen Immunglobulinen.

Tab. 8.**25** **Therapieindikationen bei CLL**

– Anämie – Thrombozytopenie – B-Symptomatik (Fieber, Nachtschweiß, Gewichtsverlust) – Hyperleukozytose (Lymphozyten > 250 000/μL) – rasch größer werdende Lymphome – rasch zunehmende Hepatosplenomegalie – obstruierende Lymphome – Hypersplenismus – autoimmunhämolytische Anämie – Immunthrombozytopenie – Infektneigung

Pharmakotherapie

Als außerordentlich wirksam haben sich alkylierende Substanzen (z. B. Chlorambucil, Cyclophosphamid), Anthrazykline, die Nukleosid-Analoga Fludarabin und Cladribin (2-Chlorodesoxyadenosin) sowie das Bendamustin erwiesen ✓✓.

Chlorambucil. Als Therapeutikum der ersten Wahl galt lange das Chlorambucil, mit dem in 50 – 70 % der Fälle partielle klinische Remissionen induziert werden können. Ein Vorteil ist die unkomplizierte orale Anwendung, üblicherweise in Form einer Intervalltherapie (z. B. mit 10 mg/m^2 Chlorambucil Tag 1 – 3, Wiederholung alle 14 Tage). Die häufig praktizierte Komedikation mit Steroiden sollte den Fällen mit begleitenden Autoimmunphänomenen (siehe unten) vorbehalten bleiben.

Fludarabin und Bendamustin können in etwa 80 % der Fälle Remissionen induzieren, darunter auch morphologisch komplette Remissionen. Vorteile bezüglich des Gesamtüberlebens haben sich bisher jedoch noch nicht gezeigt, so dass die Nukleosid-Analoga-Therapie außerhalb von Studien weiterhin als Zweitlinien-Therapie anzusehen ist.

Anthrazykline gelten als „Reserve-Zytostatika" bei vorbehandelten Patienten. Ihr Einsatz in der Primärtherapie ist ausschließlich im Rahmen von klinischen Studien gerechtfertigt.

Mabthera. Unklar ist der Stellenwert des Anti-CD20-Antikörpers Mabthera in der Therapie der CLL. Bei der Mehrzahl der Patienten können zunächst Remissionen induziert werden; diese sind jedoch von begrenzter Dauer; Mabthera als Monotherapeutikum ist also nur eingeschränkt effektiv. Kombinationstherapien mit Zytostatika sind Gegenstand von Studien.

Mab Campath. Mit dem gegen das Epitop CD52 gerichteten monoklonalen Antikörper Mab Campath können auch in fortgeschrittenen Fällen und nach vorangegangenen ineffektiven Chemotherapien Remissionen erzielt werden. Dieser hoch wirksame Antikörper sollte jedoch wegen seines starken immunsupprimierenden Effektes nur vom kundigen Hämatologen und innerhalb von Studienprotokollen eingesetzt werden.

Therapie von Autoimmunphänomenen und Infektionen. Etwa 30 % der Patienten entwickeln im mehrjährigen Verlauf einer CLL-Erkrankung Autoimmunphänomene im Sinne einer autoimmunhämolytischen Anämie (AIHA), Autoimmunthrombopenie (ITP) oder (sehr selten) einer Pure Red Cell Aplasia ✓. In diesen Fällen ist die **Addition von Steroiden** zur Zytostatika-Therapie oder alternativ eine Monotherapie mit Steroiden indiziert ✓. Als Zweitlinienpräparate können **Immunsuppressiva** wie das Azathioprin oder Cyclosporin A zum Einsatz kommen. Eine hohe Wirksamkeit bei AIHA und ITP zeigt das **Mycophenolatmophetil (MMF)**, welches z. Zt. in Studien als mögliche Steroid-Alternative geprüft wird. Eine Ultima Ratio bei AIHA und/oder ITP ist die **Splenektomie**, die jedoch bei älteren Patienten nicht ohne Risiko ist (erhöhte Inzidenz an Pneumokokken- und Haemophilus-influenza-Infektionen).
Infolge der klonalen B-Zell-Expansion kommt es zu einem sekundären Antikörpermangel. Somit sind die Patienten gleich zweifach infektgefährdet: zum einen durch den CLL-bedingten Antikörpermangel und zum anderen durch die Folgen der zytostatischen (und u. U. auch der immunsuppressiven) Therapie. Die **Substitution von Immunglobulinen** kann – zusätzlich zur Antibiotikatherapie – bei CLL-Patienten indiziert sein.

> *Die meisten Patienten mit CLL sterben im Rahmen einer infektiösen oder kardiovaskulären Komplikation!*

Zu der erhöhten Infektanfälligkeit trägt neben dem CLL-bedingten Antikörpermangel-Syndrom häufig eine chronisch-obstruktive Lungenerkrankung des älteren Patienten bei. Eine koronare Herzerkrankung kann durch eine CLL-bedingte Anämie verstärkt werden.

Myeloablative Behandlungsansätze. Bei jüngeren Patienten werden zunehmend Transplantationskonzepte diskutiert. Hochdosistherapien mit autologer Stammzelltransplantation können jedoch keine dauerhafte Heilung bewirken. Die allogene Stammzelltransplantation ist noch immer mit zahlreichen Komplikationen belastet, eröffnet jedoch die Chance auf eine Eradikation der CLL. Diesbezügliche klinische Studien leiden jedoch unter der kleinen Fallzahl, da dieses Verfahren wegen der Risikobelastung nur bei jüngeren Patienten zum Einsatz kommt ≈.

Nachsorge

Im Rahmen der Nachsorge ist auf die Entwicklung von Autoimmunphänomenen (Coombs-Test!) oder obstruierende Lymphknotenvergrößerungen zu achten, die eine therapeutische Intervention erforderlich machen. Ggf. müssen regelmäßig Blutprodukte substituiert werden. Bei älteren Patienten, die palliativ therapiert werden, sollten nicht nur die Kontrolluntersuchungen im Rahmen der Nachsorge, sondern auch die therapeutischen Interventionen nach Möglichkeit ambulant erfolgen.

Fallbeispiel 8.5: CLL

Anamnese: Im Rahmen einer betriebsärztlichen Untersuchung wird bei einem 62-jährigen Patienten eine geringe Leukozytose (15 000 Leukozyten/µl) mit einem Lymphozytenanteil von 78 % festgestellt. Der Patient ist völlig beschwerdefrei.

Befund: Der körperliche Untersuchungsbefund ist unauffällig. Eine Kontrolluntersuchung des Blutbildes 1 Monat später bestätigt den Befund. Die immunphänotypische Untersuchung der Lymphozyten zeigt eine B-Zell-Population (CD19 +, CD20 +) mit einer Koexpression von CD5 und CD23. Es liegt eine Leichtkettenrestriktion κ vor. Die histologische Untersu-

Fortsetzung ▶

chung des Knochenmarks zeigt eine diffuse Infiltration durch reife lymphatische Zellen mit einem Anteil von ca. 60 % (**Abb. Fall 8.5**).

Weiterer Verlauf und Therapie: Der Patient stellt sich in vierteljährlichen Abständen zu ambulanten Kontrolluntersuchungen vor. 3 Jahre nach Diagnosestellung entwickelt sich eine periphere Lymphadenopathie und eine Hepatosplenomegalie, woraufhin eine Monotherapie mit Chlorambucil eingeleitet wird.

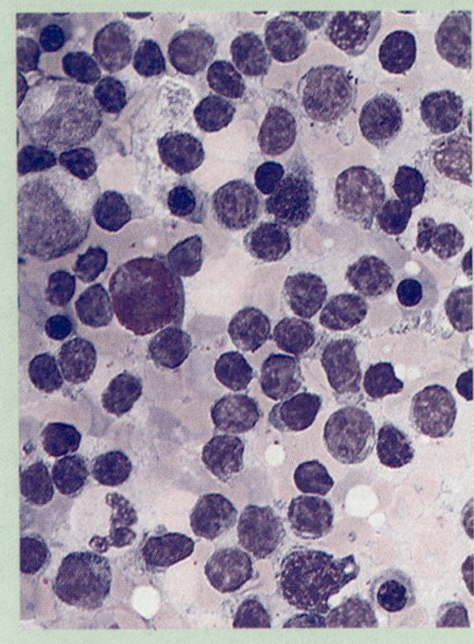

Abb. **Fall 8.5 CLL, Knochenmarkzytologie.** Starke Vermehrung der typischen kleinen Lymphozyten, in diesem Fall diffus verteilt.

Hierunter bilden sich die vergrößerten Lymphknoten zurück, nach 6 Monaten Therapie ist sonographisch nur noch eine geringgradige Splenomegalie festzu- Lymphknoten, eine zunehmende Hepatosplenomegalie sowie ein Abfall der Thrombozyten auf 80000/μl. Es wird erneut eine Chlorambucil-Therapie eingeleitet, diesmal bilden sich die vergrößerten peripheren Lymphknoten jedoch nur zum Teil zurück. Daraufhin erfolgt eine Therapie mit dem Nukleosidanalogon Fludarabin. Nach 6 Zyklen hat sich der klinische Untersuchungsbefund normalisiert, die Thrombozytenzahlen bewegen sich zwischen 120 000 und 150 000/μl. Zwei Jahre später stellt sich der Patient erneut mit einer Lymphadenopathie, Hepatosplenomegalie sowie einer Thrombopenie und Anämie vor. Der Coombs-Test ist positiv, LDH und indirektes Bilirubin sind erhöht. In Anbetracht der erneuten Aktivierung der CLL mit begleitender Autoimmunhämolyse wird eine Polychemotherapie nach dem CHOP-Schema mit reduzierter Anthrazyklin-Dosis eingeleitet. Die Krankheitszeichen bilden sich zurück, Anämie und Thrombopenie werden korrigiert, der Coombs-Test bleibt jedoch positiv. Ein halbes Jahr später alarmiert die Ehefrau des Patienten den Notarzt, der den Patienten leblos in der Wohnung vorfindet. Reanimationsversuche bleiben erfolglos; die Obduktion zeigt eine koronare Herzerkrankung mit Hauptstammstenose.

Prolymphozyten-Leukämie

Die Erkrankung gilt als eine Variante der CLL. Die Lymphozyten sind jedoch größer als bei der CLL und besitzen einen zentralen Nukleolus. Die Klinik ist charakterisiert durch eine massive Splenomegalie, eine periphere Lymphadenopathie ist hingegen selten anzutreffen.

Therapie. Die Erkrankung spricht meist schlechter auf die Zytostatika-Therapie an als eine CLL. Der primäre Einsatz von Anthrayzklin-haltigen Schemata sollte im individuellen Fall diskutiert werden. Eine milde Milzbestrahlung lindert die Beschwerden der Patienten meist rasch.

Ausgewählte Literatur

1. Anaissie EJ, Kontoyiannis DP, O'Brien S et al. (1998). Infections in patients with chronic lymphocytic leukemia treated with fludarabine. Ann Intern Med 129: 559 – 566.
2. Binet JL, Auquier A, Dighiero G et al. (1981). A new prognostic classification of chronic lymphocytic leukemia derived from a multivariate survical analysis. Cancer 48: 198 – 206.
3. Cheson BD, Bennett JM, Grever M, Kay N, Keating MJ, O'Brien S, Rai KR (1996). National Cancer Institute-sponsored Working Group guidelines for chronic lymphocytic leukemia; revised guidelines for diagnosis and treatment. Blood 87: 4990 – 4997.
4. Döhner H, Stilgenbauer S, Benner A et al. (2000). Genomic aberrations and survival in chronic lymphocytic leukemia. N Engl J Med 343: 1910 – 1916.
5. Dreger P, Michallet M, Schmitz N (2000). Stem-cell transplantation for chronic lymphocytic leukemia: the 1999 perspective. Ann Oncol 11 (Suppl 1): 49 – 53.
6. Flinn IW et al. (2000). Fludarabine and cyclophosphamide: a highly active and well tolerated regimen for patients with previously untreated chronic lymphocytic leukemia (CLL). Blood 96: 71 – 75.
7. French Cooperative Group (1994). Is the CHOP regimen a good treatment for advanced CLL? Results from two randomized clinical trials. French Cooperative Group on Chronic Lymphocytic Leukemia. Leuk Lymphoma 13: 449 – 456.
8. Hallek M, Langenmayer I, Nerl C, Knauf W et al. (1999). Elevated serum thymidine kinase levels identify a subgroup at high risk of disease progression in early, nonsmoldering chronic lymphocytic leukemia. Blood 93: 1732 – 1737.
9. Mauro F, Foa R, Cerretti R et al. (2000). Autoimmune hemolytic anemia in chronic lymphocytic leukemia: clinical, therapeutic, and prognostic features. Blood 95: 2786 – 2792.
10. Mauro FR, Foa R, Giannarelli D et al. (1999). Clinical characteristics and outcome of young chronic lymphocytic leukemia patients: a single institution study of 204 cases. Blood 94: 448 – 454.
11. O'Brian SM (1998). Clinical challenges in chronic lymphocytic leukemia. Sem Hematol 35 (Suppl 3): 22 – 26.
12. Rai KR, Sawitsky A, Cronkite EP et al. (1975). Clinical staging of chronic lymphocytic leukemia. Blood 46: 219 – 234.
13. Rai KR, Peterson BL, Appelbaum FR et al. (2000). Fludarabine compared with chlorambucil as primary therapy for chronic lymphocytic leukemia. N Engl J Med 343: 1750 – 1757.
14. Tallman MS, Hakimian D (1995). Purine nucleoside analogs: emerging roles in indolent lymphoproliferative disorders. Blood 86: 2463 – 2474.

8.4.4 Haarzell-Leukämie (Hairy Cell Leukemia; HCL)

Definition. Die Haarzell-Leukämie ist eine sehr seltene klonale lymphoproliferative Erkrankung, bei der in > 98 % der Fälle der maligne Klon der B-Zell-Reihe entstammt. Die exakte Diagnose einer HCL ist für den Patienten von außerordentlicher Bedeutung, da sich das therapeutische Vorgehen von demjenigen bei der CLL oder anderen Non-Hodgkin-Lymphomen unterscheidet.

Die HCL ist eine der am unkompliziertesten und am besten behandelbaren malignen hämatologischen Erkrankungen.

Evidenzbasierte Therapie der Haarzell-Leukämie

Therapieziele. Die Haarzell-Leukämie ist heilbar – der Therapieansatz ist heutzutage im Allgemeinen **kurativ** ✓✓.

Therapieindikation. Bei Diagnosestellung muss nicht zwangsläufig eine sofortige Therapie eingeleitet werden. Bei einem symptomfreien bzw. symptomarmen Verlauf ist ein abwartendes Verhalten u. U. gerechtfertigt. Eine Therapie sollte begonnen werden bei:
- klinischen Beeinträchtigungen durch eine Anämie,
- einer zunehmenden Thrombopenie,
- einer Infektneigung aufgrund der Neutropenie sowie
- einer progredienten Splenomegalie mit Entwicklung eines Hypersplenismus.

Pharmakotherapie

Interferontherapie. Die in der Vergangenheit praktizierte Splenektomie, die bei etwa 60 – 70 % der Patienten eine länger dauernde partielle Remission bewirken konnte, wurde in den 80 iger Jahren des letzten Jahrhunderts fast vollständig durch den Einsatz von Interferon verdrängt ✓✓. Mit einer subkutanen Interferontherapie, die in einzelnen Fällen über mehrere Jahre hinweg gegeben werden musste, konnte eine weitgehende Remission in 70 – 80 % der Fälle induziert werden. Die Interferontherapie ist in der Zwischenzeit verdrängt worden durch den Einsatz von Nukleosid-Analoga.

Nukleosid-Analoga. Mit den Nukleosid-Analoga 2-Chlorodesoxyadenosin (Cladribin) und Desoxycoformycin (Pentostatin) können heutzutage bei 90 – 95 % der Patienten exzellente klinische Remissionen induziert werden ✓✓. Bei > 90 % dieser Patienten handelt es sich dabei um morphologisch und immunphänotypisch gesicherte komplette Remissionen.

Cladribin. Dieser therapeutische Erfolg ist im Falle des Cladribin in der Regel mit einer einmaligen, ununterbrochen über 7 Tage lang verabreichten Dauerinfusion zu erzielen. Neuere Anstrengungen zielen daraufhin ab, die 7-tägige Dauerinfusionstherapie durch eine 5-tägige Therapie mit Kurzinfusionen zu ersetzen, wobei die kumulative Gesamtdosis von Cladribin erhalten bleibt.

Pentostatin wird in der Regel einmal wöchentlich als Bolus über einen Zeitraum von 4 – 6 Wochen verabreicht, gefolgt von einer „Konsolidierungstherapie“ mit weiteren 4 Bolusinjektionen im Abstand von 2 – 3 Wochen. Patienten sprechen auf Pentostatin langsamer an als auf Cladribin, die Remissionsraten und die Qualität der klinischen Remissionen sind jedoch für beide Substanzen nahezu identisch.

Nachsorge

Neben der Kontrolle der hämatologischen Zielparameter Blutbild, Differenzialblutbild und Milzgröße dient die Nachsorge vor allen Dingen der Früherkennung infektiöser Komplikationen. Bis zu 12 Monate nach Verabreichung der Nukleosid-Analoga können die $CD4^+$-T-Helferzellen stark vermindert sein. Bei Patienten mit prädisponierenden pulmonalen Erkrankungen (chronische obstruktive oder restriktive Lungenerkrankungen, schwere pulmonale Infekte in der Vorgeschichte, Diabetes mellitus) empfiehlt sich daher eine Pneumocystis-carinii-Prophylaxe mit Cotrimoxazol.

Fallbeispiel 8.6: Haarzell-Leukämie

Anamnese: Ein 56-jähriger Mann sucht den Hausarzt auf, da er seit geraumer Zeit leicht ermüdbar und abgeschlagen sei.

Befund: Der Patient ist auffällig blass; bei der körperlichen Untersuchung findet sich eine Splenomegalie, der periphere Lymphknotenstatus ist unauffällig. Das Blutbild zeigt eine Trizytopenie mit Neutropenie und Lymphozytose. Der hinzugezogene Hämatologe führt eine Knochenmarkspunktion durch. Es kann jedoch kein Material aspiriert werden, die Entnahme einer Knochenmark-Stanze gelingt hingegen problemlos. Die histologische Untersuchung der Stanze zeigt eine erhebliche Vermehrung der Retikulinfasern in den Markhöhlen mit fast vollständiger Verdrängung der normalen Hämatopoese. Locker eingestreut in das Fasernetz finden sich Infiltrate mit lymphoiden, teilweise bohnenförmig erscheinenden Zellen. Im Ausstrichpräparat des peripheren Blutes finden sich ebenfalls kleine und reif wirkende lymphatische Zellen, die vereinzelt Haar-ähnliche Zytoplasmaausläufer erkennen lassen (**Abb. Fall 8.6**). Diese Zellen färben sich in der Reaktion mit Tartrat-resistenter saurer Phosphatase positiv. Die Immunphänotypisierung bestätigt die bereits morphologisch gestellte Diagnose Haarzell-Leukämie.

Fortsetzung ▶

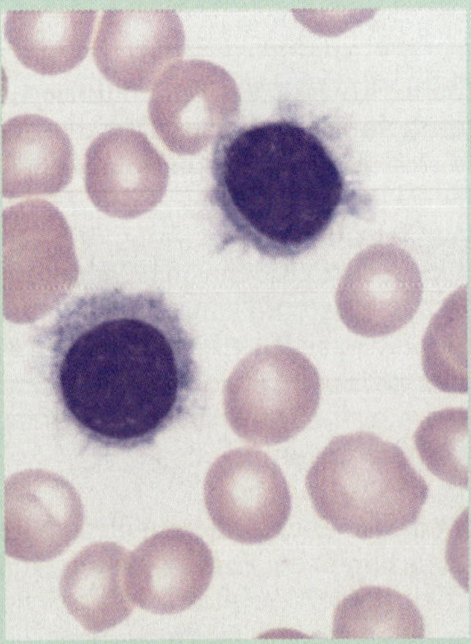

Therapie: Der Patient wird 7 Tage lang mit dem Nukleosid-Analogon 2-Chlorodesoxyadenosin (Cladribin) behandelt. Bereits am 3. Tag der Chemotherapie kommt es zu einem Anstieg der Thrombozyten. 4 Wochen nach Beendigung der Therapie hat sich das Blutbild normalisiert, weitere 4 Wochen später ist die Milz nicht mehr vergrößert. Eine Knochenmarkspunktion 3 Monate nach Therapieabschluss zeigt einen unauffälligen morphologischen Befund.

Abb. **Fall 8.6 Haarzell-Leukämie, Blutausstrich.** Typischer Befund sind Zellen mit ovaloidem Kern und zart ausfransendem Zytoplasma.

Ausgewählte Literatur

1. Golomb HM et al. (1988). Report of a multi-institutional study of 193 patients with hairy cell leukemia treated with interferon-alpha 2 b. Sem Oncol 16: 7.
2. Ho AD et al. (1989). Response to Pentostatin in hairy cell leukemia refractory to interferon-alpha. J Clin Oncol 7: 1533.
3. Jansen J, Hermans J (1981). Splenectomy in hairy cell leukemia: A retrospective multicenter analysis. Cancer 47: 2066.
4. Piro LD et al. (1990). Lasting remissions in hairy cell-leukemia induced by a single infusion of 2-chlorodeoxyadenosine. N Engl J Med 322: 1117.

8.4.5 Klonale Plasmazell-Erkrankungen

Grundlagen

Definition. Als physiologische Reaktion auf eine Infektion, aber auch im Rahmen von Autoimmunerkrankungen, kommt es zur *polyklonalen Expansion von Plasmazellen* und damit vergesellschaftet zu einer *Vermehrung polyklonaler Immunglobuline im Serum.* Das Vorhandensein einer klonalen Plasmazellvermehrung ist Voraussetzung für die Diagnose eines **multiplen Myeloms** (Plasmozytoms).

Davon sind *klonale Plasmazell-Expansionen* mit der Bildung eines *(mono-)klonalen Immunglobulins*, dem so genannten Paraprotein, abzugrenzen. Einer solchen klonalen Plasmazell-Expansion muss per se kein Krankheitswert zukommen: (siehe unten). Dies gilt in der Regel dann, wenn die monoklonale Paraproteinämie *nicht* mit einem Mangel an anderen polyklonalen Immunglobulin-Klassen verknüpft ist und keine Zeichen der hämatopoetischen Insuffizienz oder sonstige Krankheitssymptome bestehen. Man spricht dann von einer **monoklonalen Gammopathie unbekannter Signifikanz** (**MGUS**).

Einteilung und Symptomatik des multiplen Myeloms (MM). Nach Salmon und Durie wird das MM in 3 klinische Stadien unterteilt (Tab. 8.**26**).

Tab. 8.**26** **Stadieneinteilung des multiplen Myeloms**

Stadium I alle folgenden Kriterien
Hämoglobin > 100 g/l normales Serumcalcium normale Knochenstruktur (beurteilt anhand konventioneller Röntgenuntersuchungen) Paraproteine im Serum IgG < 50 g/l IgA < 30 g/l Bence-Jones-Protein im Urin < 4 g/24 h Hinweis. Diese Definition erlaubt keine sichere Abgrenzung zu Patienten mit monoklonaler Gammopathie unbestimmter Signifikanz (MGUS, s. u.)
Stadium II weder Stadium I noch Stadium III
Stadium III mindestens eines der folgenden Kriterien Hämoglobin < 85 g/l Serumcalcium erhöht fortgeschrittene Knochenläsionen Paraproteine im Serum IgG > 70 g/l IgA > 50 g/l Bence-Jones-Protein im Urin von > 12 g/24 h Alle Stadien erhalten den Zusatz A, wenn die Nierenfunktion nicht beeinträchtigt ist, den Zusatz B, wenn ein Kreatinin > 170 µmol/l eine Nierenbeteiligung anzeigt.

Ätiologie. Weder für das MGUS noch für das MM konnten bisher ursächliche Faktoren identifiziert werden. Interessanterweise entwickeln etwa 10 % der Patienten mit MGUS im weiteren Verlauf ein Plasmozytom, so dass

das MGUS als eine Vorläufer-Variante des MM angesehen werden kann.
In jüngerer Zeit wurde das Augenmerk auf *chromosomale Aberrationen* wie einer Deletion des p53-Onkogens (lokalisiert auf Chromosom 17) und einer Deletion des Chromosoms 13(q) der Plasmozytom-Zellen gelegt, da diese Aberrationen mit einer raschen Progredienz der Erkrankung, einem schlechten Ansprechen auf die Therapie und damit insgesamt mit einer schlechteren Prognose verbunden sind. Offensichtlich handelt es sich aber um sekundäre Aberrationen.
Prävalenz und Inzidenz. Die Prävalenz des MGUS ist mit etwa 1 % in der Bevölkerung jenseits des 70. Lebensjahres sehr hoch. Ohne einen Übergang in ein MM (bei ca. 5 %) hat das MGUS keinen Einfluss auf die durchschnittliche Lebenserwartung. Anders stellt sich die Situation beim MM dar. Die Inzidenz steigt ab dem 5. Lebensjahrzehnt kontinuierlich an und erreicht 2 bis 3 neu diagnostizierte Fälle pro 100 000 Einwohner jährlich.
Einteilung und Prognose. Die Prognose des MM wird von folgenden Faktoren beeinflusst ✓:
- klinisches Stadium der Erkrankung (gemäß der Einteilung nach Salmon und Durie),
- Ausmaß der Nierenfunktionseinschränkung (Tubulus-Schaden durch Paraprotein),
- Vorhandensein einer Amyloidose und nicht zuletzt
- Komplikationen wie Infektanfälligkeit und Hyperkalzämie.

Evidenzbasierte Therapie des multiplen Myeloms

Therapieziele. Zwar ist der therapeutische Ansatz z. Zt. als nicht-kurativ zu definieren, doch haben sich intensive Therapiekonzepte unter Einschluss von Stammzelltransplantationen bei Patienten unter 65 Jahren als eindeutig lebensverlängernd erwiesen.

Nichtmedikamentöse Maßnahmen

Strahlentherapie. Multiple Myelome sind sehr gut strahlensensibel ✓. Die Strahlentherapie hat daher einen hohen Stellenwert in der Behandlung lokaler Komplikationen (Frakturgefährdung oder pathologische Fraktur) und insbesondere in der Akutbehandlung bei drohender Querschnittssymptomatik.

Pharmakotherapie

- **Melphalan + Prednison.** Multiple Myelome sprechen im Allgemeinen sehr gut auf alkylierende Substanzen an ✓✓. Das Melphalan gehört neben den Steroiden zu einem Basistherapeutikum in der systemischen Behandlung.
- **VAD-Schema.** Dagegen muss der Stellenwert der Anthrazykline angesichts enttäuschender Ergebnisse in der Monotherapie kritisch betrachtet werden. Dennoch hat sich als Alternative zur Kombination aus Melphalan + Prednison das VAD-Schema (Vincristin + Adriblastin + Dexamethason) in der Behandlung des MM etabliert. Bei diesem Schema wird das Anthrazyklin in Form einer 5-tägigen Dauerinfusion appliziert. Damit soll der im Allgemeinen sehr geringen Proliferationskinetik der Plasmozytomzellen – ein Grund für die Resistenz gegenüber Bolus-Gaben – Rechnung getragen werden.
- **Dexamethason-Stoßtherapie.** Gute palliative Effekte sind auch mit einer Dexamethason-Stoßtherapie zu erzielen. Dabei sind jedoch Steroid-induzierte Komplikationen wie Diabetes mellitus oder arterielle Hypertonie sowie die sekundäre Nebennierenrinden-Insuffizienz dringend zu beachten.
- **Thalidomid.** Mit dem Angiogenese-Inhibitor Thalidomid als Monotherapeutikum oder in Kombination mit Steroiden und/oder Zytostatika können weitgehende Remissionen erzielt werden. Dabei macht man sich die Hypervaskularisierung der multiplen Myelome zunutze: durch Hemmung der Kapillarneubildung schwindet die Tumorzellmasse.
- **Proteasen-Inhibition.** Der Proteasen-Inhibitor Bortezomib hat sich als wirksam auch bei chemotherapierefraktären multiplen Myelomen erwiesen. Die Substanz hemmt den Abbau zelleigener Proteine und damit das „Recycling" von Proteinbausteinen für die Neusynthese. Der Einsatz von Bortezomib in Kombination mit Zytostatika ist Gegenstand klinischer Studien.

Hochdosistherapien.

> *Möglichst eine „Hochdosistherapie" mit Stammzelltransplantation anstreben!*

Bei den Hochdosis-Therapiekonzepten stützt man sich meist gleichfalls auf das Melphalan, es können allerdings auch andere alkylierende Substanzen wie Cyclophosphamid oder Ifosfamid eingesetzt werden ✓✓. Mit einer autologen Stammzelltransplantation ist zwar eine statistische Lebensverlängerung von 2 – 3 Jahren zu erreichen, eine definitive Heilung erfolgt jedoch nicht. Daher wurden Studien zur allogenen Stammzelltransplantation initiiert, die jedoch noch nicht abschließend beurteilt werden können.
Bezüglich **immunmodulatorischer Therapieansätze** mit Interferon ist die Datenlage ausgesprochen widersprüchlich ✗✓. Eine allgemeine Empfehlung zur Interferon-Therapie kann daher nicht gegeben werden. Experimentelle Therapieansätze befassen sich mit der Antagonisierung des IL-6, welches als autokriner Wachstumsfaktor für Plasmazellen identifiziert wurde ≈.

Prävention und Behandlung Plasmozytom-typischerKomplikationen

Von besonderer Bedeutung ist die **Prophylaxe einer Hyperkalzämie** ✓. Hier hat sich der Einsatz von *Bisphosphonaten* bewährt. Bisphosphonate (z. B. Zoledronat, Ibandronat) vermehren den Einbau von Mineralsalzen in den Knochen durch Hemmung der Osteoklasten. Über einen noch nicht geklärten Mechanismus wirken sie auch analgetisch bei Knochenschmerzen.
Die Bisphosphonate kommen nicht nur prophylaktisch, sondern auch bei der manifesten Hyperkalzämie in Kombination mit einer forcierten Diurese (Flüssigkeitszufuhr + Furosemid) zum Einsatz. Die Bisphosphonate haben die Kombinationstherapie aus Steroiden + Calcitonin in der Behandlung der Hyperkalzämie fast völlig abgelöst.

Beachtung einer erhöhten Infektanfälligkeit. Infektionen sind eine weitere Komplikation einer Plasmozytomerkrankung. Die Infektanfälligkeit ist durch den Mangel an polyklonalen Immunglobulinen sowie einer im Krankheitsverlauf zunehmenden hämatopoetischen Insuffizienz mit Leukopenie/Granulopenie erhöht. Insbesondere ist auf atypische Erreger wie Pneumocystis carinii, Legionellen, Mykoplasmen oder auch invasive pulmonale Aspergillosen zu achten. Eine generelle antibiotische Prophylaxe kann jedoch wegen der Gefahr der Resistenzentwicklung nicht empfohlen werden.

Die Pneumonie ist die häufigste Todesursache bei Patienten mit multiplem Myelom!

Nachsorge

In der Nachsorge ist insbesondere auf die klinische Kontrolle des Skelettsystems Wert zu legen; ggf. sind röntgenologische Untersuchungen im Abstand von 3 – 6 Monaten durchzuführen. Des Weiteren müssen infektiöse Komplikationen frühzeitig erkannt und behandelt sowie das Gesamteiweiß (cave Hyerviskosität) sowie das Paraprotein kontrolliert werden. U. U. müssen aufgrund einer hämatopoetischen Insuffizienz Erythrozyten und/oder Thrombozyten substituiert werden. Bei Knochenschmerzen sind in erster Linie peripher wirksame Analgetika angezeigt. Eine enge Zusammenarbeit mit Traumatologen und Neurochirurgen (Anpassung eines Stützkorsetts, Frakturbehandlung) kann dem Patienten viel Leid ersparen.

Fallbeispiel 8.7: Multiples Myelom

Anamnese: Ein 74-jähriger Patient wird wegen plötzlich aufgetretener starker Schmerzen über der Lendenwirbelsäule und einer beginnenden Querschnittssymptomatik stationär aufgenommen.

Befund: Die Bild gebende Diagnostik (Röntgen, NMR der Lendenwirbelsäule) zeigt eine Destruktion von LWK 4 und 5 mit partieller Auslöschung der Wirbelkörperhinterkanten sowie eine Impression des Myelons in diesem Bereich. Darüber hinaus finden sich multiple osteolytische Herde im übrigen Skelettsystem sowie ein so genannter „Schrotschuss-Schädel" (multiple kleine Osteolysen der Schädelkalotte) (**Abb. Fall 8.7**).

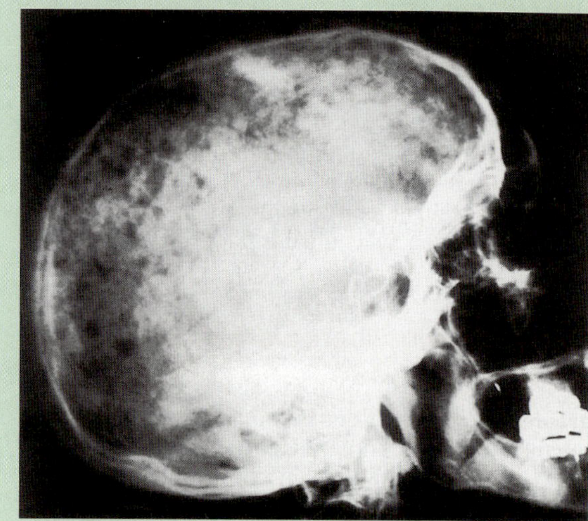

Abb. **Fall 8.7** **Schrotschuss-Schädel bei multiplem Myelom**

Therapie: Das Myelon wird im Rahmen eines neurochirurgischen Eingriffes dekomprimiert und eine Verblockung des Wirbels durchgeführt. Postoperativ erhält der Patient Steroide und es wird eine lokale Radiatio der Lendenwirbelsäule eingeleitet. Die parallel durchgeführte internistische Diagnostik zeigt eine Paraproteinämie Typ IgG bei einem Gesamteiweiß von 105 g/l, eine Verminderung der Immunglobulinklassen IgA und IgM, eine Anämie sowie im Knochenmark eine starke Vermehrung von Plasmazellen. Die Diagnose multiples Myelom wird durch die histologische Aufarbeitung des Tumor-Resektats bestätigt. Nach Abschluss der lokalen Strahlentherapie wird eine intermittierende Chemotherapie mit Melphalan + Steroiden eingeleitet; gleichzeitig erfolgt eine monatliche Infusionstherapie mit Bisphosphonaten. Hierunter kam es zu einer zweijährigen Teilremission des Krankheitsbildes.

Ausgewählte Literatur

1. Anderson H, Scarffe JH, Ranson M et al. (1995). VAD chemotherapy as remission induction for multiple myeloma. Br J Cancer 71: 326 – 330.
2. Anonymous (1998) Combination chemotherapy versus melphalan plus prednisone as treatment for multiple myeloma. An overview of 6633 patients from 27 randomized trials. Myeloma Trialists' Collaborative Group. J Clin Oncol 16: 3832 – 3842.
3. Alexanian R, Dimopoulos MA (1995). Management of multiple myeloma. Sem Hematol 32: 20 – 30.
4. Alexanian R. Dimopoulos MA, Delasalle K, Barlogie B (1992). Primary dexamethasone treatment of multiple myeloma. Blood 80: 887 – 890.
5. Attal M, Harousseau JL, Stoppa AM et al. (1996). A prospective, randomized trial of autologous bone marrow transplantation and chemotherapy in multiple myeloma. N Engl J Med 335: 91 – 97.
6. Barlogie B, Jagannath S, Vesole DH et al. (1997). Superiority of tandem autologous transplantation over standard therapy for previously untreated multiple myeloma. Blood 89: 789 – 793.
7. Bensinger WI, Buckner CD, Anasetti C et al. (1996). Allogeneic marrow transplantation for multiple myloma: An analysis of risk factors on outcome. Blood 88: 2787 – 2793.
8. Berenson JR, Lichtenstein A, Porter L et al. (1996). Efficacy of pamidronate in reducing skeletal events in patients with advanced multiple myeloma. N Engl J Med 334: 488 – 493.

9. Blade J, Lopez-Guillermo A, Bosch F et al. (1994). Impact of response to treatment on survival in multiple myeloma: Results in a series of 243 patients. Br J Haematol 88: 117–121.
10. Cunningham D, Paz-Ares L, Gore ME et al. (1994). High-dose melphalan for multiple myeloma. Long-term follow-up data. J Clin Oncol 12: 764–768.
11. Cunningham D, Paz-Ares L, Milan S et al. (1994). High-dose melphalan and autologous bone marrow transplantation as consolidation in previously untreated myeloma. J Clin Oncol 12: 759–763.
12. Gregory WM, Richards MA, Malpas JS (1992). Combination chemotherapy versus melphalan and prednisolone in the treatment of multiple myeloma. An overview of published trials. J Clin Oncol 10: 334–342.
13. Harousseau JL, Attal M, Divine M et al. (1995). Autologous stem cell transplantation after first remission induction treatment in multiple myeloma: A report of the French Registry on autologous transplantation in multiple myeloma. Blood 85: 3077–3085.
14. Powles R, Cunnigham D, Malpas J et al. (1997). A randomised trial of maintenance interferon following high dose chemotherapy in multiple myeloma: Results 5 1/2 years after accrual of the last patient. Blood 90 (Suppl. 1): 356 a.
15. Vesole DH, Barlogie B, Jagannath S et al. (1994). High-dose therapy for refractory multiple myeloma: Improved prognosis with better supportive care and double transplants. Blood 84: 950–956.

8.4.6 Chronische myeloproliferative Erkrankungen (MPS)

Definition. Klonale, protrahiert verlaufende Erkrankungen der Hämatopoese werden als chronische myeloproliferative Erkrankungen bezeichnet. Die maligne Transformation hat dabei auf der Ebene der pluripotenten Stammzelle stattgefunden. Dies erklärt die morphologische Vielgestaltigkeit der MPS. Im klinischen Alltag beobachtet man häufig fließende Übergänge zwischen den einzelnen Erkrankungsformen. Hinsichtlich der Prognoseabschätzung und der Wahl der geeigneten Therapieoption ist jedoch die Zuordnung zu einer distinkten Form der chronischen myeloproliferativen Erkrankungen von großer Bedeutung. Folgende MPS-Formen werden unterschieden:

- chronische myeloische Leukämie (CML),
- Polycythaemia vera (PV),
- essenzielle Thrombozythämie (ET),
- Osteomyelofibrose/-sklerose (OMF/OMS).

Ätiologie. Ein kausales Agens konnte bis heute nicht identifiziert werden.
Von entscheidender pathophysiologischer Bedeutung für die chronische myeloische Leukämie ist das *Philadelphia-Chromosom*, eine reziproke Translokation zwischen den langen Teilen der Chromosomen 9 und 22 (t 9;22). Im Mausmodel konnte gezeigt werden, dass die Induktion dieser Translokation zu einem myeloproliferativen Syndrom führt. Insofern scheint dem Philadelphia-Chromosom eine wichtige Rolle bei der Entstehung der chronischen myeloischen Leukämie zuzukommen. Für die anderen MPS konnte bis heute kein charakteristischer zytogenetischer Befund erhoben werden.

Wegen der erheblich differierenden therapeutischen Vorgehensweisen werden die einzelnen MPS im Folgenden gesondert besprochen.

Chronische myeloische Leukämie (CML)

Epidemiologie. Die Inzidenz liegt bei etwa einer Neuerkrankung pro 100 000 Einwohnern pro Jahr. Die Erkrankung ist bei Jugendlichen ausgesprochen selten, die Inzidenz steigt ab dem 4. Lebensjahrzehnt kontinuierlich an. Die Lebenserwartung konnte in den vergangenen Jahren durch neue therapeutische Verfahren (siehe unten) verlängert werden.

Einteilung und Prognose. Entsprechend klinischer Kriterien kann die CML in 3 Phasen eingeteilt werden, die jeweils für sich betrachtet eine unterschiedliche Prognose aufweisen (Tab. 8.**27**).
Als Folge der Transformation einer pluripotenten Stammzelle kann sich die Blastenkrise bei der CML nicht nur als myeloische, sondern auch als lymphatische Krise (in etwa 20–25 % der Fälle) präsentieren. Während die Prognose der myeloischen Blastenkrise sehr schlecht ist, kann bei einer lymphatischen Blastenkrise mit einer adäquaten Chemotherapie eine – wenn auch limitierte – Lebenszeitverlängerung erreicht werden.

Evidenzbasierte Therapie der CML

Die CML ist heilbar!

Zumindest für Patienten, die jünger als 60 Jahre sind, gilt ein **kurativer Therapieansatz** ✓✓.

Pharmakotherapie

In der Vergangenheit hat man die CML mit **Hydroxyurea**, **Interferon-α** oder einer Kombination aus **Interferon-α + Cytosin-Arabinosid** behandelt. Hierunter konnte der Krankheitsverlauf zumeist über Jahre hinweg stabilisiert werden, es wurde jedoch keine Heilung erzielt. Durch die Möglichkeit einer allogenen Knochenmarks- bzw. Stammzelltransplantation ist neuerdings ein kurativer Therapieansatz gegeben (s. u.).

Eine radikale Wandlung scheint sich neuerdings durch die Verfügbarkeit des **Tyrosin-Kinase-Inhibitors STI 571 (Glivec)** anzudeuten ✓, der die „klassischen" Therapeutika Hydroxyurea, Interferon-α und Cytosin-Arabinosid

Tab. 8.**27** **Klinische Phase der CML und deren Dauer**

klinische Phase	Dauer
chronische Phase	4–5 Jahre
akzelerierte Phase	6 Monate
Blastenkrise	2–3 Monate

möglicherweise verdrängen könnte. Inwieweit STI 571 die gängige Praxis der allogenen Transplantation verändern wird, kann zum jetzigen Zeitpunkt noch nicht abschließend beurteilt werden. Kombinationstherapien mit STI 571 und Interferon-alpha oder Hydroxyurea/Cytosin-Arabinosid sind gegenwärtig Gegenstand von klinischen Studien.

Bei der Pharmakotherapie der CML muss die Prophylaxe einer Hyperurikämie mit Allopurinol beachtet werden; ggf. zusätzlich den Harn alkalisieren.

Knochenmarktransplantation

Die allogene Knochenmark- bzw. Stammzelltransplantation hat die Prognose der Patienten mit CML entscheidend verbessert ✓✓. Bei 80 – 85% der Patienten ohne Nachweis eines Philadelphia-Chromosoms können mit diesem Verfahren langjährige komplette Remissionen erzielt werden. Infolge der besseren HLA-Typisierungsmöglichkeiten und dem Anwachsen der Spenderdateien ist es zunehmend möglich, bei Fehlen eines HLA-kompatiblen Familienspenders einen passenden Fremdspender zu finden. Man muss sich jedoch darüber im Klaren sein, dass innerhalb der ersten 3 bis 4 Jahre nach Diagnosestellung die Überlebenskurven der transplantierten Patienten schlechter sind als die der „konventionell" Behandelten, da die mit der Transplantationstherapie assoziierten Risiken zunächst eine erhöhte Mortalität bedingen. Danach bildet sich jedoch bei den Transplantierten ein stabiles Plateau aus, während die „konventionell" behandelten Patienten in den Überlebenskurven stetig abfallen, sodass ein medianes Gesamtüberleben für diese Patientengruppe von lediglich 5 – 6 Jahren resultiert.

Die CML ist die erste Erkrankung, bei der eindeutig ein sogenannter **Graft-versus-Leukemia-Effekt** gezeigt werden konnte ✓✓. Patienten mit einem Rezidiv nach allogener Knochenmarktransplantation erhielten Infusionen mit Lymphozyten ihres ursprünglichen Spenders. Einige Wochen danach befanden sich diese Patienten wiederum in einer kompletten, zytogenetisch verifizierten Remission. Neben der Pharmakotherapie zeigt sich hier das Potenzial einer zellulären Immuntherapie am eindrücklichsten.

Therapie der Patienten im Blastenschub

Für Patienten im **myeloischen Blastenschub** ist der Therapieansatz rein palliativ. Eine im Allgemeinen nur kurz dauernde Zytoreduktion kann mit Cytosin-Arabinosid oder auch niedrigen bis mäßigen Dosen von Anthrazyklinen erreicht werden.

Anders stellt sich die Situation bei der **lymphatischen Blastenkrise** dar. Dexamethason und Vinca-Alkaloide können die lymphatischen Blasten bei einem Teil der Patienten rasch zum Verschwinden bringen. Die Entscheidung, ob intensivere chemotherapeutische Schemata unter Verwendung von Cyclophosphamid, Anthrazyklinen, Methotrexat oder auch Cytosin-Arabinosid zum Einsatz kommen sollen, muss immer im Kontext der individuellen Situation des Patienten getroffen werden. Die Elimination der lymphatischen Blasten bei einem Teil der Patienten überführt diese in eine u. U. mehrmonatige zweite chronische Phase der CML.

Nachsorge

Die ambulante Weiterbetreuung der Patienten dient der Kontrolle von Blutbild, Milzgröße und Harnsäurespiegel. Ggf. müssen Blutprodukte substituiert werden.

Fallbeispiel 8.8: CML

Anamnese: Ein 48-jähriger Mann sucht wegen zunehmender Müdigkeit und Abgeschlagenheit sowie starker Schweißneigung bei kleinsten körperlichen Anstrengungen den Hausarzt auf.

Befund: Bei der körperlichen Untersuchung findet sich eine Splenomegalie; die prallelastische Milz ist eine Handbreit unter dem Rippenbogen tastbar. Im Blutbild findet sich eine Leukozytose mit 120 000/μl, wobei sämtliche myeloische Vorstufen bis hin zu einem kleinen Prozentsatz an Blasten im Differenzialblutbild nachweisbar sind (**Abb. Fall 8.8**). Knochenmark-morphologisch zeigt sich eine nahezu völlige Verdrängung des Fettmarks mit maximal gesteigerter Zellularität der Hämatopoese. Eine molekularbiologische Untersuchung mittels PCR beweist das Vorliegen einer t(9; 22) (Philadelphia-Chromosom). Hiermit ist die Diagnose einer CML gesichert.

Therapie: Der Patient erhält zur initialen Zytoreduktion Hydroxyurea oral und wird anschließend mit In-

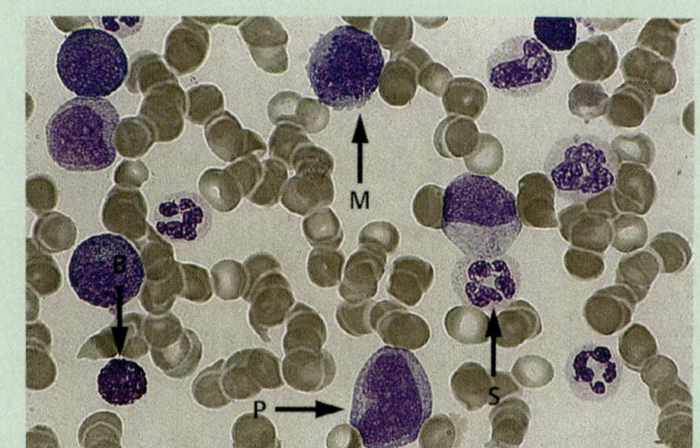

Abb. **Fall 8.8 CML, Blutausstrich.** Charakteristisch ist das bunte Blutbild mit fließenden Übergängen zwischen Promyelozyten (P), Myelozyten (M) und segmentkernigen Granulozyten (S). Blasten sind auf diesem Bild nicht erkennbar.

terferon-α weiterbehandelt. Die Suche nach einem geeigneten Knochenmarkspender in der Familie ist nicht erfolgreich. Der Patient lehnt eine fremd-allo-

Fortsetzung ▶

gene Knochenmarktransplantation ab. Die zwischenzeitlich durchgeführten zytogenetischen Kontrollen zeigen lediglich einen minimalen Rückgang der Philadelphia-Chromosom-positiven Metaphasen, auch wenn sich das periphere Blutbild nach 3 Monaten Interferon-α nahezu normalisiert hat. Auch nach 6 Monaten Interferon-Therapie zeigen 80 % der Metaphasen das Philadelphia-Chromosom. Es erfolgt eine Umstellung auf den Tyrosin-Kinase-Inhibitor STI 571. Eine zytogenetische Kontrolle nach weiteren 3 Monaten zeigt ein Philadelphia-Chromosom in nur noch 10 % der auswertbaren Metaphasen. Die Milz hat sich in der Zwischenzeit auf Normalgröße reduziert, das Blutbild ist normal. Der Patient befindet sich seither in einer hämatologischen Remission.

Polycythaemia vera (PV)

Definition. Die Polycythaemia vera zeichnet sich durch eine Zunahme der Erythrozytenmasse infolge einer Myeloproliferation aus. Bei der überwiegenden Zahl der Patienten sind auch Leukozyten und Thrombozyten leicht bis mäßig erhöht. Wichtig ist die differenzialdiagnostische Abgrenzung zur sekundären Polyglobulie infolge einer chronischen Hypoxie (pulmonale Erkrankungen, Höhenluft) oder infolge eines Nikotinabusus.

Epidemiologie. Die Polycythaemia vera (PV) ist eine Erkrankung des höheren Lebensalters, wobei ein ausgeglichenes Geschlechtsverhältnis vorliegt. Die mittlere Lebenserwartung nach Diagnosestellung liegt bei ca. 12 – 14 Jahren.

Evidenzbasierte Therapie der PV

Therapieziele. Das Therapieziel bei der PV ist rein **symptomorientiert**. Bei der median recht langen Überlebenszeit nach Diagnosestellung und einem Erkrankungsgipfel im 6. und 7. Lebensjahrzehnt sind intensivere therapeutische Verfahren nicht gerechtfertigt.

Aderlass. Therapie der ersten Wahl ist weiterhin der Aderlass. Angestrebt wird ein Hämatokrit unter 50.

Zytostatische Therapie. Gelingt trotz wiederholten Aderlässen keine länger währende Absenkung des Hämatokrits, sollte eine Therapie mit *Hydroxyurea* eingeleitet werden. Dieses Zytostatikum muss nicht zwangsläufig kontinuierlich gegeben werden – in zahlreichen Fällen kann die Therapie immer wieder mehrere Wochen lang ausgesetzt werden.

Therapie mit Radionukliden. Heutzutage weitgehend verlassen ist eine Therapie mit Radiophosphor. Bei alten Patienten mit schlecht kontrollierter Erkrankung kann dieses Verfahren jedoch im Einzelfall eingesetzt werden. Es resultieren meist Remissionen von etwa 2 Jahren Dauer.

Nachsorge

In den Nachsorgeuntersuchungen achtet man auf eine Transformation der PV in eine Osteomyelofibrose/-sklerose; diese Transformation findet bei nahezu einem Drittel aller PV-Patienten nach einem langjährigen Verlauf statt. Ebenso gibt es Übergänge der PV in einen myeloischen Blastenschub; dieser tritt jedoch insgesamt selten auf. Da hier eine kausale Beziehung zum Radiophosphor nicht auszuschließen ist, sollte speziell bei jüngeren Patienten unbedingt von einer Radiophosphor-Therapie Abstand genommen werden.

Fallbeispiel 8.9: Polycythaemia vera

Anamnese: Eine 68-jährige Patientin klagt über zunehmende Kopfschmerzen, einen ausgeprägten Juckreiz am gesamten Körper nach heißem Baden sowie ein immer wiederkehrendes Schleiersehen.

Befund: Bei der Vorstellung in der Ambulanz fällt sofort die Plethora des Gesichtes mit ausgeprägter Bindehautrötung auf. Der Arzt kann eine leicht vergrößerte Milz tasten (Anstoßen der Milz unterhalb des linken Rippenbogens an die Fingerkuppen des Untersuchers), der übrige Untersuchungsbefund ist unauffällig. Im Blutbild findet sich ein Hb von 18,5 g/l bei einem Hämatokrit von 56. Leukozyten und Thrombozyten sind nur mäßig erhöht.

Therapie: Noch am gleichen Tag wird eine Aderlassbehandlung eingeleitet. Es werden in 2-tägigen Abständen insgesamt 4-mal 500 ml Vollblut entnommen und 4-mal 500 ml 0,9%ige NACL-Lösung infundiert. Nach dieser Behandlung liegt der Hb-Wert der Patientin bei 14,5 g/l bei einem Hämatokrit von 47. Wegen einer mäßiggradigen Hyperurikämie wird zeitgleich eine orale Therapie mit Allopurinol eingeleitet. Kopfschmerzen und Schleiersehen sowie der Juckreiz bilden sich vollständig zurück. Die Patientin stellt sich regelmäßig zu ambulanten Kontrolluntersuchungen vor. Bereits nach 3 Wochen hat der Hämatokrit wieder Werte über 50 erreicht, so dass eine zytostatische Therapie mit Hydroxyurea eingeleitet wird. Darunter stabilisiert sich der Hämatokrit bei Werten zwischen 45 und 48. Die Patientin ist beschwerdefrei.

Essenzielle Thrombozythämie (ET)

Definition. Bei der essenziellen Thrombozythämie (ET) handelt es sich um ein chronisches myeloproliferatives Syndrom mit einer präferenziellen Vermehrung der Thrombozyten. Die ET ist gleichfalls eine Erkrankung des höheren Lebensalters. Die mediane Lebenserwartung ist vergleichbar mit derjenigen bei der PV.

Evidenzbasierte Therapie der ET

Das **Therapieziel** bei der essenziellen Thrombozythämie ist **palliativ**. Angestrebt wird eine Stabilisierung der Thrombozytenzahlen unterhalb von 500 000/μl zur Vermeidung thromboembolischer Komplikationen.

Therapie einer akuten Entgleisung. In Akutsituationen mit Thrombozytenzahlen von 1 – 1,5 Millionen/μl kann mit einer *Thrombapherese* kurzfristig eine Absenkung der Thrombozytenzahlen erreicht werden. Dies ist vor allen Dingen notwendig bei einer begleitenden neurologischen Symptomatik, die als Hinweis auf eine verminderte zerebrale Perfusion zu deuten ist.

Pharmakotherapie. Mit *Interferon-α* kann relativ sicher eine Absenkung der Thrombozyten erreicht werden ✓, speziell bei älteren Patienten erscheint jedoch wegen der besseren Handhabung (Compliance!) eine milde zytostatische Therapie praktikabler.
Zytostatikum der Wahl ist das *Hydroxyurea* ✓✓. Alternativ bietet sich das nicht-zytostatisch wirkende *Anagrelide* an, das sowohl als Thrombozyten-Aggregationshemmer wirkt als auch bei ~ 90 % der Patienten zu einem Rückgang der Thrombozytenzahl führt. Zur Hemmung der Thrombozytenaggregation sollte bei Thrombozytenzahlen > 700 000/μl *Acetylsalicylsäure* gegeben und auf reichlich Flüssigkeitszufuhr geachtet werden.

Nachsorge. In Abhängigkeit von der Schwankungsbreite der Thrombozytenzahlen sollte das Blutbild der Patienten regelmäßig überprüft werden. Aufwändige technische Untersuchungen sind, ebenso wie bei der Diagnosestellung, nicht notwendig.

Osteomyelofibrose/-sklerose (OMF/OMS)

Definition. Die OMF/OMS ist durch eine zunehmende Faservermehrung im Knochenmark charakterisiert, die mit einer Verdrängung der ortsständigen Hämatopoese und einer Aktivierung sekundärer Blutbildungsstätten (Milz, Leber) einhergeht. Im Rahmen der exzessiven Faserbildung kommt es bei der OMS auch zur Bildung von Geflechtknochen in den Markhöhlen.

Ätiologie. Die Ursache einer OMF/OMS ist bis heute nicht geklärt. Bei etwa $^1/_3$ der Patienten geht die OMF/OMS aus einer PV hervor, zu einem Teil auch aus der ET.

Epidemiologie und Prognose. Die OMF/OMS ist eine Erkrankung des fortgeschrittenen Lebensalters; mit einer Inzidenz von etwa 0,2 pro 100 000 Einwohnern pro Jahr ist die OMF/OMS selten. Die mediane Lebenserwartung liegt ab Diagnosestellung bei etwa 6 Jahren. Die Transformation in einen Blastenschub ist möglich, wird jedoch seltener als bei der CML beobachtet.

Evidenzbasierte Therapie der OMF/OMS

Therapieziele. Die **palliativ** ausgerichtete Therapie beschränkt sich in der Regel auf die Substitution von Blutprodukten, da die Orte der sekundären Blutbildung den Ausfall der Hämatopoese im Knochenmark nicht kompensieren können. Hinzu kommt die symptomatische Therapie der durch die massive Milzvergrößerung hervorgerufenen Symptome.

Therapieoptionen. Bei einer massiven Milzvergrößerung mit Symptomen des Hypersplenismus kann eine *Milzbestrahlung* die Beschwerden lindern. Bei nahezu allen Patienten liegt eine Hyperurikämie vor, so dass eine *begleitende Therapie mit Allopurinol* angezeigt ist. Eine *Splenektomie* kann im Individualfall erwogen werden. *Zytostatika* wie Hydroxyurea oder Cytosin-Arabinosid verbessern die Prognose der Patienten nicht, können jedoch die Splenomegalie verringern und damit die Symptome der Erkrankung mildern Gleiches gilt für relativ niedrig dosiertes *Interferon-α*, das auch zur Hemmung der Faserneubildung eingesetzt wird.

Ausgewählte Literatur

1. Berlin NI (1995). Classification of the polycythemias and initial clinical features in polycythemia vera. In: Wassermann LR, Berk PD, Berlin NI (eds): Polycythemia vera and the Myeloproliferative Disorders. 22 – 30 Saunders, Philadelphia.
2. Druker BJ, Tamura S, Buchdunger E, et al. (1996). Effects of a selective inhibitor of the Abl tyrosine kinase on the growth of Bcr-Abl positive cells. Nat Med 2: 561 – 566.
3. Enright H, Daniels K, Arthur DC, et al. (1996). Related donor marrow transplant for chronic myeloid leukemia: Patient characteristics predictive of outcome. Bone Marrow Tranpl 17: 537 – 542.
4. Fruchtman SM, Wassermann LR (1995). Therapeutic recommendations for polycythemia vera. In Wassermann LR, Berk PD, Berlin NI (eds.): Polycythemia vera and the Myeloproliferative Disorders. pp. 337 – 349 Saunders, Philadelphia.
5. Guilhot F, Chastang C, Michallet M et al. (1997). Interferon-alpha 2 b [IFN] combined with cytarabine [ARA-C] versus interferon alone in chronic myelogenous leukaemia. N Engl J Med 223 – 229.
6. Hasford J, Baccarani M, Hehlmann R, et al. (1996). Interferon-alpha and hydroxyurea in early chronic myeloid leukemia: a comparative analysis of the Italian and German chronic myeloid leukaemia trials with Interferon-alpha. Blood 87: 5384 – 5391.
7. Hehlmann R, Ansari H, Hasford J et al. (1997). Comparative analysis of the impact of risk profile and of drug therapy on survical in CML using Sokal's index and a new score. Brit J Haematol 97: 76 – 85.
8. Hehlmann, R, Heimpel H, Hasford J et al. (1994). Randomized comparison of interferon-alpha with busulfan and hydroxyurea in chronic myelogenous leukemia: prolongation of survival by hydroxyurea. Blood 84: 4064 – 4077.
9. Hehlmann R, Jahn M, Baumann B, Köpcke W (1988). Essential thrombocythemia. Clinical characteristics and course of 61 patients. Cancer 61: 2487 – 2496.

10. Kantarjian HM, Smith TL, O'Brien S, et al. (1995). Prolonged survival in chronic myelogenous leukaemia after cytogenetic response to Interferon α therapy. Ann Intern Med 22; 254.
11. Kolb HJ, Mittermüller J, Clemm C et al. (1990). Donor leukocyte transfusions for treatment of recurrent chronic myelogenous leukemia in marrow transplant patients. Blood 76: 2462 – 2465.
12. Kolb HJ, Schattenberg A, Goldman JM, et al. (1995). Graft-versus-leukemia effect of donor lymphocyte transfusions in marrow grafted patients. Blood 86: 2041 – 2050.
13. Murphy S, Iland H, Rosenthal D, Laszlo J (1986). Essential Thrombocythemia: An Interim Report From the Polycythemia Vera Study Group. Semin Hemat 23: 177 – 182.
14. Reilly JT (1994). Pathogenesis of idiopathic myelofibrosis: present status and future directions. Brit J Haemat 88: 1 – 8.
15. The Italian Co-operative Study Group on Chronic Myeloid Leukaemia (1994). Interferon alpha-2α as compared with conventional chemotherapy for the treatment of chronic myeloid leukaemia. N Engl J Med 330: 820 – 825.
16. Thomas ED, Clift RA, Fever A, et al. (1986). Marrow transplantation for the treatment of chronic myelogenous leukemia. Ann Intern Med 104: 155 – 163.

8.4.7 Akute myeloische Leukämie (AML) und myelodysplastische Syndrome (MDS)

Definition der AML. Der Begriff der „akuten myeloischen Leukämie" (AML) umfasst eine nach morphologischen, zytochemischen, immunphänotypischen und zytogenetischen Charakteristika definierte Gruppe klonaler Erkrankungen der myeloisch determinierten Stammzelle. Gekennzeichnet sind akute myeloische Leukämien durch einen Reifungsstopp in der Myelopoese, so dass es in der Folge zu einer Vermehrung unreifer, maligner Vorläuferzellen und einem völligen Fehlen ausgereifter Granulozyten, Erythrozyten und Thrombozyten kommt (Tab. 8.**28**, FAB-Klassifikation).

Ätiologie der AML. Eine Strahlenexposition, eine Exposition gegenüber Benzol und seinen Derivaten sowie die in die chromosomale Integrität eingreifenden Zytostatika sind als zumindest kofaktorielle Auslöser der AML erkannt. Daraus leitet sich auch die besondere sozialmedizinische Bedeutung in der Bewertung der AML ab, da einzelne Berufsgruppen (z.B. Arbeiter in der Chemischen Industrie, Beschäftigte in Tankstellen, strahlenexponierte Personen) einem erhöhten Risiko einer AML ausgesetzt sind. Ein kausaler Zusammenhang zwischen der Rate an AML-Erkrankungen und der Nähe des Wohnortes zu einem Kernkraftwerk konnte jedoch nicht belegt werden.

Epidemiologie und Prognose der AML. Die Inzidenz liegt bei etwa 6 Neuerkrankungen pro 100 000 Einwohnern pro Jahr, wobei jenseits des 40. Lebensjahres eine stete Zunahme der Erkrankung zu verzeichnen ist. Die zugrundeliegende Chromosomen-Anomalie bestimmt entscheidend die Prognose. So bedingt das Vorliegen einer t (8; 21), einer t (15; 17) oder einer inv 16 eine deutlich bessere Prognose als eine 7- oder 5q-Deletion (= Fehlen eines Chromosoms 7 bzw. Deletion auf dem q-Arm von Chromosom 5) oder eine Trisomie 8. Eine zytogenetische Charakterisierung der AML mittels Metaphasenanalytik mit Bänderungstechnik oder eine FISH-Diagnostik (Fluoreszens-in-situ-Hybridisierung) gehören daher zum Standard bei der Erstdiagnose, da die Prognose des diagnostizierten AML-Typs Auswirkungen auf Intensität und Dauer der Therapie hat.

Tab. 8.**28** **FAB-Klassifikation der AML und spezielle Charakterisitika** (FAB: French-American-British)

Subtyp	Häufigkeit	Zytogenetik	Klinik
M_0 (undifferenziert)	< 5 %		schlechte Prognose
M_1 (myeloblastisch)	20 %	häufig 7-; 5-; 8 +	schlechte Prognose
M_2 (myeloblastisch)	30 %	häufig t (8, 21)	gute Prognose
M3 (promyelozytisch)	10 %	t (15; 17) selten t (11; 17)	gute Prognose; cave: disseminierte intravasale Gerinnung
M_4 (myelo-monozytär)	20 %	Eosinophile Variante (M4 Eo) mit inv 16	bei inv 16 gute Prognose; cave meningealer Befall nicht selten
M_5 (monoblastisch)	15 %	wie bei M_1: Veränderungen am Chromosom 11	Gingivahyperplasie, Hautinfiltrate, extramedulläre Manifestationen
M_6 (erythroblastär)	5 %	wie bei M_1	häufig aus MDS entstanden, schlechte Prognose
M_7 (megakaryozytär)	< 5 %		cave: Fibrosierung des Knochenmarks; häufig bei Down-Syndrom

Tab. 8.**29** **Klassifikation der MDS**

Subtyp	% Blasten im Knochenmark	Überlebenszeit (median)
RA	< 5%	60 Monate
RARS	< 5%	70 Monate
RAEB	5 – 20%	24 Monate
RAEBt*	20 – 30%	12 Monate
CMML	< 5%	60 Monate

Abkürzungen: RA = refraktäre Anämie; RARS = refraktäre Anämie mit Ringsideroblasten; RAEB = refraktäre Anämie mit Blastenexzess; RAEBt = refraktäre Anämie mit Blastenexzess in Transformation; CMML = chronische myelo-monozytäre Leukämie
* Von manchen Autoren wird die RAEBt bereits zu den AML gerechnet und nicht mehr als MDS-Subtyp bezeichnet.

Definition des myelodysplastischen Syndroms (MDS). Die myelodysplastischen Syndrome (MDS) sollen im Kontext mit der AML besprochen werden, da klinisch fließende Übergange und zytogenetisch teilweise Gemeinsamkeiten zwischen diesen beiden Krankheitsgruppen bestehen. Bei den MDS liegen wie bei der AML Reifungsstörungen auf Stammzellniveau vor, wobei diese unterschiedlich ausgeprägt sein können. Damit verbunden sind sehr unterschiedliche Erkrankungsformen und damit auch Lebenserwartungen (Tab. 8.**29**), so dass nur bei den Patienten mit hohem Blastenanteil und Übergang in eine AML ein intensives therapeutisches Vorgehen gerechtfertigt erscheint.

Therapeutische Implikationen bei MDS. Mit steigendem Anteil an myeloischen Blasten steigt das Risiko, dass ein MDS in eine AML übergeht ✓✓. Auswahl und Intensität der Therapie haben diese Risikoabschätzung zu berücksichtigen.

Evidenzbasierte Therapie der AML und des MDS mit Übergang in eine AML

Therapieziele. Der Therapieansatz bei der akuten myeloischen Leukämie ist zumindest bei jüngeren Patienten **kurativ** ✓✓. Entscheidend ist die Elimination der leukämischen Blasten, die mit einer intensiven Polychemotherapie angestrebt wird. Dabei muss eine länger währende Hämatotoxizität mit einem entsprechenden Bedarf an Blutprodukten und einem hohen Infektrisiko in Kauf genommen werden.

Therapieoptionen

Bei Vorliegen einer t (8; 21), t (15; 17) oder inv 16 besteht allein mit der Chemotherapie eine hohe Chance auf Heilung. Bei allen anderen Subtypen der AML ist der Einsatz der allogenen Knochenmark- bzw. Blutstammzelltransplantation bereits in der ersten kompletten Remission gerechtfertigt.

Es gibt kein Standard-Regime für die Behandlung der AML!

Chemotherapie. Zahlreiche Schemata werden international eingesetzt. Fast ausschließlich handelt es sich dabei um Kombinationen basierend auf dem *Cytosin-Arabinosid mit einem Anthrazyklin/Anthrachinolon* ✓✓. Zusätzlich können Substanzen wie der Topoisomerase-Hemmer *Etoposid*, das *Thioguanin* oder andere Antimetabolite wie *Mercaptopurin* oder *Methotrexat* eingesetzt werden.

Die Therapie eines Patienten mit AML sollte immer innerhalb einer kontrollierten klinischen Studie entsprechend einem klar definierten Studienprotokoll erfolgen!

Allogene Stammzelltransplantation. Vgl. S. 352.

Besonderheiten der Therapie bei der AML FAB M3. Eine besondere Situation liegt vor bei der AML FAB M3 (**akute Promyelozytenleukämie**). Bei diesem Subtyp der AML wird zusätzlich zur Chemotherapie die Substanz *Trans-retinolsäure* gegeben. Diese induziert eine Differenzierung der promyelozytären Blasten zu ausgereiften Granulozyten, kann jedoch ohne zusätzliche Polychemotherapie keine dauerhafte Remission erzielen. Ebenfalls eine Besonderheit der AML M3 ist die häufige und zum Teil lebensbedrohliche Störung der plasmatischen Gerinnung. Die intravasale Verbrauchskoagulopathie macht die *Substitution von plasmatischen Gerinnungsfaktoren, von Vitamin K und Thrombozyten* sowie eine *Transfusion von Plasmapräparationen* erforderlich. Die plasmatischen Gerinnungsstörungen verschwinden mit der Reduktion der Leukämiemasse.

Besonderheiten der Therapie der AML bei Expression von MDR, M4, M5 und M4 Eo. Die funktionelle Expression des Multi Drug Resistance (MDR-)Gens ist mit einer signifikant schlechteren Prognose der Patienten vergesellschaftet. Alle Versuche, durch die Modulation dieser Genexpression das MDR-Gen auszuschalten, haben sich jedoch noch nicht in einer Prognoseverbesserung niedergeschlagen.
Bei den Subtypen M4 und M5 sind mögliche extramedulläre Leukämiemanifestationen zu beachten (Hautinfiltrate, Gingivahyperplasie), beim Subtyp M4 Eo kann es zu einer meningealen Beteiligung kommen. In diesem Falle gehört die Lumbalpunktion zum obligaten Bestandteil der Primärdiagnostik. Bei nachgewiesenem Liquorbefall erfolgt die intrathekale Behandlung mit Methotrexat + Cytosin-Arabinosid.

Antiinfektiöse Therapie. Begleitend zur Chemotherapie erfolgen für die Dauer der Zytopenie **prophylaktische Antibiotikagaben** wegen des stark erhöhten Infektionsrisikos.

Die Chemotherapie-induzierte Zytopenie gehört zu den wenigen Situationen in der Medizin, bei der prophylaktisch Antibiotika gegeben werden.

Insbesondere zielt man auf den Magen-Darm-Trakt als mögliche Eintrittsquelle pathogener Keime. Nichtresorbierbare Antibiotika wie z. B. *Tobramycin* oder *Vancomy-*

cin, aber auch *Gyrasehemmer* werden für diese so genannte „partielle Darmdekontamination" eingesetzt. Als günstig hat sich auch der Einsatz von *Metronidazol* erwiesen.
Besonderer Wert muss auf die **Mundschleimhautpflege** gelegt werden. Suspensionslösungen mit *Amphomoronal* sowie *Betaisadonna* kommen zum Einsatz. Bei der Entwicklung eines Mundsoor, der auch auf den Ösophagus übergreifen kann, ist z.B. *Fluconazol* als Candida-wirksames Antimykotikum indiziert.
Im Falle von **neutropenischem Fieber** müssen auch ohne Keimnachweis *Breitband-Antibiotika* eingesetzt werden. Bewährt haben sich Kombinationen aus Penicillin-Abkömmlingen + Aminoglykosiden oder Cephalosporinen + Aminoglykosiden.
Besonders gefährdet sind die Patienten durch **Aspergillosen**. Standardmedikament ist das *Amphotericin B*, das jedoch häufig aufgrund seiner Nephrotoxizität und insgesamt schlechter Verträglichkeit nicht langfristig gegeben werden kann. Als Alternative bieten sich das liposomale *Amphotericin*, das *Itraconazol* oder das ebenfalls Aspergillus-wirksame neuere *Caspofungin* an.

Antiinfektiöse Therapie ist lebenswichtig!

Therapie eines fortgeschrittenen MDS mit Übergang in eine AML. Fortgeschrittene MDS und sekundäre AML, die überwiegend bei älteren Patienten auftreten, können häufig nur palliativ behandelt werden. Die *Substitution von Blutprodukten* steht dabei ganz im Vordergrund. Ggf. werden *milde zytoreduktive Therapien* zur Kontrolle der Leukämiemasse eingesetzt. Soweit wie möglich sollten derartige Therapien ambulant erfolgen.

Immer wieder werden Therapieversuche mit *hämatopoetischen Wachstumsfaktoren* beim MDS unternommen. Insbesondere bei den Frühformen des MDS (RA und RA mit Ringsideroblasten) kann mit Erythropoetin eine klinische Verbesserung erreicht werden. Der Einsatz von G-CSF oder GM-CSF kann im Einzelfall (bessere Infektabwehr) gerechtfertigt sein. Ein experimenteller Ansatz umfasst die Gabe von Antithymozytenglobulin (ATG) bei der RA.
Ebenfalls in der klinischen Erprobung befinden sich *monoklonale Antikörper* gegen das Oberflächenepitop CD33 bei der AML. Dieser Antikörper kann auch mit einem Zytostatikum (Calicheamycin) gekoppelt werden, so dass das Zytostatikum zielgerichtet ausschließlich myeloisch-determinierte Zellen erreicht. Mit derartigen Antikörpertherapien konnte bei rezidivierter AML eine vorübergehende Remission der Erkrankung bei 20–30% der Patienten erzielt werden.

Nachsorge

Patienten mit MDS stellen sich aufgrund der erforderlichen Substitution von Blutprodukten regelmäßig ambulant vor. Bei Patienten in einer kompletten Remission der AML sind engmaschige Kontrolluntersuchungen (etwa alle drei Monate) zur rechtzeitigen Erkennung eines Rezidivs angezeigt. Manche Therapieprotokolle sehen auch eine sogenannte Erhaltungstherapie mit Cytosin-Arabinosid + Thioguanin vor. Diese Erhaltungstherapie kann überwiegend ambulant erfolgen, erfordert jedoch wegen der Zytopenien intensive Kontrollen.

Fallbeispiel 8.10: AML

Anamnese: Ein 50-jähriger Patient bemerkt einen Leistungsknick mit zunehmender Müdigkeit sowie Atemnot beim Treppensteigen. Wegen Zahnfleischwucherungen sucht er zunächst einen Zahnarzt auf.

Befund: Der Zahnarzt veranlasst eine Blutbilduntersuchung, bei der eine Anämie und Thrombopenie sowie eine Leukozytose mit 50000/μl Leukozyten auffallen. Im Differenzialblutbild finden sich 80% Blasten. Nach der sofortigen Einweisung in eine Hämatologische Klinik wird die Diagnose AML, FAB M5 mittels Knochenmarkpunktion, Zytochemie und Immunphänotypisierung der leukämischen Blasten gesichert.

Therapie: Zur vorsichtigen Reduktion der Leukämiemasse wird eine Vorphasetherapie mit einer Dauerinfusion von Cytosin-Arabinosid eingeleitet. Nach 2 Tagen wird das Anthrazyklin Daunorubicin für die Dauer von 3 Tagen hinzugegeben. Die Cytosin-Arabinosid-Therapie wird insgesamt über 9 Tage durchgeführt, zusätzlich erfolgt die Gabe von Thioguanin. Eine Punktion des Knochenmarks am Tag 14 nach The-

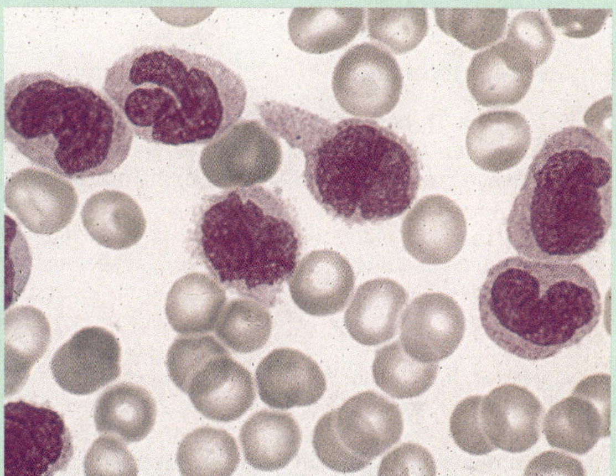

Abb. **Fall 8.10 AML Typ FAB M5, Blutausstrich.** Neben den monoblastischen Zellen können sich in unterschiedlichem Ausmaß reife Monozyten mit tief gebuchtetem Zellkern und zart granuliertem Zytoplasma finden. Bei Vorherrschen von Blasten handelt es sich um eine monoblastische Leukämie (Typ FAB M5a), bei Vorherrschen weitgehend ausgereifter Monozyten um eine akute Monozytenleukämie (Typ FAB M5b).

Fortsetzung ▶

rapiebeginn zeigt ein „leeres Mark" ohne Nachweis residueller Blasten. Noch in der Aplasie am Tag 21 wird hoch dosiert Cytosin-Arabinosid in Kombination mit dem Anthrachinolon Mitoxantrone gegeben. Die nachfolgende 3-wöchige Aplasiezeit ist kompliziert durch eine invasive pulmonale Aspergillose, die eine Therapie mit Amphotericin B erforderlich macht. Es schließt sich eine konsolidierende Therapie mit der Kombination aus Cytosin-Arabinosid, Daunorubicin und Thioguanin an. In der Zwischenzeit konnte die 45-jährige Schwester des Patienten als HLA-idente Stammzellspenderin identifiziert werden. 5 Monate nach Erstdiagnose wird bei dem Patienten, der sich in einer kompletten Remission befindet, eine Konditionierungstherapie eingeleitet (Ganzkörperbestrahlung mit 12 Gy und hoch dosiertes Cyclosphosphamid). Danach schließt sich die Transplantation der aus dem peripheren Blut der Schwester gewonnenen hämatopoetischen Stammzellen an. 2 Monate nach der Transplantation kann der Patient in die ambulante Nachbetreuung entlassen werden.

Fallbeispiel 8.11: MDS

Anamnese: Bei einer 74-jährigen Patientin wird bei der Abklärung einer transfusionspflichtig gewordenen Anämie mit zunehmender Thrombopenie ein MDS diagnostiziert und als RAEB klassifiziert. Die Patientin stellt sich regelmäßig ambulant zur Substitution von Blutprodukten vor. Trotz der gleichzeitig bestehenden Leukopenie bleibt die Patientin zunächst von schweren Infekten verschont.

Befund: Ein Jahr nach Diagnosestellung steigen die Leukozyten plötzlich rasch an; im Differenzialblutbild findet sich ein zunehmender Blastenanteil. Bei der Knochenmarkpunktion ist eine über 90 %ige Infiltration des Marks durch myeloische Blasten erkennbar.

Therapie: Angesichts des fortgeschrittenen Alters der Patientin und einer schweren kardiovaskulären Komorbidität (2-Gefäß-KHK und chronische Linksherzinsuffizienz) entschließt man sich zu einer milden zytoreduktiven Behandlung der nun vorliegenden sekundären AML (hervorgegangen aus einem MDS) mit niedrig dosiertem Cytosin-Arabinosid subkutan. Damit gelingt es, die Leukozytenzahl auf Normalwerte zu senken, ohne jedoch den prozentualen Blastenanteil zu beeinflussen. Die Patientin erhält daraufhin oral Mercaptopurin und wird in die ambulante Weiterbetreuung entlassen. 2 × wöchentlich müssen Blutprodukte substituiert werden. Einen Monat später wird die Patientin mit 40° Fieber und Somnolenz in die Klinik eingewiesen, wo sie kurze Zeit darauf unter dem Bild eines septischen Kreislaufversagens stirbt.

Ausgewählte Literatur

1. Baldus C, Fietz Th, Rieder H, et al. (2001). MDR-1 Expression and Deletions of Chromosomes 7 and 5 (q) Separately Indicate Adverse Prognosis in AML. Leuk Lymphoma 40: 613 – 623.
2. Büchner Th, Hiddemann W, Wörmann B, et al. (1999). Double induction strategy for acute myeloid leukemia: the effect of high-dose cytarabine with mitoxantrone instead of standard-dose cytarabine with daunorubicin and 6-thioguanine: a randomized trial by the German AML Cooperative Group. Blood 93, 4116 – 4124.
3. Cassileth PA, Harrington DP, Appelbaum FR, et al. (1998). Chemotherapy compared with autologous or allogeneic bone marrow transplantation in the management of acute myeloid leukemia in first remission. N Engl J Med 339: 1649 – 1656.
4. Gale RP, Horowitz MM, Rees JKH, et al. (1996). Chemotherapy versus transplants for acute myelogenous leukemia in second remission. Leukemia 10: 13 – 19.
5. Greenberg P, Cox C, LeBeau MM, et al. (1997). International scoring system for evaluating prognosis in myelodysplastic syndromes. Blood 89: 2079 – 2088.
6. Grimwade D, Walker H, Oliver F, et al. (1998). The importance of diagnostic cytogenetics on outcome in AML: analysis of 1612 patients entered into the MRC AML 10 trials. Blood 92: 2322 – 2333.
7. Knauf WU, Berdel WE, Ho AD, Thiel E (1994). Combination of Mitoxantrone and Etoposide in the treatment of myelodysplastic syndromes transformed into acute myeloid leukemia. Leuk Lymphoma 12: 421 – 425.
8. Löwenberg B, Downing JR, Burnett A (1999). Acute myeloid leukaemia. N Engl J. Med 341: 1051 – 1062.
9. Sierra ML, Storer B, Hansen JA, et al. (2000). Unrelated donor marrow transplantation for acute myeloid leukemia: an update of the Seattle experience. Bone Marrow Tranplant 26: 397 – 404.
10. Slovak ML, Kopecky KJ, Cassileth PA, et al. for the Southwest Oncology Group and the Eastern Cooperative Oncology Group (2000). Karyotypic analysis predicts outcome of preremission and postremission therapy in adult acute myeloid leukemia: a Southwest Oncology Group/Eastern Cooperative Oncology Group study. Blood 96: 4075 – 4083.
11. Wheatley K, Burnett AK, Goldstone AH, et al. (1999). A simple, robust, validated and highly predictive index for the determination of risk-directed therapy in acute myeloid leukaemia derived from the MRC AML 10 trial. Br J Haematol 107: 69 – 79.
12. Witherspoon RP, Deeg HJ (1999). Allogeneic bone marrow transplantation for secondary leukemia or myelodysplasia. Haematologica 84: 1085 – 1087.

8.4.8 Akute lymphatische Leukämie

Grundlagen

Definition. Bei der akuten lymphatischen Leukämie (ALL) handelt es sich um eine klonale Expansion ausgehend von einer maligne transformierten hämatopoetischen Stammzelle, die jedoch nicht wie bei der AML (siehe dort) myeloisch, sondern lymphatisch determiniert ist. Als Folge des Differenzierungsstopps unterbleibt die Ausreifung funktionskompetenter Lymphozyten.

Die **Klassifikation der ALL** nach morphologischen Subtypen (L1 – L3) hat stark an Bedeutung verloren. Unabdingbar ist dagegen die exakte Immunphänotypisierung und die Hinzuziehung zytogenetischer bzw. molekulargenetischer Befunde (Tab. 8.**30**) ✓✓.

Ätiologie. Eine Ursache für die ALL kann nicht definiert werden. Allerdings ist es auffällig, dass bei bestimmten Erbkrankheiten die Inzidenz der ALL (und teilweise auch der AML) um ein Vielfaches gegenüber der Normalbevölkerung erhöht ist: Dies trifft beispielsweise zu für das Down-Syndrom, die Ataxia teleangiectatica, das Klinefelter-Syndrom und die Osteogenesis imperfecta. Das Risiko ist ebenfalls erhöht, wenn ein Geschwister (insbesondere ein eineiiger Zwilling) bereits an einer ALL erkrankt ist.

Tab. 8.**30** **Immunologische Klassifikation der ALL**

Bezeichnung	Phänotyp	Häufigkeit
B-Linien-ALL	CD19 + und/oder CD22 + und/oder CD79 a	75 %
– Pro-B-ALL10 %		
– common-ALL	CD10 +	50 %
– prä-B-ALL	zytoplasmatisch IgM+	10 %
– reife B-ALL	surface IgM+	5 %
T-Linien ALL	zytoplasmatisch CD3 +	25 %
– pro-T-ALL	CD7 +	
– prä-T-ALL	CD2 + und/oder CD5 + und/oder CD8 +	
– kortikale T-ALL	CD1a+	
– reife T-ALL	surface CD3 +/ CD1a	

Inzidenz und Prävalenz. Die Prävalenz der ALL zeigt eine zweigipflige Alterskurve mit einem ersten Gipfel bei Kindern, wobei die Inzidenz nach dem 10. Lebensjahr rückläufig ist. Jenseits des 50. Lebensjahres erreicht die ALL einen zweiten Gipfel. Die Inzidenz liegt bei etwa 3 – 4 Neuerkrankungen pro 100 000 Einwohnern jährlich.

Einteilung und Prognose. Eine Stadieneinteilung wird bei der ALL nicht vorgenommen. Besonders zu achten ist jedoch auf extramedulläre Manifestationen (Hoden, Meningen). Von eminenter prognostischer Bedeutung ist das Vorliegen eines Philadelphia-Chromosoms (in etwa 50 % der Fälle einer cALL) (ungünstig) und einer t (4; 11), welche mit einer B-Vorläufer-ALL vergesellschaftet ist. Die Risikogruppen werden in Tab. 8.**31** aufgeführt.

Neben den zellbiologischen Merkmalen der ALL ist die adäquate Therapie (rechtzeitiger Beginn, ausreichende Dosierung) in den Händen eines erfahrenen Hämatologen von grundsätzlicher prognostischer Relevanz!

Evidenzbasierte Therapie der ALL

Therapieziele. Die Therapie der ALL wird in **kurativer** Absicht durchgeführt ✓✓. Die Intensität des therapeutischen Vorgehens richtet sich dabei nach den prognostisch bedeutsamen Subgruppen (Tab. 8.**32**).

Die international akzeptierten Therapieschemata zeichnen sich durch eine große Komplexität aus. Die Therapie sollte daher immer in einem Hämatologischen Zentrum erfolgen, auch wenn einzelne Therapieabschnitte durchaus ambulant durchführbar sind.

Tab. 8.**31** **Hoch-Risikogruppen**

Merkmal	B-Vorläufer-ALL	Reife B-ALL	T-Linien-ALL
Leukozyten	> 30.00/μl	-	> 100000/μl
Immunphänotyp	pro-B-ALL	-	pro-T-ALL
Zytogenetik	t (9; 22) t (4; 11)	-	-
Molekulargenetik	BCR-ABL+ ALL – AF4 +	-	-
Zeit bis zur CR (= complete remission/ komplette Remission)	> 4 Wochen	> 2 Blöcke Chemotherapie	> 4 Wochen

Standard-Risiko	Hochrisiko	Höchstrisiko
	initial hohe Zellzahl; keine komplette Remission nach Induktionstherapie	t(9;22) oder bcr-abl+ oder t(4;11) oder AF4+
Polychemotherapie (Induktion/Konsolidierung/Re-Induktion/Erhaltung)	Polychemotherapie (Induktion/Konsolidierung) allogene Transplantation, wenn Familienspender, sonst Polychemotherapie wie bei Standard-Risiko	Polychemotherapie (Induktion/Konsolidierung) allogene Transplantation, wenn kein Familienspender, dann Fremdspender

Tab. 8.**32** **Therapie-Algorithmus: Primärbehandlung der ALL**

Pharmakotherapie

Akuttherapie. Die Pharmakotherapie der ALL unterliegt einer ständigen Überprüfung im Rahmen von kontrollierten klinischen Studien. Um einer Resistenzentwicklung der leukämischen Blasten vorzubeugen, werden in definierten Zeitabständen unterschiedliche nicht-kreuzresistente Zytostatika in wechselnden Kombinationen verabreicht (Kreuzresistenz: Resistenz der Tumorzellen gegen ein Chemotherapeutikum, aus dem eine Resistenz gegen ein weiteres chemisch verwandtes Chemotherapeutikum resultiert). Die Deutsche ALL-Studiengruppe empfiehlt folgendes Vorgehen: Bei initial großer Leukämiemasse (Leukozyten $>25000/\mu l$ und/oder Organomegalie) kann mit einer milden sogenannten **Vorphasetherapie** (z.B. Cyclophosphamid + Prednison oder Vincristin + Prednison) eine erste Zytoreduktion erreicht werden. Anschließend folgt eine **Induktionstherapie**, wobei man eine Phase I (Tag 1–28) und eine Phase II (Tag 29–52) mit jeweils unterschiedlicher Zytostatikakombination unterscheidet. Ab der Woche 13 nach Therapiebeginn folgt eine intensive **Konsolidierungstherapie**, die wiederum von einer sogenannten **Reinduktionstherapie** ab Woche 21 gefolgt wird. Alle diese Therapieblöcke induzieren eine Zytopenie von unterschiedlicher Länge, die unter Umständen zeitliche Therapieverschiebungen notwendig machen.

Grundsätzlich gilt: Besser eine Zeitverschiebung als eine Reduktion der Dosis!

Nach Abschluss der Reinduktionstherapie schließt sich eine komplett ambulant durchführbare **Erhaltungstherapie** an.
Parallel zu den genannten Therapieblöcken sind erforderliche strahlentherapeutische Interventionen durchzuführen (prophylaktische Schädelbestrahlung, ggf. Mediastinalbestrahlung).

Die **chemotherapeutischen Komponenten der ALL-Therapie** sind in Tab. 8.**33** zusammengefasst. Zusätzlich zu den genannten Substanzen kann der Tyrosin-Kinase-Hemmer STI 571 bei einer bcr-abl + ALL bzw. bei Vorliegen eines Philadelphia-Chromosoms in Kombination mit einer Polychemotherapie eingesetzt werden.

Besonderheiten der Therapie der B-ALL. Eine Sonderstellung nimmt die reifzellige B-ALL ein, bei der es klinisch Übergänge zum hoch malignen lymphoblastischen Non-Hodgkin-Lymphom und zum Burkitt-Lymphom gibt. Nach einer Vorphase werden 2 Chemotherapie-Regimes als Block A und Block B jeweils im Wechsel verabreicht. Hier entfällt die sogenannte Erhaltungstherapie.

Tab. 8.**33** **Zytostatika zur Therapie der ALL**

Alkylantien	Cyclophosphamid, Ifosfamid
Anthrazykline	Daunoblastin, Adriblastin
Antimetabolite	Methotrexat Mercaptopurin Cytosin-Arabinosid
Vinca-Alkaloide	Vincristin Vinblastin
Topoisomerase-Hemmer	Etoposid
Enzyme	L-Asparaginase

Stellenwert der Knochenmark-/Stammzelltransplantation. Für Patienten der Standard-Risikogruppe besteht nach heutiger Auffassung in der ersten kompletten Remission keine Indikation für eine autologe oder allogene Stammzelltransplantation. Dagegen sollten Patienten der Hochrisikogruppe bereits in der ersten kompletten Remission allogen (nicht autolog!) transplantiert werden. Speziell bei Vorliegen eines Philadelphia-Chromosoms oder einer t(4; 11) ist bei fehlendem Familienspender eine Fremdspender-Transplantation anzustreben. Für Patienten unter 60 Jahren besteht in der 2. kompletten Remission unabhängig von der Risikogruppe bei Erstdiagnose eine Indikation zur Transplantation. Die allogene Transplantation ist dabei der autologen überlegen. Bei fehlendem Familienspender sollte daher eine Fremdspender-Transplantation einer autologen Transplantation vorgezogen werden.

ZNS-Therapie. Patienten mit ALL tragen ein hohes Risiko für einen primären ZNS-Befall oder ein ZNS-Rezidiv. Die Lumbalpunktion gehört daher zum obligaten Bestandteil der Eingangsdiagnostik. Im Rahmen dieser diagnostischen Punktion sollte gleich Methotrexat zur ZNS-Prophylaxe instilliert werden. Bei Nachweis eines ZNS-Befalls durch die ALL muss die intrathekale Therapie zu einer Triple-Therapie mit Methotrexat, Cytosin-Arabinosid und Dexamethason erweitert werden. Die Strahlentherapie (Schädel-Hirn-Bestrahlung, ggf. Radiatio der Neuroachse) ergänzt die medikamentöse ZNS-Therapie.

Rezidivtherapie

Mit einer *Kombinationschemotherapie* kann bei etwa 60 % der Patienten erneut eine komplette Remission induziert werden. Diese ist jedoch von sehr kurzer Dauer (median 6 – 8 Monate!), so dass sich nach Erreichen einer 2. kompletten Remission ohne Zeitverzögerung eine allogene Transplantation anschließen sollte (siehe oben). Zusätzlich zu den bereits in der Primärtherapie eingesetzten Substanzklassen werden derzeit in der Rezidivsituation auch Nukleosid-Analoga (Fludarabin, Cladribin) erprobt. Deren Stellenwert kann jedoch noch nicht abschließend beurteilt werden. Dies gilt auch für das STI 571 ≈.

Nachsorge

Während der teilweise über 2 1/2 Jahre dauernden Therapie sind ambulante Zwischenkontrollen durchzuführen (Blutbild, Knochenmark, Liquor), deren Zeitpunkte im Behandlungsplan fest verankert sind. Nach Abschluss der Therapie sollten über einen Zeitraum von weiteren 5 Jahren regelmäßige Kontrolluntersuchungen (anfänglich monatlich, im weiteren Verlauf z. B. 3-monatlich) erfolgen.

Fallbeispiel 8.12: ALL

Anamnese: Ein 20-jähriger Amateursportler bemerkt innerhalb weniger Tage einen Leistungseinbruch verbunden mit allgemeiner Abgeschlagenheit und Müdigkeit. Den Angehörigen fällt eine zunehmende Blässe auf.

Befund: Der Hausarzt veranlasst umgehend eine Blutentnahme, wobei petechiale Blutungen distal der Stauungsmanschette auffallen. Mit einer Gesamtleukozytenzahl von 20 000/μl, einem Hb von 6,5 g/dl und Thrombozyten von 15 000/μl wird der Patient sofort in ein Hämatologisches Zentrum eingewiesen. Bei der körperlichen Untersuchung fallen lediglich kleine indolente Lymphknoten zervikal, supraklavikulär und inguinal sowie eine geringgradig vergrößerte Milz auf. Die LDH ist mit 400 U/l erhöht. Blutausstrich (**Abb. Fall 8.12**) und immunologische Diagnostik belegen die Diagnose cALL. Ein Philadelphia-Chromosom wird nicht nachgewiesen.

Therapie: Der Patient wird nach dem Therapieprotokoll der Deutschen ALL-Studiengruppe therapiert. In einer Kontrollpunktion 4 Wochen nach Einsetzen der Therapie lassen sich im Knochenmark keine Blasten mehr nachweisen. 3 Jahre nach Diagnosestellung ist der Patient anhaltend in einer kompletten Remission und vollständig im Arbeitsleben integriert.

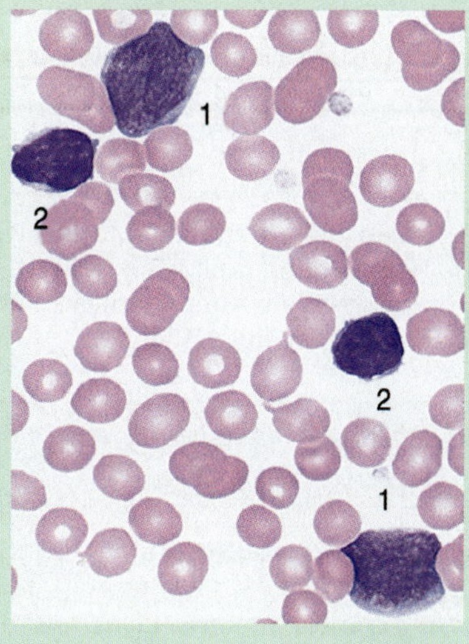

Abb. **Fall 8.12 ALL, Blutausstrich.** Bei der ALL finden sich sowohl Blasten (1) als auch Lymphozyten (2).

Ausgewählte Literatur

1. Burmeister T, Maurer J. Thiel E (1998). Molekulargenetik: Bedeutung für Diagnostik und Therapieverlauf bei akuten und chronischen Leukämien. Onkologe 4: 772 – 777.
2. Dicke KA, Hoelzer DF, Gorin NC, et al. (1993). The role of bone marrow transplantation in adult acute lymphocytic leukemia. Ann Oncol 4 (Suppl 1) 81 – 90.
3. Gassmann W, Löffler H, Thiel E, et al. (1997). Morphological and cytochemical findings in 150 cases of T-lineage acute lymphoblastic leukaemia in adults. Multicentre ALL Study Group (GMALL) Br J. Haematol 97: 372 – 382.
4. Gökbuget N, Hoelzer D (1998). Akute lymphatische Leukämie des Erwachsenen. Onkologie 4: 778 – 790.
5. Gökbuget N, Hoelzer D (1998). Meningeosis leukaemica in adult acute lymphoblastic leukaemia. J Neuro Oncol 38: 167 – 180.
6. Hoelzer D Ludwig WD, Thiel E, et al. (1996). Improved outcome in adult B-cell acute lympohoblastic leukemia. Blood 87: 495 – 508.
7. Hoelzer D, Thiel E, Ludwig WD, et al. (1993). Follow-up of the first two successive German multicentre trials for adult ALL (01/81 and 02/84). German Adult ALL Study group. Leukemia 7 Suppl 2: 130 – 134.
8. Löffler H, Gassmann W (1994). Morphology and cytochemistry of acute lymphoblastic leukaemia. Baillieres-Clin-Haematol 7: 263 – 272.
9. Ludwig WD, Rieder H, Bartram CR, et al. (1998). Immunophenotypic and genotypic features, clinical characteristics, and treatment outcome of adult pro-B acute lymphoblastic leukemia: results of the German Multicenter GMALL 03/87 and 04/89. Blood 92: 1898 – 1909.
10. Ludwig WD, Thiel E (1993). Diagnostik der akuten Leukämien mit morphologischen, immunologischen und zytogenetischen Verfahren. Internist 34: 498 – 510.
11. Martin H, Atta J, Bruecher J, et al. (1993). Minimal residual disease in patients with Ph1-positive acute lymphoblastic leukemia before and after autologous bone marrow transplantation. Exp Hematol 21: 1065.
12. Rieder H, Ludwig WD, Gassmann W, et al. (1996). Prognostic significance of additional chromosome abnormalities in adult patients with Philadelphia chromosome positive acute lymphoblastic leukaemia. Br J Haematol 95: 678 – 691.
13. Zhang MJ, Hoelzer D, Horowitz MM, et al. (1995). Long-term follow-up of adults with acute lymphoblastic leukemia in first remission treated with chemotherapy or bone marrow transplantation. The Acute Lymphoblastic Leukemia Working Committee. Ann Intern Med 123: 428 – 431.

9 Neurologische Erkrankungen

H.-C. Diener

9.1 Morbus Parkinson (Idiopathisches Parkinson-Syndrom)

Grundlagen

Epidemiologie. Die Parkinson-Erkrankung (Morbus Parkinson) als neurodegenerative Erkrankung ist nicht selten. Die Prävalenz nimmt mit dem Alter deutlich zu und liegt bei etwa 1% der Menschen über 65 Jahre.

Die Prävalenz des Morbus Parkinson beträgt etwa 1% der über 65-Jährigen.

Ätiopathogenese und Pathophysiologie.

Bei der ***idiopathischen Form des Parkinson-Syndroms*** degenerieren sowohl pigmentierte Zellen in der Substantia nigra als auch Neurone anderer pigmentierter Nuclei (Locus coeruleus, dorsaler Vaguskern). Histopathologisch sind Zellverarmung sowie gliotischer Umbau der pigmentierten Kerne auffällig. Es zeigen sich eosinophile zytoplasmatische Einschlüsse, die Lewy-Körperchen genannt werden. Das Parkinson-Syndrom wird klinisch apparent, wenn etwa 60% der Neurone der Substantia nigra untergegangen sind. Begleitend kommt es zu einer Reduktion des Enzyms Tyrosinhydroxylase. Durch den *Untergang der dopaminergen nigralen Neurone*, die eine hemmende Funktion auf striatale Interneurone ausüben, kommt es zu einer *vermehrten glutamatergen Aktivität* sowie einem *Überhang von Acetylcholin im Corpus striatum* und damit zu gesteigerter neuronaler Aktivität der striatalen Projektionsbahnen (Abb. 9.**1**). Hierdurch kommt es letzten Endes zu einer vermehrten Hemmung am Ausgang der Basalganglienschleife und damit zu einer *geringeren* Erregung motorischer Kortexareale durch die subkortikal gelegenen Kerngebiete (Abb. 9.**2**); dies erklärt die krankheitsspezifische Verarmung der Motorik. Die genaue Ätiologie der striatalen Neurodegeneration ist weiterhin unklar. Prädisponierende Faktoren können zumeist nicht aufgezeigt werden.

Sekundäre oder symptomatische Parkinson-Syndrome sind insgesamt selten.
Klinisch am bedeutsamsten in dieser Gruppe sind die *Medikamenten-induzierten* Parkinson-Syndrome. Durch den häufigen Gebrauch von Neuroleptika, selten auch

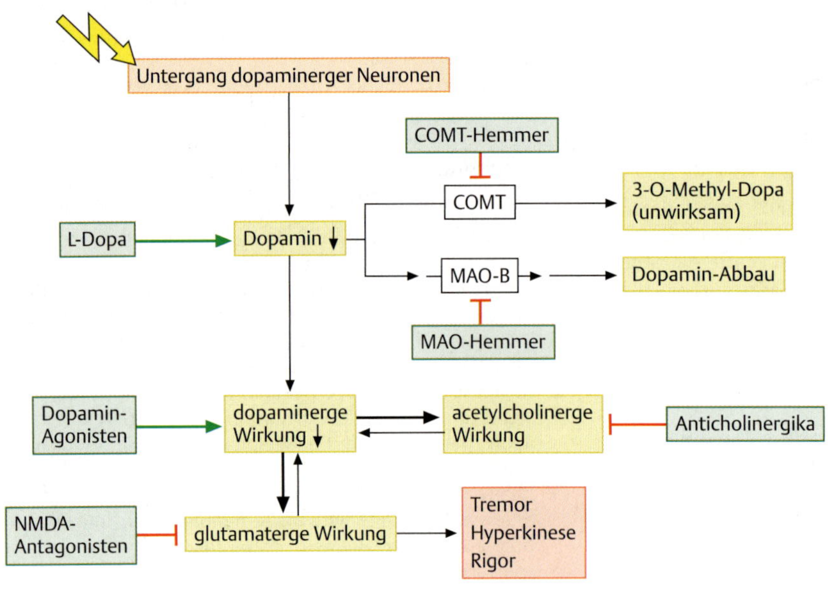

Abb. 9.**1** **Pathophysiologie und therapeutische Ansatzpunkte bei der Parkinson-Erkrankung**

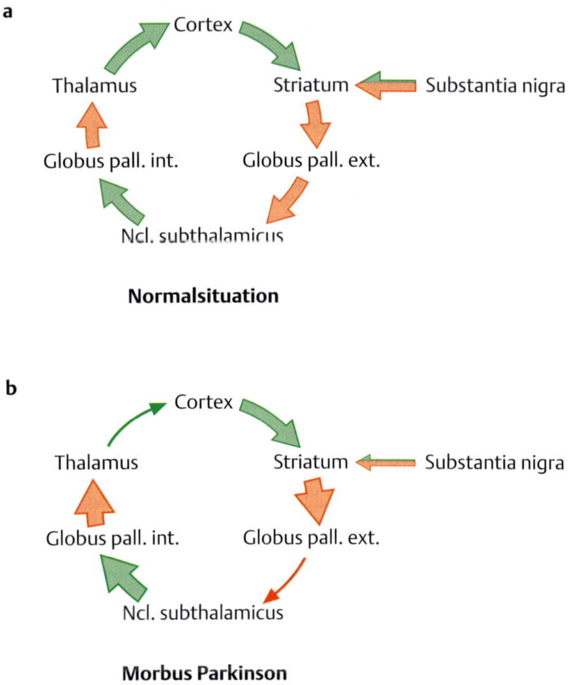

Abb. 9.**2** **Basalganglienschleife**, schematische Darstellung der wichtigsten Verbindungen mit dem jeweiligen Ausmaß von Erregung (grüne Pfeile) und Hemmung (rote Pfeile). **a** Situation beim Gesunden. **b** Situation beim Morbus Parkinson. Durch das im Corpus striatum entstehende Transmitterungleichgewicht kommt es letzten Endes zu einer geringeren Erregung der motorischen Kortexareale durch die subkortikal gelegenen Kerngebiete.

durch Calciumantagonisten (Flunarizin oder Cinnarizin), Antiemetika (Metoclopramid) oder Lithiumsalzen, kommt es zu einem symptomatischen Parkinsonoid. Hierbei dominieren Akinese und Rigor über den Tremor. Nach Absetzen der Medikamente bilden sich die Symptome zurück. Symptomatisch können Anticholinergika oder Amantadin verwandt werden.
Selten sind *Toxin-induzierte* Parkinson-Syndrome:

- MPTP (Methyl-Phenyl-Tetra-Hydropyridin) entsteht bei der Synthese des Heroinersatzstoffes Meperidin. Es wurde beobachtet, dass es bei Drogenabhängigen nach 4 Jahren zu Parkinson-Syndromen führt.
- Kohlenmonoxid-Vergiftungen können, wenn sie überlebt werden, Parkinson-Syndrome auslösen.
- Auch Mangan führte bei Bergarbeitern nach mehrjähriger Exposition zu einer signifikant erhöhten Erkrankungsrate von Parkinson-Syndromen.

Das sogenannte *postenzephalitische Parkinson-Syndrom* nach der Encephalitis lethargica, welche in den 20er-Jahren epidemisch war, tritt heute nicht mehr auf.

Symptomatik.

> *Die Leitsymptome der Parkinson-Krankheit sind eine Störung der willkürlichen und unwillkürlichen Motorik mit Bradykinese (Bewegungsverlangsamung) und Hypokinese (Bewegungsverarmung) bzw. Akinese (Bewegungsunfähigkeit).*

Dadurch kommt es zu einer *Störung der Ganginitiierung* und zu einem *kleinschrittigen Gang*, begleitet von einer *Störung der Stellreflexe* mit Pulsions- oder Sturzneigung. Es tritt ein *Rigor* auf, der als Steifigkeit empfunden wird und klinisch als so genanntes Zahnradphänomen getastet werden kann. Der Parkinson-typische *Tremor* ist ein grobschlägiger Ruhetremor mit einer Frequenz von 3 – 7 Hz/s. Es handelt sich um den typischen sogenannten Pillendrehertremor, der neben den Händen auch Beine und Kopf befallen kann. Darüber hinaus kann ein mittelfrequenter Haltetremor auftreten. Der Tremor sistiert im Schlaf, emotionale Belastungen führen zu einer Verstärkung des Symptoms.
Vegetative Symptome in Form von vermehrtem Speichelfluss, Störung der Schweißsekretion mit Salbengesicht, vermehrter Seborrhoe der Kopfhaut, Dranginkontinenz und orthostatischer Hypotensionen sind häufig.
Psychische und kognitive Symptome umfassen nicht nur depressive Verstimmungen, sondern auch eine Verlangsamung der Denk- und Wahrnehmungsvorgänge (Bradyphrenie). In nur in wenigen Fällen, bei weiterem Fortschreiten der Erkrankung, kann der Verlauf auch eine demenzielle Entwicklung nehmen. Je nach klinischer Ausprägung der drei Hauptsymptome Tremor, Akinese und Rigor werden drei Haupttypen des Parkinson-Syndroms unterschieden:

1. **Tremordominanz-Typ**: Dieser Typ ist am häufigsten, der Beginn des Tremors ist zumeist asymmetrisch, zum Teil auch einseitig. Bezüglich der Beweglichkeit erscheint die Langzeitprognose bei dieser Erkrankungsgruppe etwas besser.
2. **Akinetisch-rigider-Typ:** Klinisch dominieren die Tonuserhöhung und die Bewegungseinschränkung, der Tremor steht im Hintergrund.
3. **Äquivalenz-Typ:** Die 3 Hauptsymptome Tremor, Hypokinese und Rigor liegen gleichermaßen vor.

Therapeutische Implikationen.

Idiopathisches Parkinson-Syndrom. Der durch den Untergang der nigralen Neurone bedingte Dopaminmangel im Striatum ist das wichtigste pathogenetische Element der Erkrankung; aus diesem Grund ist der **Ersatz des fehlenden Dopamins** von je her das Hauptprinzip der medikamentösen Behandlung. Darüber hinaus kann auch dem im Striatum entstehenden Transmitterungleichgewicht (erhöhte cholinerge und glutamaterge Aktivität) entgegengewirkt werden.
Seit seiner Einführung in den 60er-Jahren ist **L-Dopa** in Kombination mit einem peripheren Decarboxlylase-Hemmer (Carbidopa oder Benserazid) die effektivste medikamentöse Behandlungsoption ✓✓. Da das Ansprechen des *idiopathischen* Parkinson-Syndroms auf eine dopaminerge Therapie grundsätzlich gut ist, kann diese Beobachtung auch als diagnostisches Kriterium verwandt werden. Theoretisch gründet sich dieses Ansprechen auf die Tatsache, dass beim Parkinson-Syndrom allein die striatalen Zellen Dopamin-verarmt sind, die verbleibenden nigralen Zellen jedoch noch in der Lage sind, Dopamin aus der Vorstufe L-Dopa zu synthetisieren. Die striatalen Neurone bleiben dabei für das Dopamin, welches die nigralen Zellen freisetzen, empfindlich.

Im Verlauf der Erkrankung nimmt die Zahl der verbleibenden, funktionstüchtigen nigralen Neurone, die L-Dopa in Dopamin umwandeln, ab und die Sensibilität der striatalen Zielneurone nimmt zu.

Die Verarmung an funktionstüchtigen nigralen Neurone erklärt einerseits den zunehmenden Wirkungsverlust einer L-Dopa-Therapie im Krankheitsverlauf; die Denervierungshypersensitivität der striatalen Zellen erklärt die intermittierenden paradoxen Hyperkinesien und Dyskinesien nach L-Dopa-Einnahme, die nach länger währender Therapie mit diesem Medikament häufig zu beobachten sind.
Weitere therapeutische Optionen neben L-Dopa umfassen

- indirekte Dopamin-agonistische Substanzen;
- NMDA-Antagonisten, die die glutamaterge Überaktivität der striatalen Zellen dämpfen;
- COMT-Hemmer (Catechol-O-Methyl-Transferase-Hemmer), die den Abbau des Dopamins hemmen und dadurch dessen Verfügbarkeit im ZNS erhöhen;
- oder Anticholinergika, die die cholinerge Überaktivität der striatalen Zellen dämpfen.

Symptomatische Parkinson-Syndrome. Hier ist die **Behandlung der auslösenden Ursache** vordergründig. Daneben erfolgt bedarfsweise eine **symptomorientierte Therapie** analog derjenigen des idiopathischen Parkinson-Syndroms.

Evidenzbasierte Therapie des Morbus Parkinson

Therapieziele

Ziel der Therapie ist eine Linderung der Symptome. Die Progression der Grunderkrankung kann bis jetzt nicht aufgehalten werden.

Eine kausale Behandlung der Parkinson-Erkrankung gibt es nicht. Es stehen jedoch mehrere symptomatische konservative oder chirurgische Therapieverfahren zur Verfügung, die die Symptome deutlich bessern können. Haupttherapieziel ist, die für die Patienten besonders störende Bewegungsverarmung und Bewegungshemmung sowie den Tremor zu lindern.

Nichtmedikamentöse Therapie

Neben der medikamentösen Behandlung ist die *Krankengymnastik* die wichtigste Basistherapie. Ziel ist es, durch einfache repetitive Bewegungen die Feinmotorik sowie die automatischen Bewegungsschablonen wieder einzutrainieren und durch isotonische Bewegungen die allgemeine Steifigkeit zu verringern. Durch *psychosoziale Therapiemaßnahmen* soll dem durch die fortschreitende Erkrankung bedingten sozialen Rückzug begegnet werden. Da die verbale und nonverbale Kommunikation durch die Verlangsamung eingeschränkt sind, ist es wichtig, die Patienten zu regelmäßigen geistigen und körperlichen Tätigkeiten anzuregen. Durch *leichte Mahlzeiten* und insbesondere proteinarme Nahrung kann die Dopaminaufnahme verbessert werden, da einige Aminosäuren im Duodenum mit Levodopa um denselben Transportmechanismus konkurrieren.

Pharmakotherapie

L-Dopa-Therapie

Die therapeutische Wirksamkeit von L-Dopa und Dopamin-Agonisten ist durch mehrere große Studien belegt ✓✓. COMT-Hemmer und Anticholinergika werden nur als zusätzliche Medikation eingesetzt. Grundlage des Therapieerfolges ist nach wie vor, den fehlenden Transmitter Dopamin zu ersetzen.

Hauptstandbein der Parkinson-Therapie ist dementsprechend L-Dopa. Dieses passiert die Blut-Hirn-Schranke und wird dann zentral zu Dopamin umgewandelt, welches die Blut-Hirn-Schranke nicht passieren kann. Die Kombination mit dem peripheren Decarboxylasehemmer (z. B. Benserazid oder Carbidopa) verringert die peripheren, insbesondere die gastrointestinalen und kardialen Nebenwirkungen. Die Initialdosis einer L-Dopa-Therapie beträgt z. B. 3 × 62,5 mg. Falls schon hiermit eine ausreichende Wirksamkeit erzielt wird, sollten weitere Dosissteigerungen erst bei klinischer Verschlechterung des Patienten in sehr langsamen Schritten erfolgen. Zwischen jeder Steigerung sollte eine gewisse Latenzzeit liegen, um auch verzögert einsetzende Besserungen registrieren zu können. Die durchschnittliche Tagesdosis bei einem mittelschweren Parkinson-Syndrom liegt bei etwa 500 mg/Tag. Grundsätzlich sollten ab etwa 400 – 500 mg L-Dopa Tagesdosis zusätzliche Substanzgruppen eingesetzt werden (Dopa-Agonisten/COMT-Hemmer). In Einzelfällen sind in Spätstadien Dosissteigerungen auf bis zu 1200 mg L-Dopa möglich.

Darreichungsformen von L-Dopa. In **Tablettenform** erreicht L-Dopa seine volle Wirkung eine knappe Stunde nach der Einnahme, wobei zur Vermeidung von Resorptionsstörungen die Einnahme entweder vor oder 1½ Stunden nach dem Essen erfolgen sollte. Zur morgendlichen Gabe steht L-Dopa in einer etwas **rascher anflutenden Form**, z. B. als Madopar LT, zur Verfügung. Es beginnt bereits nach etwa 20 – 30 Minuten zu wirken. Auch Standard-Levodopa/Carbidopa-Präparate sind gut wasserlöslich und wirken schneller als Tabletten, die L-Dopa in Reinform enthalten.
Retard-Präparate sind besonders geeignet zur Überbrückung nächtlicher Akinese; Patienten ohne gravierende Wirkungsfluktuationen können auch tagsüber auf diese Präparate eingestellt werden. Die retardierte Form von L-Dopa verhindert jedoch nicht das spätere Auftreten von Wirkungsschwankungen.
Die Umstellung auf Retard-Präparate erfordert zumeist eine leichte Dosisanpassung nach oben, da bei dieser Art von Medikation mit einem 30%igen Wirkverlust gerechnet werden muss. Die morgendliche „Startdosis" muss

Tab. 9.**1** **Substanzgruppen zur Therapie des Morbus Parkinson** mit den jeweils typischen Nebenwirkungen

Substanz	$t_{1/2}$	Dosierung	Evidenz	typische Nebenwirkungen
L-Dopa		insgesamt nicht mehr als 1000 mg/Tag (d)	✓✓	akut: Übelkeit, Brechreiz, Hypotonie, Tachykardie, Halluzinationen, Psychosen. langfristig: Dyskinesien, Dystonien
Standard	0,5 – 2 h			
dispersibel	0,5 – 2 h			
retardiert	2 – 4 h			
Ergotartige Dopamin-Agonisten				grundsätzlich wie L-Dopa, die neueren und nichtergotartigen Agonisten mit etwas weniger Übelkeit; relative Kontraindikationen bei KHK, bekannten Psychosen; nicht indiziert bei Demenz Leberfunktionsproben bei DHEC über 60 mg/Tag; augenärztliche Untersuchung bei Sehstörungen unter Pramipexol und Ropinirol Ergotartige Dopamin-Agonisten: Herzklappenfibrosen
Bromocriptin	6 h	initial: 1,25 mg wöch., 1,25 mg steigern, max: 3 x 10 mg/d	✓✓	
Lisurid	2 h	initial: 0,1 mg, wöch., 0,2 mg steigern, max: 2 mg/d	✓	
α-Dihydroergocryptin/ DHEC	15 h	initial: 2,5 mg, wöch. 2,5 – 5 mg steigern, max: 120 mg/d	✓✓	
Pergolid	7 – 14 h	initial: 0,05 mg, jeden 3. Tag um 0,1 mg steigern, max. 3 x 0,25 mg	✓✓	
Cabergolin	65 h	initial: 0,5 mg/d, wöch. 0,5 mg steigern, max: 6 mg/d (einmal täglich)	✓✓	
Nichtergotartige Dopaminagonisten				
Ropinirol	6 h	initial: 3 x 0,25 mg, wöch. 0,75 mg steigern, max: 24 mg/d	✓✓	
Pramipexol	8 – 12 h	initial: 3 x 0,125 mg, 1. Wo. 0,375 mg, ab 2. Wo. 0,75 mg steigern, max: 4,5 mg/d	✓✓	
COMT-Inhibitoren				relativ gut verträglich; Nebenwirkungen insbesondere durch die plötzlich ansteigende Dopaminkonzentration bedingt; sonst: Übelkeit, Schwindel, Diarrhoe, Urinverfärbung
Entacapon	ca. 1 – 2 h	Einnahme von 1 Tabl. (200 mg) mit jeder L-Dopa-Gabe; max.: 2000 mg/d; CAVE: evtl. Dopa reduzieren	✓✓	
Monoaminoxidase-B-Hemmer				Verstärkung der Dopa-Nebenwirkungen, Halluzinationen, Verwirrtheit, Angst, Schlaflosigkeit
Selegelin	Tage	5 – 10 mg/d Einmalgabe	✓	
Xilopar		1,25 mg	✓	
Anticholinergika				sehr ähnlich als Gruppe: Verwirrtheit, Schwindel, Müdigkeit, Schlaflosigkeit, Euphorie, Obstipation; cave: Glaukom und Harnretention
Benzatropin	ca. 20 h	initial:1 x 1 mg/d, 3-tägl. 1 mg steigern, max: 2 – 6 mg/d	✓✗	
Biperidin	ca. 20 h	initial:1 x 2 mg/d, 3-tägl. 2 mg steigern, max: 6 – 12 mg/d	✓✗	
Bornaprin	ca. 30 h	initial:1 x 2 mg/d, 2-tägl. 2 mg steigern, max: 6 – 12 mg/d	✓✗	
Methixen	10 – 14 h	initial: 3 x 2,5 mg/d, wöch. 0,5 mg steigern, max: 20 – 30 mg/d	✓✗	
Procyclidin	13 h	initial: 3 x 2,5 mg/d, 3-tägl. 0,5 mg steigern, max: 20 – 30 mg/d	✓✗	
Trihexyphenidyl	16 h	initial: 1 x 1 mg/d, tägl. 1 – 2 mg steigern, max: 3 x 5 mg/d	✓✗	
Atpyische Neuroleptika				Clozapin: atypisches Neuroleptikum mit anticholinergen Effekten; Nebenwirkungsspektrum: Krampfanfälle, Müdigkeit Agranulozytose (wöchentliche BB-Kontrollen)
Clozapin	12 h	initial: 6,25 mg, dann langsam aufdosieren unter wöchent. Blutbildkontrolle; max: ca. 75 mg/d	✓✓	
NMDA-Antagonisten				visuelle Halluzinationen, Livedo reticularis, Übelkeit, Knöchelödeme, Schwindel, Mundtrockenheit, Harnretention, innere Unruhe
Amantadin	9 – 15 h	initial: 100 mg, max: 300 – 600 mg/d	✓	

weiterhin in Form eines nichtretardierten Präparats eingenommen werden. Pathophysiologisch scheint die Gabe von Retard-Präparaten den positiven Effekt zu haben, dass die lang anhaltende, tonische Stimulierung der postsynaptischen dopaminergen Rezeptoren motorische Fluktuationen vermeidet. Nach Jahren der Therapie nehmen sowohl die Wirkdauer einer einzelnen Dopa-Gabe als auch die Zuverlässigkeit des Ansprechens ab, so dass häufigere Gaben nötig sind. Solche Wirkungsschwankungen manifestieren sich in Form sogenannter On-off-Phänomene mit unvorhersehbarer Bewegungsunfähigkeit des Patienten, es treten jedoch auch Hyperkinesen und Dystonien auf. Patienten in diesem Stadium der Erkrankung profitieren nicht mehr von Retard-Präparaten, da die Fluktuationen zum Teil zunehmen und Anflutungsdyskinesien sich zum Teil verschlechtern.
Wesentliche Nebenwirkungen der L-Dopa-Therapie sind gastrointestinale Beschwerden mit Übelkeit sowie orthostatische Hypotension.

Früher Einsatz von L-Dopa versus späten Einsatz. Aufgrund der Befürchtung, dass die Patienten mit zunehmender Therapiedauer schlechter auf L-Dopa ansprechen und bei frühzeitigem Einsatz vermehrt Wirkungsfluktuation und Dyskinesien auftreten, wurde in den letzten Jahren die frühzeitige Kombination verschiedener Substanzgruppen in möglichst niedriger Dosierung empfohlen, alternativ auch der frühe Einsatz von Dopamin-Agonisten in Monotherapie. Allerdings haben auch mehrere große doppelblinde Therapie- und Verlaufsstudien nicht abschließend klären können, ob ein frühzeitiger Einsatz von L-Dopa tatsächlich das spätere Auftreten von Dyskinesien begünstigt und ob ein Wirkungsverlust früher auftritt ✓✗. Einige Studien sprechen für ein vermindertes Auftreten von Dyskinesien unter einer Dopamin-Agonisten-Monotherapie ✓✗. Andere Studien haben auch über einen langen Beobachtungszeitraum hinweg kein erhöhtes Risiko für motorische Fluktuationen und Dyskinesien bei frühzeitigem Einsatz von L-Dopa erbracht. Hervorzuheben ist eine große Multicenter-Studie, die aufzeigt, dass Patienten, die bereits in einem frühen Erkrankungsstadium mit L-Dopa therapiert wurden, tatsächlich weniger behindert zu sein scheinen und länger überleben ✓. Auch muss betont werden, dass im Krankheitsverlauf auftretende Dyskinesien von Patienten zumeist nicht als so belästigend empfunden werden wie die Bewegungseinschränkungen. Die Dyskinesien werden eher von Angehörigen oder sogar behandelnden Ärzten als störend dargestellt. Dementsprechend sollte vor einer zu kritischen Betrachtung der bewährten L-Dopa-Therapie gewarnt werden.

Dopamin-Agonisten

Dopamin-Agonisten aktivieren postsynaptische Dopaminrezeptoren und verstärken so die Dopaminwirkung. Auch aktivieren sie präsynaptische Dopaminrezeptoren, was zu einer Reduktion der Dopaminfreisetzung und damit gleichzeitig zu einer Reduktion des gesamten Dopaminturnovers führt. Die Dopaminrezeptoren werden hauptsächlich in die D1- und D2-Rezeptorfamilien unterteilt, wobei derzeit weitere Subtypen von D3 bis D5 bestimmt sind. Am wichtigsten für die Antiparkinsonwirkung der Dopamin-Agonisten ist die Stimulierung des D2-Rezeptors. Insgesamt sind Dopamin-Agonisten etwas weniger wirksam als L-Dopa ✓, sie können allerdings in Monotherapie bei leichter und mittelgradiger Symptomatik eingesetzt werden. Sie sind außerdem bewährt in der Kombination mit L-Dopa, wobei sich die Nebenwirkungen beider Präparate allerdings negativ verstärken können. Auch Dopamin-Agonisten rufen zum Teil ausgeprägte Übelkeit und orthostatische Hypotension hervor. Die Beigabe von Antiemetika (Domperidon) vor Einnahme des Dopamin-Agonisten mildert diese Nebenwirkungen, die sich nach einigen Wochen von alleine abschwächen.
Pharmakologisch unterscheidet man **ältere ergotartige Agonisten** (Bromocriptin, Lisurid, Pergolid), **neuere ergotartige Agonisten** (Cabergolin und Dihydroergocryptin/DHEC) und neuere **nichtergotartige Agonisten** (Ropinirol, Pramipexol) (siehe Tab. 9.1). Das Wirkungsprofil dieser drei Gruppen ist annähernd gleich, hinsichtlich der Pharmakokinetik weisen sie geringe Unterschiede auf: die neuen Ergot-Derivate können aufgrund einer längeren Halbwertszeit und besseren Bioverfügbarkeit in weniger Tagesgaben verabreicht werden. Die neueren Nichtergotderivate zeigen ein insgesamt ähnliches Nebenwirkungsspektrum, wobei möglicherweise Pramipexol die Tremorkomponente etwas besser beeinflusst als die anderen Dopamin-Agonisten. Typische Nebenwirkungen sind Übelkeit, Erbrechen, Dyskinesien, Blutdruckabfall, Müdigkeit, Somnolenz und Halluzinationen. Insbesondere diese psychischen Nebenwirkungen machen die Gabe bei älteren Patienten zum Teil problematisch.

Apomorphin ist ein potenter D1- und D2-Rezeptor-Agonist. Er kann ausschließlich subkutan oder intravenös appliziert werden, z. B. in Form einer Pen-Applikation (2–6 mg) bei selektierten Patienten in Spezialeinrichtungen zur Überbrückung intermittierender akinetischer Krisen oder als subkutane Dauerinfusion von 30–100 mg/Tag. Die Wirkung tritt 10 Minuten nach der Injektion ein. Zur Vermeidung von Übelkeit sollten gleichzeitig bis zu 6 × 20 mg Domperidon gegeben werden. Nebenwirkungen von Apomorphin sind Sedation, Erbrechen, Nausea, Hypotension und Spontanerektionen.
Zur Sicherung des Ansprechens auf Dopaminergika werden Apomorphin-Tests heutzutage immer seltener eingesetzt.

COMT-Inhibitoren

Diese neuere Substanzgruppe hemmt reversibel die Catechol-O-Methyl-Transferase (COMT), das Hauptenzym, das Dopamin weiter verstoffwechselt zu 3-O-Methyl-Dopa. Dieser Metabolit ist pharmakologisch nicht wirksam, hat jedoch eine längere Halbwertszeit als Dopamin. Bioverfügbarkeit und Plasmakonzentration von L-Dopa werden daher durch eine COMT-Hemmung angehoben. Zwei COMT-Inhibitoren wurden entwickelt: **Tolcapon** und **Entacapon**. Tolcapon hemmt die periphere und zentrale COMT, während Entacapon nur die periphere COMT inhibiert. Aufgrund von hepatischen Nebenwirkungen wurde mittlerweile Tolcapon wieder vom Markt genommen. COMT-Hemmer werden insbesondere bei Patienten im fortgeschrittenen Stadium eingesetzt, die ausgeprägte Fluktuationen der Beweglichkeit zeigen. On-Zeiten werden unter COMT-Hemmer-Therapie verlängert, Off-Zeiten verkürzt ✓. Eine geringe Dopamin-Dosiseinsparung von etwa 20% kann erwartet werden. Die Dopa-Dosis muss dann ggf. nach unten angepasst werden. Die Applikation von Entacapon erfolgt in Form von 200-mg-Tabletten, die zusammen mit jeder L-Dopa-Einnahme verabreicht werden.

MAO-Hemmer (Monoaminooxidase-B-Hemmer)

Selegilin steht in Form von Tabletten in Dosierungen von 5 und 10 mg sowie als Liophyllisat-Tabletten von 1,25 mg zur Verfügung. Die Wirkung erfolgt über eine irreversible Hemmung der MAO-B. Dieses Enzym ist am Dopamin-Abbau beteiligt. Die Hemmung dieser enzymatischen Reaktion führt gleichzeitig zu einer Verminderung von Wasserstoffsuperoxid, einem freien Radikal, welches im Rahmen des Dopaminabbaus entsteht und potenziell als neurotoxisch betrachtet wird.
Die Verbesserung der Parkinson-Symptomatik ist unter Selegilin alleine allenfalls gering ✓✗. Die mögliche Einsparung von Dopamin ist ebenfalls nur mäßig ausgeprägt. Allerdings wirkt die Substanz in vitro neuroprotektiv, so dass sie seit Jahren ein fester Bestandteil der Parkinson-Therapie ist. Studien belegten, dass durch Selegilin-Gabe die Notwendigkeit einer Dopa-Gabe hinausgezögert werden kann. Da die Nebenwirkungen von Selegilin (einschließlich Dyskinesien, Halluzinationen und Psychosen) den Verlauf komplizieren können, und in neueren Studien der Langzeitverlauf unter der Selegilin-Therapie nicht – wie früher postuliert – günstiger ist ✗, wird der Einsatz allerdings zunehmend kritisch betrachtet. Selegilin soll nicht mit anderen MAO-Hemmern oder Serotonin-Wiederaufnahme-Hemmern kombiniert werden.

NMDA-Antagonisten

Amantadin ist pharmakologisch ein NMDA-Antagonist, der seine Wirkung wahrscheinlich über die Hemmung des exzitatorischen Neurotransmitters Glutamat entfaltet. Ein Therapieversuch mit Amantadin in Monotherapie ist in der Frühphase der Parkinson-Erkrankung möglich. In späteren Krankheitsphasen berichten Patienten auch durch die adjuvante Gabe von Amantadin von einer Besserung der Akinese. Die initiale Dosis liegt bei 3 × 100 mg, die maximale Dosis bei 800 mg/Tag. Intravenös angewendet hat es sich zur Behandlung akinetischer Krisen bewährt.

Anticholinergika

Anticholinergika sind die ältesten Parkinson-Medikamente und wirken vorwiegend auf Tremor und Rigor. Heutzutage ist man zurückhaltend mit dem Einsatz von Anticholinergika, da man befürchtet, kognitive Defizite bei älteren Patienten zu verschlechtern ✓✗. Dennoch werden sie beim Tremor-dominanten Parkinson-Syndrom noch eingesetzt, obwohl einige Patienten hinsichtlich des Tremors auf die Anticholinergika auch nicht besser ansprechen als auf L-Dopa. Typische Nebenwirkungen sind Obstipation, Harnverhalt, Akkommodationsstörung und Erhöhung des Augeninnendrucks sowie bei Langzeiteinnahme auch ein progredientes, potenziell jedoch reversibles demenzielles Syndrom. Wirkweise und Wirksamkeit der einzelnen Anticholinergika, wie Biperiden, Methixen, Trihexyphenidyl und Bornaprin, unterscheiden sich nicht. Zur Dosiseinsparung sollten Retard-Präparate bevorzugt werden.

Parkinson-spezifische Therapieprobleme

Behandlung des Tremors (Tab. 9.2). *Anticholinergika* können zur Behandlung des Tremors eingesetzt werden. Ein Therapieversuch mit dem möglicherweise wirksamen Dopa-Agonisten *Pramipexol*sollte unternommen werden. Als weitere Tremor-wirksame Substanz steht das atypische Neuroleptikum *Clozapin* zur Verfügung (CAVE: langsames Einschleichen und Blutbildkontrollen). Sind die medikamentösen Verfahren nicht ausreichend, kann eine Thalamotomie oder Elektrodenimplantation zur Hochfrequenzstimulation des Thalamus erwogen werden.
Ein Teil der Parkinson-Patienten leidet nicht nur am typischen Ruhetremor, sondern auch unter einem zum Teil grobschlägigen Haltetremor. Auch kann ein schon vorbestehender essenzieller Tremor bestehen. Diese Tremorformen erfordern eine zusätzliche Pharmakotherapie mit *β-Blockern* oder *Mylepsinum*.

Behandlung der akinetischen Krise. Eine akinetische Krise ist ein lebensbedrohlicher Zustand. Die Patienten liegen unbeweglich im Bett, können nicht schlucken und

Tab. 9.2 **Therapie der Tremorformen**

Tremorart	Therapie	Evidenz
essenzieller Tremor	Propranolol: initial 20–40 mg/d; Höchstdosis 160–320 mg/d Primidon: initial 62,5 mg; max. 2 x 250 mg/d Clozapin: initial 6,25 mg, jeweils um 12,5 pro Woche steigern, Zieldosis 3 x 25 mg; CAVE: wöchentliche Blutbildkontrollen (Gefahr der Agranulozytose)	✓✓ ✓ ✓✓
Parkinson-Tremor	Anticholinergika Clozapin Tremor-beeinflussende Dopamin-Agonisten	≈ ✓✓ ✓✓
verstärkter physiologischer Tremor	keine Therapie notwendig, mögliche Ursachen ausschließen (Schilddrüsenerkrankungen, weniger Kaffee trinken), ggf. Betablocker	

entwickeln relativ rasch Störungen der Temperaturregulation (Fieber) sowie Herz-Kreislauf- und Lungenprobleme. Häufige Ursachen sind Resorptionsstörungen der Medikamente und ungewolltes Absetzen der Medikation nach Unfällen und bei akuten Krankenhauseinweisungen (häufige Fehldiagnose: Schlaganfall). Eine wichtige Differenzialdiagnose ist das maligne Neuroleptika-Syndrom, das klinisch der akinetischen Krise sehr ähnelt. Die Therapie besteht aus intensivmedizinischer Überwachung, sofortiger Infusion von Amantadin bis zu 6 Infusionen à 200 mg), Flüssigkeitsersatz, Gabe von L-Dopa über eine Magensonde und Maßnahmen zur Temperatursenkung.

Therapie assoziierter Beschwerden

Therapie gastrointestinaler Störungen. Viele Parkinson-Patienten klagen über Obstipation sowie Völlegefühl und Verdauungsbeschwerden. Dopaminergika hemmen die Peristaltik des Ösophagus und des Magens, was diese Beschwerden zum großen Teil erklärt. Körperliche Inaktivität und verminderte Flüssigkeitsaufnahme spielen eine zusätzliche Rolle. Auch die Darmmotilität wird durch Medikamente, insbesondere Anticholinergika, gebremst. Zusätzlich kommt es zu einer krankheitsbedingten Mitdegeneration der autonomen nervalen Versorgung des Gastrointestinaltraktes. Die Therapie der gastrointestinalen Störungen beim Parkinson-Syndrom umfasst die Gabe des peripheren Dopaminrezeptoren-Blockers *Domperidon* (20 bis 50 mg Einzeldosis), vor allem bei Auftreten von Übelkeit. Darüber hinaus sollte neben körperlicher Aktivität und ausreichender Flüssigkeitszufuhr auf ballaststoffreiche Kost geachtet und ggf. zusätzlich Lactulose oder das zur Therapie der Obstipation zugelassene Movicol eingesetzt werden.

Therapie von Blasenentleerungsstörungen. Im fortgeschrittenen Stadium der Erkrankung leidet etwa die Hälfte der Parkinson-Patienten an Miktionsstörungen. Es sollte schon vor Beginn einer spezifischen Therapie eine urologische Abklärung zum Ausschluss obstruktiver Prozesse und urologischer Erkrankungen durchgeführt werden. Ebenso sollten andere neurologische Erkrankungen ausgeschlossen werden, die eine Blasenstörung verursachen können (wie zum Beispiel ein Normaldruckhydrozephalus). Häufig handelt es sich bei den Blasenstörungen um medikamentöse Nebenwirkungen, wobei insbesondere Anticholinergika und anticholinerg wirksame Antidepressiva zu einer *Detrusor-Hyporeflexie* mit einer hypotonen Blasenentleerungsstörung und Restharnbildung führen können. Dementsprechend sollten Anticholinergika reduziert oder ausgeschlichen werden. Überbrückend können Cholinesterase-Hemmer wie Distigminbromid gegeben werden. Im Rahmen der Parkinson-Erkrankung treten auch *enthemmte Detrusor-Kontraktionen* mit Pollakisurie und unwillkürlichem Harnverlust auf. Diese Symptome werden zum Teil durch eine Optimierung der Parkinson-Einstellung gebessert. Bei *hyperaktiver Blasenfunktionsstörung* mit imperativem Harndrang und Dranginkontinenz können zusätzlich Parasympatholytika oder auch Imipramin in niedrigen Dosen (3 × 10 mg bis 3 × 25 mg) gegeben werden.

Therapie hypotoner und orthostatischer Kreislaufdysregulation. Häufig klagen Parkinson-Patienten, besonders unter dopaminerger Therapie, über orthostatische Schwindelsymptomatik nach Lagewechsel. Neben diesen medikamentös bedingten, meist milden orthostatischen Beschwerden, kommt es auch zu einer postganglionären autonomen Insuffizienz als Folge der Grunderkrankung. Dementsprechend wirken Sympathomimetika zumeist schlecht. Dennoch wird auch diese Substanzgruppe, besonders das direkt wirkende Sympathomimetikum *Midodrin*, in Tagesdosen bis zu 40 mg empfohlen. Eine Verteilung auf bis zu 5 Einzeldosen ist dabei notwendig. Zur Vermeidung nächtlicher Hypotonien verabreicht man die letzte Einzeldosis am Nachmittag. Diese Basistherapie soll durch nichtmedikamentöse Maßnahmen unterstützt werden, wobei vor allem auf eine vermehrte *Flüssigkeitszufuhr* (bis zu 3 Liter am Tag) und eine leicht erhöhte *Kochsalzzufuhr* zu achten ist. Mechanische Kompression mit Stützstrümpfen, Vermeidung von langer Immobilität und ausreichende Bewegung sind im Weiteren förderlich. Schreitet die autonome Funktionsstörung des Parkinson-Syndroms fort oder gehen progressive autonome Kreislaufdysregulationen in eine multiple Systematrophie über (Shy-Drager-Syndrom), kann ein Therapieversuch mit dem hauptsächlich zentral noradrenerg wirkenden *L-Threo-DOPS* unternommen werden. Diese nur über die Auslandsapotheke erhältliche Substanz durchdringt die Blut-Hirn-Schranke und wird im Gehirn in Noradrenalin umgewandelt. Dementsprechend ist auch eine leichte Besserung von Akinese, Freezing sowie von Verstimmungszuständen zu erwarten. Bei Blutdruckabfall und Synkopen im Rahmen einer progressiven autonomen Dysfunktion oder auch beim Shy-Drager-Syndrom sollte die Substanz zusätzlich zur Kochsalzretention mit Fludrocortison, 0,1 bis 0,12 mg pro Tag und leichter Volumenauffüllung kombiniert werden.

Therapie von Psychosen. Ein Teil der Patienten erleidet im Verlauf der fortschreitenden Erkrankung unter L-Dopa- oder Dopamin-Agonisten-Therapie eine Dopa-induzierte Psychose, evtl. mit optischen Halluzinationen und auch Wahnbildungen. Da klassische Neuroleptika das Parkinson-Syndrom ungünstig beeinflussen, hat sich das atypische Neuroleptikum *Clozapin* bewährt, da es die extrapyramidal-motorische Symptomatik nicht verschlechtert ✓✓. Im Falle einer Dopa-induzierten Psychose sollte primär eine Reduktion der Dopa-Therapie oder ein Therapie-Wechsel von Dopa-Agonisten auf eine Dopa-Monotherapie erwogen werden. Führt dies nicht zum Rückgang der Symptome, wird Clozapin in einer Initialdosis von 6,25 mg per os zur Nacht bis zu einer Höchstdosis von etwa 50 mg verabreicht. Die Rezeptierung kann nur über zugelassene Ärzte erfolgen. Wegen des Agranulozytose-Risikos sind Blutbildkontrollen, im ersten halben Jahr wöchentlich und danach monatlich, obligat. Die Hoffnung, dass auch andere moderne atypische Neuroleptika problemlos zur Therapie von organischen Psychosen bei Parkinson-Patienten eingesetzt werden können, hat sich leider nicht erfüllt. Sowohl Risperidon als auch Olanzapin führten bei einem Teil der Patienten zu einer Verschlechterung der Parkinson-Symptomatik ✗. Als möglicherweise günstige Alternative zu Clozapin bietet sich bei Kontraindikation *Quetiapin* an. Erste Studien deuten darauf hin, dass eine negative Beeinflussung des Parkinson-Syndroms durch Quetiapin-Gabe unwahrscheinlich ist.

Therapie von Schlafstörungen. Parkinson-Patienten klagen aufgrund der nächtlichen Bewegungsunfähigkeit über Schlafstörungen. Dementsprechend sollte, neben der Einnahme eines Levodopa-Retard-Präparates zur Nacht, bei therapierefraktärer Insomnie eine gezielte Schlaf regulierende Therapie begonnen werden. Kurz wirksame Hypnotika wie *Zopiclon* oder *Zolpidem* sind zu bevorzugen. *Kurz wirksame Benzodiazepine* (z. B. Lormetazepam) sind mögliche Alternativsubstanzen. Wird eine bestehende Psychose mit Clozapin behandelt, so bessern sich dadurch auch die Schlafstörungen. Bei gleichzeitig bestehender Depression können sedierende Thymoleptika eingesetzt werden. Diese können eine orthostatische Hypotension verstärken und cholinerge Nebenwirkungen hervorrufen und müssen daher vorsichtig dosiert werden.

Therapie von Depressionen. Im Rahmen neurodegenerativer Erkrankungen kommt es durch eine Insuffizienz im noradrenergen und auch serotonergen System gehäuft zu Depressionen und reaktiven Verstimmungen. Falls nach optimaler Einstellung des Parkinson-Syndroms und nach Erreichen einer verbesserten Motorik immer noch depressive Verstimmungen bestehen, sollten diese gezielt thymoleptisch behandelt werden. Moderne Antidepressiva, insbesondere Serotonin-Reuptake-Inhibitoren (SSRI), können die Motorik verschlechtern und sollten daher primär nicht eingesetzt werden. Eine Gabe von *Citalopram* ist möglich, da es nicht dopaminerg bindet. Konventionelle *tri- oder tetrazyklische Antidepressiva* können sämtlich eingesetzt werden, zu beachten sind allerdings anticholinerge Nebenwirkungen und eine mögliche Verstärkung von Hypotension. Auch die Gabe von anderen modernen Antidepressiva, wie *selektiven Noradrenalin-Reuptake-Hemmern/NARI* oder *Noradrenalin- und spezifisch-Serotonin-Wiederaufnahme-Hemmern/NaSSA*, erscheint möglich. Eine längere und höher dosierte Therapie mit Benzodiazepin-Tranquilizern sollte aufgrund der Gefahr von Stürzen vermieden werden.

Einen Überblick über die mit dem Morbus Parkinson assoziierten Beschwerden einschließlich pharmakotherapeutischer Optionen gibt Abb. 9.3.

Weiterführende therapeutische Verfahren

Operative Therapie. Seit den erstmaligen Versuchen stereotaktischer Operationen in den 50er-Jahren hat der Einsatz neurochirurgischer Behandlungsverfahren zur Parkinson-Therapie besonders in den letzten Jahren eine Renaissance erlebt. Bei ausgewählten Patienten, die auf eine dopaminerge Therapie gerade noch ansprechen und nur wenige andere Begleiterkrankungen aufweisen, kann bei ausgeprägten und im Alltag massiv behindernden Symptomen ein neurochirurgischer Eingriff erwogen werden. Sehr gute Behandlungserfolge sind insbesondere bei einem ein- oder auch doppelseitigen Ruhe- und Haltetremor zu erzielen, der auf kombinierte Pharmatherapie nicht gut anspricht. Traditionell wird hierzu eine *stereotaktische Koagulationsbehandlung von thalamischen Kernen* (Nucleus ventralis posterolateralis oder Nucleus intermedialis, subthalamische Kerne) vorgenommen. Bei etwa 80 % der Patienten kommt es zu einer deutlichen Tremorreduktion.
In den letzten Jahren hat sich zunehmend die Behandlung mit *stereotaktisch platzierten Sonden* durchgesetzt, wobei der Nucleus ventralis intermedialis thalami (VIM) über einen subkutan eingebrachten Pulsgenerator stimuliert wird. Zu den Nebenwirkungen zählen Dysarthrie und Dystonie.
Auch über eine *Stimulation oder Koagulation des Globus pallidus* internus werden Tremor, Rigor und Akinese vermindert.

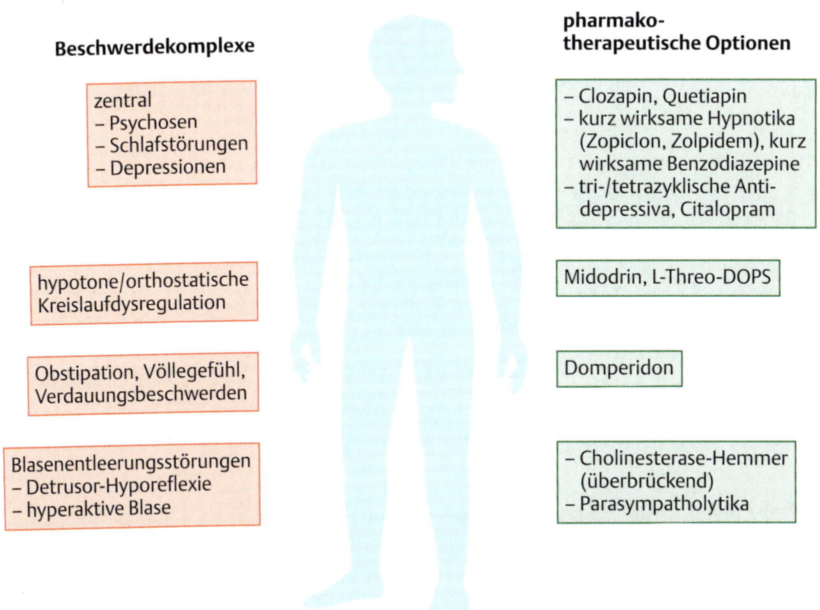

Abb. 9.3 **Morbus Parkinson: Assoziierte Beschwerden und pharmakotherapeutische Optionen**

Fallbeispiel 9.1: Morbus Parkinson

Anamnese: Ein 65-jähriger Mann bemerkt seit einiger Zeit eine gewisse Bewegungsverlangsamung. Seine Schrittlänge ist kürzer geworden, die Körperhaltung ist vornüber gebeugt. Er hat Schwierigkeiten, aus tiefen Sesseln aufzustehen und sich nachts im Bett umzudrehen. Seine Schrift ist kleiner geworden. Zusätzlich besteht ein leichter Ruhetremor, der an der rechten Hand stärker ausgeprägt ist als an der linken. Daneben treten deutliche Rückenschmerzen auf.
Unser Patient sucht zunächst wegen seiner Rückenschmerzen einen Orthopäden auf. Alle dort angewandten Therapien wie Manualtherapie, lokale Injektionen und Gabe von nichtsteroidalen Antirheumatika sind weitgehend unwirksam. Der Patient stellt sich schließlich frustriert auf Anraten des Orthopäden beim Neurologen vor.

Der Neurologe erhebt folgende **Befunde:** Hirnnerven normal, Reflexe lebhaft, Mimik verarmt, kleinschrittiger Gang, deutliche Tonuserhöhung der Nacken- und Rückenmuskulatur, leichte Tonuserhöhung der Extremitäten, Ruhetremor der Hände.
Zusatzuntersuchungen: CT o.B., EEG normal, Doppler- und Duplex-Sonographie der Hirn versorgenden Arterien normal, nur leichte Plaques in der Karotisbifurkation.

Therapie und weiterer Verlauf: Der Neurologe diagnostiziert ein Parkinson-Syndrom und beginnt eine Behandlung mit einem L-Dopa-Präparat. Die Dosissteigerung erfolgt langsam. Als eine Dosis von 3 × 125 mg L-Dopa (plus Benserazid) erreicht ist, bemerkt der Patient einen deutlichen Rückgang seiner Bewegungsverarmung und des Tremors. Die Rückenschmerzen bessern sich deutlich und die Analgetika können abgesetzt werden. Nach einem Jahr Therapie wird eine nachlassende Wirkung der Parkinson-Medikamente bemerkt. Die Dosis wird jetzt auf 3 × 250 mg L-Dopa erhöht. Darunter bessert sich die Parkinson-Symptomatik erneut. Es kommt jedoch zu orthostatischen Beschwerden mit Schwindel und Schwarzwerden vor den Augen bei raschem Aufstehen. Nach weiteren 2 Jahren berichtet der Patient über einen erneuten Wirkungsverlust seiner Medikamente. Außerdem käme es jetzt etwa eine Stunde nach der Einnahme von L-Dopa zu leichten Hyperkinesen, die etwa 2 Stunden anhalten. Der Neurologe entschließt sich jetzt, einen Dopamin-Agonisten in Kombination mit L-Dopa einzusetzen.
Der Dopamin-Agonist wird einschleichend gegeben. Anfangs kommt es zu Übelkeit und Erbrechen, was sich aber durch den zeitlich begrenzten Einsatz von Domperidon beherrschen lässt. Als die angestrebte vorläufige Enddosis des Dopamin-Agonisten erreicht wird, bessern sich sowohl Wirkungsschwankungen als auch Parkinson-Symptomatik. Im Lauf der nächsten zwei Jahre entwickelt der Patient langsam zunehmende Merkfähigkeitsstörungen. Ein erneut angefertigtes CT zeigt jetzt eine globale Hirnatrophie und eine subkortikale arteriosklerotische Enzephalopathie. Im Rahmen eines fieberhaften Infektes exazerbiert die Krankheit: der Patient entwickelt Halluzinationen und ist völlig verwirrt. Der herbeigerufene Notarzt weist den Patienten in eine neurologische Klinik ein. Dort wird zunächst das Fieber gesenkt und Flüssigkeit substituiert. Da der Patient sich weigert, seine Medikamente zu nehmen, wird er zunächst parenteral mit Amantadin behandelt. Zur Behandlung der exogenen Psychose wird Clozapin eingesetzt, das innerhalb von 48 Stunden gut wirkt. Die ursprüngliche Parkinson-Medikation wird wieder begonnen, allerdings mit reduzierter Dosierung des Dopamin-Agonisten.

Therapieempfehlungen

Eine Zusammenstellung der Empfehlungen für eine Parkinson-Therapie findet sich in Tab. 9.3.

Tab. 9.3 **Therapeutische Prinzipien** unter Berücksichtigung von Alter, Ausprägung und Symptomkonstellation.

Patient und Ausprägung der Symptomatik	Therapie
Patienten < 55 J. mit leichter Symptomatik:	Versuch der Monotherapie mit einem Dopamin-Agonisten oder Amantadin. Bei einer Monotherapie mit einem Dopamin-Agonisten sollte aufgrund der gastrointestinalen Nebenwirkungen (Übelkeit) zusätzlich ein Antiemetikum gegeben werden.
Patienten > 55 J.:	L-Dopa (Dosierung so niedrig wie möglich, steigern bis 400 mg) + Dopamin-Agonist, dabei in Abhängigkeit vom klinischen Erfolg zunächst den Agonisten bis zur maximalen Dosierung hochtitrieren. Bei Tremor Kombination mit einem Agonisten, der besondere Wirkung auf die Tremorkomponente hat (Pramipexol), einem Anticholinergikum (langsam aufdosieren).
Patienten > 70 J:	L-Dopa Monotherapie gerechtfertigt, ggf. mit COMT-Hemmer oder Dopamin-Agonist ergänzen. Vorsicht bei Kombination mit Anticholinergika.
Symptomatik ausgeprägt, Kombination aus L-Dopa und Agonist reicht nicht mehr aus:	Neben L-Dopa + Dopamin-Agonist Kombination mit COMT-Inhibitoren (*Cave:* evtl. nötige Dopa-Reduktion beachten). Bei Tremor ggf. Kombination mit Anticholinergika, Dopamin-Agonisten mit besonderer Wirkung auf die Tremorkomponente oder Clozapin.

Ausgewählte Literatur

1. Ahlskog JE, Muenter MD, Maraganore DM, Matsumoto JY, Liebermann A, Wright KF, Wheeler K. Fluctuating Parkinson's disease. Treatment with the long-acting dopamine agonist cabergoline. Arch Neurol 1994;51: 1236 – 1241.
2. Allain H, Cougnard J, Neukirch HC. Selegiline in de novo parkinsonian patients: The French selegiline multicenter trial (FSMT). Acta Neurol Scand Suppl 1991;136: 73 – 78.
3. Baron MS, Vitek JL, Bakay RAE, Gren J, Kaneoke Y, Hashimoto T, Turner RS, Woodard JL, Cole SA, Mc Donald WM, DeLong MR. Treatment of advanced Parkinson's disease by posterior GPi pallidotomy: 1-year results of a pilot study. Ann Neurol 1996;40: 355 – 366.
4. Benabid AL, Pollak P, Gervason C, Hoffmann D, Gao DM, Hommel M, Perret JE, de Rougemonot J. Long-term suppression of tremor by chronic stimulation of the ventral intermediate thalamic nucleus. Lancet 1991;337: 403 – 406.
5. Bennett JPJ, Landow ER, Schuh LA. Suppression of dyskinesias in advanced Parkinson's disease. II. Increasing daily clozapine dosis suppress dyskinesias and improve parkinsonism symptoms. Neurology 1993;43: 1551 – 1555.
6. De Smet Y, Ruberg M, Serdaru M, Dubois B, Lhermitte F, Agid Y. Confusion, dementia and anticholinergics in Parkinson's disease. Neurol Neurosurg 1982;45: 1161 – 1164.
7. Factor SA, Weiner WJ. Early combination therapy with bromocriptine and levodopa in Parkinson's disease. Mov Disord 1993;8: 257 – 262.
8. Gingrich JA, Caron MG. Recent advances in the molecular biology of dopamine receptors. Annu Rev Neurosci 1993;16: 299 – 321.
9. Hely MA, Morris JG, Reid WG, O'Sullivan DJ, Wiliamson PM, Rail D, Broe GA, Aargrie S. The Sydney Multicentre Study of Parkinson's disease: a randomised, prospective five year study comparing low dose bromocriptine with low doselevodopa-carbidopa. J Neurol Neurosurg Psychiatry 1994;57: 903 – 910.
10. Nutt JG, Holford NH. The response to levodopa in Parkinson's disease: imposing pharmacological law and order. Ann Neurol 1996;39: 561 – 573.
11. Oertel WH, Quinn N. Parkinsonism. In: Brandt T, Caplan LR, Dichgans J, Diener HC, Kennard C (Hrsg.). Neurological disorders. Course and Treatment. San Diego: Academic Press; 1996: 715 – 772.
12. Reichmann H, Sommer U, Fuchs G, Hefter H, Mark G, Muller T, Thumler R, Ulm G, Vieregge P. Workshop IV: drug treatment guidelines for the long-term management of Parkinson`s disease. J Neurol 2000 Sep; 247 Suppl 4:IV/40 – 1.
13. Wolters EC, Vermeulen RJ, Kuiper MA, Stoof JC. Dopamine agonist monotherapy in Parkinson's disease. In: Wolters EC (Hrsg.). Parkinson's disease: Symptomatic versus preventive therapy. Dordrecht: ICG Publicatioins ; 1994: 55-71.

9.2 Entmarkungserkrankungen: Multiple Sklerose

Grundlagen

Ätiopathogenese. Die Multiple Sklerose (MS, auch Encephalomyelitis disseminata) entsteht durch eine *autoimmunologisch bedingte, T-Zell-vermittelte Zerstörung von Myelinscheiden und Axonen des zentralen Nervensystems* in Hirn und Rückenmark. Die Erkrankung verläuft meist schubförmig, sie kann aber auch eine schleichend progrediente Entwicklung nehmen. Während die MS früher als rein demyelinisierende Erkrankung eingeordnet wurde, ist in den letzten Jahren klar geworden, dass auch axonale Schädigungen eine entscheidende Rolle spielen.

Die MS tritt bevorzugt in nordischen Ländern mit weißer Bevölkerung auf und ist seltener in südlichen Ländern und innerhalb der farbigen Bevölkerung. Die MS wird auch gehäuft in einzelnen Familien angetroffen, was zeigt, dass neben den *geographischen* auch *genetische Faktoren* eine Rolle spielen. So zeigten Zwillingsstudien, dass das Erkrankungsrisiko bei einem eineiigen Zwilling, dessen Zwillingspartner erkrankt ist, bis zu 8-mal höher ist als bei einem zweieiigen Zwilling. Von Bedeutung scheint ferner die Assoziation mit spezifischen HLA-Allelen. Es ist bereits seit längerem bekannt, dass Träger des HLA-DR2-Allels (Chromosom 6) ein deutlich erhöhtes Risiko für die Entwicklung einer MS aufweisen.

Im Rahmen vieler Studien wurde versucht, spezifische genetische Marker für die MS zu finden. Diese Bemühungen waren bisher jedoch nicht erfolgreich. Vielmehr deutet sich an, dass nicht ein einzelnes Gen, sondern die Kombination bestimmter Gene das Erkrankungsrisiko erhöht.

Prävalenz und Inzidenz. Mit 100 – 120 Erkrankungen pro 100 000 Einwohnern gehört die Bundesrepublik Deutschland zu den Ländern mit hoher Prävalenz. Erste Symptome treten in der Regel zwischen dem 20. und 40. Lebensjahr auf, selten vor der Pubertät oder nach dem 60. Lebensjahr, dennoch werden auch Fälle bei Kindern beobachtet. Frauen sind etwa doppelt so häufig betroffen wie Männer.

Einteilung und Prognose. Bei über drei Viertel der Patienten, dabei insbesondere bei jüngeren, verläuft die Erkrankung erst schubförmig und dann in unterschiedlichem Ausmaß „sekundär chronisch-progredient". Nur bei etwa 10 – 20 % der Erkrankten – überwiegend bei Patienten, die bei Erstmanifestation über 45 Jahre alt sind – ist der Verlauf von Anfang an „primär chronisch-progredient". Da theoretisch jeder Abschnitt des ZNS betroffen sein kann, ist auch die klinische Symptomatik äußerst vielfältig – besonders charakteristisch sind spastische und zerebelläre Symptome sowie Sensibilitätsstörungen. Augenmuskelparesen und Erkrankungen des Nervus opticus (insb. Retrobulbärneuritis) sind häufige Frühsymptome der Erkrankung. Im weiteren Verlauf treten in der Regel Blasenfunktionsstörungen und neuropsychologische Defizite hinzu.

Die Prognosen sind je nach Verlaufsform sehr unterschiedlich: Patienten, die zu Beginn der Erkrankung ausschließlich sensible Symptome aufweisen und deren Krankheit in Schüben verläuft, haben in der Regel eine bessere Prognose als Patienten, die bereits zu Beginn der Erkrankung an schweren Schüben unter Beteiligung des

Kleinhirns leiden. Auch für Patienten mit einer primär chronisch-progredienten Verlaufsform ist die Prognose in der Regel schlechter als für Patienten mit der rein schubförmigen Variante.

Einige Autoren gehen davon aus, dass nur bei etwa 10 % aller Patienten wirklich ein benigner Verlauf zu erwarten ist und grundsätzlich mit dem Fortschreiten der Erkrankung gerechnet werden muss („MS never sleeps").

Bei den meisten MS-Patienten beginnt die Krankheit mit Schüben.

Pathophysiologie. Die Pathogenese der MS ist nach wie vor nicht vollständig geklärt. Im Zentrum der Erkrankung steht ein entzündlicher Prozess, der wahrscheinlich erworbener, autoimmunologischer Genese ist (Abb. 9.**4**).

Der entzündliche Prozess richtet sich dabei gegen die Strukturproteine des Myelins oder des Oligodendrozyten und ist durch „autoaggressive" T-Lymphozyten vermittelt. Diese T-Lymphozyten kommen auch bei Gesunden vor, werden jedoch bei MS-Patienten aus bisher nicht geklärten Gründen „aktiviert". Sie überwinden die Blut-Hirn-Schranke und lösen beim Zusammentreffen mit Antigen-präsentierenden Strukturen eine Entzündungsreaktion aus. Dies führt zur Einwanderung weiterer Entzündungskomponenten wie Mastzellen, zur Synthese von Zytokinen und sekundär zur Freisetzung gewebsschädigender Mediatoren.

Therapeutische Implikationen. Eine kausale Therapie der MS ist (noch) nicht möglich. Grundsätzlich unterscheidet man zwischen einer **Akuttherapie** mit Corticosteroiden und einer **Intervalltherapie** (oder Prophylaxe) (Tab. 9.**4**). Neben Immunsuppressiva stehen zur Prophylaxe seit wenigen Jahren immunmodulierende Substanzen wie Interferon-β-Präparate und Glatirameracetat zur Verfügung. Schwere Verläufe und Schübe werden im Rahmen einer Eskalationstherapie mit Chemotherapeutika wie Cyclophosphamid oder Mitoxantron behandelt. Ergänzend kann die symptomatische Therapie einzelner Symptomkomplexe nicht nur die Lebensqualität der Patienten erhöhen, sondern auch die Entwicklung schwer wiegender Sekundärerkrankungen verhindern. Gleiches gilt für alle nichtmedikamentösen Verfahren wie Krankengymnastik, die obligater Bestandteil jedes Therapiekonzeptes sein sollten.

Eine kausale Therapie der MS ist noch nicht möglich.

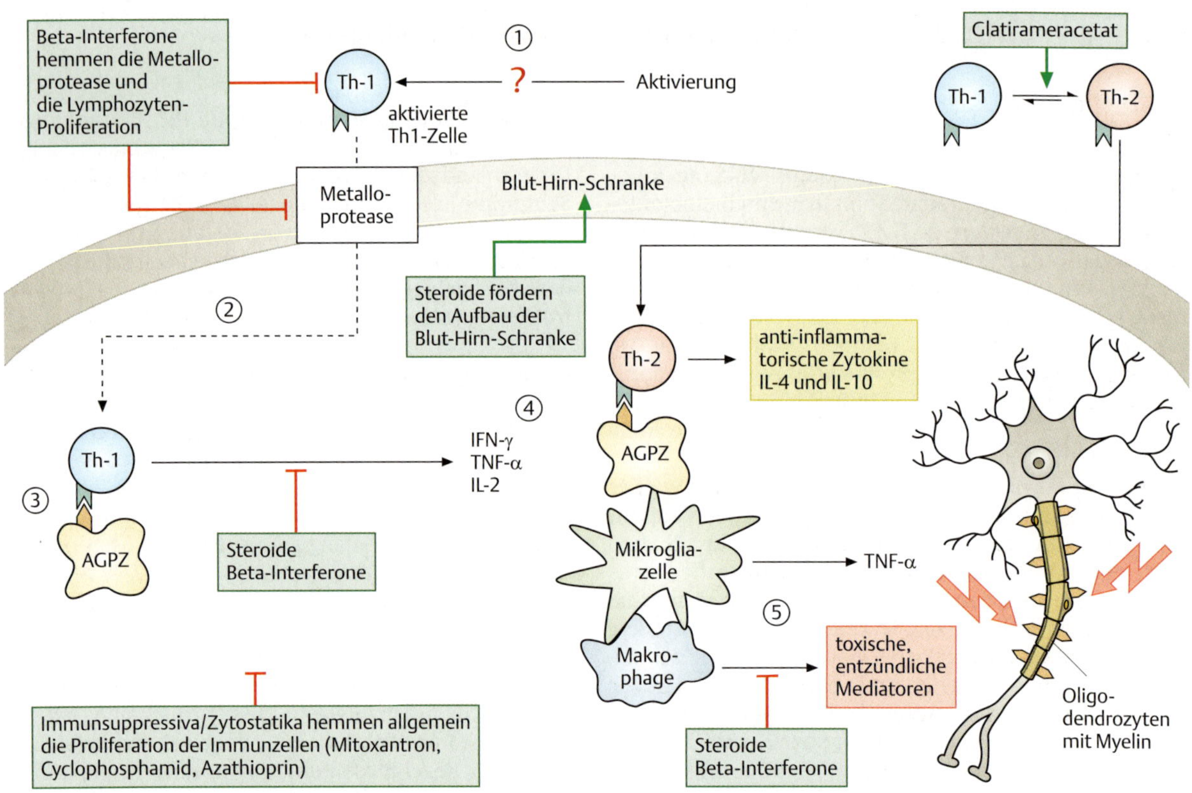

Abb. 9.**4** **Pathogenese von MS mit therapeutischen Ansatzpunkten.** Über einen unbekannten Mechanismus werden Th-1-Thymozyten gegen ein Epitop des Myelins aktiviert **(1)**. Mit Hilfe von Metalloproteasen durchdringen die aktivierten Th-1-Zellen die Blut-Hirn-Schranke **(2)**. Nach Interaktion mit Antigen-präsentierenden Zellen **(3)** wird die Entzündungsreaktion eingeleitet, indem die Th-1-Zelle IFN-γ, TNF-α und IL-2 ausschüttet **(4)**. Dadurch werden auch die Mikrogliazellen zur TNF-α-Ausschüttung stimuliert. Außerdem werden Makrophagen angelockt, die wiederum toxische, entzündliche Mediatoren freisetzen, welche die Myelinscheide zerstören **(5)**. Erläuterungen zu den therapeutischen Ansatzpunkten finden sich an den entsprechenden Stellen im Text.

Tab. 9.4 **Stufenschema der Schub-, Intervall- und Eskalationstherapie** gemäß der Konsensusempfehlungen.

Schubtherapie:	i.v. Steroid-Pulstherapie 1000 mg Methylprednisolon für 5 Tage
Basistherapie: (Intervalltherapie/Prophylaxe)	1. Interferon-β-Präparate Glatirameracetat 2. Azathioprin 3. Immunglobuline 4. Kombination aus 1.–3.
Eskalationstherapie:	Mitoxantron Cyclophosphamid

Evidenzbasierte Therapie der Multiplen Sklerose

Therapieziele. Angestrebt werden:
- eine Verminderung der Schubfrequenz sowie
- eine Verlangsamung der Krankheitsprogression

Nichtmedikamentöse Therapie

- Regelmäßige sportliche Betätigung;
- bei Paresen oder Koordinationsstörungen Krankengymnastik und Ergotherapie;
- bei Sprachproblemen Logopädie;
- gut strukturierte Planung des Alltags;
- ausgeglichene Lebensführung mit ausreichend Schlaf.

Spezielle Diäten haben keine therapeutische Wirkung ✗. Das gilt auch für eine homöopathische Behandlung. Von allen Außenseiterverfahren wie Eigenblutbehandlungen oder Thymusbehandlungen ist dringend abzuraten, weil dadurch zum Teil schwere MS-Schübe ausgelöst werden können ✗✗.

Pharmakotherapie

Therapie des akuten Schubs

Zur Behandlung der Neuritis n. optici sowie eines akuten Schubs hat sich inzwischen das Therapiekonzept der kurzzeitigen Stoßtherapie mit hoch dosierten Corticosteroiden ✓ nach folgendem Schema durchgesetzt:
- Tag 1–5: 1000 mg Methylprednison i.v. in z.B. 250 ml NaCl,
- Tag 6–7: 80 mg Methylprednison oral,
- Tag 8–9: 60 mg Methylprednison oral,
- Tag 10–11: 40 mg Methylprednison oral,
- Tag 12–14: 20 mg Methylprednison oral,
- danach Absetzen der Medikation.

Der akute Schub einer MS oder eine akute Neuritis n. optici werden mit hoch dosiertem Cortison behandelt.

Interessanterweise zeigten prospektive Studien, dass eine kurzzeitig hoch dosierte Stoßtherapie nicht nur bessere Erfolge aufweist, sondern auch mit signifikant weniger Nebenwirkungen verbunden ist als eine längere Therapie mit niedrigeren Dosierungen ✓✓. Zur Minimierung möglicher Nebenwirkungen sollte die Therapie erst nach Ausschluss bestehender Infekte (Harnwegsinfekte, reaktivierbare Tuberkulose) und unter folgenden Begleitmaßnahmen durchgeführt werden (Tab. 9.5):
- Magenschutz (z. B. H2-Blocker wie Ranitidin oder Famotidin, abends oral),
- Kalium- und Calciumsubstitution (Brausetabletten morgens),
- zu Beginn (mind. Tag 1 und 2) Blutzucker- und RR-Kontrolle,
- bei bekannter Thromboseneigung und Bettlägerigkeit: Heparinschutz, Low Dose.

Der Effekt von Cortison auf die weitere Entwicklung der Erkrankung ist nicht abschließend geklärt.
Die Gabe von Immunglobulinen ist in der Akutbehandlung (anders als in der Intervall-Therapie) ohne Effekt ✗.

Intervalltherapie der schubförmigen Verlaufsform

Ziel der Intervalltherapie ist es, Anzahl und Intensität der Schübe zu reduzieren, um so dauerhaft entstehende neurologische Defizite zu vermindern bzw. zu verhindern. Während bis Ende der neunziger Jahre eine Behandlungsindikation dann gesehen wurde, wenn eine Schubfrequenz von mindestens einem Schub pro Jahr mit relevanten neurologischen Defiziten bestand, reichen heute nach Konsensus-Richtlinien zwei Schübe in den vorangehenden 2 Jahren. Allerdings weicht auch diese Regel zunehmend auf, da der Trend immer mehr in Richtung einer individuellen Beurteilung geht: Auch Patienten mit einem singulären Schub und mehreren nachgewiesenen demyelinisierenden Herden in der Kernspintomographie werden heute immunmodulatorisch behandelt; denn auch bei langen Schubintervallen ist mit einem kontinuierlichen Fortschreiten der entzündlichen Prozesse im ZNS zu rechnen („MS never sleeps"). Wichtige, häufig nicht beachtete Regel bei einer Intervalltherapie ist, dass alle Substanzen mindestens über einen Zeitraum von 6 Monaten gegeben werden müssen, damit sie ihre volle immunologische Wirkung entfalten können. Die Beurteilung, ob ein Präparat wirkt

Tab. 9.5 **Akuttherapie des MS-Schubes oder der Neuritis n. optici**

Substanz	Zweck	Dosis
Methylprednison	entzündungshemmend	1000 mg i.v. über 5 Tage
Ranitidin	Ulkusprophylaxe	150 mg
Kalium	Substitution	40 mM
Calcium	Substitution	1000 mg
Enoxaparin	Thromboseprophylaxe bei bettlägerigen Patienten	

oder nicht, kann daher frühestens nach einem halben Jahr, sicher jedoch erst nach 12–24 Monaten erfolgen. Ferner fehlen bisher ausreichende Studien, in denen die Wirkungen der verschiedenen Substanzen (Tab. 9.**6**) miteinander verglichen werden, so dass keine klare Aussage darüber gemacht werden kann, ob eine Substanzklasse besser wirkt als die andere. Auch die Frage, ob die Kombination verschiedener Substanzgruppen einen Vorteil bringt, ist noch unklar. Die Einteilung der Substanzen in Mittel der ersten und zweiten Wahl durch die Konsensus-Gruppe richtet sich daher nach Kriterien wie Güte der Wirkungsnachweise (u. a. abhängig von Anzahl, Umfang und Größe der klinischen Studien) und der Verträglichkeit.

Interferon-β-Präparate (β-1b und β-1a) sind die Mittel der ersten Wahl in der Intervalltherapie der MS ✓✓. Die Wirkung der β-Interferone ist wahrscheinlich auf eine Hemmung von Metalloproteasen zurückzuführen. Diese Proteasen werden von den aktivierten T-Lymphozyten zur Überwindung der Blut-Hirn-Schranke benötigt. Außerdem inhibieren β-Interferone die Proliferation von Lymphozyten und die Ausschüttung von Entzündungsmediatoren (s. Abb. 9.**4**).
Die Therapie sollte nicht während eines Schubes, sondern erst nach dessen Abklingen begonnen werden. Eine gleichzeitige Cortisontherapie bzw. Cortisonwirkung kann jedoch die typischen Nebewirkungen deutlich reduzieren.

Hauptnebenwirkungen der Interferone sind:
- *Grippe-ähnliche Symptome* zu Beginn der Therapie, die jedoch nach wenigen Wochen sistieren und/oder durch eine Prämedikation mit Paracetamol oder Ibuprofen in üblicher Dosierung abgefangen werden können.
- In den Therapiestudien des Interferons-β-1b wurde ferner die Ausbildung *depressiver Reaktionen* beobachtet. Patienten mit eindeutigen depressiven Syndromen oder Suiziden in der Vorgeschichte sollten daher nicht oder nur unter engmaschiger Betreuung mit Interferonen behandelt werden.

Tab. 9.**6** **Immunmodulatorische Therapie der schubförmigen MS**

Substanz	Dosis/Anwendung
Interferon-β-1a (Rebif®)	22 µg s. c. oder 44 µg 3 x pro Woche
Interferon-β-1a (Avonex®)	30 µg i. m. 1 x pro Woche
Interferon-β-1b (Betaferon®)	250 µg s. c. jeden 2. Tag
Glatirameracetat (COP-1)	20 mg tgl. s. c.
Natalizumab	300 mg i. v. 1 x pro Monat
Azathioprin	3 x 50 mg oral tgl.
i. v. Immunglobuline	0,15–0,2 g/kg/KG über 3 Tage 1 x pro Monat
Mitoxantron	10–12 mg/m^2 Körperoberfläche alle 3 Monate i. v.

- *Hautreaktionen und Hautnekrosen* sind beim Interferon-β-1b ebenfalls häufiger als bei den Interferon-β-1a-Präparaten zu beobachten.

Kontraindiziert ist die Gabe von Interferonen in der Schwangerschaft.

Prognose unter Interferon-β-Therapie. Leider liegen bis heute nur wenige Langzeitstudien vor (max. bis zu 8 Jahren). Während sich die kernspintomographisch fassbare Krankheitsaktivität (Zahl und Ausdehnung der „White Matter Lesions") über diesen Zeitraum jeweils besserte oder stabilisierte ✓, hing die Beeinflussung der Schubrate über einen Zeitraum von drei und mehr Jahren offensichtlich vom Auftreten **neutralisierender Antikörper** (NAB) ab: Ähnlich den Diabetikern unter Insulintherapie und Patienten, die im Rahmen der Hepatitis-Therapie α-Interferone erhalten, scheinen neutralisierende Antikörper die Wirkung der Interferone einzuschränken. Bis heute stehen jedoch keine einheitlichen Tests zur Verfügung, die eine standardisierte Messung der NABs zulassen. Klar ist allerdings, dass Patienten, die unter einer β-Interferon Therapie NABs entwickelt hatten, in prospektiven Studien die gleiche Progression und Schubrate wie die unbehandelten Patienten in der Placebo-Gruppe aufwiesen. Ferner scheint das Ausmaß der Entwicklung von NABs je nach Präparat unterschiedlich zu sein. Unter Interferon-β-1b-Therapie ist sie am höchsten (bis zu 45 % aller Patienten innerhalb von 2–3 Jahren). Die Verwendung von Interferon-β-1b kann daher nur noch eingeschränkt empfohlen werden.

Glatirameracetat (Copolymer-1) aus der Gruppe der Immunmodulatoren besteht aus einem festem Verhältnis von 4 verschiedenen Aminosäuren und besitzt wahrscheinlich eine den Interferonen vergleichbare Wirksamkeit. Es konnte nachgewiesen werden, dass Glatirameracetat die Umwandlung von proinflammatorischen Th-1-Lymphozten in antiinflammatorisch wirksame Th-2-Lymphozyten fördert (s. Abb. 9.**4**). Es wurde 2001 in Deutschland zugelassen und gilt neben den Interferonen als Mittel der ersten Wahl in der Intervalltherapie der MS. Glatirameracetat zeigte in allen Studien eine gute Verträglichkeit ✓✓. Die einzige nennenswerte Nebenwirkung sind Hautreaktionen an der Einstichstelle, die allerdings Tage bis wenige Wochen persistieren und bei täglich notwendiger Injektion akkumulieren können. Inzwischen sind für Glatirameracetat 8-Jahres-Daten erhältlich, die eine auch über längere Zeit konstante Reduktion der Schubfrequenz belegen. Ob Glatirameracetat NABs induzieren kann, ist bislang noch unklar.

Die Behandlungskosten mit Interferon-β-Präparaten oder Glatirameracetat betragen zwischen 10 000 und 15 000 € pro Jahr.

Azathioprin ist ein Immunsuppressivum und Mittel der 2. Wahl ✓ in der MS-Intervall-Therapie. Es ist die einzige Substanz in der MS-Intervalltherapie, die oral eingenommen werden kann. Sie wird bereits seit über 20 Jahren in dieser Indikation eingesetzt. In der Gruppe der Immunsuppressiva gehört Azathioprin zu den am besten verträglichen Substanzen. Die meisten Studien, die mit

Azathioprin in dieser Indikation durchgeführt wurden, sind leider relativ alt und genügen nicht immer dem Anspruch eines modernen Studiendesigns. Aktuelle Studien, in denen Azathioprin direkt mit den neuen Präparaten verglichen wird, wären daher notwendig ≈. Azathioprin ist für die Intervall-Behandlung der MS zugelassen, wenn Patienten nicht mit Interferonen behandelt werden können.

Intravenöse Immunglobuline (IVIG) sind als Mittel der 3. Wahl erst in wenigen kontrollierten Studien zur Behandlung der MS eingesetzt worden; sie haben hier jeweils eine signifikante Reduktion der Schubfrequenz bewirken können ✓. Weitere Studien sind jedoch notwendig. Da die Gabe von Immunglobulinen nur durch den Arzt erfolgen kann, eignen sich IVIGs theoretisch gut für Patienten mit schlechter Compliance, mit Spritzenphobie oder Unverträglichkeit gegen Azathioprin. Immunglobuline sind für die MS-Intervalltherapie bislang nicht zugelassen. Es handelt sich daher um eine so genannte „Off-label"-Behandlung, die nicht erstattungsfähig ist.

Monoklonale Antikörper gegen Adhäsionsmoleküle. Ein neues wirksames Therapieprinzip ist die Blockade von Adhäsionsmolekülen (z.B VLA4-Rezeptoren) auf T-Lymphozyten. In ersten Studien zeigte Natalizumab eine Reduktion der Schubrate von über 65 % und damit stärkere Reduktion als bei Interferon-Präparaten. Natalizumab ist seit November 2004 in den USA zugelassen und wird aller Voraussicht nach auch in Europa ein Medikament der ersten Wahl werden.

Die Intervall-Behandlung mit **Zytostatika** sollte erfahrenen MS-Zentren vorbehalten sein und wird daher an dieser Stelle nicht im Detail diskutiert.

Therapie der chronisch-progredienten Verlaufsform

Interferon-β-Präparate. Die Ergebnisse der Therapiestudien zum Einsatz von Interferonen beim **sekundär chronisch-progredienten** Verlauf sind derzeit widersprüchlich und schwer zu interpretieren. In einer europäischen Studie (European Study Group on Interferon-β-1b in Secondary Progressive MS) wurde ein zwar geringer, aber signifikanter positiver therapeutischer Effekt unter Interferon-β-1b-Gabe (8 Mio. Einheiten s.c. alle 2 Tage) über einen Zeitraum von 3 Jahren beobachtet. Dieses Ergebnis konnte jedoch in einer kürzlich vorgestellten nordamerikanische Studie mit Interferon-β-1b nicht reproduziert werden ✓✗. Ein genauer Vergleich beider Studien zeigte vielmehr, dass in der Europäischen Studie vor allem Patienten mit eingeschlossen waren, die – neben ihrem sekundär chronisch-progredienten Verlauf – noch relativ hohe Schubraten aufwiesen. Dies war in der nordamerikanischen Studie nicht der Fall. Daher muss angenommen werden, dass der in der europäischen Studie gezeigte (geringe) Benefit der Behandlung durch eine Beeinflussung der Schubfrequenz zustande kam.
Über die Wirkung von Interferon-β-Präparaten in der Behandlung **primär chronisch-progredienter** Patienten liegen bisher keine Daten vor ≈. Daher kann eine Indikation für diese Medikamente nur dann gesehen werden, wenn sich einer chronisch-progredienten Verlaufsform zusätzlich Schübe „aufpfropfen".

Corticosteroide. Auch Patienten mit chronisch-progredientem MS-Verlauf können von einer hoch dosierten Glucocorticoidgabe profitieren. Diese Beobachtung wird aber nur durch eine Studie gestützt, in der sich ein positiver therapeutischer Effekt verglichen mit Placebo zeigte ✓. Trotz der knappen Datenlage erscheint damit zumindest der Versuch einer wiederholten Corticoid-Applikation im Falle einer Progression gerechtfertigt, besonders im Hinblick auf die vergleichsweise geringen Nebenwirkungen dieser Therapie.

Weitere Immunsuppressiva. Bei Nichtansprechen der chronisch-progredienten MS auf Steroide und Interferone oder auch bei einem protrahierten Verlauf ist eine aggressive immunsuppressive bzw. zytostatische Therapie mit *Mitoxantron* ✓✓ oder *Cyclophosphamid* ✓ gerechtfertigt. Auch diese Therapie sollte nur in spezialisierten Zentren durchgeführt werden.
Die klinischen Effekte einer Dauerbehandlung mit *Methotrexat* konnten in einer größeren Studie nicht bestätigt werden ✗. Auch *Azathioprin* scheint bei den chronischen Verlaufsformen keinen klinischen Effekt zu haben ✗. Über die potenzielle Wirkung von *Immunglobulinen* und *Glatirameracetat* liegen noch keine Daten vor.

Medikamentöse und nichtmedikamentöse Therapie assoziierter Beschwerden

Die häufigsten Symptombereiche, die MS-Patienten als subjektiv besonders beeinträchtigend empfinden, sind:
- chronische Schmerzen,
- chronische Energielosigkeit und Müdigkeit (Fatigue-Syndrom),
- Spastizität,
- Depressionen,
- Störungen der Blasen- und Mastdarmfunktion.

Behandlung chronischer Schmerzen. Rund 50 % aller MS-Patienten leiden im Verlauf ihrer Erkrankung unter chronischen Schmerzen. Bei immerhin 11 % der MS-Patienten ist ein Schmerzsyndrom sogar das initiale Symptom der Erkrankung. Charakteristisch ist ein brennender, dysästhetischer Schmerz, teilweise paroxysmal/neuralgiform auftretend, der auch durch nichtnozizeptive Reizung ausgelöst werden kann (Allodynie). Häufig kommt es zu einer spürbaren Verstärkung der Schmerzen gegen Abend oder nachts, insbesondere dann, wenn die unteren Extremitäten betroffen sind. Dies kann zusätzlich mit Unruhezuständen verbunden sein.
Über die spezifische Pathophysiologie dieses neuropathischen Schmerzsyndroms ist bisher wenig bekannt. „Normale" Analgetika sind meist ineffektiv. Wirksam sind insbesondere **Natriumkanal-Blocker** wie Carbamazepin, Oxcarbazepin und **Antikonvulsiva** wie Gabapentin und Topiramat.
Am häufigsten manifestiert sich das neuropathische Schmerzsyndrom in Form der **Trigeminus-Neuralgie**, die nicht selten als Erstsymptom einer MS auffällt. Da die idiopathische Trigeminus-Neuralgie typischerweise ein Schmerzsyndrom des späteren Lebensalters ist, sollte

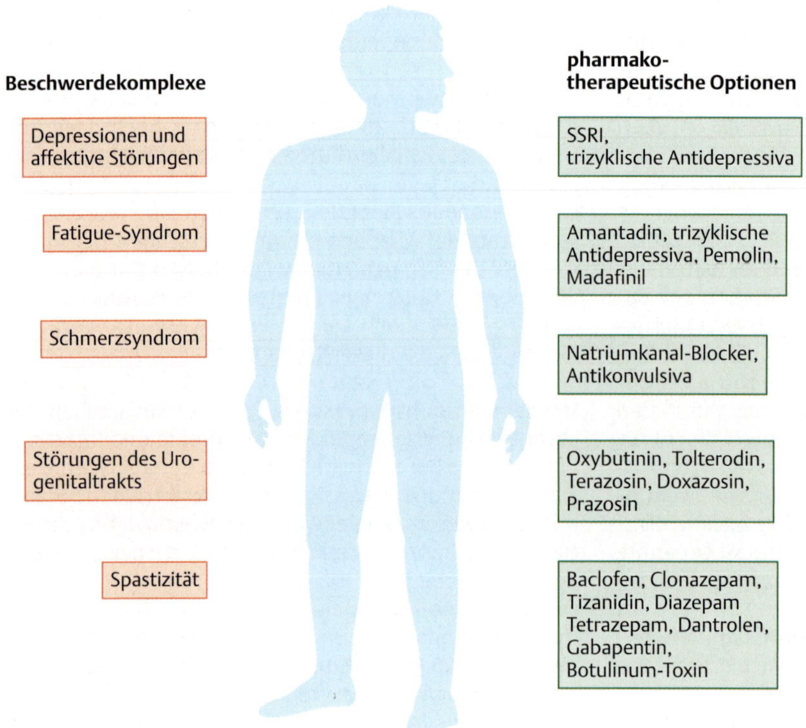

Abb. 9.5 **Multiple Sklerose: Assoziierte Beschwerden und pharmakotherapeutische Optionen**

bei allen erstmalig Betroffenen, die jünger als 40 Jahre alt sind, an die Möglichkeit einer MS gedacht werden. Nicht selten treten Trigeminus-Neuralgien bei MS-Patienten auch beidseitig auf.

Behandlung von Energielosigkeit, Leistungsabfall, Fatigue-Syndrom. Bis zu 75 % aller MS-Patienten beklagen chronische Müdigkeit und Energielosigkeit im Sinne eines Fatigue-Syndroms; dieses stellt insbesondere für Patienten, die aufgrund einer sonst geringgradigen körperlichen Behinderung weiterhin berufstätig sind, subjektiv die Hauptbelastung der Erkrankung dar. Pathophysiologisch ist dieser Symptomkomplex wenig untersucht und unklar. Es gibt nur wenige klinische Studien, die klare Empfehlungen zur Behandlung dieses Komplexes zulassen.

Ausschluss symptomatischer Ursachen des Fatigue-Syndroms. Die Therapie sollte stufenweise erfolgen und medikamentöse sowie nichtmedikamentöse Ansätze umfassen. Vor Einleitung einer spezifischen Therapie sollten andere symptomatische Ursachen des Fatigue-Syndroms ausgeschlossen werden, so dass Folgendes zu prüfen ist:

- Steht die gegenwärtige Ermüdungssymptomatik im Zusammenhang mit einem (vor kurzem) stattgehabten oder einem sich ankündigenden Schub?
- Bestehen aktuell Infektionen oder andere Belastungen (z. B. Erhöhung der Körpertemperatur)?
- Kann die Symptomatik durch Nebenwirkungen einer neuen medikamentösen Therapie mit Substanzen wie Muskelrelaxanzien, Betablockern, Benzodiazepinen, Antibiotika o.ä. ausgelöst worden sein?
- Ist die Symptomatik möglicherweise Ausdruck eines depressiven Zustandes?
- Und letztlich: sind andere symptomatische Ursachen ausgeschlossen wie Schilddrüsenunterfunktion, Anämie, Elektrolytentgleisungen, Leberfunktionsstörungen sowie andere Stoffwechselerkrankungen? Vor Initiierung einer spezifischen Therapie sollten die wichtigsten Laborparameter überprüft werden.

Therapieoptionen. In Deutschland sind die Therapieoptionen bisher relativ begrenzt, da insbesondere die große Gruppe der Psychostimulanzien, anders als in den angelsächsischen Ländern, schlechter untersucht und weniger etabliert ist. Keines der Präparate besitzt im deutschsprachigen Raum für die Therapie des Fatigue-Syndroms bei MS-Patienten eine Zulassung.

- **Amantadin** erhöht durch NMDA-modulierende Wirkung die Aktivität der Formatio reticularis und damit den Wachheitsgrad. Aufgrund seiner guten Verträglichkeit können relativ unproblematisch Dosierungen von 200 – 300 mg/Tag eingesetzt werden. Nur in Einzelfällen und bei prädisponierten Personen (ältere Patienten, Parkinson-Patienten) muss mit zentralnervösen Nebenwirkungen wie Schlafstörungen, psychischer Unruhe oder optischen Halluzinationen gerechnet werden.
- Die Gabe von antriebssteigernden **trizyklischen Thymoleptika**, insbesondere Anafranil, Desipramin, Fluoxetin, Sertralin und Nefazodon in den üblichen Dosierungen, hat sich bewährt. Dabei sollten jedoch die möglichen anticholinergen Nebenwirkungen beachtet werden, die die Blasenfunktion beeinträchtigen können.
- **Pemolin** ist in Deutschland insbesondere für die Behandlung des hyperkinetischen Syndroms im Kindesalter zugelassen.
- **Modafinil**, ein Psychostimulanz, ist sicher das wirksamste aller Medikamente in dieser Gruppe, es ist aber BTM-pflichtig. Ab einer Dosierung von 200 mg/Tag kann mit einer signifikanten Verbesserung der

Symptomatik bei guter Verträglichkeit gerechnet werden. Die Dosis kann im Einzelfall bis zu 400 mg/Tag erhöht werden. Viele Patienten kommen jedoch mit niedrigen Dosierungen zwischen 50 und 100 mg aus.
- **Andere Stimulanzien**: Studien oder Erfahrungen mit anderen Psychoanaleptika wie Amphetaminil, Phenetyllin oder Methylphenydat bestehen derzeit nicht. Doch ist auch von diesen Substanzen eine positive Beeinflussung des Symptomenkomplexes zu erwarten.

Einschränkend muss hinzugefügt werden, dass die gesamte Substanzgruppe der Psychoanaleptika die Krampfbereitschaft erhöhen kann, sodass diese Substanzen für Patienten mit zerebralen Krampfanfällen in der Vorgeschichte ungeeignet sind.

Behandlung der Spastizität. Hintergrund der Spastik ist eine Überaktivität der α-Motoneurone durch den Ausfall deszendierender, inhibierender spinaler Bahnsysteme. Klinisch bedeutet dies für den Patienten, neben einer Einschränkung der betroffenen Extremität, häufig auch ausgeprägte Schmerzen im Rahmen spontaner Muskelkrämpfe. Darüber hinaus kann die Spastik durch externe Triggerfaktoren weiter verstärkt werden. Auch in Bezug auf die Spastik sollte die Therapie in einem ausgewogenen Zusammenspiel von medikamentösen und nichtmedikamentösen Maßnahmen bestehen.

Gegenwärtig steht eine Vielfalt von unterschiedlichen Substanzen zur Verfügung. Je nach Verhältnis von Wirkung und Nebenwirkungen können die entsprechenden Medikamente in Mittel der ersten und zweiten Wahl eingeteilt werden. Zusätzlich zu den oral verabreichten Präparaten hat sich in der jüngeren Vergangenheit die Injektion von Botolinumtoxin bewährt: die Injektion erfolgt bei schmerzhafter Spastik gezielt in die betroffenen Muskelgruppen. Als ultima ratio kommt bei therapieresistenter Spastik die intrathekale Gabe von Baclofen in Betracht.

Medikamente der ersten Wahl.
- **Baclofen** wirkt auf spinaler Ebene und kann in einschleichender Dosierung verabreicht werden. Typische Nebenwirkungen sind Müdigkeit, Sedierung, Schwindel, Übelkeit, Muskelschwäche, selten auch Verwirrtheitszustände und Psychosen.
- **Tizanidin** und **Clonidin**. Beide Substanzen sind Agonisten an zentralen $\alpha 2$-adrenergen Rezeptoren. Typische Nebenwirkungen sind neben Benommenheit und Schwindel eine deutliche Senkung des Blutdruckes (Clonidin), Mundtrockenheit und Magen-Darm-Beschwerden.

Medikamente der zweiten Wahl.
- **Clonazepam** ist ein Benzodiazepin mit relativ kurzer Halbwertszeit. Typische Nebenwirkungen sind auch hier Benommenheit, Sedierung, Schwindel, verstärkter Appetit und, wie bei allen Benzodiazepinen, Toleranzentwicklung bei Langzeitbehandlung.
- **Diazepam**. Dieses Benzodiazepin mit langer Halbwertszeit führt zwar zu einer deutlichen Reduktion der spastischen Symptomatik, nachteilig ist jedoch die rasche Toleranzentwicklung. Typische Nebenwirkungen sind Benommenheit, Somnolenz sowie verstärkter Appetit, bei Langzeitanwendung neben der Toleranzentwicklung auch Schlaflosigkeit und Angstzustände.
- **Tetrazepam** ist zur Beeinflussung der Spastizität weniger gut untersucht als die vorgenannten Benzodiazepine. Die Toleranzentwicklung ist beim Tetrazepam jedoch weniger stark ausgeprägt als beim Diazepam.
- **Dantrolen**. Dieses Hydantoinderivat wirkt direkt an den kontraktilen Elementen der Muskelfaser und vermindert die Freisetzung von Calcium aus dem sarkoplasmatischen Retikulum. Typische Nebenwirkungen sind Sedierung und Benommenheit, Übelkeit, Erbrechen und Durchfall; in seltenen Fällen sind schwere Leberschädigungen aufgetreten, insbesondere bei Frauen über 35 Jahren, die zeitgleich Östrogene eingenommen haben. Der Einsatz von Dantrolen sollte daher zurückhaltend und nur unter regelmäßiger Kontrolle der Leberparameter erfolgen. Besonders engmaschige Kontrollen sind bei Frauen unter Östrogen-Begleittherapie erforderlich.
- **Gabapentin**. In ersten Studien ist diese Substanz, die auf verschiedenen Ebenen auf den GABAergen Stoffwechsel Einfluss nimmt, in der Behandlung der Spastik bei MS-Patienten untersucht worden. Dabei konnten mehrere Studien einen positiven Effekt nachweisen ✓✓.

Weitere Therapieoptionen.
- **Botulinum-Toxin**. Diese Substanz bietet eine nebenwirkungsarme Behandlungsoption mit dem großen Vorteil, selektiv einzelne Muskeln zu beeinflussen, so dass zentrale und systemische Nebenwirkungen fast vollständig vermieden werden können. Die Dosierung hängt dabei von der Größe des Muskels ab. Die Paralyse des Muskels beginnt ca. 24 – 72 Stunden nach der Applikation und erreicht ihr Maximum nach 5 – 14 Tagen. Der Effekt hält ca. 3 – 4 Monate an. Auswahl der Dosierung und Injektion der Substanz sollte nur durch geübte Kollegen oder in spezialisierten Zentren erfolgen.

Behandlung von Depressionen und anderen affektiven Störungen. Depressive Verstimmungen und Depressionen werden häufig bei MS-Patienten beobachtet. Zusätzlich treten auch andere affektive Störungen wie maniforme Zustandsbilder oder Angststörungen auf.

Je nach Art der Störung bietet sich eine Kombination aus pharmakologischer Therapie und Psychotherapie an. Dabei gelten für die MS-Erkrankten grundsätzlich die gleichen Richtlinien und Empfehlungen wie für andere Patienten, die unter Depressionen, Angststörungen oder anderen psychischen Symptomen leiden. Es ist jedoch zu berücksichtigen, dass MS-Patienten bereits bei viel geringeren Dosierungen wesentlich anfälliger für spezifische Nebenwirkungen der typischen Antidepressiva sind. Insbesondere die anticholinergen Effekte vieler trizyklischer Antidepressiva wie Harnretention, Akkommodationsstörungen oder Mundtrockenheit sind problematisch. Selektive Serotonin-Reuptake-Inhibitoren sollten daher bei MS-Patienten den trizyklischen Antidepressiva vorgezogen werden. Ferner sollte bedacht werden, dass viele MS-Patienten bereits unter dem Gefühl der Energielosigkeit und unter vermehrter Müdigkeit leiden. Antidepressiva mit sedierendem Effekt sind daher bei diesen Patienten wenig hilfreich. Auch MAO-Hemmer sind aufgrund ihrer potenziellen Wechselwirkungen mit anderen Substanzen und Nahrungsmitteln sowie der großen Bandbreite ihrer Nebenwirkungen eher ungeeignet für die Behandlung von MS-Patienten.

Behandlung von Störungen des Urogenitaltrakts. Über 80% der Patienten, die länger als 10 Jahre an Multipler Sklerose leiden, weisen Symptome im Bereich des Urogenitaltrakts auf. Besonders betroffen von urogenitalen Symptomen sind Patienten mit MS-Herden im Bereich des Rückenmarks. In den meisten Fällen ist der Tractus corticospinalis lateralis oder reticulospinalis geschädigt. Dadurch kommt es zu einer Störung der supraspinalen Unterdrückung der autonomen Blasenkontraktion, was eine Hyperaktivität des Detrusors und eine sogenannte Urge-Inkontinenz nach sich zieht. Dies betrifft über 60% der Patienten.
Eine Unterbrechung der Verbindung zwischen Tractus reticulospinalis und Pons stört das synergistische Zusammenspiel zwischen Detrusoraktivität und urethralen Sphinktern. Dadurch können drei weitere Problemkreise auftreten:
- Eine Detrusor-Sphinkter-Dyssynergie (Detrusorkontraktion ohne Öffnung des Sphinkters oder umgekehrt);
- inkomplette Sphinkter-Erschlaffung;
- Sphinkterparese.

Je nach Art der Schädigung leidet der Patient also unter einer **vermehrten Inkontinenz** oder unter **erhöhten Retentionswerten mit Restharn**. Problematisch ist, dass nicht wenige Patienten, die unter einer Harnretention mit Restharn leiden, hiervon nichts merken.
Durch den geschickten Einsatz symptomatischer Therapiemaßnahmen kann die bestehende Symptomatik günstig beeinflusst und die Lebensqualität des Patienten deutlich verbessert werden. Vor einer Medikation muss jedoch anamnestisch geprüft werden, ob möglicherweise eine Komedikation vorliegt, die die Blasenfunktion unnötigerweise belastet. Neben Neuroleptika und trizyklischen Antidepressiva mit anticholinergen Effekten sollte vor allen Dingen an α-adrenerge Substanzen gedacht werden, die häufig im Rahmen von Erkältungskrankheiten eingesetzt werden und durch Stimulation von α-Rezeptoren an der Blase die Blasenentleerung weiter vermindern. Im Gegensatz dazu können α-Blocker, die als Antihypertensiva eingesetzt werden, eine Stress-Inkontinenz deutlich verstärken.

Behandlung der Inkontinenz. Neben der eigentlichen Inkontinenz treten auch Symptome wie hoch frequentes Wasserlassen oder Nykturie auf. Pharmakologisch wirksam ist hier vor allem die Unterdrückung der nichtinhibierten bzw. unvollständig inhibierten autonomen Blasenkontraktion. Verschiedene Substanzen können zu diesem Zweck verwendet werden und sollten individuell hoch titriert werden, bis ein therapeutischer Effekt erkennbar ist oder anticholinerge Nebenwirkungen nicht mehr toleriert werden. Weit verbreitet ist auch die Gabe von Substanzen, die eine direkte Entspannung der glatten Muskulatur bewirken, etwa Oxybutynin oder Flavoxat.
- **Oxybutynin** ist das am häufigsten verschriebene Medikament (5–30 mg pro Tag) mit einem guten Wirkungs-/Nebenwirkungsverhältnis. Bei über 50% der Patienten mit Inkontinenzproblematik verbessern sich die Beschwerden signifikant.
- **Flavoxat** wird in einer Dosierung von 600–800 mg/Tag gegeben.
- Auch neue selektive Muscarin-Rezeptorblocker wie **Tolterodin** zeigen gute Effekte in der Behandlung der Inkontinenz bei relativ geringen anticholinergen Nebenwirkungen.

Für alle Substanzen, die über eine Entspannung der glatten Muskulatur wirken, gilt: Cave bei Glaukom und Myasthenia gravis!

Sofern bereits eine Indikation zur Verwendung eines **trizyklischen Antidepressivums** vorliegt, kann auch eine Substanz aus dieser Gruppe mit höherer anticholinerger Nebenwirkung gewählt werden. Auf diese Weise können die Nebenwirkungen des TCAs geschickt ausgenutzt werden. In schweren Fällen können Substanzen mit unterschiedlichen Wirkmechanismen auch kombiniert werden. Darüber hinaus besteht die Möglichkeit, eine intermittierende **Katheterisierung** mit der intravesikalen Applikation **anticholinerger Substanzen** zu kombinieren. Dies sollte jedoch nur in Zentren mit ausreichender Erfahrung auf diesem Gebiet durchgeführt werden.
Bei Patienten, die ausschließlich unter einer verstärkten Nykturie und Enuresis leiden, kann auch die Anwendung von **Vasopressin** bzw. **Desmopressin** hilfreich sein. Hierdurch wird die Urinproduktion herabgesetzt und die Blasenfüllung vermindert.

Therapie von Blasenentleerungsstörungen. Patienten mit Blasenentleerungsstörungen und Restharn aufgrund von Detrusor/Sphinkter-Dyssynergien (nicht jedoch bei Detrusor-Kontraktionsschwäche) können medikamentös mit α1-blockenden Substanzen wie **Terazosin, Doxazosin** oder **Prazosin** behandelt werden. Aufgrund ihrer Blutdruck senkenden Wirkung müssen Alphablocker langsam eingeschlichen werden – Müdigkeit ist das Hauptproblem der Therapie.
Auch **Muskelrelaxanzien** (z. B. Baclofen, Dantrolen oder Diazepam) können zur Behandlung von Blasenentleerungsstörungen dieser Art eingesetzt werden.
α2-Agonisten wie Tizanidin haben jüngst in kleinen Studien eine günstige Wirkung auf Entleerungsstörungen gezeigt ✓. Sollten sich diese Beobachtungen bestätigen lassen, wäre dieser Substanzgruppe aufgrund der guten Verträglichkeit der Vorzug zu geben.

Fallbeispiel 9.2: Multiple Sklerose

Anamnese: Eine 30-jährige Frau, die stets gesund war, bemerkt plötzlich Sehstörungen auf dem linken Auge. Zunächst hat sie Schwierigkeiten, rote Farben zu sehen, dann nimmt der Visus ab und sie sieht die Welt wie durch ein Milchglas. Der Bulbus schmerzt bei Bewegungen des Auges. Zwei Tage später kommt es zu Sensibilitätsstörungen der linken Gesichtshälfte.

Befunde: Der Augenarzt diagnostiziert eine Visusminderung auf 0,3 links, der Fundus ist normal. Bei der neurologischen Untersuchung lassen sich neben der Visusminderung und einer Hypästhesie der linken Gesichtshälfte links betonte Muskeleigenreflexe feststellen. Der Neurologe vermutet eine Neuritis nervi optici und führt eine Liquorpunktion durch. Dort zeigt sich eine mäßige lympho-monozytäre Pleozytose bei normalem Liquor-Eiweiß. Die oligoklonalen Banden sind positiv und es findet sich eine intrathekale IgG-Produktion. Die Latenzzeit der visuell evozierten Potenziale ist auf dem linken Auge deutlich verlängert. In der Kernspintomographie finden sich kleine Entmarkungsherde periventrikulär, im Balken und im Hirnstamm links (**Abb. Fall 9.2**). Alle Befunde gemeinsam legen den Verdacht auf eine MS nahe.

Therapie und weiterer Verlauf: Unter einer hoch dosierten Steroidtherapie bilden sich die neurologischen Ausfälle innerhalb von 3 Wochen vollständig zurück. Die Patientin hat in den folgenden Jahren im Abstand von 18 bis 24 Monaten weitere MS-Schübe, die jeweils erfolgreich mit Cortisonstößen behandelt werden können. Nach 10-jährigem Krankheitsverlauf nimmt die Schubrate zu. Im Anschluss an die MS-Schübe verbleiben auch neurologische Defizite. Es wird daher eine Behandlung mit Interferon-β versucht. Diese muss allerdings wegen Entzündungen an der Injektionsstelle und Entwicklung einer Depression beendet werden. Es wird jetzt eine Behandlung mit Azathioprin begonnen. Nach anfänglich guter Verträglichkeit entwickeln sich rezidivierende Infekte, im Blutbild zeigt sich eine zunehmende Neutropenie, so dass auch diese Therapie beendet werden muss. Eine Behandlung mit Immunglobulinen wird von der zuständigen Krankenkasse verweigert. Dann wird eine Therapie mit Glatirameracetat begonnen. Unter dieser Therapie reduziert sich die Schubrate der Patientin in den nächsten 2 Jahren wieder.

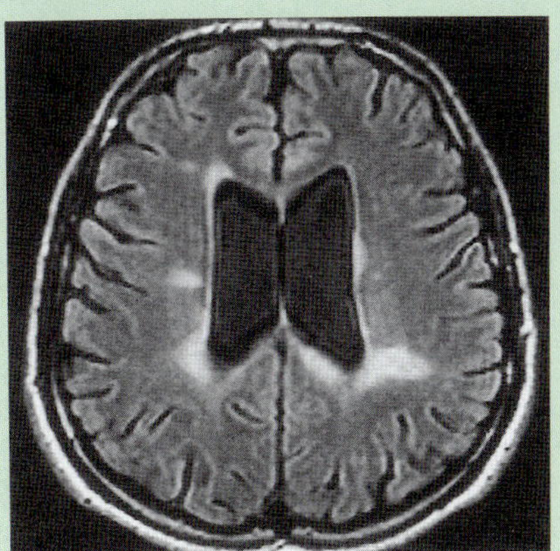

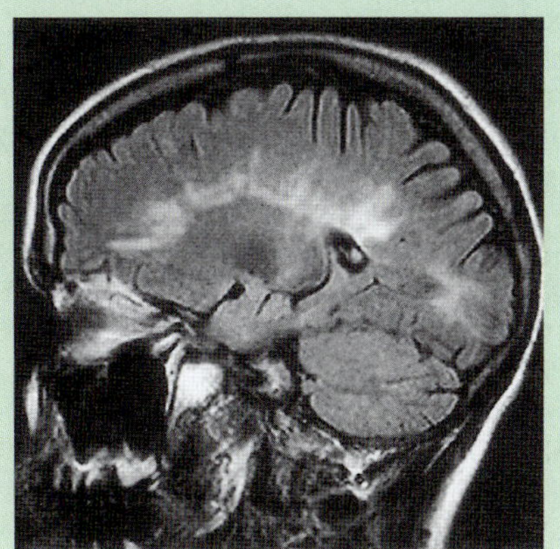

Abb. Fall 9.2 **Typischer MRT-Befund bei Multipler Sklerose.** In den dargestellten Schnittebenen sind Entmarkungsherde im Marklager des Großhirns, betont periventrikulär (**a**), sowie im Bereich des Balkens (**b**) erkennbar.

Ausgewählte Literatur

1. Goodkin DE, Kinkel RP, Weinstock-Guttman B, VanderBrug Medendorp S, Secic M, Gogol D, Perrman JE, Uccelli MM, Neiley L. A phase II study of IV methylprednisolone in secondary-progressive multiple sclerosis. Neurology. 1998;51:239 –245.
2. Limmroth V, Kastrup O. Therapie-Leitfaden Multiple Sklerose. Thieme, Stuttgart, 2. Auflage 2003.

9.3 Epilepsien

Grundlagen

Definition. Das Leitsymptom der Epilepsien ist der **epileptische Anfall.** Es handelt sich dabei um umschriebene (fokale) oder generalisierte, synchronisierte und rhythmische Entladungen zerebraler Neurone (paroxysmale Depolarisationen); klinisch äußern sich diese in Form von motorischen, sensiblen, sensorischen und psychischen Symptomen und/oder als Bewusstseinsstörungen.

Epidemiologie. Mit einer Prävalenz von 0,5 – 1 % in der allgemeinen Bevölkerung stellen die Epilepsien eine der häufigsten neurologischen Erkrankungen dar. Genetisch bedingte Epilepsiesyndrome manifestieren sich zumeist in der Kindheit und Jugend. Fokal induzierte Epilepsien manifestieren sich in Abhängigkeit von Art und Akquisition unterlagernder zerebraler Läsionen. Ca. 40% aller epileptischen Erkrankungen treten bis zum 20. Lebensjahr in Erscheinung. Die Inzidenz der Epilepsie im Alter ist aktuell deutlich zunehmend. Bis zu 8 % der Bevölkerung erleben im Laufe des Lebens einen (einmaligen) epileptischen Anfall.

Klassifikation epileptischer Anfälle. Für die Praxis hat sich eine Einteilung nach Anfallstypen und epileptischen Syndromen bewährt, die von der Internationalen Liga gegen Epilepsie 1981 und 1989 erarbeitet wurde. Nachfolgend werden einige wesentliche Anfallstypen beschrieben.

Fokale oder partielle Anfälle. Diese Anfälle sind auf *eine Region* oder maximal *eine Hemisphäre* begrenzt. Sie sind kortikalen Ursprungs und repräsentieren durch ihre spezifische klinische Symptomatik in der Regel auch ihre zerebrale Lokalisation. Einfach-fokale Anfälle führen – im Gegensatz zu komplex-fokalen Anfällen – nicht zu einer Beeinträchtigung des Bewusstseins. Fokale Anfälle können sich u. U. auch auf das gesamte Gehirn ausdehnen und damit „sekundär generalisieren".

- **Einfach-fokale Anfälle** können mit motorischen, sensibel/sensorischen, vegetativen oder psychischen Symptomen einhergehen. Prototyp eines einfach-fokalen Anfalls mit rein motorischen Phänomenen ist der sog. *Jackson-Anfall*, bei dem sich die klonischen Zuckungen der betroffenen Körperhälfte während des Anfalls von einer Muskelgruppe zur nächsten ausbreiten (sog. „Jacksonian March of Convulsion").
  Meistens findet sich eine unterlagernde epileptogene Läsion des Gehirns. Häufige Ursachen sind kortikale Dysplasien, Phakomatosen, hippokampale Sklerosen, Tumoren oder Traumata.
  Bei Kindern ist die idiopathisch bedingte *Rolando-Epilepsie* häufig (benigne Epilepsie mit zentro-temporalem Fokus). Bei dieser Epilepsieform stehen hemifaziale Kloni im Vordergrund, die in $^3/_4$ der Fälle schlafgebunden sind. Wie der Name impliziert, ist die Prognose sehr gut, und die Anfälle sistieren in der Regel im Zeitraum der Pubertät. Eine zwingende Therapieindikation besteht daher nicht.
  Weitere, allerdings wesentlich seltenere Epilepsieerkrankungen mit einfach-fokalem Anfallsmuster sind die *Epilepsie des Kindesalters mit okzipitalen Paroxysmen* sowie die *primäre Leseepilepsie.*
- **Komplex-fokale Anfälle** sind grundsätzlich mit einer *Änderung des Bewusstseins* verbunden und erweisen sich häufiger als andere Formen therapierefraktär. Vereinzelt findet sich in der älteren Literatur sowie im Sprachgebrauch mancher Kollegen der Begriff des „psychomotorischen Anfalls" als Synonym für komplex-fokale Anfälle.
  Komplex-fokale Anfälle können prinzipiell in jeder Hirnregion entstehen, am häufigsten gehen sie vom Temporal- und Frontallappen aus. Die Bewusstseinsstörung ist zumeist durch die *Anfallsausbreitung auf beide Hemisphären* bedingt. **Temporallappenanfälle** beginnen häufig mit einem motorischen Erstarren, es folgen dann oro-alimentäre und z. T. komplexe Hand- oder Beinautomatismen. Sie münden in eine postiktale Umdämmerung. **Frontallappenanfälle** beginnen häufig mit Adversivbewegungen oder tonischen Haltungsschablonen, es folgen mitunter ausgeprägte, hypermotorische Bewegungen; die Bewusstseinsstörung ist zumeist unvollständig und nur als Bewusstseinseinschränkung wahrnehmbar.

Generalisierte Anfälle. Generalisierte Anfälle sind bilaterale, symmetrische Ereignisse, die mit einer *veränderten Bewusstseinslage* einhergehen. Die zwei wichtigsten Formen sind der tonisch-klonische Anfall (klassischer Grand Mal) und Absencen. Daneben gibt es myoklonische, klonische, tonische und atonische Anfälle sowie atypische Absence-Formen.

- **Grand-Mal-Anfälle.** Beim klassischen Grand Mal kommt es zunächst zu einer meist nur ca. 10 – 15 Sekunden andauernden tonischen Phase. Dieser folgt eine Phase klonischer Konvulsionen für 60 – 90 Sekunden. Postiktal ist der Patient zunächst einige Minuten komatös, dann umdämmert und zeigt anschließend ein erhöhtes Schlafbedürfnis. Sekundär generalisierte Anfälle können mit verschiedenartigen Auren wie optischen Phänomenen, Schwindel oder aus dem Magen aufsteigender Übelkeit (epigastrische Aura) beginnen. Die tonische Phase kann von einer Vokalisation, zumeist einem Stöhnen, eingeleitet werden. Als Begleiterscheinungen können hinzutreten: Einnässen, Einkoten, lateraler Zungen- oder Wangenbiss und subkonjunktivale Einblutungen, ferner Prellungen, Platzwunden oder Frakturen durch den Sturz oder die Konvulsionen.
- **Absencen** sind idiopathischer Genese und äußern sich als abrupt einsetzende und ebenso abrupt endende, lediglich wenig Sekunden anhaltende Bewusstseinsstörungen, die bevorzugt im Kindesalter sowie im frühen Jugendalter auftreten. Der Blick wird dabei starr. Statische Funktionen sind in der Regel erhalten. Vereinzelt können diese Phasen von Lid- oder Mundwinkelmyoklonien begleitet sein.
- **Weitere (sekundär) generalisierte Anfälle des Kindesalters** sind beispielsweise die „Blitz-, Nick- und

Salaam-Krämpfe" (= BNS-Krämpfe) im Rahmen des West-Syndroms, die immer symptomatischer Genese sind.

Pathophysiologische Aspekte. Während des epileptischen Anfalls kommt es zu einer *synchronisierten Entladung neuronaler Zellverbände*. Die klinische Symptomatik des Anfalls wird durch den involvierten Kortexabschnitt geprägt. Subkortikale Strukturen, vor allem der Nucleus amygdalae, der Hippocampus oder der Thalamus können sich initiierend oder bahnend, prinzipiell auch hemmend auf das epileptische Anfallsereignis auswirken.
Aktuelle Ergebnisse der genetischen Grundlagenforschung weisen darauf hin, dass es sich bei einem Teil der Epilepsien um *Ionenkanalerkrankungen* handelt. Hierbei können verschiedene Subtypen von Kalium-, Natrium- und Calciumkanälen betroffen sein.
Des Weiteren zeigen histopathologische Untersuchungen, dass deplatzierte, kleinere neuronale Zellverbände, die nicht in physiologische Funktionen eingebunden sind, als initialer Schrittmacherkomplex epileptischer Anfälle gelten können (z. B. bei einer *kortikalen Dysplasie* oder einer *kortikalen Heterotopie*).

Ätiologie. Bei neu auftretenden epileptischen Anfällen müssen zunächst folgende Fragen geklärt werden:
- Liegt eine erkennbare Ursache für die Epilepsie vor (**symptomatische Epilepsie**)? Hier wiederum sind folgende Situationen zu unterscheiden:
  - Handelt es sich um eine akute symptomatische Epilepsie aufgrund einer *floriden Gehirnerkrankung*?
  - Ist die Epilepsie auf eine *chronische stabile oder residuelle Gehirnläsion* zurückzuführen?
- Oder liegt keine konkret fassbare Ursache vor (**idiopathische Epilepsie**)?

Die Klärung dieser Fragen entscheidet über das diagnostische Vorgehen bzw. die initialen therapeutischen Schritte.

Akute symptomatische Epilepsien im Rahmen florider Hirnerkrankungen. Alle *Gehirnerkrankungen mit Beteiligung des Kortex* können symptomatische Anfälle provozieren, entweder nur im Akutstadium oder dauerhaft (s. u.). Eine Übersicht gibt Tabelle 9.7. Aber auch Erkrankungen, die zunächst „nur" das Marklager schädigen, wie z. B. die subkortikale arteriosklerotische Enzephalopathie oder die Multiple Sklerose, können durch Degeneration der zugehörigen Neurone epileptische Anfälle zur Folge haben. Darüber hinaus können symptomatische Epilepsien durch Gehirnaffektionen im Rahmen allgemeiner *metabolischer Erkrankungen* oder *toxischer Belastungen* entstehen.
Von einer „akuten symptomatischen Epilepsie" spricht man dann, wenn bei einem zuvor anfallsfreien Patienten im Rahmen einer akuten Gehirnaffektion mehrere Anfälle aufgetreten sind. Bei 80 – 90 % der Patienten sistieren die Anfälle nach Ausheilung der Grunderkrankung oder der Gehirnaffektion. Anfälle dieser Art werden von einigen Epileptologen auch als „epileptische Reaktion" oder „Gelegenheitsanfälle" bezeichnet. Hierdurch wird zur terminologischen Verwirrung beigetragen, da diese Begriffe keine internationale Anerkennung finden.

Tab. 9.7 **Die häufigsten Ursachen akuter und chronischer symptomatischer Epilepsien und Gehirnaffektionen, die zu Anfällen führen**

Ätiologien	
Tumoren	hirneigene Tumoren (z. B. Gliome) Meningeom Metastasen
vaskulär	Hirninfarkt Hirnblutung Sinusvenenthrombose
Gehirntraumatisierung	Contusio cerebri perinatale Hypoxämie Z. n. schwerer Hypoxämie (z. B. Spätreanimation) Z. n. schwerer Hypoglykämie
entzündliche Gehirnerkrankungen	Meningoenzephalitis Hirnabszess Enzephalitis nach Impfung
Gehirndegeneration	Morbus Alzheimer Subkortikale arteriosklerotische Enzephalopathie (SAE)
metabolische Störungen	Wasserhaushalts- und Elektrolytstörungen (z. B. Hypo- oder Hypernatriämie, Hypokalzämie, Hypomagnesiämie, Hypoglykämie) Urämie Hepatoenzephalopathie Porphyrie Aminosäurestoffwechselstörungen Vitaminmangel (z. B. Vitamin-B_6-Mangel)
pharmakogen	sehr viele Medikamente, jedoch selten klinisch relevant, am häufigsten bei: Theophyllin, Penicillinen, Phenothiazin, Schwermetallen
Drogenentzug	Alkohol Morphine Benzodiazepine

Zur Behandlung der unterlagernden Grunderkrankungen wird auf die aktuell gültigen Therapieleitlinien der Neurologischen Fachliteratur verwiesen (s. z. B. www.dgn.org).

Symptomatische Epilepsien bei stabilen Gehirnläsionen.
- Den **primär** bedingten Epilepsien dieser Gruppe liegen zumeist *Missbildungssyndrome* wie kortikale Dysplasien oder Phakomatosen zugrunde. Die Ammonshornsklerose ist wahrscheinlich eine primäre Anlagestörung, die sich durch sekundäre Prozesse in ihrer Epileptogenizität verfestigt.
- **Sekundär** bedingte Epilepsien diese Gruppe sind auf Residuen akuter ZNS-Erkrankungen zurückzuführen, die anhaltend epileptische Anfälle provozieren. (z. B. *posttraumatische oder postenzephalitische Epilepsien*).

Idiopathische Epilepsien. Bei den idiopathisch-generalisierten oder idiopathisch-fokalen Epilepsien findet sich weder in der klinisch-neurologischen Untersuchung noch mittels zerebraler Bildgebung ein Hinweis auf eine Ätiologie. Diese Syndrome sind ganz überwiegend **genetisch** bedingt.
Darüber hinaus werden in der Praxis Patienten mit einzelnen, zumeist generalisierten Anfällen beobachtet, deren ätiologische Zuordnung offen bleiben muss.
Provokationsmechanismen sind häufig, aber nicht immer erkennbar. Ergibt die Abklärung durch neurologische Untersuchung, MRT, Routine-EEG und Laborchemie Normalbefunde, so ist das Rezidivrisiko gering.

Diagnostik. Bei der erstmaligen Abklärung bzw. Diagnose eines epileptischen Anfalls kommt der *Anamnese*, der Klärung der *Begleitumstände* und insbesondere auch der *Fremdanamnese* eine entscheidende Bedeutung zu, da der Patient selber häufig keine vollständigen Angaben zum Ablauf des Anfalls machen kann. Es ist vor allen Dingen zu klären, ob es sich

- überhaupt um ein epileptisches Geschehen gehandelt hat und
- ob eine behandelbare Ursache für den Anfall vorliegt.

Zur Abklärung müssen *klinische Untersuchungen*, ein *EEG* und eine *MRT* des Kopfes durchgeführt werden. Darüber hinaus sind *Laborchemie* und *Liquordiagnostik* indiziert, vor allem bei der Abklärung eines erstmals aufgetretenen Anfalls oder bei Verdacht auf eine symptomatische Epilepsie.

Differenzialdiagnosen. Die Diagnose eines Anfallsleidens kann für den betroffenen Patienten weit reichende Folgen haben. Neben der Gefahr der sozialen Stigmatisierung und umfangreichen Änderungen in der Lebensführung (zumindest temporärer Verlust der Fahrerlaubnis etc.) führt die Diagnose möglicherweise zu einer lebenslangen medikamentösen Therapie. Es müssen daher besonders sorgfältig diejenigen Erkrankungen ausgeschlossen werden, die gleichfalls einen anfallsartigen Charakter besitzen, aber nichtepileptischer Natur sind. Aufgrund ihrer Häufigkeit sind in dieser Hinsicht besonders relevant: *Synkopen, Narkolepsie/Kataplexie*, kurze *transitorisch ischämische Ereignisse, psychogene Anfälle* und die *Migräne mit Aura*. Diese Erkrankungen werden gänzlich anders behandelt als die Epilepsien.

> *Eine genaue Diagnosestellung ist somit essenziell.*

Evidenzbasierte Therapie der Epilepsien

Therapieziele. Bei der medikamentösen Epilepsie-Behandlung müssen primäre Behandlungsziele von sekundären unterschieden werden.

Primäre Behandlungsziele sind:

- das Erzielen von Anfallsfreiheit;
- falls dies nicht möglich ist: die bestmögliche Reduktion der Anfallsfrequenz und/oder -intensität unter gleichzeitiger Vermeidung von nichttolerablen Nebenwirkungen. In der Praxis bedeutet dies bei medikamentös-therapieresistenten Patienten oft eine Gratwanderung zwischen einem Akzeptieren von mehr Anfällen oder mehr Nebenwirkungen.

Sekundäre Behandlungsziele sind:

- Verbesserung der psychosozialen Situation wie z. B.:
  - Normalisierung der schulischen und beruflichen Ausbildung bzw. Integration,
  - Erhalt oder Wiedererlangung der Fahrtauglichkeit.
- Verhinderung von Sekundärfolgen, z. B.:
  - Vermeidung direkter anfallsbedingter Verletzungen (z. B. Hirnkontusionen, Frakturen) oder eines anfallsbedingten plötzlichen Todes (sehr selten);
  - Verlangsamung der Krankheitsprogression, z. B. einer zunehmenden hippokampalen Sklerose.
- Behandlung von assoziierten Störungen, z. B.:
  - psychiatrischen Störungen, z. B. Psychosen oder Depressionen,
  - Hyposexualität.

Kein Behandlungsziel ist u. a.:

- die Sanierung des EEGs (bis zum fehlenden Nachweis epilepsietypischer Potenziale).

> *Behandelt werden epileptische Anfälle und nicht das EEG.*

Behandlungsindikationen. Ob eine medikamentöse Epilepsie-Behandlung begonnen wird, hängt von vielen krankheitsbedingten, aber auch individuellen soziokulturellen Faktoren ab. Als Faustregel kann gelten, dass eine antikonvulsive Behandlung begonnen werden sollte, wenn es innerhalb von 3 – 6 Monaten zu 2 epileptischen Anfällen mit Bewusstseinsstörung gekommen ist. Das Risiko für weitere Anfälle innerhalb von 2 Jahren nach dem Erstereignis liegt nach dem ersten Anfall bei mindesten 33 % und nach dem zweiten Anfall bei ca. 50 %. Es kann folglich nach dem ersten Anfall abgewartet werden, ob tatsächlich ein zweiter Anfall auftritt. Eine antikonvulsive Therapie sollte unter den folgenden Umständen jedoch stets eingeleitet werden:

- akute symptomatische Epilepsie bei florider Hirnerkrankung,
- Diagnose eines epileptischen Syndroms mit hoher Rezidivwahrscheinlichkeit,
- nach initialem Status epilepticus,
- hochfrequente epilepsietypische Entladungen im EEG,
- Alter über 60 Jahre,
- hohes Sicherheitsbedürfnis des Patienten,
- erkennbare gravierende psychosoziale Konsequenzen bei Auftreten weiterer Anfälle.

Keine Behandlungsindikation besteht bei:

- akuten Gehirnerkrankungen, ohne dass bisher Anfälle beobachtet wurden,
- perioperativer Prophylaxe bei neurochirurgischen Eingriffen.

Allgemeine Behandlungsprinzipien und Pharmakotherapie der Epilepsie

Vermeidung anfallsauslösender Faktoren

Die meisten Epilepsiepatienten können Bedingungen nennen, die das Auftreten von Anfällen begünstigen. Bei sehr engem Zusammenhang eines einzelnen Provokationsfaktors mit einem spezifischen Anfallstyp spricht man von Reflex-Epilepsien (z. B. fotogene Epilepsie oder Lese-Epilepsie). Eine Übersicht über provozierende Faktoren gibt Tab. 9.**8**.

Prinzipien der Pharmakotherapie mit Antikonvulsiva

Initiale Monotherapie. Ist die Indikation zur antikonvulsiven Behandlung gegeben, so ist im ersten Schritt die Monotherapie mit einem Antikonvulsivum der ersten Wahl (s. u.) zu bevorzugen. Bei einer Monotherapie sind Wirksamkeit und Nebenwirkungen des eingesetzten Medikaments am besten zu beurteilen, die Compliance der Patienten ist erfahrungsgemäß am größten. Bezüglich der Wahl des Antikonvulsivums reicht es in der Praxis aus, zwischen Epilepsien fokalen Ursprungs und idiopathisch-generalisierten (früher primär-generalisierten) Epilepsien zu unterscheiden.

- Für die Ersttherapie von Epilepsien **fokalen Ursprungs** sind Carbamazepin, Gabapentin, Lamotrigin, Oxcarbazepin, Phenytoin, Valproinsäure und Topiramat Mittel der ersten Wahl.
- Für die Therapie **idiopathisch-generalisierter Epilepsien** sind Valproinsäure, Lamotrigin und Topiramat Mittel der ersten Wahl.

Zweite Monotherapie oder Kombinationstherapie. Die erste Monotherapie führt erfahrungsgemäß nur bei ca. 60 % der Patienten zur Anfallsfreiheit. Im 2. Schritt wird dann entweder eine 2. Monotherapie oder eine Kombinationstherapie durchgeführt.

Tab. 9.**8** **Provokationsmechanismen epileptischer Anfälle**

provozierender Faktor	Kommentar
Schlafentzug	insbesondere bei idiopathisch-generalisierten Epilepsien
reguläres Flickerlicht	insbesondere bei fotosensitiven, idiopathisch-generalisierten Epilepsien oder Okzipitallappen-Epilepsien
Computerspiele	insbesondere bei idiopathisch-generalisierten Epilepsien oder Okzipitallappen-Epilepsien
Menstruation	ausschließlich Menstruations-gebundene Anfälle kommen selten vor; eine menstruelle Anfallshäufung findet sich bei ca. 20 % der Frauen
Stress	insbesondere Ärgernis und psychosoziale Konflikte oder Überforderungssituationen

Der Übergang von einer Monotherapie auf eine **zweite Monotherapie** mit einem anderen Antikonvulsivum erfolgt überlappend. Zunächst wird das zweite Antikonvulsivum aufdosiert und dann erst das auszutauschende Antikonvulsivum herabdosiert. Dadurch ergibt sich zwangsläufig eine intermittierende Phase der Kombinationstherapie. Dies eröffnet die Chance, die Kombinationstherapie über einen gewissen Zeitraum fortzusetzen und beizubehalten, falls sie sich als erfolgreich erweisen sollte.

Der Vorteil der **Kombinationstherapie** ist, dass verschiedene, einander ergänzende Wirkmechanismen zum Tragen kommen können. Von daher ist die Kombination von Antikonvulsiva mit verschiedenen Wirkungsweisen zu bevorzugen. Von Nachteil ist, dass vermehrt Nebenwirkungen auftreten können, Interaktionen zwischen den verschiedenen Medikamenten zu beachten sind und Wirkungen wie Nebenwirkungen nicht eindeutig einem Medikament zugeordnet werden können.

Bei Versagen der Kombinationstherapie sollte das zuerst verordnete Antikonvulsivum abdosiert werden, in erster Linie, um Raum für weitere Kombinationen zu schaffen. Bei der Auswahl der zu kombinierenden Substanzen sind folgende wichtige pharmakokinetischen Grundsätze zu beachten:

- Carbamazepin, Phenytoin, Barbiturate und Oxcarbazepin sind hepatische Enzyminduktoren. Sie beschleunigen den Abbau und senken damit den Serumspiegel von Valproinsäure, Lamotrigin, Levetiracetam Topiramat und Tiagabin.
- Valproinsäure ist ein Enzyminhibitor und erhöht den Serumspiegel von Lamotrigin und Phenobarbital deutlich.
- Die Benzodiazepine, Gabapentin, Ethosuximid, Levetiracetam, Piracetam, Pregabalin und Sultiam zeigen keine oder nur geringfügige, klinisch nicht relevante Interaktionen mit anderen Antikonvulsiva.

Eine Übersicht über die wichtigsten Antikonvulsiva zur Behandlung fokaler Epilepsien sowie deren Nebenwirkungen findet sich in den Tabellen 9.**9** und 9.**10**.

Therapiemonitoring. Zur Therapieüberwachung werden klinische Kontrolluntersuchungen durchgeführt. Die Intervalle werden dem Bedarf angepasst und betragen während der Ersteinstellung oder medikamentösen Umstellung ca. 4 Wochen, anschließend bei intensivem Beratungsbedarf oder hoher Anfallsfrequenz ca. 1–3 Monate, und nach Erreichen einer stabilen, zufriedenstellenden Behandlungssituation ca. 3–6 Monate. Im Vordergrund steht die jeweilige Neubeurteilung der Anfallssituation. Von daher ist das Führen eines Anfallskalenders obligat. Fortschritte in Bezug auf andere Behandlungsziele, wie z. B. psychosoziale Verbesserungen, sollten im Rahmen des Therapiemonitorings ebenfalls regelmäßig thematisiert werden. An apparativen Untersuchungen werden EEG-Kontrollen und Kontrollen der Serumspiegel der Antikonvulsiva durchgeführt. Beide Methoden sind jedoch in ihrer Bedeutung nicht zu überschätzen. So korreliert der Nachweis epilepsietypischer Potenziale im EEG nur bei den idiopathisch-generalisierten Epilepsien eng mit der Anfallssituation. Bei Epilepsien fokalen Ursprungs ist die Korrelation sehr viel geringer. Laborchemische Untersuchungen des Blutbildes, der Leberenzyme, der harnpflichtigen Substanzen und der Serumelektrolyte sollten anfänglich bei jeder klinischen Kontrolle durchgeführt werden. Ist eine stabile Behandlungssituation erreicht und wurden bis zu diesem Zeitpunkt keine Auffälligkeiten festgestellt, können laborchemische Kontrollen in größeren Abständen (z. B. alle 6 Monate) erfolgen.

Beendigung der antiepileptischen Therapie. Die Entscheidung zum Absetzen einer antikonvulsiven Behandlung sollte individuell in Abhängigkeit vom unterlagernden Syndrom, der spezifischen Betroffenheit des Patienten und seiner psychosozialen Situation getroffen werden.

- Ein erster Reduktionsversuch sollte bei ausgeheilten **akuten symptomatischen Epilepsien**, wie z. B. einer ausreichend behandelten Meningitis, nach 6–12 Monaten erfolgen.
- Bei **idiopathisch-generalisierten Epilepsien** kann nach 3–5 Jahren Anfallsfreiheit ein Absetzversuch unternommen werden. Eine Verschlechterung des EEGs mit Wiederauftreten generalisierter Spike-Wave-Potenziale ist besonders ungünstig und sollte zum Abbruch des Reduktionsversuches auf dem erreichten Niveau oder gegebenenfalls zur Wiederaufdosierung führen.
- Bei **Epilepsien fokalen Ursprungs** kann eine antikonvulsive Therapie nach 2–3 Jahren Anfallsfreiheit abgesetzt werden. Hier besteht eine nicht so enge Korrelation zwischen dem Auftreten epilepsietypischer Potenziale im interiktalen EEG und der Wahrscheinlichkeit von Anfallsrezidiven. Jedoch weisen auch hier hochfrequente, polytope oder zur Generalisation neigende, epilepsietypische Potenziale auf eine hohe Wahrscheinlichkeit eines Anfallsrezidivs hin.

Prognose nach Beendigung der antiepileptischen Therapie. Prinzipiell ist das Risiko für ein Anfallsrezidiv in folgenden Fällen niedrig:

- Anfallsfreiheit war schon bei niedriger antikonvulsiver Dosierung erzielt worden;
- die Anfallsfrequenz war bereits vor Beginn der antikonvulsiven Therapie niedrig;
- unauffälliges EEG,
- keine oder nur kleine und umschriebene kortikale Läsionen im MRT,
- kurze Epilepsiedauer.

Bei ***idiopathisch-generalisierten Epilepsien*** mit Absencen, Myoklonien oder Aufwach-Grand-Mal muss nach Beendigung der antiepileptischen Therapie wegen der genetischen Prädisposition bei mehr als 80% der Patienten langfristig mit Anfallsrezidiven gerechnet werden. Liegt eine reine Absence-Epilepsie vor, ist das Rezidivrisiko deutlich geringer (ca. 30–40%).

Das langfristige Rezidivrisiko ist auch bei ***Epilepsien fokalen Ursprungs*** mit komplex-partiellen Anfällen und sekundär generalisierten tonisch-klonischen Anfällen hoch (30–40%). Wenn nur einfach-partielle Anfälle beobachtet wurden, ist es geringer (ca. 25%). Das Rezidivrisiko in dieser Patientengruppe steigt in folgenden Fällen über 80%:

- große oder multiple kortikale Läsionen,
- multiple epileptogene Zonen im EEG,
- nachgewiesene hippokampale Sklerose,
- Anfallsfreiheit erst unter antikonvulsiver Höchstdosierung,
- Vorliegen bestimmter Syndrome: West-Syndrom, Lennox-Gastaut-Syndrom, Phakomatosen, kortikale Dysplasien.

Besonderheiten der Pharmakotherapie bei Kinderwunsch und Schwangerschaft. Frauen mit Kinderwunsch ist die Schwangerschaft anzuraten. Die Schwangerschaft sollte jedoch als Risikoschwangerschaft gelten und engmaschig überwacht werden. Eine Schwangerschaft unter Valproinsäure- und Carbamazepintherapie sollte möglichst vermieden werden, da hierunter die Rate von Neuralrohrdefekten signifikant erhöht ist. Ist es dennoch zu einer Schwangerschaft gekommen, kann das Missbildungsrisiko während der ersten 8 Schwangerschaftswochen durch die Gabe von Folsäure reduziert werden. Diese Vorgehensweise ist allerdings noch nicht durch randomisierte Studien belegt. Grundsätzlich sollte jedoch versucht werden, bereits vor der Schwangerschaft die niedrigst wirksame Dosis *eines* Antikonvulsivums zu finden (die Monotherapie ist der Kombinationstherapie eindeutig vorzuziehen). Obligatorisch sind regelmäßige Untersuchungen des Fetus (Ultraschall), um Missbildungen frühzeitig zu erkennen. Über die Verträglichkeit der neueren Antikonvulsiva in der Schwangerschaft liegen noch keine ausreichenden Daten vor. Eine Ausnahme stellt Lamotrigin dar. Es ist in der Schwangerschaft nicht kontraindiziert.

Antikonvulsiva

Es folgt eine Auflistung der in der Epilepsie-Therapie zum Einsatz kommenden antikonvulsiven Substanzen. Zu Nebenwirkungen und Standarddosierungen siehe Tabelle 9.**9** und 9.**10**.

Der Nutzen und die Wirksamkeit der Antikonvulsiva wurde für alle antikonvulsiven Substanzen in prospektiven Studien belegt.

Carbamazepin ist eng verwandt mit der Gruppe der trizyklischen Antidepressiva. Es ist auch für die Behandlung von Trigeminusneuralgien zugelassen und derzeit das weltweit am häufigsten verwendete Antikonvulsivum. Der Wirkungsmechanismus ähnelt dem des Phenytoins und besteht in einer Inhibition spannungsabhängiger Natrium-Kanäle. Carbamazepin wird zur Behandlung von Epilepsien fokalen Ursprungs eingesetzt.

Aufgrund seiner guten Wirkung und Verträglichkeit ist Carbamazepin derzeit eines der Mittel der ersten Wahl zur Behandlung einfach- und komplex-fokaler Anfälle mit und ohne sekundäre Generalisierung ✓✓.

Carbamazepin wirkt Enzym induzierend und kann damit den Abbau anderer Medikamente deutlich beschleunigen. Dies betrifft vor allem Phenytoin, Valproat, Phe-

Tab. 9.**9** **Übersicht – Therapie mit den wichtigsten Antikonvulsiva** (Stand 12/2001)

Substanz/ Wertigkeit	**Tagesdosis** Erwachsene mg Kinder mg/kg		**Mittlere Plasma-konzentrationen** µg/ml	**Verteilung auf Tages dosen**	**Aufdosierung** (Erwachsene), **Start/Erhöhung**
	Erw.	Kinder			
Carbamazepin ✓✓	400 – 2000	20 – 25	3 – 12	2 retard 3 – 4 unretardiert	alle 2 – 3 Tage um 200 mg erhöhen
Ethosuximid ✓✓	750 – 2000	15 – 30	40 – 100	3	alle 2 – 3 Tage um 250 mg erhöhen
Gabapentin ✓✓	900 – 2400	30 – 50	nicht relevant	3	initial 900 mg, alle 1 – 3 Tage um 300 mg erhöhen
Lamotrigin ✓✓	Mono: 100 – 300 Add-on E.I: 200 – 700 mit VPA: 100 – 300	Mono: 0,5 – 5 Add-on E.I.: 5 – 10 mit VPA: 1 – 5	2 – 15 keine enge Korrelation zur Wirksamkeit	3 – 4	Mono: Start 25 mg, alle 2 Wochen um 25 – 50 mg, mit E.I. : Start 50 mg, alle 2 Wochen um 50 mg mit VPA: Wochen 1 + 2: 12,5 mg, Wochen 3 + 4: 25 mg, dann alle 2 Wochen um 25 mg erhöhen
Levetiracetam ✓✓	1000 – 3000	keine Zulassung	nicht relevant	2	Start: 2 x 500 mg 3. Woche 2 x 1000 5. Woche 2 x 1500
Oxcarbazepin ✓✓	600 – 2400	8 – 40	10 – 20 Hydroxy-metabolit	3 – 4	alle 3 – 4 Tage um 300 mg
Phenobarbital ✓	50 – 300	1 – 4	10 – 40	1 – 2	Start: 50 mg, alle 3 – 5 Tage um 25 – 50 mg
Phenytoin ✓✓	200 – 350	5 – 7	5 – 25	1 – 2	Start 300 mg, oberhalb 15 µg/ml Serumspiegel um 25 – 50 mg alle 3 Tage erhöhen
Pregabalin (Pregabalin wurde 9/04 zugelassen)	150 – 600	–	–	2	1. Woche 75-0-75 mg/Tag, dann wöchentlich um 150 mg/Tag erhöhen
Primidon ✓	500 – 1500	20	5 – 15 Primidon 10 – 40 Phenobarbital	3 – 4	alle 3 – 5 Tage um 125 – 250 mg – im obersten Dosisbereich um 125 mg erhöhen
Tiagabin ✓✓	15 – 70 mg	ab 12 Jahre 0,5 – 1	nicht relevant	2 – 3	wöchentlich um 5 mg erhöhen
Topiramat ✓✓	Mono: 50 – 100, Add-on E.I.: 100 – 460	25 – 100 mg/Tag	nicht relevant	2	Start 25 mg, wöchentlich um 25 mg, bei guter Verträglichkeit wöchentlich um 50 mg erhöhen
Valproinsäure ✓✓	900 – 2400	20 – 30	30 – 120	1 – 2 retard 3 – 4 unretardiert	rasch i. v. auftitrierbar, sonst alle 3—5 Tage um 300 mg erhöhen

E.I. = Enzyminduktion

nobarbital, Theophyllin und Steroide sowie orale Kontrazeptiva (Cave: verminderter Schutz!).

Sodium-Valproat (Valproinsäure) hemmt die GABA-Transaminase und aktiviert die GABA-Decarboxylase (ein Hauptenzym zur GABA-Synthese), so dass die GABA-Konzentration im synaptischen Spalt zum einen durch die Hemmung des abbauenden Enzyms und zum anderen durch die verstärkte Aktivität des synthetisierenden Enzyms erhöht wird. Valproat ist insbesondere zur Behandlung von generalisierten Anfällen und von Absencen geeignet.

Valproat ist derzeit eines der Medikamente der ersten Wahl bei generalisierten Anfällen und bei fokalen Anfällen ✓✓.

Valproat wirkt nicht Enzym induzierend, bindet jedoch stark an Plasmaeiweiß und verdrängt daher andere Medikamente wie Phenytoin aus ihrer Eiweißbindung. Es erhöht ferner die Plasmakonzentration von Phenobarbital um bis zu 40 %. Das Spektrum der Nebenwirkungen umfasst vor allem Tremor, Haarausfall, Gewichtszunahme und Müdigkeit. Valproat kann bei Patienten mit vor-

Tab. 9.**10** **Nebenwirkungen der wichtigsten Antikonvulsiva** (Stand 7/2001)

Substanz	Nebenwirkungen
Benzodiazepine	häufig: Toleranzentwicklung, Abususpotenzial
Carbamazepin	häufig: allergisches Exanthem, Hyponatriämie, Leukopenie, Thrombozytopenie, depressive Verstimmung, Akne, Sehstörungen, Nystagmus, Ataxie, Schwindel selten: Kopfschmerzen, Obstipation, Haarausfall, Lymphadenopathie, Osteopathie, Immunglobulinmangel, Lyell-Syndrom, Lupus erythematodes, Reizleitungs- und Herzrhythmusstörungen, Teratogenität
Ethosuximid	häufig: gastrointestinale Beschwerden selten: Aktivierung bekannter Psychosen, kognitive Beeinträchtigung, Depression, Kopfschmerzen, Lupus erythematodes, Stevens-Johnson-Syndrom
Gabapentin	häufig: Müdigkeit, Kopfschmerzen, Schwächegefühl, Benommenheit, Schwindel, selten: Ataxie, gastrointestinale Störungen, Diplopie, Tremor
Lamotrigin	häufig: allergisches Exanthem (bei langsamer Aufdosierung seltener) selten: Schwindel, Insomnie, Tremor, Ataxie, Tics, Kopfschmerzen, Lyell-Syndrom oder Stevens-Johnson-Syndrom
Levetiracetam	häufig: Schwächegefühl, selten: Benommenheit, Schwindel
Oxcarbazepin	ähnlich Carbamazepin häufig: Hyponatriämie selten: extrapyramidale Bewegungsstörungen, Appetitlosigkeit, Schwindel, Übelkeit, Erbrechen, Ataxie, Dysarthrie, mildere kognitive Beeinträchtigung im subtoxischen Dosisbereich
Phenobarbital	häufig: Müdigkeit, Sedierung, Depression, Wesensänderung mit Agitiertheit, psychomotorische Verlangsamung oder Irritabilität oder aggressive Wesensänderung, Obstipation, Allergie selten: nach langjähriger Anwendung: Fibromatose mit Palmar- und Plantarfibrosen oder schmerzhafter Schultersteife, megaloblastäre Anämie, Akne, Osteopathie, Lyell-Syndrom oder Stevens-Johnson-Syndrom
Pregabalin	häufig: Schwindel, Benommenheit, Müdigkeit, Gewichtszunahme
Phenytoin	häufig: allergisches Exanthem, Gingivahyperplasie, Virilisierung mit Hirsutismus, Kleinhirnatrophie, Akne; hohe Dosen: Ataxie, Tremor, Nystagmus, Benommenheit selten: Osteopathie, Lymphadenopathie, extrapyramidale Hyperkinesien, Reizleitungs- und Herzrhythmusstörungen, Vergröberung der Gesichtszüge, Kopfschmerzen, Störungen der Hämatopoese
Primidon	wie Phenobarbital
Tiagabin	häufig: Müdigkeit, Schwindel, Konzentrationsstörungen, Kopfschmerzen, Nervosität selten: Tremor, Induktion nonkonvulsiver Staten
Topiramat	häufig: Parästhesien, kognitive Störungen, Müdigkeit, Schwindel selten: Nierensteine (1 – 4 %), Gewichtsabnahme (3 – 5 %), psychotische Reaktionen, Teratogenität
Valproinsäure	häufig: gastrointestinale Unverträglichkeit, reversibler Haarausfall, Gewichtszunahme, Tremor, polyzystische Ovarien selten: Gerinnungsstörungen, Pankreatitis; im Kindesalter: Leberzerfallskoma mit letalem Ausgang, Teratogenität

geschädigter Leber sowie bei kleinen Kindern zu nicht selten letal verlaufenden Leberkomata führen und sollte dieser Patientengruppe nur unter strengster Indikationsstellung verschrieben werden.

Phenytoin. Seine antikonvulsive Wirkung ist bereits seit 1938 bekannt, und seitdem wird es auch verwendet (seine antiarrhythmische Wirkung ist erst 12 Jahre später entdeckt worden). *Als eines der ersten Antikonvulsiva, das in therapeutischen Dosen nicht sonderlich sedativ wirkt, war es bis vor kurzem (in den angelsächsischen Ländern noch heute) das Mittel der ersten Wahl in der Behandlung fokaler Epilepsien* ✓✓. Der Wirkungsmechanismus beruht wahrscheinlich darauf, dass es die Natrium-Kanäle hemmt und dadurch das Membranpotenzial stabilisiert. Es gilt als besonders geeignet zur Therapie von *fokalen Epilepsieformen*, hat jedoch ein schlechteres Nebenwirkungsspektrum als das besser verträgliche Carbamazepin. Es ist daher als Mittel der ersten Wahl hinter das Carbamazepin und andere Antikonvulsiva zurückgetreten. Phenytoin ist auch parenteral applizierbar und daher von besonderer Bedeutung in Situationen, in denen eine schnelle Aufsättigung mit Antikonvulsiva erwünscht ist wie z. B. im Status epilepticus. Aufgrund der langen Halbwertszeit ist eine einmalige tägliche Dosis ausreichend, doch wird aufgrund der besseren Verträglichkeit eine Aufteilung der Dosis bevorzugt.

Phenobarbital. Unter den Barbituraten besitzt Phenobarbital die besten antikonvulsiven Eigenschaften. Es wurde bereits 1912 als Antikonvulsivum eingeführt und ist grundsätzlich *bei allen Grand-Mal-Formen sowie einfach- und komplex-fokalen Anfällen* einsetzbar ✓. Aufgrund seiner starken sedativen Nebenwirkungen hat es jedoch an Bedeutung in der täglichen Anfallsprophylaxe verloren und gilt heute nur noch als Reservepräparat. Es ist stark Enzym induzierend und kann daher zu einem starken Wirkungsverlust anderer Medikamente führen (andere Antikonvulsiva, Antikonzeptiva und Antikoagulanzien). In der Kombinationsbehandlung mit Valproat kann der Serumspiegel des Phenobarbitals stark ansteigen, während Valproat selbst bei hoher Dosierung den therapeutischen Bereich nicht erreicht. Diese Kombination ist folglich besonders ungünstig.

Primidon wird zu Phenobarbital metabolisiert und besitzt im Wesentlichen das gleiche Indikationsspektrum ✓. Bei *komplex-fokalen Anfällen* soll die Wirkung des Primidon etwas besser sein als diejenige des Phenobarbital. Hauptunterschied zum Phenobarbital ist die wesentlich kürzere Halbwertszeit.

Ethosuximid ist Anfang der fünfziger Jahre als Mittel der Wahl bei Absencen eingeführt worden ✓✓. Bei sonstigen generalisierten sowie fokalen Anfällen ist es wirkungslos. Es ist heute als *Mittel der zweiten Wahl zur Behandlung von Absencen* hinter Valproat zurückgetreten.

Lamotrigin ist seit Mitte 1993 in Deutschland zugelassen und wirkt durch Blockade von Natriumkanälen. Es ist sowohl für die Monotherapie bei Erwachsenen als auch für die Add-on-Therapie bei Erwachsenen und Kindern zugelassen. Indikationsgebiete sind auch hier *fokale Anfälle mit und ohne sekundäre Generalisierung und idiopathische generalisierte Epilepsien* ✓✓. In der Monotherapie hat Lamotrigin eine ähnlich gute Wirkung wie Carbamazepin. Bei der Therapie muss die gleichzeitige Gabe von Enzym induzierenden Medikamenten (Carbamazepin, Phenytoin, Phenobarbital) berücksichtigt werden, die die Halbwertszeit halbieren (Dosis um das Doppelte nach oben anpassen!). Bei der Kombination mit Valproat ist dies anders: hier verdoppelt sich die Halbwertszeit, sodass die Dosis halbiert werden muss.

Gabapentin ist mit GABA strukturell eng verwandt und gelangt – anders als GABA – ungehindert durch die Blut-Hirn-Schranke. Der Wirkmechanismus ist nicht abschließend geklärt. Gabapentin ist derzeit für die Monotherapie bei Erwachsenen und die Add-on-Therapie bei Kindern und Erwachsenen mit *einfach- und komplex-fokalen Anfällen* sowie *tonisch-klonischen Krämpfen* zugelassen ✓✓. Die Wirksamkeit in der Monotherapie scheint etwas unter derjenigen der etablierten Substanzen zu liegen. Vorteile der Substanz sind die Möglichkeit der raschen Aufdosierung und ein relativ günstiges Nebenwirkungsspektrum. Anders als die meisten Antiepileptika beeinflusst Gabapentin den Leberstoffwechsel nicht, so dass es zu keinen Interaktionen mit anderen Antikonvulsiva oder mit Antikonzeptiva kommt. Schwer wiegende Nebenwirkungen sind bei der Therapie mit Gabapentin bisher nicht beobachtet worden. Ein Nachteil ist die kurze Halbwertszeit von 6 h, die zu einer 3-maligen Gabe täglich zwingt.

Tiagabin ist ein GABA-Wiederaufnahme-Hemmer und erhöht die Konzentration von GABA im synaptischen Spalt. In der Add-on-Therapie von therapieresistenten fokalen Anfällen führt es bei 20–40% der Patienten zu einer Halbierung der Anfallsfrequenz ✓✓. Es ist daher gegenwärtig zur *Add-on-Behandlung von fokalen Anfällen mit und ohne sekundärer Generalisierung* zugelassen. Tiagabin muss langsam eingeschlichen werden. Die Tagesdosis liegt zwischen 30 und 70 mg, wobei die Initialdosis 5 mg beträgt und pro Woche um 5 mg gesteigert werden sollte. Nachteil ist auch hier die kurze Halbwertszeit von ca. 6–8 h, die eine mindestens 3-malige tägliche Gabe notwendig macht.

Topiramat wirkt möglicherweise auf mehreren Ebenen: neben der Inhibition von spannungsabhängigen Natriumkanälen wirkt die Substanz aktivierend auf die GABAerge und inhibierend auf die glutamaterge (AMPA) Reizweiterleitung. Es ist für die Behandlung von *Epilepsien fokalen Ursprungs* und von *primär generalisierten Anfällen* als Monotherapeutikum zugelassen. Die meisten Studien haben gezeigt, dass mit einer Topiramat-Monotherapie die Anfallsfrequenz bei 40–50% der therapieresistenten Patienten mit fokalen Anfällen halbiert werden kann ✓✓. Topiramat erzielte auch sehr gute Erfolge bei der *Add-on-Behandlung sekundär generalisierter, tonisch-klonischer Anfälle*. Müdigkeit, kognitive Einschränkungen und Parästhesien werden von vielen Patienten als die gravierendsten Nebenwirkungen empfunden. Die Substanz kann darüber hinaus selten zu Nierensteinen führen und ist daher bei Patienten mit einschlägiger Anamnese kontraindiziert. Das Medikament muss langsam eingeschlichen werden.

Oxacarbazepin ist das 10-Ketoanalog des Carbamazepins. Es wird mit der gleichen Indikationsstellung angewendet (fokale Anfälle) und weist eine vergleichbare Wirksamkeit wie die Stammsubstanz auf ✓✓. Auch die Nebenwirkungen entsprechen denen des Carbamazepins, sind jedoch etwas geringer ausgeprägt. Da auch die Enzyminduktion wesentlich geringer ist, werden unter Oxacarbazepin auch weniger Unverträglichkeiten und Wechselwirkungen mit anderen Substanzen beobachtet. Das Mittel ist zur Mono- und Kombinationstherapie von Epilepsien fokalen Ursprungs zugelassen.

Neben den genannten Medikamenten gibt es noch eine Reihe weiterer Substanzen, die als Medikamente zweiter Wahl oder Reservepräparate eingesetzt werden.

> *Für die Ersteinstellung bei Epilepsie werden die Substanzen Carbamazepin, Gabapentin, Lamotrigin Oxcarbazepin, Valproinsäure und Topiramat entsprechend den Leitlinien der Deutschen Gesellschaft für Neurologie (www.dah.org) empfohlen.*

Fallbeispiel 9.3: Medikamentöse Therapieresistenz bei Epilepsie

Ein Mädchen erlitt im Alter von 12 Jahren erstmalig einen generalisierten tonisch-klonischen Krampfanfall. Die neurologische Untersuchung und die MRT-Diagnostik waren unauffällig. Im Einverständnis mit dem Mädchen und den Eltern erfolgte zunächst keine Therapie. Nach 6 Jahren Anfallsfreiheit traten erneut Grand-Mal-Anfälle auf, diesmal regelmäßig ca. einmal pro Woche. Die junge Frau wurde auf Primidon eingestellt (1125 mg/Tag); hierunter blieb sie nachfolgend anfallsfrei.
Aufgrund medikamentenbedingter Müdigkeit und bestehendem Schwangerschaftswunsch wurde das Primidon vorsichtig auf 3 × 250 mg/Tag reduziert, als die Patientin 19 Jahre alt war. Ein Jahr später berichtete die Patientin von einem spontanem Abort in der 9. Schwangerschaftswoche. Die Patientin war zu diesem Zeitpunkt anfallsfrei.
Im darauf folgenden Jahr kam es zu insgesamt 4 Grand-Mal-Anfällen, obwohl die Primidon-Dosis sukzessiv wieder auf 1125 mg/Tag erhöht worden war. Als Nebenwirkungen wurden eine deutliche Müdigkeit und eine psychomotorische Verlangsamung beklagt. Zur Umgehung dieser Nebenwirkungen wurde die Patientin im Alter von 22 Jahren auf eine Monotherapie mit Lamotrigin (500 mg/Tag) umgestellt. Hierunter blieb sie während der nächsten 3 Jahre anfallsfrei. Müdigkeit und Verlangsamung hatten sich nach Ausschleichen des Primidon komplett zurückgebildet.
Im Alter von 23 und 24 Jahren traten erneut jeweils ein Grand-Mal-Anfall auf. Das Lamotrigin wurde zunächst auf 600 mg pro Tag hochdosiert, aufgrund von Nebenwirkungen (Schwindel, verschwommenes Sehen) jedoch schon bald wieder auf 550 mg pro Tag reduziert.
Als die Patientin im 25. Lebensjahr erneut einen Grand-Mal-Anfall erlitt, wurde eine Add-on-Therapie mit Topiramat 2 × 50 mg/Tag begonnen. Gleichzeitig wurde Lamotrigin auf 500 mg/Tag reduziert. Unter dieser Kombinationstherapie bestanden nun keine Nebenwirkungen mehr. Die Patientin ist seither (2,5 Jahre) anfallsfrei. Im EEG sind nur unter Hyperventilation Theta-Dysrhythmien nachweisbar.

Kommentar: Die Fallgeschichte demonstriert die Problematik der medikamentösen Therapieresistenz, die durch neue Behandlungsmöglichkeiten mehrfach durchbrochen werden konnte. In der Praxis sind 30 – 40 % aller Epilepsiepatienten von Pharmakoresistenz betroffen. Mitunter müssen wirksame Medikamente wegen nichttolerabler Nebenwirkungen abgesetzt werden.

Ausgewählte Literatur

1. Berg AT, Shinnar S, Levy SR, Testa FM. Status epilepticus in children with newly diagnosed epilepsy. Ann Neurol. 1999;45 : 618 – 623.
2. Chadwick DW, Anhut H, Greiner M, Alexander J, Murray GH, Garofalo EA, Pierce MW, and the International Gabapentin Monotherapy Study Group. Neurology. 1998;51 : 1282 – 1288.
3. Gross-Tsur V, Bainin E, Shahar E, Shalev RS, Lahat E Visual impairment in children with epilepsy treated with vigabatrin. Ann Neurol 2000;48 : 60 – 64.
4. Hufnagel A., Elger C.E., Pels H., Zentner J., Wolf H., Schramm J., Wiestler O.D. Prognostic significance of ictal and interictal epileptiform activity in temporal lobe epilepsy. Epilepsia 1994;35 : 1146 – 1153.
5. Hufnagel A., Poersch M., Elger C.E., Zentner J., Wolf H.K., Schramm J. The clinical and prognostic relevance of the postictal slow focus in the electrocorticogram. Electroenceph Clin Neurophysiol. 1995;94 : 12 – 18.
6. Hufnagel A. Das neue Antikonvulsivum Tiagabin. Akt Neurologie. 1997;24 : 35 – 37.
7. Hufnagel A Oxcarbazepin ein neues Antiepileptikum, Arzneimitteltherapie. 2000;18 : 299 – 301.
8. Hufnagel A., Dümpelmann M., Zentner J., Schijns O., Elger C.E. Clinical relevance of quantified intracranial interictal spike-activity in presurgical evaluation of epilepsy. Epilepsia. 2000;41 : 467 – 478.
9. Kälviäinen R., Nousiainen I., Mäntyjärvi M., Nikoskelainen E., Partanen J., Partanen K., Riekkinen P. Vigabatrin, a GABA-ergic antiepileptic drug, causes concentric visual field defects. Neurology. 1999;53 : 922 – 926.
10. Lewrenz H (Bearbeiter). Begutachtungs-Leitlinien zur Kraftfahrereignung des Gemeinsamen Beirats für Verkehrsmedizin beim Bundesminister für Verkehr, Bau- und Wohnungswesen und beim Bundesministerium für Gesundheit. 6. Auflage. Berichte der Bundesanstalt für Straßenwesen (Reihe „Mensch und Sicherheit"). (Tel. 0471/94544 – 0, Fax 0471/9454477; ISBN 3 – 89701 – 464.5. Bremerhaven: Wirtschaftsverlag NW, Verlag für neue Wissenschaft , 2000.
11. Messenheimer et al. The tolerability of lamotrigine in children. Drug safety. 2000;22 : 303 – 312.
12. Schachter S. C., Vazquez B., Fisher R.S. , Laxer K.D., Montouris G.D., Gombs-Cantrell D.T., Faught E., Willmore L.J., Morris G.L., Ojemann L., Bennett D., Mesenbrink P., D'Souza J., Kramer L. Oxcarbazepine a double-blind, randomized, placebo-control, monotherapy trail for partial seizures. Neurology. 1999; 52 : 732 – 37.
13. Steiner T.J., Dellaportas C.I., Findley L.J., Gross M., Gibberd F.B. Perkin G.D., Abbott R. Lamotrigine monotherapy in newly diagnosed untreated epilepsy: A double-blind comparison with phenytoin. Epilepsia. 1999;40 : 601 – 607
14. Wheless J., Venkataraman V. Safety of high intravenous valproate loading doses in epilepsy patients. Journal of Epilepsy. 1998;11 : 319 – 324.

9.4 Schmerztherapie

9.4.1 Prinzipien der Schmerztherapie

Grundlagen

Definition und Epidemiologie. Schmerz ist nach der Definition der Internationalen Gesellschaft zum Studium des Schmerzes (IASP) ein unangenehmes Sinnes- und Gefühlserlebnis, das mit aktueller oder potenzieller Gewebeschädigung verknüpft ist oder mit Begriffen einer solchen Schädigung beschrieben wird.

Akuter Schmerz tritt im Rahmen eines akuten Ereignisses auf, beispielsweise bei einem Trauma, einer Operation, einer entzündlichen Nervenläsion oder bei der Migräne.

Von einem ***chronischen Schmerz*** spricht man je nach Definition bei einer ununterbrochenen Schmerzdauer von 3 – 6 Monaten und Beeinträchtigungen
- auf kognitiv-emotionaler Ebene durch Störungen von Befindlichkeit, Stimmung und Denken;
- auf der Verhaltensebene durch schmerzbezogenes Verhalten;
- auf der sozialen Ebene durch Störung der sozialen Interaktion und Behinderung der Arbeit und
- auf der physiologisch-organischen Ebene durch Mobilitätsverlust und Funktionseinschränkungen.

Ca. 30 % der Bevölkerung leiden unter chronischen Rückenschmerzen. Diese sind auch der häufigste Grund für eine vorzeitige Berentung. Etwa die Hälfte aller Tumorpatienten leidet ebenfalls unter starken Schmerzen.

Therapeutische Implikationen. Der akute Schmerz wird mit Analgetika behandelt. Starke Schmerzen erfordern den Einsatz von Opioiden. Chronische Schmerzen werden immer medikamentös und nichtmedikamentös behandelt. In der medikamentösen Therapie chronischer Schmerzen kommen Schmerzmittel, Schmerz-modulierende Trizyklika und Membranstabilisatoren (Antikonvulsiva) zum Einsatz.

Evidenzbasierte Schmerztherapie

Therapieziel. Bei den meisten chronischen Schmerzen kann keine Schmerzfreiheit erreicht werden. Das Ziel der Therapie sollte daher sein, Schmerzen zu lindern und eine ausreichende Lebensqualität zu erhalten. Mit dem fachgerechten Einsatz von Opioiden kann z. B. beim Tumorschmerz eine klinisch relevante Schmerzlinderung bis zur Schmerzfreiheit erzielt werden.

Die besten Therapieerfolge werden erzielt, wenn medikamentöse und nichtmedikamentöse Therapieverfahren kombiniert werden. Invasive Verfahren sind Ultima Ratio und kommen bevorzugt bei Patienten mit beschränkter Lebenserwartung zum Einsatz.

Nichtmedikamentöse Therapie

Krankengymnastik und Sporttherapie. Schmerz führt häufig zu Inaktivität und damit sekundär zu Fehlhaltungen, Muskelhypotrophie und Gelenkimmobilisation. Je nach Intensität der Schmerzen ist Krankengymnastik und Bewegungstherapie fast immer sinnvoll. Ausdauersportarten wie Jogging, Rudern, Schwimmen und Radfahren haben einen günstigen Einfluss auf viele Arten chronischer Schmerzen ✓.

Kognitive Verhaltenstherapie. Durch dieses Therapieverfahren soll erreicht werden, dass der Schmerzkranke wieder Kontrolle über den eigenen Schmerz erhält. Der Patient soll lernen, die in der Eigenwahrnehmung bestehende Hilflosigkeit und Hoffnungslosigkeit zu überwinden ✓✓.

Stressbewältigungstraining. Man geht davon aus, dass belastende Alltagssituationen, die mit Stress und Hektik verbunden sind, bestehende Schmerzen verstärken oder z. B. bei Kopfschmerzen Migräneanfälle auslösen können. Der Patient soll lernen, Stress auslösende Situationen zu erkennen und zu vermeiden ✓.

Relaxationstraining (Progressive Muskelrelaxation nach Jacobsen). Bei dieser Entspannungstechnik werden nacheinander bestimmte Muskelgruppen isometrisch angespannt und danach wieder aktiv entspannt. Zur Behandlung von Schmerzzuständen (z. B. chronischen Rückenschmerzen) hat sich die progressive Muskelrelaxation in vielen kontrollierten Studien als wirksam erwiesen ✓✓. Dies ist für das autogene Training nicht der Fall ✗.

Biofeedbacktraining. Mit Hilfe von Biofeedback werden physiologische Vorgänge, die üblicherweise nicht bewusst wahrgenommen werden, mit akustischen oder optischen Signalen gekoppelt und so dem Bewusstsein zugänglich gemacht. Das Vasokonstriktionstraining wird zur Therapie der Migräne angewandt. Bei chronischen Rückenschmerzen wird das EMG-Biofeedback eingesetzt ✓.

Transkutane elektrische Nervenstimulation (TENS). Bei der TENS werden mit Hilfe kleiner Stimulatoren afferente, nichtschmerzleitende Fasern gereizt – entweder direkt über dem Schmerzareal selbst oder über dem peripheren Nerv, der es innerviert. Schmerzlinderung wird von 30 – 50 % aller Patienten mit chronischen Schmerzen angegeben ✓✓.

Akupunktur. Prospektive kontrollierte Studien zur Akupunktur zeigen in den meisten Fällen nur einen Effekt, der dem Placeboeffekt entspricht. Ein Therapieversuch ist gerechtfertigt bei rheumatischen Schmerzen, Lumbago und beim chronischen Spannungskopfschmerz ✓✗.

Homöopathie. Keine der bisher durchgeführten placebokontrollierten Studien zum Einsatz der Homöopathie bei akuten oder chronischen Schmerzen hat einen Beleg für die Wirksamkeit dieses therapeutischen Ansatzes zeigen können ✗.

Invasive Schmerztherapie

Diagnostische, therapeutische und neurolytische Blockaden.

Diagnostische Blockaden mit Lokalanästhetika in unterschiedlicher Konzentration sind besonders beim Übergang vom akuten zum chronischen Schmerz hilfreich, um sympathisch unterhaltene Schmerzen von Schmerzen, die über myelinisierte Fasern vermittelt werden, zu differenzieren.

Therapeutische Blockaden kommen beim *akuten Herpes zoster* und bei der *sympathischen Reflexdystrophie* in Betracht. Die ganglionäre lokale Opioidanalgesie (GLOA) erfolgt mit 0,03 mg Buprenorphin (in 2 ml NaCl 0,9%)
- am Ganglion cervicale superior beim Herpes zoster im Gesichtsbereich;
- am Ganglion stellatum bei der sympathischen Reflexdystrophie der oberen Extremität.

Neurolytische Blockaden mit Alkohol oder Phenol werden fast ausschließlich bei Schmerzen im Rahmen *maligner Tumoren* eingesetzt, die mit Opioiden nicht zu beeinflussen sind. Diese Methode kann zur Destruktion peripherer Nerven, zur intrathekalen chemischen Rhizotomie und zur Blockade des Plexus coeliacus und des Plexus hypogastricus verwendet werden. Destruierende Neurolysen müssen nach Möglichkeit bei benignen Schmerzen vermieden werden, da als Spätfolge eine Kausalgie resultieren kann.

Neurochirurgische Techniken. Neurochirurgische Techniken der Schmerztherapie sollten nur zum Einsatz kommen, wenn alle konservativen Therapieverfahren nicht ausreichend wirksam sind, die Ursache des Schmerzes objektiviert werden kann (maligner Tumor, Metastasen etc.) und eine Schmerzakzentuierung durch psychologische Faktoren oder eine Begleitdepression ausgeschlossen sind. Die offene oder perkutane Chordotomie, die mehrere Segmente oberhalb der entsprechenden Schmerzregion durchgeführt werden muss, kommt fast ausschließlich bei therapieresistenten einseitigen Schmerzen im Rahmen von Malignomen zum Einsatz. Dies gilt auch für die „Dorsal Root Entry Zone Coagulation" (DREZ). Bei dieser Technik werden mehrere Läsionen im Bereich des Hinterhorns in Höhe der betroffenen Segmente sowie ober- und unterhalb gesetzt.

Stimulationsverfahren. In der Vergangenheit wurden in größerem Umfang elektrische Stimulatoren im Bereich der Hinterstränge, des Hirnstamms und im Thalamus eingesetzt. Da diese Verfahren meist nur vorübergehend wirksam sind, sollten sie nicht bei chronischen benignen Schmerzen angewandt werden.

Pharmakotherapie

Nichtopioidanalgetika

Peripher wirksame Analgetika.
- Die ***Acetylsalicylsäure*** (ASS) ist ein gut wirksames Analgetikum, Antiphlogistikum und Antipyretikum. Sie kann auch i. v. appliziert werden.
- ***Paracetamol*** wirkt mit überwiegend peripherem Angriffspunkt ebenfalls gut analgetisch. Es wirkt auch antipyretisch, aber nicht antiphlogistisch. Es ist relativ gut verträglich und birgt kein Risiko einer Toleranz- und Abhängigkeitsentwicklung.
- ***Metamizol*** hat eine hohe analgetische Potenz. Es ist zu Unrecht wegen der extrem selten auftretenden Agranulozytose (1 : 20 000) in Misskredit geraten. Es wirkt nicht nur analgetisch und antiinflammatorisch, sondern auch Fieber senkend und spasmolytisch. Bei i. v.-Gabe kann bei zu rascher Applikation ein Schock provoziert werden. Indikationsgebiete sind kolikartige Schmerzen und Schmerzen bei malignen Tumoren.
- Die ***nichtsteroidalen Antirheumatika*** (**NSAR**) eignen sich besonders gut zur Behandlung von Knochen-, Gelenk- und Muskelschmerzen (Polyarthritis, Lumbago). Sie wirken peripher und zentral (spinal und am Hirnstamm). Indometacin, Diclofenac, Naproxen und Ibuprofen sind in ihrer analgetischen Wirkung vergleichbar. Das frei verkäufliche Ibuprofen hat dasselbe Nebenwirkungsprofil (vorwiegend gastrointestinal) wie die anderen verschreibungspflichtigen NSAR.
- Die ***Hemmer der Cyclooxygenase-2*** (COX-2) weisen bei gleicher analgetischer und antiphlogistischer Wirkung wie die NSAR weniger Nebenwirkungen am Magen-Darm-Trakt auf. Zugelassen sind der präferenzielle COX-2-Hemmer Meloxicam und die selektiven COX-2-Hemmer Celecoxib und Valdecoxib. Rofecoxib musste wegen erhöhtem kardiovaskulären Risiko 2004 vom Markt genommen werden. *Cave*: Die Substanzen erhöhen den INR-Wert bei Patienten, die antikoaguliert werden!

Anwendung der peripher wirksamen Analgetika. Peripher wirksame Analgetika wirken nach oraler Applikation vergleichbar oder sogar besser als nach i. m.-Injektion. Es gibt daher keine Rechtfertigung für die häufig geübte Praxis, NSAR lokal zu injizieren (z. B. im Bereich der kleinen Wirbelgelenke oder intraartikulär). Kombinationen verschiedener peripher wirksamer Analgetika, wie auch die Kombination mit zentral wirksamen Analgetika (Codein) oder Tranquilizern, sind für die Behandlung banaler oder chronisch rezidivierender Schmerzen nicht zu befürworten, da ein nicht unerhebliches Abhängigkeitspotenzial besteht.

Zentral wirksame Analgetika.
- **Flupirtin** ist ein neues zentral wirksames Analgetikum, das ebenfalls nicht über Opioidrezeptoren wirkt. Es ist wahrscheinlich ein NMDA-Antagonist. Es findet zur Zeit in der Behandlung von Rückenschmerzen Anwendung.

Tab. 9.**11** **Nichtopioidanalgetika und zentral wirksame Analgetika ohne opioidähnliche Wirkung**

Arzneimittel	**Dosierung** (mg)	**Dosierungs-intervalle**	**Bemerkungen**	**Nebenwirkungen (NW) Kontraindikationen (K)**
Acetylsalicylsäure ✓✓	500 – 1000	6 – 8 stdl.	wirkt auch entzündungshemmend	GI-Schmerzen (NW), Ulkus, Asthma, Blutungsneigung (K)
Paracetamol ✓✓	500 – 1000	6 – 8 stdl.	wirkt antipyretisch	Leberschäden (K)
Metamizol ✓	500	5 – 6 stdl.	wirkt spasmolytisch	Allergie, Schock (i. v.), Agranulozytose (NW)
Ibuprofen ✓✓	400 – 600	6 – 8 stdl.	nichtsteroidales Antirheumatikum	GI-Schmerzen (NW) Ulkus (K)
Diclofenac ✓✓	50 – 100	8 stdl.	wie Ibuprofen	wie Ibuprofen
Indometacin ✓	25 – 50	8 – 12 stdl.	wie Ibuprofen	wie Ibuprofen, plus Kopfschmerzen, Ödeme (NW)
Meloxicam ✓	7,5 – 15	24 stdl.	präferenzieller COX-2-Antagonist	Dyspepsie, Ödeme, Oberbauchbeschwerden
Celecoxib ✓✓	100 – 200	12 stdl.	COX-2-Hemmer, Osteoarthrose	wie Meloxicam
Valdecoxib ✓✓	10 – 40	12 stdl.	COX-2-Hemmer, Osteoarthrose	
Flupirtin ✓	100	8 stdl.	NMDA-Antagonist, Muskel relaxierend	Müdigkeit (NW)

Opioidanalgetika

*Akuter Schmerz wird mit Schmerzmitteln (s. Tab. 9.**11**) oder Opioiden in adäquater Dosis behandelt. Chronischer Tumorschmerz wird nach dem Stufenschema der WHO therapiert (Tab. 9.**12**). Bei neuropathischen Schmerzen stehen trizyklische Antidepressiva und Antikonvulsiva im Vordergrund.*

Wirkungsweise und Indikation. Analgetika vom Opiat-Typ binden spezifisch an Opiatrezeptoren zentraler Schmerz leitender Strukturen. Nach neuesten Erkenntnissen wirken sie aber auch peripher. Einige Opioide, wie Morphin, wirken am Rezeptor ausschließlich als Agonisten. Buprenorphin hingegen ist ein partieller Agonist mit zusätzlichen opioid-antagonistischen Eigenschaften.
Opioide sollten für schwerste Schmerzzustände (nozizeptiver Schmerz) oder für chronische, sonst nichttherapierbare Schmerzen reserviert bleiben. Die wichtigsten Indikationen für den Einsatz von Opioiden sind postoperative Schmerzen, Tumor- und Deafferenzierungsschmerzen. Die bedeutendsten zentral wirksamen Opioidanalgetika können der Tab. 9.**13** entnommen werden.

Tab. 9.**12** **Stufenschema der WHO**

Stufe 1: Nichtopioidanalgetika	+	– kausale Therapie
Stufe 2: Nichtopioidanalgetika + schwache Opioide		– additive Therapie invasive Therapie
Stufe 3: Nichtopioidanalgetika + starke Opioide		– je nach individueller Gegebenheit

Toleranzentwicklung und Nebenwirkungen. Abhängigkeit und Toleranzentwicklung werden offenbar gefördert, wenn eine Opioid-Medikation ausschließlich beim Auftreten von Schmerzspitzen erfolgt. Es sollte daher ein möglichst gleichmäßiger Medikamentenspiegel durch Gabe in festen Zeitintervallen bzw. durch Gabe retardierter Präparate erreicht werden. Bei Tumorpatienten wird leider die Abhängigkeitsgefahr häufig überschätzt, so dass diesen Patienten eine wirksame Schmerztherapie vorenthalten wird.
Opioide haben keine organspezifische Toxizität. Bei gleichzeitiger Gabe von Benzodiazepinen kann sich allerdings eine bedrohliche Störung des Atemantriebs entwickeln. Zu Beginn der Opioidtherapie kann es zu Übelkeit und Erbrechen kommen. Hier sind Metoclopramid oder Haloperidol hilfreich. Hauptproblem bei längerer Anwendung von Opioiden ist die Obstipation.

Bei der Therapie chronischer Schmerzen mit Opioiden sollen grundsätzlich retardierte Substanzen eingesetzt werden. Dies beugt dem Wirkungsverlust mit notwendiger Dosissteigerung und der Gefahr der Abhängigkeit vor.

Tab. 9.**13** **Zentral wirksame Analgetika (Opioide)**

Substanz		Appl.-form	Tagesdosis	Bemerkung
schwach wirksame Opioide				
Dihydrocodein ✓		oral ret.	2 – 3 x 60 – 80 mg	schwaches Opioid, max. 240 mg, starke Obstipation
Tramadol ✓✓		oral	6 x 50 – 100 mg	schwaches Opioid, Obstipation selten, bei Beginn oft starkes Erbrechen und Sedierung
		oral ret.		
Tilidin + Naloxon ✓✓		oral	6 x 50 – 100 mg	schwaches Opioid, keine Spasmen der glatten Muskulatur
		oral ret.		
Pentazocin ✓		oral	6 – 8 x 180 mg	Partialagonist, keine Dauertherapie, Psychosen, Orthostase
		i. m.	6 – 8 x 30 mg	
Pethidin ✓		oral, i. v., s. c.	6 – 8 x 300 mg	keine Spasmen der glatten Muskulatur, keine Dauertherapie, Partialagonist
stark wirksame Opioide (BtM-pflichtig)				
Morphin ✓✓		oral ret.	3 x 10 – 400 mg	Standardopioid
	Capros	oral ret	2 x 10 – 100 mg	
	Severedol	oral	10 – 60 mg	
	MST Mundipharm		2 x 10 – 200 mg	
	MSR/MSI	rektal	1/3 orale Dosis	
		i. v., s. c.	1/3 orale Dosis	
		epidural	1/10 orale Dosis	
		intrathekal	1/30 orale Dosis	
Piritramid ✓✓		i. v., i. m.	3 x 15 mg	zur postoperativen Schmerztherapie, kaum Orthostase
		rektal	3 x 100 mg	
Buprenorphin ✓✓		sublingual	3 – 4 x 0,3 – 1,5 mg	Partialagonist
		i. v., i. m., transdermal	3 – 4 x 0,3 – 1,5 mg	max. 5 mg/Tag
Fentanyl ✓✓		transdermal	ab 25 μg/h	Anwendungsvorschriften beachten
Oxycodon ✓✓		oral, retard, Supp.	2 x 10 – 40 mg	

Schwach und mittelstark wirksame Opioide.

- **Codein** ist in vielen analgetischen Mischpräparaten enthalten. Seine Schmerz hemmende Potenz ist begrenzt. Bei Kopfschmerzpatienten kann es medikamenteninduzierte Dauerkopfschmerzen hervorrufen.
- **Dihydrocodein** in retardierter Form hat eine vernünftige Halbwertszeit, führt aber sehr häufig zu Obstipation.
- **Tramadol** in retardierter Form wird gut toleriert. Es kann auch rektal und i. v. appliziert werden.
- **Tilidin** ist in der Kombination mit dem Opioidantagonisten Naloxon nicht BtM-pflichtig. Es sollte bei chronischen Schmerzen in der retardierten Form eingesetzt werden.
- **Pentazocin** und **Pethidin** spielen nur in der postoperativen Analgesie eine Rolle. Beide haben eine kurze Wirkdauer und können zu Halluzinationen führen (BtM-pflichtig).

Stark wirksame Opioide.

- **Morphium** liegt in Form eines oralen Retard-Präparates vor. In dieser Darreichungsform kann das Morphin auf 2 – 3 Tagesdosen verteilt gegeben werden. Bei Schmerzspitzen kann zusätzlich Morphinlösung verabreicht werden. Für Patienten mit Schluckstörungen steht auch ein Granulat zur Verfügung, das leichter einzunehmen ist.

- **Buprenorphin** ist ein Partialantagonist mit Ceiling-Effekt (ab einer bestimmten Gesamtdosis ist die Wirkung durch weitere Dosiserhöhungen nicht mehr steigerbar). Es wird relativ gut toleriert.
- **Fentanyl** steht zur transdermalen Applikation zur Verfügung. Eine Umstellung von oralem Morphin auf Fentanyl soll gemäß Anwendungsvorschriften erfolgen.
- **Oxycodon** hat eine ähnlich gute analgetische Wirkung wie Morphin.

Intrathekale/epidurale Morphingabe. Für Patienten, bei denen mit einer oralen Opiatgabe keine ausreichende Schmerzlinderung erzielt werden kann, kommt eine kontinuierliche intrathekale oder epidurale Morphingabe in Frage. Diese Art der Schmerztherapie soll aber nur bei Patienten mit Metastasen im Abdomen oder Schmerzen in den unteren Extremitäten (Syringomyelie, spinaler Tumor, traumatischer Querschnitt) durchgeführt werden. Die Applikation erfolgt entweder über ein subkutan liegendes Reservoir oder bei Langzeit-Therapie über eine computergesteuerte subkutane Pumpe.

Additive Schmerztherapie

Antidepressiva. Eine Reihe von trizyklischen Antidepressiva sind gleichfalls analgetisch wirksam.

Wirkungsweise und Indikation. Die Wirkung der Thymoleptika erfolgt über die Hemmung zentraler, aszendierender Schmerzimpulse. Zusätzlich erfolgt zentral und im Rückenmark eine Fazilitation Schmerz hemmender, absteigender Systeme, wodurch die Schmerzsignale abgeschwächt werden.
Thymoleptika werden als Monotherapie beim *Spannungskopfschmerz* und beim *chronischen posttraumatischen Kopfschmerz* eingesetzt. Adjuvant oder als Monotherapie sind sie bei *neuropathischen Schmerzen* unterschiedlicher Genese indiziert (Deafferenzierungsschmerz, Polyneuropathie, postzosterischer Brennschmerz). Hierzu zählen auch Schmerzsyndrome, bei denen eine Schmerzkomponente einen neuropathischen Charakter aufweist (z. B. Tumorschmerz, chronischer Rückenschmerz mit Radikulopathie oder epidurale Fibrose).

Bei Patienten mit gleichzeitig bestehenden *Schlafstörungen* (ausgelöst durch die Schmerzen oder unabhängig davon) sollte man eher sedierende Thymoleptika wie Amitriptylin, Amitriptylinoxid und Doxepin vor dem Zubettgehen einsetzen (Tab. 9.**14**).
Bei *Antriebsminderung* und *depressiver Verstimmung* kommen antriebssteigernde Thymoleptika wie Imipramin oder Clomipramin morgens und mittags zum Einsatz. Bei gleichzeitig bestehender Depression erfolgt eine Aufdosierung bis in antidepressiv wirksame Bereiche.

Praktische Anwendung. Beim Einsatz von Antidepressiva in der Schmerztherapie sollten die folgenden Punkte beachtet werden:
- Den Betroffenen muss erklärt werden, dass die Antidepressiva zur Schmerztherapie und nicht primär zur antidepressiven Behandlung eingesetzt werden. Die meisten Beipackzettel von Antidepressiva enthalten keine Hinweise auf ihre schmerztherapeutische Wirkung.
- Die Dosierung sollte zu Beginn sehr niedrig sein und unter Beachtung von Nebenwirkungen sehr langsam gesteigert werden. Ist ein ausreichender Effekt erzielt worden, sollte auf ein retardiertes Präparat umgestellt werden.
- Die schmerztherapeutische Dosis beträgt zwischen 10 und 50 % der antidepressiv wirksamen Dosis.
- Die Patienten müssen zu Beginn der Behandlung auf die zunächst sehr unangenehmen, meist anticholinergen Nebenwirkungen (s. Tab. 9.**14**) hingewiesen werden.
- Die Patienten müssen darauf aufmerksam gemacht werden, dass die Schmerz lindernde Wirkung meist mit einer zeitlichen Verzögerung von einigen Tagen bis zu 2 Wochen eintritt. In dieser Zeit werden die Nebenwirkungen geringer.
- Die modernen Serotonin-Wiederaufnahme-Hemmer sind schmerztherapeutisch nicht wirksam (z. B. Fluoxetin). Dies gilt auch für die modernen selektiven MAO-Hemmer (Moclobemid).

Neuroleptika. Neuroleptika selbst haben mit Ausnahme von Levopromazin nur eine geringe analgetische Wirkung. Sie werden aufgrund ihre sedierenden und anxiolytischen Wirkung **adjuvant** eingesetzt. Ihre Hauptwir-

Tab. 9.**14** **Additive Schmerztherapie mit trizyklischen Antidepressiva**

Substanzen	**Tagesdosis** (mg)	**Nebenwirkungen*** (gilt für alle)	**Kontraindikationen**** (gilt für alle)
Amitriptylin ✓✓	25 – 150	**H:** Mundtrockenheit, Gewichtszunahme **H:** Müdigkeit, Obstipation **G:** Akkommodationsstörungen, Tremor, Schwindel **S:** Arrhythmien, Blutbildveränderungen	**A:** Glaukom, Prostataadenom, Therapie mit MAO-Hemmern AV-Block III, Delir **R:** Epilepsie, Stillzeit, Schwangerschaft, Blutbildveränderungen Leber- oder Niereninsuffizienz
Amitriptylinoxid ≈	30 – 90		
Clomipramin ✓✓	10 – 50		
Doxepin ✓	10 – 100		
Imipramin ✓	25 – 150		

*Nebenwirkungen gegliedert in **H:** Häufig; **G:** Gelegentlich; **S:** Selten
Kontraindikationen gegliedert in **A: Absolut; **R:** Relativ

kungen in der adjuvanten Schmerztherapie sind Sedation und Anxiolyse. Zum Einsatz kommen **Haloperidol** (3 – 6 mg) und zur Nacht **Levomepromazin**. Bei gleichzeitiger Gabe von Opioiden wirken sie antiemetisch. Neuroleptika werden bei *chronischen neurogenen Schmerzen* oder *Tumorschmerzen* eingesetzt. Sie eignen sich besonders zur Behandlung von Schlafstörungen durch Schmerzen und zur Anxiolyse, ferner zur Behandlung von Agitiertheit und Verwirrtheit unter Opioiden. Nach längerem Einsatz kann Haloperidol zu Spätdyskinesien führen.

Antikonvulsiva werden bei neuropathischem Schmerz mit attackenförmiger Verstärkung oder triggerbarer Komponente und bei typischen Neuralgien eingesetzt (Trigeminusneuralgie, postzosterische Neuralgie, radikuläre Schmerzen mit attackenförmiger Komponente). Wesentlich sind die folgenden allgemeinen Behandlungsregeln:

- Die Antikonvulsiva **Carbamazepin, Gabapentin** und **Pregabalin** sind bei neuropathischen Schmerzen wirksam. Ihre Dosis muss langsam einschleichend erhöht werden. Optimal ist ein Zeitraum von 4 Wochen bis zum Erreichen der Enddosis. Unter Carbamazepin treten zu Beginn sehr unangenehme Nebenwirkungen auf, über die der Patient aufgeklärt werden muss (Schwindel, Müdigkeit, Ataxie, Doppelbilder). Es sollte in retardierter Form gegeben werden.
- Bei **Phenytoin** kann die Dosissteigerung rascher erfolgen. Diese Substanz kann bei unerträglichen Schmerzen auch infundiert werden.
- **Valproinsäure** ist in der Schmerztherapie nur wenig wirksam.
- **Clonazepam** ist zu stark sedierend und wird deswegen auf Dauer meist nicht toleriert.

Corticosteroide. Cortison kann bei Tumorerkrankungen mit schlechter Prognose relativ großzügig eingesetzt werden. Dagegen müssen bei der Therapie benigner Schmerzen und Gelenkschmerzen die Langzeitnebenwirkungen besonders beachtet werden. Hier ist eine sorgfältige Nutzen/Risiko-Abwägung notwendig. Die Wirkung der Corticosteroide ist multifaktoriell. Neben einer analgetischen Wirkung bei Knochenmetastasen haben sie einen positiven Effekt auf Stimmung und Appetit. Sie können auch durch ihre antiödematöse Wirkung die Kompression schmerzsensibler Strukturen verringern. Weitere Einsatzgebiete sind zerebrale Tumoren (durch die Reduktion des Hirnödems nimmt der Kopfschmerz ab) und die Behandlung des Status migraenosus.

Fallbeispiel 9.4: Schmerztherapie bei metastasiertem Mamma-Karzinom

Eine 63-jährige Frau leidet unter einem Mamma-Karzinom mit multiplen Metastasen in den Röhrenknochen und in mehreren Wirbeln (**Abb. Fall 9.4**). Diese Metastasen führen zu starken Schmerzen. Durch Irritationen von Nervenwurzeln strahlt der Schmerz auch in die Beine aus. Die Schmerztherapie wird mit einem retardierten Opioid durchgeführt, das langsam aufdosiert wird. Die anfängliche Übelkeit lässt sich durch Metoclopramid abfangen. Die neuropathischen Schmerzen werden zunächst mit Carbamazepin behandelt, das aber starke Müdigkeit auslöst und nicht toleriert wird. Daher wird die Patientin auf Gabapentin umgestellt, das etwas weniger wirksam ist, aber gut toleriert wird. Die Kombination eines Opioids mit einem Antikonvulsivum verringert die Schmerzintensität um 60 %. Zur Nacht werden 50 mg Amitriptylin gegeben, das nicht nur die nächtlichen Schmerzen lindert, sondern auch den Schlaf verbessert.

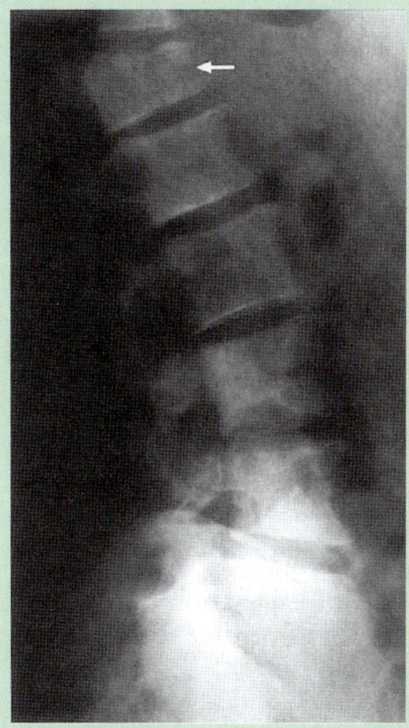

Abb. Fall 9.4 **Wirbelsäulenmetastasen eines Mamma-Karzinoms.** Diffuse, teils osteolytische, teils osteoplastische Durchsetzung der unteren Brustwirbelsäule sowie der Lendenwirbelsäule. Sinterungsfraktur des 12. Brustwirbels (Pfeil).

Ausgewählte Literatur

1. Basler HD. Franz C, Kröner-Herwig B, Rehfisch H-P (Hrsg). Psychologische Schmerztherapie. 5. Aufl. Heidelberg: Springer 2003
2. Besson M. The neurobiology of chronic pain. Lancet. 1999;353 : 1610 – 1615.
3. Bonica JJ. Pain, ed. The management of pain. 2nd edition. Malvern, PA: Lea and Febiger; 1990
4. Diener HC, Maier C., Hrsg. Das Schmerztherapiebuch. München: Urban & Schwarzenberg; 2. Aufl. 2003
5. Gregg R. Phantom pain. In: Raj PP, ed. Current review of pain. Philadelphia: Current Medicine; 1994 : 226 – 230.
6. Hildebrandt J. Rücken- und Halswirbelsäulenschmerzen. In: Diener HC, Maier C, Hrsg. Das Schmerz-Therapie-Buch. München: Urban & Schwarzenberg; 2003 : 68 – 90.
7. Zenz M, Jurna I. Lehrbuch der Schmerztherapie: Grundlagen, Therapie und Praxis für Aus- und Weiterbildung. 2. Auflage. Stuttgart: Wissenschaftliche Verlagsgesellschaft; 2001.
8. Zenz M (Hrsg). Taschenbuch der Schmerztherapie. Stuttgart: Wissenschaftliche Verlagsgesellschaft 2004

9.4.2 Kopf- und Gesichtsschmerzen

Definition. Kopfschmerzen können in zwei Gruppen eingeteilt werden:
- **primäre** (nichtsymptomatische) Kopfschmerzen, ohne erkennbare strukturelle Läsionen und
- **sekundäre** (symptomatische) Kopfschmerzen, bei denen der Kopfschmerz Leitsymptom einer unter Umständen schwer wiegenden strukturellen Läsion ist.

Im ärztlichen Alltag macht die Gruppe der primären Kopfschmerzen über 90 % der Kopfschmerz-Patienten aus. Aus didaktischen Gründen werden in diesem Kapitel nur die häufigen primären (nichtsymptomatischen) Kopfschmerzformen abgehandelt.

Migräne

Definition und Epidemiologie. Migräne ist ein anfallsartig auftretender, nichtsymptomatischer Kopfschmerz, der mit typischen autonomen Begleiterscheinungen (s. u.) einhergeht. Sie ist eine der häufigsten neurologischen Erkrankungen. Die Prävalenz beträgt weltweit 12 – 20 % bei Frauen, 6 – 8 % bei Männern und immerhin 5 – 7 % bei Kindern unter 12 Jahren. Nur 15 % der Migräne-Patienten suchen jemals wegen der Migräne einen Arzt auf, und nur ca. 2 % werden von einem Neurologen behandelt. Eine erbliche Disposition konnte nachgewiesen werden.

Symptomatik. Migräne manifestiert sich mit einem heftigen, pulsierenden und pochenden, überwiegend halbseitigen Kopfschmerz, der mit Übelkeit, Erbrechen, Photo- und Phonophobie sowie Geruchsempfindlichkeit einhergeht. Der Kopfschmerz verschlechtert sich bewegungsabhängig. Ein Migräneanfall kann zwischen 4 und 72 h dauern (im Durchschnitt 16 h). Je nach Klinik werden verschiedene Migräneformen unterschieden. Bei etwa 10 – 15 % der Patienten liegt eine *Migräne mit Aura* (früher klassische Migräne, Migraine accompagnée) vor. Dabei kommt es vor den eigentlichen Kopfschmerzen oder selten unmittelbar zu Beginn der Attacke zu neurologischen Reiz- oder Ausfallserscheinungen wie Gesichtsfelddefekten (Flimmerskotom), Wahrnehmung gezackter Figuren (Fortifikationen), halbseitigen Sensibilitätsstörungen, Paresen sowie Sprech- oder Sprachstörungen. Die neurologischen Ausfälle entwickeln sich üblicherweise graduell über 5 – 20 min und dauern meist nicht länger als 60 min. Eine Sonderform ist die *Migräne mit prolongierter Aura*, bei der die neurologischen Ausfälle bis zu max. 1 Woche anhalten und danach wieder völlig abklingen.

Die Diagnose kann durch eine sorgfältige Anamnese gestellt werden, der eine klinisch-neurologische Untersuchung folgen sollte. Alle technischen Untersuchungen, insbesondere die kraniale Bildgebung, dienen lediglich dem Ausschluss symptomatischer Ursachen.

> *Die Diagnose Migräne beruht auf der Anamnese und der körperlichen Untersuchung.*

Pathophysiologie. Es handelt sich um eine genetisch determinierte Erkrankung, bei der es temporär zu einem Ausfall antinozizeptiver Zentren im Hirnstamm kommt.

Der ***Kopfschmerz*** selbst entsteht wahrscheinlich durch eine Freisetzung verschiedener vasoaktiver (stark vasodilatatorischer) Neuropeptide wie Calcitonin-Gene-related-Peptide (CGRP) sowie weiteren Mediatoren wie Serotonin und Histamin. Ausgelöst wird die Freisetzung der Neuropeptide wahrscheinlich durch efferente Signale aus dem Kerngebiet des N. trigeminus, die über die drei Trigeminusäste und den N. facialis fortgeleitet werden. Beide Hirnnerven innervieren die Gefäßwände der intra- und extrakraniellen Arterien. Der Krankheit als solcher liegt sehr wahrscheinlich ein genetisch determinierter Ionenkanaldefekt zugrunde. Psychische Faktoren spielen nur als Triggerfaktoren eine Rolle.

> *Migräne ist keine primär „psychosomatische" Erkrankung.*

Die ***Migräneaura*** wird durch eine Hemmung der kortikalen Aktivität erklärt, die langsam von zumeist okzipital nach frontal über die Hirnrinde „wandert"; die Ausbreitung der kortikalen Hemmung entspricht *nicht* den Versorgungsarealen einzelner Hirngefäße.

Evidenzbasierte Therapie der Migräne

Behandlung der akuten Migräneattacke

Therapieziel. Die Behandlung der akuten Attacke orientiert sich an der Intensität des Kopfschmerzes und den Begleiterscheinungen. Ziel ist es, die Kopfschmerzintensität zu reduzieren oder Schmerzfreiheit zu erlangen, Übelkeit und Erbrechen zu verringern und die Funktionsfähigkeit des Patienten im Alltag wiederherzustellen.

Nichtmedikamentöse Maßnahmen

Bei manchen Patienten mit leichten Attacken sind hilfreich: Eisbeutel, das Aufsuchen eines dunklen und ruhigen Raums und der Versuch, etwas Schlaf zu finden.

Pharmakotherapie

Als **Basistherapie** erfolgt bei leichten bis mittleren Attacken die kombinierte Gabe eines *Analgetikums* mit einem *Antiemetikum*. Eine ausreichende Dosierung (z. B. mind. 1000 mg ASS oder 600 mg Ibuprofen) und eine resorptionsfreundliche Darreichungsform (Brausetabletten oder Granulat) sind essenziell ✓✓. Die Gabe des Antiemetikums erfolgt symptomatisch, insbesondere jedoch, um Magen- und Darmtätigkeit anzuregen, die zu Beginn und während eines Migräneanfalls drastisch reduziert, für eine optimale Resorption von Analgetika jedoch unabdingbar sind. Dies erklärt, warum eine ganze Reihe von Arzneimitteln, die als Tabletten gegen die Schmerzen eingenommen werden, wenig wirksam sind: die Wirkstoffe werden nur sehr verzögert von Magen oder Darm in den Kreislauf aufgenommen. Als Antiemetika kommen hier die verschreibungspflichtigen Substanzen *Metoclopramid* oder *Domperidon* zum Einsatz.

Mutterkornalkaloide. Seit dem 1.7.2003 steht in Deutschland nur noch ein Ergotamin-haltiges Präparat mit 2 mg oral zur Verfügung ✓. Da Mutterkornalkaloide an viele verschiedene Rezeptorgruppen binden, u. a. an das dopaminerge System, werden Übelkeit und Erbrechen bei einigen Patienten zunächst verstärkt. Ergotamin, Dihydroergotamin und auch die neuen Migränemittel (Triptane) hemmen die Schmerzentstehung durch Bindung an präsynaptische 5-$HT_{1B/D}$-Rezeptoren in den Gefäßwänden, die die Freisetzung der Neuropeptide hemmen. Ergotamin wird in Form von Tabletten angeboten.

Die häufigsten **Nebenwirkungen** sind Übelkeit, Erbrechen, Missempfindungen und Engegefühl in der Brust. Eine Gesamtdosis von 20 mg Ergotamintartrat im Monat darf unter keinen Umständen überschritten werden, da es sonst zu einem Ergotamin-induzierten Kopfschmerz kommt, der schwer von einer Migräne zu unterscheiden ist. In Anbetracht der guten Erfahrungen mit den zwar deutlich teureren, aber mindestens ebenso wirksamen und besser verträglichen Triptanen (siehe unten) wird der generelle Einsatz von Mutterkornalkaloiden nicht mehr empfohlen.

Triptane. Neue hoch wirksame Migränemittel sind die *Serotonin-Agonisten* (5 $HT_{1B/D}$-Agonisten) wie Sumatriptan. Hauptvorteil der neuen Substanzen gegenüber den älteren Ergotaminpräparaten ist ihre ausgeprägte antiemetische Wirkung. Inzwischen stehen in Deutschland 6 weitere 5 $HT_{1B/D}$-Agonisten zur Verfügung (Details s. Tab. 9.**15**): Zolmitriptan, Naratriptan, Rizatriptan, Eletriptan, Almotriptan, Frovatriptan ✓✓. Sumatriptan liegt inzwischen in verschiedenen Applikationsformen vor. In der oralen Form stehen 50- und 100-mg-Tabletten zur Verfügung. Für Patienten, die im Rahmen der Migräneattacke früh erbrechen und keine Tabletten einnehmen können, gibt es eine subkutane Form (6 mg), die mit Hilfe eines Autoinjektors (ähnlich dem Diabetes-Pen) vom Patienten selber appliziert werden kann. Für Patienten, die eine subkutane Injektion nicht wünschen oder vertragen, werden nun auch Zäpfchen (25 mg) und Nasenspray (10 – 20 mg) angeboten. Zolmitriptan und Rizatriptan liegen ferner als Schmelztablette vor. Alle anderen Substanzen sind zur Zeit nur in den gängigen oralen Formulierungen erhältlich. Generell sind die Wirkungen der verschiedenen Triptane vergleichbar, wobei Naratriptan und Frovatriptan deutlich langsamer wirken. Alle 5 $HT_{1B/D}$-Agonisten sind vasokonstriktorische Substanzen, die wesentlich selektiver auf kraniale Gefäße wirken als die Ergotamine; Patienten mit vaskulären Risikofaktoren sollten Triptane jedoch nur unter Vorbehalt erhalten, Patienten mit koronarer Herzerkrankung unter keinen Umständen.

Tab. 9.**15** **Medikamente zur Behandlung akuter Migräneattacken**

Präparat	Darreichungsform
Behandlung der leichten bis leichten bis mittleren Attacke	
Präparat	**Darreichungsform**
Acetylsalicylsäure ✓✓	als Brausetablette + Antiemetikum (Metoclopramid/Domperidon)
Ibuprofen ✓	als Granulat + Antiemetikum (Metoclopramid/Domperidon)
Paracetamol ✓	Suppositorium
Naproxen ✓✓	Tablette
Behandlung schwerer Migräne-Attacken	
Präparat	**Darreichungsform**
Sumatriptan ✓✓	Tablette, s. c., Suppositorium, intranasal
Zolmitriptan ✓✓	Tablette, Schmelztablette, Nasenspray
Naratriptan ✓✓	Tablette
Rizatriptan ✓✓	Tablette, Schmelztablette
Almotriptan ✓✓	Tablette
Eletriptan ✓✓	Tablette
Frovatriptan ✓	Tablette
Ergotamin ✓	Tablette
Für den Notfall geeignete Präparate	
Lysin-Acetylsalicylsäure ✓✓	Aspisol® i. v.

Für den Notfall steht ferner eine wasserlösliche Form der Acetylsalicylsäure, **Lysin-Acetylsalicylsäure**, zur Verfügung, die intravenös verabreicht werden kann und gut verträglich ist ✓✓. Der Status migraenosus – eine Attacke, die trotz Behandlung länger als 72 Stunden dauert – kann mit **Cortison** (z. B. 100 mg Prednison i. v.) durchbrochen werden ✓.

> *Mit den heute verfügbaren Medikamenten können die meisten Migräneattacken gut behandelt werden.*

Migräneprophylaxe

Ziel der Prophylaxe sind Reduktion von Häufigkeit und Intensität der Attacken. Ein Tagebuch zur Dokumentation ist essenziell.

Nichtmedikamentöse Maßnahmen

Nichtmedikamentöse Prophylaxe ist:
- Beibehaltung eines festen Schlaf-Wach-Rhythmus (auch am Wochenende zur gleichen Uhrzeit aufstehen wie unter der Woche),
- Vermeiden von Alkohol und Nikotin,
- Abbau von Stress,

- regelmäßige körperliche Betätigung, z. B. Jogging, Radfahren, Schwimmen und andere Ausdauersportarten ✓.

Pharmakotherapie

Ziel der medikamentösen Prophylaxe ist es, Häufigkeit und Schwere der einzelnen Migräneanfälle um 50% zu reduzieren sowie die Wirkung der Akutmedikation zu verbessern.

Der Verlauf der Erkrankung sowie Erfolg bzw. Misserfolg der Prophylaxe sollten anhand eines Kopfschmerztagebuches überprüft werden. Die Indikationen, unter denen eine medikamentöse Prophylaxe begonnen werden sollte, sind in Tab. 9.**16** aufgeführt.

- **Mittel der ersten Wahl** sind *Betarezeptorenblocker* (Tab. 9.**17**). Wirksam sind Metoprolol oder Propranolol ✓✓. Auch andere Betablocker (z. B. Bisoprolol) weisen wahrscheinlich gute therapeutische Erfolge auf, sind jedoch weniger genau untersucht ✓. Vergleichbar effektiv und damit noch Mittel der ersten Wahl ist der Calcium-Antagonist *Flunarizin*, eine Substanz, die auch auf dopaminerge und serotonerge Rezeptoren wirkt ✓✓. *Valproinsäure* und *Topiramat* sind ebenfalls wirksam ✓✓.
- **Mittel der zweiten Wahl** sind *nichtsteroidale Antirheumatika* (z. B. Naproxen oder ASS) in niedriger Dosierung. Die Wirkung von *Magnesium* ist nach wie vor unklar, da die bisherigen Studien widersprüchlich sind ✓✗. Eine Therapie mit *Riboflavin* (Vitamin B_6) kann aufgrund der einzunehmenden Dosis (400 mg) nicht empfohlen werden ✓✗.

Andere Substanzen, die sich zum Teil noch in der klinischen Prüfung befinden, sind Pestwurz, Coenzym Q und Mutterkraut.
Entscheidend für die erfolgreiche Prophylaxe ist die Patienten-Compliance. Alle Substanzen sollten daher langsam eingeschlichen werden, um die typischen Nebenwirkungen gering zu halten. Der Therapieerfolg kann, selbst bei regelmäßiger Einnahme, erst nach mehreren Wochen abschließend beurteilt werden. Die Therapiedauer sollte 6 – 9 Monate betragen, danach ist ein Auslassversuch zu unternehmen. Ein Kopfschmerz-Tagebuch ist dabei unabdingbar.

Tab. 9.**16** **Indikation zur medikamentösen Prophylaxe der Migräne**

mehr als vier Migräneattacken pro Monat
Attacken, die auf eine Akuttherapie (z. B. mit Triptanen) nicht ansprechen
intolerable Nebenwirkungen der Akuttherapie
Migräneattacken, die länger als 48 Stunden anhalten und regelmäßig zu wieder auftretenden Kopfschmerzen trotz Therapie mit Triptanen führen
Migräneattacken, die vom Patienten subjektiv als unerträglich empfunden werden
komplizierte Migräneattacken (manifeste neurologische Ausfälle, die länger als sieben Tage anhalten)
Zustand nach migränösem Infarkt

Alternative Therapieformen bei der Migräne

Von den alternativen Therapieformen haben sich (mit mäßigem Erfolg) lediglich die Akupunktur ✗✓ und psychologische Behandlungsverfahren wie Stressbewältigungstraining, die progressive Muskelrelaxation nach Jacobsen und das sog. Biofeedback-Training durchgesetzt ✓.

Tab. 9.**17** **Medikamente zur prophylaktischen Behandlung der Migräne**

Mittel der ersten Wahl		
Substanz	**Nebenwirkungen**	**Kontraindikationen**
Betablocker Metoprolol ✓✓ Propanolol ✓✓	Müdigkeit, arterielle Hypotonie, Schlafstörungen (Albträume), Schwindel, Bronchospasmus, Bradykardie, Impotenz	Asthma, AV-Block, Diabetes, orthostatische Dysregulation
Flunarizin ✓✓	Müdigkeit, Gewichtszunahme	Dystonien, Schwangerschaft
Valproinsäure ✓✓	Müdigkeit, Schwindel, Haarausfall, Gewichtszunahme, Leberfunktionsstörungen	Leberfunktionsstörungen, Schwangerschaft
Topiramat ✓✓	Parästhesien, kognitive Störungen	Glaukom, Nierensteine
Mittel der zweiten Wahl		
Substanz	**Nebenwirkungen**	**Kontraindikation**
Naproxen ✓✓	Magenschmerzen	Ulkus, Blutungsneigung, Asthma
Acetylsalicylsäure ✓	Magenschmerzen	Ulkus, Blutungsneigung, Asthma

Spannungskopfschmerz

Definition und Epidemiologie. Der *episodische Spannungskopfschmerz* ist ein nichtsymptomatischer, holokranieller Kopfschmerz ohne autonome Begleiterscheinungen. Die Prävalenz des episodischen Spannungskopfschmerzes beträgt 40–50%. Männer und Frauen sind fast gleich häufig betroffen. Von einem *chronischen Spannungskopfschmerz* spricht man definitionsgemäß dann, wenn der beschriebene Schmerz an über 15 Tagen pro Monat oder an 180 Tagen pro Jahr auftritt. Die Prävalenz dieser chronischen Form des Spannungskopfschmerzes beträgt etwa 2%. Das durchschnittliche Erkrankungsalter liegt mit 25 bis 30 Jahren etwas höher als das der Migräne.

Pathophysiologie. Ein vielfach angenommener Zusammenhang mit Veränderungen an der Halswirbelsäule besteht nicht. Wahrscheinlich liegt eine Veränderung der zentralen Schmerzschwelle vor, so dass ein an sich physiologischer Zustand als schmerzhaft empfunden wird.

Symptomatik. Typisch sind dumpf-drückende, bilaterale Kopfschmerzen, die teilweise frontal, teilweise okzipital, aber auch bitemporal oder holozephal lokalisiert sind. Der Schmerz wird wie ein „zu enger Hut" oder ein „Band um den Kopf" wahrgenommen. Er ist von mittelschwerer Intensität und schränkt die Arbeitsfähigkeit (anders als bei der Migräne) meist nicht wesentlich ein. Es gibt Übergangsformen von der Migräne zum Spannungskopfschmerz und Patienten, die an beiden Kopfschmerzformen leiden. Die Differenzierung gegenüber der Migräne erfolgt durch die spezielle klinische Charakteristik des Spannungskopfschmerzes und das Fehlen oder die geringe Ausprägung von vegetativen Begleiterscheinungen (wie z. B. Erbrechen und Geruchsüberempfindlichkeit bei der Migräne). Spezifische Untersuchungen zur Sicherung der Diagnose existieren nicht. Eine kraniale Bildgebung ist nicht zwingend notwendig und sollte nur bei therapieresistenten Schmerzen oder Auftreten fokaler neurologischer Ausfälle durchgeführt werden. Die wichtigste Differenzialdiagnose ist der Medikamenten-induzierte Kopfschmerz, der durch die Medikamenten-Anamnese jedoch gut differenzierbar ist (tägliche Einnahme von Migränemitteln oder Analgetika).

Evidenzbasierte Therapie des Spannungskopfschmerzes

Therapieziel beim chronischen Spannungskopfschmerz ist eine Reduktion der Kopfschmerztage, beim akuten Spannungskopfschmerz die Symptomlinderung.

Nichtmedikamentöse Maßnahmen

Insbesondere beim **chronischem Spannungskopfschmerz** haben sich nichtmedikamentöse Therapieverfahren bewährt und sollten – soweit möglich – als Ergänzung der medikamentösen Therapie angeboten werden. Durchgesetzt hat sich insbesondere das muskuläre Relaxationsverfahren nach Jacobsen ✓✓. Studien zur Akupunktur waren überwiegend negativ ✗. Unwirksam und gefährlich sind lokale Injektionen in den Nacken oder die Kopfhaut und chiropraktische oder manualtherapeutische Maßnahmen an der Halswirbelsäule ✗✗.
Zur physikalischen Therapie des **akuten Spannungskopfschmerzes** können Eisbeutel eingesetzt werden.

Pharmakotherapie

> *Medikamentöse Therapiemaßnahmen sind oft frustran. Spannungskopfschmerztherapie sollte überwiegend aus nichtmedikamentösen Maßnahmen bestehen.*

Zur medikamentösen Therapie des **akuten Spannungskopfschmerz** können 500 bis 1500 mg *Acetylsalicylsäure* oder *Paracetamol* oral eingesetzt werden ✓✓. Auch andere nichtsteroidale Antirheumatika (NSAR) wie *Ibuprofen* sind wirksam. Kombinationspräparate, die zusätzlich Coffein, Codein oder Muskelrelaxanzien enthalten, sind nicht indiziert. Triptane sind unwirksam.

Therapie der Wahl beim **chronischen Spannungskopfschmerz** ist das trizyklische Antidepressivum (TZA) *Amitriptylin* ✓✓. Die initiale Dosis beträgt 10 mg Amitriptylin, die Enddosis kann nach drei bis vier Wochen 50 bis 75 mg erreichen. Grundsätzlich können aber auch andere Trizyklika verwendet werden. Eine Liste der wichtigsten TZAs zeigt Tab. 9.**18**. *MAO-Hemmer* haben sich in einigen wenigen Studien als wirksam erwiesen, sollten jedoch nur von Ärzten verordnet werden, die Erfahrungen mit dieser Substanzgruppe haben. Interessanterweise sind die neueren *Serotonin-Wiederaufnahme-Hemmer* (SSRI) ohne Wirkung bei der Behandlung des chronischen Spannungskopfschmerzes ✗✗. Lokale *Botulinum-Toxin-Injektionen* in perikranielle Muskeln sind unwirksam ✗✗.
Insgesamt sind die Therapieerfolge eher mäßig, so dass sich nicht selten ein chronischer Analgetikaabusus entwickelt, der den Kopfschmerz langfristig noch verschlimmert und dann im Rahmen einer Entzugsbehandlung weitertherapiert werden muss.

Tab. 9.**18** **Medikamentöse Therapie des chronischen Spannungskopfschmerzes**

Substanz	Startdosis (mg)	Zieldosis (mg)	Halbwertszeit (h)
Amitriptylin	10	50–75	10–40
Amitriptylinoxid	30	60–90	10–40
Clomipramin	25	50–100	17–35
Doxepin	30	60–100	11–24
Imipramin	25	50–75	9–22
Maprotilin	50	100	27–90

Cluster-Kopfschmerzen

Patienten mit Cluster-Attacken laufen herum (pacing around), während Migränepatienten eher Ruhe suchen, Patienten mit Spannungskopfschmerz ändern ihr Verhalten fast nie.

Definition. Der Cluster-Kopfschmerz ist ein nichtsymptomatischer, anfallsartig auftretender, streng einseitiger Kopfschmerz mit peripher-autonomen Begleiterscheinungen.

Epidemiologie. Cluster-Kopfschmerzen sind selten (1 : 200). Bei 90 % der Betroffenen treten die Kopfschmerzen im Frühjahr und Herbst gehäuft in sogenannten „Clustern" auf (eine Episode dauert zwischen 1 Woche und 3 Monaten), bei 10 % besteht ein chronischer Cluster-Kopfschmerz (keine beschwerdefreien Intervalle von mindestens 14 Tagen pro Jahr). Männer sind im Verhältnis 3 : 1 bis 5 : 1 überrepräsentiert.

Pathophysiologie. Eine wichtige Rolle scheint eine aseptische Entzündung und Vasodilatation im Sinus cavernosus zu spielen. Während der Attacke konnte eine deutliche Erhöhung von Calcitonin-Gene-related-Peptide (CGRP) und Vasoactive-intestinal-Peptide (VIP) nachgewiesen werden, so dass – ähnlich der Migräne – der plötzlichen Freisetzung von vasoaktiven Neuropeptiden eine Schlüsselrolle zukommt.

Symptomatik. Charakteristisch sind streng einseitige, heftige Schmerzattacken mit Punctum maximum periorbital, retroorbital und temporal sowie mit ipsilateralen, peripher-vegetativen Begleitsymptomen wie:

- konjunktivale Injektion,
- Lakrimation,
- Schwellung der Nasenschleimhaut,
- Rhinorrhoe,
- Miosis, Ptosis und Ödem des ipsilateralen Augenlids.

Die Schmerzattacken beim Cluster-Kopfschmerz dauern zwischen 15 und 60 Minuten (selten länger) und treten mehrfach pro 24 Stunden auf, nächtlich gehäuft. Die einzelnen Attacken können durch Alkohol, Nitroglycerin oder Histamin provoziert werden. Patienten sind während der Cluster-Kopfschmerzattacke motorisch unruhig und können weder still sitzen noch liegen bleiben.

Differenzialdiagnostisch müssen maligne Tumoren, die den Sinus cavernosus infiltrieren, abgegrenzt werden. Seltenere Differenzialdiagnosen sind das Tolosa-Hunt-Syndrom (aseptische Entzündung des Sinus cavernosus mit Hypästhesie im ersten Trigeminusast) und die Sinus-cavernosus-Fistel (permanente Augenrötung). Eine kraniale Bildgebung zum Ausschluss symptomatischer Ursachen bei der initialen Diagnose des Krankheitsbildes ist indiziert.

Evidenzbasierte Therapie des Cluster-Kopfschmerzes

Pharmakotherapie

Therapie der akuten Kopfschmerzattacke. Bei Attacken bis zu 20 min sind orale Medikamente wegen des späten Wirkeintritts sinnlos. Wenige Substanzen und Maßnahmen haben sich als wirksam erwiesen:

- die Inhalation von 100 %igem *Sauerstoff* (7 l pro Minute, Gesichtsmaske, sitzende Haltung) ✓,
- die subkutane Gabe von *Sumatriptan* 6 mg ✓✓,
- Sumatriptan oder Zolmitriptan als Nasenspray ✓.

Prophylaxe. Die Prophylaxe des Cluster-Kopfschmerzes ist indiziert, wenn die überwiegend nächtlichen Attacken durch eine Akutmedikation nicht beherrscht werden können und der Cluster über zwei Wochen anhält (4). Mittel der ersten Wahl zur Unterbrechung einer Clusterphase ist *Prednison* in einer Dosis von 100 mg/Tag für 3 – 5 Tage und nachfolgend ausschleichender Dosierung. Die Therapie kann kombiniert werden mit *Verapamil* (Isoptin) in einer Dosis bis zu 3 × 120 mg/Tag ✓✓.
Bei einigen Patienten ist auch die prophylaktische Gabe von *Lithiumcarbonat* (angestrebter Plasmaspiegel zwischen 0,8 und 1,2 mmol/l) wirksam ✓✓. Hier sind allerdings die Nebenwirkungen wie Polyurie, abdominelle Beschwerden, Tremor, Schlafstörungen und Erbrechen limitierend. In wenigen Studien zeigte auch *Valproinsäure* in einer Dosierung von bis zu 2000 mg eine prophylaktische Wirkung. Es gibt Hinweis über die positive Wirkung von *Topiramat*.
Bei Versagen einer Monotherapie kann insbesondere Verapamil mit anderen Substanzen kombiniert werden. Bei Therapieresistenz kann eine Kryokoagulation oder Hochfrequenz-Rhizotomie des Ganglion Gasseri versucht werden. Anschließend sind allerdings Ergotamin und Sumatriptan wegen der funktionellen Denervierung zur Attackenkupierung nicht mehr wirksam.
Unwirksam sind peripher oder zentral angreifende Analgetika, Antikonvulsiva, Thymoleptika oder Neuroleptika und Antihistaminika. Ebenfalls unwirksam sind alle psychologischen Therapieverfahren ✗. Kontraindiziert ist die Akupunktur (löst Attacken aus) ✗✗.

Medikamenten-induzierte Kopfschmerzen

Medikamenten-induzierter Kopfschmerz ist heilbar – durch Entzug. Wichtig ist eine intensive Nachbetreuung des Patienten.

Definition und Epidemiologie. Medikamenten-induziert ist ein Kopfschmerz dann, wenn er nach längerer Einnahme (mind. 3 Monate) von Medikamenten, insbesondere Kopfschmerzmitteln, auftritt. Epidemiologische Untersuchungen zeigen, dass unter den Patienten mit

Migräne oder Spannungskopfschmerzen bis zu 5% einen Medikamenten-induzierten Dauerkopfschmerz entwickeln. Frauen sind deutlich häufiger betroffen als Männer.

Pathophysiologie. Es besteht folgende Theorie zur Pathogenese des Medikamenten-induzierten Kopfschmerzes: Durch eine chronische Analgetika-Exposition werden die Reizschwellen der nozizeptiven Rezeptoren bzw. des Schmerz leitenden Systems drastisch erniedrigt. Sofern es nach Beendigung der Analgetika-Einnahme nicht zu einer gegenregulatorischen Erhöhung der Reizschwellen kommt, reichen bereits kleinste Stimulationen (u. a. auch physiologische Reize) aus, um das Schmerz leitende System zu aktivieren und das Schmerzsyndrom zu perpetuieren. Interessanterweise entwickeln Patienten, die aus anderen Indikationen als Migräne oder Spannungskopfschmerz regelmäßig Schmerzmittel einnehmen müssen (z. B. Cluster-Patienten oder Rheumatiker), diese Kopfschmerzform nicht. Demnach besteht möglicherweise eine spezifische Disposition bzw. gestörte Rezeptorphysiologie bei Patienten, die unter idiopathischen Kopfschmerzformen leiden.

Symptomatik. Während die akut auftretenden Medikamenten-induzierten Kopfschmerzen (z. B. nach Gabe von Nitraten oder Calcium-Antagonisten wie Nifedipin, Theophyllin) häufig stechend-bohrend sind, sind die Medikamenten-induzierten Dauerkopfschmerzen, ähnlich dem Spannungskopfschmerz, von dumpf-drückendem Charakter, gelegentlich auch pulsierend. Analgetika, die Zusätze enthalten (sog. Mischpräparate mit Coffein, Codein etc.), und/oder Ergotamin sind die häufigste Ursache. Auch 5-$HT_{1B/D}$-Agonisten (Triptane) rufen Medikamenten-induzierte Kopfschmerzen hervor. Hier kommt es allerdings vorwiegend zu einer Zunahme der Frequenz der Migräneattacken. Ferner können sich Dauerkopfschmerzen bei der regelmäßigen Einnahme folgender Medikamente entwickeln:

- Antihistamininka,
- Antirheumatika,
- Barbiturate,
- Benzodiazepine,
- Glucocorticoide (beim Absetzen) und
- Herzglykoside.

Die Diagnose wird gestellt, wenn die Kopfschmerzen seit mind. 3 Monaten bestehen, an mindestens 15 Tagen pro Monat auftreten und der Patient an mindestens ebenso vielen Tagen Schmerz- oder Migränemedikamente einnimmt. Bei der diagnostischen Abklärung eines Medikamenten-induzierten Dauerkopfschmerzes sollten auch weitere mögliche organische Schäden bedacht werden, die durch einen Schmerzmittelmissbrauch entstehen können (15 – 20% aller dialysepflichtigen Niereninsuffizienzen sind auf der Basis eines Analgetika-Abusus entstanden).

Evidenzbasierte Therapie Medikamenten-induzierter Kopfschmerzen

Nichtmedikamentöse Maßnahmen

Die Prophylaxe beginnt bereits beim Verschreiben von Schmerzmitteln.

Die **Prophylaxe** des Analgetika-induzierten Dauerkopfschmerzes beginnt bereits mit der kritischen Verschreibung der Schmerzmittel. Monosubstanzen und Medikamente ohne psychotrope Zusätze (Coffein, Codein) sind vorzuziehen.

Verhaltenstherapeutische Begleittherapie. Die Betreuung des Patienten durch Arzt und Psychotherapeuten verbessert die Compliance. An Tagen, an denen die Entzugssymptomatik nicht zu ausgeprägt ist, können spezifische verhaltenstherapeutische Behandlungsstrategien (z. B. Stressbewältigungstraining, progressive Muskelrelaxation) eingeleitet werden. Nach dem Medikamentenentzug auftretende Migräne-Attacken oder Spannungskopfschmerzen werden wie oben dargestellt behandelt.

Medikamententzugstherapie

Ein **stationärer Entzug** ist erforderlich, wenn ein langjähriger Medikamenten-induzierter Dauerkopfschmerz besteht und psychotrope Substanzen (Schlafmittel, Tranquilizer, Anxiolytika) oder Migränemittel, die Codein enthalten, regelmäßig eingenommen wurden. Die Dauer der Entzugsbehandlung beträgt 7 – 10 Tage, die Entzugsschmerzen können mit nichtsteroidalen Antirheumatika ✓✓ oder Prednison ✓✓ behandelt werden, vegetative Symptome können durch die Gabe von Betablockern oder Clonidin gemildert werden. Der Ablauf ist in Tab. 9.**19** dargestellt.

Ein **ambulanter Entzug** ist sinnvoll, wenn die Einnahme von analgetischen Mischpräparaten ohne gleichzeitige Einnahme von Barbituraten oder Tranquilizern erfolgte, der Patient motiviert ist und eine enge Anbindung an den behandelnden Arzt gewährleistet ist.

Tab. 9.**19** **Pragmatisches Vorgehen beim stationären Medikamentenentzug**

- parenterale Gabe eines Antiemetikums: 3 x täglich, z. B. 3 x 1 Amp. Metoclopramid; Flüssigkeitssubstitution per infusionem (das heftige Erbrechen führt zur Exsikkose, die ihrerseits den Kopfschmerz verstärkt)
- während der ersten 10 Tage der Entzugsphase bei mittelschweren Entzugskopfschmerzen: Naproxen 250 – 1000 mg pro Tag
- bei starken Entzugskopfschmerzen: maximal alle 8 Stunden 500 – 1000 mg Acetylsalicylsäure i. v.
- bei ausgeprägten vegetativen Symptomen: begleitende Gabe von Betablockern (z. B. Metoprolol) oder α2-Agonisten

Seltene nichtsymptomatische Kopfschmerzarten

Paroxysmale Hemikranie. Dieser Kopfschmerz (Prävalenz etwa 0,5 – 1 pro 100000) ist von intensiv stechendem Charakter, streng halbseitig und zumeist retroorbital sowie in Bereichen von Stirn und Ohrregion lokalisiert. Es können Begleiterscheinungen wie Lakrimation, Rhinorrhoe, Miosis und konjunktivale Injektion auf der Schmerzseite auftreten. Einzige therapeutisch überzeugende Substanz ist *Indometacin* (initiale Dosis 3 × 50 mg, bei Ansprechen Reduktion auf die Erhaltungsdosis), während andere nichtsteroidale Antirheumatika interessanterweise nicht wirken. Diese spezifische Wirkung kann als diagnostisches Mittel eingesetzt werden.

> *Das Ansprechen auf Indometacin sichert die Diagnose paroxysmale Hemikranie.*

Andere nichtsymptomatische Kopfschmerzarten. Der Genuss von Speiseeis, Gewürzen oder Geschmacksverstärkern (Glutamat) oder Applikation von Kälte (Eiswasser, Eisbeutel) kann ebenfalls Kopfschmerzen auslösen. Weiterhin gehören in diese Kategorie der benigne Hustenkopfschmerz, Kopfschmerzen bei schwerer körperlicher Anstrengung (Gewichtheben) und der koitale Kopfschmerz. Differenzialdiagnostisch muss eine Subarachnoidalblutung ausgeschlossen werden.

Trigeminusneuralgie

Definition, Epidemiologie und Symptomatik. Bei der Trigeminusneuralgie kommt es zu blitzartig einschießenden, nur Sekunden oder Sekundenbruchteile andauernden Schmerzen im Ausbreitungsgebiet eines Trigeminusastes (seltener manifestiert sich ein solches neuralgisches Schmerzsyndrom im Bereich des N. glossopharyngeus, des N. intermedius, des N. laryngeus superior oder des N. occipitalis major). Typische Triggermechanismen sind Essen, Kauen, Schlucken, Sprechen oder Zähneputzen. Zwischen den einzelnen Schmerzattacken ist der Patient meist schmerzfrei. Es wird zwischen den häufiger auftretenden idiopathischen und den nichtidiopathischen Neuralgien unterschieden, die auf dem Boden von strukturellen Läsionen (z. B. immunologischen Prozessen wie multipler Sklerose) oder Tumoren entstehen können. Die Trigeminusneuralgie kommt mit einer Prävalenz von ca. 1 : 3000 relativ häufig vor und ist eine Erkrankung des höheren Lebensalters.

> *Der Schmerz folgt streng dem Versorgungsgebiet eines oder mehrerer Äste des N. trigeminus, ist einschießend und dauert nur Sekunden.*

Pathophysiologie. Bei der *idiopathischen Trigeminusneuralgie* wird der Trigeminusstamm vermutlich im Bereich seiner Austrittsstelle aus dem Hirnstamm (hintere Schädelgrube) durch eine Gefäßschlinge irritiert, zumeist durch eine Gefäßschlinge der A. cerebelli inferior posterior (trigemino-vaskulärer Mechanismus). An dieser Stelle kommt es durch die jahrelange Reizung des Nervs und den dadurch bedingten Abbau von schützenden Myelinscheiden zu einer Art Kurzschluss zwischen parallel laufenden C-Fasern und Ad-Fasern, so dass einzelne Berührungen oder sensible Reize als Schmerzen wahrgenommen werden.
Symptomatische Trigeminusneuralgien, aber auch Dauerschmerzen im Bereich des N. trigeminus, können bei Demyelinisierung im Rahmen einer multiplen Sklerose, eines Herpes zoster (postherpetische Neuralgie) und eines Tolosa-Hunt-Syndroms (entzündliche Erkrankung des Sinus cavernosus) zustande kommen. Neurinome des N. trigeminus sind eine Rarität; neben den Schmerzen kommt es hierbei zu Sensibilitätsstörungen im Innervationsgebiet des betroffenen Trigeminusastes und zu einer Atrophie der Kaumuskulatur.

Evidenzbasierte Therapie der Trigeminusneuralgie

Pharmakotherapie

Die einzelne Attacke dauert nur Sekunden und ist daher einer akuten Therapie nicht zugänglich. Die medikamentöse Prophylaxe ist in Tab. 9.**20** dargestellt. Bei Nichtansprechen der genannten Substanzen kann noch eine Kombination aus Carbamazepin und Amitriptylin versucht werden.
Wichtig ist eine regelmäßige Medikamenteneinnahme mit möglichst gleichmäßigen Serumspiegeln. Andere peripher oder zentral wirksame Analgetika sind bei der typischen Trigeminusneuralgie nicht wirksam.

Tab. 9.**20** **Medikamentöse Prophylaxe der Trigeminusneuralgie und anderer Neuralgien**

Substanz	Mittlere Tagesdosis	Nebenwirkungen
Carbamazepin ✓✓	600 – 1500 mg	Müdigkeit, Hautausschlag, Schwindel, Ataxie, Übelkeit, Kopfschmerz, Leukopenie, Erhöhung von Leberenzymen, Doppelbilder
Phenytoin ✓	300 – 400 mg	Hautausschlag, Übelkeit, Ataxie, Müdigkeit, Erhöhung von Leberenzymen, Gingiva-Hyperplasie, Hirsutismus
Oxcarbazepin ✓	600 – 2400 mg	wie Carbamazepin, nur milder, Hyponatriämie

Operative Therapie

Bei medikamentöser Therapieresistenz können operative Verfahren eingesetzt werden.
Bei jüngeren Menschen ist die **mikrovaskuläre Dekompression** nach Janetta kausal wirksam. Bei diesem Verfahren wird über eine subokzipitale Trepanation der N. trigeminus unter dem Mikroskop von kleinen assoziierten Arterien freipräpariert. Die Letalität des Eingriffs beträgt etwa 1%, die Morbidität bis zu 5% (am häufigsten Hörverlust und periphere Fazialisparese). Rezidive sind möglich.
Bei älteren Menschen empfiehlt sich die **perkutane Thermokoagulation** oder **Kryokoagulation** des Ganglion Gasseri in Kurznarkose. Bei sehr ausgeprägten Läsionen kann es allerdings zu einem Deafferenzierungsschmerz kommen, dessen Behandlung wiederum schwierig ist. Die Rezidivrate beträgt 15 bis 25% innerhalb von sieben Jahren. Bei den meisten Patienten werden leider immer noch Zähne gezogen oder vermeintliche Sinusitiden operativ saniert.

Operative Verfahren sollten nur bei absoluter Therapieresistenz zum Einsatz kommen.

Ausgewählte Literatur

Wichtige Originalarbeiten und Reviews

1. Diener HC, Goadsby PJ. Migraine. In: Brandt T, Caplan L, Dichgans J, Diener HC, Kennard C, Hrsg. Course and Treatment of Neurological Disorders. 2. Aufl. San Diego: Academic Press; 2003.
2. Diener HC, Katsarava Z. Medication overuse headache. Curr Med Res Opin 2002; 17: 17–21.
3. Diener HC, Limmroth V. Advances in pharmacological treatment of migraine. Expert Opin Invest Drugs 2001; 10: 1831–1845.
4. Dodick DW, Rozen TD, Goadsby PJ, Silberstein SD. Cluster headache. Cephalalgia 2000; 20: 787–803.
5. Ferrari MD, Roon KI, Lipton RB, Goadsby PJ. Oral triptans (serotonin 5-$HT_{1B/1D}$ agonists) in acute migraine treatment: a meta-analysis of 53 trials. Lancet 2001; 358: 1668–1675.
6. Goadsby PJ, Lipton RB, Ferrari MD. Migraine – current understanding and treatment. N Engl J Med 2002; 346: 257–270.
7. May A, Bahra A, Buchel C, Frackowiak RSJ, Goadsby PJ. PET and MRA findings in cluster headache and MRA in experimental pain. Neurology 2000; 55: 1328–1335.
8. Pfaffenrath V, Brune K, Diener HC, Gerber WD, Göbel H. Behandlung des Kopfschmerzes vom Spannungstyp. Schmerz 1998; 12: 156–170.

Monographien

1. Diener HC. Migräne. 100 Fragen und 100 Antworten. 2. Aufl. Stuttgart: Thieme; 2002.
2. Diener HC. Kopfschmerzen. Stuttgart: Thieme; 2003.
3. Diener HC. Triptans and migraine. London: Science Press; 2002.
4. Diener HC, und die Kommission Leitlinien der Deutschen Gesellschaft für Neurologie, (Hrsg.). Leitlinien für Diagnostik und Therapie in der Neurologie. 2. Aufl. Stuttgart: Thieme; 2003.
5. Göbel H. Die Kopfschmerzen. Berlin: Springer; 2003.
6. Silberstein SD, Lipton RB, Dalession DJ, (Hrsg.). Wolffs headache and other head pain. New York: Oxford University Press; 2001.
7. Olesen J, Tfelt-Hansen P, Welch KMA, (Hrsg.). The headaches. 2. Aufl. New York: Raven Press; 1998.

9.5 Erkrankungen mit einem demenziellen Syndrom

Grundlagen

Definition. Die Demenzsyndrome zählen neben dem Delir, dem amnestischen Syndrom und der organischen Persönlichkeitsstörung zu den organisch bedingten Störungen psychischer Leistungen. Leitsymptom ist der Abbau intellektueller Fähigkeiten bei zuvor unauffälliger mentaler Entwicklung; der demenzielle Abbau ist durch Erkrankungen des Gehirns selbst oder anderer Organsysteme bedingt, die das Gehirn sekundär in Mitleidenschaft ziehen. Im Vordergrund des klinischen Bildes stehen kognitive, nichtkognitive, neuropsychologische und psychopathologische Auffälligkeiten. Gemäß Kriterien der ICD-10 führen diese Störungen zu erheblichen Beeinträchtigungen der Alltagsaktivitäten und bestehen über einen Zeitraum von mindestens 6 Monaten. Eine Bewusstseinsstörung liegt nicht vor. Zu den prominenten Merkmalen des demenziellen Syndroms zählen das objektivierbare Nachlassen von Gedächtnisleistungen und des Erlernens neuer Inhalte, eine Minderung von Denkvermögen, Urteilsfähigkeit und Informationsverarbeitung sowie eine eingeschränkte Fähigkeit, Probleme zu erkennen und zu lösen. Es sind außerdem aphasische und apraktische Symptome zu finden. Nichtkognitive Störungen betreffen Antriebslage und Motivation, Affektkontrolle und Sozialverhalten.
In den neueren Klassifikationssystemen (ICD-10, Tab. 9.**21**, und DSM-IV) werden auch leicht- bis mittel-

Tab. 9.**21** **Definition des Demenzsyndromes nach ICD-10**

Vorliegen von Störungen
a) des Gedächtnisses (Neuinformation/Altgedächtnis)
b) des Denkvermögens (Urteilsvermögen/Informationsverarbeitung)
c) der emotionalen Kontrolle (Sozialverhalten/Motivation)
Störungen von a), b) und c) führen zu wesentlichen Beeinträchtigungen des alltäglichen Lebens; die Störungen liegen über eine Dauer von mindestens 6 Monaten vor; eine Bewusstseinsstörung ist ausgeschlossen.

gradig ausgeprägte Demenzsyndrome erfasst, das Kriterium der Irreversibilität ist nicht mehr obligat.

Demenzsyndrome nehmen an Bedeutung erheblich zu und gehören zu den häufigsten neurologisch-psychiatrischen Störungen.

Epidemiologie. Demenzerkrankungen haben an Bedeutung und Häufigkeit erheblich zugenommen. Durch Fortschritte präventiver wie kurativer Maßnahmen erreicht ein höherer Anteil der Menschen ein Alter, in dem sich chronische Hirnerkrankungen manifestieren. Demenzen kommen aber auch in früheren Lebensdekaden vor.

Bei 5 – 8 % der über 65-Jährigen finden sich mittelgradige oder schwer ausgeprägte Demenzen. Die Stichtagshäufigkeit verdoppelt sich im Durchschnitt nach 5 Altersjahren und beträgt 25 % bei den über 85-Jährigen. Damit sind Demenzerkrankungen in der Altersgruppe der über 65-Jährigen etwa ähnlich häufig wie die koronare Herzkrankheit oder der Diabetes mellitus. Sie gehören zu den Störungen im psychiatrisch-neurologischen Bereich, die dem Allgemeinarzt am häufigsten begegnen.

Ätiologie. Häufigste Ursache einer Demenz ist die **Alzheimer-Erkrankung**, die 60 % der demenziellen Syndrome ausmacht. (Tab. 9.**22**); an zweiter Stelle folgen die **zerebrovaskulären Hirnerkrankungen** mit 10 – 20 % aller Demenzerkrankungen. Kombinationen degenerativer und vaskulärer Hirnkrankheiten machen 10 – 15 % aller Demenzen aus. Fronto-temporale Degenerationen (Pick-Gruppe) finden sich in 5 – 10 % der Fälle, etwa ebenso häufig ist die Lewy-Body-Demenz. Weitere 5 – 10 % der Betroffenen leiden an anderen Grunderkrankungen, bei denen es symptomatisch zu einer Demenz kommt. Bei 10 – 15 % der Patienten mit Morbus Parkinson findet sich ein begleitendes Demenz-Syndrom. Die Erkrankungen mit einer symptomatischen Demenz sind aufgrund des kausalen therapeutischen Zuganges von erheblicher Bedeutung.

Die häufigste Ursache eines Demenzprozesses ist die Alzheimer-Erkrankung, an zweiter Stelle stehen die zerebrovaskulären Erkrankungen.

Diagnostisches Vorgehen und Klassifikation (Tab. 9.**23**, Tab. 9.**24**). Zunächst gilt es, Leistungseinbußen als Demenzsyndrom zu erkennen und von anderen psychiatrischen Syndromen (z. B. einem depressiven Syndrom, vgl. S. 463) abzugrenzen. Die ätiologische Einordnung erfolgt anhand von Symptomatik, Zusatzdiagnostik und Krankheitsverlauf. Psychometrische Untersuchungsverfahren sollten standardisiert und validiert sein. Sie beschreiben den Schweregrad einer Demenz sowie das Ausmaß von Einschränkungen der Alltagsfunktionen und sie ermöglichen die Verlaufsbeurteilung hinsichtlich Progredienz und Behandlungserfolg.

Tab. 9.**22** **Ätiologie und Häufigkeiten der Demenzsyndrome**

Alzheimer-Demenz 60 %
zerebrovaskuläre Erkrankungen 15 %
Kombinationen 10 %
fronto-temporale Degeneration 5 %
Lewy-Body-Demenz 5 %
symptomatische Demenzen 5 %

Tab. 9.**23** **Diagnostische Kriterien der Demenz nach ICD-10**

Alzheimer-Demenz	vaskuläre Demenz
Vorliegen eines Demenzsyndroms	Vorliegen eines Demenzsyndroms
schleichender Beginn, langsame Progredienz	Nachweis einer zerebrovaskulären Erkrankung
Fehlen des akuten Beginns	zeitlicher Bezug zwischen zerebrovaskulärer Erkrankung und Auftreten der Demenz
andere symptomatische Demenzformen können ausgeschlossen werden	

Tab. 9.**24** **Diagnostische Schritte bei Demenzerkrankungen**

Anamnese/Fremdanamnese
psychopathologischer Befund
neurologischer/allgemein-körperlicher Befund
Computertomographie (CT) Kernspintomographie (MRT)
Labor: Blutbild, klinische Chemie, TPHA (Lues-Nachweis), Vit. B_{12}, Folsäure, Schilddrüsenwerte
Elektroenzephalographie (EEG)
Liquorbefund
Positronen-Emissions-Tomographie (PET) Single-Photonen-Emissions-Tomographie (SPECT)

Keine Therapie vor ätiologischer Einordnung des Demenzsyndromes und Erfassen der individuellen Störungen!

Differenzialdiagnostisch sind leichte *Gedächtnis-* und *Konzentrationsstörungen* im Alter abzugrenzen, die nicht zu einer Behinderung des Patienten im Alltag führen (bei einem Teil dieser Patienten ist dennoch von einer beginnenden Demenz auszugehen).

Das *amnestische Syndrom* stellt eine reine Gedächtnisstörung nach umschriebenen Hirnläsionen dar. Das Leitsymptom des *Delirs* ist die Bewusstseinsstörung, es beginnt akut und impliziert vegetative Symptome. Ebenso müssen eine *mentale Retardierung*, umschriebene *neuropsychologische Störungen*, kognitive Einbußen bei *schizophrenen Residuen*, Folgen *stoffgebundener Abhängigkeiten* und *depressive Störungen* von einer Demenz abgegrenzt werden (Tab. 9.**25**).

Tab. 9.25 **Differenzialdiagnosen der Demenz auf Syndromebene**

leichte kognitive Beeinträchtigung
depressive Pseudodemenz
umschriebene neuropsychologische Störung
amnestisches Syndrom
delirante Syndrome
mentale Retardierung
schizophrene Residuen
stoffgebundene Abhängigkeit/pharmakogene Effekte

Alzheimer-Erkrankung

Ätiopathogense und Symptomatik. Die Alzheimer-Erkrankung als häufigste Form der degenerativ bedingten Demenzen ist gekennzeichnet durch einen Verlust cholinerger Neurone, vornehmlich in den Assoziationskortizes, im Hippocampus, im Locus coeruleus und in der Substantia nigra (vgl. Abb. Fall 9.**5**). Viele Befunde deuten außerdem darauf hin, dass die Aktivität der Cholinacetyltransferase bei Alzheimer-Patienten vermindert ist. Schließlich korrelieren cholinerge Defizite mit dem Ausmaß der Einbußen im kognitiven Bereich.

Histopathologisch finden sich extrazelluläre senile Plaques, die zur Degeneration der kortikalen Neurone und zur Abnahme der Synapsendichte führen. Sie bestehen überwiegend aus Beta-Amyloid.

Bei 1 – 2 % der Alzheimer-Erkrankungen ist eine familiäre Häufung beschrieben mit autosomal-dominantem Erbgang und frühem Beginn. Genmutationen wurden auf mehreren Chromosomen gefunden. Verlässliche biologische Marker existieren allerdings für die Alzheimer-Erkrankung bislang nicht.

Die Krankheit beginnt schleichend mit Merkfähigkeitsstörungen, einer Abnahme des abstrakten Denkens und Urteilens sowie neuropsychologischen Symptomen, die langsam progredient fortschreiten. Psychopathologisch stehen oft Verkennungen und paranoide sowie depressive Entwicklungen im Vordergrund. Neurologische Symptome umfassen im Verlauf motorische Frontalhirn- und extrapyramidale Symptome, selten Paresen. In der Bildgebung zeigt sich in fortgeschrittenen Stadien eine generalisierte Hirnvolumenminderung, zu früheren Zeitpunkten oft aber auch ein altersentsprechender Befund.

> *Die Alzheimer-Demenz beginnt schleichend mit Störungen von Merkfähigkeit, Denkvermögen und neuropsychologischen Symptomen.*

Vaskuläre Demenz

Ätiopathogenese und Symptomatik. Die häufigste Form, die subkortikale arteriosklerotische Enzephalopathie (SAE), führt zur Demyelinisierung des Marklagers und damit zu einer funktionellen Diskonnektion kortikaler Strukturen (Abb. 9.**6**). Typisch sind lakunäre, periventrikulär gelegene Infarkte, auch in den Basalganglien oder im Hirnstamm. Der entscheidende vaskuläre Risikofaktor der SAE ist die arterielle Hypertonie. Mehrere, oft bihemisphärische Territorialinfarkte makroangiopathischer oder kardioembolischer Genese führen dazu, dass sich neuropsychologische Störungen summieren. Oft kommt es zu einer psychomotorischen Verlangsamung.

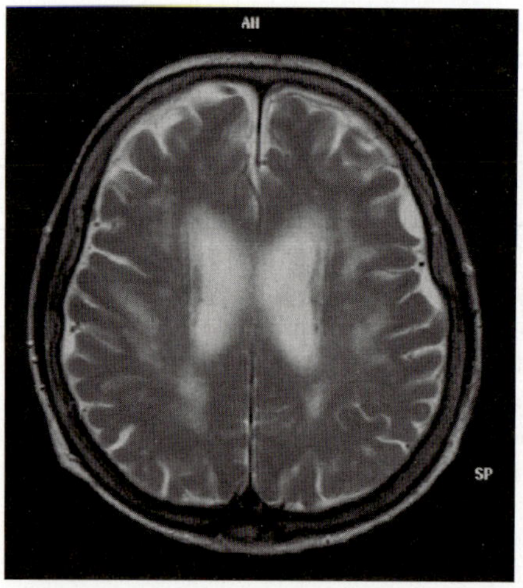

Abb. 9.**6** **Vaskuläre Demenz.** MRT in T2-Wichtung mit hyperintensen konfluierenden Marklagerläsionen bei subkortikaler arteriosklerotischer Enzephalopathie.

Eine weitere Ursache vaskulärer Demenz können zerebrale Vaskulitiden sein.

> *Die Pathogenese der durch vaskuläre Hirnerkrankungen bedingten Demenzen ist heterogen.*

Lobär betonte Atrophien

Ätiopathogenese und Symptomatik. Die lobär betonten Atrophien stellen eine umschriebene Gruppe degenerativer Demenzerkrankungen mit heterogener Klinik dar. Sie machen 5 – 10 % der Demenzen aus und beginnen zwischen dem 50. und 60. Lebensjahr.

Am häufigsten ist die **fronto-temporale Degeneration**, bei der primär sensomotorische Kortexareale zunächst ausgespart bleiben (Abb. 9.**7**). Sie entspricht der vormals als *Pick-Atrophie* bezeichneten Erkrankung. Im Vordergrund der Symptomatik stehen präsenile Persönlichkeits- und Verhaltensauffälligkeiten mit Distanz- und Kritikschwäche. Die emotionale Kontrolle ist bei relativ gut erhaltener Orientierung reduziert. Diese Form der Erkrankung, bei der auch Lewy-Körperchen nachgewiesen werden können, wurde früher als eine Variante der Alzheimer-Demenz eingeordnet. Klinisch führend ist ein progredientes Demenzsyndrom mit Vigilanzschwankungen, Parkinson-Symptomatik und visuellen Halluzinationen.

> *Unter dem „Pick-Komplex" wird heute die Summe der lokalen, degenerativen Atrophien (= lobär betonte Atrophien) mit klinischer, pathologischer und histochemischer Ähnlichkeit verstanden.*

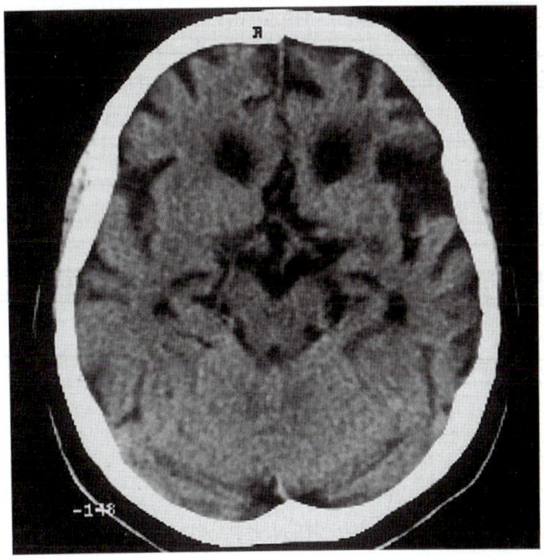

Abb. 9.**7** **Frontotemporale Degeneration.** Der atrophische Prozess betrifft betont den Frontallappen sowie die Inselzisternen.

Symptomatische Demenzsyndrome

Symptomatische Demenzsyndrome finden sich bei chronisch verlaufenden neurologischen Erkrankungen, z. B. bei der fortgeschrittenen *Encephalomyelitis disseminata*, der *HIV-Enzephalopathie, fronto-basalen Tumoren* und dem *chronischen subduralen Hämatom*. Die wesentliche Diagnostik sind CCT und MRT.

Der *Normaldruckhydrozephalus* kann zu einem progredienten Demenzsyndrom führen mit psychomotorischer Verlangsamung, kleinschrittigem Gangbild und Inkontinenz durch Störung des frontalen Blasenzentrums.

Seltenere Ursachen symptomatischer Demenzen sind die *paraneoplastische limbische Enzephalitis, Mangelerkrankungen* der Vitamine B_{12}, *Folsäure* und *Niacin* sowie *endokrine Störungen* (Tab. 9.**26**).

Die *Hypothyreose* führt zu deutlichen Merkfähigkeits- und Konzentrationsstörungen oder einer depressiven Entwicklung mit Antriebsminderung.

Tab. 9.**26** **Ursachen symptomatischer Demenzsyndrome**

Normaldruckhydrozephalus
chronisch subdurales Hämatom
Encephalomyelitis disseminata
fronto-basale Tumoren
hypoxische Hirnschädigung
Creutzfeldt-Jakob-Krankheit
entzündliche Erkrankungen (HIV, Neurolues)
limbische Enzephalitis
metabolische Enzephalopathien (Leberzhirrose, Morbus Wilson, Dialyse)
endokrine Störungen (Hypothyreose, Hyperparathyreoidismus)
chronische Medikamentenintoxikation (Schlafmittel, Tranquilizer)
Vitaminmangel (B_{12}, Folsäure, B_6, B_1)

Symptomatische Demenzsyndrome sind aufgrund ihrer kausalen Behandelbarkeit von erheblicher diagnostischer Bedeutung.

Therapeutische Implikationen

Allgemeinmaßnahmen. Aufgrund der vielschichtigen Auswirkungen einer Demenzerkrankung auf Persönlichkeit, Lebensumstände und Sozialkontakte eines Patienten ist ein **multimodaler, individuell abgestimmter Behandlungsplan** unerlässlich. Es müssen die im Einzelfall vorliegenden problematischen Störungen im kognitiven wie auch im nichtkognitiven Bereich erfasst werden. Dazu zählen Aggressivität, Unruhezustände und assoziierte Störungen wie Wahnentwicklung und Depression. Merkfähigkeitsstörungen und Verhaltensauffälligkeiten sind grundsätzlich einer medikamentösen und nichtmedikamentösen Behandlung zugänglich. Vor Beginn einer Therapie müssen auch die verbliebenen oder nur geringfügig beeinträchtigten Kapazitäten eines Demenzkranken erfasst werden – dies spielt für die Planung verhaltenstherapeutischer oder kognitiver Trainingsmaßnahmen eine Rolle (s. u.). Bei dieser Planung sollten auch frühere berufliche Fähigkeiten oder stützende biographische Erinnerungen der Patienten berücksichtigt werden.

Behandlung zugrundeliegender Erkrankungen. Diagnostisch ist es vorrangig, symptomatische bzw. behandelbare Formen einer Demenz zu erkennen. Diese können bis zu 15% der Fälle ausmachen. Die Behandlung der Grunderkrankung kann in diesen Fällen eine Besserung, im Optimalfall sogar eine Ausheilung des demenziellen Syndroms bewirken. In jedem Fall kann das Fortschreiten des demenziellen Syndroms verhindert werden. Bei Vorliegen eines Normaldruckhydrozephalus z. B. kann die Anlage eines Shunts kognitive Einbußen vermindern.

Modulationen neuronaler Transmittersysteme. Die antidementive Pharmakotherapie setzt im Bereich verschiedener Transmittersysteme an. Die „cholinerge Hypothese" beschreibt einen Verlust cholinerger Neurone in Kortex und Hippocampus und eine verminderte Aktivität der Cholinacetyltransferase bei Alzheimer-Patienten. Eine **cholinerge Aktivierung** bessert daher kognitive Funktionen und bremst das Fortschreiten der Symptomatik. Weitere bei Demenzerkrankungen wahrscheinlich involvierte Transmittersysteme sind der Benzodiazepin-GABA-Rezeptor-Komplex, Monaminergika wie Serotonin und Noradrenalin, Glutamat und seine Metabolite sowie das Somatostatin, ein interneuronaler Transmitter. Auch in Bezug auf diese Transmittersysteme ergeben sich Möglichkeiten für therapeutische Interventionen.

Indikationen für eine antidementive Therapie. Die Behandlung mit Antidementiva ist bei der **Alzheimer- und vaskulären Demenz** gerechtfertigt: Antidementiva sind für die Alzheimer-Erkrankung die einzige Therapieoption, da derzeit kein kausaler Therapieansatz existiert. In der Gruppe der vaskulären Demenzen gelten über die symptomatisch orientierte antidementive Therapie

hinaus Standards der Primär- und Sekundärprävention wie für die Behandlung der Schlaganfälle (vgl. S. 445 ff und 450 ff). Begleitend muss bei jeder Form der Demenz eine Behandlung internistischer Störungen erfolgen, da diese zu einer Verschlechterung kognitiver wie nichtkognitiver Symptome führen.
Die Datenlage zur antidementiven Behandlung aus kontrollierten klinischen Studien bezieht sich auf **leichte bis mittelgradige Demenzsyndrome**. Für leichte kognitive Störungen und fortgeschrittene Demenzerkrankungen fehlen bislang wissenschaftliche Studien; Empfehlungen hinsichtlich der Durchführung einer antidementiven Behandlung existieren für diese Krankheitsfälle nicht.

Evidenzbasierte Therapie der Demenz

Therapieziel. Ziele der antidementiven Therapie sind die **Verbesserung kognitiver wie nichtkognitiver Störungen** sowie eine **Verlangsamung der Krankheitsprogression**. Klinische Studien haben gezeigt, dass sich durch einige Antidementiva die Symptome in den ersten Wochen oder Monaten nach Therapiebeginn verbessern lassen. Nach bisheriger Datenlage ist jedoch der Behandlungseffekt nach etwa 12 Monaten durch die Progression der Erkrankung überholt und der Schweregrad der Demenz dem vor Therapiebeginn vergleichbar.

Nichtmedikamentöse Therapie

In leichten Stadien der Demenz sind kognitive Symptome und problematische Verhaltensstörungen einer nichtmedikamentösen Behandlung zugänglich. Zur Planung und Vorbereitung **verhaltenstherapeutisch und kognitiv zentrierter Interventionen** ist es wichtig, die Ressourcen eines Patienten zu bestimmen, die sich aus früheren sozialen Umgangsformen, bestimmten Eigenschaften der Person, früher gelernten alltäglichen oder beruflichen Fertigkeiten und biographisch wichtigen Inhalten ergeben. Ein frühes Einbeziehen der Angehörigen und anderer Betreuungspersonen ist dabei unerlässlich, damit der Patient möglichst lange in seiner vertrauten Umgebung bleiben kann. In diesen frühen Stadien der Demenz sind **kognitive Trainingsmaßnahmen** möglich, die Mnemotechniken einschließen. In verhaltenstherapeutischer Hinsicht sind Motivationstraining und Kompensationsprogramme für alltägliche Situationen wichtig. Entsprechende Hilfestellungen erfolgen über Spezialambulanzen, die Einrichtung einer ambulanten Pflege oder einer speziellen tagesklinischen Betreuung.

Nichtmedikamentöse Strategien sollten nicht vorrangig den kognitiven Leistungsaspekt betreffen, sondern vor allem auf emotionale und motivationale Persönlichkeitsaspekte abzielen.

Pharmakotherapie

Die **Antidementiva** (Tab. 9.27) sind eine heterogene Gruppe von Pharmaka, die kognitive Einbußen und teils auch nichtkognitive Symptome bei Demenzsyndromen bessern können.

Indikationen zur Behandlung mit Antidementiva bestehen für die Alzheimer-Erkrankung, verschiedene Formen der vaskulären Demenz (vgl. oben) sowie für bleibende kognitive Störungen nach strukturellen Hirnläsionen anderer Genese, etwa nach Schädel-Hirn-Trauma, beim postkontusionellen Syndromen oder Folgen eines Subduralhämatoms.

Kriterien der klinischen Wirksamkeit von Antidementiva. Hinsichtlich des Wirksamkeitsnachweises durch klinische Studien existieren seit 1998 die Leitlinien der Europäischen Union zur klinischen Prüfung von Antidementiva. Diese fordern drei Beobachtungsebenen bei der Anwendung antidementiver Pharmaka, in denen je-

Tab. 9.27 **Therapieempfehlungen bei Demenzerkrankungen**

Generikum	Wirkungsmechanismus	Dosierung	Indikation
Donepezil	ACh-Esterase-Hemmer	5–10 mg/d	Alzheimer-Demenz
Rivastigmin	ACh-Esterase-Hemmer	6–12 mg/d	Alzheimer-Demenz
Galantamin	ACh-Esterase-Hemmer	16–24 mg/d	Alzheimer-Demenz
Sertralin	selektiver Serotonin-Wiederaufnahme-Hemmer	25–50 mg/d	apathische Depression
Citalopram	selektiver Serotonin-Wiederaufnahme-Hemmer	20–40 mg/d	apathische Depression
Mianserin	tetrazyklisches Antidepressivum	20–90 mg/d	agitierte Depression
Valproinsäure	Antiepileptikum	300–600 mg/d	agitierte Unruhe
Melperon	Neuroleptikum	25–100 mg/d	Unruhe/ Insomnie
Pipamperon	Neuroleptikum	40–80 mg/d	Unruhe/ Insomnie

weils eine Besserung der Symptomatik erzielt werden muss. Diese drei Ebenen betreffen

- kognitive Einbußen,
- Aktivitäten des täglichen Lebens und Verhalten,
- den klinischen Gesamteindruck.

Ein Rückgang kognitiver Einbußen ist für den Wirksamkeitsnachweis obligat und muss durch objektivierende Leistungsverfahren gestützt werden. Zur Beurteilung der Aktivitäten des täglichen Lebens sind Informationen durch betreuende Personen sowie Angehörige unentbehrlich. Halbstandardisierte Interviews prüfen Selbstständigkeit bei der Körperpflege, beim Ankleiden und bei der Erledigung von Korrespondenz und finanziellen Angelegenheiten. Der klinische Gesamteindruck wird durch die subjektive Bewertung eines erfahrenen Arztes ermittelt.
Bisher liegen Daten zu einzelnen Antidementiva vor, hingegen keine direkten Vergleichsstudien zwischen verschiedenen Substanzen.

Antidementiva sollten in Bezug auf Kognition, Alltagsaktivitäten und klinischen Gesamteindruck effektiv sein.

Acetylcholinesterase-Hemmer

Die Acetylcholinesterase-(AChE-)Hemmer sind zur Behandlung der Alzheimer-Demenz zugelassen. Sie bessern die kognitiven Funktionen, das Fortschreiten der Symptomatik wird durch die cholinerge Aktivierung gebremst.
Die AChE-Hemmer erhöhen die Menge des verfügbaren Acetylcholins im synaptischen Spalt, indem sie die Acetylcholinesterase inhibieren. Die ideale Substanz sollte einen nachweisbaren therapeutischen Effekt aufweisen, zentral hoch selektiv wirken und möglichst geringe zentrale wie periphere cholinerge Nebenwirkungen zeigen. Eine Organtoxizität sollte nicht vorliegen, kardiovaskuläre Wirkungen oder Wechselwirkungen mit anderen Pharmaka sollten minimiert sein. Die derzeit verfügbaren AChE-Hemmer sind **Donepezil, Rivastigmin, Galantamin** und **Tacrin**.
Die cholinergen Substitutionsstrategien mit Cholinpräkursoren und nikotinergen Cholinrezeptoragonisten zeigten nur geringe Effekte. Durch eine fehlende zentrale Selektivität kam es außerdem zu ausgeprägten unerwünschten vegetativen Wirkungen. Aus diesem Grund sind diese Therapieansätze wieder verlassen worden. Auch für Cholinchlorid und Lecithin ließen sich keine Effekte auf mentale Leistungen nachweisen.

Die therapeutischen Effekte bei leichter und mittelschwerer Alzheimer-Demenz sind zur Zeit für die Acetylcholinesterase-Hemmer am besten belegt.

Tacrin wurde seit 1986 in kontrollierten Studien untersucht. Spätere Untersuchungen waren aufgrund kleiner Patientengruppen oder uneinheitlicher Studiendesigns in der Aussagekraft eingeschränkt. Es haben sich aber für Tacrin deutliche dosisabhängige Nebenwirkungen in Form von Übelkeit, Dyspepsie und Diarrhoe sowie reversible Transaminasenerhöhungen in 25% der Fälle bis auf das Dreifache der Norm bestätigt; aus diesem Grund besteht derzeit keine Indikation mehr für die Behandlung mit Tacrin ✗✗.

Donepezil ist ein selektiver, reversibler Acetylcholinesterase-Hemmer, der nur eine geringe periphere Wirkung aufweist. Aufgrund der langen Halbwertszeit ist nur eine tägliche Gabe erforderlich. In klinischen Studien mit insgesamt ca. 1300 leicht bis mittelschwer erkrankten Alzheimer-Patienten war Donepezil hinsichtlich der kognitiven Leistungen und dem klinischen Gesamteindruck wirksam ✓✓. Für schwere Verläufe der Alzheimer-Erkrankung fehlt bislang eine ausreichende Datenlage ≈. Zwei multizentrische, Placebo-kontrollierte, randomisierte Studien für Donepezil bei vaskulärer Demenz haben eine ähnlich gute Wirksamkeit gezeigt ✓✓. Bei der Alzheimer-Demenz verhindert Donepezil die Progredienz der Symptomatik über mindestens 40 Wochen.
Unerwünschte cholinerge Effekte zeigten sich bei 10–20% der behandelten Patienten in Form von Übelkeit, Erbrechen, Diarrhoe, Dyspepsie und Bradykardie sowie Hypotonie und Obstipation. **Kontraindikationen** für die Behandlung sind frische Ulcera ventriculi oder duodeni. Zu beachten ist ein erhöhter Vagotonus bei Sinusknotensyndrom oder einer chronisch obstruktiven Lungenerkrankung. Wie bei allen Acetylcholinesterase-Hemmern können durch Neuroleptika induzierte extrapyramidal-motorische Störungen verstärkt werden.

Rivastigmin, ebenfalls ein hoch selektiver AChE-Hemmer, ist dem Donepezil vergleichbar bezüglich der Besserung kognitiver Leistungen und seiner positiven Wirkung auf Alltagsaktivitäten ✓✓. Rivastigmin wirkt über 10–12 Stunden und wird nicht hepatisch, sondern renal eliminiert, wodurch es nur zu geringen Wechselwirkungen mit anderen Pharmaka kommt. Behandlungseffekte zeigten sich ab der 12. Woche über einen Zeitraum von bis zu einem Jahr.
Unerwünschte Wirkungen sind Übelkeit, Erbrechen und Schwindel. Störungen von Leber- und Nierenfunktion oder Blutbildveränderungen wurden nicht nachgewiesen. Analog dem Donepezil ist das Auftreten vegetativer Nebenwirkungen auch vom Ausmaß der Dosissteigerung abhängig. Für beide Substanzen liegen Hinweise auf eine Verzögerung der Symptomprogredienz bei der Alzheimer-Demenz vor ✓. Die Wirksamkeit von Rivastigmin bei vaskulären Demenzformen wird derzeit in einer großen multizentrischen Studie überprüft.

Galantamin wurde als weiterer AChE-Hemmer zugelassen. Der Wirkstoff zeichnet sich durch Modulation des nikotinergen Rezeptors und durch eine Cholin-agonistische Wirkung aus. Galantamin bessert kognitive Einbußen und den klinischen Gesamteindruck nach drei Behandlungsmonaten und zeigt eine positive Wirkung auf nichtkognitive Symptome ✓✓. Eine Indikation besteht gleichermaßen für leichte wie für moderat ausgeprägte Alzheimer-Demenz-Stadien.
Eine aktuelle Studie bestätigte ferner die Wirksamkeit von Galantamin bei vaskulären Demenzformen hin-

sichtlich der Verbesserung kognitiver Leistungen, des klinischen Gesamteindruckes und der Aktivitäten des täglichen Lebens ✓.
Unerwünschte Wirkungen fanden sich im gastrointestinalen Bereich mit Übelkeit und Erbrechen; Leber- und Nierenfunktion bleiben unbeeinträchtigt.

Alle AChE-Hemmer können zu einem **cholinergen Syndrom** mit Erbrechen, Speichelfluss, Hyperhidrosis, Bradykardie und Hypotonie führen. In ausgeprägten Fällen kann es zu epileptischen Anfällen und deliranten Zuständen kommen. Als Antidot ist Atropin erforderlich.

Ginkgo-biloba-Präparate

Ginkgo-biloba-Präparate werden schon lange zur Behandlung von Gedächtnisstörungen eingesetzt. In Dosen zwischen 120 und 240 mg/Tag sollen sie antioxidativ bzw. antiinflammatorisch wirken. Es liegen drei aktuelle und methodisch gute Studien zur Behandlung der Alzheimer- und der vaskulären Demenz sowie altersbedingter Gedächtnisstörungen vor. Zwei Arbeiten zeigten eine Verbesserung kognitiver Funktionen. In einer Metaanalyse wurden jedoch bezüglich der Erfassung von Alltagsaktivitäten und des klinischen Gesamtbildes keine einheitlichen Zielparameter deutlich ✓✗. Eine aktuelle Studie untersuchte die Wirkung von Ginkgo biloba bei Demenzerkrankungen oder altersassoziierten Gedächtnisstörungen über 24 Wochen. Es wurde nicht zwischen Alzheimer-Erkrankung und vaskulärer Demenz differenziert. Es zeigte sich, dass Ginkgo bei demenziellen Syndromen und Gedächtnisstörungen bei älteren Menschen nicht wirksamer war als Placebo ✗✓.
Insgesamt ist die Datenlage bezüglich der Wirksamkeit von Ginkgo-Präparaten bei Demenzerkrankungen unentschieden ✓✗. Eine gut angelegte, doppelblinde und randomisierte Studie mit Differenzierung einzelner Demenzsyndrome und ausreichend hohen Patientenzahlen existiert zur Zeit nicht ≈.
Ginkgo-biloba-Präparate können durch Hemmung des Plättchen-aktivierenden-Faktors zur **Verlängerung der Blutungszeit** führen und sind daher bei Patienten mit hämorrhagischer Diathese, therapeutischer Antikoagulation oder Einnahme eines Thrombozytenfunktionshemmers mit Vorsicht zu verwenden.

Calciumantagonisten

Nimodipin wurde lange zur Behandlung vaskulärer Demenzformen propagiert, für die Alzheimer-Erkrankung jedoch nicht empfohlen. Der therapeutische Effekt soll auf einer antiexzitatorischen Komponente beruhen, zudem sollen Calciumantagonisten neuroprotektiv wirken. In einer 12-wöchigen Studie mit Alzheimer- und vaskulären Demenz-Patienten konnte eine Überlegenheit von Nimodipin gegenüber Placebo gefunden werden ✓. Zwei neuere Arbeiten konnten keine Wirkung von Nimodipin bei der Alzheimer-Demenz nachweisen ✗✗.
Studien zur Wirkung von Calciumantagonisten bei rein vaskulär bedingten Demenzen sind bezüglich der Einschlusskriterien kritisch diskutiert worden. Eine aktuelle Arbeit zeigt in einer Subgruppenanalyse für Patienten mit subkortikaler vaskulärer Demenz nach Behandlung mit Nimodipin eine Überlegenheit in neuropsychologischen und funktionellen Skalen gegenüber den mit Placebo behandelten Patienten. Dieses traf nicht zu für Patienten mit einer sog. Multiinfarktdemenz. Möglicherweise ist Nimodipin effektiv in der Behandlung demenzieller Syndrome bei zerebraler Mikroangiopathie. Arbeiten, die ausreichend hohe Patientenzahlen untersuchten, liegen bislang nicht vor ≈. Gemäß der derzeitigen Datenlage ist eine Empfehlung zum Einsatz von Nimodipin bei Demenzerkrankungen nicht gerechtfertigt ✗✗. Unerwünschte Wirkungen sind hypotone Kreislaufreaktionen.

Memantin

Memantin ist ein nichtkompetitiver Glutamat-NMDA-Antagonist und soll eine erhöhte Freisetzung von exzitatorischem Glutamat verhindern. Darüber hinaus soll es auch einen neuroprotektiven Effekt haben und die Ischämietoleranz erhöhen. Eine frühere Studie ergab keine Besserung kognitiver Fähigkeiten in der Therapie von Alzheimer-Patienten ✗. Andere Arbeiten schlossen Patienten mit Alzheimer-Erkrankung, vaskulärer Demenz und Mischbildern ein. Ein positiver Effekt von Memantin im Vergleich zu Placebo fand sich für leichte bis mittelschwere Demenzsyndrome. Die Dosierungen lagen bei 5 – 10, max. 30 mg Memantin. Es wurde berichtet, dass sich kognitive wie auch nichtkognitive Symptome unabhängig vom Typ der Demenz verbesserten ✓. Kritisch anzumerken ist, dass es sich um zu geringe Patientenzahlen handelte und die Beobachtungsdauer lediglich 4 Wochen betrug. Eine weitere Studie schloss lediglich schwer demente Patienten mit Alzheimer- und vaskulärer Demenz ein. Unabhängig vom Demenztyp ergaben sich Besserungen in der mit Memantin behandelten Gruppe gegenüber Placebo hinsichtlich der Pflegebedürftigkeit und des klinischen Gesamteindruckes. Kognitive Verlaufskontrollen wurden bei den schwer dementen Patienten nicht durchgeführt.
Insgesamt liegen für die endgültige Bewertung von Memantin im Einsatz bei leichter bis mittelschwerer Demenz – aber auch bei schweren Demenzsyndromen – keine Studien mit ausreichend hoher Patientenzahl, definierten Endpunkten und ausreichender Dauer vor ≈.
Unerwünschte Wirkungen von Memantin wurden selten in Form motorischer Unruhe, Schwindel und Kopfdruck beobachtet.

Nootropika

Piracetam und seine Analoga sind GABA-Derivate, binden jedoch nicht am entsprechenden Rezeptor. Für Piracetam in hoher Dosierung von 3 × 800 mg bis 5 g/Tag liegt eine frühere doppelblinde und Placebo-kontrollierte Studie vor, die über ein Jahr hinweg eine verlangsamte Progredienz der kognitiven Störungen bei Alzheimer-Patienten zeigte. Eine Vielzahl weiterer Studien konnte jedoch keinen Wirksamkeitsnachweis erbringen ✗✗. Übersichtsarbeiten kritisieren methodische Mängel früherer Studien, die die heute geforderten Beobachtungsebenen bei Demenz-Studien nicht berücksichtigen.
Unerwünschte Wirkungen von Piracetam bestehen in psychomotorischer Unruhe und Schlafstörungen.

Ergotalkaloide

Ergotalkaloide finden eine verbreitete Anwendung im geriatrischen Bereich. Frühere Arbeiten zum **Co-Dergocrin** zeigten keinen signifikanten Effekt auf kognitive Leistungen. Eine mit **Nizergolin** durchgeführte Placebo-kontrollierte Doppelblindstudie dagegen zeigte bei Alzheimer-Patienten eine verlangsamte Symptomprogredienz, berücksichtigt wurde dabei der klinische Gesamteindruck. Eine Metaanalyse der zurückliegenden, randomisierten und kontrollierten Studien unter Einschluss verschiedener Demenztypen zeigte außerdem Behandlungseffekte für **Dihydroergotoxin**. Entscheidende Kritikpunkte an den zumeist über 15 Jahre alten Studien sind jedoch, dass die diagnostischen Kriterien nicht aktuellen Richtlinien entsprechen und die Therapieeffekte der Ergotalkaloide nicht entsprechend den oben genannten standardisierten Wirksamkeitskriterien für Antidementiva (S. 436 f.) „aufgeschlüsselt" wurden.
Letztlich ist damit weiterhin kein sicherer Behandlungseffekt von Ergotalkaloiden bei Demenzerkrankungen nachgewiesen ✗✗.

Nichtsteroidale Antirheumatika (NSAR)

Möglicherweise können antiinflammatorische Substanzen vor einer Alzheimer-Erkrankung schützen oder deren Verlauf verlangsamen – dies ergab sich aus Beobachtungsstudien, in denen Patienten regelmäßig nichtsteroidale Antirheumatika einnahmen. Die bisherigen Untersuchungen schlossen jedoch nicht ausreichend viele Patienten ein, die verabreichten Dosierungen waren zudem nicht einheitlich. Mehrere randomisierte Studien mit NSAR oder Coxiben konnte keine Wirkung bei Morbus Alzheimer belegen ✗✗.

Antioxidanzien

Zum Einsatz von **Selegilin** und **Vitamin E** (Tocopherol) liegt eine neuere Studie vor: für Vitamin E in hoher Dosis ergab sich über einen Beobachtungszeitraum von 1 – 2 Jahren eine signifikante Besserung der behandelten Patienten hinsichtlich der Alltagsaktivitäten; der Zeitpunkt, zu dem eine institutionalisierte Pflege erforderlich wurde, konnte signifikant hinausgezögert werden ✓. Weitere Arbeiten existieren nicht und somit auch kein ausreichender Wirksamkeitsnachweis ≈.

Weitere Pharmaka

Ähnlich den Ergotalkaloiden, den nichtsteroidalen Antirheumatika und den Antioxidanzien können für den Einsatz von **Östrogen-Präparaten** und **Lecithinen** keine allgemeinen Empfehlungen erteilt werden, da auch diese Substanzen jeweils nur in einzelnen neueren Arbeiten untersucht wurden und in früheren Jahren kein therapeutischer Effekt belegt werden konnte.
Für den **Phosphodiesterase-Inhibitor** Propentophyllin zeigten sich Ergebnisse, die auf einen möglichen künftigen Einsatz bei Alzheimer- und vaskulärer Demenz hindeuten könnten. Bislang existiert allerdings keine ausreichende Datenlage ≈.

Eine Vielzahl weiterer Substanzen wurde in den letzten Jahren zur Behandlung von Demenzerkrankungen eingesetzt, ohne dass bislang ein therapeutischer Effekt belegt wäre. Zu diesen Substanzen gehören Ganglioside, Enzyminhibitoren, einige Vitamine, Methylxanthine, Rheologika, Antikoagulanzien, Vasopressin und Psychostimulanzien ✗. Auch für die hyperbare Sauerstoffbehandlung sind keine therapeutischen Effekte bei den Demenzen belegt ✗.
Derzeit ist noch nicht abzuschätzen, inwieweit in Zukunft über molekulargenetische Ansätze oder die Vakzination mit Beta-Amyloid therapeutische Perspektiven entstehen. Auch für den Einsatz neurotrophischer Faktoren existiert derzeit keine gesicherte Datenlage.

Therapie der mit dem Demenz-Syndrom assoziierten Störungen

Die Behandlung von Schlafstörungen, Unruhezuständen, psychotischen Episoden und depressiven Entwicklungen erfordert zumeist den Einsatz weiterer pharmakotherapeutischer Strategien. Hierbei sind besondere internistische und neurologische Besonderheiten des alten Menschen zu berücksichtigen. So sind hepatischer Metabolismus und renale Clearance bei geriatrischen Patienten in der Regel reduziert, häufig bestehen Herzrhythmusstörungen im Rahmen einer KHK oder ein arterieller Hypertonus mit entsprechender Therapie. Bei alten Patienten besteht außerdem eine erhöhte Suszeptibilität für Sedierung, Orthostasereaktionen, Parkinsonoid und für zentrale wie periphere anticholinerge Wirkungen.

Therapie von Schlafstörungen. Bei Demenz-Patienten verändert sich im Krankheitsverlauf oft der Schlaf-Wach-Zyklus, was zu behandlungswürdigen Schlafstörungen führen kann. Die therapeutische Gabe von Benzodiazepinen sollte aufgrund des häufig paradoxen Effektes dieser Substanzgruppe bei zerebral vorgeschädigten und alten Patienten vermieden werden. Außerdem besteht die Gefahr einer Abhängigkeitsentwicklung. Besser geeignet sind *Neuroleptika* mit sedierender und möglichst geringer anticholinerger Komponente wie *Melperon* oder *Pipamperon*. Alternativ kann *Clomethiazol* niedrig dosiert zur Nacht eingesetzt werden. Auch *selektive Serotonin-Wiederaufnahme-Hemmer* wirken modulierend auf den Schlafrhythmus. Sollte ein sedierendes Antidepressivum gewünscht sein, sind Substanzen wie *Mianserin* und *Trazodon* den Trizyklika vorzuziehen. Bei letzteren besteht aufgrund ihrer anticholinergen Effekte und einer im Alter häufigen kardialen Vorschädigung der Patienten eine relative Kontraindikation. Generell sollte auf einen regelmäßigen Schlaf-Wach-Rhythmus geachtet werden.

Therapie von Depressionen. Gerade in frühen Stadien der Erkrankung werden bei den Demenzpatienten depressive Entwicklungen deutlich, wodurch ein erhöhtes Suizidrisiko besteht. Die Wahl des geeigneten Antidepressivums richtet sich u. a. nach den assoziierten Verhaltensauffälligkeiten. Bei psychomotorischer Unruhe sind *sedierende Antidepressiva* wie Mianserin oder Trazodon den trizyklischen Antidepressiva vorzuziehen.

Diese können aufgrund der orthostatischen Dysregulation zu Stürzen führen, verschlechtern durch anticholinerge Effekte kognitive Störungen, wirken oft delirogen und fördern Herzrhythmus- und Miktionsstörungen. *MAO-Hemmer* können kognitive Leistungen bei Demenzpatienten günstig beeinflussen, ausreichend kontrollierte Studien hierzu liegen jedoch nicht vor.
In den letzten Jahren werden zunehmend selektive *Serotonin-Wiederaufnahme-Hemmer* wie Citalopram, Paroxetin und Sertralin eingesetzt. Ob sich durch einen kombinierten Einsatz dieser Substanzen mit Acetylcholinesterase-Hemmern eine verstärkte antidementive Wirkung erzielen lässt, muss noch durch geeignete Studien überprüft werden ≈. Die Anwendung von *Lithium* ist aufgrund möglicher Wechselwirkungen mit anderen Pharmaka, internistischer Begleiterkrankungen und häufig anzutreffender Störungen im Elektrolythaushalt bei alten Patienten nicht zu empfehlen.

Therapie von psychomotorischer Unruhe und Psychose. Störungen im Sozialverhalten treten bei Demenzerkrankungen häufig auf. Psychomotorische Unruhe, Verkennung und paranoide Entwicklungen beeinträchtigen die Patienten und erfordern oft eine frühzeitige institutionalisierte Versorgung. Therapeutisch ist der Einsatz von Neuroleptika zu erwägen; hier sind jedoch mögliche Nebenwirkungen wie eine erhöhte Stand- und Gangunsicherheit, Blasenentleerungsstörungen, eine Zunahme kognitiver Beeinträchtigungen und extrapyramidal-motorische Bewegungsstörungen zu beachten. Aufgrund dieser unerwünschten Wirkungen sollten neuroleptische Medikamente in möglichst niedriger Dosierung eingesetzt werden.
Das atypische Neuroleptikum Olanzapin ist aufgrund von Berichten signifikant häufigerer zerebrovaskulärer Ereignisse bei Demenzpatienten für diese Indikation nicht mehr zugelassen. Auch die Indikation für Risperidon wurde aus diesem Grund bei Demenz deutlich eingeschränkt. Beim Einsatz klassischer Neuroleptika wurde ebenfalls eine relativ höhere Zahl zerebrovaskulärer Störungen berichtet. Jedoch sind ältere Substanzen, aber auch atypische Neuroleptika wie Clozapin, Quetiapin und Amisulprid diesbezüglich nicht ausreichend untersucht.
Grundsätzlich sollte der Einsatz einer neuroleptischen Medikation bei Demenzpatienten nur mit strenger Indikationsstellung, möglichst niedriger Dosierung und limitierter Dauer erfolgen. Nach spätestens sechs Monaten sollte eine probatorische Herabdosierung und ggf. ein Absetzen angestrebt werden.
In letzter Zeit sind wiederholt kleinere Studien und Anwendungsbeobachtungen zum Einsatz von *Antiepileptika*, insbesondere Valproat, bei agitierten Demenzpatienten publiziert worden. Diese Substanz wird aufgrund des GABAergen Wirkprinzips erprobt. Es zeigte sich ein gutes Ansprechen auf das Zielsymptom Agitiertheit bei guter Verträglichkeit und zuverlässiger Wirkung der Substanz. Größere, doppelblinde und placebokontrollierte Studien liegen bislang nicht vor.

Fallbeispiel 9.5: Alzheimer-Demenz

Vorgeschichte: Ein 70-jähriger Unternehmer ist immer noch in dem von ihm begründeten Betrieb tätig. Einen Teil der Verantwortung hat er allerdings an seine Kinder abgetreten. Im Betrieb fallen den Mitarbeitern zunehmende Merkfähigkeits- und Kurzzeitgedächtnisstörungen des Unternehmers auf. Er kann sich Namen und Telefonnummern nicht mehr merken. Der 70-Jährige selbst nimmt diese Veränderungen nicht wahr. Im weiteren Verlauf entwickelt der Mann auch zunehmende Schwierigkeiten beim Lesen und Rechnen; weiterhin zeigt er sich von diesen Beeinträchtigungen vollkommen unbeeindruckt und beteuert wiederholt, dass mit ihm alles in Ordnung sein. Nur auf Drängen seiner Kinder sucht er widerwillig einen Neurologen auf.

Befunde: Die neuropsychologische Untersuchung zeigt deutliche Einschränkungen der Merkfähigkeit und des Konzentrationsvermögens. Dabei ist die äußere Fassade des Patienten noch gut erhalten. Mittels der Zusatzuntersuchungen wird eine metabolische Ursache der Demenz ausgeschlossen. Das NMR zeigt eine deutliche Hirnatrophie ohne wesentliche vaskuläre Veränderungen (**Abb. Fall 9.5**). Es wird die Diag-

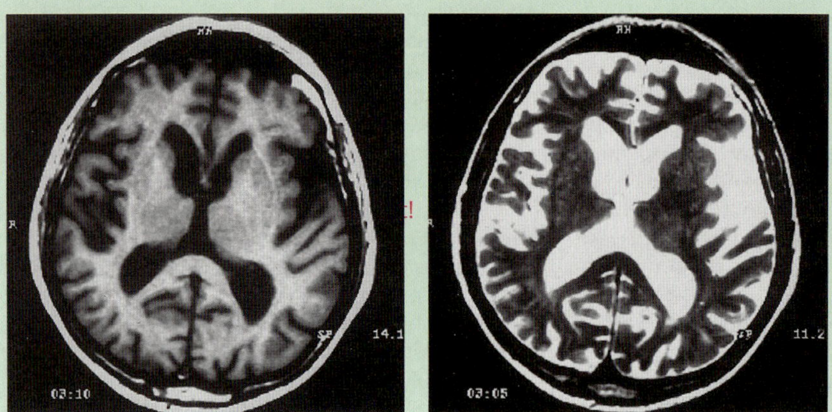

Abb. Fall 9.5 **Generalisierte Hirnvolumenminderung beim Morbus Alzheimer.** Transversale MRT-Aufnahmen, T1- (**a**) und T2-gewichtet (**b**).

Fortsetzung ▶

nose eines Morbus Alzheimer gestellt. Es ist dem Patienten nur schwer zu vermitteln, dass er nicht mehr geschäftsfähig ist.

Therapie und weiterer Verlauf: Der Neurologe beginnt eine Therapie mit Donepezil und Vitamin E. Der Patient wird an eine Gedächtnissprechstunde angebunden und lernt, Gedächtnishilfen zu benutzen. Trotzdem verschlechtern sich die neuropsychologischen Befunde kontinuierlich: Der Patient ist zunehmend desorientiert (zeitlich und örtlich), nachts ist er häufig verwirrt und versucht mehrere Male wegzulaufen. Mithilfe von Melperon können die nächtlichen „Eskapaden" einige Zeit lang kontrolliert werden Dennoch verfällt der Patient zusehends, auch in körperlicher Hinsicht: Sein Gang wird kleinschrittig, die Bewegungen verarmen. Nach einem weiteren halben Jahr ist der Patient vollständig pflegebedürftig und muss gefüttert werden. Zu diesem Zeitpunkt werden alle Medikamente abgesetzt. Der Patient verstirbt 6 Wochen später an einer Aspirationspneumonie, die auf Wunsch der Angehörigen nicht mehr behandelt wird.

Therapeutische Empfehlungen

Therapie des demenziellen Syndroms

Nichtmedikamentöse Behandlung. Die Einbettung in ein therapeutisches Gesamtkonzept ist Voraussetzung für die Behandlung von Demenzkranken mit Antidementiva. Für den einzelnen Patienten sollte ein multimodaler, individueller Therapieplan erarbeitet werden. Soziotherapeutische Aspekte betreffen Beratung und Information der Patienten mit vorwiegender Bearbeitung emotionaler und motivationaler Persönlichkeitsaspekte. Durch ein frühes Einbeziehen der Familie und eine Entwicklung geeigneter Strategien in der Betreuung kann es möglich sein, den Patienten möglichst lange in seiner vertrauten Umgebung zu belassen. Frühzeitig sollte der Kontakt zwischen Spezialambulanzen, ambulanter Pflege oder ggf. Tagesbetreuung koordiniert werden.

Pharmakotherapie. Die Empfehlungen zur Pharmakotherapie bei Demenzen orientieren sich an den Empfehlungen der Arzneimittelkommission der Deutschen Ärzteschaft.

Alzheimer-Demenz. Hinsichtlich des Wirksamkeitsnachweises sind die **Acetylcholinesterase-Hemmer** bei der Alzheimer-Demenz Medikamente der ersten Wahl. Dies gilt für Donepezil, Rivastigmin und für Galantamin; für Galantamin sind weitere kontrollierte Studien hinsichtlich des Wirksamkeitsnachweises zu erwarten. Bei Behandlung eines Patienten mit leichter bis mittelschwerer Alzheimer-Demenz sollte die Behandlungsdauer 12 bis max. 24 Wochen betragen, da den meisten Studien zufolge nur für diesen Zeitraum eine Symptomverbesserung belegt ist. Sofern nicht aufgrund von Nebenwirkungen ein frühzeitiger Therapieabbruch erfolgt, sollte der Krankheitsverlauf unter der AChE-Therapie mit dem Patienten, den Angehörigen und betreuenden Personen regelmäßig evaluiert werden, insbesondere im Hinblick auf kognitive Einschränkungen, affektive Störungen und der Bewältigung von Alltagsanforderungen. Sollten sich bei dem Patienten über einen adäquat langen Beobachtungszeitraum hinweg keine erkennbaren Therapieeffekte zeigen, ist ein Aussetzen der Substanz oder ggf. der Wechsel auf ein anderes Präparat angezeigt. **Memantin** ist für mittelschwere bis schwere Demenzen zugelassen. **Tacrin** kann aufgrund seiner unerwünschten Wirkungen nicht mehr empfohlen werden.

Vaskuläre Demenzformen. In der antidementiven Therapie der vaskulären Demenzformen sind nach aktueller Datenlage **Acetylcholinesterase-Hemmer** (Donepezil, Galantamin) und **Memantin** ebenso wirksam wie bei der Alzheimer-Demenz. Ähnliche Ergebnisse sind für Rivastigmin zu erwarten: Eine größere Studie zum Einsatz von Rivastigmin bei vaskulären Demenzformen befindet sich derzeit in der Durchführungsphase.

Therapie der Demenz-assoziierten Störungen

Psychomotorische Unruhe und Schlafstörungen sollten neuroleptisch behandelt werden, hierbei ist auf eine möglichst geringe anticholinerge Wirkkomponente der eingesetzten **Neuroleptika** zu achten; geeignete Substanzen sind z. B. *Melperon* und *Pipamperon*. Benzodiazepine haben häufig einen paradoxen Effekt und sind ungeeignet. Wiederholt ergaben sich Hinweise, dass **Antikonvulsiva** wie *Valproinsäure* ebenfalls gut auf Agitiertheit und Unruhe wirken. Möglicherweise gilt dies auch für *Gabapentin*.

In der Pharmakotherapie **depressiver Störungen** sollten **Antidepressiva** eingesetzt werden, aufgrund der anticholinergen Effekte mit entsprechend ungüngstigem Nebenwirkungsprofil jedoch keine Trizyklika. Bei zusätzlich erwünschtem sedierenden Effekt sollten *Mianserin*, *Trazodon* oder *Mirtazapin* eingesetzt werden. Auch die **selektiven Serotonin-Wiederaufnahme-Hemmer** (SSRI) besitzen aufgrund ihres vorteilhaften Nebenwirkungsprofils eine hohe Relevanz im gerontopsychiatrischen Bereich. Ein interessanter therapeutischer Aspekt ergibt sich aus der Kombination eines AChE-Hemmers mit einem SSRI: durch eine simultane Beeinflussung zweier Transmittersysteme können kognitive und nichtkognitive Funktionen möglicherweise effektiver verbessert werden. Der Nachweis einer besseren Wirksamkeit müsste durch größere kontrollierte Studien erbracht werden, in denen die therapeutischen Wirkungen der Medikamentenkombination unter Berücksichtigung der jeweiligen Ursache des Demenzsyndromes untersucht werden.

Bei **psychotischen Symptomen und Wahnentwicklung** sollten Neuroleptika grundsätzlich in niedrigen Dosen und zeitlich begrenzt eingesetzt werden. Die Zulassung von Olanzapin wurde in der Behandlung der Demenzen zurückgezogen, die Indikation von Risperidon enger gefasst.

In der Behandlung von nächtlich akzentuiertem Wahnerleben und Halluzinationen scheinen auch **Acetylcholinesterase-Hemmer** vorteilhaft zu sein.

Ausgewählte Literatur

1. Arzneimittelkommission der Deutschen Ärzteschaft. Demenz. Arzneiverordnung in der Praxis 2001 (2. Auflage): 1.-16.
2. Dilling H, Mombour W, Schmidt MH. ICD-10, Internationale Klassifikation psychischer Störungen. Bern: Hans Huber; 1993.
3. Flicker L, Grimley Evans J. Piracetam for dementia or cognitive impairment (Cochrane review). In: The Cochrane Library. Oxford: Update Software; 1999.
4. Mayeux R, Sano M. Treatment of Alzheimers disease. JAMA. 1999;341 : 1670 – 1679.
5. Oken BS, Storzbach DM, Kaye JA. The efficacy of Gingko biloba on cognitive function in Alzheimers disease. Arch Neurol 1998;55 : 1409 – 1415.
6. Qizilbash N, Lopez Arrieta J, Birks J. Nimodipine for primary degenerative, mixed and vascular dementia. Cochrane review. In: The Cochrane Library. Oxford: Update Software; 1999.
7. Sano M, Ernesto C, Thomas RG, et al. A controlled trial of selegeline, alpha-tocophrerol, or both for the treatment for Alzheimers disease. N Engl J Med. 1997;336 : 1216 – 1222
8. Van Dongen MCJM, van Russum E, Kessels AGH, Sielhorst HJG, Knipschild PG. The efficacy of Gingko biloba for elderly people with dementia and age-associated memory impairment: new results of a randomized clinical trial. JAGS. 2000;48 : 1183 – 1194.
9. Winblad B, Poritis N. Memantine in severe dementia: results of the 9 M-Best study. Int J Geriat Psychiatry. 1999;14 : 135 – 146.

9.6 Schlaganfall

9.6.1 Ischämischer Insult

Grundlagen

Risikofaktoren. Für den ischämischen Schlaganfall gelten weitgehend die gleichen Risikofaktoren wie für andere kardiovaskuläre Erkrankungen (Tab. 9.**28**). Der wichtigste Risikofaktor ist die **arterielle Hypertonie**, die das relative Risiko, einen Schlaganfall zu erleiden, um das 4 – 5-Fache erhöht. Das Risiko ist dabei direkt von der Höhe der diastolischen und systolischen Werte abhängig. Ein Blutdruck < 140/90 sollte angestrebt werden ✓✓. Weitere beeinflussbare Risikofaktoren sind vor allem der **Nikotinkonsum** sowie der **Diabetes mellitus**. Im Gegensatz zum Herzinfarkt ist für den Schlaganfall die Hyperlipidämie von geringerer Bedeutung. Ein gesicherter relevanter Risikofaktor ist das **Vorhofflimmern**. In Kombination mit anderen Herzerkrankungen, wie beispielsweise einer Herzinsuffizienz, oder bei anderen vaskulären Risikofaktoren erhöht sich das Risiko für embolische Schlaganfälle weiter. Weitere Risikofaktoren sind: Bewegungsmangel, Übergewicht, Gerinnungsstörungen, Stenosen der Hirn versorgenden Arterien und Migräne.

Tab. 9.**28** **Risikofaktoren für den ischämischen Schlaganfall**

Risikofaktor	Relatives Risiko (x-fach)
arterielle Hypertonie	4 – 5 (nach Schweregrad)
Herzerkrankung	2 – 4
idiopathisches Vorhofflimmern	6 – 10
Diabetes mellitus	2 – 3
Hyperlipidämie	1 – 4
Nikotinkonsum	2 – 4
Karotisstenose, asymptomatisch	1 – 3
Karotisstenose, symptomatisch	3 – 5

Der wichtigste Risikofaktor für den Schlaganfall ist die Hypertonie.

Ätiologie. Es gibt mehrere Hauptursachen für ischämische Schlaganfälle.

- Bei einer **Makroangiopathie** kommt es auf dem Boden arteriosklerotischer Gefäßwandveränderungen, bevorzugt bei hämodynamisch relevanten Stenosen Hirn versorgender Arterien, zur Anlagerung von Blutplättchen und zur Bildung eines Blutgerinnsels. Dieses kann sich ablösen und zum Verschluss einer der intrazerebralen Arterien führen (arterio-arterielle Embolie). Es kann aber auch zu einer lokalen Thrombose eines Hirn versorgenden Gefäßes kommen (direkter Gefäßverschluss).
- Bei einer **kardialen Embolie** bildet sich ein Gerinnungsthrombus im Vorhof des Herzens und wird von dort aus in das Gehirn „verschleppt"; dies geschieht vor allem bei Herzrhythmusstörungen, z. B. bei Vorhofflimmern, oder an den Herzklappen bei einer Herzklappeninsuffizienz oder -stenose, bei einer Endokarditis oder nach einem Herzinfarkt.
- Bei einer **Mikroangiopathie** kommt es auf dem Boden einer Hyalinose kleiner penetrierender Arterien und Arteriolen im Marklager zu lakunären Infarkten. Die Läsionen sind hier nur einige Millimeter groß und führen beispielsweise zu einer reinen Hemiparese, einer Hemihypästhesie oder einer Hemiataxie. Lakunen können auch im Hirnstamm und im Kleinhirn auftreten. Hauptrisikofaktor für die zerebrale Mikroangiopathie ist die Hypertonie.

- **Seltene Ursachen.** Zu den Hauptursachen für Schlaganfälle kommen noch einige seltenere Ursachen hinzu:
  - Autoimmunerkrankungen mit Vaskulitis,
  - Arteriitis temporalis,
  - Dissektionen Hirn versorgender Arterien,
  - erhöhte Gerinnungsneigung im Rahmen von Koagulopathien,
  - spezifische Auslösefaktoren (ausgeprägter Alkoholgenuss und starke körperliche Anstrengung ohne Flüssigkeitsersatz),
  - regelmäßige Einnahme ergotaminhaltiger Migränemittel,
  - Konsum von Kokain,
  - Schlaganfälle im Rahmen von diagnostischen Angiographien,
  - Komplikationen chirurgischer Eingriffe an den Blutgefäßen oder am Herzen.

Prävalenz und Inzidenz. Schlaganfälle sind die dritthäufigste Todesursache nach Herzerkrankungen und malignen Tumoren und führende Ursache dauernder Invalidität weltweit. 80% aller Schlaganfälle beruhen auf Durchblutungsstörungen (ischämischer Insult), etwa 10–15% auf intrazerebralen Blutungen (vgl. S. 455) und etwa 5% auf Subarachnoidalblutungen (vgl. S. 455). In Deutschland erkranken ca. 200 000 Einwohner pro Jahr neu an einem Schlaganfall oder erleiden eine TIA. Rund 800 000 Menschen in Deutschland leiden an den Folgen eines Schlaganfalls.

Prognose. Etwa 15–20% der Patienten sterben innerhalb der ersten 4 Wochen. Von den Überlebenden wird etwa ein Drittel wieder berufsfähig, ein weiteres Drittel erleidet erhebliche Einschränkungen, kommt aber im täglichen Leben selbst zurecht, das letzte Drittel bleibt dauerhaft pflegebedürftig.

Pathophysiologie. In den letzten 15 Jahren wurden die Vorgänge, die zum ischämischen Zelltod führen, gründlich erforscht. Es wurde deutlich, dass beim ischämischen Insult im Zeitverlauf verschiedene schädigende „Kettenreaktionen" (Schadenskaskaden) ausgelöst werden, die auf unterschiedlichen Wegen den Zelltod verursachen (Abb. 9.**8**).
Als Folge der Glutamat-Freisetzung und Glutamat-Rezeptor-Aktivierung kommt es zur Überflutung der Zellen mit Ca^{2+}. Die Folgen des intrazellulären Ca^{2+}-Anstiegs sind in Abb. 9.**9** skizziert.

Therapeutische Implikationen.

Akuttherapie: Reperfusion des Hirngewebes. In der Akutphase eines Schlaganfalls ist es vorrangig, den irreversiblen Zelluntergang im Infarktareal so gering wie möglich zu halten. Einerseits wird in jüngerer Zeit versucht, durch eine Unterbrechung der oben beschriebenen Schadenskaskaden den Zelltod verhindern (Neuroprotektion, s. u.); darüber hinaus ist es primäres Ziel der Akuttherapie, durch eine frühzeitige Wiederherstellung „optimaler" Zirkulationsverhältnisse im Infarktareal einem weiteren Zellverlust zu begegnen. Hier konnten sich in den letzten 5 Jahren die *systemische* und die *lokale Thrombolyse* etablieren, durch die ein thrombotisch/embolisch verschlossenes Blutgefäß rekanalisiert werden kann. Neben der Lysetherapie (für die bestimmte Kriterien erfüllt sein müssen, s. u.) ist auf eine optimale *Stabilisierung der Herz-Kreislauf-Funktionen und des Stoffwechsels* zu achten (v. a. optimale Einstellung einer diabetischen Stoffwechsellage). Einem evtl. Hirndruck muss vorgebeugt bzw. aktiv begegnet werden.
Für die in der Vergangenheit ebenfalls praktizierte Hämodilution (die nur noch in sehr speziellen Indikationen zum Einsatz kommt) und die PTT-wirksame Heparinisierung haben sich in der Akuttherapie des Schlaganfalls bislang keine sicheren positiven Effekte ergeben ✗✗.

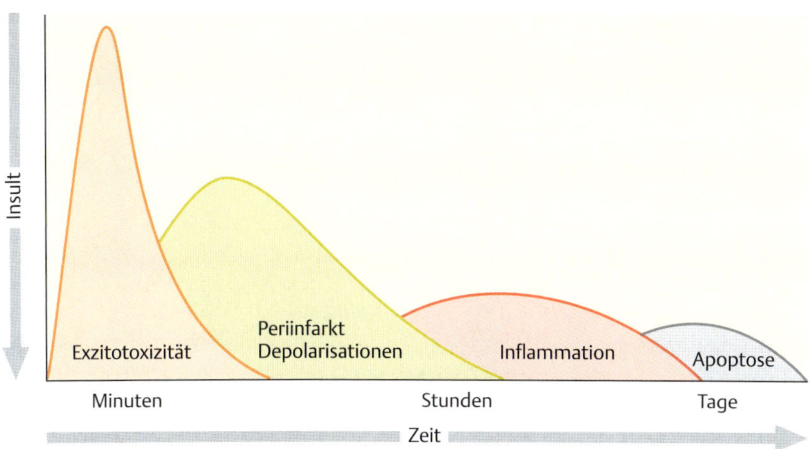

Abb. 9.**8** **Pathophysiologie der zerebralen Ischämie.** Nach einem ischämischen Insult werden im Zeitverlauf unterschiedliche Mechanismen angestoßen, die über unterschiedliche Schadenskaskaden den Zelltod verursachen können. Schon wenige Minuten nach Beginn der Ischämie steht die Exzitotoxizität durch vermehrte Glutamat-Ausschüttung und den dadurch vermittelten Ca^{2+}-Einstrom in die Zelle im Vordergrund. Im Verlauf der ersten Stunden werden im Tierexperiment dann transiente Depolarisationswellen von Zellverbänden beobachtet, die im Gewebe zu einem verstärkten Energiebedarf führen, der unter ischämischen Bedingungen nicht gedeckt werden kann. Im weiteren Verlauf kommt eine Entzündungsreaktion durch die Einwanderung von Granulozyten hinzu. Ein verzögerter Zelltod kann sogar noch Tage nach dem Insult in Form der Apoptose, des programmierten Zelltodes, eintreten.

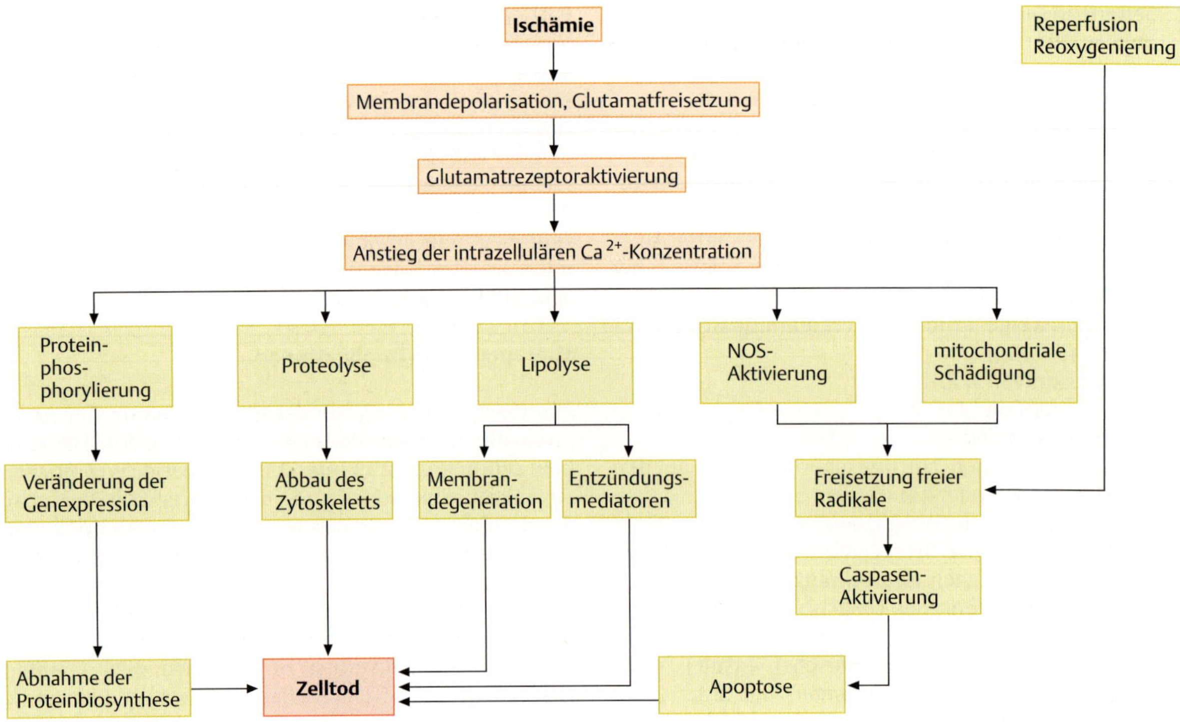

Abb. 9.**9** **Pathophysiologie des ischämischen neuronalen Zelltods.** In Folge der Ischämie kommt es zum Ca^{2+}-Anstieg in der Zelle mit zahlreichen Auswirkungen. Neben einer Verminderung der Proteinsynthese, Veränderungen in der Genexpression sowie Proteolyse und Lipolyse kommt es auch zu einer Aktivierung der NO-Synthase und einem Anstieg an freien Radikalen. Die mitochondriale Schädigung ist ein Auslöser für die Schadenskaskade der Caspasen, die schließlich zum apoptotischen Zelltod führt.

Unterbrechung der Schadenskaskaden: Neuroprotektion. Durch die Einsicht in die Schadenskaskaden ergaben sich zahlreiche Ansatzpunkte für therapeutische Interventionen beim ischämischen Schlaganfall. Im Mittelpunkt standen bisher die Bemühungen, durch *Blockade der Glutamat-Rezeptoren* den Einstrom von Ca^{2+} in die Zelle zu verhindern. Darüber hinaus wurde auch die Blockade anderer Rezeptoren und Transmittersysteme getestet; *Fänger freier Radikale*, *Caspase-Inhibitoren* und *Blocker von Zelladhäsionsmolekülen* sind weitere Strategien der Neuroprotektion. Viele der getesteten Substanzen erwiesen sich im Tierexperiment als erfolgreich (Tab. 9.**29**). Leider konnten die so viel versprechenden experimentellen Ergebnisse trotz zahlreicher klinischer Studien bisher nicht auf Patienten übertragen werden *XX*. Ursachen dafür sind einerseits die komplexe Pathophysiologie des humanen Schlaganfalls, die offensichtlich durch Intervention an nur einer Stelle des Geschehens nicht entscheidend beeinflusst werden kann, andererseits auch die intolerablen Nebenwirkungen von viel versprechenden Substanzen.

Präventive Maßnahmen. Aus den o. g. Erwägungen wird deutlich, dass es bisher nur begrenzte therapeutische Interventionsmöglichkeiten in der Akutphase eines Schlaganfalls gibt. Es sollte daher primär darauf geachtet werden, dass es erst gar nicht zu einem Schlaganfall kommt (Primärprävention). Der **Behandlung von Risikofaktoren** (insb. einer arteriellen Hypertonie) kommt in dieser Hinsicht die größte Bedeutung zu. Ziel der Sekun-

Tab. 9.**29** **Erwiesenermaßen neuroprotektive Substanzen**

Wirkprinzip/Substanzgruppe	Substanz
NMDA-Rezeptorantagonisten	MK-801, Cerestat, Selfotel
AMPA-Rezeptorantagonisten	NBQX
mGlu-Rezeptoragonisten	trans-MCG 1, DCG-VI
präsynaptische Glutamathemmer	Propentofyllin, Lubeluzol
Antagonisten spannungsabhängiger Ca^{2+}-Kanäle	Nimodipin
Ca^{2+}-Kanal-Modulatoren	Elidopril
GABA-Rezeptor-Agonisten	Clomethiazol
anti-apoptotische Proteine	Bcl-2
Antioxidanzien	SOD
Radikalfänger	S-PBN
Caspase-Inhibitoren	zVAD
Inhibitoren der NO-Synthese	L-Name
Wachstumsfaktoren	BDNF, bFGF
Blocker von Zelladhäsionsmolekülen	Anti-ICAM-1 (Enlimomab)
Hemmer proinflammatorischer Signale	CD 11b/18

därprävention ist es, die Ausbildung von (erneuten) intravasalen Thromben nach einem bereits stattgehabten Schlaganfall zu verhindern und damit einem **Reinfarkt vorzubeugen** (z. B. mithilfe von ASS, Phenprocoumon). Bei den im Allgemeinen langfristig angelegten Therapiestrategien der Sekundärprävention muss eine sorgfältige Nutzen-Risiko-Abwägung erfolgen, da die Behandlung mit gerinnungshemmenden Substanzen die Gefahr von Blutungen – insb. auch intrazerebraler Blutungen – erhöht.

Evidenzbasierte Therapie des ischämischen Schlaganfalls

Therapieziele

Aus dem vorangehenden Textabschnitt wurde bereits deutlich:
- Durch **Primärprävention** soll das erstmalige Auftreten von zerebrovaskulären Ereignissen verhindert werden.
- Im Rahmen der **Akuttherapie** soll das Ausmaß der Hirngewebsschädigung minimiert werden, um die Sterblichkeit zu verringern und eine möglichst gute Unabhängigkeit des Patienten im alltäglichen Leben zu erhalten.
- Nach einem Erstereignis ist es Ziel der frühen und späten **Sekundärprävention**, das Risiko von Folgeereignissen zu reduzieren. Wegen der gerinnungsaktiven Wirkungen einiger Maßnahmen muss eine sorgfältige Indikationsstellung erfolgen.

Nichtmedikamentöse Maßnahmen

Meiden von Risikofaktoren. Neben der medikamentösen Behandlung von Risikofaktoren kann das Risiko von Schlaganfällen vor allem durch Nikotinabstinenz verringert werden. Daneben hat körperliche Bewegung, insbesondere ein regelmäßiges Ausdauertraining dreimal pro Woche, einen günstigen Einfluss auf das Schlaganfallrisiko ✓. Übergewicht sollte reduziert werden. Kleine Mengen von Alkohol sind *präventiv* wirksam ✓. Eine Ernährung mit fischreicher Kost und Vollkornhaltigen-Lebensmitteln reduziert ebenfalls das Schlaganfallrisiko ✓.

Operation einer Karotisstenose oder Karotis-Angioplastie. Zwei große internationale Studien konnten zeigen, dass Patienten, die an einer hochgradigen, über 70%igen Stenose der A. carotis interna leiden und flüchtige Durchblutungsstörungen oder einen leichten Schlaganfall erlitten hatten, von einer Karotisendarterektomie profitieren ✓✓. Die Mortalität des Eingriffs beträgt 0,5%, die Morbidität bezüglich eines Schlaganfalls 2–3%. Unumstritten ist dabei die Abhängigkeit des Erfolges von der Erfahrung und Komplikationsrate des Operateurs.
Die Operation einer asymptomatischen, über 60%igen Stenose der A. carotis interna verringert das Schlaganfallrisiko nur minimal. Ein präventiver Nutzen besteht nur, wenn die Komplikationsrate der Operation unter 3% liegt. Daher ist eine Operation asymptomatischer Karotisstenosen wirtschaftlich kaum zu vertreten ✓✗. Es müssen über 50 Patienten operiert werden, um einen Schlaganfall zu verhindern.

> *Der präventive Nutzen der Karotisoperation verschwindet, wenn die Komplikationsquote der Operation über 3% liegt.*

Kraniektomie. In der Akuttherapie des Schlaganfalls ist der Wert der Kraniektomie bei Raum fordernden Mediainfarkten inzwischen gesichert. Durch Entfernung eines Knochendeckels und durch eine Duraplastik wird Raum geschaffen und eine schwellungsbedingte Einklemmung des Gehirns vermieden. Zu einem späteren Zeitpunkt wird der Knochendeckel dann wieder reimplantiert. Durch die Kraniektomie wird vor allem die Mortalität gesenkt, eine Infarzierung des betroffenen Media-Stromgebietes kann dagegen nicht verhindert werden ✓. Aufgrund der möglichen schweren Behinderung mit Hemiplegie und globaler Aphasie ist die Entscheidung zur Kraniektomie vor allem bei Patienten mit linkshirnigen Infarkten, bei denen das Sprachzentrum betroffen ist, ethisch problematisch. Durch Ödembildung kann es außerdem zu einem Verschlusshydrozephalus kommen, der die Anlage einer externen Ventrikeldrainage durch den Neurochirurgen erforderlich macht.

Rehabilitation, Krankengymnastik, Logopädie. Da Schlaganfälle häufig zu chronischen Behinderungen führen, findet ein großer Teil der Schlaganfalltherapie in der Rehabilitation statt. Die Evidenz rehabilitativer Maßnahmen ist jedoch aufgrund der ethischen Problematik placebokontrollierter Studien in der Rehabilitation kaum zu etablieren. Der wesentliche Beitrag von Krankengymnastik, Ergotherapie und Logopädie zur oft erfolgreichen Rückführung der Patienten in ihren selbstständigen Alltag ist in jedem Fall unumstritten.

Pharmakotherapie

Primärprävention des ischämischen Schlaganfalls

Studien zur Acetylsalicylsäure in der Primärprävention

Zwei große klinische Studien haben den Einsatz von Acetylsalicylsäure in der Primärprävention vaskulärer Ereignisse an männlichen Ärzten untersucht. In einer offenen britischen Studie an 5139 männlichen Ärzten wurde 500 mg Acetylsalicylsäure bei der Hälfte der Ärzte eingesetzt. Es ergab sich dadurch keine Reduktion der Zahl der Schlaganfälle. Da im Falle eines eingetretenen Schlaganfalles keine CT angefertigt wurde, konnte nicht differenziert werden, ob es sich bei den Folgeereignissen ursächlich um Ischämien handelte, oder ob es durch die ASS-Gabe zu einer Verschiebung der Ursachenhäufigkeit zugunsten von zerebralen Blutungen gekommen war.

Bei der Physician's Health Study handelte es sich um eine randomisierte, doppelblinde placebokontrollierte Studie an 22 071 männlichen Ärzten, die entweder mit 325 mg Acetylsalicylsäure jeden 2. Tag oder Placebo behandelt worden waren. Es ergab sich eine 44 %ige Risikoreduktion für Herzinfarkte, aber keine Risikoreduktion für den ischämischen Insult ✗. Im Gegenteil, hämorrhagische Insulte waren unter Acetylsalicylsäure häufiger.
In der Nurses' Health Study, die an Frauen durchgeführt wurde, ergab sich ebenfalls unter der Einnahme von Acetylsalicylsäure kein primärpräventiver Effekt bezogen auf das Schlaganfallrisiko.
In einer kürzlich durchgeführte Metaanalyse von fünf großen Studien mit zusammen 250 251 Probanden, die entweder Acetylsalicylsäure oder Placebo erhalten hatten, zeigte sich über alle Studien hinweg, dass unter Acetylsalicylsäure die Häufigkeit der Schlaganfälle um 8 % zunahm ✗✗. Das Risiko zerebraler Blutungen bei Patienten, die Acetylsalicylsäure erhielten, stieg um 35 %. Es ergab sich keine Beziehung zwischen der Dosis der Acetylsalicylsäure und der Blutungshäufigkeit. Die anderen Thrombozytenfunktionshemmer wurden in der Primärprävention des Schlaganfalls bisher nicht untersucht.

Alle genannten Studien belegen gleichermaßen, dass ASS in der Primärprävention des Schlaganfalls keinen Nutzen hat, das Risiko eines Schlaganfalls sogar möglicherweise erhöht.

Medikamentöse Behandlung von vaskulären Risikofaktoren

Die wichtigste Rolle in der Primärprävention des ischämischen Schlaganfalls spielt die Behandlung der vaskulären Risikofaktoren.

Antihypertensive Therapie.

Zahlreiche wissenschaftliche Untersuchungen in den letzten 20 Jahren haben eindeutig zeigen können, dass die Behandlung einer Hypertonie das Schlaganfallrisiko um bis zu 40 % senkt.

Belegt in Endpunktstudien ist der präventive Nutzen von Diuretika, Betablockern, Nitrendipin, ACE-Hemmern und Angiotensin-II-Rezeptor-Blockern ✓✓. Der präventive Nutzen ist umso größer, je stärker der Blutdruck gesenkt wird ✓✓. Auch ältere Menschen mit Hypertonie profitieren von der Blutdrucksenkung. Für die Schlaganfallprävention ist ein Diuretikum besser wirksam als ein Alpha-Blocker (Doxazosin).

Behandlung eines Diabetes mellitus. Die optimale Blutzucker-Einstellung von Diabetes-Patienten senkt das Risiko mikrovaskulärer Komplikationen wie der diabetischen Retinopathie, reduziert die Zahl der Schlaganfälle aber nicht signifikant.

Interventionen im Fettstoffwechsel. Bei Patienten mit koronarer Herzkrankheit senken Statine, die zur Reduktion der Cholesterin- bzw. der LDL-Werte eingesetzt werden, das Schlaganfallrisiko ✓✓. Der präventive Effekt der Statine für den Schlaganfall korreliert allerdings nicht mit der Senkung des Serumcholesterins. Ein unabhängiger Mechanismus muss daher diskutiert werden. Bei Risikopatienten mit erhöhten LDL-Werten lässt sich die Gabe von Statinen daher auch zur Schlaganfallprävention rechtfertigen ✓.
Der Einsatz von Fibraten bei Fettstoffwechselstörungen führt entweder nicht oder nur zu einer geringen Reduktion der Schlaganfallhäufigkeit ✗.

Primärprävention bei Vorhofflimmern

Patienten mit Vorhofflimmern, insbesondere solche mit zusätzlichen vaskulären Risikofaktoren, haben ein um den Faktor 3 bis 10 erhöhtes Schlaganfallrisiko. Im Mittel liegt dieses bei 5 % pro Jahr. Das Risiko nimmt mit dem Alter und dem Hinzukommen weiterer vaskulärer Risikofaktoren zu. Der Nutzen einer **oralen Antikoagulation** wurde in sechs großen randomisierten Studien bei Patienten mit Vorhofflimmern untersucht. Eine Metaanalyse dieser Studien zeigte, dass mit oralen Vitamin-K-Antagonisten wie Phenprocoumon das Risiko eines ischämischen Insultes um 60–70 % reduziert werden kann ✓✓. Fasst man alle Studien zur oralen Antikoagulation zusammen, ergab sich das beste Verhältnis zwischen Reduktion ischämischer Insulte und Vermeidung von schwer wiegenden Blutungskomplikationen bei einer INR zwischen 2 und 3 ✓ (Tab. 9.**30**).

Bei Patienten mit Vorhofflimmern ist die Antikoagulation eine wirksame und preiswerte Methode zur Prophylaxe des Schlaganfalls.

In zwei der genannten Studien wurde auch der Effekt von Acetylsalicylsäure bei Patienten mit Vorhofflimmern untersucht, bei denen Kontraindikationen für eine Antikoagulation mit Vitamin-K-Antagonisten vorlagen. Im Vergleich zu Placebo führte Acetylsalicylsäure in einer Dosis von 300 mg/Tag zu einer 21 %igen Risikoreduktion für ischämische Insulte. Acetylsalicylsäure sollte daher bei Patienten mit Kontraindikationen gegen Vitamin-K-Antagonisten eingesetzt werden, bei denen Vorhofflimmern mit einem geringen Schlaganfallrisiko besteht ✓.
Die Kombination einer niedrigen Dosis Warfarin (INR zwischen 1,2 und 1,5) mit Acetylsalicylsäure war weniger wirksam als eine Antikoagulation mit INR-Werten zwischen 2 und 3. Thrombinantagonisten sind beim Vorhofflimmern genauso wirksam wie Warfarin ✓.

Kontraindikationen für die Antikoagulation sind:
- Alter über 80 Jahre,
- häufige Stürze,
- schlechte Compliance,
- schlecht eingestellte Hypertonie,
- Alkoholmissbrauch,
- Lebererkrankungen sowie
- erhöhte Blutungsneigung und gastrointestinale Ulzera.

Fazit: Therapieempfehlungen zur Primärprävention des Schlaganfalls

Tabelle 9.**30** fasst die Empfehlungen zur Primärprävention des Schlaganfalls zusammen.

Akuttherapie des ischämischen Schlaganfalls

Allgemeine Akutmaßnahmen

Schlaganfallpatienten sollten schnell in ein kompetentes Krankenhaus gebracht werden, das über eine geeignete Infrastruktur zur Diagnostik und Therapie des Schlaganfalls verfügt. Bereits jetzt haben etwa 40 % der deutschen Bevölkerung in ihrer Region Zugang zu einer **Stroke Unit**. Auf der Stroke Unit ist eine adäquate Akutversorgung von Schlaganfall-Patienten gewährleistet, darüber hinaus sind dort Prävention und Therapie typischer Sekundärkomplikationen (Hirnödem, Aspirationspneumonie, Lungenembolie und Sepsis) am effektivsten durchführbar; an diesen Komplikationen versterben 20 – 30% der Patienten mit einem ischämischen Schlaganfall innerhalb der ersten Woche.

Prospektive Studien zeigen, dass eine forcierte (therapeutische) Senkung eines erhöhten Blutdrucks, ein erhöhter Blutzuckerspiegel, eine Erhöhung der Körpertemperatur und eine Hypoxie die Prognose des ischämischen Hirninfarktes deutlich verschlechtern. Aus diesem Grund ist der Patient im Hinblick auf diese Parameter engmaschig zu überwachen; erforderliche therapeutische Interventionen sollten umgehend erfolgen.

Kurz nach einem Schlaganfall steigt häufig der Blutdruck an, fällt aber nach einigen Stunden ohne weitere Therapie spontan wieder ab. Daher sollte zunächst **keine Blutdrucksenkung** erfolgen. Eine antihypertensive Therapie mit Urapidil ist nur notwendig, wenn über mehrere Stunden systolische Blutdruckwerte über 220 mmHg und diastolische Blutdruckwerte über 120 mmHg bestehen. Bei systolischen Blutdruckwerten unter 120 mmHg erfolgt eine Blutdruckanhebung durch Volumengabe und ggf. Sympathomimetika (Tab. 9.**31**).

Bei großen Raum fordernden Mediainfarkten kann zusätzlich eine **intensivmedizinische Behandlung** und **antiödematöse Therapie** mit Mannit, Intubation, leichter Hyperventilation sowie Hochlagerung des Oberkörpers um 30°notwendig werden.

Andere in der Vergangenheit gleichfalls praktizierte Therapiemaßnahmen haben sich inzwischen als unwirksam erwiesen (Tab. 9.**32**).

Tab. 9.**30** **Primärprävention des ischämischen Insultes.** ASS = Acetylsalicylsäure, INR = International Normalized Ratio (Gerinnungslaborwert).

Patienten	empfohlene Prävention
asymptomatische Patienten	Behandlung der Risikofaktoren, kein ASS
idiopathisches Vorhofflimmern ohne vaskuläre Risikofaktoren, Alter < 65 Jahre	keine
idiopathisches Vorhofflimmern ohne vaskuläre Risikofaktoren, Alter > 65 Jahre	ASS 300 mg
absolute Arrhythmie, vaskuläre Risikofaktoren (Hypertonie, Diabetes mellitus, Herzinsuffizienz, Rauchen)	Antikoagulation (Vitamin-K-Antagonisten) mit INR 2–3, bei Alter > 75 Jahre mit INR 2
absolute Arrhythmie, Kontraindikationen für Antikoagulation, Risikofaktoren, die gegen eine Antikoagulation sprechen (z. B. vaskuläre Enzephalopathie)	ASS 300 mg

Systemische Thrombolyse

Die systemische Thrombolyse darf nur in dafür spezialisierten Zentren durchgeführt werden.

Es gibt bisher vier große placebokontrollierte Studien zum Einsatz intravenösen Gewebeplasminogenaktivators (rt-PA) bei Patienten mit frischem ischämischen Insult. In den USA wurde die Behandlung im Jahr 1996 zugelassen, in Deutschland im August 2000. Fasst man alle bisher durchgeführten Lysestudien zusammen, haben im Rahmen der systemischen Lyse 31 – 50% der so behandelten Patienten nach 3 Monaten und nach einem

Tab. 9.**31** **Therapeutische Akutmaßnahmen beim ischämischen Schlaganfall**

Beibehaltung des systolischen Blutdrucks in einem Intervall zwischen 120 und 220 mm Hg
rasche Senkung erhöhter Blutzuckerspiegel (> 150 mg/dl) ggf. durch vorübergehenden Einsatz von Insulin
aggressive Senkung erhöhter Temperaturen durch Kühlung, Paracetamol und ggf. Antibiotika bei nachgewiesener Infektion
Überwachung der Sauerstoffsättigung (Pulsoxymetrie); bei Hypoxie Gabe von Sauerstoff ggf. Intubation und Beatmung
Monitoring der Herzfunktion und Behandlung von Herzrhythmusstörungen
Thromboseprophylaxe mit niedrig dosiertem Heparin oder niedermolekularem Heparin, Anti-Thrombose-Strümpfe, passive Durchbewegung der paretischen Extremitäten
optimale Lagerung, häufiges Umlagern zur Dekubitusprophylaxe, frühzeitiges Einsetzen von Krankengymnastik, Logopädie und Ergotherapie

Tab. 9.**32** **Unwirksame Therapien beim akuten Schlaganfall** ✗✗

- Behandlung des Hirnödems mit Steroiden
- Gabe von Vasodilatatoren und Vasokonstriktoren
- systemische Gabe von Streptokinase
- Hämodilution mit Dextran oder Hydroxyäthylstärke
- systemische Gabe von Heparin in PTT-wirksamer Dosis (nur in Ausnahmefällen wirksam)

Jahr einen guten oder befriedigenden klinischen Status ✓. In der Placebo-Gruppe erreichten nur 20 – 38 % der Patienten ein vergleichbar positives Ergebnis. **Hauptrisiko** der systemischen Thrombolyse ist die symptomatische zerebrale Blutung, die bei etwas 5 – 8 % der Patienten nach rt-PA auftritt, verglichen mit 0,5 – 1 % nach Placebo. Die systemische Lyse ist nur in einem Zeitfenster zwischen 0 und 3 Stunden wirksam. Daher soll diese Therapie in Deutschland nur innerhalb von drei Stunden nach Beginn der Schlaganfall-Symptome eingeleitet werden. Zuvor muss eine intrakranielle Blutung durch geeignete Bild gebende Verfahren ausgeschlossen werden, z. B. durch eine Computertomographie des Schädels. Die Therapie darf nur unter Hinzuziehung eines in der neurologischen Intensivmedizin erfahrenen Arztes erfolgen. Sie muss auf einer Intensivstation bzw. auf einer entsprechend ausgestatteten Stroke Unit durchgeführt werden. Es gibt eine Vielzahl von Gegenanzeigen. Die wichtigsten **Ausschlusskriterien** (Tab. 9.**33**) sind:

- schwere Schlaganfälle mit Bewusstseinstrübung,
- Hinweise in der Bildgebung, dass mehr als $^1/_3$ des Mediaterritoriums infarziert sind,
- Blutdruckwerte über 180 mmHg und
- Alter über 75 Jahre.

Lokale Thrombolyse

Sofern eine systemische Thrombolyse nicht in Betracht kommt (z. B. nach Ablauf von 3 Stunden seit Symptombeginn), kann eine lokale intraarterielle Lyse in einem Zeitfenster bis zu 6 Stunden nach Symptombeginn vorgenommen werden. Hierbei injiziert der Neuroradiologe das Thrombolytikum intraarteriell über einen vorgeschobenen Mikrokatheter.

In den zwei bisher vorliegenden randomisierten und placebokontrollierten Studien wurden Urokinase und Pro-Urokinase eingesetzt. Prinzipiell kann die Lyse allerdings auch mit rt-PA erfolgen. Bei etwa 40 % der Patienten mit Verschluss der A. cerebri media kann eine vollständige und bei weiteren 35 % eine partielle Rekanalisation erreicht werden. In der PROACT-II-Studie wurde bei 40 % der Patienten, die mit lokaler Lyse behandelt wurden, ein gutes Ergebnis erreicht ✓. Im Vergleich dazu wurde nur bei 25 % der Patienten, die keine Thrombolyse erhielten, gleichfalls ein gutes Ergebnis erzielt. Es traten jedoch bei 10 % der Patienten in der Pro-Urokinase-Gruppe Blutungskomplikationen auf, während dieses Problem mit nur 2 % in der Heparingruppe geringer wog. Die lokale Thrombolyse wird auch bei Verschlüssen der A. basilaris eingesetzt. Placebokontrollierte Studien hierzu gibt es allerdings nicht. Das therapeutische Zeitfenster ist länger als bei der lokalen Lyse im Karotis-Stromgebiet. Ausschlusskriterien sind eine schwere Bewusstseinstrübung und eine Hirneinklemmung durch Raumforderung in der hinteren Schädelgrube.

Tab. 9.**33** **Systemische Thrombolyse beim akuten ischämischen Infarkt**

Zeitfenster	Therapiebeginn bis zu 3 Stunden nach Symptombeginn
Symptomatik	mittelgradige Parese (Arm oder Bein sinken im Vorhalteversuch ab)
CCT, MR-Schädel	Ausschluss von intrazerebraler und subarachnoidaler Blutung; keine Infarktdemarkierung und Infarktfrühzeichen in mehr als $^1/_3$ des Mediaterritoriums
Kontraindikationen	– schwerste neurologische Ausfälle, z. B. forcierte Blickwendung und Plegie, – schwere Bewusstseinsstörungen, – Alter über 75 Jahre – nur geringe neurologische Ausfälle, – Bluthochdruck > 180 mmHg systolisch oder 110 mmHg diastolisch trotz Therapieversuch, – ischämischer Hirninfarkt in letzten 6 Wochen, – intrazerebraler Tumor, – zerebrale OP/schweres Trauma in den letzten 6 Wochen, – Gefäßdissektionen, – aktive innere Blutung innerhalb der letzten 6 Wochen, – Ulcus ventriculi oder duodeni, – Lumbalpunktion in den letzten 2 Tagen, – vorausgegangene i. m.-Injektion, – hämorrhagische Diathesen, – nekrotisierende Pankreatitis, – Verdacht auf septische Embolie, – frischer epileptischer Anfall.

Frühe Sekundärprävention in der Akutphase des Schlaganfalls

Acetylsalicylsäure in der Akutphase. In zwei großen Studien wurde der frühe Einsatz von Acetylsalicylsäure bei Patienten mit akutem Schlaganfall untersucht. Die IST-Studie schloss in ihrem Acetylsalicylsäure-Arm 19 435 Patienten ein, die über zwei Wochen mit 300 mg Acetylsalicylsäure behandelt wurden oder keine Therapie erhielten. Die chinesische akute Schlaganfallstudie (CAST) schloss 20 655 Patienten mit einem ischämischen Insult ein, die über vier Wochen mit 160 mg Acetylsalicylsäure oder Placebo behandelt wurden. Eine Metaanalyse beider Studien zeigte, dass es unter ASS zu einer Reduktion erneuter ischämischer Insulte von 7/1000 kam und zu einer Reduktion der Todesfälle von 4/1000. Demgegenüber traten unter ASS bei 2 von 1000 Patienten Blutungskomplikationen auf: entweder eine „neue" intrazerebrale Blutung oder eine hämorrhagische Transformation des zuvor ischämisch geschädigten Hirnareals. Diese Ergebnisse waren unabhängig von Alter, Geschlecht, Bewusstseinslage, einem ggf. vorliegenden Vorhofflimmern, CT-Befunden, Blutdruck und dem Schlaganfall-Subtyp; eine gleichzeitige Gabe von Heparin hatte gleichfalls keinen Einfluss ✓✓.

Clopidogrel und Ticlopidin als alternativ zu ASS eingesetzte Thrombozytenaggregationshemmer in der Sekundärprävention (s. u.) wurden in dieser Indikation nicht untersucht, da es bei beiden Substanzen einige Tage dauert, bis das volle Ausmaß der Thrombozytenfunktionshemmung erreicht wird.

Fazit: ASS sollte in der Akutphase des Schlaganfalls zur frühen Sekundärprävention eingesetzt werden.

Heparin in der Akutphase. Die Heparingabe beim ischämischen Insult war lange Zeit eine sehr populäre Therapiemaßnahme, wobei die Substanz unter zwei Aspekten gegeben wurde:

- Zum einen vermutete man, dass ein bereits klinisch in Form eines Schlaganfalls manifest gewordener Thrombus durch „appositionelles“ Wachstum an Größe zunehmen und auf diese Weise zu einer Ausweitung des Infarktareals führen könne („progressive stroke“); dieses Wachstum hoffte man durch Heparin zu unterbinden.
- Zum anderen ging man von der Möglichkeit früher Rezidivinfarkte aus, die man mit Heparin verhindern wollte. Das Risiko früher Rezidivinfarkte wurde für Patienten mit kardialer Emboliequelle (z. B. bei Vorhofflimmern) besonders hoch eingeschätzt. Diese Patienten wurden daher bevorzugt mit Heparin behandelt.

Gute prospektive Studien zum intravenösen Einsatz von Heparin in PTT-wirksamer Dosis mit sorgfältiger Überwachung der PTT existieren leider nicht. Es gibt allerdings eine ganze Reihe von Studien, in denen die subkutane Gabe von Heparin untersucht wurde.

Die **internationale Schlaganfallstudie (IST)** schloss 19 435 Patienten mit akutem Schlaganfall ein. Ein Drittel der Patienten bekam 5000 IE Heparin zweimal täglich s.c., ein weiteres Drittel 12 500 IE zweimal täglich und das restliche Drittel erhielt kein Heparin. Sowohl in den Einzelgruppen als auch bei gemeinsamer Betrachtung der beiden Heparingruppen ergab sich kein Unterschied bzgl. der Mortalität in den ersten 14 Tagen im Vergleich zu den Patienten, die kein Heparin erhielten. Die Sterblichkeit betrug 9 % in der Heparingruppe und 9,3 % in der Patientengruppe, die kein Heparin erhielt. Patienten, die mit Heparin behandelt wurden, hatten jedoch signifikant weniger erneute Schlaganfälle innerhalb der ersten zwei Wochen (2,9 % vs. 3,8 %). Dieser positive Behandlungserfolg wurde allerdings durch die höhere Rate intrakranieller Blutungen in der Heparingruppe (1,2 % vs. 0,4 %) relativiert. Bei Patienten, welche die höhere Heparin-Dosis erhielten, kam es signifikant häufiger zu systemischen Blutungskomplikationen und zerebralen Blutungen sowie zu einer signifikanten Erhöhung von Todesfällen und nichttödlichen hämorrhagischen Insulten innerhalb der ersten 14 Tage ✗. Betrachtete man die Untergruppe der Patienten mit Vorhofflimmern, so ergab sich auch hier kein therapeutischer Nutzen von Heparin ✗✗.

In der **TOAST-Studie** wurde das niedermolekulare Heparinoid Danaparoid bei 1281 Patienten mit ischämischen Insulten untersucht. Die Patienten wurden innerhalb von 24 Stunden nach Beginn der Symptomatik über sieben Tage entweder mit Danaparoid oder Placebo behandelt. Nach drei Monaten ergab sich kein therapeutischer Nutzen von Danaparoid. Lediglich in einer Untergruppe von Patienten mit Insulten infolge einer Makroangiopathie (d. h. infolge von hämodynamisch relevanten Stenosen bzw. Verschlüssen Hirn versorgender Arterien), kam es zu einem positiven Trend zugunsten von Danaparoid ✓.

Die spezielle Frage, ob ein niedermolekulares Heparin bei Patienten mit Vorhofflimmern und akutem ischämischen Insult wirksam ist, wurde in der **HAEST-Studie** untersucht. In die multizentrische randomisierte doppelblinde Studie wurden 449 Patienten mit einem akuten ischämischen Insult und Vorhofflimmern eingeschlossen. Sie erhielten entweder 100 IU/kgKG Dalteparin zweimal täglich oder 160 mg Acetylsalicylsäure/Tag. In der Dalteparingruppe gab es 19 erneute ischämische Insulte (8,5 %), in der Acetylsalicylsäuregruppe 17 Ereignisse (7,5 %). Der Unterschied war somit nicht signifikant. Es ergaben sich auch keine Unterschiede zwischen den beiden Behandlungsarmen in Bezug auf folgende Kriterien: symptomatische zerebrale Blutungen, asymptomatische zerebrale Blutungen, Progression der Symptome, Todesfälle, venöse Thromboembolien, akute Myokardinfarkte, Lungenentzündungen oder Harnwegsinfekte. Nach 3 Monaten war der Behinderungsgrad der Patienten zwischen den Behandlungsarmen ebenfalls nicht zu unterscheiden ✗.

Fazit: Heparin in der Akuttherapie des Schlaganfalls. Zusammenfassend kann aus all diesen Studien geschlossen werden:

> *Die routinemäßige Vollheparinisierung, sei es mit Heparin, mit niedermolekularem Heparin oder Heparinoiden, ist bei der Behandlung des akuten ischämischen Insultes nicht gerechtfertigt ✗✗.*

Ausnahmen sind möglicherweise Patienten mit Dissektionen Hirn versorgender Gefäße oder Patienten mit hochgradigen Stenosen, um den Zeitraum bis zum operativen oder neuroradiologischen interventionellen Eingriff zu überbrücken ≈. Ferner ist der Einsatz von Heparin bei nachgewiesener kardialer Emboliequelle mit hohem Risiko (z. B. einem frei flottierenden Thrombus) zu rechtfertigen (Tab. 9.**34**). Die Gabe von Heparin ist in allen drei genannten Fällen eine Maßnahme der frühen Sekundärprävention, die der Vermeidung eines Infarktrezidivs dient. Ausmaß und Schwere des „eigentlichen“ Infarktes werden durch die Heparingabe – im Gegensatz zur Gabe von Fibrinolytika – nicht beeinflusst.

Heparin zur Prophylaxe tiefer Beinvenenthrombosen. In der **FISSbis-Studie** ergab sich eindeutig, dass tiefe Beinvenenthrombosen bei Schlaganfallpatienten, die mit einem niedermolekularen Heparin subkutan behandelt wurden, signifikant seltener waren als in der Placebogruppe. Daher ist für diese Indikation der Einsatz niedermolekularer Heparinoide gesichert ✓. In der prospektiven **TOPAS-Studie**, einer Sicherheitsstudie mit dem niedermolekularen Heparin Certoparin, die allerdings nicht placebokontrolliert war, kam es bei 404 Patienten während des stationären Aufenthaltes nur einmal zu einer tiefen Beinvenenthrombose; eine Lungenembolie trat gar nicht auf.

Tab. 9.**34** **Fazit: Empfehlungen zum Einsatz von Fibrinolytika, Thrombozytenfunktionshemmern und Antikoagulanzien beim akuten ischämischen Insult**

Therapie	Indikationen
rt-PA systemisch	ischämischer Insult, Zeitfenster 0–3 Stunden
rt-PA lokal	ischämischer Insult, angiographisch Verschluss der A. cerebri media, Zeitfenster 3 – 6 Stunden (Einsatz „off-label") Basilaristhrombose
Heparin oder niedermolekulares Heparin s. c.	zur Prophylaxe tiefer Beinvenenthrombosen und Lungenembolien
Heparin in PTT-wirksamer Dosis i. v. (frühe Sekundärprävention)	nachgewiesene kardiale Emboliequelle mit hohem Risiko (z. B. frei flottierender Vorhofthrombus), evtl. bei Dissektionen der A. carotis interna oder A. vertebralis, evtl. bei hochgradigen Stenosen der A. carotis interna zur Überbrückung bis zur Operation
Acetylsalicylsäure 100 mg (frühe Sekundärprävention)	nach Ausschluss einer Blutung

Sekundärprävention des ischämischen Schlaganfalls

Die Sekundärprävention des Schlagabfalls orientiert sich an der Pathophysiologie.

Allgemeines

Ziel der Sekundärprävention ist eine Reduktion von Morbidität und Mortalität. Hier muss allerdings eine sorgfältige Abwägung zwischen Nutzen und potenziellem Risiko erfolgen. Die nachfolgend genannten Substanzen haben sich als effektiv erwiesen, die Morbidität beim Schlaganfall und Myokardinfarkt zu senken ✓. Keiner der Thrombozytenfunktionshemmer konnte in einer Einzelstudie die kardiovaskuläre Sterblichkeit reduzieren ✗.

Prognose. In der Zeit nach einer transienten ischämischen Attacke (TIA) oder einem ischämischen Insult haben die betroffenen Patienten ein deutlich erhöhtes Risiko, erstmalig oder erneut einen ischämischen Insult zu erleiden, an einem Myokardinfarkt zu erkranken oder einen vaskulär bedingten Tod zu sterben. Die Rezidivrate innerhalb eines Jahres nach transienter ischämischer Attacke oder ischämischem Insult beträgt minimal 5 % und maximal 20 % pro Jahr.

Therapieprinzipien. Prinzipiell kommen bei Patienten mit Mikro- und Makroangiopathie zerebraler Gefäße **Thrombozytenfunktionshemmer** (Abb. 9.**10**) zum Einsatz. **Antikoagulation** wird bei Patienten mit kardialer Emboliequelle angewandt. Auf die Karotisoperation bzw. die Stent-Implantation als präventive Maßnahme soll hier nicht eingegangen werden.

Sekundärprävention des ischämischen Schlaganfalls ohne kardiale Emboliequelle

Acetylsalicylsäure. Es gibt 10 Studien, bei denen Acetylsalicylsäure und Placebo in der Sekundärprävention des Schlaganfalls verglichen wurden. Nur drei Studien wurden mit einer größeren Patientenzahl durchgeführt.
Die schwedische *Niedrigdosis-Aspirin-Studie* verglich bei 1360 Patienten mit einem leichten Schlaganfall oder einer TIA die Wirkung von 75 mg ASS mit Placebo. Unter ASS kam es zu einer 18 %igen relativen Risikoreduktion für den primären Endpunkt der Studie, nämlich Schlaganfall und Tod. Die relative Risikoreduktion für die kombinierten Endpunkte Schlaganfall, Myokardinfarkt oder vaskulärer Tod betrug 17 % ✓.
In die englische *TIA-Studie* wurden 2435 Patienten eingeschlossen, die entweder 300 mg ASS, 1200 mg ASS oder Placebo erhielten. Eine signifikante Reduktion vaskulärer Endpunkte ergab sich nur, wenn beide ASS-Gruppen kombiniert mit Placebo verglichen wurden.
Nummerisch war die *europäische zweite Schlaganfall-Studie* (ESPS 2) die größte Studie zur Sekundärprävention mit ASS. Im Rahmen dieser Studie wurde u. a. die tägliche Gabe von 50 mg ASS mit Placebo verglichen. Insgesamt 3298 Patienten wurden in diesen Teil der Studie

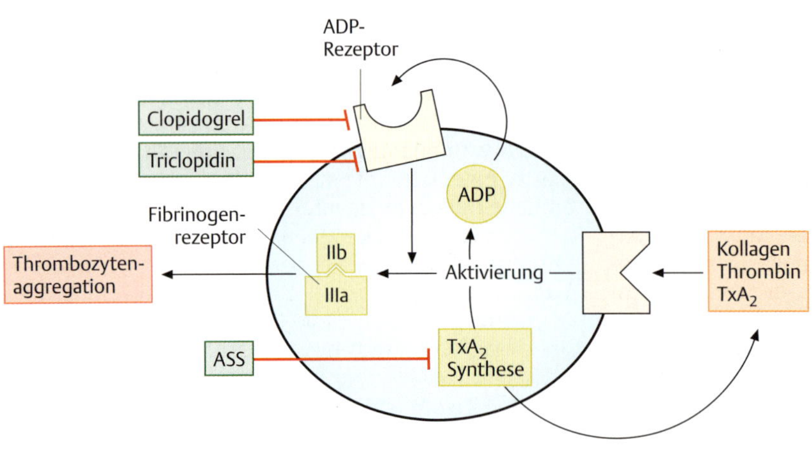

Abb. 9.**10** **Wirkungsweise der Thrombozytenfunktionshemmer (TFH).** Angriffspunkte der Thrombozytenaggregationshemmer zur Blockerung der Thrombozytenaktivierung.
TxA_2: Thromboxan A_2.
ADP: Adenosindiphosphat.
IIb/IIIa: Glykoprotein IIb/IIIa.

eingeschlossen. Bezüglich des primären Endpunktes, nämlich der Reduktion von Schlaganfällen, kam es zu einer signifikanten, relativen Risikoreduktion von 18 % zugunsten von Acetylsalicylsäure ✓.
Eine *Metaanalyse* aller Studien ergibt eine relative Risikoreduktion von 13 % zugunsten von ASS im Vergleich zu Placebo für den Endpunkt Schlaganfall, Myokardinfarkt und vaskulärer Tod ✓✓. Es ergab sich jedoch kein Zusammenhang zwischen der Dosis von ASS und der prophylaktischen Wirkung. Aus den vorliegenden Studien ergibt sich also folgendes Fazit:

> *Patienten mit Z. n. nach TIA oder ischämischem Insult sollen 50 – 100 mg ASS/Tag erhalten.*

Die Häufigkeit schwerer Blutungen, d. h. Blutungen, die entweder eine Bluttransfusion oder einen Krankenhausaufenthalt erforderlich machen, ist ebenfalls kaum dosisabhängig. In der holländischen TIA-Studie wurden Dosierungen von 30 mg ASS und 283 mg ASS bei mehr als 3000 Patienten verglichen. Die Häufigkeit stärkerer Blutungskomplikationen betrug 3,4% in der Hoch- und 2,6% in der Niedrigdosisgruppe. In der englischen TIA-Studie war die Häufigkeit zerebraler Blutungen bei einer Tagesdosis von 300 mg versus 500 mg mit 0,9% identisch, während gastrointestinale Blutungen bei der höheren Dosis mit 4,8% etwas häufiger vorkamen als bei der niedrigeren Dosis. 41,5 % der Patienten, die 1200 mg ASS pro Tag einnahmen, beklagten gastrointestinale Beschwerden, während dies bei einer Dosierung von 300 mg/Tag nur bei 31,4% der Patienten der Fall war; in der Placebogruppe klagten 25,7% über gastrointestinale Beschwerden . Daraus ergibt sich eine eindeutige Beziehung zwischen der ASS-Dosis und den gastrointestinalen Nebenwirkungen.

Clopidogrel ist ein Thienopyridin. Seine antithrombotischen Eigenschaften wurden in der großen CAPRIE-Studie untersucht. In dieser randomisierten, doppelblinden, multizentrischen Studie wurde die Wirksamkeit von 75 mg/Tag Clopidogrel und 325 mg/Tag ASS im Hinblick auf einen kombinierten Endpunkt aus ischämischem Insult, Myokardinfarkt oder und vaskulärem Tod untersucht. Dazu wurden drei Patienten-Gruppen eingeschlossen, solche mit ischämischem Insult, Myokardinfarkt und einer peripheren arteriellen Verschlusskrankheit. Insgesamt betrug die Zahl der Probanden 19 185. In der Intention-to-Treat-Analyse zeigte sich, dass Patienten, die Clopidogrel erhielten, ein 5,3 %iges jährliches Risiko aufwiesen, einen ischämischen Insult oder einen Myokardinfarkt zu erleiden oder an einem vaskulären Ereignis zu sterben. Die Vergleichszahl für ASS betrug 5,8%. Dies entspricht einer relativen Risikoreduktion zugunsten von Clopidogrel gegenüber ASS von 8,7%. Der Unterschied war knapp signifikant. Hier muss allerdings berücksichtigt werden, dass die absolute Risikoreduktion zugunsten von Clopidogrel nur 0,5 % beträgt. Betrachtete man lediglich die Untergruppe von Patienten mit einem Schlaganfall, so betrug die relative Risikoreduktion durch Clopidogrel-Gabe im Vergleich zu ASS für den kombinierten Endpunkt ischämischer Insult, Myokardinfarkt und vaskulärer Tod 7,3%. Dieser Unterschied war statistisch jedoch nicht signifikant.
Sowohl Acetylsalicylsäure als auch Clopidogrel wurden gut vertragen. Clopidogrel führte nicht zu relevanten Blutbildveränderungen. Unter ASS kam es etwas häufiger zu schwer wiegenden Blutungskomplikationen mit 1,6% im Vergleich zu 1,4% mit Clopidogrel.
Zusammengefasst zeigt die CAPRIE-Studie:

> *Bei Patienten mit generalisierter Arteriosklerose ist Clopidogrel etwas wirksamer als ASS, um einem ischämischen Insult, einem Myokardinfarkt oder einem vaskulären Tod vorzubeugen* ✓.

Patienten mit TIA waren in dieser Studie nicht eingeschlossen.

Dipyridamol hemmt die Aufnahme von Adenosin in Thrombozyten und die zyklische Guanosin-Monophosphat-Phosphodiesterase. Es entfaltet seinen Effekt bevorzugt intravasal, da es besonders gut in Anwesenheit von Endothelzellen wirkt. Drei ältere Studien hatten keine Überlegenheit einer Kombination von ASS mit Dipyridamol gegenüber ASS alleine ergeben. In der *europäischen Schlaganfallstudie ESPS 1* zeigte sich jedoch nach 2 Jahren eine 38 %ige Risikoreduktion bezüglich des Endpunktes Schlaganfall im Vergleich zu Placebo und somit die höchste Risikoreduktion, die bis dahin jemals beobachtet wurde. Da es durch die hohe Dosis von ASS (990 mg) zu zahlreichen Studienabbrüchen wegen gastrointestinaler Nebenwirkungen gekommen war, wurde eine zweite Studie mit einer niedrigeren Dosierung von ASS (2 × 25 mg) und einer höheren Dosis des retardierten Dipyridamols (2 × 200 mg) sowie der Kombination beider Substanzen durchgeführt. Insgesamt wurden 6602 Patienten mit transienten ischämischen Attacken oder Schlaganfällen in die ESPS-2-Studie aufgenommen. Die Kombination aus ASS plus Dipyridamol führte zu einer 37 %igen signifikanten Reduktion tödlicher und nichttödlicher Schlaganfälle innerhalb von 2 Jahren im Vergleich zu Placebo. Auch Dipyridamol alleine führte zu einer 16 %igen signifikanten Schlaganfallreduktion. Weder Aspirin allein noch Dipyridamol noch die Kombination der beiden Substanzen führte jedoch zu einer Reduktion der Mortalität.
Bezogen auf alle Nebenwirkungen ergaben sich keine wesentlichen Unterschiede zwischen den vier Therapiearmen: Unter ASS kam es bei 8,2% der Patienten zu Blutungskomplikationen, unter der Kombination von ASS plus Dipyridamol bei 8,7%. Im Vergleich dazu betrug die Blutungsquote unter Placebo 4,5%, unter Dipyridamol allein 4,7%. Unter Dipyridamol kam es signifikant häufiger zu Kopfschmerzen.
In einer Metaanalyse, die alle vier Studien zur Kombination von ASS plus Dipyridamol im Vergleich zu Placebo zusammenfasste, konnte insgesamt eine 17 %ige Risikoreduktion für den kombinierten Endpunkt Schlaganfall, Myokardinfarkt und vaskulärer Tod gezeigt werden. Fasst man die Studienergebnisse zusammen, ist die Kombination von ASS und retardiertem Dipyridamol einer Monotherapie mit ASS alleine überlegen ✓✓.

*Indirekte Vergleiche zwischen verschiedenen Studien legen nahe, dass die Kombination aus Dipyridamol und Acetylsalicylsäure besonders wirksam in der Sekundärprävention des Schlaganfalls ist (Abb. 9.**11**).*

Antikoagulanzien. Die *SPIRIT-Studie* verglich eine orale Antikoagulation mit Warfarin mit INR-Werten zwischen 3,0 und 4,5 mit 30 mg ASS bei Patienten ohne kardiale Emboliequelle. Die Studie musste jedoch abgebrochen werden, da es in der Gruppe der antikoagulierten Patienten zu einer hoch signifikanten Häufung von schwerwiegenden Blutungskomplikationen gekommen war.
In die *WASID-Studie* wurden retrospektiv Patienten mit 50–99%igen intrakraniellen Stenosen eingeschlossen und die Behandlung durch Antikoagulation und ASS 325 mg/Tag verglichen. Hier ergab sich zwar unter Antikoagulation eine signifikante Minderung ischämischer Ereignisse, gleichzeitig aber auch eine signifikante Erhöhung zerebraler Blutungskomplikationen, so dass hier ASS eingesetzt wird.

Der Einsatz von Antikoagulanzien in der Sekundärprävention des ischämischen Schlaganfalls ohne kardiale Emboliequelle und ohne Dissektion kann nicht empfohlen werden XX.

Fazit: Pragmatische Empfehlungen zum Einsatz von Thrombozytenaggregationshemmern beim Hirninfarkt ohne kardiale Emboliequelle.

Acetylsalicylsäure allein führt bei Patienten mit TIA oder ischämischem Insult zu einer 12–18%igen Risikoreduktion im Hinblick auf den kombinierten Endpunkt Myokardinfarkt, Schlaganfall und vaskulären Tod.

Clopidogrel ist bezogen auf den kombinierten Endpunkt Myokardinfarkt, Schlaganfall *und* vaskulären Tod besser wirksam als ASS. Für die Untergruppe von Patienten mit Schlaganfall ist die Überlegenheit nicht sicher belegt. Clopidogrel eignet sich daher insbesondere für Patienten, die ASS nicht tolerieren, Kontraindikationen gegen ASS aufweisen oder gleichzeitig an einer peripheren arteriellen Verschlusskrankheit der Beine leiden.

Die ***Kombination von ASS und Dipyridamol*** ist ASS alleine überlegen und führt zu einer 23%igen Risikoreduktion für den kombinierten Endpunkt Schlaganfall, Myokardinfarkt und vaskulären Tod im Vergleich zu ASS. Diese Kombination kann auf längere Sicht die Acetylsalicylsäure als Medikament der ersten Wahl in der Schlaganfallprävention ablösen (Tab. 9.**35**).

Sekundärprävention des kardioembolischen Schlaganfalls

Thrombozytenaggregationshemmer. Patienten mit kardialer Emboliequelle werden im Rahmen der Sekundärprävention üblicherweise antikoaguliert (siehe unten). Zwei Studien untersuchten den Einsatz von Thrombozytenaggregationshemmern bei Patienten mit Schlaganfall und Vorhofflimmern. Im europäischen Atrial-Fibrillation-Trial wurden Patienten mit Kontraindikationen für eine Antikoagulation mit 300 mg ASS oder Placebo behandelt. Unter ASS kam es zu einer 16%igen relativen Reduktion der Schlaganfallhäufigkeit gegenüber Placebo. Der Unterschied war allerdings nicht signifikant.

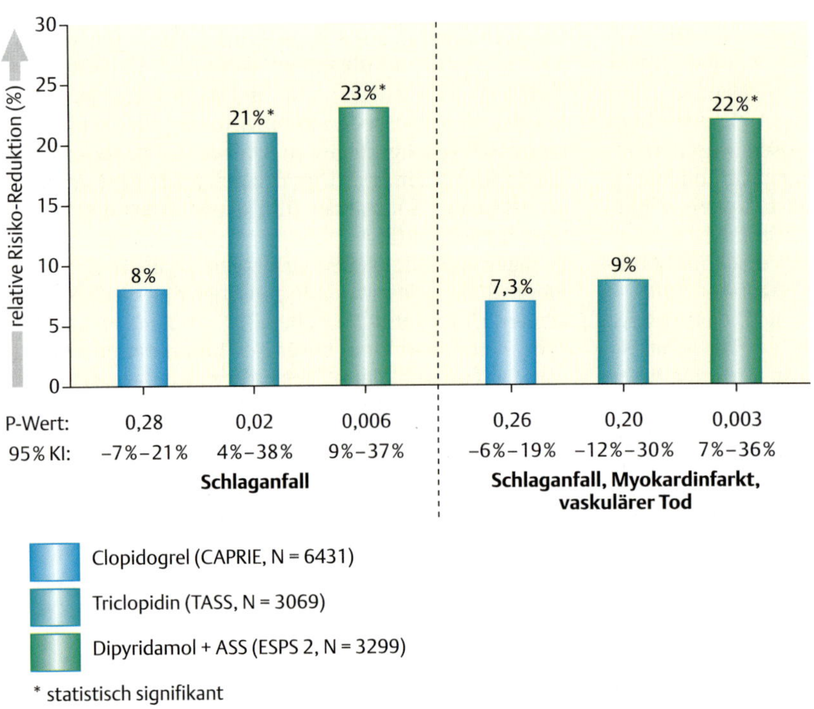

Abb. 9.**11** **Indirekter Vergleich der Wirksamkeit dreier verschiedener Strategien der Sekundärprävention des Schlaganfalls.** Links ist die relative Risikominderung für weitere Schlaganfälle, rechts für den kombinierten Endpunkt aus Schlaganfall, Myokardinfarkt und vaskulärem Tod dargestellt. KI = Konfidenzintervall. (Fifth ACCP Consensus Conference on Antithrombotic Therapy.)

Tab. 9.**35** **Pragmatische Therapie in der Sekundärprävention des Schlaganfalls**

Substanz	Indikation
Acetylsalicylsäure 50 – 100 mg	Patienten nach TIA oder ischämischem Insult
Acetylsalicylsäure 2 x 25 mg/Tag plus Dipyridamol 2 x 200 mg/Tag	Patienten nach TIA oder ischämischem Insult
Acetylsalicylsäure 300 mg	Patienten mit Vorhofflimmern, ohne vaskuläre Risikofaktoren, Alter < 65 Jahre oder Kontraindikationen für Antikoagulation
Clopidogrel 75 mg/Tag	Patienten mit Kontraindikationen gegen oder Unverträglichkeit von ASS, periphere AVK, besser verträglich als Ticlopidin
Antikoagulation	Patienten mit kardialer Emboliequelle (s. u.), INR 2 – 3

Die italienische SIFA-Studie verglich Indobufen (2 × 200 mg/Tag) mit Warfarin (INR von 2,0 – 3,5). Zwischen den beiden Behandlungsgruppen ergab sich bei Vorhofflimmern und leichten Schlaganfällen bzw. TIA kein Unterschied bezüglich weiterer Schlaganfälle, Myokardinfarkte oder vaskulärer Todesfälle.

Patienten mit vermuteter kardialer Emboliequelle sollten im Rahmen der Sekundärprävention 300 mg ASS erhalten, wenn Kontraindikationen für eine Antikoagulation bestehen, da andere Dosierungen bei dieser Indikation bisher nicht getestet wurden ≈.

Antikoagulanzien. Es gibt bisher nur eine große Studie, die den Nutzen der Antikoagulation im Vergleich zu Acetylsalicylsäure bei Patienten mit kardialer Emboliequelle (Vorhofflimmern) untersuchte. Die europäische Atrial-Fibrillation-Studie nahm 669 Patienten auf, die eine TIA oder einen leichten bis mittelschweren Schlaganfall erlitten hatten. Die Patienten erhielten entweder ASS 300 mg/Tag, Placebo, oder wurden mit einer INR zwischen 2,5 und 4 antikoaguliert. Die Schlaganfallquote in der Antikoagulationsgruppe betrug 8 % pro Jahr. Dies entspricht einer signifikanten relativen Risikominderung von 66 % gegenüber Placebo. Auch der Unterschied gegenüber ASS war signifikant. In der Antikoagulationsgruppe betrug die Häufigkeit relevanter Blutungskomplikationen etwa 2,8 % pro Jahr, unter ASS 0,9 % pro Jahr und in der Placebogruppe 0,7 % pro Jahr ✓.

Tab. 9.**36** **Kosten der medikamentösen Schlaganfallprophylaxe**

Therapie	relative Risikoreduktion (%)	absolute Risikoreduktion (%)	NNT (Number needed to treat)	Kosten pro verhindertem Schlaganfall (€)
antihypertensive Therapie	28	2,2	45	675 – 9000
Senkung des Serumcholesterins	24	1,7	60	21 000
Acetylsalicylsäure	13	1,0	100	500
Antikoagulation bei Vorhofflimmern	66	8,0	12	600

Fallbeispiel 9.6: Ischämischer Hirninfarkt

Anamnese: Der Notarzt wird zu einem 72-jährigen Mann gerufen, der beim Zeitunglesen eine plötzliche Schwäche des linken Armes bemerkt habe. Auch das Gehen sei ihm plötzlich schwer gefallen, der Ehefrau sei eine Asymmetrie des Gesichtes aufgefallen. Der Patient ist Raucher und wird seit ca. 1 Jahr wegen einer arteriellen Hypertonie behandelt. Da die Diagnose eines Schlaganfalls nicht schwer zu stellen ist, weist der Notarzt den Patienten mit einem Rettungswagen in die nahe gelegene Stroke Unit ein.

Klinischer Befund: Bei Eintreffen auf der Stroke Unit liegt der Symptombeginn ca. 90 min zurück. Auf dem Weg in die Klinik hat sich der Zustand des Patienten verschlechtert und er kann seinen Arm jetzt kaum mehr von der Unterlage abheben.

Der arterielle Blutdruck des Patienten bei stationärer Aufnahme beträgt 190/100 mmHg. Zunächst ist unklar, ob der Patient einen ischämischen Insult oder eine Blutung erlitten hat, deswegen wird er sofort zur Computertomographie gefahren. Die Zeit drängt, da bei einem ischämischen Insult bis zu 3 Stunden nach Symptombeginn die Möglichkeit einer systemischen Thrombolyse mit rt-PA besteht. Mithilfe des CCT kann eine intrazerebrale Blutung ausgeschlossen werden. Dafür findet sich ein so genanntes „Dense-media"-Zeichen: das M1-Segement der A. cerebri media zeichnet sich rechts hyperdens ab (**Abb. Fall 9.6**), hieraus ergibt sich der Verdacht auf einen Gefäßthrombus an dieser Stelle; auffällig im Seitenvergleich ist weiterhin eine diskrete Unschärfe im Bereich der Basalganglien rechts. Somit betreffen die Infarktfrühzeichen im CCT deutlich weniger als 1/3 des Mediaterritoriums. Bei Überprüfung der Kontraindikationen für die systemische thrombolytische Therapie ist lediglich der erhöhte Blutdruck des Patienten ein Problem.

Therapie und weiterer Verlauf: Der Patient wird auf die Intensivstation gebracht und der Blutdruck durch eine kontinuierliche Urapidil-Infusion auf einen systoli-

Fortsetzung ▶

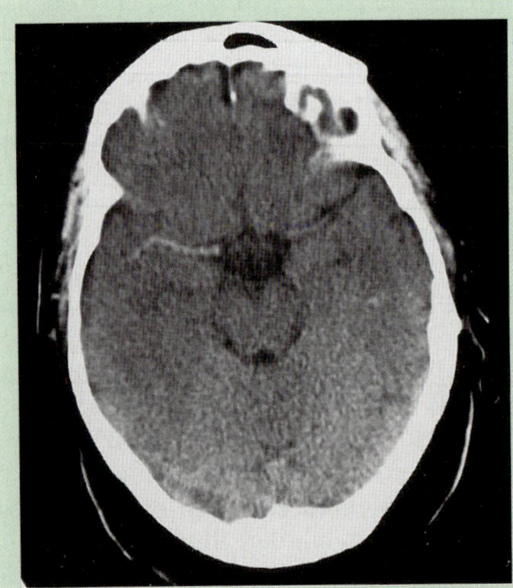

Abb. Fall 9.6 **„Dense-media"-Zeichen bei akutem Verschluss der A. cerebri media rechts**

schen Wert von ca. 160 mmHg eingestellt. In dieser Zeit kann durch eine Doppler-Untersuchung der extra- und intrakranielle Gefäßstatus erhoben werden. Dabei zeigen sich keine extrakraniellen Gefäßstenosen, in der transkraniellen Doppleruntersuchung hingegen ergibt sich ein rechtsseitiges Verschlusssignal in einer Tiefe von 62 mm. Somit bestätigt sich der Befund eines rechtsseitigen Mediaverschlusses.
Inzwischen sind seit Symptombeginn 2 Stunden und 30 Minuten vergangen. Der arterielle Blutdruck konnte über 15 Minuten lang stabil auf einen Wert von ca. 160 mmHg eingestellt werden. Somit kann die intravenöse thrombolytische Therapie mit rt-PA begonnen werden. 10 % der rt-PA Menge werden als Bolus, der Rest über eine Stunde als Infusion gegeben. Ca. 1 Stunde nach Ende der rt-PA Infusion berichtet der Patient tatsächlich von einer Besserung seiner Parese. Er kann den linken Arm jetzt wieder besser anheben. Bei der daraufhin durchgeführten transkraniellen Doppleruntersuchung kann kein Verschlusssignal mehr nachgewiesen werden – es besteht die berechtigte Hoffnung auf eine erfolgreiche Lysetherapie. In den kommenden Tagen bessert sich die Symptomatik des Patienten noch weiter, so dass am Ende des stationären Aufenthaltes nur noch eine diskrete Schwäche des Armes besteht. Ein gravierender Verlauf des Schlaganfalls mit womöglich kompletter Halbseitenlähmung konnte durch die Lysetherapie mit großer Wahrscheinlichkeit verhindert werden.
Da beim Patienten im EKG ein Vorhofflimmern diagnostiziert wird, ergibt sich der Verdacht auf eine kardiale Emboliequelle, auch wenn das transösophageale ECHO keine intrakavitären Thromben bestätigt. Da zusätzliche kardiovaskuläre Risikofaktoren bestehen (Rauchen und arterielle Hypertonie) und sich im CCT keine zerebrale Mikroangiopathie zeigt, wird der Patient zur Sekundärprophylaxe antikoaguliert und der INR mit Marcumar auf einen Wert zwischen 2 und 3 eingestellt. Das Verlaufs-CCT zeigt lediglich einen kleinen Stammganglien-Infarkt rechts. Da der Patient sich im Alltag selbstständig versorgen kann, wird für ihn im direkten Anschluss an die stationäre Behandlung eine ambulante Rehabilitation in einer Tagesklinik vor Ort organisiert.

Therapieempfehlungen: Ischämischer Schlaganfall

Primärprävention. Bei Patienten, die bisher weder eine transiente ischämische Attacke noch einen Schlaganfall erlitten haben, kann die regelmäßige Einnahme von Acetylsalicylsäure zur Primärprävention des ischämischen Insultes nicht empfohlen werden ✗✗. Bei fehlender Wirksamkeit besteht sogar ein kleines Risiko, dass zerebrale Blutungskomplikationen etwas häufiger auftreten.

Akuttherapie. In einem Zeitfenster von 3 Stunden kann an spezialisierten Zentren mit entsprechender Ausrüstung und Erfahrung die **systemische Lyse** mit rt-PA durchgeführt werden ✓. In den Fällen, in denen eine systemische Lyse nicht mehr möglich ist, kann im Zeitfenster von 3 – 6 Stunden durch spezialisierte neuroradiologische Zentren eine **lokale Thrombolyse** erfolgen ✓. **Acetylsalicylsäure** in der Akutphase zur frühen Sekundärprävention führt zu einem statistisch nachweisbaren, in absoluten Zahlen aber geringen therapeutischen Vorteil bei Patienten mit frischem ischämischen Insult ✓✓.

Sekundärprophylaxe. In der Sekundärprophylaxe führt **Acetylsalicylsäure** bei Patienten mit TIA und ischämischem Insult zu einer signifikanten, nummerisch aber leider nur geringen Reduktion weiterer Schlaganfälle, eines Myokardinfarkts oder des vaskulären Todes (13 % im Vergleich zu Placebo) ✓✓. Niedrige Dosen von ASS (50 – 300 mg) sind genauso wirksam wie höhere Dosen (900 – 1600 mg) und sollten wegen ihrer besseren gastrointestinalen Verträglichkeit bevorzugt werden ✓. Die empfohlene Tagesdosis liegt zwischen 50 und 100 mg. Blutungskomplikationen sind nicht dosisabhängig und treten auch bei Dosierungen von 50 oder 100 mg auf. Bezüglich der Kosten/Nutzen-Relation ist ASS sehr günstig. Die Kombination von **ASS mit Dipyridamol** ist wirksamer als ASS allein.
Clopidogrel ist indiziert bei Patienten, die ASS nicht vertragen oder die einen Schlaganfall erlitten haben und gleichzeitig einen Myokardinfarkt oder eine periphere arterielle Verschlusskrankheit der Beine haben ✓.
Patienten mit kardialer Emboliequelle und transienten ischämischen Attacken oder leichtem bis mittelschwerem Insult sollten, wenn keine Kontraindikationen bestehen, **antikoaguliert** werden. Das beste Verhältnis zwischen Nutzen und Risiko liegt offenbar bei INR-Werten zwischen 2 und 3 ✓. Bei niedrigeren Werten steigt das Schlaganfallrisiko, bei höheren Werten das Blutungsrisiko. Patienten, bei denen über die kardiale Emboliequelle hinaus mehrere vaskuläre Risikofaktoren bestehen, profitieren mehr von der Antikoagulation als Patienten ohne vaskuläre Risikofaktoren.

9.6.2 Zerebrale Blutungen

Grundlagen

Ätiologie. Zerebrale Blutungen liegen etwa 20 % der Schlaganfälle zugrunde. Am häufigsten sind Blutungen aus einer arteriosklerotisch veränderten kleinen Arterie bei arterieller Hypertonie. Andere Ursachen sind in abnehmender Häufigkeit:
- Blutungen aus einem Aneurysma oder einer arteriovenösen Missbildung,
- traumatische intrazerebrale Blutungen,
- Hämorrhagien bei erhöhter Blutungsneigung (Leukämie, thrombozytopenische Purpura, Leberzirrhose, Hämophilie, Behandlung mit Antikoagulanzien oder Thrombozytenaggregationshemmern),
- Blutungen in einen Hirntumor,
- septische Embolien,
- sekundäre Einblutungen in primär ischämische Infarkte im Rahmen kardialer Embolien.

Blutungen bei jüngeren Menschen ohne Hypertonie sind häufig durch arteriovenöse Missbildungen (Angiome, Kavernome) bedingt.

Symptomatik. Leitsymptome der zerebralen Blutung sind Kopfschmerzen, eine akut einsetzende Halbseitensymptomatik und eine progrediente Bewusstseinsstörung bis hin zum Koma. Männer sind häufiger betroffen als Frauen. Meist ist in der Anamnese eine Hypertonie zu eruieren. Sehr große Blutungen im Stammganglienbereich mit Einbruch in die Ventrikel oder in der hinteren Schädelgrube führen innerhalb kurzer Zeit zum Tode.

Prognose. Werden Blutungen überlebt, haben sie im Vergleich zu ischämischen Insulten eine etwas bessere Prognose. Dies liegt daran, dass Blutungen das Nervengewebe häufig nur komprimieren und nicht zerstören, die Funktionsstörungen sind damit in zumeist größerem Umfang als beim Infarkt reversibel.

Therapeutische Implikationen. Bei großen Blutungen, insbesondere Lobärhämatomen und Hämatomen in der hinteren Schädelgrube, besteht durch den Raumforderungseffekt und das Hirnödem die Gefahr der Einklemmung mit Todesfolge. Daher sollte umgehend ein neurochirurgisches Konsil mit der Frage einer operativen Therapie durchgeführt werden. In den Fällen, in denen keine Operationsindikation besteht, werden die Patienten konservativ behandelt (stationäre oder intensivmedizinische Überwachung, ggf. antihypertensive und antiödematöse Therapie).

Evidenzbasierte Therapie der zerebralen Blutung

Konservative versus operative Therapie

Bisher gibt es nur kleine randomisierte Studien zum Vergleich zwischen operativem und konservativem Vorgehen. In diesen Studien ergab sich kein Unterschied in der Langzeitprognose.
Gesichert ist der Nutzen der **Liquordrainage** bei Blutungen > 3 cm in der hinteren Schädelgrube und/oder bei Verschlusshydrozephalus ✓✓. Im experimentellen Stadium befindet sich die **stereotaktische Punktion** der Blutung, Lyse mit rt-PA und anschließender Absaugung.
Die operative Therapie mittels **Kraniotomie** erfolgt, wenn die Blutung anatomisch gut zugänglich ist und der Patient zunächst ansprechbar war, sekundär jedoch eintrübte. Bei Blutungen in der hinteren Schädelgrube muss häufig zusätzlich eine ventrikuläre Liquordrainage angelegt werden.

Pharmakotherapie

Es gibt keine wissenschaftlich belegte konservative Therapie der zerebralen Blutung. Bei erhöhten Blutdruckwerten wird wie beim ischämischen Insult der Blutdruck langsam und vorsichtig gesenkt. Bei großen Blutungen und Hirndruck wird intubiert und eine antiödematöse Therapie mit Mannitol begonnen.

Subarachnoidalblutung (SAB)

Grundlagen

Leitsymptom der Subarachnoidalblutung ist der sehr heftige, meist okzipital betonte Kopfschmerz mit Meningismus. 20 % der Patienten werden initial bewusstlos. Zusätzliche fokal-neurologische Symptome sprechen für ein Einbrechen der Blutung in das Hirnparenchym. Häufig tritt die Subarachnoidalblutung bei schwerer körperlicher Belastung auf.

Ätiologie. Die meisten Subarachnoidalblutungen sind durch die Ruptur eines Aneurysmas im Bereich des Circulus arteriosus Willisii bedingt. Aneurysmen finden sich in abnehmender Häufigkeit am Ramus communicans anterior, am Abgang des Ramus communicans posterior, am Anfangsteil der A. cerebri media und an der Aufteilungsstelle der A. carotis interna in die A. cerebri media und die A. cerebri anterior. Die übrigen Aneurysmen finden sich in distalen Mediaanteilen und in der hinteren Schädelgrube.

Symptomatik. Klinisch sind heftige Kopf- und Nackenschmerzen und Meningismus die führenden Zeichen. Mit Hilfe der Computertomographie lässt sich bei 95 % der Betroffenen Blut im Subarachnoidalraum oder in den Ventrikeln nachweisen.
Sehr große Aneurysmen im Bereich des Sinus cavernosus können auch ohne Ruptur zu einer Okulomotoriusparese, einer Abduzensparese oder einer Trigeminusschädigung mit Schmerzen führen. Eine familiäre Häu-

fung von Aneurysmen wird in zunehmendem Maße beobachtet.

Die **Prognose** hängt vom ursprünglichen Ausmaß der Blutung, ihrer Lokalisation sowie dem Auftreten von Sekundärkomplikationen ab. Etwa ein Drittel der Patienten stirbt unmittelbar oder während des Transports in das Krankenhaus. Von den Überlebenden sterben 15 % innerhalb der ersten 48 Stunden, weitere 15 – 20 % sterben an den Sekundärkomplikationen.

Therapeutische Implikationen. Patienten mit Subarachnoidalblutung werden primär intensivmedizinisch behandelt. Es gibt drei Hauptkomplikationen, die frühzeitig therapeutisch angegangen werden müssen. Innerhalb der ersten 10 Tage besteht ein hohes Risiko der *Nachblutung*, wobei in diesen Fällen die Mortalität deutlich höher ist als bei der Erstblutung. Eine weitere Komplikation sind *Vasospasmen*, die meist zwischen dem 4. und 14. Tag nach der Subarachnoidalblutung auftreten und zu ischämischen Infarkten führen können. Durch die Blutansammlungen im Subarachnoidalraum kann es zu einem *Hydrocephalus malresorptivus* mit Hirndruck kommen.

Evidenzbasierte Therapie der SAB

Nichtmedikamentöse Maßnahmen

Wird angiographisch ein Aneurysma nachgewiesen, wird dieses so schnell wie möglich interventionell neuroradiologisch oder operativ durch das Einbringen von Coils (kleine Platinspulen) ausgeschaltet. Bei Media-aneurysmen ist das **operative Clipping** die Methode der Wahl. Bei Aneurysmen im Vertebralis-Basilaris-Kreislauf ist das **Coiling** überlegen. Bei Hydrozephalus erfolgt eine externe Ventrikeldrainage oder eine permanente Shuntanlage.

Pharmakotherapie

Bei angiographisch oder mit Hilfe der transkraniellen Dopplersonographie nachgewiesenen arteriellen Spasmen erfolgt eine Behandlung mit dem Calciumantagonisten **Nimodipin** ✓. Um einen abrupten Blutdruckabfall zu vermeiden, sollte die Gabe von Nimodipin oral erfolgen. Ist das Aneurysma ausgeschaltet, kann bei Vasospasmen eine hypervolämische, hypertensive Therapie mit Anhebung des Blutdrucks durchgeführt werden.

9.6.3 Thrombose intrakranieller venöser Sinus und Venen

Pathophysiologie. Primäre Sinusthrombosen sind selten. Sie werden bei Gerinnungsstörungen, Polycythaemia vera, in der Spätschwangerschaft, im Wochenbett und bei Hormonbehandlung beobachtet. Sekundäre Sinusthrombosen entwickeln sich durch Infektionen oder nach Traumen, beispielsweise bei Mastoiditis und Sinusitis frontalis. Sehr selten können Sinusthrombosen durch Obliteration von Halsvenen nach Strahlentherapie auftreten.

Symptomatik. Typisch sind langsam zunehmende Kopfschmerzen, die auf gängige Therapiemaßnahmen nicht ansprechen, ferner Hirndruckerbrechen oder Singultus, Stauungspapillen, fokal-neurologische Symptome wechselnder Ausprägung, z. T. mit Aphasie oder Dysarthrie, komplexe neuropsychologische Defizite und fokale bzw. fokal beginnende, sekundär-generalisierte Anfälle. In der Computertomographie findet sich eine Hirnschwellung mit fakultativ hypodensen Läsionen in der Nähe des betroffenen Sinus oder der betroffenen Brückenvenen mit venösen Blutungen. Der Nachweis der Sinusvenenthrombose gelingt entweder durch die Kernspintomographie, Kernspinangiographie oder die CT-Angiographie im Spiral-CT.

Therapie. Bei einer septischen Sinusthrombose muss notfallmäßig **operativ** der Infektionsherd ausgeräumt werden und eine **antibiotische Behandlung** erfolgen. Unabhängig von der Ätiologie erfolgt bei allen Patienten eine Gerinnungshemmung mit **Heparin**, die nach etwa 1 – 2 Wochen durch eine **orale Antikoagulation** ersetzt wird. Der Nutzen dieser Therapie ist nur durch eine kleine randomisierte Studie belegt ✓. Die Prognose für eine Restitutio ad integrum des Patienten ist unter dieser Therapie ausgesprochen günstig, während die Mortalitätsrate unbehandelt sehr hoch ist.

Ausgewählte Literatur

1. Berge E, Abdelnoor M, Nakstad PH, Sandset PM, on behalf of the HAEST Study Group. Low molecular-weight heparin versus aspirin in patients with acute ischaemic stroke and atrial fibrillation: a double blind randomised study. Lancet. 2000;355: 1205 – 1210.
2. CAPRIE Steering Committee. A randomised, blindet, trial of clopidogrel versus aspirin in patients at risk of ischaemic events (CAPRIE). Lancet. 1996;348 : 1329 – 1339.
3. CAST (Chinese Acute Stroke Trial) Collaborative Group. CAST: randomized placebo-controlled trial of early aspirin use in 20.000 patients with acute ischaemic stroke. Lancet. 1997;349 : 1641 – 1649.
4. Chen ZM, Sandercock P, Pan HC, Counsell C, Collins R, Liu LS, et al. Indications for early aspirin use in acute ischemic stroke. A combined analysis of 40.000 randomized patients from the Chinese acute stroke trial and the International stroke trial. Stroke. 2000;31 : 1240 – 1249.
5. Diener HC, Cuhna L, Forbes C, Sivenius J, Smets P, Lowenthal A. European Stoke Prevention Study 2. Dipyradimole and acetylslicylic acid inthe secondary prevention of stroke. J Neurol Sci. 1996;143 : 1 – 13.
6. Furlan A, Higashida R, Wechsler L, Gent M, Rowley H, Kase C, et al. Intraarterial Prourokinase for acute ischemic stroke – The PROACT II Study: A randomized controlled trial. JAMA. 1999; 282 : 2003 – 2011.

7. Hart RG, Halperin JL, McBride R, Benavente O, Man-Son-Hing M, Kronmal RA. Aspirin for the primary prevention of stroke and other major vascular events. Meta-analysis and hypotheses. Arch Neurol. 2000; 57 : 326 – 332.
8. International Stroke Trial Collaborative Group. The International Stroke Trial (IST): a randomised trial of aspirin, subcutaneous heparin, both, or neither among 19 435 patients with acute ischaemic stroke. Lancet. 1997;349 : 1564 – 1565.
9. Steering Commitee of the Physicians Health Study Research Group. Final report on the Aspirin component of the ongoing physicians health study. N Engl J Med. 1989;321 : 129 – 135.
10. The National Institute of Neurological Disorders and Stroke rt-PA Stroke Study Group. Tissue plasminogen activator for acute ischemic stroke. N Engl J Med. 1995;333 : 1581 – 1587.
11. The Publications Commitee for the Trial ORG 19 172 in Acute Stroke Treatment (TOAST) Investigators. Low molecular weight heparinoid, ORG 10 172 (Danaparoid), and outcome after acute ischemic stroke. JAMA. 1998;279 : 1265 – 1272.
12. The Stroke Prevention in Reversible Ischemia Trial (SPIRIT) Study Group. A randomized trial of anticoagulants versus aspirin after cerebral ischemia of presumed arterial origin. Ann Neurol. 1997;42 : 857 – 865.
13. UK-TIA Study Group. The United Kingdom transient ischaemic attack (UK-TIA) aspirin trial. final results. J Neurol Neurosurg Psychiatr. 1991;54 : 1044 – 1054.

9.7 Muskelerkrankungen

Muskelerkrankungen werden in **drei Hauptgruppen** eingeteilt:
- hereditäre Myopathien,
- metabolische Myopathien und periodische Lähmungen,
- inflammatorische Myopathien.

Eine pharmakologische Behandelbarkeit ist hauptsächlich bei den inflammatorischen Myopathien gegeben. Da Myopathien insgesamt sehr selten sind, liegen nur wenige placebokontrollierte Studien zu den verfügbaren Therapieoptionen vor.

9.7.1 Hereditäre Myopathien

Muskeldystrophien (MD) sind hereditär bedingte, chronisch-progrediente Muskelerkrankungen, die sowohl genetisch als auch klinisch heterogen sind. Allen Erkrankungsgruppen gemeinsam ist eine fortschreitende Muskelschwäche und -atrophie, unterschiedlich sind Manifestationsalter, Krankheitsschwere und topische Verteilung der muskeldystrophischen Prozesse. Bei der *kongenitalen Muskeldystrophie* leiden bereits die Neugeborenen an einer generalisierten Hypotonie („*Floppy Infant*") und sterben nach relativ kurzer Zeit. Die häufigste Muskeldystrophie des (Klein)kindesalters ist die *Muskeldystrophie vom Typ Duchenne*, die nach der kongenitalen Form die schlechteste Prognose hat. Bei den betroffenen Kindern entwickeln sich über Muskelschwäche und -atrophie hinaus Skelettabnormalitäten, Kardiomyopathie und respiratorische Einschränkungen. Die häufigste Muskeldystrophie des mittleren und höheren Lebensalters ist die *Gliedergürteldystrophie*, die betont Becken- und Schultergürtel betrifft. Die *okulopharyngeale Muskeldystrophie* manifestiert sich bevorzugt im höheren Lebensalter.

Evidenzbasierte Therapie

Corticosteroide sind die einzige pharmakologische Interventionsmöglichkeit mit nachgewiesener Wirksamkeit: Mehrere Studien haben gezeigt, dass Corticosteroide die Krankheitsprogression verlangsamen und die Zeit verlängern, in der das freie Gehen möglich ist ✓✓. Der Wirkmechanismus der Steroide ist unklar; am wahrscheinlichsten ist eine Hemmung der Entzündungskaskade, die sekundär nach Degeneration der Muskulatur einsetzt, ferner ein Membran stabilisierender Effekt. Der langfristige Einsatz der Corticosteroide wird durch die typischen Nebenwirkungen limitiert. Üblicherweise wird der Einsatz der Steroide der Duchenne-Dystrophie vorbehalten, bei den Gliedergürteldystrophien (Sarkoglycanopathien) und der okulopharyngealen Dystrophie ist ein probatorischer Einsatz allerdings auch zu vertreten.

Anabolika. Testosteron, Oxandrolon, Dehydroepiandrosteron (DHA), Dehydroepiandrosteronsulfat (DHE-AS) und Wachstumsfaktoren (IGF-1, GH) haben bei der Duchenne-Muskeldystrophie keine überzeugende Wirkung gezeigt ✗. In kleineren Studien ließ sich hingegen eine leichte Tendenz zur Steigerung der Muskelkraft beobachten, die in der Praxis oft nicht relevant ist.

Sonstige. Vitamin E und Selen sind nicht effektiv ✗, *Kreatin* ist vermutlich schwach wirksam. *Beta-2-Sympathomimetika* haben in einer Pilotstudie einen positiven Effekt auf Muskelwachstum und Muskelkraft gezeigt ✓. Größere kontrollierte Studien stehen allerdings nicht zur Verfügung. Zu beachten ist, dass Beta-2-Sympathomimetika die Tachykardieneigung erhöhen und daher bei einer im Rahmen der Grunderkrankung entstandenen Myokardschwäche nicht eingesetzt werden dürfen.

9.7.2 Metabolische Myopathien

Die metabolischen Myopathien sind genetisch bedingte Stoffwechselstörungen der Skelettmuskulatur (primäre metabolische Myopathien); sie können auch sekundär im Rahmen endokriner oder toxischer Erkrankungen auftreten.

Die häufigsten **primären metabolischen Myopathien** sind:

- Glykogenosen und Glykolysedefekte,
- Lipidmyopathien,
- mitochondriale Zytopathien,
- Defekte einzelner Stoffwechselenzyme (z. B. Myoadenylat-Desaminase-Mangel).

Klinisch kommt es zu belastungsinduziertem Schmerz und Muskelschwäche sowie zu einer transienten Rhabdomyolyse mit CK-Anstieg und Myoglobinurie.

Sekundäre metabolische Myopathien werden am häufigsten durch Schilddrüsenfunktionsstörungen verursacht.

Evidenzbasierte Therapie

Therapie der Glykogenosen. Bei Muskelglykogenosen wird eine *eiweiß- und fettreiche Ernährung* empfohlen. Bei der Muskelglykogenose Typ V (McArdle-Syndrom) kann die Belastungsintoleranz der Muskulatur durch orale *Glucose- oder Fructosezufuhr* und *proteinreiche Ernäherung* vermindert werden. Zusätzlich kann *Isoprotenorol* (10 – 20 mg sublingual) oder *Di-Ribose* versucht werden.

Therapie der Lipidmyopathien. Bei den Lipidmyopathien sind längere Fastenperioden zu vermeiden. Körperliche Dauerbelastungen führen zur Symptomverschlechterung, daher sollte vor stärkerer körperlicher Belastung ein *Kohlenhydratbolus* eingenommen werden. Die Basisdiät sollte einen *hohen Kohlenhydratanteil* um die 70 % und einen *niedrigen Fettanteil* um die 20 % aufweisen.

Bei primärem Carnitinmangel wird *L-Carnitin* 2 – 4 g/d oral substituiert. Bei einem sekundären Carnitinmangel sollte die genannte Dosis halbiert werden, da bei hoher Dosis Kardiomyopathien beschrieben worden sind.

Therapie bei mitochondrialen Zytopathien. Bei mitochondrialen Zytopathien ist das *Co-Enzym Q (Cytocor)* 50 – 300 mg pro Tag wirksam ✓; bei der Leber-Optikusatrophie wird *Idebenon* in einer Dosierung von 90 – 270 mg pro Tag verabreicht ✓. Zum Einsatz von *Antioxidanzien* (Thiamin, Rivoflavin, Biotin, Liponsäure, Vitamin C, Vitamin K, Vitamin E, Succinat, Kreatin und Carnitin) liegen keine kontrollierten Studien vor ≈. Zur Besserung der Muskelschwäche sind bei einzelnen Patienten *Acetylcholinesterasehemmer* symptomatisch wirksam.

Therapie bei MADA-Mangel. Bei Myoadenylat-Desaminase-Mangel kann *Di-Ribose* (20 – 60 g/d) zur Besserung der Muskelschmerzen nach Belastung versucht werden.

Therapie bei endokriner Myopathie. Alle endokrinen Myopathien bessern sich in der Regel nach *Behandlung der Grunderkrankung*. Am häufigsten ist die endokrine Myopathie mit einer Schilddrüsenfunktionsstörung assoziiert, insbesondere mit einer Überfunktion. Klinisch ähnelt die so genannte thyreotoxische episodische Paralyse der hypokaliämischen periodischen Paralyse. Sie tritt auch ohne das klassische Bild einer Thyreotoxikose in Erscheinung. Therapeutisch sind *Hypokaliämieausgleich*, *antithyroidale Medikation* sowie *Betablocker* wirksam. Zur Rezidivprophylaxe kommen *Kaliumsubstitution*, *Thiaziddiuretika* oder *Betablocker* zum Einsatz. Acetazolamid hingegen verschlechtert die Symptomatik und sollte gemieden werden wegen der möglichen Hypokaliämie.

9.7.3 Myotonien

Die myotonen Dystrophien (DM) sind Multisystemerkrankungen mit Muskelschwäche, Muskelatrophie und Myotonie. Zusätzlich bestehen extramuskuläre Symptome wie Katarakt, Hypersomnie, Herzrhythmusstörungen, Kardiomyopathie und endokrine Störungen. Die Erkrankungen werden eingeteilt in *DM 1* (*Curschmann-Steinert-Syndrom*) und *DM 2* (vormals proximale myotone Myopathie, *PROMM*). Darüber hinaus differenziert man die *kongenitale Myotonie*, die *Paramyotonie* und die *fluktuierende Myotonie*. Den Myotonien liegen Ionenkanalerkrankungen zugrunde; es sind entweder Chlorid-, Natrium- oder Calciumkanäle betroffen.

Evidenzbasierte Therapie

Zur Therapie der Muskelverkrampfungen kann *Mexitil* bis maximal 600 mg unter EKG-Kontrolle versucht werden. Alternativ bietet sich *Carbamazepin* bis 1200 mg/d an. Die schwer zu behandelnden Muskelschmerzen bei DM Typ 2 sprechen variabel auf *Carbamazepin*, *Gabapentin* oder *NSAR* an. Die Hypersomnie bei DM 1 kann mit *Modafinil* (bis zu 400 mg/d) behandelt werden.

9.7.4 Episodische Paralyse

Die **hypokaliämische Paralyse** ist am häufigsten und wird durch eine Störung von Calciumkanälen verursacht. Zur **Therapie der akuten Lähmungsattacke** wird *Kalium* in einer Dosierung von 120 mmol oral verabreicht. Zur **Prophylaxe** sollte körperliche Anstrengung gemieden werden; ferner ist eine *natrium- und kohlenhydratreiche Ernährung* angezeigt. Manchmal erweist sich auch *Acetazolamid* (2 × 500 mg/d) als prophylaktisch wirksam, additiv kann das Kalium sparende Diuretikum *Spironolacton* verabreicht werden (bis zu 200 mg/d).

Hyperkaliämische Paralyse. In der **Attacke** wird *10%iges Calciumgluconat* verabreicht oder *Glucose* infundiert. Die Inhalation von *Salbutamol* kann gleichfalls hilfreich sein. **Prophylaktisch** ist auf *regelmäßige und kohlenhydratreiche Mahlzeiten* zu achten; ferner sind eine milde körperliche Aktivität und ggf. *Hydrochlorothiazid* 25 mg/d zu empfehlen. Bei hoher Attackenfrequenz sind darüber hinaus *Acetazolamid* (bis 2 × 500 mg/d) oder *Fludrocortison* (bis 0,3 mg/d) einsetzbar, beide Substanzen besitzen eine gute prophylaktische Wirksamkeit. Der angestrebte Serum-Kalium-Spiegel liegt zwischen 3 bis 3,5 mmol.

9.7.5 Inflammatorische Myopathien

Polymyositis und Dermatomyositis. Typisch sind eine schmerzhafte Schwäche und Atrophie der proximalen Arm- und Beinmuskulatur sowie die Mitbeteiligung der Pharynxmuskulatur mit Schluckstörungen. Charakteristischerweise ist im besonderen Maße auch die Kopfhebung beeinträchtigt. Schmerzen sind bei der Dermatomyositis am häufigsten, bei der Polymyositis können sie fehlen. Typisch für die Dermatomyositis ist ein heliotropes Erythem (Lilac Disease) im Gesicht, in späteren Stadien eine Hyperpigmentierung der Haut.

Sporadische Einschlusskörperchenmyositis. Es handelt sich um eine chronisch-progrediente Muskelerkrankung, die wahrscheinlich häufiger als bisher angenommen auftritt. Typisch ist der bevorzugte Befall distaler Muskelgruppen, insbesondere der Fingerflexoren im Bereich der oberen Extremität und der Fußheber am Unterschenkel. Häufig sind die Muskelatrophien asymmetrisch ausgebildet, z. B. mit Betonung der Quadrizepsgruppe am Bein und der Flexoren am Arm. Schluckstörungen können begleitend vorhanden sein. Das EMG-Muster ist gemischt myopathisch-neurogen, die Diagnosestellung erfolgt histologisch.

Evidenzbasierte Therapie

Therapie der Dermatomyositis und Polymyositis. Hauptstandbein ist eine Monotherapie mit *Corticosteroiden*, bevorzugt mit Methylprednisolon (1 mg/kg Körpergewicht). Sobald hierunter eine klinische Remission auftritt, sollte eine *Kombinationstherapie aus Steroiden und Immunsuppressiva* angeschlossen werden. Bei schweren Verlaufsformen, insbesondere bei einer Dermatomyositis, wird initial eine hoch dosierte, *intravenöse* Gabe von Methylprednisolon (3 × 1000 mg) bevorzugt. Im Interesse einer frühzeitigen Dosisreduktion und damit einer Steroideinsparung wird auch hier als nächster Schritt eine Kombination mit einem weiteren Immunsuppressivum (bevorzugt Azathioprin) empfohlen. Studien zum Einsatz von Methotrexat, Cyclosporin und Cyclophosphamid liegen nicht vor ≈. Bei Nichtansprechen der bislang genannten Substanzen wurden auch vereinzelt neue Immunsuppressiva wie *Tacrolismus* und *Mycophenolat* getestet, die in Einzelfällen helfen.
Sollten Steroide und Immunsuppressiva wirkungslos bleiben, erfolgt eine Therapieeskalation in Form von *hoch dosierten intravenösen Immunglobulinen*, und zwar in einer Dosierung von 0,4 g/kg Körpergewicht einmal im Monat oder alle zwei Monate. Kontrollierte Studien, welche die Überlegenheit *einer* der bislang genannten Therapieoptionen belegen (Steroide oder Immunsuppressiva oder Immunglobuline) existieren bislang nicht ≈. Sollte nach 6 Monaten Immunglobulintherapie keine überzeugende Wirkung eintreten, ist eine erneute Tumorsuche bei der Dermatomyositis obligat (Ausschluss paraneoplastisches Syndrom).

Therapie der Einschlusskörperchenmyositis. Die Einschlusskörperchenmyositis ist gegenüber den meisten Therapieversuchen resistent. Kontrollierte Studien zum Einsatz von Corticosteroiden und Immunsuppressiva liegen nicht vor ≈. Insgesamt ist das Ansprechen auf die immunsuppressive Therapie schlecht. Da dennoch einzelne Patienten von der Immunsuppression profitieren, halten mehrere Autoren einen 6-monatigen Therapieversuch trotzt der schlechten Gesamtbilanz für gerechtfertigt. In der Regel werden *Corticosteroide kombiniert mit Azathioprin* verabreicht. Alternativ kommen auch wie bei der Dermatomyositis *hoch dosierte Immunglobuline* zum Einsatz. Die Ergebnisse der zur Verfügung stehenden kleinen Studien zeigen nur bei einem geringen Teil der Patienten ein positives Ansprechen. Nur in Ausnahmefällen erscheint eine immunsuppressive Therapie über 6 Monate gerechtfertigt.
Sollten weitere immunologische Erkrankungen vorliegen (wie zum Beispiel eine Gammopathie), ist ein Therapieversuch mit *Immunabsortionen* oder *Plasmapherese* gerechtfertigt. Additiv kann eine Anreicherung der Nahrung mit *Kreatininmonohydraten* erfolgen. β-Interferon-1-A und Oxandrolon blieben bei der Einschlusskörperchenmyositis ohne Effekt. Die positiven Ergebnisse einer Pilotstudie mit *Antithymozytenglobulinen (ATG) und Methotrexat* über 12 Monate ✓ bedürfen noch der Reproduzierung in größeren Studien.

9.7.6 Neuromuskuläre Übertragungsstörungen

Zu den Erkrankungen der neuromuskulären Übertragung gehören die Myasthenia gravis, das Lambert-Eaton-Syndrom und der Botulismus. Pathophysiologie sowie therapeutische Angriffspunkte dieser verschiedenen Erkrankungen sind in Abb. 9.**12** in Form einer Übersicht skizziert.

Myasthenia gravis

Grundlagen

Die Myasthenia gravis (MG) ist die häufigste Störung der neuromuskulären Übertragung. Neben den selteneren kongenitalen Myasthenien mit genetisch bedingten Abnormalitäten der neuromuskulären Endplatte ist die häufigste Pathophysiologie eine erworbene immunologische Störung mit einer Prävalenz von etwa 20 auf 100 000.

Pathophysiologie. Bei der Myasthenia gravis kommt es zu einer autoimmunen Attacke auf die postsynaptische Muskelmembran: Im Serum lassen sich Antikörper gegen menschliche Acetylcholinrezeptoren bei 80 % der Patienten nachweisen, hieraus resultiert eine Störung der neuromuskulären Übertragung. Bei Patienten mit Spätbeginn oder mit Thymom sind darüber hinaus die sog. Antititin-Antikörper positiv. Der Thymus spielt eine entscheidende Rolle in der Pathogenese der Myasthenia gravis: in diesem Organ finden sich sog. Myoidzellen, die das Acetylcholinrezeptor-Antigen, Antigen-präsentierende Zellen sowie immunkompetente T-Zellen hervorbringen. 70 % der Myasthenia-gravis-Patienten weisen eine Thymushyperplasie als Ausdruck der aktiven Immunantwort auf, 10–20 % haben einen Thymustumor, der zumeist benigne ist.

Diagnostik. Der Nachweis von Acetylcholinrezeptor-Antikörpern ist entscheidend. Darüber hinaus ist der sog. Tensilon-Test, eine Bolusprobeinjektion von intravenösem Edrophoniumchlorid (Tensilon) bei 90 % der Patienten diagnostisch hilfreich. Es werden 2 mg als Probedosis intravenös gegeben, es wird dann eine klinische Besserung der Symptome beobachtet. Nach 60 Sekunden werden weitere 3 mg und nach weiteren 60 Sekunden weitere 5 mg nachinjiziert. Bei zwischenzeitlich eintretender Besserung wird auf die jeweilige Folgeinjektion verzichtet. Die elektrophysiologische Testung kann die Diagnose bestätigen. Die sog. repetitive Nervenstimulation zeigt eine reproduzierbare über 10 %ige Ab-

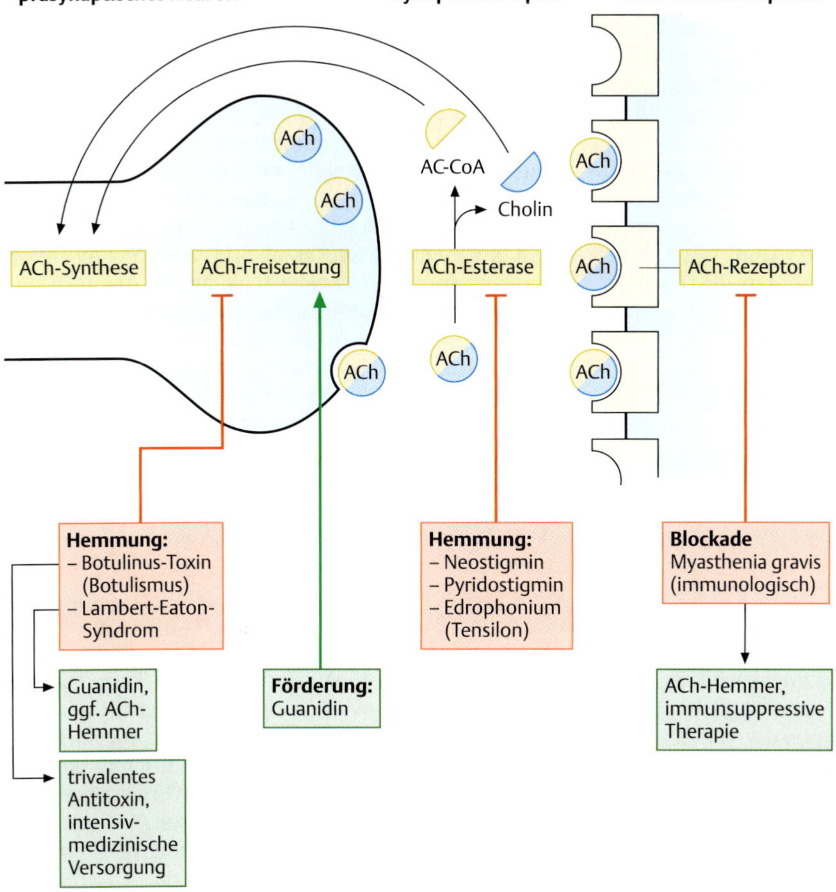

Abb. 9.**12** **Neuromuskuläre Synapse: Pathophysiologie neuromuskulärer Störungen und therapeutische Angriffspunkte**

nahme des Muskelantwortpotenzials im Vergleich des ersten zum vierten oder fünften Antwortpotenzial. Alternativ kann eine sog. Einzelfaser-EMG-Ableitung durchgeführt werden.

Symptomatik. Neben zumeist tageszeitlich zunehmender proximaler Schwäche bei generalisierter Myasthenie steht im Vordergrund entweder eine zusätzliche oder alleinige Schwäche der extraokulären Muskeln. Diese führt zu Lidheberschwäche mit Ptose und Doppelbildern.
Viele Patienten leiden durch Schwäche der Pharyngealmuskulatur an Schlucksstörungen. Das Ausmaß der Muskelschwäche rangiert von leichter Schwäche bis zu hochgradigen Paresen mit Beteiligung der Atemmuskulatur. Dieses Bild wird dann als myasthene Krise bezeichnet und erfordert Intensivtherapie zum Teil mit Intubationsbeatmung.

Therapeutische Implikationen. Die Behandlung der Myasthenia gravis zielt in zwei verschiedene Richtungen: Zum einen wird versucht, die *Verfügbarkeit von Acetylcholin am synaptischen Spalt zu erhöhen* und damit die neuromuskuläre Übertragung zu verbessern. Hierzu werden Acetylchonlinesterase-Hemmer verabreicht, die den Abbau des Transmitters verlangsamen und dadurch dessen Wirksamkeit erhöhten. Zweites pharmakotherapeutisches Prinzip ist die *Dämpfung des autoimmunlogischen Prozesses* durch Immunsuppressiva.

Evidenzbasierte Therapie

Therapieziele. Die Behandlung richtet sich in erster Linie auf die symptomatische Besserung der Muskelschwäche.

Cholinesteraseinhibitoren

Hauptstandbein der Pharmakotherapie sind Cholinesteraseinhibitoren. Zur Verfügung stehen **Pyridostigminbromid** (Mestinon) und **Neostigminbromid** (Prostigmin). Pyridostigmin wird wegen geringerer gastrointestinaler Nebenwirkungen und längerer Wirkzeit bevorzugt. Die Initialdosis beträgt 30 – 60 mg alle 4 – 8 Stunden. Die äquivalente Dosis von Neostigmin ist 7,5 – 15 mg. Pyridostigmin steht auch als Retard-Tablette (180 mg) zur Verfügung; vorteilhaft ist diese Darreichungsform insbesondere bei ausgeprägter morgendlicher Muskelschwäche mit Schluckstörungen, da dann die gesamte Dosis abends eingenommen werden kann. Ungünstig an der Retardpräparation sind Schwankungen der gastrointestinalen Resorption, wodurch ein Wechsel zwischen Über- und Unterdosierungserscheinungen möglich ist. Die Dosis der Cholinesterasinhibitoren muss individuell der Muskelschwäche angepasst werden. Bei Patienten, die Neostigmin oder Pyridostigmin nicht tolerieren oder nicht darauf ansprechen, steht als Ausweichpräparat **Ambenoniumchlorid** (Mytelase) zur Verfügung, das nur selten zum Einsatz kommt; die Start-Dosis beträgt 5 mg. Bei hoher Cholinesterasehemmer-Dosis kann der erwünschte Effekt ins Gegenteil umschlagen: es kann zu einer cholinerg bedingten Muskelschwäche kommen, u. U. bis hin zur cholinergen Krise mit Atemmuskelschwäche und Apnoe.

Nebenwirkungen. Übliche gastrointestinale Nebenwirkungen der Cholinesterase-Therapie sind *Übelkeit* und *Erbrechen*, *Bauchkrämpfe* und *Diarrhoe*. Die bronchiale und orale *Schleimsekretion* nimmt zu. Sollte der Patient aufgrund der Muskelschwäche eine hohe Medikamentendosis benötigen mit entsprechend erhöhter Gefahr gastrointestinaler Nebenwirken, müssen bei Bedarf Loperamidhydrochlorid (Imodium) gegen Durchfall, Propantylinbromid (Pro-Banthine) oder Glycopyrolat (Rubinol) gegen Speichelfluss gegeben werden. Eine seltene Nebenwirkung bei hohen Pyridostigmin-Dosen ist der Bromismus mit akuter Psychose.

Immunsuppressiva

Corticosteroide. Zur Langzeittherapie der Myasthenia gravis und Unterdrückung des Autoimmunprozesses ist bei vorhandenem Thymom eine Thymektomie angezeigt, darüber hinaus eine Corticosteroidtherapie in einer Dosis von 1,5 – 2 mg/kg/Tag für 4 Wochen; anschließend ist das Cortison über viele Monate hinweg langsam zu reduzieren, bis es ganz abgesetzt werden kann.

Adjuvante Gabe weiterer Immunsuppressiva. Sollte es bei einem Patienten nicht möglich sein, die Corticosteroid-Dosis auf 10 mg Prednison jeden zweiten Tag zu senken, sollte zur Cortisoneinsparung ein weiteres Immunsuppressivum hinzugegeben werden: Üblicherweise wird hier **Azathioprin** verwendet in einer Dosis von 150 – 200 mg pro Tag. Alternativ kommen Cyclosporin, Cyclophosphamid oder im Einzelfall Mycophenolat mofetil zum Einsatz. **Cyclosporin** wird 2-mal täglich oral verabreicht in einer Dosis von 5 – 6 mg/kg, die genaue Dosis ergibt sich aus der angestrebten Serumkonzentration von 75 – 150 ng/ml. Renale Nebenwirkungen und Hypertension sind die einschränkenden Faktoren einer Cyclosporin-Therapie. **Cyclophosphamid** wird intravenös und pulsatil (einmal im Monat) verabreicht, initial in einer Dosierung von 500 mg/qm Körperoberfläche, später in aufsteigender Dosierung. Nebenwirkungen von Cyclophosphamid sind Alopezie, Zystitis, Leukopenie sowie Übelkeit. Diese Nebenwirkungen behindern die Therapie oft empfindlich. Die Tagesdosis von **Mycophenolat** beträgt 2 g auf zwei Einzelgaben verteilt.

Therapie bei myasthener Krise

Im Falle einer krisenhaften Verschlechterung der Muskelschwäche bei myasthener Krise kommen Plasmapherese oder intravenöse Immunglobuline in einer Dosierung von 2 g/kg Körpergewicht über 2 – 5 Tage zur Anwendung.

Lambert-Eaton-Syndrom

Beim Lambert-Eaton-Syndrom handelt es sich um eine präsynaptische Störung der Acetylcholinfreisetzung, die zumeist paraneoplastisch bedingt ist und am häufigsten im Rahmen eines Bronchialkarzinoms entsteht. Pathogenetisch liegen hier organspezifische Autoantikörper gegen spannungsabhängige Calciumkanäle zugrunde (VGCC = Voltage gated calcium channels). Die Therapie erfolgt mit **Guanidinhydrochlorid**, das die Freisetzung von Acetylcholin aus der präsynaptischen Membran fördert (s. Abb. 9.**12**). Die Dosierung beträgt 5 – 10 mg/kg täglich, verteilt auf drei Einzelgaben. Bei manchen Patienten hilft auch Pyridostigmin. Wichtig ist die begleitende Tumordiagnostik und -therapie, die dann auch hinsichtlich des Lambert-Eaton-Syndroms kausal wirksam ist.

10 Psychiatrische Erkrankungen

N. Müller, M. Riedel, H.-J. Möller

10.1 Affektive Psychosen

Durch die Bezeichnung „manisch-depressives Irrsein" grenzte E. Kraepelin 1898 die affektiven Störungen von den Psychosen aus dem schizophrenen Formenkreis ab. Er unterstrich damit den episodenhaften Verlauf dieser Erkrankungen, denn in der Regel wird das prämorbide Funktionsniveau nach Abklingen der Erkrankung wieder erreicht. Von K. Schneider (1921) wurde als Synonym der Begriff der „Zyklothymie" eingeführt. Die Einteilung in bipolare und (uni-)monopolare Psychosen geht im Wesentlichen auf K. Leonard (1957), Angst (1966) und Perris (1966) zurück. Mit dieser Nomenklatur wurde die zyklische bzw. periodisch-phasische Verlaufsform der affektiven Psychose hervorgehoben. Mit der Einführung der neuen Diagnose- und Klassifikationssysteme (ICD-10 [Abb.10.**1**], DSM IV) setzte sich der Begriff „affektive Psychosen" durch und verdrängte die Terminologie des ICD-9 der manisch-depressiven Erkrankung mit den Komponenten der endogenen (anlagebedingten) Depression und endogenen Manie.

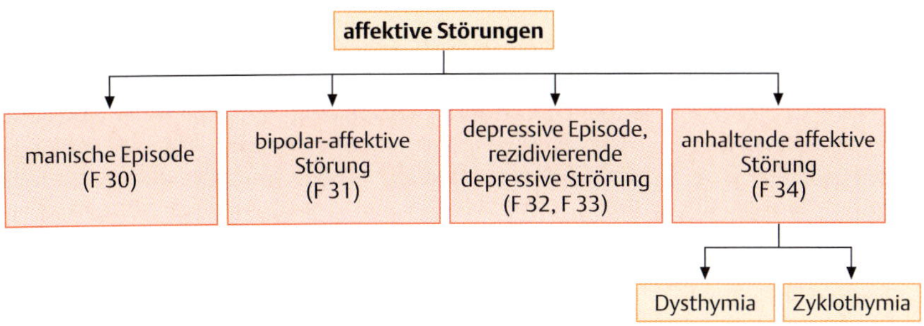

Abb. 10.**1** **Einteilung der affektiven Störungen nach dem ICD-10**

10.1.1 Depressive Episode

[Syn.: Major Depression, (rezidivierende) depressive Störung, endogene Depression, unipolare Depression]

Grundlagen

Prävalenz und Inzidenz. Die Lebenszeitprävalenz für behandlungsbedürftige depressive Störungen liegt bei 12–17 %, die Einjahresprävalenz bei 5–10 % ✓✓. Das weibliche Geschlecht ist mit 20–26 % etwa doppelt so häufig betroffen wie das männliche mit 8–12 % der Bevölkerung. Bei der Altersdepression, einer depressiven Störung im höheren Lebensalter (> 65 Jahre), liegt die Prävalenz bei 15–25 % und stellt damit die häufigste psychiatrische Erkrankung im fortgeschrittenen Alter dar.

Depressive Episoden kommen in jedem Lebensalter vor, der Erkrankungsbeginn ist ebenfalls sehr variabel. Die Erstmanifestation rein depressiver Erkrankungen hat einen Häufigkeitsgipfel in der Mitte des dritten Lebensjahrzehntes, wobei 50 % der Erkrankungen bereits vor dem 40. Lebensjahr auftreten. An einer Altersdepression erkranken etwa 10 % der Patienten.

Ätiopathogenese. Trotz intensiver Forschung nach den der Depression zugrunde liegenden Ursachen ist die Ätiopathogenese bisher noch nicht geklärt. Insgesamt ist jedoch von einer **multikausalen Genese** der Depression auszugehen (Abb. 10.**2**). Genetische, (neuro-)biologische, psychosoziale oder reaktive Faktoren können alleine oder in Kombination an der Entwicklung einer Depression beteiligt sein.

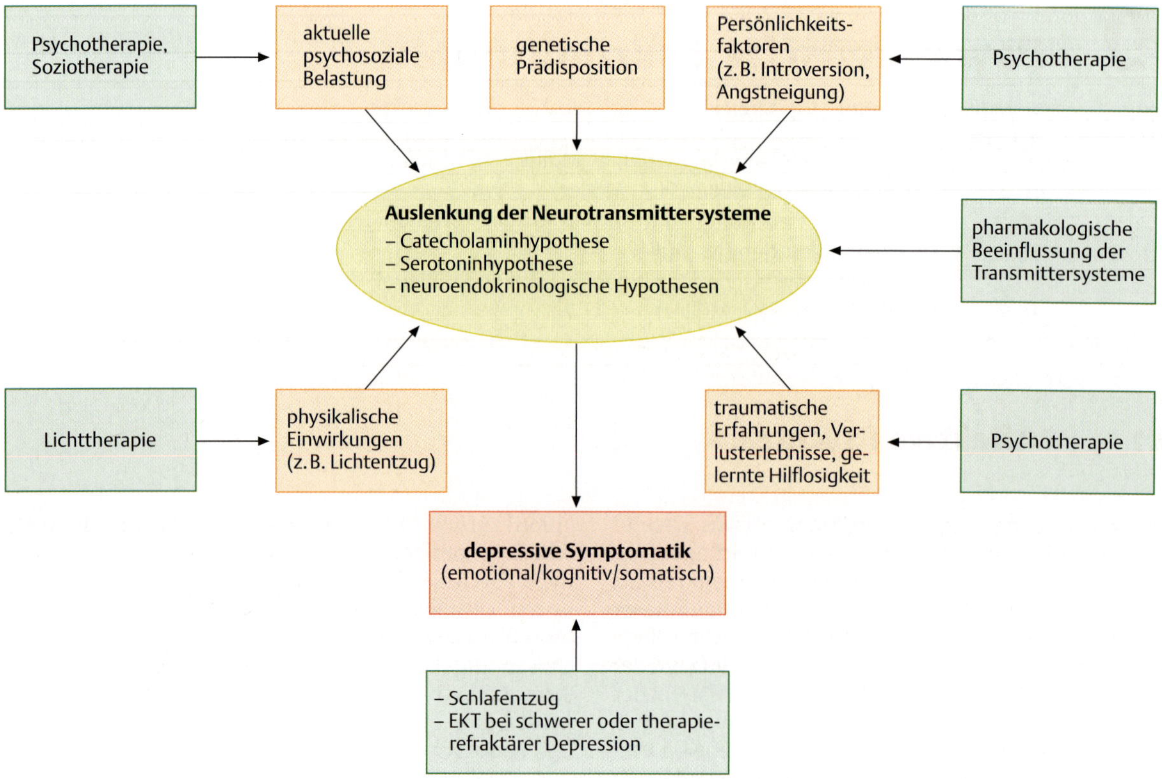

Abb. 10.**2** **Modell zur Ätiopathogenese der Depression und therapeutische Angriffspunkte**

Genetische Befunde. Adoptions-, Zwillings- und Familienstudien konnten belegen, dass genetische Faktoren beim Auftreten depressiver Störungen eine Rolle spielen ✓✓. In Zwillingsstudien konnte eine Konkordanzrate von etwa 60% bei rezidivierenden depressiven Störungen gezeigt werden. Nachkommen depressiver Patienten, die adoptiert worden waren, erkrankten in Adoptionsstudien häufiger als Angehörige gesunder Elternpaare.
Die Untersuchungen der letzten Jahre konnten jedoch die Art der Vererbung nicht aufklären. Würde es sich um einen größeren Gendefekt handeln, einem sogenannten „Major Gene Effect“ mit hoher Penetranz, müsste die Konkordanz bei eineiigen Zwillingen sehr viel höher sein. Aus diesem Grund wird am ehesten eine Beteiligung mehrerer Gene angenommen, die sich in ihren Effekten addieren und zusammen mit anderen Faktoren zur Depression prädisponieren.
Im Rahmen molekulargenetischer Untersuchungen weisen positive Kopplungsbefunde darauf hin, dass die Chromosomen 18 und 21q involviert sein könnten.

Neurotransmittersysteme. Veränderte biochemische Abläufe im ZNS wurden bei depressiven Patienten in den vergangenen Jahrzehnten vielfach beschrieben ✓✓. Eine Störung verschiedener Neurotransmittersysteme – die untereinander in komplexen Wechselwirkungen stehen – wird diskutiert. So wurden von Schildkraut und Matussek Mitte der 1960er Jahre die *Katecholamin-Noradrenalin-Mangelhypothese*, 1967 die *Serotonin-Mangelhypothese* von Coppen formuliert. Unterstützung fanden diese Amindefizithypothesen durch die Erkenntnisse, die über Wirkmechanismen der Antidepressiva gewonnen wurden. Jedoch ist heute nicht von einer Störung eines einzelnen Neurotransmittersystems auszugehen, sondern von einer **Dysbalance verschiedener Systeme**. Eine *Beteiligung serotonerger, noradrenerger, dopaminerger, GABAerger und cholinerger Systeme* wird angenommen. Inwieweit die gestörte Neurotransmission beispielsweise aufgrund von Veränderungen der Genexpression oder der Signaltransduktion (Second-and-third-Messenger-Systeme) hervorgerufen wird, gilt es weiterhin zu erforschen.

Neuroendokrinologie. Bei einem großen Prozentsatz depressiver Patienten finden sich Auffälligkeiten in Untersuchungen wie dem Dexamethason-Suppressionstest, Dexamethason-CRH-Test oder eine verminderte ACTH-Ausschüttung ✓✓. Ferner zeigen Forschungsberichte, dass depressive Patienten niedrigere TSH-Plasmakonzentrationen aufweisen, die TSH-Response auf TRH-Stimulation vermindert oder TRH im Liquor erhöht war ✓✓. Zusammenfassend weisen diese Befunde auf eine **Beeinträchtigung der Hypothalamus-Hypophysen-Nebennierenachse** und einer **zentralen Störung des Schilddrüsenstoffwechsels** hin.

Einteilung depressiver Störungen. Diagnose und Bestimmung des Schweregrades einer depressiven Störung erfolgen nach Erhebung des psychopathologischen Befundes anhand der Leitlinien des ICD-10 und DSM IV. Für die Diagnose einer depressiven Episode müssen zwei der drei Hauptsymptome [Depressive (gedrückte) Verstimmung, Anhedonie (Verlust von Interesse und Freude), Antriebsminderung] über die Dauer von mindestens

Tab. 10.**1** **Symptome der Depression und Einteilung in Schweregrade**

ICD-10-Kriterien der Depression	Schweregrade der Depression
typische Symptome: – depressive Verstimmung – Verlust von Interesse und Freude – erhöhte Ermüdbarkeit infolge Verminderung des Antriebs **andere häufige Symptome:** – verminderte Konzentration und Aufmerksamkeit – vermindertes Selbstwertgefühl und Selbstvertrauen – Schuldgefühle und Gefühle von Wertlosigkeit – negative und pessimistische Zukunftsperspektiven – Suizidgedanken, Selbstverletzungen oder Suizidhandlungen – Schlafstörungen – verminderter Appetit	**leichtgradig:** – mindestens 2 typische und 2 der übrigen Symptome **mittelgradig:** – mindestens 2 typische und mindestens drei der übrigen Symptome **schwer:** – 3 der typischen und mindestens 4 der übrigen Symptome

zwei Wochen präsent sein. Zusätzlich ist das Vorhandensein von zwei bis vier der übrigen Symptome notwendig. Der Schweregrad wird anhand der Art und Anzahl von Haupt- und Nebensymptomen ermittelt (Tab. 10.**1**). Besondere Verlaufsformen der Depression sind in der Tab. 10.**2** zusammengefasst.

Ausschluss somatogener Depressionen. Bei Veränderung der Stimmung und des Antriebes muss zuerst eine Abklärung hinsichtlich möglicher körperlicher und hirnorganischer Ursachen oder der Einnahme psychotroper Substanzen erfolgen (Tab. 10.**3**).

Prognose. Bei 20–30 % der Erkrankungsfälle bleibt es bei einer depressiven Episode, 70–80 % verlaufen rezidivierend. Die Dauer einer depressiven Episode beträgt bei den rezidivierenden Verlaufsformen im Mittel fünf Monate. Der Zeitraum zwischen dem Beginn einer Phase und dem Beginn der darauffolgenden Phase (Zyklusdauer) beläuft sich im Mittel auf vier bis fünf Jahre. Die Länge des Intervalls verkürzt sich mit zunehmender Phasenhäufigkeit. Die Rezidivhäufigkeit liegt bei 30–90 %. Etwa 50 % der Patienten erkranken an einer zweiten Episode, wobei 80–90 % der Patienten nach zwei Episoden auch ein drittes Mal eine depressive Störung entwickeln. Eine Chronifizierung des Krankheitsverlaufes erfolgt bei 15–30 % der Patienten.

Suizidalität: 40–80 % der depressiven Patienten entwickeln im Laufe der Erkrankung Suizidgedanken. 20–60 % haben bereits einen Suizidversuch durchgeführt. 15–20 % der Patienten mit rezidivierenden depressiven Episoden sterben durch Suizid. Suizidalität stellt somit eine absolute Indikation zur antidepressiven Therapie dar.

Therapeutische Implikationen. Die Depression stellt ein komplexes Krankheitsgeschehen dar, sodass ein **mehrdimensionales Therapiekonzept** erforderlich ist. Neben der medikamentösen Therapie sind psychotherapeutische und soziotherapeutische Interventionen wichtige Strategien im Gesamtbehandlungsplan (vgl. Abb. 10.**2**).

Tab. 10.**2** **Sonderformen der Depression**

- **Larvierte Depression**: Klagen über vegetative Störungen und funktionelle Organbeschwerden stehen im Vordergrund.
- **Psychotische Depression**: Zusätzliches Auftreten psychotischer (wahnhafter) Symptome wie Versündigungs-, Verarmungs-, Schuld- oder nihilistischer Wahn, die charakteristischerweise bei depressiven Verstimmungen vorhanden sind.
- **Gehemmte Depression**: Im Vordergrund stehen Antriebsreduktion, psychomotorische Hemmung, depressiver Stupor.
- **Atypische Depression**: Die vegetative Symptomatik entspricht nicht dem üblichen Bild. Hier können vermehrtes Schlafbedürfnis, Heißhunger etc. im Vordergrund stehen.
- **Altersdepression**: Dieser Begriff bezieht sich auf das Manifestationsalter, wobei das klinische Bild vorwiegend durch das Auftreten von vegetativen und kognitiven Störungen, hypochondrischen Ideen, Angstsymptomatik sowie paranoiden Symptomen beherrscht wird.
- **Anakastische Depression**: Zwangssymptome stehen im Vordergrund der Symptomatik. Die Primärpersönlichkeit dieser Patienten zeichnet sich durch übermäßige Gewissenhaftigkeit und Ordentlichkeit aus.
- **Rezidivierende kurze depressive Störung** (Recurrent brief Depression): Erfüllt die Kriterien einer depressiven Episode bis auf das Zeitkriterium. Die Dauer der depressiven Verstimmung hält nur einige Tage (< 14 Tage) an.
- **Saisonal abhängige Depression** (SAD): Striktes Auftreten der depressiven Symptome zwischen November und März. Für die Diagnose einer SAD müssen mindestens drei Phasen aufgetreten sein, zwei davon in aufeinander folgenden Jahren. Die SAD ist im ICD-10 der rezidivierenden depressiven Störung zugeordnet.
- **Dysthymia**: Die Dysthymia wurde in älteren Klassifikationssystemen unter dem Begriff der „neurotischen Depression" geführt. Es handelt sich hierbei um eine depressive Verstimmung leichterer Ausprägung, die über einen Zeitraum von über zwei Jahren vorhanden ist. Das Beschwerdebild ist gekennzeichnet durch den Verlust von Lebensfreude, alles wird als anstrengend empfunden. Die Patienten sind meistens müde, depressiv und klagen über Schlafstörungen.

Tab. 10.3 **Ursachen somatogener Depressionen, Auswahl**

Fachgebiet	Krankheiten/Beispiele
Neurologie	Epilepsie Hirntumor zerebrovaskuläre Erkrankungen Hirnatrophie Morbus Parkinson Hirntraumen Enzephalitis (Virus, z. B. FSME) Encephalomyelitis disseminata u. a.
Endokrinologie	Hypo-/Hyperthyreose Hypo-/Hyperparathyreoidismus Morbus Addison Morbus Cushing Phäochromozytom
Kardiologie	essenzielle Hypertonie funktionelle kardiovaskuläre Störungen Z. n. Myokardinfarkt Z. n. Bypass-Operation
Gastroenterologie	Ileitis terminalis Colitis ulcerosa Virushepatitis Leberzirrhose Morbus Meulengracht Sprue
Nephrologie	chronische (Pyelo-)Nephritis Dialysepatienten
Kollagenosen, Immunopathien	Lupus erythematodes Panarteriitis nodosa Rheumatismus, Fibromyalgie
Stoffwechselkrankheiten	Anämie Porphyrie Hämochromatose Hypoglykämie Morbus Gaucher
Infektionskrankheiten	Lues (Lungen-)TBC Sarkoidose AIDS Borreliose u. a.
Intoxikationen	chronische Hg-/CO-Intoxikation Alkoholismus
Gynäkologie	prämenstruelles Syndrom Klimakterium
Radiologie/Chirurgie	„Strahlenkater" postoperativer Zustand
Tumoren/paraneoplastische Syndrome	chronische Leukosen Pankreaskarzinom Bronchialkarzinom Ovarialkarzinom

Die Behandlung gliedert sich in die **Akutbehandlung, Erhaltungstherapie** von bis zu 12 Monaten und die Jahre andauernde **Rezidivprophylaxe.**

Evidenzbasierte Therapie der depressiven Störung

Ziele der Therapie: Symptomreduktion, Verbesserung der Funktionsfähigkeit des Patienten im Alltag und Rezidivprophylaxe.

In erster Linie wird eine **Stabilisierung des Affektes** angestrebt ✓✓: Antrieb und Psychomotorik sollen – je nach Symptomatik – aktiviert oder gedämpft und vegetative Störungen ausgeglichen werden.

Nichtmedikamentöse Therapie

Lichttherapie ✓✓. Die Lichttherapie hat sich besonders bei der saisonalen Depression (SAD) bewährt. Die Lichttherapie wird mit einer Intensität von 10 000 Lux der Lichtquelle für 30 – 40 Minuten am Morgen über zwei bis vier Wochen durchgeführt.

Schlafentzugstherapie (Wachtherapie) ✓✓. Es lassen sich drei Arten von Schlafentzugstherapie unterscheiden. Der **totale** (über die ganze Nacht), **partielle** (zweite Nachthälfte) und **selektive** Schlafentzug (nur selten in der klinischen Praxis). Bei etwa 50 % der Patienten kommt es am Tag nach dem Schlafentzug zu einer deutlichen Stimmungsaufhellung, die jedoch nur ein bis zwei Tage anhält. Aus diesem Grund empfiehlt sich eine zwei bis dreimal wöchentliche Anwendung der Schlafentzugstherapie über etwa zwei bis drei Wochen.

Elektrokrampftherapie (EKT) ✓✓. Neben der Behandlung schwerer, auf Psychopharmaka therapieresistenter schizophrener Psychosen stellt die depressive Störung – insbesondere bei einer (partiellen) Nonresponse auf die medikamentöse Therapieform, Vorliegen eines depressiven Stupors, schweren psychotischen Symptomen oder Suizidalität – eine weitere Indikation für die EKT dar. Die EKT wird in Kurznarkose unter Muskelrelaxation durchgeführt und ist im Wesentlichen nur durch das Narkoserisiko in der Anwendung eingeschränkt. In Einzelfällen können reversible Verwirrtheitszustände sowie kognitive Beeinträchtigungen auftreten, die jedoch innerhalb von Stunden bis Tagen abklingen.

Psychotherapie ✓✓. Spezielle Psychotherapieverfahren wie die kognitive Verhaltenstherapie oder die interpersonelle Therapie (IPT) stellen neben der Pharmakotherapie einen wichtigen Pfeiler in der Therapie depressiver Störungen dar. Die **IPT** ist eine speziell für den Einsatz bei depressiven Störungen entwickelte Kurzzeitbehandlung und verbindet psychodynamische mit verhaltenstherapeutischen Aspekten. Die **kognitive Verhaltenstherapie** ist eine der am besten evaluierten psychologischen Therapieverfahren und verfolgt vier Behandlungsschwerpunkte wie Aktivitätsaufbau, Kompetenzsteigerung, kognitive Umstrukturierung und Aufbau eines Bewältigungs- und Problemlöserepertoires. Für diese Therapieverfahren ist allerdings Voraussetzung, dass ein Mindestmaß an kognitiven Fähigkeiten wie Aufmerksamkeit, Konzentration und Denkvermögen besteht.

Pharmakotherapie

Die Kombination von psychotherapeutischen mit psychopharmakologischen Verfahren ist heute das therapeutische Vorgehen der Wahl ✓✓. Studien haben gezeigt, dass bei mittleren bis schweren depressiven Episoden eine Akutbehandlung mit kombinierter Pharmako-Psychotherapie zu einer deutlicheren und bedeutsam schnelleren Symptomreduktion führt als eine Psychotherapie alleine ✓✓.

Einteilung der Antidepressiva. Die Einteilung der Antidepressiva kann unter verschiedenen Gesichtspunkten erfolgen. Die Einteilung nach der **chemischen Struktur** (wie z. B. tri- und tetrazyklische Antidepressiva) dürfte am gebräuchlichsten sein, besonders im Hinblick auf die älteren Antidepressiva. Zu bevorzugen, da pharmakologisch aussagekräftiger, ist die Einteilung nach dem **primären Angriffspunkt im zentralen Nervensystem**. So werden u. a. Monoaminooxidasehemmer, Serotonin (5-HT)- und Noradrenalin (NA)-Wiederaufnahmehemmer sowie deren Kombination (5-HT und NA) unterschieden. Nur noch wenig gebräuchlich ist die Einteilung nach dem **klinisch-therapeutischen Wirkprofil** („Kielholz-Schema"). Diese Unterteilung orientiert sich an den drei Zielsyndromen Stimmungsaufhellung (Imipramin-Typ), Dämpfung (Amitriptylin-Typ) sowie Antriebssteigerung und psychomotorische Aktivierung (Desipramin-Typ).

Tri- und tetrazyklische Antidepressiva (TZA)

Die Gruppe der tri- und tetrazyklischen Antidepressiva (Tab. 10.**4**) weist keine selektive Affinität zu einem bestimmten neurochemischen Transmittersystem auf, sondern wirkt mehr oder weniger ausgeprägt auf das Noradrenalin- und Serotoninsystem, ferner auch an Rezeptoren für Acetylcholin und Histamin („Dirty Drugs").

Tab. 10.**4** **Tri- und tetrazyklische Antidepressiva**

Substanz	Dosisbereich (mg/Tag)
Amitriptylin	100 – 300
Clomipramin	100 – 300
Doxepin	100 – 300
Imipramin	100 – 300
Trimipramin	100 – 300
Nortriptylin	75 – 200
Desipramin	100 – 150
Maprotilin	150 – 225
Trazodon	200 – 400

Die Medikation sollte zunächst langsam eingeschlichen werden. Zum Beispiel Amitriptylin 2 × 25 mg pro Tag. Die Aufdosierung erfolgt dann schrittweise auf etwa 2 × 75 mg pro Tag. Unter stationären Bedingungen ist eine Dosierung bis zu 300 mg pro Tag möglich.

Selektive Serotonin-Wiederaufnahmehemmer (SSRI)

Strukturchemisch heterogen ist die Substanzklasse der selektiven Serotonin-Wiederaufnahmehemmer (Tab. 10.**5**). Durch Hemmung des spezifischen Serotonintransporters wird die Wiederaufnahme von Serotonin aus dem synaptischen Spalt des serotonergen Neurons in das präsynaptische Neuron verhindert. Vorteil dieser „Selektivität" ist eine geringere Toxizität und bessere Verträglichkeit. Während bei Überdosierungen älterer Antidepressiva (TZA, klassische Monoaminooxidase-Hemmer) lebensbedrohliche Zustände auftreten können, trifft dies auf die SSRIs nicht zu.

Selektive Noradrenalin-Wiederaufnahmehemmer

Analog dem Wirkmechanismus der Serotonin-Wiederaufnahmehemmer erfolgt bei den selektiven Noradrenalin-Wiederaufnahmehemmern eine Blockade des Rücktransportes von Noradrenalin in das präsynaptische Neuron. Wichtigster Vertreter ist **Reboxetin**, der Dosisbereich liegt bei 8 – 12 mg/Tag.

Monoaminooxidase-Hemmer

Monoaminooxidasen katalysieren den Abbau neuroaktiver und vasoaktiver Amine. Es kommen die beiden Isoformen Monoaminooxidase A und B (MAO-A und MAO-B) vor. MAO-A desaminiert Noradrenalin und Serotonin, MAO-B Phenylethylamin und Benzylamin. Beide Monoaminooxidasen desaminieren Dopamin. Bei den Antidepressiva werden die **irreversiblen nichtselektiven** (z. B. **Tranylcypromin**) und **reversiblen** (**z. B. Moclobemid**) Monoaminooxidase-Hemmer unterschieden (Tab. 10.**6**). Tranylcypromin hemmt irreversibel die MAO-A und MAO-B, während Moclobemid reversibel die MAO-A hemmt. Aufgrund schwerwiegender Nebenwirkungen, vor allem ausgeprägter Blutdrucksteigerungen, sind die irreversiblen MAO-Hemmer nur als Mittel der zweiten Wahl zu betrachten. Bei den reversiblen MAO-Hemmern sind die durch die Zufuhr von Tyramin hervorgerufenen Blutdrucksteigerungen nicht zu beobachten.

Tab. 10.**5** **Selektive Serotonin-Wiederaufnahmehemmer (SSRI)**

Substanz	Dosisbereich (mg/Tag)
Citalopram	20 – 60
Fluoxetin	20 – 60
Fluvoxamin	50 – 300
Paroxetin	20 – 60
Sertralin	50 – 200

Tab. 10.6 **Monoaminooxidase-Hemmer (MAO-Hemmer)**

Substanz	Dosisbereich (mg/Tag)
irreversibler, nichtselektiver MAO-Hemmer: Tranylcypromin	10–40
reversibler MAO-Hemmer: Moclobemid	300–600

Antidepressiva mit dualem Wirkmechanismus

In dieser Gruppe werden moderne Antidepressiva zusammengefasst, deren Wirkprinzip auf einer Serotonin- und Noradrenalin-Wiederaufnahmehemmung (Venlafaxin), einer Noradrenalin-Serotonin-spezifischen Wirkung (Mirtazapin) oder einer dual-serotonergen Wirkung (Nefazodon) beruht (Tab. 10.7).

Venlafaxin führt zu einer Serotonin- und Noradrenalin-Wiederaufnahmehemmung, in geringem Umfang auch zu einer Blockade der Dopamin-Rückaufnahme. Bedeutsam ist, dass im niedrigeren Dosisbereich vorwiegend eine Serotonin-Rückaufnahmehemmung erfolgt und in den höheren Dosisbereichen zusätzlich die Rückaufnahme von Noradrenalin blockiert wird. Venlafaxin stimuliert auf diese Weise parallel postsynaptische Serotonin- und Noradrenalinrezeptoren.

Die Wirkung von **Mirtazapin** erfolgt zum einem durch die Blockade zentraler Alpha-2-noradrenerger Rezeptoren, was zu einer indirekten Verstärkung der noradrenergen und serotonergen Neurotransmission führt. Zum anderen bewirkt ein postsynaptischer Serotonin-Rezeptorantagonismus eine erhöhte Serotonin-Freisetzung.

Pflanzliche Antidepressiva

Klinische Studien mit Fluoxetin und Imipramin als Vergleichssubstanzen haben gezeigt, dass **Johanniskrautextrakte** (Hypericum perforatum) in der Behandlung von leichten bis mittelschweren depressiven Störungen eine wirksame Therapieoption darstellen ✓✓. Eine Hemmung der Noradrenalin-, Serotonin- und Dopamin-Wiederaufnahme dürfte für die antidepressive Wirkung verantwortlich sein. Zusätzlich dürfte auch eine GABA- und Glutamat-Wiederaufnehmehemmung bestehen. **Hyperforin**, ein Acylphloroglucinolderivat, ist vermutlich der entscheidende Bestandteil für die antidepressive Wirkung des Hyperikumextraktes. Die Dosierung liegt bei mindestens 900 mg täglich auf drei Gaben verteilt. Eine Wirkung ist jedoch nur dann zu erwarten, wenn ein Präparat mit einem ausreichend hohen Hyperforinanteil gewählt wurde (z. B. Jarsin 300, Neuroplant 300, Remotiv).

Tab. 10.7 **Antidepressiva mit dualem Wirkmechanismus**

Substanz	Dosisbereich (mg/Tag)
Serotonin-Noradrenalin-Wiederaufnahmehemmer:	
Venlafaxin	75–300
Duloxetin	40–60
Serotonin-Noradrenalin-spezifische Antidepressiva:	
Mianserin	60–120
Mirtazapin	15–45

Nebenwirkungen der Antidepressiva

Die klinischen Konsequenzen der Behandlung mit Antidepressiva sind aufgrund der differierenden Rezeptoraffinitäten der einzelnen Gruppen unterschiedlich ausgeprägt (Tab. 10.8). Das breiteste Nebenwirkungsspektrum

Tab. 10.8 **Mögliche Arzneimittelnebenwirkungen bei Hemmung der neuronalen Wiederaufnahme von Noradrenalin (NA) und Serotonin (5-HT) bzw. bei Blockade verschiedener Neurorezeptoren**

NA-Wiederaufnahme	Verstärkung der Effekte von Sympathomimetika Tachykardie Blutdrucksteigerung, Blutdrucksenkung Unruhe, Tremor Erektions- bzw. Ejakulationsstörungen trockener Mund Miktionsstörungen, Harnretention
5-HT-Wiederaufnahme	gastrointestinale Störungen, Übelkeit, Erbrechen Unruhe, Schlafstörungen EPS (?) Appetitminderung, Gewichtsabnahme Kopfschmerzen sexuelle Funktionsstörungen
M-Blockade	trockener Mund verschwommenes Sehen, Akkommodationsstörungen Sinustachykardie Verstopfung Harnretention, Miktionsstörungen Gedächtnisstörung
H1-Blockade	Sedation, Müdigkeit, Schläfrigkeit Verstärkung anderer zentral dämpfender Substanzen Gewichtszunahme (?)
Alpha1-Blockade	Orthostase, Blutdruckabfall Schwindel, Benommenheit, Sedation Reflextachykardie (durch zusätzliche Alpha2-Blockade?) Verstärkung der Wirkung anderer Alpha1-Blocker
D2-Blockade	EPS Prolaktinanstieg im Serum sexuelle Funktionsstörungen
5-HT2	Appetitzunahme, Gewichtszunahme Blutdruckabfall
5-HT3	antiemetische Wirkung Anxiolyse (?)

dürften die älteren trizyklischen Antidepressiva bieten. Diese können durch eine Hemmung der Noradrenalin- und Serotonin-Aufnahme u. a. zu Unruhe, Tremor, sexuellen Dysfunktionen, Tachykardie, gastrointestinalen Störungen und Appetitminderung führen. Die gleichzeitige Blockade serotonerger-, alpha- und histaminerger Rezeptoren kann zum Auftreten von Appetit- und Gewichtszunahme, Blutdruckabfall, Sedierung, Schwindel und ebenfalls Tachykardie führen. Von besonderer Bedeutung, besonders für ältere Patienten, sind die anticholinergen Eigenschaften der tri- und tetrazyklischen Antidepressiva. Neben Störungen der Kognition können Beeinträchtigungen des Herzreizleitungssystems oder Harnretention (cave: Prostatahypertrophie) auftreten. Die selektiv auf einzelne Rezeptorsysteme wirkenden Antidepressiva haben ein entsprechend eingegrenztes Nebenwirkungsspektrum (wie z. B. die SSRI mit u. a. Unruhe, Tremor, sexuellen Funktionsstörungen, Schlafstörungen). Besonders bei den Hyperikumextrakten besteht die Möglichkeit einer Photosensibilisierung und des Auftretens allergischer Reaktionen. Außerdem bietet Johanniskraut ein großes Interaktionspotenzial mit anderen Arzneimitteln durch Transportkonkurrenz und Enzyminduktion. Todesfälle bei herztransplantierten Patienten durch erniedrigte Cyclosporin-A-Konzentrationen sind beschrieben. Generell sind bei allen Antidepressiva Blutbildveränderungen möglich, sodass vor allem bei Neueinstellung bzw. Umsetzen auf ein anderes Antidepressivum Blutbildkontrollen indiziert sind.

Therapieempfehlungen

Akutbehandlung der Depression. Die Auswahl des Antidepressivums richtet sich in erster Linie nach dem **klinischen Erscheinungsbild** der depressiven Störung und in zweiter Linie nach dem **Nebenwirkungsprofil** der in Frage kommenden Medikamente ✓✓. Bei rezidivierenden depressiven Störungen ist in diesem Zusammenhang eine ausführliche Medikamentenanamnese hinsichtlich Response bzw. Nonresponse auf frühere Präparate hilfreich.
In der Akutbehandlung ist zu beachten, dass Antidepressiva eine Wirklatenz von ein bis vier Wochen aufweisen können. Somit können im Therapieverlauf vor dem Einsetzen des antidepressiven Effektes unerwünschte Nebenwirkungen auftreten. Eine zu schnelle Aufdosierung oder ein frühzeitiges Absetzen der Antidepressiva kann die Compliance der Patienten hinsichtlich der weiteren Therapie beeinträchtigen. Deshalb ist in dieser Phase als überbrückende Maßnahme die Gabe von Benzodiazepinen (Cave: Benzodiazepin-Abhängigkeit, paradoxe Reaktion auf Benzodiazepine) oder niedrigpotenten Neuroleptika notwendig. Spricht der Patient trotz ausreichend hoher Dosierung und Therapiedauer (drei bis vier Wochen) auf das Präparat nicht an, sollte auf ein anderes Antidepressivum (z. B. einer anderen Substanzklasse) gewechselt werden.

Erhaltungstherapie und Rezidivprophylaxe. Die remissionsstabilisierende Behandlung sollte im Sinne einer **Erhaltungstherapie** über sechs bis zwölf Monate durchgeführt werden ✓✓.
Bei rezidivierenden depressiven Störungen ist eine **Rezidivprophylaxe** von fünf Jahren oder länger durchzuführen. Bei guter Verträglichkeit sollte das Präparat weiterverwendet werden, mit dem die Remission der Symptomatik erzielt werden konnte. In Abhängigkeit vom psychopathologischen Zustandsbild des Patienten kann die Dosis des gewählten Medikamentes auf die Hälfte bis ein Drittel der Ausgangsdosis reduziert werden.

Fallbeispiel 10.1: Depressive Störung

Anamnese und Befund: Ein 53-jähriger verheirateter Metzgermeister suchte seinen Hausarzt auf, nachdem er bemerkt hatte, dass er über zunehmend weniger Kraft und Energie verfüge, seinen täglichen beruflichen sowie häuslichen Anforderungen gerecht zu werden. Ferner berichtete er, dass er sich seit einem halben Jahr ohne erkennbaren Anlass immer mehr zurückziehe und kein Interesse mehr an seiner Umwelt habe.
Nach eingehender internistischer und neurologischer Untersuchung konnte jedoch keine organische Ursache für die Beschwerden des Mannes gefunden werden, und der Hausarzt überwies ihn an einen Kollegen aus dem psychiatrischen Fachbereich. Bei der Exploration berichtet der Metzgermeister, dass sein Antrieb mittlerweile so abgenommen habe, dass er seinem Beruf nicht mehr nachgehen könne. Abends habe er das Gefühl, dass es das Beste wäre, wenn er am nächsten Morgen nicht mehr aufwachen würde. Zudem mache er sich große Sorgen über seine berufliche Zukunft, er wisse nicht, wie es weitergehen solle. Weiterhin berichtete er über zunehmende Grübelneigung, Konzentrationsschwierigkeiten und einem den ganzen Tag lang anhaltenden Gefühl der Traurigkeit. Mimik und Gestik des Mannes waren „starr" und „wie versteinert", die affektive Schwingungs- und Modulationsfähigkeit deutlich eingeschränkt. Der Metzgermeister berichtete über ein Gefühl der völligen Interesse- und Freudlosigkeit. Psychovegetativ waren Schlafstörungen in Form von Ein- und Durchschlafstörungen sowie Früherwachen zu eruieren, ein deutlicher Libidoverlust wurde angegeben. Tagesschwankungen mit Morgentief wurden verneint. Es wurde die Diagnose einer mittelgradigen depressiven Episode (ICD-10: F32.1) gestellt.

Therapie und weiterer Verlauf: Es wurde eine medikamentöse Therapie mit Mirtazapin eingeleitet, das langsam auf 30 mg aufdosiert wurde. Bis auf Müdigkeit zu Beginn der medikamentösen Therapie traten keine unerwünschten Arzneimittelwirkungen auf, wobei diese Nebenwirkung aufgrund der Schlafstörung eher willkommen war. In der vierten Behandlungswoche zeigte sich eine deutliche Besserung der depressiven Symptomatik. Der Patient spürte, dass sein Antrieb wieder zunahm, er gewann wieder Inte-

Fortsetzung ▶

resse und Freude an seiner Familie, seiner Umgebung und seinem Beruf. Die Stimmung wurde zunehmend ausgeglichener und der Patient wirkte affektiv schwingungsfähiger. Nach einer Behandlungsdauer von sechs Wochen konnte der psychopathologische Befund als deutlich gebessert und stabil bezeichnet werden und eine schrittweise Reintegration in das Berufsleben begonnen werden.

10.1.2 Manische Episode

Grundlagen

Prävalenz und Inzidenz. Etwa 5 % der affektiven Erkrankungen entfallen auf die monopolare Verlaufsform mit ausschließlich manischen Phasen. Die Einjahresprävalenz der manischen Episoden wird mit 1,2 % beziffert. Werden hypomane Zustandsbilder mit einbezogen, ergibt sich eine Lebenszeitprävalenz von 1,2 – 3,1 %. Aufgrund der großen Dunkelziffer oder diagnostischer Überschneidungen sind diese Prozentangaben eher als Richtwerte anzusehen. Eine geschlechtsspezifische Präferenz besteht nicht. Ein Erstmanifestationsgipfel ist zwischen dem 20. und 30. Lebensjahr zu beobachten.

Ätiopathogenese. Bisherige Befunde lassen darauf schließen, dass der manischen Episode eine **Beeinträchtigung verschiedener Transmittersysteme** zugrunde liegt. Störungen im Bereich des Serotonin-, Katecholamin- und Gamma-Aminobuttersäure-Stoffwechsels werden aufgrund neurobiochemischer Untersuchungen für wahrscheinlich gehalten.

Diagnostische Kriterien (Tab. 10.**9**). Im Vordergrund des Beschwerdebildes steht eine meist situationsinadäquate, übermütige Heiterkeit. Manchmal wird das klinische Bild aber auch von aggressiven, dysphorischen Zuständen beherrscht. Zusätzlich bestehen ein ausgeprägter Rededrang (Logorrhoe), ein beschleunigter Gedankengang bis hin zur Ideenflucht, ein vermindertes Schlafbedürfnis, eine gesteigerte sexuelle Aktivität und psychomotorische Unruhe. Die Steigerung der Selbstwertgefühle, die in einem Größenwahn münden kann, Distanzlosigkeit und Enthemmung führen häufig zu fatalen sozialen Konsequenzen. Fehlende Krankheitseinsicht und fehlendes Krankheitsgefühl machen bei schwerer Ausprägung der manischen Symptome die richterliche Unterbringung und Behandlung der Patienten gegen deren Willen erforderlich.

Für die manische Episode werden **drei Schweregrade** angegeben: zum einem die Hypomanie (leichtere Ausprägung), die Manie ohne psychotische Symptome (mittelgradige Ausprägung) und die Manie mit psychotischen Symptomen (schwere Ausprägung).

Tab. 10.**9** **Diagnosekriterien der Manie nach ICD-10**

Symptomatik der Manie nach ICD-10	Schweregrade
situationsinadäquate, anhaltend gehobene Stimmung (sorglos-heiter) Selbstüberschätzung vermindertes Schlafbedürfnis Gesprächigkeit/Rededrang Störungen der Aufmerksamkeit und Konzentration, Ablenkbarkeit, Hyperaktivität	**mittelgradig:** – Manie ohne psychotische Symptome – zusätzlich berufliche/soziale Funktionsfähigkeit unterbrochen **schwer:** – Manie mit psychotischen Symptomen – zusätzlich Wahn Mindestdauer in beiden Fällen 1 Woche

Differenzialdiagnose. Aus dem psychiatrischen Fachbereich müssen vor allem differenzialdiagnostische Abklärungen gegenüber einer **schizophrenen Psychose** und einer **hyperthymen Persönlichkeit(sstörung)** beachtet werden. Bevor eine psychiatrische Diagnose gestellt werden darf, muss eine **pharmakogen induzierte oder organische Ursache** ausgeschlossen sein. Dopaminagonistisch wirkende Psychostimulanzien wie Amphetamine und Kokain müssen ebenso in Erwägung gezogen werden wie L-Dopa, Bromocriptin, ACE-Hemmer, Kortison, Tuberkulostatika, Gabapentin oder Antidepressiva. Die genannten Medikamente können sämtlich manische Zustände hervorrufen. Bei den organischen Ursachen kommen u. a. der Morbus Pick, Frontalhirntumoren, die multiple Sklerose, die Neurosyphilis, ein Morbus Cushing oder eine Thyreotoxikose in Betracht.

Therapeutische Implikationen. Analog der depressiven Störung erfordert die Behandlung der manischen Episode einen Behandlungsplan, der neben der medikamentösen Therapie psycho- und soziotherapeutische Maßnahmen mit einschließt.

Evidenzbasierte Therapie der manischen Episode

Ziele der Therapie: Reduktion der Symptomatik, Wiederherstellung der Funktionsfähigkeit des Patienten mit beruflicher und sozialer Reintegration, Rezidivprophylaxe.

Die Therapie der Manie muss häufig unter stationären Bedingungen durchgeführt werden. Aufgrund der mangelnden Einsichtsfähigkeit der Patienten erfolgt die Behandlung nicht selten gegen deren Willen (Unterbringungsgesetze, PsychKG). Therapeutisch im Vordergrund steht eine schnelle **Sedierung der Patienten**. Für die medikamentöse Therapie stehen Antipsychotika, Lithium oder Antikonvulsiva (Carbamazepin, Valproat) zur Verfügung.

Pharmakotherapie

Antipsychotika

Hoch potente oder atypische Neuroleptika ✓✓ können analog der Therapie schizophrener Psychosen eingesetzt werden (vgl. S. 478 ff.). Antipsychotika besitzen den Vorteil einer rasch einsetzenden Wirkung und – falls es die Situation erfordert – die Möglichkeit einer parenteralen Applizierbarkeit. Bei der Anwendung klassischer Antipsychotika muss an das Auftreten extrapyramidaler Nebenwirkungen gedacht. werden. Bislang existierten zur parenteralen Verabreichung nur klassische Neuroleptika wie z. B. Haloperidol. Bewährt hat sich auch Cyclopenthixol als kurz wirksames Depot von drei Tagen. Für die atypischen Neuroleptika liegen kontrollierte Studien zur Wirksamkeit von Olanzapin und Risperidon vor. Von Olanzapin existiert mittlerweile auch eine intramuskuläre Darreichungsform zur Akutbehandlung.

Lithium

Der Wirkungseintritt von Lithium ✓✓ in der antimanischen Akutbehandlung ist nach etwa 5 – 7 Tagen zu beobachten, eine entsprechende Compliance des Patienten vorausgesetzt. Im Gegensatz zu den Antidepressiva wird Lithium nicht an Plasmaproteine gebunden und metabolisiert, sondern renal eliminiert. Deshalb ist auf eine ausreichende Flüssigkeitszufuhr zu achten. Das therapeutische Fenster ist klein (Plasmakonzentration zwischen 0,8 und 1,2 mmol/l), aus diesem Grund sind regelmäßige Serumkonzentrationskontrollen notwendig. Verschiedene Studien konnten eine Responderrate von 80 – 90 % der manischen Patienten auf Lithium nachweisen ✓✓. Bei schwerer ausgeprägten manischen Bildern ist eine Monotherapie mit Lithium nicht ausreichend.

Der genaue ***Wirkmechanismus von Lithium*** ist bisher noch nicht bekannt. Verschiedene Vorgänge werden in diesem Kontext diskutiert:

- Zum einen führt Lithium zu einer **Aktivierung der Natrium-Kalium-ATPase**. Dadurch akkumuliert Lithium intrazellulär, was einen kompensatorischen Calciumausstrom zur Folge hat. Calcium stellt einen bedeutenden Faktor für die Signalweiterleitung dar und kontrolliert u. a. an der präsynaptischen Nervenendigung die Freisetzung von Neurotransmittern.
- Die Beeinflussung der verschiedenen Neurotransmittersysteme durch Lithium erfolgt auf verschiedenen Ebenen (Synthese, Katabolismus, Rezeptoren). Vor allem erfolgt eine **Verstärkung der serotonergen Neurotransmission**, daneben sind auch das dopaminerge, noradrenerge, cholinerge und GABAerge System involviert.
- Ferner ist eine **Beeinflussung mehrerer Second-Messenger- und Signaltransduktionssysteme** festzustellen (Phosphatidylinositol-System, Adenylcyclase, Proteinkinase C und G-Proteine).

> *Cave: Lithiumintoxikation*

Eine ***Lithiumintoxikation*** kann bei Serumspiegeln von über 1,6 mmol/l auftreten. Bei folgenden Symptomen muss an eine Lithiumintoxikation gedacht werden: Gastrointestinale Symptome, Tremor (Hände), psychomotorische Verlangsamung, Schwindel, Hyperreflexie, Dysarthrie, Ataxie, Vigilanzminderung bis hin zu Krampfanfällen, Schock und Koma.

Antikonvulsiva (Moodstabilizer)

Carbamazepin. Zur Behandlung der Manie kommen auch Antiepileptika als „Gemütsstabilisatoren" zum Einsatz. In Deutschland ist für diese Indikation Carbamazepin zugelassen. Der Wirkmechanismus ist noch nicht geklärt. Diskutiert wird eine Blockade spannungsabhängiger Natrium-, Kalium- und Calciumkanäle, was zu einer Verringerung neuronaler Entladungsfrequenzen führt. Des Weiteren beeinflusst Carbamazepin verschiedene Transmitter- und Second-Messenger-Systeme. So weist es antagonistische Wirkungen an Glutamat- und Adenosin-Rezeptoren auf. Bei längerfristiger Gabe kommt es zu einer Verminderung des Umsatzes von Noradrenalin, Dopamin und GABA.
Etwa 17 doppelblinde kontrollierte Studien existieren zur Wirksamkeit und Sicherheit von Carbamazepin und Oxacarbazepin in der Behandlung der Manie ✓✓. Ähnlich den Antipsychotika setzt die Wirkung nach etwa 2 – 4 Tagen ein. Die Responderrate liegt bei 70 – 80 %. Die Dosierung von Carbamazepin liegt zwischen 800 und 2000 mg pro Tag. Limitiert wird die Anwendung von Carbamazepin durch das Auftreten allergischer Hautreaktionen, Blutbildveränderungen und dem engen therapeutischen Fenster.

Valproat ist für die Behandlung der Manie nicht zugelassen. Es besitzt eine ausgeprägte Wirkung auf das GABAerge System (Hemmung des Katabolismus, verstärkte Freisetzung, verminderter Turnover, etc.). Des Weiteren führt es zu einer Verminderung der Natrium- und einer Erhöhung der Kaliumleitfähigkeit.
Studien weisen aber darauf hin, dass Valproat eine gute antimanische Wirkung besitzt ✓. Die Erhaltungsdosis liegt beim Erwachsenen in der Regel bei 1200 – 2100 mg täglich. Die Plasmakonzentration sollte zwischen 50 und 100 µg/ml liegen.

Unerwünschte Arzneimittelwirkungen

Lithium wird normalerweise gut toleriert. Häufig treten zu Beginn der Therapie Nebenwirkungen auf, die sich im weiteren Verlauf der Behandlung wieder zurückbilden. Die Moodstabilizer werden von den Patienten gleichfalls in den meisten Fällen gut vertragen, mögliche Nebenwirkungen von Carbamazepin sind Müdigkeit, Schwindel, Sehstörungen, Ataxie und erhöhte γGT-Werte. Darüber hinaus ist vor allem auf hämatotoxische Nebenwirkungen wie Leukozyto- und Thrombozytopenien sowie die seltenen aplastischen Anämien zu achten. Ferner können allergische Reaktionen auftreten, die von einem unkomplizierten Exanthem bis hin zu lebensbedrohlichen Erscheinungen wie der exfoliativen Dermatitis, dem Lyell-Syndrom oder dem Stevens-Johnson-Syndrom reichen.

Beim **Valproat** wurden als unerwünschte Arzneimittelwirkungen zentralnervöse Störungen ähnlich dem Carbamazepin beschrieben. Vorsicht ist bei der Kombination mit Thrombozytenaggregationshemmern geboten, da gelegentlich unter der Einnahme von Valproat Thrombozytopenien (additiver Effekt) beschrieben wurden. Ferner sind Leukopenien, hepatotoxische und gastrointestinale Nebenwirkungen bekannt.

Abb. 10.**3** gibt einen Überblick über das Nebenwirkungsspektrum von Lithium und der Moodstabilizer.

Therapieempfehlungen

Akuttherapie der manischen Episode. Bei leichten bis mittelschweren Verlaufsformen stellt Lithium das Mittel der ersten Wahl dar, alternativ stehen Carbamazepin und Valproat zur Verfügung. Bei ausgeprägter Symptomatik und psychotischen Bildern ist die Kombination mit einem Antipsychotikum sinnvoll (Tab. 10.**10**). Antipsychotika bieten den Vorteil eines raschen Wirkungseintritts und sind zum Teil parenteral injizierbar. Gegebenenfalls ist auch noch an den Einsatz von Benzodiazepinen zu denken, um eine schnelle Sedierung des Patienten zu erreichen.

Erhaltungstherapie. Nach Abklingen der akuten Symptomatik und Wirkungseintritt von Lithium oder der Moodstabilizer kann eine Dosisreduktion der Antipsychotika in Betracht gezogen werden. Die Medikation sollte für mindestens 6 – 12 Monate fortgeführt werden.

Tab. 10.**10** **Therapieempfehlungen zur Behandlung der Manie**

1. Lithium in antimanischer Dosierung (1,0 – 1,2 mmol/l) als Monotherapie, Wirkungseintritt nach 14 Tagen; zur Prophylaxe 0,6 – 0,8 mmol/l
alternativ: **Moodstabilizer** – Valproat: Richtwert 20 mg/kg/d; zur Prophylaxe 600 – 2400 mg/d (Plasmaspiegel zwischen 50 – 100 µg/ml) – Carbamazepin: 600 – 2400 mg/d; zur Prophylaxe 600 – 1800 mg/d (Plasmaspiegel zwischen 6 – 12 µg/ml)
2. Hochpotente oder atypische Neuroleptika wie bei der Standardtherapie der Schizophrenie
3. Kombination aus 1 und 2 und evtl. Reduktion der Neuroleptika nach Beginn der Lithiumwirkung oder der Moodstabilizer

Phasenprophylaxe. Eine Behandlung mit Lithium (oder einem anderen Moodstabilizer) für einen Zeitraum von drei bis fünf Jahren ist bereits nach der zweiten manischen Phase indiziert. Treten in der Folge weitere Rückfälle auf, ist eine lebenslange Prophylaxe erforderlich. Für die Rezidivprophylaxe ist eine niedrigere Dosis von Lithium (oder des Moodstabilizers) als diejenige in der Akut- bzw. Erhaltungstherapie ausreichend. Lithium sollte auf einen Blutspiegel von 0,6 – 0,8 mmol/l eingestellt werden.

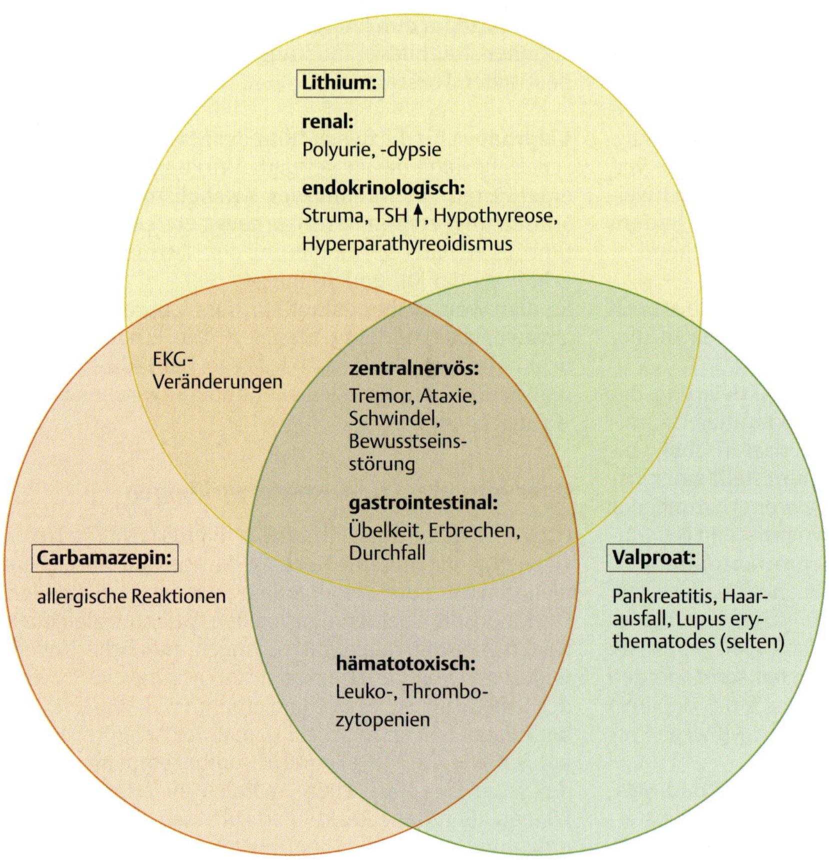

Abb. 10.**3** **Nebenwirkungsspektrum: Lithium und Moodstabilizer**

10.1.3 Bipolare Störungen

Grundlagen

Prävalenz und Inzidenz. Die bipolare Verlaufsform der affektiven Psychosen ist charakterisiert durch das Auftreten von (hypo-)manischen und depressiven Phasen. Mit einem Anteil von 30 % stellen die manisch-depressiven Psychosen die zweithäufigste Form der affektiven Psychosen dar.
Die Lebenszeitprävalenz bipolarer Erkrankungen liegt zwischen 0,3 und 1,5 % ✓✓. In epidemiologischen Untersuchungen, die auch hypomane Nachschwankungen (bipolar II) miteinbezogen haben, lag die Prävalenzrate bei 5,5%. Das Erstmanifestationsalter liegt zwischen dem 15. und 30. Lebensjahr, also im Mittel 5–6 Jahre früher als bei der (unipolaren) depressiven Störung. Etwa 75 % der Patienten erkranken erstmals vor dem 25. Lebensjahr. Beide Geschlechter sind nahezu gleich häufig von einer bipolaren Störung betroffen, eine Ausnahme stellt die Verlaufsform des Rapid-Cycling (s. u.) dar, bei der doppelt so viele Frauen erkranken.

Ätiopathogenese. Eine **multifaktorielle Genese** wird auch der Entstehung bipolarer Psychosen zugrunde gelegt. Neben einer erblichen Disposition können zusätzlich äußere Faktoren zur Manifestation beitragen.
Die Bedeutung **genetischer Faktoren** wird durch Ergebnisse von Zwillings- und Adoptionsstudien belegt ✓✓. Es wird eine Beteiligung mehrerer verschiedener Genloci angenommen. Einige Studien weisen auf eine Komorbidität bipolarer Erkrankungen in Familien mit X-chromosomalen Abnormitäten wie Farbenblindheit, Glucose-6-Phosphat-Dehydrogenase-Mangel und Faktor-IX-Mangel hin. Neurochemische Untersuchungen zeigen eine **Beeinträchtigung verschiedener Transmittersysteme**. Während in der manischen Phase erhöhte Dopamin- und Noradrenalin-Konzentrationen gefunden wurden, lagen in der depressiven Phase erniedrigte Werte vor. Daneben scheinen ebenso das serotonerge und GABAerge System mit involviert zu sein. Des Weiteren wurden erhöhte intrazelluläre Calcium-Konzentrationen gemessen, die für die zelluläre Signalweiterleitung von Bedeutung sind.
Beim Rapid-Cycling-Verlaufstyp konnte bei etwa 50% der untersuchten Patienten eine hypothyreote Stoffwechsellage diagnostiziert werden.

Einteilung. Die Patienten weisen entweder die Symptome einer manischen oder einer depressiven Episode auf. Bei einem bipolaren oder manisch-depressiven Mischzustand sind zur gleichen Zeit sowohl manische als auch depressive Symptome vorhanden. Im DSM-IV werden Bipolar-I- und Bipolar-II-Erkrankungen unterschieden. Während man unter Bipolar I Verläufe mit alternierenden Bildern einer depressiven und manischen Episode versteht, werden unter Bipolar II rezidivierende depressive Störungen mit Hypomanien verstanden. Das Klassifikationssystem des ICD-10 orientiert sich an der vorherrschenden Symptomatik. Eine Übersicht gibt Abb. 10.**4**.
Die einzelnen Episoden bipolarer Erkrankungen beginnen entweder schleichend, es finden sich aber auch perakute Verlaufsformen mit plötzlichem Beginn. Etwa 70 % der bipolaren Psychosen beginnen mit einer depressiven Episode. Die Phasendauer schwankt interindividuell erheblich zwischen Tagen und im Extremfall Jahren. Im Durchschnitt wird die Dauer einer bipolaren Phase mit 4,5 Monaten angegeben.

Sonderformen der bipolaren Störung.
- **Rapid-Cycling-Verlauf:** Etwa 15–20% der Patienten mit bipolaren affektiven Störungen leiden an dieser Sonderform. Von einem Rapid-Cycling-Verlauf wird gesprochen, wenn mindestens 4 Episoden einer manischen, hypomanischen, depressiven oder gemischten Episode innerhalb eines Jahres auftreten.
- **Zyklothyme Störung (Zyklothymia):** Die Zyklothymia zählt wie die Dysthymia zu den anhaltenden affekti-

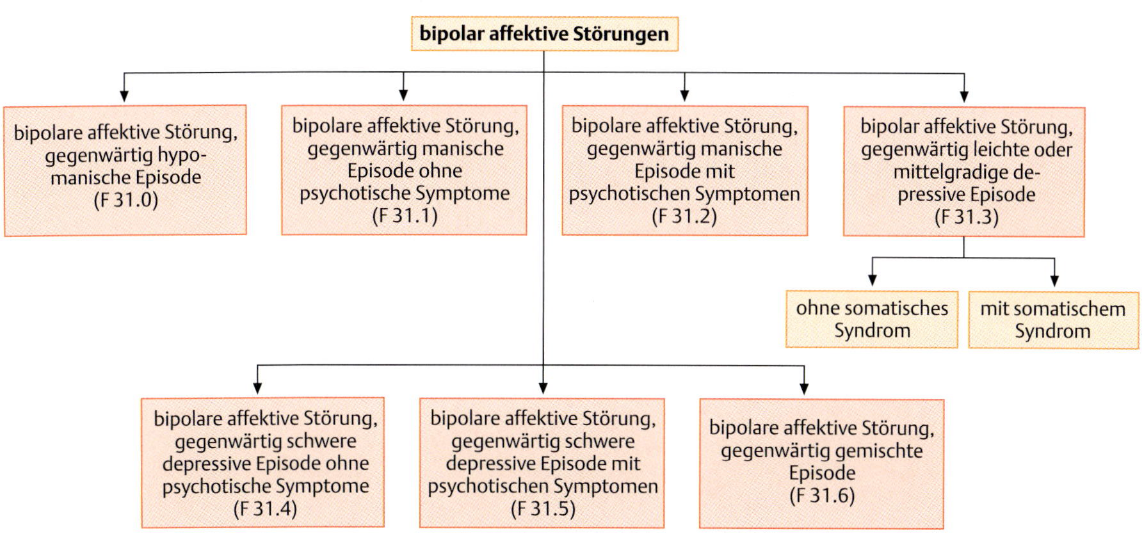

Abb. 10.**4** **Einteilung bipolar affektiver Störungen nach ICD-10**

ven Störungen. Bei der Zyklothymia sind die bei der Dysthymia beschriebenen chronischen depressiven Verstimmungen durch Hypomanien unterbrochen. Zur Diagnosestellung muss die Symptomatik über einen Zeitraum von zwei Jahren bestehen, wobei symptomfreie Intervalle von über zwei Monaten in der Regel nicht auftreten.

Differenzialdiagnose. Differenzialdiagnostisch müssen die Störungen abgeklärt werden, die auch bei der depressiven oder manischen Episode in Erwägung zu ziehen sind (s. o.).
Besonders zu beachten ist die Differenzialdiagnose zu den **schizophrenen Psychosen**, wenn im Rahmen der Manie psychotische Symptome oder bipolare Mischzustände auftreten.

Prognose. Verlaufsuntersuchungen zeigen, dass innerhalb von fünf Jahren etwa 75 % der Patienten ein Rezidiv erleiden ✓✓. Zwischen den einzelnen Phasen kommt es in der Regel zu einer Vollremission der Symptomatik. Die Wahrscheinlichkeit eines Residuums nimmt mit der Anzahl der Episoden und Krankheitsdauer zu. Bei etwa 40 % der Patienten kommt es schließlich zu dauerhaften Beeinträchtigungen. Diese Ergebnisse unterstreichen die Bedeutung einer effektiven Phasenprophylaxe.

Evidenzbasierte Therapie der bipolaren Störung

Therapieziele: Reduktion der Symptomatik, Wiederherstellung der Funktionsfähigkeit der Patienten mit beruflicher und sozialer Reintegration, Rezidivprophylaxe.

Die Therapieziele richten sich nach der vorherrschenden Symptomatik, sodass im Wesentlichen die Therapieformen zur Anwendung kommen, die bereits für die depressiven und manischen Episoden beschrieben wurden ✓✓. Besonders wichtig ist die frühzeitige Einleitung einer **prophylaktischen Therapie** mithilfe eines Moodstabilizers, um das Risiko eines „Switches“ in die jeweils gegenteilige Stimmungslage zu minimieren.
Ein wichtiger Aspekt in der Therapie bipolarer Störungen ist darüber hinaus die **Suizidprävention**: Etwa 15–20 % der Patienten, die an einer bipolaren Erkrankung leiden, sterben durch Suizid.

Nichtmedikamentöse Therapie

Psychotherapie. Eine spezifische Psychotherapie, wie z. B. die kognitive Verhaltenstherapie, kann den Patienten helfen, die (psychosozialen) Folgen ihrer Erkrankung zu verarbeiten sowie belastende Lebensereignisse oder Verhaltensweisen zu verändern.

Elektrokrampftherapie. Die Elektrokrampftherapie stellt besonders bei therapierefraktären Verlaufsformen eine wirkungsvolle Behandlungsoption dar ✓.

Pharmakotherapie/Therapieempfehlungen

Akuttherapie. Die Therapie richtet sich nach der vorherrschenden Symptomatik. Bei leichten bis mittelschweren Verlaufsformen der Manie stellt **Lithium** das Mittel der ersten Wahl dar, alternativ stehen **Carbamazepin** und **Valproat** zur Verfügung. Bei ausgeprägter Symptomatik und psychotischen Bildern ist die **Kombination mit einem Antipsychotikum** sinnvoll. Steht ein depressives Bild im Vordergrund, so ist der Einsatz von **Antidepressiva** indiziert. Vorzugsweise ist hier an SSRIs, MAO-Hemmer oder Antidepressiva mit dualem Wirkmechanismus zu denken.

Stabilisierungsphase. Nach Abklingen der akuten Symptomatik stehen zwei Aspekte im Vordergrund des therapeutischen Handelns: Zum einem die **Vermeidung eines Rückfalls** und zum anderen die **Vermeidung eines Umschwungs in die gegensätzliche Affektlage („Switch“)**. Dies stellt aus pharmakologischer Sicht ein diffiziles Unterfangen dar. Für den Fall, dass im Rahmen einer antimanischen Therapie konventionelle Antipsychotika eingesetzt wurden, können diese eine depressive Symptomatik induzieren. Bei Absetzen der Antipsychotika wäre jedoch die Provokation eines Rückfalls denkbar. Umgekehrt können die in der Remission einer depressiven Symptomatik verabreichten Antidepressiva das Auftreten einer Manie begünstigen. Günstig ist in diesen kritischen Phasen der Einsatz eines Moodstabilizers, der über einen Zeitraum von 6 Monaten erfolgen sollte.

Phasenprophylaxe. Um einen Rückfall zu verhindern, ist eine **Dauertherapie mit Lithium (oder Carbamazepin)** indiziert. Die Anzahl der Episoden kann dadurch deutlich vermindert werden, ggf. wird sogar eine längerfristige Symptomfreiheit erzielt. Die Phasenprophylaxe sollte nach der ersten Episode über mindestens ein Jahr fortgeführt werden. Im Falle wiederholter Phasen ist bei guter Verträglichkeit des gewählten Präparates eine langjährige (bis lebenslange) Prophylaxe indiziert. Die rückfallpräventive Pharmakotherapie wird leider von Patienten bei einer beginnenden manischen Phase häufig vorzeitig abgebrochen.

Fallbeispiel 10.2: Bipolare Störung

Anamnese und Vorgeschichte: Eine 42-jährige verheiratete Bäuerin, Mutter von 4 Kindern, wurde zur zweiten stationären Aufnahme von ihrem niedergelassenen Nervenarzt überwiesen. Zwei Jahre zuvor war sie erstmals an einer schweren depressiven Störung mit Anhedonie und Antriebslosigkeit erkrankt. Sie war damals 8 Wochen lang stationär behandelt und mit einer vollständigen Remission der Symptomatik entlassen worden. Seit 6 Monaten nahm die Patientin die bisher verordneten Medikamente (Paroxetin und Lithium) aufgrund einer als beeinträchtigend empfundenen Gewichtszunahme von etwa 20 kg nicht mehr ein.

In den letzten 3 Monaten habe sich nun ihre Stimmung deutlich verbessert, so gut habe sie sich noch nie gefühlt. Auch sei sie kontaktfreudiger geworden. So habe sie beim Blutspenden einen jungen Mann näher kennen gelernt. Ferner könne sie nun viele Dinge gleichzeitig tun. In den letzten Wochen sei sie jedoch zunehmend gereizt und empfindlich geworden – der Ehemann berichtete, dass die Patientin insbesondere auf Kritik mehrfach mit heftigen Erregungsausbrüchen reagiert habe, was für sie sehr ungewöhnlich sei. Zudem sei der Redefluss seiner Frau in der letzten Zeit kaum zu stoppen, sie wirke beim Reden geradezu „beseelt", bringe selbst die banalsten Begebenheiten ausführlichst und in schillernden Worten zur Sprache, neige dabei aber auch zu Gedankensprüngen, sodass ihr manchmal kaum zu folgen sei. Die Patientin berichtete zusätzlich von einem reduzierten Schlafbedürfnis, das sie aber nicht als störend empfinde, da sie dadurch mehr Zeit habe, die Ideen zu verwirklichen, die sie zur Zeit im Überfluss habe. Eher würde sie darunter leiden, dass ihre von Gott gegebene ausgeprägte Libido nicht befriedigt würde.

Therapie und weiterer Verlauf. Die stationäre Aufnahme gestaltete sich aufgrund der nur partiellen Krankheitseinsicht und Behandlungsbereitschaft der Patientin als äußerst schwierig und es bedurfte großer Überredungskünste durch den Nervenarzt. Es wurde die Diagnose einer bipolaren Störung gestellt. Die Patientin wurde mit Olanzapin und Lithium anbehandelt. Zusätzlich wurden Benzodiazepine verordnet. Nach etwa 14 Tagen zeigt sich eine erfreuliche Besserung der Symptomatik. Während eines Ausgangs aus der Klinik kaufte die Patientin jedoch mehrere Hundert Semmeln ein, die sie an Passanten verschenkte. Nach 4 Wochen medikamentöser Therapie mit 20 mg Olanzapin und 1800 mg Lithium retard pro Tag wurde die Patientin geordneter im Denken und zeigte eine ausgeglichene Stimmungslage. Auch ihre Krankheitseinsicht verbesserte sich und sie konnte jetzt nachvollziehen, warum es sinnvoll war, die verordneten Medikamente einzunehmen. Die Entlassung der Patientin erfolgte 8 Wochen nach ihrer stationären Aufnahme in einem psychopathologisch weitgehend remittierten Zustand.

Ausgewählte Literatur

1. Ahrens B. Mortalität und Suizidalität bei psychischen Störungen. In: Freiberg HJ, Stieglitz RD (Hrsg.): Kompendium der Psychiatrie und Psychotherapie. Karger, Basel, 1995, 533–551.
2. Angst J, Kupfer DJ, Rosenbaum JF. Recovery form depression: Risk or reality? Acta Psychiatr Scand, 1996, 93 : 413–419.
3. Angst J. Epidemiology of depression. In: Honig A, Van Praag HM (eds.): Depression. Neurobiological, psychopathological and therapeutic advances. 1997, Wiley, Chichester.
4. Boyd JH, Weissmann MM. Epidemiology of affective disorders: a reexamination and future directions. Arch Gen Psychiatry, 1981, 38 : 1039–1046.
5. Möller H-J, Laux G, Kapfhammer H-P. Psychiatrie und Psychotherapie. Springer 2000, Berlin, Heidelberg, New York.
6. Möller H-J. Therapie psychiatrischer Erkrankungen. Thieme 2000, Stuttgart.
7. Robertson MM, Katona CLE. Depression and physical illness. Wiley 1997, Chichester.

10.2 Schizophrenie

Grundlagen

Prävalenz und Inzidenz. Die Prävalenz der schizophrenen Psychosen wird in der Größenordnung von 0,5 bis 1 % angegeben. Die jährliche Inzidenzrate liegt bei 0,05 %. Männer und Frauen sind gleich häufig betroffen. Die Prävalenzzahlen sind in verschiedenen Ländern der Welt mit unterschiedlichem soziokulturellem Hintergrund in etwa gleich. Das Durchschnittsalter bei Ausbruch der Erkrankung beträgt bei Männern 21 Jahre, bei Frauen etwa drei bis fünf Jahre mehr. Von schizophrenen Männern haben 90 % die Ersterkrankung vor dem 30. Lebensjahr durchgemacht, bei schizophrenen Frauen nur Zweidrittel. Mehr als die Hälfte aller Schizophrenien beginnt zwischen der Pubertät und dem 30. Lebensjahr.

Ätiopathogenese. Heute wird von einer **multifaktoriellen Genese** der Erkrankung ausgegangen, wobei die verschiedenen Teilursachen im Einzelfall in unterschiedlichem Ausmaß zur Krankheitsmanifestation beitragen können (Abb. 10.**5**). Durch den Einfluss **genetischer Faktoren**, aber auch durch **exogene Einflüsse** kommt es beispielsweise zu strukturellen Veränderungen des Gehirns oder speziellen neurophysiologischen und/oder biochemischen Besonderheiten im ZNS. Diese können sich im Sinne einer erhöhten Vulnerabilität auswirken und zur

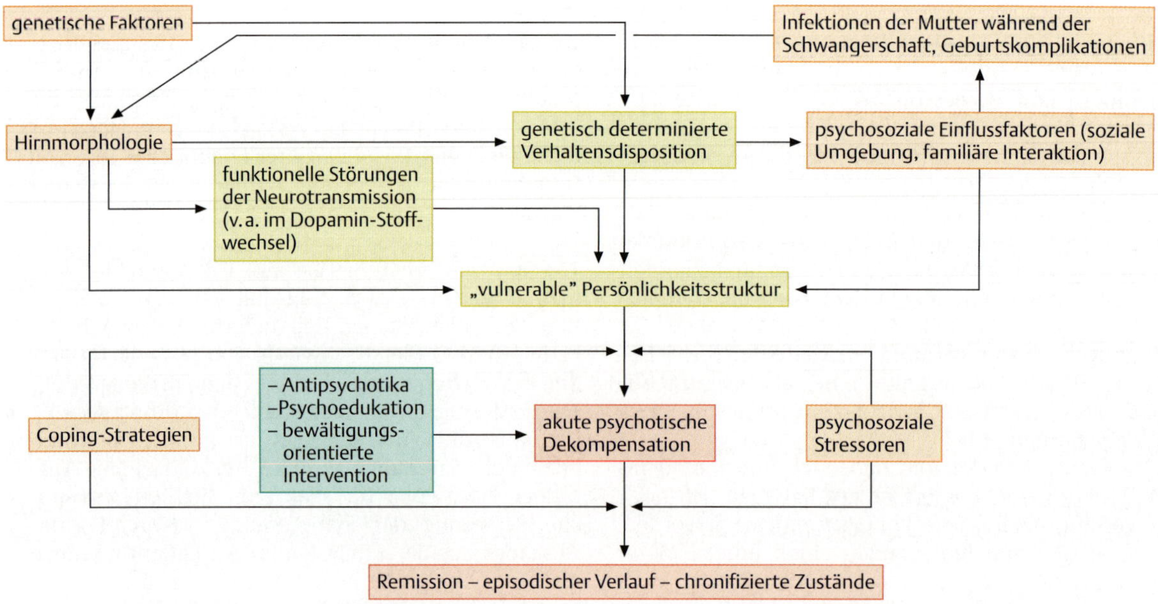

Abb. 10.**5** **Beziehungen und Wechselwirkungen verschiedener Faktoren in der Ätiopathogenese der Schizophrenie**

Manifestation der Erkrankung prädisponieren. Ungünstige **psychosoziale Stressoren** begünstigen bei vulnerablen Persönlichkeiten die Erstmanifestation bzw. die Remanifestation einer akuten psychotischen Symptomatik, während individuell unterschiedlich ausgeprägte Verarbeitungsstrategien (*Coping-Strategien*) bzw. protektive exogene Faktoren die Manifestation der Erkrankung verhindern oder zu einem günstigeren Ausgang führen können.

Genetik. Die **familiäre Häufung** schizophrener Erkrankungen gehört zu den frühesten Erkenntnissen der Schizophrenie-Forschung ✓✓. Das Erkrankungsrisiko steigt mit der Nähe der Verwandtschaft (Tab. 10.**11**) ✓✓.
Trotz intensiver Suche konnte bis heute kein für die Schizophrenie prädisponierendes Gen identifiziert werden, es wurden allerdings, unter anderem auf dem kurzen Arm des Chromosoms 6, Kandidatenregionen eingegrenzt. Vermutlich ist eine **Kombination mehrerer prädisponierender Gene** verantwortlich.

Neurotransmission. Ohne Zweifel liegen bei der Schizophrenie funktionelle Störungen in der Neurotransmission vor, und zwar vor allem im Dopamin-System ✓✓. Die Dopamin-Hypothese der Schizophrenie besagt, dass in kritischen Gehirnregionen, wie zum Beispiel dem limbischen System, eine **Störung im Dopamin-Stoffwechsel** besteht, die Ausprägung hängt möglicherweise vom Krankheitsstadium ab. Bei vorherrschender „Positiv-Symptomatik" mit Wahn, Halluzinationen, ausgeprägten Denkstörungen und Störungen des Ich-Erlebens liegt ein Dopamin-Überschuss vor, bei stärkerer „Negativ-Symptomatik" vor allem eine Unterfunktion des Dopamin-Systems ✓✓. Die schizophrene Negativ-Symptomatik ist gekennzeichnet durch Antriebsarmut, Verlust des Wollens, Affektverflachung, Verarmung von Sprache und Denken etc. Einige Befunde sprechen dafür, dass die Veränderungen im Dopamin-Stoffwechsel mit Veränderungen der Empfindlichkeit der Dopamin-Rezeptoren einhergehen. Allerdings beschränken sich die Neurotransmitter-Stoffwechselstörungen bei der Schizophrenie nicht auf das Dopamin-System: in den letzten Jahren entwickelte sich eine differenziertere Betrachtungsweise. Inzwischen werden verschiedene Neurotransmittersysteme und deren Interaktionen in komplexen Wechselwirkungen diskutiert, eine Beteiligung serotonerger, GABAerger, glutamaterger, cholinerger und peptiderger Systeme wird angenommen.
Heute geht man von einem **funktionellen mesolimbisch-mesokortikalen Ungleichgewicht in der Neurotransmission** aus.

Tab. 10.**11** **Durchschnittliches Erkrankungsrisiko für Schizophrenie im Verhältnis zum Verwandtschaftsgrad**

Verwandtschaftsgrad	Erkrankungsrisiko
keiner (durchschnittliches Erkrankungsrisiko der Allgemeinbevölkerung)	ca. 1 %
Angehörige 2. Grades	ca. 5 %
Angehörige 1. Grades	ca. 10 %
zweieiige Zwillinge	ca. 15 %
zwei schizophrene Eltern	ca. 40 %
eineiige Zwillinge	ca. 50 %

Einteilung und Prognose. Etwa 80 % der Schizophrenen entwickeln wenigstens einmal im Verlauf der Erkrankung Wahnsymptome (produktive Symptomatik). Die Diagnose Schizophrenie ist jedoch keinesfalls identisch mit Wahn und Halluzinationen. Es gibt Schizophrene, die diese produktiven Symptome nicht ausbilden. Ebenso wenig sind Wahn und Halluzinationen spezifisch für schizophrene Erkrankungen.

Tab. 10.**12** **Diagnostische Merkmale der Schizophrenie nach K. Schneider**

Abnorme Erlebnisweise	Symptome 1. Ranges	Symptome 2. Ranges
akustische Halluzinationen	dialogische Stimmen kommentierende Stimmen Gedankenlautwerden	sonstige akustische Halluzinationen
Leibhalluzinationen	leibliche Beeinflussungserlebnisse	Zönästhesien im engeren Sinne
Halluzinationen auf anderen Sinnesgebieten		optische Halluzinationen olfaktorische Halluzinationen gustatorische Halluzinationen
schizophrene Ich-Störungen	Gedankeneingebung Gedankenentzug Gedankenausbreitung Willensbeeinflussung	
Wahn	Wahnwahrnehmung	einfache Eigenbeziehung Wahneinfall

In der modernen Literatur werden Wahn, Halluzinationen und desorganisiertes bis zerfahrenes Denken als „**Positiv-Symptome**“ bezeichnet, die in der Regel akut auftreten. Die Prognose bestimmend sind in der Regel jedoch eher die schizophrenen „**Negativ-Symptome**“ wie Antriebsminderung, Affektverarmung, Verlust der Willenskraft sowie charakteristische Denkstörungen, die häufig schleichend beginnen und therapeutischen Maßnahmen schwerer zugänglich sind.
Die Unterscheidung nach Krankheitsverläufen mit vorherrschender produktiver Symptomatik oder vorherrschender Negativ-Symptomatik hat Auswirkungen auf das therapeutische Vorgehen.
Die Merkmale der Schizophrenie sind in der Tab. 10.**12** zusammengefasst, die verschiedenen Subtypen in der Tab. 10.**13**.

Therapeutische Implikationen. Die multifaktorielle Genese der Schizophrenie erfordert ein mehrdimensionales therapeutisches Vorgehen ✓✓. In den einzelnen Erkrankungsphasen sind **pharmakologische**, **psychotherapeutische** und **soziotherapeutische Therapieverfahren** eng aufeinander abzustimmen. In der Akuttherapie der Schizophrenie steht die pharmakologische Behandlung im Mittelpunkt, im weiteren Verlauf sind stärker andere Therapieverfahren zu berücksichtigen.

Evidenzbasierte Therapie der Schizophrenie

Ziele der Therapie: Besserung der Positiv- und der Negativ-Symptomatik sowie der Prognose.

Die Remission der schizophrenen Positiv- und Negativ-Symptomatik und – soweit erforderlich – die Wiedereingliederung in Beruf, Familie und soziales Umfeld sind das Ziel von Akut- und Erhaltungstherapie sowie der Prophylaxe.

Tab. 10.**13** **Klassifikation der Subtypen der Schizophrenie nach dem ICD-10**

F20	Schizophrenie
F20.0	paranoide Schizophrenie
F20.1	hebephrene Schizophrenie
F20.2	katatone Schizophrenie
F20.3	undifferenzierte Schizophrenie
F20.4	postschizophrene Depression
F20.5	schizophrenes Residuum
F20.6	Schizophrenia simplex
F20.8	andere
F20.9	nicht näher bezeichnete
Verlaufsbilder	
F20.x0	kontinuierlich
F20.x1	episodisch, mit zunehmendem Residuum
F20.x	episodisch, mit stabilem Residuum
F20.x3	episodisch remittierend
F20.x4	unvollständige Remission
F20.x5	vollständige Remission
F20.x	andere
F20.x9	Beobachtungszeitraum weniger als 1 Jahr

Nichtmedikamentöse Therapie

Psychoedukation. Bereits in der Akuttherapie ist die Psychoedukation von wesentlicher Bedeutung ✓✓. Bei der Psychoedukation stehen die aktive Informationsvermittlung und der Austausch von Informationen unter den Betroffenen im Vordergrund, ferner die Bearbeitung allgemeiner (theoretischer) Krankheitsaspekte. Wesentliche Inhalte sind die klinischen Aspekte der Erkrankung (Ursachen, Symptome und Verlaufsformen) sowie die

Krankheitskonzepte und die damit verknüpften therapeutischen Interventionen in den verschiedenen Phasen der Erkrankung. Bei der Psychoedukation steht also der informative Aspekt im Vordergrund.

Die **bewältigungsorientierten Ansätze** fokussieren stärker auf die Stress- und Krankheitsbewältigung ✓: hier wird der Patient aufgefordert, sich aktiv mit den durch die Krankheit bedingten Schwierigkeiten im Alltag auseinander zu setzen und Lösungsstrategien zu entwickeln. Hier steht also der Handlungsaspekt im Vordergrund.
Tab. 10.**14** gibt einen Überblick über wesentliche Ziele der psychoedukativen bzw. bewältigungsorientierten Interventionen.

Tab. 10.**14** **Hauptziele der psychoedukativen bzw. bewältigungsorientierten Interventionen**

Fördern
- eines funktionalen Krankheitskonzeptes und Selbstbildes
- eines Bewusstseins der erhöhten Vulnerabilität
- effektiver Bewältigungsstrategien
- sozialer Kompetenzen

Wissensvermittlung über
- die Erkrankung (Positiv- und Negativ-Symptome, Diagnose, Krankheitsverläufe)
- psychopharmakologische und psychosoziale Behandlungsformen

Erkennung von und Umgang mit
- kritischen Bedingungen für die Auslösung bzw. Verstärkung von Symptomen sowie deren Abschwächung (z. B. Medikamentenwirkungen)
- präpsychotischen Symptomen (z. B. Frühwarnsignale)
- chronischen Positiv-Symptomen (z. B. Wahnvorstellungen, Halluzinationen)
- Negativ-Symptomatik und Depressionen
- Medikamentennebenwirkungen
- rezidivgefährdenden Verhaltensweisen (z. B. Drogen, Alkohol, Belastungen und Krisen)

Pharmakotherapie

Einteilungsprinzipien der Antipsychotika. Antipsychotika lassen sich nach ihrer chemischen Struktur, ihrer klinischen Wirkung und ihrem Nebenwirkungsprofil einteilen. In Hinblick auf die chemische Struktur lassen sich drei große Gruppen unterscheiden, die Butyrophenon-Derivate, die Phenothiazin-Derivate und die Thioxanthene. Eine besondere Rolle spielen die substituierten Benzamide. Während die ersten drei Gruppen den **„klassischen" oder „typischen" Antipsychotika** zuzuordnen sind, entsprechen die Benzamide von ihrem Wirkungs- und Nebenwirkungsprofil eher den **„atypischen" Antipsychotika**, die in den letzten Jahren stark an Bedeutung gewonnen haben.

Klassische Antipsychotika

Das Hauptwirkprinzip der „klassischen" Antipsychotika ist die **Dopamin-D2-Rezeptorblockade** ✓✓. Untersuchungen haben gezeigt, dass für die antipsychotische Wirkung, vor allem im Hinblick auf die akut psychotischen Symptome wie Wahn, Ich-Störungen und Halluzinationen, die Dopamin-D2-Rezeptorblockade das wichtigste therapeutische Prinzip darstellt. Da die Rezeptorblockade sich nicht auf die Dopamin-D2-Rezeptoren im limbischen System beschränkt, sondern auch D2-Rezeptoren in anderen ZNS-Strukturen betrifft, treten die charakteristischen Nebenwirkungen der klassischen Antipsychotika auf. Dies sind vor allem die **extrapyramidal-motorischen Nebenwirkungen** ✗✗, die Folge der D2-Rezeptorblockade im nigro-striatalen System sind (vgl. Tab. 10.**16**). Beispiele für klassische Antipsychotika sind etwa die Butyrophenonderivate *Haloperidol* und *Benperidol*, das Diphenylbutylpiperidin *Pimozid* oder das Phenothiazinderivat *Fluphenazin*.
Trizyklische Antipsychotika wirken häufig **stärker sedierend**, Beispiele dafür sind Phenothiazinderivate mit Piperidyl- oder Piperazinylseitenkette wie etwa *Perazin* oder *Perphenazin*. In der Regel noch stärker sedierende Effekte haben Phenothiazine mit aliphatischer Seitenkette, z. B. *Promethazin* oder *Levomepromazin*.
Die Dosierung der Antipsychotika erfolgt unter Berücksichtigung ihrer neuroleptischen Potenz (Tab. 10.**15**).
Die klassischen Antipsychotika sind in ihrer antipsychotischen Wirkung sehr effektiv und sie sind kostengünstig. Die Verträglichkeit ist im Einzelfall sehr unterschiedlich. Bei guter individueller Verträglichkeit und stabilem psychopathologischen Zustand, etwa während der Erhaltungstherapie oder der Rezidivprophylaxe, kann eine Therapie auch mit klassischen Antipsychotika fortgeführt werden.

Nebenwirkungen. Die Inzidenz von **Spätdyskinesien** beläuft sich auf etwa 4 % pro Behandlungsjahr ✗✗. Durchschnittlich geht man von einer Quote klinisch relevanter Spätdyskinesien von 20 % der langjährig mit Neuroleptika behandelten Patienten aus, wobei diese Dyskinesien bei etwa 20 – 50 % der Patienten irreversibel sind ✗✗. Der-

Tab. 10.**15** **Abstufung des neuroleptischen Wirkungsgrads in Beziehung zur Dosis in mg.** Neuroleptische Potenz des Chlorpromazins als Einheit („1") gesetzt.

Neuroleptikum	„Neuroleptische Potenz"
Chlorprothixen Levomepromazin Sulpirid Thioridazin	1/3 – 4/5
Chlorpromazin Amisulpirid Quetiapin	1
Clozapin Perazin	2
Olanzapin	8 – 20
Fluphenazin Haloperidol	20 – 50
Risperidon	50
Benperidol	100

Tab. 10.**16** **Extrapyramidal-motorische Nebenwirkungen der klassischen Antipsychotika und Zeitraum ihres Auftretens**

1. **Frühdyskinesien** (Stunden bis wenige Tage nach Therapiebeginn bzw. Dosiserhöhung)
2. **Parkinsonoid und Akathisie** (ca. ein bis mehrere Wochen nach Therapiebeginn)
3. **Spätdyskinesien** (sechs Monate, meist mehrere Jahre nach Therapiebeginn)

zeit gibt es keine zufriedenstellende Behandlungsmöglichkeit für Spätdyskinesien. Im Sinne einer Nutzen-Risiko-Abwägung müssen allerdings alle Nebenwirkungen in Bezug zur Schwere der Grunderkrankung gesetzt werden. In Anbetracht des sehr ungünstigen Krankheitsverlaufes bei unbehandelten schizophrenen Patienten wird die Nutzen-Risiko-Abwägung zumeist zugunsten der Therapie ausfallen, auch mit klassischen Neuroleptika. Mögliche Behandlungsstrategien bei Auftreten von extrapyramidal-motorischen Nebenwirkungen (Tab. 10.**16**) sind in der Tab. 10.**17** zusammengestellt.

*Die Nebenwirkungen (Tab. 10.**16**), vor allem Spätdyskinesien, müssen während der Behandlung mit klassischen Antipsychotika intensiv beachtet werden.*

Atypische Antipsychotika

Die „modernere" Variante der Schizophrenie-Therapie ist die Behandlung mit atypischen Antipsychotika. Atypische Antipsychotika sind durch das **Fehlen bzw. seltenere Auftreten extrapyramidal-motorischer Nebenwirkungen** gekennzeichnet (Tab. 10.**18**, Tab. 10.**19**) ✓✓.

Tab. 10.**17** **Therapie der Antipsychotika-induzierten EPMS**

Extrapyramidale Störung	Gegenmaßnahme
Frühdyskinesien	Anticholinergika, z. B. Biperiden i. m. oder langsam i. v.; ggf. wiederholte Gabe
Parkinsonoid	Anticholinergika, z. B. Biperiden oral; ggf. Reduktion der Antipsychotika-Dosis; Umsteigen auf ein atypisches Antipsychotikum; niedrig potentes Antipsychotikum
Akathisie	Reduktion der Antipsychotika-Dosis; Umsteigen auf ein atypisches Antipsychotikum; niedrig potentes Antipsychotikum; Propranolol
Spätdyskinesien	wenn möglich Absetzen aller Antipsychotika; Versuch mit Tiaprid; ggf. Clozapin; sedierende Antipsychotika
malignes neuroleptisches Syndrom	Absetzen der Antipsychotika; Versuch mit Anticholinergika; Versuch mit Dantrolen

Tab. 10.**18** **Charakteristika atypischer Antipsychotika** (modifiziert nach Meltzer et al. 1994).

strenge Definition
- antipsychotisch wirksam, ohne klinisch relevante motorische Nebenwirkungen gilt derzeit für Clozapin, Sertindol, evtl. Aripiprazol

erweiterte Definition
- motorische Nebenwirkungen seltener als unter typischen Antipsychotika
- besondere Wirkung auf schizophrene Negativ-Symptomatik
- geringe, evtl. vorübergehende Erhöhung des Prolaktinspiegels gilt

derzeit für Amisulprid, Olanzapin, Quetiapin, Risperidon, Ziprasidon, Zotepin

Tab. 10.**19** **Nebenwirkungen atypischer Antipsychotika** (modifiziert nach Müller et al., 2000).

Wirkungen/ Nebenwirkungen	Amisulprid	Clozapin	Risperidon	Olanzapin	Quetiapin	Zotepin	Ziprasidon	Aripiprazol
ZNS								
Krampfanfälle	0	+ bis+++	0	+	0	0 bis +	0	0
Sedierung	0	+++	0	+	+ bis ++	+++		
kardiovaskuläre Einflüsse	0	+++	+	0 bis +	+	+++	++ bis +++	0
Erhöhung von Leberwerten	0 bis +	+	+	0 bis +	0 bis +	++	0 bis +	0 bis +
anticholinerge Eigenschaften	0	+++	0	+++	0 bis ++	+	0	0
antihistaminerge Eigenschaften	0	+	0	0	++	0 bis +	0	0
Agranulozytose	0	+++	0	0	0	0	0	0
Prolaktinerhöhung	+ bis +++	0	+ bis +++	0 **	0	+ bis ++	0	0
Gewichtszunahme	+	+++	+	++	+	+ bis +++	0	0

0: nicht zutreffend oder nicht signifikant unterschiedlich im Vergleich zu Placebo; +: leicht; ++: mäßig; +++: ausgeprägt

Bei schlechter Verträglichkeit der klassischen Antipsychotika, bei Therapieresistenz und bei stärker ausgeprägter schizophrener Negativ-Symptomatik ist die Indikation zum Einsatz „atypischer" Antipsychotika gegeben.

Den „Goldstandard" der atypischen Neuroleptika stellt nach wie vor das **Clozapin** dar. Clozapin ist erster Vertreter und bis heute Maßstab für atypische Neuroleptika, deren klinisches Profil unter anderem durch ein deutlich reduziertes Risiko für extrapyramidal-motorische Nebenwirkungen und einen besseren Effekt auf die Negativ-Symptomatik gekennzeichnet ist. Der Anwendung des Clozapins sind wegen des Agranulozytose-Risikos Grenzen gesetzt ✗✗. Deshalb war es eine Herausforderung, ein Pharmakon mit vergleichbarer Effektivität und extrapyramidal-motorischer Tolerabilität, aber fehlenden gravierenden Blutbildveränderungen zu entwickeln. Mittlerweile wurden **neue Atypika** wie Zotepin, Risperidon, Olanzapin, Quetiapin, Ziprasidon, Sertindol, Aripiprazol und Amisulprid entwickelt, die auf dem deutschen Markt alle erhältlich sind. Die Zulassung von Sertindol ruht derzeit wegen schwerer kardiovaskulärer Nebenwirkungen.

In der Schizophrenietherapie ist die Compliance besonders relevant. Da die extrapyramidal-motorischen Symptome häufig einen Grund für den Therapieabbruch darstellen, der in der überwiegenden Zahl der Fälle einen Rückfall in die Erkrankung zur Folge hat, sind die Nebenwirkungsarmut und gute Verträglichkeit der Antipsychotika von hoher Bedeutung.

Atypische Antipsychotika sollten als Arzneimittel der ersten Wahl bei der Behandlung der Schizophrenie gewählt werden ✓✓.

Nebenwirkungen. Atypische Antipsychotika sind vor allem im Hinblick auf die stark beeinträchtigenden motorischen Nebenwirkungen sehr gut verträglich. Selbstverständlich sind sie jedoch auch nicht frei von unerwünschten Effekten. Bei diesen handelt es sich – je nach Substanz unterschiedlich – um leichtere dosisabhängige extrapyramidal-motorische Nebenwirkungen, einen Anstieg des Prolaktins, sexuelle Funktionsstörungen sowie sedierende Effekte; gehäuft treten diese Nebenwirkungen bei vulnerablen Persönlichkeiten auf. In manchen Fällen – insbesondere bei Clozapin und Olanzapin – werden eine nicht unerhebliche Gewichtszunahme beobachtet, gelegentlich verbunden mit einer diabetogenen Stoffwechsellage. Sertindol wurde wegen häufiger beobachteter kardialer Reizleitungsverlängerung vorübergehend vom Markt genommen ✗✗, eine Verlängerung der QT-Zeit wurde jedoch auch bei anderen atypischen (und klassischen) Antipsychotika beobachtet, z. B. Ziprasidon, Risperidon oder Pimozid. Bei geriatrischen Patienten wurde für Olanzapin und Risperidon ein gegenüber Placebo erhöhtes Risiko für vaskuläre Komplikationen beschrieben ✗.
Für alle diese Effekte gilt, dass sie – meist in ausgeprägterem Ausmaß – auch bei klassischen Antipsychotika auftreten, jedoch systematisch häufig erst aufgrund der modernen Zulassungsbestimmungen, die eine intensive Beobachtung bei großen Patientenpopulationen erfordern, registriert werden. Allein das häufigere Risiko einer Agranulozytose erscheint auf Clozapin beschränkt.
Die genannten Nebenwirkungen müssen vor allem bei denjenigen Patienten im Auge behalten werden, die mehrere Medikamente gleichzeitig verabreicht bekommen.

Fallbeispiel 10:3: Schizophrenie

Vorgeschichte: Ein 25-jähriger Jurastudent wurde zur ersten stationär-psychiatrischen Aufnahme von einer internistischen Klinik überwiesen. Dorthin war er eingewiesen worden, da er verschiedene körperliche Beschwerden beklagt hatte. Im Mittelpunkt davon standen Kopfschmerzen, ferner Schwindelgefühl, Übelkeit und Herzrasen. Diese körperlichen Beschwerden führte er darauf zurück, mit dem HIV-Virus infiziert und an AIDS erkrankt zu sein. Aus der Anamnese war zu eruieren, dass bei Herrn A. seit einem Jahr ein zunehmender sozialer Rückzug zu verzeichnen war, er wurde zunehmend misstrauisch und fühlte sich von der Polizei verfolgt. Wegen Störungen in Aufmerksamkeit, Konzentration und im Denken konnte er das Jurastudium seit einigen Monaten nicht mehr bewältigen. Es wurde die Diagnose einer paranoiden Schizophrenie (ICD-10: F 20.0) gestellt.

Therapie und weiterer Verlauf: Nach Ausschluss organischer Ursachen für die Erkrankung wurde eine Therapie mit 400 mg Amisulprid begonnen, worunter es innerhalb von vier Wochen zum Abklingen der körperlichen Beschwerden, der Verfolgungsideen und des Misstrauens kam. Bestehen blieb zunächst eine leichte Adynamie. Nach weiteren eineinhalb Wochen wurde der Patient aus der stationären Behandlung entlassen. Obwohl es während des stationären Aufenthaltes vorübergehend zu einem Transaminasen-Anstieg gekommen war, wurde beschlossen, die Therapie fortzuführen. Im weiteren Verlauf klang die Transaminasen-Erhöhung ab.
Ambulant wurde das Neuroleptikum innerhalb von vier Monaten durch den behandelnden Psychiater auf 200 mg herunter dosiert, zwei weitere Monate später kam es daraufhin zur erneuten Exazerbation des paranoiden Syndroms mit Verfolgungs- und Beeinträchtigungsideen, sozialem Rückzug und erneutem starken Misstrauen. Der Patient wurde nochmals zur stationären Behandlung eingewiesen und remittierte erneut unter der Dosis von 400 mg Amisulprid schnell, es wurde bei der Entlassung dringend emp-

Fortsetzung ▶

fohlen, die Behandlung mit Amisulprid zunächst in dieser Dosis beizubehalten.
Diese Kasuistik zeigt, dass nach erfolgreicher Therapie der schizophrenen Positiv-Symptomatik und weiterbestehender leicht ausgeprägter Negativ-Symptomatik die Dosis nicht zu rasch reduziert werden sollte. Die Erhaltungstherapie ist also bei einer Erstmanifestation mit ausgeprägterer Positiv-Symptomatik ausreichend lange fortzuführen.

Therapieempfehlungen

Akuttherapie

In der antipsychotischen Akuttherapie ist klares, zielgerichtetes Handeln des Arztes besonders wichtig, wobei forensische Gesichtspunkte zu beachten sind:

Eine Behandlung gegen den Willen des Patienten ist nur bei unmittelbarer Selbst- oder Fremdgefährdung möglich.

In jedem Fall muss bereits in der Akuttherapie eine tragfähige Arzt-Patienten-Beziehung aufgebaut werden.
Bei der Pharmakotherapie sollte möglichst schnell eine effektive Dosis erreicht werden. Hier haben Antipsychotika, bei denen keine langsame Auftitrierung erforderlich ist, Vorteile. Die Dosistitrierung orientiert sich in der Regel an den Nebenwirkungen, meist den sedierenden Begleiteffekten. Andererseits kann z. B. gerade bei gespannten und erregten schizophrenen Patienten eine vorübergehende Sedierung auch erforderlich und gewünscht sein. In der Akuttherapie der Schizophrenie ist entsprechend in einigen Fällen die Kombination eines stärker antipsychotisch wirkenden mit einem sedierenden Antipsychotikum sinnvoll. Zur zusätzlichen Sedierung können auch Benzodiazepine erforderlich sein, deren anxiolytische Eigenschaften psychotische Ängste u. U. günstig beeinflussen.
Die parenterale Applikation von Antipsychotika kann in der Akutbehandlung von Vorteil sein. Aus der Gruppe der atypischen Antipsychotika liegen bisher für Olanzapin und Ziprasidon parenterale Applikationsformen vor.

Erhaltungstherapie

Die antipsychotische Erhaltungstherapie bezeichnet die Therapiephase, die sich an die Akutbehandlung nach einer (Teil-)Remission während der Stabilisierungsphase anschließt. Die Dosis ist in der Regel bedeutend niedriger als in der Akutphase, die niedrigste, noch hinreichend wirksame Dosis sollte beibehalten werden, was häufig etwa $^1/_3$–$^1/_2$ der Dosis der Akutbehandlung entspricht (Abb. 10.**6**).

Wenn in der Akutphase ein älteres, klassisches Antipsychotikum mit Erfolg verordnet wurde, sollte in der Phase der Erhaltungstherapie die Umstellung auf ein atypisches Antipsychotikum erfolgen.

Rezidivprophylaxe

Innerhalb von 9–12 Monaten nach Absetzen des Antipsychotikums erleiden ca. 70 % der Patienten mit Schizophrenie ein akutes Rezidiv ✓✓. Unter Beibehaltung der Therapie ist dies nur bei 15–30 % der Patienten der Fall ✓✓. Die Rezidivprophylaxe erstreckt sich nach erfolgreicher Akutbehandlung und Stabilisierungsphase über Jahre.
Die Dosierung des Antipsychotikums zur Rezidivprophylaxe sollte ebenfalls möglichst niedrig sein, unter Berücksichtigung individueller Umstände etwa $^1/_3$ der Dosis der Akutbehandlung (Abb. 10.**6**). Bei Patienten, die – aus welchen Gründen auch immer – nicht in der Lage sind, regelmäßig Antipsychotika einzunehmen, sind Depotpräparate als Langzeitmedikation zu empfehlen, wie z. B. Risperidon Consta, Fluspirilen, Flupenthixol-Deca-

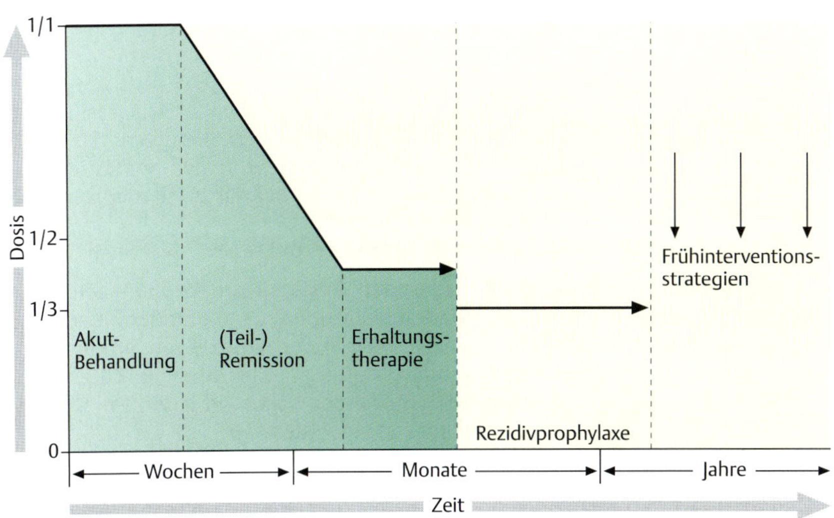

Abb. 10.6 **Dosierung von Antipsychotika im Verlauf von Akuttherapie, Erhaltungstherapie und Rezidivprophylaxe**

noat, Haloperidol-Decanoat. Die intramuskuläre Injektion erfolgt in Abständen von 1 bis 4 Wochen. Die Depotpräparate senken das Rückfallrisiko im Vergleich zur peroralen Einnahme klassischer Antipsychotika, sie gewährleisten eine ausreichende Dosierung und erleichtern die Überwachung der Compliance. Für atypische Antipsychotika gibt es derzeit nur eine Formulierung von Risperidon. Ein Olanzapin-Depot-Präparat wird wohl demnächst auf den Markt kommen.

Mindestens 1 Jahr, nach neueren Daten 2–5 Jahre nach der ersten Akutphase, sollte die Langzeittherapie beibehalten werden PP. Nach mehreren Episoden mindestens 5 Jahre Rezidivprophylaxe.

Ausgewählte Literatur

1. Benkert O, Hippius H. Kompendium der psychiatrischen Pharmakotherapie. Springer Berlin, Heidelberg, NY, 2000
2. Janssen, PAJ. Metabolismus, Verteilung und Ausscheidung von Butyrophenonen und Diphenylbutylpiperidinen. In: Therapie, Rehabilitation und Prävention schizophrener Erkrankungen. Huber G (Hrsg.) Schattauer Stuttgart, New York 1976, S. 19 –25.
3. Meltzer HY, Matsubara S, Lee JC. Classification of typical and atypical antipsychotic drugs on the basis of dopamine D1, D2 and serotonin 2 pK values. J. Pharamcol. Exp. Ther. 251 (1989) 238–246.
4. Möller, HJ Therapie mit Neuroleptika. In: Möller HJ, Schmauß M. Arzneimitteltherapie in der Psychiatrie. Wiss. Verl.-Ges., Stuttgart, 1996;147–224.
5. Möller, HJ, Boyer, P, Fleurot, O., Rein, W. Improvement of acute exacerbarions of schizophrenia with amisulpride: a comparison with haloperidol. PROD-ASLP Study Group. Psychopharmacol. 13 (1997) 396–401.
6. Möller HJ, Laux G, Deister A (1996). Psychiatrie. Hippokrates Verlag, Stuttgart.
7. Möller HJ, Müller N (Hrsg). Moderne Konzepte zu Diagnostik, Pathogenese und Therapie der Schizophrenie. Springer Verlag Wien, NY, 1998.
8. Möller HJ, Laux G, Kapfhammer HP (Hrsg). Psychiatrie und Psychotherapie. Springer Berlin, Heidelberg, NY, 2000.
9. Müller N, Riedel M, Möller HJ. Atypische Neuroleptika. Wirkstoffe gegen den Wahn. Pharmazeutische Zeitung 43: 3583–3589, 2000.
10. Müller-Spahn F (1990). Die Bedeutung von Neuroleptika der neueren Generation in der Therapie schizophrener Patienten mit Minussymptomatik. In: Möller HJ, Pelzer E (Hrsg). Neuere Ansätze zur Diagnostik und Therapie schizophrener Minussymptomatik. Springer Berlin S. 207–215.
11. Naber D, Müller-Spahn F (1995). Clozapin: Pharmakologie und Klinik eines atypischen Neuroleptikums. Erfahrungen bei Therapieresistenz; Minussymptomatik, Rezidivprophylaxe und Langzeitbehandlung. Springer Heidelberg, NY.
12. Naber D, Müller-Spahn F (1995). Clozapin: Pharmakologie und Klinik eines atypischen Neuroleptikums. Erfahrungen in der Langzeitbehandlung, der Kombinationsbehandlung und in der Kinder- und Jugendpsychiatrie. Springer Heidelberg, NY.
13. Riedel M, Müller N, Möller HJ. Die Psychopharmakotherapie der Schizophrenie. Psychotherapie 4: 108–114, 1999.
14. Riedel M, Müller N, Möller HJ. Pathogenetische Modellvorstellungen zur Schizophrenie: Zum derzeitigen Stand der Forschung. Psychotherapie 4: 48–56, 1999.
15. Schaub A. Psychoedukative und Bewältigungsorientierte Kognitive Therapien bei Schizophrenen und Schizoaffektiven Störungen. Psychotherapie 4: 74–83, 1999.
16. Tamminga, CA, Gerlach, J. New neuroleptics and experimental antipsychotics in schizophrenia. In: Psychopharmacology. The third generation of progress. Meltzer HY, (Hrsg). Raven New York 1987 S. 1129–1140.

10.3 Neurotische, Belastungs- und somatoforme Störungen

Neurotische Störungen, Belastungsstörungen und somatoforme Störungen sind eine Gruppe psychischer Störungen, die in Hinblick auf Pathogenese, Symptomatik und Therapie sehr heterogen sind. Sie sind wegen des historischen Zusammenhangs mit dem Neurosenkonzept und des erheblichen Anteils „rein" psychischer Verursachung in einem Kapitel zusammengefasst. Historisch ist diese Störungsgruppe Domäne der verschiedenen Formen von Psychotherapie, die am Beispiel der Angststörung in Form eines kurzen Abrisses dargestellt werden. In den letzten Jahren haben sich darüber hinaus unterschiedliche, teils spezifische pharmakotherapeutische Strategien etabliert, die in Kombination mit der Psychotherapie eingesetzt werden. Dies ist vor allem bei den Angststörungen und der Zwangsstörung sowie bei der sozialen Phobie der Fall, weshalb die Pharmakotherapie dieser Störungen in diesem Kapitel ausführlicher dargestellt wird.

Für andere Störungen dieser Gruppe wie Belastungsreaktionen und Anpassungsstörungen, dissoziative Störungen und somatoforme Störungen gibt es keine spezifischen pharmakotherapeutischen Ansätze, sie werden syndromorientiert behandelt.

Besonders bei leichteren Formen der neurotischen, Belastungs- und somatoformen Störungen, die man in der Primärversorgung sieht, findet man Mischbilder, am häufigsten das gemeinsame Vorkommen von Angst und Depression.

Bei kurz dauernden Belastungsreaktionen kann eine Therapie mit Benzodiazepinen, sedierenden Neuroleptika und bei Überwiegen der depressiven Symptomatik mit (sedierenden) Antidepressiva sinnvoll sein, bei länger dauernden Störungen sollte auf jeden Fall der Psychiater hinzugezogen werden.

10.3.1 Angststörungen

Grundlagen

Ätiopathogenese. Ergebnisse der Ursachenforschung von Angststörungen betonen eine **multifaktorielle** Sichtweise.

Psychologische, psychodynamische, psychosoziale, neurobiologische und genetische Einflüsse sind von Bedeutung ✓✓.

Psychologische Modelle der Angstentstehung betonen vor allem die wichtige Rolle von **Persönlichkeitsfaktoren**. Angst als situationsunabhängiges Phänomen ist ein die gesunde Psyche in unterschiedlicher Ausprägung bestimmendes Persönlichkeitsmerkmal, das jedoch auch pathologische Ausprägung erreichen kann. Deshalb das Phänomen Angst differenziert zu betrachten, zumal das Auftreten pathologischer Angst nicht automatisch mit einer Angsterkrankung gleichzusetzen ist – Angst als Symptom tritt auch bei vielen anderen psychischen Störungen auf. Die typischen Symptome der Angst sind in Abb. 10.**7** dargestellt.
Der **psychodynamische Ansatz** betrachtet Angst als einen basalen Affektzustand, der aus dem Erlebnis resultiert, sich in einer bedrohlichen Situation zu befinden, sich hilflos zu fühlen. Realangst bezieht sich zumeist auf äußere Gefahren, für die neurotischen Ängste sind vielfältige innerseelische Bedrohungen relevant, deren Wurzeln nicht unmittelbar bewusst sein müssen. Die Lerntheorie, die die theoretische Basis der Verhaltenstherapie darstellt, betont, dass Angst – zumindest pathologische Angst – erlernt ist (Abb. 10.**8**) und durch das Vermeidungsverhalten, das auf einen Angstreiz folgt, aufrechterhalten wird.

Genetische Faktoren. Persönlichkeits-, lerntheoretische und psychodynamische Modelle sind gleichermaßen mit der Annahme einer **genetisch vermittelten Disposition** zu verstärkter Ängstlichkeit vereinbar. Familienuntersuchungen z. B. zeigen, dass Panikstörung, soziale Phobie und spezifische Phobien familiär gehäuft auftreten.

Zwillingsuntersuchungen belegen einen signifikanten genetischen Anteil, der bei etwa 30 bis 40 % liegt.

Bei generalisierter Angststörung liegen weniger konsistente Ergebnisse vor.

Für ***neurobiologische Modelle der Angst*** spielen anatomische Strukturen wie **Locus coeruleus** und **Amygdala** eine wesentliche Rolle, Bild gebende Verfahren zeigen eine starke Aktivierung dieser Strukturen bei Angsterleben. Auf der Ebene der Neurotransmitter steht eine Dysregulation des **Benzodiazepin/GABA-Rezeptors** als inhibitorischer Neurotransmitter im Mittelpunkt, jedoch sind auch Dysfunktionen des **serotonergen** und vor allen Dingen des **noradrenergen Systems** mit involviert. Erhöhte Angst wie in Panikzuständen scheint mit einer exzessiven Freisetzung von Noradrenalin einherzugehen, das GABAerge System wiederum projiziert stark auf den Locus coeruleus, welcher die größte Dichte an noradrenergen Neuronen im ZNS aufweist.

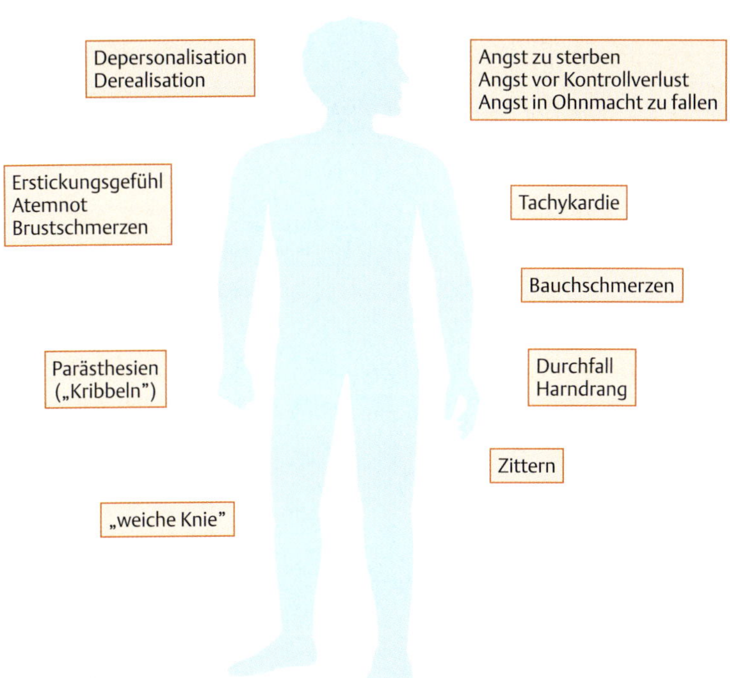

Abb. 10.**7** **Typische psychische und körperliche Symptome der Angst**

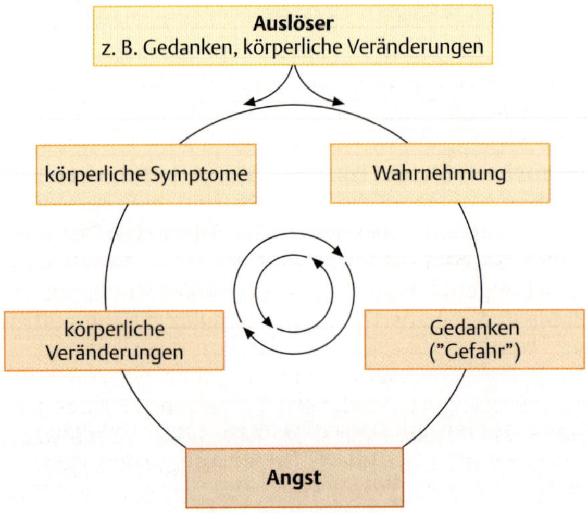

Abb. 10.**8** **Angstkreis:** Lerntheoretische Vorstellung über das Zusammenspiel von psychischen und körperlichen Faktoren bei der Entstehung von Angst

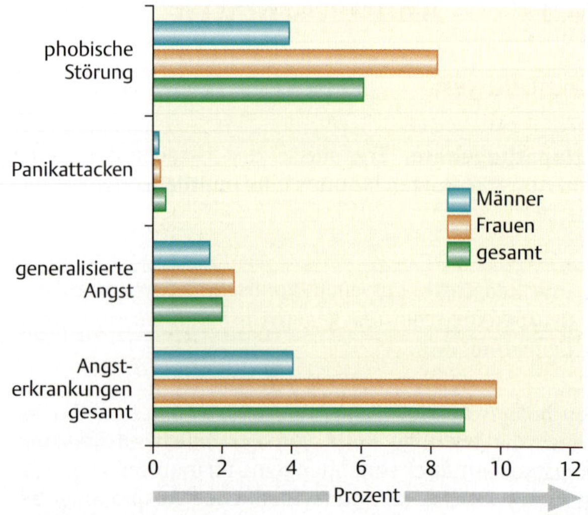

Abb. 10.**9** **Monatsprävalenzen (in Prozent) von Angsterkrankungen, standardisiert auf die erwachsene Bevölkerung der USA**

Prävalenz und Inzidenz. Angststörungen zählen zu den häufigsten psychischen Störungen in der Allgemeinbevölkerung und nehmen etwa ein Drittel der Gesamtkosten für psychische Störungen in Anspruch. Patienten mit Angsterkrankungen finden sich häufig in medizinischen Notfalleinrichtungen und haben ein hohes Risiko für Suizidversuche und Substanzmissbrauch. Von einer Lebenszeitprävalenz von ca. 15 % kann ausgegangen werden. Die Punktprävalenz beträgt ca. 7 %. Frauen sind häufiger von einer Angststörung betroffen als Männer. Die Prävalenzen verschiedener Formen der Angsterkrankung (s. u.) sind in der Abb. 10.**9** dargestellt.

Die **Diagnose der Angststörung** bedarf für das therapeutische Vorgehen einer weiteren Differenzierung (Tab. 10.**20**, Abb. 10.**10**). Differenzialdiagnostisch sind vor allem die generalisierte Angststörung, die Panikstörung und spezifische Phobien zu unterscheiden (Tab. 10.**21**).

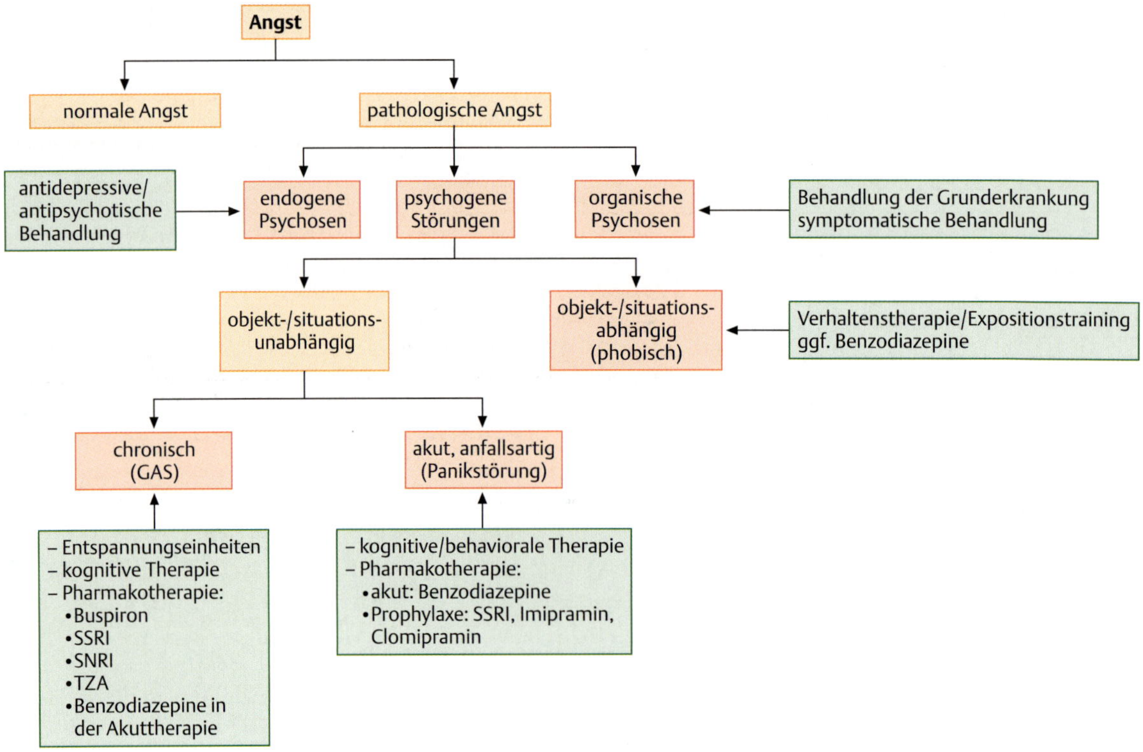

Abb. 10.**10** **Differenzierung von Angst und therapeutische Angriffspunkte der einzelnen Angststörungen**

Tab. 10.**20** **Verschiedene Formen von Angst** (deskriptive Einteilung)

Objekt- bzw. situationsgebunden	**ohne äußeren Anlass**
– akut	– chronisch
– isoliert	– generalisiert
– attackenweise	– kontinuierlich
– gerichtet	– ungerichtet

Tab. 10.**21** **Klassifikation von Angst- und Panikstörung nach ICD-10**

- Agoraphobie
  ohne Panikstörung
  mit Panikstörung
- soziale Phobien
- spezifische (isolierte) Phobien
- Panikstörung (episodisch paroxysmale Angst)
- generalisierte Angststörung
- Angst und depressive Störung, gemischt
- andere gemischte Angststörungen

Therapeutische Implikationen. Aus der multifaktoriellen Genese von Angststörungen, die psychologische, biologische und soziale Faktoren beinhaltet, ergibt sich ein multimodales Therapiekonzept, das psychotherapeutische, pharmakotherapeutische und soziotherapeutische Maßnahmen umfassen sollte.

Aus dem Konzept der Dysregulation der Neurotransmitter bzw. des fehlenden Transmitter-Gleichgewichts zwischen GABA, Serotonin und Noradrenalin ergibt sich, dass Pharmaka, die diese Neurotransmitter beeinflussen, Mittel der ersten Wahl in der Pharmakotherapie der Angst darstellen. Die das GABAerge System beeinflussenden Benzodiazepine sind allerdings mit einem erhöhten Sucht- und Abhängigkeitspotenzial verbunden und deshalb nicht für die Langzeittherapie geeignet. Den wichtigsten Stellenwert haben serotonerg wirksame Pharmaka.

Im Hinblick auf Art und Dauer der Therapie ist nicht nur die Differenzialdiagnose, sondern vor allem der Schweregrad der Angst von Bedeutung: der Übergang vom normalen, gesunden Angstverhalten zur pathologischen Angst wird durch das Ausmaß der Angst sowie den Grad der subjektiven Beeinträchtigung geprägt. Angst wird häufig erst dann behandlungsbedürftig, wenn sie so stark wird, dass ein Mensch sein tägliches Leben nicht mehr befriedigend fortführen kann oder wichtige Aktivitäten einschränken muss.

Evidenzbasierte Therapie der Angsterkrankungen

Therapieziele. Die **Reduktion der Angst** ist das wesentliche Therapieziel. Die völlige Freiheit von Angstsymptomen ist meist nicht erreichbar. Ein erster Schritt der Therapie ist, dass der Patient seine Symptome als Ausdruck von Angst erkennt und akzeptiert. Die schrittweise Reduktion der Angstsymptomatik, die Verbesserung der sozialen Kompetenz sowie der sozialen Funktionsfähigkeit sowie – falls erforderlich – die berufliche Wiedereingliederung sowie die Rückfallprophylaxe sind die wichtigsten therapeutischen „Etappenziele".

Allgemeine Prinzipien der nichtmedikamentösen Therapie

Supportive psychotherapeutische Interventionen und **emotionale Zuwendung** sind bei allen Patienten mit Angsterkrankungen indiziert. Bei den spezifischen psychotherapeutischen Verfahren haben sich insbesondere **verhaltenstherapeutische Techniken** bewährt. Speziell die Techniken der Überflutungstherapie, der Exposition in vivo, der „Response Prevention" und der systematischen Desensibilisierung werden in Verbindung mit **Entspannungsverfahren** wie der Progressiven Muskelrelaxation nach Jacobson und einem Angstbewältigungstraining erfolgreich eingesetzt.

Allgemeine Prinzipien der Pharmakotherapie

Hinsichtlich der Pharmakotherapie bestehen auf dem Gebiet der Angsterkrankungen häufig ungerechtfertigte Vorbehalte, beispielsweise durch die Behauptung, dass diese Störung vor allem oder ausschließlich psychotherapeutisch zu behandeln sei. Im Gegensatz hierzu steht die durch Studien belegte Beobachtung, dass die Pharmakotherapie von Angsterkrankungen eine kausal wirksame, effektive und gut verfügbare Therapieform darstellt ✓✓, vorausgesetzt dem multifaktoriellen Bedingungsgefüge dieser Erkrankungen wird genügend Rechnung getragen und eine entsprechend differenzierte Therapie eingeleitet. Häufig werden effektive Behandlungsverfahren jedoch nicht eingesetzt. Da ausgeprägte Plazeboeffekte in der Therapie von Angsterkrankungen bekannt sind, wird von einer Therapie abgeraten, die nicht auf nachgewiesenen effektiven Therapieoptionen beruht. Plazeboeffekte lassen in der Regel mit der Zeit nach, Effekte der medikamentösen Therapie werden möglicherweise dadurch nicht wahrgenommen oder nicht als solche gedeutet, Erkrankungsdauer und Erkrankungskosten nehmen dadurch möglicherweise zu. Der Einsatz von Pharmaka muss dennoch in jedem Einzelfall kritisch geprüft und in den Gesamttherapieplan eingepasst werden.

> *Pharmaka, deren Therapieeffekte in der Indikation Angststörung nicht belegt sind, sollten vermieden werden.*

Dazu zählen besonders **Barbiturate** ✗✗, die über gewisse anxiolytische Eigenschaften verfügen. Barbiturate haben jedoch eine geringe therapeutische Breite, es kommt zu einer schnellen Toleranzentwicklung, die eine Dosissteigerung erfordert, ferner besitzen Barbiturate zahlreiche Wechselwirkungen mit anderen Medikamenten.

Etwas differenzierter ist der Einsatz von **Neuroleptika** bei Angsterkrankungen zu sehen. In den 70er und 80er Jahren wurden Untersuchungen bei Patienten mit „Angstneurosen" durchgeführt, die allerdings unter verschiedenen methodischen Mängeln leiden. Aufgrund des Spätdyskinesie-Risikos sollten Neuroleptika bei nichtpsychotischer Indikation nicht länger als drei Monate verordnet werden.
Betablocker können Symptome des autonomen Nervensystems bei Angst wie Tremor, Palpitationen, etc. beeinflussen, aus diesem Grund werden und wurden sie in der Behandlung von Angsterkrankungen eingesetzt. Allerdings haben Doppelblind-Untersuchungen keine Wirksamkeit von Beta-Blockern bei Angsterkrankungen belegen können ✗✗. Darüber hinaus leiden Patienten mit Angsterkrankungen häufig unter niedrigem Blutdruck, was durch den Einsatz von Beta-Blockern noch verstärkt werden kann.
Zu **Phytopharmaka** wie Johanniskraut oder Baldrian liegen ebenfalls keine kontrollierten Studien vor, für Kava-Kava hingegen zeigte eine doppelblinde Studie interessante Befunde ✓. Kava-Kava-Präparate wurden jedoch 2002 wegen Hepatotoxizität in Deutschland vom BfArM zurückgerufen.

Die spezifischen Therapieoptionen bei den einzelnen Formen von Angsterkrankungen werden bei den jeweiligen Störungsbildern ausgeführt.

Generalisierte Angststörung (GAS)

Grundlagen

Bei der generalisierten Angststörung (GAS) handelt es sich um eine häufig chronisch verlaufende Erkrankung, der in der Regel fluktuierende Krankheitsverlauf scheint stark mit dem Ausmaß psychosozialer Belastungen zu korrelieren.

Epidemiologie. Die Lebenszeitprävalenz der GAS beträgt nach den Kriterien des ICD-10 etwa 9 %. Die GAS kann prinzipiell in jedem Alter einsetzen, tritt allerdings in der Adoleszenz sowie in der vierten Lebensdekade gehäuft auf. Der Beginn ist meist schleichend und kann von Lebenskrisen begleitet sein. Häufig vergehen Jahre, bis sich die Patienten in eine fachärztliche oder psychotherapeutische Behandlung begeben. Das Lebenszeitrisiko für GAS ist bei Frauen etwa doppelt so hoch wie bei Männern.

In der **Pathogenese** wird derzeit vor allem das kognitiv-lerntheoretische Modell der „pathologischen Besorgnis" diskutiert. Dieses ist mit einer Wahrnehmung der Welt als bedrohlich und jenseits der persönlichen Kontrollierbarkeit assoziiert; Besorgnis erregende, Angst auslösende Situationen oder Ereignisse werden bereits in der Vorstellung vermieden.
An neurobiologischen Faktoren ist einerseits eine erhöhte genetische Vulnerabilität bekannt, zum anderen steht auch hier eine Störung der serotonergen Neurotransmission im Vordergrund.

Symptomatik und Prognose. Das wesentliche Symptom ist eine generalisierte und anhaltende Angst, die sich nicht auf bestimmte situative oder örtliche Gegebenheiten beschränkt, gegebenenfalls darin lediglich besonders betont ist. Es handelt sich um eine so genannte **„frei flottierende"** Angst. Die Symptomatik ist in Tab. 10.**22** dargestellt. Die Prognose hängt wesentlich von einer frühzeitigen Diagnose und adäquaten Therapie ab.

Evidenzbasierte Therapie der GAS

Therapieziel ist die Reduktion der Angst, die den Patienten häufig eine Teilnahme am normalen Sozialleben unmöglich macht. Entsprechend ist die soziale (Wieder-) Eingliederung ein weiteres wesentliches Therapieziel.

> *Die Therapie der GAS sollte grundsätzlich zweigleisig erfolgen, nämlich psychotherapeutisch und pharmakotherapeutisch.*

Nichtmedikamentöse Therapie

Das **Angstbewältigungstraining** setzt vorteilhaft an einer Beeinflussung der muskulären Verspannung und der vielfältigen autonomen Überreaktionen an. **Entspannungstechniken** wie die progressive Muskelrelaxation und Biofeedback-Übungen haben hier ihren Stellenwert ✓✓. Darüber hinaus steht ein breites Spektrum von **kognitiven Therapietechniken** zur Verfügung, welche übende Verfahren mit der kognitiven Bewältigung von Angst verbinden ✓✓.

Tab. 10.**22** **Symptomatik der generalisierten Angststörung nach ICD-10**

Befürchtungen, zum Beispiel – Sorge über zukünftiges Unglück – Nervosität – Konzentrationsschwierigkeiten
Motorische Spannung, zum Beispiel – körperliche Unruhe – Spannungskopfschmerz – Zittern – Unfähigkeit sich zu entspannen
Vegetative Übererregbarkeit, wie – Benommenheit – Schwitzen – Tachykardie oder Tachypnoe – Oberbauchbeschwerden – Schwindelgefühle – Mundtrockenheit

Pharmakotherapie

Die Einführung der selektiven Serotonin-Wiederaufnahmehemmer und eines selektiven Serotonin- und Noradrenalin-Wiederaufnahmehemmers brachte wesentliche Verbesserungen in der Pharmakotherapie der generalisierten Angststörung mit sich.

In der Pharmakotherapie der GAS hat sich in den letzten Jahren ein bedeutender Wandel vollzogen. Das betrifft vor allem die Zulassung und Einführung der in ihrer Wirksamkeit belegten SSRI und SNRI, durch die das pharmakotherapeutische Spektrum erheblich erweitert und verbessert wurde ✓✓. Einen Überblick über die in der Pharmakotherapie der GAS eingesetzten Substanzgruppen gibt Tab. 10.**23**.

Buspiron

Buspiron, ein 5 HT_{1A}-Agonist, hat sich als effektiv in der Therapie der Angststörung erwiesen ✓. Der anxiolytische Effekt ist dem von Benzodiazepinen vergleichbar, Buspiron weist jedoch keine sedierende Wirkung sowie kein Abhängigkeits- und Gewöhnungsrisiko auf. Bei agitiert-ängstlichen Patienten kann die fehlende Sedierung nachteilig sein.

Selektive Serotonin-Wiederaufnahmehemmer (SSRI)

Aus der Gruppe der SSRI ist bisher nur **Paroxetin** für die Behandlung der GAS zugelassen, da es das einzige Präparat aus der Gruppe der SSRI ist, bei dem ein positiver Effekt nachgewiesen wurde ✓✓. Die Therapieresponse lag bei etwa 70 % der Patienten. Aufgrund der pharmakologischen und klinischen Ähnlichkeit der SSRI untereinander ist allerdings damit zu rechnen, dass weitere Pharmaka aus dieser Gruppe in dieser Indikation zugelassen und wegen der guten Verträglichkeit auch breit eingesetzt werden.

Tab. 10.**23** **Pharmakotherapie der generalisierten Angststörung.** Substanzen der 1. Wahl.

Substanzgruppe	Wirksamkeitsnachweis/Tagesdosis
5-HT_{1A}-Agonist	
Buspiron	20 – 60 mg
SSRI	
Paroxetin, Citalopram, Escitalopram	20 mg
SNRI	
Venlafaxin	37,5 – 224 mg
TZA	
Imipramin	50 – 150 mg
Opipramol	bis 200 mg
Benzodiazepine	
Alprazolam	bis 6 mg
Lorazepam	bis 5 mg
Diazepam	bis 30 mg
andere Substanzen	
Hydroxycin	50 mg

Selektive Serotonin- und Noradrenalin-Wiederaufnahmehemmer (SNRI)

Der SNRI **Venlafaxin** wurde in mehreren umfangreichen internationalen Studien geprüft und ist für die spezifische Indikation GAS zugelassen ✓✓. Die Wirksamkeit von Venlafaxin konnte in den Dosierungen 75, 150 oder 225 mg/Tag über 8 Wochen nachgewiesen werden. Auch in einer Langzeitstudie zeigte sich eine gute Therapieresponse auf Venlafaxin, wobei auch eine erhebliche Verbesserung der psychosozialen Adaptation im Vergleich zu den mit Plazebo behandelten Patienten auftrat.

Trizyklische Antidepressiva (TZA)

Die Effektivität trizyklischer Antidepressiva in der Therapie von Angsterkrankungen ist seit vielen Jahren etabliert ✓✓. Unter den TZA ist **Imipramin** die Standardsubstanz. In einer Dosierung von bis zu 150 mg/Tag treten in der Regel nach 10 – 20 Tagen deutliche Verbesserungen der Angst ein. Auch für **Doxepin** liegen bereits langjährige gute Erfahrungen in der Therapie der GAS vor. Hier sollte die Dosis ebenfalls ca. 150 mg/Tag betragen. Allerdings ist bei Patienten mit Angsterkrankungen immer zu beachten, dass sie gegenüber den Nebenwirkungen, die zum Teil Ähnlichkeiten mit den Krankheitssymptomen aufweisen (Mundtrockenheit, verschwommenes Sehen als anticholinerge Nebenwirkungen), besonders empfindlich sind. Hier ist die intensive und detaillierte Aufklärung der Patienten von besonderer Bedeutung.
Auch **Opipramol**, das geringere Nebenwirkungen als andere TZA aufweist, ist für die Therapie der GAS in einer Dosierung von bis zu 200 mg pro Tag von Bedeutung ✓.

Benzodiazepine

Die anxiolytische Wirksamkeit von Benzodiazepinen ist seit vielen Jahren nachgewiesen ✓✓. Substanzen wie **Alprazolam** und **Diazepam** sind klassische Therapeutika mit ausgewiesener Wirksamkeit. Besonders Patienten mit stark ausgeprägten kognitiven und somatischen Angstsymptomen, jedoch nur geringer depressiver Verstimmung und wenigen interpersonalen Problemen, sprechen positiv auf die Gabe eines Benzodiazepins an. Ein maximaler Therapieeffekt kann nach ca. 6 Wochen Behandlung beobachtet werden. Allerdings weist die Behandlung mit Benzodiazepinen eine Reihe gravierender Risiken auf, vor allem in der Langzeittherapie. Neben der Sedierung, die positive kognitive Effekte wieder konterkarieren kann, ist vor allem an das Abhängigkeits- und Gewöhnungsrisiko zu denken ✗✗. Benzodiazepine sind daher vorrangig in der **Akuttherapie** (wenige Wochen) einzusetzen, jedoch nicht in der Langzeittherapie.

Panikstörung mit und ohne Agoraphobie

Grundlagen

Definition. Das wesentliche Merkmal einer Panikstörung sind **wiederkehrende schwere Angstattacken** oder Angstanfälle mit plötzlichem Beginn und einer Dauer von wenigen Minuten, wobei sich intensive Angst mit vegetativen Symptomen wie Herzklopfen, Schweißausbruch, Tremor oder Mundtrockenheit verbindet (Tab. 10.**24**, Abb. 10.**11**).

Plötzlich auftretende Angstanfälle bis hin zur Todesangst sind das Charakteristikum der Panikstörung.

Häufig ist eine Panikstörung mit **Agoraphobie** verbunden. Hierbei handelt es sich um die Furcht davor, die Wohnung zu verlassen, bei gleichzeitiger Angst, alleine zu bleiben. Das Hauptmerkmal der Agoraphobie ist die Angst, sich an Orten oder in Situationen zu befinden, in denen im Falle des Auftretens einer Panikattacke oder panikartiger Symptome eine Flucht schwierig oder peinlich oder keine Hilfe verfügbar wäre. Ursprünglich bezeichnet die Agoraphobie die Angst vor großen, leeren Plätzen, hat jedoch in der angloamerikanischen Literatur die oben dargestellt Bedeutungserweiterung erhalten.

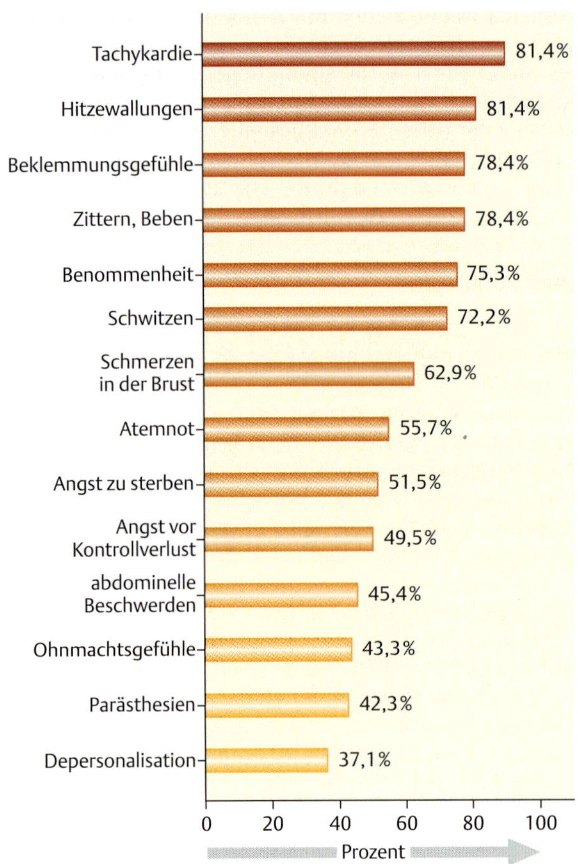

Abb. 10.**11** **Häufigste Symptome einer Panikattacke**

Tab. 10.**24** **Diagnostische Kriterien der Panikstörung nach ICD-10**

Das wesentliche Kriterium sind wiederkehrende schwere Angstattacken, die sich nicht auf eine spezifische Situation oder besondere Umstände beschränken und deshalb auch nicht vorhersehbar sind. Die Symptome variieren von Person zu Person, typisch ist aber der plötzliche Beginn mit

- Herzklopfen,
- Brustschmerzen,
- Erstickungsgefühlen,
- Schwindel,
- Entfremdungsgefühlen.

Fast stets entsteht dann auch

- Furcht zu sterben,
- Furcht vor Kontrollverlust,
- Angst, wahnsinnig zu werden.

Pathophysiologie. In der Pathophysiologie der Panikstörung spielen genetische Faktoren eine wesentliche Rolle, Verwandte ersten Grades von Personen mit Panikstörung haben ein 5- bis 7-fach erhöhtes Risiko, selbst eine Panikstörung zu entwickeln. Darüber hinaus ist eine Dysbalance der Neurotransmitter, insbesondere im Serotonin-System, von großer Bedeutung.

Einteilung und Prognose. Eine Panikstörung ist zu diagnostizieren, wenn mehrere schwere Angstanfälle mit vegetativen Symptomen innerhalb eines Zeitraums von etwa einem Monat aufgetreten sind. Die diagnostischen Kriterien sind in Tabelle v**935** dargelegt. Häufigkeit und Schwere von Panikattacken variieren stark. Bei Frauen treten Panikstörungen 2–3-mal häufiger auf als bei Männern. Untersuchungen ergaben, dass 6–10 Jahre nach der Behandlung etwa 30 % der Personen symptomfrei waren, 40–50 % wiesen eine verbesserte Symptomatik auf, bei den verbleibenden 20–30 % war die Symptomatik unverändert geblieben ✓.

Therapeutische Implikationen. Pharmaka, die das Serotonin-System und/oder das GABA-System beeinflussen, spielen die wesentliche Rolle in der Therapie der Panikstörung. Darüber hinaus ist das Erkennen dysfunktionaler Kognitionen von großer Bedeutung: z. B. der Gedanke, an einem Herzinfarkt sterben zu müssen, wenn man Herzklopfen verspürt. Schließlich kann auch die Angstschwelle therapeutisch beeinflusst werden.

Evidenzbasierte Therapie der Panikstörung mit und ohne Agoraphobie

Therapieziel: Freiheit von Panikattacken, Besserung agoraphobischen Verhaltens und antizipatorischer Angst.

Nichtmedikamentöse Therapie

Die erfolgreichen Ansätze in der **Psychotherapie** der Panikstörung mit und ohne Agoraphobie sind **verhaltens-**

therapeutisch orientiert und beinhalten sowohl kognitive als auch behaviorale Elemente ✓✓. Kognitive Techniken scheinen bei Patienten mit Panikattacken ohne ausgeprägtes agoraphobisches Vermeidungsverhalten überlegen zu sein. Bei deutlicher oder schwerer agoraphobischer Vermeidung ist die Exposition das entscheidende Therapieelement.

Pharmakotherapie

Die **Akuttherapie** der Panikattacke bezieht sich nur auf die Minuten bis Stunden dauernde Attacke selbst; längerfristiges therapeutisches Ziel, sowohl von Pharmako- als auch Psychotherapie, ist letztlich die **Prophylaxe**, also der Schutz vor dem erneuten Auftreten einer Panikattacke. Während in der Akuttherapie vornehmlich Benzodiazepine zum Einsatz kommen, dominieren in der Langzeittherapie selektive Serotonin-Wiederaufnahmehemmer, jedoch können auch trizyklische Antidepressiva, Benzodiazepine und MAO-Hemmer eingesetzt werden. Tab. 10.**25** zeigt Medikamente der ersten Wahl zur Therapie der Panikstörung mit und ohne Agoraphobie sowie weitere Substanzen, die alternativ zum Einsatz kommen.

Tab. 10.**25** **Substanzgruppen der ersten Wahl sowie weitere Substanzgruppen, die in der Therapie der Panikstörung mit oder ohne Agoraphobie eingesetzt werden** (modifiziert nach Börner und Möller, 2001).

Substanzgruppe	Wirksamkeitsnachweis/Tagesdosis
Medikamente der 1. Wahl	
SSRI	
Paroxetin	20 – 60 mg
Fluvoxamin	100 – 300 mg
Fluoxetin	10 – 60 mg
Sertralin	50 – 200 mg
Citalopram	20 – 60 mg
Escitalopram	10 – 30 mg
TZA	
Clomipramin	50 – 150 mg
Imipramin	150 – 300 mg
Benzodiazepine	
Alprazolam	1,5 – 6 mg
MAO-Hemmer	
Moclobemid	300 – 600 mg
weitere Substanzen	
neuere Antidepressiva	
Venlafaxin	225 mg
Nefazodon	450 – 600 mg
MAO-Hemmer	
Phenelzin	45 – 90 mg
Brofaromin	150 mg

Akuttherapie: Benzodiazepine

In der Akuttherapie der Panikattacke sind Benzodiazepine mit kurzer bis mittellanger Halbwertszeit aufgrund des Wirkungseintritts innerhalb von wenigen Minuten anderen Pharmaka überlegen ✓✓.

Die Wirksamkeit von Benzodiazepinen in der Angstbehandlung ist hoch effektiv, stark anxiolytisch, es kommt zu einem schnellen Wirkungseintritt. Die therapeutischen Effekte von **Alprazolam**, **Clonazepam**, **Lorazepam** und auch **Diazepam** wurden in kontrollierten Studien nachgewiesen ✓✓. Allerdings sollte die Gabe von Benzodiazepinen nur sehr kurzfristig erfolgen, die Kautelen (siehe unten) müssen beachtet werden.

Die Verordnung von Benzodiazepinen kann nur kurzfristig sein ✓✓.

Einen Überblick über die in der Angsttherapie zum Einsatz kommenden Benzodiazepine gibt Tab. 10.**26**. Benzodiazepine werden in Hinblick auf die Halbwertszeit in kurz wirksame, mittellang wirksame und lang wirksame Substanzen eingeteilt.

Die Therapieentscheidung in der Angstbehandlung richtet sich nach der Akuität der Symptome.

Nebenwirkungen. In erster Linie muss die Gefahr der **Abhängigkeitsentwicklung** im Auge behalten werden, die Verordnung von Benzodiazepinen sollte nicht über 4 bis 6 Wochen hinaus erfolgen ✗✗. Weiterhin können sich die ebenfalls auftretenden **sedierenden und Muskel relaxierenden Effekte** im täglichen Leben, z. B. am Arbeitsplatz und im Straßenverkehr, negativ auswirken. Bei zu schneller intravenöser Gabe muss mit **atemdepressiven Effekten** gerechnet werden. Auch bei multimorbiden Patienten ist auf atemdepressive Effekte zu achten.

Akut- und Langzeittherapie: Selektive Serotonin-Wiederaufnahmehemmer

Selektive Serotonin-Wiederaufnahmehemmer sind Therapeutika der ersten Wahl, da sie in der Akuttherapie der Panikstörung wirksam und im Vergleich mit trizyklischen Antidepressiva deutlich besser verträglich sind ✓✓. Eine Übersicht über die wichtigsten Studien zur thera-

Tab. 10.**26** **Benzodiazepine in der Angsttherapie**

Wirkdauer	Substanz	Dosierung
kurze HWZ (8 – 12 h)	z. B. Lorazepam	initial 1 – 2,5 mg ambulant 0,5 – 3 mg/Tag
mittellange HWZ (< 24 h)	z. B. Alprazolam	initial 0,25 mg – 1 mg ambulant 0,5 – 2 mg/Tag
lange HWZ (> 24 h)	z. B. Diazepam	initial 10 mg ambulant 2 – 15 mg/Tag

peutischen Wirksamkeit der selektiven Serotonin-Wiederaufnahmehemmer gibt Tab. 10.**27**. Die Überprüfung der Wirksamkeit erfolgte jeweils mit standardisierten Erhebungsinstrumenten. Die Behandlungsdauer betrug zwischen 6 und 48 Wochen. In Hinblick auf die Zielsymptomatik „Freiheit von Panikattacken" konnten Erfolgsraten bis zu 80 % erreicht werden. Aber auch weitere Symptome, insbesondere agoraphobisches Verhalten und antizipatorische Angst, konnten signifikant und klinisch relevant gebessert werden, ohne dass die Patienten begleitende psychotherapeutische Interventionen erhalten hatten. Im Vergleich zu Standardsubstanzen, insbesondere trizyklischen Antidepressiva (hier vor allem Imipramin und Clomipramin), zeigte sich eine deutlich bessere Verträglichkeit der SSRIs, was sich in den Untersuchungen in einer geringeren Rate unerwünschter Nebenwirkungen und auch in niedrigeren Abbruchraten zeigte.

Dosierung. Die Dosierung in der Angsttherapie ist Tabelle 10.**25** zu entnehmen, in der Regel liegen die Dosen höher als in der Therapie von depressiven Störungen.
Die hohe Dosis gilt auch für die TZA, wobei hier **Imipramin** und **Clomipramin** Mittel der Wahl sind. Für Imipramin liegt die Dosierung bei 150 – 300 mg/Tag, für Clomipramin bei 150 mg.

Sonstige Pharmaka

Für die **Monoaminooxidase (MAO)-Hemmer** ist die Datenlage unklar ✗✓. Der reversible MAO-Hemmer Moclobemid erwies sich in einer Dosierung von 300 – 600 mg/Tag in größeren Studien effektiv, eine Panikfreiheit wurde bei etwa Zweidrittel der Patienten erzielt. Allerdings ergab sich in einer anderen Studie keine Überlegenheit gegenüber Placebo. Für den irreversiblen MAO-Hemmer Tranylcypromin wurden keine kontrollierten Studien durchgeführt.

Hinweise für eine Wirksamkeit von **Nefazodon**, **Mirtazapin** und **Ondansetron** fanden sich bei Panikattacken ✓.

Die in der klinischen Therapie bis heute häufig gebrauchten **Depot-Neuroleptika** sind aufgrund ihrer Risiken (Früh- und Spätdyskinesien, Neuroleptika-induziertes Parkinson-Syndrom) bei fehlendem Wirksamkeitsnachweis als **obsolet** anzusehen ✗✗.

Einen Überblick über den erwarteten Wirkungseintritt der verschiedenen Anxiolytika gibt Tab. 10.**28**.

Tab. 10.**27** **Untersuchungen zur Effektivität von SSRI bei Panikstörung** (modifiziert nach Börner und Möller, 2001).

SSRI	Patienten (n)	Behandlungsdauer	Ergebnis
Zimeldin	25	6 Wochen	Zimeldin > Imipramin = Placebo
Paroxetin	120	12 Wochen	Paroxetin > Placebo
Paroxetin	105	6 Monate	Paroxetin > Placebo
Paroxetin	367	12 Wochen	Paroxetin ≥ Clomipramin > Placebo
Paroxetin	176	48 Wochen	Paroxetin ≥ Clomipramin > Placebo
Paroxetin	425	10 Wochen	Paroxetin > Placebo; 40 mg Paroxetin > 20 mg
Fluvoxamin	50	6 Wochen	Fluvoxamin = Clomipramin
Fluvoxamin	44	6 Wochen	Fluvoxamin > Maprotilin
Fluvoxamin	60	8 Wochen	Fluvoxamin > Ritanserin = Placebo
Fluvoxamin	75	8 Wochen	Fluvoxamin > kognitiv-behaviorale Therapie > Placebo
Fluvoxamin	50	8 Wochen	Fluvoxamin > Placebo
Fluvoxamin	96	12 Wochen	Fluvoxamin = Placebo
Fluvoxamin	54	8 Wochen	Fluvoxamin > Imipramin > Placebo
Fluvoxamin	30	24 Wochen	Fluvoxamin = Brofaromin
Fluoxetin	243	10 Wochen	Fluoxetin > Placebo
Fluoxetin	165	10 Wochen	Fluoxetin > Placebo
Fluoxetin	366	8 Wochen	Fluoxetin = Moclobemid
Citalopram	24	8 Wochen	Citalopram > Placebo
Citalopram	475	8 Wochen	Citalopram ≥ Clomipramin > Placebo
Escitalopram/Citalopram	351	10 Wochen	Citalopram = Escitalopram > Placebo
Sertralin	178	12 Wochen	Sertralin > Placebo
Sertralin	168	10 Wochen	Sertralin > Placebo
Sertralin	176	10 Wochen	Sertralin > Placebo

Tab. 10.**28** **Wirkungseintritt verschiedener Therapeutika in der Angsttherapie**

Therapeutische Maßnahme	Geschwindigkeit des Wirkungseintritts
Benzodiazepine Betablocker sedierende Neuroleptika	sofort bis Stunden
Trizyklische Antidepressiva SSRI Buspiron MAO-Hemmer	1 – 3 Wochen
Psychotherapeutische Verfahren	Monate

Fallbeispiel 10.4: Panikstörung

Anamnese: Der 27-jährige Elektroingenieur aus der Telekommunikationsbranche war als „Consultant" bei einem großen Telekommunikationsunternehmen tätig und hatte bereits seit eineinhalb Jahren eine sehr hohe Arbeitsbelastung mit intensiver Flugreise-Tätigkeit. Etwa ein Dreivierteljahr vor der ersten ärztlichen Konsultation sei es im Zusammenhang mit beruflichem Stress zu Schwindelgefühlen gekommen. Dabei habe sich der Elektroingenieur zunächst nicht viel gedacht, bis es im Laufe eines halben Jahres während der Arbeitszeiten, z. B. mitten in einer Besprechung, zum Auftreten von Angst verbunden mit massivem Unruhegefühl, Magenbeschwerden und Schwindel gekommen sei. Schließlich seien intermittierend Panikattacken aufgetreten, häufiger während der Benutzung öffentlicher Verkehrsmittel. So habe der Ingenieur einmal ohne die Hilfe von Fremden die U-Bahn nicht mehr verlassen können, da er Atemnot bekommen habe, verbunden mit einem ausgeprägtem Panikgefühl bis hin zur Angst, sterben zu müssen. Er sei sogar zu schwach gewesen, sich von seinem U-Bahnsitz zu erheben. Aber auch in geselligen Situationen seien solche Attacken aufgetreten, zum Beispiel während eines Essens mit Freunden. Schließlich hätten sich diese Panikattacken fast täglich bis zu einer Stunde in ausgeprägter Form ereignet. Während dieser Attacken träten schweres Herzrasen, Angst, Unruhegefühle, sowie Beklemmung auf. Hinterher verspüre der Ingenieur über Stunden eine ausgeprägte Erschöpfung. Etwa eineinhalb Jahre vor dem Auftreten der Ängste war er an einem Seminom operiert worden, damals habe er erstmals Angst um seine Gesundheit gehabt.

Therapie und weiterer Verlauf: Die organische Diagnostik des Patienten war unauffällig. Zunächst wurde der Patient für etwa zwei Wochen krankgeschrieben, es wurden 2 mg Alprazolam verordnet und parallel dazu eine einschleichende Behandlung mit einem SSRI begonnen. Zeitgleich wurden in der Spezialambulanz für Angsterkrankungen verhaltenstherapeutische Sitzungen aufgenommen, etwa einmal pro Woche. Bereits nach wenigen Wochen kam es zu einer deutlichen Stabilisierung des Patienten, Alprazolam wurde nach etwa drei Wochen ausschleichend abgesetzt und der SSRI in den therapeutisch wirksamen Bereich aufdosiert. Der Patient war nach wenigen Wochen wieder arbeitsfähig. Die verhaltenstherapeutischen Sitzungen und die Medikation wurden zunächst fortgeführt.

Soziale Phobie

Grundlagen

Die soziale Phobie ist eine häufig chronisch verlaufende Erkrankung, die das soziale und berufliche Leben erheblich beeinträchtigt.

Prävalenz und Inzidenz. Es handelt sich um eine häufige Erkrankung, die Prävalenz liegt bei 3 – 13 %. Die hohe Schwankungsbreite dieser Angabe ist durch unterschiedliche Schwellenwerte für die Bestimmung der Beeinträchtigung sowie durch die Breite der situativen Belastungen erklärbar. Im Gegensatz zu anderen phobischen Syndromen sind Männer und Frauen etwa gleich häufig betroffen, die Störung beginnt oft bereits im Jugendalter.

Pathogenese. Verstärkte interpersonale Zurückweisung und strenge Bewertungsstandards im kindlichen Erziehungsmilieu scheinen psychologische Risikofaktoren zu sein. Die Unterschätzung der Leistungskompetenz und die Erwartung vorrangig negativer Kommentare von anderen Leuten über das eigene Erscheinungsbild spielen bei der Psychogenese der sozialen Phobie eine Rolle. Neurobiologische Untersuchungen zeigen eine Beteiligung des serotonergen, des GABAergen, des noradrenergen und des dopaminergen Neurotransmitter-Systems.

Tab. 10.**29** **Symptomatik der sozialen Phobie nach ICD-10**

Diese Störungen zentrieren sich um die Furcht vor prüfender Beobachtung durch andere Menschen in verhältnismäßig kleinen Gruppen (nicht dagegen in Menschenmengen). Die Phobien können klar abgegrenzt sein und beispielsweise auf Essen oder Sprechen in der Öffentlichkeit oder Treffen mit dem anderen Geschlecht beschränkt sein.
Sie können aber auch unbestimmt sein und in fast allen sozialen Situationen außerhalb des Familienkreises auftreten.
Soziale Phobien können sich in Beschwerden äußern wie – Erröten, – Vermeiden von Blickkontakt, – Händezittern, – Übelkeit oder – Drang zum Wasserlassen.
Soziale Phobien sind in der Regel mit einem niedrigen Selbstwertgefühl und Frucht vor Kritik verbunden.

Definition und Symptomatik. Die soziale Phobie ist eine anhaltende Angst vor Situationen, in denen die eigene Person im Mittelpunkt der Aufmerksamkeit anderer steht. Die Angst wird als übertrieben und unvernünftig empfunden und führt in der Regel zu ausgeprägten Vermeidungen. Soziale Phobien sind häufig mit einem insgesamt niedrigen Selbstwertgefühl sowie der Furcht vor Kritik verbunden. Typische Angstsymptome bei sozialen Phobien sind unter anderem Erröten, Vermeiden von Blickkontakt, Händezittern, Übelkeit oder Drang zum Wasserlassen. Häufig beeinträchtigen soziale Phobien nicht nur die Berufswahl und die berufliche Karriere; sie können im ausgeprägtesten Fall eine erhebliche Einschränkung der gesamten Lebensführung zur Folge haben.
Einen Überblick über die Symptomatik gibt Tab. 10.**29**.

Therapeutische Implikationen. Im Hinblick auf die neurobiologischen Grundlagen spielt die Beeinflussung des serotonergen Systems, das modulierend auf die anderen Neurotransmitter-Systeme wirkt, eine zentrale Rolle. Selektive Serotonin-Wiederaufnahme-Hemmer sind Mittel der ersten Wahl.

Evidenzbasierte Therapie der sozialen Phobie

Ziele der Therapie: Besserung von Symptomatik und Vermeidungsverhalten.

Nichtmedikamentöse Therapie

Zur verhaltenstherapeutischen Behandlung der sozialen Phobie liegen wenige kontrollierte Studien vor ✓. Hauptstandbein der Therapie ist das **Expositionstraining**, in dem der Patient nach vorangehender Verhaltensanalyse mit der Angst auslösenden sozialen Situation konfrontiert wird. Dieser Exposition muss ein **kognitiver Therapieansatz** vorgeschaltet sein, der die in solchen Situationen automatisch auftretenden negativen Gedankenketten und Bewertungsschemata offen legt (*z. B.: Ich stehe im Mittelpunkt und der Kopf ist ganz leer*) und modifiziert. Die Effekte eines solchen kombinierten kognitiv-verhaltenstherapeutischen Behandlungsansatzes scheinen dann recht günstig und über einen mehrjährigen Zeitraum anhaltend zu sein.

Pharmakotherapie

In den letzten Jahren konnte der Nachweis erbracht werden, dass verschiedene Substanzen, insbesondere **SSRI**, aber auch **MAO-Hemmer** geeignet sind, eine zielgerichtete Behandlung sozial phobischen Verhaltens zu ermöglichen. Eine Übersicht gibt die Tab. 10.**30**.

SSRI werden mittlerweile als Therapie der ersten Wahl bei der sozialen Phobie angesehen ✓✓, für Paroxetin, Fluvoxamin und Sertralin liegen Doppelblindstudien vor, die bei den zumeist über 12 Wochen konzipierten Studien eine Response-Rate von bis zu 60 % nachweisen konnten.

Für den **MAO-Hemmer** Moclobemid liegen unterschiedliche Ergebnisse vor ✗✓; während in einer Studie in einer Dosis bis zu 600 mg nach 12 Wochen bei mehr als der Hälfte der Patienten eine Therapieresponse beobachtet werden konnte, konnte eine Nachfolgestudie dies nicht bestätigen. Interessant war, dass die Therapieresponse um so deutlicher ausfiel, je schwerer und länger die Patienten erkrankt waren.

Für **Betablocker** konnte nur in einer Studie eine Wirksamkeit bei generalisierter sozialer Phobie nachgewiesen werden ✓.

Für Venlafaxin und Nefazodon liegen bisher nur einige positive Beschreibungen aus offenen Studien vor.

Tab. 10.**30** **Pharmakotherapie der sozialen Phobie**

Substanzgruppe	Wirksamkeitsnachweis/Tagesdosis
SSRI	
Paroxetin	20 – 60 mg
Fluvoxamin	150 mg
Sertralin	50 mg
MAO-Hemmer	
Phenelzin	60 – 90 mg
Tranylcypromin	30 – 60 mg
Moclobemid	450 – 900 mg
Brofaromin	150 mg
Benzodiazepine	
Alprazolam	1 – 5 mg
Clonazepam	1 – 3 mg
Betablocker	
Atenolol	10 – 50 mg
Propranolol	10 – 80 mg

Einfache spezifische Phobie

Grundlagen

Patienten mit spezifischen Phobien erreichen nur selten das medizinische Versorgungssystem, da sie die Angst auslösenden Situationen ohne wesentliche Einschränkung der Lebensqualität vermeiden können.

Definition und Symptomatik. Das Hauptmerkmal der einfachen (spezifischen) Phobie ist eine anhaltende Angst vor einem umschriebenen Objekt oder einer umschriebenen Situation. Am häufigsten tritt Furcht vor Tieren auf (**Zoophobie**), z. B. Hunden und Schlangen, vor allem aber auch Kleintieren wie Insekten, Spinnen oder Mäusen. Andere phobische Situationen sind der Anblick von Blut, der Aufenthalt in geschlossenen Räumen (**Klaustrophobie**), der Aufenthalt in der Höhe (**Akrophobie**) sowie das Fliegen. Wenn der phobische Stimulus häufig vorkommt und nicht vermieden werden kann, kann die psychosoziale Beeinträchtigung durch diese Störung beträchtlich sein. In schweren Fällen sind die Betroffenen lebensunfähig, sie können das Haus nicht mehr verlassen und sind auf die Versorgung durch Angehörige angewiesen. Einen Überblick über die Symptomatik gibt die Tab. 10.**31**.

Tab. 10.**31** **Symptomatik der einfachen (spezifischen) Phobie nach ICD-10**

Die Angst muss auf die Anwesenheit eines bestimmten phobischen Objektes oder eine spezifische Situation begrenzt sein.
Die phobische Situation wird – wann immer möglich – vermieden.
Das Ausmaß der Furcht vor dem phobischen Objekt wechselt nicht.

Fallbeispiel 10.5: Höhenangst:

J.W. Goethe: Dichtung und Wahrheit, 1831
„Ich erstieg ganz allein den höchsten Gipfel des Münsterturms und saß in dem sogenannten Hals, unter dem Kopf oder der Krone, wie man's nennt, wohl eine Viertelstunde lang, bis ich es wagte, wieder heraus in die freie Luft zu treten, wo man auf einer Platte, die kaum eine Elle ins Gevierte haben wird, ohne sich sonderlich anhalten zu können, stehend das unendliche Land vor sich sieht. ... Dergleichen Angst und Qual wiederholte ich so oft, bis der Eindruck mir ganz gleichgültig war, und ich habe nachher bei Bergreisen und geologischen Studien, bei großen Bauten, wo ich mit den Zimmerleuten um die Wette über die freiliegenden Balken und über die Gesimse des Gebäudes herlief ... von jenen Vorübungen großen Vorteil gezogen."

Therapeutische Implikationen. Komplikationen entstehen in der Regel aus dem Vermeidungsverhalten. Wenn dies zu erheblichen Folgen für die soziale Integration oder die berufliche Leistungsfähigkeit führt, muss das Vermeidungsverhalten psychotherapeutisch behandelt werden. Eine Pharmakotherapie ist vor allem in Akutsituationen indiziert. Entsprechend den neurobiologischen Befunden im Serotonin-Stoffwechsel stellen serotonerg wirksame Pharmaka Mittel der ersten Wahl dar, wobei der Verhaltenstherapie ein nicht minderer Stellenwert zukommt.

Evidenzbasierte Therapie der einfachen (spezifischen) Phobie

Therapieziel ist die Verminderung der Angst vor spezifischen Objekten oder Situationen auf ein Ausmaß, das die sozialen Integration, das Berufsleben und die Lebensqualität nicht wesentlich beeinträchtigt.

Nichtmedikamentöse Therapie

Die spezifische Phobie ist nach wie vor die **Domäne der Verhaltenstherapie** ✓✓, wobei die systematische Desensibilisierung mit Expositions- und Konfrontationsübungen bei sachgerechtem Einsatz gute therapeutische Erfolge erzielt. Ein gutes Beispiel für den therapeutischen Effekt stellt Goethes Eigentherapie dar (s. o.).

Pharmakotherapie

Benzodiazepine (Lorazepam, Clonazepam, Alprazolam) sind in dieser Indikation nicht systematisch untersucht, werden jedoch in der **Akuttherapie** von spezifischen Phobien vielfach eingesetzt. Auch hier gelten die Kautelen beim Einsatz von Benzodiazepinen. Positiv wurde über den Einsatz von **Betablockern** berichtet. Eine kleinere doppelblinde Studie erbrachte eine Überlegenheit von **Paroxetin** gegenüber Placebo ✓.

10.3.2 Zwangsstörung

Grundlagen

Definition und Symptomatik. Als Zwangsstörung werden Krankheitsbilder bezeichnet, bei denen Zwangsgedanken und/oder Zwangshandlungen (s. u.) im Vordergrund der Symptomatik stehen. Unter der Bezeichnung **Zwang** werden Vorstellungen, Handlungsimpulse und konkrete Handlungen zusammengefasst, die sich einem Menschen aufdrängen und gegen deren Auftreten er sich vergebens wehrt. Zwangserscheinungen werden als dem eigenen Ich zugehörig, jedoch meist als unsinnig und bedrohlich erlebt.
Auch bei gesunden Menschen sind zwangsähnliche Phänomene nicht unbekannt: bei etwa zwei Drittel aller Kinder und Jugendlichen kommt es zu passageren Zwangsphänomenen wie etwa magischen Befürchtungen, die Fugen eines Plattenbelags zu betreten etc. Auch das strikte Bedürfnis nach Aufrechterhaltung einer bestimmten Ordnung oder nach unbedingter Sauberkeit kann zwanghaften Charakter aufweisen. Pathologisch werden diese Zwangsphänomene allerdings erst dann, wenn sie den Patienten in seinem Denken, Handeln und sozialen Verhalten massiv beeinträchtigen. Durch progrediente Ausbreitung der Zwangssymptomatik können große Teile des Tagesablaufs für Zwangshandlungen benötigt werden. Dadurch kann es zu einem ausgeprägten sozialen Rückzug oder sogar zu sozialer Isolierung kommen.

Ätiopathogenese. Bei der Pathogenese der Zwangserkrankung spielen vermutlich **genetische**, **psychosoziale** und **biologische Faktoren** eine Rolle. Von Freud wurde die Kombination von Ordnung, Sauberkeit und Sparsamkeit als diejenige Trias angesehen, deren Fehlentwicklung zum Auftreten von Zwängen führen kann.

Neurobiologische Befunde. Neurobiologische Untersuchungen haben gezeigt, dass bei der Genese von Zwangsstörungen offensichtlich eine funktionelle Störung im System der Basalganglien in Verbindung mit dem limbischen System und dem frontalen Kortex besteht. Hierbei spielt insbesondere der Neurotransmitter Serotonin, aber auch das Dopamin eine wesentliche Rolle. Vermutlich reicht die hemmende Kapazität des Nucleus caudatus bei Patienten mit Zwangserkrankungen nicht aus, um eine Überaktivität des frontalen Kortex zu kontrollieren, wodurch es zu einer **Enthemmung von Frontalhirn-Funktionen** kommt.
Dass der **Serotonin-Stoffwechsel** bei der Zwangsstörung eine Rolle spielt, zeigt auch, dass das Serotonin-Abbauprodukt 5 HIAA bei Patienten mit Zwangsstörung im Liquor cerebrospinalis erhöht ist, und dass ein signifikanter Zusammenhang zwischen der Besserung der Zwangssymptome und der Abnahme von 5 HIAA im Liquor besteht.

Genetische Befunde. Für eine biologisch bedingte erhöhte Vulnerabilität sprechen auch neuere genetische Untersuchungen. Dabei hat sich gezeigt, dass bei Verwandten ersten Grades von Patienten mit Zwangserkrankungen die Inzidenz für Zwangssymptome erhöht ist. Ebenso fanden sich beim Vergleich eineiiger Zwillinge höhere Konkordanzraten als bei zweieiigen Zwillingen.

Prävalenz und Inzidenz. Die Lebenszeitprävalenz für eine Zwangsstörung liegt bei etwa 2,5 %, wobei einzelne Zwangssymptome in der Normalbevölkerung bei etwa 8 % zu finden sind. Die Erkrankung beginnt am häufigsten im Alter von etwa 20 bis 25 Jahren, wobei auch ein Beginn in der Kindheit möglich ist. Die Häufigkeit einzelner Formen von Zwangshandlungen in einer Patientenpopulation mit Zwangserkrankung ist in Abb. 10.**12** dargestellt.

Einteilung und Prognose. Zwangssymptome lassen sich in **Zwangshandlungen** (Abb. 10.**12**) und **Zwangsgedanken** (Tab. 10.**32**) einteilen, wobei Zwangshandlungen in der Regel das Ergebnis von Zwangsgedanken sind. Die Mehrzahl der Personen hat einen chronisch-fluktuierenden Verlauf mit intermittierenden Symptomverschlechterungen, die im Zusammenhang mit Belastungsfaktoren auftreten können. Etwa 15 % zeigen eine progrediente Verschlechterung in der beruflichen oder sozialen Funktionsfähigkeit. Reine Gedankenzwänge sind sowohl der Pharmakotherapie als auch der Verhaltenstherapie schlechter zugänglich als Zwangshandlungen.

Tab. 10.**32** **Häufige Zwangsgedanken**

- Der Gedanke, sich bei jeglichem Kontakt mit anderen Menschen oder auch mit anderen Objekten zu verschmutzen.
- Der dauernde und unlösbare Zweifel, bestimmte Dinge getan oder unterlassen zu haben.
- Der zwanghaft sich aufdrängende Gedanke, die eigene Gesundheit könne gefährdet sein.

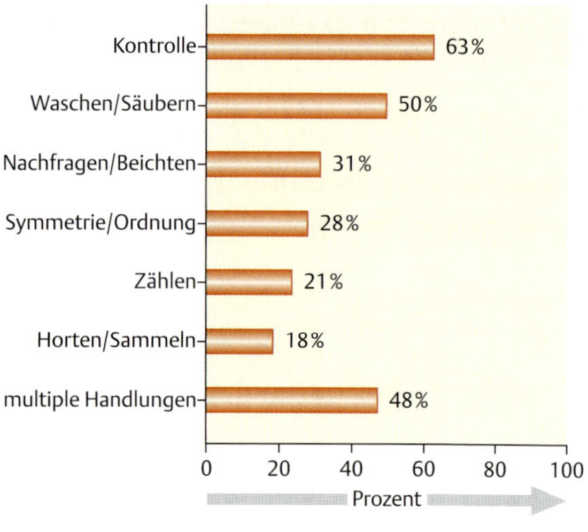

Abb. 10.**12** **Häufigkeit der einzelnen Formen von Zwangshandlungen in einer Patientenpopulation mit Zwangserkrankungen**

Therapeutische Implikationen. Die integrierte Pharmako- und Psychotherapie ist bei Zwangsstörungen effektiv. Dabei steht die Beeinflussung des serotonergen Neurotransmitterstoffwechsels im Vordergrund. Bei den psychotherapeutischen Verfahren dominiert die kognitive Verhaltenstherapie.

Evidenzbasierte Therapie der Zwangsstörung

Ziele der Therapie: Verminderung des Leidensdrucks und soziale Reintegration.

Ziel der Pharmakotherapie der Zwangsstörung ist nicht in jedem Fall eine völlige Symptomfreiheit; in vielen Fällen ist bereits eine Linderung der Symptome ein wichtiger Erfolg. Therapieziele sind die Verminderung des Leidensdruckes, eine Zunahme der Kontrollfähigkeit (d. h. der Patient soll befähigt werden, Zwangshandlungen bzw. Zwangsgedanken zu unterdrücken) sowie eine soziale oder berufliche Reintegration.

Nichtmedikamentöse Therapie

Im **ärztlichen Gespräch** ist es grundsätzlich wichtig, den Patienten mit seiner Zwangssymptomatik ernst zu nehmen. Es sollte ihm vermittelt werden, dass die fehlende Kontrolle über die Zwangssymptome nicht mit persönlichem Versagen gleichzusetzen ist. Darüber hinaus sollten Informationen über die Störung vermittelt werden. Zwangsgedanken werden häufig nicht in die Tat umgesetzt, was vor allem bei aggressiven Zwangsimpulsen zur Beruhigung der Patienten von großer Bedeutung ist.
Die **kognitive Verhaltenstherapie** ist heute die Therapie der Wahl bei Zwangssyndromen ✓✓. Voraussetzung ist zunächst eine Analyse der Zwangsgedanken und Zwangshandlungen und der Situationen, in denen sie auftreten. Es wird sodann versucht, den Patienten dahingehend anzuleiten, dass er sich den Angst auslösenden Situationen bewusst aussetzt und dabei aufkommende Zwangshandlungen unterdrückt (**„Response Prevention"**). Dabei ist ein stufenweises Vorgehen erforderlich: ausgehend von den am wenigsten belastenden Situationen bzw. Zwängen werden im Laufe der Zeit komplexere und problematischere Situationen gewählt.
Entspannungsverfahren können mit der Verhaltenstherapie kombiniert werden. Bei Zwangsgedanken ist vor allem die kognitive Verhaltenstherapie sinnvoll, eine andere Möglichkeit ist die Technik des Gedankenstopps.

Pharmakotherapie

Die Kombination eines SSRI mir kognitiver Verhaltenstherapie erwies sich als der kognitiven Verhaltenstherapie alleine überlegen ✓.

Die Kombination von Verhaltenstherapie und Pharmakotherapie zeigt die besten Effekte.

In der Pharmakotherapie von Zwangssyndromen kommen vor allem **serotonerg wirksame Pharmaka** zur Anwendung. Abb. 10.**13** demonstriert die Effektivität der verschiedenen serotonergen Substanzen in der Therapie der Zwangsstörung.

Clomipramin

Das trizyklische Antidepressivum Clomipramin (Anafranil) hat eine starke serotonerge Wirkkomponente und ist ein „Klassiker" in der Pharmakotherapie von Zwangsstörungen ✓✓. Die Dosierung beträgt 150 – 300 mg/die. Aufgrund der stärker ausgeprägten Nebenwirkungen von Clomipramin sind heute die SSRI-Pharmaka erste Wahl in der Therapie der Zwangsstörungen.

SSRI

Für eine Reihe selektiver Serotonin-Wiederaufnahmehemmer (SSRIs) liegen Placebo-kontrollierte doppelblinde Therapiestudien vor, teils auch im Vergleich zu Clomipramin ✓✓. Fluvoxamin, Paroxetin und Sertralin waren Placebo überlegen und ebenso effektiv wie Clomipramin, Citalopram und Fluoxetin waren Placebo überlegen ohne Vergleichsstudien zu Clomipramin. Die

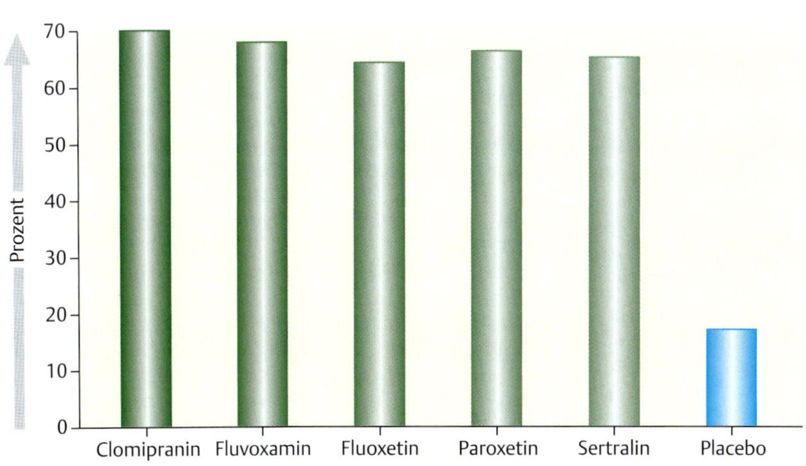

Abb. 10.**13** **Vergleich der Effekte von Antidepressiva in der Pharmakotherapie der Zwangsstörung**

Dosierungen der SSRI sind im Ganzen betrachtet deutlich höher als in der Therapie von depressiven Störungen. Bei den SSRI Paroxetin, Fluoxetin oder Citalopram liegt die Zieldosis bei etwa 40 – 60 mg, bei Fluvoxamin bei etwa 200 – 300 mg, bei Sertralin bei 100 – 200 mg.

Fallbeispiel 10.6: Zwangsstörung

Anamnese und Vorgeschichte: Die 45-jährige Patientin berichtet, seit dem 16. Lebensjahr unter ausgeprägten Zwangshandlungen zu leiden, die sich einerseits auf Ordnung und Sauberkeit, andererseits auf das Einkaufen bezögen. Sie verbringe fast ihre gesamte Freizeit damit, die Wohnung sauber zu halten, mindestens einmal die Woche Fenster zu putzen sowie sich selbst zu pflegen. Zur Morgentoilette brauche sie etwa eineinhalb Stunden. Auch abends verbringe sie etwa eine Stunde im Bad. Unter der Woche putze sie etwa zwei bis drei Stunden täglich die Wohnung. Zum Beispiel putze sie den Badezimmerboden wieder von vorne, wenn nur ein Fleck darauf sei. Ähnlich ginge es bei dem Spiegel, bei den Fenstern etc. Darüber hinaus seien in der letzten Zeit auch erhebliche Probleme an ihrem Arbeitsplatz als Zahntechnikerin aufgetreten. Da sie bei jedem Werkstück immer wieder kontrollieren müsse, ob alle Arbeitsgänge perfekt durchgeführt worden seien, sei sie sehr langsam geworden. Um ihren Arbeitsplatz nicht zu gefährden, arbeite sie deshalb sehr viel länger als alle ihre Kolleginnen und Kollegen. Manchmal komme sie erst nachts zwischen 1.00 und 3.00 Uhr nach Hause, müsse dann aber wieder früh am nächsten Morgen aufstehen, um ihre Wohnung in Ordnung zu bringen und ihre Morgentoilette durchzuführen. Wenn sie müde und unausgeschlafen sei, seien die Zwänge noch erheblich stärker, sie könne sich dann in der Regel nicht mehr richtig erinnern, ob sie alle Handgriffe auf der Arbeit korrekt ausgeführt habe, ob sie die Wohnung wirklich gut geputzt habe etc.
Die Patientin war über mehrere Jahre erfolgreich mit Clomipramin behandelt worden, hatte das Medikament jedoch von sich aus abgesetzt.

Therapie und weiterer Verlauf: Die Patientin wurde nun wieder auf eine relativ hohe Dosis eines SSRI (60 mg Citalopram) eingestellt, weiterhin fanden regelmäßige kognitiv-verhaltenstherapeutische Sitzungen statt. Schließlich wurde die Patientin stationär aufgenommen, da sich ihre Situation sowohl am Arbeitsplatz als auch zu Hause derart krisenhaft zugespitzt hatte, dass eine Herausnahme aus dem Alltag therapeutisch sinnvoll erschien. Nach mehreren Wochen stationärer Behandlung konnte die Patientin in gut gebessertem Zustand und arbeitsfähig nach Hause entlassen werden, die kognitive Verhaltenstherapie wurde einmal wöchentlich ambulant fortgesetzt, ebenso wurde die Medikation mit einem SSRI für zunächst etwa eineinhalb bis zwei Jahre weitergeführt. Erwähnenswert ist, dass sowohl die Mutter der Patientin als auch eine Schwester unter Zwangssymptomen leiden bzw. gelitten hatten. Die Mutter hatte sich zwischenzeitlich suizidiert, was von der Tochter schuldhaft verarbeitet worden war und zu einer vorübergehenden erheblichen Verschlechterung der Zwangssymptomatik geführt hatte.

Therapieempfehlungen

Die Therapie der Zwangserkrankungen erfordert höhere Medikamentendosierungen als die Therapie von Angsterkrankungen und depressiven Störungen ✓.

Das praktische Vorgehen in der Pharmakotherapie der Zwangsstörungen ist **nebenwirkungsorientiert**. Wichtig ist, langsam aufzudosieren. Bei den am häufigsten auftretenden unerwünschten serotonergen Wirkungen wie Übelkeit und Brechreiz bei den SSRI und den anticholinergen Nebenwirkungen bei Clomipramin kann mit einer Adaptation gerechnet werden, die allerdings bis zu mehreren Wochen in Anspruch nehmen kann. Entsprechend sind die Patienten über mögliche Nebenwirkungen aufzuklären.
Die Dosierungen aller Pharmaka sind in der Therapie von Zwangsstörungen relativ hoch, das bedeutet, dass die Zeit der Aufdosierung in der Regel länger dauert als bei der Behandlung der depressiven Syndrome. Bei Dosiserhöhung kann es zum erneuten Auftreten von Nebenwirkungen kommen.

Eine ausreichend lange Behandlungszeit von drei Monaten ist sehr wichtig ✓✓.

Wichtig für den Therapieerfolg ist eine **ausreichend lange Beobachtungszeit**, d. h. ein Medikament sollte nicht als unwirksam eingestuft werden, wenn es nicht mindestens 10 – 12 Wochen in ausreichender Dosierung verabreicht wurde.

Ausgewählte Literatur

1. Benkert O, Hippius H. Kompendium der psychiatrischen Pharmakotherapie. Springer Berlin, Heidelberg, NY, 2000.
2. Börner R, Möller HJ. Aktuelle Standards der Pharmakotherapie von Angststörungen. Psychopharmakotherapie 2000: 8 : 50 – 62.
3. Boyer W. Serotonin uptake inhibitors are superior to imipramine and alprazolam in alleviating panic attacks: a meta-analysis. Int Clin Psychopharmacol 1995: 10: 45 – 49.
4. Hippius H, Klein HE, Strian F. Angstsyndrome. Diagnostik und Therapie. Springer Heidelberg, NY, 1999.
5. Lader MH, Bond AJ. Interaction of pharmacological and psychological treatments of anxiety. Br J Psychiatry 1998: 173: 42 – 48.

6. Lecrubier Y, Bakker A, Dunbar G, et al (1997). A comparison of paroxetine, clomipramine and placebo in the treatment of panic disorder. Acta Psychiat Scand 95: 145 – 152.
7. Möller HJ, Laux G, Deister A (1996). Psychiatrie. Hippokrates Verlag, Stuttgart.
8. Möller HJ, Laux G, Kapfhammer HP (Hrsg). Psychiatrie und Psychotherapie. Springer Berlin, Heidelberg, NY, 2000.
9. Osterheider M (1995). Trends in der medikamentösen Therapie bei Zwangsstörungen. Fortschr Neurol Psychiatr 63 (Suppl) 123 – 127.
10. Scheibe G, Albus M.: Predictors of outcome in panic disorder. A 5-year prospective follow-up study. J Affect Disord 1996: 41: 111 – 115.
11. Van Ameringen M, Mancini C, Oakman JM et al (1999). Selective serotonin reuptake inhibitors in the treatment of social phobia. The emerging gold standard. CNS drugs 11: 307 – 315.
12. Van Balkom AJML, Bakker A, Spinhoven Ph, et al (1997). A meta-analysis of the treatment of panic disorder with or without agoraphobia: a comparison of psychopharmacological, cognitive-behavioral, and Combination treatments. J Nerv Ment Dis 185: 510 – 516.
13. Volz HP, Kieser M (1997). Kava-Kava extract WS 1490 versus placebo in anxiety disorders – A randomized placebo-controlled 25-week outpatient trial. Pharmacipsychiatry 30: 1 – 5.
14. Wittchen HU (1991). Der Langzeitverlauf unbehandelter Angststörungen: Wie häufig sind Spontanremissionen. Verhaltenstherapie 1991: 1: 273 – 283.

10.4 Suchterkrankungen

Suchterkrankungen sind die mit Abstand häufigste psychische Störung. Dabei haben in Deutschland Alkoholmissbrauch und Alkoholabhängigkeit quantitativ die größte Bedeutung. Deutschland weist den höchsten Pro-Kopf-Konsum von Alkohol aller Länder auf, obwohl in den letzten Jahren die Tendenz rückläufig ist. Der Pro-Kopf-Konsum von Alkohol liegt jedoch immer noch bei rund 11 Litern reinen Alkohols pro Person und Jahr.

Andere Formen von Suchterkrankungen sind deutlich seltener, häufig jedoch stärker im Blickpunkt des öffentlichen Interesses – entweder wegen der hohen Mortalität (etwa bei harten Drogen wie dem Heroin) und der Beschaffungskriminalität, oder weil sie einen bestimmten Zeitgeist repräsentieren wie die so genannten Modedrogen.

10.4.1 Alkoholmissbrauch und -abhängigkeit

Grundlagen

Epidemiologie. Eine Reihe von Untersuchungen in Deutschland (Fichter et al. 1996) zeigt, dass die Lebenszeit-Prävalenz für Alkoholmissbrauch bei etwa 2 % liegt, die Alkoholabhängigkeit bei etwa 3 %. Für die Gruppe der 25- bis 45-Jährigen liegt die Alkoholismusprävalenz noch deutlich höher, nämlich bei 10 bis 13 %. Bei jüngeren Erwachsenen ist sie extrem hoch.

Pathophysiologie. Für die Entwicklung von Alkoholmissbrauch bzw. -abhängigkeit gibt es keine einheitliche Erklärung. Neben hoher Komorbidität mit anderen psychischen Störungen ist heute ein **multifaktorieller Erklärungsansatz** allgemein akzeptiert, bei dem psychologische und soziokulturelle Faktoren ebenso von Bedeutung sind wie genetische Faktoren und Störungen im Neurotransmitterstoffwechsel, insbesondere im dopaminergen System des ZNS und im Opiat-System. Letztere stellen das biologische Substrat für das „Craving", das unwiderstehliche süchtige Verlangen, dar.

Einteilung und Prognose. Die **zeitliche Entwicklung** der Alkoholkrankheit lässt sich modellhaft in vier Stufen darstellen: Veränderungen im Trinkverhalten (Wandel vom Genusstrinken zum Erleichterungstrinken), zunehmender Kontrollverlust bezüglich Menge und Zeitpunkt des Alkoholkonsums, soziale Folgen und schließlich Entwicklung der psychischen und physischen Abhängigkeit. Ein weiteres Modell zur Typisierung des Alkoholismus ist die **Einteilung von Jellinek**, bei der fünf verschiedene Arten der Alkoholabhängigkeit unterschieden werden (Tab. 10.**33**).

Psychisch kommt es bei allen Formen der Alkoholabhängigkeit häufig zu depressiver Verstimmung, Schuld- und Minderwertigkeitsgefühlen und damit verbunden zu Suizidalität. Veränderungen in der psychischen Leistungsfähigkeit zeigen sich oft in Form von Gedächtnislücken sowie Aufmerksamkeits- und Konzentrationsstörungen. Die Prognose wird unter anderem durch die bereits vorliegenden Organschäden und deren psychische Folgen determiniert. Je etwa ein Drittel der Patienten kann nach einer Entwöhnungsbehandlung als gesund (abstinent), gebessert, bzw. ungebessert gelten. Höheres Lebensalter, gute Ausbildung sowie Zusammenleben mit einem Partner sind prognostisch günstig.

Bei folgenden ungeklärten Beschwerden muss Alkoholismus differenzialdiagnostisch in Betracht gezogen werden: Nervosität, Unruhezustände, Stimmungsschwankungen, Konzentrationsstörungen, Vergesslichkeit, Schlafstörungen, gastrointestinale Beschwerden.

Tab. 10.33 **Einteilung der Alkoholiker nach Jellinek**

Art des Alkoholismus	Versuch einer Typisierung	Abhängigkeit	Suchtkennzeichen	Häufigkeit
Alpha	Konflikttrinker	nur psychisch	kein Kontrollverlust, Fähigkeit zur Abstinenz	ca. 5 %
Beta	Gelegenheitstrinker	keine	kein Kontrollverlust, Fähigkeit zur Abstinenz	ca. 5 %
Gamma	süchtiger Trinker	zuerst psychisch, später physisch	Kontrollverlust, jedoch zeitweilige Fähigkeit zur Abstinenz, Toleranzerhöhung	ca. 65 %
Delta	Gewohnheitstrinker („Spiegeltrinker")	physisch	Unfähigkeit zur Abstinenz, rauscharmer, kontinuierlicher Alkoholkonsum	ca. 20 %
Epsilon	episodischer Trinker	psychisch	mehrtägige Exzesse mit Kontrollverlust	ca. 5 %

Therapeutische Implikationen. Das bunte Bild des Alkoholmissbrauchs und der Alkoholabhängigkeit erfordert einerseits eine intensive somatische Diagnostik im Hinblick auf die mit der Sucht verbundenen Alkohol-Folge-Erkrankungen, andererseits eine sorgfältige psychiatrische Abklärung. Alkoholabstinenz ist Voraussetzung für eine erfolgreiche Therapie der psychischen und somatischen Begleitsymptome, weitergehende therapeutische Schritte richten sich nach der jeweils vorliegenden Symptomatik.

Evidenzbasierte Therapie der Alkoholabhängigkeit/des Alkoholmissbrauchs

Therapieziel ist die **Abstinenz**. Untersuchungen, die in Hinblick auf andere Therapieziele (z. B. kontrolliertes Trinken) durchgeführt wurden, waren nicht erfolgreich.

Die Therapie von Suchterkrankungen findet bei den stoffgebundenen Süchten im Rahmen eines individuell erstellten Gesamttherapieplans in der Regel in drei Schritten statt, nämlich Entgiftung (körperlicher Entzug), Entwöhnung sowie Rückfallprophylaxe.

Allgemeine therapeutische Prinzipien. Pharmakotherapeutische Verfahren kommen bei der Entgiftung nahezu immer zum Einsatz, bei der Entwöhnungstherapie stehen psycho- und soziotherapeutische Verfahren im Vordergrund. Bei der Prophylaxe hat sich in den letzten Jahren neben psycho- und soziotherapeutischen Maßnahmen auch die Pharmakotherapie etabliert.

Entgiftung

Nichtmedikamentöse Maßnahmen

Bei der qualifizierten Entgiftung werden zusätzlich zur medikamentösen Behandlung psychotherapeutische, insbesondere **motivationsfördernde Maßnahmen** angewandt.

Kaum zu überschätzen ist die Bedeutung **supportiver Maßnahmen** mit ruhiger, freundlicher Atmosphäre, die dem Patienten einerseits Hilfe und Verständnis vermitteln, ihn andererseits mit der Erkrankung und deren körperlichen und sozialen Folgen konfrontieren. Hier sind bereits während der Entgiftungsphase **gruppentherapeutische Maßnahmen** sinnvoll.

Die Kombination supportiver und konfrontativer gesprächstherapeutischer Elemente ist von Bedeutung.

Pharmakotherapie

Das **Alkoholentzugssyndrom** reicht von leichteren vegetativen Symptomen in Form von Tachykardie, Tremor und Hyperhidrosis bis hin zu schweren Entzugssymptomen mit ausgeprägten Kreislaufstörungen, epileptischen Anfällen und einem deliranten Syndrom. Häufig bestehen Komorbidität bzw. Begleiterkrankungen wie Kardiomyopathie, Lebererkrankungen, Störungen im gastrointestinalen Bereich etc.

Das **pharmakologische Grundprinzip** der Behandlung vom Alkoholentzugssyndrom und Alkoholdelir ist die **Sedierung**, die immer so sein sollte, dass der Patient möglichst angstfrei und beruhigt, aber nicht zu sehr gedämpft ist. Grundsätzlich sollte auch ein ausreichender **antiepileptischer Schutz** gewährleistet sein.

Im Prinzip wirken dieselben Sedativa, die beim leichten Entzugssyndrom eingesetzt werden, auch bei schwereren Komplikationen wie dem Alkoholdelir. Indiziert ist entweder der Einsatz von Clomethiazol (Distraneurin) oder von Benzodiazepin-Derivaten. Die Überlegenheit der einen gegenüber der anderen Substanz ist bislang nicht gezeigt worden. Als Medikamente zweiter Wahl kommen Carbamazepin und Clonidin zum Einsatz.

Clomethiazol

Gut belegt ist die klinische **Wirksamkeit im Alkoholentzug und beim Alkoholdelir**, die **antikonvulsive Wirksamkeit** sowie in den meisten Fällen **gute Verträglichkeit** ✓✓. Clomethiazol kann oral wie parenteral gegeben werden; die Substanz weist mit etwa vier Stunden eine relativ geringe Halbwertszeit auf. Bei oraler Gabe hat Clomethiazol bereits nach 15 bis 30 Minuten die maximale Serum-Konzentration erreicht. Die Substanz wird in der Leber rasch verstoffwechselt, bei schweren Leberfunktionsstörungen kann sich die Halbwertszeit entsprechend verlängern.
Für Clomethiazol besteht prinzipiell die Möglichkeit einer Kombinationstherapie mit Neuroleptika vom Typ des Haloperidol, was insbesondere bei schweren Alkoholdelirien zur Einsparung der Clomethiazol-Dosis notwendig sein kann.
Die **parenterale Clomethiazol-Behandlung** birgt wegen der Gefahr einer Atemdepression spezielle Risiken und setzt eine sorgfältige intensivmedizinische Überwachung und die Gabe über Perfusor voraus. Bei parenteraler Gabe sollten tägliche Höchstdosen von 20 – 24 g nicht überschritten werden.

Nebenwirkungen und Kontraindikationen. Clomethiazol kann einen starken Blutdruckabfall (Gefahr der **Hypotonie**) sowie eine **Atemdepression** hervorrufen, ferner eine starke **Bronchialsekretion**. Bei Patienten mit verstärkter Bronchialsekretion (starker Raucher, Infekte) ist deshalb eher zu Therapiealternativen zu raten. Dies gilt auch bei Patienten mit obstruktiven Lungenerkrankungen und kardiopulmonalen Störungen. **Allergische Reaktionen** in Form von Exanthemen können auftreten, sind aber nicht sehr häufig.
Clomethiazol sollte nur in besonders begründeten Ausnahmefällen ambulant verabreicht werden, da es selbst ein nicht unerhebliches **Abhängigkeitspotenzial** besitzt.

> *Clomethiazol ist beim Alkoholentzugssyndrom nach wie vor das Medikament der ersten Wahl ✓✓.*

Benzodiazepine und Neuroleptika

Bei Kontraindikationen gegen Clomethiazol, wie etwa pulmonalen Begleiterkrankungen, sollte auf Benzodiazepine zurückgegriffen werden, die eine gleichwertige Alternative darstellen, für diese Indikation allerdings in Deutschland nicht zugelassen sind. In den angelsächsischen Ländern, in denen Clomethiazol nicht zur Verfügung steht, ist die Entgiftung mit Benzodiazepinen Standard. Vegetative Entzugserscheinungen wie Tremor, Blutdruck- und Pulsanstieg sowie Ängstlichkeit werden mit Benzodiazepinen erfolgreich therapiert. Der Einsatz gängiger Benzodiazepine mit mittellanger bis langer Halbwertszeit wie etwa Diazepam oder Oxazepam ist anzuraten, wobei allerdings auch die Gabe anderer Benzodiazepine möglich ist; die Überlegenheit der einen gegenüber einer anderen Substanz ist bisher nicht gezeigt worden.
Tritt ein delirantes Syndrom entweder primär oder im Verlauf des Entzugs auf, sollten zusätzlich zu den Benzodiazepinen hoch potente Neuroleptika (Butyrophenone) verordnet werden. Sie wirken gegen halluzinatorische (bei Alkoholentzugsdelir häufig optische Halluzinationen) oder wahnhafte Symptome; die übliche Dosis beträgt etwa 5 – 20 mg Haloperidol pro Tag. Neuroleptika mit niedriger antipsychotischer Potenz und stärkerer sedierender Wirkung (z. B. sedierende Phenothiazine wie das Promethazin) sollten beim Alkoholentzug hingegen nicht eingesetzt werden. Wegen der anticholinergen Wirkkomponente können sie die Delirgefahr noch verstärken.

> *Benzodiazepine, bei Bedarf in Kombination mit hochpotenten Neuroleptika, sind eine gleichwertige Alternative zu Clomethiazol ✓✓.*

Carbamazepin

Carbamazepin ist ein Antiepileptikum, für das in den letzten Jahren verschiedene Einsatzmöglichkeiten bei psychiatrischen Erkrankungen beschrieben wurden. Neben der Wirkung auf neuronale Ionenkanäle hat Carbamazepin multiple Effekte auf verschiedene Neurotransmitter- und Second-Messenger-Systeme. Klinisch zeigt sich vor allem initial eine schnelle Dämpfung des Patienten; Carbamazepin wird vermutlich auch deshalb bei leichten bis mittelschweren Entzugssyndromen häufiger verordnet, ist aber nur zur Anfallsprophylaxe im Alkoholentzug sinnvoll und zugelassen; es hat offenbar keine Delir verhütende Wirkung.

Clonidin

Clonidin wurde als Antihypertensivum eingeführt, es ist ein zentral wirksamer Alpha-2-Agonist und hemmt das noradrenerge Neurotransmittersystem im ZNS. Clonidin ist als adjuvante Komedikation beim Alkoholentzugssyndrom insbesondere dann indiziert, wenn eine hypertone oder tachykarde Herz-Kreislauf-Symptomatik im Vordergrund steht. Es besitzt jedoch weder antikonvulsive noch Delir verhütende Eigenschaften und eignet sich daher nicht als Monotherapeutikum in der Entgiftungsbehandlung.

Ergänzende Maßnahmen der Pharmakotherapie

Während der Entgiftung sind ein ausreichendes Flüssigkeits- und Nahrungsangebot sowie eine ausreichende Thrombose- und Pneumonieprophylaxe von hoher Bedeutung. Häufig bestehen bei Alkoholabhängigen Vitamin- und Elektrolytstörungen. Darüber hinaus finden sich oft Hypoglykämien, die die Zufuhr von Glucose notwendig machen, aber auch Entgleisungen des Säure-Basen-Haushalts. Vitamine, insbesondere B-Vitamine einschließlich Thiamin, Vitamin-D und Vitamin-K sind ausreichend zu substituieren.

Nach Entgiftung und Entwöhnung ist die Aufrechterhaltung der Abstinenz das Ziel der Rückfallprophylaxe ✓✓.

Entwöhnungsbehandlung

Die meisten Entwöhnungstherapien werden in Deutschland nach wie vor stationär durchgeführt, wobei eine Therapiedauer von 3 – 6 Monaten üblich ist. In jüngerer Zeit führen Kliniken alternativ Kurzzeittherapien über einen Zeitraum von 6 Wochen durch, darüber hinaus finden sich erste Ansätze teilstationärer oder ambulanter Entwöhnungsbehandlungen, die im Rahmen von Modellprojekten wissenschaftlich evaluiert werden.
Katamnestische Untersuchungen nach mehreren Jahren zeigen Abstinenzraten, die zwischen 25 % und 45 % liegen. Supportive, tiefenpsychologisch orientierte, konfliktzentrierte, verhaltenstherapeutische und/oder übende psychotherapeutische Verfahren mit Einbindung von Angehörigen sind wichtige Bestandteile der Entwöhnungsbehandlung. Darüber hinaus kommen sozio-, ergo- und körpertherapeutische Verfahren zum Einsatz. Spezifische pharmakologische Therapien stehen nicht zur Verfügung, jedoch wird die Zeit der Entwöhnungstherapie häufig dazu genutzt, die Indikation für eine pharmakologische Rückfallprophylaxe zu prüfen, ggf. die Einstellung vorzunehmen sowie die Patienten mithilfe psychoedukativer Verfahren im Umgang mit den Prophylaktika zu schulen.

Rückfallprophylaxe

Die Rückfallprophylaxe erstreckt sich nach der „Aktionsphase" mit Entgiftung und Entwöhnung über eine lange Zeit mit dem Ziel, die Abstinenz aufrechtzuerhalten. Dabei sind neurobiologische und psychosoziale Faktoren im Auge zu behalten.
Da bei Alkoholabhängigkeit eine erhöhte Komorbidität mit anderen psychiatrischen Erkrankungen besteht, insbesondere mit Depressionen und Angststörungen, der Alkoholabusus also oft im Sinne einer „Selbstmedikation" sekundär entstanden ist, ist die Frage einer Therapie mit Antidepressiva zu klären.

Nichtpharmakologische Maßnahmen. Prognostisch günstige Faktoren bei Männern stellen eine feste Partnerschaft, kein Arbeitsplatzwechsel in den letzten zwei Jahren, Wohneigentum und kein Arbeitsplatzverlust wegen Alkohol dar. Alkoholrisikoberufe sollten vermieden werden. Soziotherapeutische Maßnahmen berücksichtigen diese Risiken und sind für eine soziale Wiedereingliederung von Bedeutung.
Die aktive **Teilnahme an Selbsthilfegruppen** (z. B. Anonyme Alkoholiker, Blaues Kreuz, Kreuzbund) ist für einen großen Teil der Patienten in der Nachsorgephase zur Aufrechterhaltung der Abstinenz offensichtlich ebenfalls von entscheidender Bedeutung.
Ob eine **Psychotherapie**, z. B. als psychotherapeutische Gruppen- oder Einzelbehandlung, indiziert ist, sollte individuell entschieden werden.

Pharmakogestützte Rückfallprophylaxe. In den letzten Jahren wurden einige „Anti-Craving" Substanzen für die Rückfallprophylaxe eingeführt. „Craving" – das zwanghafte, unstillbare Verlangen nach Alkohol – ist als Zeichen psychischer Abhängigkeit mit einer erhöhten Wahrscheinlichkeit von Rückfällen anzusehen.

Disulfiram. Früher war Disulfiram die am häufigsten eingesetzte Anti-Craving-Substanz. Bei gleichzeitigem Konsum von Alkohol besteht bei diesem Medikament jedoch die Gefahr der *„Disulfiram-Alkohol-Reaktion"*, die in der Regel mit Übelkeit, Erbrechen, Kopfschmerz, Tachypnoe, Dyspnoe, Schwindel und in Extremfällen mit Atemdepression, Krampfanfällen und Exitus einhergeht. Aus diesem Grund ist Disulfiram kein Standardmedikament in der Alkoholrückfallprophylaxe, kann jedoch im Einzelfall bei Patienten mit guter Compliance hilfreich sein.

Acamprosat. Als Entwöhnungsmittel zugelassen ist Acamprosat zur Unterstützung der dauerhaften Abstinenz ✓✓. Der Rückfall verhütende Effekt von Acamprosat im Rahmen eines Gesamtbehandlungsplans wurde in Verbindung mit begleitender Psychotherapie belegt. Acamprosat besitzt kein eigenes Abhängigkeitspotenzial. Der Rückfall verhütende Effekt besteht nur, solange die Substanz eingenommen wird. In Abhängigkeit vom Gewicht beträgt die Dosis 4 – 6 Tabletten (à 333 mg) pro Tag.

Andere Substanzen. Für **Tiaprid** gibt es Hinweise, dass die Gabe von 3 × 100 mg im Anschluss an die Entgiftung günstige Effekte auf die Entwöhnungsbehandlung hat.
Ob **Naltrexon**, das als Entwöhnungsmittel bei Opiatabhängigkeit eingesetzt wird, auch als Anti-Craving-Substanz bei Alkoholabhängigkeit geeignet ist, ist derzeit Gegenstand klinischer Studien ✓.
Die Gabe von 10 mg Flupenthixoldecanoat i. m. alle 14 Tage und die Gabe von Lisurid in der Rückfallprophylaxe der Alkoholabhängigkeit ergaben gegenüber Placebo schlechtere Ergebnisse und können deshalb nicht empfohlen werden ✗.

Fallbeispiel 10.7: Alkoholabhängigkeit

Anamnese und Vorgeschichte: Die 38-jährige Erzieherin wurde vom Notarzt in die internistische Notaufnahme gebracht, nachdem sie von Passanten am Gehsteig liegend aufgefunden worden war. Zeugen hatten berichtet, dass ein generalisierter tonisch-klonischer Anfall vorausgegangen war, es zeigten sich Zeichen eines Zungenbisses und Urinabgang. Die sofort durchgeführte Blutuntersuchung ergab 1,2 Promille Blutalkohol sowie erhöhte Leberwerte. Im Verlauf der nächsten Stunde kam es zu Entzugssymptomen in Form von Blutdruckanstieg auf 195/100, Pulsbeschleunigung, Tremor und Schwitzen; schließlich

Fortsetzung ▶

äußerte die Patientin auch paranoide Gedanken: sie fühlte sich von Kameras beobachtet und berichtete über Fliegen und Spinnen, die sie auf dem Teppich, teilweise auch auf ihrem Körper sehe. Zur Vorgeschichte war fremdanamnestisch zu eruieren, dass Frau H. seit 15 Jahren regelmäßig Alkohol trank, zuletzt täglich abends mindestens 1 Flasche Wein und 2 Flaschen Bier. Seit etwa drei Jahren seien bei der Patientin zunehmend „Blackouts" sowie Suizidgedanken unter Alkoholeinfluss aufgetreten. Zwei Jahre vor dem aktuellen Vorfall war die Patientin wegen eines Selbstmordversuches unter Alkoholeinfluss stationär aufgenommen worden. Eine Suchttherapie sei nie in die Wege geleitet worden, allerdings seien bisher außer vegetativen Entzugserscheinungen auch keine gravierenderen körperlichen Komplikationen aufgetreten. Wegen phobischer Beschwerden befand sich die Patientin seit drei Jahren in ambulanter psychotherapeutischer Behandlung.
Zur Familienanamnese war zu eruieren, dass Mutter, Bruder und Schwester ebenfalls Alkoholprobleme hatten, der Vater habe sich im Rahmen einer depressiven Episode suizidiert.

Therapie und weiterer Verlauf: Wegen des ausgeprägten deliranten Syndroms und der vegetativen Entzugserscheinungen, sowie der vorbeschriebenen Suizidalität wurde die Patientin stationär aufgenommen. Es wurden zunächst 6 g Distraneurin auf 4 Dosen pro Tag verteilt und über vier Tage verabreicht, danach erfolgte eine schrittweise Reduktion um 0,5 g pro Tag. Die delirante Symptomatik klang innerhalb von zwei Tagen ab, die restlichen vegetativen Entzugserscheinungen innerhalb von fünf Tagen. Auf der Sucht-Spezialstation besuchte die Patientin neben täglichen therapeutischen Einzelgesprächen eine tägliche morgendliche Motivationsgruppe, die eine Verbesserung der Krankheitseinsicht zum Ziel hatte. Dreimal wöchentlich nahm die Patientin an einer Selbsthilfegruppe teil. Schließlich konnte die Patientin dazu motiviert werden, eine Rehabilitations-Langzeittherapie aufzunehmen.

10.4.2 Drogen- und Medikamentenabhängigkeit

Grundlagen

Prävalenz und Inzidenz. Auf Grund der Erkenntnisse aus der Sicherstellung von Rauschgift und der Zahl der Drogentoten wird die **Zahl der Konsumenten harter Drogen** in der Bundesrepublik zwischen 200 000 und 300 000 geschätzt. Eine Schätzung des Bundeskriminalamts geht von einem oberen Richtwert von 275 000 aus. Die Prävalenzraten unterscheiden sich stark zwischen Männern und Frauen sowie zwischen den alten und den neuen Bundesländern. Die Zwölf-Monats-Prävalenz betreffend den Konsum illegaler Drogen liegt für die alten Bundesländer bei etwa 5 – 6 %, für die neuen Bundesländer bei etwa 1 – 2 %. Dabei überwiegt Cannabis, gefolgt von Aufputschmitteln, LSD, Kokain und Ecstasy. Pro Jahr sterben etwa 2 000 Menschen an der Drogensucht, meist infolge einer Überdosis. Drogen werden überwiegend von 14- bis 30-Jährigen konsumiert, Männer überwiegen etwa im Verhältnis 2 : 1. Bei Männern führt Drogenabhängigkeit meist zur Beschaffungskriminalität, während der Weg drogenabhängiger Frauen häufig in der Prostitution mündet. Schätzungen gehen davon aus, dass etwa 10 – 15 % der 15- bis 20-Jährigen Drogenerfahrung besitzt. Die Komorbidität mit Alkoholmissbrauch oder -abhängigkeit ist hoch!
Die **Zahl der Medikamentenabhängigen** liegt bei etwa 1 Million, hiervon sind etwa Zweidrittel Frauen, überwiegend im Alter zwischen 40 und 50 Jahren. Die am häufigsten missbrauchten Medikamente sind Analgetika, Antitussiva, Hypnotika, Tranquilizer und Appetitzügler. In Arztpraxen erhalten ca. 7 % aller Patienten Medikamente mit Abhängigkeitspotenzial rezeptiert. 75 % hiervon sind Benzodiazepine. Die Verschreibung erfolgt in Zweidrittel der Fälle an Frauen, die über 60-Jährigen überwiegen dabei deutlich.

Missbrauch und Abhängigkeit von Sedativa und Hypnotika unterscheiden sich erheblich von der Art der Suchtentwicklung bei anderen psychotropen Substanzen, speziell von der Suchtentwicklung bei illegalen Drogen. Dies gilt für den Konsumentenkreis und für das Bedingungsgefüge, das zur Suchtentwicklung führt.

Ätiopathogenese. Analog zum Bedingungsgefüge der Alkoholabhängigkeit ist auch die Genese der Drogen- bzw. Medikamentenabhängigkeit **multifaktoriell** (Abb. 10.**14**).
Häufig spielen zu Beginn des Drogenabusus **psychosoziale Faktoren** wie Verfügbarkeit, Gruppenzwänge und Neugier eine bedeutende Rolle. Auch **biologische** und **genetische Faktoren** sind von Bedeutung.
Bei vielen Patienten mit Missbrauch und Abhängigkeit von Sedativa und Hypnotika handelt es sich um Patienten mit **sekundären Suchtentwicklungen**, d. h. um „Umsteiger" von Alkohol und anderen Drogen. Die Medikamente besorgen sie sich entweder selbst auf dem Schwarzmarkt, oder sie werden von Ärzten verschrieben, die sich nicht an die allgemein akzeptierten Therapieempfehlungen halten, diese Präparate nur für kurze Zeiträume zu rezeptieren.

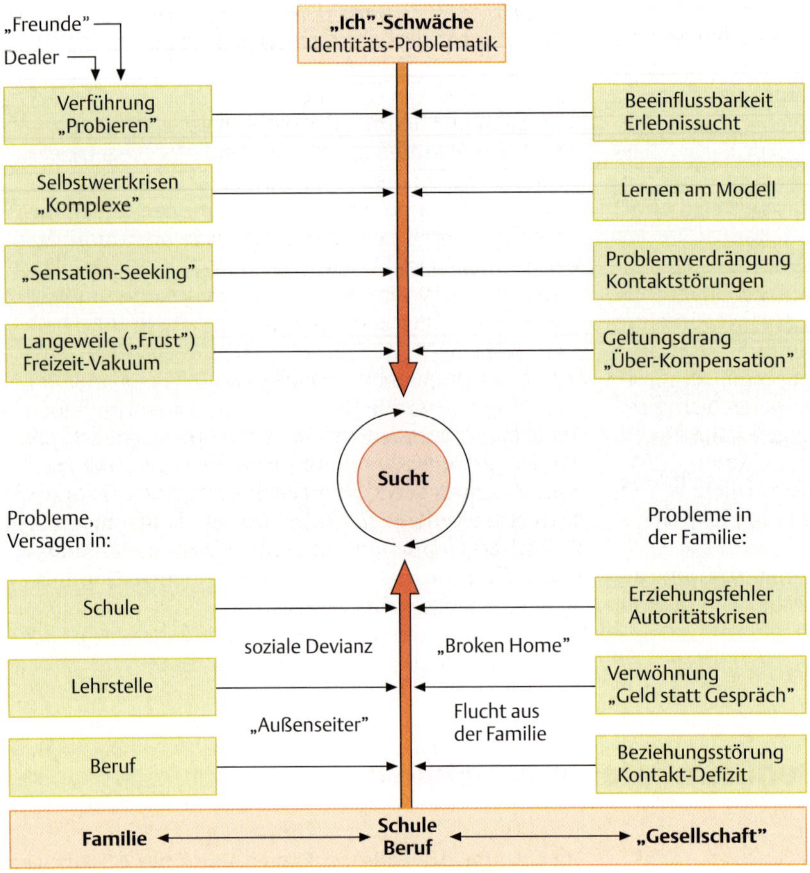

Abb. 10.**14** **Bindungsgefüge von Drogen- bzw. Medikamentenmissbrauch und -abhängigkeit**

Besonders sorgfältige Indikationsstellung von Pharmaka mit Suchtpotenzial ist wichtig, um iatrogen induzierte Suchtentwicklungen zu vermeiden.

Iatrogen induzierte Sucht. Es wird geschätzt, dass etwa 6–8 % aller häufig verordneten Substanzen ein Suchtpotenzial haben, auf diese Arzneimittel entfielen 1994 Kosten von rund 2 Milliarden DM der gesetzlichen Krankenversicherung. Etwa 40 % dieser Menge wird vermutlich nicht wegen akuter medizinischer Probleme, sondern langfristig zur Suchterhaltung verordnet. Neben der Gruppe der Hypnotika beinhaltet dieses Kontingent auch die Gruppe der Schmerzmittel, jedoch nicht – entgegen manch landläufiger Furcht – die Gruppe der Antidepressiva oder Neuroleptika, die kein Suchtpotenzial besitzen. Dem Schmerzmittelabusus liegen häufig organische oder funktionelle Beschwerden wie Kopf- oder andere Schmerzsyndrome, Schlaf- und Verdauungsstörungen zugrunde.

Sucht fördernde Persönlichkeits- und Umweltfaktoren. Persönlichkeitsimmanente Faktoren wie Sensation Seeking Behaviour (Reizhunger, Ich-Schwäche, Labilität, verminderte Frustrationstoleranz und die fehlende Ausbildung adäquater Konfliktbewältigungsstrategien) sind für die Suchtentwicklung von Bedeutung, aus lerntheoretischer Sicht spielt die positive Verstärkung eine Rolle (die durch die Drogeneinnahme bedingten angenehmen subjektiven Erfahrungen verstärken den Drang nach einer erneuten Drogeneinnahme). Die Konditionierung (Umgebungsfaktoren, „Peer-Group", soziale Situation) trägt gleichermaßen dazu bei, die Sucht aufrechtzuerhalten.

Sucht fördernde neurobiologische Faktoren. Aus biologischer Sicht steht das mesolimbisch lokalisierte **„Reward"-System** im Mittelpunkt der Sucht-Forschung. Das dopaminerge Neurotransmitter-System und das Opiat-System sind hierin involviert, der Nucleus accumbens scheint die anatomische Schaltzentrale dieses endogenen „Reward"-Systems darzustellen.

Diagnostische Kriterien und Verlauf. Die ICD-10-Kriterien der Drogen- und Medikamentenabhängigkeit sind in Tab. 10.**34** zusammengefasst. Der Verlauf von Medikamenten- und Drogenabhängigkeit wird vor allem durch das pharmakologische Suchtpotenzial der Substanz bestimmt, ferner durch biologisch-konstitutionelle Faktoren sowie sozioökonomische Aspekte. Dabei ist zu berücksichtigen, dass die „Subkultur" der Drogenszene starken Einfluss auf die Konsumenten ausübt. Medikamentenabhängige Patienten sind dagegen in der Regel lange Zeit sozial angepasst, teils sogar überangepasst.

Therapeutische Implikationen. Generell ist eine besondere Vorsicht bei der Verschreibung von Substanzen mit Abhängigkeitspotenzial geboten, insbesondere bei Patienten mit biologischen Risikofaktoren sowie einer genetischen Belastung. Psychologische und psychosoziale Risikofaktoren müssen besonders im Auge behalten

Tab. 10.**34** **Kriterien zur Beschreibung von Abhängigkeit oder schädlichem Gebrauch von Drogen bzw. Medikamenten nach ICD-10**

- starker Wunsch oder eine Art Zwang, Drogen/Medikamente zu konsumieren
- Hinweis auf verminderte Fähigkeit, den Gebrauch von Drogen/Medikamenten zu kontrollieren (Kontrollverlust)
- Gebrauch von Drogen/Medikamenten, um Entzugssymptome zu mildern oder zu vermeiden
- Vorliegen eines Entzugssyndroms
- Hinweise für Toleranz
- eingeengtes Verhaltensmuster beim Substanzgebrauch (z. B. Außerachtlassen gesellschaftlich üblichen Trinkverhaltens)
- zunehmende Vernachlässigung anderer Aktivitäten oder Interessen
- anhaltender Gebrauch von Drogen/Medikamenten trotz Hinweisen auf schädliche Folgen

werden, wenn möglich sollten hier prophylaktische und therapeutische Maßnahmen ansetzen.

Evidenzbasierte Therapie der Drogen- und Medikamentenabhängigkeit

Die prinzipielle Vorgehen bei der Therapie von Suchtkranken ist in der Abb. 10.**15** dargestellt. Die jeweils spezifische Pharmakotherapie der Abhängigkeit von einzelnen Substanzklassen ist nachfolgend differenzierter dargestellt.

Spezifische Pharmakotherapie der Abhängigkeit von Barbiturat-Typ

Zum Barbiturat-Typ zählen Substanzen wie Meprobamat, Diphenhydramin, die Barbiturate selbst, vor allem jedoch die Benzodiazepine. Bei Missbrauch finden sich Euphorie, Sedierung, Affektlabilität, Dysphorie und Gedächtnislücken. Körperliche Symptome sind Dysarthrie, Ataxie sowie gelegentlich eine Pigmentierung der Haut. Unterschieden wird hier generell zwischen der **„High-Dose-Abhängigkeit“** mit Einnahme von Benzodiazepinen jenseits des therapeutischen Dosisbereichs und der **„Low-Dose-Abhängigkeit“** mit niedrigen Dosen innerhalb des therapeutischen Bereichs.

Spezifische Therapie bei Intoxikationen. Bei Intoxikationen mit Benzodiazepinen, etwa in suizidaler Absicht, kann der Benzodiazepinrezeptor-Antagonist **Flumazenil** eingesetzt werden. Eine oder mehrere Einmaldosen von 0,1 mg bis kumulativ höchstens 1 mg i. v. beseitigen rasch die Intoxikation (allerdings wegen der im Vergleich zu vielen Benzodiazepinen kurzen Halbwertzeit oft auch nur vorübergehend), können allerdings auch ein ausgeprägtes Entzugssyndrom hervorrufen.

Spezifische Therapie des Entzugssyndroms. Bei plötzlichem Absetzen von Benzodiazepinen/Barbituraten zeigen sich eine allgemeine Schwäche, Tremor, Myoklonien, Übelkeit, orthostatische Dysregulation und Albträume, häufig auch Schlafstörungen. Nach längerfristiger Einnahme hoher Dosen und schlagartigem Absetzen kann es zu deliranten Zustandsbildern mit ängstlicher Unruhe, akustischen und/oder optischen Halluzinationen sowie paranoiden Zustandsbildern kommen. Weitere psychiatrische Komplikationen sind Dysphorie, Af-

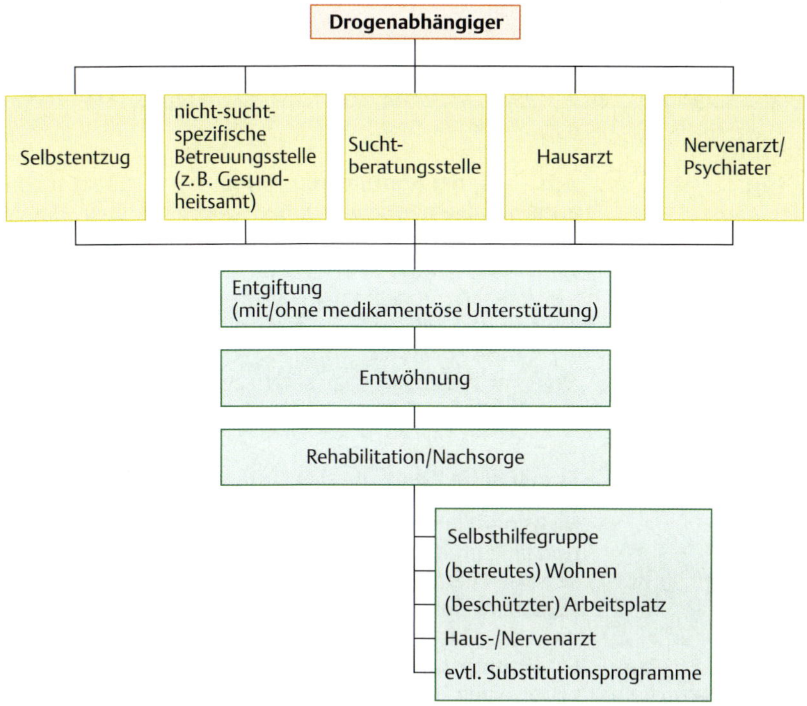

Abb. 10.**15** **Allgemeine therapeutische Grundsätze in der Behandlung von Suchtkranken**

fektlabilität sowie depressive Verstimmung und Suizidalität. Als neurologische Komplikation können Entzugskrampfanfälle auftreten.
Als Faustregel bei der **Entgiftung** gilt: Stufenweise Dosisreduktion, kein abruptes Absetzen. Das Absetzen muss in der Regel stufenweise über Wochen hinweg erfolgen, manchmal über Monate, vor allem bei einer ambulanten Entzugsbehandlung. Eine schrittweise Halbierung der Ausgangsdosis alle 5 Tage hat sich bei der stationären Entgiftung als effektiv erwiesen, bei der ambulanten Entgiftung gilt, dass die ersten 50 % einer Benzodiazepin-Dosis relativ zügig, d. h. in etwa ein bis zwei Wochen, die nächsten 25 % deutlich langsamer und die letzten 25 % sehr langsam abgesetzt werden sollten. Die langsame Reduktion der Dosis muss insbesondere beim Entzug von hoch potenten, kurz wirksamen Benzodiazepinen eingehalten werden, da Entzugssymptome bei diesen Substanzen abrupter auftreten und stärker ausgeprägt sein können als bei Benzodiazepinen mit langer Halbwertszeit.
Zur **Behandlung psychischer und vegetativer Symptome** ist oft eine begleitende Pharmakotherapie, vorzugsweise mit Antidepressiva oder Beta-Blockern, sinnvoll. Entzugspsychosen können zuzüglich zur Benzodiazepinsubstitution mit einer niedrig dosierten Gabe von Neuroleptika, z. B. Haloperidol, behandelt werden.

Entwöhnung und Rückfallprophylaxe. Depressiv-ängstliche Syndrome oder multiple Schmerzsyndrome sind bei vielen Patienten mit Medikamentenabhängigkeit zu finden. In diesen Fällen ist eine adäquate **Therapie der zugrundeliegenden Störung** erforderlich. Davon zu unterscheiden ist die Gruppe von Abhängigen, die Benzodiazepine im Rahmen eines „Umstiegs" von Alkohol oder Opiaten bzw. parallel bei Polytoxikomanie einnehmen.
Entwöhnungsprogramme bei Medikamentenabhängigkeit sind vergleichbar den Programmen bei Alkoholentwöhnung und bestehen in der Regel aus psycho- und soziotherapeutischen Elementen, Entspannungsverfahren sowie begleitenden supportiven Maßnahmen.
Auch bei Medikamentenabhängigkeit sind **Selbsthilfegruppen** für die Aufrechterhaltung der Abstinenz von Bedeutung. Eine spezifische pharmakologische Rückfallprophylaxe gibt es bisher nicht ✓✓.

Fallbeispiel 10.8: Benzodiazepin-Abhängigkeit

Anamnese und Vorgeschichte: Die 35-jährige Patientin litt während ihrer ersten Schwangerschaft unter Angstzuständen, die mit Hyperventilation und leichteren depressiven Verstimmungen einhergingen. In diesem Zusammenhang begann sie mit der Einnahme von Benzodiazepinen. Diese Einnahme setzte sie auch nach der Schwangerschaft fort bis zu einer missbräuchlichen Einnahme von bis zu 30 mg Diazepam pro Tag. Als sie mit ihrem Lebenspartner (einem Amerikaner) die USA besuchte, hatte sie keine Möglichkeit, sich weiterhin mit Benzodiazepinen zu versorgen. Die Patientin entwickelte daraufhin eine Entzugspsychose mit akustischen und visuellen Halluzinationen, Derealisation und Verfolgungsideen. Ferner bestanden Zönästhesien (Druck auf den Ohren), ein Depersonalisationsgefühl sowie das Gefühl, ferngesteuert zu sein.

Therapie und weiterer Verlauf: Bei der Behandlung des Entzugssyndroms wurden die Benzodiazepine zunächst in niedrigerer Dosis substituiert, zur Therapie der psychotischen Symptome wurde ein Butyrophenon (Haloperidol) in einer Dosis von zunächst 15 mg pro Tag verabreicht. Im Laufe von mehreren Wochen klang die psychotische Symptomatik ab, Diazepam wurde ausschleichend abgesetzt. Die Patientin wurde in eine Entwöhnungsbehandlung überwiesen.

Spezifische Pharmakotherapie bei Opiat-Abhängigkeit

Intoxikation. Häufig mischt sich die Opiatintoxikation mit der Intoxikation von Alkohol, Sedativa oder Psychostimulanzien. Zur Diagnostik, aber auch Therapie der akuten Opiatintoxikation ist die Gabe von 0,1 – 0,2 mg **Naloxon i. v.** indiziert. Unter Kontrolle der Vitalfunktionen kann Naloxon nach einigen Minuten nachgespritzt werden.
Die übrige Therapie der Opiatintoxikation richtet sich nach den üblichen Notfallmaßnahmen.

Naloxon kann auch als Diagnostikum bei unklaren Intoxikationen eingesetzt werden ✓.

Opiatentzugssyndrom. Eine Opiatabhängigkeit mit dem Auftreten von Entzugserscheinungen entwickelt sich – v. a. bei Konsum von Heroin – manchmal schon nach wenigen Wochen. Einen Überblick über Dauer und Symptomatik des Opiatentzugssyndroms zeigt Tab. 10.**35**.

Psychotische Symptome oder delirante Syndrome gehören nicht zum typischen Bild des Opiatentzugssyndroms.

Spezifische Therapie des Opiatentzugssyndroms

Nichtmedikamentöse Therapie. Die Frage, ob eine stationäre Entgiftungsbehandlung erforderlich ist, richtet sich nach dem Schweregrad des Entzugssyndroms, aber auch nach somatischen Grund- oder Zusatzerkrankungen. Als günstig hat sich die **Behandlung auf speziellen Entgiftungsstationen** erwiesen. Eine freundliche, nicht zu reizarme Umgebung, eine ausreichende Flüssigkeits-

Tab. 10.35 **Symptome und Stadien des Opiatentzugssyndroms**

Stadium	Symptome	Auftreten der Symptomatik in Stunden nach der letzten Dosis		
		Morphin	Heroin	Methadon
0	Verlangen nach Opiaten, Angst	6	4	12
I	Gähnen, Schwitzen, Tränenfluss, Rhinorrhö, „Yen-Schlaf"	14	8	32 – 48
II	vermehrte Intensität von Stadium-I-Symptomen; zusätzlich: Mydriasis, Piloarrektion, Tremor, Muskelzucken, Hitze- und Kältegefühle, Knochen- und Muskelschmerzen, Anorexie	16	12	48 – 72
III	vermehrte Intensität von Stadium-II-Symptomen; zusätzlich: Schlaflosigkeit, Blutdruck- und Temperatursteigerung, Tachykardie, Steigerung von Atemfrequenz und -tiefe, Übelkeit, psychosomatische Unruhe	24 – 36	18 – 24	> 49[a]
IV	vermehrte Intensität von Stadium-III-Symptomen; zusätzlich: Fieber, Erbrechen, Durchfall, Gewichtsverlust, Spontanejakulation und -orgasmus, Muskelkrämpfe, Hämokonzentration mit Leukozytose, Eosinopenie, Anstieg von Blutzucker und Laktat	36 – 48	24 – 36	

[a] Diese Angaben stehen unter dem Vorbehalt widersprüchlicher empirischer Daten und Literaturangaben

und Elektrolytsubstitution und adäquate pflegerische Maßnahmen sind für den Behandlungserfolg wesentlich.

Der Opiatentzug bringt in der Regel zwar subjektiv ausgeprägte Beeinträchtigungen mit sich, medizinisch-objektiv besteht aber meist kein vital bedrohliches Syndrom.

Der „kalte" Entzug ohne unterstützende Pharmakotherapie ist deshalb – wenn keine weiteren Komplikationen zu erwarten sind – medizinisch vertretbar, allerdings besteht die Gefahr gehäufter Behandlungsabbrüche.

Pharmakotherapie. Das **schrittweise Herunterdosieren von Opiaten** über 5 – 10 Tage, beginnend mit 50 – 75 % der Ausgangsdosis, kann beim Methadonentzug sinnvoll sein, da Methadon eine sehr lange Halbwertszeit aufweist. Eine teilweise Substitution, verbunden mit einer Umstellung auf z. B. Methadon, hat sich beim Heroinentzug nicht bewährt ✗. Die Gabe von vorzugsweise **sedierenden Benzodiazepinen** mit langer Halbwertszeit, z. B. Diazepam in Dosen von 5 – 10 mg initial alle zwei Stunden mit raschem Ausschleichen innerhalb weniger Tage, ist eine sichere und nebenwirkungsarme Therapie, bei welcher allerdings das Suchtpotenzial der Benzodiazepine im Auge behalten werden muss. Im deutschsprachigen Raum ist die Behandlung mit **sedierenden trizyklischen Antidepressiva** verbreitet ✓. Beispielsweise sind mit einer Therapie von Doxepin in einer Dosis von 100 – 150 mg/Tag, bei schweren Entzugssyndromen bis 300 mg/Tag, die Entzugssymptome gut beherrschbar. Die Kardiotoxizität der trizyklischen Antidepressiva ist dabei im Auge zu behalten. Vor allem bei Patienten mit stärker ausgeprägter Hypertonie und vegetativen Symptomen ist **Clonidin** Mittel der ersten Wahl ✓. Beginnend mit einer Dosis von 3 × 0,075 mg/Tag kann die Dosis bis 0,9 mg/Tag gesteigert werden, in Ausnahmefällen kommen noch höhere Dosen zum Einsatz. Nach Abklingen der Entzugssymptome erfolgt eine stufenweise Reduktion innerhalb von 3 – 5 Tagen.

Die forcierte, in Narkose stattfindende **Ultrakurzzeitentgiftung („Turbo-Entzug")**, die aus der Gabe hoher Dosen opiatantagonistischer Substanzen besteht (**Naloxon, Naltrexon**), wobei die induzierten ausgeprägten Entzugssymptome aufgrund der starken Sedierung bzw. Anästhesie nicht wahrgenommen werden, kann derzeit aus wissenschaftlicher Sicht noch nicht abschließend bewertet werden ✗✓.

Langzeitbehandlung und Prophylaxe der Opiat-Abhängigkeit

Entwöhnungsbehandlung. Die Grundlage der Entwöhnungstherapie bildet die psychotherapeutisch geführte Entwöhnung, die in der Regel stationär in speziellen Einrichtungen über 6 – 24 Monate erfolgt. Häufig sind diese Einrichtungen nach dem Prinzip der sozialen Gemeinschaft („Ersatzfamilie", „Nachreifung") mit definierten, strengen sozialen Regeln organisiert, wobei psychoedukative, verhaltenstherapeutische und rehabilitative Maßnahmen (Arbeitstherapie, berufliche und soziale Reintegration) miteinander kombiniert werden. Die Abbruch- und Rückfallquoten sind hoch.

Substitutionstherapie. Bei einer Untergruppe Opiatabhängiger kann zur Verbesserung der psychosozialen Integration sowie zur Verringerung der Beschaffungskriminalität und der Gesundheitsrisiken (HIV, Hepatitis) nach gesetzlich klar festgelegten Richtlinien und Indikationen eine Substitutionsbehandlung durchgeführt werden. Hierzu gibt es klare Leitlinien der Bundesärztekammer, in deren Präambel es heißt:

Drogenabhängigkeit ist eine behandlungsbedürftige chronische Krankheit. Oberstes Ziel der Behandlung ist die Suchtfreiheit.

Voraussetzungen. Die Substitutionstherapie muss in feste äußere Rahmenbedingungen eingebettet sein. Dazu zählen eine kontinuierliche psychotherapeutische und soziale Betreuung, die feste Kooperation mit einer Apotheke, die Verabreichung der Substanz unter kontrollierten Bedingungen mit supervidierter Einnahme, das Ausstellen eines Behandlungsausweises, regelmäßige ärztliche Gespräche und medizinische Untersuchungen sowie unangemeldete stichprobenartige Urinkontrollen auf Beigebrauch mit anderen Suchtmitteln.

Substitutionsmittel ✓✓. **Methadon** ist ein synthetisch hergestelltes Razemat, wobei nur die linksdrehende Form biologisch aktiv ist (Levomethadon). Das Razemat (Methadon) ist entsprechend nur halb so wirksam, jedoch kostengünstiger. Bei der Dosierung ist streng auf diesen Unterschied zu achten, die Dosierung ist für jeden Patienten individuell zu bestimmen. Methadon ist aufgrund seiner langen Halbwertszeit (24 – 48 Stunden, bei Opiatabhängigen nicht selten weit länger!) deshalb zur Opiatsubstitution geeignet, weil die euphorisierende Wirkung, der typische „Kick" nach Einnahme der Droge, nicht oder nur in sehr geringem Maße auftritt. Eine noch deutlich längere Halbwertszeit hat **Levo-Alpha-Acetylmethadol (LAAM)**, welches die offizielle Zulassung zur Substitutionsbehandlung bei Opiatabhängigkeit hat. Die Halbwertszeit beträgt 48 – 72 Stunden, es braucht entsprechend nur dreimal wöchentlich verabreicht werden. Dies hat den Vorteil, dass die Substitutionsbehandlung ohne die Notwendigkeit täglicher Patientenkontakte durchgeführt werden kann und Wochenende oder Feiertage besser überbrückt werden können. Durch die lange Halbwertszeit der Substanz können darüber hinaus gleichmäßigere Serumkonzentrationen erreicht werden, was geringere Entzugserscheinungen (aufgrund geringerer Spiegelschwankungen) mit sich bringt. Die Dosierung von LAAM beträgt etwa das 1,2-Fache der Methadondosis (in mg).
Um die rechtlichen Einschränkungen und den erforderlichen Aufwand der Methadonsubstitution zu umgehen, wurde von vielen Ärzten in Deutschland eine sogenannte Substitutionsbehandlung mit Codein-/Dihydrocodeinhaltigen Medikamenten begonnen. Codein ist jedoch wegen des pharmakologischen Profils mit einer Halbwertszeit von wenigen Stunden denkbar ungeeignet und wegen der Gefahr von Überdosierungen sogar sehr gefährlich ✗✗.

Für eine Substitution mit Codein/Dihydrocodein gibt es praktisch keine Indikation.

Insgesamt dürfen die Erfolgsaussichten einer Substitutionstherapie mit Opiatagonisten nicht überschätzt werden. Die bisherigen Erfahrungen zeigen folgendes Bild:

Ein Großteil der Patienten kann sozial stabilisiert und integriert werden, eine dauerhafte Abstinenz wird nur selten angestrebt bzw. erreicht.

Prophylaxe mit Opioidantagonisten

Naltrexon. Eine pharmakologische Alternative in der Rehabilitation Opiatabhängiger ist die Behandlung mit Opiatantagonisten. Naltrexon besitzt in Deutschland die Zulassung für den Indikationsbereich: „Medikamentöse Unterstützung bei einer psychotherapeutisch/psychologisch geführten Entwöhnungsbehandlung vormals Opiatabhängiger nach erfolgter Opiatentgiftung". Im Wesentlichen ist Naltrexon zur Rückfallprophylaxe bei gut motivierten Drogenabhängigen, weniger bei Polytoxikomanen oder Langzeitkonsumenten geeignet. Naltrexon hat kein eigenes Abhängigkeitspotenzial. Die Dosierung von Naltrexon beträgt üblicherweise 50 mg/Tag. Aus klinischer Sicht wird die Naltrexonbehandlung Opiatabhängiger wohl auch aus Unwissenheit zu selten diskutiert und angewandt.
Patienten, die Naltrexon verschrieben bekommen, müssen darüber aufgeklärt werden, dass die Opiatwirkung bzw. Nebenwirkungen unter Naltrexon-Gabe und nach dem Absetzten verstärkt sein können, was die Gefahr einer opiatinduzierten Atemdepression mit Herz-Kreislauf-Stillstand einschließt.

Ausgewählte Literatur

1. Benkert O, Hippius H. Kompendium der psychiatrischen Pharmakotherapie. Springer Berlin, Heidelberg, NY, 2000.
2. Fichter MM (1997). Epidemiologie von Alkoholmissbrauch und -abhängigkeit. In: Soyka M, Möller HJ (Hrsg.). Alkoholismus als psychische Störung. Springer, Berlin, NY 1 – 11.
3. Möller HJ, Laux G, Deister A (1996). Psychiatrie. Hippokrates Verlag, Stuttgart.
4. Möller HJ, Laux G, Kapfhammer HP (Hrsg.). Psychiatrie und Psychotherapie. Springer Berlin, Heidelberg, NY, 2000.
5. Müller N, Klein HE, Fichter MM, Höhe M, Kapfhammer HP, May F, Nieberle G. Verlaufsbeobachtung biologischer Parameter bei Alkoholismus. In: D. Kleiner (Hrsg.). Langzeitverläufe bei Suchterkrankungen. Springer, Berlin Heidelberg New York, 1987, 297 – 302.
6. Müller N, Höhe M, Klein HE, Nieberle G, Kapfhammer HP, May F, Müller OA, Fichter MM. Endocrinological studies in alcoholics during withdrawal and after abstinence. Psychoneuroendocrinology 14, 113 – 123, 198.
7. Saß H, Soyka M, Mann K, et al (1996). Relapse prevention by accamprosate: results from a placebo-controlled study on alcohol dependence. Arch Gen Psychiatry 53: 673 – 680.
8. Soyka M, Steinberg R, Vollmer M (1988). Entzugsphänomene bei schrittweisem Benzodiazepin-Entzug. Nervenarzt 59: 744 – 748.
9. Soyka M (1995). Anti-craving Substanzen in der Rückfallprophylaxe der Alkoholabhängigkeit. Sucht 41: 265 – 276.
10. Soyka M (1997). Alkoholismus – Eine Krankheit und ihre Therapie. Wissenschaftliche Verlagsgesellschaft, Stuttgart.
11. Soyka M (1998). Medikamenten- und Drogenabhängigkeit. Wissenschaftliche Verlagsgesellschaft, Stuttgart.

10.5 Organische psychische Störungen

Definition. Organische psychische Störungen sind Erkrankungen, denen nachweislich eine strukturelle und/oder funktionelle Läsion des Gehirns zugrunde liegt.

- Die Läsionen finden sich entweder primär oder ausschließlich im ZNS (**primär bedingte organische psychische Störungen**, zumeist infolge neurologischer Erkrankungen)
- oder sind im Rahmen einer anderen Grunderkrankung entstanden, die nicht primär das ZNS, sondern andere Organe- oder Körperstrukturen befällt (**sekundäre organische psychische Störungen**).

Zu den sekundär bedingten organischen psychischen Störungen gehören zum Beispiel Erkrankungen, die durch Alkohol oder psychotrope Substanzen verursacht sind, aber auch Stoffwechselstörungen, die mehrere Organsysteme betreffen, wie zum Beispiel die Kupfer-Speicher-Erkrankung Morbus Wilson, Autoimmunerkrankungen wie der Lupus erythematodes oder endokrine Störungen wie der Morbus Cushing oder die Hypothyreose.

Epidemiologie. Verlässliche Angaben zur Prävalenz und Inzidenz gibt es nur zum Syndrom der Demenz (siehe Kapitel 9.**5** S. 432), nicht jedoch zu den organischen psychischen Störungen insgesamt. In der Literatur gibt es Anhaltspunkte dafür, dass Demenzzustände die mit Abstand häufigste organisch bedingte psychische Störung darstellen (Prävalenz rund 14 % in der Bevölkerung von 70 Jahren und darüber), wobei diese Schätzung auch leichtgradige Demenzsyndrome berücksichtigt. Alle anderen organischen Störungen sind erheblich seltener. So werden für organisch bedingte wahnhafte Störungen, organische Halluzinosen und organische Persönlichkeitsstörungen jeweils Prävalenzen von 0,6 % angegeben. Aufgrund der Häufigkeit in erstversorgenden Einrichtungen ist anzunehmen, dass das Delir das zweithäufigste psychoorganische Syndrom in der Bevölkerung darstellt.

Klinisches Bild. Der **Verlust kognitiver Fähigkeiten** wird im Allgemeinen als Hauptmerkmal hirnorganischer Erkrankungen angesehen. Ein solcher Verlust ist durch Leistungseinbußen in den drei Hauptbereichen Gedächtnis, Orientierung und intellektuelle Funktionen gekennzeichnet. So sind beispielsweise Verständnis, Urteilsvermögen, Rechnen und Lernen gestört. Diese kognitiven Defizite können begleitet werden von Störungen der Affektivität und der Wahrnehmung sowie von Angst, Depression, vermehrter Störbarkeit, paranoiden Syndromen, Euphorie, Apathie, verminderter Kontrolle über Sexualität und Aggressivität und Halluzinationen. Die organischen psychischen Störungen werden in akute und chronische Formen unterteilt.

10.5.1 Akute organische psychische Störung

Grundlagen

Die akute organische psychische Störung tritt in unmittelbarem zeitlichen Zusammenhang von Stunden oder Tagen mit einem schädigenden Ereignis auf und kann sich zum Beispiel in einem **deliranten Syndrom** mit optischen und akustischen Halluzinationen, paranoidem Erleben und akuten Denkstörungen äußern. Zusätzlich können **Störungen des Bewusstseins** auftreten. Bewusstseinsstörungen kennzeichnen im deutschen Sprachgebrauch die schweren akuten organischen Psychosyndrome. Für diese akuten organischen Psychosyndrome wird im ICD-10 der Begriff **„Delir"** verwandt, der sich nicht nur auf ein Alkoholentzugsdelir beschränkt. Delirante Syndrome können zum Beispiel auch bei Flüssigkeitsmangel, bei Elektrolytentgleisung, als „Fieberträume" sowie als Intoxikationsfolge (Drogenrausch) auftreten.
Bei weniger akuten Verläufen eines deliranten Syndroms sollte auf **Frühsymptome** geachtet werden, zum Beispiel auf Störungen der Merkfähigkeit, der Konzentration und der Orientierung. Bereits leichtere Einbußen in den genannten Bereichen können durch eine differenzierte psychologische Testung (zum Beispiel Hamburg-Wechsler-Intelligenz-Inventar) sensibel festgestellt werden.

Epidemiologie. Im Konsiliardienst, zum Beispiel in der Inneren Medizin auf Intensivstationen, sind akute organische psychische Störungen sehr häufig. Ungefähr 10 % aller stationären Patienten erleiden ein Delir unterschiedlichen Schweregrads, auf Intensivstationen erhöht sich diese Quote auf etwa 30 %: Beispielsweise entwickeln etwa 20 % der Patienten mit ausgedehnten schweren Verbrennungen ein Delir. Ein Delir ist besonders häufig bei älteren Menschen und bei Kindern.

Ätiopathogenese und Diagnostik. Die Ätiologie des akuten organischen Psychosyndroms ist **multifaktoriell**, es kombinieren sich individuelle Disposition, situationsabhängige und pharmakologische Einflüsse. Die klinisch häufigen Ursachen eines Delirs (das Alkoholentzugsdelir ausgenommen, vgl. hierzu S. 498 ff.) sind in der Tab. 10.**36** zusammengestellt, Tab. 10.**37** listet Medikamente auf, die ein Delir hervorrufen können (pharmakotoxisch bedingtes Delir). Die diagnostischen Kriterien für das Delir nach ICD-10 sowie das diagnostische Vorgehen bei klinischem Verdacht auf eine organisch bedingte psychische Störung sind in den Tab. 10.**38** und Tab. 10.**39** zusammengefasst.

Therapeutische Implikationen. Bei Verdacht auf eine organische psychische Störung ist neben einer sorgfältigen Anamneseerhebung eine intensive organische Diagnostik erforderlich (vgl. Tab. 10.**39**). Je nach Akuität und Ausprägung der psychopathologischen Symptomatik ist

Tab. 10.**36** **Häufige Ursachen eines Delirs**

Kategorie	Beispiele
metabolische Störungen	Elektrolytstörung, Hyperglykämie, Hypoglykämie, hepatische und urämische Enzephalopathie, Hyperthyreose
zirkulatorische Störungen	Hypoxie, Hirninfarkt, Vaskulitis, intrazerebrale Blutung
Infektionen	Harnwegsinfekt, Sepsis, Enzephalitis, Meningitis
Trauma	Schädel-Hirn-Trauma

Tab. 10.**37** **Beispiele für Medikamente, die als Nebenwirkung ein delirantes Syndrom verursachen können**

Anticholinergika	Diuretika
Trizyklische Antidepressiva	Reserpin
Neuroleptika	H_2-Blocker (zum Beispiel Cimetidin)
Benzodiazepine	Cortison
Muskelrelaxantien	Gyrase-Hemmer
Beta-Rezeptoren-Blocker	Antiarrhythmika

Tab. 10.**38** **Diagnostische Kriterien für Delir im ICD-10**

Merkmal	ICD-10
Bewusstseinsstörung	verminderte Klarheit der Umgebungswahrnehmung und reduzierte Fähigkeit, die Aufmerksamkeit zu fokussieren, aufrechtzuerhalten und umzustellen
kognitive Störungen	Störung des Immediat- und Kurzzeitgedächtnisses und Störung der Orientierung zu Zeit, Ort und Person
psychomotorische Störungen	mindestens eines der folgenden Merkmale: – rascher Wechsel zwischen Hypo- und Hyperaktivität – verlängerte Reaktionszeit – vermehrter oder verminderter Redefluss – verstärkte Schreckreaktion
Störung des Schlaf-Wach-Rhythmus	mindestens eines der folgenden Merkmale: – Schlafstörung mit Schläfrigkeit tagsüber – nächtliche Verschlimmerung der Symptome – Albträume, die nach dem Erwachen als Halluzinationen oder Illusionen weiterbestehen können
Verlauf	plötzlicher Beginn und Änderung der Symptomausprägung im Tagesverlauf
Ätiologie	ursächliche zerebrale oder systemische Krankheit (außer durch psychotrope Substanzen bedingt)

Tab. 10.**39** **Diagnostische Maßnahmen bei organischen psychischen Störungen**

Anamnese
Fremdanamnese
neurologische Untersuchung
EEG
CT
Kernspintomographie
Lumbalpunktion
Blutuntersuchungen (zum Beispiel Kupfer, Hormonspiegel, Vitamin B_{12}, Gerinnung, Hämatokrit)
Urinuntersuchung auf Drogen oder Pharmaka
EKG
Dopplersonographie

in der Regel zusätzlich zur Behandlung der Grunderkrankung eine Pharmakotherapie der psychiatrischen Symptomatik notwendig.

Evidenzbasierte Therapie der akuten organischen psychischen Störung

Nichtmedikamentöse Maßnahmen

Ein Delir ist ein potenziell lebensbedrohlicher Zustand und erfordert folgende **Sofortmaßnahmen**:

- Absetzen von nicht unbedingt erforderlichen Medikamenten;
- engmaschige klinische Überwachung des Patienten;
- Monitoring von Vitalfunktionen, Flüssigkeitsbilanzierung;
- Erhebung der Vorgeschichte;
- Notfall-Laborprogramm zur Erkennung wichtiger Ursachen.

Pharmakotherapie

Die Pharmakotherapie deliranter Syndrome erfolgt zweigleisig: Von entscheidender Bedeutung ist die schnelle und rechtzeitige Therapie der Grunderkrankung (**kausale Therapie**), es kann jedoch nicht davon ausgegangen werden, dass sich die akut psychotischen Symptome parallel zur Therapie der Grunderkrankung zurückbilden. Aus diesem Grund ist eine simultane **syndromorientierte Therapie** des Delirs erforderlich, die in Abhängigkeit von der Art der psychischen Symptome mit unterschiedlichen Medikamenten erfolgt (Tab. 10.**40**). In der Regel ist also eine **kombinierte Behandlung von Grunderkrankung und psychischer Symptomatik** erforderlich.

Therapeutische Empfehlungen

Niedrig dosierte Antipsychotika werden in der Therapie der akuten organischen Störung, vor allem bei deliranten Syndromen bzw. Verwirrtheitssyndromen, am häu-

Tab. 10.**40** **Symptomatische Pharmakotherapie bei organischen psychischen Störungen**

Substanzen	Indikation bei Vorliegen von
Antipsychotika, z. B.	
Haloperidol 0,5 – 4 mg	Halluzinationen ✓
Melperon 10 – 100 mg	Wahn ✓
Dipiperon 20 – 120 mg	psychotischen Ängsten ✓
Risperidon 0,5 – 3 mg	
Antidepressiva	ausgeprägteren depressiven Syndromen (bei längerzeitig bestehenden depressiven Verstimmungen, keine Akuttherapie) ✓
Benzodiazepine	starker Angst, Unruhezuständen ✓✓
Hypnotika (Coffein) Clomethiazol	Schlafstörungen ✓
Nootropika	„hirnorganischer Leistungsschwäche"; Indikation unzureichend belegt ✗✓

figsten eingesetzt und sind effektiv ✓. Bei stärkerer Agitiertheit ist eine Kombinationsbehandlung mit Benzodiazepinen sinnvoll ✓. Niedrig potente Antipsychotika (Phenothiazin-Abkömmlinge) sind nicht zu empfehlen, da die anticholinergen Begleiteffekte das delirante Syndrom verstärken können ✗✗.

Da organisch bedingte psychische Störungen häufig bei älteren Menschen auftreten (z. B. im Rahmen demenzieller Syndrome), ist eine besonders vorsichtige Dosierung erforderlich. Die in der Geriatrie üblichen Vorsichtsmaßnahmen sind zu beachten (vgl. Kap. 14.**1**, S. 638). Kardiovaskuläre Risiken bei älteren Patienten, wie sie z. B. für Risperidon und Olanzapin beschrieben wurden, müssen im Auge behalten werden.

Da organisch bedingte psychische Störungen häufig mit einem gestörten Schlaf-Wach-Rhythmus verbunden sind, ist der Nachtschlaf besonders wichtig. Entsprechend sind auch Hypnotika niedrig dosiert einzusetzen, der vorübergehende Einsatz von Clomethiazol hat sich häufig als sinnvoll erwiesen. Bei persistierender Schlafstörung kann der Einsatz von Coffein in der Hoffnung auf eine „paradoxe" Wirkung angezeigt sein.

Da organisch bedingte psychische Störungen mit einer starken Verunsicherung der Patienten einhergehen und mit ängstlich-depressiven Affektzuständen verbunden sind, ist parallel zur Pharmakotherapie eine stützende psychotherapeutische Zuwendung erforderlich, sowie Information und Aufklärung über Entstehungsbedingungen und Risikofaktoren.

10.5.2 Chronische organische psychische Störung

Grundlagen

Chronische organische psychische Störungen sind Folge schwerer Erkrankungen, die das ZNS mit einbeziehen (Tab. 10.**41**). Die zugrunde liegenden Erkrankungen gehen nicht mit spezifischen psychopathologischen Zustandsbildern einher, vielmehr kann jede einzelne Erkrankung in jedem konkreten Einzelfall sehr unterschiedliche Beeinträchtigungen psychischer Funktionen nach sich ziehen, unabhängig davon, ob es sich um einen entzündlichen, traumatischen, vaskulären, stoffwechselbedingten, endokrinen, tumorösen oder toxischen Prozess handelt. In den meisten Fällen münden chronische Hirnabbau-Prozesse allerdings in einem demenziellen Syndrom. Da die Demenzen in Kapitel 9.**5** (S. 432) ausführlich behandelt werden, soll nachfolgend nur kurz auf die selteneren chronischen organischen psychischen Störungen eingegangen werden.

Tab. 10.**41** **Beispiele für Erkrankungen, bei denen sich häufig eine chronische organische psychische Störung entwickelt**

Neurolues
HIV-Enzephalopathie
Prionen-Erkrankung (Creutzfeldt-Jakob)
Multiple Sklerose
Lupus erythematodes
Normaldruck-Hydrozephalus
Traumata
Epilepsie

Symptomatik. Die chronische organische psychische Störung geht häufig mit **uncharakteristischen Frühsymptomen** einher: erhöhte Ermüdbarkeit, Merkfähigkeits- und Konzentrationsstörungen (kognitive Beeinträchtigungen), Verlangsamung, Umständlichkeit und Weitschweifigkeit im Denken, im Sprachgebrauch sowie im Handeln, ferner zunehmende Kritikschwäche mit affektiven Veränderungen. Das charakteristische Merkmal der chronischen organischen psychischen Störung ist schließlich die **Wesensänderung**, das heißt eine Veränderung von Persönlichkeit, Temperament und Intellekt. Es kommt bei den Betroffenen charakteristischerweise zu affektiven Veränderungen, ausgeprägter Antriebsverarmung, Perseveration und Umständlichkeit sowie intellektueller, psychischer und motorischer Verlangsamung. Die Symptome der chronischen organischen Wesensänderung sind in Abb. 10.**16** zusammengefasst, wobei drei klinische Haupttypen unterschieden werden.

Therapeutische Implikationen. Bei den chronisch-organischen Störungen ist die Behandlung der Grunderkrankung von wesentlicher Bedeutung, soweit dies möglich ist. Aus psychiatrischer Sicht steht vor allem die Therapie der psychiatrischen Folge- bzw. Begleitsymptomatik im Vordergrund. Unterstützend sind soziotherapeutische Maßnahmen von Bedeutung, z. B. Haushaltshilfe oder Berufsrehabilitation.

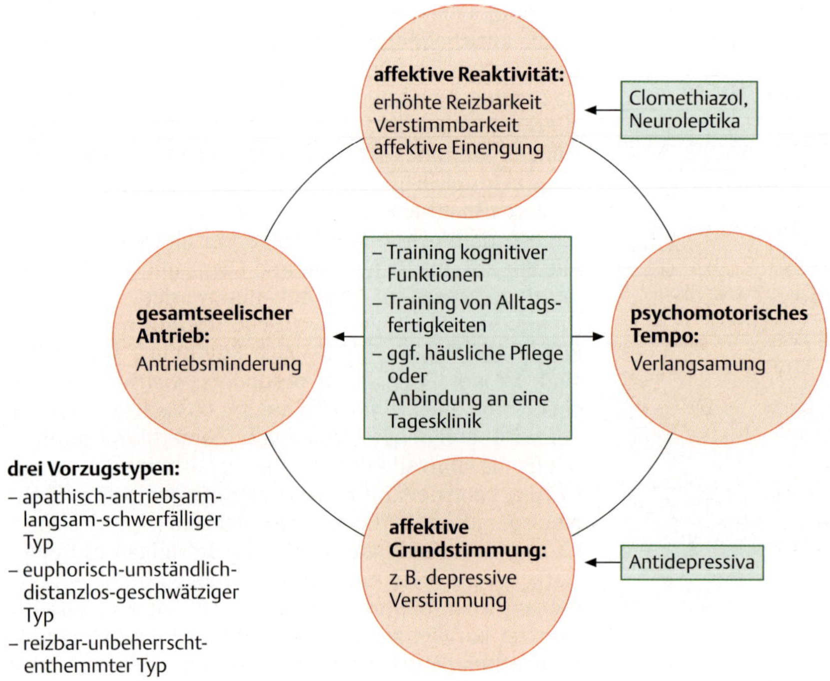

Abb. 10.**16** **Symptome bei organischer Persönlichkeitsveränderung und therapeutische Optionen**

Evidenzbasierte Therapie chronischer organischer psychischer Störungen

Die **Therapieziele** richten sich in erster Linie nach Art und Verlauf der Grunderkrankung. Sind die Grunderkrankung und die ZNS-Schädigung reversibel, kann eine Restitutio ad integrum erfolgen. Allerdings gehen die Therapie der Grunderkrankung und der Rückgang der psychiatrischen Symptomatik nicht immer Hand in Hand. Die soziale, häusliche und berufliche Reintegration sollte soweit wie möglich erfolgen.

Wichtig ist, dass die Ursachen behandelbarer psychopathologischer Zustände möglichst frühzeitig erkannt werden, da nach zu langer Dauer und eventuell struktureller Schädigung des Gehirns auch primär behandelbare Ursachen nicht mehr reversibel sind.

Nichtmedikamentöse Maßnahmen

Zur Unterstützung, manchmal auch als Voraussetzung der pharmakologischen Therapie, sind **psychosoziale Maßnahmen** von entscheidender Bedeutung. Als solche können in Frage kommen:

Bei mangelnder Krankheitseinsicht in erster Linie eine **Betreuung** (nach dem Betreuungsgesetz), die sich auf unterschiedliche Bereiche beziehen kann: Verwaltung des Vermögens, Bestimmung des Aufenthaltortes, Zuführung zur medizinischen Behandlung. Um zu lange Hospitalisierungen des Patienten und damit verbundene negative Auswirkungen zu vermeiden (z. B. beschleunigter Verlust an Selbstständigkeit), ist eine möglichst schnelle Rückkehr des Patienten in das häusliche Milieu von Bedeutung; nicht selten müssen hierfür eine **häusliche Pflege** oder eine Haushaltshilfe sichergestellt werden. Darüber hinaus ist für die **häusliche Reintegration** oft das Training kognitiver Funktionen sowie praktischer Tätigkeiten des Alltags erforderlich. Wenn möglich ist eine vorübergehende **tagesklinische Betreuung** anzustreben. Auch eine Unterstützung bei Ämterkontakten und/oder bei einer eventuell anstehenden Berentung sollte nicht übersehen werden.

Gerade bei chronischen organischen psychischen Störungen ist zu beachten, dass das selbstständige tägliche Leben der Betroffenen erheblich eingeschränkt sein kann und entsprechende unterstützende Maßnahmen erforderlich werden können. Andererseits ist eine Überversorgung zu vermeiden, da sie Antriebsschwäche, kognitive Einschränkungen und soziale Defizite noch verstärken kann. Eine **sozialtherapeutische Förderung** sollte sich an den verbliebenen Ressourcen der Betroffenen orientieren.

Es ist bekannt, dass die Pflege chronisch kranker Angehöriger eine extreme Belastung darstellt. Deshalb ist eine intensive **Zusammenarbeit mit den Angehörigen** erforderlich – sowohl zu deren psychischer Entlastung als auch zur praktischen Unterstützung.

Pharmakotherapie

Die Therapie der chronischen organischen psychischen Störung erfolgt wie diejenige der primären Form zweigleisig: 1. **Kausale Therapie** der die Störung verursachenden Grunderkrankung; 2. **Syndromale Therapie** der psychiatrischen Symptome. Die syndromale Therapie ist auch bei einer erfolgreich therapierbaren Grunderkrankung in vielen Fällen erforderlich. Dies bedeutet z. B. den Einsatz von Nootropika (vgl. S. 438) oder bei depressiver Symptomatik den Einsatz von Antidepressiva. Sofern Gedächtnisstörungen im Vordergrund stehen, ist dabei

möglichst auf Antidepressiva mit anticholinergen Eigenschaften zu verzichten, da diese den zugrundeliegenden pathologischen Prozess noch weiter beschleunigen können. Bei Unruhezuständen empfiehlt sich wie beim Delir Clomethiazol, bei Halluzinationen und Wahnsymptomatik Haloperidol, bei Schlafstörungen das niedrig potente Neuroleptikum Pipamperon, oder auch Clomethiazol.

Cave: Die Grunderkrankung kann den Stoffwechsel (zum Beispiel Leber, Pankreas, Niere) beeinflussen. Dies ist bei der Wahl des Pharmakons und der Dosierung zu berücksichtigen. Darüber hinaus sind auch Wechselwirkungen zwischen Psychopharmaka und den Medikamenten zur Therapie der Grunderkrankung im Auge zu behalten.

Fallbeispiel 10.9: Chronische organische psychische Störung

Anamnese und Vorgeschichte: Der 27-jährige Polizeibeamte erlitt bei einem Autounfall ein schweres Schädel-Hirn-Trauma. Er lag sechs Wochen lang mit einer schweren linksseitigen Hemiparese im Koma, die auch nach dem Erwachen des Patienten persistierte. Nach der Akutbehandlung in einer Unfallklinik wurde der Patient zunächst ein halbes Jahr in einer Neurologischen Rehabilitationsklinik behandelt, später überwies man ihn in eine entsprechende Tagesklinik. Nachdem sich die Hemiparese so weit gebessert hatte, dass eine berufliche Wiedereingliederung möglich erschien, wurde der Patient einer beruflichen Rehabilitation zugeführt. Dort wurde der Patient etwa ein Jahr vor der ersten Kontaktaufnahme zu einem niedergelassenen Psychiater durch verbale und tätliche Aggressionen auffällig, ferner imponierte eine zunehmende Zwanghaftigkeit und „Starrhalsigkeit“ des Patienten: er „klammerte“ sich zunehmend an Alltagsroutinen. Versuchte man den Patienten von seinen eingespielten Alltagsverrichtungen, die in einer festgelegten Reihenfolge zu erfolgen hatten, abzuhalten, reagierte der Patient mit Ärger und Aggression, wobei allerdings gleichzeitig eine gewisse Verunsicherung und Ratlosigkeit des Patienten zutage traten. Der Patient war nicht in der Lage, neue Lerninhalte aufzunehmen, die ihm im Rahmen seiner beruflichen Rehabilitation vermittelt wurden, so dass er die Rehabilitation zunächst abbrach. Die beschriebenen Wesenszüge des Patienten waren den Angehörigen vor dem Unfall völlig fremd gewesen. Im Wechsel mit den aggressiven Verstimmungszuständen verfiel der Patient stundenweise in tiefe Depressionen. In solchen Phasen äußerte er Selbstmordgedanken und zeigte Autoaggressionstendenzen – so schlug er sich beispielsweise immer wieder mit der Hand ins Gesicht, zuweilen so lange, bis seine Lippen bluteten. Als der Patient seinen Angehörigen gegenüber sein Vorhaben äußerte, sich durch einen Sprung vor die U-Bahn oder mittels einer Pistole zu suizidieren, brachten die Angehörigen ihn ins Krankenhaus. Der Patient war der Initiative seiner Angehörigen bereitwillig gefolgt, da er durch seine Phantasien selber beunruhigt war.

Weiterer Verlauf: Nach einer akuten Krisenintervention wurde der Patient in die ambulante psychiatrische Weiterbehandlung entlassen. Sowohl mit der Ehefrau, bei der er schließlich auszog, als auch mit den Eltern, bei denen er nach seinem Krankenhausaufenthalt einzog, kam es in der Folgezeit häufig zu Streitereien. Eine ambulante psychotherapeutische Behandlung hatte keinen Erfolg. Die syndromorientierte Therapie mit einem niedrig dosierten atypischen Neuroleptikum in Kombination mit einem antidepressiv wirkenden SSRI besserte die gestörte Impulsivität des Patienten deutlich und auch die Stimmung des Patienten stabilisierte sich auf einem höheren Niveau. Konzentrationsvermögen und Aufmerksamkeit nahmen zu, während die kognitive Flexibilität nach wie vor mangelhaft war und häufig Perseverationen auftraten. In diesem gebesserten Zustand konnte der Patient jedoch seine berufsrehabilitative Behandlung wieder aufnehmen und die zuvor diskutierte Berentung zunächst umgangen werden.

Ausgewählte Literatur

1. Benkert O, Hippius H. Kompendium der psychiatrischen Pharmakotherapie. Springer Berlin, Heidelberg, NY, 2000.
2. Bonhoeffer K (1917). Die exogenen Reaktionstypen. Arch Psychiatr Nervenkr 59: 58 – 70.
3. Caroll BT, Goforth HW, Kennedy JC, et al (1996). Mania due to general medical conditions: fequency, treatment, and cost. Int J Psychiatry Med 26: 5 – 13.
4. Das A, Khanna R (1993). Organic manic syndrome: causative factors, phenomenology and immediate outcome. J Affect Disord 27: 147 – 153.
5. Helmchen H, Baltes MM, Geiselmann B, et al (1996). Psychische Erkrankungen im Alter. In: Mayer KU, Baltes PB (Hrsg.). Die Berliner Altersstudie. Akademie Verlag, Berlin S 185 – 219.
6. Fichter MM (1997). Epidemiologie von Alkoholmissbrauch und -abhängigkeit. In: Soyka M, Möller HJ (Hrsg.). Alkoholismus als psychische Störung. Springer, Berlin, NY 1 – 11.
7. Möller HJ, Laux G, Deister A (1996). Psychiatrie. Hippokrates Verlag, Stuttgart.
8. Möller HJ, Laux G, Kapfhammer HP (Hrsg.). Psychiatrie und Psychotherapie. Springer Berlin, Heidelberg, NY, 2000.
9. Ross ED, Rush AJ (1981). Diagnosis and neuroanatomical correlates of depression in brain-damaged patients. Implications for a neurology of depression. Arch Gen Psychiatry 38: 1344 – 1354.
10. Scherzer E, Wurzer W (1994). Wesensänderung nach Hirntrauma. In: Suchenwirth RMA, Ritter G (Hrsg.). Begutachtung der hirnorganischen Wesensänderung. Fischer, Stuttgart, 48 – 61.
11. Stern RA, Bachman DL (1991). Depressive symptoms following stroke. Am J Psychiatry 148: 351 – 356.
12. Suchenwirth RMA (1994). Zur Psychopathologie der hirnorganischen Wesensänderung. In: Suchenwirth RMA, Ritter G (Hrsg.). Begutachtung der hirnorganischen Wesensänderung. Fischer, Stuttgart, 15 – 31.
13. Van Reekum R, Bolago I, Finlayson MA, et al (1996). Psychiatric disorders after traumatic brain injury. Brain Inj 10: 319 – 327.

10.6 Schlafstörungen

Grundlagen

Physiologischer Schlaf

Definition. Schlaf ist ein durch das Schlafzentrum kontrollierter aktiver Erholungsvorgang. Er ist gekennzeichnet durch Bewusstseinsminderung und Umstellung des vegetativen Nervensystems (Bradykardie, Kreislauf- und Muskelhypotonie, verminderte Ansprechbarkeit des Atemzentrums) bei allzeitiger Erweckbarkeit durch Reize. Insgesamt ist der Schlaf ein komplexer Mechanismus, gesteuert durch hormonelle und neuronale Aktivität. Die Mechanismen des Phänomens Schlaf konnten erst in den letzten Jahren durch technisch aufwändige Schlafforschung teilweise erhellt werden.

Schlafstruktur. Im Schlaflabor wird die Struktur des Schlafes durch elektrophysiologische Untersuchungen mittels Enzephalogramm (EEG), Elektromyogramm (EMG) und Elektrookulogramm (EOG) beschrieben (**Polysomnographie**, Schlafpolygraphie). Die Polysomnographie wird meistens ergänzt durch das EKG und die Atemfrequenz-Registrierung, wodurch sich Stadien und Phasen des Schlafes eindeutig differenzieren lassen: Der Normalschlaf zeigt ein typisches Profil mit **fünf Schlafstadien** (Abb. 10.**17**, Abb. 10.**18**) ✓✓: Nach dem Einschlafen werden die vier Stadien des so genannten **orthodoxen Schlafes** durchlaufen. Dazwischen treten periodisch so genannte **REM-Phasen** auf. Dieser REM-Schlaf ist durch schnelle Augenbewegungen (REM = Rapid Eye Movement) und allgemeine Muskelerschlaffung charakterisiert. Da Gehirnstoffwechsel, Hirndurchblutung und Temperatur gegenüber den Schlafstadien auffällig gesteigert sind und in dieser Zeit die meisten Träume auftreten, werden die etwa 1/5 bis 1/4 der Gesamtschlafdauer ausmachenden REM-Perioden auch als paradoxer, aktiver Schlaf bezeichnet.

Störungen des physiologischen Schlafes

Symptomatik und klinische Subtypen von Schlafstörungen. Schlafstörungen lassen sich klinisch grob in **Einschlaf- und Durchschlafstörungen** sowie in das Phänomen des **Früherwachens** einteilen. Der zeitlich gestörte

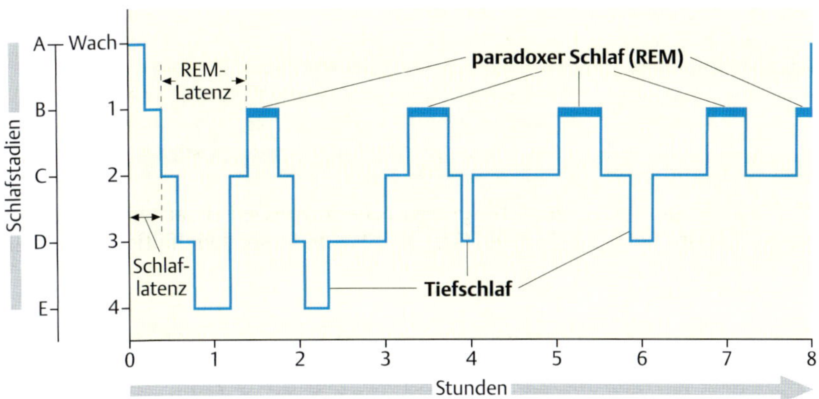

Abb. 10.**17** **Nächtliches Schlafprofil mit Schlafstadien**

Schlafstadium	Hirnstromkurve (EEG)	Elektrookulogramm (EOG)	Elektromyogramm (EMG)
Wachen A	50 µV 1 s		
Einschlafen (1) B			
Leichtschlaf (2) C			
mitteltiefer Schlaf (3) D			
Tiefschlaf (4) E			
paradoxer Schlaf (5) (REM)			

Abb. 10.**18** **Schlafpolygraphie bei Schlafstadien**

Ablauf von Wachen und Schlafen bei diesen drei Subtypen kann der Abb. 10.**19** entnommen werden, die klinische Klassifikation der Schlafstörungen der Abb. 10.**20**.

Hyposomnien stellen die bei weitem häufigste Schlafstörung dar. Hierbei klagen die Patienten zumeist über Einschlafstörungen, oft auch über kombinierte Einschlaf- und Durchschlafstörungen oder morgendliches Früherwachen (vgl. Abb. 10.**20**). Die Beeinträchtigung des Schlafes besteht über einen beträchtlichen Zeitraum (zum Beispiel mindestens dreimal pro Woche innerhalb eines Monats). Im Rahmen von Hyposomnien entwickelt sich fast immer ein Fixiertsein auf das Nicht-Schlafen-Können sowie eine Angst vor Schlaflosigkeit. Dies wird zu einem Circulus vitiosus: durch die ständige Beschäftigung mit dem „drohenden" Schlafmangel wird der ansonsten automatisch ablaufende Biorhythmus des Vegetativums verändert. Die Patienten legen sich typischerweise mit erhöhter Anspannung und besorgter Ängstlichkeit zu Bett, grübeln über persönliche Probleme und versuchen zudem häufig, ihren Zustand durch Einnahme von Medikamenten oder Alkohol günstig zu beeinflussen. Tagsüber fühlen sie sich dann psychisch und körperlich matt, klagen über verminderte Konzentrations- und Leistungsfähigkeit sowie über Irritierbarkeit und Reizbarkeit, sie sind dysphorisch verstimmt.

Die ***Hypersomnie*** äußert sich als exzessive Schläfrigkeit während des Tages und durch Schlafanfälle, die nicht durch eine unzureichende Schlafdauer erklärbar sind. Die Patienten haben die Neigung, zu unangemessener Zeit einzuschlafen, wobei nicht selten ein Zusammenhang mit unangenehmen Erlebnissen besteht.

Von der Hypersomnie ist die in der Kindheit beginnende genuine Narkolepsie zu unterscheiden, für die unüberwindlicher Schlafzwang am Tage mit affektivem Tonusverlust der Muskulatur (Kataplexie) und lebhaften Hypnagogen (im Halbschlaf oder beim Einschlafen auftretende Halluzinationen) typisch sind.

Störungen des Schlaf-Wach-Rhythmus, insbesondere die Umkehr des Nacht-Tag-Rhythmus, führen typischerweise zu Schlaflosigkeit während der üblichen Schlafperiode und Hypersomnie während der üblichen Wachperiode. Die Betroffenen sind deutlich erschöpft und in ihren sozialen und beruflichen Leistungen eingeschränkt. Besonders betroffen sind Schichtarbeiter und Personen mit häufigen Fernreisen über Zeitzonen hinweg.

Parasomnien. Die Parasomnien gehören zu den selteneren Schlafstörungen. Hierzu zählen das **Schlafwandeln** (Somnambulismus), der **Pavor nocturnus** sowie **Alpträume** (Angstträume). Sie sind durch abnorme Erlebnisse oder Verhaltensweisen während des Schlafes charakterisiert und treten überwiegend in der Kindheit auf.

Epidemiologie. Von einer behandlungsbedürftigen Schlafstörung (Insomnie) sind etwa 15–25 % der Bevölkerung betroffen ✓✓. Frauen und ältere Menschen leiden überproportional häufig an Schlafstörungen. Etwa 1,5 % der Bundesbürger, d. h. über 1 Million, nehmen regelmäßig Schlafmittel ein; es überwiegen hier ebenfalls Frauen und ältere Menschen. Schlaflosigkeit ist auch ein häufiges Symptom bei somatischen Erkrankungen sowie bei Schmerzsyndromen.

> *Insomnie ist ein häufiges Symptom psychischer Störungen, so weisen zum Beispiel 90 % der an einer Depression oder Manie Erkrankten Schlafstörungen auf.*

Ätiopathogenese. Die möglichen Ursachen von Schlafstörungen (Tab. 10.**42**) sind äußerst vielfältig; sie reichen von situativen Faktoren über psychiatrische und neurologische Erkrankungen bis hin zu internistischen und anderen somatischen Ursachen einschließlich pharmakogener Faktoren. So führt z. B. die Einnahme von Stimulanzien, Diuretika, Nootropika, Alkohol und anderen Drogen häufig zu Schlafstörungen, jedoch auch Genussmittel wie Kaffee, schwarzer Tee und Cola-Getränke.
Die **biologische Schlafforschung** hat eine Reihe möglicher pathophysiologischer Mechanismen beschrieben, unter anderem scheint eine Regulationsstörung im Bereich des serotonergen, cholinergen und GABAergen Neurotransmittersystems vorzuliegen.
Experimentalpsychologische Untersuchungen weisen auf die Bedeutung von Konditionierungsprozessen sowie fehlgelerntem Verhalten hin ✓. Insbesondere bei Störungen des Schlaf-Wach-Rhythmus spielen berufli-

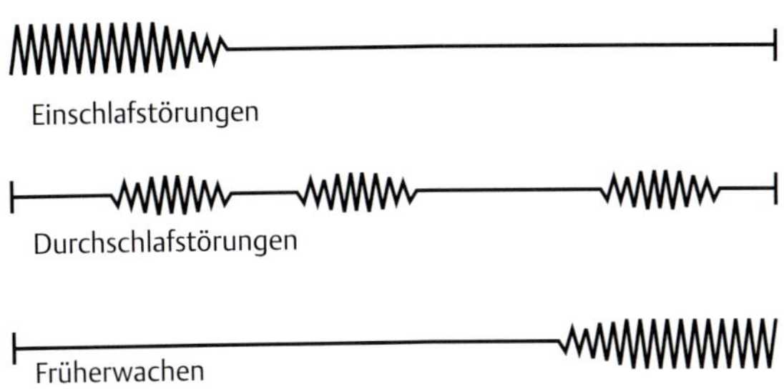

Abb. 10.**19** **Arten von Schlafstörungen**

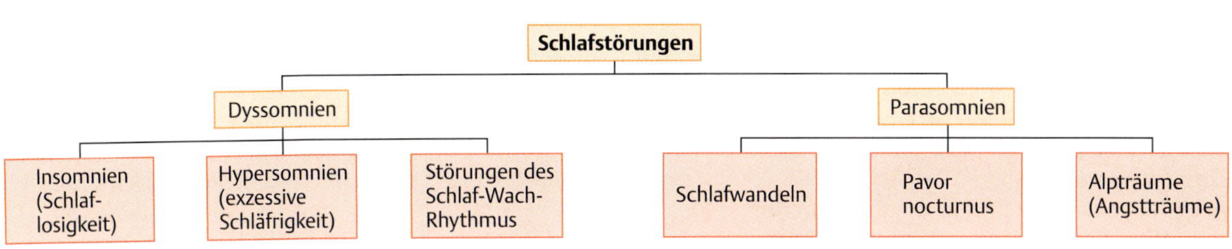

Abb. 10.**20** **Klinische Klassifikation von Schlafstörungen**

Tabelle 10.**42** **Ursachen von Schlafstörungen**

situativ	**internistisch**
Umgebung	kardial
Zeitverschiebung	pulmonal (Schlaf-Apnoe)
psychoreaktiv	Pruritus
Ärger	Inkontinenz
Aufregung	**pharmakogen**
Angst	Alkohol
psychiatrisch	Drogen
(endogene) Depression	Betablocker
Psychosen	Diuretika
organische Psychosyndrome	Stimulanzien
Neurosen	Nootropika
neurologisch	**primäre „idiopathische" Insomnie**
Myoklonus	
Restless Legs	
Schmerzsyndrom	

che und psychosoziale Konstellationen wie Schichtarbeit, wiederholte Reisen über Zeitzonen hinweg („Jetlag") sowie verhaltensbezogene Ursachen (zum Beispiel zu frühes Zubettgehen alter Menschen, langer Tagesschlaf, unregelmäßiger Schlafrhythmus) eine wichtige Rolle ✓.

Diagnostik und Differenzialdiagnostik. Im Mittelpunkt der Diagnostik von Schlafstörungen stehen zunächst die **sorgfältige Anamneseerhebung** und die schlafbezogene Exploration. Insbesondere sollte anamnestisch und im Zuge der weiteren Diagnostik eruiert werden, ob die Schlafstörung hauptsächlich
- physikalisch (Lärm, Temperatur),
- pathophysiologisch,
- psychologisch,
- psychiatrisch oder
- pharmakogen bedingt ist.

Die weiterführenden diagnostischen und differenzialdiagnostischen Gesichtspunkte sind in den Tabellen 10.**43** und 10.**44** zusammengefasst.

Da ein großer Teil der Schlafstörungen psychoreaktiv-situativ und/oder organisch bedingt ist, muss bei der Diagnostik besonderes Augenmerk auf diese Faktoren gerichtet werden. Dies bedeutet unter anderem, dass im Zweifelsfall auch die private und berufliche Lebenssituation eruiert werden müssen. Ergänzend sollte – insbesondere bei entsprechender Symptomatik – eine allgemeinmedizinische und psychiatrische Anamnese erhoben werden, darüber hinaus sind pathologische Organbefunde von Bedeutung. Diese ergeben sich aus einer sorgfältigen **körperliche Untersuchung**, Laboruntersuchung, EKG und eventuell EEG.

In der Gruppe der psychiatrischen Erkrankungen sind insbesondere Depressionen mit Schlafstörungen verbunden. Bewährt hat es sich, solche Patienten einen **Schlaffragebogen** ausfüllen sowie ein **Schlaftagebuch** führen zu lassen.

Besonders bei Verdacht auf organisch bedingte Insomnien oder bei therapieresistenten, chronischen und schweren Schlafstörungen empfiehlt sich die Vorstellung in einer **Schlafambulanz** bzw. die polysomnographische Untersuchung in einem **Schlaflabor**, um Ablauf und Struktur des Schlafes objektivieren zu können.

Tab. 10.**43** **Wichtige Gesichtspunkte zur schlafbezogenen Exploration**

Anamnestisch zu eruieren sind:
- Art der Schlafstörung (Insomnie mit Einschlaf-, Durchschlafstörung und/oder morgendlichem Früherwachen), Hypersomnie mit übermäßiger Schlafneigung oder Schlafanfällen
- Dauer, Verlauf und Rhythmus der Schlafstörung (Schlaf-Wach-Rhythmus)
- Schlafverhalten (Zeit im Bett, Abendgestaltung, Einschlafgewohnheiten) und Schlaf beeinflussende Lebensumstände
- Umgebungseinflüsse (Lärm, Temperatur)
- Vorbehandlung (medikamentös und nichtmedikamentös)
- Symptomatik während der Einschlaf- und Schlafperiode (Gedankenkreisen, Grübeln, Anspannung, Atemstörungen, unruhige Beine, Albträume)
- Tagesbefindlichkeit (Leistungsfähigkeit, Tagesrestwirkung von Medikamenten, Aktivität)

Tab. 10.**44** **Diagnostische Leitlinien von Schlafstörungen (Dyssomnien) nach ICD-10**

Nichtorganische Insomnien:
- Klagen über Einschlaf-, Durchschlafstörungen oder schlechte Schlafqualität
- übertriebene Sorge um Schlafstörung
- Leidensdruck oder Störung der Leistungsfähigkeit
- wenigstens 3 x pro Woche mindestens 1 Monat lang

Nichtorganische Hypersomnie:
- übermäßige Schlafneigung oder Schlafanfälle während des Tages (nicht durch unzureichende Schlafdauer erklärbar)
- Erschöpfung, Beeinträchtigung der Leistungsfähigkeit
- täglich, mindestens 1 Monat lang oder in wiederkehrenden Perioden kürzerer Dauer

Differenzialdiagnostisch auszuschließen sind:
- Narkolepsie, Schlaf-Apnoe, symptomatische (neurologische, internistische) Ursache(n)

Störung des Schlaf-Wach-Rhythmus:
- individuelles Schlaf-Wach-Muster nicht synchron mit gesellschaftlich erwünschtem Schlaf-Wach-Rhythmus
- Schlaflosigkeit während der Hauptschlafperiode, Hypersomnie während der Wachperiode
- Erschöpfung oder Behinderung der Leistungsfähigkeit
- fast täglich mindestens 1 Monat lang oder wiederkehrend während kürzerer Zeiträume

Therapeutische Implikationen. Situative Faktoren müssen kontrolliert werden, psychiatrische, neurologische, internistische und andere somatische sowie pharmakogene Faktoren müssen beachtet werden. Das Schlafbedürfnis ist individuell sehr unterschiedlich, die Führung eines Schlaftagebuches führt manchmal bereits zu Veränderungen im Schlafbedürfnis. Bei persistierenden Schlafstörungen sind Entspannungsverfahren sowie der vorübergehende Einsatz von Hypnotika zu erwägen, die das GABAerge, cholinerge bzw. serotonerge Neurotransmitter-System beeinflussen.

Evidenzbasierte Therapie von Schlafstörungen

Therapieziel ist die Wiederherstellung eines ausreichenden und subjektiv befriedigenden Nachtschlafs, sodass die Leistungsfähigkeit tagsüber nicht durch Müdigkeit beeinträchtigt ist.

Nichtmedikamentöse Maßnahmen

Studien zeigen übereinstimmend, dass 2/3 aller Patienten mit Schlafstörungen mit nichtpharmakologischen Maßnahmen geholfen werden kann ✓✓.

„Schlafhygiene" (Tab. 10.**45**). Nach dem Ausschluss organischer und psychiatrischer Erkrankungen sollte eine Aufklärung und Beratung über die physiologische Schlafdauer – insbesondere bei älteren Menschen – erfolgen ✓. Zu den Schlafhilfen gehört die **Beseitigung Schlaf störender Faktoren** (soweit als möglich): Die optimale Schlafzimmertemperatur sollte bei ca. 16 °C liegen, das Bett modernen orthopädisch-physiologischen Anforderungen entsprechen. Ein schlechter Schläfer sollte sich nur zum (nächtlichen) Schlafen ins Bett legen, um die Konditionierung Bett = Schlaf nicht zu lösen. Es gilt die Empfehlung, **den Tag ausklingen zu lassen**, also die physiologische Umschaltung von Spannung auf Entspannung zu ermöglichen. Besonders bei alten Menschen sollte für **ausreichend körperliche Aktivität** und eine **Begrenzung des Schlafes am Tag** gesorgt werden, um eine natürliche Erschöpfung am Abend zu ermöglichen.

Ein häufiges Problem ist, dass alte Menschen zu früh zu Bett gehen. Der normale Schlafbedarf beträgt in der Regel 6 bis 7 Stunden, das heißt bei Zubettgehen um 20.00 Uhr und Wachliegen ab 3.00 Uhr liegt keine Schlafstörung vor!

Zu den schlafhygienischen Maßnahmen gehören darüber hinaus folgende Verhaltensregeln ✓✓:

- Bei Schlafstörungen nicht passiv bleiben und sich unruhig im Bett wälzen, sondern „Ermüdungslesen" oder Aufstehen und sich aktiv beschäftigen.
- Wichtig ist, keine Schlaferwartungsangst aufkommen zu lassen und sich nicht durch unnötige Ängste hinsichtlich physiologisch auftretender Veränderungen im Schlaf verunsichern zu lassen (zum Beispiel Einschlafmyoklonien, Körperbewegungen im Schlaf).
- Zu den psycho-, insb. verhaltenstherapeutischen Maßnahmen zählen Entspannungsverfahren wie autogenes Training oder progressive Muskelentspannung nach Jacobson (vgl. Tab. 10.**46**).

Tab. 10.**45** **Elementare Bausteine der Insomnie-Therapie** sind Regeln der Schlafhygiene, die vom Patienten allein durchzuführen sind:

Einhalten der individuell notwendigen Schlafmenge
Einhalten regelmäßiger Schlafzeiten
Verzicht auf Tagesschlaf-Episoden
angenehme Schlafbedingungen
ausgeglichene Ernährung
abendliche Alkohol- und Coffein-Karenz
körperliches Training
entspannende Abendgestaltung

Schlafstörungen sind häufig „Abschaltstörungen"!

Pharmakotherapie

Kausale Therapie Schlaf störender Erkrankungen

Sollten organische Grunderkrankungen bestehen, sind primär diese zu behandeln. Das Vorliegen einer so genannten Schlaf-Apnoe (schlafbedingtes zeitweiliges Sistieren der Atmung) erfordert spezielle therapeutische Interventionen durch den Spezialisten. Wichtig ist, dass bei dieser Störung die Gabe von Benzodiazepin-Hypnotika kontraindiziert ist.

Symptomatische Therapie mit Hypnotika

Zur Pharmakotherapie von Schlafstörungen werden **Hypnotika** eingesetzt (Synonym: Schlafmittel, Antiinsomnika) ✓✓. Klassische Präparate (zum Beispiel Barbiturate) wirken dosisbhängig sedativ, hypnotisch oder narkotisch. Moderne Präparate (zum Beispiel Benzodiazepin-Hypnotika) führen bei oraler Verabreichung auch in hoher Dosierung zu keiner vollständigen Narkose.

Indikation. Hypnotika sollten prinzipiell erst nach Ausschöpfen anderer Therapiemöglichkeiten gegeben werden. Bei Suizidalität oder Schlafstörungen im Rahmen von akuten Psychosen oder anderen schweren psychischen Erkrankungen sind Hypnotika vorübergehend auch in höheren Dosierungen indiziert.
Schlafmittel sollen schnell und zuverlässig resorbiert werden sowie rasch im ZNS anfluten.

Tab. 10.**46** **Allgemeine verhaltenstherapeutische Maßnahmen und Entspannungstechniken in der Schlafmedizin**

Schlafhygiene: Gestaltung von Schlaf durch Gestaltung von Umwelt und Schlaf fördernden Verhaltensweisen.
Stimuluskontrolle: Bett und Schlafzimmer sollte nur zum Schlafen genutzt werden.
Schlafrestriktion: Begrenzung der Bettliegezeit, keine anstrengenden Einschlafversuche.
Paradoxe Intention: Die Aufforderung wach zu bleiben vermindert anstrengende Einschlafversuche.
Kognitive Fokussierung: Konzentration auf beruhigende Gedanken und Bilder.
Gedankenstopp: Abbruch Schlaf blockierender Gedanken.
Entspannungsverfahren: – Progressive Muskelrelaxation – Autogenes Training – Bio-Feedback – Yoga – Meditation

Ideale Anforderungen an Hypnotika: Keine Veränderung des physiologischen Schlafes, keine Kumulation, keine Toleranzentwicklung, kein Abhängigkeitspotenzial, keine Lähmung des Atemzentrums bei Überdosierung.

Einteilung der Hypnotika. Die Gruppe der Hypnotika enthält Präparate mit unterschiedlicher Strukturchemie:
- Benzodiazepin-Hypnotika
- Chloralhydrat
- Diphenhydramin
- Doxylamin
- Promethazin (Phenothiazin-Derivat)
- Zaleplon (Pyrazolonpyrimidin)
- Zolpidem (Imidazopyridin)
- Zopiclon (Zyclopyrrolon).

Weitere Substanzen, die bei Schlafstörungen angewandt oder diskutiert werden:
- Antidepressiva
- Neuroleptika
- Clomethiazol
- Melatonin
- Tryptophan
- pflanzliche Sedativa.

Wirkmechanismen einzelner Hypnotika

Benzodiazepin-Hypnotika. Benzodiazepine verstärken die hemmende Funktion GABAerger Neurone, in denen sie mit spezifischen Benzodiazepin-Rezeptoren im ZNS interagieren ($GABA_A$-Rezeptor-Komplex) ✓✓.
Benzodiazepin-Hypnotika wirken dosisabhängig anxiolytisch, sedativ-hypnotisch, Muskel relaxierend, antikonvulsiv. Eine strenge Abgrenzung von den Benzodiazepin-Anxiolytika ist nicht möglich. Pharmakokinetische Unterschiede der einzelnen Benzodiazepine erlauben jedoch eine differenzierte klinische Anwendung (Tab. 10.**47**). Hautproblem der Insomnie-Therapie mit Benzodiazepinen ist die Gefahr der Toleranz- und Abhängigkeitsentwicklung.

Tab. 10.**47** **Einteilung der Benzodiazepin-Hypnotika nach ihren Eliminations-Halbwertszeiten** (modifiziert nach Benkert und Hippius, 2000)

Hypnotikum	Aktiver Metabolit
I. Benzodiazpin-Hypnotika mit langer HWZ bzw. mit lang wirksamen aktiven Metaboliten	
Flurazepam (1 – 2 h) „Prodrug"	Desalkylflurazepam (40 – 250 h) Hydroxyethylflurazepam
IIa. Benzodiazepin-Hypnotika mit mittellanger HWZ und aktiven Metaboliten	
Flunitrazepam (10 – 30 h)	Desmethylflunitrazepam (20 – 30 h) Desmethylhydroxyflunitrazepam
IIb. Benzodiazepin-Hypnotika mit mittellanger HWZ ohne aktiven Metaboliten	
Nitrazepam (15 – 30 h)	
III. Benzodiazepin-Hypnotika mit kurzer Halbwertszeit und pharmakologisch aktiven, aber kaum relevanten Metaboliten	
Brotizolam (4 – 7 h)	9-Hydroxymethylbrotizolam (ca. 4 – 7 h) (6-Hydroxymethylbrotizolam)
Loprazolam (6 – 8 h)	Loprazolam-N-Oxid (4 – 8 h)
Lormetazepam (8 – 14 h)	[Lorazepam (8 – 24 h)] [Oxazepam (4 – 15 h)]
Temazepam (5 – 14 h)	
IV. Benzodiazepin-Hypnotika mit ultrakurzer Halbwertszeit und ohne pharmakologisch relevante aktive Metaboliten	
Triazolam (1,5 – 5 h)	[Hydroxytriazolam (2 – 4 h)]

Non-Benzodiazepin-Hypnotika. **Zaleplon** (Pyrazolonpyrimidin), **Zolpidem** (Imidazopyridin) und **Zopiclon** (Zyclopyrrolon) sind moderne Non-Benzodiazepin-Hypnotika. Angriffspunkt ist wie bei den Benzodiazepinen der $GABA_A$-Rezeptor-Komplex mit einer **Verstärkung der GABAergen Signalübertragung** ✓✓. Die Bindungsstellen für Benzodiazepine bzw. Zaleplon/Zolpidem/Zopiclon sind überlappend, jedoch nicht identisch. Die Bezeichnung Non-Benzodiazepin-Hypnotika bezieht sich vorwiegend auf die strukturchemischen Charakteristika, nicht auf den Wirkmechanismus: Diese Substanzen können Benzodiazepine von ihren Bindungsstellen verdrängen; ihre Wirkungen können durch den Benzodiazepin-Antagonisten Flumazenil aufgehoben werden.
Bei den Non-Benzodiazepin-Hypnotika sind keine grundsätzlichen Unterschiede bezüglich Pharmakokinetik und Wirkung zu den Benzodiazepinen zu erwarten, da beide Gruppen einen ähnlichen Angriffspunkt am $GABA_A$-Rezeptor-Komplex haben. Zolpidem weist eine gewisse Präferenz für $GABA_A$-Rezeptoren mit Alpha1-Ketten auf.
Klinisch werden bei Zolpidem und Zopiclon im Vergleich zu den Benzodiazepin-Hypnotika **seltener Hang-over-Effekte und Rebound-Phänomene** gesehen ✓. Bei Gabe von Zolpidem und Zopiclon wurden zudem bisher **relativ selten Toleranz-und Abhängigkeitsentwicklung** beobachtet; die Gefahr ist jedoch grundsätzlich gegeben. Tierexperimentelle Daten weisen auf eine fehlende Sensitivitätsänderung am $GABA_A$-Rezeptor selbst nach längerer, hochdosierter Gabe von Zolpidem oder Zopiclon hin. Möglicherweise besteht hierin eine Erklärung für die bisher beobachteten differenten Effekte gegenüber den Benzodiazepinen. Mögliche Toleranz- und Abhängigkeitsentwicklungen von Zaleplon können noch nicht beurteilt werden.

Chloralhydrat. Das älteste, aber heute noch gebräuchliche Hypnotikum ist Chloralhydrat (Aldehyd). Wirksamer Metabolit ist Trichloräthanol. Der pharmakologische Angriffspunkt ist der $GABA_A$-Rezeptor-Komplex, eventuell auch der NMD_A-Rezeptor.

Diphenhydramin und Doxylamin. Der sedierende Effekt von Diphenhydramin und Doxylamin beruht auf der antihistaminergen und anticholinergen Wirkung, beide Substanzen sind – auch aufgrund der verhältnismäßig geringen Toxizität – frei verkäuflich.

Promethazin verbindet antihistaminerge mit adrenolytischen und schwach antiserotonergen Eigenschaften. Es ist, wie auch andere niedrigpotente Neuroleptika, z. B. **Prothipendyl**, ein Phenothiazin-Derivat. Es wirkt stärker sedierend als die frei verkäuflichen Hypnotika bei nahezu fehlendem Abhängigkeitspotenzial.

L-Tryptophan gehört zu den Aminpräkursoren des Serotonins. Die Gabe von L-Tryptophan führt zu verbesserter Aktivität des für die Serotonin-Synthese unerlässlichen Enzyms L-Tryptophanhydroxylase. L-Tryptophan hat nur geringe hypnotische Potenz und eine lange Wirklatenz, deshalb ist es bei schwereren Schlafstörungen nicht geeignet. **Melatonin** entsteht im Organismus aus L-Tryptophan und wird von der Zirbeldrüse sezerniert. Die Sezernierung erfolgt unter Einfluss des Tageslichtes in einem zirkadianen Rhythmus. Melatonin hat bei fehlendem Abhängigkeitspotenzial eine befriedigende Wirkung auf Störungen des Schlaf-Wach-Rhythmus.

Phytotherapeutika wie z. B. **Baldrian** und dessen Derivate, **Hopfen** oder **Melisse**, verfügen ebenfalls über nur minimale hypnotische Potenz. Sie sind frei verkäuflich und scheinen ebenfalls kein Abhängigkeitspotenzial zu besitzen, abgesehen davon ist die Toxizität gering. Allerdings ist der Indikationsbereich insgesamt schlecht definiert und kontrollierte Studien fehlen ≈.

Nicht mehr gebräuchlich und obsolet sind: Barbiturate, Methyprylon, Methaqualon sowie Brom-Abkömmlinge ✗✗.

Nebenwirkungen der Hypnotika

Bei langfristiger Anwendung von Hypnotika können ausgeprägte Antriebsstörungen, Initiativ- und Interessenverlust und mangelnde emotionale Spontaneität auftreten ✓. Eine depressionsfördernde Wirkung von Benzodiazepinen ist nicht nachgewiesen.

Bei der so genannten „Low-Dose-Dependence", das heißt einer Abhängigkeit bei Langzeiteinnahme üblicher, therapeutisch verordneter Dosen, die auch bei der Verordnung von Benzodiazepin-Anxiolytika bekannt ist, muss nach Absetzen mit protrahiert zunehmenden Entzugserscheinungen über Wochen gerechnet werden ✓.

Therapieempfehlungen

Wichtig: Schlafmittel sollten möglichst nicht für längere Zeiträume verordnet werden, das heißt nicht länger als vier Wochen. Bei intermittierenden Schlafstörungen ist die Einnahme von Hypnotika in vier bis sechs Nächten pro Monat vertretbar.

Es sollte möglichst mit einer niedrigen Dosis begonnen werden. Diese Richtlinien gelten unabhängig von der Wahl des Hypnotikums ✓✓.

In Einzelfällen ist im Alter ist eine niedrig dosierte Therapie mit Hypnotika auch über Jahre zu verantworten, sofern die Dosis nicht gesteigert wird. Hierbei ist zu beachten, dass bei verwirrten oder dementen Patienten oder bei Patienten mit organischen Veränderungen wegen des Risikos paradoxer Benzodiazepin-Wirkungen vorzugsweise Neuroleptika eingesetzt werden sollten. Wegen des verzögerten Metabolismus, des veränderten Verteilungsvolumens und der häufig erniedrigten Clearance sind bei älteren Patienten im Allgemeinen niedrigere Dosierungen erforderlich als bei jüngeren Patienten.

Ausgewählte Literatur

1. Benkert O, Hippius H. Kompendium der psychiatrischen Pharmakotherapie. Springer Berlin, Heidelberg, NY, 2000.
2. Berger M (1992). Handbuch des normalen und gestörten Schlafs. Springer, Berlin NY.
3. Clarenbach P, Steinberg R, Weeß HG, et al (1995). Empfehlungen zur Diagnostik und Therapie der Insomnie. Nervenarzt 66: 723–729.
4. Costa e Silva J, Chase M, Sartorius N (1996). Special report from a symposium held by the World Health Organisation and the World Federation of sleep research societies: an overview on insomnias and related disorders – recognition, epidemiology, and rational management. Sleep 19: 412–416.
5. Hajak G, Rodenbeck A (1996). Clinical management of patients with insomnia: The role of zopiclone. Pharm Econ 1: 29–38.
6. Kryger MH, Roth T, Dement WC (1994). Principles and practise of sleep medicine. Saunders, Philadelphia.
7. Morin C (1993). Insomnia. Guilford, London.
8. Möller HJ, Laux G, Deister A (1996). Psychiatrie. Hippokrates Verlag, Stuttgart.
9. Möller HJ, Laux G, Kapfhammer HP (Hrsg). Psychiatrie und Psychotherapie. Springer Berlin, Heidelberg, NY, 2000.
10. Wagner DR (1990). Circadian rhythm sleep disorders. In: Thorpy MJ (ed) Handbook of sleep disorders. Dekker, NY, pp 493–527.
11. Zulley (1997). Schlafstörungen bei Zeitzonenwechsel (jet lag). In: Schulz H (Hrsg.). Kompendium Schlafmedizin. Ecomed, Lamdsberg/Lech.

11 Infektionen und antimikrobielle Therapie

R. Stahlmann, H. Lode

11.1 Grundlagen der antiinfektiven Therapie

Der Mensch ist von zahlreichen Mikroorganismen umgeben, die potenzielle Krankheitserreger darstellen. Bakterien, Viren, Pilze und andere stehen bei normal funktionierender körpereigener Abwehr mit dem Makroorganismus im Gleichgewicht, unter bestimmten Voraussetzungen können sie aber Infektionskrankheiten verursachen. Die zur Infektion führenden Veränderungen sind vielfältig – sie können den Mikro- oder den Makroorganismus betreffen. Für jede einzelne Infektionserkrankung gelten spezielle Pathogenitätsmechanismen, daher müssen die jeweiligen Erkrankungen spezifisch betrachtet werden und für die jeweilige Therapie gelten in jedem Einzelfall spezielle Regeln. Eine grobe Unterteilung kann zunächst nach Art der Erreger in bakterielle, mykotische, virale und parasitäre Infektionen vorgenommen werden.

Die klassischen **bakteriellen Infektionskrankheiten**, wie Typhus oder Diphtherie, stellen heute in Deutschland und anderen Industriestaaten Raritäten dar. In der Praxis des niedergelassenen Arztes oder im Krankenhaus ist die Behandlung bakterieller Infektionen trotzdem ein häufiges therapeutisches Problem. Fakultativ pathogene Bakterien sind meist die Ursache für häufige Atem-, Harnwegs- und Wundinfektionen. Zahlreiche Antibiotika stehen heute zur Therapie derartiger Infektionen zur Verfügung.
Eine Optimierung der antibakteriellen Prophylaxe und Therapie, die in der Onkologie eine Intensivierung der myelosuppressiven Therapie ermöglicht hat, führte jedoch in den letzten Jahrzehnten zu einem Anstieg systemischer **Pilzerkrankungen**. Auch durch die wachsende Zahl an Patienten mit langfristiger Immunsuppression – zum Beispiel nach Organtransplantationen oder bei HIV-Infektion – sind generalisierte mykotische Infektionen häufiger geworden. In Europa werden Systemmykosen vor allem durch die Gattungen Aspergillus und Candida hervorgerufen. Die therapeutischen Möglichkeiten bei Systemmykosen sind nach wie vor sehr limitiert.

Bei mehreren **viralen Erkrankungen** haben sich die therapeutischen Möglichkeiten inzwischen deutlich verbessert. Bedeutende spezifisch behandelbare Erkrankungen wie Influenza, Herpes-simplex-, Varizella-Zoster-, CMV- oder HIV-Infektionen werden in den Kapiteln des jeweils hauptsächlich betroffenen Organ(system)s erläutert.
Protozoen sind eukaryontische, einzellige Mikroorganismen, die sich überwiegend ungeschlechtlich fortpflanzen, teilweise auch zur geschlechtlichen Vermehrung fähig sind. Charakteristisch für die Endoparasiten ist der Aufenthalt in verschiedenen Wirten, z. B. in Insekten und im Menschen. Zu den wichtigsten Protozoen-Erkrankungen zählen vor allem die Malaria und die Toxoplasmose.

Mikrobiologische Aspekte

Antiinfektiva lassen sich speziellen Krankheitsbildern meist nicht zuordnen. Sie sind vielmehr in der Regel unabhängig von der Lokalisation des infektiösen Geschehens einsetzbar, da meist eine systemische Therapie erfolgt. Die gängigsten Wirkstoffe und Substanzklassen werden daher im Folgenden zusammenhängend erläutert, um in den jeweiligen organbezogenen bzw. -übergreifenden Kapiteln auf sie verweisen zu können.

Wirkungsmechanismen der wichtigsten Antiinfektiva

Idealerweise sollten Antiinfektiva nur auf die Erreger und nicht auf den menschlichen Organismus wirken. Diese theoretische Forderung nach absoluter „selektiver Toxizität" wird von keinem der bekannten Antibiotika bzw. Chemotherapeutika erfüllt. Es finden immer auch Wechselwirkungen (i.d.R. „unerwünschte Wirkungen") mit dem Organismus des Patienten statt.

Ihre antimikrobielle Wirkung entfalten Antiinfektiva über zahlreiche Mechanismen (s. auch Abb. 11.**1**):

- *β-Laktam-Antibiotika*, also Penicilline, Cephalosporine, Monobactame und Carbapeneme, wirken bakterizid durch die **Hemmung der bakteriellen Zellwandsynthese**. Die daran beteiligten Enzyme, wie zum Beispiel die Transpeptidase, werden aufgrund einer Strukturanalogie zwischen dem β-Laktamring und dem D-Alanyl-D-Alanin-Rest im Peptidoglykan blockiert. Weitere Hemmstoffe der Zellwandsynthese sind die *Glykopeptide* (Vancomycin, Teicoplanin). Sie blockieren jedoch nicht die Enzyme der Zellwandsynthese, sondern binden an das Substrat.
  Das Antimykotikum *Caspofungin* hemmt die Synthese von β-(1,3)-D-Glucan, einem essenziellen Bestandteil der Zellwand von Pilzzellen.
- Es sind nur relativ wenige Antibiotika bekannt, die auf die **Zellmembran der Bakterien** einwirken; dazu gehört zum Beispiel *Polymyxin*. Einige Antimykotika, wie Nystatin und Amphotericin B (*Polyene*), binden an Sterole der Pilzzellmembran und erhöhen dadurch deren Permeabilität. Die Umwandlung von Lanosterol in Ergosterol wird durch die *Azole*, wie Itraconazol oder Voriconazol, gehemmt; auch dadurch kommt es zu Störungen der Membranfunktion von Pilzzellen.
- Zahlreiche Antibiotikagruppen beeinflussen die **bakterielle Proteinbiosynthese**, indem sie an 30- oder 50-S-Untereinheiten der Ribosomen binden. Neben *Chloramphenicol* sind dies *Aminoglykoside*, *Streptogramine*, *Oxazolidinone*, *Tetrazykline* sowie *Makrolide* und *Clindamycin*.
- Die wichtigsten Substanzen, die mit der **bakteriellen DNA** in Wechselwirkung treten, sind die *Chinolone*. Sie wirken rasch bakterizid, indem sie mit den Topoisomerasen II (= Gyrase) und IV sowie der DNA Komplexe bilden. *Rifampicin* hemmt dagegen die DNA-abhängige RNA-Polymerase.
- Die **virale Replikation** wird von *Nukleosidanaloga* wie Zidovudin, Lamivudin oder Aciclovir durch Blockade der DNA-Polymerase bzw. reversen Transkriptase gehemmt.
- Zu den **Antimetaboliten** des bakteriellen Stoffwechsels gehören die *Sulfonamide*, die die Folsäuresynthese durch ihren kompetetiven Antagonismus zu p-Aminobenzoesäure hemmen, und *Trimethoprim*, ein Hemmstoff der Folsäure-Reduktase.

Resistenz gegenüber Antiinfektiva

Arten der Resistenz. Ein Erreger ist resistent, wenn die notwendige Hemmkonzentration eines Antiinfektivums in vitro höher ist als die in vivo erreichbare Konzentration am Wirkort. Von *natürlicher* Resistenz wird gesprochen, wenn alle Stämme einer Keimart per se gegen eine Substanz resistent sind. *Primäre* Resistenzen treten auch durch Mutation bei einzelnen Spezies auf, die normalerweise Antibiotika-empfindlich wären. *Sekundär* sind Resistenzen, die erst unter der Behandlung mit einem Antiinfektivum auftreten. Es können auch *Kreuzresistenzen* gegenüber Antibiotika mit gleichem Wirkungsmechanismus entstehen, z. B. bei Lincosaminen (Clindamycin) und Makroliden.

Resistenzmechanismen. Ein Antiinfektivum kann nur wirksam sein, wenn es mit einer bestimmten Zielstruktur des Erregers in Wechselwirkung tritt. Der Erreger kann aber über drei prinzipielle Mechanismen Resistenz erwerben:

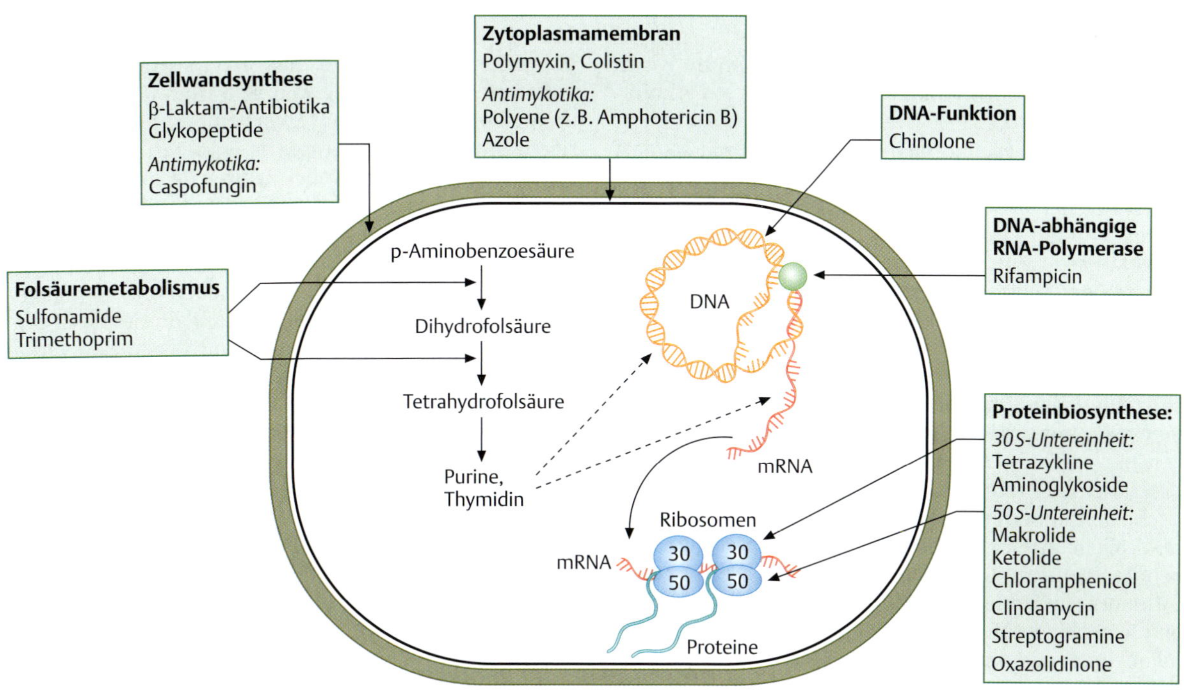

Abb. 11.**1** **Wirkungsmechanismen von Antiinfektiva im Überblick**

- Das Antiinfektivum erreicht nicht in ausreichender **Konzentration** die Zielstruktur. Diese Situation entsteht auf vielfältige Weise, etwa durch eine veränderte Permeabilität der bakteriellen Membran (z. B. Aminoglykoside) oder durch Effluxmechanismen (z. B. Makrolide).
- Die **Zielstruktur**, zum Beispiel die Topoisomerase, wird so modifiziert, dass das Arzneimittel, in diesem Fall die Chinolone, nicht mehr an das Enzym binden und es daher nicht mehr hemmen kann.
- Die **Erreger** modifizieren das Antiinfektivum, etwa durch Bildung von β-Laktamase im Falle der β-Laktam-Antibiotika.

Resistenzausbreitung. Bakterien können entweder durch Mutation vorhandener Gene resistent werden, oder sie akquirieren Gene, auf denen Resistenzeigenschaften bereits kodiert sind. Die Weiterverbreitung erfolgt durch so genannte „springende Gene" (Transposons) oder Plasmide. Der entscheidende Stimulus für die Weiterverbreitung ist aber die Selektion durch Antibiotika: Je nach Antibiotikatherapie und Art des Erregers können sensible Keime in einer Population gehemmt werden, während sich die resistenten zunehmend vermehren. Diese Selektion betrifft üblicherweise die natürliche Flora auf Schleimhäuten bzw. im Darm des Patienten.

Wichtigste Ursache der Resistenzverbreitung ist die Selektion durch Antibiotika!

Auch die Erreger von schweren nosokomialen Infektionen sind oftmals Bakterien der natürlichen Flora des Menschen (Staphylokokken, Enterobakterien, Pseudomonas aeruginosa). Ein bekanntes Beispiel sind die Methicillin-resistenten Stämme von *Staphylococcus aureus* (MRSA), die das Gen mecA besitzen: durch ein modifiziertes Penicillin-bindendes Protein mit niedriger Affinität reduzieren sie letztlich die Aktivität der β-Laktam-Antibiotika. Darüber hinaus sind diese Stämme gegen zahlreiche andere Antibiotika resistent, was ein erhebliches therapeutisches Problem darstellt. Die Ausbreitung des mecA-Gens erfolgte wahrscheinlich durch klonale Verbreitung eines oder weniger Stämme, die das Gen durch Transfer von einem unbekannten Donor erworben hatten. Andererseits wurden die Plasmid-kodierten β-Laktamase-Gene, die ebenfalls für Resistenzeigenschaften der Staphylokokken sorgen, im Laufe der Antibiotika-Ära häufig an verschiedene Stämme weitergegeben.

In den vergangenen Jahren hat die Resistenzentwicklung bei zahlreichen Krankheitserregern deutlich zugenommen. Neu entwickelte Antiinfektiva konnten und können nur teilweise Abhilfe schaffen. Auch in naher Zukunft werden Ärzte im ambulanten wie stationären Bereich zunehmend mit resistenten Erregern konfrontiert sein. Nicht nur Methicillin-resistente Staphylokokken bereiten weltweit Sorge, sondern auch die Vermehrung β-Laktamase-produzierender Stämme von *H. influenzae* und *N. gonorrhoeae* sowie resistenter Stämme von Enterokokken, Pseudomonaden und Enterobacter.

Prinzipiell ergeben sich folgende Möglichkeiten, der weiteren (bakteriellen) Resistenzentwicklung Einhalt zu gebieten:

- Die Selektion kann man durch eine rationale, streng indizierte Antibiotikatherapie reduzieren.
- Die klonale Ausbreitung muss durch hygienische Maßnahmen so gut wie möglich unterbunden werden.
- Antibiotika sollten möglichst auf der Basis einer adäquaten mikrobiologischen Diagnostik verordnet werden.
- Der prophylaktische Einsatz ist besonders kritisch abzuwägen. Ein ausgewogener, *stationärer* Einsatz verschiedener Antibiotikagruppen – unter Berücksichtigung der Resistenzsituation in der jeweiligen Klinik – kann der Entwicklung resistenter *„Hauskeime"* vorbeugen.
- Der Einsatz von Antibiotika in der Tierhaltung, insbesondere zur Erlangung höherer Schlachtgewichte, muss eingeschränkt bzw. verboten werden.

Pharmakologische Aspekte

Konzentrationsangaben

Zur Abschätzung der therapeutischen Möglichkeiten einer antimikrobiellen Substanz müssen neben den *In-vitro*-Daten, zum Beispiel der minimalen Hemmkonzentration (**MHK**), weitere Informationen zur Pharmakodynamik und Pharmakokinetik des Wirkstoffes vorliegen. Schon zu Beginn der antimikrobiellen Chemotherapie, als Gerhard Domagk im Jahre 1932 die heilende Wirkung des Prontosils bei Streptokokken-infizierten Mäusen beobachtete, wurde die mögliche Diskrepanz zwischen *In-vitro-* und *In-vivo*-Ergebnissen deutlich: Prontosil ist *in vitro* antibakteriell nicht wirksam – erst das Sulfonamid, welches durch metabolische Aktivität *in vivo* entsteht, wirkt antibakteriell.

Die MHK wird oftmals jenen Konzentrationen gegenüber gestellt, die *in vivo* unter therapeutischen Bedingungen erreicht werden. Aus pragmatischen Gründen wählt man dabei oft die **Konzentration der Antibiotika im Blut bzw. Blutplasma**. Entscheidend für eine erfolgreiche antiinfektive Therapie ist jedoch die **Konzentration am Infektionsort**, wobei zahlreiche lokale Faktoren eine Rolle spielen können (Immunabwehr, pH-Wert, Kationen, Proteine etc.); durch sie wird die antimikrobielle Aktivität eines Wirkstoffs entweder erhöht oder reduziert. Bedenkt man die zahlreichen und komplexen Einflüsse, ist es eher erstaunlich, dass die simple Gegenüberstellung von MHK-Werten und Plasmakonzentrationen oftmals die richtigen Hinweise auf therapeutische Wirksamkeit gibt.

Um die therapeutische Wirksamkeit besser abschätzen zu können, werden vielfach **Gewebekonzentrationen** von Antibiotika angegeben. Auch diese Daten sollten mit Vorsicht interpretiert werden. Unter „Gewebekonzentration" wird häufig die Konzentration eines Antibiotikums im *homogenisierten* Gewebe verstanden. Ein homogenisiertes Gewebe hat aber mit einem *funktionsfähigen* Gewebe nur wenig gemeinsam. Durch die Homogenisierung werden Enzyme freigesetzt, die zu einer Inaktivierung der Antibiotika führen können. Antibiotika können auch vermehrt an Protein gebunden werden, wodurch ihre Aktivität reduziert wird. Therapeutisch wichtige Konzentrationen z. B. im Lungengewebe, werden daher differenziert angegeben: für die Mukosa, den Flüssigkeitssaum („epithelial lining fluid") und die Alveolarmakrophagen. Die Angabe intrazellulärer Konzentrationen bestimmt bei Infektionen durch intrazellulär gelagerte Erreger (Staphylokokken, Legionellen und Chlamydien) den therapeutischen Erfolg.

Das **scheinbare Verteilungsvolumen** gibt wichtige Hinweise auf das Ausmaß der Gewebepenetration. Allerdings divergiert es stark zwischen verschiedenen Antibiotikagruppen, aber auch zwischen nahe verwandten Substanzen aus einer Gruppe (z. B. Makrolide). Generell gilt, dass alle β-Laktam-Antibiotika und Aminoglykoside eine relativ geringe Gewebegängigkeit aufweisen und demzufolge ein niedriges Verteilungsvolumen vorliegt (ca. 10 – 20 l). Andererseits weisen neben den Makroliden vor allem die Fluorchinolone, die Glykopeptide, Clindamycin und Rifampicin eine gute Gewebepenetration auf.

Es gibt keine einfache, generell gültige Regel, um Wirkungen am Infektionsort vorauszusagen. Die zuverlässigsten Daten über die Effektivität einer antiinfektiven Therapie liefert immer noch der klinische Versuch.

Klinische Studien und pharmakologische Basisdaten liefern die zuverlässigsten Aussagen zur Wirksamkeit von Antiinfektiva.

Die Wissenschaft interessiert sich neben den modifizierenden Faktoren am Infektionsort vor allem für den unterschiedlichen Verlauf der antimikrobiellen Wirkung (Abb. 11.**2**). Typische Beispiele für unterschiedliche Typen einer Bakterizidie sind die β-Laktam-Antibiotika (zeitabhängig) und Aminoglykoside bzw. Fluorchinolone (konzentrationsabhängig).

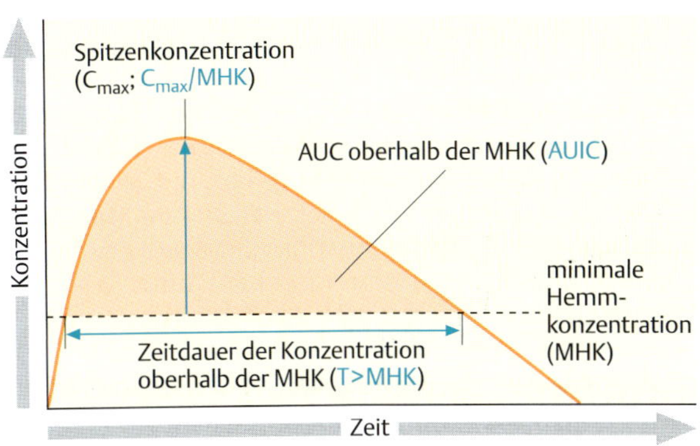

Abb. 11.**2** **Pharmakokinetik/Pharmakodynamik von Antiinfektiva.** Verschiedene Beziehungen zwischen pharmakokinetischen Parametern und der MHK (engl.: MIC = minimal inhibitory concentration) der Erreger lassen sich ermitteln, z. B. der Quotient aus der Spitzenkonzentration und der MHK, dem AUC-Wert und der MHK oder der Zeitdauer, während der der Plasmaspiegel oberhalb der MHK liegt. Je nach Art der antibakteriell wirksamen Substanz sind unterschiedliche Parameter von Bedeutung (s. auch Kapitel 1.2, S. 4).

Zeitabhängige Bakterizidie

Die maximale antibakterielle Wirkung wird bei **β-Laktam-Antibiotika** meist bei einer Konzentration erreicht, die drei- bis vierfach oberhalb der minimalen Hemmkonzentration (MHK) liegt. Höhere Konzentrationen bringen keinen zusätzlichen Nutzen. Bei den Penicillinen können extrem hohe Konzentrationen sogar zu einer Reduktion der antibakteriellen Wirkung führen, die aber unter den üblichen klinischen Bedingungen irrelevant erscheint („Eagle-Effekt"). In Tierexperimenten wurden die Variablen „Spitzenkonzentration im Serum" (Cmax), „Zeit oberhalb der MHK" und „Fläche unter der Konzentrations-Zeit-Kurve" (AUC) hinsichtlich ihrer Bedeutung für den antibiotischen Effekt analysiert (Abb. 11.**2**). Bei den β-Laktam-Antibiotika erlaubt der Parameter „Zeit oberhalb der MHK" die beste Voraussage zur Wirksamkeit ✓. Die wenigen, bisher publizierten klinischen Studien deuten darauf hin, dass eine **kontinuierliche Dauerinfusion** der β-Laktam-Antibiotika die optimale Behandlungsstrategie sein könnte ✓ – insbesondere bei Infektionen durch gramnegative Bakterien. Um möglichst rasch eine bakterizide Wirkung zu erzielen, ist wahrscheinlich eine **hohe Initialdosis** günstig: Der Anteil des freien, nicht-proteingebundenen Antibiotikums sollte am Infektionsort etwa das Vierfache der MHK betragen.

Konzentrationsabhängige Bakterizidie

Im Gegensatz zu den β-Laktam-Antibiotika verursachen Aminoglykoside und Fluorchinolone eine konzentrationsabhängige Bakterizidie. Hohe Spitzenkonzentrationen bzw. der Quotient aus Spitzen- und Hemmkonzentration sind entscheidend für eine optimale antibakterielle Aktivität *in vivo*. Mit **Aminoglykosiden** lässt sich zudem ein **„postantibiotischer Effekt"** nachweisen: *In vitro* kommt es nach Exposition zu einer Hemmung des Erregers für etwa 3 – 6 Stunden – auch wenn der Wirkstoff aus dem umgebenden Milieu bereits entfernt wurde. Darüber hinaus weisen Aminoglykoside eine **„adaptive Resistenz"** auf: Nach der ersten Dosis wird das Antibiotikum erst nach einem gewissen Zeitraum wieder in die Bakterienzelle aufgenommen.

Die antibakterielle Wirkung der Aminoglykoside korreliert mit der Spitzenkonzentration, ihre Toxizität mit den Talspiegeln und der Therapiedauer. Eine einmalige hohe Dosis kann folglich wirksamer sein als mehrere rasch aufeinander folgende Gaben.

Bei infizierten Tieren war eine einmalige Aminoglykosid-Dosis/Tag mindestens so wirksam, als wenn die gleiche Dosis auf mehrere Einzelgaben verteilt wurde. Außerdem treten toxische Effekte vermehrt auf, je länger die Substanzen durch Mehrfachgaben auf konstantem niedrigen Niveau verabreicht werden. Die in den letzten Jahren klinisch bevorzugte „Einmal-täglich-Dosierung" von Aminoglykosiden beim Menschen basiert u. a. auf diesen tierexperimentellen Erfahrungen.

Trotz unterschiedlicher Mechanismen zeigen die antibakteriellen Wirkungen der Aminoglykoside und die der **Fluorchinolone** einige Gemeinsamkeiten: die Bakterizidie erfolgt rasch und weist eine ausgeprägte Konzentrationsabhängigkeit auf. Bereits Ende der achtziger Jahre war bekannt, dass *in vitro* ein optimaler Effekt besteht, wenn die Fluorchinolonkonzentration wenigstens das Zehnfache der minimalen Hemmkonzentration eines Erregers erreichte. Bei einem geringeren Konzentrationsverhältnis kommt es nicht zu einer totalen Eradikation, weil resistente Mutanten offenbar nicht gehemmt und damit selektiert werden. Mutationen können die Empfindlichkeit eines Erregers etwa um den Faktor 4 bis 8 reduzieren. Nur wenn die wirksamen Konzentrationen *in vivo* die Hemmkonzentrationen um mindestens den Faktor 10 übersteigen, ist auch die Beseitigung dieser resistenten Mutanten gewährleistet.
Für die klinische Anwendung der Chinolone lassen sich derzeit aus den pharmakodynamisch-pharmakokinetischen Erkenntnissen noch keine verbindlichen Konsequenzen ziehen, zumal bei einigen Substanzen dieser Wirkstoffgruppe angesichts neurotoxischer Wirkungen kein wesentlicher Dosierungsspielraum besteht. Ein möglichst hoher Quotient zwischen der Konzentration am Infektionsort und der minimalen Hemmkonzentration erscheint jedoch sinnvoll, um einer Entwicklung und Ausbreitung resistenter Stämme, etwa bei den Pneumokokken, vorzubeugen.

Antiinfektiva

Antibakterielle Substanzen

β-Laktam-Antibiotika

Die β-Laktam-Antibiotika stellen die größte Gruppe der antibakteriellen Therapeutika dar. Unter dieser Bezeichnung werden Penicilline, Cephalosporine, Carbapeneme und Monobactame aufgrund ihres gemeinsamen chemischen Grundgerüsts („β-Laktam-Ring") zusammengefasst. Sie alle wirken bakterizid auf proliferierende Keime, die Erregerspektren und pharmakokinetischen Eigenschaften sind jedoch unterschiedlich. So greifen einige Substanzen nur einzelne Bakterien an, während andere breite Wirkspektren gegen grampositive und gramnegative Bakterien besitzen.

β-Laktam-Antibiotika verteilen sich fast ausschließlich im Extrazellulärraum.

β-Laktam-Antibiotika penetrieren im Gegensatz zu Makroliden oder Fluorchinolonen schlecht in das Gewebe. Sie verteilen sich fast ausschließlich im Extrazellulärraum, weshalb sie sich nicht zur Therapie von intrazellulär lokalisierten Erregern eignen.
Die Elimination erfolgt meist renal und relativ rasch: Fast alle β-Laktame werden mit Halbwertzeiten von etwa 1–2 Stunden ausgeschieden und müssen daher mehrmals täglich verabreicht werden. Eine Ausnahme ist Ceftriaxon, das aufgrund der längeren Halbwertzeit nur einmal täglich gegeben wird.

Zu den am häufigsten angewandten β-Laktam-Antibiotika zählen die im Folgenden kurz beschriebenen Substanzen:

Penicilline und β-Laktamase-Inhibitoren

Penicillin G (Benzylpenicillin) wirkt vor allem gegen grampositive Erreger. Bei intravenöser Gabe lassen sich hohe Plasmakonzentrationen erreichen. Aus den Retardpräparaten zur intramuskulären Injektion („Depot-Penicilline") wird Penicillin G langsam freigesetzt. Die erzielbaren Plasmakonzentrationen sind dann sehr niedrig und ermöglichen einzig die Therapie von Infektionen mit hochempfindlichen Erregern wie Streptokokken oder Gonokokken ✓.

Penicillin V und Propicillin eignen sich dank ihrer Säurefestigkeit für die orale Anwendung. Sie besitzen zwar das gleiche Spektrum (in vitro!) wie Penicillin G, werden aber aufgrund der geringeren Konzentrationen, die nach oraler Gabe erreichbar sind, lediglich für die Behandlung sehr empfindlicher Erreger (z. B. Streptokokken) eingesetzt.

Penicillinasefeste Penicilline wie Flucloxacillin kommen aufgrund ihrer geringen Aktivität gegen andere Erreger nur bei Staphylokokken-Infektionen in Frage ✓✓.

Aminopenicilline, Ampicillin und Amoxicillin, eignen sich für die parenterale und orale Therapie von Infektionen durch grampositive und gramnegative Erreger. Durch Zugabe der **β-Laktamase-Hemmstoffe**, Sulbactam oder Clavulansäure, zu den Aminopenicillinen wird deren Wirkbereich gegen Staphylokokken und gegen gramnegative Bakterien verbreitert. Zur oralen Therapie wird Amoxicillin wegen der besseren Bioverfügbarkeit bevorzugt ✓✓. Auch Ampicillin ist in der Kombination mit Sulbactam für die orale Therapie geeignet, da die beiden Wirkstoffe in Form eines Esters vorliegen und die Resorption im Vergleich zur alleinigen Gabe von Ampicillin deutlich verbessert ist. Sulbactam wird in Kombination mit anderen β-Laktam-Antibiotika, wie z. B. Mezlocillin oder Piperacillin, auch parenteral angewandt.

Acylaminopenicilline wie Mezlocillin und Piperacillin sind im gramnegativen Bereich – auch gegenüber Pseudomonas aeruginosa (Piperacillin) – deutlich wirksamer als Aminopenicilline. Der β-Laktamase-Inhibitor Tazobactam wird in fixer Kombination mit Piperacillin angeboten. Ähnlich dem Sulbactam (s. oben) führt auch Tazobactam zu einer Erweiterung des Wirkspektrums ✓✓.

Cephalosporine zur parenteralen Gabe. Cephalosporine sind gegenüber β-Laktamasen stabiler als Penicilline. Allerdings bestehen zwischen den einzelnen Derivaten bedeutende Unterschiede vor allem hinsichtlich ihrer Stabilität gegenüber β-Laktamasen gramnegativer Bakterien. Bei den neueren Cephalosporinen ist die Ausweitung des Spektrums im gramnegativen Bereich meist mit einem wesentlichen Verlust der Aktivität gegen grampositive Keime verbunden, insbesondere gegen Staphylococcus aureus. Das Spektrum empfindlicher Erreger im gramnegativen Bereich variiert bei den ver-

schiedenen Derivaten meist erheblich, so dass ein gezielter Einsatz oft nur nach Antibiogramm möglich ist. Gegen Enterokokken sind sämtliche Cephalosporine unwirksam („Enterokokkenlücke").
Cefazolin ist gut wirksam gegen grampositive Bakterien (Staphylokokken, Streptokokken, Pneumokokken) ✓, mit Ausnahme der MRSA (Methicillin-[Oxacillin]-resistente Staphylococcus aureus-Stämme). Es stellt nach wie vor eine geeignete Substanz zur Therapie ambulant erworbener Infektionen dar.
Cefuroxim und **Cefotiam** erfassen vor allem Streptokokken, Gonokokken (auch penicillinasebildende) und Meningokokken, auch Haemophilus influenzae (einschließlich ampicillinresistenter Stämme) und andere gramnegative Keime. Proteus vulgaris ist meist, Pseudomonas und Enterokokken sind stets resistent. Sie werden zum Beispiel bei nosokomialen Pneumonien, Septikämien, postoperativen Harnwegs- und Wundinfektionen angewandt ✓.
Cefotaxim und **Ceftriaxon** verfügen über eine hohe Stabilität gegenüber β-Laktamasen gramnegativer Erreger. Sie besitzen ein erweitertes Spektrum und eine höhere Aktivität (z. B. gegen Klebsiellen und Proteus) als die zuvor genannten Cephalosporine – bei guter Wirksamkeit auch gegen grampositive Erreger. Ceftriaxon ist das einzige Cephalosporin mit relativ langer Eliminationshalbwertzeit. Es genügt daher die einmal tägliche Gabe ✓✓.
Ceftazidim und **Cefepim** sind bei Pseudomonas aeruginosa aktiver als andere Cephalosporine. Cefepim wirkt jedoch besser gegen Staphylokokken. Die Cephalosporine dieser Gruppe sind zur initialen und gezielten Therapie lebensbedrohlicher Allgemein- und Organinfektionen indiziert ✓; besonders bei nosokomialen Erkrankungen (multiresistente Problemkeime!). Bei noch unbekanntem Erreger werden bevorzugt **Kombinationen mit einem Aminoglykosid** verabreicht ✓. Ceftazidim oder Cefepim kommen vor allem bei Pseudomonas-Infektionen in Betracht ✓✓. Cefotaxim und Ceftriaxon sind bei bakteriellen Meningitiden in zahlreichen Studien erfolgreich angewandt worden ✓✓; insbesondere bei Infektionen mit Ampicillin- und/oder Chloramphenicol-resistenten H.-influenzae-Stämmen sowie gramnegativen Erregern.

Cephalosporine zur oralen Gabe.

> *Einige der neueren Oralcephalosporine (z. B. Cefixim) sind nicht ausreichend wirksam gegen Staphylokokken!*

Die älteren Oralcephalosporine (z. B. **Cefalexin**, **Cefadroxil**) besitzen eine gute Bioverfügbarkeit. Sie wirken gegen grampositive und einige gramnegative Bakterien und werden durch die Staphylokokken-Penicillinase nicht hydrolysiert. Mit Ausnahme dieser älteren Derivate wirken orale Cephalosporine gegen Haemophilus influenzae. Cefaclor weist eine geringe Stabilität in wässrigen Medien auf, die Plasmaspiegel sind relativ niedrig; das verwandte **Loracarbef** (ein Carbacephem-Derivat) ist bereits deutlich stabiler und kann demzufolge niedriger dosiert werden. **Cefixim** und **Ceftibuten** sowie die Ester-Cephalosporine (z. B. Cefuroxim-Axetil) sind stabiler gegenüber den β-Laktamasen aus gramnegativen Bakterien als z. B. Cefalexin ✓. Dafür sind einige der neueren Oralcephalosporine (z. B. **Cefixim**) nicht wirksam gegen Staphylococcus aureus ✗. Bei Infektionen durch Streptococcus pneumoniae lassen sich jedoch *alle* Oralcephalosporine einsetzen ✓✓. Oralcephalosporine kommen bei HNO-, Atem- und Harnwegs- sowie kutanen Infektionen in Betracht, wenn diese nicht parenteral behandelt werden müssen.

Carbapeneme, Monobactame. Zu den Carbapenemen zählen Imipenem, Meropenem und Ertapenem. Sie sind β-laktamasestabil und weisen unter allen β-Laktam-Antibiotika das breiteste Spektrum auf. Ihre Anwendung sollte speziellen Indikationen bei schwerkranken Patienten vorbehalten sein. Klinisch relevante Lücken im Spektrum bestehen bei einigen Proteus-, MRSA- und Pseudomonas-Stämmen.
Imipenem wird in der Niere inaktiviert. Durch Kombination mit einem Hemmstoff renaler Peptidasen (Cilastatin) wird die Hydrolyse von Imipenem verhindert und seine Verträglichkeit verbessert. **Meropenem** und Ertapenem sind stabiler als Imipenem und werden ohne Zusatz verwendet. **Ertapenem** weist im Vergleich mit den beiden anderen Carbapenemen eine deutlich verlängerte Eliminationshalbwertzeit auf, die eine einmal tägliche Behandlung möglich macht.

Aztreonam ist das bisher einzige therapeutisch gebräuchliche β-Laktam-Antibiotikum mit einer monozyklischen Ringstruktur („Monobactam"). Es kann bei resistenten, überwiegend **gramnegativen** Bakterien (z. B. Enterobakterien) eingesetzt werden. Allergische Kreuzreaktionen mit Penicillinen bestehen meist nicht.

Unerwünschte Wirkungen der β-Laktam-Antibiotika
Insbesondere bei oraler Gabe von β-Laktam-Antibiotika sind **gastrointestinale Störungen** (Übelkeit, Erbrechen, Diarrhö) möglich. Bei schweren, anhaltenden Durchfällen ist an eine Antibiotika-assoziierte, pseudomembranöse Kolitis zu denken. Sie wird durch Toxin bildende Clostridium difficile-Stämme hervorgerufen und kann lebensbedrohlich sein ✗✗.
In der Gallenblase können Calciumsalze des *Ceftriaxon* vor allem bei höheren Dosierungen ausflocken (**„Pseudolithiasis"**). Sie lassen sich bei Ultraschalluntersuchungen nachweisen und sind nach Absetzen des Antibiotikums reversibel. Diese Veränderungen verlaufen meist asymptomatisch, ansonsten mit Cholezystitis-ähnlichen Symptomen.
Neben gastrointestinalen Störungen sind **allergische Reaktionen** häufige unerwünschte Wirkungen einer Therapie mit β-Laktam-Antibiotika. Allergische Reaktionen sind bei parenteraler Anwendung eher als nach oraler Gabe zu erwarten. Es kann zu Sofortreaktionen mit anaphylaktischem Schock und Urtikaria kommen, aber auch zu Spätreaktionen (Exantheme, hämolytische Anämie, Nephritis etc.). Nach Gabe von Ampicillin und Amoxicillin sind morbilliforme Exantheme relativ häufig ✗. Diese Hautreaktionen müssen von einer „echten" Penicillinallergie unterschieden werden: sie sind besonders häufig, wenn Mononukleose-Patienten fälschlich mit Aminopenicillinen behandelt werden ✗✗.

Blutbildveränderungen wie Eosinophilie, Thrombozytopenie und Leukopenie können vorkommen. Nach Absetzen der Medikamente sind die Veränderungen rasch reversibel. Neutropenien werden vor allem nach langfristiger, hochdosierter Therapie mit β-Laktam-Antibiotika beobachtet.
Hohe Dosen der β-Laktam-Antibiotika können auch **neurotoxische Reaktionen** verursachen. In seltenen Fällen wurden Krampfanfälle nach Behandlung mit Imipenem beschrieben. Besondere Vorsicht ist geboten bei Patienten mit eingeschränkter Nierenfunktion oder ZNS-Erkrankungen. Das krampfauslösende Potenzial von Meropenem scheint im Vergleich zu Imipenem geringer zu sein; unter den Carbapenemen hat nur Meropenem eine Zulassung zur Behandlung der bakteriellen Meningitis.

Glykopeptidantibiotika

Zwei Glykopeptidantibiotika stehen zur Verfügung: **Vancomycin** und **Teicoplanin**. Es handelt sich um bakterizid wirksame Antibiotika zur intravenösen Therapie (Teicoplanin auch intramuskulär), da Glykopeptide nach oraler Gabe nicht resorbiert werden. Im Sinne einer Lokaltherapie im Gastrointestinaltrakt kommt Vancomycin bei pseudomembranöser Kolitis jedoch auch oral zur Anwendung. Die Eliminationshalbwertzeit von Vancomycin ist deutlich kürzer als die des Teicoplanin. Beide Antibiotika wirken gut auf **grampositive** Erreger, vor allem auf Staphylokokken und Streptokokken.
Glykopeptide sind daher wichtige Reservemittel bei Penicillinallergie bzw. Oxacillinresistenz und schweren Staphylokokkeninfektionen ✓✓: bei Sepsis, Endokarditis, Osteomyelitis, und in Kombination mit Aminoglykosiden auch bei Enterokokken-Endokarditis.

Nebenwirkungen. Eine *Ototoxizität* wurde besonders bei Patienten mit Niereninsuffizienz beobachtet. Wird Vancomycin zu schnell infundiert, kann sich außerdem ein *Flush-Syndrom* entwickeln. Allergien sind selten.

Aminoglykoside

Streptomycin war das erste therapeutisch verwendete Aminoglykosid. Noch heute wird es als einziges Aminoglykosid in der Tuberkulose-Therapie angewandt, etwa bei hepatischen Unverträglichkeitsreaktionen auf andere Antituberkulotika oder bei multiresistenten Erregern.

Zu den neueren Aminoglykosiden zählen **Gentamicin**, **Tobramycin**, **Netilmicin** und **Amikacin**. Sie wirken bakterizid, indem sie die bakterielle Proteinsynthese hemmen und werden nach oraler Gabe nicht resorbiert. Zur systemischen Behandlung müssen sie daher parenteral gegeben werden.
Aminoglykoside sind bei den meisten Enterobakterien, Staphylokokken und Pseudomonas aeruginosa-Stämmen (hier v. a. Amikacin) indiziert. Hospitalkeime können unterschiedlich resistent sein. Die Wirksamkeit bei A-Streptokokken, Pneumokokken, Meningokokken, Enterokokken und Haemophilus influenzae ist nur gering. In Kombination mit Piperacillin oder Pseudomonas-wirksamen Cephalosporinen (Wirkungssynergismus!) werden Aminoglykoside bevorzugt zur Therapie schwerer Infektionen mit gramnegativen Problemkeimen angewandt. Nephro- und Ototoxizität limitieren ihre Anwendung ✗✗. Obwohl sie rasch über die Niere eliminiert werden (Halbwertzeiten ca. 2 Stunden), sollte man die gesamte Tagesdosis der Aminoglykoside auf einmal verabreichen, denn das Risiko für unerwünschte Wirkungen korreliert weniger mit den Spitzenkonzentrationen als vielmehr mit der Dauer der Behandlung ✓. Nach Möglichkeit sollte die Therapiedauer deshalb auf maximal 8 Tage beschränkt bleiben.

Aminoglykoside nur wenige Tage anwenden!

Makrolide

Alle Makrolidantibiotika besitzen ein ähnliches Wirkungsspektrum, es gibt jedoch einige therapeutisch bedeutsame Unterschiede hinsichtlich der antibakteriellen Wirkung (Tab. 11.**1**) und vor allem in den pharmakokinetischen Eigenschaften (s. u.).
Zu ihren wichtigsten Indikationen gehören akute Infektionen der oberen und unteren Atemwege, einschließlich Otitis media. Sie sind Mittel der Wahl bei Infektionen durch Legionella pneumophila, werden gegen Bordetella pertussis und zur Keuchhustenprophylaxe eingesetzt. Durch ihre intrazelluläre Wirksamkeit können sie auch bei Chlamydieninfektionen wie Trachom und nicht-gonorrhoischer Urethritis angewandt werden. Außerdem sind sie Ersatzpräparate bei β-Laktamallergie, z. B. in der Endokarditisprophylaxe.

Tab. 11.**1** **Wirkspektren der Makrolidantibiotika**

gut empfindlich	empfindlich	variabel empfindlich	resistent
– Streptokokken – Pneumokokken – Listerien – Erysipelothrix – Aktinomyzeten – Bacillus anthracis – Chlamydien – Mykoplasma pneumoniae – Ureaplasma urealyticum	– Legionellen – Campylobacter – Spirochäten – Enterokokken – Meningokokken – Diphtheriebakterien	– Haemophilus influenzae (höchste Aktivität zeigt Azithromycin!) – Staphylokokken	– Enterobakterien (Azithromycin ist gegen Enterobakterien teilweise wirksam)

Azithromycin reichert sich intrazellulär am besten an. Zur Einmaltherapie von urogenitalen Chlamydieninfektionen ist es aufgrund der langen Verweildauer im Organismus genauso effektiv wie eine mehrtägige Gabe von Doxycyclin ✓✓. Die übliche Einnahmedauer von Azithromycin beträgt *3 Tage* ✓✓. Wegen der langen Halbwertzeit (insbesondere in phagozytierenden Zellen!) ist mit einer langfristigen Wirkung zu rechnen, die über die Einnahmedauer hinausgeht.

Bei einer Behandlung mit **Erythromycin**, dem klassischen Makrolid, kommt es insbesondere in höherer Dosierung häufiger zu *gastrointestinalen Störungen*. Ursache ist seine Motilin-agonistische Wirkung, die andererseits zur Behandlung von z. B. diabetogener Gastroparese therapeutisch ausgenutzt wird. Erythromycin ist als Antibiotikum weitgehend durch die neueren Makrolide **Roxithromycin**, **Clarithromycin** oder Azithromycin (s. o.) abgelöst worden. Diese Derivate sind im sauren Milieu des Magens stabil und besser verträglich als Erythromycin. Die intravenöse Gabe von Erythromycin und Clarithromycin ist oft mit Schmerzen und Entzündungen an der Infusionsstelle verbunden. Die intravenöse Zubereitungsform von Azithromycin ist besser verträglich. Meist werden Makrolide jedoch oral gegeben.

Hepatotoxische Wirkungen können auftreten. Zur intrahepatischen Cholestase kommt es vor allem bei Erwachsenen und Patienten mit vorbestehenden Lebererkrankungen. *Allergien* gegen Makrolide sind selten.

Interaktionen. Durch Hemmung der hepatischen Cytochrom P-450-abhängigen Monooxygenasen (z. B. CYP3A4) können Makrolide die Elimination zahlreicher anderer, gleichzeitig gegebener Medikamente verzögern. Nicht selten steigen deren Blutkonzentrationen so deutlich an, dass sie unerwünschte Wirkungen hervorrufen. Dies gilt für Benzodiazepine, Carbamazepin, Ter-

Tab. 11.2 **Interaktionen zwischen Makrolid- bzw. Ketolid-Antibiotika und anderen Arzneimitteln.** + = Interaktion möglich; – = keine Interaktion; ? = keine ausreichenden Daten verfügbar

Makrolid oder Ketolid (A)*					andere Arzneimittel (B)	Wirkung
Ery	Roxi	Azi	Clari	Teli**		
+	-	?	+	?	Carbamazepin	↑ Konz. von B, Nystagmus, Übelkeit, Erbrechen, Ataxie
+	-	-	+	?	Cimetidin	↑ Konz. von B
+	?	?	?	?	Clozapin	↑ Konz. von B, ZNS-Toxizität
+	?	-	?	?	Corticosteroide	↑ Wirkungen von B
+	+	-	+	+	Cyclosporin	↑ Konz. von B mit Toxizität
+	+	+	+	+	Digoxin	↑ Konz. von B
+	?	?	+	+	Ergot-Alkaloide	↑ Konz. von B
+	?	?	?	?	Felodipin	↑ Konz. von B
+	?	?	+	+	Lovastatin, Simvastatin	↑ Konz. von B (cave: Rhabdomyolysis)
+	+	-	+	+	Midazolam, Triazolam	↑ Konz. von B, ↑ sedative Wirkungen
+	?	-	+	?	Phenytoin	↑ Konz. von B
+	?	+	+	+	Pimozid	↑ QT Intervall, ↑ Arrhythmie-Risiko
+	?	?	+	?	Rifampicin, Rifabutin	↓ Konz. von A
+	?	?	+	+	Tacrolimus	↑ Konz. von B
+	-	-	+	+	Terfenadin	↑ QT Intervall; ↑ Arrhythmie-Risiko
+	+	-	+	-	Theophyllin	↑ Serumkonz. von B mit Übelkeit, Erbrechen, Anfällen, Apnoe
+	?	-	+	?	Valproinsäure	↑ Konz. von B
+	-	-	+	?	Warfarin	↑ Prothrombinzeit
?	?	-	+	?	Zidovudin	↓ Konz. von B

* Ery = Erythromycin; Azi = Azithromycin; Clari = Clarithromycin; Roxi = Roxithromycin; Teli = Telithromycin

** Da es sich bei Telithromycin um ein relativ neues Antibiotikum handelt, liegen in der publizierten Literatur noch kaum Studien zu Interaktionen vor. Die Substanz ist jedoch ein Inhibitor der Cytochrome CYP3A4 und CYP2D6, und Interaktionen mit entsprechenden Substraten sind zu erwarten; die Angaben in dieser Tabelle orientieren sich an der Information für Fachkreise.

fenadin, Theophyllin und viele andere (Tab. 11.**2**). Das Potenzial für derartige Interaktionen ist bei Erythromycin und Clarithromycin hoch ✗✗, bei Roxithromycin offenbar geringer ✗ und bei Azithromycin offenbar gar nicht ausgeprägt. Als Ursache für dieses abweichende Verhalten kann die modifizierte Grundstruktur angesehen werden: Azithromycin weist einen stickstoffhaltigen, basischen 15-gliedrigen Ring als Grundgerüst auf (sog. „Azalid"), während die anderen Derivate des Erythromycins einen typischen 14-gliedrigen Makrolid-Ring besitzen.

Ketolide

Ketolide weisen in vieler Hinsicht Gemeinsamkeiten mit den Makroliden auf. Ähnlich wie die Makrolide, Lincosamide und Streptogramin Typ B (Abkürzung: MLS_B) hemmen sie die bakterielle Proteinsynthese infolge der Bindung an die 50 S-Untereinheit der Ribosomen. Ketolide wirken auch gegen Stämme mit einer induzierbaren MLS_B-Resistenz oder solche Stämme, die durch einen Effluxmechanismus gegen Makrolide resistent geworden sind.

Telithromycin ist das erste Ketolid, das zur antibakteriellen Therapie zur Verfügung steht. Im Vergleich zu den Makroliden zeigt es insbesondere gegen Erreger der Atemwegsinfektionen eine verbesserte Wirkung (H. influenzae, S. pyogenes und S. pneumoniae, einschließlich multiresistenter Pneumokokken-Stämme). Telithromycin eignet sich daher vor allem für die Therapie der akuten Exazerbation einer chronischen Bronchitis, der akuten Sinusitis und ambulant erworbenen Pneumonie. Es wird einmal täglich oral gegeben ✓✓ (Plasmahalbwertzeit t: etwa 12 h). Nebenwirkungen des Antibiotikums betreffen überwiegend den Gastrointestinaltrakt (Diarrhöen, Übelkeit).

Interaktionen. Telithromycin ist ein Hemmstoff der Cytochrom-abhängigen Monooxygenasen CYP3A4 und CYP2D6. Die Substanz darf daher nicht gleichzeitig mit anderen Arzneimitteln angewandt werden, die durch diese Enzyme verstoffwechselt werden (Tab. 11.**2**) ✗✗. Die Serumkonzentrationen von Simvastatin steigen zum Beispiel um ein Vielfaches an, sodass generell empfohlen wird, Statine während der Behandlung mit Telithromycin vorübergehend abzusetzen ✓. Ähnliche Interaktionen können mit Benzodiazepinen, Immunsuppressiva (Ciclosporin) oder Digoxin auftreten. Auch die Plasmaspiegel von Levonorgestrel sind bei gleichzeitiger Gabe erhöht, die Wirksamkeit von oralen Kontrazeptiva wird jedoch nicht beeinträchtigt. Klinisch relevante Interaktionen mit Theophyllin in retardierter Form wurden im Rahmen der klinischen Entwicklung nicht beobachtet.

Lincosamide

Lincosamide hemmen die Proteinsynthese empfindlicher Bakterien. Sie sind oral und parenteral anwendbar.

Clindamycin ist ein halbsynthetisches Derivat des *Lincomycins* mit günstigeren Eigenschaften. Es wird bevorzugt bei Infektionen durch Anaerobier (z. B. Bacteroides-Arten) und grampositive Keime (v. a. Staphylokokken) angewandt.

Nebenwirkungen. Gastrointestinale Störungen sind relativ häufig. Es besteht die Gefahr einer bedrohlichen pseudomembranösen Kolitis durch Selektion und Überwuchern toxinbildender Clostridium-difficile-Stämme. Gelegentlich treten Allergien auf. Hepatotoxische Wirkungen sind selten.

Tetrazykline

Als Folge der jahrzehntelangen Anwendung von Tetrazyklinen haben die Resistenzquoten bei vielen klinisch wichtigen Erregern ein bedeutsames Ausmaß erreicht. Die Indikationen für eine Therapie sind daher deutlich eingeschränkt, die Tetrazykline haben mit Ausnahme von Doxycyclin an Bedeutung verloren. Doxycyclin steht zur oralen und zur parenteralen Therapie zur Verfügung. Aufgrund seiner günstigen pharmakokinetischen Eigenschaften und wegen des sehr niedrigen Preisniveaus wird überwiegend **Doxycyclin** angewandt: Es besitzt eine gute Bioverfügbarkeit ✓✓, eine relativ lange Halbwertzeit (ca. 18 Stunden) und wird unabhängig von der Nierenfunktion eliminiert.
Das Wirkungsspektrum der Tetrazykline ist unter therapeutischen Gesichtspunkten praktisch gleich und umfasst zahlreiche grampositive und gramnegative Erreger. Pneumokokken und andere Erreger von Atemwegs- und Harnwegsinfektionen weisen zunehmend hohe Resistenzraten auf. (Tab. 11.**3**). Wegen zu hoher Resistenzquoten bei Pneumokokken und anderen Erregern ist Doxycyclin zur kalkulierten Therapie von Atemwegsinfektionen ungeeignet.
Doxycyclin ist Mittel der Wahl bei:
- Rickettsiosen, Mykoplasmen- und Chlamydieninfektionen (atypische Pneumonie!);
- Brucellosen und Tularämie;
- Cholera und anderen Vibrioinfektionen,
- Pest, Malleus, Melioidose,
- Bartonellose und Borreliosen.

Tetrazykline sind Reservemittel bei Lues und Gonorrhö (z. B. bei Patienten mit Penicillinallergie). Sie können auch zur Behandlung von Gastroenteritiden (Reisediarrhö u. a.) angewandt werden (Resistenzen beachten!). Bei Infektionen des Respirationstrakts, zum Beispiel bei der akuten Exazerbation einer chronischen Bronchitis, sollten Tetrazykline nur verabreicht werden, wenn die Empfindlichkeit des Erregers nachgewiesen worden ist. Da die häufigsten Erreger (Pneumokokken) der purulenten Bronchitis zunehmend resistent geworden sind, soll-

Tab. 11.**3** **Wirkspektren der Tetrazykline**

gut empfindlich	variabel empfindlich oder resistent
- zahlreiche grampositive und gramnegative Bakterien, einschließlich Anaerobier, Sporenbildner, Aktinomyzeten, Spirochäten - Rickettsien, Mykoplasmen und Chlamydien	- Enterokokken - Staphylokokken - Enterobakterien

ten Doxycyclin und andere Tetrazykline bei Infektionen der Atemwege sehr zurückhaltend eingesetzt werden.

Nebenwirkungen. Tetrazykline können *gastrointestinale Störungen* (Durchfälle, Übelkeit) verursachen. Aufgrund der Phototoxizität muss eine UV-Lichtexposition während der Behandlung vermieden werden. Bei Anwendung während der Zahnentwicklung (Schwangerschaft, Kindheit) können sich die Zähne gelb verfärben und irreversible Schmelzdefekte entstehen. Bei Behandlung mit **Minocyclin** treten relativ häufig Schwindelerscheinungen auf ✗✗. Mit Tetrazyklinen kann es durch Selektion zu einer Candida-Besiedlung der Haut oder Schleimhäute kommen; die Folge sind eine Glossitis, Stomatitis oder Vulvovaginitis.

Interaktionen. Zwei- oder dreiwertige Kationen hemmen die Resorption der Tetrazykline aus dem Magen-Darm-Trakt: bei gleichzeitiger Einnahme von Magnesium- oder Aluminium-haltigen Antazida, Eisenpräparaten oder Calcium (z. B. in Milchprodukten oder Calcium-haltigen Fruchtsäften) muss deshalb ein zeitlicher Abstand von mindestens 3 Stunden eingehalten werden.

Chloramphenicol

Chloramphenicol ist ein oral und parenteral anwendbares Antibiotikum mit guter Liquorgängigkeit. Das Wirkspektrum umfasst viele grampositive und gramnegative Erreger, sowie Rickettsien, Chlamydien und Mykoplasmen. Seine therapeutische Bedeutung ist heute jedoch aus zwei Gründen gering: aufgrund der zunehmenden Resistenz bei klinisch wichtigen Erregern (z. B. E. coli, Klebsiella, H. influenzae) und wegen der ausgeprägten Hämatotoxizität der Substanz ✗✗.

Nebenwirkungen, Indikationen. Chloramphenicol kann eine meist irreversible *Knochenmarkaplasie* (Inzidenz = 1 : 10 000 bis 40 000) verursachen. Diese schwere hämatologische Reaktion ist dosisunabhängig, kann bereits bei kurzfristiger Gabe auftreten (meist nach 2- bis 8-wöchiger Latenzzeit) und führt in der Hälfte der Fälle zum Tod. Auch eine dosisabhängige reversible Knochenmarksuppression ist möglich. Wegen seiner potenziellen Myelotoxizität sollte Chloramphenicol nur dann eingesetzt werden, wenn zur Behandlung lebensbedrohlicher Infektionen kein gleichwertiges Antibiotikum zur Verfügung steht ✓✓, zum Beispiel zur Meningitistherapie bei Penicillin- und Cephalosporin-Allergie, oder wenn Typhus-Erreger gegen andere Chemotherapeutika resistent sind.
Allergien, gastrointestinale Nebenwirkungen und Neuritiden sind selten.

Fluorchinolone

Fluorchinolone wirken rasch bakterizid. Wegen ihres Hemmeffekts auf die bakterielle DNA-Gyrase (= bakterielle Topoisomerase II) wurden Chinolone früher auch „Gyrasehemmer“ genannt, jedoch wirken insbesondere die neueren Derivate nicht nur auf die Gyrase, sondern auch auf andere bakterielle Enzyme (z. B. Topoisomerase IV), so dass diese Nomenklatur ungeeignet ist. Der Anteil resistenter Bakterienstämme hat in den vergangenen Jahren kontinuierlich zugenommen (z. B. bei E. coli, insbesondere in Asien, vermutlich wegen der Verwendung in der Tiermast).
Ein typisches pharmakokinetisches Merkmal der Fluorchinolone ist ihr hohes Verteilungsvolumen. Sie erreichen hohe Gewebespiegel und können – im Gegensatz zu β-Laktam-Antibiotika und Aminoglykosiden! – auch bei Infektionen durch intrazelluläre Bakterien, wie Chlamydien, Mykoplasmen, Listerien und Legionellen, angewandt werden ✓✓. Von der „Paul-Ehrlich-Gesellschaft für Chemotherapie“ ist eine Einteilung der Fluorchinolone in vier Gruppen vorgeschlagen worden:

Norfloxacin (Gruppe I) kommt aufgrund der relativ ungünstigen antibakteriellen und pharmakokinetischen Eigenschaften praktisch nur zur Therapie von Harnwegsinfektionen in Frage.

Ofloxacin und **Ciprofloxacin** können als klassische Fluorchinolone angesehen werden; sie werden der **Gruppe II** zugeordnet. Sie wirken *in vitro* sehr gut gegen Enterobakterien und Haemophilus influenzae, jedoch nur mittel bzw. relativ schwach gegen Staphylokokken, Pneumokokken, Enterokokken und „atypische“ Erreger (z. B. Chlamydien, Mykoplasmen). Ciprofloxacin ist das wirksamste Fluorchinolon gegen Pseudomonas aeruginosa. Beide Chinolone sind sowohl oral als auch parenteral anwendbar. Zu den Hauptindikationen zählen neben den komplizierten Harnwegsinfektionen auch Infektionen der Atemwege (z. B. nosokomiale Pneumonie), insbesondere durch gramnegative Erreger, Haut-, Weichteil- sowie Knocheninfektionen (Osteomyelitis) und Sepsis ✓✓.

Levofloxacin (Gruppe III) stellt den antibakteriell wirksamen Anteil von Ofloxacin dar (Ofloxacin ist ein Racemat, Levofloxacin das L-Enantiomer dieses Gemisches). Im Vergleich zu Ofloxacin ist die antibakterielle Aktivität von Levofloxacin etwa verdoppelt. Die Indikationen von Levofloxacin entsprechen denen von Ofloxacin, darüber hinaus kann es auch bei Pneumokokken-Infektionen (ambulant erworbene Pneumonie, akute Exazerbation der chronischen Bronchitis) angewandt werden ✓✓.

Moxifloxacin (Gruppe IV) ist zur Zeit das aktivste Chinolon gegen Pneumokokken und andere grampositive Erreger. Es besitzt auch eine hohe Aktivität gegen „atypische“ Erreger und einige Anaerobier. Moxifloxacin wird überwiegend hepatisch metabolisiert und eliminiert, es ist wegen der hepatischen Elimination nicht bei Harnwegsinfektionen indiziert.

> *Fluorchinolone der Gruppe IV (derzeit einziger zugelassenener Vertreter Moxifloxacin; Gatifloxacin wurde kurz nach Einführung wegen Nebenwirkungen wieder vom Markt genommen) weisen eine hohe Aktivität gegen Erreger von Atemwegsinfektionen auf.*

Trotz der Kontraindikation im Kindesalter und bei Jugendlichen kann **Ciprofloxacin** unter sorgfältiger Abwägung von Nutzen und Risiko zur Behandlung pulmonaler

Infektionen bei Patienten mit zystischer Fibrose indiziert sein ✓, da die bisherigen Erfahrungen zeigen, dass unter diesen Bedingungen das Risiko für Arthropathien nicht erhöht ist (gilt nicht generell für alle Chinolone!). Außerdem ist diese Option aufgrund multipler Resistenzen bei diesen sehr häufig vorbehandelten Patienten oft die einzige noch gangbare Lösung.

Nebenwirkungen. Sie betreffen vor allem den *Gastrointestinaltrakt* und das *Zentralnervensystem* (z. B. Kopfschmerzen, Schwindel, Benommenheit, Schlaflosigkeit, Verwirrung, Halluzinationen). Allergische Hautreaktionen kommen selten vor, einige Fluorchinolone besitzen ein relevantes phototoxisches Potenzial. Bei den 8-Methoxyderivaten, wie z. B. Moxifloxacin, sind diese Risiken aber praktisch nicht vorhanden. Funktionsstörungen der Leber und Niere sind sehr selten.
Fluorchinolone können zu *Tendopathien* führen, die auch noch mehrere Wochen nach Abschluss der Therapie auftreten können. Außerdem wirken sie toxisch auf den Gelenkknorpel und die Epiphysenfuge während der postnatalen Entwicklung bei juvenilen Tieren und sind daher bei Kindern und Jugendlichen kontraindiziert.

Interaktionen. Da Fluorchinolone mit mehrwertigen Metallkationen Chelatkomplexe bilden, ist die Resorption aus dem Gastrointestinaltrakt bei gleichzeitiger Einnahme von mineralischen Antazida und anderen metallhaltigen Medikamenten (Eisenpräparate, Vitaminpräparate mit Zinkzusatz) unter Umständen so reduziert, dass mit einem Therapieversagen gerechnet werden muss. Ciprofloxacin kann durch Hemmung von Cytochrom-abhängigen Monooxygenasen den Metabolismus gleichzeitig gegebener Medikamente verzögern ✓✓. Von klinischer Bedeutung ist zum Beispiel die Interaktion mit Theophyllin. Auch Enoxacin und Pefloxacin wirken als Cytochrom-Inhibitoren und sollten wegen einer vergleichsweise ungünstigen Nutzen-Risiko-Relation nicht mehr therapeutisch verwendet werden.
Aufgrund einer geringfügigen Verlängerung des QT-Intervalles sollten Chinolone nicht zusammen mit Antiarrhythmika gegeben werden; auch bei Patienten mit Elektrolytstörungen (Hypokaliämie, Hypomagnesiämie) und Myokardinsuffizienz sowie bei Personen mit angeborener Verlängerung des QT-Intervalls sind sie kontraindiziert. Bei einer gleichzeitigen Gabe von Digoxin kann es zu erhöhten Digoxinspiegeln kommen ✓.

Co-Trimoxazol

Co-Trimoxazol, die Kombination aus Trimethoprim und Sulfamethoxazol, wird heute überwiegend zur Therapie von Harnwegsinfektionen eingesetzt; auch zur Behandlung und Prophylaxe einer Pneumocystis-carinii-Pneumonie bei AIDS-Patienten wird es z. T. in sehr hohen Dosierungen angewandt. Bei Salmonellen- und Shigellen-Infektionen kommt es nur als Alternativ-Präparat in Frage nachdem der jahrzehntelange häufige Gebrauch zu hohen Resistenzquoten bei klinisch wichtigen Erregern geführt hat (z. B. Salmonellen, Shigellen und E. coli).

Unerwünschte Wirkungen der Sulfonamid-Komponente bestehen vor allem in Form von allergischen Reaktionen. Außerdem kommen gastrointestinale Beschwerden vor. Bei AIDS-Patienten ist die Rate an Unverträglichkeiten besonders hoch.

Metronidazol

Die Substanz wirkt gegen Protozoen (z. B. Trichomonas vaginalis, Entamoeba histolytica, Giardia lamblia, Balantidium coli) und darüber hinaus auch rasch bakterizid gegen anaerobe Bakterien wie z. B. Bacteroides, Clostridien und Fusobacterium-Arten. Metronidazol weist ein hohes Verteilungsvolumen auf. Seine guten Penetrations- und Diffusionseigenschaften ermöglichen die Therapie von:
- Gehirnabszessen,
- Anaerobier-Meningitiden,
- intraabdominalen Abszessen,
- Peritonitiden,
- gynäkologischen Infektionen (unspezifische Vaginitis),
- Anaerobierinfekten des Knochens und der Gelenke.

Metronidazol wird neben Vancomycin zur Behandlung der pseudomembranösen Colitis angewandt ✓✓.

Zu den **unerwünschten Wirkungen** von Metronidazol gehören gastrointestinale (Bauchschmerzen, Übelkeit und Erbrechen) und neuorologische Störungen (Schwindel, Parästhesien).

Oxazolidinone

Linezolid ist das erste antibakteriell wirksame Chemotherapeutikum aus der Klasse der Oxazolidinone. Es weist eine gute Wirksamkeit gegen grampositive Erreger auf und erfasst auch Bakterien, die gegen andere Antibiotika resistent sind. Insgesamt erwies sich die Substanz hinsichtlich der Wirksamkeit und Verträglichkeit als gut vergleichbar mit länger bekannten Antibiotika ✓✓. Als Vorteil – etwa im Vergleich zu Vancomycin – kann die orale Verfügbarkeit von Linezolid angesehen werden. Bei Infektionen durch Vancomycin-resistente E.-faecium-Stämme ist Linezolid ein wertvolles Chemotherapeutikum. Die Wirksamkeit erhöht sich bei einer Dosierung von 2-mal täglich 600 mg (statt 200 mg). Weitere mögliche Anwendungsgebiete sind durch grampositive Erreger verursachte Pneumonien und Hautinfektionen durch Staphylokokken oder Streptokokken ✓. Die Indikation für eine Behandlung sollte streng gestellt werden, da eine breite Anwendung der Oxazolidinone zu einer raschen Ausbreitung resistenter Stämme führen könnte.

Nebenwirkungen. Vor allem bei längerer Anwendung von Linezolid können *Blutbildveränderungen* auftreten (Anämie, Thrombozytopenie). Aufgrund seiner MAO-inhibitorischen Wirkung interagiert es z. T. mit Sympathomimetika und anderen Arzneimitteln.

Streptogramine

Unter dem Namen SYNERCID ist eine Mischung aus **Quinupristin** und **Dalfopristin** im Verhältnis 30 : 70 im Handel. Bei den Wirkstoffen handelt es sich um Derivate von Pristinamycin, das zu den Streptograminen gehört. Quinupristin/Dalfopristin wird parenteral bei grampositiven Bakterien angewandt, es ist auch bei den meisten multiresistenten Erregern nosokomialer Infektionen wirksam.

Bei Patienten mit komplizierten Haut- und Weichteilinfektionen ist das Präparat etwa ebenso wirksam wie Vancomycin oder Oxacillin ✓; dem Vancomycin ebenbürtig ist es bei nosokomialer Pneumonie (grampositive Erreger) ✓✓. In einer multizentrischen Studie sprachen zwei von drei schwerstkranken Patienten, die durch Vancomycin-resistente Enterokokken infiziert waren oder bei denen andere Präparate versagt hatten, auf Quinupristin/Dalfopristin an.

Nebenwirkungen. Die Infusion in periphere Venen führt zu *lokalen Irritationen*. Dosisabhängig kommt es zu Myalgien, Arthropathien und einer Hyperbilirubinämie. Trotz dieser suboptimalen Verträglichkeit gewinnt das Antibiotikum als Ultima-Ratio-Präparat an klinischer Bedeutung, da zunehmend Resistenzen grampositiver Erreger auftreten.

Antituberkulotika

Die Aktivität der Antituberkulotika hängt wesentlich von der Vermehrungsfrequenz des Mycobacterium tuberculosis und dem pH-Wert der Umgebung ab. Sich rasch bei neutralem bis leicht alkalischem pH vermehrende Populationen werden durch **Isoniazid**, **Rifampicin** und **Streptomycin** abgetötet. Rifampicin besitzt eine besondere Aktivität gegen Bakterien mit langsamer Vermehrung bei neutralem pH in käsigen Nekrosen. Diese Population ist vorwiegend ruhend, weist jedoch kurze Phasen gesteigerter Aktivität auf und ist weitgehend unempfindlich gegen andere Substanzen. **Pyrazinamid** besitzt eine spezifische Wirkung gegen intrazelluläre M. tuberculosis. Bei saurem Umgebungs-pH entfaltet es seine maximale Wirkung zu Beginn der Tuberkulosetherapie und ist im weiteren Verlauf weniger wirksam. Die Aktivität von Isoniazid auf sich langsam vermehrende Bakterien ist wesentlich niedriger als die von Rifampicin und Pyrazinamid. **Ethambutol** ist kein bakterizides Medikament und sollte daher nur in Kombination mit anderen bakteriziden Chemotherapeutika in der Kurzzeitbehandlung eingesetzt werden ✓✓. Seine Wirkung besteht vorwiegend in einer Hemmung der Entwicklung resistenter Erreger.

Interaktionen und Nebenwirkungen. Isoniazid besitzt ein *neurotoxisches Potenzial*. Periphere Polyneuropathien, aber auch zentrale Störungen (z. B. Gedächtnisstörungen) sind möglich; seltener treten Psychosen und Krämpfe auf. Wegen seines Antagonismus zu Vitamin B_6 ist die Zufuhr von Vitamin B_6 (10 mg/Tag) insbesondere bei Diabetikern und Alkoholikern empfehlenswert ✓✓. Bei aufgetretenen neurotoxischen Erscheinungen wird das Vitamin höher dosiert (50 – 100 mg/Tag), die antituberkulotische Wirkung wird dadurch nicht beeinträchtigt. Darüber hinaus kann Isoniazid *Allergien, Obstipation* und *Störungen der Leberfunktion* verursachen. Die fast obligaten Erhöhungen der Serumtransaminasen nach INH sind meist innerhalb von 2 Monaten reversibel.

Pyrazinamid verursacht bei den meisten Patienten eine reversible Hyperurikämie. Seltener kommt es zu hepatotoxischen Reaktionen. Als seltene (0,001 – 0,3 %) aber gravierende Nebenwirkung nach **Ethambutol** sind z. T. irreversible Schäden des N. opticus beschrieben worden (Verlust des Grünsehens). Die Gefahr nimmt bei eingeschränkter Nierenfunktion zu. Vor und während der Therapie sollten daher der Visus und das Farbsehen kontrolliert werden ✓. **Streptomycin** kann ototoxisch wirken; im Vordergrund stehen Störungen des Gleichgewichtssinns, die Vestibularisfunktion sollte daher regelmäßig kontrolliert werden.

> *Rifampicin führt zu zahlreichen Arzneimittel-Interaktionen.*

Zu den häufigsten unerwünschten Wirkungen von **Rifampicin** zählen *Leberfunktionsstörungen* und *gastrointestinale Beschwerden*. Bei intermittierender Therapie können Thrombozytopenien und reversible Nierenschädigungen auf allergischer Grundlage vorkommen. Die bedeutsamsten Interaktionen während der Behandlung einer Tuberkulose kommen durch eine Rifampicin-verursachte Induktion von Cytochrom P450-abhängigen Monooxygenasen zustande, wodurch zahlreiche andere Medikamente (orale Kontrazeptiva, Glucocorticoide, Sulfonylharnstoffe, Methadon etc.) beschleunigt abgebaut werden ✗✗. Insgesamt sind mehr als 100 Arzneistoffe dokumentiert, deren Pharmakokinetik bei gleichzeitiger Gabe von Rifampicin verändert wird. Nicht selten sind diese Interaktionen so stark ausgeprägt, dass sie als klinisch relevant anzusehen sind. Zyklusstörungen wie Zwischenblutungen und Amenorrhoe wurden z. B. bei gleichzeitiger Gabe von Rifampicin und oralen Kontrazeptiva beschrieben. Eine sichere Empfängnisverhütung mit oralen Kontrazeptiva ist nicht mehr gewährleistet ✗. Patientinnen, die Rifampicin einnehmen, sollten dringend andere Formen der Empfängnisverhütung empfohlen werden.

Antimykotika

Amphotericin B

Amphotericin B wirkt durch Anlagerung an das Ergosterol in der Pilzzellmembran, ähnliche Wechselwirkungen bestehen aber auch mit dem Cholesterol in den Zellmembranen des Menschen. Es wirkt gegen nahezu alle Erreger von systemischen Mykosen; Resistenzen sind selten.

> *Nephro- und Neurotoxizität limitieren die systemische Anwendbarkeit von Amphotericin B.*

Bei systemischer Anwendung kommt es häufig zu folgenden **unerwünschten Wirkungen**: Fieber, Schüttelfrost, Übelkeit, Erbrechen, Kopfschmerzen sowie Anstieg von Harnstoff und Kreatinin; auch eine Hämaturie und Albuminurie können als Ausdruck der *Nephrotoxizität* beobachtet werden. Soweit eine Gesamtdosis von ca. 4 g bei erwachsenen Patienten nicht überschritten wird, sind die nephrotoxischen Erscheinungen im Allgemeinen reversibel, wenn die Nierenfunktion zuvor nicht gestört war ✓✓; durch Infusion von Elektrolyt-Lösungen (Natrium-Beladung) können sie vermindert werden. *Neurotoxische Wirkungen* treten bei der Mehrheit der Behandelten auf. Seltene unerwünschte Wirkungen sind allergische Reaktionen, Leberschäden und nichthämolytische Anämien durch Knochenmarksdepression. Zusätzlich verabreichte Medikamente mit nephrotoxischem Potenzial, wie zum Beispiel Ciclosporin A oder Cisplatin, können die Toxizität verstärken.
Die hohe Licht- und Oxidationsempfindlichkeit von Amphotericin B erfordern bei der Lagerung und Anwendung des Antimykotikums besondere Schutzvorrichtungen (Kühlschrank, Lichtschutz). Um eine Resistenzentwicklung zu vermeiden und wegen der Möglichkeit der Dosis-Reduzierung von Amphotericin B werden 5-Flucytosin und Amphotericin B häufig in Kombination verabreicht ✓. Liposomale Amphotericin-Präparate sind etwas besser verträglich und ermöglichen daher in speziellen Fällen eine höhere Dosierung.

Flucytosin

Flucytosin ist ein fluoriertes Pyrimidinderivat und wird in empfindlichen Pilzzellen zu Fluoruracil desaminiert. Da es während der Behandlung rasch zu einer Resistenzentwicklung kommen kann, wird es nur in Kombinationen mit Amphotericin B angewandt (s. o.). Im Gegensatz zu Amphotericin B ist Flucytosin gut gewebegängig und erreicht auch wirksame Konzentrationen im Liquor.

Nebenwirkungen. Neben allergischen Erscheinungen kommen Leukopenien, Thrombozytopenien sowie gastrointestinale Störungen vor. Die Leberfunktion kann beeinträchtigt werden. Da es vorwiegend renal mit einer Halbwertzeit von etwa 3–5 Stunden eliminiert wird, muss bei Patienten mit *eingeschränkter Nierenfunktion* die Dosis reduziert werden.

Azol-Antimykotika

Azol-Antimykotika lassen sich in Imidazole und Triazole unterteilen. **Ketoconazol** war das erste zur systemischen Therapie oral anwendbare Imidazolderivat. Es ist gegen die meisten Spross- und Schimmelpilze sowie viele Dermatophyten wirksam und oral verwendbar, aber nicht optimal verträglich. Dagegen besteht bei den neueren Triazol-Antimykotika Fluconazol, Itraconazol und Voriconazol eine günstigere Nutzen-Risiko-Relation ✓✓. **Fluconazol** besitzt eine längere Eliminationshalbwertzeit (ca. 25 Stunden), ist besser liquorgängig und daher zur Behandlung der Kryptokokken-Meningitis bei AIDS-Patienten geeigneter. Es wird auch zur Prophylaxe bei immunsupprimierten Patienten eingesetzt. **Itraconazol** weist eine bessere Aktivität gegen Aspergillus auf. **Voriconazol** ist ein weiteres Triazol-Antimykotikum zur systemischen Therapie, das ebenfalls gegen Aspergillus wirkt. Es war in mehreren klinischen Vergleichsstudien mindestens gleich gut wirksam wie Amphotericin B ✓✓.

Als **unerwünschte Wirkungen** der Azol-Antimykotika kommen Nausea, Juckreiz, Kopfschmerzen und Bauchschmerzen vor. Voriconazol verursacht häufig vorübergehende Sehstörungen ✗✗. In seltenen Fällen sind nach Ketoconazol schwere Leberschäden aufgetreten. Alle Azol-Antimykotika hemmen Cytochrom P450-abhängige Monooxygenasen und können dadurch zu zahlreichen **Interaktionen** mit anderen hepatisch eliminierten Substanzen führen (Tab. 11.**4**).

Echinocandine

Caspofungin ist das erste Antimykotium aus der Gruppe der Echinocandine, die klinischen Erfahrungen mit diesem Medikament sind noch begrenzt ✓. Die Substanz hemmt die Synthese von β-(1,3)-D-Glucan, einem essenziellen Bestandteil der Zellwand von Pilzzellen, und wirkt gegen verschiedene Aspergillus- und Candida-Spezies, wobei auch Azol-resistente und Amphotericin-resistente Aspergillus-Stämme erfasst werden. Caspofungin kann zur intravenösen Behandlung von Aspergillus-Infektionen angewandt werden, wenn die Standardtherapie nicht vertragen wird oder nicht wirksam war. Nach intravenöser Gabe wird Caspofungin mit einer Halbwertzeit von 9 bis 10 Stunden (β-Phase) überwiegend hepatisch eliminiert, ein geringer Teil wird langsamer ausgeschieden (HWZ: 40 bis 50 Stunden); metabolisch spielen neben der N-Acetylierung auch hydrolytische Vorgänge eine Rolle.

Die häufigsten **unerwünschten Wirkungen** sind Fieber, entzündliche Reaktionen an der Infusionsstelle, Übelkeit, Erbrechen oder Kopfschmerzen. Bei etwa jedem 10. Patienten kam es zum Anstieg der Transaminasen.

Virustatika

Viren besitzen keinen eigenen Stoffwechsel – zur Replikation sind sie auf die Stoffwechselprozesse der Wirtszelle angewiesen. Aufgrund dieser engen Verbindung zur Wirtszelle wurde die Chemotherapie von Virusinfektionen lange Zeit als nicht möglich oder doch zumindest als schwierig angesehen. Heute stehen diverse Arzneimittelgruppen zur Verfügung, mit denen es gelingt, Virusinfektionen gezielt und wirksam zu behandeln. Nicht zuletzt durch die Entwicklung von Virustatika zur Behandlung der HIV-Infektion wurde gezeigt, dass es möglich ist, weitgehend selektiv in die virale Vermehrung einzugreifen ohne den Wirtsstoffwechsel wesentlich zu schädigen. Nichtsdestotrotz ist die antivirale Chemotherapie in vieler Hinsicht noch unbefriedigend, da es zum Beispiel nicht gelingt, Viren wie HIV oder Herpes simplex völlig zu beseitigen, sondern lediglich eine Suppression oder Reduktion der Viruslast möglich ist. Darüber hinaus ist bei vielen viralen Infektionen, zumindest bei Patienten ohne Immunsuppression, nur bei frühzeitigem Behandlungsbeginn mit einem nachweisbaren Therapieerfolg zu rechnen.

Tab. 11.4 **Interaktionen zwischen Azol-Antimykotika und anderen Arzneimitteln.**
+ = Interaktion möglich; – = keine Interaktion; ? = keine Daten verfügbar.

Azol-Antimykotika (A)				andere Arzneimittel (B)	Interaktion bzw. Wirkung
Flu	**Itr**	**Ket**	**Vori**		
+	?	?	?	Amitriptylin	↑ Konz. von B
+	+	+	+	Antihistaminika (Astemizol, Terfenadin, Loratadin)	↑ Konz. von B (Arrhythmien)
+	+	–	+	Carbamazepin	↑ Konz. von B und/oder ↓ Konz. von A
+	+	+	+	Cyclosporin, Tacrolimus	↑ Konz. von B, ↑ Nephrotoxizitätsrisiko
?	+	+	?	Didanosin	↓ Absorption von A
–	+	+	?	H2-Blocker, Antacida, Sucralfat	↓ Absorption von A
+	+	+	+	Hydantoine (Phenytoin)	↑ Konz. von B, ↓ Konz. von A
–	+	+	?	Isoniazid	↓ Konz. von A
?	+	?	?	Lovastatin/Simvastatin	Fälle von Rhabdomyolysis
+	+	+	?	Midazolam/Triazolam, po	↑ Konz. von B
+	+	+	+	orale Antikoagulantien	↑ Konz. von B (↑ Prothrombinzeit)
+	+	?	?	orale Hypoglykämika	↑ Konz. von B
+	+	+	+	Rifampicin, Rifabutin	↓ Konz. von A, ↑ Konz. von B
+	?	+	?	Theophyllin	↑ Konz. von B
+	–	?	?	Zidovudin	↑ Konz. von B

Flu = Fluconazol; Itr = Itraconazol; Ket = Ketoconazol; Vori = Voriconazol.
Da es sich bei Voriconazol um ein relativ neues Antimykotikum handelt, liegen in der publizierten Literatur kaum Studien zu Interaktionen vor. Die Substanz ist jedoch ein Inhibitor der Cytochrome CYP3A4, CYP2C9 und CYP2C19, und Interaktionen mit entsprechenden Substraten sind zu erwarten.

1. Virustatika zur Behandlung der Influenza

Amantadin kann, rechtzeitige Gabe vorausgesetzt, gegen Influenza A eingesetzt werden, bei Influenza B ist es nicht wirksam. Gastrointestinale und neurologische Nebenwirkungen sind relativ häufig ✗✗. Aufgrund einer vergleichsweise schlechten Nutzen-Risiko-Relation wird Amantadin heute kaum noch angewandt.

Neuraminidase-Inhibitoren wirken nur gegen Influenza-Viren, sie sind unwirksam beim „grippalen Infekt". Die beiden verfügbaren Vertreter dieser Wirkstoffgruppe sind Zanamivir und Oseltamivir, die bei Influenza A und B indiziert sind. Beide können im Vergleich zu Placebo die Erkrankungsdauer um etwa 1 bis 2 Tage reduzieren ✓✓. Zwingende Voraussetzung für diesen therapeutischen Erfolg ist allerdings der frühzeitige Behandlungsbeginn, da sich die Viren unmittelbar vor und kurz nach Beginn der Symptomatik am stärksten vermehren. Die Wirksamkeit ist um so besser, je früher die Therapie beginnt – maximal dürfen 48 Stunden zwischen dem Auftreten der ersten Symptome und dem Behandlungsbeginn liegen.

Zanamivir wird nach oraler Gabe nur minimal resorbiert und muss per Inhalation verabreicht werden; die antivirale Wirkung nach dieser Applikationsart ist überwiegend durch die lokal an den Schleimhäuten der Atemwege erzielten Konzentrationen bedingt. Der Wirkstoff liegt in Pulverform vor und wird mit Hilfe eines speziellen Gerätes (Diskhaler) inhaliert, Kooperationsbereitschaft des Patienten ist erforderlich. Die inhalative Verabreichung von Zanamivir ist gut verträglich. In den klinischen Studien ergaben sich hinsichtlich der Verträglichkeit keine Unterschiede zwischen den Patienten, die mit dem Arzneimittel behandelt wurden und den Patienten der Placebogruppe ✓✓.

Oseltamivir kann oral verabreicht werden; es handelt sich um ein Prodrug, das bei der Resorption rasch in den eigentlichen Wirkstoff metabolisiert wird. Das Verteilungsvolumen von Oseltamivircarboxylat beträgt etwa 23 l, was der extrazellulären Körperflüssigkeit entspricht; die Bindung an Plasmaproteine ist sehr gering (ca. 3%) und damit zu vernachlässigen. Der Wirkstoff wird unverändert renal mit einer Halbwertzeit von etwa sechs bis zehn Stunden eliminiert, eine Dosisanpassung bei Patienten mit schwerer Niereninsuffizienz wird daher empfohlen. Zur Therapie werden zweimal täglich 75 mg an Erwachsene verabreicht, bei Kindern ab 1 Jahr beträgt die Dosierung 2-mal täglich 2 mg/kg. Oseltamivir kann auch prophylaktisch in einer Dosierung von 1 × täglich 75 mg angewandt werden ✓✓, entsprechende Studien liegen für Zanamivir nicht vor ≈. Oseltamivir ist gut verträglich; gelegentlich kommt es zu Übelkeit oder Erbrechen, die vor allem in den ersten beiden Therapietagen auftreten können.

2. Nukleosidanaloga zur Behandlung von Infektionen durch Herpesviren

Nukleosidanaloga bilden die größte Gruppe der antiviral wirksamen Arzneistoffe. Nukleosidanaloga beeinflussen nicht das Latenzstadium der Viren; trotz therapeutischer Wirksamkeit kommt es daher nach dem Absetzen der Medikation zu Rezidiven der Erkrankung. Abgesehen von einigen Vorläufersubstanzen war **Aciclovir** das erste antiviral wirksame Nukleosid, das mit guter Nutzen-Risiko-Relation bei Infektionen durch Viren der Herpes-Gruppe (Herpes-simplex-Virus, Varizella-Zoster-Virus) eingesetzt werden kann ✓✓. Um seine antivirale Wirkung zu entfalten, muss Aciclovir dreifach phosphoryliert werden. Zunächst erfolgt die Umwandlung in das Monophosphat – eine Reaktion, die bevorzugt in virusinfizierten Zellen durch die virale Thymidinkinase vermittelt wird; anschließend wird in zwei weiteren Phosphorylierungsschritten durch zelleigene Enzyme das Triphosphat gebildet. Dabei handelt es sich um den eigentlichen Wirkstoff, der die DNA-Polymerase hemmt und nach Einbau in die DNA einen Kettenabbruch verursacht, da die zum regelrechten Aufbau der DNA notwendige 3'-Hydroxylgruppe im Aciclovir-Molekül fehlt. Aciclovir kann topisch, oral oder intravenös verabreicht werden. Die Bioverfügbarkeit nach oraler Gabe ist nur gering und variabel (ca. 15 – 20 %). Aciclovir wird ganz überwiegend unverändert über die Niere mit einer Halbwertzeit von etwa 2,5 Stunden eliminiert. **Valaciclovir**, ein Valinester des Nukleosids, ist ein Prodrug von Aciclovir mit deutlich verbesserter Bioverfügbarkeit.
Famciclovir ist ein weiteres Prodrug, das strukturelle Ähnlichkeit zu Aciclovir aufweist und zur oralen Behandlung von Herpes-Infektionen eingesetzt wird. Es wird bei der Resorption zunächst zu Penciclovir metabolisiert, welches dann zu dem biologisch aktiven Triphosphat umgewandelt wird.
Schließlich steht **Brivudin** zur Verfügung. Es besitzt in vitro eine hohe Aktivität gegen Herpesviren, die Bioverfügbarkeit liegt bei etwa 30 %, die Elimination erfolgt renal. Auch dieses Nukleosid-Analogon kann bei Infektionen durch Herpes-Viren angewandt werden.

Verträglichkeit. Alle genannten Nukleosid-Analoga weisen eine gute Verträglichkeit auf. Vorübergehende gastrointestinale Beschwerden oder Reaktionen des Nervensystems (Kopfschmerzen, Schwindel, etc.) kommen jedoch vor. Brivudin darf nicht zusammen mit 5-Fluoruracil gegeben werden, da die Toxizität des Antimetaboliten verstärkt wird und schwer wiegende unerwünschte Wirkungen auftreten können. Zwischen der Gabe dieser Medikamente muss ein zeitlicher Abstand von mindestens vier Wochen liegen.

3. Virustatika zur Behandlung der Cytomegalie-Virus-Infektion

Ganciclovir, Foscarnet und **Cidofovir** werden intravenös gegeben. Trotz sehr geringer und variabler Bioverfügbarkeit hat sich bei Ganciclovir auch die orale Erhaltungstherapie (im Anschluss an eine intravenöse Behandlung) als klinisch wirksam erwiesen ✓✓. Ein besser resorbierbares Derivat ist **Valganciclovir**. Ganciclovir kann gastrointestinale Störungen verursachen, es besitzt ein hämatotoxisches Potenzial und hemmt die Spermatogenese.
Foscarnet kann auch bei Infektionen durch Ganciclovir-resistente Viren eingesetzt werden, weil seine Aktivität nicht von der viralen Thymidinkinase abhängig ist. Foscarnet ist nephrotoxisch; eine Infusion von 1 l isotonischer Kochsalzlösung kann das Nephrotoxizitäts-Risiko reduzieren. Darüber hinaus können Übelkeit, Erbrechen, Hämoglobin-Abnahme, Kopfschmerzen und Müdigkeit vorkommen.
Cidofovir ist ein Nukleo**tid**analogon, das bei AIDS-Patienten mit CMV-Retinitis eingesetzt werden kann; die ausgeprägte Toxizität dieses Virustatikums verbietet eine breitere Anwendung. Die Nephrotoxizität von Cidofovir ist Dosis limitierend; bei etwa jedem 2. Patienten muss mit einer Proteinurie gerechnet werden; häufig kommt es zum Anstieg des Kreatinins. Darüber hinaus ist die Substanz hämatotoxisch sowie kanzerogen und teratogen. Wegen der langen Verweildauer in den Zellen kann Cidofovir in relativ großen zeitlichen Abständen verabreicht werden.

4. Virustatika zur Behandlung von Hepatitis C und Hepatitis B

Ribavirin wurde bereits vor Jahrzehnten als Aerosol zur Therapie von RS-Virusinfektionen zugelassen. Als orale Zubereitungsform wird es in **Kombination mit Interferon-α** zur Therapie der **Hepatitis C** eingesetzt. In vitro ist das Nukleosid-Analogon gegen ein breites Spektrum von RNA- und DNA-Viren wirksam. Der Wirkungsmechanismus ist nicht genau bekannt. Ribavirin wird nach oraler Gabe rasch resorbiert und mit einer Halbwertzeit von etwa 80 Stunden eliminiert. Bei mehrfacher Einnahme kumuliert die Substanz. Bei Einnahme von 2 × täglich 600 mg wurde ein „steady state" mit Plasmakonzentrationen von 2,2 mg/l nach etwa 4 Wochen erreicht. Nach Absetzen der Therapie betrug die Halbwertzeit ca. 300 Stunden. Der überwiegende Teil des Ribavirins im Blut liegt in Form von Nukleotiden in Erythrozyten vor. In mehreren Schritten entsteht ein Metabolit, der renal eliminiert wird. Bei Patienten mit eingeschränkter Nierenfunktion waren AUC-Werte und Spitzenkonzentrationen von Ribavirin erhöht, Patienten mit einer Kreatinin-Clearance von < 50 ml/min dürfen nicht mit Ribavirin behandelt werden.

Verträglichkeit. Bei bis zu 14 % der Patienten, die im Rahmen klinischer Studien mit der Kombination aus Ribavirin und Interferon behandelt wurden, kam es zu einer *Abnahme der Hämoglobin-Konzentration* auf < 10 g/dl und anderen Blutbildveränderungen. Auch Reaktionen des Magen-Darm-Traktes (Übelkeit, Anorexie), neurotoxische Symptome (Antriebslosigkeit, Schlaflosigkeit, Reizbarkeit), Hautveränderungen (Pruritus, Exanthem, Hauttrockenheit) und Schilddrüsenfunktionsstörungen sind häufig. Im Tierexperiment führte Ribavirin bei niedrigen Dosierungen zu Veränderungen der Spermien und erwies sich als *teratogen*. Frauen im gebärfähigen Alter müssen während und bis zu 4 Monate nach der Therapie zuverlässige kontrazeptive Maßnahmen durchführen. Während dieser Zeit muss monatlich routinemäßig ein Schwangerschaftstest durchgeführt werden.

Das Nukleosid-Analogon **Lamivudin** wurde zunächst zur Therapie von HIV-infizierten Patienten in den Handel gebracht. In dieser Indikation hat es sich – nicht zuletzt aufgrund der guten Verträglichkeit – bewährt und ist heute als ein Standardtherapeutikum anzusehen. In einer relativ niedrigen täglichen Dosierung von 100 mg ist es angezeigt zur Behandlung von Patienten mit chronischer **Hepatitis B** und einer nachweisbaren Virus-Replikation mit einer dekompensierten Lebererkrankung oder mit einer histologisch nachgewiesenen aktiven Leberentzündung und/oder Fibrose ✓✓. Grundlage für diese Indikation ist die ausgeprägte *in vitro* Aktivität der Substanz gegen das Hepatitis B Virus ✓. Es wird sowohl von infizierten als auch von nichtinfizierten Zellen zum Triphosphat metabolisiert, dem die eigentliche antivirale Aktivität durch Hemmung der DNA-Polymerase zukommt. Es wird zu etwa 80 % aus dem Magen-Darmtrakt resorbiert und mit einer Halbwertzeit von 5 bis 7 Stunden eliminiert. Die „intrazelluläre Halbwertzeit" des Triphosphates ist länger (bis zu 19 Stunden).

Adefovir ist ein Nukleo**tid**-Analogon mit Aktivität gegen Hepadnaviren (= Hepatitis-assoziierte DNA-Viren), einschließlich Lamivudin-resistenter Hepatitis-B-Viren. In Säugetierzellen wird es durch Wirtsenzyme zunächst zweifach phosphoryliert und entspricht dann dem biologisch aktiven Desoxyadenosintriphosphat. In dieser Form hemmt es die viralen Polymerasen durch Bindungskonkurrenz mit dem natürlichen Substrat und verursacht nach Einbau in die Virus-DNA einen Kettenabbruch ✓. Die intrazelluläre Halbwertzeit von Adefovirdiphosphat beträgt in Lymphozyten 12 bis 36 Stunden. Nach oraler Gabe von 10 mg Adefovirdipivoxil liegt die Bioverfügbarkeit von Adefovir bei etwa 60 %; das Nukleotid wird über die Niere mit einer Halbwertzeit von etwa sieben Stunden durch glomeruläre Filtration und tubuläre Sekretion ausgeschieden.

Verträglichkeit. Die Behandlung mit Adefovir kann zu einer Beeinträchtigung der Nierenfunktion führen. Bei Patienten mit bestehender Nierenfunktionsstörung oder bei gleichzeitiger Behandlung mit anderen potenziell nephrotoxischen Arzneimitteln muss dieses Risiko besonders berücksichtigt werden. Die Dosierung darf 10 mg Adefovir pro Tag nicht überschreiten. Unter diesen Bedingungen ist die Therapie mit Adefovir gut verträglich, die häufigsten Unverträglichkeitsreaktionen sind gastrointestinale Beschwerden (Übelkeit, Diarrhö) und Kopfschmerzen.

5. Antiretrovirale Wirkstoffe

Die wichtigsten Angriffspunkte dieser Arzneimittel sind zwei virusspezifische Enzyme:

- die *reverse Transkriptase*, ein virales Enzym, welches die RNA des Erregers in DNA übersetzt, damit die genetische Information in das Genom der Wirtszelle integriert werden kann. Man unterscheidet nukleosidische (NRTI) von nicht-nukleosidischen Hemmstoffen (NNRTI) dieses Enzyms;
- die *Protease*, die mehrere für die Replikation der Viren essenzielle Proteine aus einem Vorläuferprotein herausspaltet; Hemmstoffe dieses virusspezifischen Enzyms (PI = Proteaseinhibitoren) unterdrücken die Ausbreitung der Viren.

Um eine rasche Resistenzentwicklung zu verhindern, werden antiretroviral wirksame Virustatika in Kombination angewandt (HAART: highly active antiretroviral therapy).

Hemmstoffe der reversen Transkriptase

Nukleosid-Analoga. **Zidovudin** wird bei Patienten mit einer HIV-Infektion bereits seit langem angewandt und ist nach wie vor ein Standardmedikament. Es bewirkt eine vorübergehende Besserung des Krankheitsverlaufs, führt jedoch nicht zu einer Beseitigung des Erregers. Mit **Didanosin**, **Zalcitabin**, **Stavudin**, **Abacavir**, **Lamivudin** und **Emtricitabin** stehen heute sechs weitere, ähnlich wirkende Nukleosid-Analoga zur Behandlung der HIV-Infektion zur Verfügung. Auch diese Chemotherapeutika können den Erreger nicht komplett beseitigen. Um die Einnahme der Medikamente zu vereinfachen, ist ein fixes Kombinationspräparat aus Zidovudin und Lamivudin im Handel. Neben der Anwendung im Rahmen der antiretroviralen Therapie ist Lamivudin auch zur Behandlung von Patienten mit chronischer Hepatitis B indiziert (S. 244).
Die Nukleosidanaloga unterscheiden sich zum Teil wesentlich durch ihre **unerwünschten Wirkungen**: Unter *Zidovudin* treten bei jedem vierten Patienten Anämien oder Neutropenien auf, darüber hinaus kann es zu gastrointestinalen Störungen, Hautreaktionen, Muskelschmerzen und Parästhesien kommen. Wichtigste unerwünschte Wirkungen nach *Didanosin*, *Stavudin* und *Zalcitabin* sind periphere Neuropathien mit Symptomen wie Parästhesien, Taubheitsgefühl und Schmerzen. Vor allem Didanosin verursacht relativ häufig (bis zu 7 %) eine potenziell tödlich verlaufende Pankreatitis. *Abacavir* kann bei etwa 5 % der Patienten eine Überempfindlichkeitsreaktion verursachen, die bei einer Reexposition zu lebensbedrohlichen Komplikationen führen kann. Hämatotoxische Wirkungen sind bei diesen Nukleosiden geringer ausgeprägt als nach Zidovudin. *Lamivudin* ist relativ gut verträglich.

Nukleotid-Analoga. **Tenofovir** ist ein Nukleotid-Analogon; im Unterschied zu den Nukleo**sid**-Analoga besitzt es bereits eine Phosphatgruppe im Molekül; damit entfällt die sonst notwendige Umwandlung in ein Monophosphat. Nach zweimaliger Phosphorylierung hemmt Tenofovir die reverse Transkriptase aufgrund seiner strukturellen Ähnlichkeit mit dem physiologischen Substrat Desoxyadenosin-Triphosphat. Die Bioverfügbarkeit beträgt bei nüchterner Einnahme nur etwa 25 %, ist jedoch deutlich erhöht, wenn das Arzneimittel zusammen mit einer fetthaltigen Mahlzeit genommen wird. Die Bindung an Plasmaeiweiß ist gering, das Verteilungsvolumen wurde mit 1,2 l/kg berechnet. Die Substanz wird ganz überwiegend unverändert renal eliminiert. Tenofovir wird in Kombination mit anderen antiretroviralen Wirkstoffen zur Behandlung von HIV-Patienten ange-

wandt, wenn Therapieversagen vorliegt. In doppelblind durchgeführten Intensivierungsstudien wurde entweder Tenofovir oder Placebo zusätzlich zur konventionellen Kombinationstherapie (meist Dreifachtherapie) gegeben und der Nutzen des Nukleotids belegt ✓✓.
Unerwünschte Wirkungen. Am häufigsten kam es zu gastrointestinalen Störungen (Übelkeit, Erbrechen) und Hypophosphatämie. Im Tierexperiment wurden nephrotoxische Wirkungen beobachtet, eine Überwachung der Nierenfunktion ist daher sinnvoll.

Nicht-Nukleoside. Mit **Delavirdin**, **Nevirapin** und **Efavirenz** stehen drei Hemmstoffe der reversen Transkriptase zur Verfügung, die sich nicht von Nukleosiden ableiten. Sie beeinflussen nicht das katalytische Zentrum der Transkriptase, sondern benachbarte Stellen im Enzym. Alle weisen gute Aktivität gegen HIV-1 auf, wirken aber nicht ausreichend gegen HIV-2. Sie stellen wichtige Alternativen/Kombinationspartner im Rahmen der antiretroviralen Therapie dar ✓. Ihr Einsatz wird durch ihre unerwünschten Wirkungen und Interaktionsrisiken limitiert ✗: *Nevirapin* führt häufig zu Exanthemen (ca. 30 bis 50 % der Patienten), die bei etwa 10 % der Patienten zum Therapieabbruch führen. Bei etwa 1 % der Behandelten muss mit schwersten dermatologischen Komplikationen (Stevens-Johnson-Syndrom) gerechnet werden. *Delavirdin* kann gastrointestinale Nebenwirkungen, wie z. B. Übelkeit, verursachen; auch Transaminasenerhöhungen sind beobachtet worden. Ein Exanthem kann bei bis zu 50 % der Patienten auftreten (meist in der zweiten und dritten Therapiewoche). Bei etwa 3 bis 4 % der Patienten ist das Exanthem von Fieber, Konjunktivitis, Muskel- und Gelenkschmerzen begleitet, und Delavirdin muss abgesetzt werden. *Efavirenz* verursacht ZNS-Symptome wie Schwindel, Benommenheit, Schlaflosigkeit oder Kopfschmerzen und Hautausschläge. Diese Nebenwirkungen treten meist zu Beginn der Behandlung auf und lassen oft bei Fortsetzung der Therapie nach. Efavirenz wirkt teratogen und darf nicht während der Schwangerschaft angewandt werden.
Die nicht-nukleosidischen Hemmstoffe der reversen Transkriptase beeinflussen die hepatischen Cytochrom-P450-abhängigen Monooxygenasen; dadurch ergeben sich vielfältige Möglichkeiten für **Arzneimittelinteraktionen**. Es muss mit einer erheblichen individuellen Variabilität bei den Wechselwirkungen gerechnet werden.

Proteaseinhibitoren. Hemmstoffe der HIV-Protease, wie **Saquinavir**, **Ritonavir**, **Indinavir**, **Nelfinavir**, **Lopinavir**, **Atazanavir**, **Amprenavir und Fosamprenavir**, stellen sinnvolle Kombinationspartner für die Nukleoside dar, weil sie die Virusvermehrung über einen anderen Mechanismus hemmen.
Zu den häufigsten **unerwünschten Wirkungen** der Proteaseinhibitoren zählen gastrointestinale Störungen. Nach Ritonavir sind darüber hinaus auch periphere oder periorale Parästhesien beobachtet worden. Indinavir kann durch Auskristallisation in den Nierentubuli nephrotoxisch wirken; auf eine ausreichende Flüssigkeitszufuhr muss geachtet werden. Bedeutsam ist die Tatsache, dass diese Chemotherapeutika bei längerer Therapiedauer zu Hyperglykämien und anderen metabolischen Störungen führen können. Es kann zu einer Umverteilung der Fettdepots kommen: Abbau im Gesicht und an den Extremitäten, vermehrte Ablagerung im Nacken und Abdomen. Oftmals wird eine deutliche Hyperlipidämie beobachtet ✗✗.
Proteaseinhibitoren sind Hemmstoffe der Cytochrom-P450-abhängigen Monooxygenasen und können über diesen Mechanismus zu zahlreichen **Interaktionen** mit anderen Arzneimitteln führen.

Fusionsinhibitoren

Mit dem synthetischen Peptid Enfuvirtid steht seit 2003 erstmals ein Fusionsinhibitor zur Therapie der HIV-1-Infektion zur Verfügung. Enfuvirtid verhindert die Fusion von HIV-1 und der Wirtszelle und somit die Infektion der Zelle. Die ersten Schritte dieser Fusion bestehen in der Anlagerung des viralen Oberfächenproteins gp120 an den CD4-Rezeptor und einen Korezeptor (z. B. CCR5) auf der Wirtszelle. Enfuvirtid verhindert die Konformationsänderung und Annäherung der Membranen durch Anlagerung an das transmembranäre virale Protein gp41. Enfuvirtid wird nach oraler Gabe nicht resorbiert und muss zweimal täglich subkutan injiziert werden ✓✓. Die Verträglichkeit ist nach den bisherigen Erfahrungen gut, die häufigsten unerwünschten Wirkungen sind lokale Reaktionen an der Einstichstelle; die Behandlung wurde von 3 % der Patienten aufgrund solcher Reaktionen abgebrochen.

Antiprotozoenmittel

Antimalariamittel

Chinin, das Hauptalkaloid der Chinarinde, dient schon seit dem 19. Jahrhundert zur Prophylaxe und Therapie der Malaria. Nachdem es fast vollständig durch synthetische Wirkstoffe verdrängt wurde, steigt die Bedeutung des Alkaloids zur Therapie der Malaria vor dem Hintergrund der zunehmenden Resistenzen allmählich wieder. Zu den heute wichtigsten Malariamitteln gehören zum Beispiel Chloroquin, Primaquin, Mefloquin, Proguanil und auch Doxycyclin.

Chloroquin wirkt gegen Blutschizonten aller vier Erregerarten der Malaria, in geringerem Maße auch auf Gametocyten. Der Wirkstoff hemmt die **Hämpolymerase** der Plasmodien; als Folge reichern sich membranschädigende Hämmetaboliten an und es kommt zur Zerstörung der Erreger. Die für die Hemmung erforderlichen Konzentrationen von Chloroquin werden in der Nahrungsvakuole durch Anreicherung erzielt. Resistente Plasmodien können die Wirkstoffe rasch eliminieren, so dass keine wirksamen Konzentrationen erreicht werden. Es wird angenommen, dass verwandte Malariamittel, wie zum Beispiel Chinin oder Mefloquin, ebenfalls über entsprechende Mechanismen wirken.

Primaquin ist ein 8-Amino-Chinolon-Derivat; es ist in Deutschland nicht im Handel und muss bei Bedarf über eine Apotheke aus dem Ausland importiert werden. Der Wirkungsmechanismus von Primaquin ist nicht bekannt. Es wirkt auf Gewebsschizonten sowie auf Gametocyten und ergänzt so das Spektrum anderer Wirkstoffe vorteilhaft. Zur akuten Anfallsbehandlung ist Primaquin nicht geeignet, weil Blutschizonten nicht angegriffen werden. Primaquin wird zusammen mit Chloroquin als geeignetes Therapieprinzip zur **vollen Ausheilung von Malaria tertiana und quartana** eingesetzt ✓✓. Vor allem zur Behandlung von Rückfällen bei Befall mit *P. vivax* und *P. ovale* wird Primaquin mit längerer Therapiedauer angewendet.

Proguanil ist seit den vierziger Jahren bekannt, und Resistenzen entwickelten sich rasch in Südostasien, wo es breit angewandt wurde. Eine Renaissance erlebte die Substanz, als sie Mitte der 1990er Jahre von der WHO als Prophylaktikum in Kombination mit Chloroquin für Gebiete mit mäßigem bis hohem Malariarisiko aufgeführt wurde. Proguanil wirkt gegen Gewebsschizonten, insbesondere von P. falciparum, und gegen Blutschizonten. In den zur Prophylaxe angewandten Dosierungen ist Proguanil ein gut verträgliches Medikament. Leichte gastrointestinale Störungen können auftreten; selten wurden Haarausfall und Hautreaktionen beobachtet. Hämatologische Störungen traten vor allem bei Patienten mit Nierenfunktionsstörungen auf.

Atovaquon ist chemisch gesehen ein Hydroxynaphthochinon, der Wirkungsmechanismus ist nicht genau geklärt. Atovaquon ist eine lipophile Substanz; die absolute Bioverfügbarkeit ist relativ gering und unterliegt ausgeprägten interindividuellen Schwankungen. Die Einnahme des Medikamentes mit einer fettreichen Mahlzeit verbessert die Resorptionsquote um das 2–4-Fache. Das Kombinationspräparat **Malarone®** enthält Atovaquon und Proguanil; es ist zur Prophylaxe und notfallmäßigen Selbstbehandlung geeignet.

Mefloquin wird in Gebieten mit hochgradiger Chloroquinresistenz oder Multiresistenzen empfohlen. Zu den wichtigsten unerwünschten Wirkungen gehören neben gastrointestinalen Störungen ZNS-Symptome (Schwindel, psychische Veränderungen etc.), aber auch Herzrhythmusstörungen (Bradykardie).

Neben seiner antibakteriellen Wirkung weist **Doxycyclin** auch eine Aktivität gegen Plasmodien auf. Es kann zur Malariaprophylaxe auch in Gebieten mit Chloroquinresistenz alternativ zu Mefloquin oder Atovaquon/Proguanil eingesetzt werden. Die gute Wirksamkeit und Verträglichkeit des Mittels ist durch zahlreiche Studien belegt ✓✓, in Deutschland ist Doxycyclin zur Malariaprophylaxe aber nicht zugelassen.

Artemisinin wurde aus Artemisia annua isoliert, die Struktur konnte 1979 aufgeklärt werden. Teezubereitungen dieser Pflanze werden in der chinesischen Volksmedizin wohl bereits seit 2000 Jahren bei Fieber verwendet (Quinghaosu). Derivate des Artemisinins, wie Dihydroartemisinin oder Artemether, sind wirksamer als die Ausgangsverbindung. Die Verbindungen wirken rasch gegen Blutschizonten und weisen auch Aktivität gegen solche Stämme von Plasmodium falciparum auf, die gegen andere Chemotherapeutika resistent sind. **Ein Kombinationspräparat aus Artemether und Lumefantrin** steht zur Therapie der Malaria und zur notfallmäßigen Selbstbehandlung zur Verfügung.

Pyrimethamin schädigt Gewebs- und Blutschizonten sowie Gametozyten. Es wirkt bei allen Malariaformen. Pyrimethamin wird nach oraler Zufuhr vollständig resorbiert. Die Plasmaeiweißbindung beträgt etwa 87 %, die Plasmahalbwertszeit 4 Tage. Es verteilt sich gut in alle Gewebe. Pyrimethamin wird überwiegend in der Leber metabolisiert. Es wird nicht als Monotherapie angewandt, sondern kommt in Kombination mit Sulfadoxin zur Therapie der Malaria tropica bei Chloroquinresistenz in Frage ✓✓. Das **Kombinationspräparat Fansidar** ist in Deutschland nicht mehr im Handel, da es schwer wiegende und zum Teil tödlich verlaufende Hautveränderungen bei etwa 1 von 5000 Personen verursachte.

Halofantrin ist eine sehr lipophile Substanz mit variabler Resorption aus dem Magen-Darm-Trakt. Die Anwendbarkeit von Halofantrin wird wesentlich durch sein kardiotoxisches Potenzial eingeschränkt. Es kann ventrikuläre Arrhythmien verursachen. Todesfälle wurden beschrieben. Es ist nicht mehr im Handel.

Mittel gegen Toxoplasmose

Zur Therapie der akuten Toxoplasmose wird eine **Kombinationstherapie aus Pyrimethamin plus Sulfadiazin** durchgeführt. Die Behandlung wird bis 2 Wochen nach Abklingen der Symptomatik fortgesetzt. Pyrimethamin kann eine Myelosuppression verursachen (Blutbildkontrollen! Gabe von Folinsäure in einer Tagesdosis von 10–20 mg zur Prophylaxe). Bei Kindern und Schwangeren kann **Spiramycin** gegeben werden, da Pyrimethamin zumindest in der Frühschwangerschaft als problematisch angesehen wird.

Therapieziele

Das wesentliche Therapieziel einer antiinfektiven Therapie ist – wie bei anderen Arten der Pharmakotherapie auch – die vollständige Beseitigung der Krankheitssymptomatik und die möglichst rasche Genesung des Patienten. Im Gegensatz zu anderen Arten der Arzneitherapie wird hier jedoch auch die Beseitigung des verursachenden Erregers angestrebt – es handelt sich also in der Regel um einen **kausalen Therapieansatz**. Insbesondere im Bereich der antiviralen Therapie gelingt dies mit den bisher verfügbaren Therapeutika leider nicht, wie die Ergebnisse der Behandlung von Infektionen durch Herpes-Viren oder durch das „human immunodeficiency virus“ (HIV) zeigen.
Da viele Infektionen durch fakultativ pathogene Erreger verursacht werden, muss es auch als ein wesentliches Therapieziel angesehen werden, die **disponierenden Faktoren zu beseitigen** oder sie zumindest in ihrem Einfluss auf das Krankheitsgeschehen zu reduzieren. In diesem Zusammenhang sind vor allem chronische Grunderkrankungen zu nennen, wie zum Beispiel Diabetes. Bei komplizierten Harnwegsinfektionen, bei denen die Obstruktion in den Harnwegen eine wesentliche pathoge-

netische Rolle spielt, wird es wesentlich darauf ankommen, ob diese Obstruktion (Anomalien, Steine, Tumore etc.) beseitigt werden kann. Ähnliche Situationen bestehen bei zahlreichen anderen Arten von Infektionen. Entscheidende Voraussetzung für den dauerhaften therapeutischen Erfolg einer antiinfektiven Therapie ist die Beseitigung einer angeborenen, krankheitsbedingten oder iatrogenen Immunsuppression oder einer andersartigen Disposition des Patienten.

Ohne dauerhafte Beseitigung des Infektionserregers und/oder der disponierenden Faktoren muss mit einem Rezidiv der Infektion nach dem Ende der antiinfektiven Therapie gerechnet werden.

Als ein weiteres Therapieziel muss das Bemühen um eine möglichst gut verträgliche Behandlung und die **Vermeidung von Nebenwirkungen** genannt werden. Unerwünschte Wirkungen können durch alle bekannten Antiinfektiva hervorgerufen werden. Im Gegensatz zu anderen Arzneimitteln sind dabei nicht nur die direkten Arzneimittel-verursachten Wirkungen im menschlichen Körper zu beachten, sondern auch die „indirekten" durch Beeinflussung der Mikroflora. In diese Kategorie fallen zum Beispiel Diarrhöen als Folge der Antibiotika-bedingten Beeinflussung der physiologischen Darmflora, aber auch Superinfektionen durch Candida, die sich zum Beispiel als Mundsoor oder Vaginalmykose manifestieren können.

Ein spezielles Therapieziel jeder antiinfektiven Therapie besteht schließlich darin, die **Resistenzsituation möglichst wenig zu beeinflussen.** Als Folge einer breiten, häufigen Anwendung von Antiinfektiva hat im Laufe der Antibiotikaära die Häufigkeit von resistenten Stämmen stetig zugenommen. Bei chronisch kranken Patienten, die häufig antibiotisch behandelt werden müssen, kann ein Wechsel der verordneten Antibiotika sinnvoll sein. Durch eine rationale, wohl bedachte Auswahl von geeigneten Antibiotika, einer adäquaten Dosierung und einer den jeweiligen Erfordernissen angepassten Therapiedauer kann dem Trend zur Zunahme resistenter Stämme begegnet werden.

11.2 Infektionen der Atem- und Luftwege

11.2.1 Otitis media

Grundlagen

Erreger. Die akute Otitis media ist eine durch Bakterien oder Viren hervorgerufene Entzündung der Mittelohrräume (Paukenhöhle, Tube und pneumatische Räume). Häufige Erreger sind β-hämolysierende Streptokokken, Pneumokokken, Haemophilus influenzae, aber auch Pseudomonas aeruginosa und Viren.

Klinik. Die Erkrankung kommt häufig bei Kindern vor und entsteht meist durch eine aufsteigende Infektion aus dem Nasen-Rachen-Raum, die sich im Anschluss an eine Atemwegsinfektion oder Rhinitis über die Eustachischen Röhren ausbreitet. Zu den typischen Symptomen gehören herabgesetztes Allgemeinbefinden, Fieber, klopfende leichte bis starke Schmerzen im Ohr, die in Hinterhaupts- und Zahnregion ausstrahlen können, sowie Schalleitungsschwerhörigkeit, begleitet von pulssynchronen Ohrgeräuschen. Bei starker Exsudation kommt es zu Spontanperforationen mit eitrigem Sekretabfluss.

Evidenzbasierte Therapie

Begleitende Maßnahmen. Bettruhe wird ergänzt durch die Behandlung mit Analgetika/Antipyretika (falls erforderlich) und abschwellenden Nasentropfen zur Öffnung der Eustachischen Röhre.

Pharmakotherapie. Afebrile und schmerzarme Otitiden (als Begleiterscheinung eines Virusinfektes) bedürfen keiner antibiotischen Therapie. In schweren Fällen, wenn starke Schmerzen und die Infiltration des Trommelfells eine stärkere Infektion annehmen lassen, sind Antibiotika indiziert. Die Bestimmung der Erregerresistenz ist oft nicht möglich, weil die ätiologischen Erreger nicht isoliert werden können. Mittel der Wahl sind **Aminopenicilline** ✓✓ (z. B. Amoxicillin), die auch in Kombination mit β-Laktamase-Hemmstoffen (z. B. Clavulansäure) verordnet werden können, wenn zum Beispiel mit β-Laktamase-bildenden Stämmen von H. influenzae gerechnet wird. Oral wirksame **Cephalosporine**, wie Cefuroxim-Axetil, und **Makrolidantibiotika**, wie Azithromycin, erfassen sowohl Pneumokokken als auch H. influenzae. Die Antibiotika sollten mindestens 6 bis 8 Tage lang in relativ hoher Dosierung gegeben werden, mit Azithromycin ist auch eine Drei-Tages-Therapie oder sogar Einmaltherapie möglich ✓✓.
Bei anhaltendem Fieber, vorgewölbtem Trommelfell und beginnenden Komplikationen (Labyrinthreizung durch Druck des Exsudates auf die Labyrinthfenster, Meningismus und Fazialisschwäche) ist die Parazentese indiziert.

11.2.2 Sinusitis

Grundlagen

Erreger. Die akute bakterielle Rhinosinusitis ist eine der häufigsten bakteriellen Infektionen. Oft entwickelt sie sich in der Folge einer banalen Erkältung, also einer viralen Infektion der oberen Atemwege. Aber auch andere Ursachen, wie Allergie, Trauma oder eine Infektion der Zähne, können einer bakteriellen Rhinosinusitis zugrunde liegen. Die häufigsten Erreger sind Streptococcus pneumoniae, Haemophilus influenzae und Moraxella catarrhalis. Nur in seltenen Fällen werden andere Streptokokken, Anaerobier oder Staphylococcus aureus nachgewiesen. In den Vereinigten Staaten und auch in einigen europäischen Ländern (z. B. Spanien) werden zunehmend Penicillin-resistente Pneumokokken isoliert. In Deutschland ist die Situation derzeit noch günstiger.

Klinik. Patienten mit einer banalen Erkältung können über folgende Beschwerden klagen: Niesen, Rhinorrhö, verstopfte Nase, Störungen des Geruchssinnes, Heiserkeit, Husten, Druck auf den Ohren, Fieber und Gliederschmerzen. Eitriger Nasenausfluss ist nicht spezifisch für eine bakterielle Infektion. Bakterielle Superinfektionen können jederzeit im Verlauf einer viralen Infektion der oberen Atemwege auftreten, typisch ist dann jedoch eine Erkrankungsdauer von über zehn Tagen. Bei Kindern und Erwachsenen, deren virale Infektion der oberen Atemwege nach zehn Tagen nicht gebessert ist oder die nach fünf bis sieben Tagen über eine Zunahme der Beschwerden klagen, ist daher eine akute bakterielle Sinusitis wahrscheinlich. Da viele bakterielle Rhinosinusitiden in ihrem Erscheinungsbild von dieser Norm abweichen, ist die klinische Beurteilung durch den behandelnden Arzt wichtig, um die Diagnose zu stellen.

Evidenzbasierte Therapie

Die **Therapieziele** sind: Sanierung der Sinus, die Vermeidung schwer wiegender Komplikationen wie Meningitis oder Hirnabszess, Vermeidung einer Chronifizierung.

Das oben bei der Otitis media Erwähnte über die wichtige Rolle von abschwellenden Nasentropfen gilt hier ebenfalls.

> *Auch die eitrigen Sinusitiden können durch rechtzeitige Freihaltung der Abflusswege zum Teil vermieden werden.*

Zur Auswahl des geeigneten Antibiotikums muss die Schwere der Erkrankung und gegebenenfalls eine vorherige antibiotische Behandlung des Patienten berücksichtigt werden. Letztere erhöht das Risiko für eine Infektion mit resistenten Erregern. Daher werden sinnvollerweise Patienten, die in den sechs Wochen vor der Erkrankung bereits antibiotisch behandelt wurden, von den übrigen unterschieden. Das Ansprechen auf die Therapie sollte vom behandelnden Arzt überwacht werden und die Patienten sollten angehalten werden, sich bei zunehmenden Beschwerden wieder vorzustellen.

Die Spontanheilungsrate bei Patienten mit akuter bakterieller Rhinosinusitis ist hoch. In einer Doppelblindstudie konnte jedoch gezeigt werden, dass die Behandlung mit **Amoxicillin** der Gabe von Placebo signifikant überlegen ist ✓✓ (Abb. 11.3). Mit Aminopenicillinen in Kombination mit β-**Laktamase-Inhibitoren** (Amoxicillin/Clavulansäure, Ampicillin/Sulbactam) sowie den neueren Chinolonen der Gruppen III oder IV (z. B. Moxifloxacin) lässt sich bei über 90 % der Erwachsenen eine Heilung der akuten bakteriellen Rhinosinusitis erreichen. Eine Heilung von über 80 % ist auch bei einer Behandlung mit geeigneten **Oralcephalosporinen** zu erwarten; mit Clindamycin, Doxycyclin, Makroliden wurden niedrigere Heilungsraten (unter 80 %) erzielt.

Bei Patienten, die auf diese kalkulierte Therapie nicht ansprechen, kann eine weitere Diagnostik einschließlich Bild gebender Untersuchungen und Keimnachweis mit invasiven Methoden nötig sein, um eine resistenzgerechte Therapie durchzuführen.

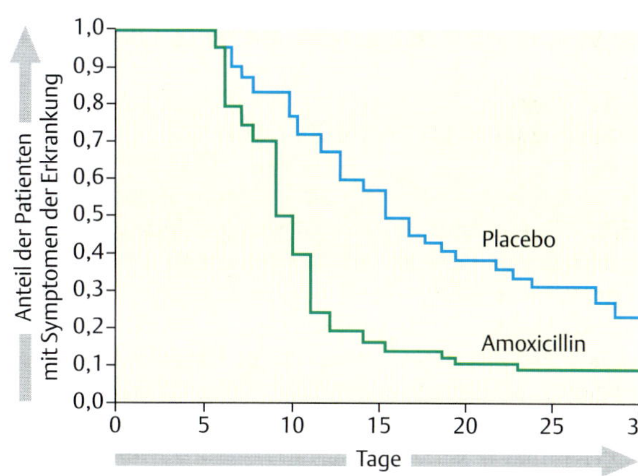

Abb. 11.3 **Therapie der Sinusitis.** In einer Doppelblindstudie zur antibiotischen Therapie der Sinusitis erwies sich die Gabe von Amoxicillin im Vergleich zu Placebo als signifikant überlegen.

11.2.3 Tonsillitis

Grundlagen

Erreger. Die Tonsillitis ist eine akute oder chronische Entzündung, die das lymphoepitheliale Gewebe im Bereich des Isthmus faucium (Rachenenge) betrifft („Angina"). Die akute Form ist eine Infektion mit β-hämolysierenden Streptokokken, seltenere Erreger sind Staphylokokken, Pneumokokken, Haemophilus influenzae oder Anaerobier.

Klinik. Die Hauptsymptome betreffen die Gaumenmandeln. Die Schwere der Symptomatik deutet gelegentlich auf eine Allgemeinerkrankung des Organismus mit besonderer Ausprägung an den lymphoepithelialen Organen hin. Allerdings gibt es auch Tonsillitiden, bei denen nur die lokale Reaktion erkennbar ist. Das Tonsillarparenchym ist infiltriert mit Leukozyten, es entstehen kleine Abszesse im Parenchym und in den Krypten. Die **akute Tonsillitis** beginnt vor allem bei Kindern mit hohen Temperaturen (auch mit Schüttelfrost). Zu den typischen Symptomen gehören: Rachenbrennen, Dauerschmerzen im Oropharynx, besonders Schluckbeschwerden und eventuell ins Ohr ausstrahlende Schmerzen; die regionalen Lymphknoten können geschwollen und schmerzhaft sein. Beide Gaumenmandeln sowie die Umgebung samt Rachenhinterwand sind typischerweise hochrot und geschwollen. Auf den Gaumentonsillen bestehen gelbe Stippchen oder gelbe Flecken (Angina lacunaris). Die klinische Symptomatik bei der **chronischen Tonsillitis** ist milder als bei der akuten Form; oft findet man vergrößerte Kieferwinkellymphknoten.
Bei Verdacht auf Diphtherie sollte ein Abstrich vorgenommen werden, bei Verdacht auf Mononukleose (Virusinfektion!) kann die Blutbilduntersuchung zur Klärung der Diagnose beitragen.

Evidenzbasierte Therapie

Bei der *akuten* bakteriellen Tonsillitis mit Fieber wird **Penicillin V** für 10 Tage verordnet ✓✓. Bei Penicillin-Allergie können ein oral wirksames **Cephalosporin** (z. B. Cefuroxim-Axetil) oder ein **Makrolid-Antibiotikum** über 5 Tage verordnet werden.
Eine lokale Gabe von Antibiotika ist nicht indiziert, **Analgetika** und **Antipyretika** (z. B. Paracetamol) können zur symptomatischen Therapie gegeben werden.
Bei *rezidivierenden Infektionen*, insbesondere jenseits des Kindesalters, sowie bei den geringsten Hinweisen für eine **Abszedierung**, muss eine chirurgische Inzision bzw. eine **Tonsillektomie** mit Abszesseröffnung erfolgen. Diese sollte allerdings unter einer **Antibiotikatherapie** durchgeführt werden. Generell sind zwar Penicillin G oder Penicillin V noch wirksam, wegen der zunehmenden β-Laktamase-Bildung der beteiligten Anaerobier wird allerdings heute vermehrt die Behandlung mit einem Aminobenzylpenicillin plus β-Laktamase-Inhibitor, wie z. B. Ampicillin/Sulbactam oder Amoxicillin plus Clavulansäure, empfohlen. Eine wirksame Alternative stellt auch Clindamycin dar ✓. Die Dauer der Therapie sollte 8 – 12 Tage betragen.
In der Regel ist nach Abklingen des akuten Bildes wegen häufiger Rezidive derartiger Peritonsillarabszesse eine Tonsillektomie etwa sechs Wochen später angezeigt.

Fallbeispiel 11.1: Peritonsillarabszess

Anamnese: Ein 28 Jahre alter Patient kommt in die Praxis und klagt über zunehmende linksseitige heftige Halsschmerzen mit vermehrten Schluckbeschwerden und einer erhöhten Körpertemperatur bis 38,5 °C. Anamnestisch berichtet der junge Mann über häufige Mandelentzündungen; das jetzige Krankheitsbild habe allerdings mit Symptomen einer Erkältungskrankheit und entsprechenden Beschwerden der oberen Atemwege begonnen. Seit einigen Tagen hätten sich die Beschwerden dann in die linksseitige Halsregion verlagert und seien in den letzten 48 Stunden sehr heftig geworden.

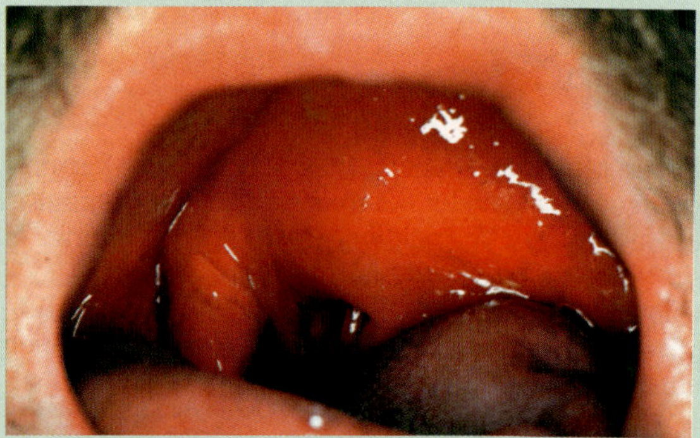

Abb. Fall 11.1 Pertionsillarabszess. Einseitige, gerötete Schwellung und Vorwölbung der linken Tonsille und des linken weichen Gaumens.

Befund: Die körperliche Untersuchung des Patienten bestätigt die subfebrile Temperatursteigerung, weiterhin besteht eine Tachykardie um 100/min; die Inspektion des Rachens ergibt linksseitig peritonsillär eine massive Schwellung und Rötung ohne einen purulenten Belag, jedoch mit deutlicher Einengung auch des hinteren Pharynxbereichs (**Abb. Fall 11.1**). Eine Abszedierung oder Fluktuation in diesem Bereich ist nicht nachweisbar. Die Uvula ist geschwollen und zur Gegenseite hin verdrängt. Die Anamnese mit rezidivierenden Tonsillitiden, die einseitige typische Lokalisation und der lokale Befund deuten auf eine ausgeprägte Peritonsillitis mit beginnendem Peritonsillarabszess hin. Auch die starken Schluckschmerzen sind ein klarer Hinweis auf diese Infektion. Als bakterielle Erreger dominieren β-hämolysierende Strepto-

Fortsetzung ▶

kokken der Gruppe A, zumeist besteht jedoch auch eine Mischinfektion aus anaeroben Erregern, wie z. B. Bacteroides sp.

Therapie: Wegen der Nähe zu den Jugularvenen und auch wegen der möglichen distalen Ausbreitung der Infektion ist ein abwartendes Verhalten in dieser Situation nicht gerechtfertigt. Vielmehr wird eine Tonsillektomie unter Antibiotika-Gabe durchgeführt.

11.2.4 Laryngitis

Grundlagen

Erreger. Eine Entzündung des Kehlkopfes (Laryngitis) entsteht durch virale und/oder bakterielle Infektionen, seltener auch durch thermische, allergische oder chemische Inhalationsnoxen. Sie ist entweder Teilerscheinung einer deszendierenden katarrhalischen Entzündung der oberen Luftwege, oder sie entsteht aszendierend nach einer Bronchitis. Sonderformen treten bei Tuberkulose, Sarkoidose und Syphilis auf. Die chronisch unspezifische Laryngitis wird meist durch Noxen wie Zigarettenrauchen verursacht.

Klinik. Die akute Laryngitis ist gekennzeichnet durch Kitzeln und Brennen im Hals, Schmerzen in Kehlkopfhöhe, Heiserkeit bis Aphonie, und ist häufig mit Hustenreiz verbunden. Bei der chronischen Form dauern die Beschwerden meist über Wochen bis Monate an. Bei Kindern besteht die Gefahr der Atemwegsobstruktion. Ulzerationen, Proliferationen, Beläge gehören nicht in das Bild einer unkomplizierten, unspezifischen akuten Laryngitis. Sie erfordern den Ausschluss von spezifischen Prozessen, Präkanzerosen und Tumoren.

Evidenzbasierte Therapie

Aufgrund der überwiegend viralen Genese der Erkrankung stehen unspezifische therapeutische Maßnahmen im Vordergrund. **Inhalationen** sind ein wichtiger Therapiebestandteil. Dabei ist zu berücksichtigen, dass Aerosole sich nur bei einer Teilchengröße von etwa 30 µm im Kehlkopf niederschlagen. Weiterhin erfolgt eine konsequente Stimmschonung, Rauchverbot bzw. Elimination von chemischen und allergenen Noxen. Ist nach drei Wochen keine wesentliche Besserung eingetreten, ist unbedingt eine genauere Diagnostik erforderlich. Die akute virale Infektion kann bakteriell superinfiziert sein, dann sind Antibiotika (z. B. Aminopenicilline) indiziert.

11.2.5 Diphtherie

Grundlagen

Erreger. Die Diphtherie ist eine akute Infektionskrankheit, die durch Corynebacterium diphtheriae hervorgerufen wird und die vor allem im Rachen zu lokaler Entzündung und zur Bildung von Pseudomembranen führt. Häufigste Eintrittspforte des Erregers ist der obere Nasen-Rachen-Raum, die Inkubationszeit beträgt 1 – 7 Tage.

Klinik. Bei der Rachendiphtherie bestehen ein starkes Krankheitsgefühl und Schluckbeschwerden. Im Rachen oder auf den Tonsillen finden sich Pseudomembranen. Eine Kehlkopfdiphtherie macht sich zunächst durch eine heisere Stimme und durch kruppähnlichen, trockenen, bellenden Husten bemerkbar. Es besteht Neigung zur Deszendenz der Beläge mit Gefahr der Verlegung der Atemwege (Stridor und Erstickungsanfälle), so dass eine Intubation notwendig werden kann. Durch die Wirkung des Toxins von C. diphtheriae kommt es zu einer Hemmung der Proteinsynthese in eukaryontischen Zellen und zur Induktion der Apoptose. Obwohl es auf alle Zellen des Wirtsorganismus wirkt, werden vor allem das Herz, das periphere Nervensystem und die Nieren geschädigt. Die Erkrankung hinterlässt eine antitoxische, jedoch keine antibakterielle Immunität. Gesunde Bakterienträger sind von großer epidemiologischer Bedeutung.

Evidenzbasierte Therapie, Prophylaxe

Diphtherie-Antitoxin-Serum muss möglichst frühzeitig gegeben werden ✓✓, da nur freies, extrazelluläres, noch nicht von den Zellen aufgenommenes Toxin inaktiviert werden kann. Die Dosierung richtet sich nach dem Schweregrad der Erkrankung und beträgt in der Regel 500 – 1000 E/kg Körpergewicht. Zusätzlich wird **antibiotisch** behandelt; dabei haben sich Penicillin G und Erythromycin bewährt. Kontaktpersonen erhalten Erythromycin.

Immunprophylaxe. Die aktive Immunisierung mit abgeschwächtem Diphtherie-Toxoid sollte im Säuglingsalter routinemäßig erfolgen. Wiederholungsimpfungen sind im Alter von einem Jahr und dann etwa im Fünf- bis Zehnjahresabstand erforderlich.

11.2.6 Akute Bronchitis

Grundlagen

Erreger. Die akute Bronchitis ist eine häufige Infektionserkrankung, die fast ausschließlich durch Viren ausgelöst wird. Meist besteht gleichzeitig eine Tracheitis („Tracheobronchitis"). Bakterielle Sekundärinfektionen sind möglich. Influenza-, Parainfluenza-, RS- und Adeno-Viren sind die Haupterreger.

Klinik. Die Viren haften zunächst am Epithel des Nasen-Rachen-Raumes und vermehren sich dort. Es entsteht eine entzündliche Schleimhautschwellung und -rötung, die sich nach distal ausbreitet. Meist bestehen auch allgemeine Infektionssymptome (Gliederschmerzen, Fieber). Ein trockener Reizhusten mit retrosternalen Schmerzen ist das hervorstechende Symptom der akuten Bronchitis. Eitriges Sputum bei langanhaltendem Husten sowie sekundär ansteigendes Fieber und Leukozytose können Hinweise für eine bakterielle Sekundärinfektion sein.

Evidenzbasierte Therapie

Die virale, akute Bronchitis wird nur symptomatisch behandelt.
Die Therapie der akuten Bronchitis sollte als wirksame, aber unspezifisch-medikamentöse Maßnahme immer die reichliche **Flüssigkeitszufuhr** beinhalten, die eine eindeutige Erleichterung des Schleimabhustens bewirkt ✓✓. Überzeugende Daten zur Wirksamkeit von **Expektoranzien** liegen nicht vor ✗✗; dies gilt für Bromhexin und Ambroxol ebenso, wie für das häufig angewandte **Acetylcystein.**
Nur bei trockenem unproduktivem Husten sind Codein oder andere **Antitussiva** indiziert (30 – 60 mg/Tag p. o.), wobei jedoch das Suchtpotenzial dieser Mittel zu beachten ist. Noscapin (50 – 100 mg/Tag) ist ebenfalls ein Opiumalkaloid, hat aber kein Suchtpotenzial. Es ist gut antitussiv wirksam, aber nicht atemdepressiv und obstipierend.
Bei Fieber und Gliederschmerzen können **Analgetika/Antipyretika**, wie z. B. Paracetamol oder Acetylsalicylsäure (3 × 0,5 – 1,0 g/Tag), gegeben werden.
Bei klinischen Zeichen einer **bakteriellen Beteiligung** (Sputumvermehrung, eitrige Beschaffenheit) wird im Allgemeinen bei Risikopatienten eine ungezielte antibiotische Therapie eingeleitet.

11.2.7 Chronische Bronchitis (COPD)

Grundlagen

Zur allgemeinen **Epidemiologie und Pathophysiologie** der COPD siehe Kapitel 3.2, S. 120.

In Bezug auf die antibiotische Therapie der COPD sind folgende Zusammenhänge wichtig: COPD-Patienten erleiden im Durchschnitt pro Jahr etwa zwei akute Exazerbationen der chronischen Bronchitis (AECB). Die Bedeutung der inflammatorischen lokalen Wirtsantwort mit Produktion von neutrophiler Elastase und ähnlichen Enzymen und der sich daraus langfristig entwickelnden Verminderung der Lungenfunktion gilt als wichtiger Teil eines Circulus vitiosus, durch den der chronische Verlauf der Krankheit erklärt wird. Danach schädigen die kolonisierenden Bakterien das Bronchialepithel, wodurch die mukoziliäre Clearance vermindert wird und wiederum die bakterielle Kolonisation gefördert wird. Dieser Kreislauf wird begleitet von der inflammatorischen Antwort der bronchialen Mukosa mit der Produktion von Zytokinen und Enzymen und in der Folge mit der Erhöhung der elastolytischen Aktivität der Lunge. Dadurch wird die Balance zwischen der Elastase-Aktivität und -Antiaktivität zunehmend destabilisiert und es resultiert eine zusätzliche Schädigung des bronchialen Epithels. Die negativen Auswirkungen der akuten Exazerbation auf den Verlauf der COPD ✗✗ werden durch neuere wissenschaftliche Erkenntnisse zunehmend bestätigt.

Erreger, Klinik.

> *Die chronisch-obstruktive Bronchitis ist die häufigste Ursache des chronischen Cor pulmonale.*

Abgesehen von der langfristigen Entwicklung eines obstruktiven Emphysems und kardialer Komplikationen können Bronchopneumonien, Lungenabszesse und sekundäre Bronchiektasen den Krankheitsverlauf komplizieren. Die Beschwerden sind in der kalten Jahreszeit verstärkt. Jeder Infekt der Atemwege bringt den Patienten in akute Gefahr, weil es dadurch zu einem völligen Versagen der eingeschränkten Lungenfunktion kommen kann. Das Sputum ist zäh und wird vermehrt morgendlich abgehustet (bei großen Sputummengen muss an Bronchiektasen gedacht werden). Eine gelb-grünliche Verfärbung deutet auf eine bakterielle Infektion hin. Die weitaus häufigsten bakteriellen **Erreger einer akuten Exazerbation** sind Haemophilus influenzae und Pneumokokken ✓✓. Sehr viel seltener werden folgende Erreger im Sputum nachgewiesen: Staphylokokken, Streptokokken, Moraxella catarrhalis, aber auch gramnegative Bakterien wie Klebsiellen oder Proteus spec. Tendenziell ist davon auszugehen, dass bei länger bestehender Erkrankung und zunehmender Verschlechterung der Lungenfunktion gramnegative Erreger häufiger werden (Abb. 11.**4**).

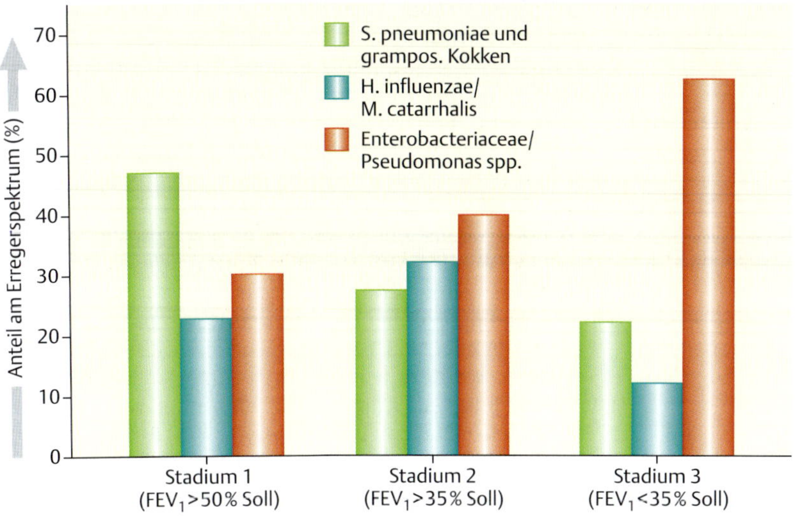

Abb. 11.**4** **Akute Exazerbation einer chronischen Bronchitis, Zusammenhang zwischen der Lungenfunktion und dem Erregerspektrum.** Im Stadium 1 ($FEV_1 > 50\,\%$ Soll) sind grampositive Kokken einschließlich S. pneumoniae die häufigsten Erreger, im Stadium 2 ($FEV_1 > 35\,\%$ Soll) nimmt die Bedeutung der gramnegativen Bakterien zu, und im Stadium 3 ($FEV_1 < 35\,\%$ Soll) stellen die Enterobacteriaceae und Pseudomonaden die häufigsten Erreger dar.

Evidenzbasierte Therapie

Bei der Behandlung akuter Exazerbationen einer chronischen Bronchitis (AECB) sind neben der antibiotischen Therapie eine Reihe von **allgemeinen Maßnahmen** wichtig: Primär müssen exogene Noxen ausgeschaltet werden (Rauchverbot!). Nach Bedarf werden Bronchospasmolytika (z. B. β_2-Sympathomimetika, Theophyllin), Sekretolytika und Expektoranzien (vgl. Kap. 3.2, S. 120) verordnet. Wichtige ergänzende Maßnahmen sind Aerosolbehandlung und Klopfmassage zur Förderung der Expektoration sowie Atemgymnastik.

Die **antibakterielle Therapie** einer akuten Exazerbation der chronischen Bronchitis kann ungezielt erfolgen, wenn das gewählte Präparat die beiden dominierenden Keimspezies erfasst. Zum Erregernachweis und zur Erstellung eines Antibiogramms wird morgens Auswurf gewonnen, günstiger ist eine endobronchiale Sekretgewinnung mittels Bronchoskopie. Zur antibakteriellen Therapie in Frage kommen Aminopenicilline, wie Amoxicillin, eventuell in Kombination mit einem β-Laktamase-Hemmstoff, Makrolid-Antibiotika (z. B. Azithromycin), Ketolide (Telithromycin) oder orale Cephalosporine (z. B. Cefuroxim-Axetil) ✓✓. Aufgrund der ungünstigen Resistenzsituation sind Cotrimoxazol oder Tetrazykline (z. B. Doxycyclin) heute nicht mehr als geeignete Therapeutika anzusehen ✗✗.

Auch die Pneumokokken-wirksamen Fluorchinolone der Gruppen III und IV (z. B. Levofloxacin oder Moxifloxacin) können angewandt werden. Die Fluorchinolone der Gruppe II (z. B. Ciprofloxacin) sind gegen gramnegative Keime wirksamer als gegen grampositive Bakterien (Pneumokokken!) ✓✓. Sie besitzen daher keine primäre Bedeutung zur Therapie der purulenten Bronchitis, die gute Wirksamkeit gegen gramnegative Erreger kann jedoch bei Patienten mit länger bestehender Erkrankung und deutlich beeinträchtigter Lungenfunktion von Vorteil sein.

Die zur Verfügung stehenden Präparate zur antibiotischen Therapie der AECB sollten häufig gewechselt werden.

Ein Patient sollte nicht zweimal hintereinander mit dem gleichen Antibiotikum behandelt werden. Infektionsherde, wie zum Beispiel eine chronische Sinusitis, müssen saniert werden.

Da ein Virusinfekt häufig einem akuten Schub vorausgeht, empfiehlt sich eine **Grippe-Schutzimpfung** für chronische Bronchitiker, ebenso wie auch eine Pneumokokkenvakzination.

11.2.8 Influenza

Grundlagen

Erreger. Die Influenza ist eine akute respiratorische Infektion mit spezifischer viraler Ätiologie. Die verbreitetsten Antigen-Typen des Influenza-Virus werden als A und B bezeichnet. Eine Infektion mit einem Typ führt nicht zur Immunität gegen andere Arten.

Epidemiologie. Die Influenza wird von Mensch zu Mensch durch Inhalation von infektiösen Tröpfchen übertragen. 24–48 Stunden nach intranasaler Inokulation vermehrt sich das Virus auf maximale Titer und befällt den gesamten Tracheobronchialbaum. Influenza A ist die Ursache für große Epidemien, die in mehrjährigen Intervallen in den Wintermonaten auftreten. Der Antigenwandel der Influenza-Viren ist bedingt durch Änderung des Proteinmantels, des Hämagglutinins und der Neuraminidase. Influenza-A-Epidemien beginnen abrupt und erreichen ihren Höhepunkt in 2–3 Monaten, um dann fast genauso plötzlich wieder zu verschwinden. Influenza B tritt sporadisch oder lokal begrenzt auf; besonders in Schulen und militärischen Einrichtungen.

Klinik. Influenza A und B sind in ihrer Symptomatik kaum zu unterscheiden. Die Krankheit beginnt plötzlich mit schnell ansteigendem Fieber sowie mit starken, generalisierten oder frontalen Kopfschmerzen, begleitet von retroorbitalen Schmerzen und diffusen Myalgien, besonders in den Beinen und über der Lumbosakral-Region. Die respiratorische Symptomatik mit Niesen, Schwellung der Nasenschleimhaut, Heiserkeit und Reizhusten stellt sich meist erst ein, wenn das Fieber absinkt.

Prophylaxe

> *Die wichtigste Maßnahme gegen Influenza ist die Schutzimpfung.*

Die seit vielen Jahren zur Verfügung stehende **Influenza-Vakzine** aus inaktivierten Influenza-Viren ist gut verträglich und ihre Wirksamkeit ist in mehrerer Hinsicht bewiesen ✓✓:

- hinsichtlich der Prävention der Erkrankung,
- hinsichtlich Verminderung der Komplikationen und
- hinsichtlich der Anzahl der tödlichen Verläufe.

Bei der Impfstoffherstellung werden die jeweils neuesten Empfehlungen der WHO und des Paul-Ehrlich-Instituts berücksichtigt, damit die Antigenzusammensetzung der Impfstoffe den aktuellen Epidemiestämmen entspricht. Prinzipiell sollten alle Personen mit einem vermehrten Risiko für Influenza-bezogene Komplikationen geimpft werden ✓✓. Hierzu gehören unter anderem alle Personen mit einem Lebensalter von über 60 Jahren, Bewohner von Alters- und Pflegeheimen, Kinder und Erwachsene, die an chronischen pulmonalen oder kardiovaskulären Erkrankungen leiden, sowie Ärzte, Krankenschwestern und sonstiges Personal in Krankenhäusern oder Pflegeheimen.

Evidenzbasierte Therapie

Die Influenza wird in den meisten Fällen nur **symptomatisch behandelt**: ausreichende Flüssigkeitszufuhr und die Gabe von Antipyretika/Analgetika, wie zum Beispiel Acetylsalicylsäure oder Paracetamol. Codein kann bei unproduktivem Reizhusten verordnet werden. Die zur antibakteriellen Therapie eingesetzten Antibiotika sind unwirksam bei Influenza-Infektionen, und es besteht auch kein überzeugender Hinweis, dass sie effektiv Komplikationen verhindern könnten. Deswegen werden sie nur bei sekundären bakteriellen Infektionen verordnet.

Darüber hinaus gibt es jedoch auch spezifische chemotherapeutische Ansätze, die in Frage kommen, wenn die Diagnose weitgehend gesichert ist:

Amantadin wirkt bei rechtzeitiger Gabe prophylaktisch gegen die Infektion, ein therapeutischer Effekt kann nur erwartet werden, wenn es innerhalb von 48 Stunden nach Beginn der Symptomatik genommen wird. Es wirkt nur gegen Influenza A, bei Influenza B ist es wirkungslos. Insgesamt wird es heute bei ungünstigem Risiko-Nutzen-Verhältnis zu Recht kaum noch angewendet ✓✗.

> *Neuraminidase-Inhibitoren können den Krankheitsverlauf um 1 bis 2 Tage verkürzen.*

Zanamivir und **Oseltamivir** (S. 531) können bei rechtzeitiger Gabe den Verlauf der Influenza um 1–2 Tage verkürzen ✓✓. Bei Patienten mit relativ milden Verläufen einer Influenza (kein Fieber!) war ein therapeutischer Nutzen jedoch nicht nachweisbar. Oseltamivir kann auch zur Prophylaxe angewandt werden.

> *Neuraminidase-Inhibitoren wirken nur gegen Influenza-Viren – sie sind unwirksam beim „grippalen Infekt".*

Zu beachten ist jedoch, dass die meisten viralen Infektionen des Respirationstraktes nicht durch Influenza-Viren, sondern durch andere Viren hervorgerufen werden. Bei diesen Infektionen („grippaler Infekt") sind die Hemmstoffe der Neuraminidase *nicht* wirksam ✗. Ferner unterstützen die hohen Kosten der Behandlung die auch medizinisch sinnvolle Begrenzung der Anwendung auf Risikopatienten, ähnlich den im Zusammenhang mit der Impfung Genannten, sowie den Einsatz zur Bekämpfung von Pandemien. Die gerade vorliegende epidemiologische Situation der Influenza-Ausbreitung muss von Fall zu Fall berücksichtigt werden.

11.2.9 Pneumonie

Grundlagen

Erreger. Die Pneumonie ist eine akute oder chronische entzündliche Lungenerkrankung mit Befall des Alveolarraumes und/oder des Interstitiums. Die ursächlichen Erreger einer Pneumonie bleiben oft ungeklärt. Etwa 30–50% der ambulant erworbenen Pneumonien werden durch Pneumokokken hervorgerufen. Alle Pneumonien, deren klinisches Bild von dem der klassischen (bakteriellen) Pneumonie abweicht, werden als *„atypische Pneumonien“* bezeichnet. Als Erreger kommen hier Mycoplasma pneumoniae (besonders bei jüngeren Patienten!), Legionellen, Viren und Chlamydien (Chlamydia pneumoniae, Chlamydia psittaci) in Frage. Legionella pneumophila (Legionärskrankheit), Enterobakterien (Klebsiella, Enterobacter, Proteus spp.) und Pseudomonas aeruginosa sind wichtige Erreger von nosokomialen Pneumonien; anaerobe Keime (fusiforme Stäbchen, Streptokokken, Bacteroides melaninogenicus) haben vermehrt bei Aspirationspneumonien mit Abszedierung und Empyembildung Bedeutung. Staphylokokken sind als Erreger von Superinfektionen bei Grippepneumonien gefürchtet.

Klinik. Die Letalität der Pneumokokken-Pneumonie liegt bei etwa 15%, insbesondere bei Bakteriämie; mit einer noch höheren Rate (bis 40%) ist bei Patienten mit Niereninsuffizienz, Leberzirrhose oder Intensivbehandlung zu rechnen.
Die **klassische Symptomatik** besteht aus plötzlichem Schüttelfrost und hohem Fieber, wenig, gelegentlich gelblichem bzw. bräunlichem Auswurf und einem schweren Krankheitsgefühl. Es kommt zu Husten, Atemnot, Thoraxschmerzen durch Begleitpleuritis und bei diaphragmaler Beteiligung zur Fortleitung des Schmerzes in den Oberbauch und/oder die Schulter. Seit Beginn der Antibiotikaära findet man den klassischen Ablauf der Lobärpneumonie nur noch selten; allerdings werden trotz relativ rascher Entfieberung unter Antibiotika die morphologischen Lungenveränderungen in ihrem zeitlichen Ablauf kaum verkürzt.
Allgemeinsymptome der **atypischen Pneumonie** sind Fieber ohne Schüttelfrost und Kopfschmerzen, meist auch ein trockener Reizhusten mit spärlichem oder fehlendem Auswurf. Bei der atypischen Pneumonie besteht ein Missverhältnis zwischen geringem Auskultationsbefund und relativ deutlichem Röntgenbefund.

Ein negativer physikalischer Untersuchungsbefund schließt eine atypische Pneumonie nicht aus! Daher ist im Zweifelsfall immer eine röntgenologische Untersuchung erforderlich.

Die Abb. 11.**5** und 11.**6** zeigen die typischen Röntgenbefunde bei einer Pneumokokken- und einer Mykoplasmen-Pneumonie.

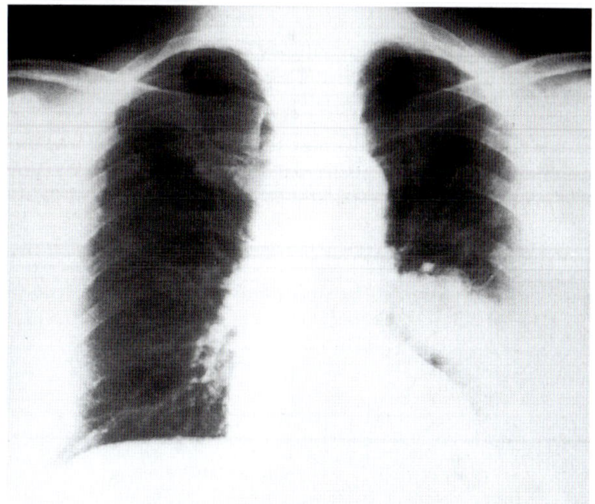

Abb. 11.**5** **Röntgenbefund bei Pneumokokken-Pneumonie.** Typisch ist die lobäre oder segmentale scharf begrenzte Verschattung. Trotz rascher Entfieberung unter Antibiotika-Gabe werden die Lungenveränderungen in ihrem zeitlichen Ablauf kaum verkürzt.

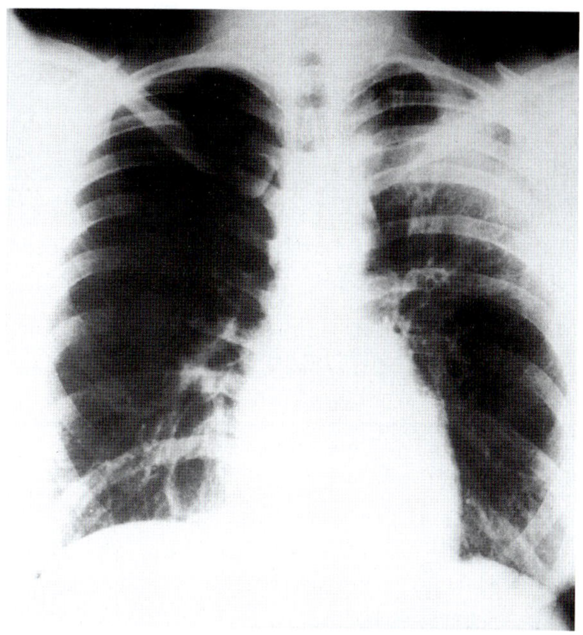

Abb. 11.**6** **Röntgenbefund bei Mykoplasmen-Pneumonie.** Beidseitig lokalisierte, retikuläre oder homogene Verschattungen. Mykoplasma pneumoniae ist ein häufiger Erreger der sog. atypischen Pneumonie. Oftmals besteht ein Missverhältnis zwischen geringem Auskultationsbefund und relativ deutlichem Röntgenbefund. Ein negativer Untersuchungsbefund schließt eine atypische Pneumonie nicht aus; daher ist im Zweifelsfall immer eine röntgenologische Untersuchung indiziert.

Evidenzbasierte Therapie

Material zur mikrobiologischen Diagnostik vor Beginn der kalkulierten Therapie gewinnen.

Zur kalkulierten Initialtherapie der **ambulant erworbenen Pneumonie** sind Antibiotika indiziert (Tab. 11.**5**). Vor Beginn der Behandlung sollte Material zur mikrobiologischen Diagnostik gewonnen werden (Sputum, Blutkultur, Urin zur Antigenbestimmung).

Tab. 11.**5** fasst die Möglichkeiten einer *ambulanten Therapie* der Pneumonie zusammen. Falls eine *stationäre Behandlung* erforderlich ist, kann nach dem Schema der Tab. 11.**6** vorgegangen werden. In beiden Fällen muss zunächst berücksichtigt werden, ob bei dem Patienten Grunderkrankungen oder andere „komplizierende" Faktoren vorliegen. So erhöhen zum Beispiel eine kardiopulmonale Vorerkrankung, aber auch eine vorangegan-

Tab. 11.**5** **Ambulante Therapie (Oral- oder Sequentialtherapie) von Patienten mit ambulant erworbener Pneumonie.** (Modifiziert nach den Empfehlungen der „American Thoracic Society", Am. J. Respir. Crit. Care Med. 2001;163: 1730–1754.)

Begleitumstände, Grunderkrankungen	typische Erreger	empfohlene empirische Therapie	
keine	S. pneumoniae M. pneumoniae C. pneumoniae (als alleiniger Erreger oder Mischinfektion) H. influenzae Legionellen Viren und andere Erreger (selten)	Makrolid (Clarithromycin, Azithromycin) oder Doxycyclin (cave: Resistenzen!)*	
kardiopulmonale Grunderkrankungen oder andere komplizierende Faktoren (s. Tab. 11.**7**)	S. pneumoniae (auch resistente Stämme) M. pneumoniae C. pneumoniae (Mischinfektion) H. influenzae gramnegative Enterobakterien Viren und zahlreiche andere Erreger (selten)	a) Oralcephalosporin (z. B. Cefuroxim, Cefpodoxim) b) Amoxicillin (hoch dosiert; 3 × tgl. 1,0 g) c) Amoxicillin/Clavulansäure d) *initial:* Ceftriaxon i. v., *anschließend:* Cefpodoxim p. o. **oder** Fluorchinolon (Gr. III oder IV)*** (Monotherapie)	*eine dieser vier Alternativen (a–d) plus* Makrolid** oder Doxycyclin

* Viele Stämme von *S. pneumoniae* sind resistent gegen Doxycyclin und andere Tetrazykline, die Behandlung mit Doxycyclin wird daher nur bei Makrolid-allergischen Patienten oder bei schlechter Verträglichkeit der Makrolide empfohlen.
** Erythromycin ist nicht ausreichend gegen *H. influenzae* wirksam; in Kombination mit Amoxicillin sollen daher Clarithromycin bzw. Azithromycin oder Doxycyclin angewandt werden.
*** Pneumokokken-wirksame Fluorchinolone sind Levofloxacin (Gr. III) oder Moxifloxacin (Gr. IV).

Tab. 11.**6** **Stationäre Therapie von Patienten mit ambulant erworbener Pneumonie** (nicht auf Intensivstation). (Modifiziert nach den Empfehlungen der „American Thoracic Society", Am. J. Respir. Crit. Care Med. 2001;163: 1730–1754.)

Begleitumstände, Grunderkrankungen	typische Erreger	empfohlene empirische Therapie	
keine	*S. pneumoniae* H. influenzae M. pneumoniae C. pneumoniae (Mischinfektion) Legionellen Viren und zahlreiche andere Erreger (selten)	β-Laktam-Antibiotikum (z. B. Cefotiam i. v. oder ähnliches Cephalosporin) *plus* Makrolid (i. v. oder p. o.)* **oder** Fluorchinolon (Gr. III oder IV)** (Monotherapie)	
kardiopulmonale Grunderkrankungen oder andere komplizierende Faktoren (s. Tab. 11.**7**)	S. pneumoniae (auch resistente Stämme) H. influenzae M. pneumoniae C. pneumoniae (Mischinfektion) gramnegative Enterobakterien Legionellen Viren und zahlreiche andere Erreger (selten)	a) Cefotaxim (i. v.), Ceftriaxon (i. v.) oder ähnliches Cephalosporin b) Ampicillin/Sulbactam (i. v.) c) Ampicillin (i. v.; hochdosiert) **oder** Fluorchinolon (Gr. III oder IV)** (Monotherapie)	eine dieser drei Alternativen (a–c) **plus** Makrolid (i. v. oder p. o.)*

* bei Makrolid-allergischen Patienten kann alternativ Doxycyclin gegeben werden
** Pneumokokken-wirksame Fluorchinolone sind Levofloxacin (Gr. III) oder Moxifloxacin (Gr. IV)

gene erfolglose Antibiotika-Therapie, das Risiko für gramnegative Enterobakterien; ähnliches gilt für Bewohner von Altenheimen (Tab. 11.7).

Ambulant erworbene **„typische" Pneumonien** können mit Aminopenicillinen, z. B. Amoxicillin, eventuell in Kombination mit einem β-Laktamase-Inhibitor, behandelt werden ✓✓ (Amoxicillin / Clavulansäure oder Ampicillin/Sulbactam). Gut wirksam sind auch Makrolidantibiotika (z. B. Azithromycin oder Clarithromycin), Ketolide (Telithromycin) und orale Cephalosporine (z. B. Cefuroxim-Axetil). Die Pneumokokken-wirksamen Fluorchinolone der Gruppen III und IV (z. B. Levofloxacin und Moxifloxacin) stellen eine weitere Alternative dar.

Da β-Laktam-Antibiotika gegen die meisten Erreger der **„atypischen Pneumonie"** nicht wirksam sind (Mykoplasmen, Chlamydien, Legionellen etc.), sind Tetrazykline (Doxycyclin), Makrolidantibiotika (z. B. Erythromycin i. v. oder Azithromycin) oder auch Fluorchinolone (z. B. Moxifloxacin) indiziert ✓✓. In mehreren Doppelblindstudien wurde eine etwa gleich gute Wirksamkeit der Pneumokokken-wirksamen Chinolone im Vergleich zu Makroliden und β-Laktam-Antibiotika nachgewiesen ✓✓. In einer umfangreichen Studie an mehr als 600 Patienten war das Chinolon Moxifloxacin signifikant besser wirksam als Amoxicillin in Kombination mit Clavulansäure plus Clarithromycin ✓ (Abb. 11.7).

Bei Pneumonien nach antibiotischer Vorbehandlung, bei Risikopatienten oder bei **nosokomial erworbenen Pneumonien** ist eine parenterale Kombinationstherapie aus β-Laktam-Antibiotika und Aminoglykosiden indiziert ✓,

Tab. 11.7 **Modifizierende Faktoren, die das Risiko von Infektionen mit den genannten Krankheitserregern erhöhen**

Risiko für Infektion durch	erhöht bei
multiresistente Pneumokokken	Alter > 65 Jahre
	Therapie mit β-Laktam-Antibiotika innerhalb der letzten 3 Monate
	Alkoholismus
	Immunsuppression (inkl. der Therapie mit Corticosteroiden)
	zahlreiche andere Grunderkrankungen
	Kontakt zu einem Kind in einer Kindertagesstätte
gramnegative Enterobakterien	Aufenthalt in einem Altersheim
	bestehende kardiopulmonale Erkrankung
	zahlreiche andere Grunderkrankungen
	kürzlich durchgeführte Antibiotika-Therapie
Pseudomonas aeruginosa	strukturelle Lungenerkrankungen (Bronchiektasien)
	Glucocorticoid-Therapie (> 10 mg Prednison pro Tag)
	Antibiotikum mit breitem Spektrum für > 7 Tage innerhalb des letzten Monats
	Unterernährung

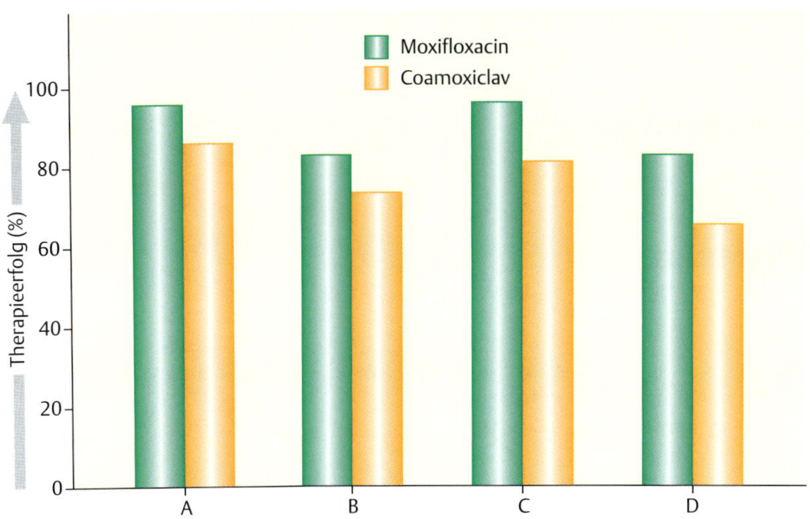

A = Heilung nach klinischen Kriterien, 5–7 Tage nach der Behandlung
B = Heilung nach klinischen Kriterien, 21–28 Tage nach der Behandlung
C = Heilung nach mikrobiologischen Kriterien, 5–7 Tage nach der Behandlung
D = Heilung nach mikrobiologischen Kriterien, 21–28 Tage nach der Behandlung

Abb. 11.7 **Therapie der ambulant erworbenen Pneumonie. Vergleich eines Chinolons (Moxifloxacin) mit Amoxicillin in Kombination mit Clavulansäure.** Die Patienten (gesamt: n = 628) wurden 7 bis 14 Tage lang entweder mit einem Chinolon oder einem β-Laktam-Antibiotikum behandelt. Das Therapieergebnis fiel bei Verabreichung des Chinolons (Moxifloxacin) signifikant besser aus. Moxifloxacin wurde in einer Dosierung von einmal täglich 400 mg gegeben (initial intravenöse, später orale Gabe). Coamoxiclav (Amoxicillin/Clavulansäure) wurde in einer Dosierung von dreimal täglich 1,2 g intravenös und anschließend in einer Dosierung von dreimal täglich 625 mg oral verabreicht. Falls atypische Erreger (Chlamydien, Mykoplasmen etc.) vermutet wurden, wurde in dieser Gruppe zusätzlich Clarithromycin gegeben.

wobei nosokomiale Pneumonien in einigen Fällen auch durch eine Monotherapie mit Cephalosporinen (z. B. Ceftriaxon, Cefotaxim), Ciprofloxacin oder einem Carbapenem (z. B. Meropenem) behandelt werden können. Allgemeinmaßnahmen sind Bettruhe und Thromboseprophylaxe, Luftanfeuchtung, Atemgymnastik und Inhalationsbehandlung. Bei Herzinsuffizienz können zusätzlich Diuretika und herzwirksame Glykoside gegeben werden. Bei Hypoxie kann eine Sauerstoffgabe notwendig sein. Generell ist auf eine reichliche Flüssigkeitszufuhr zu achten.

Fallbeispiel 11.2: Nosokomiale Pneumonie

Ein 28 Jahre alter Patient wird nach einem Motorrad-Unfall in die Intensivstation eingeliefert und muss wegen schwerer Thoraxverletzungen und Ateminsuffizienz sofort intubiert und beatmet werden. Am vierten Tag nach der Aufnahme entwickelt der Patient Fieber; auffällig ist eine vermehrte eitrige tracheale Sekretion.

Befund und Diagnose: Radiologisch ist eine Infiltration im rechten Unterlappen sichtbar. Über diesem Bereich lassen sich pneumonische Geräusche auskultieren, die bis dahin einfache Beatmung wird durch einen erhöhten Sauerstoffbedarf des Patienten und erhöhte inspiratorische Druckwerte verschlechtert.
Die geschilderten Befunde und die zusätzlich erhobenen Inflammationsparameter mit einer Leukozytose von 22 000/µl und einer deutlichen Linksverschiebung im Differenzialblutbild sowie einem erhöhten CRP auf über 80 mg/dl deuten auf eine beatmungsassoziierte Pneumonie hin. Die sofort durchgeführte Bronchoskopie mit quantitativer Auswertung der bronchoalveolären Lavage ergibt den Nachweis von S. aureus in hoher Keimzahl. Das Thoraxtrauma und die notwendige Beatmung müssen als Risikofaktoren für die Entwicklung einer Pneumonie angesehen werden. Pathogenetisch hierfür verantwortlich sind wesentliche Störungen der Abwehrmechanismen, wie Aufhebung des Larynxverschlusses, nicht vorhandener Hustenstoß, Störungen der bronchoalveolären Clearance sowie der Atemmechanik. Bei einer Manifestation der Pneumonie bis zum fünften Tag handelt es sich um eine sog. „frühe Pneumonie", die in der Regel mit ambulant erworbenen Erregern verbunden ist. Hierbei kommen Pneumokokken, Hämophilus influenzae, Staphylokokken oder anaerobe Streptokokken in Betracht. Die Resistenz dieser Erreger ist in der Regel unproblematisch, da sie nicht aus dem Hospitalmilieu, sondern aus der eigenen Körperflora, insbesondere dem Oropharynx, stammen.

Therapie und weiterer Verlauf: Im vorliegenden Fall zeigen die Staphylokokken eine normale Resistenzsituation und sind gegenüber Clindamycin, Flucloxacillin, Cephalosporinen wie Cefotiam oder Cefuroxim, aber auch gegenüber Aminopenicillinen in Kombination mit β-Laktamase-Inhibitoren sensibel. Es wird eine Monotherapie mit Clindamycin in einer Dosis von 3 × 600 mg i. v. eingeleitet, die auch eventuell vorhandene Anaerobier erfasst. Unter der antibiotischen Behandlung tritt bei dem Patienten nach einigen Tagen eine eindeutige Besserung der Symptomatik auf, die sich auch anhand der Inflammationsparameter verfolgen lässt. Angesichts der günstigen Entwicklung kann die Beatmung des Patienten 5 Tage nach Beginn der Antibiotikagabe beendet werden, Clindamycin wird insgesamt 14 Tage lang verabreicht.

11.2.10 Aspergillus-Infektionen

Grundlagen

Erreger. Aspergillosen sind Schimmelpilzerkrankungen, die nur bei Patienten mit ausgeprägter Immunsuppression vorkommen. Häufigster Erreger ist Aspergillus fumigatus. Invasive Aspergillosen sind selten, spielen aber eine gewisse Rolle bei neutropenischen Patienten und bei Patienten nach Organtransplantationen. Aspergillussporen sind in der Raumluft ubiquitär vorhanden und werden durch Inhalation aufgenommen. Um das Risiko einer Infektion zu reduzieren, werden Transplantationseinheiten mit entsprechenden Luftfilteranlagen ausgestattet.

Klinik. Die Aspergillose manifestiert sich meist als nekrotisierende Pneumonie. Die Symptomatik besteht in Fieber mit Husten, Dyspnoe, gelegentlich Thoraxschmerzen oder Hämoptysen. Die Diagnosestellung ist schwierig. Neben der endoskopischen Diagnostik kommt vor allem der CT-Untersuchung eine große Bedeutung zu.

Evidenzbasierte Therapie

Die intravenöse Gabe von **Amphotericin B** (alleine oder in Kombination mit Flucytosin) war für viele Jahre die Standardtherapie für die invasive Aspergillose, obwohl die Infusion von Amphotericin B mit erheblichen Unverträglichkeitsreaktionen verbunden ist.
Das Azolantimykotikum **Voriconazol** ist aufgrund der bisherigen Erfahrungen als eine mindestens ebenso wirksame therapeutische Alternative anzusehen. Voriconazol (zweimal täglich 6 mg/kg Körpergewicht am ersten Behandlungstag, dann zweimal täglich 4 mg/kg

Körpergewicht), war in einer umfangreichen globalen Vergleichsstudie bei Patienten mit invasiver Aspergillose signifikant besser wirksam als Amphotericin B (einmal täglich 1 – 1,5 mg/kg Körpergewicht) ✓✓. Die Überlebensrate nach zwölfwöchiger Beobachtungsphase betrug 71 % in der Voriconazolgruppe und 58 % in der Amphotericin B-Gruppe. Voriconazol war besser verträglich, jedoch traten sehr häufig (45 %) vorübergehende Sehstörungen bei den Patienten auf.

Eine weitere therapeutische Alternative besteht in der intravenösen und/oder oralen Gabe von **Itraconazol**. Begrenzte therapeutische Erfahrungen bestehen zur Zeit mit **Caspofungin**, das zur intravenösen Therapie von therapierefraktären Aspergillus-Infektionen zugelassen ist.

11.2.11 Tuberkulose

Grundlagen

Einteilung. Die Tuberkulose ist eine meldepflichtige Infektionskrankheit, die durch Mykobakterien verursacht wird. Man unterscheidet die progrediente Primärtuberkulose und die postprimäre Tuberkulose. Eine **Primärtuberkulose** manifestiert sich als Krankheit in direktem Anschluss an die Infektion. Die **postprimäre Tuberkulose** tritt zumeist mehr als zwei Jahre nach der Erstinfektion auf und ist eine endogene Reinfektion aus dem sogenannten Primärkomplex.

Erreger. In Mitteleuropa entstehen 90 % der Tuberkulose-Erkrankungen durch Mycobacterium tuberculosis. Weiterhin gibt es Lungenkrankheiten, die durch atypische Mykobakterien hervorgerufen werden; in Mitteleuropa sind dies zum Beispiel Mycobacterium avium, Mycobacterium intracellulare, Mycobacterium kansasii, Mycobacterium fortuitum.

Epidemiologie. Weltweit ist die Tuberkuloseepidemie nach wie vor eine der größten Herausforderungen in der Medizin. Nach zuverlässigen Schätzungen sind in dem Jahrzehnt von 1990 bis zum Jahre 2000 weltweit ungefähr 30 Millionen Menschen an Tuberkulose verstorben, mehr als jemals zuvor in der Geschichte der Menschheit innerhalb einer Dekade. Der wesentliche Anteil der weltweiten Zunahme der Tuberkulose ist durch die Zunahme der Weltbevölkerung insgesamt bedingt, von besonderem Interesse ist jedoch die Ko-Infektion mit dem Human-Immunodeficiency-Virus (HIV). Die jährliche Zahl der Erkrankungen an Tuberkulose wurde im Jahre 2000 auf 8 Mio. geschätzt, in Deutschland gibt es jährlich etwa 10 000 Neuerkrankungen mit weitgehend konstanter Tendenz.

Klinik. In den ganz überwiegenden Fällen ist die Lunge betroffen; es kommt durch die Infektion zur Gewebedestruktion mit Kavernenbildung. Bei der intrathorakalen Lymphknotentuberkulose handelt es sich in der Regel um eine Primärtuberkulose und einen einseitigen Befall bronchopulmonaler und tracheobronchialer Lymphknoten (Hilus-Lymphknotentuberkulose). Der Krankheitsbeginn ist meist akut mit Fieber, mäßig schwerem Krankheitsgefühl, Schwäche, Bettlägerigkeit und plötzlichem Gewichtsverlust verbunden. Außer den angeführten Allgemeinsymptomen kann die Lymphknotentuberkulose einen trockenen Husten ohne Auswurf verursachen. Die radiologischen Befunde können vielgestaltig sein.

Resistenzlage. Angesichts der begrenzten Zahl an Antituberkulotika, die zur Verfügung stehen, kommt der Resistenzentwicklung von M. tuberculosis eine besondere Bedeutung zu. Spontanmutationen, die zur Resistenz führen, sind bei M. tuberculosis zwar relativ selten, aber doch so häufig, dass bei einer Monotherapie mit der Entwicklung resistenter Erreger gerechnet werden muss.

Eine konsequente Kombinationstherapie reduziert das Risiko für Resistenzentwicklung.

Eine inadäquate Behandlung kann die Entwicklung von Resistenzen zur Folge haben. Ursachen für eine inadäquate Therapie sind nicht nur in einer mangelhaften Zuverlässigkeit der Patienten bei der Einnahme zu suchen, sie können auch durch eine unzureichende Versorgung mit Arzneimitteln oder durch die Auswahl einer ungeeigneten Kombination von Medikamenten bedingt sein. Mit einer besonders hohen Prävalenz (> 10 %) der Multiresistenz ist derzeit in folgenden Ländern zu rechnen: Dominikanische Republik, Estland, Indien (Delhi und Umgebung), Lettland, Russland, Sierra Leone.

Evidenzbasierte Therapie mit Antituberkulotika

Jede aktive Tuberkulose muss behandelt werden. Eine Reihe experimenteller Untersuchungen zeigte, dass Mycobacterium tuberculosis nur während der Teilungsphase abgetötet werden können. Die Replikationsfrequenz nimmt mit der metabolischen Aktivität deutlich zu. Da M. tuberculosis ein obligater Aerobier ist, hängen metabolische Aktivität und Teilungsfrequenz vom Sauerstoffangebot und dem pH-Wert der Umgebung ab. In Kavernen finden sich die höchste Sauerstoffspannung und ein neutraler pH-Wert; folglich ist dort die Stoffwechselaktivität und Vermehrung am höchsten. Ungünstigere Bedingungen mit niedrigerem Sauerstoffangebot und niedrigem pH-Wert herrschen in käsigen Nekroseherden sowie intrazellulär in Makrophagen.

Therapieprinzipien. Die moderne Chemotherapie der Tuberkulose ist auf eine rasche Abtötung sowohl sich schnell vermehrender Populationen als auch auf die gleichzeitige Elimination relativ inaktiver Erreger ausgerichtet. Die Therapieprinzipen lassen sich in den folgenden fünf Punkten zusammenfassen:

- Vor allem Isoniazid, in etwas geringerem Maße auch Rifampicin und Streptomycin, ermöglichen eine schnelle **Abtötung großer, sich schnell vermehrender Bakterienpopulationen**. Da diese Populationen die höchste Zahl resistenter Mutanten enthalten, verhindert ihre schnelle Elimination die Resistenzentwicklung. Gelingt es nicht, diese Populationen rasch abzutöten, besteht eine größere Gefahr für die Entwicklung resistenter Keime.
- Rifampicin und Pyrazinamid, weniger Isoniazid, ermöglichen die Sterilisierung eines tuberkulösen Herdes durch **Abtötung wenig bis gar nicht aktiver Bakterien (Persister)**. Werden diese Persister aufgrund zu kurzer Therapiedauer nicht eliminiert, so kommt es in der Regel nach Beendigung der Chemotherapie zu einem Rezidiv mit erhaltener Empfindlichkeit gegenüber den eingesetzten Pharmaka.
- Isoniazid und Rifampicin töten in Kombination aktive wie inaktive Bakterienpopulationen ab. Die kombinierte Anwendung beider Pharmaka ermöglicht eine **Verkürzung der Therapiedauer** auf **neun Monate** ✓✓.
- Werden initial mindestens die drei bakteriziden Medikamente Isoniazid, Rifampicin und Pyrazinamid eingesetzt, lässt sich die bakterizide und sterilisierende Aktivität weiter steigern und die Therapiedauer auf etwa **sechs Monate**✓✓ reduzieren; viermonatige Behandlungsschemata fielen wegen hoher Rezidivraten überwiegend enttäuschend aus ✗✗.
- Nach einer initialen intensiven und aggressiven Chemotherapie über mindestens einen Monat kann, wenn nötig, als Alternative zur täglichen Medikamentengabe eine intermittierende Behandlung erfolgen. Die überwachte intermittierende Kurzzeitbehandlung ist vor allem zur Therapie wenig kooperativer Patientengruppen geeignet ✓✓. Die organisatorischen Voraussetzungen für die Überwachung der gesamten Behandlung müssen allerdings gegeben sein.

Die empfohlene Strategie der Tuberkulosetherapie ist in Abb. 11.**8** zusammenfassend dargestellt. Abgesehen von Fällen einer Primärresistenz gegen Isoniazid ist Isoniazid das Basis-Antituberkulotikum; stets aber werden mindestens drei Chemotherapeutika miteinander kombiniert. Zu den **Nebenwirkungen und Interaktionen** der im Folgenden erwähnten Wirkstoffe s. S. 529.

Antituberkulotische Standardtherapie. Sie erfolgt heute als **„Kurzzeitbehandlung"** mit Isoniazid, Rifampicin, Pyrazinamid und Ethambutol über 6 bis 9 Monate. Zunächst wird für 2 Monate (**„Initialphase"**) eine Viererkombination aus Isoniazid (INH; 5 mg/kg KG), Rifampicin (RMP; 10 mg/kg KG), Ethambutol (EMB; initial 25 mg/kg KG, später 20 mg/kg KG) und Pyrazinamid (PZA; 25 – 30 mg/kg KG) verabreicht, anschließend für 4 Monate (**„Kontinuitätssphase"**) Isoniazid und Rifampicin. Falls Rifampicin nicht vertragen wird, kann 6 Monate lang Isoniazid plus Ethambutol verordnet werden. Bei Unverträglichkeitsreaktionen kann auch mit Streptomycin (initial 15 mg/kg, maximal 1 g/Tag i. m., später 3 × 1 g wöchentlich) oder einem Fluorchinolon (z. B. Moxifloxacin) behandelt werden.

Therapie bei Resistenz gegen Isoniazid oder Rifampicin. Bei nachgewiesener Isoniazid-Resistenz wird eine Viererkombination aus Rifampicin, Pyrazinamid, Ethambutol und Streptomycin über 2 Monate verabreicht, bei Rifampicin-Resistenz wird die gleiche Kombination für 2 Monate gegeben, jedoch mit INH anstatt Rifampicin. Es folgt eine Kontinuitätsphase mit Rifampicin und Ethambutol über 7 – 10 Monate (bei INH-Resistenz) oder mit INH und Ethambutol über 10 – 16 Monate (bei Rifampicin-Resistenz).

Multiresistenz ist definiert als eine Resistenz gegenüber (mindestens) den beiden Erstlinienmedikamenten INH und Rifampicin. Die **Therapie einer multiresistenten Tuberkulose** gehört in die Hand von Spezialisten. Zum Einsatz kommen in diesen Fällen selten angewandte Medikamente mit geringerer Wirksamkeit und schlechterer Verträglichkeit, wie zum Beispiel Thioamide (Protionamid), Capreomycin, Terizidon (Cycloserin), p-Aminosalicylsäure (= PAS) sowie Clofazimin. Eine optimale Überwachung der Therapie ist notwendig, um einer weiteren

	Standardtherapie	**Therapie bei Resistenz**		
Resistenzlage der Erreger:	kulturell nachgewiesene Empfindlichkeit gegen: INH, RMP, EMB	kulturell nachgewiesene Resistenz gegen: INH	RMP	INH + RMP
(1) Initialphase Behandlung mit:	INH + RMP + PZA + EMB	RMP + PZA + EMB + SM	INH + PZA + EMB + SM	+ EMB + PZA + 1 – 2 Zweitrangmittel (z. B. Chinolone) o. a. 2 Jahre nach Sputumnegativierung
Dauer:	2 Monate	2 Monate	2 Monate	
(2) Kontinuitätsphase Behandlung mit:	INH + RMP	RMP + EMB	INH+ EMB	
Dauer:	4 Monate	7 – 10 Monate	10 – 16 Monate	

Abb. 11.**8** **Therapeutisches Vorgehen bei Tuberkulose-Patienten mit resistenten Erregern.** Liegt keine Resistenz vor, beschränkt sich die Therapie auf 6 – 9 Monate (links). Bei Resistenz der Erreger gegen Isoniazid oder Rifampicin greift das in der Mitte dargestellte Therapieschema. Eine multiresistente Tuberkulose gehört in die Hand von Spezialisten; die erforderliche Behandlungsdauer beträgt zwei Jahre nach Sputumnegativierung.
* In besonderen Fällen (z. B. bei sehr ausgedehntem Befund, bei ZNS-Beteiligung, bei später Konversion oder bei Patienten mit Immunsuppression) ergeben sich längere Mindesttherapiezeiten. INH = Isoniazid. RMP = Rifampicin. EMB = Ethambutol. PZA = Pyrazinamid. SM = Streptomycin.

Resistenzentwicklung vorzubeugen. Die Behandlungsdauer verlängert sich beträchtlich und beträgt mehr als zwei Jahre.

Antituberkulotische Therapie unter besonderen Begleitumständen

Schwangerschaft. Die Unbedenklichkeit in der Schwangerschaft, zumindest in der Frühschwangerschaft, ist für die meisten Antituberkulotika nicht restlos gesichert. Einer Schwangeren kann eine adäquate Chemotherapie der Tuberkulose jedoch keinesfalls aus Furcht vor einer möglichen Schädigung der Frucht vorenthalten werden. Die wichtige Frage, ob die Gefahr der Teratogenität einen Schwangerschaftsabbruch aus medizinischer Indikation rechtfertigt, wird heute von nahezu allen Experten eindeutig negativ beantwortet.
Aus den vorliegenden Verträglichkeitsdaten lassen sich die folgenden Empfehlungen für die antituberkulotische Therapie während der Schwangerschaft ableiten:

- Eine unbehandelte Tuberkulose bedeutet für eine Schwangere und für den Fetus eine weitaus größere Gefahr als die Behandlung der Erkrankung. Eine wirksame Tuberkulosetherapie ist während der Schwangerschaft essenziell.
- Eine Tuberkulose in der Schwangerschaft ist in der Regel keine medizinische Indikation für eine Interruptio. Bei chronischer Tuberkulose oder Rezidiven mit resistenten Erregern muss dieses Problem wegen der notwendigen Therapie mit weniger wirksamen und toxischen Chemotherapeutika sicher anders beurteilt und individuell entschieden werden.
- Die Standardtherapie besteht aus der Gabe von Isoniazid, Rifampicin und Pyrazinamid für 2 Monate, gefolgt von Isoniazid und Rifampicin für 6 Monate. Als viertes Medikament kann Ethambutol eingesetzt werden, wenn dies aus den allgemeinen Therapieprinzipien heraus notwendig erscheint.
- Streptomycin sollte während der gesamten Schwangerschaft nicht eingesetzt werden, da das Risiko der Ototoxizität besteht.

HIV-Patienten. Die Prinzipien der antituberkulösen Chemotherapie bei HIV-infizierten Patienten und nichtimmunsupprimierten Patienten unterscheiden sich nicht. Die Behandlung muss initial nach kurzfristiger Diagnose rasch aufgenommen werden, da die Frühsterblichkeit an Tuberkulose bei HIV-infizierten Patienten besonders hoch ist.
Sollte die kulturell gesicherte Sputumkonversion später als 3 Monate nach Therapiebeginn eintreten, wird die Gesamtbehandlungsdauer um 6 Monate über den Zeitpunkt der Sputumkonversion hinaus verlängert. Im Einzelfall können auch noch längere Behandlungszeiten notwendig sein. Die Therapie muss gut überwacht werden, um die Compliance und Therapieadhärenz der Patienten zu sichern. Bei HIV-infizierten Patienten sind besonders häufig Unverträglichkeitsreaktionen gegenüber antituberkulösen Medikamenten zu beobachten, so dass engmaschige klinische und laborchemische Kontrollen erforderlich sind.

Therapie der nichttuberkulösen Mykobakteriosen

Wie bei der Behandlung der Tuberkulose, sollte auch hier generell eine **Kombinationstherapie** erfolgen. Bei Infektionen durch Mycobacterium-avium-Komplex wird eine Initialtherapie für die ersten 4 – 8 Wochen mit Rifampicin (Alternative: Rifabutin), Ethambutol und Streptomycin bzw. Amikacin empfohlen. Auch Clofazimin, Clarithromycin und einige Fluorchinolone, wie zum Beispiel Moxifloxacin, besitzen eine gute *in-vitro*-Aktivität und kommen als mögliche Therapeutika in Betracht.

11.3 Infektionen des Urogenitaltrakts

11.3.1 Urethritis

Grundlagen

Erreger. 30 – 50 % der unspezifischen Urethritis und 50 – 70 % der postgonorrhoischen Urethritis werden durch Chlamydia trachomatis verursacht. Weitere Erreger sind Gonokokken und Ureaplasma urealyticum. Die Erkrankung wird durch verbesserte kulturelle und serologische Nachweismethoden heute häufiger diagnostiziert.

Klinik. Zu den Symptomen der Urethritis zählen Dysurie, Pollakisurie und vermehrte Urethralsekretion. Die Erkrankung tritt als akute und chronische Form auf.

Evidenzbasierte Therapie

> *Die Übertragung von Chlamydien durch Geschlechtsverkehr ist häufig, so dass eine Behandlung der Sexualpartner erforderlich ist.*

Falls **Gonokokken** als Erreger identifiziert wurden, wird international heute als beste parenterale Einmaltherapie die intramuskuläre Gabe von 250 mg **Ceftriaxon** empfohlen. Alternativ kommt die einmalige orale Gabe von 500 mg **Ciprofloxacin** in Frage. Zu den zahlreichen anderen therapeutischen Möglichkeiten gehört die nach wie vor empfehlenswerte Behandlung mit Penicillinen

(jedoch nur in Gebieten, in denen die Erreger ausreichend empfindlich sind) oder die orale Verabreichung eines β-Laktamase-festen Cephalosporins, wie z. B. Cefixim.
Therapie der Wahl bei der durch **Chlamydien** oder **Ureaplasma urealyticum** verursachten, nicht-gonorrhoischen Form der Erkrankung ist die Verordnung von **Doxycyclin**, einmal täglich 100–200 mg für 7 Tage. Falls Tetrazykline aus Verträglichkeitsgründen nicht verordnet werden können, ist die Behandlung mit Makrolidantibiotika angezeigt; insbesondere **Azithromycin** in einer Einmaldosierung von 1,0 g oral wird empfohlen. Die Einmaltherapie mit Azithromycin war in umfangreichen randomisierten Studien ebenso wirksam wie die mehrtägige Gabe von Doxycyclin ✓✓ (Abb. 11.**9**).
Eine akute **Trichomonaden-Urethritis** wird mit **Metronidazol** oder **Tinidazol** behandelt.

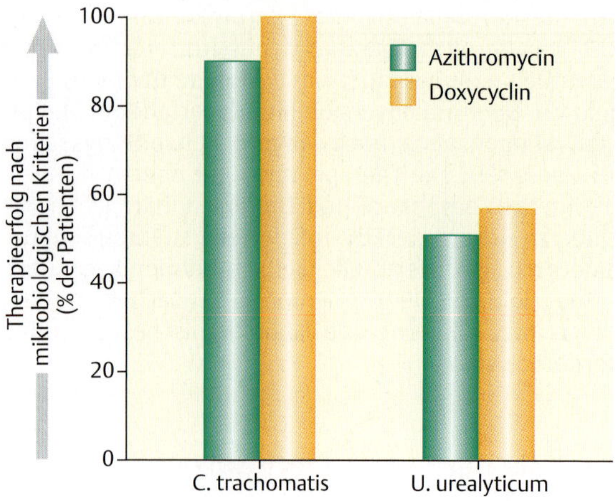

Abb. 11.**9** **Doxycyclin- und Azithromycin-Behandlung sind in der Behandlung der unspezifischen Urethritis beim Mann gleichwertig.** In einer Doppelblindstudie wurden 452 Männer mit unspezifischer (nicht-gonorrhoischer) Urethritis entweder mit Azithromycin oder mit Doxycyclin behandelt. Azithromycin wurde einmal in einer Dosierung von 1 g verabreicht, anschließend bekamen die Patienten 6 Tage lang ein Placebo-Präparat. Doxycyclin wurde 7 Tage lang zweimal täglich eingenommen. Hinsichtlich des klinischen Erfolges ergaben sich keine signifikanten Unterschiede: die Heilungsraten betrugen 81 % in der Azithromycin-Gruppe und 77 % in der Doxycyclin-Gruppe. In der Abbildung sind die mikrobiologisch dokumentierten Ansprechraten getrennt für die beiden Erreger *C. trachomatis* und *U. urealyticum* dargestellt; die Beurteilung erfolgte 5 Wochen nach der Therapie, die Unterschiede waren nicht signifikant.

11.3.2 Unkomplizierte Harnwegsinfektionen (Zystitis)

Grundlagen

Erreger der „unkomplizierten Infektion der unteren Harnwege" sind meist gramnegative Bakterien (vorwiegend Escherichia coli), die aszendierend in die Harnblase gelangen. Entzündungen der Harnblase sind bei Frauen sehr viel häufiger als bei Männern. Geschlechtsverkehr scheint Infektionen des unteren Harntraktes zu begünstigen (z. B. „Flitterwochen-Zystitis").

Klinik. Die Patientinnen klagen über Pollakisurie, Dysurie, Algurie, imperativen Harndrang, terminalen Urethraschmerz sowie Blasenorgangefühl. Eine terminale Hämaturie kann vorliegen. Ein allgemeines Krankheitsgefühl besteht meist nicht; bei Fieber muss an eine Begleitinfektion parenchymatöser Organe gedacht werden. Im Urin finden sich Leukozyten, Erythrozyten sowie meist eine signifikante Bakteriurie (> 10^5 Bakterien/ml Urin). Leider gibt es bis heute kein absolut zuverlässiges Verfahren, um eine Mitbeteiligung des Nierengewebes bei einem „unkomplizierten" Infekt der unteren Harnwege sicher auszuschließen.

Evidenzbasierte Therapie

Tab. 11.**8** gibt einen Überblick über die Behandlungsmöglichkeiten bei unkomplizierten Harnwegsinfektionen. Die erstmalige bakterielle Zystitis kann ohne Antibiogramm und Resistenztestung antibiotisch behandelt werden. Bewährt ist die dreitägige Gabe von **Cotrimoxazol** oder **Amoxicillin in Kombination mit Clavulansäure** ✓✓ (Aminopenicilline ohne β-Laktamase-Inhibitoren sollten wegen der hohen Resistenz von E. coli heute nicht mehr gegeben werden!). Auch die Kurzzeittherapie, z. B. die Einmalgabe von drei Tabletten Cotrimoxazol forte, ist möglich. Bei der hoch dosierten Einmaltherapie werden die Patientinnen schnell symptom- und beschwerdefrei – andernfalls ist eine eingehende Diagnostik notwendig. Fluorchinolone gelten bei *un*komplizierten Harnwegsinfektionen *nicht* als Mittel der ersten Wahl.
Die antibakterielle Behandlung kann wirkungsvoll durch **spasmolytische Medikamente** ergänzt werden. Externe **Wärmeapplikation** sowie ausreichende **Trinkmengen** mit harnverdünnendem Effekt wirken Symptom lindernd.
Bei der eosinophilen Zystitis sollte eine allergische Genese ausgeschlossen oder typisiert werden. Bei Candida-Zystitis ist eine gezielte antimykotische Therapie indiziert.

Tab. 11.8 **Behandlung von bakteriellen Infektionen der Harnwege (HWI)**

typische Erreger	Begleitumstände	empfohlene empirische Therapie (Dauer, mögliche Arzneimittelalternativen)*
Akute unkomplizierte Zystitis bei Frauen		
E. coli S. saprophyticus P. mirabilis K. pneumoniae	ohne	1 – 3 Tage: Cotrimoxazol, Trimethoprim oder Ciprofloxacin[1]
	– Diabetes – Symptomatik > 7 Tage – vorangegangene HWI – Diaphragmabenutzung – Alter > 65 Jahre	7 Tage: Cotrimoxazol, Trimethoprim oder Ciprofloxacin[1]
	Schwangerschaft	7 Tage: Amoxicillin, Cefpodoxim-Proxetil[2]
Akute unkomplizierte Pyelonephritis bei Frauen		
E. coli P. mirabilis K. pneumoniae S. saprophyticus	leichtere Erkrankung, ohne Übelkeit oder Erbrechen (ambulante Behandlung)	10 – 14 Tage: Ciprofloxacin[1], Cefpodoxim-Proxetil[2], Sultamicillin[3]
	schwere Erkrankung oder mögliche Urosepsis (stationäre Behandlung erforderlich)	initial: Ceftriaxon (i. v.), Ciprofloxacin (i. v.)[1], Gentamicin (mit oder ohne Ampicillin) bis zum Rückgang des Fiebers, anschließend: 14 Tage: Ciprofloxacin[1], Cotrimoxazol
Komplizierte Harnwegsinfektion		
E. coli Proteus-Spezies Klebsiella-Spezies Pseudomonas-Spezies Serratia-Spezies Enterokokken Staphylokokken	leichtere Erkrankung, ohne Übelkeit oder Erbrechen (ambulante Behandlung)	10 – 14 Tage: Ciprofloxacin[1]
	schwere Erkrankung oder mögliche Urosepsis (stationäre Behandlung erforderlich)	initial: Ampicillin plus Gentamicin (i. v.), Ciprofloxacin (i. v.)[1], Ceftriaxon (i. v.), Aztreonam (i. v.), Piperacillin plus Tazobactam (i. v.), Imipenem[4] bis zum Rückgang des Fiebers, anschließend: 14 – 21 Tage: Ciprofloxacin[1], Cotrimoxazol

* Ohne weiteren Hinweis: es wird die orale Gabe der Arzneimittel empfohlen, falls eine parenterale Behandlung notwendig wird: Zusatz „i. v."
[1] Anstelle von *oral* verabreichtem Ciprofloxacin kann auch ein anderes geeignetes Chinolon verordnet werden (z. B. Norfloxacin, Levofloxacin); anstelle von *parenteral* verabreichtem Ciprofloxacin kann auch ein anderes geeignetes Chinolon verordnet werden (z. B. Levofloxacin)
[2] Anstelle von Cefpodoxim-Proxetil kann ein anderes geeignetes Oralcephalosporin verordnet werden (z. B. Cefuroxim-Axetil, Cefixim)
[3] Anstelle von Sultamicillin (= Ampicillin + Sulbactam) kann auch Amoxicillin + Clavulansäure gegeben werden.
[4] Anstelle von Imipenem kann auch Meropenem oder Ertapenem verabreicht werden.

11.3.3 Pyelonephritis, komplizierte Harnwegsinfektionen

Grundlagen

Die Pyelonephritis ist eine akute oder chronische, ein- oder beidseitige Entzündung des Nierenbeckens (Infektion der oberen Harnwege). Mechanische wie auch funktionelle Entleerungsstörungen begünstigen eine Pyelonephritis, da Restharn ein günstiges Milieu zum Wachstum endogener Keime bereitet.

> *Eine komplizierte Harnwegsinfektion liegt vor, wenn Obstruktionen (anatomische Veränderungen, Steine, Tumoren) vorhanden sind.*

Erreger. Es muss mit einem deutlich breiteren Spektrum möglicher Erreger gerechnet werden als bei einer unkomplizierten Harnwegsinfektion.

Klinik. Die Pyelonephritis ist bei Frauen häufiger als bei Männern. Während der *Schwangerschaft* zeigen bis zu 8 % aller Frauen eine asymptomatische signifikante Bakteriurie. Daraus resultiert in 40 % eine akute Pyelonephritis, die häufig klinisch stumm verläuft. Jede Schwangerschaftspyelonephritis erhöht die kindliche und mütterliche Letalität und birgt die Gefahr des Überganges in eine chronische Pyelonephritis!

Die akute Pyelonephritis zeichnet sich durch ein- oder beidseitige Spontan- und Klopfschmerzhaftigkeit der Nierenlager, Fieber mit oder ohne Schüttelfrost, allgemeines Krankheitsgefühl und dysurische Beschwerden (Algurie, Pollakisurie, imperativer Harndrang) aus.

Evidenzbasierte Therapie

Bei der akuten Pyelonephritis sind Chemotherapeutika nach mikrobiologischer Urindiagnostik (Urinkultur vom sauberen Mittelstrahlurin, Antibiogramm) angezeigt. Dem relativ breiten, möglichen Erregerspektrum muss Rechnung getragen werden. Mittel der Wahl sind Fluorchinolone mit weitgehend renaler Ausscheidung, wie **Ciprofloxacin** oder **Levofloxacin**. Geeignet sind auch **Aminopenicilline**, z. B. Amoxicillin, in Kombination mit β-Laktamase-Hemmstoffen (z. B. Clavulansäure oder Sulbactam). Die Dauer der Behandlung beträgt mindestens 14 Tage. Im symptomfreien Intervall sollte eine intensive Diagnostik durchgeführt werden. Risikofaktoren müssen beseitigt werden (Harnsteinprophylaxe, Sanierung von Harnwegsobstruktionen, z. B. Prostatektomie usw.).

11.3.4 Herpes genitalis (HSV 2)

Siehe S. 561

11.4 Infektionen des Gastrointestinaltrakts

11.4.1 Gallenwegsinfektionen (Cholezystitis, Cholangitis)

Grundlagen

Erreger. Die am häufigsten nachgewiesenen Erreger sind Escherichia coli und Klebsiella spp. In etwa 30 – 80 % der Fälle liegt eine Mischinfektion vor, an der nicht selten (bis zu 15 %) auch Anaerobier beteiligt sind, vor allem Bacteroides spp. und Clostridien. Eine anaerobe Beteiligung findet sich häufiger bei Patienten, bei denen bereits chirurgische Eingriffe an den Gallenwegen vorgenommen worden waren. Bei jedem zweiten Patienten tritt eine Bakteriämie auf. Die aus Blutkulturen isolierten Erreger entsprechen in ihrer Häufigkeit weitgehend den aus der Galle kultivierten Erregern. Die pathogenetische Bedeutung von Enterokokken bei Gallenwegsinfektionen wird kontrovers diskutiert, da sie fast ausschließlich zusammen mit anderen Erregern nachgewiesen werden konnten.

Ursachen. Ursächlich für Infektionen der normalerweise sterilen Gallenwege sind in der überwiegenden Zahl der Fälle (> 90 %) **Obstruktionen** der Gallenwege bei Cholelithiasis, Tumoren oder Strikturen. Üblicherweise kommt es in der Folge neben anderen Komplikationen zur aszendierenden Besiedelung und Infektion der Gallenwege durch Darmbakterien (Abb. 11.**10**). Durch die endoskopische retrograde **Cholangiopankreatographie**

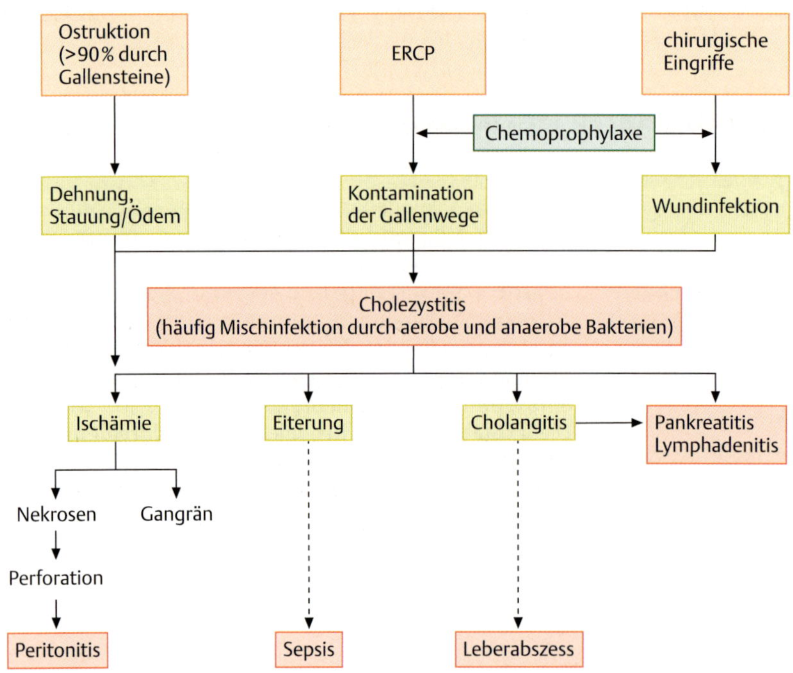

Abb. 11.**10** **Pathogenese der Cholezystitis,** mögliche Komplikationen und Ansatzpunkte der Chemoprophylaxe. Erläuterungen im Text.

(ERCP) kann es zu einer Kontamination der Gallenwege kommen, aus der sich eine Cholangitis mit nachfolgender Septikämie entwickeln kann. Je nach begleitenden Risikofaktoren beträgt die Inzidenz dieser Komplikation bis zu 20 % und geht mit einer Mortalität von bis zu 10 % einher. **Wundinfektionen** nach chirurgischen Eingriffen an den Gallenwegen treten im Mittel bei 15 % der Patienten auf. Die Inzidenz ist bei einfachen Cholezystektomien niedriger, kann jedoch bei Exploration des Ductus choledochus communis und Vorliegen von Risikofaktoren auf bis zu 50 % ansteigen.

Prophylaxe

Eine erhebliche Zahl kontrollierter Studien belegt den Nutzen der Chemoprophylaxe bei **chirurgischen Gallenwegseingriffen** ✓✓: Während die mittlere Inzidenz postoperativer Wundinfektionen ohne Prophylaxe um 15 % liegt, kann sie durch die Prophylaxe auf 6 % gesenkt werden. Wichtig ist, dass therapeutische Antibiotikakonzentrationen auch in der Gallenblasenwand, der Leber, dem Peritoneum und im Wundbereich erreicht werden. Demgegenüber spielen die biliären Konzentrationen eine untergeordnete Rolle für die intraoperative Chemoprophylaxe. Sie sind jedoch entscheidend für den Erfolg einer Dauerbehandlung bei rezidivierenden Cholangitiden (s. u.).

Die Prophylaxe mit einem Standard-Cephalosporin, wie z. B. Cefazolin, ist ebenso effektiv wie eine Prophylaxe mit neueren Cephalosporinen ✓✓; die mehrmalige Gabe bringt keinen Vorteil gegenüber der einmaligen Gabe. Der prophylaktische Nutzen der Fluorchinolone scheint mit dem der β-Laktam-Antibiotika vergleichbar zu sein, jedoch sind hierzu vergleichsweise wenig Daten verfügbar ≈.

Im Gegensatz zum nachgewiesenen Nutzen der perioperativen Antibiotikaprophylaxe bei chirurgischen Eingriffen konnte dieser bei der **ERCP** bisher nicht eindeutig belegt werden. Bei Patienten mit entsprechenden Risikofaktoren konnten einige Arbeiten Vorteile für die Chemoprophylaxe zeigen ✓. Daher wird eine Prophylaxe bei ikterischen Patienten empfohlen, die bei Patienten mit vorheriger ERCP auch gegen Pseudomonas aeruginosa wirksam sein sollte. Wird durch den endoskopischen Eingriff eine vollständige Drainage der Gallenwege erreicht, ist eine Einmalgabe ausreichend, ansonsten sollte die Prophylaxe fortgesetzt werden. Die Wirksamkeit von Ciprofloxacin, Cefazolin und Cefuroxim wurde in klinischen Studien gezeigt ✓✓.

Evidenzbasierte Therapie akuter Infektionen der Gallenwege

Die Anlage von Blutkulturen vor Therapiebeginn ist sinnvoll.

Der klinische Erfolg der antibakteriellen Therapie hängt neben dem Ausmaß der biliären Exkretion der Chemotherapeutika von deren Aktivität gegen die relevanten Erreger ab. Erfolg versprechend ist die Therapie mit Antiinfektiva, die sowohl im Blut als auch in der Galle Konzentrationen erreichen, die deutlich über den Hemmkonzentrationen der Erreger liegen. Bei Gallenstau kommt es jedoch zu einer verminderten Gallenproduktion und daher zu niedrigeren biliären Antibiotikakonzentrationen. Aus diesem Grund ist die rasche Beseitigung der Obstruktion von erheblicher Bedeutung für eine erfolgreiche Chemotherapie – sei es durch chirurgische Sanierung oder endoskopische Drainagetechniken mit Papillotomie und gegebenenfalls Stenteinlage.

Umfangreiche vergleichende Therapiestudien liegen kaum vor ≈; die Auswahl des Therapeutikums kann sich daher nicht immer auf klare Evidenzen stützen und richtet sich in erster Linie nach Kriterien wie der Schwere der Erkrankung, den vermuteten Erregern und der Aktivität der Chemotherapeutika.

Sinnvoll sind Breitspektrum-Antibiotika, die auch gegen anaerobe Bakterien gerichtet sind.

Acylureidopenicilline (z. B. Piperacillin) gehören zu den Antibiotika der ersten Wahl. Eine Kombinationstherapie mit **Aminoglykosiden** (z. B. Gentamicin, Tobramycin), die auch Enterokokken erfasst, kann bei schweren Verlaufsformen notwendig sein. Aber auch Substanzen, die Enterokokken nicht zuverlässig erfassen, werden erfolgreich zur Therapie eingesetzt. Durch den Einsatz von **Metronidazol** als Kombinationspartner von β-Laktamen oder Fluorchinolonen kann die Wirksamkeit gegen Anaerobier sichergestellt werden. Die klinische Erfahrung mit Fluorchinolonen ist noch recht begrenzt. Die wenigen verfügbaren Studien zeigten für Ciprofloxacin zufriedenstellende Ergebnisse ✓.

Die Acylureidopenicilline (Mezlocillin, Piperacillin) haben eine bessere Wirksamkeit als Ampicillin gegen anaerobe und gramnegative Erreger. Bei klinischem Verdacht auf eine Beteiligung von Pseudomonas aeruginosa oder Enterobacter spp. – wie z. B. nach vorheriger ERCP oder vorheriger Chemotherapie – ist eine Kombination von **Piperacillin mit Aminoglykosiden** sinnvoll. Bei einer hohen Prävalenz von Klebsiellen oder E. coli mit Resistenz gegen Acylureidopenicilline kann **Piperacillin plus Tazobactam** gegeben werden.

Ein Nachteil der Cephalosporine bei der Therapie von Gallenwegsinfektionen ist die unzureichende Wirksamkeit gegen Anaerobier und Enterokokken ✗.

11.4.2 Bakterielle Enteritis

Grundlagen

Epidemiologie. Bakteriell verursachte Gastroenteritiden besitzen eine immense globale Bedeutung (Entwicklungsländer!), werden aber auch in Industriestaaten zunehmend wichtiger. Durch lokale Ausbrüche von Diarrhöen können zum Beispiel in Tagesstätten, Pflegeheimen und Krankenhäusern erhebliche Probleme entstehen. Recht häufig kommt es auch zu begrenzten Epidemien, die durch kontaminierte Nahrungsmittel hervorgerufen werden. Durch die Zunahme immunsupprimierter Patienten (AIDS und andere Ursachen) werden Erkrankungen durch bisher als „selten“ angesehene Erreger häufiger (Cryptosporidien, Isospora belli u. a.). Schließlich ist die sogenannte „Reisediarrhö“ in unseren Breiten durch die Zunahme der Reiseaktivitäten der Bevölkerung ein alltägliches ärztliches Problem. Einige der im Folgenden genannten Erreger sind auch als wichtige Verursacher von nosokomialen Diarrhöen erkannt worden, die häufig weitere nosokomiale Infektionen (z. B. Harnwegsinfektionen) nach sich ziehen.

Erreger und Klinik. Während eine relativ große Anzahl von Keimen notwendig ist, um eine Infektion durch Vibrio cholerae, enterotoxische Escherichia-coli-Bakterien oder Salmonellen zu verursachen, reicht bei Shigellen, einigen Campylobacter-jejuni-Stämmen und möglicherweise auch Clostridium difficile bereits eine geringere Zahl Erreger aus, um zu klinisch manifesten Erkrankungen zu führen. Neben Rotaviren spielen deshalb gerade die zuletzt genannten Bakterien auch eine wichtige Rolle bei Erkrankungen in Heimen und Tagesstätten.
Wenn sich Übelkeit und Erbrechen innerhalb von ca. 6 Stunden nach dem Genuss **kontaminierter Nahrungsmittel** entwickeln, wird die Erkrankung in den meisten Fällen durch die hitzestabilen Toxine von Staphylococcus aureus verursacht. Gastroenteritiden mit wässrigen Diarrhöen, die längere Zeit (bis zu 72 Stunden) nach Zufuhr kontaminierter Nahrung entstehen, werden dagegen eher durch Cl. perfringens Typ A, Bacillus cereus oder Enterotoxin-bildende-E. coli-Stämme (ETEC) hervorgerufen.
E.-coli-Bakterien, die hitzestabile und/oder hitzelabile Toxine bilden , sind in den Entwicklungsländern häufige Kontaminanten von Trinkwasser und Nahrung und die vorherrschenden Auslöser der **Reisediarrhö;** andere Erreger sind Campylobacter, Shigellen und Salmonellen. Virale Ursachen wurden bisher relativ wenig identifiziert, und parasitäre Infektionen sind eher selten. Die mittlere Dauer der nicht-behandelten Reisediarrhö beträgt vier bis sechs Tage; allerdings können Komplikationen wie reaktive Arthritiden, postinfektiöse Enteropathien und sehr selten auch ein Campylobacter jejuni-assoziiertes Guillain-Barré-Syndrom auftreten.
Die meisten Diarrhöen verlaufen als **nichtentzündliche Erkrankung** durch Störung der Absorption im oberen Dünndarm (z. B. durch Enterotoxine von E. coli [ETEC], durch enteropathogene E. coli [EPEC] oder Viren). Den **entzündlichen Formen** der Dysenterie liegt in der Regel ein invasiver Prozess im Kolon zugrunde, der durch Shigellen, Salmonellen, enteroinvasive E. coli-Stämme (EIEC) oder Campylobacter verursacht sein kann. Eine Vielzahl zum Teil bisher weitgehend unbekannter Erreger kann Diarrhöen bei AIDS-Patienten verursachen (s. S. 570).

Evidenzbasierte Therapie

Nichtmedikamentöse Therapie

Grundlage jeder Diarrhö-Therapie ist die Substitution von Flüssigkeit und Elektrolyten.

Dabei reicht fast immer die orale Zufuhr von entsprechenden Glucose-/Salz-Lösungen, denn selbst bei schwer verlaufenden Erkrankungen bleiben im Allgemeinen die entsprechenden Transportmechanismen in der Darmmukosa intakt. Die orale Behandlung ist komplikationsloser, billiger und sicherer als die intravenöse Zufuhr von Wasser, Salzen und Glucose.
Eine **Lösung zur Rehydrierung** kann folgendermaßen hergestellt werden:

- 1 Liter sauberes Wasser plus:
- 3,5 g Natriumchlorid (oder: 3/4 Teelöffel Speisesalz)
- 2,5 g Natriumbicarbonat (oder: 2,9 g Natriumcitrat)
- 1,5 g Kaliumchlorid (oder: ein Glas Orangensaft oder 2 Bananen)
- 20 g Glucose (oder: 40 g Saccharose bzw. 4 Esslöffel Zucker)

Diese Lösung enthält etwa 90 mmol Natrium, 20 mmol Kalium, 80 mmol Chlorid, 30 mmol Bicarbonat und 111 mmol Glucose pro Liter.

Pharmakotherapie

Erst an zweiter Stelle sollte bei Patienten mit entzündlicher Symptomatik an den Einsatz spezifischer antibakterieller Wirkstoffe gedacht werden. Bei fiebrigen Verläufen wird zunächst die mikrobiologische Diagnostik initiiert und, bis das Resultat der Stuhluntersuchung vorliegt, empirisch behandelt. Durch die Ausbreitung resistenter Erreger ist die Anzahl der möglichen Antibiotika kleiner geworden. Die hohen Resistenzquoten betreffen zum Beispiel die Enterotoxin-bildenden E. coli-Stämme und Shigellen.
Vom Spektrum und den pharmakokinetischen Eigenschaften her kommen neben **Co-Trimoxazol** vor allem **Fluorchinolone**, wie Norfloxacin oder Ciprofloxacin, als mögliche Therapeutika in Betracht. Die meisten Erfahrungen bestehen für die Behandlung der Reisediarrhö. Die genannten Chinolone haben sich bei kurzfristiger Gabe (Einzeldosis bis 3 Tage) in kontrollierten Studien als wirksam erwiesen (Abb. 11.**11**) ✓✓. Bei Erwachsenen mit nicht-entzündlichen Diarrhöen kann die kurzfristige Anwendung von **Loperamid** erwogen werden, um die Motilität des Darms zu reduzieren.

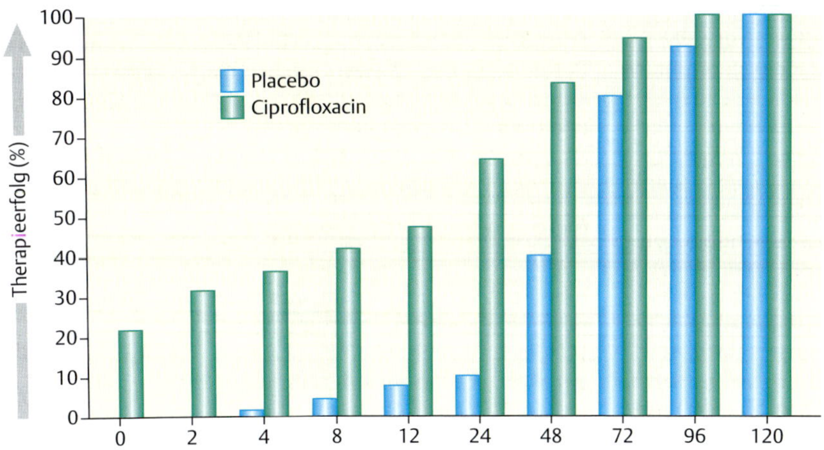

Abb. 11.**11** **Therapie der Reisediarrhö mit Ciprofloxacin im Vergleich mit Placebo.** In einer Doppelblindstudie wurden Soldaten in Belize beim Auftreten einer Diarrhö mit einer Einzeldosis von 500 mg Ciprofloxacin oder Placebo behandelt. Die Zeitdauer der Symptomatik wurde durch das Chinolon-Präparat von 50 Stunden auf 21 Stunden signifikant verkürzt. Die Abbildung zeigt die kumulative Häufigkeit der geheilten Patienten in beiden Gruppen.

Durch die Therapie wird die Ausscheidung der Erreger verlängert.

Dies ist für die Behandlung von Salmonellosen mit Ampicillin, Chloramphenicol und Co-Trimoxazol, aber auch mit Fluorchinolonen gezeigt worden.

Fallbeispiel 11.3: Reisediarrhö

Anamnese: Eine 32 Jahre alte Patientin kommt in die Praxis ihres Hausarztes und klagt über seit drei Tagen bestehende Durchfälle mit bis zu sieben dünnflüssigen Stuhlentleerungen täglich. Die Patientin berichtet, dass sie vor zwei Tagen aus einem Urlaub in Ägypten zurückgekommen sei; während ihres Aufenthaltes hätten bereits mehrere andere Teilnehmer ihrer Reisegruppe über derartige Symptome geklagt. Eine Temperatursteigerung oder Fieber habe sie nicht beobachtet, ebenso wenig Schleim- oder Blutbeimengungen bei den Stuhlentleerungen. Allerdings bestehe ein deutliches Krankheitsgefühl mit beträchtlicher Gewichtsabnahme, Übelkeit und vermehrtem Durstgefühl.

Befund: Die körperliche Untersuchung der Patientin ergibt ein mäßig meteoristisch geblähtes Abdomen ohne eindeutige lokalisierte Druckschmerzen; Leber und Milz sind nicht vergrößert palpabel und mit Ausnahme einer Tachykardie um 100/min bei einem Blutdruck von 110/60 mmHg bestehen keine weiteren Auffälligkeiten.
Die Anamnese, die geschilderten Symptome und der Untersuchungsbefund deuten auf eine Reisediarrhö hin. Da kein schweres Krankheitsbild vorliegt, keine Blut- und Schleimbeimengungen beobachtet wurden und auch im mikroskopischen Präparat keine Leukozyten im Stuhl nachweisbar sind, wird auf eine bakteriologische Diagnostik zunächst verzichtet.

Therapie: Bei der noch jungen und insgesamt keineswegs schwer erkrankten Patientin wird zur Bettruhe und intensiven Flüssigkeitszufuhr geraten. Eine antibakterielle Therapie mit z. B. Co-Trimoxazol oder Ciprofloxacin sollte nur bei schweren Erkrankungen oder vorbestehenden Grunderkrankungen angewandt werden. So genannte „Antidiarrhoika“, wie z. B. Loperamid, können unterstützend verabreicht werden.

11.4.3 Bakterielle Gastritis

Grundlagen

Erreger. Bei der Pathogenese verschiedener Erkrankungen des Magen-Darm-Traktes spielt das Bakterium Helicobacter pylori eine bedeutsame Rolle. Typisch für die Spezies Helicobacter ist die Bildung einer potenten Urease, die durch Abbau von Harnstoff zur Bildung von Ammoniumionen führt und dadurch den pH-Wert anheben kann. Die Verbreitung erfolgt wahrscheinlich überwiegend fäkal-oral, die Besiedlung erfolgt meist bereits im Kindesalter. Zwischen den Geschlechtern besteht kein Unterschied hinsichtlich der Häufigkeit der Kolonisierung. In Entwicklungsländern lässt sich das Bakterium bei etwa 70 % der 10-jährigen Kinder nachweisen, in industrialisierten Ländern, wie den USA, wurde eine Prävalenz von etwa 50 – 60 % der weißen Bevölkerung im Alter von 60 Jahren ermittelt.

Pathogenese. Die Mechanismen, durch die der Erreger zu den verschiedenen Erkrankungen führt, sind nicht im Einzelnen geklärt. In Bereichen der Magenschleimhaut, die von H. pylori besiedelt sind, findet sich jedoch in der Regel eine zelluläre Infiltration aus Lymphozyten, Plasmazellen, Monozyten und anderen Zellen. Molekularbiologische Untersuchungen haben gezeigt, dass Stämme, die das Gen *cagA* besitzen, pathogenetisch für die Entwicklung von Magen-Darm-Ulzera besonders relevant sind, denn dieses Gen kodiert für ein potentes Antigen. Des Weiteren scheint ein Protein, das vom *vacA*-Gen kodiert wird, pathophysiologisch bedeutsam zu sein: Etwa jeder zweite H.-pylori-Stamm produziert das Zytotoxin, das zu einer Vakuolisierung der Epithelzellen führt. Stämme, die von Ulkus-Patienten isoliert wurden, produzieren in vitro häufiger *vacA* als die Stämme von Gastritis-Patienten.

Nach der Besiedlung mit H. pylori kommt es primär zu einer entzündlichen Reaktion, die sekundär mit einem erhöhten Risiko für verschiedene gastrointestinale Erkrankungen assoziiert sein kann (s. Abb. 6.**1**, S. 200). Man kann davon ausgehen, dass sich 95 % aller **Zwölffingerdarmgeschwüre** und etwa 75 % aller **Magengeschwüre** als Resultat einer chronischen Helicobacter-Gastritis entwickeln (s. a. S. 201). Allerdings scheint das Risiko für **Refluxerkrankungen** durch Helicobacter reduziert zu sein. Einige Studien deuten darauf hin, dass Refluxsymptome und Oesophagitis bei Patienten nach erfolgreicher Eradikation häufiger sind als bei Patienten, bei denen die Beseitigung des Erregers nicht gelang. Dabei ließ sich kein Zusammenhang mit dem Genotyp des Bakteriums erkennen (z. B. *cagA* oder *vacA*).

Evidenzbasierte Therapie

Eine Eradikation wird für **symptomfreie, Helicobacter-positive Patienten** im Allgemeinen nicht empfohlen. Mögliche Ausnahme sind Patienten mit Disposition für ein Magenkarzinom aufgrund einer entsprechenden Familienanamnese. Auch bei **Dyspepsie ohne Ulkus** scheint eine Eradikation nicht von Vorteil zu sein, obwohl hierüber immer noch gestritten wird✓✗.

Bei den meisten Patienten mit **gastrointestinalem Lymphom („MALTom")** scheint die gegen H. pylori gerichtete Therapie jedoch sinnvoll zu sein, da sie zu einer Regression des Tumors führen kann. Am eindeutigsten ist die Indikation bei Patienten mit **Magen- und Duodenalulzera**. In diesen Fällen ist die Eradikation des H. pylori heute die Therapie der ersten Wahl. Die Therapieschemata zur Helicobacter-Eradikation sind ausführlich auf S. 202 beschrieben.

11.4.4 Hepatitis

Siehe Kap. 6.4 S. 231.

11.5 Kardiovaskuläre Infektionen

11.5.1 Infektiöse Endokarditis

Grundlagen

Häufigkeit, Ursachen, Erreger. Das intakte Endokard kann in der Regel *nicht* durch Mikroorganismen geschädigt werden; als Folge diverser Vorschädigungen ist eine Infektion des Endokards aber möglich und kann sogar auf Myokard und Perikard übergreifen. In Mitteleuropa kann von einer jährlichen Inzidenz von 6–7 Erkrankungsfällen pro 100 000 Einwohnern ausgegangen werden, die Häufigkeit der Erkrankung nimmt mit dem Lebensalter zu und zeigt insgesamt eine zunehmende Tendenz. Unbehandelt endet eine infektiöse Endokarditis zumeist tödlich.

Eine **akute Endokarditis** tritt häufig bei Drogenabhängigen und Personen mit kongenitalen oder erworbenen Herzvitien auf; sie wird meist von folgenden Erregern verursacht: Streptokokken, Staphylococcus aureus, Pneumokokken, Enterokokken, seltener Enterobakterien, Gonokokken oder anderen. Intravenöse Katheter, arteriovenöse Shunts und infektiöse Thrombophlebitiden können eine Staphylokokken-Bakteriämie mit nachfolgender akuter Endokarditis induzieren.

Eine **subakut verlaufende Endokarditis** tritt meist bei vorgeschädigten Klappen auf (rheumatisches Fieber, arteriosklerotische Veränderungen, angeborene Vitien, Klappenprothesen etc.) und wird durch Streptococcus viridans (Normalflora des oberen Respirationstraktes) oder Streptococcus faecalis (Enterokokken) verursacht. S. viridans lässt sich im Blut vermehrt zum Beispiel nach Zahnextraktionen oder Tonsillektomien nachweisen, Enterokokken vermehrt nach urologischen bzw. gynäkologischen Manipulationen. Am häufigsten sind die Mitral- und Aortenklappen betroffen. Die fehlende Gefäßversorgung der normalen Klappen und die hieraus resultierende eingeschränkte Immunabwehr ist eine wichtige Ursache für das Fortschreiten einer unbehandelten Endokarditis. Aufgrund der fehlenden Vaskularisierung ist auch der Transport von Antibiotika an den Ort der Infektion erschwert; zudem sind die Erreger eingebettet in die Vegetationen aus Fibrin und Thrombozyten.

Klinik. Akute Endokarditiden entstehen – im Gegensatz zur subakuten Form – auch am gesunden Herzen, z. B. bei Drogenabhängigen. Hohes Fieber – häufig intermittierend –, Schweißausbrüche, Myalgien und Gelenkbeschwerden als Frühsymptome geben Anlass zur Verwechslung mit anderen Infektionserkrankungen. Septikämische Krankheitszeichen können die kardiale Beteiligung überlagern. Herzgeräusche sind bei der Mehrzahl der Patienten feststellbar. Embolische Phänomene entwickeln sich häufig. Es kommt zu Mono- und Hemiplegien, zu Lungeninfarkten mit Hämoptysis, Hämaturien durch Niereninfarkte oder zum Myokardinfarkt.
Die **subakute Form** der Endokarditis beginnt meist schleichend; in manchen Fällen kann der Beginn der Symptomatik mit Zahnextraktionen, Tonsillektomien, Blasenkatheterisierungen, respiratorischen Infektionen oder Fehlgeburten in Verbindung gebracht werden. Abgeschlagenheit, Leistungsverlust, Gewichtsverlust, nächtliche Schweißausbrüche, Appetitlosigkeit, Gelenkschmerzen und Fieber sind die üblichen Initialsymptome. Der Auskultationsbefund am Herzen und die möglichen Komplikationen ähneln denen bei einer akuten Endokarditis.

Diagnose. Neben der typischen klinischen Symptomatik (Fieber, Herzgeräusch, Emboliephänomene) besteht in der Regel eine deutlich erhöhte Blutsenkungsgeschwindigkeit (BSG). Darüber hinaus lassen sich folgende Veränderungen feststellen: erhöhtes CRP, erhöhte Serumglobuline, Proteinurie, oft Mikrohämaturie, Gesamtkomplement und C3 gesenkt, Leukozytose und hypochrome Anämie. Blutkulturen sind in der Mehrzahl positiv, außer bei Patienten, die vor der Abnahme Antibiotika erhalten haben oder Erreger aufweisen, die spezielle Kulturmedien benötigen. Die transösophageale Echokardiographie ist die diagnostische Methode der Wahl zum Nachweis von Auflagerungen und Destruktionen der Herzklappen.

Evidenzbasierte Therapie

Bevor mit einem Antibiotikum behandelt wird, müssen mindestens **drei Blutkulturen** aus venösem Blut angelegt werden.
Danach wird in der Regel – bis zum Eintreffen des Ergebnisses der mikrobiologischen Diagnostik – eine Therapie gegen **Streptokokken** begonnen. Penicillin G wird für 2–4 Wochen in einer Dosierung von 5 Mill. Einheiten 4–6-mal täglich als Kurzinfusion verabreicht. Zusätzlich wird – zumindest in den ersten 2 Wochen – ein Aminoglykosid (Gentamicin, Tobramycin, Netilmicin) gegeben. Neuere Studien belegen bei hochsensiblen Streptokokken die Wirksamkeit einer Therapie mit einmal täglich Ceftriaxon, was eine frühzeitige ambulante Behandlung ermöglicht ✓✓.
Beim Nachweis von **Enterokokken** wird eine Kombinationstherapie aus Ampicillin (täglich 3- mal 5 g) oder Mezlocillin mit einem Aminoglykosid (Gentamicin, Tobramycin, Netilmicin) für 4–6 Wochen verabreicht. Bei Penicillin-Allergie kann Vancomycin in Kombination mit Gentamicin gegeben werden. (Da das Risiko toxischer Reaktionen mit der Dauer der Aminoglykosid-Therapie deutlich ansteigt, ist eine Kontrolle der Blutspiegel spätestens ab dem 10. Behandlungstag erforderlich.)
Falls **Staphylokokken** als Erreger isoliert werden konnten, wird Flucloxacillin (4–6-mal täglich 2 g) in Kombination mit einem Aminoglykosid-Antibiotikum zur Verstärkung des bakteriziden Effektes gegeben. Das Aminoglykosid wird in der Regel nur initial für 3–5 Tage gegeben. Eine Alternative – z. B. bei Penicillin-Allergie – ist Vancomycin ✓✓ (2-mal 1 g intravenös), das bei einer Infektion durch Staphylococcus epidermidis am besten in Kombination mit Rifampicin gegeben werden sollte. Die Gesamttherapiedauer liegt bei mindestens 4–6 Wochen.
Andere Erreger einer infektiösen Endokarditis müssen streng nach dem Ergebnis der mikrobiologischen Untersuchung behandelt werden. Wenn gramnegative Keime nachgewiesen werden, besteht eine schlechte Prognose. Meist wird mit einer Kombination eines β-Laktam-Antibiotikums (z. B. Mezlocillin, Cefotaxim, Ceftazidim, Ceftriaxon) mit einem Aminoglykosid (z. B. Gentamicin, Tobramycin, Netilmicin) behandelt. Eine Antikoagulation bei florider Endokarditis ist in der Regel kontraindiziert, da sonst Blutungen aus Streuherden, die z. T. mit arteriellen Aneurysmen einhergehen, ausgelöst werden können ✗.

Endokarditisprophylaxe

Bei strukturell vorgeschädigten Herzklappen und anderen pathologischen Zuständen ist eine Antibiotikaprophylaxe zur Vorbeugung einer Endokarditis indiziert, auch wenn eine eigentliche Evidenzabsicherung in manchen der unten genannten Fälle fehlt ≈. Hier ist aber aufgrund der großen Mortalität der Erkrankung und der relativ einfachen, kurzfristigen, kostengünstigen Prophylaxe und nicht zuletzt aus forensischen Gründen unbedingt eine Befolgung der vorwiegend im Konsens erzielten Empfehlungen anzuraten.

Indikationen. Folgende Patienten sollten eine Prophylaxe bekommen:

Patienten mit einem ***mäßigen Risiko*** für eine Endokarditis:
- Patienten mit einem angeborenen Herzfehler: z. B. Ventrikelseptumdefekt, Aortenstenose, Pulmonalstenose, offener Ductus arteriosus Botalli;
- Patienten mit einem rheumatischen oder nichtrheumatischen Herzfehler, z. B. Mitralstenose, Mitralinsuffizienz, Aortenstenose, Aorteninsuffizienz;
- Patienten mit hypertrophischer Kardiomyopathie mit Obstruktion.

Patienten mit einem ***hohen Risiko*** für eine Endokarditis:
- Alle Patienten mit operierten Herzklappen.
- Alle Patienten mit Zustand nach bakterieller Endokarditis.
- Patienten mit zyanotischen, angeborenen Herzfehlern, z. B. Tetralogie von Fallot und Patienten mit systemisch-pulmonalen Shunts.

Grundsätzlich erfolgt die Prophylaxe *bei* **Eingriffen, die zu einer Bakteriämie führen können**, z. B.:

- im Mund und Rachen: alle „blutigen" zahnärztlichen Eingriffe, z. B. Zahnsteinentfernung, Zahnextraktion und Zahnimplantationen;
- ferner Operationen oder Eingriffe an den oberen Luftwegen, z. B. Bronchoskopie mit starrem Instrument, Tonsillektomie, Polypenentfernungen;
- Eingriffe oder Untersuchungen im Bereich des Urogenitaltraktes und des Gastrointestinaltraktes, z. B. Blasenspiegelung, Blasenkatheterisierung, Gastroskopie mit Biopsie, Rektoskopie mit Biopsie, Koloskopie, Darmoperationen, Entbindung.

Es erfolgt z. B. eine Gabe von 2 g Amoxicillin 1 h vor dem Eingriff, bei höherem Risiko zusätzlich 1,5 g Amoxicillin 6 h nach dem Eingriff. Bei Allergie stehen Clindamycin, 600 mg 1 h vor dem Eingriff, oder Vancomycin 1 g i. v. über 1 h + 80 mg Gentamicin i. v. 1 h vor Eingriff bei höherem/hohem Risiko zur Verfügung.

11.6 Infektionen des Zentralnervensystems

11.6.1 Akute bakterielle Meningitis

Die akute Meningitis ist eine Entzündung der weichen Hirnhäute (Pia mater und Arachnoidea). Von der akuten bakteriellen Meningitis kann die seröse Meningitis unterschieden werden, die meist durch Viren verursacht wird.

Grundlagen

Häufigkeit, Ursachen, Erreger. Die Inzidenz der akuten bakteriellen Meningitis in Industriestaaten wird auf jährlich etwa 5 – 10 Fälle pro 100 000 Einwohner geschätzt.

> *Pneumokokken, Meningokokken, und Haemophilus influenzae (Kapseltyp B) verursachen ca. 80 – 90 % der Fälle.*

Pneumokokken sind die häufigsten Erreger bei Kleinkindern und Erwachsenen über 40 Jahren, Meningokokken-Meningitiden treten meist bei Kindern und Jugendlichen auf. Haemophilus-influenzae-Meningitiden werden am häufigsten bei Kindern in den ersten beiden Lebensjahren diagnostiziert; die Bedeutung dieses Erregers ist durch die Einführung der Schutzimpfung in den 90iger Jahren um über 90 % zurückgegangen. Seltener werden Escherichia coli (bei Neugeborenen) und Pseudomonas aeruginosa oder Staphylokokken (nach Traumen, Lumbalpunktion, Spinalanästhesie etc.) nachgewiesen.

Haemophilus influenzae, Pneumokokken und Meningokokken gehören bei einem großen Teil der Bevölkerung zur Flora des Nasopharynx. Warum diese Erreger bei einigen der Bakterienträger zu einer Bakteriämie mit Befall der Meningen führen, ist unklar. Häufig geht eine virale Infektion des oberen Respirationstraktes oder eine Pneumokokken-Infektion der Lungen voraus. Andere Eintrittspforten in den Subarachnoidalraum entstehen durch eine gestörte Blut-Liquor-Schranke aufgrund von Traumen, kongenitalen Defekten, Mittelohrerkrankungen, zirkulierenden Endotoxinen und auch vorausgegangenen viralen Meningitiden. Haemophilus influenzae, Meningokokken und Pneumokokken sind invasive Erreger und aufgrund ihrer Schleimkapsel schlecht phagozytierbar.

Klinik. Fieber, Kopfschmerzen, Nackensteifigkeit, Bewusstseinsstörungen, neurologische Herdsymptomatik und Krampfanfälle sind Symptome einer bakteriellen Meningitis – unabhängig vom Erreger. Meningokokken führen oft zu Petechien und größeren Ekchymosen. Ähnliche Hautveränderungen können, wenn auch selten, bei einer Meningitis durch Echo-Viren, Staphylokokken, Haemophilus influenzae und Streptokokken auftreten.

Diagnose.

> *Bei entsprechender Symptomatik ist die sofortige Lumbalpunktion absolut notwendig.*

Eine Pleozytose von 100 – 20 000 Leukozyten/µl bestätigt die Diagnose „Meningitis". Die neutrophilen Granulozyten überwiegen bei bakterieller Meningitis. Der Quotient aus Glucosekonzentrationen im Liquor und Glucosekonzentration im Blut liegt typischerweise unter 0,3. Ausstrich und Gramfärbung des Liquors erlauben in den meisten Fällen den Erregernachweis (ca. 70 – 80 %). Pneumokokken sind grampositiv, Meningokokken treten als gramnegative Diplokokken auf, bei H. influenaze handelt es sich um gramnnegative Stäbchen. Darüber hinaus wird der Erreger durch Antigennachweis im Liquor mit der Latexagglutinationsmethode identifiziert. Neben **Liquorkulturen** sollten stets auch **Blutkulturen** angelegt werden. Nach dem Ergebnis der mikrobiologischen Diagnostik wird das initial eingesetzte Therapieregime gegebenenfalls modifiziert. Der Einsatz von Computertomographie und Kernspintomographie ist erforderlich, um eventuelle Streuherde aufzufinden und Komplikationen der Infektion nachzuweisen.

Evidenzbasierte Therapie

Eine rasche antimikrobielle Therapie ist lebensrettend!

Angesichts der zunehmenden Resistenz der häufigsten Erreger gegen Penicillin G oder Ampicillin sind heute Cephalosporine der Gruppe 3, also **Cefotaxim** oder **Ceftriaxon**, die Mittel der Wahl ✓✓. Bei Erwachsenen werden initial 2 × 2 g Ceftriaxon pro Tag gegeben, anschließend 1 × 4 g täglich. Derzeit sind Pneumokokken in Deutschland noch zu > 90 % Penicillin-empfindlich, bei Meningokokken ist die Situation noch günstiger. Zur Behandlung von Infektionen durch Penicillin-resistente Pneumokokken oder Meningokokken (z. B. in Spanien oder Südafrika) können Vancomycin oder Rifampicin angewandt werden ✓✓.
Auch gegen Enterobakterien sind β-laktamasefeste Cephalosporine (Cefotaxim, Ceftriaxon) die Mittel der ersten Wahl ✓✓.
Bei Erwachsenen, aber auch bei Neugeborenen, können bei **fehlendem Erregernachweis** im mikroskopischen Präparat Listerien die Ursache sein; da die Wirksamkeit der Cephalosporine gegen Listeria monocytogenes nicht ausreichend ist, muss **zusätzlich Ampicillin oder Amoxicillin** gegeben werden, um Listerien zu erfassen.
Gegen **Pseudomonas aeruginosa** wird Ceftazidim (3-mal täglich 2,0 g) in Kombination mit einem Aminoglykosid-Antibiotikum (z. B. Tobramycin) angewandt ✓✓. Alternativ kann mit Meropenem behandelt werden.
Eine Antibiotikagabe von 7 – 10 Tagen reicht in der Regel aus, um eine bakterielle Meningitis zu behandeln, bei der Listerienmeningitis sind längere Behandlungszeiten von bis zu 3 Wochen notwendig.
Die zusätzliche Gabe von **Dexamethason** (z. B. 4- mal täglich 0,15 mg/kg, beginnend mit der ersten Antibiotikagabe), ist bei einigen Formen der bakteriellen Meningitis aufgrund experimenteller und klinischer Daten indiziert ✓✓. Sie kommt bei Kindern mit Hämophilus-Meningitis und bei Erwachsenen mit Pneumokokken-Meningitis in Betracht. Es kann mit einer rascheren Liquorsanierung gerechnet werden; auch Hörschäden scheinen bei Corticoidbehandlung seltener zu sein.

11.6.2 Enzephalitis

Die Enzephalitis ist eine fokale oder disseminierte Entzündung des Hirnparenchyms; oft besteht eine meningitische Begleitreaktion, sodass von einer Meningoenzephalitis gesprochen werden kann.

Grundlagen

Häufigkeit, Ursachen, Erreger. Infektiöse Enzephalitiden werden meist durch Viren, seltener auch durch Bakterien, Parasiten und Pilze hervorgerufen. In Europa sind die **Viren der Herpesgruppe** die häufigsten Erreger [z.B. Herpes-simplex-Virus Typ 1 und Typ 2 (HSV), Varizella-Zoster-Virus (VZV), Epstein-Barr-Virus und andere]. Auch Enteroviren (Coxsackie-Viren), Paramyxoviren (Masern-Viren, Mumps-Viren) und Flaviviren, wie z. B. das FSME-Virus, spielen eine Rolle. Da FSME-Viren durch bestimmte Zeckenarten, wie Ixodes ricinus (gemeiner Holzbock), übertragen werden, ist ihr Vorkommen auf bestimmte geographische Zonen beschränkt.

Klinik. Der Verlauf einer viral verursachten Enzephalitis ist variabel: meist besteht ein kurzes Prodromalstadium mit Fieber, Übelkeit, Erbrechen und Kopfschmerzen. Innerhalb von 24 Stunden kommt es meist zusätzlich zu Desorientiertheit und Delir. Bei der neurologischen Untersuchung ergeben sich Herdzeichen, wie Aphasie oder Hemiparesen. Die zerebrale Beeinträchtigung ist unterschiedlich ausgeprägt und kann von leichten Funktionseinbußen und Denkstörungen bis hin zu stärkster Desorientiertheit und Koma reichen. Augenmuskelparesen, Nystagmus, Fazialisschwäche und Sprachstörungen deuten auf eine Hirnnervenbeteiligung hin. Im Liquor finden sich 50 – 2000 Zellen/μl, der Proteingehalt ist leicht erhöht, die Glucosekonzentration ist normal.

Diagnose. Die Diagnose einer Enzephalitis kann wegen der oft unspezifischen Symptomatik schwierig sein.

Eine rasche Abklärung ist jedoch von großer Bedeutung, da der Zeitpunkt des Therapiebeginns die Prognose entscheidend beeinflusst ✓✓.

Allerdings sind die meisten Enzephalitiden nicht kausal zu behandeln. Eine spezifische Diagnose erfordert die Isolierung und den Nachweis des Virus (z. B. durch Genomnachweis des Erregers mittels PCR) oder den Nachweis von Antikörpern im Verlauf der Erkrankung.

Evidenzbasierte Therapie

Eine **intensive Überwachung** der schwerkranken, teilweise komatösen Patienten ist in jedem Fall angezeigt. Fieber muss mit physikalischen Maßnahmen und auch medikamentös konsequent gesenkt werden. Gegebenenfalls ist ein antikonvulsive Therapie, zum Beispiel mit Phenytoin, indiziert.

Bei **Herpes-simplex-Virus-Infektionen** (HSV) wird Aciclovir in einer Dosierung von 3 × tgl. 10 mg/kg für 2 Wochen intravenös verabreicht ✓✓.

Die antivirale Therapie ist bereits bei einem hinreichenden Verdacht auf eine Herpes-Enzephalitis indiziert.

Dies rechtfertigt sich dadurch, dass die Therapie mit dem Nukleosid-Analogon gut verträglich ist und die Erkrankung ohne die spezifische Therapie bei etwa Zweidrittel der Patienten letal verläuft. Bei etwa jedem zweiten Überlebenden bleiben unterschiedlich schwere Defizite zurück. Durch rechtzeitige intravenöse Behandlung mit Aciclovir wird die Letalität auf etwa 20 % gesenkt ✓✓, die unerwünschten Wirkungen der Therapie beschränken sich auf reversible nephrotoxische Reaktionen durch Kristallurie und transiente ZNS-Reaktionen.

Eine Enzephalitis durch das Varizella-Zoster-Virus wird in gleicher Weise mit Aciclovir intravenös behandelt.

Die durch Zecken übertragene **Frühsommermeningoenzephalitis (FSME)** verläuft bei Kindern und Jugendlichen meist gutartig, bei Erwachsenen bleiben in ca. 10 % der Fälle schwere Behinderungen zurück. Eine kausale Therapie ist nicht verfügbar, zur Prophylaxe stehen effiziente Ganzvirustotimpfstoffe zur Verfügung, die eine protektive Immunität gegen alle Subtypen induzieren. Es handelt sich um eine Indikationsimpfung in Abhängigkeit vom Expositionsrisiko ✓✓. Sie wird allen Personen mit Aufenthalt in einem Endemiegebiet während der Zeckenaktivität empfohlen.

11.6.3 Lyme-Borreliose

Die Lyme-Borreliose wurde 1975 erstmals als „Lyme-Arthritis" beschrieben, als bei Kindern in der Stadt Lyme im US-Bundesstaat Connecticut gehäuft Fälle von Gelenkbeschwerden auftraten.

Grundlagen

Häufigkeit, Ursachen, Erreger. Bei der Lyme-Borreliose handelt es sich um eine in mehreren Stadien ablaufende Erkrankung, die durch die Spirochäte **Borrelia burgdorferi** hervorgerufen wird. Der Erreger wird durch den Biss von Zecken (Ixodes ricinus, „Holzbock") übertragen. Nach der Aufnahme der Erreger in die Haut breiten sich die Borrelien aus, gelangen ins Lymphsystem (Lymphozytom) oder werden über das Blut in innere Organe bzw. zu anderen Hautpartien transportiert. Der Erreger kann in den betreffenden Organen über viele Jahre persistieren und unter Umständen eine vielschichtige Symptomatik hervorrufen.
Die Erkrankung tritt am häufigsten in den Sommermonaten auf. Das Risiko einer Infektion durch Borrelia burgdorferi ist selbst in Gebieten, wo eine hohe Durchseuchung der Zecken mit Borrelien besteht, gering. Eine routinemäßig durchgeführte Antibiotika-Prophylaxe nach Zeckenbiss wird daher nicht empfohlen ✗. Das Infektionsrisiko ist von der Dauer des Saugaktes der Zecke abhängig und steigt bei einer Haftzeit von mehr als 24 Stunden deutlich an.

Klinik. Die klinischen Manifestationen der Lyme-Borreliose sind vielfältig; es kann zwischen lokalen und generalisierten Befunden sowie einem frühen und einem späten Krankheitsstadium unterschieden werden. Nach einem Zeckenbiss (der häufig nicht bemerkt wird) entwickelt sich zunächst eine typische Hautläsion (*Erythema migrans*), die innerhalb einiger Wochen abheilt. Wochen bis Jahre später können sich asymmetrische, *oligoarthritische Symptome* bemerkbar machen (vorwiegend an den großen Gelenken). Weiterhin kann es zur *Beteiligung des ZNS* (Meningitis/Enzephalitis, Hirnnervenlähmungen) und zu einer *Polyneuropathie* kommen. Ferner kann eine *Myokarditis* mit AV-Blockierungen unterschiedlichen Grades und anderen Rhythmusstörungen auftreten. Die *Acrodermatitis chronica atrophicans* ist eine typische Spätmanifestation der Lyme-Borreliose, die durch zigarettenpapierdünne gefältelte Haut, livide Verfärbungen und ein plastisches Hervortreten der Gefäße gekennzeichnet ist.

Diagnose. Die Diagnose basiert auf den anamnestischen Angaben, klinischen Befunden und dem Nachweis spezifischer Antikörper gegen den Erreger.

Eine Anzüchtung des Erregers gelingt selten, der serologischen Diagnostik kommt daher große Bedeutung zu, sie ist aber im Frühstadium der Erkrankung sehr unzuverlässig.

Die Lyme-Borreliose spielt heute in der Differenzialdiagnose bei ungeklärten Arthritiden und neurologischen Symptomen eine zunehmende Rolle.

Evidenzbasierte Therapie

Ein Erythema migrans bildet sich auch ohne Behandlung zurück.

Um Spätmanifestationen der Borreliose zu vermeiden, ist eine antibiotische Behandlung jedoch stets sinnvoll ✓✓. Je früher mit der Behandlung begonnen wird, desto zuverlässiger ist der klinische Erfolg und desto sicherer werden Spätmanifestationen vermieden.

Mehrere randomisierte Studien wurden durchgeführt, um die optimale Therapie der Infektion zu ermitteln. Es konnten jedoch keine signifikanten Unterschiede zwischen den einzelnen Antibiotika hinsichtlich einer Vermeidung von Spätkomplikationen nachgewiesen werden. Die folgenden Therapeutika kommen in Frage:

Doxycyclin (200 mg täglich) gilt als das Mittel der Wahl ✓✓, es ist jedoch kontraindiziert bei Kindern unter 9 Jahren und bei Schwangeren. **Amoxicillin** (2 × täglich 1000 mg) oder **Cefuroxim-Axetil** (2 × täglich 500 mg) werden als Alternativen empfohlen. Die Therapiedauer beträgt mit beiden Substanzen 2 Wochen. Zur Kurzzeittherapie kommt auch **Azithromycin** in Frage ✓; es wird 5 Tage lang eingenommen (1. Tag: 2 × 500 mg, dann täglich 500 mg für insgesamt 5 Tage) oder 10 Tage lang in einer Dosierung von 1 × tgl. 500 mg verordnet. Auch **Penicillin V** (3 × tgl. 1 g) ist geeignet.

Penicillin G wird angewandt bei schweren Verläufen und Spätmanifestationen (Erwachsene: 4 × 5 Millionen E. täglich; Kinder: 4 × 75 E./kg). Alternativ kann mit Cephalosporinen, wie **Cefotaxim** (3 × tgl. 2 g) oder **Ceftriaxon** (1 × 2 g täglich) behandelt werden ✓✓; Ceftriaxon besitzt den Vorteil, dass es nur einmal täglich gegeben werden muss. Bei nicht-neurologischen Spätmanifestationen (z. B. Acrodermatitis chronica atrophicans) kann vor Beginn einer parenteralen Behandlung zunächst eine orale Therapie mit Doxycyclin oder Amoxicillin versucht werden. Die Behandlungsdauer beträgt 14 bis 21 Tage oder – bei Persistenz der Symptomatik – auch länger.

11.7 Infektionen der Haut

11.7.1 Herpes-simplex-Infektionen

Grundlagen

Die Infektionen durch das Herpes-simplex-Virus (HSV) gehören zu den häufigsten Virus-Infektionen des Menschen mit fast allgemeiner Durchseuchung und weltweiter Verbreitung.

Pathogenese. Das Virus breitet sich entlang der Nervenbahnen aus und dringt in die Spinalganglien der sensiblen Nerven ein, wo es lebenslang in latenter Form persistieren kann. Unter dem Einfluss provozierender Faktoren und bei gestörter zellulärer Immunität kann die Reaktivierung des latenten Virus zu endogenen Rezidiven führen. Zu den auslösenden Faktoren zählen Immunsuppression, fieberhafte Infekte, gastrointestinale Störungen, psychische Belastungen und hormonelle Einflüsse (z. B. Menstruation).

> *Herpesviren persistieren in Spinalganglien und können reaktiviert werden.*

Klinik. In den meisten Fällen verläuft die **Primärinfektion** subklinisch. Sie kann aber auch zu einem lokalisierten Haut- und Schleimhautbefall, in seltenen Fällen auch zu einer generalisierten Allgemeininfektion führen. Die häufigste Primärmanifestation der **HSV-1**-Infektion ist die **Gingivostomatitis**. Sie betrifft vorwiegend Kinder unter 5 Jahren. Eine herpetische Infektion des Auges (**Keratokonjunktivitis herpetica**), gewöhnlich ebenfalls durch HSV-1 verursacht, kann primär oder rekurrierend sein. Die primäre, meist durch HSV-1 verursachte **Herpes-Enzephalitis** kann in jedem Lebensalter auftreten; die Letalität ist hoch.
Die primäre Genitalinfektion wird in den meisten Fällen (70 – 95 %) durch das **HSV-2** verursacht, ein **Herpes genitalis** ist damit die häufigste venerische Erkrankung. Das Risiko einer generalisierten *Herpes-Infektion des Neugeborenen* ist bei genitaler Primärinfektion der Mutter während der Schwangerschaft höher als bei Schwangeren mit rekurrierenden Genital-Infektionen. Bei Kindern mit kongenitaler Herpes-Infektion treten gewöhnlich 2 – 12 Tage nach der Geburt die ersten Symptome der lebensbedrohlichen Infektion auf (z. B. Hepatosplenomegalie, Ikterus, Blutungen, Krampfanfälle etc.).
Rekurrierende Herpes-Infektionen unterscheiden sich vom Primärbefall meist durch einen milderen Verlauf. Sie treten am häufigsten im Mund- und Nasenbereich auf (Herpes labialis, Herpes nasalis), seltener betroffen sind Kornea und die Genitalregion.

Evidenzbasierte Therapie

Mit dem Nukleosid-Derivat **Aciclovir** (und seinem Prodrug Valaciclovir) steht ein Medikament zur Verfügung, mit dem die Behandlung von Herpes simplex-Infektionen prinzipiell möglich ist. Entscheidend ist ein früher Therapiebeginn innerhalb von 24 bis 48 Stunden nach Auftreten der Symptomatik. Die Wirksamkeit und Indikationen sind jedoch abhängig von der Funktion des Immunsystems der Patienten und je nach Darreichungsform sehr unterschiedlich (s. S. 532). Aciclovir und andere Virustatika beeinflussen nicht das Latenzstadium der Viren, so dass es trotz therapeutischer Wirksamkeit nach dem Absetzen der Medikation zu Rezidiven kommt.

> *Entscheidend ist ein früher Beginn der Behandlung.*

Bei **Herpes simplex-Enzephalitis** ist die **intravenöse Gabe** (3-mal täglich 5 – 10 mg/kgKG) indiziert (siehe „Encephalitis") ✓✓.
Herpes genitalis wird bei einer schweren erstmaligen Erkrankung (auch bei immunkompetenten Patienten) durch i.-v.-Gabe von Aciclovir behandelt (3 × täglich 5 – 10 mg/kgKG). Bei einer leichteren Primärinfektion oder einem Rezidiv kommt die Behandlung mit Tablet-

ten in Frage (5 × tägl. 200–400 mg). Im Vergleich zu Placebo kann mit Aciclovir oder Valaciclovir die Zeitdauer bis zur Abheilung von Herpes genitalis-Läsionen signifikant verkürzt werden ✓✓. In einer Doppelblindstudie war zum Beispiel diese Zeitdauer von 5,9 Tagen (Placebo) auf 4,8 Tage (Aciclovir, Valaciclovir) reduziert ✓ (Abb. 11.**12**). Wie neuere Studien zeigen, ist offenbar eine dreitägige Gabe von Valaciclovir in einer Dosierung von 2 × täglich 500 mg ausreichend. In allen Fällen ist ein früher, in der Regel Patienten-initiierter Therapiebeginn innerhalb von 24 Stunden nach Auftreten der Symptome entscheidend für den therapeutischen Erfolg.

Als unterstützende Maßnahme kann Aciclovir-Hautcreme angewandt werden; die Wirkung ist unsicher. Der rezidivierende **Herpes labialis** kann durch Aciclovir-Hautcreme durchaus hinsichtlich der Symptomschwere und der Dauer der floriden Infektion gebessert werden, wenn das entscheidende Kriterium der Salbenapplikation eingehalten wird: Beginn „sofort", d. h. spätestens 24 h nach Auftreten der ersten Anzeichen. Von häufigen Rezidiven gepeinigte Menschen können das „erfahrungsgemäß" relativ genau angeben.

HIV-infizierte Personen mit Herpes simplex-Infektion oder Patienten, deren Immunsystem aus anderen Gründen supprimiert ist (z. B. Leukämie, Organtransplantation, Neugeborene), erhalten ebenfalls Aciclovir i. v. 3 × täglich 5–10 mg/kgKG. Bei persistierenden Infektionen wird die Standard-Dosierung (5 × tägl. 200–400 mg) per os gegeben.

Zur **Prophylaxe nach Organtransplantationen** genügt ebenfalls die orale Gabe in der Standard-Dosierung.

Bei **Herpes-simplex-Keratitis** ist die Behandlung mit Aciclovir-Augensalbe indiziert.

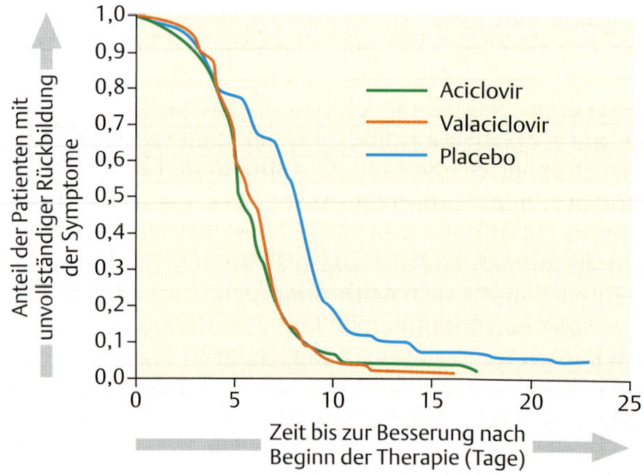

Abb. 11.**12** **Therapie des Herpes genitalis mit Aciclovir/Valaciclovir im Vergleich zu Placebo.** Die Zeitdauer bis zur Heilung von Herpes-genitalis-Episoden ist unter der Therapie mit Virustatika verkürzt. Mit der Behandlung wurde innerhalb von 24 Stunden nach Auftreten der Symptomatik begonnen. Patienten mit rezidivierendem Herpes genitalis erhielten entweder 2 × täglich 1000 mg Valaciclovir, 5 × täglich 200 mg Aciclovir oder Placebo; die Therapiedauer betrug 5 Tage. Entsprechende Ergebnisse lassen sich auch mit niedrigeren Dosierungen von Valaciclovir (2 × täglich 500 mg) und einer kürzeren Therapiedauer von 3 Tagen erzielen.

11.7.2 Varizella-Zoster-Infektionen (Varizellen, Herpes zoster)

Grundlagen

Pathogenese und Klinik. Das Varizella-Zoster-Virus gehört zur Gruppe der Herpes-Viren. Eine Erstinfektion mit dem Varizella-Zoster-Virus führt zu **Varizellen**. Die Erkrankung betrifft meist Kinder und verläuft im Allgemeinen gutartig. Herpes-Viren haben eine ausgesprochene Neigung zur Latenz. **Herpes zoster** (= Gürtelrose) entsteht durch Reaktivierung des latenten Varizella-Zoster-Virus in einem teilimmunen Organismus, meist Jahre nach einer früher durchgemachten Varizellen-Infektion. Das in den Zellen des Spinalganglions persistierende Virus wandert entlang der Fasern eines sensiblen Nervs zur Haut, wo es in epitheliale Zellen eintritt und sich manifestiert. Die Krankheit geht mit Parästhesien und Schmerzen einher sowie einem Bläschenausschlag, der sich meist auf den Segmentbereich eines sensiblen Nervs beschränkt. Der klinische Verlauf ist sehr variabel. Der Herpes zoster ist meist einseitig und immer auf eines oder mehrere Hautdermatome beschränkt. Am häufigsten betroffen sind thorakale (55 % der Fälle), zervikale (20 %) und lumbosakrale (15 %) Nervenregionen sowie das Trigeminusgebiet. Schmerzen und Sensibilitätsstörungen können dem Exanthem vorausgehen, es begleiten oder lange Zeit überdauern. Gefürchtet sind Infektionen der Hirnnerven.

Beim **Zoster ophthalmicus** kann es zu Bläschen und Ulzerationen an den Konjunktiven mit Lidödem kommen, beim Übergreifen auf tiefere Schichten des Auges zu Skleritis, Keratitis und Iridozyklitis. **Zoster oticus** kann neben dem äußeren Ohr auch das Innenohr befallen und zu einer homolateralen Fazialisparese führen.

Schwere **postherpetische Neuralgien** können über Jahre bestehen. Häufigkeit und Schweregrad der Zostererkrankung nehmen mit dem Alter zu. Generalisierte Verlaufsformen mit disseminierten Zosterbläschen und Organbeteiligung finden sich gehäuft bei erheblicher Störung der Infektabwehr, so z. B. bei Patienten mit Morbus Hodgkin.

Evidenzbasierte Therapie

Bei **Varizellen** ist eine antivirale Therapie meist nicht erforderlich. Lediglich in sehr schweren Verläufen, zum Beispiel bei immunsupprimierten Patienten, wird mit Aciclovir behandelt.

Unkomplizierte Fälle von Zoster können symptomatisch behandelt werden.

Bei **unkomplizierten Fällen von Zoster** beschränkt sich die Behandlung auf eine symptomatische Lokaltherapie des Ausschlages und auf die Gabe von Analgetika. Bei Patienten mit erhöhtem Risiko für eine generalisierte Verlaufsform ist die frühzeitige, systemische Gabe von **Aciclovir** angezeigt ✓✓. Es ist in höherer Dosierung (5 × täglich 800 mg oral) zur Behandlung des Zosters bei immunkompetenten Patienten zugelassen. Das besser resorbierbare **Valaciclovir** wird etwas niedriger dosiert und vor allem nur 3 × tgl. verabreicht (3 × tgl. 1000 mg).

Eine Alternative besteht in der Behandlung mit **Famciclovir**, einem Prodrug von Penciclovir ✓✓; die übliche Dosierung beträgt 3 × täglich 250 mg. Nur bei sehr frühem Beginn der Behandlung kann ein geringfügig verkürzter Verlauf der Hauterscheinungen erwartet werden; die Häufigkeit postherpetischer Neuralgien wurde *nicht* in allen entsprechenden Studien signifikant verringert ✓✗. Die routinemäßige Behandlung eines unkomplizierten Zosters mit Aciclovir oder einem ähnlichen Virustatikum wird deshalb *nicht* empfohlen. Eine Ausnahme besteht bei **Gesichtslokalisation der Hautveränderungen** (Ausbreitungsgebiet des Nervus trigeminus): ophthalmologische Komplikationen traten unter der Gabe von Aciclovir seltener auf als unter Placebo ✓.

11.7.3 Wundinfektionen (Verletzungen, Operationen)

Grundlagen

Erreger. Wundinfektionen kommen als postoperative Infektionen und als Infektionen nach Verletzungen vor. Überwiegende Erreger sind Staphylokokken und Streptokokken, aber auch gramnegative Bakterien (Pseudomonas aeruginosa, Proteus spec., Escherichia coli) sowie Anaerobier der Bacteroides-Gruppe, seltener – aber um so gefährlicher – sind Clostridien. Mischinfektionen sind häufig.

Klinik. Es wird unterschieden zwischen oberflächlichen und tiefen Infektionen. Meist liegen deutliche Entzündungszeichen vor (Rötung, Schwellung, Schmerz, Sekretbildung, Retention), und es kann zur lokalen Ausbreitung (Lymphangitis) kommen.

Evidenzbasierte Therapie

Vorrangig ist die **chirurgische Versorgung**.
Bei der **ungezielten Therapie von postoperativen Wundinfektionen** muss in erster Linie eine Staphylokokken-Infektion berücksichtigt werden. Die Behandlung kann mit einem penicillinasefesten Penicillin erfolgen. Bei schweren Wundinfektionen (häufig Mischinfektionen) kommen zur ungezielten Therapie breit wirksame β-Laktam-Antibiotika in Betracht, die eventuell durch zusätzliche Antibiotika ergänzt werden sollten. Bei Kenntnis des Erregers kann sich die Auswahl an Tab. 11.**9** orientieren.

Tab. 11.**9** **Antibiotika-Therapie bei Wundinfektionen**

Erreger	Antibiotika der Wahl (Beispiele)	Alternativen
Staphylokokken	penicillinasefestes Penicillin (z. B. Flucloxacillin) älteres Cephalosporin (z. B. Cefazolin)	Clindamycin, Vancomycin, Teicoplanin, Linezolid, Quinupristin-Dalfopristin
Streptokokken	Penicillin G, Penicillin V	Cephalosporine, Makrolidantibiotika
Pseudomonas aeruginosa	Piperacillin, Tobramycin (in Kombination!) Ciprofloxacin	Gentamicin, Amikacin, Ceftazidim, Imipenem, Meropenem
Klebsiellen	Cefotaxim, Ceftriaxon	Fluorchinolone, Imipenem, Meropenem
Escherichia coli	Aminopenicilline, Acylureidopenicilline (z. B. Mezlocillin oder Piperacillin), plus β-Laktamase-Inhibitoren, Cephalosporine	Aminoglykoside (z. B. Gentamicin) Fluorchinolone

Fortsetzung ▶

Tab. 11.**9** **(Fortsetzung)**

Erreger	Antibiotika der Wahl (Beispiele)	Alternativen
Enterokokken	Aminopenicilline (z. B. Amoxicillin)	Vancomycin, Teicoplanin, Acylureidopenicilline (z. B. Mezlocillin)
Pasteurella multocida	Penicillin G	Tetrazykline u. a.
Bacteroides fragilis	Metronidazol, Clindamycin	Cefoxitin, Imipenem, Meropenem
Clostridium perfringens	Penicillin G	Cephalosporine, Metronidazol, Tetrazykline

Die lokale Therapie mit Antibiotika ist in mehrfacher Hinsicht problematisch.

Die **Behandlung chronischer Wunden** stellt ein erhebliches Problem dar. Wegen der Neigung zu rezidivierenden Infektionen hat neben chirurgischen Maßnahmen auch die antimikrobielle Therapie Bedeutung. Da sie aber üblicherweise sehr lang und nicht selten auch wiederholt durchgeführt werden muss, treten unerwünschte Wirkungen öfter und auch ausgeprägter auf, als bei der deutlich kürzeren Behandlungsdauer akuter Infektionen. Chronische Wunden sind im Allgemeinen schlecht vaskulär versorgt, und häufig finden sich Nekrosen. Solche Umstände sind ungünstig für eine systemische antiinfektive Therapie, sodass oft der topischen Anwendung der Vorzug gegeben wird. Eine *lokale Antibiotikatherapie* ist jedoch aus verschiedener Hinsicht problematisch: Die Wirksamkeit der Substanzen ist selten gut dokumentiert; weiterhin besteht die erhebliche Gefahr einer Resistenzentwicklung mit Parallelresistenzen zu systemisch eingesetzten Substanzen (z. B. Neomycin und andere Aminoglykoside) sowie die Entwicklung lokaler Unverträglichkeitsreaktionen bis hin zu einer Sensibilisierung. Z. B. ist davon auszugehen, dass Patienten, die unter einer Stauungsdermatitis mit oder ohne Ulcus cruris leiden, zu 15 – 20 % gegen Neomycin sensibilisiert sind. Der Nutzen antimikrobieller Substanzen bei der Behandlung chronischer Wunden ist bisher nicht zufriedenstellend belegt ≈.

11.8 Sepsis

Grundlagen

Nach einer klassischen Definition ist die Sepsis eine „bakterielle Allgemeininfektion mit ausgeprägten Krankheitserscheinungen, die das Ergebnis einer Einschwemmung von Bakterien aus einem Sepsisherd in die Blutbahn darstellt". Aufgrund neuerer Erkenntnisse lässt sich die in Tab. 11.**10** dargestellte Differenzierung vornehmen.
Ein Hauptsymptom ist Fieber, welches häufig remittierenden Charakter aufweist.

Epidemiologie. Nosokomiale Sepsiserkrankungen haben zugenommen. Zu den Gründen gehören unter anderem ein höheres Lebensalter der Patienten, Zunahme von Grunderkrankungen und die Zunahme immunsupprimierter Patienten (AIDS, Transplantationen). Auch der vermehrte Einsatz von invasiven diagnostischen und therapeutischen Verfahren sowie von Antibiotika haben zu einem höheren Risiko für die Entstehung schwerer Infektionen – insbesondere im Krankenhausbereich – beigetragen.

Tab. 11.**10** **Differenzierung der Sepsiserkrankungen**

Bezeichnung	Definition
Bakteriämie	Präsenz und Nachweis von lebensfähigen Bakterien im Blut (positive Blutkultur).
Septikämie	Systemische Erkrankung, hervorgerufen durch die Dissemination von Erregern oder ihren Toxinen im Blut.
Sepsis	Infektiöse Erkrankung mit generalisierter Reaktion des Organismus, verursacht durch die Ausbreitung der mikrobiellen Erreger oder deren Toxine im Blut oder im Gewebe.
Septisches Syndrom	Sepsis mit zusätzlichen Symptomen einer Organdysfunktion (z. B. Hyper- oder Hypothermie, Tachykardie, Tachypnoe, Hypoxämie, erhöhte Konzentration von Lactat im Plasma, verminderte Urinausscheidung, gestörte zerebrale Funktion) mit klinischem Hinweis auf einen Infektionsherd.

Pathogenese. Der Ausgangsherd einer Septikämie wird oftmals erst nach ausgiebiger Untersuchung entdeckt. Häufige Eintrittspforten sind: Pneumonien, Hautinfektionen, Venenkatheter, Lymphangitis, Lymphadenitis, Harnwegsinfektionen, Prostatitis, Adnexitis, Cholangitis, Divertikulitis, Kolonkarzinom, Abszesse im Mundbereich.

Bei einer Sepsis durch gramnegative Erreger entwickelt sich nicht selten ein **septischer Schock** (Abb. 11.**13**). Der klinisch wichtigste Faktor im septischen Schock ist eine lang anhaltende Vasokonstriktion. Warum nur ein Teil der Patienten mit einer gramnegativen Sepsis einen septischen Schock bekommt, ist letztlich unklar. Auffällig ist, dass bevorzugt Patienten mit schweren Grundkrankheiten einen septischen Schock entwickeln. Die Letalität eines septischen Schocks ist hoch – etwa zwei Drittel der Patienten versterben. Limitierende Komplikationen sind das Nierenversagen („Schockniere"), die Entwicklung einer Schocklunge sowie eine sekundäre Verbrauchskoagulopathie.

Wichtigste diagnostische Maßnahme ist die Anlage von mindestens drei Blutkulturen (aerob und anaerob).

Generell sollten gleichzeitig eine aerobe und eine anaerobe Blutkulturflasche beimpft werden. Da Enterobakterien nur kurze Zeit im Blut zirkulieren, ist eine Entnahme von Blutkulturen im Schüttelfrost bzw. Fieberanstieg sinnvoll. Eine 3 – 5-malige Wiederholung von Blutkulturen erhöht die Nachweisrate. Der Nachweis fakultativ pathogener Bakterien bei klinisch typischem Krankheitsbild ist beweisend für eine Septikämie.

Evidenzbasierte Therapie

Pharmakotherapie

Antibiotika-Therapie. Die Auswahl des Antibiotikums richtet sich im Sinne der kalkulierten Antibiotikatherapie vor Erhalt des mikrobiologischen Ergebnisses nach dem klinischen Bild, der Eintrittspforte sowie eventuellen Organschädigungen. In erster Linie sollten **β-Laktam-Antibiotika** mit breitem antibakteriellen Spektrum und hoher β-Laktamase-Stabilität verabreicht werden. Bei Infektionen durch weniger empfindliche oder schwer erreichbare Erreger ist eine synergistische Kombinationstherapie, in erster Linie mit **Aminoglykosiden** oder **Glykopeptiden**, notwendig. Die Behandlung muss über längere Zeit parenteral in hoher Dosis durchgeführt werden. Insbesondere bei Formen, die zur Abszedierung führen, treten häufig Rezidive auf.

Der parenteralen Gabe von **Fluorchinolonen** (z. B. Ciprofloxacin, Levofloxacin) kommt angesichts der zunehmenden Resistenz von Enterobakterien und Pseudomonas aeruginosa gegen die bisher üblichen Antibiotika bei einer Sepsis durch gramnegative Bakterien eine wach-

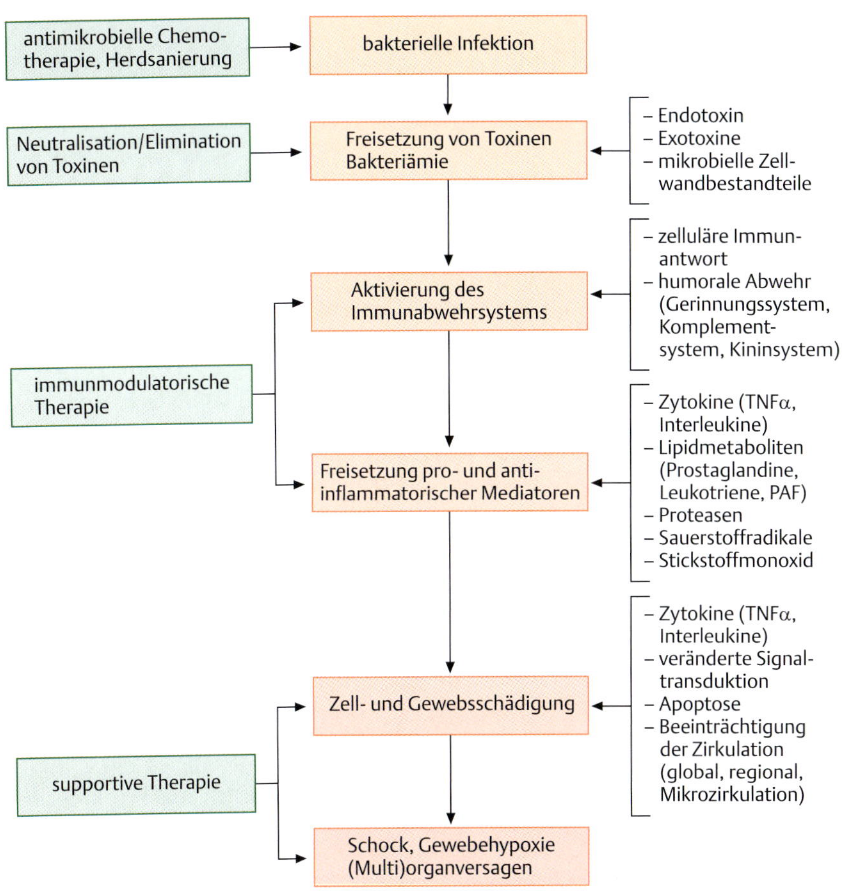

Abb. 11.**13** **Pathogenese und mögliche therapeutische Ansatzpunkte beim septischen Schock.** Der klinisch wichtigste Faktor im septischen Schock ist eine lang anhaltende Vasokonstriktion. Die Auswahl des Antibiotikums richtet sich vor Erhalt des mikrobiologischen Ergebnisses an klinischen Kriterien aus. Zahlreiche Versuche sind unternommen worden, um die antibiotische Therapie der Sepsis durch zusätzliche, nach pathogenetischen Gesichtspunkten ausgerichtete Maßnahmen zu ergänzen. Ein entscheidender Durchbruch in dieser Richtung steht nach wie vor aus.

sende Bedeutung zu. Ihr Einsatz sollte jedoch in angemessener Dosierung, gezielt und zurückhaltend erfolgen.

Weitere Therapiemöglichkeiten. Zahlreiche Versuche sind unternommen worden, um die antibiotische Therapie der Sepsis durch zusätzliche, nach pathogenetischen Gesichtspunkten ausgerichtete Maßnahmen zu ergänzen. Die Vielzahl der möglichen Therapieformen zeigt jedoch, dass es bis jetzt keine überlegene Therapie des septischen Schocks gibt. Wie oben beschrieben, sind die Inflammation und die Aktivierung des Gerinnungssystems zwei wichtige Aspekte der Sepsis-Pathogenese. In einer umfangreichen Doppelblindstudie konnte gezeigt werden, dass rekombiniertes **aktiviertes Protein C** (Drotrecogin alpha) in der Therapie der Sepsis wirksam ist ✓✓. Die Letalität war signifikant von etwa 30 % auf etwa 25 % reduziert, so dass die Studie vorzeitig abgebrochen wurde. Weitere klinische Erfahrungen sind notwendig, um die Bedeutung dieses neuen Konzeptes unter Alltagsbedingungen abschätzen zu können.

Von bisher ungesichertem Wert beim septischen Schock sind hochdosierte Glucocorticoide, Heparin, Dopamin, Dobutamin, Orciprenalin, Proteinasehemmer und β-Rezeptorenblocker ≈. Der Einsatz von monoklonalen Antikörpern gegen wichtige Schockmediatoren (TNF-alpha, IL-1, Endotoxin) in den letzten Jahren war nicht erfolgreich ✗.

Zusätzliche und weiterführende Maßnahmen

Größere Sepsis-Ausgangsherde müssen durch Punktion oder Drainage saniert werden. Eine sorgfältige Überwachung – insbesondere hinsichtlich Nebenwirkungen der Antibiotikatherapie – sowie unspezifische Behandlungsmaßnahmen wie Schocktherapie, Bluttransfusion und Ausgleich von Elektrolytstörungen sind wichtig. Zusätzlich ist eine gezielte Behandlung von Spätmanifestationen, wie Schockniere, Schocklunge, Lungenödem, Verbrauchskoagulopathie, erforderlich.

11.9 Pilzinfektionen

In Europa werden invasive Pilzinfektionen am häufigsten durch Candida spp. oder Aspergillus spp. hervorgerufen. Infektionen durch Aspergillusarten entstehen meist durch Inhalation von Sporen bei Patienten mit ausgeprägten und anhaltenden Granulozytopenien. Sie betreffen dem Expositionsweg entsprechend überwiegend die Lunge und wurden im Abschnitt „Infektionen der Atem- und Luftwege" besprochen. Infektionen durch Candidaarten sind entweder lokal begrenzt oder sie treten bei immunsupprimierten Patienten als systemische Mykose auf.

11.9.1 Candida-Infektionen

Grundlagen

Erreger. Die Candidiasis – eine überwiegend endogene Infektion – wird durch normalerweise saprophytär auf Schleimhaut und Haut des Menschen kolonisierende Candidapilze verursacht. Häufigster Erreger ist **Candida albicans**, seltener die Spezies C. tropicalis, C. parapsilosis, C. krusei oder andere. Die zu den Sprosspilzen (hefeähnlich) gehörenden Candida-Spezies sind ubiquitär verbreitet und gewöhnlich Oberflächen-Kommensale beim Menschen; sie werden häufig bei gesunden Personen im Mund, in der Vagina und im Stuhl nachgewiesen.

Pathogenese. Die potenzielle Pathogenität der Saprophyten führt bei Insuffizienz vorwiegend der zellulären Immunität des Wirtsorganismus und bei Störungen der physiologischen Bakterienflora durch Antibiotikagaben zu *lokalen* und *systemischen Mykosen*. Neben der endogenen Infektion sind direkte Übertragungen von Mensch zu Mensch möglich; so kann eine Vulvovaginitis bei Schwangeren zur Infektion des Neugeborenen führen.
Die natürlichen Abwehrmechanismen, insbesondere die intakte Funktion der Granulozyten und der T-Zellen, verhindern eine Candidainvasion durch die Haut; Prozesse, die zu chronischen Hautulzerationen führen, begünstigen jedoch das Eindringen. Gelangt der Erreger in die Blutbahn, führt eine verminderte phagozytäre Aktivität der Leukozyten und Makrophagen zu isolierten viszeralen Infektionen oder zu einer generalisierten Candidiasis.
Begünstigende Faktoren für eine Candidainvasion sind u. a.:

- Diabetes mellitus,
- primäre und sekundäre Immuninsuffizienz,
- iatrogene Ursachen, wie zum Bespiel die Gabe von Antibiotika, Steroiden, Immunsuppressiva, Zytostatika, lang dauernde intensivmedizinische Überwachung, Herzchirurgie, Transplantationen, Verbrennungen, Blasen- und Venenverweilkatheter (etwa 10 bis 15 % aller zentralen Venenkatheterinfektionen werden durch Candida-Spezies verursacht).

Klinik. Der Organbefall ist, nach initialer entzündlicher Reaktion, durch die Bildung von Mikroabszessen gekennzeichnet. Im Gewebe lassen sich beide Formen von Candida – Hefeform und Pseudomycelform – nachweisen. Bei immunsupprimierten Patienten ist die entzündliche Gewebereaktion schwach oder überhaupt nicht

vorhanden; es dominieren ischämische oder hämorrhagische Nekrosen.
Die **lokal begrenzte Candidiasis** entwickelt sich meist oberflächlich und bleibt umschrieben. Bei Infektionen der Haut führt C. albicans zu einer intertriginösen Dermatitis. An feuchten Hautstellen (Achselhöhle, Inguinalfalten, weibliche Brust, Zwischenzehenraum, Windelbereich) bildet sich ein mit Bläschen und Pusteln besetztes Erythem. Die *Soorösophagitis* führt zu Dysphagie und retrosternalen Schmerzen; die *Candida-Enteritis* äußert sich in Durchfällen mit wässrig-schleimigen bis blutigen Stühlen. Die **Candidiasis des Genitaltraktes** entwickelt sich gehäuft während der Schwangerschaft und unter Langzeitmedikation von Kontrazeptiva.
Lokale Läsionen und medizinische Eingriffe können isolierte viszerale Candida-Infektionen zur Folge haben. Die hämatogene Ausbreitung der Infektion führt bei entsprechender Disposition zur **generalisierten Candidiasis (Soorsepsis)**. Schwerste Komplikationen sind bronchopneumonale Formen und Candida-Meningitiden mit der Bildung von Mikroabszessen und Gewebsnekrosen. Die **Candida-Endokarditis** führt zu schweren Veränderungen an den Herzklappen und ist mit der Gefahr arterieller Embolien verbunden.

Die Diagnostik wird durch die weite Verbreitung von Candida bei Gesunden erschwert.

Die weite Verbreitung der Candida beim Gesunden begrenzt den Aussagewert direkter mikroskopischer Untersuchungen und Kulturen von Haut-, Mund- und Vaginalabstrichen sowie von Sputum- und Stuhlproben. Der Nachweis einer großen Anzahl von Pilzelementen – vor allem von Myzelien oder Pseudomyzelien – in frischem Untersuchungsmaterial und bei wiederholter Untersuchung deutet jedoch auf das Vorliegen einer aktiven Infektion hin. Bei systemischer Candidiasis gelingt die Diagnose histologisch aus Biopsiematerial und durch Kulturen aus Liquor- und Gelenkflüssigkeit, Blut und endoskopisch gewonnenem Bronchialsekret.

Evidenzbasierte Therapie

Lokale Candidiasis. Zahlreiche Azole und andere Wirkstoffe stehen zur **topischen Behandlung** zur Verfügung (z. B. Bifonazol, Clotrimazol, Croconazol, Econazol, Fenticonazol, Isoconazol, Oxiconazol, Sertaconazol, Tioconazol u. a.). Neben ihrem Einsatz zur Behandlung von oberflächlichen Mykosen in der Dermatologie spielen Azole auch in der Gynäkologie eine wichtige Rolle zur lokalen Therapie bei Candida-Infektionen ✓✓. Die häufigsten unerwünschten Wirkungen der Lokaltherapeutika bestehen aus lokalen Irritationen (Brennen, Juckreiz). Bei einigen Präparaten muss bei vaginaler Anwendung mit einer Resorption von 1 – 5 % (bis 10 %) des Wirkstoffs gerechnet werden. Auch andere Antimykotika wie Nystatin oder Amphotericin B werden zur Lokaltherapie angewandt und stehen als Lutschtabletten oder Suspension zur Verfügung. Die meisten Zubereitungen sind nicht verschreibungspflichtig und sind zur Selbstmedikation erhältlich, obwohl insbesondere bei chronischen Verläufen die fachärztliche Betreuung angebracht wäre.
Falls eine stärker ausgeprägte Immundefizienz vorliegt (z. B. Tumorpatienten, AIDS, Transplantationspatienten) sollte eine **systemische Behandlung** mit Fluconazol oral in einer Dosierung von einmal täglich 50 – 200 mg über 10 – 14 Tage erfolgen. Bei rezidivierendem Mundsoor (z. B. bei AIDS) kann eine wirksame Prophylaxe mit 50 – 100 mg Fluconazol täglich vorgenommen werden. Begünstigende Arzneimittel, wie etwa Steroide oder Antibiotika, sollten möglichst abgesetzt werden.

Fallbeispiel 11.4: Mundsoor

Anamnese: Eine 39 Jahre alte Patientin kommt in die Praxis und klagt über ein Brennen der Zunge sowie über umschriebene weißliche Beläge auf der Zunge sowie auf der Schleimhaut des hinteren Rachens. Anamnestisch berichtet die Patientin über die Inhalation von Glucocorticoiden wegen ihres Asthma bronchiale und der zusätzlichen kurzzeitigen Einnahme von Antibiotika wegen einer Atemwegsinfektion.

Befund und Diagnose: Bei der Inspektion des Rachens werden weißliche, abwischbare Beläge festgestellt, insbesondere im Bereich des weichen Gaumens sowie in ungleichmäßiger Form auf der Zungenoberfläche (**Abb. Fall 11.4**). Hinweise für andere schwere, die zelluläre Immunität betreffende Erkrankungen (z. B. AIDS, Transplantation) ergeben sich nicht.
Die anamnestischen Hinweise auf die vorangegangene inhalative Glucocorticoid-Therapie sowie die zusätzliche Einnahme von Antibiotika deuten auf einen Mundsoor hin. Dieser manifestiert sich in typischer Form als pseudomembranöser Belag, der aus Candi-

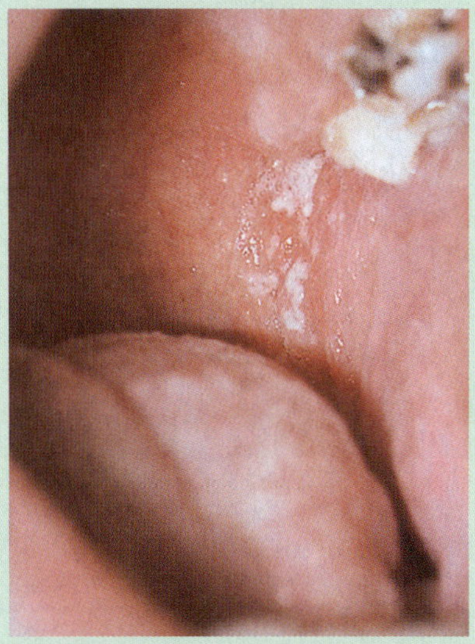

Abb. Fall 11.**4** **Mundsoor.** Weiße abstreifbare Beläge auf geröteter, schmerzhafter und leicht verletzlicher Mundschleimhaut.

Fortsetzung ▶

da, abgeschilferten Epithelzellen, Leukozyten, Bakterien, Keratin, nekrotischem Gewebe und Nahrungsresten besteht. Im vorliegenden Fall wird die Diagnose durch die klinische Inspektion sowie durch eine Gram-Färbung des abgeschabten Belages gesichert, da mikroskopisch reichlich Hyphen, Pseudohyphen und Hefeformen nachweisbar sind.

Therapie: Im vorliegenden Fall wurde die Candidabesiedlung zwei Wochen lang lokal mit Amphotericin B-Lutschtabletten behandelt. Die Patientin wurde auf die Bedeutung der Mundspülung nach der Steroid-Inhalation hingewiesen. Nach 5 Tagen kam es zu einer deutlichen Besserung der Beschwerden.

Viszerale und generalisierte Candidiasis. Candidämien sind im klinischen Alltag zunehmend häufig. Ohne adäquate Therapie können aufgrund der hämatogenen Ausbreitung zahlreiche andere Organe befallen werden. Beispiele für gefürchtete Komplikationen sind die Endophthalmitis, Endokarditis, Osteomyelitis oder andere Organmanifestationen.

Zu den wichtigsten therapeutischen Maßnahmen gehört die **Entfernung aller zentralvenösen Katheter** ✓✓. Bei neutropenischen Patienten spielt auch der Darm eine Rolle als Ausgangspunkt für eine disseminierte Candidose; aus diesem Grund ist die Entfernung aller intravasalen Katheter bei diesen Patienten umstritten. Im individuellen Fall ist es zumindest bei neutropenischen Patienten schwierig, den Ausgangspunkt der Infektion zu erkennen. Eine Fungämie mit *C. parapsilosis* ist sehr häufig mit dem Gebrauch von Kathetern assoziiert. Bei der Candida-verursachten Endokarditis ist die Entfernung der infizierten Klappe eine wesentliche Voraussetzung für einen Erfolg der antimykotischen Therapie. Bei der Endophthalmitis ist fast immer eine Vitrektomie erforderlich.

Zu den Mitteln der Wahl bei systemischer Candidose zählen **Fluconazol** (400 mg täglich) oder **Amphotericin B** (0,5 – 0,6 mg/kgKG täglich); beide Therapeutika sind hinsichtlich des zu erwartenden Therapieerfolgs als

Tab. 11.**11** **Leitlinien zur Behandlung von systemischen Candida-Infektionen bei Erwachsenen**

Diagnose	Therapie		Dauer
	Primär	**Alternative**	
Candidämie (keine Neutropenie)	AmB 0,6 – 1,0 mg/kg tgl. i. v. oder Flu 400 – 800 mg tgl. i. v. oder p.o. oder Caspofungin 50mg i. v.*	AmB 0,7 mg/kg tgl. plus Flu 800 mg tgl. für 4 – 7 Tage, dann 800 mg Flu tgl.	14 Tage nach der letzten positiven Blutkultur und Besserung der Symptomatik
Candidämie (bei Neutropenie)	AmB 0,7 – 1,0 mg/kg tgl. i. v. oder LFAmB 3 – 6 mg/kg tgl. i. v. oder Caspofungin 50 mg i. v.*	Flu 6 – 12 mg/kg tgl. i. v. oder oral	14 Tage nach der letzten positiven Blutkultur und Besserung der Symptomatik und Normalisierung des Blutbildes
Candidose (chron. disseminiert)	AmB 0,6 – 0,7 mg/kg tgl. i. v. oder LFAmB 3 – 5 mg/kg tgl. i. v.	Flu 6 mg/kg tgl. oder Caspofungin 50 mg*	3 bis 6 Monate und Besserung der Symptomatik und Kalzifizierung der Läsionen im Röntgenbild
Endokarditis	AmB 0,6 – 1,0 mg/kg tgl. i. v. oder LFAmB 3 – 6 mg/kg tgl. i. v. oder 5-FC 25 – 37,5 mg/kg p. o. 4 mal täglich	Flu 6 – 12 mg/kg tgl. i. v. oder p. o. oder Caspofungin 50 mg*	mindestens bis 6 Wochen nach Ersatz der Herzklappe (falls ein Ersatz der Klappe nicht möglich ist, kann eine Langzeitsuppression mit Flu erfolgen)
Endophthalmitis	AmB 0,7 – 1,0 mg/kg tgl. i. v. oder Flu 6 – 12 mg/kg tgl. i. v. oder p. o.		6 – 12 Wochen nach der Vitrektomie

Mod. nach Pappas et al. Clin Inf. Dis. 2004; 38; 161 (Leitlinien der Infectious Disease Society of America, IDSA)

Abkürzungen:

AmB = Amphotericin B-Desoxycholat (konventionelle Zubereitung)
LFAmB = Amphotericin B (liposomale Zubereitung); Hinweis: die Empfehlung bezieht sich in der amerikanischen Publikation allgemein auf „Lipidzubereitungen" und schließt damit neben der liposomalen Zubereitung weitere Präparate ein, die in den USA, aber nicht in Deutschland, verfügbar sind.
Flu = Fluconazol
5-FC = 5-Flucytosin (eine Zubereitung der Substanz zur oralen Gabe ist in Deutschland nicht mehr im Handel)
Casp = Caspofungin

* bei Beginn der Behandlung wird eine Initialdosis von 70 mg Caspofungin gegeben.

gleichwertig anzusehen ✓. **Voriconazol** erwies sich in einer Vergleichsstudie bei Patienten mit Soorösophagitis als ebenso wirksam wie Fluconazol ✓, verursachte allerdings häufiger unerwünschte Wirkungen. Bemerkenswert ist die Wirksamkeit von Voriconazol bei Infektionen durch Fluconazol-resistente Candida-Stämme. Auch **Caspofungin** in einer Dosierung von 50 mg täglich (nach einer Initialdosis von 70 mg) ist auf der Basis einer umfangreichen Vergleichsstudie als eine besser verträgliche und adäquat wirksame Alternative zu Amphotericin B anzusehen ✓. Liposomales Amphotericin B kann bei Unverträglichkeit oder bei Nichtansprechen der konventionellen Amphotericin B-Zubereitungen gegeben werden. In der Tab. 11.**11** werden die Empfehlungen zur Therapie der systemischen Candida-Infektionen zusammengefasst.

11.10 Virusinfektionen

11.10.1 Zytomegalie-(CMV)-Infektionen

Grundlagen

Erreger. Das Zytomegalie-Virus gehört zur Gruppe der Herpes-Viren und ist weltweit verbreitet. In den Industrieländern werden etwa 30 % der Einwohner innerhalb des ersten Lebensjahres, weitere 30 % zwischen dem 15. und 25. Lebensjahr infiziert.

Klinik. Die Infektion verläuft häufig inapparent, klinische Manifestationen treten ganz überwiegend bei Personen mit geschwächtem Immunsystem auf (z. B. bei AIDS). Etwa 75 % aller Patienten mit einer Nierentransplantation entwickeln eine Zytomegalie. Ähnlich häufig ist die Infektion nach Knochenmarktransplantationen. Dabei spielt die Unterdrückung der zellulären Abwehr durch immunsuppressiv wirksame Medikamente offensichtlich eine ätiologische Rolle.
Beim Erwachsenen äußert sich die Infektion mit Syndromen, die einer Enzephalitis, Hepatitis oder interstitiellen Pneumonie entsprechen. Oft besteht nur unklares Fieber, das mehrere Wochen anhält. Bei AIDS-Patienten besteht oft eine Infektion der Retina, die zu Sehverlusten führen kann.

Evidenzbasierte Therapie

Zur spezifischen Therapie von lebensbedrohlichen Zytomegalie-Virusinfektionen oder einer Retinitis stehen drei Chemotherapeutika zur Verfügung: **Ganciclovir**, **Foscarnet** oder **Cidofovir** (s. S. 532). Wegen verschiedener Toxizitätsrisiken ist jedoch die Behandlung mit allen Präparaten problematisch. In jedem Fall muss an eine Induktionstherapie eine lebenslange Erhaltungstherapie angeschlossen werden, da es nach Absetzen häufig zu Rezidiven kommt ✓✓.

11.10.2 HIV-Infektion (AIDS)

Grundlagen

Erreger. Unter dem „acquired immune deficiency syndrome“ (= AIDS) wird eine Erkrankung verstanden, die mit einem Defekt der zellulären Immunabwehr einhergeht und die bei Personen auftritt, die solch ein Immundefizit nicht erwarten lassen. Als Erreger der Erkrankung konnte 1983 ein Retro-Virus identifiziert werden (human immunodeficiency virus, HIV-1), das bei infizierten Personen aus Blut und anderen Körperflüssigkeiten isoliert werden kann. Eine Übertragung von HIV erfolgt durch Geschlechtsverkehr, Benutzung infizierter Injektionsbestecke (Drogenabhängige!), Bluttransfusionen, Gabe von Blutprodukten oder diaplazentar bzw. intrapartal von einer HIV-positiven Mutter auf ihr Kind.

Klinik und Einteilung. Die fortschreitende Zerstörung wesentlicher Komponenten des Immunsystems durch den Erreger macht sich durch die Manifestation zahlreicher opportunistischer Infektionen bemerkbar. Parasitäre Erreger, wie Pneumocystis carinii oder Toxoplasmen, aber auch Viren (Herpes und Zytomegalie), Pilze (Kryptokokken, Aspergillen, Candida, Mucor, Nocardia) sowie bestimmte bakterielle Erreger (Mykobakterien, Pneumokokken, Haemophilus influenzae) sind als Verursacher solcher Infektionen bei HIV-positiven Personen von Bedeutung. Abb. 11.**14** zeigt den Röntgenbefund von einem Patienten mit Pneumocystis-carinii-Pneumonie.
Die Latenzzeit von der HIV-Infektion bis zur Manifestation von AIDS wird mit zwei bis elf Jahren angegeben – im Mittel beträgt sie 5 bis 7 Jahre. Frühsymptome der Erkrankung sind Fieber, Gewichtsverlust, Schwäche und eine generalisierte Lymphadenopathie. Nach Erreichen des Stadiums IV nach der CDC-Definition (Tab. 11.**12**) liegt die mittlere Überlebensdauer ohne wirksame antiretrovirale Therapie bei etwa 12 bis 24 Monaten.

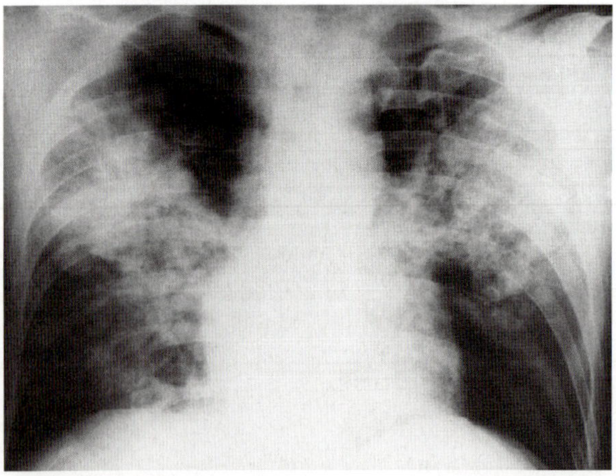

Abb. 11.**14** **Röntgen-Befund bei Pneumocystis-carinii-Pneumonie.** Die Pneumocystis-carinii-Pneumonie manifestiert sich als interstitielle, atypische Pneumonie meist mit deutlicher respiratorischer Insuffizienz, die oft im Gegensatz zur geringen Ausprägung anderer Befunde steht.

Evidenzbasierte Therapie der HIV-Infektion

Eine effektive Chemotherapie, mit der das HIV aus dem Organismus eliminiert werden kann, existiert bis heute nicht, da die provirale DNA des Virus in das Genom mehrerer Wirtszelltypen integriert wird. Zu diesen Zellen gehören die CD4-positiven Lymphozyten sowie die Monozyten-Makrophagen. Täglich werden etwa 10^9 Viren gebildet, zu deren „Umsatz" eine ähnlich hohe Zahl an CD4-Lymphozyten verbraucht werden.

Es stehen heute mehrere **antiretroviral wirksame Medikamente** zur Verfügung, mit denen das HIV prinzipiell gehemmt werden kann und mit deren Einsatz es gelingt, das Fortschreiten der Erkrankung zu verzögern. Dabei handelt es sich entweder um Hemmstoffe der Reversen Transkriptase (Zidovudin, Didanosin, Zalcitabin, Stavudin, Abacavir, Lamivudin, Emtricitabin, Tenofovir sowie Delavirdin, Nevirapin und Efavirenz) oder um Hemmstoffe der HIV-Protease (Saquinavir, Ritonavir und Indinavir, Nelfinavir, Atazanavir, Amprenavir und Fosamprenavir; s. S. 533 f.). Ein weiterer therapeutischer Ansatzpunkt besteht in der Hemmung der Fusion von HIV mit den Wirtszellen. Mit Enfuvirtid steht eine erste entsprechend wirksame Substanz zur Verfügung.

Tab. 11.**12** **Stadien der AIDS-Erkrankung** mit den Subgruppen A1 bis C3 (nach Centers for Disease Control and Prevention [CDC], Atlanta, USA). **Kategorie A** ist asymptomatisch. **Kategorie B** ist gekennzeichnet durch Krankheitssymptome oder Erkrankungen, die nicht in die AIDS-definierende Kategorie C fallen, dennoch aber der HIV-Infektion zuzuordnen sind oder auf eine Störung der zellulären Immunabwehr hinweisen. **Kategorie C** ist gekennzeichnet durch AIDS-definierende Erkrankungen.

Laborkategorie (CD4-Zellen/μl)	**Klinische Kategorie**		
	A asymptomatisch	**B** Symptome (s. u.), kein AIDS	**C** Symptome (s. u.), AIDS
1: > 500	A1	B1	C1
2: 200 – 499	A2	B2	C2
3: < 200	A3	B3	C3

Kategorie A

- asymptomatische HIV-Infektion,
- persistierende generalisierte Lymphadenopathie (LAS)
- akute symptomatische (primäre) HIV-Infektion (auch in der Anamnese)

Kategorie B

- bazilläre Angiomatose
- oropharyngeale Candida-Infektionen
- vulvovaginale Candida-Infektionen, die entweder chronisch (länger als einen Monat) oder nur schlecht therapierbar sind
- zervikale Dysplasien oder Carcinoma in situ
- konstitutionelle Symptome wie Fieber über 38,5 °C oder eine länger als 4 Wochen bestehende Diarrhö
- orale Haarleukoplakie
- Herpes zoster bei Befall mehrerer Dermatome oder nach Rezidiven in einem Dermatom
- idiopathische thrombozytopenische Purpura
- Listeriose
- Entzündungen des kleinen Beckens, besonders bei Komplikationen eines Tuben- oder Ovarialabszesses
- periphere Neuropathie

Kategorie C

- Pneumocystis-carinii-Pneumonie
- Toxoplasma-Enzephalitis
- ösophageale Candida-Infektion oder Befall von Bronchien, Trachea oder Lungen
- chronische Herpes-simplex-Ulzera oder Herpes-Bronchitis, -Pneumonie oder -Ösophagitis
- CMV-Retinitis
- generalisierte CMV-Infektion (nicht von Leber oder Milz)
- rezidivierende Salmonellen-Septikämien
- rezidivierende Pneumonien innerhalb eines Jahres
- extrapulmonale Kryptokokken-Infektionen
- chronische intestinale Kryptosporidien-Infektion
- chronische intestinale Infektion mit Isospora belli
- disseminierte oder extrapulmonale Histoplasmose
- Tuberkulose
- Infektionen mit Mycobacterium avium complex oder M. kansasii, disseminiert oder extrapulmonal
- Kaposi-Sarkom
- maligne Lymphome (Burkitt-, immunoblastisches oder primäres zerebrales Lymphom)
- invasives Zervix-Karzinom
- HIV-Enzephalopathie
- progressive multifokale Leukenzephalopathie
- Wasting-Syndrom

Bei einer **Monotherapie** wird mit allen antiretroviral wirkenden Chemotherapeutika eine rasche Resistenzentwicklung beobachtet *XX*, was angesichts des hohen Umsatzes der Viren im Organismus nicht überrascht. Daher hat sich das Prinzip der **Kombinationstherapie** durchgesetzt (highly active antiretroviral therapy, HAART). Die gleichzeitige Gabe von zwei Nukleosidanaloga (z. B. **Zidovudin + Lamivudin**) zusammen mit **Indinavir** oder einem anderen Protease-Inhibitor ist derzeit die am häufigsten durchgeführte initiale Therapie.

Um eine rasche Resistenzentwicklung zu verhindern, werden mehrere antiretroviral wirksame Virustatika kombiniert.

Der optimale Zeitpunkt für den Beginn einer gegen HIV gerichteten Chemotherapie ist nicht geklärt. Die Therapie wird überwiegend bei Patienten mit CD4-Zellzahlen von < 500/µl Blut begonnen. Es resultiert eine Abnahme der Virusbestandteile im peripheren Blut („Viruslast"); die Zahl der CD4-Lymphozyten und das CD4/CD8-Verhältnis steigen an. Es kommt zu einer Besserung des Allgemeinzustandes der Patienten, und Infektionen durch opportunistische Erreger werden seltener. Bei Abbruch oder Unterbrechung der oftmals schlecht verträglichen Kombinationstherapie kommt es jedoch innerhalb weniger Wochen zu einem erneuten Anstieg der Viruslast; eine komplette Viruselimination ist nicht möglich.
Die Gabe von Zidovudin in der zweiten Hälfte der **Schwangerschaft** und postnatal reduziert das Risiko einer HIV-Übertragung auf das Neugeborene.
Trotz aller Fortschritte ist die antiretrovirale Therapie schwierig und sollte spezialisierten Ärzten vorbehalten sein. Da die Kenntnisse in diesem Bereich rasch fortschreiten, ist die Verbreitung der Informationen über das Internet üblich (z. B. http://www.hiv.net).

11.11 Protozoeninfektionen

Protozoen sind eukaryontische, einzellige Mikroorganismen, die sich überwiegend ungeschlechtlich fortpflanzen, teilweise aber auch zur geschlechtlichen Vermehrung befähigt sind. Charakteristisch für die Endoparasiten ist der Aufenthalt in verschiedenen Wirten, in der Regel sind dies Insekten und der Mensch. Zu den wichtigsten Protozoenerkrankungen zählen vor allem die Malaria und die Toxoplasmose.

11.11.1 Malaria

Grundlagen

Epidemiologie. Die Malaria ist eine der bedeutendsten Infektionskrankheiten. Die Hälfte der Weltbevölkerung lebt in malariagefährdeten Gebieten. Jährlich erkranken ca. 125 Millionen Menschen, vor allem in Afrika, Lateinamerika, Südamerika, Südwestpazifik und Asien. Im tropischen Afrika sterben jährlich etwa eine Million Menschen an Malaria. Die Bekämpfung der Krankheit erfolgt durch Unterbrechung der Infektkette Mensch → Anopheles-Mücke → Mensch (s. u.) sowie durch Mückengitter und -netze, Trockenlegung von Sümpfen, Insektizide, Chemoprophylaxe der exponierten Personen und gründliche Chemotherapie der erkrankten Personen. Da es Pestizid-resistente Mückenstämme und Chemotherapie-resistente Plasmodien gibt, konnte die Malaria bisher nur wenig überzeugend bekämpft werden.

Erreger und Entwicklungszyklus. Malaria ist ein Sammelbegriff für eine Gruppe von Infektionskrankheiten, die durch unterschiedliche Plasmodien hervorgerufen werden. Für den Menschen sind vier Malaria-Plasmodien von Bedeutung; diese unterscheiden sich sowohl morphologisch als auch in ihrer Einwirkung auf den menschlichen Organismus:
- Plasmodium vivax – Erreger der Malaria tertiana,
- Plasmodium ovale,
- Plasmodium malariae – Erreger der Malaria quartana,
- Plasmodium falciparum – Erreger der Malaria tropica.

Die Malariaerreger werden von der weiblichen Anopheles-Mücke auf den Menschen übertragen. Die Entwicklung der Malariaplasmodien geht mit einem Generations- und Wirtwechsel einher: Die ungeschlechtliche Vermehrung durch Schizogonie führt zur Bildung von Geschlechtsformen (Gameten), aus deren Kopulation durch Sporogonie die geschlechtliche Form hervorgeht. Befruchtung und Sporogonie erfolgen in der Anopheles-Mücke, Schizogonie und Gametenbildung im Körper des Menschen (Abb. 11.**15**).
Die beim Stich der weiblichen Anopheles-Mücke in den Menschen eingeimpften Sporozoiten gelangen nach einer kurzen Blutpassage in die Leber. Dort reifen sie zu Schizonten heran und verursachen eine Gewebsinfektion. Diese exoerythrozytäre Krankheitsphase entspricht der Inkubationszeit. Durch ungeschlechtliche Vermehrung (Schizogonie) entstehen aus einem Schizonten 2000 – 40 000 Merozoiten; diese wandern nach ca. 1 – 6 Wochen in die Blutbahn ein. Bei einer Infektion mit P. falciparum ist zu diesem Zeitpunkt die präerythrozytäre Krankheitsphase beendet. Bei den anderen Spezies persistieren exoerythrozytäre Formen in der Leber und verursachen noch nach Monaten und Jahren erneute Merozoiten-Invasionen in die Blutbahn. In der erythrozytären Phase erscheinen die intrazellulären Parasiten zunächst als Ringformen, die sich später vergrößern und amöbo-

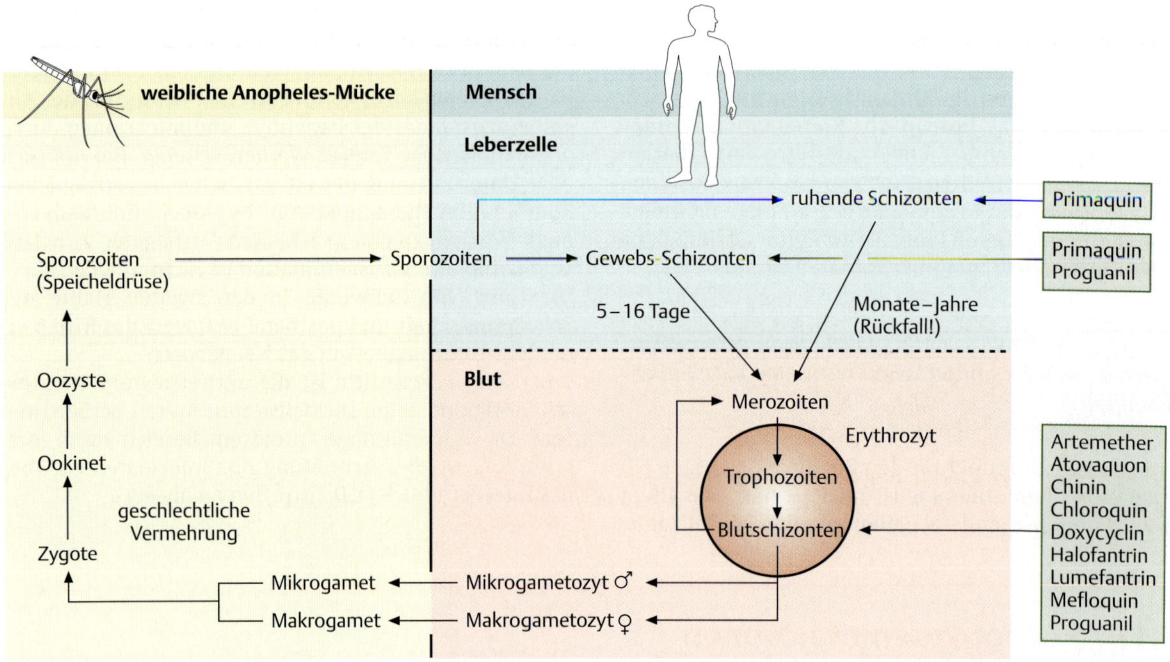

Abb. 11.**15** **Entwicklungszyklus von Plasmodien und Möglichkeiten zur pharmakologischen Beeinflussung.** Aus dem Speichel der Mücke werden Sporozoiten in das Blut des Menschen übertragen und zur Leber transportiert. Dort bilden sich Schizonten, die zu Merozoiten zerfallen und wiederum in das Blut ausgeschwemmt werden. Diese werden in Erythrozyten aufgenommen, wo sie sich weiter vermehren und zum Zerfall der Erythrozyten führen.

ide Formen annehmen. Durch Kernteilungen und Plasmaeinschnürungen können neue Merozoitengenerationen entstehen. Die Merozoiten entwickeln sich zu Geschlechtsformen (Gametozyten) weiter; dabei wachsen sie ohne Kernteilung heran, sind also im erwachsenen Zustand einkernig. Die weiblichen und männlichen Gametozyten können sich im menschlichen Körper nicht weiterentwickeln und gehen zugrunde, wenn sie nicht durch den Saugakt in den Magen der Anopheles-Mücke gelangen. Dort findet die Kopulation statt, es entsteht der Ookinet, der sich in der Magenwand zur Oozyste entwickelt. In der Oozyste reifen die Sporozoiten, die in die Speicheldrüsen der Anopheles-Mücke wandern und von dort wieder auf den Menschen übertragen werden.

Klinik. Die erythrozytären Stadien der Plasmodien verursachen die Krankheitssymptome: Die Erythrozyten, in denen die Plasmodien heranwachsen, werden zerstört. Auch zahlreiche nichtinfizierte Erythrozyten werden geschädigt und fallen der gesteigerten Phagozytose in der Milz zum Opfer. Als Folge treten bei Malaria tertiana und quartana Splenomegalie und Anämie auf, deren Grad abhängig von der Menge und Art der Erreger ist. Die charakteristischen Fieberschübe fallen zeitlich mit dem Befall und der Zerstörung der Erythrozyten zusammen. Bei Malaria tropica besteht untypisches Fieber, oft ohne Schüttelfrost.
Die Inkubationszeit dauert bei Malaria tropica und Malaria tertiana zwischen 10 und 14 Tagen, bei Malaria quartana zwischen 18 Tagen und 6 Wochen. Sind die Parasiten aus der Blutbahn verschwunden, ist die erste Krankheitsphase überwunden. Rückfälle entstehen nur, wenn exoerythrozytäre Parasiten in der Leber persistieren und einen erneuten Befall der Blutbahn verursachen. Da dies bei P. falciparum nicht der Fall ist, treten bei der Malaria tropica nach Beseitigung der Plasmodien in den Erythrozyten keine Rückfälle auf.

Prophylaxe und Therapie

Malariaprophylaxe

Die Richtlinien zur Therapie und Prophylaxe der Malaria unterliegen einem kontinuierlichen Wandel, so dass hier nur die Grundzüge aufgezeigt werden können. Im Einzelfall sollten die aktuellen Empfehlungen unter Berücksichtigung der regionalen Resistenzsituation beachtet werden. Aktuelle Informationen zur Malariaprophylaxe sind über das Internet zum Beispiel von der **Deutschen Gesellschaft für Tropenmedizin und Internationale Gesundheit** unter folgender Adresse verfügbar: http://www.dtg.mwn.de. Die Einteilung der Welt in Gebiete mit unterschiedlichem Risiko für Malaria unter Berücksichtigung der aktuellen Resistenzsituation, sowie Empfehlungen für die wichtigsten Reisegebiete können den DTG-Empfehlungen entnommen werden.
Vorrangig ist im Rahmen der Malariaprophylaxe die Verhinderung der Infektion durch **Vermeidung von Mückenstichen.** Die Maßnahmen umfassen das Tragen von Hosen und langärmeligen Hemden, die Anwendung von Repellentien auf den freien Hautpartien und die Verwendung von Moskitonetzen. Unter einer **kausalen Prophylaxe** versteht man die Beeinflussung des frühen intrahepatischen Stadiums der Plasmodien, unter einer

Tab. 11.**13** **Empfohlene Chemotherapeutika zur Prophylaxe und Notfalltherapie der Malaria**

Symbol	Arzneimittel	Gebiete (z. B.)
1. Prophylaxe		
P	Mefloquin Atovaquon/Proguanil Doxycyclin	Afrika südlich der Sahara, Papua Neuguinea, Indonesien östlich von Bali u. a.
APP/DP	Atovaquon/Proguanil Doxycyclin	Gebiete mit Mefloquin-resistenten Stämmen (z. B. in Thailand, Laos, Kambodscha und generell für Last-minute-Reisende)
2. Notfallbehandlung (keine Chemoprophylaxe empfohlen)		
CT	Chloroquin	Gebiete in Zentralamerika (außer Panama)
T	Mefloquin Atovaquon/Proguanil Artemether/Lumefantrin	Gebiete mit mittlerem oder geringem Malariarisiko (z. B. Peru, Ekuador), wo Mefloquin oder Atovaquon/Proguanil nicht zuvor bereits als Prophylaxe genommen wurde
APT/ALT	Atovaquon/Proguanil Artemether/Lumefantrin	Gebiete mit bekannter Mefloquin-Resistenz von Plasmodium falciparum (z. B. Vietnam)

Suppressionsprophylaxe versteht man die Zerstörung der intraerythrozytären Formen (Schizonten).

Malariaprophylaxe besteht vor allem in der Verhinderung der Infektion!

Tab. 11.**13** gibt einen Überblick über die empfohlenen Mittel zur Prophylaxe und Notfalltherapie, die sich an der aktuellen Resistenzlage orientieren. Zur pharmakologischen Beschreibung der Pharmaka s. S. 534 f. In Tab. 11.**14** sind die Dosierungen der wichtigsten Substanzen zur Prophylaxe und notfallmäßigen Selbstbehandlung nach den Empfehlungen der DGT zusammengestellt.

Notfallmedikation der Malaria

Die Einnahme einer „stand-by-“ oder Notfallmedikation bei Malaria-verdächtigen Symptomen und nicht erreichbarer ärztlicher Hilfe sollte nur eine Notfallmaßnahme bis zur schnellen ärztlichen Konsultation darstellen.

In Gebieten ohne Chloroquinresistenz kann **Chloroquin** verwendet werden. Die Initialdosis am 1. Tag beträgt 4 Tabletten = 600 mg der therapeutisch wirksamen Base, 6 Stunden später 2 Tabletten = 300 mg, am 2. und 3. Tag jeweils 2 Tabletten (s. rechte Spalte in Tab. 11.**14**). Cave: Chloroquin bewirkt durch Hemmung der Häm-Polymerase eine Zerstörung der erythrozytären Formen, hat aber keinen Einfluss auf die exoerythrozytären Formen!

Tab. 11.**14** **Dosierung von Antimalariamitteln zur Prophylaxe und notfallmäßigen Selbstbehandlung**

Medikament (Handelsname)	**Prophylaxe**	**Notfallmäßige Selbstbehandlung**
Artemether/Lumefantrin	nicht geeignet	80 mg/480 mg* (= 4 Tbl.) initial, nach 8 h weitere 4 Tbl., dann 2- mal tgl. je 4 Tbl. an Tag 2 u. 3 (entspricht insgesamt 24 Tbl.)
Atovaquon/Proguanil[1]	250 mg/100 mg* (= 1 Tbl.) 1 – 2 Tage vor bis 7 Tage nach Aufenthalt im Malariagebiet (Erwachsene mit > 40 kgKG; max. Aufenthaltsdauer: 28 Tage) 1 oder 2 oder 3 Tbl. der reduzierten Dosierung in Malarone Junior® (62,5 mg/25 mg) pro Tag gewichtsabhängig bei Kindern von 11 – 20, 21 – 30 oder 31 – 40 kgKG.	1000 mg / 400 mg* (= 4 Tbl.) Einmaldosis an 3 aufeinanderfolgenden Tagen bei > 40 kgKG Kinder (> 10 kgKG) werden nach dem gleichen Schema mit Tabletten für Erwachsene behandelt, jedoch mit reduzierter Dosis (11 – 20 kg: 1 Tbl.; 21 – 30 kg: 2 Tbl.; 31 – 40 kg: 3 Tbl.) jeweils für drei Tage
Chloroquin	300 mg Chloroquin-Base (= 2 Tbl. à 150 mg) pro Woche bei > 75 kgKG 450 mg/Woche (Kinder 5 mg/kgKG pro Woche) 1 Woche vor bis 4 Wochen nach Aufenthalt im Malariagebiet	600 mg Base = (4 Tbl. 150 mg) (Kinder 10 mg/kgKG), nach 6 Stunden sowie 24 und 48 Stunden nach Therapiebeginn je 300 mg (Kinder: je 5 mg/kgKG)
Doxycyclin	100 mg pro Tag (nicht für Kinder unter 8 J.), 1 – 2 Tage vor bis 4 Wochen nach Aufenthalt im Malariagebiet	nicht geeignet

[1] Einnahme mit Mahlzeit oder Milchprodukten zur jeweils gleichen Tageszeit

* Die beiden Dosisangaben beziehen sich auf die Komponenten des Kombinationspräparates

Fortsetzung ▶

Tab. 11.**14** **(Fortsetzung)**

Medikament (Handelsname)	**Prophylaxe**	**Notfallmäßige Selbstbehandlung**
Mefloquin[2]	250 mg (= 1 Tbl.) pro Woche (Kinder ab 3. Lebensmonat über 5 kgKG: 5 mg/kgKG pro Woche), 1 Woche vor bis 4 Wochen nach Aufenthalt im Malariagebiet	initial 750 mg (= 3 Tbl.), nach 6 – 8 h weitere 500 mg (= 2 Tbl.); falls > 60 kgKG nach weiteren 6 – 8 h weitere 250 mg (= 1 Tbl.) Kinder ab 3. Lebensmonat (über 5 kgKG): 25 mg/ kgKG)
Proguanil	200 mg pro Tag (2 × 1 Tbl./Tag) (Kinder 3 mg/kgKG pro Tag); nur in Kombination mit Chloroquin (wenn andere Mittel kontraindiziert sind)	nicht geeignet

[2] Bei erstmaliger Mefloquin-Prophylaxe kann auch 2 – 3 Wochen vor Abreise begonnen werden

Bei Chloroquinresistenz von P. falciparum (z. Zt. in Südamerika, Subsahara-Afrika, Süd- und Ostasien) erfolgt die Behandlung mit Mefloquin oder den Kombinationspräparaten Malarone (Atovaquon/Proguanil) bzw. Riamet (Artemether/Lumefantrin).

Bei Infektionen mit P. vivax und P. ovale erfolgt zusätzlich zur Behandlung mit den o.g. Präparaten eine Anschlusstherapie mit Primaquin, das auf die Gametozyten und auf alle exoerythrozytären Leberformen wirkt. Dosierung: über 2 – 3 Wochen täglich 1 Tablette Primaquin (= 15 mg).

11.11.2 Toxoplasmose

Grundlagen

Epidemiologie. Die Toxoplasmose ist eine weit verbreitete, überwiegend inapparent verlaufende Protozoen-Infektion von Mensch und Tier. Der Erreger Toxoplasma gondii ist ubiquitär in der Natur verbreitet. Die geringe Wirtsspezifität des Erregers führt zur Infektion eines breiten Spektrums warmblütiger Vertebraten; neben der Infektion des Menschen konnten die Erreger bei Schweinen, Rindern, Schafen, Hunden, Katzen, Wildtieren und verschiedenen Vogelarten nachgewiesen werden. Dabei sind Katzen die einzigen definierten Endwirte und primären Überträger; der Mensch und empfängliche Tierarten sind nur als Zwischenwirte einzustufen. Hauptansteckungsquelle für den Menschen ist die orale Aufnahme zystenhaltigen Fleisches infizierter Tiere (überwiegend Schaf- und Schweinefleisch). Die Durchseuchungsrate der Bevölkerung ist hoch. Von epidemiologischer und klinischer Bedeutung ist die Tatsache, dass die Mehrzahl der Infizierten keine oder nur eine relativ unspezifische Symptomatik aufweisen. Durch Früherkennung und optimale Therapie können bei Patienten mit erhöhtem Risiko (hämatologische Erkrankungen, AIDS, Schwangerschaft, Kinder mit angeborenen Defekten) schwere Folgeerscheinungen vermieden werden.

Erreger und Entwicklungszyklus. Toxoplasma gondii weist im Verlauf eines Entwicklungszyklus unterschiedliche morphologische Formen auf: Als Trophozoiten (Endozoiten) werden sichel- oder halbmondförmige Proliferationsformen bezeichnet. Nach ihrer Aufnahme über Rachen- und Darmschleimhaut vermehren sie sich während der akuten Phase der Infektion intrazellulär durch Endodyogenie (asexuelle Vermehrung), führen zur Lyse der Wirtszelle und zum erneuten Befall der benachbarten Zellen. Durch Wiederholung dieses Vorganges entstehen im Gewebe lokale Schädigungen in Form von fokalen Nekrosen, die von entzündlichen Reaktionen umgeben sind. Die Veränderungen werden vor allem im Gehirn, in der Herz- und Skelettmuskulatur, in der Leber und im Auge gefunden, können aber auch jedes andere Organ betreffen. Die Dauer der intrazellulären Vermehrung und die Ausbreitung extrazellulärer Trophozoiten auf dem Lymph- und Blutweg ist von der Immunitätslage des Organismus abhängig. Das Auftreten von Antikörpern beendet die Parasitämie, die freien und intrazellulären Trophozoiten verschwinden, und es bilden sich die von einer Membran umgebenen Gewebszysten. Sie können mehrere Tausend Zystozoiten enthalten und mitunter lebenslang in verschiedenen Organen persistieren.

Klinik. Die Toxoplasmose verläuft überwiegend inapparent. Manifeste, akute Toxoplasmose-Erkrankungen werden seltener beobachtet, zeigen sehr unterschiedlich ausgeprägte Krankheitserscheinungen und können bei immunsupprimierten Patienten fulminante Verläufe nehmen. Häufigste Verlaufsform ist die **Lymphadenopathia toxoplasmotica**: Es werden überwiegend die zervikalen Lymphknoten betroffen, aber auch die subokzipitalen, axillären, inguinalen und mediastinalen Lymphknoten können beteiligt sein.
Die **Chorioretinitis** des Kindes und Erwachsenen ist eine häufige Folgeerkrankung des Auges (ca. 35 % der Fälle) nach kongenital erworbener Toxoplasmose-Infektion und kann zur Erblindung führen. Neben den bereits erwähnten Krankheitserscheinungen ist die Toxoplasmose des ZNS die häufigste Manifestation. Es kommt zu **Meningoenzephalomyelitiden** mit Kopfschmerzen, neurologischen Ausfällen und Krämpfen. Im Liquor finden sich Druckerhöhung, Zell- und Eiweißvermehrung bei normalen Glucosewerten.

Eine Erstinfektion während der Schwangerschaft ist mit einem hohen Risiko für angeborene Fehlbildungen verbunden.

Das Risiko ist im ersten Trimenon geringer als in den folgenden.

Evidenzbasierte Therapie

Art und Dauer der medikamentösen Therapie sind abhängig von der Symptomatik und der klinischen Situation des Patienten. Immunkompetente Patienten, bei denen eine Lymphadenopathie einziges klinisches Zeichen einer akuten Toxoplasmose ist, sind in der Regel nicht behandlungsbedürftig. Indikationen für eine medikamentöse Behandlung sind in jedem Fall

- akute Infektionen in der Schwangerschaft,
- Kinder mit pränatal erworbener Infektion,
- Organbeteiligungen (Hirn, Herz u. a.),
- Chorioretinitis.

Zur Behandlung der akuten **Toxoplasmose in der Schwangerschaft** wird die folgende Therapie durchgeführt:

- (I) bis zum Ende der 15. Schwangerschaftswoche: **Spiramycin** (3,0 g pro Tag oral in drei Teildosen), da Pyrimethamin zumindest in der Frühschwangerschaft als problematisch angesehen wird;
- (II) ab der 16. Schwangerschaftswoche (unabhängig von einer vorher durchgeführten Spiramycin-Behandlung): eine vierwöchige Kombinationstherapie aus
  - **Pyrimethamin** (50 mg am ersten Tag, dann 25 mg täglich oral) plus
  - **Sulfadiazin** (50 mg/kgKG täglich, bis 4,0 g oral, aufgeteilt in vier Einzeldosen).
- **Folinsäure** (10 – 15 mg/Tag oral) zur Vorbeugung einer Hemmung der Hämatopoese.

Die medikamentöse Therapie bei Schwangeren mit akuter Toxoplasmose eliminiert nicht die fetale Infektion, jedoch kann ihre Inzidenz gesenkt werden. Da Pyrimethamin eine Myelosuppression verursachen kann, sind **Blutbildkontrollen** angezeigt. Ergeben die Untersuchungen der Schwangeren eine Bestätigung oder den begründeten Verdacht einer pränatalen Infektion des ungeborenen Kindes, sollte die Behandlung bis zum Ende der Schwangerschaft durchgeführt werden. Es werden alternierend jeweils vier Wochen lang die oben genannten Regime verabreicht.
Zur Behandlung der Toxoplasmose bei **Patienten mit Immunsuppression** (z. B. AIDS) wird nach den gleichen Prinzipien wie zuvor beschrieben behandelt. Primär wird Sulfadiazin (4 g tgl.) in Kombination mit Pyrimethamin gegeben (täglich 25 mg, bei AIDS-Patienten 50 bis 75 mg). Bei Unverträglichkeitsreaktionen kann mit Clindamycin oder Spiramycin behandelt werden.

Ausgewählte Literatur

1. Adam, Dörr, Link, Lode, eds. Die Infektiologie, Springer-Verlag, Heidelberg, 2004.
2. Blaser MJ. Helicobacter pylori and related organisms. In: Mandell GL, Bennett JE, Dolin R (eds). Principles and Practice of Infectious Diseases. 5th Edition. Vol. 1 and 2, Churchill Livingstone, Philadelphia, 2000; 2285 – 2293.
3. Eller J, Ede A, Schaberg T, Niederman M, Mauch H, Lode H. Infective exacerbations of chronic bronchitis. Relation between bacteriologic etiology and lung function. Chest 1998;113 : 1542 – 1548.
4. Finch R, Schürmann D, Collins O, Kubin R, McGivern J, Bobbaers H, Izquierdo JL, Nikolaides P, Ogundare F, Raz R, Zuck P, Hoeffken G. Randomized controlled trial of sequential intravenous (i.v.) and oral Moxifloxacin compared with sequential i.v. and oral Co-Amoxiclav with or without Clarithromycin in patients with community-acquired pneumonia requiring initial parenteral treatment. Antimicrob Agents Chemother 2002;46 : 1746 – 1754.
5. Hentschel E, Brandstätter G, Dragosics B, Hirschl AM, Nemec H, Schütze K, Taufer M, Wurzer H. Effect of ranitidine and amoxicillin plus metronidazole on the eradication of Helicobacter pylori and the recurrence of duodenal ulcer. N Engl J Med 1993;328 : 308 – 312.
6. Levison ME, Bush LM. Peritonitis and other intra-abdominal infections. In: Mandell GL, Bennett JE, Dolin R (eds). Principles and Practice of Infectious Diseases. 5th Edition. Vol. 1, Churchill Livingstone, Philadelphia, 2000: 821 – 856.
7. Lindbaek M, Hjortdahl P, Johnson UL-H. Randomised, double blind, placebo controlled trial of penicillin V and amoxycillin in treatment of acute sinus infections in adults. Brit Med J 1996;313 : 325 – 329.
8. Poynard T, Marcellin P, Lee SS, Niederau C, Minuk GS, Ideo G, Bain V, Heathcote J, Zeuzem S, Trepo C, Alrecht J, for the International Hepatitis Interventional Therapy Group. Randomised trial of interferon α2b plus ribavirin for 48 weeks or for 24 weeks versus interferon α2b plus placebo for 48 weeks for treatment of chronic infection with hepatitis C virus. The Lancet 1998;352 : 1426 – 1432.

9. Salam I, Katelaris P, Leigh-Smith S, Farthing MJG. Randomised trial of single-dose ciprofloxacin for travellers' diarrhoea. The Lancet 1994;344: 1537 – 1539.
10. Schaberg T, Stahlmann R, Lode H (Hrsg.). Brennpunkt Infektiologie, Therapie der Tuberkulose. Bestandsaufnahme eines wachsenden globalen Problems. ZETT Verlag, Steinen, 2000.
11. Stamm WE, Hicks CB, Martin DH, Leone P, Hook III EW, Cooper RH, Cohen MS, Batteiger BE, Workowski K, McCormack WM, Bolan G, Douglas JM, Jr, Wong ES, Pappas PG, Johnson RB. Azithromycin for empirical treatment of the nongonococcal urethritis syndrome in men. JAMA 1995;274: 545 – 549.
12. Tyring SK, Douglas JM Jr, Corey L, Spruance SL, Esmann J. A randomized, placebo-controlled comparison of oral valacyclovir and acyclovir in immunocompetent patients with recurrent genital herpes infections. The Valaciclovir International Study Group. Arch Dermatol 1998;134: 185 – 191.

12 Erkrankungen der Haut

S. Goerdt

Zu Infektionserkrankungen der Haut s. Kapitel 11.7 (S. 561)

12.1 Atopische Dermatitis/Neurodermitis

Grundlagen

Definition und Ursachen. Die Neurodermitis (endogenes Ekzem, atopisches Ekzem, atopische Dermatitis, Prurigo Besnier) ist eine Hauterkrankung mit genetischer Grundlage ✓✓, die im Kleinkindesalter am häufigsten ist und chronisch rezidivierende, typischerweise an den Beugeseiten lokalisierte Ekzeme mit quälendem Juckreiz zeigt.
Die Neurodermitis bildet zusammen mit der Rhinitis allergica und dem allergischen Asthma bronchiale den Formenkreis der Atopien (gr. a-topos = falsch platzierte Erkrankung)

Prävalenz und Inzidenz. 10 – 20 % der Kinder in europäischen Ländern leiden an einer Neurodermitis, häufiger in Großstädten und in kleineren Familien. Das Krankheitsbild wird 2 – 3 × häufiger berichtet als vor 30 Jahren. Ein Drittel der Kinder entwickelt um das 5. Lebensjahr zusätzlich ein allergisches Asthma bronchiale und/oder um das 10. Lebensjahr eine allergische Rhinitis.
Für die Zunahme der Neurodermitis gibt es verschiedene Erklärungsversuche ≈: Möglicherweise ist das Mastzellen/IgE-System, das zur Parasitenabwehr dient, aufgrund des Rückgangs der Parasiten in den entwickelten Ländern fehlgesteuert und wehrt harmlose Allergene wie die Hausstaubmilbe ab. So zeigte der Vergleich zwischen dem ehemaligen West-Ost-Deutschland, dass der Aufenthalt im Kinderhort mit anderen Kindern trotz Infekten zu einer geringeren Inzidenz der Neurodermitis führt als das zu Hause Bleiben in der Kleinfamilie. Frühkindliche Infekte werden als Training für das Immunsystem verstanden. Ebenso war bei Kindern, die in mikrobiell belasteten ländlichen Regionen auf dem Bauernhof aufgewachsen waren, die Inzidenz für die Neurodermitis geringer als bei Großstadtkindern.

Klinisches Bild. Die **Diagnose** der Neurodermitis wird standardisiert gestellt und erfasst 4 Hauptkriterien und 23 Nebenkriterien (Tab. 12.**1**). Das Vorliegen von 3 Haupt- und 3 Nebenkriterien wird gefordert.

Tab. 12.**1** **Kriterien zur Diagnose der Neurodermitis** (nach Hanifin und Rajka).

Hauptkriterien ✓✓	**Nebenkriterien** ✓
– nächtlicher Pruritus – typische Morphe, zu entsprechenden Lebenszeiten an typischer Lokalisation – chronisch undulierender, rezidivierender Verlauf – atopische Eigen- und Familienanamnese	– Xerose der Haut – Ichthyosis vulgaris und palmare Hyperlinearität – positive Hauttestergebnisse (Reaginbildung) – erhöhtes Serum-IgE – früher Krankheitsbeginn – Neigung zu Hautinfektionen und herabgesetzte zelluläre Immunität – Hand- und Fußekzeme – Brustwarzenekzeme – Cheilitis – rezidivierende Konjunktivitiden – gedoppelte infraorbitale Lidfalte (Dennie-Morgan Lidfalten) – Keratoconus – anteriore subkapsuläre Katarakte – Dunkelung der Lidfalte („orbital darkening") – Gesichtsblässe oder Gesichtserythem – vorübergehende, im Sommer auftretende Pigmentierungsstöung in Ekzemherden, die abschuppen (Pityriasis alba = Pseudoleucoderma atopicum) – vordere Halsfalten – Juckreiz beim Schwitzen – Intoleranz von Wolle und Detergenzien – perifollikuläre Verhornungen durch Verhornungsstörung der Haarfollikel (Keratosis follicularis = Lichen pilaris) – Hautreaktionen durch Nahrungsmittelaufnahme oder durch Hautkontakt mit Nahrungsmitteln – Umwelt- und emotionale Faktoren als Triggerfaktoren – weißer Dermographismus

Die Krankheit beginnt im Säuglingsalter, selten im Erwachsenenalter, und kann sich nach der Pubertät verlieren oder bis ins Greisenalter persisitieren. Bis nach der Pubertät verschwindet das Krankheitsbild bei 60 % der Kinder. Jedoch können auch in diesen Fällen Faktoren wie das Erlernen eines „Feuchtberufs" (Krankenpflege, Nahrungsmittel verarbeitende Industrie, Metallarbeiter, Friseurberuf etc.) zu einer an den Händen lokalisierten Exarzerbation führen und ein atopisches Handekzem unterhalten.

Der Verlauf wechselt zwischen Zeiten der Besserung und Zeiten der Verschlechterung, getriggert von Umwelt- und internen Faktoren.

Das **klinische Bild** ist vielgestaltig und wechselt in Morphologie und Verteilung an der Haut, abhängig vom Lebensalter der Patienten, von Faktoren des Patienten selbst sowie von Umweltfaktoren. Die Neurodermitits ist gekennzeichnet durch ekzematöse (> 2. Trimenon, Milchschorf), lichenoide (> 4 Jahre) und prurigoartige Läsionen (> 12 Jahre) oder alle Morphen nebeneinander. Die Maximalvariante stellt die *atopische Erythrodermie* dar.
Um den **Schweregrad** der Neurodermitis abzuschätzen, wurde nach einer Europäischen Konsensuskonferenz ein Scoring System SCORAD (SCORing Atopic Dermatitis) etabliert. Erfasst wird die betroffene Körperfläche in Prozent, der Schweregrad der Ekzeme nach Referenzfotografien und subjektive Symptome wie Juckreiz und Schlaflosigkeit.

Pathophysiologie. Den immunologischen Auffälligkeiten bei der Neurodermitis liegt eine **genetische Anlage** zugrunde. Die Erblichkeit folgt keinem simplen Mendel-Erbgang, sondern wird als multigen angesehen. Das Krankheitsbild wird häufiger von der Mutter vererbt als vom Vater. Sind beide Eltern betroffen, ist das Risiko für eine Neurodermitis nochmals erhöht und beträgt 70 %. Zwillingsstudien zeigen eine 85 %ige Konkordanz für die Neurodermitis bei monozygoten Zwillingen und 21 % bei dizygoten. Kandidatengene leitet man sich von der Pathophysiologie und dem aktuellen immunologischen Verständnis zur Atopie ab. Dies sind Gene, die z. B. mit dem IgE-System, dem Zytokin- und Interleukin-System oder der Mastzell-Chymase in Zusammenhang stehen. Die Komplexität der Erkrankung wird untermauert durch die Ergebnisse nach allogener Knochenmarktransplantation: Die Atopie ließ sich durch Knochenmarktransplantation auf zuvor nicht atopische Individuen übertragen.

Die Neurodermitis ist ein pathophysiologisches Puzzle, das noch nicht vollständig zusammengesetzt wurde.

Die atopische Diathese ist charakterisiert durch ein **Ungleichgewicht zwischen T_{H1}- und T_{H2}-Antwort.** Ein T_{H1}-Muster ist assoziiert mit Reaktionen vom verzögerten Typ (Tuberkulinreaktion, Kontaktekzem). Ein T_{H2}-Muster findet sich dagegen bei IgE-vermittelten Soforttypreaktionen wie der Rhinokonjunktivitis allergica. Die Neurodermitis nimmt hier einen Zwischenstatus ein (Abb. 12.**1**). Immunologische Auffälligkeiten bei Neurodermitis sind u. a. der mitunter erhöhte IgE-Spiegel und die abnorme IgE-Regulation. Der Wechsel von unreifen B-Lymphozyten zu antigenpräsentierenden Zellen wird von Zytokinen kontrolliert, die wiederum unter der Kontrolle von T-Zellen stehen. So wird die IgE-Produktion gefördert von IL4 und IL13 und unterdrückt von Interferon γ (IFN-γ). In vitro kultivierte T-Zellen von Neurodermitikern, die auf das Antigen Hausstaubmilbe sensibilisiert sind, produzieren nach Exposition mit ihrem spezifischen Antigen meist IL4, aber nicht IFN-γ. Die T-Zell-Klone von Nicht-Atopikern dagegen produzieren alle INF-γ, aber nur selten IL4. T-Zell-Klone von Atopikern weisen also eine abnorme Produktion von Lymphokinen auf.
Die Neurodermitis wird nicht nur durch allergenspezifische Antworten unterhalten. Nicht-antigenspezifische Mechanismen wie mechanische oder chemische **Irritantien** können ebenso den entzündlichen Prozess auslösen. Irritantien sind z. B. das Kratzen aufgrund der herabgesetzten Juckreizschwelle oder die wiederholte Applikation von Laugen bei defekter Hautbarriere in „Feuchtberufen". Die Irritation trifft auf eine kutane Hyperreaktivität und eine abnorme intrinsische Aktivität entzündlicher Zellen. Die Antwort auf diese Irritation ist die Freisetzung proinflammatorischer Zytokine aus Keratinozyten, die die Infiltration von Entzündungszellen in der Haut fördern (Abb. 12.**1**).
Atopie ist jedoch nicht allein bedingt durch den intrinsischen Zytokin-Spiegel und dessen Einfluss auf die T-Zell-Differenzierung. Hinzu kommen extrinsische Einflüsse von **Umweltallergenen**. So wurde gefunden, dass Langerhans-Zellen bei Neurodermitis IgE an den hochaffinen IgE-Rezeptoren ($Fc_{\varepsilon}RI$-β) auf ihrer Oberfläche gebunden haben. Allergenkontakt mit der Haut führt dann zur Bildung von Allergen-IgE-Komplexen auf der Oberfläche dieser Zellen und zur Zellaktivierung und Freisetzung von Entzündungsmediatoren (Histamin und gefäßaktive Mediatoren). Auch andere antigenpräsentierende Zellen sowie Effektorzellen wie Mastzellen und Basophile exprimieren diesen hochaffinen Rezeptor. Langerhans-Zellen und andere antigenpräsentierende Zellen zeigen zusätzliche einen niedrig-affinen $Fc_{\varepsilon}R$ (CD 23), der ebenfalls effizient an den Allergen-IgE-Komplex bindet. Dadurch wird die T-Zell-Antwort auf Allergene verstärkt. Der chronisch entzündliche Charakter der Neurodermitis und die Verschlechterung des Hautzustandes bei Neurodermitikern mit gleichzeitiger Pollinosis ließe sich demnach mit wiederholter Exposition gegenüber ganzjährig vorkommenden oder saisonalen Allergenen erklären. Da antigenpräsentierende Zellen für die T-Zell-Differenzierung verantwortlich sind, könnte dies eine Erklärung für die abnorme Regulation der IgE-Produktion über T-Lymphozyten sein.
Eine **reduzierte zelluläre Immunität** wird zudem angenommen. Der Neurodermitiker neigt zu Hautinfektionen, viral und bakteriell, zeigt eine reduzierte Antwort auf Kontaktallergene und eine Anergie bei der Testung auf Recall-Antigene. Dagegen ist die T-Zell-Antwort in den entzündlichen Hautregionen ausgeprägt vorhanden, typischerweise bestimmt von T_{H2}-Zellen.

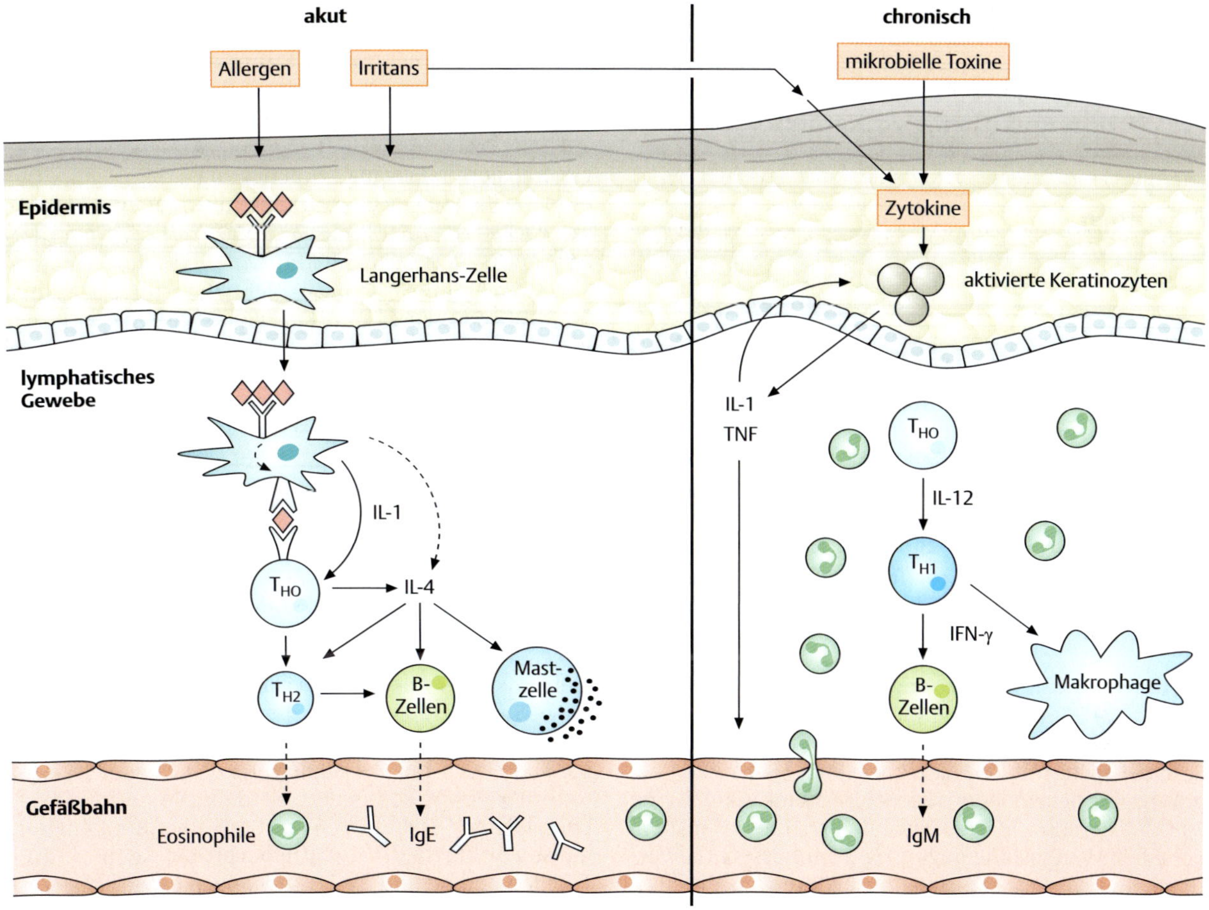

Abb. 12.**1** **T_{H1}- und T_{H2}-Antwort bei atopischer Dermatitis.** Akute Läsionen führen zu einer überhöhten systemischen T_{H2}-Antwort mit erhöhten IgE-Spiegeln und Eosinophilie. Mit zunehmender Infiltration durch Eosinophile und Makrophagen bei der chronischen atopischen Dermatitis steigt die IL12-Expression und es entwickelt sich eine T_{H1}-Antwort.

Auch Eosinophile zählen zu den $Fc_{\varepsilon}RI$-exprimierenden Effektorzellen bei IgE-vermittelten allergischen Entzündungen. Daher wurde die Messung des eosinophilen kationischen Proteins als Marker der Erkrankungsaktivität der Neurodermitis etabliert. Auffällig ist, dass Eosinophile in der Neurodermitis eine verzögerte Apoptose aufweisen, was die Eosinophilie in den Ekzemherden und im peripheren Blut erklären könnte.

Menschen mit Neurodermitis haben typischerweise trockene Haut (Sebostase), und eine herabgesetzte Hautschutzbarriere. Unspezifische Irritantien führen so leichter zur Freisetzung entzündlicher Zytokine. Die **herabgesetzte Barrierefunktion** wird unter anderem durch Änderungen in der Fettsäurezusammensetzung in der Haut erklärt. Eine mangelnde Aktivität der δ6-Desaturase wird als Ursache für die reduzierten Linolen- und Linolensäure-Metaboliten angenommen.

Patienten mit Neurodermitis zeigen in akuten und chronischen Läsionen Besiedlung der Haut mit Staphylococcus aureus. Protein A aus der Zellwand von Staphylococcus aureus wirkt als Entzündungsmediator. Einige mikrobielle Toxine stellen Superantigene dar, die an MHC-Klasse-II-Moleküle auf antigenpräsentierenden Zellen binden und direkt T-Zellen aktivieren. Zirkulierende IgE-Antikörper gegen Streptokokken-Antigene spielen in wenigen Fällen bei Neurodermitis eine Rolle und führen zur Mastzelldegranulation.

Therapeutische Implikationen. Die Pathophysiologie der Neurodermitis mit Imbalance der T-Zell-Regulation und Zytokinen fordert eine immunsuppressive und antientzündliche Therapie. Die nächtlichen Juckreizattacken mit Exkoriationen und neuen Schüben verlangen antipruriginöse Maßnahmen. Therapeutische Ansatzpunkte können daher sein: die Reduktion des entzündlichen Infiltrats, die Induktion einer Apoptose in Entzündungszellen, die vorübergehende Depletion antigenpräsentierender Zellen, der Versuch die T-Zell-Balance zu restaurieren, die Beseitigung der Superinfektion, Reduktion der Effekte der Mastzelldegranulation und der Aufbau einer resistenten Hautschutzbarriere. Die Exposition mit Allergenen und Irritantien ist ein Triggerfaktor für Schübe und bietet Ansatzpunkte für präventive Maßnahmen.

Evidenzbasierte Therapie der Neurodermitis

Prävention und nichtmedikamentöse Therapie

Prävention

Stillen, keine Haustiere, nicht Rauchen!

Stillen. Bei Kindern mit genetischer Dispositon zur Neurodermitis kann Stillen den Ausbruch der Erkrankung zwar nicht verhindern, jedoch um 12 – 18 Monate hinauszögern, wenn die Mutter in der Stillzeit hochallergene Nahrungsmittel wie Milch und Ei meidet. 4 – 6 Monate sollte gestillt werden. Während der Schwangerschaft ist eine Karenz potenziell allergener Nahrungsmittel in der Ernährung der Mutter jedoch ohne Effekt auf die Neurodermitis des Kindes. Rauchen der Mutter in der Schwangerschaft erhöht das Risiko des Kindes eine Neurodermitis zu entwickeln.

Vermeidung von Provokationsfaktoren. Relevante *Aeroallergene* können urtikarielle oder ekzematöse Hautveränderungen hervorrufen, insbesondere an den im Sommer nicht mit Textilien bedeckten Hautstellen bei gleichzeitig bestehender saisonaler Pollinosis. Auch eine Sensibilisierung auf Hausstaubmilben oder Haustiere kann den Hautzustand ungünstig beeinflussen. Die Vermeidung solcher Provokationsfaktoren beeinflusst Schwere und Frequenz der Krankheitsschübe günstig. Eine staubarme trockene Wohnung und der Verzicht auf Haustiere sind ratsam. Aufgrund des geringen Allergengehalts der Luft in Höhenlagen, der hohen Lufttrockenheit und intensiveren Globalstrahlung bessert sich die Neurodermitis bei Höhenklimakuren.
Scharfe Gewürze, Genussmittel wie Kaffee oder Cola, Zitrusfrüchte und -säfte, Tomaten und Nahrungsmittel mit Konservierungsstoffen können unspezifische Provokationsfaktoren sein. Die Assoziation zwischen Neurodermitis und *Nahrungsmittelallergenen* sinkt deutlich mit zunehmendem Lebensalter der Kinder. Bei Säuglingen mit Neurodermitis findet sich eine Nahrungsmittelallergie noch bei 30 %, im Erwachsenenalter bei weit unter 10 %. Die Elimination solcher Nahrungsmittel im Kindesalter ist daher nur zu verantworten, wenn nach einer gewissen Karenzzeit ein Provokationstest (Haut- oder Bluttest, doppelt blind, Placebo-kontrolliert) positiv ausfällt. Eine dauerhafte Karenz der so überprüften Nahrungsmittelallergene unterdrückt die immunologische Restimulation. Nahrungsmittel, die am häufigsten als Triggerfaktoren identifiziert werden, sind Eier, Nüsse, Milch und Fisch.
Häufiger sind jedoch *berufliche oder häusliche Irritantien* für die Auslösung eines Ekzems verantwortlich. Entsprechend ist Neurodermitikern von Berufen abzuraten, bei denen die Notwendigkeit zu häufigem Händewaschen und Desinfizieren besteht (Krankenpflege, Berufe in der Nahrungsmittelverarbeitung, Berufe mit starker Verschmutzung der Haut). Die Kleidung sollte nicht aus Material bestehen, das an der Haut kratzt (Wolle).

Aufbau einer Hautschutzbarriere. Systemische Infektionskrankheiten oder Besiedlung der Haut mit Keimen wie Staphylococcus aureus, Streptokokken oder Pityrosporon-Hefen fördern die Entzündung der Haut. Virale herpetische Infektionen sind gefürchtet, da die Aussaat auf der ekzematösen Haut zu einem ausgedehnten oder generalisierten Eczema herpeticatum führen kann. Das humane Papillomvirus (Warzenvirus) oder ein Virus aus der Pockenfamilie (Mollusca contagiosa) zeigt bei Neurodermitis besonders ausgeprägte Formen. Entsprechend besteht die wichtigste Maßnahme für den Neurodermitiker in der Prävention neuer Schübe durch den Aufbau einer intakten Hautschutzbarriere im sebostatischen Integument. Rückfettende Maßnahmen unter Anwendung von Moisturizern (Feuchthaltefaktoren) und Zusatz von Badeölen mit Desinfizienzien stellen die Hautbarriere wieder her und schützen so vor neuen Reizen durch Irritantien.

Nichtmedikamentöse Therapie

Allgemeines zur UV-Therapie. Die UV-Therapie ist eine wichtige Ergänzung der lokalen und systemischen Therapie vieler Hauterkrankungen. Das Spektrum reicht hierbei von der selektiven UV-Phototherapie bis zur Psoralen-UVA-Therapie in allen ihren Formen (orale und lokale Therapie, Bade- und Dusch-PUVA). Die PUVA-Therapie kann auch mit Retinoiden (Re-PUVA) oder Interferon-α (α-PUVA) kombiniert werden. Die positive Wirkung aller UV-Therapien basiert auf einer Kombination günstiger Effekte: UV-Licht induziert die Apoptose von T-Zellen und hemmt die IgE-tragenden Langerhans-Zellen. Daneben beeinflusst UV-Licht die neurohormonalen Transmittersysteme, was eine günstige Wirkung auf den Juckreiz und neurogene Entzündungsprozesse hat: Die Calcitonin Gene related Peptide (CGRP)-Spiegel in der Haut sinken, und die Substanz-P-induzierte Histamin-Freisetzung aus Mastzellen ist reduziert. Urocaninsäure, ein Chromophor in der Haut, wird durch UVB-Strahlung von der *trans-* in die *cis*-Form isomerisiert, die bevorzugt an Gamma-Amino-Buttersäure(GABA)-Rezeptoren bindet. GABA ist ein inhibitorischer Neurotransmitter. Zudem wird der Nervenwachstumsfaktor (NGF), der die Neuropeptidsynthese stimuliert, durch UVB-Strahlung in der Haut herunterreguliert. Schließlich wirkt UV-Licht antimikrobiell und fördert den Aufbau einer Lichtschwiele.
Dosisabhängig besteht jedoch bei all diesen Therapien ein erhöhtes Risiko von UV-Schäden (d. h. der vorzeitigen Hautalterung) und UV-induzierter Karzinogenese (aktinische Keratosen, Stachelzellkarzinome, Basaliome).

UV-Therapien erhöhen, abhängig von der kumulativen Dosis, das Risiko einer UV-induzierten Karzinogenese.

Selektive UV-Phototherapie (SUP). Sie ist neben der UVA-1-Therapie eine der rein „physikalischen" Therapien der Hauterkrankungen und besteht in der Bestrahlung mit einem Teilspektrum der UVB-Strahlen. Sie erfolgt häufig als Kombinationstherapie mit anderen Lokaltherapien. Der wirkungsvollste Wellenbereich für die UV-Behandlung liegt zwischen 304 und 311 nm. Hier findet sich ein optimales Verhältnis zwischen therapeutischem Effekt und Erythemerzeugung. Eine Bestrahlung mit entsprechenden Lampen wird daher auch „selektive UV-Phototherapie" (SUP) genannt. Allerdings gibt es keine guten klinischen Studien, die eine erhöhte Wirksamkeit der SUP-Therapie gegenüber der konventionellen UV-Therapie zeigen ≈, dagegen jedoch gute Effekte auf die Keimbesiedelung der Haut ✓✓.

Photochemotherapie (**PUVA**). Unter einer Photochemotherapie versteht man eine Kombination aus photosensibilisierenden Substanzen (Psoralen) und einer UVA-Bestrahlung. Während eine alleinige UVA-Bestrahlung im Gegensatz zu einer UVB-Bestrahlung kaum Wirkung zeigt, ist diese Kombination hoch wirksam ✓✓. Hierbei kommt es zu einer Anlagerung der Psoralene an die DNS-Moleküle im Zellkern. Unter Bestrahlung mit UVA der Wellenlänge zwischen 320 und 400 nm, dem maximalen Absorptionsspektrum der Psoralene, kommt es zu bifunktionellen Addukten der Psoralene mit Pyrimidinbasen und zu psoralenvermittelter Kreuzvernetzung der DNS-Stränge. Da hierdurch die DNS-Neusynthese und somit die Zellteilung gehemmt wird, wirkt diese Therapie lokal zytostatisch. Die Proliferationsrate der Epidermis und das Immunsystem der Haut werden gehemmt. Das Psoralen kann oral verabreicht oder auch lokal aufgetragen werden.

Bei der *systemischen Verabreichung* besteht neben dem dosisabhängig vorhandenen Risiko der Karzinogenese die Gefahr einer vorzeitigen Kataraktentstehung. Durch Verordnung entsprechender UV-Schutzbrillen wird dem effektiv vorgebeugt. Gelegentlich kommt es zu einer Erhöhung der Leberwerte. Durch die *lokale Applikation* des Wirkstoffes kann diesen Gefahren vorgebeugt werden. Inzwischen sind verschiedenste Arten der lokalen Psoralen-Applikation verfügbar: als Bad, in der Dusche, Creme oder auch alkoholische Lösung. Jedoch liegen keine klinisch kontrollierten Studien zur Wirksamkeit der zeitlich deutlich aufwändigeren Bade- oder Dusch-PUVA Therapie im Vergleich zur UVB (SUP)-Therapie bei Neurodermitis vor ≈.

UV-Therapie bei Neurodermitis. Die UV-Therapie und die Photochemotherapie haben sich bei Neurodermitis als wirksam erwiesen ✓✓. Die Photochemotherapie der atopischen Dermatitis umfasst die PUVA, die Bade-PUVA- und die Dusch-PUVA-Therapie. Effektiv sind auch Breitband-UVA (320 – 400 nm), Breitband-UVB (270 – 350 nm) und schmalbandiges UVB (311 – 313 nm) oder langwelliges UVA-1 (340 – 400 nm). Letzteres wurde speziell für schwere Schübe der Neurodermitis bis in den Hochdosisbereich (120 J/cm^2) etabliert, wobei mittlerweile auch ein mittlerer Dosisbereich (50 – 80 J/cm^2) ausreichendes Ansprechen gezeigt hat.

Eine **Hyposensibilisierung** ✗ bei Neurodermitis mit gleichzeitigem Vorliegen einer allergischen Rhinokonjunktivitis und einem allergischen Asthma bronchiale ist umstritten. Ein positiver Effekt könnte bei den Patienten erwartet werden, die saisonal in der Pollenflugzeit ihrer Allergene eine Verschlechterung des Hautbildes erfahren. Andererseits besteht die Sorge, dass es zu einem „Krankheits-Shift" kommen könnte, das heißt zu einer Verbesserung der Schleimhautsymptomatik an Augen, Nase und Atemwegen zu Lasten einer Verschlechterung des Hautzustandes. Beides wird anekdotisch berichtet. Eine neue Studie belegt den günstigen Effekt einer Hyposensibilisierung auf Hausstaubmilben.

Klimakur und Klimatherapie ✓✓ an Nordsee/Ostsee oder in Höhen über 1500 m verschaffen einigen Patienten Erscheinungsfreiheit. Zahlreiche Faktoren spielen eine Rolle, wie Sonnenscheindauer, Luftfeuchtigkeit, Windrichtung, Gase und Immersionsstoffe. Das freie Intervall während und nach einer Klimakur wird zum Entzug von Corticoiden und zur Regeneration des Hautschutzmantels genutzt.

Eine **psychotherapeutische Behandlung** ✓ z. B. mit einem verhaltenstherapeutischen Ansatz kann einen Beitrag zum Therapieerfolg leisten. Für Kinder liegt die Betonung auf einer Spieltherapie mit den Schwerpunkten, die Selbstwahrnehmung und Selbstakzeptanz zu fördern, den Umgang mit Emotionalität und das „sich öffnen" einzuüben und persönliche Verantwortung für Triggerfaktoren der Erkrankung zu übernehmen. Auch psychosoziale Faktoren und Somatisierung spielen eine Rolle. Z. B. können stressreiche Lebenssituationen bei bereits vorbestehender Neurodermitis Erkrankungsschübe auslösen. Psychologische Techniken umfassen das Gespräch, die Selbsthypnose und kognitive Imagination, Verhaltenstherapie und Psycho- oder Familientherapie.

Lokaltherapie der Neurodermitis

Die Neurodermitis muss oft jahrelang behandelt werden. Daher muss die Therapie wirksam, praktikabel und kostengünstig sein. Die Behandlung variiert abhängig vom Stadium der Erkrankung, der akuten entzündlichen Phase, der Phase der Abheilung und dem Vorliegen chronischer Ekzeme.

> *Kurzfristig hoch wirksame Glucocorticoide, nach Abheilung schwach wirksame, danach Calcineurinantagonisten.*

Topische Corticosteroide

Physiologisch werden Glucocorticoide in der Nebennierenrinde gebildet. Steroidrezeptoren befinden sich in der Haut und in steroidsensiblen Geweben im Zytoplasma. Sie binden die Corticosteroide und transportieren sie an den nukleären Rezeptor. Die pharmakologische Wirkung basiert auf:

- Beeinflussung des Arachidonsäurestoffwechsels,
- Beeinflussung immunologisch kompetenter Zellen (T-, B-Lymphozyten, Neutrophile, Makrophagen, Plasmazellen, Langerhans-Zellen) und Vermittlerstoffen,
- Hemmung der DNS-Synthese und der Mitosen in Keratinozyten,

- Hemmung der Kollagen- und Mukopolysaccharidsynthese (= Steroidatrophie),
- Hemmung der Pigmentbildung,
- einem vasokonstriktorischen Effekt („blanching effekt").

Die Wirkstärken der Corticosteroide werden in die Klassen I – IV eingeteilt (Tab. 12.**2**). Das am häufigsten eingesetzte Dermatocorticoid ist das **Hydrocortison** ✓✓, das durch Halogenierung (Chlor, Fluor) zwar eine Wirkungsverstärkung, aber auch einen erheblichen Mineralocorticoideffekt erwirbt.

Die Aufnahme der Corticoide erfolgt in das **intakte Stratum corneum** als Depot, aus dem dann auch mit Verzögerung der Wirkstoff in die Epidermis abgegeben wird. Diesen Depoteffekt macht man sich bei der Intervalltherapie zunutze: Der Wirkstoff wird z. B. in zweitägigen Abständen appliziert, dazwischen die Grundlage. Bei **defektem Stratum corneum** mit entzündeten, erodierten Herden kann sich kein Depoteffekt ausbilden. Zunächst wird daher 1 – 2-mal täglich für 1 – 2 Wochen ein Corticoid aufgetragen, das in der Folge „ausgeschlichen" wird, um Rebound-Effekte zu vermeiden. Dabei wird mit Corticoiden hoher Wirkstärken begonnen und z. B. wöchentlich auf die nächste Stufe reduziert (Stufentherapie).

Zusätzlich zu Wirkstärken und Anwendungsdauer wird bei topischen Corticosteroiden auch die **Lokalisation** der Anwendung beachtet: keine Klasse-III- oder -IV-Corticosteroide in Gesicht und auf den Augenlidern, genital, an Brust, Beugen und behaartem Kopf. Zudem haben sich fett-feuchte Umschläge mit Corticoiden bewährt ✓✓.

Tab. 12.**2** **Klassifikation einiger lokaler Corticosteroide** (nach Niedner), geordnet nach ihrer Wirkstärke. Die Wirkstärke hängt auch von der Konzentration des Stoffes in der galenischen Zubereitung ab. Triamcinolonacetonid wird der Gruppe II zugeordnet und gilt als mittelstark wirksam, wenn es in einer Konzentration von 0,1 % in eine Grundlage eingearbeitet ist. Wird es dagegen in 0,01 % Zubereitung eingesetzt, ist es der Gruppe I zuzuordnen und nur schwach wirksam.

Gruppe I (schwach wirksam)	Hydrocortison Hydrocortisonacetat Prednisolon Flucortinbutylester
Gruppe II (mittelstark wirksam)	Dexamethason Flumetasonpivalat Fluprednidenacetat Hydrocortisonbutyrat Clocortolonpivalat plus -hexanoat Triamcinolonacetonid Prednicarbat Hydrocortisonaceponat
Gruppe III (stark wirksam)	Betamethasonvalerat Betamethasondipropionat Desoximetason Fluocinonid Amcinonid Diflucortolonvalerat Methylprednisolonaceponat Mometasonfuroat
Gruppe IV (sehr stark wirksam)	Diflucortolonvalerat Clobetasolpropionat

Hochpotente Steroide bei Kindern mit defekter Hornschicht nicht über 20 % der Körperoberfläche!

Auch wenn Corticosteroide bei richtiger Anwendung effektiv und sicher sind, ist ihre Anwendung zeitlich limitiert, um **unerwünschte Effekte** wie Hautatrophie, Teleangiektasien, Depigmentierung, Hypertrichosen, Striae und eine Suppression der Hypothalamus-Hypophysen-Achse zu vermeiden. Vor diesem Hintergrund wird bei längerer Anwendung von Triamcinolon oder Dexamethason auf Hydrocortison reduziert. Bei Säuglingen und Kleinkindern ist Hydrocortison oft ausreichend effektiv.

Für einige Steroide findet bereits in der Haut der metabolische Abbau statt (Prednicarbat, Hydrocortisonaceponat, Methylprednisolonaceponat), woraus eine geringere Nebenwirkungsrate resultieren soll ✓. Eine verbesserte Nutzen/Risiko-Relation wird auch für Mometasonfuroat angenommen ✓.

Ein Beibehalten von topischen Steroiden nach dem Schub ist bisher nicht üblich. Ein Schema einer intermittierenden Corticosteroidtherapie bei Erwachsenen wurde jedoch kürzlich in einer Multicenterstudie überprüft: Patienten mit einer leichten bis schweren Neurodermitis erhielten über 2 Wochen topisches Fluticasonpropionat. Die Patienten, bei denen die Neurodermitis vollkommen abgeheilt war, erhielten entweder zweimal pro Woche Fluticasonpropionat oder Placebo für 16 Wochen. Patienten mit der intermittierenden Fluticasonpropionattherapie hielten den verbesserten Hautzustand eher bei und zeigten weniger Rückfälle als die Kontrollgruppe ✓.

Topische immunsupprimierende Zubereitungen

Neuentwicklungen wie Tacrolimus und Ascomycin aus der Familie der Makrolide haben das therapeutische Spektrum erweitert.

Tacrolimus (FK 506), isoliert aus dem Bodenpilz Streptomyces tsukbaenesis, hat ein ähnliches Aktivitätsspektrum wie Cyclosporin (S. 586), ist aber strukturell nicht verwandt. Die geringere Molekülgröße und die höhere Wirksamkeit im Vergleich zu Cyclosporin legen eine topische Anwendung nahe ✓. Es bindet an zytosolisches FKBP (= FK506-bindendes Protein), das der Substanzklasse der Immunophiline zuzuordnen ist (Abb. 12.**2**). Der Komplex aus FK506 und FKBP-12 hemmt die Calzium-abhängige Phosphatase Calcineurin und damit die Ablesung der vom Transkriptionsfaktor NF-AT abhängigen Gene. Dies führt zu einer Blockade der Transkription von Zytokinen, die für die T_{H1}-(IL2, INF-γ)- und T_{H2}-(IL4, IL5, IL10)-Antwort nach antigenspezifischer Stimulation verantwortlich sind, und führt damit zur Hemmung der T-Zell-Aktivierung. An Keratinozyten reduziert FK506 die Proteinbindung des IL8 an seinen Rezeptor. Oberflächenmoleküle der Langerhans-Zellen werden moduliert. Die Histaminfreisetzung aus Mastzellen und Basophilen wird reduziert. Die Zulassung beschränkt sich

bisher auf die *orale Gabe* bei Transplantatabstoßung nach Leber- und Nierentransplantation; die Nebenwirkungen sind dann ähnlich denen des Cyclosporin.
In sehr lipophil gewählter Grundlage penetriert *topisch aufgebrachtes* FK506 (0,03 %, 0,1 %) in die entzündlich veränderte Epidermis mit guter Wirksamkeit bei Neurodermitis ✓. Mittlerweile wurde in zwei Studien auch für Kinder im Alter von 7 – 16 Jahren und von 3 – 6 Jahren die gute Wirksamkeit gezeigt, und insbesondere auch dass der aufgebrachte Wirkstoff nicht akkumuliert ✓. Die systemische Aufnahme ist gering. Unerwünscht ist das leichte Brennen, das bis zu einer Stunde nach Auftragen des Präparates anhalten kann. Ein Einfluss auf die Kollagensynthese oder eine Hautatrophie treten nicht auf. In Einzelfällen hat die immunsuppressive Wirkung der Substanz das Auftreten eines Eczema herpeticatum begünstigt. Rezidive der Neurodermitis nach Absetzen traten nach 7 Tagen auf.

Pimecrolimus (SD2ASM981) ist ein antiinflammatorisches Ascomycin-Derivat. Es bindet an cytosolisches Macrophilin-12 und inhibiert ebenfalls das Calcineurin und damit die T-Zell-Antwort (Abb. 12.**2**). Zudem verhindert Pimecrolimus die Freisetzung von Zytokinen und proentzündlichen Mediatoren nach Antigenstimulation über IgE. Die hautspezifische antientzündliche Aktivität ist erfreulicherweise vergesellschaftet mit einer nur geringen Beeinflussung der systemischen Immunantwort, da der Blutspiegel auch bei Anwendung an der gesamten Körperhaut sehr niedrig ist ✓. Pimecrolimus ist strukturverwandt zu Tacrolimus, unterscheidet sich jedoch durch eine Endgruppe, die für eine erhöhte Hydrophilie der Substanz verantwortlich ist. Der Vorteil ist die galenische Zubereitung in Cremeform und die fehlende Depletion von Langerhans-Zellen in der Epidermis. Daraus leitet sich eine geringere immunsuppressive Wirkung ab. Da keine Hautatrophie, wie bei den Steroiden gefürchtet, auftritt, sind Tacrolimus und Pimecrolimus auch für das Gesicht geeignet und effektiv ✓.

Topische Antibiotika und Antiseptika

Frühzeitig antimikrobiell behandeln!

Topische Antibiotika werden bei Sekundärinfektion mit Staphylokokken und Streptokokken (Impetiginisation) kurzfristig nötig. Staphylococcus aureus besiedelt bei mehr als 90 % der Patienten mit Neurodermitis die Hautläsionen, bei Gesunden nur in 5 %. Zudem unterhält Staphylococcus aureus die Hautentzündung bei Neurodermitis über Bakterientoxine, die als Superantigene wirken und die Aktivierung von T-Zellen und Makrophagen unterstützen. Daher muss auch bei Fehlen einer sichtbaren Superinfektion frühzeitig antimikrobiell behandelt werden. Gegen Staphylokokken wirksam sind Erythromycin, Tetrazyklin, Gentamycin, Neomycin, Fusidinsäure und Bacitracin. Auch bei klinisch nicht superinfizierter Haut reduzierte eine Therapie mit gegen Staphylokokken wirksamen Antibiotika und topischen Corticosteroiden den Schweregrad der Neurodermitis ✓. Allerdings entwickeln sich häufig und schnell klinisch relevante Resistenzen auf Erythromycin.

Topische Antiseptika. Da Antibiotika schnell zu einer Resistenzinduktion führen, werden Antiseptika bevorzugt. Langfristig werden in der Therapie der Neurodermitis desinfizierende Zusätze zu Ölbädern nötig. Der Zusatz von Antiseptika zu entzündungshemmenden Wirkstoffen wie Corticosteroiden ist sinnvoll. Erythromycin 1 % und Triclosan 3 % reduzierten in gleicher Weise die Gesamtkeimzahl und beide Therapiegruppen sprachen

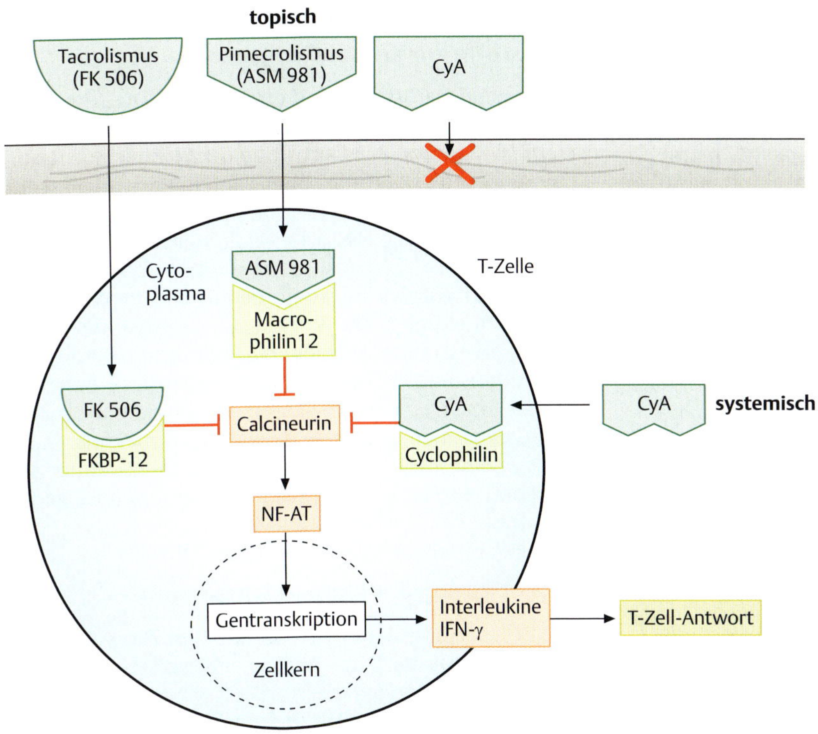

Abb. 12.**2** **Wirkmechanismus der Immunophiline.** Gemeinsame Endstrecke ist die Hemmung von Calcineurin und damit der Transkription von Zytokinen, welche die T-Zell-Antwort auslösen.

gleich gut an ✓. Weitere gegen Staphylokokken wirksame Antiseptika sind Clioquinol, Triphenylmethanfarbstoffe und Polyvinylpyrrolidon-Jod (Povidon-Jod), wobei lediglich das farblose Chlorhexidin für die Neurodermitis überprüft wurde ✓ (Tab. 12.**3**). Die Anwendung von Chlorhexidin im Gehörgang ist jedoch kontraindiziert, da bei Trommelfellperforation Taubheit beobachtet wurde.

Kein Chlorhexidin im Gehörgang!

Teere

Teere sind eine therapeutische Alternative zu Corticosteroiden, wirken jedoch langsamer. Sie werden gewonnen aus Laub- und Nadelhölzern (sauer) oder aus Steinkohle (alkalisch). Verwandt werden Steinkohlenteerpasten oder -salben, farbloser Teer, Liquor-carbonis-Detergens DAC (Extrakt aus Steinkohlenteer mit Seifenrinde) oder gereinigter Wacholderteer, ergänzend dazu Teerbäder. Zwischen Schwefel- und Teerpräparaten stehen aus bituminösem Schiefer gewonnene Produkte (helles und dunkles Ammoniumbituminosulfonat). **Bituminosulfonate** unterscheiden sich vom Teer durch den hohen Schwefelgehalt. Zudem sind sie quasi frei von Kanzerogenen. Die Wirkstärke von 4 % Bituminosulfat wird einer 0,5 % Hydrocortisonzubereitung gleichgesetzt ✓.

Mit Steinkohlenteer in die Sonne: Nein!
Teer als ärztlich kontrollierte Therapie: Ja!

Teere wirken juckreizstillend und desinfizierend. **Nachteile** der Teerbehandlung sind das Auftreten von follikulären Pusteln (Teerakne), der Geruch, die Farbe und die phototoxische Wirkung von Steinkohlenteer und in vermindertem Maße auch von Liquor-carbonis-Detergens DAC. Bei Langzeittherapie mit Teer (Steinkohlenteer) und UV-Bestrahlung besteht das Risiko einer erhöhten Karzinomrate, so dass von diesen Kombinationstherapien abgesehen wurde. Absolute **Kontraindikationen** zu einer Steinkohlenteerbehandlung sind Schwangerschaft, Stillzeit, Kleinkindesalter, Xeroderma pigmentosum, dypsplatisches „Naevussyndrom" und Basalzellnaevus-Syndrom. Dennoch hat die amerikanische Food and Drug Association (FDA) Steinkohlenteer als sicher und effektiv eingeschätzt ✓✓, so dass er für Kopfschuppen, seborrhoisches Ekzem und Psoriasis über die Theke verkauft werden darf. 5 % Liquor-carbonis-Detergens DAC und Bituminosulfate haben ihren Platz in der Behandlung und Nachbehandlung chronischer Ekzeme auch bei Neurodermitis ✓.

Tab. 12.**3** **Farblose Antiseptika im Vergleich**

	Triclosan	Chlorhexidin-digluconat
Wirkung gegen		
Gram-positive Bakterien	++	++
Gram-negative Bakterien	+	(+)
Hefen	+	+
Fadenpilze	-	-
Resistenzen	Pseudomonas	Pseudomonas, Proteus
Häufigkeit von Kontaktallergien	0,8 %	2,3 %

Nichtsteroidale Antiphlogistika zur topischen Anwendung

Unter den nichtsteroidalen Antiphlogistika hat sich das **Bufexamac** durchgesetzt, das über Hemmung der Cyclooxygenase in die Prostaglandinsynthese eingreift. Die Penetration durch die Hornschicht ist gut, so dass die Substanz bereits nach 30 min ihr Konzentrationsmaximum erreicht. Im Vasokonstriktionstest am Menschen und in einer großen Multicenterstudie war die Wirkung geringer als die des Hydrocortisons ✗. Die bedeutendste Nebenwirkung ist eine Kontaktallergie.

Antihistaminika-Präparate zur äußerlichen Therapie haben in der Mehrzahl der Fälle enttäuscht. Doxepin kann nach topischer Anwendung auch ohne Überdosierung zu Somnolenz führen ✗✗.

Antipruriginosa

Menthol, ein zyklischer Terpenalkohol, führt zu einem subjektiven Kühleffekt, der vor allem bei Urtikaria und Pruritus sine materia ausgenutzt wird, aber nie systematisch im Hinblick auf den neurodermitischen Pruritus untersucht wurde ≈. **Polidocanol**, ein Polymerisationsprodukt aus Dodecylalkohol und Ethylenoxid, wurde in einer Zubereitung mit Harnstoff untersucht. Daher bleibt unklar, welchem der beiden Stoffe der Effekt des „Verums" zuzuschreiben ist ≈.

Gerbstoffe zur Entzündungshemmung

Organische Gerbstoffe sind entweder pflanzlicher oder synthetischer Herkunft. Pflanzliche Gerbstoffe sind Katechin G, Tannine, die Gerbstoffe der Eichenrinde (Katechin und Leukocyanidin) oder Hamamelis-Inhaltsstoffe (Zuckergallussäureester). Unter den synthetischen Gerbstoffen ist vor allem Tamol zu nennen. Bei geschädigter Hornschicht ist die Wirkstoffpenetration ausreichend, um entzündungshemmende pharmakologische Effekte zu erzielen. Die Wirkung der Gerbstoffe basiert auf einer Verminderung der Entzündungsmediatoren im Arachidonsäurestoffwechsel und der Wirkung proteolytischer Enzyme. Weiter werden adstringierende, lokalanästhesierende, antibakterielle und antimykotische Effekte erzielt. Insgesamt ist die entzündungshemmende Wirkung, gezeigt für Hamamelis-Extrakte, jedoch geringer als die von Hydrocortison ✓.

Verbesserung der Hornschichtbarriere

Die **Rückfettung** durch Externa arbeitet der Verminderung der Hautoberflächenlipide, die typisch für Neurodermitis ist, entgegen. Vermindert sind die Ceramide, vermehrt das Cholesterin und die Phospholipide. Einer

Wasser-in-Öl-Emulsion ist gegenüber einer Öl-in-Wasser-Emulsion der Vorzug zu geben, da neben der Hydratation der Hornschicht v. a. die rückfettende Wirkung im subakuten und chronischen Stadium nötig ist ✓✓.
Beim Neurodermitiker werden als **Moisturizer** Glycerin, Harnstoff, Na-Lactat und NaCl eingesetzt. Im schubfreien Intervall werden **Harnstoff-haltige Externa** zum Aufbau des Hautschutzmantels verwandt. Harnstoff wirkt proteolytisch, keratolytisch, penetrationsfördernd, antimikrobiell und wasserbindend. Letzteres wurde auch für die Neurodermitis gezeigt ✓✓. In Konzentrationen über 10 % wirkt Harnstoff jedoch irritierend, so dass er in dieser Konzentration erst im schubfreien Intervall eingesetzt werden kann. Als Stoffwechselendprodukt wird er unverändert durch die Niere ausgeschieden. Der resorbierte Anteil stellt toxikologisch kein Problem dar, auch nicht bei Niereninsuffizienz.
Glycerin wird als hydratisierender Zusatz meist 5 – 10 %ig verwendet. Es glättet und stabilisiert gegenüber mechanischer Belastung ✓. Nachteilig ist das klebrige Gefühl, so dass mit Harnstoff oder NaCl kombiniert wird. Auch **Natriumlactat und Milchsäure** werden zunehmend Externa zugesetzt aufgrund ihrer wasserbindenden und keratolytischen Aktivität ✓.
Dexpanthenol ist ein Alkohol der Panthotensäure und zählt zum Vitamin-B-Komplex. Es wird gut resorbiert und zur Panthotensäure, einem Bestandteil von Coenzym A, metabolisiert. Die Beeinflussung der Wundheilung in vivo ist umstritten, die hydratisierende Wirkung auf die Hornschicht dagegen wurde gezeigt ✓.
Nachtkerzensamenöl ist ein fettes Öl mit Linolsäure und γ-Linolensäure aus den Samen von Oenothera-Arten. Bei der gestörten Hornschichtbarriere des Neurodermitikers bewirken Nachtkerzensamenöl (9 % γ-Linolensäure) und Borretschöl (19 % γ-Linolensäure) nur einen fraglich regenerativen Hautschutz. Zudem bleibt unklar, welche der enthaltenen Ölsäuren für diese Effekte verantwortlich ist. Insgesamt ist die hydratisierende Wirkung von Nachtkerzensamenöl nicht erheblich ✗✗.
Eine Verbesserung der Hornschichthydratation bei Neurodermitis ist durch eine Reduktion der Tensidwaschungen zu erzielen. Daher empfehlen sich **Spreitungsölbäder**, bestenfalls Emulsionsölbäder mit geringem Tensidanteil.

Systemische Therapie der Neurodermitis

Systemische Corticosteroide

In wenigen schweren Fällen wird bei Schüben einer Neurodermitis eine kurzfristige systemische Steroid-Therapie zur Entzündungshemmung und Immunsuppression nötig. Glucocorticoide sind bei der Neurodermitis hochwirksam aber aufgrund ihrer Nebenwirkungen nur vorübergehend zu verantworten (zur Übersicht s. Tab. 12.**4**). Meist genügt eine Dosis von 10 mg Prednisolonäquivalent, bei Kindern 2,5 mg. Es empfiehlt sich, die Tagesrhythmik der physiologischen Cortisonsekretion zu beachten und orale Steroide ebenfalls morgens zu geben.

H_1-Antihistaminika

Die Effekte von Antihistaminika bei Neurodermitis sind umstritten, da auch der Mechanismus des Juckreizes beim atopischen Ekzem noch nicht bekannt ist. Neben Histamin werden Entzündungsmediatoren, die an den peripheren Nervenendigungen wirken, als auslösend diskutiert, z. B. Serotonin, Kallikrein, Papain, Bradykinin, Sekretin und Prostaglandine. Antihistaminika vor dem Schlafengehen lindern zwar die nächtlichen Juckreizattacken, als Monotherapie sind sie jedoch nicht ausreichend effektiv ✗.

Tab. 12.**4** **Pharmakologische und endokrinologische Eigenschaften von oral verabreichten Glucocorticoiden.** Die topische entzündungshemmende Wirkung von Cortisol ist = 1 gesetzt. Damit wird die Wirkung von Glucocorticoiden zur innerlichen Gabe verglichen. Die Äquivalenzdosis bezeichnet diejenige Menge in mg, welche 1 mg Cortisol als Leitsubstanz entspricht. Die Hemmung der ACTH-Produktion ist bei Dexamethason am stärksten, die Cushingschwelle niedrig.

Glucocorticoid	**Äquivalenzdosis** (mg)	**topische entzündungshemmende Wirkung** (Cortisol = 1)	**hypophysäre Hemmung** (Cushing-Schwelle; mg)	**Natriumretention** (Hydrocortison = 1)	**Halbwertzeiten**	
					Eliminationshalbwertzeit (min)	Wirkdauer (h)
Cortison	25	0,8	14	0,8	90	8 – 12
Cortisol	20	1,0	12	1	90	8 – 12
Prednison	5	3,5	10	0,8	200	18 – 36
Prednisolon	5	4,0	10	0,8	200	18 – 36
6α-Methylprednisolon	4	5,0	8	0,5	200	18 – 36
Dexamethason	0,8	30	2	0	300	36 – 54
Triamcinolon	4	5,0	8	0	200	18 – 36
Fluorcortolon	4	5,0	10	0,8	200	18 – 36

Tab. 12.5 **H_1-Antihistaminika**, die in der Behandlung der Neurodermitis eingesetzt werden.

	Substanzgruppe	Wirkstoffe
1. Generation (sedierend)	Ethanolamine	Diphenhydraminhydrochlorid, Clemastin
	Piperazinderivate	Hydroxyzin, Alimemazin
	Phenothiazinderivate	Promethazin
	Ethylendiamine	Dimetindenmaleat
2. Generation (nicht sedierend)	Piperidinderivate	Terfenadin, Astemizol, Loratadin, Ceterizin
3. Generation (nicht sedierend)	aktiver Metabolit von Terfenadin von Loratidin von Astemizol von Ceterizin	 Fexofenadin Descarboxyethoxyloratadin Norastemizol eine Isoform des Ceterizin

Als **nichtsedierende** Antihistaminika sind für die Neurodermitis zugelassen das Loratadin und das Astemizol. Bessere Effekte werden jedoch mit den **sedierenden** Antihistaminika (erste Generation, Tab. 12.**5**) erzielt, und am effektivsten erweisen sich Antihistaminika mit **anxiolytischer Komponente** (Hydroxyzin). Für Kinder wird man Tropfen, Saft oder Sirup wählen. Problematisch ist der nachlassende Effekt auf den Juckreiz nach einiger Zeit der Einnahme (Tachyphylaxie). Viele der sog. „nichtsedierenden" Antihistaminika werden subjektiv dennoch als sedierend empfunden. Da unter Terfenadin und Astemizol Arrhythmien auftraten, wurden die Antihistaminika der dritten Generation entwickelt, bei denen keine kardialen Nebenwirkungen beschrieben sind (Verlängerung der QT-Zeit).

Systemische Antiinfektiosa

Antibiotika sind bei Pyodermien unerlässlich. Die mikrobielle Besiedlung der Haut des Neurodermitikers wird beim klinischen Bild gelblicher Impetiginisation oder ausgeprägter Krustenbildung behandelt (Penicillinase-resistente Penicilline, Flucloxacillin, Breitspektrum-Penicillin und β-Laktamase-Inhibitor, Erythromycin, Cephalosporine, Ciprofloxacin; s. a. Kapitel Infektionskrankheiten, S. 522 ff.). Die Wirkstoff-Auswahl wird dem individuellen Antibiogramm angepasst ✓.

Antimykotika gewinnen an Bedeutung für die Neurodermitis, da die lipophile Hefe Malassezia furfur (Pityrosporon ovale oder Pityrosporon orbiculare) als Pathogen bei atopischer Dermatitis erkannt wurde. Eine antimykotische Behandlung besserte den Hautzustand ✓✓.

Das Eczema herpeticatum als kutane generalisierte Herpes-simplex-Infektion bei Neurodermitis ist eine gefürchtete Komplikation und erfordert eine systemische Therapie mit **Aciclovir** ✓.

Systemische Immunsuppressiva

Cyclosporin (CyA) wurde aus dem Pilz Tolypocladium inflatum Gams isoliert. Die Substanz ist potent immunsupprimierend, aus der Transplantationsmedizin lange bekannt und zur oralen Behandlung schwerer Ekzemformen und der Psoriasis zugelassen ✓✓, jedoch zur äußerlichen Anwendung ungeeignet. CyA ist ein Zytokininhibitor, der vor allem die T-Lymphozyten beeinflusst und bei Neurodermitis den γ-IFN-Spiegel im Serum senkt: CyA bindet an einen intrazellulären Rezeptor, das Cyclophilin (Abb. 12.**2**, S. 583). Wie die Makrophiline, die an die Makrolide binden, zählt das Cyclophilin zur Substanzklasse der Immunophiline. Der CyA-Cyclophilin-Komplex inhibiert, ebenso wie das topische Tacrolimus und Ascomycin (s. o.), die Calcium-abhängige Phosphatase Calcineurin und hemmt damit die T-Zell-Aktivierung und die IL2-Produktion.
Der guten Wirksamkeit bei Neurodermitis stehen die potenziellen Nebenwirkungen wie Nephrotoxizität und arterielle Hypertonie entgegen (s. u.). Daher bleibt CyA **schweren Fällen** der atopischen Dermatitis vorbehalten, die auf topische Steroide nicht ansprechen. Diese bessern sich bei Gabe von 5 mg/kg/d Cyclosporin ✓✓. Auch eine Langzeittherapie mit einer Erhaltungsdosis von 3 mg/kg/d war sicher und effektiv. Ein Absetzen der Therapie führt zu einem Rezidiv nach durchschnittlich 48 Wochen ✓.

Bei CyA Kontrolle der Nierenwerte, der Kreatinin-Clearance und des Blutdrucks!

Da CyA in der Leber durch das Cytochrom-P450-IIIA-Enzymsystem metabolisiert wird (s. Kap.1, S. 25), kommt es zu **Wechselwirkungen** und Anwendungsbeschränkungen für andere gleichzeitig eingenommene Medikamente (Tab. 12.**6**). Die wichtigste **Nebenwirkung** ist die Nephrotoxizität (vgl. S. 595). Sie basiert auf unerwünschten tubulären und vaskulären Nierenveränderungen. Es kommt zu Flüssigkeitsretention, Hypomagnesiämie, Hyperkaliämie und arterieller Hypertonie. Die Immunsuppression zieht eine erhöhte Infektanfälligkeit, häufigere Malignome, z. B. Lymphome und das gehäufte Auftreten präkanzeröser Keratosen und epithelialer Hauttumoren nach sich. Jedoch stammen diese Daten aus der Transplantationsmedizin. Die dort eingesetzten CyA-Dosen sind mehrfach höher als in der Therapie der Neurodermitis. Neurologische unerwünschte Symptome sind

Tab. 12.6 **Cyclosporin: Wechsel- und Nebenwirkungen** bei gleichzeitiger Gabe von anderen Medikamenten bzw. Nahrungsmitteln.

CyA-Spiegel ↑ durch	CyA-Spiegel ↓ durch	Nephrotoxizität ↑ bei
Grapefruit	Antiepileptika	Amphotericin B
Makrolid-Antibiotika	Barbiturate	Aminoglykoside
Azole	Sulfonamide	Cephalosporine
Calciumantagonisten	Tuberkulostatika	Ciprofloxacin
Kontrazeptiva		NSAIDS
H_2-Antihistaminika		Thiazid-Diuretika

Kopfschmerzen, Zittern der Hände, eine Senkung der Krampfschwelle, Parästhesien und erhöhtes Temperaturempfinden an den Akren. Laborchemisch ist vor allem auf die Nierenwerte und Kreatinin-Clearance zu achten. Es finden sich aber auch etwaige Erhöhungen der Leberwerte, des Bilirubins, der Blutfettwerte, des Serum-Calcitriols und der Harnsäurewerte. Übelkeit und Diarrhö, Gelenk- und Muskelschmerzen sind selten, etwas häufiger dagegen Follikulitiden, Hypertrichosis und gingivale Hypertrophie.

γ-Interferon ist ein kostenintensiver Wirkstoff, der seit den ersten beiden Studien 1990 eine sichere und effektive Behandlung der atopischen Dermatitis darstellt ✓✓. γ-IFN zeigte keine Effekte auf das Serum-IgE und verursacht grippeähnliche Beschwerden als Nebeneffekt. Die Wirkung wird über eine Reduktion CD25- positiver entzündlicher Zellen und ECP-Eosinophiler erklärt (ECP = eosinophiles kationisches Protein). Nach Absetzen tritt ein Rückfall nach 4 – 7 Tagen auf, in einigen Fällen jedoch auch erst nach 3 Monaten.

Azathioprin, ein Purin-Antimetabolit, der mit der DNS-Synthese interferiert, wird v. a. zur Immunsuppression benutzt. Es stellt eine therapeutische Möglichkeit bei therapierefraktären Fällen dar, wird allerdings selten benötigt ≈.

Thymopentin ist ein synthetisches Pentapeptid, das IL-2 und γ-IFN erhöht und T_{H2}-Helferzellen und die IgE-Produktion unterdrückt. Thymopentin ist ebenfalls sehr kostenintensiv. Bei schwerer Neurodermitis ist nur ein mäßiger Erfolg zu erzielen mit Rückfällen nach dem Absetzen ✗. Die Halbwertzeit der Substanz ist mit 30 Minuten sehr kurz, was den nur schwachen therapeutischen Effekt erklären könnte.

Nicht oder noch nicht wissenschaftlich überprüfte Therapieansätze

Nicht wissenschaftlich überprüfte Therapieansätze sind **Akupunktur**, **Homöopathie**, die Urin- oder Eigenblutbehandlung, die in Einzelfällen subjektiv geholfen haben ≈. Die **Bioresonanztherapie** ✗✗ zeigte in einer doppeltblinden, Placebo-kontrollierten Studie keine Wirksamkeit in der Behandlungsgruppe gegenüber Placebo.

Teezubereitungen aus chinesischen Kräutern sind obsolet: Leberversagen!

Einige der **Teezubereitungen** ✗✗ aus chinesischen Kräutern führten zu einem toxischen Leberversagen und einer kardialen Schädigung. In einer kontrollierten klinischen Studie bei schwerer atopischer Dermatitis war die Therapie nicht effektiv.
Die Bedeutung der in der Erfahrungsmedizin empfohlenen **Phytotherapeutika** ≈ ist noch weitgehend ungeklärt für Kamille, den bittersüßen Nachtschatten (Dulcamara stipidis) und die Ringelblume (Calendula). Sanddornkernöl-Zubereitungen ✗ enttäuschten bei Neurodermitis. Cardiospermum wurde ähnlich der Bufexamac-Wirkung eingeschätzt.
Intravenöses γ-Globulin ≈ zeigte in einer eher anekdotischen Studie eine Reduktion von IL4 bei atopischer Dermatitis. Der **Leukotrien-Antagonist** ≈ Zafirlukast wurde aufgrund seiner Wirkung auf Eosinophile bei Asthma bei 4 Patienten mit atopischer Dermatitis erprobt und war erfolgreich. Montelukast zeigte bei 8 Patienten eine leichte Besserung der atopischen Dermatitis auf ca. 30 % der betroffenen Hautfläche. **Phosphodiesterase-Inhibitoren** ✓ werden erprobt, da Monozyten von Patienten mit atopischer Dermatitis hochaktive Phosphodiesterase-Isoenzyme besitzen und über erhöhte PGE2 und IL10-Spiegel die INF-γ-Produktion inhibieren. Vorläufige Studien mit Ro 20-1724 zeigen klinische Wirkung. **Mycophenolatmofetil** ≈, eingesetzt zur Verhinderung der Nierentransplantatabstoßung, bei autoimmunen blasenbildenden Erkrankungen und bei Pyoderma gangraenosum, blockt die Neusynthese von Nukleotiden, die für die Proliferation von T- und B-Zellen wichtig sind. Bei zwei Patienten, die nicht auf Psoralen-UVA oder Cyclosporin angesprochen hatten, brachte die Behandlung mit Mycophenolatmofetil Besserung.
Therapien mit löslichen IL4-Rezeptoren, Antikörpertherapien mit Anti-IL5-Antikörpern, Anti-IgE-Antikörpern, Antikörpern gegen Dermatophagoides pteronyssinus (Hausstaubmilbe), Pityrosporon ovale und Candida albicans oder die Effekte extrakorporaler Photopherese werden zur Zeit evaluiert ≈. Eine Kombination verschiedener Ansätze wird nötig sein, um die komplexe entzündliche Kaskade der atopischen Dermatitis zu beeinflussen.

Fallbeispiel 12.1: Neurodermitis

Anamnese und Befund: Ein 16 Monate alter Säugling wird mit seit 8 Wochen bestehenden nässenden Ekzemherden in den Beugen vorgestellt (**Abb. Fall 12.1**). An den konkaven Körperarealen und auch an der Gesichtshaut finden sich flächenhafte Ekzeme mit Auflagerung gelblicher Krusten. Die Windelregion ist frei von Ekzemen. Die Lymphknoten des Säuglings sind nuchal, axillär und inguinal palpatorisch vergrößert. Das Kind kratze nachts viel. Es wird blutige Bettwäsche und Nachtwäsche gefunden. Die Eltern sind verzweifelt und in ihrem Nachtschlaf gestört. Eine Erythromycin-haltige Cremezubereitung habe anfangs geholfen, dann seien die Beschwerden wieder schlimmer geworden. Antihistaminika-Tropfen hätten den nächtlichen Juckreiz nicht unterdrückt. Das Krankheitsbild habe im 3. Monat mit gelblich-bräunlicher, fest haftender Krustenbildung am behaarten Kopf begonnen. Die Mutter erinnert bei sich selbst Beugenekzeme in der Jugend. Der Vater leidet an einer saisonalen allergischen Rhinokonjunktivitis im Frühjahr.

Bei ausführlicher Frage nach Triggerfaktoren erfahren Sie, dass vor 10 Monaten ein grippaler Infekt bestanden hatte. Antibiotika waren damals nicht gegeben worden. Die Mutter hatte, da sie ihre eigene und die atopische Anlage ihres Mannes kannte, 6 Monate gestillt, danach eine hypoallergene Säuglingskost gegeben (H.A.), später hypoallergene Fertigbreizubereitungen. Haustiere wurden keine angeschafft. In der Familie wird nicht geraucht. Kuhmilch wird noch immer gemieden. Der langsame Kostaufbau mit Kartoffelbrei, Karottenbrei und Banane war gut vertragen worden. Die Krustenbildung auf dem Köpfchen war als Milchschorf interpretiert worden. Diese Krusten ließen sich mit „Oleum olivae“ gut lösen. Einmalig war nach einer Diarrhoe eine Windeldermatitis aufgetreten, die auf topische antimykotische Pasten abheilte. Bewusst wurden Baumwolltextilien gewählt. Gebadet wurde 2 × pro Woche mit Olivenölzusatz, mit dem auch in der Zeit des Schubes die Haut abgerieben wurde.

Die oben beschriebenen superinfizierten Ekzeme werden als erster Schub einer infektprovozierten Neurodermitis gewertet. Ein bakteriologischer Abstrich der Krusten für ein Antibiogramm wird vorgenommen, aus den nässenden Stellen der Beugen zusätzlich ein Candida-Abstrich.

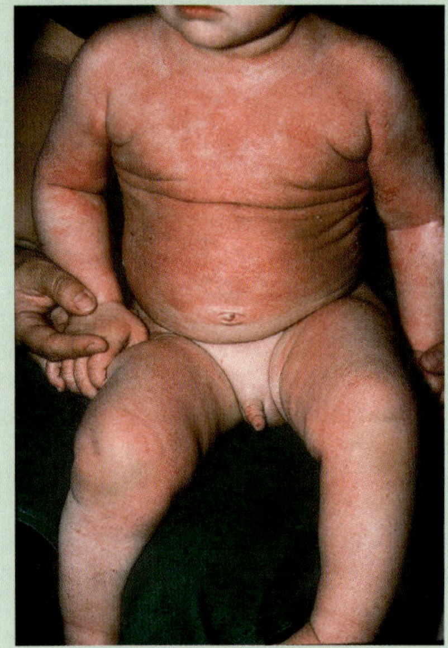

Abb. Fall 12.1 **Atopisches Ekzem**

Weiteres therapeutisches Vorgehen: Das Antibiogramm legte eine systemische Antibiose nahe, über die die Familie aufgeklärt wurde. Außerdem wurden ein pharmakologischer Badezusatz mit Desinfizienz und eine topische Zubereitung mit einem Antiseptikum rezeptiert. Die Besiedlung der Haut mit Staphylococcus aureus erwies sich als resistent aufgrund der Vorbehandlung mit Erythromycin, so dass ein Cephalosporin in Saftform für 10 Tage oral verordnet wurde, in der Folge eine Rezeptur mit einem Klasse-I-Steroid und Triclosan 3 %. In den Beugen fand sich eine Candiadainfektion, gegen die ein topisches Antimykotikum in einer Zinkpaste verordnet wurde. Zur Nacht wurde ein sedierendes Antihistaminikum in Saftform gegeben.

Durch diese Maßnahmen konnte der akute Schub zum Abklingen gebracht werden. Auch die Candida-Infektion sprach gut auf das Antimykotikum an. Angeschlossen wurde eine Intervalltherapie mit einem topischen Klasse-I-Steroid, das ausgeschlichen wurde. Zusätzlich wurde nachts eine Zubereitung mit Ammoniumbituminosulfat (Ichthyol hell®) gegeben, tagsüber am Körper eine Linolensäure-haltige Salbe. Da Sommer war und der Säugling vermehrt schwitzte, erhielt er ein Gerbstoff-haltiges Gel für die Beugen. Die Familie hatte den Plan, den Jahresurlaub in einer für den Hautzustand des Säuglings günstigen geographischen Region zu verbringen. Den Eltern wurde eine Mutter-und-Kind-Klimakur empfohlen und die Möglichkeiten erläutert, spielerisch über Figurenmalen auf dem Körper das „Eincremen“ positiv zu gestalten.

Therapieempfehlungen

Abgeleitet von dem pathophysiologischen Verständnis der Neurodermitis, die auf genetischer Grundlage in Schüben verläuft und durch Umweltfaktoren „getriggert“ wird, nimmt die **Aufklärung zur Prävention** einen großen Stellenwert im Gespräch mit dem Neurodermitiker oder den Eltern eines Kindes mit Neurodermitis ein. Schübe der Erkrankung können hinausgezögert werden, wenn der Juckreiz unterdrückt wird.

Die Therapie der Neurodermitis muss **adaptiert an das klinische Stadium** erfolgen. Die akut entzündliche, nässende und superinfizierte Form erfordert eine andere Therapie als die lichenifizierten Ekzemherde im subaku-

ten/chronischen Stadium oder die antipruriginöse Therapie im Intervall zur Prävention von nächtlichen Juckreizattacken.
Aus pharmakologischer Sicht ist dies zu erreichen durch Lokaltherapie im erscheinungsfreien Intervall zum Aufbau einer intakten Hautbarriere mit juckreizstillenden Zubereitungen in Cremeform oder Antihistaminika. Die entzündliche Form einer Neurodermitis im Schub verlangt nach einer antientzündlichen Lokaltherapie mit Steroiden, bei schweren Formen auch mit systemischer Immunsuppression. Bakterielle, mykotische und virale Superinfektionen sind zu behandeln. Die neu entwickelten immunsupprimierenden topischen Zubereitungen aus der Familie der Calcineurin-Antagonisten (Tacrolismus, Pimecrolismus) haben den Vorteil, antientzündlich, aber nicht atrophisierend zu wirken, dürfen aber noch nicht in Kombination mit UV-Strahlung eingesetzt werden. Ihr Stellenwert liegt besonders in der Therapie der subakuten Neurodermitis.

Ausgewählte Literatur

1. Berth-Jones J, Graham-Brown RAC, Marks R, Camp RDR, English JSC, Freeman K, et al. Long-term efficacy and safety of cyclosporin in severe adult atopic dermatitis. Br J Dermatol 1997; 136: 76–81.
2. Brüggemann B, Rudolph R. Lokale Therapie der atopischen Dermatitis: Cardiospermun halicabum und Bufexamac im Vergleich. Haut 1995; 6 : 2818–2822.
3. Drake LA, Cohen L, Gillies R, Flood JG et al. Pharmakokinetics of doxepin in subjects with pruritic atopic dermatitis. J Am Acad Dermatol 1999; 41 : 209–214.
4. Gehring W, Forssmann Th, Jost G, Gloor M. Die keimreduzierende Wirkung von Erythromycin und Triclosan bei der atopischen Dermatitis. Akt Dermatol 1996; 22 : 28–32.
5. Hoare C, Leonard T, Williams HC. Chinese herbal medicine for atopic eczema (Protocol for a cochrane Review). In: the Cochrane Library, Issue 4, 2000. Oxford: Update Software.
6. Klein PA, Clark RA. An evidence-based review of the efficacy of anitihistamines in relieving pruritus in atopic dermatitis. Arch Dermatol 1999; 135: 1522–1525.
7. Korting HC, Schäfer-Korting M, Klövekorn W, Klövekorn G, Martin C, Laux P. Comparative efficacy of hamamelis destillate and hydrocortisone cream in atopic eczema. Eur J Clin Pharmacol 1995; 48: 461–465.
8. Kramer MS. Maternal antigen avoidance during lactation for preventing atopic eczema in infants (Cochrane Review). In: the Cochrane Library, Issue 4, 2000. Oxford: Update Software.
9. Morse PF, Horrobin DF, Manku MS, Stewart JC, et al. Meta-analysis of placebo controlled studies in the efficacy of Epogam in the treatment of atopic eczema. Relationship between plasma essnetial fatty acid changes and clinical response. Br J Dermatol 1989, 121 : 75–90.
10. Ruzicka T, Bieber T, Schöpf E, Rubins A, Dobozy A, Bos J, Jablosnka S, Ahmed I, Thestrup-Pedersen K, Daniel F, Finzi A, Reitamo S. A Short-term trial of tacrolimus ointment for atopic dermatitis. N Engl J Med 1999; 337: 826–821.
11. Schoni MH, Nikolaizik WH, Schoni-Affolter F. Efficacy trial of bioresonance in children with atopic dermatitis. Int Arch Allergy Immunol 1997; 112: 238–246.
12. Thumm EJ, Stoss M, Bayerl C, Schürholz T. Überprüfung der Wirksamkeit einer 20%igen und einer 10%igen Sanddornkernölcreme bei Patienten mit leichter bis mittelgradiger atopischer Dermatitis. Akt Dermatol 2000; 26: 285–290.
13. Van Leent EJ, Graber M, Thursten M, Wagenaar A, Spuls PIU, Bos JD. Effectiveness of the ascomycin macrolactam SDZ ASM 981 in the topical treatment of atopic dermatitis. Arch Dermatol 1998; 134 : 805–809.
14. Vilaplana J, Mohr P, Weichenthal M et al. Internationale, multizentrische Prüfung der Wirksamkeit und Verträglichkeit der externen Therapie chronischer Ekzeme mit einem 10%igen Harnstoffpräparat. Akt Dermatol 1994; 20 : 227–232.
15. Yanase MAJ, David-Bajar COL. The leukotriene antagonist montelukast as a therapeutic agent for atopic dermatitis. J Am Acad Dermatol 2001; 44: 89–93.

12.2 Psoriasis

Grundlagen

Definition. Bei der Psoriasis (Schuppenflechte) handelt es sich um eine erbliche Hauterkrankung mit starker Schuppenbildung infolge einer gesteigerten Proliferation der Epidermis und akut-exanthematischem oder chronischem Verlauf.

Prävalenz und Inzidenz. Die Häufigkeit der Erkrankung wird auf 2–3% der (europäischen) Bevölkerung geschätzt. Sie ist neben dem atopischen Ekzem die häufigste entzündliche dermatologische Erkrankung in Europa und macht in Hautkliniken etwa 6–8% der Patienten aus. Die Erkrankung kann in allen Altersstufen beginnen, obgleich ein Beginn in frühester Kindheit und in hohem Alter selten ist.
Leider liegen keine guten deskriptiven epidemiologischen Studien zur Prävalenz vor. Allerdings sollen sowohl geographische als auch ethnische Faktoren eine Rolle spielen. So soll die Psoriasis in tropischen und subtropischen Gebieten deutlich seltener auftreten. „Weiße" Rassen erkranken am häufigsten, „gelbe" Rassen sehr viel seltener. Bei „schwarzen" Rassen kommt die Psoriasis kaum vor, bei „roten" Rassen (Eskimos, südamerikanische Indianer) findet man die Psoriasis nicht.

Ursachen. Neben der unterschiedlichen ethnischen Häufigkeit (s. o.) ist das familiär gehäufte Auftreten ein weiterer Hinweis darauf, dass Vererbungsfaktoren für die Manifestation eine bedeutsame Rolle spielen. In epidemiologischen Studien konnte gezeigt werden, dass die Wahrscheinlichkeit an einer Psoriasis zu erkranken, von der Anzahl ebenfalls erkrankter Elternteile abhängt. Da die Erkrankungshäufigkeit sich allerdings anders darstellt als sie nach den Gesetzen der Vererbung bei einem autosomal dominanten oder auch rezessiven Erbgang zu erwarten wäre, geht man von einer multifaktoriellen bzw. polygenen Vererbung aus. Dies bedeutet, dass, wie bei der atopischen Dermatitis (s. o.), verschiedene Gene und zusätzlich verschiedene Umweltfaktoren zu der Ausprägung der Erkrankung beitragen.

Exo- und endogene Provokationsfaktoren. Verschiedene Faktoren können die Psoriasis zum Ausbruch bringen oder die Manifestation der Erkrankung verschlimmern. Allerdings gibt es nur wenige Studien, die sich mit diesen Themen befassen.

Infektionen ✓, welche die Psoriasis triggern, sind meist fokal und nicht septisch. Nach entsprechenden Untersuchungen können bei mehr als 40% der Psoriatiker Infektionen nachgewiesen werden. Bei jüngeren Patienten scheinen fokale Infektionen relativ häufig zu sein und verursachen typischerweise kleinere tropfenförmige Einzeleffloreszenzen an Stamm oder Extremitäten. Der obere Respirationstrakt konnte als häufige Lokalisation entsprechender Infektionen ausgemacht werden. Bei Verdacht auf Infektionen als Auslöser ist es wichtig, diese zu sichern und adäquat zu behandeln (z. B. Antibiose bei Streptokokkeninfekt). Nach dieser Behandlung bringt eine weitere Antibiose keinen zusätzlichen Nutzen in der Therapie der Psoriasis.

Endokrinologische Faktoren haben möglicherweise ebenfalls Einfluss auf die Psoriasis. So kann beobachtet werden, dass insbesondere durch die Pubertät, aber auch durch die Menopause die Erkrankung manifest wird ≈.

Psychischer Stress wird übereinstimmend von den meisten Patienten als ein die Krankheitsausprägung verschlechternder Faktor benannt. Dies ist jedoch keineswegs eindeutig belegt ≈. So ist die Wirkung von Stress auf die Erkrankung nur schwer von dem Stress zu trennen, den die Erkrankung selbst erzeugt. Auch wird dem potenziellen Einfluss von Stress auf die verschiedensten Erkrankungen heute eine große öffentliche Aufmerksamkeit entgegen gebracht, so dass sich viele Patienten bei Befragungen zu möglichen Triggerfaktoren sehr viel eher an Stress „erinnern" als an Racheninfekte o. ä.

In den wenigen vorliegenden epidemiologischen Studien zeichnet sich ein um ca. 2fach erhöhtes Risiko einer Psoriasis ab, wenn regelmäßig mehr als 20 g **Alkohol**/Tag eingenommen wurde ✓. Weniger umstritten ist, dass bei bereits bestehender Psoriasis regelmäßiger Alkoholkonsum (ab 10 – 20 g pro Tag) mit einer schlechteren Prognose und geringeren Abheilungstendenz assoziiert ist ✓.

Verschiedene **Medikamente** können sowohl eine bereits bestehende Erkrankung verschlechtern, als auch eine genetisch angelegte Erkrankung zum Ausbruch bringen. Für folgende Medikamente wird dies vermutet ≈: Lithium, Antimalariamittel, Betablocker und Indomethacin. Jedoch beruht die Evidenz bei diesen Risikofaktoren auf Einzelfällen und Fallserien. In einer ersten, bisher nicht veröffentlichten israelischen Fall-Kontroll-Studie konnte ein erhöhtes Risiko für Calciumantagonisten, jedoch nicht für Betablocker nachgewiesen werden. Bei Psoriatikern sollte immer auch eine ausführliche Medikamentenanamnese durchgeführt werden, und gegebenenfalls interdisziplinär eine Umstellung verdächtiger Medikamente erfolgen.

Klinisches Bild. Die Hauterscheinungen sind durch entzündlich gerötete, scharf begrenzte Plaques verschiedenartiger Konfiguration gekennzeichnet. Typisch ist die silbrig-glänzende Schuppung, welche die nicht behandelten Herde bedeckt (Abb. 12.**3**). Bei dem Patienten können sich am gesamten Integument nur wenige vereinzelte psoriatische Plaques finden, oder die Einzelherde können zu großen Arealen konfluieren. Die Maximalvariante stellt die sog. psoriatische Erythrodermie dar, bei der das gesamte Integument von einer ausgeprägten Entzündung und Schuppung betroffen ist. Die Erkrankung ist bei etwa 5 – 7 % der Patienten mit einer Arthropathie verbunden (Abb. 12.**4**), die mit mono- oder polyarthritischen Gelenkveränderungen, besonders der distalen Gelenke (Finger, Zehen) einhergehen kann.

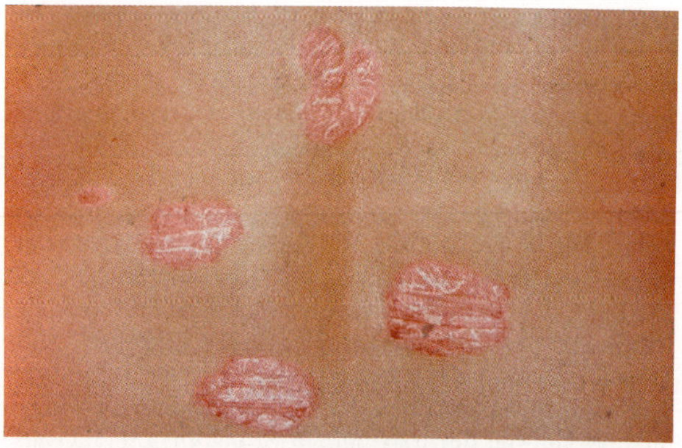

Abb. 12.**3** **Erythematöse Plaques bei Psoriasis vulgaris**

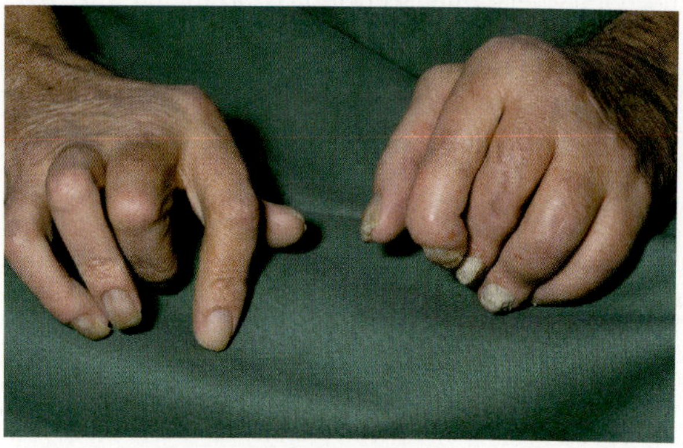

Abb. 12.**4** **Psoriatrische Arthropathie**

Den Hautveränderungen sind drei Phänomene gemein (Abb. 12.**5**):

- *Das Kerzenphänomen.* Kratzt man mit einer z. B. Kürette an der oberflächlichen Schuppenkruste, so lösen sich die Schuppen in einzelnen Blättchen von der Oberfläche, ähnlich dem Wachsgeschabsel einer Kerze.
- *Das Phänomen des letzten Häutchens.* Kratzt man nach Entfernung der Schuppen vorsichtig weiter, so findet sich zuletzt ein feucht wirkendes, dünnes, leicht zu verletzendes Häutchen, welches als letzte dünne Epidermisschicht die Papillenspitzen bedeckt.
- Entfernt man nun auch dieses, so findet sich schließlich das *Phänomen des blutigen Taus* (Auspitz-Phänomen, punktförmige Blutungen).

Alle drei Phänomene können zur Diagnosestellung verwendet werden, wobei dem Phänomen des letzten Häutchens die größte (wenn auch nicht validierte) Bedeutung zugemessen wird.

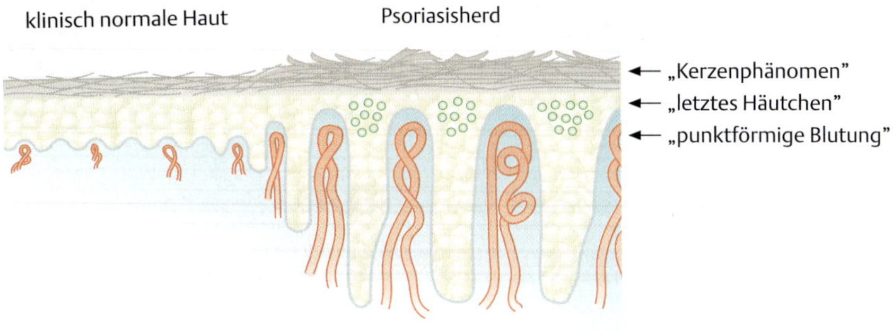

Abb. 12.5 **Histologischer Aufbau einer Psoriasiseffloreszenz** und die Ebenen der verschiedenen Psoriasisphänomene: Kerzenphänomen (1), letztes Häutchen (2), punktförmige Blutung (3).

Üblicherweise finden sich die Einzeleffloreszenzen bei der *Psoriasis vulgaris* streckseitenbetont an den Ellenbogen, an den Knien, am behaarten Kopf und in der Steißregion, bei Sonderformen jedoch auch in den Falten, perianal und am Bauchnabel (*Psoriasis inversa*). Eine weitere, keineswegs seltene Form ist die *Psoriasis palmaris et plantaris*, also die Psoriasis der Hand- und Fußsohlen. Die *Psoriasis pustulosa* stellt eine zusätzliche Variante der Psoriasis dar. Hierbei entstehen für die Psoriasis ansonsten untypische pustulöse Einzeleffloreszenzen durch Zunahme der exsudativen Veränderungen im Psoriasisherd. Der Pustelinhalt ist stets steril, und damit auch leicht von sekundär durch bakterielle Superinfektion entstandenen Pusteln zu unterscheiden. Die Psoriasis pustulosa kommt in mehreren Formen vor, die klinisch kaum noch an eine Psoriasis vulgaris erinnern und mit starken Beeinträchtigungen im Alltag und Berufsleben einhergehen.

Klassifikation. Nach Klinik und genetischen Merkmalen können bei der *Psoriasis vulgaris* zwei Typen unterschieden werden:

- *Typ-I-Psoriasis mit frühem Beginn* (< 40. Lebensjahr): Meist tritt die Erkrankung bei diesem Typ zwischen dem 10. und dem 25. Lebensjahr auf und verläuft zumeist deutlich schwerer als beim Typ II. Es findet sich eine ausgeprägte familiäre Häufung. Auf Grund der engen Kopplung an bestimmte HLA-Phänotypen vermutet man, dass die für die Erkrankung relevanten Gene ebenfalls auf dem kurzen Arm von Chromosom 6 liegen. Bei Typ-I-Patienten kann beobachtet werden, dass zumeist durch mechanische Verletzungen psoriatische Hautveränderungen auslösbar sind, im Sinne eines Koebner-Phänomens. Etwa 60–70% der Psoriatiker gehören zu der Gruppe I.
- *Typ-II-Psoriasis mit spätem Beginn* (> 40. Lebensjahr): Hier erfolgt die Manifestation der Psoriasis überwiegend zwischen dem 35. und 60. Lebensjahr. Die Erkrankung verläuft zumeist moderater. Eine familiäre Häufung kann nicht beobachtet werden. Auch findet man nur eine schwach ausgeprägte HLA-Assoziation. In dieser Gruppe sind Nagelveränderungen und Gelenkbeschwerden im Vergleich zur Gruppe I etwas häufiger zu finden. Das Koebner-Phänomen lässt sich meist nicht auslösen. Dieser Gruppe können 30–40% der Patienten zugeordnet werden.

Prognose. Langzeitstudien zum Verlauf der Psoriasis liegen nicht vor. Wenn man von der erythrodermischen Psoriasis und der generalisierten Psoriasis pustulosa absieht ist die Psoriasis keine Erkrankung, die mit einer erhöhten Letalität einhergeht. Sicher ist jedoch, dass die Lebensqualität entscheidend beeinflusst wird.

Therapeutische Implikationen. Die Therapie zielt darauf ab, die erhöhte Epidermopoese sowie die pathologische epidermale Ausdifferenzierung zu normalisieren (Dithranol, Vitamin-D_3-Analoga und Retinoide). Außerdem strebt sie eine Hemmung der dermalen Entzündung sowie der (auto-)immunologischen Reaktion an (Glucocorticoide, Cyclosporin, UV-Therapie). Eine vorgeschaltete Keratolyse (Salicylate) erleichtert bei der lokalen Therapie den Arzneistoffen den Weg zum Wirkort. Gesicherte oder vermutete Provokationsfaktoren sollten, auch bei unklarer Evidenzlage, immer ausgeschaltet werden.

Evidenzbasierte Therapie der Psoriasis

Therapieziel. Ziel der Therapie ist eine **möglichst lang andauernde Remission**. Die Therapie der Psoriasis ist bis zum heutigen Tag symptomatisch, da die genaue Ursache immer noch unklar ist und eine Therapie der genetischen Disposition nicht möglich ist. Daher ist es auch sehr wichtig, zu Beginn einer jeden Therapieplanung den Patienten über die Genese seiner Erkrankung aufzuklären und ihn darüber zu informieren, dass eine Heilung nicht möglich ist. Jederzeit kann aus der klinisch „geheilten", das heißt genotypischen Psoriasis wieder eine manifeste phänotypische Psoriasis werden. Ziel ist es deshalb, eine möglichst langandauernde Remission zu erreichen. Leider wird diese Fragestellung in den wenigsten Studien untersucht; die meisten Studien begrenzen sich auf eine Therapiedauer von mehreren Wochen. Meist ist die Therapie der Psoriasis nicht monotherapeutisch, sondern vielmehr eine Kombination verschiedener sich ergänzender Therapien. Sie wird im Wesentlichen von der Lokalisation und Ausdehnung der psoriatischen Herde bestimmt. Der Therapieeinstieg erfolgt zumeist mit einer medikamentösen Lokaltherapie.

Nichtmedikamentöse Therapie

Photo- und Photochemotherapie

Die UV-Therapie ist eine wichtige Ergänzung der lokalen und systemischen Therapie der Psoriasis ✓✓. Das Spektrum der UV-Therapie reicht hierbei von der selektiven UV-Phototherapie bis zur Psoralen-UVA-Therapie in allen ihren Formen.

Selektive UV-Phototherapie (SUP). Zusätzlich zu den im nächsten Abschnitt beschriebenen pharmakologischen Therapieformen kann zu den äußerlichen Therapien auch die bisher einzige „physikalische" Therapie, die Phototherapie gezählt werden. Sie erfolgt meist als Kombinationstherapie mit anderen antipsoriatischen Lokaltherapien, z.B. mit Dithranol, Calcipotriol oder auch neuerdings mit Tazaroten. Aber auch die Therapie mit oralen Retinoiden wird oft durch eine Phototherapie ergänzt (Wellenbereich 304 – 311 nm).

Photochemotherapie (PUVA, s. S. 581). Während eine alleinige UVA-Bestrahlung im Gegensatz zu einer UVB-Bestrahlung kaum antipsoriatisch wirkt, ist die PUVA hoch wirksam ✓✓. Zur Zeit liegen mehrere kleinere Studien vor, die die Wirksamkeit der lokalen PUVA-Behandlung im Vergleich zu der oralen PUVA-Therapie zeigen ✓. Inzwischen sind verschiedenste Arten der lokalen Psoralen-Applikation verfügbar: als Bad, Duschbad, Creme, Gel oder auch als Lotion. Jedoch liegen keine klinisch kontrollierten Studien zur Wirksamkeit der zeitlich deutlich aufwendigeren Bade- oder Dusch-PUVA Therapie im Vergleich zur UVB (SUP)-Therapie vor ≈.

Lokaltherapie der Psoriasis

Die Lokaltherapie basiert auf Keratolyse, Normalisierung der erhöhten Epidermopoese und Hemmung der zellig-exsudativen dermalen Entzündung.

Keratolyse

Zu dieser Therapie liegen nur wenige, zumeist kleinere klinisch kontrollierte Studien vor. Die keratolytische Therapie soll durch die Entschuppung den anderen Therapien den Weg zum Wirkort eröffnen ✓. Entschuppt wird mit Salicylsäure (5 – 10 %ig) in Vaseline am Stamm und an den Extremitäten in Olivenöl, mit Rizinusöl am Kopf. Bei sehr starker Schuppung können die Salicylsäure-haltigen Externa auch okklusiv appliziert werden. Bei schwächerer Schuppung (einer bereits anbehandelten Psoriasis) kann auch mit 5 – 10 %igem Harnstoff eine ausreichende keratolytische Wirkung erzielt werden.

Normalisierung der Epidermopoese

„Die Psoriasis verbrennt im Feuer des Dithranols".

Dithranol, ein sehr altes Medikament in der Psoriasistherapie, welches als Cignolin erhältlich ist, führt zu einer dosisabhängigen Reizung der Haut ✓. Angestrebt wird eine leichte Hautrötung, aber keine Dermatitis, welche bei einer zu schnellen Konzentrationssteigerung beobachtet werden kann (Abb. 12.**6**). Die genaue Wirkung des Dithranols auf die Psoriasis ist unbekannt. Schon in der Vergangenheit wurde aufgrund der Hautreizung formuliert: „Die Psoriasis verbrennt im Feuer

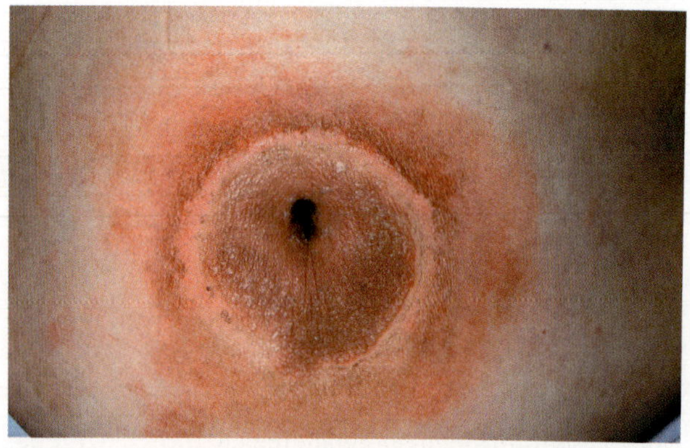

Abb. 12.**6** **Cignolin-Dermatitis** periumbilikal.

des Dithranols". Es hat einen zytostatischen Effekt, weil es sich mit Nukleinsäuren verbindet, die DNS-Synthese und die Inkorporation von Uridin in nukleäre RNS hemmt. Vieles spricht aber dafür, dass das eigentliche Zielorganell des Dithranols das Mitochondrium ist, mit dem Ergebnis einer verminderten ATP-Synthese. Damit werden alle energieabhängigen biosynthetischen Schritte, wie z.B. die DNS-Synthese und -Reparatur gehemmt. Außerdem senkt Dithranol den üblicherweise bei der Psoriasis erhöhten cGMP-Spiegel. Welche der beobachteten Effekte tatsächlich für die antipsoriatische Wirkung verantwortlich sind, ist bis heute unklar. Da Dithranol in der ursprünglichen Form Wäsche wie Haut verfärbt, wurde es selten ambulant eingesetzt und bleibt zumeist der stationären Behandlung vorbehalten. Auf dem deutschen Markt steht mittlerweile ein mikroverkapseltes Dithranolpräparat zur Verfügung, das deutlich weniger Hautreizungen aufweist und möglicherweise zu einer ambulanten Renaissance dieser Therapie führen wird.

Vitamin-D_3-Analoga wirken proliferationshemmend und fördern die Zelldifferenzierung.

Vitamin-D_3-Analoga. Die Wirksamkeit von Calcipotriol im Vergleich zu topischen Steroiden, Teerpräparaten und Dithranol ist durch eine systematische Übersichtsarbeit, die mehrere kontrollierte klinische Studien umfasst, gut belegt ✓✓ (Ashcroft et al. 2000). Vitamin-D_3-Analoga wirken ebenfalls proliferationshemmend, während sie gleichzeitig die Zelldifferenzierung fördern. Sie wirken spezifisch an den Vitamin-D-Rezeptoren, allerdings bei deutlich verminderter hyperkalzämischer und hyperkalziurischer Wirkung. Anfänglich befürchtete man dennoch systemische Wirkungen auf den Calciumstoffwechsel, was jedoch nur vereinzelt bei übermäßiger und großflächiger Anwendung beobachtet werden konnte. Wichtig ist, dass bei einer eventuellen Kombination mit einer Phototherapie die Substanzen erst nach der Bestrahlung aufgetragen werden, da sie lichtempfindlich sind und bei umgekehrter Reihenfolge rasch abgebaut würden.
Auf dem deutschen Markt werden zur Zeit überwiegend Calcipotriol und Tacalcitol eingesetzt. Calcipotriol muss

zweimal täglich dünn aufgetragen werden, Tacalcitol nur einmal täglich. Über neuere Vitamin-D-Derivate, wie Maxacalcitol und Calcitriol liegen bisher nur begrenzte Erkenntnisse vor ≈.

Tazaroten führt häufig zu lokalen Reizungen.

Retinoide (Vitamin-A-Säuren). Ihre antipsoriatische Wirkung ist seit längerem aus der systemischen Therapie hinreichend bekannt ✓ (Wirkmechanismen s. dort). Mit der Entwicklung einer Tazaroten-haltigen Gelformulierung gelang schließlich auch die galenische Aufbereitung für eine lokale Anwendung. Neben der systemischen Therapie mit Retinoiden bei ausgeprägteren Formen der Psoriasis vulgaris steht damit nun zusätzlich eine topische Anwendungsform für weniger stark betroffene Patienten zur Verfügung. Häufigste Nebenwirkung ist eine lokale Reizung, einhergehend mit einer Rötung und einem Brennen. Es wird daher empfohlen anfangs mit einer 0,05%igen Mischung zu beginnen und erst nach einer Gewöhnung über 7 – 10 Tage auf eine Konzentration von 0,1% zu steigern.

Entzündungshemmung

Lokale Glucocorticoide: rascher Rückgang, aber ebenso rascher Rebound nach Absetzen!

Glucocorticoide. Eine vor allem in Frankreich und den USA weitverbreitete, aber keineswegs unumstrittene Lokaltherapie stellt die Behandlung mit Glucocorticoiden dar ≈. Die antientzündliche und antipsoriatische Wirkung setzt rasch ein, insbesondere wenn sie okklusiv verwendet werden. Deshalb wird diese Therapie gerne im niedergelassenen Bereich und von Nichtfachärzten angewandt. Insbesondere die anfängliche Patientenzufriedenheit verleitet hierzu. Umstritten ist die Therapie deshalb, weil die Psoriasis meist fast unmittelbar nach Absetzen der Steroide verstärkt wiederauftritt ✗✗ (sog. Reboundphänomen). Aufgrund der raschen Besserung des Lokalbefundes verlangen die Patienten nicht selten erneut nach einer lokalen Steroidtherapie. Bei einer längerfristigen Behandlung muss allerdings mit örtlichen **Nebenwirkungen** (Hautatrophie, Steroidpurpura, Hypertrichose, Steroidakne, Teleangiektasien, Striae distensae, Rosazea-artige periorale Dermatitis) gerechnet werden ✗✗. Da diese insbesondere im Bereich der behaarten Kopfhaut weniger stark auftreten, erscheint eine Anwendung in diesem Bereich am ehesten vertretbar.

Steinkohlenteere ✓✗. Abschließend sei hier auch noch die lokale Therapie mit Teeren erwähnt. Vor allem die Therapie mit Steinkohlederivaten hat wegen des Eigengeruchs und der aufgrund von In-vitro-Untersuchungen postulierten karzinogenen und mutagenen Wirkung an Bedeutung verloren. Die antipsoriatische Wirkung der Teere ist seit langem bekannt, jedoch nur durch wenige Studien belegt. Bekannt ist insbesondere die Kombination von Teer und anschließender Phototherapie (Goeckerman-Schema). Hierbei wird neben der antipsoriatischen Wirkung zusätzlich die photosensibilisierende Wirkung der Teere genutzt. Teere werden zur Zeit am ehesten an umschriebenen Lokalisationen (wie z. B. der palmaren Psoriasis und Kopfhautpsoriasis) verwendet.

Systemische Therapie der Psoriasis

Auch zur systemischen Therapie gibt es eine Palette verschiedener Medikamente, deren Einsatz sich nach der Schwere der Erkrankung, eventueller Gelenkbeteiligungen und möglicher Therapieresistenz vorausgegangener Therapien richtet.

Entzündungshemmung

Systemische Glucocorticoide nur in Ausnahmefällen!

Glucocorticoide ≈ wirken auch in der systemischen Anwendung beeindruckend rasch. Da es allerdings nach dem Absetzen zu einem relativ schnellen Rezidiv kommt, ist ihre Wirkung nur morbostatisch. Nach dem Absetzen sind vereinzelt schwere Schübe einer Psoriasis pustulosa generalisata aufgetreten. Auch wird beschrieben, dass die Erkrankung nach Beendigung einer Steroidtherapie anderen äußerlichen Therapieformen sehr viel weniger zugänglich sei. Da die wirksame Dosis einer Steroidtherapie über der Cushing-Schwelle liegt, muss bei langfristiger Anwendung mit entsprechenden Nebenwirkungen gerechnet werden. Die Indikation zur systemischen Therapie der Psoriasis mittels Steroiden ist daher sehr zurückhaltend zu stellen und wird nur bei der Psoriasis pustulosa generalisata, der Erythrodermia psoriatica und der Psoriasis arthropathica empfohlen. Fluorierte Glucocorticoide (z. B. Triamcinolon oder Betamethason) sind wirksamer als nicht-fluorierte Glucocorticoide. Man beginnt mit einer anfänglich etwas höheren Dosis (z. B. 40 – 80 mg/Tag Triamcinolon) und reduziert diese möglichst rasch auf die notwendige Erhaltungsdosis. Zum Abfangen einer eruptiv-exanthematischen Form der Psoriasis und bei der palmoplantaren Form werden niedrigere Dosierungen von 4 – 6 mg Triamcinolon, teilweise nur jeden zweiten Tag, empfohlen.

Normalisierung der Epidermopoese

Retinoide nur unter strikter und langfristiger Kontrazeption! Obligate Begleiterscheinungen sind trockene Haut und Schleimhäute.

Retinoide (Vitamin-A-Säuren) ✓ beeinflussen die Proliferation und Differenzierung epithelialer Gewebe. Heute wird in der Behandlung der Psoriasis das synthetische Acitretin eingesetzt. Es hat eine ausgeprägt hemmende Wirkung auf die Epidermopoese und besitzt antiphlogistische Effekte, die zur Hemmung der Proliferation von Lymphozyten und der Ansammlung von neutrophilen Granulozyten im Stratum corneum führen. Die Wirksamkeit ist durch mehrere klinische Studien belegt, wobei jedoch der Anteil der Patienten, bei denen eine Abheilung der Psoriasis eintrat zwischen 15 und 90% liegt. Die Retinoid-Therapie weist zum Teil erhebliche **Nebenwirkungen und Kontraindikationen** auf, die in vielen Fällen zum Therapieabbruch führen. So ist die Indikation für diese Therapie insbesondere bei Frauen im gebärfähigen Alter aufgrund einer ausgeprägten teratogenen Wirkung sehr restriktiv zu stellen und darf nur unter strikter Kontrazeption erfolgen. Durch die teilweise Remetabolisierung von Acitretin zu Etretinat, welches ebenfalls sehr teratogen wirkt und eine Eliminationshalbwertszeit von ca. 120 Tagen besitzt, muss die Kontrazeption über zwei Jahre nach Absetzen der Therapie fortgesetzt werden. Damit bleibt diese Therapieoption jungen Frauen mit Kinderwunsch häufig verschlossen.

Als Nebenwirkungen werden obligat ein Austrocknen der Haut und Schleimhaut beobachtet. Es sollte daher immer eine rückfettende Therapie der Lippen verordnet und vom Tragen von Kontaktlinsen während der Therapie abgeraten werden. Etwas seltener können Mundwinkelrhagaden, schuppende Handerytheme und Haarausfall beobachtet werden. Im Bereich des optischen Apparates wird von einer vermehrten Blendungsempfindlichkeit durch Störungen der Dunkeladaption berichtet. Diese mukokutanen Nebenwirkungen sind dosisabhängig und zwingen in den seltensten Fällen zum Absetzen der Therapie. In den meisten Fällen sind sie durch eine geringe Dosisreduktion beherrschbar.

Etwa bei 50–75% der Patienten kommt es unter einer Therapie mit Acitretin zu einer Erhöhung der Triglyceride, etwas seltener auch des Cholesterins. Wenn diese diätetisch nicht beherrschbar sind und auch unter Dosisreduktion bestehen bleiben, sollte die Therapie wegen des erhöhten atherogenen Risikos beendet werden. Eine Erhöhung der Leberenzyme kann bei etwa 25% der Patienten beobachtet werden. Selten wird, insbesondere unter Langzeitbehandlungen, über Knochen- und Gelenkschmerzen berichtet. In Einzelfällen wurde auch eine Erhöhung des Schädelinnendrucks mit Schwindel, Kopfschmerzen und Übelkeit im Sinne eines Pseudotumor cerebri beobachtet. Aufgrund der geschilderten möglichen Nebenwirkungen ist zu Beginn der Therapie, nach vier Wochen und während der Therapie in vierteljährlichen Abständen die Kontrolle folgender Blutparameter empfehlenswert: Lebertransaminasen, alkalische Phosphatase, Triglyceride und Gesamtcholesterin.

Fumarsäure. Die Fumarsäuren haben eine immunmodulierende und proliferationsnormalisierende Wirkung ✓. Zur Wirksamkeit der Fumarsäure liegen mehrere klinische Studien vor, bei denen die größte 100 Patienten umfasste (Altmeyer et al. 1994). Die Fumarsäuretherapie ist allerdings durch fast obligate Nebenwirkungen wie die Flush-Symptomatik und gastrointestinale Beschwerden gekennzeichnet. Dies äußert sich in einer Therapieabbruchrate von bis zu 48%.

> *Bei Gelenkbeteiligung Methotrexat unter strikter Überwachung der Leberfunktion.*

Zytostatika und immunmodulierende Substanzen. Auch verschiedene Zytostatika werden zur innerlichen Therapie der Psoriasis eingesetzt: **Methotrexat** (**MTX**) ✓ war vor Einführung der Photochemotherapie die einzige systemische Psoriasistherapie und wurde entsprechend bei den schweren Verlaufsformen mit Gelenkbeteiligung (Psoriasis arthropathica) häufig eingesetzt. Seine antipsoriatische Wirkung erklärt man sich u.a. mit der Hemmung der verstärkten Epidermopoese durch eine *Reduktion der DNS-Synthese*: MTX ist ein Strukturanalogon der Folsäure, das als falsches Substrat der Dihydrofolsäure-Synthase dient und dadurch die Tetrahydrofolsäurebildung blockiert. Die Tetrahydrofolsäure ist u.a. für die Synthese von Purinnucleotiden für DNS und RNS notwendig. Bei der Einzelstoßtherapie werden einmal wöchentlich 15–25 mg MTX oral oder 25–50 mg MTX intramuskulär oder intravenös verabreicht. Eine Weiterentwicklung stellt die intermittierende, zellzyklusadaptierte Stoßtherapie dar, bei der einmal wöchentlich im Abstand von 12 Stunden insgesamt dreimal 2,5–5,0 mg MTX oral verabreicht werden. Auf diese Weise sollen relativ mehr Epidermiszellen in ihrer DNS-Synthesephase zytostatisch getroffen werden.

Methotrexat wirkt jedoch nicht nur durch seinen zytostatischen Effekt sondern auch *immunmodulierend*. In-vitro-Studien konnten zeigen, dass MTX in der Lage ist, die Lymphozytenproliferation, die Interleukin-1- sowie die Interleukin-6-Produktion zu hemmen. Die Wirksamkeit ist jedoch, wie auch bei den anderen antipsoriatischen Therapien, auf die Dauer der Einnahme begrenzt. Bei etwa 50% der Patienten kommt es sechs Monate nach dem Absetzen von MTX zu einem Rezidiv.

Im Rahmen der MTX-Therapie kann es zu einer Reihe unerwünschter **Nebenwirkungen** kommen. Die wohl bedeutsamste ist die Entstehung einer Leberfibrose und Leberzirrhose. In einer systematischen Übersichtsarbeit wird die Häufigkeit von Leberfibrosen mit 28% angegeben (Whiting-O'Keefe et al. 1991). Jedoch scheint dieses Risiko unter einer Gesamtdosis von 1,0–1,5 g über die gesamte Therapiedauer deutlich geringer zu sein. Als zusätzlicher Risikofaktor für eine Leberzirrhose bei Methotrexatgabe ist ein begleitender Alkoholkonsum zu nennen. Das Vorliegen eines gleichzeitigen Alkoholabusus gilt nach den Richtlinien der FDA von 1988 als eine absolute **Kontraindikation**. Durch periphere Messung des sog. „aminoterminal propeptide of type III procollagen" (PIIINP) kann seit Ende der 80er Jahre die Entstehung einer Leberfibrose unter Methotrexat erkannt werden. Hierdurch kann auf die früher empfohlenen routinemäßigen Leberbiopsien verzichtet werden. Erst nach zweimalig erhöhtem PIIINP wird eine Leberbiopsie angestrebt. Findet sich in dieser Anzeichen einer beginnenden Fibrose, sollte die Therapie gewechselt werden. Weitere Nebenwirkungen des MTX ist die myelosuppressive Wirkung, welche etwa 7–10 Tage nach letzter Gabe ihr Maximum erreicht. Es finden sich häufiger Leukozytopenien als Thrombozytopenien. Regelmäßige Blutbildkontrollen unter MTX-Therapie sind deshalb auch aus diesem Grunde empfehlenswert. Wichtig ist noch die Beachtung der teratogenen Wirkung und die hierdurch erforderliche Aufklärung der Patienten. Sowohl für Männer als auch für Frauen wird nach Absetzen des MTX noch für mindestens drei Monate ein strikter Konzeptionsschutz empfohlen.

> *Cyclosporin kann die Psoriasis zeitweise kontrollieren, aber zum Preis eines hohen Nebenwirkungsrisikos.*

Cyclosporin ✓✓ ist bei sehr stark ausgeprägter Psoriasis und nach Ausschöpfung der oben genannten Therapien eine weitere zugelassene Therapieoption (Timonen et al. 1990). Zur Wirkung von Cyclosporin s. S. 586 f. Bei der Gabe von Cyclosporin sind die bekannten **Kontraindikationen**, wie Störungen der Nierenfunktion, unkontrollierte arterielle Hypertonie, frühere oder aktuelle Tumorerkrankungen, Infektionskrankheiten u. a. streng zu beachten. Wegen der immunsuppressiven Wirkung wird von einer gleichzeitigen oder alternierenden Gabe bei Patienten mit Bestrahlungstherapien abgeraten.
Initial wird eine orale Dosis von 2–3 mg/kg Körpergewicht täglich empfohlen. Innerhalb von etwa 4 Wochen sollte eine Besserung des Hautbefundes eintreten. Falls ja, sollte mit dieser Dosierung weiter behandelt werden. 76 % der Patienten berichten über einen Benefit bei dieser Dosierung. Bei nicht ausreichender Wirkung kann bis zur doppelten Dosis erhöht werden. Angestrebt wird allerdings eine möglichst geringe individuelle Erhaltungsdosis zur Vermeidung eines Rezidivs. Das Ziel der Behandlung ist unter diesem Aspekt nicht eine völlige Erscheinungsfreiheit, sondern vielmehr ein weitgehend gebesserter Hautzustand. Allerdings sollten selbst niedrig dosierte Therapieintervalle nicht länger als ein Jahr fortgesetzt werden, da das Auftreten von Nebenwirkungen (Bluthochdruck, Nephrotoxizität) nicht nur dosisabhängig sondern auch zeitabhängig ist. Wird eine Cyclosporin-Therapie abrupt beendet, kommt es in der Regel innerhalb von zwei Monaten zu einem Rezidiv, so dass auch diese Therapie lediglich als morbostatisch bezeichnet werden kann.
Ein weiteres in der Therapie der Psoriasis verwendetes Zytostatikum ist das **Mycophenolatmofetil**. ≈ Die Evidenz für dieses Präparat beruht auf Fallberichten und Fallserien. Dies gilt auch für andere Präparate dieser Gruppe wie **Tacrolimus** (FK506) und **Ascomycin**.

Neuere therapeutische Ansätze

Interferenzstrom bei der palmaren Psoriasis und andere innovative immunmodulierende therapeutische Ansätze werden zur Zeit erprobt oder müssen noch durch klinisch kontrollierte Studien überprüft werden ≈: der Einsatz von Inhibitoren der T-Zell-Aktivierung, die Elimination von aktivierten T-Lymphozyten, die Hemmung der Lymphozyten-Extravasation und die Hemmung der Wirkung von proinflammatorischen Zytokinen.

Fallbeispiel 12.2: Psoriasis guttata

Anamnese und Befund: In der Ambulanz der Universitätsklinik für Dermatologie stellt sich ein 12-jähriger Junge mit generalisierten tropfenförmigen erythematösen Plaques mit feiner silbriger Schuppung vor. Anamnestisch ist ein Racheninfekt vor 2 Wochen zu eruieren, der mit Phenoxymethylpenicillin behandelt wurde. Bei Kratzen mit einer Kürette lösen sich zuerst kerzenwachsartige Schuppen, dann treten kleine Blutstropfen auf. Sie stellen die Diagnose einer Psoriasis guttata, die vermutlich durch einen Racheninfekt getriggert wurde. Ein Rachenabstrich erbringt keinen pathologischen Befund.

Therapie: Zunächst stellt sich die Frage, ob eine weitere antibiotische Therapie sinnvoll ist. Hierzu liegen zwei systematische Übersichtsarbeiten der Cochrane Collaboration vor (www.cochrane.de). Nach Owen et al. (1999) gibt es keine gesicherten Hinweise, dass bei Psoriasis guttata die adäquate Behandlung einer Streptokokken-induzierten Tonsillitis einen zusätzlichen Nutzen hat. Auch zur Wirksamkeit einer antibiotischen Behandlung bei Psoriasis vulgaris liegen keine guten klinischen Studien vor (Chalmers et al. 2000).
Daher müssen Belege aus der Therapie der Psoriasis vulgaris für die Therapieentscheidung hinzugezogen werden. In dem Kapitel zur Psoriasis vulgaris für die BMJ-Reihe Clincial Evidence werden als wahrscheinlich wirksame Interventionen die Vitamin-D-Derivate, Phototherapie, PUVA sowie die Kombination UVB + Dithranol mit Cignolin genannt. Als wahrscheinlich wirksam sind Keratolytika, Teerpräparate, Cignolin-Dithranol und lokale Vitamin-A-Säure-Derivate aufgeführt (Naldi et al. 2001). Aufgrund dieser beiden Quellen fällt die Entscheidung für einen Verzicht auf eine weitere antibiotische Therapie. Stattdessen wird gemäß den in Tab. 12.**7** zusammengestellten Empfehlungen eine Therapie mit Keratolytika (5 %ige Salicylvaseline 1 × täglich) begonnen, gefolgt von Vitamin-D-Derivaten (Tacalcitol, 1 × täglich) und UVB-Bestrahlung (3 × pro Woche). Unter dieser Therapie, die über eine Woche stationär eingeleitet wurde, kommt es innerhalb von 4 Wochen zu einem vollständigen Abheilen der psoriatischen Hautveränderungen.

Therapieempfehlungen

Alle Therapieleitlinien, die in der deutschen Dermatologie zur Zeit zur Verfügung stehen, sind nicht evidenzbasiert, d. h. unter Wertung der Qualität der zugrundeliegenden Studien, erarbeitet. Es handelt sich vielmehr um Konsensusleitlinien, die ein möglichst großes Spektrum abdecken sollen und die im Wesentlichen die o. g. Arzneimittel aufführen (Christophers et al. 2000). Zieht man evidenzbasierte Kriterien heran, wie sie für die Psoriasis vulgaris vom Plaquetyp in der BMJ-Reihe Clincial Evidence herausgearbeitet wurden, lassen sich die therapeutischen Interventionen wie in Tab. 12.**7** aufgelistet unterteilen (Naldi et al. 2001). Alle anderen therapeutischen Interventionen werden unter „nicht bekannte Wirksamkeit (unknown effectiveness)“ aufgeführt. Dazu gehört die Heliotherapie, diätetische Nahrungsmittelzusätze, Stressverminderung und orale antibiotische Therapie bei V. a. Streptokokkeninfektionen.
Allerdings wurden auch die hier empfohlenen therapeutischen Interventionen zumeist nur für einen begrenzten Zeitraum in kontrollierten klinischen Studien unter-

Tab. 12.**7** **Therapeutische Interventionen bei Psoriasis** (Naldi et al., 2001).

wirksam (beneficial)
Vitamin-D-Derivate Phototherapie Psoralen-UVA Kombination UVB mit Dithranol
wahrscheinlich wirksam (likely to be beneficial)
Keratolytika Teerpräparate Dithranol lokale Vitamin-A-Säure-Derivate
wirksam aber aufgrund der Nebenwirkungen abwägend einzusetzen (trade off)
lokale Corticosteroide orale Retinoide Cyclosporin und andere Immunsuppressiva

sucht, so dass vielfach über die Wirksamkeit/Nebenwirkungen einer Dauertherapie keine Aussagen gemacht werden können.

Ausgewählte Literatur

1. Asadullah K, Sterry W, Stephanek K, Leupold M, Jasulaitis D, Audring H, Volk HD, Döcke WD: IL-10 is a key cytokine in psoriasis: proof of principle by IL-10-therapy – a new therapeutic approach. J Clin Invest 1998; 110 : 783 – 794.
2. Altmeyer PJ, Matthes U, Pawlak F, et al. Antipsoriatic effect of fumaric acid derivatives. Results of a multicenter double-blind study in 100 patients. J Am Acad Dermatol 1994;30 : 977.
3. Ashcroft DM, Li Wan Po A, Williams HC, Griffiths CEM. Systematic review of comparative efficacy and tolerability of calcipotriol in treating chronic plaque psoriasis. BMJ 2000;320 : 963.
4. Chalmers RJG, O'Sullivan T, Owen CM, Griffiths CEM. Interventions for guttate psoriasis (Cochrane Review) In: The Cochrane Library, Issue 2, 2001. Oxford: Update software. Search date November 1999; primary sources Cochrane Clinical Trials Register, Medline, Embase, Salford Database of Psoriasis Trials, European Dermato-Epidemiology Network Psoriasis Trials Database.
5. Naldi L. Psoriasis. In: Williams HC, Strachan DP, eds. The challenge of dermato-epidemiology. Boca Raton: CRC Press, 1997;175.
6. Naldi L, Rzany B. Update on Chronic Plaque Psoriasis. BMJ Clincial Evidence. 2001.
7. Owen CM, Chalmers RJG, O'Sullivan T, Griffiths CEM. Antistreptococcal interventions for guttate and chronic plaque psoriasis. In: The Cochrane Library, Issue 2, 2001. Oxford: Update software. Search date November 1999; primary sources Cochrane Clinical Trials Register, Medline, Embase, Salford Database of Psoriasis Trials, European Dermato-Epidemiology Network Psoriasis Trials Database.
8. Philipp A, Wolf GK, Rzany B, Dertinger H, Jung EG. Interferential current is effective in palmar psoriasis: an open propspective trial. European J Dermatol 2000;10 : 195 – 198.
9. Rzany B, Jung EG. Alkohol und Haut in: MV Singer, S Teyssen: Alkohol und Alkoholfolgeerkrankungen. Springer Verlag, Heidelberg, 1999 : 423 – 430.
10. Stern RS, Laird N. The carcinogenic risk of treatments for severe psoriasis. Photochemotherapy follow-up study. Cancer 1994;73 : 2759.
11. Timonen P, Friend D, Abeywickrama K, et al. Efficacy of low-dose cyclosporin A in psoriasis: results of dose finding studies. Br J Dermatol 1990;122(suppl 36):33.
12. Van der Kerkhof, Textbook of Psoriasis. Blackwell Science, Oxford. 1999.
13. Weinstein GD, Krueger GG, Lowe NJ, et al. Tazarotene gel, a new retinoid, for topical therapy of psoriasis: vehicle-controlled study of safety, efficacy, and duration of therapeutic effect. J Am Acad Dermatol 1997;37.
14. Whiting-O'Keefe QE, Fye KH, Sack KD. Methotrexate and histologic hepatic abnormallities: a meta-analysis. Am J Med 1991;90 : 711 – 6.

12.3 Maligne Tumoren der Haut

12.3.1 Malignes Melanom

Grundlagen

Definition. Das maligne Melanom ist ein bösartiger Tumor der Pigment bildenden Zellen, der sich ganz überwiegend an der Haut manifestiert. Selten kommt er auch am Auge (Uvea und Retina), an den Hirnhäuten und an Schleimhäuten verschiedener Lokalisation vor. Das Melanom ist zumeist stark pigmentiert. Im Verhältnis zur Tumormasse besteht eine frühe Tendenz zur Metastasierung und damit eine ungünstige Prognose.

Prävalenz und Inzidenz. Das maligne Melanom ist etwa für 90% der Mortalität an Hautkrebs verantwortlich. Jährlich erkranken in Deutschland 6900 Menschen an einem malignen Melanom der Haut, darunter 3800 Frauen und 3100 Männer. Damit macht das maligne Melanom in Deutschland etwa 2% aller bösartigen Neubildungen aus und verursacht etwa 1% aller Krebstodesfälle. Das mittlere Erkrankungsalter liegt für beide Geschlechter bei etwa 56 Jahren (Abb. 12.**7**). Bereits ab dem 20. Lebensjahr ist eine relevante Erkrankungsrate zu beobachten.
Die Melanominzidenz nimmt weltweit zu, insbesondere bei stark sonnenexponierten hellhäutigen Bevölkerungsgruppen. In Deutschland liegt die Erkrankungsrate für maligne Melanome der Haut im Vergleich zu anderen europäischen Ländern im mittleren Bereich. Die höchste Inzidenz wird in Schweden, Dänemark und den Niederlanden beobachtet, die niedrigste in Griechenland, Portugal und Spanien. In einigen ethnischen Gruppen (Asiaten, Afrikaner) sind maligne Melanome selten und nahe-

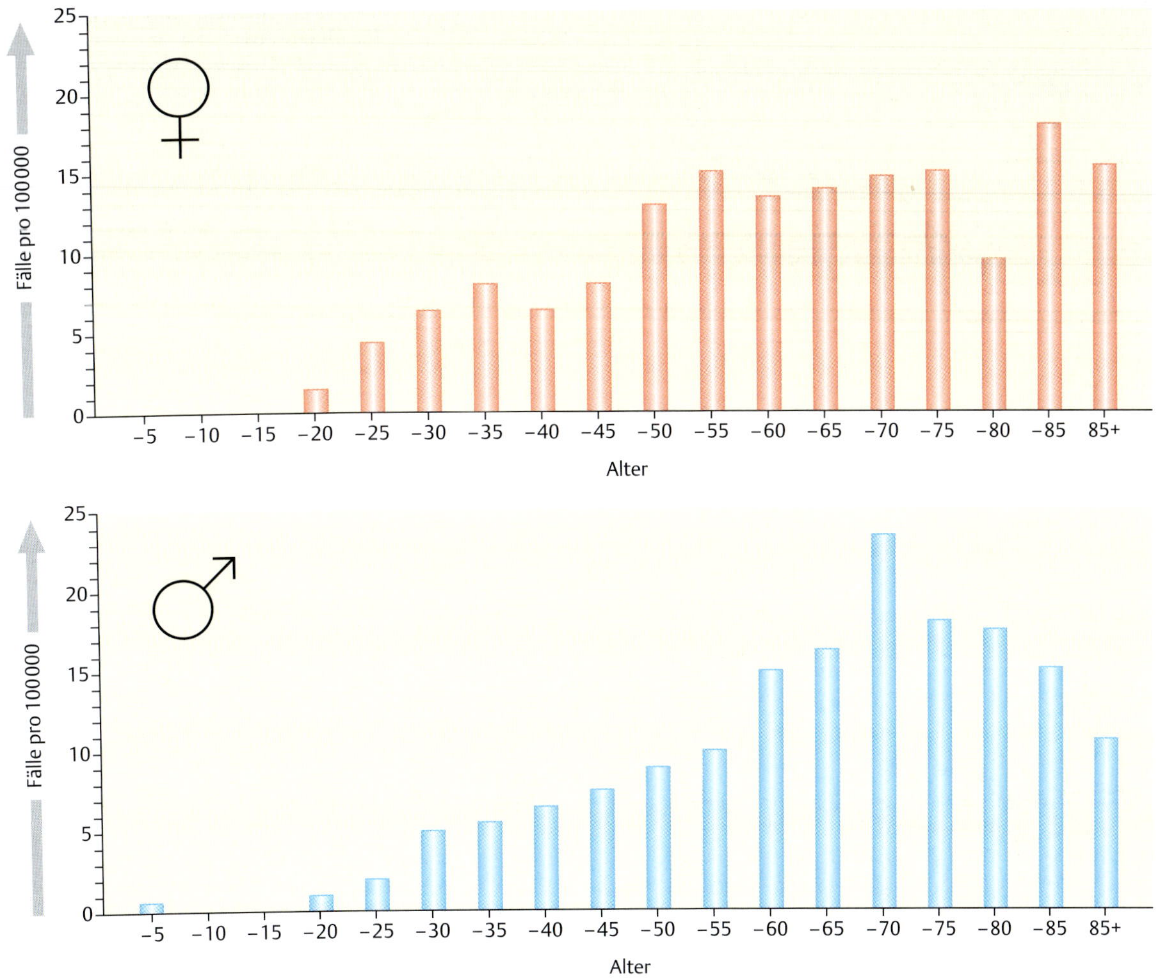

Abb. 12.7 **Melanom-Neuerkrankungen** aus dem Krebsregister des Saarlands im Zeitraum 1987 – 1996.

zu ausschließlich im Schleimhautbereich oder palmoplantar lokalisiert.

Ursachen und Risikofaktoren. Als Risikofaktoren gelten eine große Anzahl von Pigmentmalen, ein heller Hauttyp und genetische Dispositionen (familiäres Auftreten). Individuen mit hoher Nävus-Zahl und Träger von Melanomvorläufern (sog. dysplastische Nävi, kongenitale Nävi) sind besonders gefährdet. Neben diesen konstitutionellen Faktoren spielt unter den exogenen Einflussgrößen die UV-Belastung eine zentrale Rolle. Obwohl bisher keine Dosis-Wirkungs-Beziehung definiert werden konnte, scheint intensive Sonnenexposition, insbesondere in der Kindheit, die Entstehung der Erkrankung zu begünstigen ✓. Kontrovers wird die Bedeutung toxischer, medikamentöser oder endokriner Einflüsse (z. B. Gravidität, Kontrazeptiva) beurteilt. Zahlreiche Beispiele (Spontanremissionen, aggressive Verläufe bei Immunsupprimierten) belegen die Bedeutung immunologischer Faktoren in der Tumorprogression dieser Neoplasie.

Eine frühzeitige Diagnose kann Leben retten!

Durch die Lokalisation auf der Körperoberfläche erscheint das maligne Melanom der Haut besonders zur Früherkennung geeignet. Sowohl die erhöhte Aufklärung der Bevölkerung als auch die Sensibilität der Ärzteschaft könnten die Ursachen dafür sein, dass in den letzten Jahren zahlreiche Erkrankungen in einem prognostisch günstigen Stadium, bei noch geringer Tumordicke diagnostiziert wurden. Bei beiden Geschlechtern wurde in Deutschland in den letzten Jahrzehnten ein deutlicher Anstieg der Neuerkrankungsrate beobachtet, während sich die Mortalität am malignen Melanom der Haut seit den 70er Jahren kaum verändert hat (Abb. 12.**8**).

Einteilung und Prognose. Klinisch und histologisch lassen sich verschiedene **Melanomtypen** voneinander unterscheiden (Tab. 12.**8**). Einige Typen sind jedoch nicht klassifizierbar oder repräsentieren Mischformen. Klinische Sonderformen sind z. B. amelanotische Melanome, Schleimhaut- oder andere extrakutane Melanome, die etwa 5 % aller Melanome ausmachen. Das *superfiziell spreitende Melanom* (*SSM*) beginnt mit einer intraepidermalen horizontalen Ausbreitungsphase zunächst als Fleck, entwickelt sich dann invasiv flach erhaben, häufig mit farblicher Vielfalt, hellen Regressionszonen und sekundär knotigen Anteilen. Histologisch charakteristisch

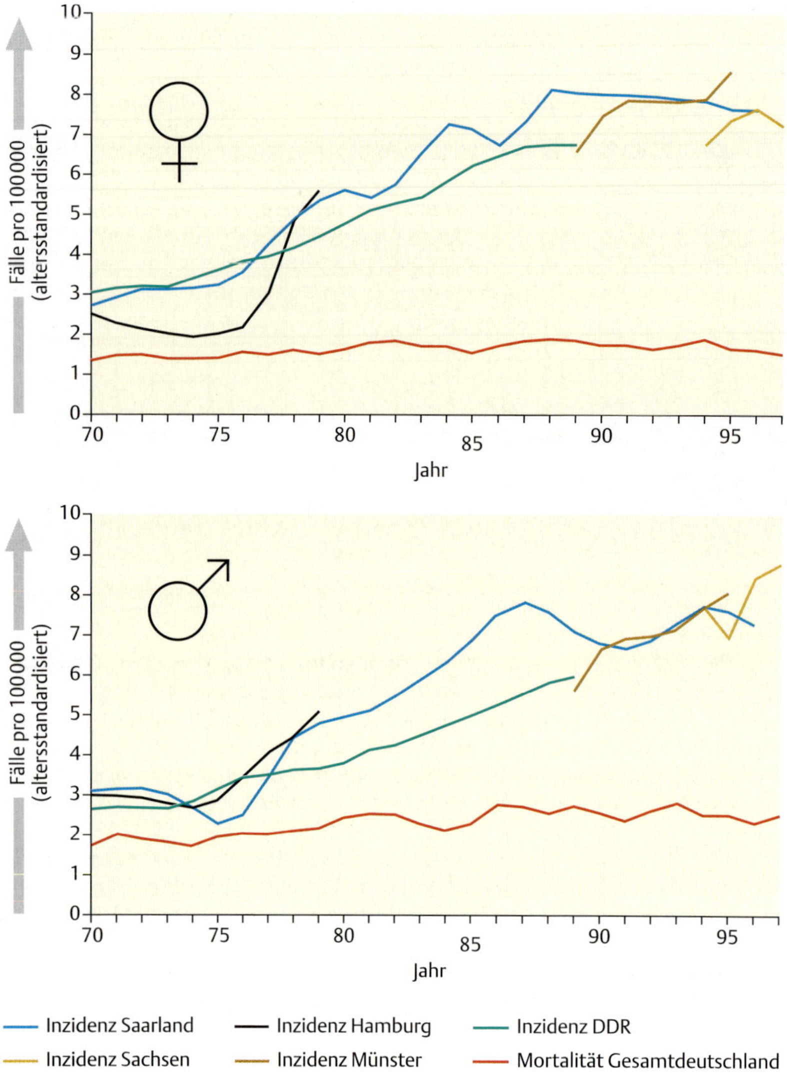

Abb. 12.**8** **Inzidenz und Mortalität des Melanoms**

Tab. 12.**8** **Klinisch-histologische Subtypen kutaner maligner Melanome** im deutschsprachigen Raum. Ergebnisse des Zentralregisters Malignes Melanom 1983 – 1995 (n = 30015).

Typ	Abkürzung	prozentualer Anteil	medianes Alter
superfiziell spreitendes Melanom	SSM	57,4%	51 Jahre
noduläres Melanom	NM	21,4%	56 Jahre
Lentigo-maligna-Melanom	LMM	8,8%	68 Jahre
akral-lentiginöses Melanom	ALM	4,0%	63 Jahre
nicht klassifizierbares Melanom	UCM	3,5%	54 Jahre
sonstige		4,9%	54 Jahre

ist ein pagetoides Muster der intraepidermalen Tumorkomponente im Randbereich. Das *Lentigo-maligna-Melanom* entsteht oft erst nach vielen Jahren aus einer Lentigo maligna (In-situ-Melanom) nahezu ausschließlich im Gesichtsbereich älterer Patienten. Das *akral-lentiginöse* (akrolentiginöse) *Melanom* findet sich vorwiegend palmoplantar, aber auch als sub- oder periunguales Melanom. Es zeichnet sich in seiner intraepidermalen Frühphase meist durch unscharf begrenzte, inkohärente Pigmentierungen aus, ehe die knotigen Anteile das invasive Wachstum signalisieren. Das *noduläre Melanom* imponiert hingegen als primär knotiger, exophytischer, überwiegend schwarzbrauner, häufig erosiv-blutiger Tumor, dem eine initiale horizontale Wachstumsphase und damit die Möglichkeit zur Frühdiagnose fehlt.

Klinisch unterscheidet man die in Tab. 12.**9** aufgeführten Stadien.

Tab. 12.**9** **Klinische Stadieneinteilung des malignen Melanoms** (Deutsche Dermatologische Gesellschaft).

I	Primärtumor, Tumordicke bis 1,5 mm
II	Primärtumor, Tumordicke über 1,5 mm
IIIA	Satelliten- und/oder In-transit-Metastasen
IIIB	regionäre Lymphknotenmetastasen
IV	Fernmetastasen

Tab. 12.**10** **Stadieneinteilung** nach den Empfehlungen der Deutschen Dermatologischen Gesellschaft und **Überlebenswahrscheinlichkeit**

Vertikale Tumordicke			**10-Jahres-Überlebensrate**
pT1 (< 0,75 mm)*	N0	M0	97 %
pT2 (0,76 – 1,5 mm)*	N0	M0	90 %
pT3 (1,51 – 4,0 mm)*	N0	M0	67 %
pT4 (> 4,0 mm)*	N0	M0	43 %
pTa, pTb**	N0	M0	28 %
jedes pT	N1, N2	M0	19 %
jedes pT	jedes N	M1	3 %

* Die pT-Klassen werden nach der vertikalen Tumordicke nach Breslow festgelegt, nur bei fehlender Tumordickenangabe wird der Invasionslevel nach Clark in Anlehnung an die TNM-Klassifikation herangezogen.
** Satelliten-Metastasen werden als pTa und In-transit-Metastasen als pTb bezeichnet

Ca. 90 % aller malignen Melanome kommen derzeit als Primärtumor ohne erkennbare Metastasierung zur ersten Diagnose. Für Frauen liegt die relative 5-Jahres-Überlebensrate bei 80 %, während sie für Männer 69 % beträgt. Die 10-Jahres-Überlebensrate im Gesamtkollektiv beträgt ca. 75 – 80 %. Bei bereits eingetretener Metastasierung sinkt die 10-Jahres-Überlebenswahrscheinlichkeit auf unter 10 % (Tab. **12.10**). Das maligne Melanom kann sowohl primär lymphogen als auch primär hämatogen metastasieren. Etwa 2/3 aller Erstmetastasierungen sind zunächst auf das regionäre Lymphabflussgebiet beschränkt.

Therapeutische Implikationen. Eine unspezifische Stimulation des Immunsystems hat sich als nicht erfolgreich erwiesen. Therapieansätze konzentrieren sich daher in den frühen Stadien auf die Immunmodulation durch Interferon α. Da Melanome auf Zytostatika nur schlecht ansprechen, ist die Chemotherapie in fortgeschrittenen Stadien als palliativ anzusehen.

Evidenzbasierte Therapie des malignen Melanoms

Ziel der Therapie ist die **Verlängerung der Gesamtüberlebenszeit** unter Berücksichtigung der Lebensqualität. Die adjuvante Therapie nach Exzision des Primärtumors oder auch nach chirurgischer Entfernung von regionären Metastasen (Satelliten-, In-transit- oder Lymphknotenmetastasen) hat zum Ziel, die Zeit bis zum Auftreten von Metastasen (= Rezidiv-freies Überleben) zu verlängern und die Mortalität zu senken. In diesen Krankheitsstadien liegt zwar makroskopisch eine Tumorfreiheit vor, allerdings ist eine (ausgedehnte) Mikrometastasierung wahrscheinlich. Im fortgeschrittenen Krankheitsstadium der systemischen Metastasierung ist eine Heilung nur in Ausnahmefällen möglich. Im Mittelpunkt steht somit der Versuch, den Tumor an der weiteren Ausbreitung zu hindern und die Gesamtüberlebenszeit zu verlängern. Aufgrund der prinzipiell schlechten Prognose sollte die Therapie unter Berücksichtigung der Lebensqualität und in enger Absprache mit den Patienten gewählt werden.

Nichtmedikamentöse Therapie

Chirurgische Möglichkeiten Im Stadium I – III nutzen!

Chirurgische Sanierung ✓✓. Im **klinischen Stadium I/II** (Tab. 12.**9**) ist der Sicherheitsabstand der Exzision abhängig vom Metastasierungsrisiko und der anatomischen Lokalisation: Empfohlen wird

- bei Tumoren unter 1 mm histopathologischer Tumoreindringtiefe die Exzision mit einem Sicherheitsabstand von 1 cm,
- bei Melanomen mit einer Tumordicke zwischen 1 und 4 mm ein Sicherheitsabstand von 2 cm, und
- bei einer Eindringtiefe über 4 mm ein Sicherheitsabstand von 3 cm.

Zumeist sind diese Eingriffe in Lokalanästhesie mit Defektversorgung durch lokale Lappenplastiken möglicht. Ab einer Tumordicke von 1 mm wird zumeist eine Schildlymphknotenexstirpation durchgeführt. Im **Stadium IIIA** erfolgt möglichst die operative Entfernung aller Filiae im Gesunden, bei lymphknotenbenachbarter Lage zusätzlich eine Kontinuitätsdissektion. Im **Stadium IIIB** erfolgt die radikale Lymphadenektomie, ggf. als En-bloc-Resektion zusammen mit noch vorhandenem Primärtumor und dem regionalen Lymphknotenabflussgebiet. Im **klinischen Stadium IV** sollten einzelne oder einige wenige Metastasen in einem Organ soweit möglich komplett entfernt werden. Metastasenentfernungen im Sinne einer Tumormassenreduktion werden nicht empfohlen.

Strahlentherapie. Bei inoperablen Metastasen oder bei unter Chemotherapie progredienten Hirnmetastasen (s. u.) kann ggf. mit Strahlentherapie möglicherweise eine Verlängerung der Lebenserwartung erreicht werden.

Pharmakotherapie

Stadium I/II. Ziel der medikamentösen Behandlung nach operativ hergestellter klinischer Tumorfreiheit (adjuvante Therapie) ist es, durch Vernichtung okkulter Metastasen eine Tumorprogression zu verhindern. Die Indikation hierzu wird herkömmlicherweise erst ab einer Eindringtiefe des Primärtumors über 1,5 mm gesehen.

Besondere Erwartungen wurden an sog. **immunmodulatorische Substanzen** geknüpft, die die Immunantwort des Patienten gegen verbliebene Tumorzellen aktivieren sollen. Hierzu werden z. B. Interferone (α und β) oder Interleukin 2 eingesetzt. Eine **unspezifische Stimulation des Immunsystems** mit BCGF (B cell growth factor), Levamisol, Mistel- oder Thymusextrakten etc. ist über viele Jahre verfolgt worden. Erst prospektiv-randomisiert durchgeführte Studien, die in der letzten Dekade publiziert wurden, belegen eindeutig die Wirkungslosigkeit derartiger Therapieversuche ✗✗.

Parallel dazu fand rekombinant hergestelltes humanes **Interferon-α** in vielen Studien zur adjuvanten Therapie zunehmende Verwendung. Insbesondere psychische Nebenwirkungen (Depression, Antriebsarmut, Abgeschlagenheit etc.) führten allerdings in bis zu 15 % der Fälle zu Therapieabbrüchen. Größere Studien mit niedrigeren Dosierungen von Interferon-α (3 × 3 Mio IU pro Woche über 18 Monate) bei Patienten mit primärem Melanom zeigten eine Verlängerung des Rezidiv-freien Überlebens, ohne dass eine Verlängerung der Gesamtüberlebenszeit erzielt werden konnte ✓: Während der Zeit der Interferon-Medikation wichen die Überlebenskurven auseinander, um nach Absetzen der Therapie „bananenförmig" zusammenzulaufen. Neuere Therapiekonzepte, die derzeit in Studien geprüft werden, sehen aus diesem Grund Behandlungszeiten bis zu 5 Jahren vor, in der Hoffnung, so auch die Überlebenszeiten zu verlängern.

Weiterhin werden zur Zeit in sog. **PEG-Liposomen eingeschlossene Interferone** (sog. pegylierte Interferone; s. a. S. 236) erprobt. Diese müssen nur noch einmal wöchentlich injiziert werden und sollen zudem einen kontinuierlichen Zytokinspiegel und damit eine erhöhte Effektivität gewährleisten (Abb. 12.**9**). Ob dieses Konzept tatsächlich zu einer höheren Überlebenswahrscheinlichkeit führt, bleibt abzuwarten.

Stadium III. Auch im Stadium III werden derzeit vergleichbare Konzepte der Interferontherapie erprobt. Es liegen bereits 2 Studien vor (Kirkwood et al., 1996 und 2001), die mit hochdosierten Interferongaben unter Inkaufnahme beträchtlicher Nebenwirkungen (einschließlich einzelner Todesfälle) bei einem kleineren Teil der Patienten nach Lymphknotenmetastasierung eine verlängerte Überlebenszeit erzielen konnten ✓. Diese Therapie hat jedoch wegen der erheblichen Toxizität in Europa bislang noch nicht Fuß fassen können. Ob auch mit niedrigeren Interferon-Dosierungen vergleichbare Effekte bei geringerer Toxizität erreicht werden können, wird derzeit in verschiedenen europäischen Studien untersucht. Das Therapieschema hierbei ist Hochdosis-Induktion über 4 Wochen i. v.; dann Erhaltung über 1 Jahr mit 3 × 10 Mio IU pro Woche bzw. über 2 Jahre 3 × 5 Mio IU. Weiterhin werden derzeit Therapiekonzepte mit pegylierten Interferonen und langen Behandlungszeiten (bis zu 5 Jahren) geprüft. Mit Ergebnissen ist erst in ca. 2007 zu rechnen.

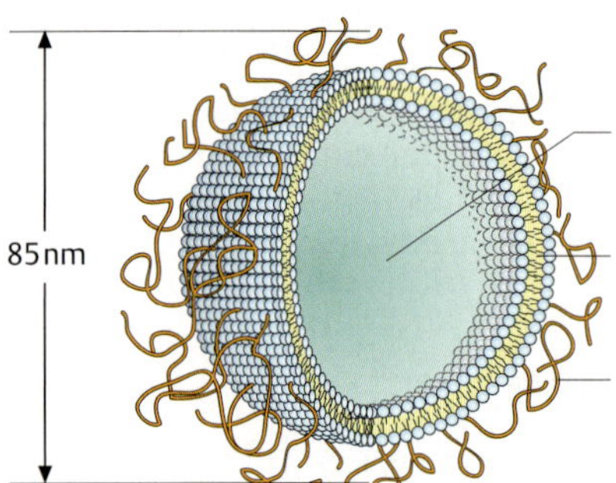

Abb. 12.**9** **PEG-Liposom mit Interferon.** Wesentlicher Vorteil der pegylierten Applikationsweise ist die retardierte Freisetzung des Interferons aus den Liposomen in die Zirkulation mit Wirkspiegeln über eine Woche.

Stadium IV. Das Melanom ist durch schlechtes Ansprechen auf **Zytostatika** charakterisiert. Da bis heute für keine der zytostatisch wirksamen Substanzen ein Überlebensvorteil bei Patienten mit fortgeschrittenem Melanom nachgewiesen wurde ✗✗, muss die Chemotherapie in diesem Stadium als **palliativ** angesehen werden. Die in Frage kommenden Substanzen sind in Tab. 12.**11** zusammengefasst. Keine davon hat bei Patienten mit fortgeschrittenem Melanom reproduzierbar Ansprechraten von mehr als 20 % erreicht.

Die Chemotherapie des fortgeschrittenen Melanoms muss als rein palliativ angesehen werden.

Kombinationschemotherapien führen im Vergleich zur Monotherapie zu einer teils beträchtlichen Erhöhung der Remissionsrate. Allerdings halten viele ältere Studien den heutigen Bewertungsmaßstäben nicht stand, bei denen zur Ermittlung des Ansprechens strenge WHO-Kriterien zur Anwendung kommen. Unter Berücksichtigung der WHO-Kriterien ist die Verbesserung der objektiven Remissionsrate durch Kombinationschemotherapie im Vergleich zur Monotherapie (in der Regel Dacarbazin) höchstenfalls moderat.

In den meisten Studien wird Dacarbazin (DTIC; 850 mg/m^2 alle 3 – 4 Wochen) als Standardbehandlungsarm geführt. Dies ist jedoch nur durch die Historie und die geringe Toxizität von Dacarbazin gerechtfertigt – es gibt keine Studie, die den Einfluss von Dacarbazin auf

Tab. 12.**11** **Ansprechraten von Zytostatika** (als Monotherapeutika verabreicht) beim Melanom.

Wirkstoff	Ansprechrate (CR/PR)
Dacarbazin (DTIC)	10 – 25 %
Temozolomid	10 – 30 %
Fotemustin	12 – 30 %
Cisplatin	ca. 15 %
Carboplatin	ca. 10 %
Vindesin	ca. 10 %
Interferon-α	ca. 10 %
Interleukin-2 (Hochdosis)	ca. 15 %
Alle anderen	< 10 %

das progressionsfreie Überleben oder die Überlebenszeit von Patienten mit metastasierten Melanomen belegen würde ✗. Im experimentellen Arm werden verschiedene Substanzen zu Dacarbazin addiert. Von diesen anderen Substanzen hat Cisplatin am konsistentesten zu einer Erhöhung der Remissionsrate geführt ✓✓.
Andererseits gibt es bisher keine Studien, die untersucht haben, ob durch die Addition von DTIC zu einer Kombinationschemotherapie die Responserate bei Melanompatienten überhaupt beeinflusst wird. Das Hinzuaddieren von modulierenden Substanzen wie Tamoxifen oder von Zytokinen wie Interferon und Interleukin-2 führte zu einem weiteren Ansteigen der Remissionsraten bis über 50 % in Phase-II-Studien. ≈Allerdings belegen prospektiv-randomisiert durchgeführte Studien, dass diese Steigerung der Ansprechraten leider nicht zu einer Verlängerung der Überlebenszeit führt.

Kombinationstherapien führen meist zur Steigerung der Toxizität, jedoch nicht zur Verlängerung der Überlebenszeit ✓✓.

Auch in den größeren vergleichenden Studien, bei denen die Erfolge einer Polychemotherapie mit der Monochemotherapie verglichen wurden, konnte keine Verlängerung der Überlebenszeit durch Polychemotherapie festgestellt werden. Trotz der möglicherweise erhöhten Remissionsrate kann also auch die Polychemotherapie nicht als Standard angesehen werden.
Wenn jedoch eine Remission erreicht wird, können tumorbedingte Symptome bei einer Reihe Patienten vorübergehend effizient behandelt werden. Aus mehreren großen Analysen geht allerdings hervor, dass die meisten chemotherapieinduzierten Remissionen nicht von Dauer sind, die erwartete Zweijahres-Überlebensrate liegt bei Patienten mit fortgeschrittenem Melanom unter 10 %, und nur wenige Patienten überleben mehr als fünf Jahre.

Therapie von Hirnmetastasen

Melanome haben eine große Affinität, in das ZNS zu metastasieren. Bemerkenswert ist, dass die Zeitspanne zwischen operativer Entfernung des Primärtumors und dem Auftreten von **Hirnmetastasen** sehr unterschiedlich lang ist; sie kann nur wenige Monate, aber auch Jahre betragen. Dabei ist die Überlebenszeit umso kürzer, je länger der Zeitraum bis zur zerebralen Metastasierung war. Die klinische Symptomatik der zerebralen Metastasen ist abhängig von ihrer Lokalisation. In fast allen Fällen treten rasch progrediente fokale neurologische Ausfälle auf, gefolgt von zunehmender Hirndrucksymptomatik. Psychische Veränderungen können ebenfalls Zeichen einer zerebralen Metastasierung sein. Gelegentlich können Hirnmetastasen im Rahmen eines Stagings bei noch unauffälligem neurologischen Status nachgewiesen werden.
Die Indikation zum neurochirurgischen Eingriff oder zur stereotaktischen Bestrahlung ist gegeben, wenn eine bis drei Solitärmetastasen vorliegen ✓. Eine diffuse Metastasierung in beide Hemisphären oder im Wirbelkanal schließt einen operativen Eingriff aus. Lage und Ausdehnung der Metastase müssen so beschaffen sein, dass postoperativ zusätzliche neurologische Ausfälle nicht zu erwarten sind. Alternativ besteht die Möglichkeit einer Chemotherapie mit einem liquorgängigem Zytostatikum. Vielfach findet der Nitroseharnstoff Fotemustin Anwendung (100 mg/m^2 Körperoberfl. an den Tagen 1, 8 und 15 und bei zumindest Stabilisierung der Erkrankung Wiederholung in Woche 7, 10/11 und weiter mit 3–4 Wochen Abstand). Die Leuko- und Thrombozytenzahl muss engmaschig kontrolliert werden, insbesondere bei vortherapierten Patienten. Seit kurzem ist auch Temozolomid, in Deutschland zur Therapie von Hirntumoren zugelassen und steht als orales Zytostatikum zur Verfügung, das gut ambulant verabreicht werden kann (150–200 mg/m^2 an Tag 1–5; Wiederholung an Tag 28 und weiter in 4-Wochen-Intervallen). Vorteil einer systemischen Therapie ist die potenzielle Wirksamkeit auf extrakranielle Tumormanifestationen. Bei inoperablen Tumoren oder bei unter Chemotherapie progredienten Hirnmetastasen ist eine Strahlentherapie in Erwägung zu ziehen.

Fallbeispiel 12.3: Malignes Melanom

Die Diagnose eines primären malignen Melanoms beruht auf dem klinischen Verdacht und wird durch die dermatohistopathologische Begutachtung (atypische melanozytäre Zellen durchbrechen die Basalmembran und infiltrieren die Dermis und/oder durchsetzen die Epidermis) gesichert. Der geschilderte Fall eines 54-jährigen Patienten beleuchtet das Vorgehen:

Anamnese: Der Patient hat seit Jahren an der vorderen Thoraxwand ein Pigmentmal, was jetzt nach seinen Angaben „größer" geworden ist, juckt und gelegentlich geblutet hat (**Abb. Fall 12.3**).

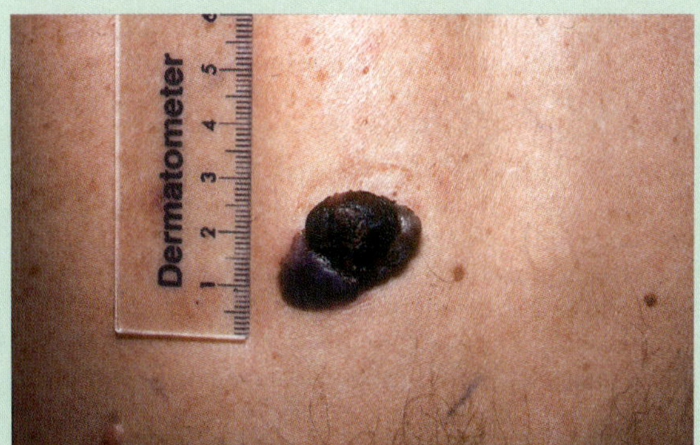

Abb. Fall 12.3 **Primäres knotiges Melanom**

Fortsetzung ▶

Befunde:
- knapp 3 cm im Durchmesser messendes Pigmentmal mit asymmetrischem Aspekt, unregelmäßiger Begrenzung, ungleichmäßigem Kolorit und zentraler Elevation;
- sonstiges Integument durch diskrete Pigmentverschiebungen bei hoher Sonnenexposition und hellem Hauttyp gekennzeichnet;
- Lymphknoten (zervikal, inguinal und axillär) palpatorisch unauffällig;
- Exzision und histopathologische Untersuchung ergeben ein primäres Melanom 2,9 mm Tumoreindringtiefe, Clark Level: III; Ulzeration nachweisbar.

Trotz regelmäßiger Nachsorge in 3-monatlichen Intervallen bemerkt der Patient nach 18 Monaten eine axilläre Schwellung linksseitig. Bei der körperlichen Untersuchung fallen zusätzlich multiple kleine kutane Metastasen am Stamm auf. Radiologisch werden zusätzlich 4 Metastasen-verdächtige Lungenrundherde festgestellt. Die Durchführung eines Ganzkörper-CT weist weiterhin 2 Lebermetastasen nach; der restliche Körper ist ohne nachweisbare Metastasen.

Therapie: Dem Patienten wird nach Aufklärung über die Aussaat der Tumorerkrankung die Möglichkeit angeboten, an einer Therapiestudie teilzunehmen. Dabei wird das Standardtherapeutikum DTIC verglichen mit einer experimentellen Kombinationstherapie. Kontrolluntersuchungen werden im Therapieverlauf durchgeführt, um Nebenwirkungen auf das Blut bildende System und die Tumorprogression zu erfassen. In der Regel erfolgt alle 8 – 12 Wochen eine Überprüfung der durchgeführten systemischen Therapie und ggf. ein Wechsel des Therapeutikums basierend auf dem erzielten Therapieerfolg und den Nebenwirkungen.

Therapieempfehlung

Bei gesicherter klinischer Diagnose eines malignen Melanoms ist die Therapie von Tumoren **ohne klinisch erkennbare Metastasen (Stadium I/II)** primär operativ. Eine histologische Diagnosesicherung und Beschreibung histopathologischer prognostischer Parameter (Tumoreindringtiefe nach Breslow, Clark-Level, Ulzeration) sind obligat. Bei primären Melanomen ohne Metastasierung und einer *Tumoreindringtiefe unter 1,5 mm* ist keine weitere medikamentöse Therapie anzuraten ✓. Bei *Tumoreindringtiefen über 1,5 mm* steigt das Rezidivrisiko an (Tab. 12.**9**). In diesem Patientenkollektiv ist bislang kein gesicherter Nutzen einer Therapie gezeigt. Diesen Patienten sollte eine adjuvante Therapie im Rahmen von kontrollierten, prospektiv-randomisierten Studien angeraten werden, die in den meisten Zentren angeboten werden und zumeist Interferon bzw. pegylierte Interferone beinhalten ✓. Im Stadium der **regionären Metastasierung (Stadium III)** steht ebenfalls die chirurgische Sanierung mit gewissen Heilungschancen in der ersten Linie ✓✓. Bislang konnte für kein nachfolgendes adjuvantes Behandlungskonzept zweifelsfrei ein Nutzen gezeigt werden ✗, so dass auch hier der Einschluss von Patienten in laufende kontrollierte Therapiestudien wünschenswert ist. Im Stadium der **Fernmetastasierung (Stadium IV)** gibt es keine gesicherte Behandlungsform, die die Überlebenszeit von Melanompatienten verbessern würde. Hier steht also nicht die Aussicht auf Heilung im Vordergrund, sondern insbesondere die Kontrolle der Tumorausbreitung sowie Aspekte der Lebensqualität. Der ungeliebte Standard ist die Behandlung mit Dacarbazin (DTIC). Durch Zugabe weiterer zytotoxischer Substanzen kann die Remissionsrate erhöht werden und teilweise ein bedeutsamer palliativer Effekt erreicht werden, der jedoch vorübergehend ist. Auch in diesem Krankheitsstadium ist die Behandlung im Rahmen von kontrollierten Therapieprotokollen zur langfristigen Verbesserung der Situation zu fordern ✓✓.

Patienten in Studien haben die beste Prognose!

Ausgewählte Literatur

1. Autier P, Dore JF, Negrier S, Lienard D, Panizzon R, Lejeune FJ, Guggisberg D, Eggermont AM Sunscreen use and duration of sun exposure: a double-blind, randomized trial. J Natl Cancer Inst 1999;91 : 1304 – 9 Comment in: J Natl Cancer Inst. 1999; 91 : 1269 – 70 ; J Natl Cancer Inst. 1999; 91 : 2046 – 7.
2. Balch CM, Buzaid AC, Atkins MB, Cascinelli N, Coit DG, Fleming ID, Houghton A Jr, Kirkwood JM, Mihm MF, Morton DL, Reintgen D, Ross MI, Sober A, Soong SJ, Thompson JA, Thompson JF, Gershenwald JE, McMasters KM. A new American Joint Committee on Cancer staging system for cutaneous melanoma. Cancer 2000 88 : 1484 – 1491.
3. Chapman PB, Einhorn LH, Meyers ML, Saxman S, Destro AN, Panageas KS, Begg CB, Agarwala SS, Schuchter LM, Ernstoff MS, Houghton AN, Kirkwood JM. Phase III multicenter randomized trial of the Dartmouth regimen versus dacarbazine in patients with metastatic melanoma. J Clin Oncol 1999 Sep;17(9):2745 – 51.
4. Falkson CI, Ibrahim J, Kirkwood JM, Coates AS, Atkins MB, Blum RH. Phase III trial of dacarbazine versus dacarbazine with interferon alpha-2b versus dacarbazine with tamoxifen versus dacarbazine with interferon alpha-2b and tamoxifen in patients with metastatic malignant melanoma: an Eastern Cooperative Oncology Group study. J Clin Oncol 1998;16 : 1743 – 51.
5. Garbe C, McLeod GR, Buettner PG. Time trends of cutaneous melanoma in Queensland, Australia and Central Europe. Cancer 2000;89(6):1269 – 78.
6. Grob JJ, Dreno B, de la Salmoniere P, Delaunay M, Cupissol D, Guillot B, Souteyrand P, Sassolas B, Cesarini JP, Lionnet S, Lok C, Chastang C, Bonerandi JJ. Randomised trial of interferon alpha-2a as adjuvant therapy in resected primary melanoma thicker than 1.5 mm without clinically detectable node metastases. French Cooperative Group on Melanoma. Lancet 1998; 351(9120):1905 – 10; Comment in: Lancet. 1998; 351(9120):1901 – 3; Lancet. 1999; 353 (9149):328.

7. Kirkwood JM, Ibrahim JG, Sosman JA, Sondak VK, Agarwala SS, Ernstoff MS, Rao U. High-dose interferon alfa-2b significantly prolongs relapse-free and overall survival compared with the gm2-KLH/QS-21 vaccine in patients with resected stage iib-iii melanoma: results of intergroup trial E1694/S9512/C509801. J Clin Oncol 2001 19 : 2370 – 2380.
8. Kirkwood JM, Strawderman MH, Ernstoff MS, Smith TJ, Borden EC, Blum RH. Interferon alfa-2b adjuvant therapy of high-risk resected cutaneous melanoma: the Eastern Cooperative Oncology Group Trial EST 1684. J Clin Oncol 1996; 14 : 7 – 17 Comment in: J Clin Oncol. 1996; 14 : 1 – 3 J Clin Oncol. 1996; 14 : 1967 – 8 J Clin Oncol. 1996; 14 : 1968 – 9.
9. Middleton MR, Grob JJ, Aaronson N, Fierlbeck G, Tilgen W, Seiter S, Gore M, Aamdal S, Cebon J, Coates A, Dreno B, Henz M, Schadendorf D, Kapp A, Weiss J, Fraass U, Statkevich P, Muller M, Thatcher N. Randomized phase III study of temozolomide versus dacarbazine in the treatment of patients with advanced metastatic malignant melanoma. Clin Oncol 2000; 18 : 158 – 166 Erratum in: J Clin Oncol 2000; 18 : 2351 Comment in: J Clin Oncol. 2000; 18 : 2185.
10. Pehamberger H, Soyer HP, Steiner A, Kofler R, Binder M, Mischer P, Pachinger W, Aubock J, Fritsch P, Kerl H, Wolff K. Adjuvant interferon alfa-2a treatment in resected primary stage II cutaneous melanoma. Austrian Malignant Melanoma Cooperative Group. J Clin Oncol 1998; 16 : 1425 – 9 Comment in: J Clin Oncol. 1998; 16: 3205 – 6.

12.3.2 Kutane Lymphome

Grundlagen

Definition und Einteilung. Primäre kutane Lymphome sind eine heterogene Gruppe lymphoproliferativer Neoplasien, die klinisch primär an der Haut in Erscheinung treten und dort bestehen bleiben, ohne dass es innerhalb von 6 Monaten zu einer extrakutanen Manifestation der Erkrankung kommt. Die Inzidenz liegt bei etwa 5 : 1 Mio. Einwohner.

Primär kutane Lymphome unterscheiden sich durch das klinische Bild, den klinischen Verlauf und durch die Prognose ganz wesentlich von primär nodalen Lymphomen mit ähnlichem histologischen Erscheinungsbild ✓✓; letztere sind ausführlich in Kapitel 8 behandelt (S. 362 ff.). Je nach Zugehörigkeit zur T- bzw. B-Zell-Reihe ergibt sich die Einteilung in kutane T- und kutane B-Zell-Non-Hodgkin-Lymphome.

Die **Klassifikation** der kutanen Lymphome wird international uneinheitlich gehandhabt. Da die REAL (Revised European and American Lymphoma)- und die WHO-Klassifikation überwiegend auf *nodale* Lymphome zugeschnitten sind (s. S. 367), wurde von der EORTC (European Organization for Research and Treatment of Cancer) eine weitere Klassifikation vorgeschlagen, die die wichtigsten Entitäten der primär *kutanen* Lymphome zusammmenfasst (Tab. 12.**12**).

Tab. 12.**12** **EORTC-Klassifikation der kutanen Lymphome** (1997)

Kutane T-Zell-Lymphome	Kutane B-Zell-Lymphome
indolent	
Mycosis fungoides (MF) MF + Mucinosis follicularis pagetoide Retikulose großzelliges T-Zell-Lymphom, CD30⁺ (anaplastisch, immunoblastisch, pleomorph) lymphomatoide Papulose	Keimzentrumslymphom Immunozytom (Marginalzonen-B-Zell-Lymphom)
aggressiv	***intermediär***
Sézary-Syndrom großzelliges T-Zell-Lymphom, CD30⁻ (immunoblastisch, pleomorph)	großzelliges B-Zell-Lymphom des Unterschenkels
provisorisch	
granulomatous slack skin pleomorphes T-Zell-Lymphom (kleinzellig/mittelgroßzellig) subkutanes Panniculitis-ähnliches T-Zell-Lymphom	Plasmozytom intravaskuläres B-Zell-Lymphom

Kutane T-Zell-Lymphome

Pathogenese. Die Entstehung der kutanen T-Zell-Lymphome beruht auf einer monoklonalen Expansion von malignen Lymphozyten in der Haut und der sukzessiven Ausbreitung über die Rezirkulationskompartimente Lymphknoten und Blut. Die ätiologischen und pathogenetischen Vorgänge sind noch unklar. Bei etwa 20 % der Patienten geht eine jahrelange Parapsoriasis-Erkrankung voraus, die dann in ein kutanes T-Zell-Lymphom übergeht.

Epidemiologische Daten zeigen eine Androtropie (m : w etwa 60 : 40) und ein durchschnittliches Erkrankungsalter von etwa 60 Jahren. Die Inzidenz liegt in den USA bei ca. 0,36 Fälle/100 000 Einwohner/Jahr (Quelle: Krebsregister von 9 Bundesstaaten, 1992). Für Europa und Australien wird sie insgesamt geringer eingeschätzt.

Verlauf und Prognose. Die **Mycosis fungoides** ist das häufigste kutane T-Zell-Lymphom. Der Verlauf der Erkrankung ist charakteristisch für drei klinisch-morphologische Entwicklungsphasen:
- das *Ekzem- oder Patch-Stadium* mit makulösen, schuppenden und juckenden Erythemen,
- das *Plaque-Stadium* (Abb. 12.**10**) mit rötlich-bräunlichen, flächigen, knotigen Infiltraten und
- das *Tumor-Stadium*, das durch halbkugelige exophytische Tumoren gekennzeichnet ist; im Spätstadium können auch Organe beteiligt sein.

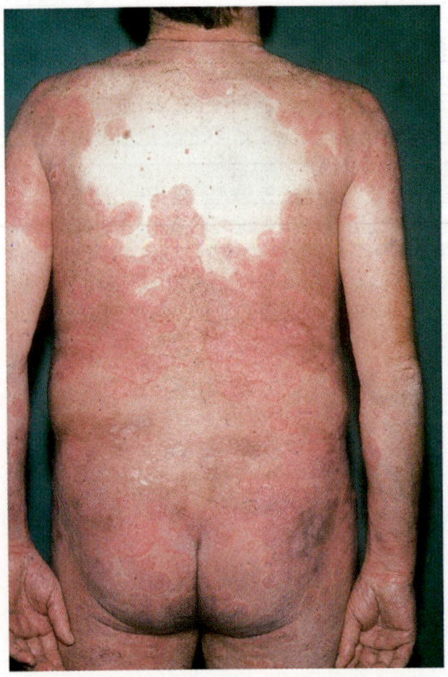

Abb. 12.**10** Patient mit **Mycosis fungoides im Plaque-Stadium** (Stadium I B).

Als weiteren Erscheinungstyp ist die erythrodermische Verlaufsform zu nennen, die zusätzlich durch Juckreiz und geschwollene Lymphknoten gekennzeichnet ist. Diese Entwicklungsstufen der Mycosis fungoides (MF), das Ekzem- bzw. Patch-Stadium, das Plaque-Stadium und das Tumor-Stadium und daneben die erythrodermische Mycosis fungoides stellen auch heute noch die Grundlage der Stadieneinteilung dar (Tab. 12.**13**). Neben dieser hat sich auch ein Schweregradindex (CTCL-SI) bewährt, um den Verlauf der Erkrankung quantitativ zu erfassen und zu beurteilen ✓.

Zu den wichtigsten prognostischen Faktoren gehört der spezifische Lymphknotenbefall und der Blutbefall (> 1000 atypische Lymphozyten/μl). Für Deutschland zeigen Daten aus einem monozentrischen Register, ohne

Tab. 12.**13** **Stadieneinteilung der kutanen T-Zell-Lymphome nach der TNM-Klassifikation**

Stadium	T	N	M
I A	1	0	0
I B	2	0	0
II A	1/2	0	0
II B	3	0/1	0
III	4	0/1	0
IV A	1–4	2/3	0
IV B	1–4	0–3	1

T1: ekzematöse Herde, Plaques < 10 % der Körperoberfläche (KOF);
T2: ekzematöse Herde, Plaques > 10 % der KOF;
T3: Tumore;
T4: Erythrodermie;
N0: keine Lymphknoten palpabel;
N1: palpable Lymphknoten;
N2: keine palpablen Lymphknoten, histologisch positiv;
N3: palpable Lymphknoten, histologisch positiv;
M0: kein Organbefall;
M1: Organbefall.

Aufschlüsselung nach Stadien, eine 5-Jahres-Überlebensrate von 69,1 % und eine 10-Jahres-Überlebensrate von 53,4 %. Die mittlere Überlebenszeit liegt bei etwa 7 Jahren.

Histologisch findet sich in den frühen Stadien der klassischen kutanen T-Zell-Lymphome ein bandförmiges Entzündungsinfiltrat in der oberen Dermis, bestehend aus oft nur gering atypischen lympho-mononukleären Zellen mit nur selten größeren, hyperchromatischen oder zerebriformen Kernen. Im Plaque-Stadium findet man einen deutlicheren Epidermotropismus z. T. atypischer lympho-mononukleärer Zellen ausgehend von dem bandförmigen dermalen Infiltrat, der bis zur Ausbildung von Pautrier-Mikroabzessen akzentuiert sein kann. Im Tumorstadium zeigt sich ein ausgeprägtes Infiltrat aus häufig stärker pleomorphen lymphozytären Zellen. Immunhistologisch handelt es sich meist um $CD4^+$-T-Lymphozyten, deren Monoklonalität mit molekularbiologischen Methoden nachgewiesen werden kann.

Therapeutische Implikationen. Das therapeutische Vorgehen bei den kutanen T-Zell-Lymphomen der Haut unterscheidet sich deutlich von der Therapie der primär nodalen Lymphome, da Biologie und Prognose sehr unterschiedlich sind. Die Behandlung ist palliativ, da zur Zeit kurative Behandlungsmöglichkeiten fehlen, und deshalb ist das therapeutische Vorgehen sequenziell und stadienabhängig. Eine frühzeitige intensive Chemotherapie erreicht keine Verbesserung der Prognose, sondern erhöht die Morbidität und schränkt das Spektrum weiterer therapeutischer Optionen ein. Das Hautorgan hat den Vorteil, dass es für lokale Therapiemaßnahmen gut zugänglich ist. So können topische Corticosteroide und – vor allem in den USA – Zytostatika oder toxische Agenzien (Carmustin, Stickstofflost) zur Anwendung kommen. Zudem weisen die lymphoiden Zellen eine hohe Empfindlichkeit gegenüber UV-Strahlen bzw. Strahlentherapie (schnelle Elektronen) auf. Dies hat sich die Phototherapie zunutze gemacht, die als Basisbehandlung angesehen werden kann. Die UV-Wirkung kann durch die zusätzliche systemische Anwendung von Psoralen (PUVA) und Immunmodulatoren (Interferone, Retinoide) noch verstärkt werden.

Kutane B-Zell-Lymphome

Pathogenese. Die primär kutanen B-Zell-Lymphome sind eine eigenständige Gruppe innerhalb der Gruppe der kutanen Non-Hodgkin-Lymphome. Die Ätiologie ist unklar, jedoch wird in einigen Fällen eine Assoziation zu Borrelien-Infektionen diskutiert.

Epidemiologie. Die kutanen B-Zell-Lymphome stellen ca. 20–25 % der primär kutanen Lymphome. Häufigste Vertreter sind die niedrigmalignen Keimzentrumslymphome und Immunozytome (Marginalzonenlymphome) (Tab. **12.12**). Die Geschlechtsverteilung ist weitgehend ausgeglichen. Das Durchschnittsalter liegt bei etwa 52 Jahren.

Verlauf und Prognose. Die klinische Manifestation der B-Zell-Lymphome ist meist gekennzeichnet durch das

Tab. 12.**14** **Stadieneinteilung der kutanen B-Zell-Lymphome** nach der Ann-Arbor-Klassifikation

Stadium	Befallsmuster
II 1	Befall der Haut einschließlich der regionären Lymphknoten oder eines weiteren extranodalen Organs (II-1 E)
II 2	Befall der Haut und der Lymphknoten; der über die regionären Lymphknoten hinausgehen und auch einen weiteren Organbefall einschließen kann
III	Befall der Haut und Lymphknoten oberhalb und unterhalb des Zwerchfells einschließlich eines weiteren extralymphatischen Organs oder Gewebes (III E) oder der Milz (III S) oder beides (III SE)
IV	disseminierter bzw. generalisierter Organbefall mit und ohne Lymphknotenbefall

Auftreten von einzelnen aber auch disseminierten erythematösen papulösen bzw. knotigen Hautveränderungen. Bevorzugte Lokalisation ist beim kutanen Keimzentrumslymphom der Kopfbereich, beim Marginalzonenlymphom die Extremitäten und beim großzelligen B-Zell-Lymphom der Unterschenkel. Da die primär kutanen Lymphome meist auf die Haut beschränkt bleiben, wird ein weiterer Organbefall seltener gesehen. Findet jedoch ein extrakutaner Befall statt, erfolgt die Stadieneinteilung nach der Ann-Arbor-Klassifikation (Tab. **12.14**).
Neben dem klinisch-morphologischen Erscheinungsbild sind die histologischen bzw. immunhistologischen Befunde von entscheidender Bedeutung. So sind die Zelltypisierung des Infiltrates mit Hilfe von spezifischen Antikörpern gegen die B-Zell-Reihe (CD19, CD20, CD21, CD79a) sowie Aussagen über die bcl-2 Expression und über die Verteilung der kappa/lambda Leichtketten hilfreich zur Einschätzung der Prognose und zur Beurteilung der Klonalität. Letztere kann durch molekularbiologische Untersuchungen zur Umlagerung der schweren Immunglobulinketten (IgH) ergänzt werden.
Die mittlere Überlebenszeit liegt bei den niedrigmalignen kutanen B-Zell-Lymphomen bei über 10 Jahren und die 5-Jahres-Überlebensrate liegt bei > 90 %. Beim kutanen großzelligen B-Zell-Lymphom des Unterschenkels liegt die 5-Jahres-Überlebensrate deutlich niedriger bei 58 %.

Bei der Diagnose eines kutanen B-Zell-Lymphoms muss durch eine ausführliche Ausbreitungsdiagnostik ein nodales bzw. extrakutanes B-Zell-Lymphom ausgeschlossen werden.

Evidenzbasierte Therapie der kutanen Lymphome

Kutane T-Zell-Lymphome

Therapieziel. Die palliative Behandlung sollte von drei wichtigen konzeptionellen Zielen geleitet sein: 1. eine effektive Induktion einer Remission durch eine stadienorientierte Therapie, 2. eine effektive Verlängerung der Remissionsdauer und Überlebenszeit, und 3. eine adäquate Lebensqualität.
Zuverlässige Kriterien, die eine prophylaktische Therapie rechtfertigen und eine sichere Prognose-orientierte Therapie erlauben, liegen zur Zeit nicht vor.
Nach Sicherung der Diagnose sollte die Behandlung sequentiell-symptomatisch erfolgen. Dabei sollten die Ausdehnung des Hautbefalls sowie die extrakutane Ausbreitung berücksichtigt werden. Empfehlenswert ist insbesondere bei den häufigen klassischen kutanen T-Zell-Lymphomen, der Mycosis fungoides und dem SéZary-Syndrom, ein schrittweises Vorgehen, wobei zu Beginn ein mildes Therapieschema gewählt werden sollte ✓. Bei Nichtansprechen können weitere Therapiemodalitäten zusätzlich angewendet werden. Von aggressiven Therapiemaßnahmen (Polychemotherapie) ist in den Stadien I–III abzuraten, da dadurch keine längeren Überlebenszeiten zu erwarten sind. Diese sollten daher nur den Endstadien vorbehalten sein ✓.

Nichtmedikamentöse Therapie

Die Exzision und ggf. Nachbestrahlung mit Röntgenweichstrahlen oder schnellen Elektronen ist nur bei unilokulärem Befall, z. B. einem kutanen $CD30^+$ großzelligen T-Zell-Lymphom, zu empfehlen ✓✓. Bei klassischen kutanen T-Zell-Lymphomen ist eine kombinierte Photo- und Pharmakotherapie indiziert.

Stadiengerechte Photo- und Pharmakotherapie

Im Allgemeinen sind die klinischen **Stadien IA bis IIA** (Hautbefall allein) die Domänen der Phototherapie (SUP, PUVA; s. S. 580 f.), evtl. unter Hinzunahme oraler Retinoide (z. B. Acitretin 0,5 mg/kgKG) oder/und Interferon-α (3–9 Mio IE, 3 ×/Woche s. c.) ✓✓. Im **Stadium IIB** empfiehlt sich neben einer Photochemotherapie eine Bestrahlungstherapie mit Röntgenweichstrahlen oder schnellen Elektronen ✓. Auch im **Stadium III** (Erythrodermie) ist ein schrittweises Vorgehen zu empfehlen: Initial kommt eine klassische Psoralen-Phototherapie (PUVA) bzw. eine Kombination mit Retinoiden (RePUVA) oder Interferon-α (α-PUVA) in Frage ✓. Als weitere Standardtherapie kommt hier die extrakorporale Photopherese (ECP) in Betracht. Bei mäßigen Ansprechraten der ECP-Monotherapie ist eine Kombination mit Interferon-α zu empfehlen. Als effektiv hat sich auch die Ganzkörperstrahlentherapie mit schnellen Elektronen erwiesen oder eine Therapie mit Methotrexat (7–20 mg/m², 1 × /Woche) ✓. Bei den **Stadien IVA und IVB** (Befall der hautnahen Lymphknoten bzw. extrakutaner Befall, innere Organe) sind je nach Befund und Erfahrung des Therapeuten eine Kombinationsbehandlung aus ECP, RePUVA und/oder IFN-α zu empfehlen. Als ultima ratio kommen Polychemotherapieschemata (z. B. Knospe-Schema, CHOP, CVP, COP-BLAM, vgl. S. 362 ff.) in Frage.

Fallbeispiel 12.4: Kutanes T-Zell-Lymphom

Anamnese: Ein 75-jähriger Mann stellt sich vor mit disseminierten infiltrierten Plaques am gesamten Integument (**Abb. Fall 12.4**). Eine histologische Probeentnahme bestätigt den klinischen Verdacht einer Mycosis fungoides.

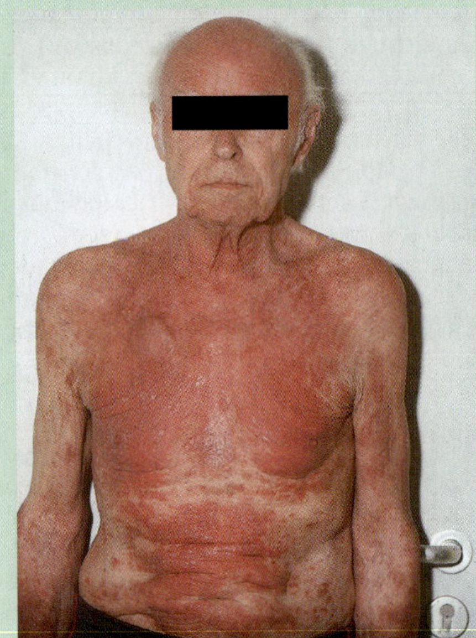

Abb. Fall 12.**4** Infiltrierte Plaques bei einem 75-jährigen Patienten mit **T-Zell-Lymphom**.

Befunde:
- disseminierte, infiltrierte Plaques mit leichter Schuppung,
- Lymphknoten inguinal tastbar, indolent; axillär nicht tastbar;
- Extirpation eines Lymphknotens inguinal zeigt einen spezifischen Befall durch das T-Zell-Lymphom.

Die Ganzkörper-CT zeigt keine weitere Ausbreitung des Lymphoms. Ein Blutbefall liegt nicht vor.

Therapie: Nach Aufklärung des Patienten über die Ausbreitung des Lymphoms und die Prognose wird zunächst eine Photochemotherapie (PUVA) in Kombination mit Interferon-α eingeleitet. Die Dosis der Interferon-Behandlung wird schrittweise auf 9 Mio. I.E. 3 × /Woche gesteigert. Nebenwirkungen wie Grippesymptome werden mit Paracetamol gelindert. Die PUVA-Therapie wird 5 × /Woche bis zur kompletten Remission durchgeführt. Dann folgt eine Erhaltungstherapie 1 – 2 × /Woche unter beibehaltener Interferontherapie (9 Mio. I.E. 3 × /Woche) für weitere 6 Monate. Nachsorgeuntersuchungen finden in 3-monatigen Abständen statt.

Kutane B-Zell-Lymphome

Therapieziel. Im Gegensatz zu den kutanen T-Zell-Lymphomen ist bei den kutanen B-Zell Lymphomen der Therapieansatz **primär kurativ**.
Tumorknoten sollten exzidiert und lokal nachbestrahlt werden (z. B. Röntgenweichstrahlen oder schnelle Elektronen) ✓✓. Darüber hinaus ist auch eine Therapie mit Interferon-α zu erwägen ✓. Viel versprechende Therapieergebnisse fanden sich auch in kleinen Pilotstudien mit einer intraläsionalen oder systemischen anti-CD20-Antikörpertherapie ✓. Weitere Studien an größeren Patientenkollektiven müssen jedoch diese Ergebnisse in der Zukunft bestätigen. Liegt ein ausgedehnter systemischer Befall vor, sollte in Absprache mit den internistischen Onkologen eine Chemotherapie bzw. Bestrahlung durchgeführt werden.

Ausgewählte Literatur

1. Case D.C.: Combination chemotherapy for mycosis fungoides with cyclophosphamide, vincristine, methotrexate, and prednisolone. Am J Clin Oncol 1984; 453 – 461.
2. Dippel E, Goerdt S, Assaf C, Stein H, Orfanos CE: Cutaneous T-cell lymphoma severity index and T-cell gene rearrangement. Lancet 1997; 350: 1776 – 1777.
3. Dippel E, Goerdt S: Therapie kutaner T-Zell-Lymphome unter besonderer Berücksichtigung der extrakorporalen Photopherese. In: Onkologie. Zeller W.J., zur Hausen H., eds. 1998; 1 – 7.
4. Dippel E, Schrag H, Goerdt S, Orfanos CE: Extracorporeal photopheresis and interferon-alpha in advanced cutaneous T-cell lymphoma. Lancet 1997; 350: 32 – 33.
5. Garbea A, Klemke C, Dippel E, Hildenbrand R, Bleyl U, Schadendorf D, Goerdt S. Cutaneous large B-cell lymphoma of the leg masquerading as a chronic venous ulcer. *Brit J Dermatol* 2001 in Druck.
6. Goerdt S, Trautmann C, Kütting B, Ramaker J, Schmuth M, Thiel E, Luger T, Stein H, Orfanos CE: Seltene Varianten kutaner T-Zell Lymphome. Hautarzt 1996; 47: 96 – 105.
7. Harris NL, Jaffe ES, Stein H, et al: A revised European-American classification of lymphoid neoplasms: a proposal from the International Lymphoma Study Group. Blood 1994; 84: 1361 – 1392.
8. Heinzerling LM, Urbanek M, Funk JO, Peker S, Bleck O, Neuber K, Burg G, von den Driesch P, Dummer R.: Reduction of tumor burden and stabilization of disease by systemic therapy with anti-CD20 antibody (rituximab) in patients with primary cutaneous B-cell lymphoma. Cancer 2001; 89: 1835 – 44.
9. Koh HK, Charif M, Weinstock MA: Epidemiology and clinical manifestations of cutaneous T-cell lymphoma. Hematol Oncol Clin North Am 1995; 9: 943 – 960.
10. Nisce LZ, Safai B, Kim J.H.: Effectiveness of once-weekly total skin electron irradiation in the treatment of mycosis fungoides. Cancer 1981; 47: 870 – 876.
11. Orfanos CE, Garbe C: Pseudolymphome, Praelymphome und Lymphome der Haut. In: Therapie der Hautkrankheiten. Orfanos CE, ed. Springer-Verlag Berlin Heidelberg, 1995; 987 – 1020.
12. Stadler R, Otte HG, Luger T, Henz BM, Kuhl P, Zwingers T, Sterry W. Prospective randomized multicenter clinical trial

on the use of interferon-2a plus acitretin versus interferon-2a plus PUVA in patients with cutaneous T-cell lymphoma stages I and II. Blood. 1998; 15: 3578 – 81.
13. Weinstock MA: Epidemiology of mycosis fungoides. Semin Dermatol 1994; 13: 154 – 159.
14. Willemze R, Kerl H, Sterry W, et al: EORTC classification for primary cutaneous lymphomas: a proposal from the cutaneous lymphomas study group of the European organisation for research and treatment of cancer. Blood 1997; 90: 354 – 371.
15. Wilson LD, Licata AL, Braverman IM, et al: Systemic chemotherapy and extracorporeal photochemotherapy for T3 and T4 cutaneous T-cell lymphoma patients who have achieved a complete response to total skin electron beam therapy. Int J Radiat Oncol Biol Phys 1995; 32: 987 – 995.
16. Winkelmann RK, Diaz-Perez JL, Buechner S.A.: The treatment of Sézary syndrome. J Am Acad Dermatol 1984; 10: 1000 1008.

12.4 Akne

Grundlagen

Prävalenz und Bedeutung. Akne ist eine nahezu universelle Erkrankung. Sie tritt in allen Völkern, überwiegend bei jungen Erwachsenen, auf. Rund 70 bis 87 % aller Jugendlichen weisen Akneläsionen auf. Die Inzidenz zeigt ein Maximum im Alter von 15 bis 18 Jahren, Männer und Frauen sind gleichmäßig betroffen. Bei der Mehrzahl der Patienten erfolgt eine spontane Rückbildung, in 10 % der Fälle persistiert die Akne jedoch über das 25. Lebensjahr hinaus, eine Spättyp-Akne kann in Einzelfällen bis ins 4. – 6. Lebensjahrzehnt andauern. An einer Spättyp-Akne erkranken häufiger Frauen als Männer. Der Verlauf ist bei kaukasischen Patienten schwerer als bei pigmentierten Völkern; Japaner weisen hingegen normalerweise mildere Verlaufsformen auf als andere Völker.
Nicht weniger als 15 – 30 % der Aknepatienten benötigen wegen des Schweregrades oder der Dauer der Erkrankung eine medizinische Therapie. An einer klinisch relevanten, therapiebedürftigen Akne sind häufiger Männer als Frauen erkrankt. 2 – 7 % aller Aknepatienten leiden zumindest zeitweise an einer schweren Akne, die Narben hinterlässt. Mit 22 – 32 % aller ärztlichen Konsultationen für Hauterkrankungen nimmt die Akne weltweit den Spitzenplatz aller dermatologischen Diagnosen ein und ist mit 1,1 % einer der häufigsten Gründe ärztlicher Konsultationen überhaupt. 1996 – 98 wurden in den USA rund 1 Milliarde US-Dollar jährlich lediglich für die systemische Therapie der Akne ausgegeben.

Klassifikation. Die Akne kann sich in unterschiedlichen morphologischen Formen manifestieren:
- Acne vulgaris
  - Acne comedonica
  - Acne papulopustulosa
  - Acne nodosa/nodulocystica
- Acne conglobata
- Acne fulminans
- Acne triade/tetrade.

Die **Ermittlung des Schweregrades** zur therapeutischen Entscheidung kann am besten durch die vereinfachte Einteilung der American Academy of Dermatology erfolgen (Tab. 12.**15**) oder durch die neueste Klassifikation der „Global Alliance to Improve Outcomes in Acne“ (Tab. 12.**16**).

Ursachen. Die ätiologischen Faktoren sind so vielfältig wie die klinischen Erscheinungsbilder.
Studien zu **genetischen Faktoren** brachten identische Sebumsekretionsraten bei akneerkrankten eineiigen Zwillingspaaren, aber unterschiedliche Verteilungsmuster und Schweregrade der Akne. Bei zweieiigen Zwillingen war in 54 Prozent bei beiden Zwillingen eine Akne zu finden. Die Auswertung von Familienanamnesen lässt die Vermutung zu, dass bei gehäuftem Auftreten und schweren Akneverlaufsformen der Vorfahren bei den aktuell Erkrankten ein schwererer Krankheitsverlauf zu erwarten ist. Neuere Untersuchungen deuten auf einen Zusammenhang zwischen bestimmten Mutationen und Talgdrüsenerkrankungen bzw. dem Ausbruch der Akne hin.

Tab. 12.**16** **Klassifikation der „Global Alliance to Improve Outcomes in Acne“ zur Therapieentscheidung**

Schweregrad	klinische Form
milde	comedonica papulopustulosa
mäßig	papulopustulosa nodosa
schwer	nodosa/nodulocystica conglobata

Tab. 12.**15** **Vereinfachte Beurteilung des Akneschweregrades** zur therapeutischen Entscheidung

Schweregrad	Komedonen	Papeln/Pusteln	kleine Knoten/Zysten	Knoten	Entzündung	Narben
mild	wenig	0 oder wenig	0	0	0	0
moderat	viele	wenig bis viele	0 oder wenig	0	vorhanden	0
schwer	viele	sehr viele	viele	0 oder wenig	stark	vorhanden
sehr schwer	Fistel-Komedonen	sehr viele	viele	wenig bis viele, tief lokalisiert	sehr stark	vorhanden

Bei vielen Aknepatientinnen verändert sich der Verlauf der Akne mit dem **Menstruationszyklus**. So zeigt sich häufig in der Woche vor Beginn der Menstruationsblutung eine Befundverschlechterung. Allerdings mangelt es diesbezüglich in der Literatur an exaktem Datenmaterial ≈. Hinsichtlich der **Schwangerschaft** liegen widersprüchliche Ergebnisse vor ✓✗. Nach den klinischen Erfahrungen hat eine normale Schwangerschaft jedoch einen eher günstigen Einfluss auf die Akne.

Schokolade führt nicht zur Verschlechterung der Akne.

Ernährungsfaktoren, insbesondere Schokolade, tierische Fette, Nüsse, scharfe Gewürze und Käsesorten, werden häufig für eine Verschlechterung oder Aufrechterhaltung der Akne verantwortlich gemacht. Große Studien erbrachten jedoch, dass weder eine schokoladenreiche Diät zu einer Befundverschlechterung der Akne führt, noch dass eine Korrelation zwischen der Schwere der Akne und der Nahrungszusammensetzung besteht. Allerdings können niedrigkalorische Diäten die Androgenfreisetzung und damit die Sebumsekretion senken. In Asien führt man die beobachtete Zunahme der Akneprävalenz auf die Übernahme westlicher Ernährungsgewohnheiten zurück.
Raucher sind häufiger als Nichtraucher an Akne erkrankt, wobei auch eine lineare Assoziation des Akneschweregrades mit der täglichen Intensität des Rauchens nachgewiesen wurde.
Umweltfaktoren können im Einzelfall eine Rolle spielen. In feuchten, tropischen Klimazonen kann es zur Verschlechterung einer präexistenten Akne kommen. Akne bzw. akneiforme Läsionen können auch durch iatrogene Faktoren ausgelöst oder verschlechtert werden, z.B. durch zahlreiche Medikamente, Kosmetika oder Bestrahlungstherapien So wurde ein sicherer Zusammenhang nachgewiesen für Androgene, anabole Steroide, orale und topische Corticosteroide, Lithium und halogenhaltige Verbindungen.
Der Einfluss **psychischer Faktoren** auf die Pathogenese der Akne ist umstritten. Vermutlich wird keine Akne allein durch psychische Faktoren ausgelöst, wobei aktuelle experimentelle Daten auf die Beteiligung von zirkulierenden Stress-assoziierten Faktoren bei der Entwicklung von entzündlichen Prozessen im Talgdrüsenfollikel hinweisen.

Pathophysiologie. Die Akne ist eine Erkrankung des Talgdrüsenfollikels, der aus großen Talgdrüsen und kleinen assoziierten Haarfollikeln besteht und insbesondere im Gesicht-, Brust- und Rückenbereich lokalisiert ist, wo sich auch die Erkrankung manifestiert. Zur Pathogenese tragen eine erhöhte Talgdrüsenaktivität mit Hyperseborrhoe, eine abnorme follikuläre Differenzierung und erhöhte Verhornung, weiterhin mikrobielle Hyperkolonisation sowie Entzündungreaktionen mit den entsprechenden immunologischen Abläufen bei (Abb. 12.**11**).
Die früheste morphologische Veränderung des **Talgdrüsenfollikels** ist die abnormale Differenzierung der follikulären Keratinozyten. Eng gepackte, lamellär angeordnete Korneozyten füllen das Lumen von Follikelkanal und Talgdrüsenausführungsgang aus, was zur Bildung von Mikrokomedonen führt. Die Größenzunahme der Mikrokomedonen führt dann zu klinisch sichtbaren Komedonen, den nicht-entzündlichen Läsionen der Akne. Die meisten entzündlichen Läsionen entwickeln sich aus Mikrokomedonen.
Aknepatienten haben gegenüber gesunden Vergleichspersonen eine gesteigerte Sebumproduktion; der Schweregrad der Akne ist im Allgemeinen proportional zur produzierten Talgmenge. Die Talgdrüse ist ein Zielorgan für **Androgene** (Dehydroepiandrosteron [DHEA], Testosteron, 5α-Dihydrotestosteron [DHT]), die eine Vergrößerung der Talgdrüsen und eine erhöhten Sebumexkretionsrate bewirken. Der Beginn der Akne fällt häufig mit der Adrenarche (Steigerung der Androgenproduktion in der Nebennierenrinde vor der Pubertät) zusammen. Man kann daher annehmen, dass die primäre Stimulation der Talgdrüse über den adrenalen Cortex erfolgt, später dann über die Hoden und Ovarien. Die meisten Aknepatienten weisen keine erhöhten Androgenspiegel oder sonstige Hormonabnormalitäten auf. Vielmehr haben neuere Untersuchungen gezeigt, dass Sebozyten aus Akneregionen eine höhere An-

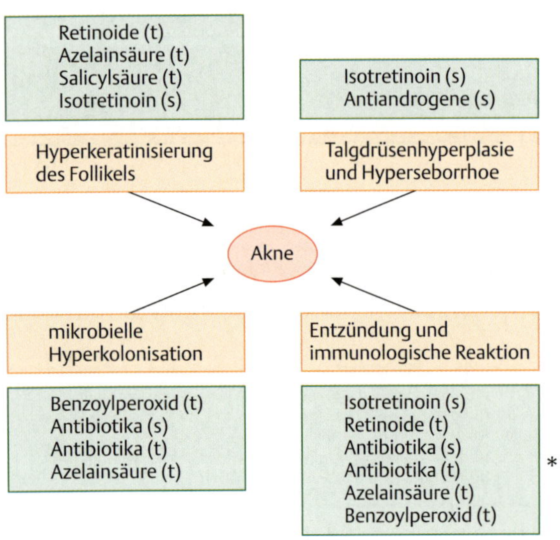

Abb. 12.**11** **Pathophysiologie der Akne** und Angriffspunkte der Therapie
(t = topisch, s = systemisch, * = teils indirekt).

sprechrate auf Androgene aufweisen als Sebozyten aus anderen Arealen.
Da ein Mangel an essenziellen Fettsäuren Hyperkeratosen hervorruft, wurde postuliert, dass bei Aknepatienten möglicherweise ein intrafollikulärer Linolsäuremangel für die Verhornungsstörungen verantwortlich ist. Tatsächlich enthält der Sebum von Aknepatienten im Vergleich zu Kontrollpatienten weniger **Linolsäure**. Die topische Linolsäurebehandlung führt tatsächlich zu einer Reduktion der Mikrokomedonengröße.
Die **mikrobielle Hyperkolonisation** ist zu Beginn der Akneläsionen nicht das Hauptproblem. Propionibakterien gehören zur Gruppe der anaeroben, beziehungsweise mikro-aerophilen Bakterien und sind Teil der normalen Hautflora. Bis zur Pubertät können sie kaum nachgewiesen werden. Bei Aknepatienten lässt sich eine erhöhte Dichte an Propionibakterien gegenüber gesunden Probanden nachweisen. Wenn sich aus Talgdrüsenfollikeln Mikrokomedonen entwickeln, entsteht ein anaerobes, Lipid-reiches Milieu als optimaler Nährboden für das Wachstum von Propionibakterien. Diese produzieren Lipasen, welche in der Lage sind, Triglyceride in freie Fettsäuren zu spalten. Letztere können eine Hyperproliferation der follikulären Keratinozyten und/oder eine entzündliche Reaktion auslösen.
Die **entzündlichen Prozesse** sind bisher kaum untersucht. In der initialen Entzündungsphase vermutet man in und um die Follikel eine Akkumulation neutrophiler Granulozyten, die durch die von Propionibakterien produzierten chemotaktischen Faktoren angelockt werden. Hydrolytische Enzyme, die von Neutrophilen freigesetzt werden, fördern Gewebeschäden und eine Zellabschilferung ins Follikellumen, was wiederum die Entzündungskaskade triggert.
Im Gegensatz zu dieser Theorie konnten neuere Publikationen zeigen, dass das initiale Entzündungsinfiltrat bei entzündlichen Akneläsionen mononukleär ist. Follikuläre Keratinozyten und Sebozyten produzieren *in vitro* proinflammatorische Zytokine, die eine komedonartige Hyperkeratinisierung der Talgdrüsenfollikel induzieren können. Daher sind Propionibakterien vermutlich nicht in das initiale entzündliche Stadium involviert. Sie können jedoch möglicherweise die Immunantwort potenzieren, wenn sich die Akneläsion schon entwickelt hat.

Therapeutische Implikationen (Abb. 12.**11**). Die Talgdrüsenhyperaktivität lässt sich durch systemische Gabe von Antiandrogenen oder Isotretinoin unterdrücken (Sebosuppression). Die follikuläre Hyperkeratose kann direkt durch topische und systemische Retinoide sowie durch topisch applizierte Azelainsäure beeinflusst werden; sekundär kann eine Keratolyse auch durch den Einfluss anderer Präparate auf die sonstigen pathogenetischen Faktoren der Akne erreicht werden. Benzolyperoxid (BPO) sowie topische und systemische Antibiotika wirken primär antimikrobiell. Zahlreiche Aknetherapeutika haben jedoch auch direkte oder indirekte antiinflammatorische Effekte, indem sie z. B. die Bildung beziehungsweise Aktivierung der chemotaktischen Faktoren oder die Freisetzung reaktiver Sauerstoffspezies hemmen. Allerdings werden Präparate selten ausschließlich wegen ihrer antiinflammatorischen Wirkung verabreicht, wobei die selektive antientzündliche Therapie eine interessante Zukunftsperspektive für die Behandlung der Akne darstellt.

Evidenzbasierte Therapie der Akne

Therapieziel ist die Milderung der Symptomatik und die Vermeidung der Narbenbildung, bis die spontane Remission der Erkranung auftritt. Darüber hinaus soll eine postinflammatorische Hyperpigmentierung vermieden werden.
Vor Beginn der Behandlung sollte der Patient über den langsamen Fortschritt der meisten Behandlungsmöglichkeiten informiert werden. Insbesondere in den ersten vier Wochen ist mit keiner oder nur einer geringen klinischen Verbesserung zu rechnen. Die Therapie sollte über mehrere Monate durchgeführt werden, wobei die größte klinische Besserung zwischen der 8. und 24. Woche erzielt wird. Weiterhin müssen die Patienten darüber aufgeklärt werden, dass im Laufe der Jahre möglicherweise mehrere Behandlungszyklen notwendig werden. Insbesondere bei der Akne im Pubertätsalter ist eine längerfristige prophylaktische Therapie und eine Nachsorge über mehrere Jahre auch nach einer klinischen Abheilung notwendig.

Nichtmedikamentöse Therapie

Die **Hautreinigung** hat keinen therapeutischen Wert bei Akne. **Nahrungsmittel** sollten individuell gemieden werden, wenn anamnestische Hinweise auf eine assoziierte Verschlechterung der Erkrankung vorliegen. Eine **Gewichtsabnahme** bei übergewichtigen Patienten kann zu einer Verbesserung der Erkrankung führen. Häufige großflächige Anwendung von hautdeckenden **Kosmetika** kann eine vorbestehende Akne verschlechtern bzw. die Neubildung von disseminierten Komedonen verursachen. Das **Rauchen** wurde neuerdings als begünstigender Faktor für die Entwicklung einer Akne nachgewiesen. Eine **UV-Therapie** ist bei Akne nicht indiziert ✗. Vielmehr wurde über eine Befundverschlechterung mit der Induktion neuer Komedonen berichtet.

Lokaltherapie der Akne

Die Anamnese, verbunden mit einer klinischen Untersuchung der Haut sowie die Klassifikation der Akne (s. o.) und Einordnung des Schweregrades bei Eingangs- und den Kontrolluntersuchungen sind grundlegend für die Auswahl und die Effektivität eines Behandlungsschemas. Zusätzliche Faktoren sind die Patienten-Compliance, der Hauttyp (dunkel pigmentierte Patienten neigen zu postinflammatorischer Hyperpigmentierung) und die Neigung zu Narbenbildung.

Wahl der Trägersubstanz und Anwendungsweise. Die Vehikelwahl wird bei der topischen Behandlung weitgehend durch den Hauttyp bestimmt. Grundlagen vom Gel-Typ sind nicht fettend und haben eine austrocknende Wirkung; insbesondere bei stark fettiger Haut wirken Alkohol-Gele angenehm. Grundlagen vom Creme- oder Lotion-Typ haben eine gute kosmetische Akzeptanz, wobei u. E. Cremes bei trockener, normaler oder leicht fettiger Haut die Grundlage der Wahl darstellen. Lösungen wirken zwar austrocknend, sind jedoch besonders bei einer flächenhaften Anwendung sehr effektiv.

Die Mehrzahl der topischen Aknemedikamente wird 2 × täglich aufgetragen. Eine 1 × tägliche oder tagesalternierende Behandlung wird aktuell angestrebt und kann insbesondere eingesetzt werden, wenn eine Irritation vermieden werden soll oder bereits vorliegt (z. B. bei der Verordnung von Retinoiden). Grundsätzlich sollten Lokaltherapeutika eher flächenhaft aufgebracht werden als nur auf einzelne Akneläsionen. Einen Überblick über das Wirkungsprofil der verschiedenen Aknemedikamente gibt Tab. 12.**17**.

Topische Retinoide

Topisch applizierte Retinoide wirken komedolytisch: Sie normalisieren die Abschuppung des follikulären Epithels, fördern den Abfluss bereits vorhandener Komedonen und verhindern die Bildung neuer Mikrokomedonen ✓✓. Das wiederhergestellte follikuläre Mikromilieu verhindert das Wachstum von Propionibakterien und die Ruptur von Komedonen in das Umgebungsgewebe. Topisch applizierte Retinoide können, insbesondere bei mehr als 1 × täglicher Anwendung, zur lokalen Irritation mit Erythem, Schuppung und Brennen führen, abhängig vom Retinoid-Typ, der Grundlage und der Wirkstoffkonzentration. Unter Umständen kann durch den Wechsel der Grundlage die irritative Wirkung der Retinoide abgeschwächt werden.

Tretinoin (0,01 – 0,1 %) ist die Referenzsubstanz der topisch applizierten Retinoide. Die Therapie sollte mit einer niedrigen Konzentration (beispielsweise 0,025-%ige Creme) begonnen und dann mit zunehmender Therapiedauer die Konzentration langsam gesteigert werden.

Die Wirkstärke korreliert nicht zwingend mit der eingesetzten Konzentration.

Vielmehr hängt der klinische Effekt auch stark vom Vehikeltyp ab, der die Wirkstofffreisetzung und -penetration beeinflusst. So scheint die mikroverkapselte Form eines Tretinoin-Gels (0,1 %) bei gleicher klinischer Wirksamkeit weniger zu irritieren. Das Wirkmaximum kann nach drei bis vier Behandlungsmonaten erwartet werden. Die Patienten sollten darauf hingewiesen werden, dass es nach acht bis vierzehn Tagen zu einer Befundverschlechterung der Akne kommen kann, die sich aber im weiteren Verlauf wieder zurückbildet.

Information über Phototoxizität ist notwendig!

Besonders im Sommer oder in der Skisaison müssen die Patienten auf die phototoxische Wirkung von Tretinoin hingewiesen werden, die den Einsatz von Sonnenschutzmitteln notwendig macht.

Keine Retinoide für Schwangere!

Da die Diskussion über die potenzielle Teratogenität von topisch applizierten Retinoiden noch nicht abgeschlossen ist, sollten topische Retinoide schwangeren Patientinnen nicht verordnet werden.

Isotretinoin (0,05 %) ist als Gel oder Creme im Handel und in dieser Darreichung sicherer als die systemische Gabe, beeinflusst jedoch im Gegensatz zur letzteren nicht die Sebumproduktion. Der Wirkeffekt ist mit der topischen Tretinoin-Therapie vergleichbar ✓, allerdings hat Isotretinoin wahrscheinlich eine höhere antientzündliche Wirkung und verursacht eine geringere Irrita-

Tab. 12.**17** **Wirkungsprofil der Aknemedikamente.** +++ sehr stark, ++ stark, + moderat, - schwach/indirekt

	follikuläre Hyperkeratose	Seborrhoe	bakterielle Hyperkolonisation	Entzündung
topische Anwendung				
Azelainsäure	+	-	++	+
Retinoide	++	-	(+)	-
Benzoylperoxid	(+)	-	+++	(+)
Erythromycin	-	-	++	+
Tetracyclin	-	-	++	+
Clindamycin	-	-	++	-
systemische Anwendung				
Tetracycline	-	-	++	+
Isotretinoin	++	+++	(+)	++
Antiandrogene (Cyproteronacetat, Chlormadinonacat, Dienogest)	-	++	-	(+)
gestagenhaltige Kontrazeptiva	-	+	-	(+)

tion. Isotretinoin wird durch UV-Strahlung teilweise in Tretinoin umgewandelt.

Adapalen ist ein polyaromatisches Retinoid (Naphtalinsäure-Derivat) mit antientzündlichen Effekten. 0,1% Adapalen ist nach 12-wöchiger Behandlung bezüglich der Gesamtzahl der Akne-Effloreszenzen mindestens ebenso wirksam wie eine 0,025%ige Tretinoin-Formulierung ✓✓, jedoch mit geringeren lokalen Irritationen.

Motretinid (0,1%) ist ein bisher nur in der Schweiz zugelassenes Tretinoin-Methylamid. ≈Das mono-aromatische, topische Retinoid ist zwar gegenüber entzündlichen Läsionen effektiver als eine 0,05%ige Tretinoin-Formulierung, insgesamt ist es jedoch weniger wirksam als Tretinoin. Die Formulierung weist eine gute topische Verträglichkeit auf.

Tazaroten (0,1%) ist ein polyaromatisches Retinoid, das bei der Psoriasis- und Akne-Therapie eingesetzt werden kann. Bei leichter bis mittlerer Akne im Gesichtsbereich konnte eine signifikante Verminderung der Akne-Effloreszenzen nachgewiesen werden ✓.

Andere antientzündliche und keratolytische Substanzen

Azelainsäure (20%) ist eine Dicarbonsäure mit antimikrobiellen und komedolytischen Eigenschaften ✓. Letztere werden einem antikeratinisierenden Effekt in der Spätphase der Keratinisation zugeschrieben, vermutlich bei der Bildung der Keratohyalingranula. Da Azelainsäure die Melaninproduktion der Melanozyten hemmt, kann sie auch zur Aufhellung der postinflammatorischen Hyperpigmentierung verordnet werden. Die Substanz ist toxikologisch unbedenklich und daher auch bei schwangeren Frauen einsetzbar. Die perkutane Absorptionsrate bei Menschen ist mit rund 3,5% niedrig.

Salicylsäure hat nur eine schwache Aktivität gegenüber der follikulären Hyperkeratose und spielt daher nur eine untergeordnete Rolle in der Aknetherapie. Sie ist in Konzentrationen von 0,5–5,0% in zahlreichen Formulierungen verfügbar. In einigen Zubereitungen wird sie mit Schwefel, Dexpanthenol, Resorcin und anderen Substanzen kombiniert.

Antiinfektiöse Therapie

> *BPO = Mittel der ersten Wahl bei der antibakteriellen Akne-Therapie.*

Benzoylperoxid (BPO) ist eine oxidierende Substanz und wirkt bakterizid gegenüber Propionibakterien und Staphylococcus epidermidis. Die topische Anwendung führt zu einer Verminderung der Bakterienzahl und bessert sowohl die nichtentzündlichen wie auch die entzündlichen Akneläsionen ✓✓. BPO ist weltweit in Gel-, Lotion-, Creme- und Seifenform sowie als Waschlösung in Konzentrationen zwischen 2 und 10% erhältlich. 5%iges BPO-Gel ist vergleichbar wirksam wie eine topische Antibiotika-Formulierung (Clindamycin 1%-Lösung und Erythromycin 1,5%-Lotion). Da BPO ebenso wie Azelainsäure keine bakteriellen Resistenzen induziert, gilt es als Mittel der ersten Wahl bei der topischen antibakteriellen Aknetherapie.

Der **topische Einsatz von Antibiotika** richtet sich normalerweise gegen die bakterielle Besiedelung tieferer follikulärer Abschnitte mit Propionibakterien sowie gegen die oberflächliche Besiedelung mit Staphylococcus epidermidis. Topische Antibiotika wirken gegenüber Propionibakterien bakteriostatisch und sind bis zu einem gewissen Grad in der Lage, die Bakterienzahl zu reduzieren ✓. Einige antibiotisch wirksame Substanzen besitzen darüber hinaus antientzündliche Eigenschaften und vermindern somit bei der entzündlichen Akne die Anzahl der Papeln und Pusteln. Insgesamt hat die Resistenz gegenüber Antibiotika bei Propionibakterien sowohl bei vorbehandelten als auch bei nicht vorbehandelten Aknepatienten drastisch zugenommen; zum Teil finden sich bereits zu über 60% Resistenzen gegen ein oder mehrere Antibiotika. Resistenzentwicklung und ein Phänotypwandel der Bakterien treten bei topischer Applikation eher auf als bei systemischer Anwendung, und zwar z.T. schon nach einem Monat.
Erythromycin und **Clindamycin** sind die am weitesten verbreiteten topischen Antibiotika und liegen daher in der Resistenzinduktion an der Spitze. **Tetracyclin** ist topisch ebenso effektiv und wird in Europa wesentlich häufiger eingesetzt als beispielsweise in den USA.

> *Die tägliche topische Anwendung von Antibiotika sollte den Zeitraum von 1–2 Monate nicht überschreiten.*

In der Regel wird eine antibiotische Monotherapie nicht angestrebt, da die weiteren pathogenetischen Faktoren der Akne nicht ausreichend beeinflusst werden und einer möglichen Resistenzinduktion Vorschub geleistet wird. Daher ist eine **Kombinationstherapie** mit Benzoylperoxid, Zink, Retinoiden oder Azelainsäure empfehlenswert. Sofern es die Compliance des Patienten zulässt, sollte die Behandlung sequenziell, das heißt nicht als feste Kombination erfolgen, da sich die Wirkungen der Einzelsubstanzen in einer Formulierung unter Umständen gegenseitig abschwächen.

Antiinflammatorische Wirkstoffe

In einigen topischen Zubereitungen sind antientzündliche Substanzen wie Nicotinamid und Bufexamac enthalten. Sie werden vereinzelt eingesetzt, jedoch mit eher zweifelhaftem therapeutischen Effekt ≈.

Systemische Therapie der Akne

Orale Antibiotika

Sie sind bei Patienten mit entzündlicher Akne indiziert (Tab. 12.**17**). Zum Einsatz kommen dabei Tetracycline (Tetracyclin, Doxycyclin und Minocyclin), Erythromycin, Clindamycin und Cotrimoxazol. Tetracyclin und Erythromycin weisen neben der Wachstumshemmung auch antientzündliche Eigenschaften auf.

Eine orale Antibiotikabehandlung sollte den Zeitraum von 4 – 6 Monaten nicht überschreiten.

Der maximale klinische Effekt ist in den ersten 3 – 4 Monaten zu erwarten. Bei Nicht-Ansprechen muss an das Auftreten resistenter Keime gedacht werden. Ebenso wie die topischen lassen sich auch die systemischen Antibiotika gut mit topisch applizierten Substanzen wie Tretinoin, Azelainsäure und BPO kombinieren.
Allgemeine Nebenwirkungen der systemischen Antibiotikabehandlung sind gastrointestinale Symptome wie Übelkeit, Erbrechen und Diarrhoe sowie vaginale Candidosen.

Tetracyclin ist das am häufigsten verordnete Antibiotikum bei der Akne, da es wirksam und relativ kostengünstig ist. Eine sechswöchige Behandlung reduziert die Anzahl der entzündlichen Läsionen um rund 50% ✓✓. Die übliche Tagesdosis beträgt 1000 mg (2 × 500 mg) über mehrere Monate verabreicht. Nach einer deutlichen klinischen Befundverbesserung kann die Dosis reduziert werden. Da die Medikamentenresorption durch die Anwesenheit von Lebensmitteln – insbesondere von Milchprodukten – gehemmt ist, wird die Einnahme auf nüchternen Magen empfohlen.

Alternativ können **Doxycyclin** 100 – 200 mg/Tag oder **Minocyclin** 50 – 100 mg/Tag verordnet werden. Sie sind teurer, besser lipidlöslich und besser aus dem Gastrointestinaltrakt resorbierbar. Im Gegensatz zu Tetracyclin wird die Resorption von Doxycyclin und Minocyclin durch Nahrungsmittel nicht wesentlich beeinflusst, sie können daher mit den Mahlzeiten eingenommen werden. Unter den Tetracyclinen scheint Minocyclin die rascheste klinische Besserung zu erzielen, außerdem reduziert es entzündliche Läsionen besser und länger anhaltend ✓✓; weiterhin zeigt sich eine ausgeprägtere Reduktion der Propionibakterien im Gesichtsbereich als bei Tetracyclin. Man führt dies darauf zurück, dass Minocyclin überwiegend lipophil ist und sich nach oraler Gabe stark in der Talgdrüseneinheit anreichert.
Minocyclin kann in seltenen Fällen zu einer schmerzhaften Onycholyse (Ablösung der Nagelplatte) führen. Als weitere Nebenwirkungen können reversible vestibuläre Störungen und grau-blaue Farbveränderungen auftreten, insbesondere in entzündlichen Arealen, verursacht durch eine Reaktion mit freien Eisenionen. Selten werden ein immunologisches Syndrom, eine Hepatitis oder ein Lupus erythematodes beobachtet.
Unter Tetracyclinen wird häufig eine erhöhte UV-Empfindlichkeit beobachtet, selten eine intrakranielle Drucksteigerung (cave: keine Kombination mit oralen Retinoiden!).

Tetracycline sind in der Schwangerschaft und in der Kindheit bis zum 8. Lebensjahr kontraindiziert.

Alternativ kann **Erythromycin** in einer Dosierung von 1000 mg täglich verordnet werden, es ist vergleichbar wirksam wie Tetracyclin ✓. Allerdings wird gegenüber Erythromycin wesentlich öfter eine Resistenz der Propionibakterien induziert, womit auch die Häufigkeit von Therapieversagen zunimmt. Die gastrointestinalen Nebenwirkungen können durch die Gabe von intestinal löslichen Zubereitungen vermindert werden.

Clindamycin (450 – 900 mg/Tag) ist systemisch effektiv, hat jedoch den Nachteil, bei Langzeittherapie möglicherweise eine pseudomembranöse Colitis zu induzieren. Außerdem stellt es eines der wichtigsten Antibiotika zur Behandlung der Osteomyelitis dar und sollte daher bei Erkrankungen, bei denen es gute Alternativen gibt, als Reservemittel zurückhaltend verordnet werden.

Cotrimoxazol (Trimethoprim-Sulfamethoxazol 320/1600 mg/Tag) ist bei der Akne wirksam, sollte jedoch für die Behandlung einer gram-negativen Follikulitis und für Patienten, die auf die übrigen Antibiotika nicht ansprechen, reserviert werden.

Orale Retinoide

Oral verabreichtes **Isotretinoin** ist bezüglich der Sebosuppression das wirksamste Medikament ✓✓ und hat die Behandlung schwerer Akneformen revolutioniert. Es reduziert die Größe der Talgdrüse um bis zu 90 %, indem die Proliferation der basalen Sebozyten vermindert wird; in vivo konnte eine Reduktion der Sebumproduktion nachgewiesen werden. Darüber hinaus führt Isotretinoin zu einer Hemmung der terminalen Sebozytendifferenzierung. Der antiseborrhoische Effekt scheint dosisabhängig zu sein. Die Stereoisomere von Isotretinoin, Tretinoin und Alitretinoin (9-*cis*-Retinsäure), sind weniger wirksam.

Orales Isotretinoin = Mittel der Wahl bei schwerer Akne.

Isotretinoin ist zur Zeit die einzige Substanz, die alle vier pathogenetischen Faktoren beeinflusst. Ebenso wie andere Retinoide ist es in der Lage, die Keratinisierungsstörung zu vermindern. Obwohl Isotretinoin nicht direkt auf Propionibakterien wirkt, führt der inhibitorische Effekt auf die Talgdrüsenproduktion zu einer Veränderung des follikulären Mikromilieus; es kommt zu einer indirekten Verminderung der Bakterienzahl und damit zu einer Abschwächung der Entzündungsreaktion. Der klinische Verlauf unter Isotretinoin zeigt eine schnellere Verbesserung der entzündlichen Akne-Effloreszenzen als der Komedonen.

Dosierung und Therapiedauer. Die Diskussion über die optimale Dosierung ist bisher nicht abgeschlossen. Einige Autoren favorisieren 0,5 mg/kg KG täglich, andere die höhere Dosierung von 1 mg/kg KG/Tag oder eine Low-Dose-Therapie (weniger als 0,3 mg/kg KG täglich).
Für 99 % der Aknepatienten ist eine *sechsmonatige Therapie* ausreichend. Es wurde jedoch gezeigt, dass eine initiale Dosierung von 1 mg/kg KG täglich für drei Monate

mit einer anschließenden Gabe von 0,5 mg/kg KG täglich und anschließend, bei noch bestehenden Restläsionen, auf eine Erhaltungsdosis von 0,2 mg/kg KG/Tag das klinische Langzeitergebnis optimiert ✓✓.
Im Allgemeinen kann nach zwei bis vier Wochen mit einer Reduktion der Pusteln um etwa 50 Prozent gerechnet werden. Nach drei bis vier Wochen Behandlung ist jedoch, wie bei der topischen Tretinoin-Therapie, oft eine Verschlechterung der Akne mit einer Zunahme der entzündlichen Läsionen zu beobachten. Eine Dosisänderung ist jedoch meist nicht notwendig, und es kommt zu einer spontanen Befundverbesserung. Die klinische Besserung setzt sich auch nach dem Behandlungsende fort.
Rezidive können nach einem einmaligen sechsmonatigen Behandlungszyklus auftreten. In einer zehnjährigen Nachbeobachtungsphase nach einer Isotretinoin-Behandlung mit 1 mg/kg KG täglich (oder einer Kumulativdosis von ≥ 120 mg/kg KG) zeigte sich eine Rückfallquote von 22 – 30 % ✗. Nach einem Low-Dose-Behandlungsschema treten im Vergleich signifikant häufiger Rückfälle auf (39 – 82 %), die einen erneuten Isotretinoin-Zyklus notwendig machen.

Das ***Nebenwirkungsprofil*** des systemischen Isotretinoin ähnelt dem Bild einer Vitamin-A-Hypervitaminose mit charakteristischen, dosisabhängigen, mukokutanen Nebenwirkungen, Erhöhung der Serumlipide, unter Hochdosis-Therapie auch Arthralgien und Myalgien. Leber- und Serumlipidspiegel bedürfen einer regelmäßigen Kontrolle. Bei einer Langzeitbehandlung (über 1 Jahr) müssen mögliche Knochenveränderungen wie Hyperostosis, Periostosis, Demineralisation, Knochenausdünnung und vorzeitiger Epiphysenschluss bei Jugendlichen beachtet werden. Langzeitnebenwirkungen nach Therapieende sind äußerst selten.

Eine sichere Kontrazeption ist zwingend notwendig!

Bei weiblichen Patienten im gebärfähigen Alter ist wegen der hohen Teratogenität von Isotretinoin ein sicherer Konzeptionsschutz zwingend notwendig. Isotretinoin lässt sich gut mit einer hormonellen Kontrazeption, die auch antiandrogen wirksame Hormone einschließt, kombinieren. Die Kontrazeption sollte bereits einen Monat vor Beginn der Therapie begonnen und frühestens drei Monate nach Therapieende abgesetzt werden.
Absolute Kontraindikationen der systemischen Isotretinoinbehandlung sind Schwangerschaft, Stillzeit, schwere Hepatitis oder renale Funktionsstörung. Als relative Kontraindikationen gelten Hyperlipidämie, Diabetes mellitus und schwere Osteoporose. Eine Co-Medikation mit Vitamin-A (erhöhte Toxizität), Tetracyclinen (kranielle Hypertension) oder höheren Acetylsalicylsäuredosen (potenzielle Schleimhautschädigung) sollte vermieden werden.

Orale Antiandrogene

Eine hormonelle antiandrogene Therapie kann weiblichen Patienten verordnet werden; sie ist in der Lage, die Sebumproduktion um 12,5 bis 65 % zu reduzieren ✓✓.

Die Behandlung mit antiandrogen wirksamen Hormonen muss über mindestens zwölf Monate, oft sogar länger, durchgeführt werden.

Die wirksamste Substanz ist **Cyproteronacetat**, das zur Gruppe der Hydroxyprogesterone gehört. Es blockiert die Bindung von Androgenen an die peripheren Rezeptoren. Neueren Beweisen zufolge hemmt Cyproteronacetat auch die Umwandlung von DHEA in Androstendion in den Talgdrüsen.
Cyproteronacetat wird in einer Dosierung von 2 mg kombiniert mit 35 µg Ethinylestradiol verabreicht. Das Präparat kann sowohl zur Kontrazeption als auch zur Aknebehandlung eingesetzt werden – auch wenn keine Virilisierung vorliegt und die Serumspiegel für Androgene im Normbereich liegen. Bei Frauen mit einem pathologischen Androgenmetabolismus können während der ersten zehn Tage des Menstruationszyklus oral zusätzlich täglich 10 – 20 mg Cyproteronacetat, in Einzelfällen sogar bis 50 mg, gegeben werden. Alternativ kann zu Beginn des Menstruationszyklus eine einzelne i. m.-Injektion mit 100 – 300 mg Cyproteronacetat verabreicht werden.

Das Gestagen **Chlormadinonacetat** (2 mg) kann als Monotherapie oder zur Kontrazeption kombiniert mit 50 µg Ethinylestradiol oder 50 µg Mestranol eingesetzt werden. Auch die Kombination von niedrigdosiertem Ethinylestradiol (30 – 35 µg) mit nicht-androgenen Progestinen wie Desogestrel, Gestoden und Norgestimat ist möglich. Dagegen sollten die Progestine Norgestrel und Levonorgestel bei Akne vermieden werden; sie weisen eine androgene Wirkkomponente auf, da sie die Sexualhormon-bindenden Proteine vermindern und damit freies Testosteron erhöhen.

Spironolacton ist ein synthetisches Steroid, das primär als Aldosteron-Antagonist wirkt und oral in einer Dosierung von 100 – 200 mg/Tag eine ausreichende sebosuppressive Wirkung aufweist. Es kann jedoch zu Zyklusunregelmäßigkeiten kommen, die durch nicht-androgene Progestine korrigierbar sind. Weiterhin werden dosisabhängig Brustdrüsenverhärtungen und ein erhöhter Kaliumspiegel beobachtet. Die topische Anwendung von Spironolacton wurde in Konzentrationen von 3 – 5 % getestet, ohne einen ausreichenden sebosuppressiven Effekt nachweisen zu können.

Ketoconazol (Cytochrom P-450-Inhibitor und Enzymblocker der Steroidsynthese) in einer Dosierung von ≥ 200 mg/Tag und der H2-Rezeptorenblocker **Cimetidin** in einer Dosierung von 1500 mg/Tag weisen eine schwache antiandrogene Wirkung auf ✓. Für **Flutamid**, das primär bei Frauen mit Hirsutismus verordnet wird, konnte mit einer Dosierung von 250 – 500 mg/Tag über einen bis sechs Monate eine Wirkung gegen Akne belegt werden ✓. Der Wirkstoff wird durch einen Erstpassage-Metabolismus zu 2-Hydroxyflutamid aktiviert. Es hemmt die Bindung von 5α-DHT an sein Rezeptorprotein und die nukleäre Translokation des Rezeptors. Ebenso kann es möglicherweise die Umwandlung von aktiven Androgenen zu inaktiven Metaboliten beschleunigen.

Corticosteroide und nichtsteroidale Antiphlogistika

Systemische Corticosteroide können bei sehr schweren entzündlichen Akneverlaufsformen wie Acne fulminans notwendig werden, um die überschießende immunologische Reaktion und initiale Progression unter Isotretinoin zu unterdrücken. Die Kombination aus täglich 0,5 – 1,0 mg/kg KG Isotretinoin und Prednisolon (30 mg/Tag) über einen Monat kann die Umwandlung der fulminanten Akne in eine gewöhnliche entzündliche Verlaufsform beschleunigen. Intrafokale Kortikosteroidinjektionen bei Fisteln, Abszessen und Narben sind nur zur Abschwächung der entzündlichen Reaktion sinnvoll.

Orale nichtsteroidale Antiphlogistika gelten dagegen als wirksame Substanzen bei schweren enzündlichen Akneformen wie Acne conglobata und Acne fulminans ✓. Sie werden jedoch nur selten und dann nur über einige Tage oder Wochen verordnet.

Therapieempfehlungen

Während bei der Acne comedonica die topischen Retinoide die Therapie der Wahl darstellen, ist Benzoylperoxid mit oder ohne topische Retinoide das günstigste Therapieregimen für die milde Acne papulopustulosa. Sobald Aknenarben entstehen, ist eine systemische Therapie indiziert. Systemische Antibiotika (kurzfristig) für die schwere Acne papulopustulosa sowie systemisches Isotretinoin bzw. antihormonelle Kontrazeptiva für die Acne nodulocystica stellen die wichtigsten Therapieoptionen dar.

Ausgewählte Literatur

1. Brown SK, Shalita AR. Acne vulgaris. Lancet 1998;351 : 1871 – 6.
2. Cunliffe WJ, van de Kerkhof PC, Caputo R, et al. Roaccutane treatment guidelines: results of an international survey. Dermatology 1997;194: 51 – 7.
3. Cunliffe WJ. Looking back to the future – acne. Dermatology 2002;204 : 167 – 72.
4. Dreno B, Poli F. Epidemiology of acne. Dermatology 2003 : 206 : 7 – 10.
5. Gollnick H, Cunliffe W, Berson D, Dreno B, Finlay A, Leyden JJ, Shalita AR, Thiboutot D. Global Alliance to Improve Outcomes in Acne. Management of acne: a report from a Global Alliance to Improve Outcomes in Acne. J Am Acad Dermatol. 2003;49 (Suppl) : 1 – 37.
6. Gollnick HPM, Krautheim A. Topical treatment in acne: current status and future aspects. Dermatology 2003;206 : 29 – 36.
7. Herane MI, Ando I. Acne in infancy and acne genetics. Dermatology 2003;206 : 24 – 8.
8. Kaminsky A. Less common methods to treat acne. Dermatology 2003;206 : 68 – 73.
9. Layton AM, Knaggs H, Taylor J, Cunliffe WJ. Isotretinoin for acne vulgaris – 10 years later: A safe and successful treatment. Br J Dermatol 1993;129 : 292 – 6.
10. Leyden JJ. Therapy for acne vulgaris. N Engl J Med 1997;336 : 1156 – 62.
11. Meynadier J, Alirezai M. Systemic antibiotics for acne: Dermatology 1998;196 : 135 – 9.
12. Orfanos CE, Adler YD, Zouboulis ChC. The SAHA syndrome. Horm Res 2000;54 : 251 – 8.
13. Orfanos CE, Zouboulis ChC. Oral retinoids in the treatment of seborrhoea and acne. Dermatology 1998;196 : 140 – 7.
14. Pochi PE, Shalita AR, Bouquet JS, et al. Report of the consensus conference on acne classification. J Am Acad Dermatol 1991;24 : 495 – 500.
15. Schäfer T, Nienhaus A, Vieluf D, Berger J, Ring J. Epidemiology of acne in the general population: the risk of smoking. Br J Dermatol 2001;145 : 100 – 4.
16. Shaw JC. Antiandrogen and hormonal treatment of acne. Dermatol Clin 1996;4 : 803 – 811.
17. Thiboutot D, Chen W. Update and future of hormonal therapy in acne. Dermatology 2003;206 : 57 – 67.
18. Toyoda M, Morohashi M. An overview of topical antibiotics for acne treatment. Dermatology 1998;196 : 130 – 4.
19. Zouboulis ChC, Orfanos CE. Retinoids. In: Millikan LE (ed) Drug Therapy in Dermatology. Marcel Dekker, New York Basel, 2000;171 – 233.
20. Zouboulis ChC, Piquero-Martin J. Update and future of systemic acne treatment. Dermatology 2003;206 : 37 – 53.
21. Zouboulis ChC. Is acne vulgaris a genuine inflammatory disease? Dermatology 2001;203 : 277 – 9.
22. Zouboulis ChC. Acne: Current aspects on pathology and treatment. Dermatol Experiences 1999;1 : 6 – 37.
23. Zouboulis ChC. Therapie der Akne mit Androgenen – Eine evidenzbasierte Übersicht. JDDG 2003;1 : 535 – 46.
24. Zouboulis ChC. Acne: Sebaceous gland action. Clin. Dermatol. 2004;22 : 360 – 6.

12.5 Prurigo

Grundlagen

Definition. Prurigo ist ein Oberbegriff für uneinheitliche Krankheitsbilder mit sich morphologisch gleichenden, stark juckenden Hauteruptionen. Typischerweise sistiert der Juckreiz erst, wenn die Läsion (s. u., klinisches Bild) aufgekratzt ist und blutet. Danach verbleiben exkoriierte hämorrhagische Läsionen mit Krusten.

Die Erkrankung Prurigo geht mit dem Symptom Pruritus einher. Pruritus tritt bei vielen anderen Hauterkrankungen ebenfalls als Symptom auf.

In diesem Kapitel werden die Prurigo-Erkrankungen besprochen, aber auch einige durch starken Pruritus gekennzeichnete Krankheitsbilder wie der Pruritus nach Plasmaexpander HAES.

Ursachen und Einteilung. Die Ätiologie ist vielfältig, die Pathogenese meist unklar.

Nach der *Ätiologie* wird die Prurigo eingeteilt in:

- Prurigo bei Atopie (s. a. S. 577 ff),
- aktinische idiopathische Prurigo und Prurigo aestivalis als Lichtdermatose,
- Prurigo hiemalis = Kälteprurigo als Sonderform der Kälteurtikaria,
- Prurigo bei endokrinen Störungen (Diabetes, Schilddrüsendysfunktion),

- Prurigo gestationis,
- Prurigo praemenstrualis,
- Prurigo bei biliärer Stase (s. S. 621),
- Prurigo bei Urämie (s. S. 621),
- Prurigo uratica bei Gicht (s. S. 323),
- Prurigo bei parasitären Infektionen oder anderen Foci,
- Prurigo bei Erkrankungen des hämatopoetischen Systems, z. B. Pruritus bei Polycythaemia vera (s. S. 383),
- Prurigo bei malignen Tumoren,
- Prurigo bei zentralnervösen Störungen (Dermatozoenwahn, s. S. 620).

Nach dem *klinischen Bild* unterscheidet man
- Prurigo simplex,
- Prurigo nodularis.

Beispiele von Prurigo-Läsionen sind in Abb. 12.**12** gezeigt. Die Lokalisation der exkoriierten Papeln sind die Streckseiten der Extremitäten und die Partien am Körperstamm, die dem Kratzen zugänglich sind. Bei nicht sehr beweglichen Patienten ist daher der Rücken über der Brustwirbelsäule frei von Exkoriationen. Selten ist die Gesichtshaut mitbetroffen, diese Lokalisation ist typisch für die Prurigo bei neurotischen Exkoriationen (Synonym: Akne urticata).

Bei Prurigo immer durchuntersuchen nach zugrunde liegenden internistischen Erkrankungen!

Prävalenz. Prurigo-Erkrankungen sind sehr häufig. Entsprechend der Ätiologie sind zwei Drittel der Betroffenen jüngere Frauen zwischen 20 und 30 Jahren und ein Drittel Männer ab 50 Jahren.

Pathophysiologie. Pruritus ist eine nozizeptive Reaktion auf Stimuli, die von extern einwirken oder intern entstehen und zentral verarbeitet werden. Die neurale Weiterleitung des Juckreizes erfolgt vor allem über periphere unmyelinisierte Nervenbahnen und den Tractus spinothalamicus lateralis. Umgeschaltet werden sie im Hinterhorn und im Thalamus. Die Verarbeitung erfolgt im Gyrus postcentralis (Abb. 12.**13**).
Man unterscheidet endogene und exogene Mediatoren des Juckreizes (Tab. 12.**19**).

Histamin ist der bedeutendste Mediator des Juckreizes.

Auch bei Juckreiz durch andere Mediatoren ist Histamin indirekt beteiligt. Neben den basophilen Leukozyten synthetisieren und speichern vorwiegend Mastzellen das Histamin, das durch Antigen-Antikörper-Bindung am Fc-IgE-Rezeptor I, durch Komplement C5a oder durch andere Neuromediatoren freigesetzt wird. Histamin vermittelt seine Wirkung über 3 Rezeptor-Subtypen:
- H_1-Rezeptoren: vermitteln Gefäßpermeabilität, Juckreiz, Kontraktion der glatten Muskulatur;
- H_2-Rezeptoren (auf Lymphozyten und Granulozyten sowie Belegzellen der Magenschleimhaut): induzieren die Sekretion von Magensäure, regulieren die Freisetzung von Histamin durch Basophile;
- H_3-Rezeptoren (im ZNS und in peripheren Nervenendigungen): regulieren die Freisetzung von Histamin durch Basophile.

Histamin-bedingte Hautreaktionen sind gekennzeichnet durch die sog. **„Triple Response"**:
- Erythem,
- lokalisiertes Ödem (Urtika),
- Axonreflex („flare").

Diese Hautreaktionen werden durch H_1- und H_2-Rezeptoren vermittelt, während beim Juckreiz vor allem die H_1-Rezeptoren involviert sind.
Neben Histamin spielen bei der Entstehung des Juckreizes **Neuropeptide**, die in den freien Nervenendigungen von C-Fasern und Aδ-Fasern gefunden wurden, eine große Rolle (Tab. 12.**18**). Sie wirken orthodrom (nach zentral) oder antidrom (nach peripher) (Abb. 12.**14**). Sie bewirken eine Vasodilatation, den Ausstrom von Plasma ins Gewebe und eine Aktivierung von Mastzellen und

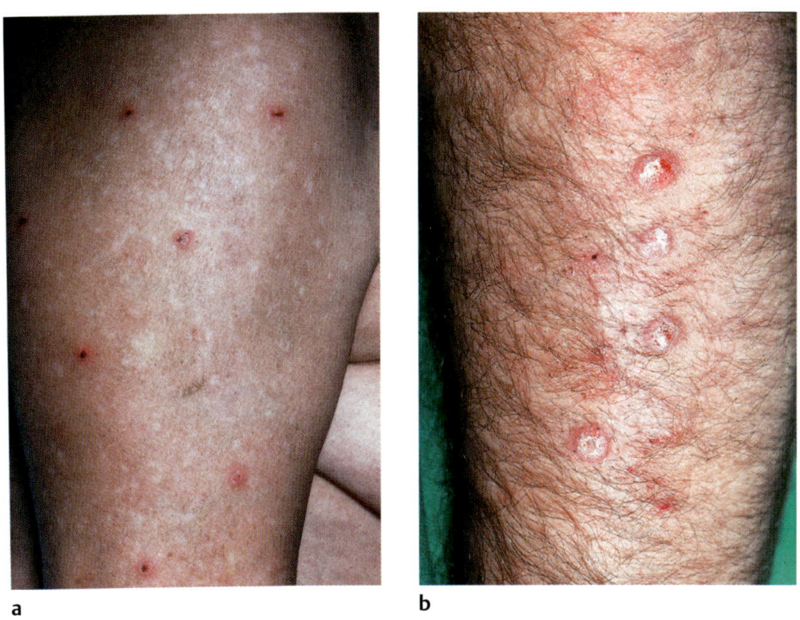

a b

Abb. 12.**12** **Prurigo. a Prurigo simplex subacuta** an der Schulter mit wenigen exkoriierten Seropapeln und vielen Narben nach vorausgegangenen Schüben. **b** Aufgeworfene hyperkeratotische Papeln bei **Prurigo nodularis Hyde** am Unterarm.

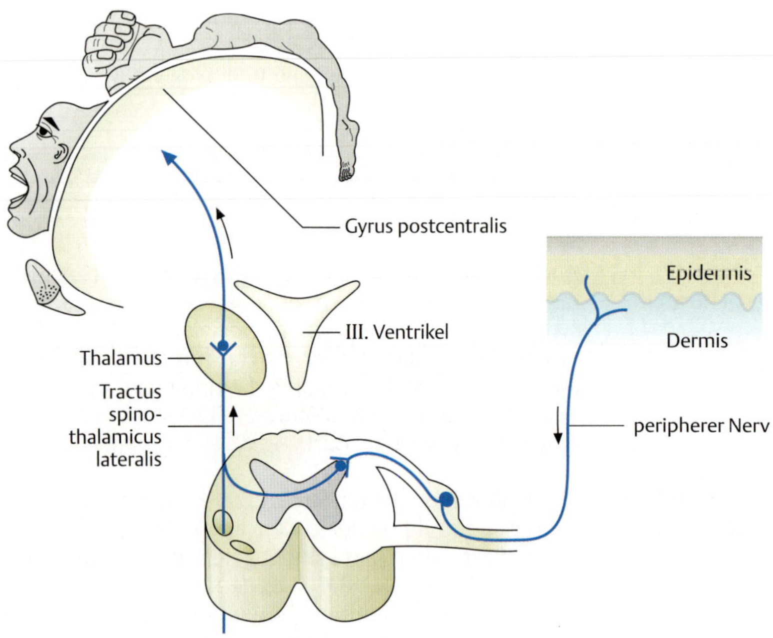

Abb. 12.**13** **Periphere und zentrale Erregungsleitung des Juckreizes.** Die Weiterleitung der Signale zum Rückenmark erfolgt über periphere unmyelinisierte Nervenbahnen (C-Fasern), im Hinterhorn werden sie umgeschaltet und über den Tractus spinothalamicus lateralis zum Thalamus geleitet. Die Verarbeitung erfolgt im Gyrus postcentralis

Tab. 12.**18** **Mediatoren des Juckreizes**

endogene Mediatoren	exogene Mediatoren
Histamin	Histamin
Serotonin	Proteasen: Streptokinase, Papain
Prostaglandine	Insekten und Ektoparasiten direkt oder indirekt (Mellitin)
plättchenaktivierender Faktor (PAF)	Arachidonsäuremetabolite
Gallensäuren	Morphin
Interleukin II	Codein
Proteasen und Endopeptidasen: Trypsin, Chymotrypsin, Kallikrein	HAES
Neuromediatoren (Neuropeptide): Neurotensin, Sekretin, Substanz P, Calcitonin gene-related Peptide (CGRP), vasoaktives intestinales Polypeptid (VIP), Bradykinin	Compound 48/80, ein Histaminliberator (Tween 80)
Neurotransmitter: Endorphine, Enkephaline, Acetylcholin	

führen so zur neurogenen Entzündung. Neuropeptide werden nicht nur in den Nozizeptoren, sondern auch in Keratinozyten, Langerhans-Zellen, Melanozyten und Mastzellen synthetisiert. Die höchste Dichte an Substanz-P- oder CGRP-haltigen kutanen Nerven wurde in Fingern und Zehenbeeren gefunden. VIP findet sich dagegen in Nerven der tieferen Schichten der Dermis, die Blutgefäße und die Acini von Schweißdrüsen innervieren. Die kutane Konzentration an Neuropeptiden hängt von der individuellen Krankheit ab.

Therapeutische Implikationen. Ein recht neuer und sehr erfolgversprechender Ansatz ist die Depletion der Transmitter der sensorischen Nervenendigungen und damit die Unterbrechung der neurogenen Entzündung durch Capsaicin. Mastzellstabilisatoren und Lokalanästhetika beugen einer Aktivierung der sensorischen Nerven vor. Als antiinflammatorische Substanzen werden vor allem Antihistaminika und Corticosteroide eingesetzt. Wirkstoffe, die an der nervalen Weiterleitung und Verarbeitung des Juckreizes ansetzen, sind Serotonin- und Opiat-Antagonisten.

Evidenzbasierte Therapie der Prurigo

Therapieziel. Primäres Ziel ist die **Ursachenabklärung** und deren **kausale Behandlung**. Die Therapie der Prurigo ist aufgrund der vielgestaltigen Ätiologie und der vielfältigen Mediatoren nicht einheitlich, sondern richtet sich nach der Ätiologie. Teil jeder symptomatischen Behandlung ist die Milderung des Juckreizes; die Kratzautomatismen sind jedoch therapeutisch schwer zu durchbrechen.
Beispiel: Ein Patient mit der seltenen aktinischen Prurigo wird mit UVB-Schutz und vor allem UVA-Schutz, textilem Lichtschutz, Antihistaminika, Betakarotin als Radikalfänger ✓✗, UV-Hardening mit niedrig dosierter PUVA-Therapie ✓ und bei Nicht-Ansprechen mit Steroiden, Azathioprim oder Thalidomid behandelt ≈.

Nichtmedikamentöse Therapieansätze

Als physikalische Therapie hat sich die **Lichttherapie** und darunter insbesondere die Bestrahlung mit UVB (280 – 320 nm) oder SUP 311 nm bewährt ✓✓ (zum Wirkungsmechanismus s. S. 580 f). Neben der Wirkung auf die Histamin-Freisetzung aus Mastzellen sei insbesondere der Einfluss auf das neurohormonale System erwähnt: Der Nervenwachstumsfaktor (NGF) stimuliert normalerweise die Neuropeptidsynthese. Sein Rezeptor

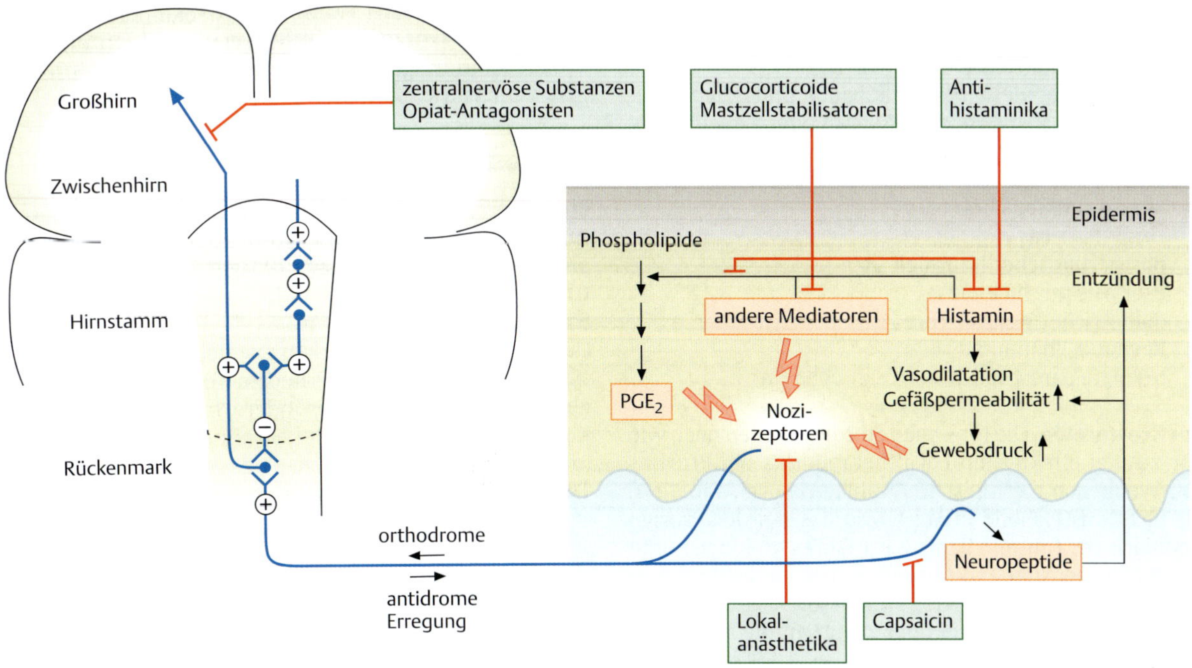

Abb. 12.**14** **Nozizeptor-Erregung und Pathophysiologie der neurogenen Entzündung.** Pharmakotherapeutische Ansatzpunkte sind grün eingezeichnet.

(NGFr) – der bei Prurigo nodularis in peripheren Nervenendigungen in der Dermis deutlich dichter vorhanden ist als in Normalhaut – wird durch UVB herunterreguliert. Unter den **operativen Verfahren** stellen die Kryotherapie oder die Dermabrasio eine Option für die Prurigo nodularis dar. Die *Kryotherapie* arbeitet über die Zerstörung krankhafter Hautherde durch Einfrieren mit flüssigem Stickstoff. Bei der *Dermabrasio* werden oberflächliche Hautveränderungen mittels hochtouriger Fräse oder Bürste in Lokalanästhesie entfernt.

Polyphenole im Tee, untersucht nach Genuss von Oolong-Tees, zeigten Juckreiz-unterdrückende Effekte ✓. Eine **Klimatherapie** im Reizklima an Nordsee oder im Hochgebirge bringt ebenfalls Besserung, obwohl gesicherte Daten fehlen ≈. Bei ausgewählten Patienten kann **Hypnose** bei Acne urticata, Prurigo und Pruritus erfolgreich sein ✓. Bei neurotischen Exkoriationen oder der Prurigoform der atopischen Dermatitis hilft mitunter ein **Zinkleimverband** als mechanische Barriere und Schutz, um den Teufelskreis zwischen Juckreiz und Kratzen zu unterdrücken.

Über **Verhaltenstherapie** oder psychotherapeutische Behandlungen bei psychogenen Exkoriationen liegen keine kontrollierten Studien vor ≈. Zu dem potenziellen Nutzen des verhaltenstherapeutischen Programms „habit reversal" aus Selbstbeobachtung, Protokollführen über Juckreizattacken, Entwicklung von Verhaltensalternativen zum Kratzen und gezielt fokussierter Selbstanalyse gibt es bisher nur einzelne Fallberichte.

Lokaltherapie

Eine lokalisierte Prurigo wird eher lokal behandelt, eine generalisierte eher systemisch.

Entzündungshemmung

Capsaicin. Die wohl vielversprechendste und effektivste Neuentwicklung für lokalisierten Pruritus und für die Prurigo ist die topische Anwendung von Capsaicin ✓✓, des scharfen Inhaltsstoffs der Pfefferschoten. Dieses Alkaloid blockiert bei topischer Anwendung nach einer initialen neurogenen Entzündung unmyelinisierte, peptiderge, polymodale C-Fasern, die für die Weiterleitung von dumpfem Schmerz und Juckreiz verantwortlich sind, sowie Aδ-Nervenfasern, die neben mechanischen und thermischen auch nozizeptive Reize aus der Haut weiterleiten. Niedrige Dosen erregen C-Fasern, setzen Peptide frei und lösen Schmerz aus. Hohe Dosen führen zu einer selektiven Desensibilisierung der C-Fasern: Capsaicin bewirkt über Bindung an Vanilloid-Rezeptoren auf der Oberfläche freier Nervenendigungen die Öffnung von Calcium-Kanälen und damit eine Depolarisation der Nervenfasern mit Exozytose neuropeptidhaltiger Vesikel. Dies führt zu einer Depletion von Neuropeptiden wie Substanz P aus peripheren Nervenendigungen und so zur Unterbrechung der Signalkaskade, an deren Ende die Histamin-Ausschüttung aus dermalen Mastzellen steht. Nachteil ist vorübergehendes Brennen kurz nach Applikation der Substanz. Die neurogene Entzündung ist bei kontinuierlicher Anwendung bis zu 72 Stunden blockiert und baut sich bei Unterbrechung der Capsaicin-Zufuhr nach 18 Tagen wieder auf. Elektronen-

mikroskopische Untersuchungen an Hautbiopsien zeigten, dass auch bei Langzeitanwendung keine Nervenschädigungen auftreten.
Capsaicin findet vielfältig Einsatz auch im täglichen Leben, z. B. als Selbstverteidigunsspray oder Repellent. In der Medizin wird es eingesetzt bei
- Prurigo ✓
- Lichen simplex chronicus ✓
- HAES-Pruritus ✓
- postherpetischer Neuralgie ✓✓
- Psoriasis mit Juckreiz ✓
- diabetischer Neuropathie ✓
- Raynaud-Phänomen ≈
- Notalgia paresthetica ✓.

Corticosteroide. Die topischen Steroide zählen nach wie vor zu den effektivsten Lokaltherapeutika bei Pruritus ✓✓. Wenn sich die topische Applikation (vgl. Tab. 12.**2**) als nicht ausreichend erweist, wie das bei der Prurigo nodularis der Fall sein kann, wird Triamcinolonacetonid (Kristallsuspension 1 : 4 mit einem Lokalanästhetikum) mit der Nadel (nicht mit der Impfpistole!) gezielt in die Prurigo-Papeln injiziert ≈ oder Kryotherapie mit flüssigem Stickstoff angewandt ✓.

Nichtsteroidale Antiphlogistika haben eine geringere antientzündliche Wirkung als Steroide. Weder die intern verabreichten noch die topischen nichtsteroidalen Antiphlogistika sind für die Ersttherapie ausreichend antipruriginös wirksam ✗, bieten sich aber für eine Folgebehandlung nach Steroiden oder für eine längerfristige Therapie an. Das nichtsteroidale topische Antiphlogistikum *Bufexamac* ist z. B. dem topischen Steroid Betamethasonvalerat in der Wirkung auf Pruritus deutlich unterlegen ✗, ebenso unterlegen sind Ichthyol, ein Schieferölsulfonat, die Gerbstoffpräparate (auch für die Badetherapie verfügbar), Wismut-Zink-Verbindungen und Panthenol ≈. *Prostaglandine* induzieren eine erhöhte Histamin-Empfindlichkeit am Histamin-Rezeptor und senken dadurch die Juckreizschwelle. Zu den nichtsteroidalen Antiphlogistika zählen auch *Teere* und *Teerderivate*.

Antihistaminika-Gele zeigen eine gewisse antipruriginöse Wirkung ≈, tragen jedoch ein Allergierisiko. Daher wird ein topisch zu applizierendes Antidepressivum/Antihistaminikum, Doxepin (Zonalon Creme®) aufgrund der relativ schwachen Wirkung in Kombination mit Dermatocorticosteroiden empfohlen ✓.

> *Vorsicht vor der Nebenwirkung Somnolenz nach topischem Doxepin!*

Antiseptika

Das Kratzen in der Folge des Juckreizes führt mitunter zur bakteriellen Superinfektion. Da Lokalantibiotika mit dem Risiko der Anzüchtung von Resistenzen und dem Sensibilisierungrisiko verbunden sind, empfehlen sich als Mittel der ersten Wahl trotz schwächerer Wirkung Polyvidon-Jod, Chloramin und Chlorhexidin in verschiedenen Grundlagen. Chinolinderivate wirken gegen gramnegative Kokken, Silbernitrat allgemein gegen gramnegative Keime. Wasserstoffperoxid kann zur Reinigung von Exkoriationen eingesetzt werden, Gentiana-Violett kann aufgepinselt werden und Kaliumpermanganat wird im Badewasser gelöst.

Lokalanästhetika

Eine Therapie mit mit 3 – 5%igen **Polidocanol**-Zubereitungen wirkt nur schwach antipruriginös und wird der antipruriginösen Wirkung 10%iger Harnstoffzubereitungen gleichgesetzt ✓. Polidocanol steht auch für die Badetherapie zur Verfügung.
Lidocain und **Prilocain** wirken zweifelsfrei lokalanästhesierend. Metaboliten des Prilocain führen zur Methämoglobinbildung, was insbesondere bei Anwendung bei Kindern zu beachten ist. Bei extremer Anwendung sind Intoxikationen beschrieben, sodass sich die topische Therapie bei großflächigem Juckreiz nicht empfiehlt ✗.

> *Vorsicht bei großflächiger Anwendung von Prilocain bei Kindern: Methämoglobinbildung!*

Kühlende Externa, z. B. **Menthol**, beeinflussen die Thermorezeptoren an der Haut ✓. Ebenso führen Schüttelmixturen zu einem Kühleffekt. Der durch Histamin ausgelöste Juckreiz wird jedoch nicht gemildert.

Systemische Therapie

Entzündungshemmung

Antihistaminika. Vorübergehend und zur symptomatischen Therapie bis die kausale Therapie greift, bringen Antihistaminika eine Erleichterung für den Patienten (s. Tab. 12.**5**, S. 586). Das Wirkprinzip ist eine Blockade der Histaminwirkung am Zielorgan an den 3 verschiedenen Rezeptoren (s. unter Pathophysiologie).
Zur Therapie des Juckreizes und auch der Urtikaria werden vor allem **H_1-Antagonisten** eingesetzt. Da eine reversible und kompetitive Besetzung der Rezeptoren stattfindet, wirkt die Therapie vor allem prophylaktisch. In der Regel wird der maximale Plasmaspiegel nach 1 – 2 Stunden erreicht, wobei die H_1-Blocker der ersten Generation nur 2 – 6 h wirken, die neueren länger. Ausnahme ist das Astemizol, das erst nach Tagen seine Wirkung erreicht, dann aber auch nach Absetzen noch wochenlang nachwirkt. Eine weitere Besonderheit ist der Appetit anregende Effekt des Astemizol, der als unerschwünschter Effekt gewertet wird. Zur Appetitanregung z. B. bei kachektischen Patienten kann dieser Effekt jedoch ausgenutzt werden.

> *Cyproheptadin und Astemizol machen Appetit!*

Die Metabolisierung fast aller H_1-Antagonisten erfolgt über das Cytochrom-P-450-System der Leber. Entsprechend sind die Plasmaspiegel für H_1-Antagonisten bei älteren Menschen, Menschen mit Leberschäden und Einnahme von Sedativa erhöht.

Bei **mäßigem Juckreiz** beginnt man mit den wenig oder **nichtsedierenden** Antihistaminika Desloratadin oder Ceterizin, die die Blut-Hirn-Schranke nicht durchdringen. Das hat Bedeutung für das Arbeitsleben, da die Vigilanz bei Menschen, die z. B. an Maschinen oder als Piloten arbeiten, möglichst erhalten werden muss ✓✓. Dabei kann man sich den zusätzlichen inhibitorischen Effekt auf die Eosinophilen-Chemotaxis zunutze machen, bei Loratadin die Wirkung auf die Zytokin-Freisetzung aus Mastzellen ✓✓. Gut untersucht ist auch die leider nur sehr geringe Juckreizlinderung dieser beiden Antihistaminika bei Neurodermitis ✗✗ (s. S. 585), deren Prurigoform typisch für das Erwachsenenalter ist.
Bei **starkem Juckreiz** werden „alte" Antihistaminika der 1. Generation gerade wegen der zur Nacht erwünschten zusätzlichen zentralen Wirkung, der **Sedierung**, empfohlen, z. B. Dimetinden ✓, das auch bei Reisekrankheit eingesetzt wird. Bei Prurigo aufgrund zentralnervöser Störungen kann die zusätzliche anxiolytische Wirkung des Hydroxyzin erwünscht sein ≈.
Die biologische Wirksamkeit der H_1-Inhibitoren lässt sich mit vielen Modellen überprüfen. Nimmt man die Unterdrückung der Histaminquaddel im Pricktest als Referenz, so wirkt am stärksten von oben nach unten:

- Ceterizin, Terfenadin >
- Loratadin >
- Chlorphenamin >
- Placebo.

Bei der **Kälteprurigo** wird in der alten Literatur Cyproheptadin, ein starker H_1-Blocker und Serotonin-Antagonist, empfohlen ≈, der die Nebenwirkung Gewichtszunahme aufweist. Eine vergleichende Studie zeigte jedoch als moderne Therapie gleichwertig Doxepin, Hydroxyzin und Cinnarizin im Vergleich gegen Placebo ✓. Ketotifen ≈ wird ebenfalls besonders bei der Kälteurtikaria empfohlen. Sollte diese Therapie nicht ausreichend sein, wird Dapson eingesetzt, bei familiären Formen Stanazolol ✓. Interferon-α zeigte keinen Effekt ✗. β_2-Sympathomimetika und aminophyllinhaltige Substanzen zeigten ein gutes Ansprechen ✓.
Da die H_1-Antihistaminika auch die Kontraktion der glatten Muskulatur beeinflussen, gehört zum **Nebenwirkungsspektrum** die Trübung der Sehschärfe, Schielen, Schwäche und Muskelzucken und bei Überdosierung potenziell lebensbedrohliche Herzrhythmussörungen. Entsprechend dürfen Medikamente, die ebenfalls über das P-450-System der Leber verstoffwechselt werden (z. B. Erythromycin oder Ketoconazol), nicht gegeben werden. Eine QT-Zeit-Verlängerung ist bei kardialer Anamnese eine Kontraindikation zu etlichen Antihistaminika.

> *Vor Gabe von Antihistaminka die kardiale Situation erfragen und eine Medikamenten-Anamnese erheben!*

Die gemeinsame Gabe von **H_1- und H_2-Blockern** wird kontrovers diskutiert ✓✗. Unter den H_2-Blockern wird man dem Ranitidin den Vorzug geben, da Cimetidin auch an Androgen-Rezeptoren bindet und Gynäkomastie und Azoospermie als Nebenwirkung hat.

Als trizyklisches Antidepressivum steht das Doxepin zur Verfügung, das zusätzlich auch H_2-Rezeptoren blockiert. Trotz der hervorragenden H_1-Blockade wird Doxepin selten eingesetzt ✗, da die psychiatrischen Nebenwirkungen wie Somnolenz auch ohne Überdosierung gefürchtet sind.

Inhibitoren der Histamin-Synthese. Der Histidindecarboxylase-Hemmstoff Tritoqualin hat sich als wenig effektiv erwiesen ✗.

Mastzellstabilisatoren. Dinatriumcromoglycinsäure (DNCG) und Nedocromil zählen zur Gruppe der Mastzellstabilisatoren mit der besten Wirkung an den Mastzellen der Lunge. Nedocromil ist nur für die inhalative Anwendung auf dem Markt. DNCG hemmt über die Stabilisierung der Mastzellmembranen sowohl die allergeninduzierte Freisetzung von Histamin aus sensiblisierten Mastzellen als auch die durch nichtimmunologische Mechanismen induzierte Mastzelldegranulation, so dass es unter anderem bei Nahrungsmittelunverträglichkeiten eingesetzt wird. Es wird jedoch im Gastrointestinaltrakt kaum resorbiert. Für Pruritus ist die Studienlage schlecht ≈.
Auch einige β-Rezeptoren-Blocker und Calciumkanal-Blocker (Nifedipin, Flunarizin) reduzieren die Bereitschaft der Mastzelle Mediatoren freizusezten.

Corticosteroide. Eine systemische Therapie mit Steroiden wird man bei Pruritus nur für kurze Zeit durchführen.

Präsynaptisch und zentralnervös wirkende Substanzen

Psychogene Exkoriationen (Synonym: neurotische Exkoriationen) werden bei 2 % der dermatologischen Patienten gefunden. Verschiedene psychotrope und neurotrope Medikamente sind hilfreich in der Behandlung von Patienten mit Prurigo bei obsessiven Hautmanipulationen, Prurigo bei Dermatozoenwahn, Acne excoriée oder generalisiertem Pruritus. Die Medikamente wirken über Interaktion mit zentralen und peripheren neuronalen Rezeptoren.

Serotonin-Antagonisten. Serotonin löst bei intradermaler Injektion Pruritus aus. Eine Kreuzreaktion von Histamin und Serotonin an den jeweiligen spezifischen Rezeptoren wurde vermutet, möglicherweise bestehen auch funktionelle Kreuzreaktionen. Daher werden Serotonin-Antagonisten wie Cyproheptadin ✓ und Ondansetron ≈ in der Prurigo-Therapie eingesetzt.

Opiat-Antagonisten sind insbesondere in der Behandlung des **Pruritus nach HAES-Infusionen** indiziert. Hydroxyäthylstärke (HAES) ist verbreitet als Plasmasubstitut aufgrund des geringen Risikos anaphylaktischer Reaktionen im Vergleich zu den Dextranen. Mit zunehmender applizierter Infusions-Dosis zeigen sich jedoch Vakuolisierungen durch Ablagerungen der HAES in Histiozyten, Endothelzellen der Blut- und Lymphgefäße, basalen Keratinozyten, Epithelien der Schweißdrüsen und kleinen peripheren Nervenendigungen, wobei Letzteres

für den Juckreiz verantwortlich gemacht wird. Es handelt sich also vermutlich um eine Histamin-unabhängige, direkte Stimulation von Nozizeptoren. In peripheren Nervenendigungen verschwinden die Ablagerungen erst nach ca. 17 Monaten.
In dieser Zeit sind Opiat-Antagonisten wie Naltrexon eine Therapieoption ✓, insbesondere da der HAES-Pruritus therapeutisch sonst nicht anzugehen ist. Da Pruritus auch über endogene Opiate modifiziert und, unabhängig von Histamin, über zentrale Opiat-Rezeptoren wahrgenommen wird, ist diese am zentralen Nervensystem angreifende Therapie in zweifacher Hinsicht hilfreich ✓. In Einzelfällen wird über ein Ansprechen des HAES-Pruritus auf Capsaicin ✓ und PUVA ✓ berichtet.
Auch exogene, pharmakologische Substanzen wie Morphinderivate erzeugen Pruritus, der durch Opiat-Antagonsiten wie Naloxon antagonisiert werden kann.

Immunmodulierende und andere Substanzen

Cyclosporin A. Zytokine werden ebenfalls als Juckreiz-Auslöser diskutiert. Der Juckreiz bei der atopischen Dermatitis, dem Lichen ruber und dem Sezary-Syndrom (T-Zell-Lymphom aus vorherrschend $CD4^+$-Zellen) wird duch Cyclosporin signifikant gehemmt ✓. Dies kann durch die inhibitorische Wirkung des Cyclosporins auf die T-Zell-abhängigen Zytokine, insbesondere das IL-2, sowie auf die Bildung und Freisetzung von Histamin aus Mastzellen erklärt werden.

Thalidomid ist ein Glutaminsäurederivat, das immunsuppressiv wirkt und die Chemotaxis vermindert. Die Dosis bei Prurigo nodularis Hyde beträgt 100 – 200 mg/d ✓✓. Bei Prurigo simplex ist Thalidomid nicht wirksam. Vermutlich beruht die Wirkung auf der Neurotoxitzität der Substanz, da bei der Prurigo nodularis eine neurale Hyperplasie zu beobachten ist, nicht jedoch bei der Prurigo simplex. Die hohe Neurotoxizität und Teratogenität von Thalidomid bedingt die bekannten Kontraindikationen:

Thalidomid nicht bei Frauen im gebährfähigen Alter!

Dapson wird bei Dermatosen eingesetzt, die durch neutrophile entzündliche Infiltration gekennzeichnet sind. Der Wirkmechanismus ist unklar. Dapson wird zu 90 % renal ausgeschieden. Bei der Metabolisierung des Dapson entsteht Aminohydroxyl-Diphenylsulfon, das zu Methämoglobinämie, Hämolyse und Bildung von Heinz-Körpern (Hämoglobin-Präzipitaten) führt. Entsprechend des Abbauweges ist eine Sulfonamidallergie ein Ausschlusskriterium. Auch bei Rauchern ist eine Dapson-Therapie nicht zu empfehlen. Vor Therapiebeginn muss sichergestellt sein, dass kein Glucose-6-Phosphat-Dehydrogenase-Mangel besteht.
50 % der mit Chloroquin behandelten Patienten geben Juckreiz an. Dieser Juckreiz sistiert unter Dapson ✓, während Antihistaminika und Mastzellstabilisatoren (DNCG) oder Glucocorticoide nur geringe Effekte haben.

Methämoglobin vor und unter der Dapson-Therapie bestimmen!

Chloroquin unterdrückt die Expression von Klasse-II-Histokompatibilitätsantigenen, die Antigenprozessierung und die Lymphozytenstimulation. Es stabilisiert die Lysosomenmembran, hemmt die Prostaglandinsynthese und die Chemotaxis. Eine augenärztliche Untersuchung muss der Therapie vorausgehen und halbjährlich unter Therapie erfolgen, um Ablagerungen an der Cornea, aber vor allem die irreversible Retinopathie auszuschließen. Die Wirkung bei Prurigo ist belegt ✓✓.

Chloroquin nicht bei Glucose-6-Phosphatdehydrogenase-Mangel und Favismus.

Fallbeispiel 12.5: Prurigo bei Dermatozoenwahn

Eine 65-jährige Patientin mit transitorischen ischämischen Attacken in der Anamnese zeigt mehrere Exkoriationen an der Gesichtshaut, Prurigoknoten und Narben an der Streckseite der Oberarme, Schultern und Hüften. Aktuell klagt sie über juckende Missempfindungen an der gesamten Körperhaut. Einen langen Schuhlöffel verwendet sie, um sich an der Rückenhaut zu kratzen. Sie hat das Gefühl, als ob etwas unter der Haut wandert und ist sich sicher, dass es sich um Milben oder Würmer handelt. Mit einer Nähnadel und einer Pinzette hat sie die „Tiere" aus der Haut ausgegraben und bringt die letzten, die sie so von der Stirn und von der Schulter (**Abb. Fall 12.5**) gewonnen hat in einem leeren Marmeladenglas mit. Sie bittet das Tier mikroskopisch zu untersuchen und zu analysieren, um was es sich handelt. Die mikroskopische Untersuchung zeigt Schuppen und Stofffasern. Darüber aufgeklärt, lehnt sie eine psychiatrische Konsultation ab. Einer stationären Aufnahme in die Hautklinik stimmt sie zu, da sie neu wandernde

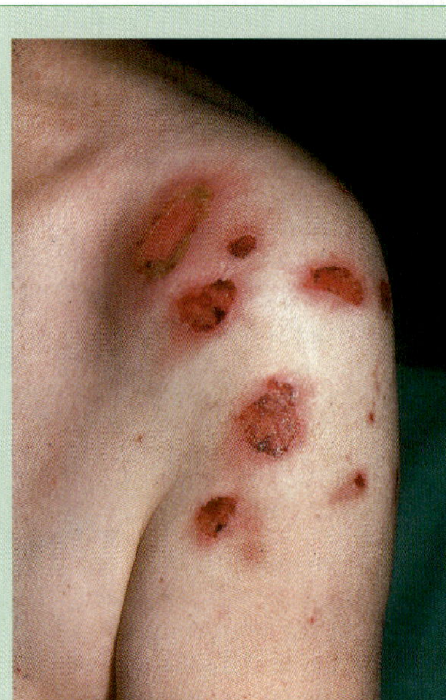

Abb. Fall 12.5 **Dermatozoenwahn.** Tiefe, wie ausgegraben wirkende Exkoriationen bei einer 65-jährigen Patientin.

Fortsetzung ▶

„Tiere" gerne gleich, wenn sie sie bemerkt, gegebenenfalls auch nachts vorzeigen möchte.
Die Untersuchung am Mikroskop der während der ersten stationären Nacht gewonnenen Materialien zeigt wiederum Schuppen, Stofffasern und Blutreste. Sie gibt zögerlich ihre Zustimmung zu einem psychiatrischen Konsil und erhält das Neuroleptikum Pimozid und ambulante SUP-Bestrahlungen (UVB, Maximum 311 nm). Lokal wird morgens Octenisept-Lösung auf neue Läsionen getupft und mit Polidocanol 3 % in Basis DAC (= Salbengrundlage) zur Nacht behandelt. Bei der ersten ambulanten Vorstellung 14 Tage später gibt sie an, dass sie „nichts mehr unter der Haut spüre", aber das Medikament unbedingt absetzen wolle. Im Beipackzettel hat sie die Indikationen nachgelesen und akzeptiert nicht, dass sie einen Dermatozoenwahn hatte. Die Bestrahlungstherapie fand sie angenehm und ist bereit, diese Behandlung fortzusetzen.

Therapieempfehlungen

Die Ätiologie des Juckreizes ist ein wichtiger Faktor, der die Therapie bestimmt, da hier kausal anzusetzen möglich ist. Dennoch gibt es weitere Faktoren, die die Therapieentscheidung leiten. Sehr dicke und lange bestehende Prurigoknoten wird man eher mit Corticoid-Injektionen behandeln, während man neue Herde lokal antipruriginös angehen wird. Eine rezidivierend und kurzzeitig auftretende Prurigo ist nicht geeignet für eine Behandlung mit Dapson, das erst nach 4 – 6 Wochen seine Wirkstärke erreicht. Hier wird man sich z. B. eher für eine Unterdrückung der Juckreizattacken mit zentral sedierenden Antihistaminika zur Nacht behelfen. Bei einem Juckreiz, der in warmen Räumen auftritt, wird man v. a. Verhaltensempfehlungen geben wie leichte Kleidung aus Baumwolle, ein kühles Schlafzimmer, nur lauwarm Duschen vor dem Schlafengehen etc.

Antipruriginöse Therapie unter besonderen Bedingungen

Urämische Prurigo und Pruritus

60 – 70 % der Dialysepatienten leiden unter Juckreiz. Die erhöhten Serum-Histamin-, Harnstoff- und Parathormon-Spiegel sind ätiologisch nicht verantwortlich. Vielmehr werden endogene Opioide als Auslöser angeschuldigt, zu langer Abstand zwischen den Dialysen, erhöhte Serum-Aluminiumkonzentrationen, trockene Haut und Hyperphosphatämie mit Mikroablagerungen von Calcium- oder Magnesiumphosphat in der Haut. Histopathologisch wird bei diesen Patienten eine im Vergleich zum Gesunden vermehrte Innervation mit peripheren Nervenendigungen in der Region der papillären Verzahnung zwischen Dermis und Epidermis gefunden, jedoch wurde auch Gegensätzliches publiziert.
Eine Metaanalyse zeigte lediglich für die **UVB-Bestrahlung** eine Reduktion des Pruritus-Scores um 50 % ✓✓. Interessant ist, dass das langwellige, tiefer eindringende **UVA** bei der urämischen Prurigo ineffektiv ist ✗✗. Die Photoinaktivierung einer bisher unbekannten Substanz durch UVB könnte das Ansprechen erklären. Die Phosphatwerte im Gewebe waren nach UVB-Bestrahlung reduziert.
Unterlegen waren in der Metaanalyse **Lidocain**, **Kohle** (6 g/d) und das α-Sympathomimetikum **Nicergolin** (3 mg oral oder 5 mg i. v. pro Tag) ✗.
Ceterizin (5 mg 3 × pro Woche), **Loratadin** oder **Levocabastin** sind als Therapieoption untersucht worden aber nur schwach wirksam ✓, da Histamin in der Ätiopathologie keine Rolle spielt.
Über **Desferoxamin**, ein Mittel gegen Metallvergiftungen, wird nur kasuistisch als positiv berichtet ≈. Bei dem Lipidsenker und Ionenaustauscher **Cholestyramin** ist bei nicht Dialysepflichtigen die Azidämie zu beachten ✓.
Thalidomid zeigte einen Rückgang des urämischen Pruritus um 81 % ✓, jedoch ist die Anwendung limitiert durch das Nebenwirkungsprofil. Bei **Naltroxen** (50 mg/d) werden mäßige Effekte beschrieben ✓. Der Serotonin-Antagonist **Ondansetron** (2 × 4 mg/d) und **Erythropoietin** bei urämischem Pruritus wurden widersprüchlich beurteilt ✓✗.

Prurigo und Pruritus bei Cholestase

Die zu Pruritus führende Cholestase kann z. B. durch eine primär biliäre Zirrhose, Medikamente, Schwangerschaft (s. u.) oder extrahepatisch bedingt sein. Die primäre biliäre Zirrhose ist eine seltene chronische Lebererkrankung mit unklarer Ätiologie. Entsprechend unklar ist auch die Ursache des Pruritus. Diskutiert werden die angesammelten Gallensäuren im interstitiellen Gewebe der Haut, die Neurotransmitter initiieren, die für den Juckreiz verantwortlich sind.
Prurigo und Pruritus bei primär biliärer Zirrhose spricht gut auf **Ursodeoxycholsäure** und auf **Colchicin** an ✓✓. Man wird sich trotzdem für die Ursodeoxycholsäure entscheiden, da sie im Vergleich zu Colchicin und Placebo auch das Propeptid des Typ-1-Prokollagen sowie die duktuläre Proliferation und die Bilirubinspiegel signifikant reduziert.
Die Opiatantagonisten **Nalmefen** und **Naltrexon** sind effektiv über ihre zentrale Wirkung ✓. Auch **Ondansetron** bessert den Cholestase-bedingten Pruritus ✓.
In Pilotstudien wird über gute antipruriginöse Effekte von α-Tocopherol und **Ubichinon** bei chronisch cholestatischen Lebererkankungen berichtet, die auf die antioxidative Wirkung dieser Substanzen zurückgeführt werden ≈.
Vorsicht ist geboten beim selektiven H_1-Rezeptor-Antagonisten **Cetirizin**, da bei 2 % der gastroenterologisch gesunden Studienpatienten die hepatischen Transaminasen erhöht waren und über ceterizinbedingte Cholestasen berichtet wurde.

Kein Ceterizin bei Cholestase!

Antipruriginöse Therapie im Zyklus und in der Schwangerschaft

Cholestase in der Schwangerschaft bedingt eine schlechte Prognose für Mutter und Kind, daher muss die Therapie sowohl effektiv als auch sicher sein. Für den Pruritus bei intrahepatischer Cholestase hat sich der Ionenaustauscher Cholestyramin ✓ oder eine Kombination von Ursodeoxycholsäure und S-Adenosylmethionin bewährt ✓. Ursodeoxycholsäure allein zeigte widersprüchliche antipruriginöse Effekte ✓✗. Guar oder Kohle waren nicht effektiv, was den Pruritus anbelangt ✗✗.

Die **autoimmune Progesterondermatitis** oder die Östrogendermatitis führen neben urtikariellen, bullösen Erythema multiforme oder papulovesikulären Hautveränderungen auch zu Prurigo oder Pruritus, wie es auch bei der prämenstruellen Prurigo der Fall ist. Bei Patientinnen mit prämenstruellen Hautveränderungen war in einer kleinen Pilotstudie Tamoxifen als Antiöstrogen effektiv bzw. das Absetzen der eingenommenen Östrogene ✓.

Die **Prurigo gestationis** beginnt im 2.–3. Schwangerschaftsmonat und heilt nach der Entbindung ab. Anti-Hormone verbieten sich in der Schwangerschaft. Hier wird man sich für eine kühlende Lokaltherapie mit Lotio alba, feuchten NaCl-Umschlägen, „Cool-Packs“, Emulsionen oder Gelen entscheiden. Möglich sind Polidocanol 3–5 %, Tannin 3–5 % oder Hydrocortison-Zubereitungen ≈.

Die **Prurigo in der Schwangerschaft bei normalen Leberwerten** stellt ein therapeutisches Problem dar: Zwar ist bisher nicht von Fehlbildungen berichtet worden, obwohl für die seit Jahren auf dem Markt befindlichen „alten“ Antihistaminika (Clemastin, Dimetinden) viele Erfahrungen vorliegen; da Antihistaminika aber in die Muttermilch abgegeben werden und die Atemfrequenz des Kindes unterdrücken ≈, wird man, wenn irgend möglich, einer topischen antipruriginösen Therapie den Vorzug geben. In der späten Schwangerschaft war Aspirin (4 × 600 mg/d) ✓ dem Alkylamid-Antihistaminikum Chlorpheniramin (3 × 4 mg/d) ✗ überlegen. Die Aspirinwirkung wird über die Anti-Prostaglandin-E1-Wirkung erklärt, wobei die Inhibition der Plättchenaggregation bei der Geburt als klinisch nicht bedeutsam eingestuft wird ✓. Liegt gleichzeitig zur Prurigo ein Exanthem vor, ist jedoch dem Antihistaminikum der Vorzug zu geben. Bei Erschöpfung der Schwangeren durch Störung der Nachtruhe können Diphenhydramin, Benzodiazepine (Diazepam) oder Barbiturate (Cyclobarbital und Phenobarbital) eingesetzt werden. Die Gabe dieser Medikamente muss jedoch einen Tag vor Entbindung und in der Stillzeit gestoppt werden, da sich sonst das „floppy-infant“-Syndrom entwickelt.

Ausgewählte Literatur

1. Ashmore SD, Jones CH, Newstead CG, Chrystyn H. Ondansetron therapy for uremic pruritus in hemodialysis patients. Am J Kidney Dis 2000; 35: 827–831.
2. Balaskas EV, Bamihas GI, Karamouzis M, Voyiatzis G, Tourkantonis A. Histamine and serotonin in uremic pruritus: effect of ondansetron in CAPD pruritic patients. Nephron 1998; 78: 395–402.
3. Blachley JD, Blankenship DM, Menter A, Parker TF, Knochel J. Uremic pruritus: skin divalent ion content and response to ultraviolet phototherapy. Am J Kidney Dis 1985; 5: 237–241.
4. Burrows RF, Clavisi O, Burrows E. Interventions for treating cholestasis in pregnancy. The cochrane library, Issue 1, 2002.
5. Eysenbach G, Williams H, Diepgen TL. Antihistamines for atopic eczema. The cochrane Library, Issue 4, 2000.
6. Gluud C, Christensen E. Ursodeoxycholic acid for primary biliary cirrhosis. The cochrane library, Issue 1, 2002.
7. Metze D, Reimann S, Beissert S, Luger T. Efficacy and safety of naltrexone, an oral opiate receptor antagonist, in the treatment of pruritus in internal and dermatological diseases. J Am Acad Dermatol 1999; 41: 533–539.
8. Muller C, Pongratz S, Pidlich J et al. Treatment of pruritus in chronic liver disease with the 5-hydroxytryptamine receptro type 3 antagonist andansetron: randomized, placebo controlled, double blind cross-over trial. Eur J Gastroenterol Hepatol 1998; 10: 865–870.
9. Nicastri PL, diaferia A, Tartagni M, Loizzi P, Fanelli M. A randomised placebo-controlled trial of ursodeoxycholic acid and S-adenosylmethionine in the treatment of intrahepatic cholestasis of pregnancy. Br J Obstet Gynaecol 1998; 105: 1205 –1207.
10. Nori E, Ozawa H, Fujita T, Nakao A. Pharmacokinetics of Ceterizine in chronic hemodialysis patients: multiple-dose study. Nephron 2001; 89: 101–104.
11. Peer G, Kivity S, Agami O et al. Randomised crossover trail of naltroxene in uraemic pruritus. Lancet 1996; 348: 1152–1554.
12. Shelley WB, Shelley ED, talanin NY, Santoso-Pham J. Estrogen dermatitis. J Am Acad Dermatol 1995; 32: 25–31.
13. Shenefelt PD. Hypnosis in dermatology. Arch Dermatol 2000; 136: 393–399.
14. Silva SR, Viani PC, Lugon NF, Hoette M, Ruzany F, Lugon JR. Thalidomide for the treatment of uremic pruritus: a crossover randomized double-blind trial. Nephron 1994; 67: 270–273.
15. Stander S, Luger T, Metze D. Treatment of prurigo nodularis with topical capsaicin. J Am Acad Dermatol 2001; 44: 471–478.
16. Tan JK, Habermann HF, Coldman AJ. Identifying effective treatments for uremic pruritus. J Am Acad Dermatol 1991; 25: 811–818.
17. Tercedor J, Lopez-Hernandez B, Rodenas JM, Herranz MT, Serran Otega S. Erythropoietin therapy for uremic pruritus. N Negl J Med 1992; 327: 734.
18. Tennyson H, Levine N. Neurotropic und psychotropic drugs in dermatology. Dermatol Clin 2001; 19: 179–197.
19. Vuoristo M, Farkkila M, Karvonen AL; Leino R, Lehtola J et al. A placebo-controlled trial of primary biliary cirrhosis treated with colchicine and ursodeoxycholic acid. Gastroenterol 1995; 108: 1592–1594.
20. Watson JP, Jones DEJ, Cann PA, Bramble MG. Case report. Oral antioxidant therapy for the treatment of primary biliary cirrhosis: a pilot study. J Gastroenterol Hepatol 1999; 44: 1034–1040.
21. Young GL, Jewell D. Antihistamines versus aspirin for itching in late pregnancy. Cochrane Database Rev 2000; CD000027.

13 Augenerkrankungen

J. B. Jonas

Augenerkrankungen, die sich gut medikamentös behandeln lassen, können nach topographischen Gesichtspunkten eingeteilt werden (Abb. 13.**1**). Zu den medikamentös behandelbaren Erkrankungen im **vorderen Augenabschnitt** (Lider, Binde-, Horn- und Regenbogenhaut, Vorderkammer, Ziliarkörper und Linse) gehören die Keratoconjunctivitis oder Keratitis sicca, die bakterielle Konjunktivitis, die bakterielle, virale (v. a. Herpes-simplex-Virus) und mykotische Keratitis, die Iritis (Uveitis anterior) und die Zyklitis (Uveitis intermedia).

Medikamentös behandelbare Erkrankungen im **hinteren Augenabschnitt** (Glaskörper, Papille und Netzhaut) sind die Chorioiditis (Uveitis posterior), die altersbedingte Makuladegeneration und das Glaukom („Grüner Star"). Bei einem dystrophischen bzw. degenerativen Hornhautprozess, einem Katarakt („Grauer Star"), bei Netzhauterkrankungen einschließlich der Netzhautablösung und bei einer diabetischen ischämischen Retinopathie steht die Pharmakotherapie bisher im Hintergrund.

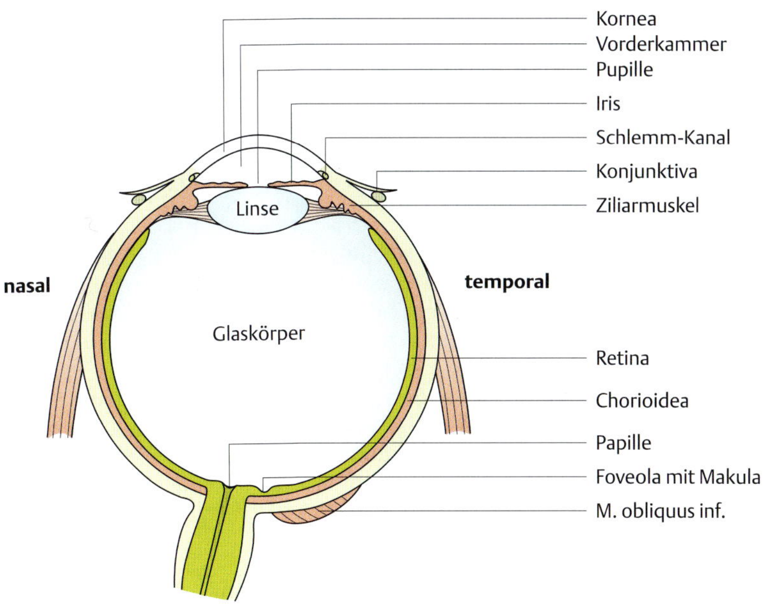

Abb. 13.**1** **Anatomie des Auges**

13.1 Erkrankungen im vorderen Augenabschnitt

13.1.1 Keratoconjunctivitis sicca

Grundlagen

Prävalenz und Inzidenz. Die Keratoconjunctivitis sicca infolge eines „trockenen Auges" ist eines der häufigsten Augenprobleme überhaupt. Sie tritt in der Regel jenseits des 40. Lebensjahres auf, bei Frauen weitaus häufiger als bei Männern. Da außer den meist subjektiven Beschwerden keine wesentlichen Funktionseinschränkungen bestehen, sind genaue Angaben zur Prävalenz und Inzidenz nicht vorhanden.

Ursachen und Pathophysiologie. Pathophysiologische Grundlagen für die Entstehung eines trockenen Auges sind zum einen eine **veränderte Zusammensetzung des Tränenfilms** (altersbedingtes Nachlassen der Funktion der konjunktivalen Becherzellen), zum anderen eine

verminderte Tränenproduktion im Rahmen bestimmter Systemerkrankungen (z. B. Sjögren-Syndrom, rheumatoide Arthritis).

Der Tränenfilm ist der wichtigste Bestandteil des optischen Apparates des Auges.

Der **Tränenfilm**, der Binde- und Hornhaut benetzt, besteht aus drei Schichten, einer äußeren Lipidschicht, einer mittleren wässrigen Schicht und einer inneren Muzinschicht.

Die *äußere Lipidschicht* (ca. 0,1 µm) wird von den Meibom-Drüsen im Tarsus des Ober- und Unterlides sowie von Talg- und Schweißdrüsen des Lidrandes gebildet. Sie erhöht die Oberflächenspannung, verhindert so ein frühzeitiges Aufreißen des Tränenfilms und erniedrigt damit die notwendige Lidschlussfrequenz. Durch ihr hydrophobes Verhalten verhindert sie außerdem ein schnelles Verdunsten des Tränenfilms.

Die *mittlere wässrige Schicht* (ca. 8 µm) ist die dickste Schicht des Tränenfilms. Sie wird von der Haupttränendrüse, der Glandula lacrimalis, und den akzessorischen Tränendrüsen (Krause- und Wolfring-Drüsen) am Oberrand des Tarsus und in der oberen Umschlagsfalte gebildet. Ihre Aufgabe besteht darin, die Hornhautoberfläche zu reinigen und zu schützen und mit einer glatten Hornhautoberfläche für eine hochwertige optische Abbildung zu sorgen.

Die *innere Muzinschicht* (ca. 0,8 µm) wird von den konjunktivalen Becherzellen und der Glandula lacrimalis sezerniert. Mit ihrer lipophilen der Hornhaut zugewandten Oberfläche und ihrer hydrophilen der wässrigen Schicht des Tränenfilms zugewandten Oberfläche sorgt sie dafür, dass die hydrophile wässrige Schicht auf der lipophilen Oberfläche des Hornhautepithels hält und nicht abperlt und der Wasseranteil flächig Horn- und Bindehaut benetzt. Sie dient wie auch die Lipidschicht der Stabilisierung des Tränenfilms.

Mit zunehmendem Alter kann eine relative Insuffizienz der konjunktivalen Becherzellen entstehen, so dass die vermittelnde Muzinschicht in nicht mehr ausreichender Menge zur Verfügung steht. Die Folge ist, dass die Tränenflüssigkeit nicht mehr auf der hydrophoben Hornhautoberfläche hält, sondern auf ihr abperlt und die Hornhautoberfläche so relativ trocken ist. Da bereits geringe Unregelmäßigkeiten im Tränenfilm zu einer deutlich verminderten Bildqualität auf der Retina und damit zu einer Visusverschlechterung führen und die Hornhautoberfläche zu den am dichtesten innervierten Körperteilen gehört, sind die subjektiven Symptome oft sehr ausgeprägt. Es entsteht das Gefühl eines trockenen Auges, obwohl durch eine reflektorisch einsetzende Überproduktion von Tränenflüssigkeit sogar eine Epiphora, ein Tränenträufeln über die Wange, entstehen kann.

Prognose. Die Prognose der Keratoconjunctivitis sicca ist bezüglich des Visus und der allgemeinen Sehqualität gut.

Therapeutische Implikationen. Das trockene Auge ist die Folge einer insuffizienten Produktion der Muzinschicht des Tränenfilms. Eine kausale Therapie in Form einer gezielten Beeinflussung der konjunktivalen Becherzellen ist bisher nicht gelungen, sodass die symptomatische Behandlung mit Tränenersatzmitteln im Vordergrund der Therapie steht. Cyclosporin-haltige Augentropfen zur Therapie des „trockenen" Auges stehen kurz vor der Zulassung und stellen möglicherweise eine Therapieverbesserung dar.

Evidenzbasierte Therapie

Therapieziel. Das Ziel der Therapie besteht darin, die **Integrität des dreischichtigen Tränenfilms** wiederherzustellen. Nur so können das Trockenheitsgefühl der Hornhautoberfläche beseitigt und die Visusqualität verbessert werden.

Pharmakotherapie

Da das Auge nur ca. 0,01 % des Körpervolumens ausmacht und die Augenoberfläche von außen leicht zugänglich ist, werden ophthalmologische Pharmaka bevorzugt lokal, topisch appliziert.

Nach jeder topischen Gabe von Augentropfen sollte das Auge 3 – 5 Minuten geschlossen bleiben.

Dadurch wird ein frühzeitiges Ablaufen der Augentropfen über den Ductus nasolacrimalis in den Nasen-Rachen-Raum verhindert, wodurch sich die Kontaktzeit des Pharmakons mit der Korneaoberfläche verlängert, die Pharmakonkonzentration im Kammerwasser erhöht und im Serum vermindert. Dadurch lässt sich die Wirksamkeit der topischen Therapie erhöhen und die systemische Nebenwirkungsrate verringern. Letzteres gilt insbesondere, da Pharmaka, die über die Mukosa des Nasen-Rachen-Raumes absorbiert werden, den First-pass-Effekt der Leber umgehen.

Tränenersatzmittel werden je nach Schweregrad des Befundes in unterschiedlicher Viskosität verordnet, d. h. von Augentropfen (AT) (z. B. Hypromellose AT, Natriumhyaluronat AT, Carmellose AT, Povison AT, Polyvinylalkohol AT) bis hin zu hochviskösen und damit lange einwirkenden Gelen (z. B. Carbomer Augengel), die stündlich bis halbstündlich appliziert werden müssen.

Therapieempfehlungen

Die Therapie der Keratoconjunctivitis sicca ist nur symptomatisch möglich. Sie besteht in der häufigen Gabe von viskösen Tränenersatzmitteln, die für kurze Zeit die Integrität des dreischichtigen Tränenfilms wiederherstellen.

13.1.2 Bakterielle Konjunktivitis

Grundlagen

Prävalenz und Inzidenz. Die bakterielle Konjunktivitis ist eine häufige Augenerkrankung.

Ursachen und Pathophysiologie. Die bakterielle Konjunktivitis wird in unseren Breiten meist durch Staphylococcus aureus, Strepto- oder Pneumokokken verursacht. Es kommt bei leichter Beeinträchtigung des Allgemeinbefindens zu einer meist beidseitigen Entzündung der Konjunktiva mit ausgeprägter Rötung, Ödembildung (Chemosis) und Absonderung eines purulenten Sekretes, das über Nacht die Lidränder gelblich verklebt (Abb. 13.**2**). Durch die Mitbeteiligung des Tränenfilms ist die Optik des Auges deutlich gestört, was zu einer temporären Visusminderung für die Zeit der Entzündung führt.

Prognose. In der Regel heilt die bakterielle Konjunktivitis unter antibiotischer Therapie innerhalb von 1 – 2 Wochen ohne bleibende Schäden aus. Für einige Wochen nach der Infektion kann eine Keratoconjunctivitis sicca bestehen, da durch die Infektion die konjunktivalen Becherzellen mitgeschädigt sein können.

Therapeutische Implikationen. Die Therapie erfolgt kausal mit topisch applizierten Antibiotika, in der Regel ohne Durchführung eines Antibiogramms.

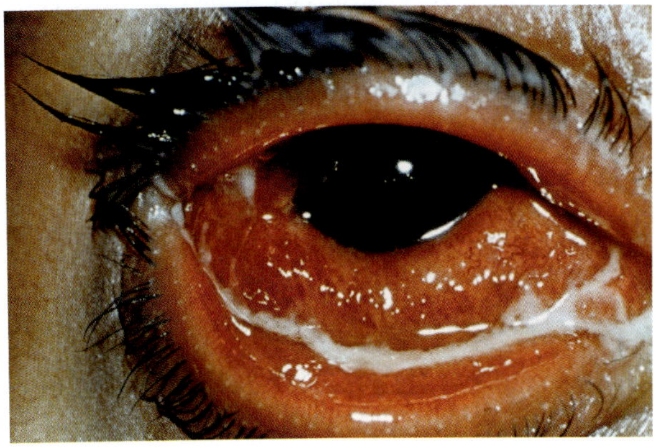

Abb. 13.**2** **Akute purulente Konjunktivitis.** Ausgeprägte Hyperämie der Konjunktiva, teils mit subkonjunktivalen Blutungen (Hyposphagma) und deutlicher purulenter Sekretbildung.

Evidenzbasierte Therapie

Therapieziel. Die konjunktivale Besiedelung durch pathologische Bakterien soll beseitigt und damit Beschwerdefreiheit erzielt werden.

Pharmakotherapie

Antibiotika

Besteht der klinische Verdacht auf eine bakterielle Konjunktivitis, sollte sofort lokal mit einem Breitspektrumantibiotikum therapiert werden.

Die bakterielle Konjunktivitis spricht in der Regel sehr gut auf die antibiotische Therapie an. Es gibt heute eine breite Palette gut verträglicher, wirksamer Antibiotika, die meist als Salbe (längere Wirkdauer, z. B. für die Applikation über Nacht) und Tropfen für die lokale Therapie zur Verfügung stehen ✓✓. Dazu gehören z. B. Gentamicin AT (Refobacin), Chlortetrazyklin AT, Ciprofloxacin AT, Ofloxacin AT, Levofloxacin AT, Kanamycin AT, Natamycin AT, Chloramphenicol AT sowie Erythromycin AT.
Sollen der Entzündungsprozess und damit die subjektiven Beschwerden rasch abklingen, kann bei Kontrolle des Befundes auch ein **Antibiotikum in Kombination mit einem Corticosteroid** eingesetzt werden. Solche Kombinationspräparate sind z. B. Dexamytrex (Gentamicin, Dexamethason), Isopto-Max oder Mycinopred (Neomycin, Polymyxin B, Dexamethason).

Therapieempfehlungen

Die Therapie der bakteriellen Konjunktivitis besteht in der häufigen topischen Applikation von Antibiotika-haltigen Augentropfen bzw. -salben (z. B. Gentamycin). In leichteren Fällen werden die Augentropfen 5 × täglich, in schweren Fällen stündlich getropft, und abends wird eine Augensalbe verabreicht.

13.1.3 Herpes-simplex-Virus-Keratitis

Grundlagen

Prävalenz und Inzidenz. Das Herpes-simplex-Virus (HSV) ist weltweit verbreitet, etwa 90% der Bevölkerung ist latent infiziert. Nach der oft spontan heilenden, unbemerkten Primärinfektion befällt das neutrope Virus bevorzugt das Ganglion semilunare Gasseri. Dort verbleibt es und kann bei einer verminderten Resistenzlage des Patienten jederzeit zu Rezidiven führen. Die Primärinfektion mit Herpes-simplex-Viren verläuft am Auge als Blepharitis oder Konjunktivitis.

> *Eine Infektion der Hornhaut mit Herpes-simplex-Viren ist grundsätzlich ein Rezidiv.*

Die HSV-Keratitis ist deutlich seltener als eine bakterielle Konjunktivitis, sie ist aber eine relativ häufige Ursache für Hornhautnarben, die ihrerseits zu den vier häufigsten Ursachen für eine Keratoplastik (Hornhauttransplantation) zählen.

Pathophysiologie, Formen und Prognose. Je nach Lokalisation der HSV-Keratitis in den einzelnen Hornhautschichten werden die epitheliale, stromale und endotheliale Keratitis unterschieden:

- Die **epitheliale Keratitis** (Keratitis dendritica, Abb. 13.**3**) ist die oberflächliche Infektion der Hornhautnerven mit Herpes-simplex-Viren. Sie ist durch bäumchenartig verzweigte Epithelläsionen (nekrotische und blasenförmig geschwollene Epithelzellen) gekennzeichnet. Nach Abheilung bleiben keine Narben zurück.
- Die **stromale Keratitis** (Keratitis disciformis) ist die tiefe, parenchymatöse Form der HSV-Infektion. Sie ist durch eine dichte scheibenförmige zentrale Stromatrübung charakterisiert. Je nach Häufigkeit des Rezidivs kann eine oberflächliche oder tiefe Vaskularisation vorhanden sein. Nach Abheilung führen die teils vaskularisierten Narben zu einer Transparenzminderung und Profilveränderung der Kornea und damit zu einer verminderten Sehqualität.
- Die **endotheliale Keratitis** (Endotheliitis) wird durch Herpes-simplex-Viren ausgelöst, die in das Kammerwasser gelangen. Sie geht mit einer Schwellung der Endothelzellen und einer Trübung der darüberliegenden Hornhaut einher. Sind die Endothelzellen im Kammerwinkel betroffen, entsteht ein sekundäres Glaukom infolge einer Zunahme des Augeninnendrucks.

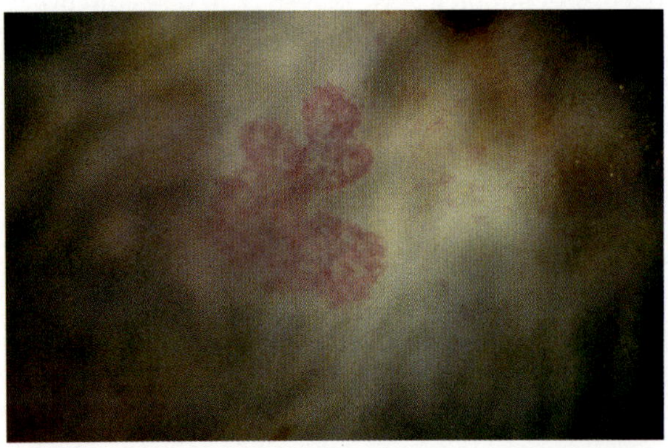

Abb. 13.**3** **Keratitis dendritica.** Zu sehen sind mit Bengalrosa angefärbte, durch Herpesviren geschädigte Hornhautepithelzellen, die dendritikaähnlich angeordnet sind.

Evidenzbasierte Therapie

Therapieziel. Die sofortige Einleitung einer virustatischen Therapie erfolgt mit dem Ziel, das **Fortschreiten der Krankheit zu verhindern** und **Komplikationen zu vermeiden**, um den **Visus zu erhalten.**

Pharmakotherapie

Virustatika

Bei einer **epithelialen Keratitis** wird Trifluridin als Oberflächenvirustatikum eingesetzt. Bei einer **stromalen** und **endothelialen Keratitis** steht Aciclovir sowohl für die lokale Behandlung am Auge (als Salbe) als auch für die systemische Applikation zur Verfügung ✓✓.
Bei häufigen Rezidiven, bei bedrohter optischer Zone der Kornea und nach einer perforierenden Keratoplastik aufgrund einer vorausgegangenen HSV-Keratitis kann Aciclovir einmal täglich zur Rezidivprophylaxe über einen mehrmonatigen Zeitraum gegeben werden.

Glucocorticoide

Liegt eine **epitheliale** Keratitis vor, ist die Applikation von Glucocorticoiden kontraindiziert ✗✗.

> *Nur bei intaktem Epithel, d.h. bei stromaler Keratitis und endothelialer Keratitis sollten zusätzlich Steroide lokal appliziert werden.*

Diese Lokalbehandlung mit Corticosteroiden muss oft über mehrere Wochen aufrecht erhalten werden, da sich der Befund in der Regel nur sehr langsam bessert.

13.1.4 Iritis und Zyklitis

Grundlagen

Prävalenz und Inzidenz. Die Iritis (Uveitis anterior, Abb. 13.**4**) ist die häufigste Form der Uveitis. Oft tritt sie zusammen mit einer Zyklitis (Uveitis intermedia) auf. Etwa 1/4 der Iridozyklitiden verlaufen chronisch. Bei mehr als 70 % der Patienten findet sich keine direkte Ursache einer Iritis.

Prognose.

Die Prognose wird wesentlich von der Lokalisation der Uveitis (Iritis, Zyklitis oder Chorioiditis?) und von ihrer Rezidivhäufigkeit bestimmt. Die Iritis hat eine bessere Prognose als die Chorioiditis.

Je nach Ätiologie tritt die Uveitis einmalig oder rezidivierend auf und kann zu bleibenden Schäden führen. Im Fall einer Iritis sind dies v. a. **vordere Synechien** zwischen Iris und peripherer Hornhautrückfläche mit der Folge eines sekundären Winkelblockglaukoms, **hintere Synechien** zwischen Iris und Linse mit den Folgen einer Pupillenverziehung, einer Pupillendilatationsschwäche, einer Katarakt und bei zirkulärer Ausdehnung eines sekundären Winkelblockglaukoms (S. 631).

Evidenzbasierte Therapie

Das **Ziel** der Therapie besteht darin, **Synechien zu vermeiden** bzw. schon bestehende **Synechien zu lösen**, um so die Folgeschäden für das Auge zu minimieren bzw. zu verhindern.

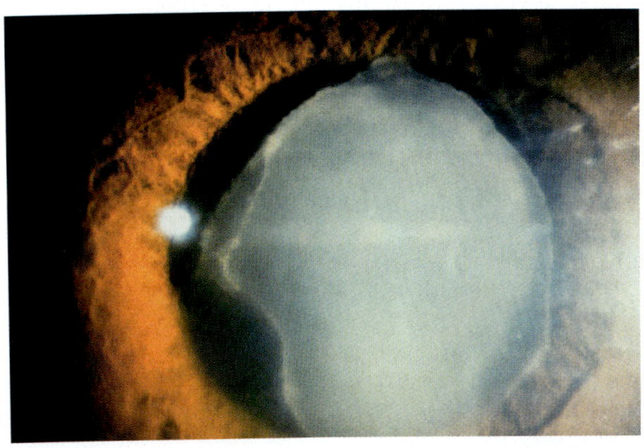

Abb. 13.**4** **Akute Iritis.** Bei der akuten Iritis führt die ausgeprägte Fibrinansammlung in der Vorderkammer zu einer Sehverschlechterung.

Pharmakotherapie

Antibiotika, Virusstatika

Die medikamentöse Therapie der erregerbedingten Iritis bzw. Iridozyklitis (bei Hornhautulzera, perforierender Verletzung, septisch) beinhaltet die antibiotische oder antivirale Therapie, die lokal, gegebenenfalls aber auch systemisch durchgeführt wird.

Mydriatika

Die medikamentöse Mydriasis ist von ausschlaggebender Bedeutung in der Therapie der Iritis bzw. Iridozyklitis ✓✓.

Bei rechtzeitiger und starker Mydriasis können Synechien verhindert bzw. wieder gelöst werden (Irisfußpunkte auf der Linsenvorderfläche). Als Mydriatika kommen die **Parasympatholytika** Scopolamin und Cyclopentolat zum Einsatz ✓. Kommt es nach dem Tropfen der Parasympatholytika zu keiner ausreichenden Mydriasis wird auf das **Alpha-1-Sympathomimetikum** Phenylephrin zurückgegriffen.

Bei Iritis kann die mydriatische Wirkung von Pupillen erweiternden Augentropfen abgeschwächt sein, sodass länger wirksame Medikamente wie z. B. Atropin (hat bei Gesunden eine mydriatische Wirkung von 1 Woche) mehrmals täglich getropft werden müssen.

Glucocorticoide

Die therapeutische Mydriasis erfolgt in der Regel in Kombination mit einer Steroidtherapie. Handelt es sich um eine nichtinfektiöse, d. h. sterile Entzündung der Iris und/oder des Ziliarkörpers, wird eine hoch dosierte lokale Steroidtherapie (Prednisolon-Acetat als Augentropfen stündlich, Injektion von Dexamethason solubile subkonjunktival) eingeleitet.

Therapieempfehlungen

Gängigerweise verabreicht man Prednisolon-Acetat-AT, 5 × Tag bis stündlich; parallel erfolgt die Gabe von Cyclopentolat-1 %-AT 3 × Tag.

13.2 Erkrankungen im hinteren Augenabschnitt

13.2.1 Chorioiditis

Grundlagen

Prävalenz und Inzidenz. Die Chorioiditis (Uveitis posterior) ist eine relativ seltene Erkrankung. Sie tritt mit einer Inzidenz von 4 : 100 000 Einwohnern pro Jahr auf. Da es bei einer Chorioiditis immer zu einer trophischen Störung der von der Tunica choriocapillaris ernährten Retina kommt, geht sie stets mit einer Retinitis einher (Chorioretinitis).

Pathophysiologie. Liegt der Chorioiditis eine infektiöse Ursache zugrunde, ist die Infektion in der Regel nicht durch Viren, sondern eher durch Bakterien verursacht, wie z. B. durch Borrelien, Mykobakterien (Tuberkulose) oder seltener durch Treponemen (Lues). Bei einer nichtinfektiösen Genese handelt es sich möglicherweise um unspezifische Entzündungsvorgänge im Rahmen einer meist bekannten Grunderkrankung.

Prognose. Die Entzündungsherde in der Ader- und Netzhaut heilen innerhalb von 2 – 6 Wochen unter Ausbildung von chorioretinalen Narben ab. Im Bereich der Narben resultieren Gesichtsfeldausfälle (Skotome), die zu einem Visusverlust führen, wenn die Makula betroffen ist.

Evidenzbasierte Therapie

Bei einer infektiösen Choroiditis steht die Eliminierung des infektiösen Agens im Vordergrund, dies impliziert die Gabe entsprechender **Antibiotika**. Bei nichtinfektiöser Genese steht die Begrenzung der sekundären nachteiligen Effekte der choroidalen Entzündungsherde im Vordergrund, hier kommen systemische **Glucocorticoide** zum Einsatz.

13.2.2 Altersbedingte Makuladegeneration

Grundlagen

Prävalenz und Inzidenz. Die altersbedingte Makuladegeneration ist in den westlichen Ländern die häufigste Ursache für eine erhebliche Visusminderung jenseits des 65. Lebensjahres.

Pathophysiologie, Formen und Prognose. Eine Dysfunktion des retinalen Pigmentepithels führt über eine Akkumulation von Stoffwechselprodukten des Pigmentepithels zur Entwicklung von **Drusen** auf der Bruch-Membran. Diese Drusen verdünnen bzw. zerstören das Pigmentepithel und beeinträchtigen die Funktion der benachbarten Photorezeptoren. Häufig sind sie das erste klinisch sichtbare Zeichen einer sich entwickelnden Makuladegeneration. Bei der altersbedingten Makuladegeneration werden zwei Verlaufsformen unterschieden:

- Die **trockene Verlaufsform** macht ca. 80 % der Erkrankungen aus. Sie ist durch eine zunehmende Anzahl von harten und kalzifierten, Phospholipide enthaltenen Drusen gekennzeichnet, die konfluieren und zu einer progredienten Degeneration und Atrophie des retinalen Pigmentepithels und der tiefen Retinaschichten führen. Kommt es schließlich zu einer Atrophie der Makula, nimmt die Sehschärfe zwar langsam, aber kontinuierlich ab.
- Die **„feuchte“** oder **exsudative Verlaufsform** (Abb. 13.5) kann aus jeder Form von Drusen oder Pig-

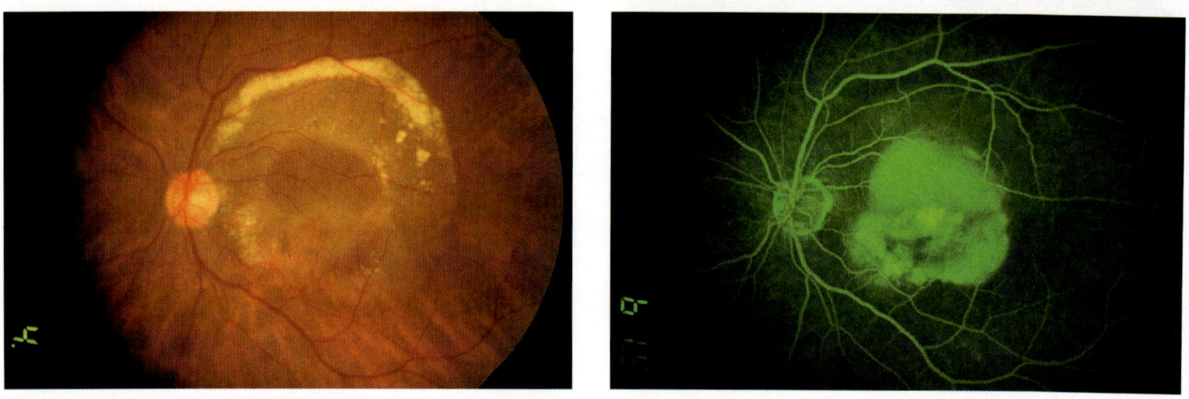

a b

Abb. 13.5 **Exsudative Makuladegeneration. a** Im Makulagebiet erkennbare subretinale Exsudation mit Ablagerung von Lipiden am Exsudationsrand, Abhebung der Retina vom retinalen Pigmentepithel. **b** Im Fluoreszenz-Angiogramm zeigt sich ein deutlicher Austritt von Fluoreszein vom choroidalen Raum ausgehend in den subretinalen Raum, entsprechend einer Abhebung der Retina vom retinalen Pigmentepithel im Makulagebiet.

mentepithelveränderungen hervorgehen, häufiger jedoch aus weichen oder konfluierenden Drusen, die aus Neutralfetten bestehen. Diese weichen Drusen führen zu einer Flüssigkeitsansammlung unter dem Pigmentepithel (Pigmentepithelabhebung), die der Patient als Metamorphopsien (Verzerrtsehen) bei gleichzeitiger Visusminderung bemerkt. Die Pigmentepithelabhebung ist oft mit einer subretinalen Neovaskularisation verbunden, die innerhalb kurzer Zeit zu einem drastischen Visusverfall führen kann. Zu einer subretinalen Neovaskularisation kommt es, indem ein Blutgefäß von der Aderhaut durch einen altersbedingten Defekt in der unter dem retinalen Pigmentepithel liegenden Bruch-Membran in den subretinalen Raum vorwächst. Es folgen eine subretinale Exsudation, eine zentrale, exsudative Netzhautablösung und schließlich eine Narbe, die die Fovea als das Sehzentrum der Netzhaut zerstört. Hierdurch sinkt die zentrale Sehschärfe und damit die Lesefähigkeit auf wenige Prozentpunkte herab.

Therapeutische Implikationen. Für die trockene Form der altersbedingten Makuladegeneration gibt es bisher keinen Erfolg versprechenden medikamentösen Therapieansatz ✗✗. Für die exsudative Form sind mehrere Medikamente in der klinischen Prüfphase III ✓. Diese Medikamente sind entweder intravitreal oder in den Sub-Tenon-Raum zu injizieren und wirken angiostatisch, d. h. der pathologischen Neovaskularisation entgegen.

Evidenzbasierte Therapie

Ein ideales **Therapieziel** wäre die Wiederherstellung der fovealen Strukturen. Mit den bisher zur Verfügung stehenden Techniken bzw. Medikamenten ist in der Regel bestenfalls eine Stabilisierung des klinischen Befundes zu erreichen.

Nichtmedikamentöse Therapie

Für die Behandlung der **trockenen Form** der altersbedingten Makuladegeneration gibt es weder nachgewiesene Medikamente noch eine chirurgische Therapie. Jedoch soll laut der kürzlich publizierten AREDS-Studie (Age-related-Eye-Disease-Study) eine an *Vitaminen und Zink reiche Diät* (oder eine Diät, die viel grünes Blattgemüse enthält) helfen, das Risiko des Übergangs einer trockenen in eine feuchte Form der altersbedingten Makuladegeneration und damit das Progressionsrisiko zu vermindern ✓.
Für einige Patienten mit der **feuchten Form** der Makuladegeneration besteht die Möglichkeit der *Lasertherapie*. Mit Hilfe der Laserkoagulation der subretinalen Neovaskularisation kann die Erkrankung vorübergehend aufgehalten werden.
Die Verordnung und Anpassung *vergrößernder Sehhilfen* (Leselupe, Lupenbrille etc.) ist für alle Patienten mit einer Makuladegeneration von Nutzen.

Pharmakotherapie

Für die Pharmakotherapie der **feuchten Form** der Makuladegeneration stehen in naher Zukunft wahrscheinlich Medikamente zur Verfügung, die intravitreal oder subkonjunktival appliziert die subretinale Neovaskularisation hemmen. Dabei handelt es sich um Aptamere von Neovaskularisationsfaktoren (v. a. vascular endothelial growth factor, VEGF ✓), anti-angiogene Steroide ✓✓ oder um die so genannte photochemische Therapie: Verteporfin wurde zugelassen zur Behandlung der altersbezogenen Makuladegeneration mit vorwiegend klassischen subfovealen chorioidalen Neovaskularisationen (CNV) ✓✓, okkulten subfovealen CNV mit Beleg eines neu aufgetretenen oder fortschreitenden Krankheitsverlaufes sowie für Patienten mit subfovealen CNV infolge pathologischer Myopie. 15 min nach Infusionsbeginn muss eine Lichtaktivierung der Substanz erfolgen.

13.2.3 Glaukom

Grundlagen

Prävalenz und Inzidenz. Das Glaukom ist eine der häufigsten Sehnervenerkrankungen. Seine Prävalenz beträgt laut neuerer epidemiologischer Studien 1 – 4 % in der über 40-jährigen Bevölkerung. Daraus ergibt sich die sozioökonomische Bedeutung des Glaukoms und in Anbetracht seines möglichen Verlaufs – etwa 15 – 20 % aller Blinden haben ihr Augenlicht durch ein Glaukom verloren – auch die häufig anzutreffende psychische Belastung des Patienten.

> *Das Glaukom, die altersbedingte Makuladegeneration und die diabetische Retinopathie sind die häufigsten Erblindungsursachen in der westlichen Welt.*

Die Häufigkeit des primären Offenwinkelglaukoms beträgt ca. 1 – 3 % in der über 40-jährigen Bevölkerung in westlichen Ländern. Für die afroamerikanische Bevölkerungsgruppe in den USA liegen diese Zahlen bei ca. 5 – 8 %.
Die okuläre Hypertension, die häufiger als ein manifestes Glaukom anzutreffen ist, muss kontinuierlich von einem beginnenden Glaukom abgegrenzt werden. Die Wahrscheinlichkeit, dass sich ein definitives Glaukom entwickelt, steigt, je höher die intraokulären Druckwerte sind, je jünger der Patient ist und je mehr Verwandte an einem Glaukom erkrankt sind.

Einteilung. Entsprechend der Morphologie des Kammerwinkels, der Region zwischen der Iriswurzel und der peripheren Kornea (s. Abb. 13.**1**, S. 623), wird das Glaukom in ein **Offenwinkelglaukom** bei offenem Kammer-

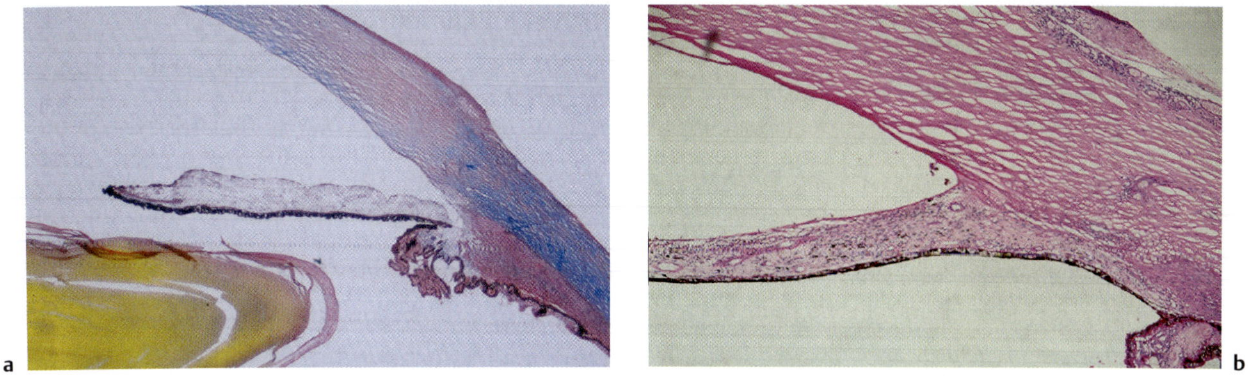

Abb. 13.**6** **Glaukom. a Offenwinkelglaukom.** Dargestellt ist das histologische Bild eines offenen Kammerwinkels bei einem Offenwinkelglaukom. **b Winkelblockglaukom.** Eine Synechie zwischen peripherer Hornhautrückseite und Iris hat den Kammerwinkel verschlossen und ein Winkelblockglaukom verursacht.

winkel (Abb. 13.**6 a**) und in ein **Winkelblockglaukom** bei verschlossenem Kammerwinkel, z. B. infolge einer Synechierung zwischen peripherer Kornea und Iris (Abb. 13.**6 b**), eingeteilt.

Ein Glaukom wird als **primär** bezeichnet, wenn es nicht die Folge einer anderen Augenerkrankung ist. Tritt es infolge einer anderen Augenerkrankung, eines Unfalls oder einer unerwünschten Nebenwirkung von therapeutischen Maßnahmen auf, ist die Bezeichnung **sekundär** zu ergänzen.

- **Offenwinkelglaukom:** Das Offenwinkelglaukom wird in das primäre (POWG; über 90 % aller Glaukome) und in das sekundäre Offenwinkelglaukom (2 – 4 % aller Glaukome) unterschieden. Beim POWG, der häufigsten Glaukomform, erhöht sich durch bisher nicht eindeutig geklärte Veränderungen im Trabekelwerk der Durchflusswiderstand für das Kammerwasser, sodass der Augeninnendruck steigt.
- **Winkelblockglaukom:** Das Winkelblockglaukom wird in ein primäres akutes Winkelblockglaukom (Pupillarblockglaukom) und in ein sekundäres Winkelblockglaukom eingeteilt. Während das akute Winkelblockglaukom durch eine relative Blockade des transpupillären Durchflusses des Kammerwassers aus der Hinter- in die Vorderkammer verursacht wird, kann das sekundäre Winkelblockglaukom verschiedene Ursachen haben. Häufig ist es die Folge einer intraokulären Neovaskularisation meist im Rahmen einer ischämischen (diabetischen) proliferativen Retinopathie, die zu einem Verschluss und einer Vernarbung des Kammerwinkels führt.

Zusätzlich wird das primäre Offenwinkelglaukom in ein **Hochdruck-** und in ein **Niedrig-** oder **Normaldruckglaukom** unterschieden. Beim Hochdruckglaukom ist der Augeninnendruck > 21 mm Hg (Normbereich: 10 – 21 mm Hg), beim Niedrigdruckglaukom befindet sich der Augeninnendruck im Normbereich.

Pathophysiologie.

Die meisten Glaukomformen, insbesondere alle Hochdruckglaukome, beruhen praktisch immer auf einem erhöhten Abflusswiderstand des Kammerwassers und nicht auf einer vermehrten Kammerwasserproduktion.

Das Kammerwasser wird in den Ziliarkörperzotten gebildet und in die Hinterkammer sezerniert. Von dort fließt es durch die Pupille in die Vorderkammer. Dabei muss es den ersten physiologischen Abflusswiderstand, den **Pupillarwiderstand**, überwinden. Das erfordert den Aufbau eines genügend hohen Druckes in der Hinterkammer, der die Iris, die der Linsenvorderfläche aufliegt, abheben kann. Dadurch fließt das Kammerwasser nicht kontinuierlich, sondern stoßweise pulsierend in die Vorderkammer. Aus dem Kammerwinkel in der Vorderkammer fließt das Kammerwasser zu etwa 85 % durch das Trabekelwerk, in dem sich der zweite physiologische Abflusswiderstand, der **Trabekelwiderstand**, befindet in den Schlemm-Kanal. Etwa 15 % des Kammerwassers fließen über ein uveosklerales Gefäßsystem in den allgemeinen venösen Kreislauf ab. Dabei dringt das Kammerwasser wahrscheinlich über den Kammerwinkel in den Ziliarkörper bzw. direkt in den Spaltraum zwischen Aderhaut und Sklera ein und wird dann durch die Sklera nach außen gepresst. Ein weiterer, jedoch noch unbedeutenderer Abfluss des Kammerwassers erfolgt durch die Hornhaut, die Irisgefäße und die Papille in den Raum der Optikusliquorscheiden sowie transretinal durch das retinale Pigmentepithel in die Chorioidea hinein.

Ein erhöhter Pupillarwiderstand führt zu einem Winkelblockglaukom, ein erhöhter Trabekelwiderstand zu einem Offenwinkelglaukom.

Pathophysiologie des Winkelblockglaukoms.

- Das **primäre Winkelblockglaukom (Pupillarblockglaukom)** führt zum klassischen akuten Glaukomanfall (Abb. 13.**7**). Prädisponierende Faktoren sind ein erhöhtes Lebensalter, eine ausgeprägte Weitsichtig-

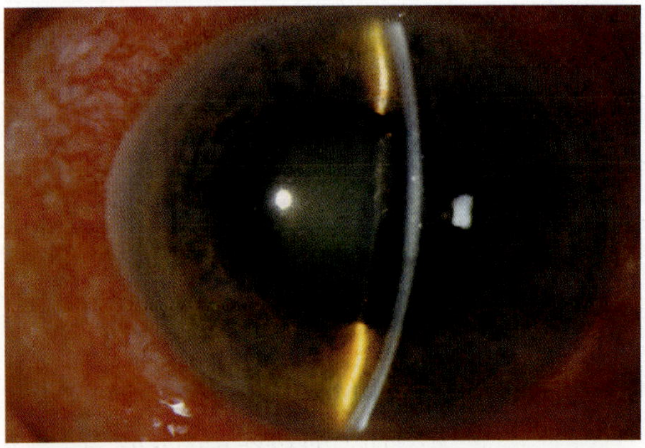

Abb. 13.7 **Pupillarblockglaukom.** Charakteristische Befunde eines Pupillarblockglaukoms sind die abgeflachte Vorderkammer, die ödematöse und dadurch partiell getrübte Hornhaut und die mittelweite reaktionslose Pupille.

keit (Hyperopie) und eine flache Vorderkammer. Da die Linse zeitlebens einem appositionellen Dickenwachstum unterliegt, hat sie im höheren Lebensalter soweit an Volumen zugenommen, dass ihre Vorderfläche der Irisrückfläche v. a. in einem weitsichtigen und damit kurzen und kleinen Auge über eine größere Strecke und fester als sonst anliegt. Dadurch erhöht sich der Pupillarwiderstand, d. h. der Durchflusswiderstand für das Kammerwasser beim Übergang von der Hinter- in die Vorderkammer. Es baut sich ein Druckgefälle zwischen beiden Kammern auf, wodurch sich die Iris an ihrer dünnsten Stelle, d. h. in ihrer Peripherie, segelartig in die Vorderkammer vorwölbt. Dadurch wird der Kammerwinkel von der Iris wie von einer Decke belegt, so dass das Kammerwasser keinen freien Zugang mehr zum Trabekelwerk hat und der Augeninnendruck innerhalb von $^1/_2$ bis 1 Stunde von Werten unter 21 mm Hg auf über 40 – 50 mm Hg ansteigt. Es resultieren eine okuläre Ischämie und Irisstromanekrosen, und auch bei Gabe von Miotika kann die Iris nicht mehr mobilisiert werden.

- Das **sekundäre Winkelblockglaukom** hat verschiedene Ursachen. So kann es z. B. durch eine rezidivierende Iritis zur Entstehung zirkulärer hinterer Synechien (Napfkucheniris) kommen, die die Kammerwasserzirkulation von der Hinter-in die Vorderkammer blockieren, das Kammerwasser in der Hinterkammer aufstauen und so zu einer Erhöhung des Augeninnendruckes führen. Häufiger ist jedoch der Fall, dass der transpupilläre Durchfluss von Kammerwasser ungestört ist und das Kammerwasser durch eine irreversible Verklebung zwischen der Iriswurzel und der Hornhautperipherie nicht an das Trabekelwerk gelangen kann. Gründe sind z. B. eine zu lange aufgehobene Vorderkammer nach einer perforierenden Verletzung oder aber eine ischämische proliferierende Retinopathie, z. B. die Retinopathia diabetica. Bei der Retinopathia diabetica kommt es zu einer Neovaskularisation, die sich nicht nur auf die Retina, sondern auch auf die Iris in der Form der Rubeosis iridis (S. 637) erstrecken kann. Hierdurch wird der Kammerwinkel von der Hornhautinnenseite her endothelialisiert und durch kontrahiertes Irisgewebe verschlossen.

Pathophysiologie des Offenwinkelglaukoms.

- Das **primäre Offenwinkelglaukom (POWG)** wird durch einen erhöhten Abflusswiderstand im Trabekelwerk des Kammerwinkels verursacht. Warum es zu diesen Veränderungen im Trabekelwerk kommt, ist bis heute unbekannt.
- Das **sekundäre chronische Offenwinkelglaukom** ist wesentlich seltener als das POWG. Die Ursachen für die Steigerung des Augeninnendrucks sind jedoch bekannt. Die wichtigsten Formen sind:
  - *Pseudoexfoliationsglaukom:* Die häufigste Form des sekundären Offenwinkelglaukoms ist das Pseudoexfoliationsglaukom. Die Erhöhung des Augeninnendrucks wird hier von der Ablagerung bzw. Bildung eines amorphen, weißlichen, teils membranartigen Materials im Bereich des Ziliarkörpers, der Linsenkapsel, des Hornhautendothels und des Trabekelwerkendothels begleitet bzw. verursacht (Abb. 13.**8 a**). Es resultieren ein gesteigerter transtrabekulärer Durchflusswiderstand für das Kammerwasser und damit eine Erhöhung des Augeninnendrucks.
  - *Pigmentdispersionsglaukom:* In Folge eines Reibeeffektes der Irisrückfläche (mit dem dort befindlichen iridalen Pigmentepithel) auf der Linsenoberfläche lösen sich Pigmentgranula aus

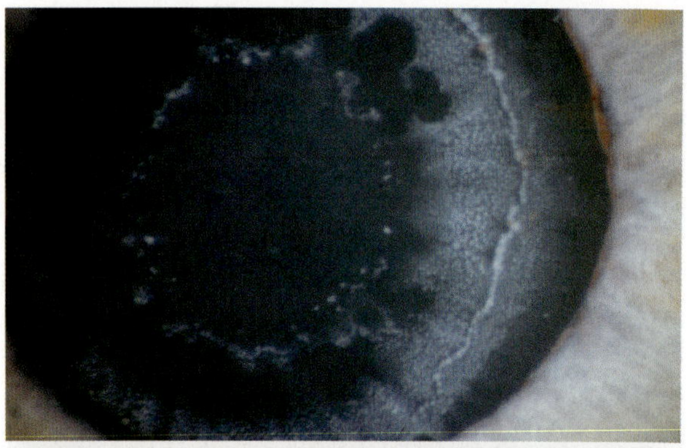

a

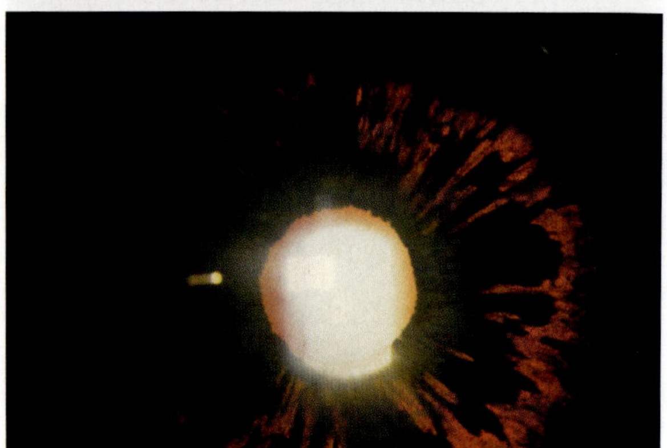

b

Abb. 13.8 **Formen des sekundären chronischen Offenwinkelglaukoms. a Pseudoexfoliationsglaukom. b Pigmentdispersionsglaukom.** Die radiären Transilluminationsdefekte der peripheren Iris weisen auf ein Pigmentdispersionsglaukom hin.

dem Pigmentepithel der Iris und verlegen das Trabekelwerk des Kammerwinkels (Abb. 13.**8 b**). Es finden sich Pigmentablagerungen an der Hornhautrückfläche (Krukenberg-Spindel) und Pigmentblattdefekte der Iris (Kirchenfensterphänomen).

- *Sekundäres chronisches Offenwinkelglaukom durch Contusio bulbi:* Bei dieser Glaukomform kommt es durch eine Contusio bulbi zu einer traumatischen Kammerwinkelrezession (Zurückverlagerung des Kammerwinkels) mit Einriss und Vernarbung desselben. Das führt zu einer Erhöhung des transtrabekulären Durchflusswiderstandes und folglich zu einem Anstieg des Augeninnendrucks.
- *Sekundäres chronisches Offenwinkelglaukom bei erhöhtem episkleralem Venendruck.* Bei Erhöhung des episkleralen Venendrucks, z. B. durch ansonsten asymptomatische arteriovenöse intrakranielle Kurzschlüsse, setzt sich der erhöhte Venendruck direkt in das Augeninnere fort, da das Kammerwasser über das Trabekelwerk und den Schlemm-Kanal in die episkleralen Venen abdrainiert wird.
- *Phakolytisches Glaukom:* Hierbei handelt es sich um ein akutes Glaukom, bei dem sich die Linse im Rahmen einer Cataracta hypermatura auflöst, denaturiertes Linseneiweiß in die Vorderkammer austritt und zu einer entzündlichen Alteration des Trabekelwerks führt.
- *Hämolytisches Glaukom:* Bei einer akuten, traumatisch oder postoperativ bedingten Vorderkammerblutung (Hyphäma) können die Erythrozyten das Trabekelwerk verlegen und so einen erheblichen Anstieg des Augeninnendrucks verursachen.
- *Glaukom nach Vitrektomie:* Wird im Rahmen einer operativen Entfernung des Glaskörpers (Vitrektomie) dieser durch Silikonöl ersetzt, kann sich postoperativ ein akutes bis chronisch verlaufendes Offenwinkelglaukom entwickeln. Durch die Emulsifikation von intravitrealem Silikonöl können sich feine Ölbläschen im Trabekelwerk verfangen, dieses verlegen und so zu einer Erhöhung des Augeninnendrucks führen.

*Gemeinsam ist den Glaukomen die Endstrecke der glaukomatösen Atrophie des N. opticus (Abb. 13.**9 b – d**).*

Bei einem Hochdruckglaukom wird der Sehnerv durch einen zu hohen Augeninnendruck (> 21 mm Hg) geschädigt, was letztendlich zur Erblindung des Auges führt (Abb 13.**9 d**). Bei einem Niedrigdruckglaukom kommt es ebenfalls zu einer progressiven glaukomatösen Optikusatrophie, ohne dass der Augeninnendruck erhöht ist. Die Ursache ist hier eine Minderdurchblutung des Sehnervenkopfes.

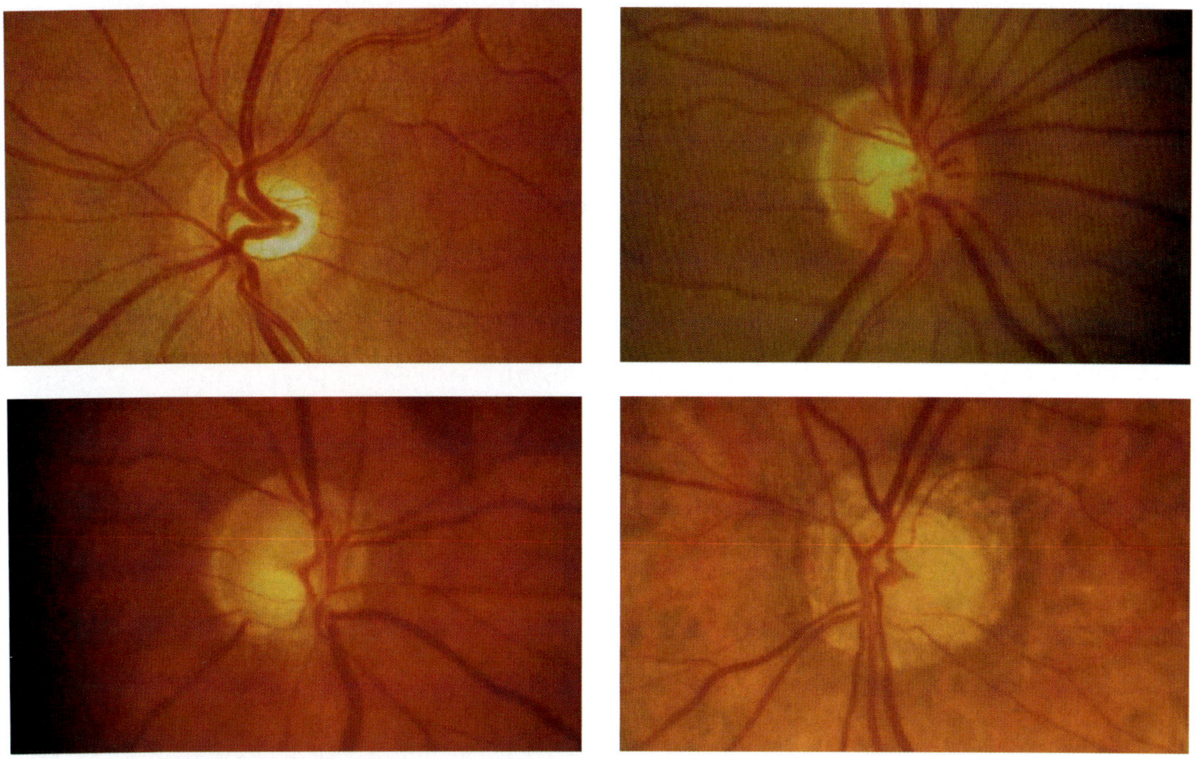

a b c d

Abb. 13.**9** **Glaukomatöse Atrophie des N. opticus. a** Normal große und normal geformte Papille mit tiefer und steiler Exkavation; der neuroretinale Randsaum hat seine schmalste Stelle im temporalen Bereich (auf dem Bild am rechten Papillenrand). **b** Der neuroretinale Randsaum ist unten und oben ungefähr ähnlich breit wie temporal (auf dem Bild am linken Papillenrand). **c** Der neuroretinale Randsaum ist weiter verdünnt, insbesondere unten und temporal (auf dem Bild am linken Papillenrand). **d** Der neuroretinale Randsaum ist weitgehend oder vollständig verschwunden, die Exkavation füllt die Papille vollständig aus. Zusätzlich findet sich eine zirkulär den Papillenrand umgebende chorioretinale Atrophie.

Therapeutische Implikationen. Entsprechend der verschiedenen Glaukomformen gibt es auch unterschiedliche Therapieoptionen für die Behandlung eines Glaukoms. Da ein erhöhter Augeninnendruck oder besser ein erhöhter Druckgradient zwischen dem intra- und dem extraokulären Raum einer der wesentlichsten Risikofaktoren bei allen Glaukomformen ist, muss er unbedingt gesenkt werden. Prinzipielle **Möglichkeiten der medikamentösen Druck senkenden Therapie** sind:

- Hemmung der Kammerwasserproduktion: Betablocker, Carboanhydrasehemmer, α2-Rezeptor-Agonisten;
- Erhöhung des trabekulären Abflusses: Miotika (z. B. Pilocarpin), α2-Rezeptor-Agonisten;
- Erhöhung des uveoskleralen Abflusses: Prostaglandinderivate.

Der **Zieldruck bei einer Druck senkenden Therapie** ist aber noch nicht eindeutig definiert, wahrscheinlich hängt er von verschiedenen Variablen ab:

- vom Glaukomtyp,
- von der Dauer und dem Stadium der Erkrankung,
- von der bisherigen Art der Therapie,
- vom Patientenalter,
- vom Allgemeinzustand des Patienten, d. h. von Vorerkrankungen wie arterielle Hyper- bzw. Hypotonie, Diabetes mellitus.

Manche Augenärzte schlagen eine initiale Drucksenkung um ca. 30% unter den nicht therapierten Ausgangsdruckwert vor. Das bedeutet für Glaukompatienten mit einem nur gering erhöhten Augeninnendruck, dass dieser nicht nur normalisiert, sondern auf einen niedrig normalen Wert gesenkt werden sollte. In der kleinen Gruppe von Patienten mit einem extrem hohen Augeninnendruck muss dieser dagegen um mehr als 30% gesenkt werden, da er ansonsten immer noch zu hoch sein würde.

Evidenzbasierte Therapie des Offenwinkelglaukoms

Therapieziel. Ziel der Therapie ist die **Senkung des Augeninnendrucks** in den therapeutischen Zieldruckbereich hinein. Die *A*dvanced *G*laucoma *I*ntervention *S*tudy (*AGIS*) zeigte, dass unter einer drucksenkenden Therapie die Progression eines chronischen Offenwinkelglaukoms bei Patienten mit einem Augeninnendruck von 10 – 14 mm Hg am geringsten und bei Patienten mit einem Augeninnendruck von 18 – 21 mm Hg am höchsten war. Gleichsam zeigte die Normal Tension Glaucoma Study, dass eine therapeutisch induzierte Drucksenkung von ca. 30% das Progressionsrisiko eines Normal- bzw. Niedrigdruckglaukoms verringern kann ✓✓.

Alle Werte über 13 – 15 mm Hg sind in Abhängigkeit vom Glaukomstadium, vom ursprünglichen Augeninnendruck und von anderen Faktoren möglicherweise zu hoch, um ein Fortschreiten der Erkrankung ausreichend sicher zu verhindern. Neben der glaukombedingten Atrophie des N. opticus (s. Abb. 13.**9 b – d**) ist ein kontinuierlicher altersbedingter Verlust von Sehnervenfasern zu beachten, der nach erfolgreicher Therapie des Glaukoms zu einer weiteren Sehverschlechterung führen kann und eine Progression des glaukomatösen Anteils des Sehnervenschadens vortäuschen kann.

Nichtmedikamentöse Therapie: Nikotinabstinenz

Obwohl keine Studie einen gesicherten schädlichen Einfluss von Rauchen auf die Entstehung und Progression eines chronischen Offenwinkelglaukoms nachgewiesen hat ≈, sollten Glaukompatienten unbedingt angehalten werden, auf das Rauchen zu verzichten. Der Genuss von Kaffee oder Tee hat wahrscheinlich keinen wesentlichen Einfluss auf das glaukomatöse Krankheitsgeschehen ≈.

Pharmakotherapie

Beim primären und sekundären Offenwinkelglaukom stützt sich die Therapie auf drei Pfeiler, auf die medikamentöse, die Laser- und die chirurgische Therapie. Es wird diskutiert, wann welche Therapieart allein oder in Kombination mit einer anderen Therapiemodalität als erste durchgeführt werden soll.

Die wesentlichen Säulen der Pharmakotherapie des Offenwinkelglaukoms sind die als Augentropfen topisch angewandten Beta-Rezeptoren-Blocker, Prostaglandinderivate, lokal bzw. auch systemisch zu applizierende Carboanhydrasehemmer, Parasympathomimetika und Miotika.

> *Das Hauptproblem der medikamentösen Therapie ist die Compliance des Patienten. Sinkt bzw. fehlt sie, ist eine Glaukomoperation zu empfehlen.*

Bei der medikamentösen Therapie des Glaukoms ist zu beachten, dass systemisch zu applizierende Glaukom-Therapeutika oft nicht lebenslang verordnet werden können. Bei der Verordnung von topisch zu applizierenden Glaukom-Therapeutika gilt die Grundregel, dass der Patient nicht öfter als 6-mal täglich tropfen sollte. Ansonsten sinkt seine Compliance, was den Therapieerfolg gefährden kann. Außerdem belasten die Augentropfen mit ihren Konservierungsmitteln die Bindehaut, so dass eine subklinische bis klinisch apparente Konjunktivitis entsteht, die zum einen ein rotes Auge verursacht und zum anderen die Aussicht auf eine möglicherweise später durchzuführende antiglaukomatöse Operation verringert (Abb. 13.**10**).

Auch sollte bei einer kombinierten Gabe von zwei verschiedenen Augentropfen mindestens 5 Minuten zwischen den einzelnen Applikationen gewartet werden, um einen Auswascheffekt des ersten Tropfens durch den zweiten Tropfen zu verhindern.

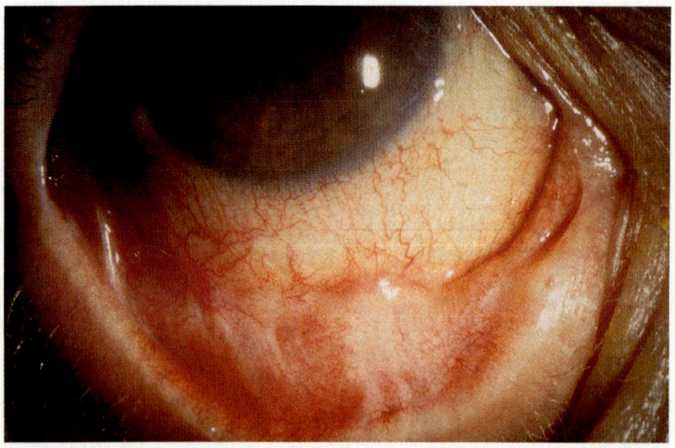

Abb. 13.**10** **Folgen der medikamentösen Glaukomtherapie.** Die jahrelange topische Applikation von Glaukom-Therapeutika hat bei diesem Patienten zu einer chronischen Konjunktivitis mit sekundärer Bildung eines Symblepharons (Zusammenwachsen von Lid- und Bulbusbindehaut) geführt.

Beta-Rezeptor-Antagonisten (Betablocker)

Die Behandlung eines Offenwinkelglaukoms erfolgt zur Zeit am häufigsten mit topisch zu applizierenden Betablockern und Prostaglandinderivaten ✓✓. Die Betablocker hemmen die Kammerwassersekretion der Ziliarzotten um 20–40% und verringern so den Augeninnendruck. Den transtrabekulären und uveoskleralen Abfluss des Kammerwassers verändern sie nicht. Die Betablocker werden 1- bis 2-mal täglich appliziert, wobei die morgendliche Gabe wegen des tagsüber vorherrschenden Sympathikotonus sinnvoller ist als die abendliche Gabe. Die Pupillenmotorik und die Akkomodation beeinflussen sie nicht. Ob sie die Durchblutung der Papilla nervi optici verändern, ist nicht eindeutig geklärt ≈.
Die **nichtselektiven Beta-1-Beta-2-Rezeptoren-Blocker** (Timolol, Carteolol, Levobunolol, Metipranolol) haben im Vergleich zu **selektiven Beta-1-Rezeptoren-Blockern** (Betaxolol) einen größeren drucksenkenden Effekt, sind jedoch mit einer höheren Nebenwirkungsrate behaftet. Carteolol hat zusätzlich – im Gegensatz zu den anderen aufgeführten Betablockern – noch eine schwache intrinsische sympathomimetische Aktivität. Werden Betablocker mit anderen, augeninnendrucksenkenden Mitteln kombiniert, besteht meist immer ein additiver Effekt.
Zu den **Nebenwirkungen** einer Therapie mit Betablockern gehören:

- lokale Nebenwirkungen:
  - subklinische chronische Konjunktivitis mit sekundärer Stimulierung der Fibroblasten,
  - Sensibilitätsstörungen der Hornhaut infolge eines gering lokalanästhetischen Effekts,
  - „trockenes Auge“,
- systemische Nebenwirkungen:
  - Herz: negativ inotrope Wirkung: Verstärkung einer Herzinsuffizienz, negativ chronotrope Wirkung: Bradykardie, verringerter Pulsanstieg bei körperlicher Belastung,
  - Fettstoffwechsel: Erhöhung der Triglyceridkonzentration, Erniedrigung der HDL(High-Density-Lipoprotein)-Konzentration,
  - Atemwege: Zunahme des Atemwegswiderstandes, v.a. bei reaktivem Asthma bronchiale und chronisch-obstruktiver Bronchitis,
  - ZNS: Müdigkeit, Kopfschmerz, Schwindel, Depression, Angstzustände (laut Literatur, klinisch meist nicht vorhanden), Halluzinationen, Verwirrtheit, verminderte Libido, Impotenz (v.a. bei lipophilen Substanzen, da sie die Blut-Hirn-Schranke passieren können).

Die systemischen Nebenwirkungen sind bei dem selektiven Beta-1-Rezeptoren-Blocker Betaxolol weniger ausgeprägt als bei den nichtselektiven Beta-Rezeptoren-Blockern.
Kontraindikationen für die Anwendung der lokal zu applizierenden Betablocker sind:

- obstruktive Atemwegserkrankungen (z.B. Asthma bronchiale),
- Bradykardie,
- AV-Überleitungsstörungen, Arrhythmien,
- dekompensierte Herzinsuffizienz,
- Zustand unmittelbar nach einem Herzinfarkt.

Prostaglandin-Analoga

Die augeninnendrucksenkende Wirkung des Prostaglandin F_{2alpha}-Analogon Latanoprost (z.B. Xalatan) erfolgt über eine Erhöhung des uveoskleralen Kammerwasserabflusses, der um das 3–3,5-Fache über seine natürliche Kapazität hinaus gesteigert wird. Als Wirkungsmechanismus wird eine Auflockerung des Bindegewebes im Bereich des M. ciliaris mit einer Erweiterung seiner intramuskulären Zwischenräume diskutiert. Der transtrabekuläre Abfluss wird durch Latanoprost dagegen vermindert. Latanoprost wird in einer Konzentration von 0,005% gegeben. Es soll nur 1-mal täglich appliziert werden, da es dann den Augeninnendruck stärker senkt als bei 2-maliger Gabe ✓✓. Außerdem wirkt es abends appliziert signifikant stärker als morgens. Der maximale Effekt von Latanoprost wird erst nach 12 Stunden nach der Tropfengabe erreicht, der Augeninnendruck sinkt um 30–35%.
Die wichtigste, bisher bekannte **lokale Nebenwirkung** ist eine Zunahme der braunen Irispigmentation bei 10–20% der Patienten (v.a. mit grün-blauer Iris) ✗. Zusätzlich kann ein vermehrtes Wimpernwachstum auftreten. Bisher fehlen Hinweise auf eine metaplastische Veränderung der Irismelanozyten, vielmehr wird zur Zeit eine Zunahme der Melanogenese als Ursache der braunen Irisverfärbung angesehen. Wird Latanoprost über längere Zeit gegeben, kann auch ein Einfluss auf die Akkommodationsfähigkeit nicht ausgeschlossen werden. Im Bereich der Retina und der Papilla nervi optici ist eine Vasokonstriktion durch Latanoprost möglich (Prostaglandin F_{2alpha} ist ein potenter Vasokonstriktor, v.a. im Bereich der Lungenarterien und der Venen). Welche Rolle die Prostaglandine bei der Entstehung einer Katarakt spielen, ist noch nicht eindeutig geklärt.

Carboanhydrasehemmer

Carboanhydrasehemmer erniedrigen den Augeninnendruck, indem sie die Kammerwasserproduktion vermindern. Dies erfolgt durch die Hemmung des Enzyms Carboanhydrase, das die Reaktion von Wasser und Kohlendioxid zu Kohlensäure katalysiert. Demzufolge stehen zu

wenig Protonen für den Austausch mit Kalium-Ionen und zu wenig Hydrocarbonat-Ionen für die Abgabe in die Hinterkammer zum elektrotonischen Ausgleich zur Verfügung. Die Carboanhydrase liegt in Form mehrerer Isoenzyme vor, wobei im Epithel des Ziliarkörpers vornehmlich das Isoenzym 2 vorhanden ist.
Werden die Carboanhydrasehemmer systemisch gegeben, sinkt die Kammerwasserproduktion um 20–30 % ✓. Neben den systemisch zu applizierenden Carboanhydrasehemmern stehen mittlerweile auch mehrere lokal anwendbare Substanzen (Dorzolamid, Brinzolamid) zur Verfügung, die ähnlich wie die systemisch zu verabreichenden Substanzen über eine Erniedrigung der Kammerwasserproduktion den Augeninnendruck senken. Ihre Wirkung ist in der Regel jedoch geringer als die der topischen Betablocker oder der Prostaglandinderivate.

Die **Nebenwirkungen** der *topisch* zu applizierenden Carboanhydrasehemmer sind vorrangig lokal, systemische Nebenwirkungen sind selten. Zu den lokalen Nebenwirkungen gehören:
- Fremdkörpergefühl,
- Brennen,
- Tränen,
- subklinische subkonjunktivale Entzündung (vornehmlich durch Benzalkoniumchlorid als Konservierungsmittel bedingt),
- ausgeprägte allergische Reaktion bei einer Sulfonamidallergie (Carboanhydrasehemmer leiten sich von den Sulfonamiden ab!).

Nebenwirkungen der *systemisch* zu applizierenden Carboanhydrasehemmer sind v. a. bei längerer Anwendung:
- Müdigkeit,
- Übelkeit,
- Gewichtsverlust,
- Depression,
- Libidoverminderung,
- Diarrhö,
- Parästhesien in den Extremitäten,
- Urolithiasis,
- metabolische Azidose.

Eine **Kontraindikation** für den Einsatz von Carboanhydrasehemmern ist eine Sulfonamidallergie.

α2-Rezeptor-Agonisten

Brimonidin (z. B. Alphagan) ist ein α2-Rezeptor-Agonist, der die Ziliarkörperperfusion und damit die Kammerwasserproduktion vermindert und zusätzlich den trabekulären Abfluss verbessert. Der uveosklerale Abfluss soll nicht verändert werden.
Zu den **lokalen Nebenwirkungen** gehören:
- konjunktivale Vasokonstriktion und reaktive konjunktivale Vasodilatation mit evtl. follikulärer Konjunktivitis und Mundtrockenheit (bei insuffizienter Blockade der abführenden Tränenwege durch den Patienten und damit nicht genügender Blockade des Tränenabflusses nach Tropfengabe),
- Oberlidretraktion,
- Fremdkörpergefühl,
- Brennen.

In der Kombinationstherapie ergibt sich ein additiver Effekt mit fast allen anderen, augeninnendrucksenkenden Mitteln.

Clonidin (z. B. Isoglaucon, Haemiton AT) ist ein selektiver α2-Rezeptor-Agonist, der den Augeninnendruck um etwa 20 % senkt ✓. Bei lokaler Gabe von Clonidin wird als Wirkungsmechanismus ein durchblutungshemmender Effekt am Auge angenommen, bei systemischer Gabe führt Clonidin als Antihypertonikum zu einer Senkung des Augeninnendrucks. Da Clonidin sehr lipophil ist, von der Nasenschleimhaut gut resorbiert werden und anschließend die Blut-Hirn-Schranke leicht überwinden kann, kommt es auch bei lokaler Gabe zu der häufig unerwünschten Blutdrucksenkung. Die Erregung postsynaptischer α2-Rezeptoren dämpft das Vasomotorenzentrum in der Medulla oblongata, so dass dieses einen niedrigeren Blutdruck toleriert bzw. einstellt. Um diesen zentralnervösen Effekt zu vermeiden, wurden die weniger lipophilen α2-Rezeptor-Agonisten **Apraclonidin** und Brimonidin entwickelt.

Direkte Parasympathomimetika (Cholinergika)

Die Cholinergika sind Mittel erster Wahl beim akuten Winkelblockglaukom (vor der Durchführung einer Nd-YAG-Laser-Iridotomie, S. 637) und aufgrund ihrer Nebenwirkungen nur Mittel zweiter bis dritter Wahl beim Offenwinkelglaukom.

Die direkt wirksamen Parasympathomimetika Pilocarpin, Aceclidin und Carbachol erniedrigen den transtrabekulären Abflusswiderstand durch die Kontraktion der longitudinalen Portion des M. ciliaris. Dadurch wird der Skleralsporn nach hinten gezogen, das Trabekelwerk öffnet sich mehr und das Kammerwasser fließt besser ab. Die gleichzeitige Kontraktion der radiären und zirkulären Anteile des M. ciliaris und die Kontraktion des M. sphincter pupillae führen jedoch zu **Nebenwirkungen**, zur Einschränkung der Akkommodation (M. ciliaris) und zur Miosis (M. sphincter pupillae). Neben der Wirkung auf den M. ciliaris wird ein direkter Einfluss auf cholinerge Rezeptoren im Trabekelwerk mit Kontraktion der Trabekelwerkbälkchen diskutiert.

Pilocarpin ist ein natürlich vorkommendes Alkaloid, das als Nitrat oder Hydrochlorid erhältlich ist. Aufgrund seiner amphiphilen Eigenschaften durchdringt es die Hornhaut schnell und leicht. In seiner nichtionisierten, lipophilen Form dringt es durch das hydrophobe Hornhautepithel, in seiner ionisierten, hydrophilen Form diffundiert es durch das Hornhautstroma und in seiner lipophilen Form dringt es durch das wasserabstoßende Hornhautendothel. Da Pilocarpin von Serumproteinen und v. a. vom Melanin der iridalen Melanozyten und Pigmentepithelzellen gebunden wird, ist seine drucksenkende Wirkung bei stark pigmentierten bzw. dunkelhäutigen Patienten geringer, dafür aber länger anhaltend.

Aceclidin ist ein nur relativ schwach wirksames, synthetisches Parasympathomimetikum. Es bewirkt eine Miosis, ohne die Akkommodation wesentlich zu beeinflussen. Sein Einsatz erfolgt zur Immobilisierung der Pupille beim Pigmentdispersionsglaukom (S. 631).

Carbachol ist ein synthetisches Cholinderivat. Es wirkt sowohl als direktes Parasympathomimetikum durch seine Ähnlichkeit mit Acetylcholin als auch als indirektes Parasympathomimetikum durch eine Hemmung der Cholinesterase. Die Hemmung der Cholinesterase ist der Grund, dass Carbachol länger und stärker wirkt als Pilocarpin. Als quartäre Ammoniumverbindung hat Carbachol jedoch eine wesentlich geringere Lipidlöslichkeit als Pilocarpin und daher eine geringere Penetrationsfähigkeit durch die Hornhaut.

Therapieempfehlungen

Eine medikamentöse Glaukomtherapie sollte zunächst immer mit einem Medikament begonnen werden. Reicht dieses Medikament nicht aus, um den Druck zu normalisieren, ist vor Hinzufügen eines zweiten Pharmakons zu erwägen, ob nicht ein anderes Medikament allein den Druck ausreichend senken kann. Um lokale und systemische Nebenwirkungen zu vermeiden, sollte zunächst mit einer niedrigen Dosis angefangen werden.

Werden Glaukom-Therapeutika miteinander kombiniert, gibt es oft einen additiven Effekt in Form einer verstärkten Senkung des Augeninnendrucks.

Fehlen systemische Kontraindikationen (z. B. Asthma bronchiale, kardiale Arrhythmien etc.) für die Anwendung der topischen Beta-Rezeptoren-Blocker, können – bei unzureichender Drucksenkung bzw. Auftreten von Nebenwirkungen – die Medikamente in der angegebenen Reihenfolge verordnet werden:

1. **Monotherapie** mit Beta-Rezeptoren-Blocker (1 – 2 × täglich) oder Prostaglandinderivat (1 × täglich) oder lokalem Carboanhydrasehemmer (3 × täglich),
2. **Kombinationstherapie** von Beta-Rezeptoren-Blocker mit lokalem Carboanhydrasehemmer (2 × täglich) **oder Monotherapie** mit Prostaglandinderivat (1 × täglich),
3. **Kombinationstherapie** von Beta-Rezeptoren-Blocker mit lokalem Carboanhydrasehemmer (2 × täglich) und Prostaglandinderivat (1 × täglich),
4. **Kombinationstherapie** von Beta-Rezeptoren-Blocker mit lokalem Carboanhydrasehemmer (2 × täglich), Prostaglandinderivat (1 × täglich) und α2-Rezeptor-Agonist (Brimonidin).

Bei jeder medikamentösen Druckeinstellung, v. a. bei jeder Therapieänderung muss überprüft werden, ob der Druck ausreichend gesenkt wird. Auch müssen die Verträglichkeit der Tropfen, ihre Wirkung und Nebenwirkung während einer Therapie immer wieder neu beurteilt werden. Der Patient darf durch die Wirkung der Tropfen nicht in seiner Arbeitsfähigkeit beeinträchtigt werden.

Evidenzbasierte Therapie des Winkelblockglaukoms

Therapieziel. Ziele der medikamentösen Therapie sind die **Senkung des Augeninnendrucks**, das **Aufklaren der Hornhaut** für die operative Therapie sowie die **Schmerzbekämpfung.**

Pharmakotherapie

Ein akuter Glaukomanfall ist stets ein Notfall und muss sofort behandelt werden.

Parasympathomimetika

Die Cholinergika (S. 635) sind die Mittel der ersten Wahl bei einem drohenden bzw. akut bestehenden Winkelblockglaukom ✓✓. Sie müssen noch vor der kausalen operativen Therapie, der Durchführung einer Nd-YAG-Laser-Iridotomie, appliziert werden.

Osmotika

Kann im akuten Stadium eines Pupillarblocks der Augeninnendruck nicht ausreichend gesenkt werden, können zusätzlich osmotisch wirksame Substanzen eingesetzt werden. Sie bewirken einen raschen und transienten Anstieg der Serumosmolarität um ca. 20 – 30 mOsmol, wodurch Wasser aus dem Augeninneren, insbesondere aus dem Glaskörperraum und der Hinter- und Vorderkammer, in die Blutgefäße der Retina, der Iris, des Ziliarkörpers und der Aderhaut übertritt. Die Verringerung des Augeninnendrucks beruht damit vornehmlich auf einer relativen Dehydratation des Augeninneren. Tierstudien zeigten eine Verminderung des Glaskörpergewichtes um ca. 3 – 4 % ✓✓. Beim Menschen entspricht dies einem Volumen von ca. 0,12 – 0,16 ml oder dem Zweifachen des Volumens der Hinterkammer oder der Hälfte des Volumens der Vorderkammer. Die Dehydratation des Glaskörpers verbunden mit seiner Volumenreduktion führt zusätzlich zu einem Zurücksinken des Linsen-Iris-Diaphragmas, wodurch sich der Kammerwinkel beim akuten Winkelblockglaukom wieder öffnen kann. Osmotisch wirksame Substanzen (Mannit) werden als intravenöse Infusion verabreicht. Folgende **Nebenwirkungen** sind bekannt:

- Dekompensation einer kardialen Insuffizienz,
- Kopfschmerzen,
- Übelkeit und Erbrechen,
- verstärkte Diurese,
- Harnverhaltung bei Prostatahyperplasie,
- Azidose des zerebrospinalen Liquors mit neurologischen Symptomen.

Weitere therapeutische Verfahren

Neodymium-YAG-Laser-Iridotomie

Bei einem **primären Winkelblockglaukom** (Pupillarblockglaukom, „klassischer akuter Glaukomanfall") wird das transpupilläre Durchflusshindernis durch eine zusätzliche Öffnung in der Iris umgangen. Dies erfolgt durch eine Neodymium-YAG-Laser-Iridotomie, bei der in lokaler Tropfanästhesie ein kleines Loch in die Iris bei 12 Uhr limbusnah geschossen wird.

Bis zur Durchführung der Iridotomie sollte die Pupille durch häufige Gabe eines Miotikums (Pilocarpin-Augentropfen-2%ig) eng gestellt werden.

Erfolgen die intensive Miotikagabe bzw. die Nd-YAG-Laser-Iridotomie frühzeitig genug, d.h. noch bevor sich vordere Synechien im Kammerwinkel gebildet haben, ist nicht mit einem chronischen Verlauf zu rechnen. Sind die Synechien im Kammerwinkel jedoch nicht mehr lösbar, gestaltet sich die weitere drucksenkende Therapie oft schwierig.
Bei einem **sekundären Winkelblockglaukom** infolge zirkulärer hinterer Synechien (Napfkucheniris, S. 631) hat die Gabe von Miotika aufgrund der Pupillenverklebung keinen Sinn. Hier ist wie auch bei dem primären Winkelblockglaukom die zusätzliche Gabe der anderen Glaukom-Therapeutika zur symptomatischen Therapie, d.h. zur Drucksenkung, sinnvoll.

Aspekte der Therapie der Rubeosis iridis

Entwickeln sich im Rahmen einer ischämischen proliferativen Retinopathie, z.B. der Retinopathia diabetica, neue Gefäße auf der Iris (Rubeosis iridis), kann ein sekundäres Winkelblockglaukom mit den typischen Symptomen eines Glaukomanfalles entstehen. In diesem Fall erfolgt zunächst eine panretinale Laserkoagulation des Fundus, um die Bildung von Gefäßwachstumsfaktoren (wahrscheinlich des Vascular Endothelium Growth Factors, VEGF) zu hemmen. Zusätzlich kann in der Netzhautperipherie, wo eine Lasertherapie häufig nicht vollständig durchführbar ist, eine Kryokoagulation der Retina durchgeführt werden. Kommt es durch diese Maßnahmen nicht zur Rückbildung der neu gebildeten Irisgefäße, erfolgt eine Kryokoagulation oder Cyclo-Photokoagulation des Ziliarkörpers, um die Bildung von Kammerwasser zu reduzieren. All diese Maßnahmen werden durch eine antiglaukomatöse Therapie (bis auf Miotika können alle Glaukom-Therapeutika eingesetzt werden) begleitet. Ziel ist es, den Augeninnendruck auf Werte im oberen Normbereich bzw. auf gering erhöhte Werte zu senken. Ein gering erhöhter Augeninnendruck ist in dieser Situation vorteilhaft, weil er das Risiko einer Blutung aus den rubeotischen Irisgefäßen verringert.

Ausgewählte Literatur

1. American academy of Ophthalmology, Basic and Clinical Science Course.
2. Fechner PU, Teichmann KD. Medikamentöse Augentherapie. 4. Aufl., Thieme, Stuttgart 2000.
3. Grehn F. Augenheilkunde. 28. Aufl., Springer, Heidelberg 2002.
4. Kampik A, Grehn F. Augenärztliche Therapie. Thieme, Stuttgart 2002.
5. Kanski J, Spitznas M. Lehrbuch der klinischen Ophthalmologie. 5. Aufl., Thieme, Stuttgart 2003.
6. Küchle HJ, Busse H, Küchle M. Taschenbuch der Augenheilkunde. 4. Aufl., Hans Huber Verlag, Bern 1998.
7. Lang GK. Augenheilkunde. 2. Aufl., Thieme, Stuttgart 2002.
8. Treatment Guidelines of the European Glaucoma Society (www.eugs.org).

14 Besonderheiten der Pharmakotherapie bei geriatrischen Patienten und bei Kindern

J. C. Frölich

14.1 Besonderheiten bei geriatrischen Patienten

Grundlagen

Die **Lebenserwartung** ist in den vergangenen Jahrzehnten erheblich angestiegen, wovon besonders die Frauen profitiert haben. Mit zunehmendem Lebensalter treten vermehrt Krankheiten auf, die insbesondere den Bewegungsapparat, das kardiovaskuläre System, den Metabolismus und des Zentralnervensystem betreffen. Entsprechend werden Praxen und Krankenhausabteilungen der Inneren Medizin, aber auch der sogenannten kleineren chirurgischen Disziplinen wie HNO und Augenheilkunde, von zunehmend älteren Patienten belegt. Das Durchschnittsalter auf allgemeinmedizinischen Abteilungen ist auf über 70 Jahre gestiegen; in den geriatrischen Abteilungen liegen Patienten zwischen 80 und 100 Jahren. Die Tendenz ist weiterhin steigend, so dass im Jahre 2030 die über 65-Jährigen 30% der Bevölkerung und einen weitaus größeren Anteil der Patienten ausmachen werden. Schon jetzt ist die Gruppe der über 85-Jährigen diejenige mit dem höchsten prozentualen Wachstum. Man kann mit Fug und Recht sagen, dass der am häufigsten anzutreffende Patient ein älterer Patient ist.

Mit zunehmendem Alter werden Organfunktionen eingeschränkt. Dies betrifft das Zentralnervensystem mit Gedächtnisstörungen, Schlafstörungen, Depressionen, Alzheimer-Erkrankung und anderen Formen der Demenz, die alle mit fortschreitendem Alter häufiger werden. Die Sinnesorgane werden in ihrer Funktion beeinträchtigt, angefangen von der einfachen Presbyopie bis hin zur senilen Makuladegeneration und von der leichteren Schwerhörigkeit bis hin zur Ertaubung. Die Hypertonie, insbesondere die isolierte systolische Hypertonie, sowie Herzversagen nehmen mit dem Alter zu. Die Häufigkeit von Tumorerkrankungen steigt; Gelenkerkrankungen, insbesondere die Osteoarthrose, sind immer häufiger anzutreffen; Nieren- und Leberfunktion nehmen mit fortschreitendem Alter deutlich ab.
Die Sozialkontakte mit Familie und Freunden nehmen durch Verluste ab, neue Kontakte werden kaum noch geknüpft, der Patient vereinsamt, auch wenn er in einem vollbesetzten Altersheim lebt. Dabei ist aber die individuelle Alterungsgeschwindigkeit sehr unterschiedlich, sodass aus dem chronologischen Alter nur bedingt auf Organfunktionen geschlossen werden kann.

Das Bild wird dadurch kompliziert, dass die Erkrankungen nicht isoliert auftreten, sondern dass sich in einem Patienten mehrere Erkrankungen gleichzeitig abspielen: der multimorbide ältere Patient. So haben Patienten der Inneren Medizin durchschnittlich 3 – 4 verschiedene Erkrankungen. Es ist nicht verwunderlich, dass die häufigste therapeutische Maßnahme in der Anordnung einer Arzneitherapie besteht.

> *Die über 85-Jährigen sind die am schnellsten wachsende Bevölkerungsgruppe. Der typische Patient in Praxis und Krankenhaus ist der ältere Patient. Er hat 3 – 4 und mehr Diagnosen. Häufigste ärztliche Maßnahme ist die Verordnung einer Arznei.*

Epidemiologie der Arzneiverordnung bei älteren Patienten. Die oben geschilderte Multimorbidität führt in den meisten Fällen zu einer bemerkenswerten Anzahl von Verordnungen. Die an den Nutzen der Verordnungen geknüpften Erwartungen von Arzt und Patient sind hoch und oft völlig unrealistisch. Dadurch bedingt kommt es zu einer sehr großen Anzahl von Medikamenten, die dem älteren Patienten verordnet werden. So erhalten die über 70-jährigen Patienten, die zur Zeit etwa 10% der Bevölkerung ausmachen, 50% aller Verordnungen von Herz- und Kreislaufmedikamenten, 30% der Antidiabetika und 30% der Antirheumatika. Bei der Befragung älterer Patienten fand sich, dass über 65-Jährige zu 57% 1 – 3 verschreibungspflichtige Medikamente erhalten, 15% dieser Altersgruppe 4 und mehr! Bei den über 80-Jährigen waren diese Zahlen nochmals erhöht. Damit wird deutlich, dass ältere Patienten einer sehr hohen Anzahl von Wirkstoffen ausgesetzt werden. Hinzu kommen noch die freiverkäuflichen Arzneimittel, von denen es auch zahlreiche gibt, die speziell für ältere Patienten vorgesehen sind.

Gefährdung älterer Patienten durch Arzneimittel

Unerwünschte Arzneimittelwirkungen/UAW

Eine besondere Gefährdung älterer Patienten durch Arzneimittel ist schon vor vielen Jahren erkannt und in mehreren Studien belegt worden. Es ist bekannt, dass in jeder Altersgruppe die Gefahr unerwünschter Arzneimittelwirkungen mit der Anzahl der verordneten Medikamente steigt ✓✓. Das hängt einmal damit zusammen, dass es meist schwerer erkrankte Patienten sind, die die größere Anzahl von Medikamenten benötigen. Auf der anderen Seite sind es aber auch die zahlreicheren Arzneimittelinteraktionen, die bei diesen Patienten eine Rolle spielen, und ein einfacher Summationseffekt: jedes Arzneimittel hat eine bestimmte Wahrscheinlichkeit, mit der es unerwünschte Wirkungen auslöst. Die Wahrscheinlichkeit wird umso größer, je mehr Arzneimittel der Patient erhält. Für den Arzt bleibt die Erkenntnis, dass bei den 70-Jährigen etwa 20%, bei den 80-Jährigen jeder 4. Patient an unerwünschten Arzneimittelwirkungen leidet!

Diese unerwünschten Wirkungen sind keineswegs triviale Befindlichkeitsstörungen, vielmehr handelt es sich dabei oft um schwere unerwünschte Wirkungen. Dies dokumentiert sich beispielhaft in der Anzahl der Krankenhausaufnahmen: Während in Allgemeinkrankenhäusern etwa 5 % der Aufnahmen wegen unerwünschter Arzneimittelwirkungen erfolgen, sind es in geriatrischen Abteilungen 10–15%. Auslösend kann ein Sturz mit Hüftgelenksfraktur oder ein Autounfall nach Psychopharmaka sein, eine für den behandelnden Arzt überraschend starke Wirkung von Digitalis, ein Schlaganfall nach zu hoch dosiertem Diuretikum, eine Zerebralblutung bei Phenprocoumon oder eine Hyperkaliämie nach Gabe eines ACE-Inhibitors zusammen mit einem Kalium- sparenden Diuretikum. Man hat in diesem Zusammenhang die Frage gestellt: „Need we poison the elderly so often?" (Müssen wir die älteren Patienten so oft vergiften?"). Als eine Ursache wurde die Zahl der Verordnungen gesehen: „A pill for every ill – an ill from every pill" – aber die große Zahl von Verordnungen ist bloß eine von mehreren Ursachen, wenn auch wahrscheinlich die wichtigste.

Die **häufigsten Medikamentengruppen**, die Anlass zu Krankenhausaufnahmen geben, sind:

- Antihypertonika (Stürze, Orthostase),
- Diuretika (Dehydratation mit Herzinfarkt, Schlaganfall, Multiorganversagen; Hypokaliämie; Hyperkaliämie),
- Digitalis-Präparate (Herzrhythmusstörungen),
- ZNS-wirksame Pharmaka (Antiparkinson-Medikamente mit Übelkeit, Erbrechen, Diarrhoe; Antidepressiva mit Sedierung, anticholinergem Symptomkomplex, Harnsperre, Glaukom-Auslösung; Tranquillizer mit Stürzen, Autounfällen, Apathie, Amnesie, Abhängigkeit),
- Analgetika-Antirheumatika (Magen-Darmblutungen, Ulcus, Perforation, Arzneimittelinteraktion).

Die Gabe eines Medikamentes kann die Gabe eines weiteren nach sich ziehen, ohne dass der Arzt den auslösenden Kausalzusammenhang erkennt: So kann die Gabe von Metoclopramid eine Parkinson-Therapie zur Folge haben, weil der Arzt die unerwünschten Wirkungen von Metoclopramid (dystonisch-dyskinetisches und akinetisches Syndrom, Spätdyskinesie) fälschlich als neu aufgetretenen Morbus Parkinson deutet und entsprechend behandelt.

Die Fähigkeit älterer Patienten, die Konsequenzen einer unerwünschten Arzneimittelwirkung zu kompensieren, ist stark eingeschränkt. Eine leichte Gangunsicherheit bei orthostatischer Reaktion führt u.U. zum Sturz mit Hüftgelenksfraktur. Spätdyskinesien sind öfter irreversibel. Eine pharmakainduzierte Dehydratation führt bei den häufig schon wenig trinkenden Patienten zu Orthostase oder Thrombose. Betarezeptorenblocker führen öfter zu kardialer Dekompensation mit Lungenödem.

Anticholinerges Syndrom. Anticholinerge unerwünschte Wirkungen bleiben oft unerkannt und stellen eines der häufigsten Probleme in Alten- und Pflegeheimen. Etwa 60% der Bewohner dieser Heime sind betroffen, was auf Grund der zahlreichen Medikamente, die das Syndrom auslösen können, verständlich ist. Eine Liste der **auslösenden Medikamente** findet sich in Tab. 14.**1**. Weiterhin überrascht, dass auch Medikamente, die man nicht mit einer antimuscarinischen Wirkung in Verbindung bringt, bei genauer Analyse solch einer Wirkung entfaltet haben, u.a. Cimetidin, Digoxin, Nifedipin, Furosemid, Codein und Captopril.

Die **Symptome des anticholinergen Syndroms** sind:

- trockene Lippen/Zunge,
- Schwierigkeit zu sprechen und zu schlucken,
- Miktionsschwierigkeiten (folglich erhalten die Patienten einen Katheter!),
- Gangunsicherheit; Stürze ohne erkennbaren Grund,
- eingeschränktes Sehvermögen (unscharfes Sehen wegen Mydriasis und Akkommodationsstörung),
- Tachykardie, Arrhythmien,
- Ängstlichkeit.

Diese Symptome könnten alle auch eine andere Ursache haben als eine unerwünschte Arzneimittelwirkung. Als Arzt sollte man aber immer zunächst an Medikamente als denken, weil man damit am häufigsten die richtige Diagnose trifft. Unter den aufgeführten Medikamenten (Tab. 14.**1**) lösen Psychopharmaka das anticholinerge Syndrom am häufigsten aus.

Die Konsequenzen sind unterschiedlich, je nachdem, wie ausgeprägt das Syndrom ist. Sie sind für ältere Patienten lästig bis lebensbedrohlich: Ein trockener Mund kann lediglich Schwierigkeiten beim Sprechen bereiten, aber auch die Nahrungsaufnahme behindern und zu Peridontitis, Unterernährung und Verhungern führen (Tab. 14.**2**).

Die **Therapie des anticholinergen Syndroms** besteht im Absetzen aller nicht unbedingt erforderlichen Medikamente. Ist eine Fortführung der Therapie unerlässlich, müssen Medikamente mit geringer anticholinerger Wirkung eingesetzt werden. Dies bedeutet bei den Antidepressiva Desipramin, bei den Neuroleptika Risperidon,

Tab. 14.1 **Medikamente, die ein anticholinerges Syndrom auslösen**

Gruppe	Beispiel
Antiparkinsonmittel	Benatropin, Biperidin, Trihexiphenidyl, Bornaprin, Procyclidin, Metixen, Amantadin, Bromocriptin
Antispasmodika (Darm)	Belladona, Hyoscyamin
Bronchialtherapeutika	Ipratropium
Mydriatika	Cyclopentolat, Homatropin, Tropicamid
Pharmaka mit anticholinerger Nebenwirkung	
Gruppe	**Beispiel**
Antiemetika	Promethazin, Cyclizin, Dimenhydrinat
Antiarrhythmika	Disopyramid, Procainamid, Chinidin
Antihistaminika	Diphenhydramin, Clemastin
Muskelrelaxantien	Orphenadrin
Analgetika	Pethidin
Antidepressiva	Amitryptilin, Imipramin, Doxepin, Trimipramin, Nortriptylin, Protriptylin, Maprotilin, Clomipramin
Neuroleptika	Perazin*, Clozapin*, Flupentixol, Fluspirilen, Haloperidol, Levomepromazin*, Olanzapin*, Promethazin*, Chlorpromazin, Thioridazin, Fluphenazin, Prochlorperazin
Hypnotika	Diphenhydramin*

* besonders ausgeprägte anticholinerge Wirkung

Tab. 14.2 **Spektrum des anticholinergen Syndroms**

	leicht	schwer
Magen/Darm	trockener Mund, Sprechen fällt schwer, Obstipation, Impaktation	Kauen, Schlucken, Sprechen unmöglich, Unterernährung, Magenatonie, paralytischer Ileus
Auge	Akkommodationsschwäche: Nahsehen beeinträchtigt	Stürze, Glaukomanfall
Herz-Kreislauf	Tachykardie	Tachyarrhythmie, Angina pectoris
ZNS	Schwindel, Exzitation, Verwirrtheit, Gedächtnisverschlechterung	Stürze, Agitiertheit, Unruhe, Desorientiertheit, Halluzination, kognitive Leistungsabnahme, Demenz
Harnwege	Schwierigkeiten bei Blasenentleerung	Urinretention, Infektion

nicht aber Clozapin, welches sogar nach Absetzen zu einem „Entzugssyndrom“ mit Diarrhoe, Schwitzen, Erbrechen, Erregtheit und Schlaflosigkeit wegen seiner ausgeprägten anticholinergen Wirksamkeit führen kann.

Für den Arzt ergibt sich der Rat, unbedingt auf die anticholinergen Wirkungen zu achten und zu bedenken, dass diese additiv sind, d. h. Medikamente mit dieser Nebenwirkung sollten nicht gleichzeitig an einen Patienten gegeben werden.

Fallbeispiel 14.1: Anticholinerges Syndrom

Anamnese: Der 81-jährige Privatpatient wird wegen supraventrikulärer Tachyarrhythmie, die sich in den letzten 5 Tagen eingestellt habe, ins Krankenhaus eingewiesen.

Medikation: Seit 3 Monaten Amitriptylin wegen hirnorganischer Depression 3 × 100 mg/Tag, Hydrochlorothiazid, Triamteren und Captopril wegen Herzinsuffizienz, Ipratropium und bei Bedarf Salbutamol wegen „Atembeschwerden“.

Befund: Gewichtsabnahme von 6 kg in den letzten 8 Wochen. Patient bettlägerig. Bei der Untersuchung fällt auf, dass der Patient undeutlich und verwirrt spricht, Lippen und Zunge sind trocken. Patient verweigert Gebiss und feste Speisen. Blasenkatheter.

Therapie: Absetzen von Amitriptylin, Ipratropium und Diuretikum. Innerhalb der nächsten Woche klart der Patient unter Infusionstherapie auf. Er kann nun mitteilen, dass das Gebiss nicht mehr passte und ihm Schmerzen bereitet habe, weil der Mund so trocken war. Nach einer weiteren Woche kann der Patient am Arm gehen. Die Arrhythmie verschwindet spontan. Der Blasenkatheter kann entfernt werden. Das Gebiss ist wieder einsetzbar und der Patient kann wieder essen. Er verlässt das Krankenhaus zu Fuß.

Das anticholinerge Syndrom ist häufig, häufig durch Psychopharmaka ausgelöst, für den Patienten sehr unangenehm und oft gefährlich, muss von Arzt oder Pflegepersonal (Aufklärung!) erkannt werden, darf nicht zu Therapie mit weiteren Medikamenten (Laxantien, Antiarrhythmika etc.) führen.

Manche Arzneimittel sind für ältere Patienten so gefährlich, dass sie an diese Patienten überhaupt nicht verschrieben werden sollten. Diese Medikamente sind in Tab. 14.**3** (S. 647) aufgeführt.

Empfehlungen zum Umgang mit UAW

Die große Anzahl unerwünschter Wirkungen bei älteren Patienten hat schon lange die Aufmerksamkeit von Fachgesellschaften hervorgerufen. So führte das Royal College of Surgeons 1984 eine diesbezügliche Untersuchung durch und kam zu folgender Schlussfolgerung: „Die erfolgreichste Methode, um eine Abnahme der unerwünschten Arzneimittelwirkungen herbeizuführen, besteht in der **kritischen Durchsicht aller Verordnungen** und dem **Absetzen aller nicht unbedingt notwendigen Verordnungen**. Durch Polytherapie kann ein voll funktionsfähiger Mensch zu einem verwirrten, inkontinenten, bettlägerigen Patienten werden."

Diesem Rat ist nichts hinzuzufügen; leider wird er bis heute kaum befolgt und führt so zu einer großen Anzahl von unnötigen Krankenhausaufnahmen, Lebensverkürzungen und zu einer Abnahme von Lebensqualität.

Ein besonders negatives Bild von der ärztlichen Leistung bei Verordnungen an ältere Patienten liefert eine kürzlich an Altenheimbewohnern durchgeführte Studie, die zeigte, dass 50 % aller unerwünschten Wirkungen vermeidbar sind, dass es aber bei den tödlichen, lebensbedrohlichen und schweren Reaktionen 71 % sind.

Ältere Patienten haben häufiger unerwünschte Arzneimittelwirkungen als jüngere Patienten.
Die unerwünschte Arzneimittelwirkung sind bei älteren Patienten viel gefährlicher.
Es treten unerwünschte Arzneimittelwirkung bei ihnen auf, die es bei jüngeren Patienten nicht gibt.
Medikamente, die für alte Patienten nützlich sind, können für sehr alte Patienten gefährlich (lebensverkürzend!) sein.
Ein Wirksamkeitsnachweis sowie der Beweis für eine Verlängerung des Lebens oder eine Verbesserung der Lebensqualität muss für die Altersklasse des Patienten vorliegen.
Wenn hier Zweifel bestehen, Medikamente nicht verordnen!

Unerwünschte Arzneimittelwirkungen erhalten so für den älteren Patienten einen viel höheren Stellenwert.

Ursachen für das häufige Auftreten unerwünschter Wirkungen von Arzneimitteln bei älteren Patienten

Die Ursachen für das häufige Auftreten von unerwünschten Arzneimittelwirkungen bei älteren Patienten liegen in:
- der Verordnung von nicht oder nicht mehr indizierten Medikamenten,
- der veränderten Pharmakodynamik,
- der veränderten Pharmakokinetik,
- der höheren klinischen Wertigkeit von Arzneimittelinteraktionen,
- der Unfähigkeit des Patienten, den Anordnungen des Arztes zu folgen.

Unangemessene Verordnungen

Eine der wichtigsten ärztlichen Maßnahmen ist die Verordnung eines Arzneimittels. Unabdingbare Voraussetzung für diese Maßnahme ist der Nachweis eines Nutzens für den Patienten, der sich in einem Gewinn an Lebenslänge (Lebenserwartung) oder Lebensqualität aufgezeigt hat. Dabei muss das Risiko, eine unerwünschte Arzneimittelwirkung zu erleiden, in einem angemessenen Verhältnis zu dem zu erwartenden Gewinn stehen. Bezogen auf ältere Patienten mit ihrem erhöhten Gefährdungspotenzial (siehe Abschnitt 3 dieses Kapitels „Gefährdung älterer Patienten durch Arzneimittel") bedeutet dies, dass der Nachweis des Vorteils **zweifelsfrei** vorliegen muss. Ganz besonders wichtig ist, dass er für die Altersgruppe des Patienten, vorliegt. Es ist nicht zulässig, Daten über Arzneimittel, die an jüngeren Patienten erhoben wurden, einfach auf ältere Patienten zu übertragen. Einmal ist dies wegen des völlig anderen und höheren Gefährdungspotenzials nicht möglich, aber auch die positiven Wirkungen können durchaus ausbleiben, so dass neben den Kosten nichts als eine Gefährdung für den Patienten übrig bleibt. Dabei gilt es sogar noch zwischen älteren und hochbetagten Patienten (> 85 Jahre) zu unterscheiden. Der Arzt muss sich also vergewissern, dass nach Qualität und Umfang ausreichende klinische Studien vorliegen, um den Einsatz eine Arzneimittels zu rechtfertigen. In klassischer Weise wurde so der positive Effekt einer Therapie der isolierten systolischen Hypertonie, einer Hypertonieform, die bei älteren Patienten besonders häufig vorkommt, an älteren Patienten bewiesen.

Ein Negativbeispiel ist die Anwendung von Benoxaprofen gewesen. Dieses Antirheumatikum war pharmakokinetisch an jüngeren Patienten erprobt und auf dieser Basis die Dosis festgelegt worden. Bei der Anwendung an alten Patienten kam es zu einer überraschenden Häufung von Leberzellnekrosen mit tödlichem Ausgang in über 80 Fällen XX. Als Ursache konnte ermittelt werden, dass die Metabolisierung bei älteren Patienten viel langsamer abläuft als bei jüngeren, sodass die Plasmakonzentrationen bei den älteren Patienten etwa 10-fach höher lagen.

Es ist mittlerweile möglich, für eine ganze Reihe von Arzneitherapieverfahren Daten über ältere Patienten zu erhalten. Dabei wird oft erschreckend deutlich, wie auf Grund falscher Annahmen große Patientenkollektive über Jahre hinweg mit riskanten Therapien behandelt wurden, ohne dass ein adäquater Nutzen gezeigt worden war. So erhalten 50–70 % der Alten- und Pflegeheimbewohner Psychopharmaka, wobei häufig Antidepressiva bei geringgradiger Depression und Dysthymie eingesetzt werden. Eine größere randomisierte Doppelblindstudie zeigt aber, dass mit Placebo bereits 50 % dieser Probleme zu beseitigen sind und dass mit Paroxetin nur ein minimal besseres Ergebnis zu erzielen ist ✗. Überverordnungen sind in einer Vielzahl von weiteren Indikationen bei älteren Patienten gegeben. Dazu zählen beispielhaft Diabetes mellitus, Hyperurikämie, und Hyperlipidämie. Auf der anderen Seite gibt es Bereiche, in denen eine Unterversorgung zu erkennen ist, wie z. B. bei der Therapie der isolierten systolischen Hypertonie, die im höheren Lebensalter besonders häufig auftritt und deren Therapie durch Abnahme von Herzinfarkten, Schlaganfällen und Herzinsuffizienz besonders lohnend ist ✓✓.

Auch die Schmerztherapie wird bei älteren Patienten oft unzulässig vernachlässigt; Opioide werden nicht oder zu gering dosiert verabfolgt. Hier spielen mehrere Faktoren eine Rolle, die oft zurückhaltende Art der Patienten sowie die Angst des Therapeuten vor unerwünschten Wirkungen.

Mangelhaftes Studiendesign

Ein grundlegendes Problem, was erst in den letzten Jahren klar erkannt und ansatzweise angegangen worden ist, besteht in der mangelhaften wissenschaftlichen Bearbeitung von arzneitherapeutischen Fragen an älteren Patienten durch große klinische Studien. Meist werden Ergebnisse an jüngeren Patientenkollektiven unzulässig einfach auf die älteren Patienten extrapoliert. Es gibt aber gute Gründe zu fordern, dass erwünschte pharmakologische Wirkungen, also Verbesserung von Lebenserwartung und/oder Lebensqualität sowie die Sicherheit der Anwendung, auch an älteren Patienten nachgewiesen werden sollten, da sowohl Pharmakodynamik wie auch Pharmakokinetik bei älteren Menschen gegenüber jüngeren oft deutlich unterschieden sind. Dabei laufen diese Gesetzmäßigkeiten nicht nach einem aus dem nummerischen Alter erkennbaren Schema ab, vielmehr gibt es eine große interindividuelle Breite, die eine Individualisierung der Dosis unerlässlich macht. Hierzu sind Kenntnisse über die veränderte Pharmakodynamik, aber noch weitaus mehr über die veränderte Pharmakokinetik unabdingbare Voraussetzung.

Veränderte Pharmakodynamik bei älteren Patienten

Die Pharmakodynamik ist erstaunlich selten Hauptstudienzielparameter klinischer Studien, obwohl dies gerade in Bezug auf die Indikationsstellung (Verbessert dieses Medikament bei 80-jährigen Patienten Lebensqualität oder Lebenserwartung?) und Sicherheit (unerwünschte Wirkungen) zu fordern ist. In manchen Fällen sind überraschende Reaktionen älterer Patienten auf Arzneimittel beobachtet worden, die sich durch ihre Wirkung an jüngeren Patienten nicht erklären lassen. Dazu zählen **paradoxe Reaktionen** wie Agitiertheit auf Benzodiazepine und Schlafinduktion durch Kaffee. Betarezeptorenblocker können insbesondere bei älteren Patienten Albträume auslösen, Digitalis Depressionen. Die Ursachen sind unbekannt.

Pharmaka können in ihrer **Wirkung abgeschwächt oder verstärkt** sein, ohne dass ihre Pharmakokinetik verändert ist. So erhöhen Betarezeptorstimulanzien die Herzfrequenz weniger stark bei älteren als bei jungen Patienten. Hier kommt als Ursache die Abnahme der Anzahl von Betarezeptoren im Alter in Betracht. Bei Morphin und bei Diazepam und wahrscheinlich auch allen anderen Benzodiazepinen ist die Empfindlichkeit gesteigert: Morphin führt daher eher zu einer Atemdepression (ab 10 mg i. v.) ✗, bei den Benzodiazepinen kommt es zu verstärkter Myotonolyse mit erhöhter Sturzgefahr ✗✗. Ältere Frauen sind besonders gefährdet durch orale Antikoagulantien Zerebralblutungen zu erleiden, obwohl die Pharmakokinetik nicht verändert ist. Weitere Beispiele veränderter Pharmakodynamik sind andersartige Reaktionen älterer Patienten auf Neuroleptika in Form von choreiformen Bewegungen, Parkinsonismus und tardiver Dyskinesie, während jüngere Patienten mit Dystonien reagieren.

Neuerdings sind ältere Patienten aber auch als wichtige Gruppe der Arzneimittelkonsumenten entdeckt worden. Dies hat die erfreuliche Konsequenz gehabt, dass mehr Arzneimittelprüfungen an diesen Patienten mit der Frage nach Wirksamkeit und Verträglichkeit durchgeführt wurden. Leider fehlen aber immer noch Studien mit Fragestellungen nach Lebensverlängerung (was zugegebenermaßen schwierig ist, weil große Patientenkollektive nötig sind, da die zu erwartenden Wirkungen klein sein werden) und Lebensqualität ≈. Gerade letztere Frage ist bereits an relativ kleinen Kollektiven überprüfbar, und wenn schon bei der Frage nach der Lebensverlängerung keine Antwort vorliegt, wird diese Frage umso dringlicher. Einige positive Beispiele in dieser Hinsicht sind Studien zu Lipidsenkern, die auch für ältere Patienten Vorteile ausweisen wie Abnahme von Herzinfarkten und Schlaganfällen ✓✓, sowie Studien zu fibrinolytischen Therapien, wo eine Metaanalyse von Subgruppen nötig ist, um nachzuweisen, dass die unter 75-Jährigen profitieren, die über 75-Jährigen aber eine Verkürzung der Lebenserwartung erleiden ✗. Einmal mehr zeigt diese Analyse, dass es unerlässlich ist, die Pharmakotherapie auf große klinische Studien an älteren Patienten zu stützen.

Veränderte Pharmakokinetik bei älteren Patienten

Bei älteren Patienten ist die Pharmakokinetik oft und in sehr variablem Ausmaß verändert. Die Vernachlässigung einer entsprechenden Dosisanpassung ist neben der falschen Indikationsstellung die häufigste Ursache für unerwünschte Arzneimittelwirkungen. Die betroffenen Parameter sind Resorption, Verteilung und Elimination (Clearance). Von besonderer klinischer Bedeutung sind die Veränderung des Verteilungsvolumens und die Abnahme der Clearance. Die Abnahme der Clearance kommt durch Abnahme der renalen Clearance zustande.

Resorption und First Pass. Die Resorption vieler Arzneimittel ist im Alter unverändert. Bei Ondansetron hat man einen verminderten First-Pass-Effekt gefunden, so dass man hier vorsichtig dosieren muss; das Gleiche trifft für Nifedipin, Metoprolol, Propranolol und Verapamil zu. Es handelt sich jeweils um Medikamente mit einem ausgeprägten First-Pass-Effekt.

Verteilung. Das Verteilungsvolumen älterer Patienten ist gegenüber Jüngeren deutlich verändert, weil der relative Anteil von Fett zu- und die Muskelmasse abnimmt ✓. Die Veränderungen sind erheblich: Der Fettanteil nimmt bei Männern von 18 % auf 36% und bei Frauen von 33% auf 45% zu. Dies bedingt, dass das Verteilungsvolumen von lipidlöslichen Medikamenten wie Diazepam vergrößert und dadurch seine Halbwertzeit verlängert ist ✓. Klinisch bedeutsamer ist die Abnahme des Verteilungsvolumens für hydrophile Arzneimittel aufgrund der Abnahme von Körperwasser (10–15%) und Muskelmasse. Hier ist in erster Linie an Antibiotika mit geringer therapeutischer Breite zu denken wie die Aminoglykoside Gentamicin und Tobramycin. Bei diesen Medikamenten treten bei „normaler" Dosierung nach Bolusgabe deutlich erhöhte Spitzenkonzentrationen auf ✗, die gefährliche unerwünschte Wirkungen verursachen können.

Proteinbindung. Die Plasmaproteinkonzentration nimmt mit dem Alter ab. Für Albumin können dabei Änderungen im Bereich von 10–20% auftreten. Dies kann zu relativ hohen freien Konzentrationen für Albumin-gebundene Medikamente führen. Ein Beispiel dafür ist Naproxen, dessen freie Konzentration bei älteren Patienten doppelt so hoch ist wie bei Jüngeren. Ob allerdings damit eine Gefährdung einhergeht, hängt von der absoluten Konzentration an freiem Wirkstoff ab, da diese Konzentration für die Wirkstärke verantwortlich ist. Generell gilt, dass eine erhöhte freie Konzentration auch die Eliminationsgeschwindigkeit beschleunigt, sodass zwar der relative Anteil der freien Konzentration zunimmt, wenn die Proteinbindung abnimmt, die absolute freie Konzentration aber konstant bleibt. Eine besondere Gefährdung ältere Patienten durch Naproxen ist bisher nicht beschrieben worden.

Beim Drug Monitoring können Veränderungen der Proteinbindung insbesondere für Phenytoin bedeutsam sein. Für das Drug Monitoring wird üblicherweise die Gesamtkonzentration des Pharmakons bestimmt. Nimmt die freie Konzentration zu, so wird Phenytoin beschleunigt eliminiert und die Gesamtkonzentration sinkt, unter Umständen auf nichttherapeutische Werte ✗, obwohl die freie Konzentration im therapeutischen Bereich liegt.

Arzneimittelmetabolismus/hepatische Elimination. Im Alter nehmen Lebergröße und Leberblutfluss auch mit Bezug auf das Körpergewicht deutlich ab (Abb. 14.1). Die Veränderungen bewegen sich in Größenordnungen, die für die Pharmakokinetik durchaus relevant sind. So nimmt der Leberblutfluss um ca. 50%, die Lebergröße um ca. 30% ab ✓. Die ursprüngliche Annahme, dass die Aktivität der metabolisierenden Leberenzyme der P-450-Familie oder ihre Menge mit dem Alter abnähme, trifft nicht zu.

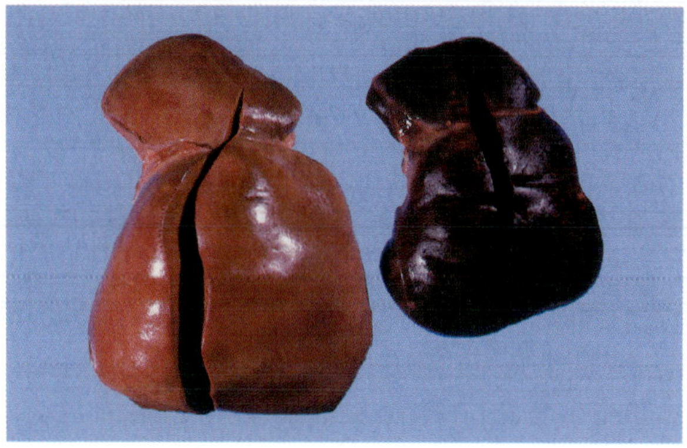

Abb. 14.1 **a Leber eines gesunden jungen Mannes. b Leber eines klinisch gesunden 84-Jährigen.** Die Leber ist gleichmäßig verkleinert, sie hat eine glatte Oberfläche. Die Konsistenz ist vermehrt, weil das Parenchym bei erhaltener Bindegewebsstruktur geschwunden ist. Die dunkle Färbung kommt durch Lipofuszin-Einlagerung zustande.

Der durch die Leber metabolisierte Anteil eines Pharmakons lässt sich in Analogie zur renalen Clearance als hepatische Clearance formal wie folgt beschreiben:

$$CL_H = Q \cdot \frac{Ca - Cv}{Ca} = Q \cdot E \text{ [ml/min]}$$

Cl_H = hepatische Clearance
Q = hepatischer Blutfluss
Ca = arterielle Konzentration des Medikamentes
Cv = venöse Konzentration des Medikamentes
E = Extraktionsrate

In Worten ausgedrückt: Die Menge an Blut, aus der ein Medikament zu 100% durch die Leber entfernt („gecleared") wird, ist gleich dem Leberblutfluss Q multipliziert mit der Extraktionsrate E. Die Extraktionsrate ist die Differenz der Medikamentenkonzentration zwischen arteriellem und hepatisch-venösem Blut dividiert durch die arterielle Medikamentenkonzentration. Anders ausgedrückt gibt die Extraktionsrate an, wie viel Prozent des Medikaments bei der Leberpassage metabolisiert oder eliminiert werden.

Man teilt nun hepatisch eliminierte Medikamente in 2 Klassen ein, solche, die eine hohe Extraktionsrate haben ($E \geq 0,7$) und solche, die eine kleinere Extraktionsrate haben. Aus der Formel 1 erkennt man, dass im Falle einer hohen Extraktionsrate die hepatische Clearance vom Blutfluss Q abhängt, weil E gegen 1 strebt. Diese Situation trifft für Medikamente mit hoher Extraktion wie Propranolol, Metoprolol und Morphin zu. Ist die Extraktion aber gering, d. h. die Differenz zwischen arterieller und venöser Konzentration ist klein, so wird E klein, und die hepatische Clearance hängt von der Aufnahme und Metabolisierungsgeschwindigkeit der Leber ab. Diese Metabolisierung hängt insbesondere von der Funktionsfähigkeit („Kapazität") der Hepatozyten ab und wird deswegen als kapazitätslimitert bezeichnet. Medikamente, die in diese Kategorie fallen, sind beispielhaft Digitoxin, Diazepam, Phenytoin, Chlorpromazin, Tolbutamid und Warfarin.

Folgende praktisch relevante Schlussfolgerungen ergeben sich für den Therapeuten: Bei Medikamenten der ersten Klasse erhöht sich im Alter die Bioverfügbarkeit. Damit steigen die Plasmakonzentrationen und es kann

zu unerwünschten Wirkungen bis zur Intoxikation kommen. Bei der 2. Klasse erhöht sich im Alter die Plasmakonzentration gleichfalls, aber diesmal ist die Halbwertzeit verlängert. So steigt die Halbwertzeit von Diazepam bzw. seinem pharmakologisch aktiven Metaboliten Desmethyldiazepam von 30 auf 100 Stunden. D.h. die Wirkung einer konstanten Dosis nimmt über 400 Stunden ($4^*t_{1/2}$ bis zum Steady State) kontinuierlich zu! Bei Oxazepam, welches durch Glucuronidierung (Phase-2-Reaktion) eliminationsfähig gemacht wird, ändert sich im Alter die Halbwertzeit nicht.
Welche Konsequenzen ergeben sich aus diesen altersbedingten Veränderungen der hepatischen Clearance?

An erster Stelle wird erkennbar, dass der Arzt über die Ausscheidungswege der von ihm verordneten Medikamente Kenntnis haben muss, um eine adäquate Dosisanpassung durchführen zu können.

Weiterhin ist zu berücksichtigen, dass die interindividuellen Schwankungen mit Bezug auf Q und E sehr groß sind und nicht eng mit dem Lebensalter korrelieren. Leider gibt es für die metabolische Leistung der Leber keinen so bequemen Parameter wie das Kreatinin für die Nierenfunktion. Deshalb ist die sorgfältige Beobachtung des Patienten auf Wirkung und Nebenwirkung wichtigstes Gebot. Generell kann empfohlen werden, mit einer niedrigen bis sehr niedrigen Dosis zu beginnen, sie langsam, d. h. in Kenntnis der Halbwertzeit, so lange zu steigern, bis das therapeutische Ziel erreicht ist. In gewisser Weise muss der ältere Patient wie ein Patient mit Leberinsuffizienz eingestuft werden. Die beste Basis für eine nebenwirkungsarme, effektive Therapie bildet die klinische Studie an älteren Patienten, die neben Wirksamkeit und unerwünschten Wirkungen auch die Pharmakokinetik dokumentiert. Wegen des hohen Gefährdungspotenzials sollte der Therapeut nur solche gut dokumentierten Arzneimittel bei älteren Patienten einsetzen.

Renale Elimination. Der renale Blutfluss, die renale Clearance-Funktion (glomeruläre Filtrationsrate, GFR) und die tubuläre Sekretion nehmen im Alter ab. Dies ist von einer Abnahme funktionstüchtiger Glomeruli begleitet (Abb. 14.**2**). Die Veränderungen sind von einer Größe, die erhebliche Konsequenzen für die Ausscheidungsgeschwindigkeit von renal eliminierten Arzneimitteln hat. Die GFR-Abnahme ist kontinuierlich und beginnt etwa mit dem 60. Lebensjahr relevant zu werden. 80-Jährige haben im Durchschnitt etwa 35 – 50 % ihrer GFR eingebüßt. Die interindividuellen Schwankungen sind erheblich und erfordern vom Therapeuten, dass er die Nierenfunktion misst (Bestimmung der Kreatinin-Clearance durch Messung von Kreatinin im 24-Stunden-Urin und im Serum) oder aus der Serum-Kreatinin-Konzentration abschätzt (sogenannte alterskorrigierte Schätzung der Kreatinin-Clearance). Die Beziehung für diese Schätzung lautet:

$$\text{Kreatinin-Clearance} = \frac{(150 - \text{Alter}) \times \text{Körpergewicht (kg)}}{72 \times \text{Serum (mg/dl)}}$$

$$\text{Kreatinin-Clearance} = \frac{(150 - \text{Alter}) \times \text{Körpergewicht (kg)}}{\text{Serum-Kreatinin } (\mu\text{mol/l})}$$

Für den erhaltenen Wert sind für Frauen 15 % abzuziehen, da sie weniger Muskelmasse haben.

*Wichtig ist sich zu merken, dass die altersbedingte Abnahme der GFR nicht von einer Zunahme der Serum-Kreatinin-Konzentration begleitet ist (Abb. 14.**3**).*

Dies ist bedingt durch Abnahme der Muskelmasse mit fortschreitendem Lebensalter, die die Hauptquelle des Kreatinins ist. Deshalb ist bei einem älteren Patienten ein normaler Serum-Kreatininwert nicht Ausdruck einer normalen Nierenfunktion. Vielmehr kann ein solcher „Normalwert" mit einer erheblichen Einschränkung der Nierenfunktion einhergehen. Die alterskorrigierte Abschätzung der GFR (s. o.) oder eine Messung der GFR schützen vor derartigen gravierenden Irrtümern.

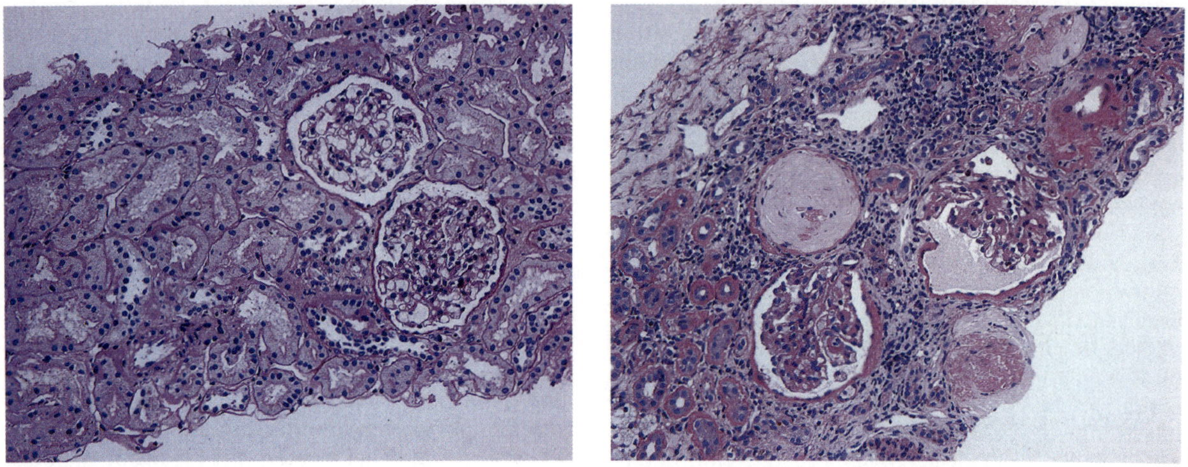

a b

Abb. 14.**2** **a Niere eines gesunden 28-Jährigen** mit normalen Glomerula (Tod durch Verkehrsunfall). **b Niere eines klinisch gesunden 82-Jährigen.** Glomerula klein, z. T. sklerosiert (Tod durch Herzinfarkt).

Fallbeispiel 14.2: Dosisanpassung bei eingeschränkter Nierenfunktion

Ein 86-jähriger Patient, 55 kg Körpergewicht, wird mit Harnwegsinfektion und Herzversagen (New York Heart Association Klasse 3) eingeliefert. Die Urinkultur zeigt eine Klebsiella-Infektion an und der Patient soll mit Gentamicin und Digoxin behandelt werden; sein Serum-Kreatinin beträgt 90 µmol. Die Abschätzung seiner Kreatinin-Clearance ergibt 40 ml/min. Die Halbwertszeit von Gentamicin ist von 2,1 auf 5,3 Stunden verlängert, die von Digoxin von 36 auf 62 Stunden. Daraus muss der Schluss gezogen werden, dass die übliche Gentamicin-Dosis halbiert und nur $^{2}/_{3}$ der üblichen Digoxin-Dosis gegeben werden dürfen. Hätte der Therapeut sich ausschließlich nach der Serum-Kreatinin-Konzentration gerichtet, die ja „normal" ist, so wäre es mit hoher Wahrscheinlichkeit zu Intoxikationen mit beiden Medikamenten gekommen (Nierenschädigung, Herzrhythmusstörung und Erbrechen).

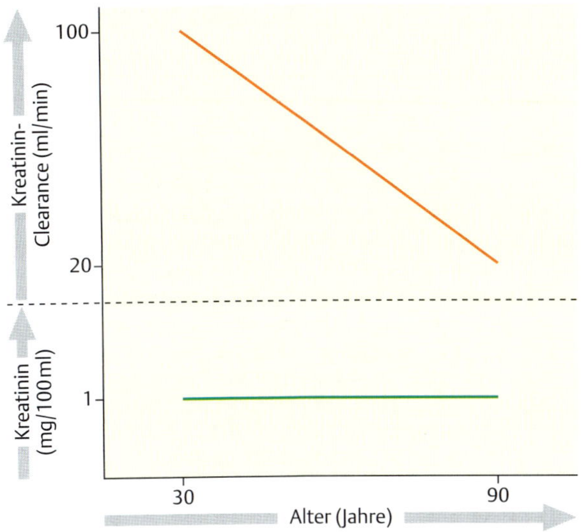

Abb. 14.3 **Abnahme der Kreatinin-Clearance bei gleich bleibender Kreatinin-Serum-Konzentration des alternden Menschen**

Dieses Beispiel zeigt, dass eine korrekte Dosisanpassung bei eingeschränkter Nierenfunktion, wie sie im Alter meist vorliegt, den Patienten vor gravierenden unerwünschten Wirkungen schützen kann. Etwa die Hälfte aller häufig verordneten Medikamente wird nierenabhängig eliminiert und bedarf deshalb der Dosisanpassung bei verringerter Kreatinin-Clearance.
Durch die Dosisanpassung wird es zwar nie möglich, einen Konzentrations-Zeit-Verlauf herbeizuführen, der dem eines Nierengesunden entspricht, aber es ist möglich, eine sinnvolle Anpassung herbeizuführen, die den Patienten in den therapeutischen Bereich bringt. Ziel einer Dosisanpassung ist es, das Zeitkonzentrationsintegral bei niereninsuffizienten dem von Patienten mit normaler Nierenfunktion anzugleichen.

Ältere Patienten haben häufig eine eingeschränkte Nierenfunktion bei normalem Serumkreatinin.
Eine Abschätzung der Nierenfunktion muss anhand der alterskorrigierten Kreatinin-Clearance oder einer Messung erfolgen.
Etwa 50 % der am häufigsten eingesetzten Arzneimittel werden ganz oder teilweise renal eliminiert.

Eine Dosisanpassung an die Kreatinin-Clearance des Patienten ist eine der besten Maßnahmen, um die Arzneitherapie sicher und effektiv zu gestalten.

Besondere Gesichtspunkte für einzelne Arzneimittelgruppen

Analgetika und Analgetika-Antipyretika (NSAR)

Die Klasse der NSAR (nichtsteroidale Antirheumatika) beinhaltet eine erhebliche Gefährdung für ältere Patienten, an gastrointestinalen Wirkungen (Ulkus, Blutung, Perforation) zu erkranken oder zu sterben. So ist das Risiko, durch NSAR-Einnahme Perforation, Blutung oder Ulkus zu erleiden, für über 80-Jährige um das über 50-Fache (!) gegenüber Jüngeren erhöht. Dabei ist insbesondere die Dauertherapie gefährlich, die meist nicht indiziert ist und über längere Zeit fortgesetzt wird, als es die klinische Notwendigkeit erfordert. Arthrosen sind gelegentlich „aktiviert" und benötigen dann ein Analgetikum-Antiphlogistikum. Steht die entzündliche Komponente im Hintergrund, genügt in den meisten Fällen Paracetamol als reines Analgetikum. Die neueren COX-2-selektiven Medikamente Celecoxib und Rofecoxib unterscheiden sich mit Bezug auf die Natriumretention erheblich, so dass bei Rofecoxib vermehrt mit Interaktionen mit Antihypertonika und mit der Verschlechterung einer Herzinsuffizienz durch Salz-Wasser-Retention gerechnet werden muss. Aufgrund weiterer ungünstiger Daten zu thrombotischen Ereignissen wurde letztere Substanz jetzt vom Markt genommen.
Da bei älteren Patienten eine Nierenfunktionseinschränkung die Regel ist, ist öfter mit Verschlechterung der GFR und Hyperkaliämie zu rechnen. Bei den Morphin-verwandten Analgetika ist mit einer erhöhten Wirksamkeit und Nebenwirkungshäufigkeit zu rechnen.

Psychopharmaka

Die charakteristischen unerwünschten Wirkungen der meisten Antidepressiva und Neuroleptika, die sich als anticholinerges Syndrom präsentieren, sind oben dargestellt worden. Die Auslösung eines Parkinsonoids – man schätzt 61 000 Fälle/Jahr in den USA – ist keine seltene unerwünschte Wirkung zahlreicher Neuroleptika (Flupentixol, Haloperidol, Fluspirilen u. a.) ✗✗. Sehr häufig kommt es zu einem Blutdruckabfall, der für die Patienten direkt oder indirekt (Stürze) gefährlich werden kann ✗. Weiterhin kommen Spätdyskinesien, die öfter irreversibel sind, und choreiforme Reaktionen sowie Delirien hinzu. Die Einschränkung der kognitiven Funktionen führt oft zu einer Verstärkung der altersabhängigen Behinderung. Dies gilt nicht nur für Psychopharmaka, sondern auch für Medikamente, die bei jüngeren Patienten diese Reaktion nicht auslösen, wie Digoxin, Cimetidin, Lithium und Phenytoin. Benzodiazepine stellen ein besonderes Problem dar, weil sie sowohl pharmakodynamische als auch pharmakokinetische Besonderheiten bei älteren Patienten zeigen: Paradoxe Erregtheitszustände und erhöhte Empfindlichkeit fallen in die erste Kategorie, Verlängerung der Halbwertzeit für Diazepam und Chlordiazepoxid um das 3- bis 5fache in die zweite ✗✗.

In allen Fällen muss der Therapeut die erheblichen Konsequenzen der Therapie mit Psychopharmaka für seinen Patienten fest im Auge behalten. Wichtiges Ziel muss sein, mit einer minimalen Dosierung das therapeutische Ziel zu erreichen und ständig an die zahlreichen unerwünschten Wirkungen zu denken.

Tritt keine erwartete Verbesserung oder eine Verschlechterung des psychischen Bildes ein, immer zunächst an die oft langsam zunehmende Wirkung eines Psychopharmakons denken, erst in zweiter Linie an eine Verschlechterung der Grundkrankheit.

Fallbeispiel 14.3: Ausbleibende klinische Besserung unter Psychopharmaka-Therapie

Die 84-jährige Patientin kommt mit einem Schlaganfallrezidiv zur Aufnahme; sie ist bewusstlos und halbseitig gelähmt. Nach 2 Tagen erlangt die Patientin langsam das Bewusstsein wieder, die Lähmung bildet sich langsam zurück; wegen Schlafstörungen (Patientin ist nachts oft wach) und Agitiertheit mit Angstzuständen erhält die Patientin Levomepromazin. Der nach 14 Tagen unveränderte Zustand der Patientin mit stark eingeschränkter kognitiver Fähigkeit, Mühe bei Sprechen und Essen sowie vollkommener Immobilität veranlasst die Bereitstellung eines Bettes im Pflegeheim. Der hinzugezogene Klinische Pharmakologe schlägt das Absetzen des Psychopharmakons vor. Die Patientin beginnt bald mit ersten Gehübungen, isst besser, kommuniziert besser und wird 1 Woche später selbstständig gehend nach Hause entlassen. Das Ende im Pflegeheim wird abgewendet.

Diuretika

Bei dieser Substanzgruppe ist daran zu denken, dass das Extrazellulärvolumen älterer Patienten klein ist und die Kompensationsmöglichkeiten bei Volumenverlust begrenzt sind. Die Pharmakokinetik vieler Diuretika ist verändert durch eine verlängerte Halbwertzeit mit verzögertem und vermindertem Ansprechen. Deshalb sollte auf eine abendliche Dosis möglichst verzichtet werden. Die pharmakodynamischen Unterschiede machen sich insbesondere bemerkbar durch eine stark erhöhte Gefährdung durch Dehydratation (Herz- und Hirninfarkt, Bewusstseinseintrübung, Nieren- und Multiorganversagen), Hyperkaliämie (bei K^+-sparenden Diuretika), Hypokaliämie und Hyponatriämie. K^+-sparende Diuretika können zur Hyper- und Hypokaliämie führen. Der Kaliumspiegel muss deswegen auch bei diesen Diuretika regelmäßig beobachtet werden. Eine besondere Gefahr besteht auch hinsichtlich der orthostatischen Hypotonie.

Die Therapie sollte so gestaltet werden, dass der ältere Patient mit ausgeprägten Ödemen bei Herzinsuffizienz nicht mehr als 500 g/Tag abnimmt.

Fallbeispiel 14.4: Dehydratation unter Diuretika

Die 87-jährige Patientin kam ambulant zur Aufnahme wegen Atemnot (mäßig) und ausgeprägter Beinödeme. Sie erhielt 80 mg Furosemid gegen 16.00 Uhr. Um 21.00 Uhr war sie nicht mehr in der Lage, aus ihrem Bett aus eigener Kraft aufzustehen; sie sah eingefallen aus. Die für 22.00 Uhr vorgesehene weitere Dosis von 80 mg wurde auf Anraten des Klinischen Pharmakologen gestrichen und die Therapie mit 20 mg/Tag am nächsten Tag fortgesetzt. Am nächsten Tag erhielt die Patientin zusätzlich $^1/_2$ Tablette 2,5 mg Enalapril. Nach 5 Tagen verließ sie das Krankenhaus in gebessertem Zustand.

Betarezeptorenblocker, ACE Hemmer

Ein Teil der Betarezeptorenblocker wird überwiegend renal eliminiert (Atenolol, Sotalol, Talinolol), andere überwiegend hepatisch (Metoprolol, Carvedilol, Propranolol). In ersterem Fall ist es sinnvoll, die Halbwertzeit für den individuellen Patienten auf der Basis der geschätzten Kreatinin-Clearance zu berechnen und eine entsprechende Dosisanpassung vorzunehmen. Dabei ist auch wichtig, die durch die verlängerte Halbwertzeit verlängerte Dauer bis zum Erreichen des Steady State ($= 4 \times t_{1/2}$) zu berücksichtigen, d. h. z. B., dass bei Atenolol

fast der gesamte antihypertensive Effekt nach 24 Stunden eintritt, wenn es sich um einen jüngeren Patienten handelt (4 × 6 Std. = 24 Std.), dass aber bei einem älteren Patienten mit einer Halbwertszeit von z. B. 18 Std. 3 Tage vergehen, in denen der antihypertensive Effekt bei gleicher täglicher Dosis zu- und die Herzfrequenz abnimmt (4 × 18 Stunden = 72 Stunden). Bei Carvedilol ist die Elimination bei Älteren deutlich verzögert und die Plasmakonzentration bei gleicher Dosis etwa doppelt so hoch wie bei jüngeren Patienten, obwohl das Medikament ausschließlich hepatisch eliminiert wird.
Bei den ACE-Hemmern Captopril, Enalapril und Cilazapril erfolgt die Ausscheidung überwiegend renal. Dies muss bei der Dosiswahl berücksichtigt werden, da sonst orthostatische Probleme in erheblichem Umfang und mit den bekannten unerwünschten Konsequenzen auftreten.

Antibiotika

Von besonderer Bedeutung, weil oft lebensrettend, sind die Aminoglykosid-Antibiotika. Sie werden fast ausschließlich renal eliminiert, was bei der Dosisberechnung zu berücksichtigen ist. Aber auch das kleine Verteilungsvolumen bei älteren Patienten spielt eine Rolle, weil es zu sehr hohen Spitzenkonzentrationen Anlass gibt. Prinzipiell sollten ältere Patienten eine der Nierenfunktion angepasste Dosis von Aminoglykosiden erhalten, die nur 1-mal täglich verabreicht wird. Eine Dosisanpassung auf der Basis von Plasmakonzentrationsbestimmungen ist dringlich anzuraten. Bei Tetrazyklinen ist der katabole Effekt zu berücksichtigen, der sich in einem Anstieg von Harnstoff bemerkbar macht und nicht Ausdruck einer Niereninsuffizienz ist.

Tab. 14.**3** **Medikamente, die älteren Patienten nicht verabreicht werden sollten**

Medikament	Begründung
Indometacin	zu viele ZNS-Wirkungen, inkl. Kopfweh, Magen-Darm-Blutungen
Pentazocin	UAW Verwirrtheit, Halluzination
Carisoprodol, Oxybutynin	anticholinerge Wirkung, Sedation, schlecht toleriert
Flurazepam	extrem lange Halbwertszeit bei Älteren
Amitriptylin, Doxepin	anticholinerge Wirkung, Sedation
Meprobamat	Sedation, Abhängigkeit
Lorazepam, Oxazepam, Alprazolam, Temazepam, Zolpidem, Triazolam	nur in niedriger Dosis, keine Dauertherapie
Disopyramid	negativ inotrop, anticholinerg, ausgeprägt
Methyldopa	Depression, Bradykardie
Butylscopolamin	anticholinerg
Antihistaminika wie Pheniramin, Promethazin, Diphenhydramin	anticholinerg, ersetzen durch Cetrizin oder Loratadin
Eisenpräparate	Dosierung unter 300 mg, sonst Obstipation
Ticlopidin	Wirksamkeit bei älteren Patienten nicht belegt

Allgemeine Hinweise

Wie dem Leser an zahlreichen Beispielen deutlich geworden ist, stellen ältere Patienten eine besondere therapeutische Herausforderung dar. Weiterhin muss die große Anzahl von unerwünschten Arzneimittelwirkungen in dieser Altersgruppe berücksichtigt werden. Einige Medikamente sollten älteren Menschen überhaupt nicht verschrieben werden (siehe Tab. 14.**3**). Auf jeden Fall müssen unerwünschte Wirkungen durch vorsichtige Anpassung der Dosis reduziert werden: Start low, go slow! Immer muss der Therapeut sich vor Augen halten, dass er nur auf der Basis gesicherter Daten sein Ziel zu erreichen eine Chance hat, das Leben zu verlängern (was für diese Patienten tatsächlich selten möglich sein wird) oder die Lebensqualität zu verbessern.
Sorgfältige, häufige Beobachtung des Patienten unter folgenden Fragestellungen sind dringend angezeigt: „Hat sich der Zustand des Patienten verbessert?" „Sind unerwünschte Wirkungen aufgetreten, die die Lebensqualität in unakzeptabler Weise verschlechtern?" „Ist eine Verschlechterung wirklich das hoffnungslose Voranschreiten des Alterungsprozesses oder doch Ergebnis der Arzneitherapie?". Welch weitreichende Konsequenzen dieses Verfahren haben kann, zeigte eine Untersuchung an älteren Patienten, bei der die Verordnungen aus der Allgemeinmedizin durch in der Geriatrie ausgebildete Ärzte evaluiert wurden. Dabei wurden bei 76 % der Patienten die Diagnose geändert, bei 88 % die Medikation geändert, bei 59 % Medikamente abgesetzt, bei 68 % Medikamente hinzugefügt, bei 37 % die Dosis geändert. Diese Maßnahmen führten dazu, dass die Arztbesuche um 65 %, die Notarztrufe um 58 % und die Krankenhausaufnahmen um 65 % zurückgingen ✓. Wichtig ist, den Patienten möglichst samt Lebensgefährten oder Betreuung über das Ziel der Therapie aufzuklären, weil dadurch die Compliance verbessert wird. Die Anweisungen über die Medikamenteneinnahme müssen deutlich und in großer, gut lesbarer Schrift erfolgen. Der Patient muss unter Aufsicht des Arztes zeigen, dass er die Medikamente auch aus der Verpackung entnehmen kann. Oft sind die Verpackungen so stabil und schwierig zu öffnen, dass dies nicht gelingt. Tabletten sollten immer mit reichlich Flüssigkeit eingenommen werden.
Die Compliance bei Älteren ist überraschend gut, nimmt aber mit der Anzahl der Verordnungen, wie auch bei Jüngeren, rasch ab. Die Vergesslichkeit („Habe ich nun schon meine Herztablette genommen?") nimmt zu und dies ist öfter ein Problem. Diesem Problem kann sehr gut dadurch abgeholfen werden, dass der Patient seine ganze Wochenration in eine Kunststoffschachtel einsortiert, die Unterteilungen für jeden Wochentag und für bis zu

vier tägliche Einnahmezeiten hat. Diese Behältnisse werden in Apotheken bereitgehalten. Die wichtigste weitere Maßnahme ist die Entscheidung darüber, ob eine Therapie fortgesetzt werden soll oder nicht; sie muss in regelmäßigen Abständen erneut gefällt werden und neben allen verordneten auch die frei verkäuflichen Medikamente berücksichtigen. Dabei muss immer die Frage erörtert werden: „Benötigt dieser Patient das Medikament unbedingt?"

14.2 Besonderheiten bei Kindern

Grundlagen

Obwohl es seit über 20 Jahren Spezialabteilungen für pädiatrische Klinische Pharmakologie gibt, sind im Vergleich zur Erwachsenenpopulation pharmakokinetische und pharmakodynamische Daten zu zahlreichen Arzneimitteln nicht vorhanden ≈. Man hat in diesem Zusammenhang von „arzneitherapeutischen Waisen" gesprochen. Wenngleich dieses sentimentale Bild geeignet ist, unser Mitleid hervorzurufen, so darf doch nicht übersehen werden, dass es ja gar nicht darauf ankommt, für alle Medikamente diese Daten für die pädiatrische Population vorzuhalten, um eine effektive und sichere Therapie betreiben zu können. Im Gegenteil, die konservative Einstellung der Pädiater hat den wünschenswerten Effekt gehabt, mit Arzneimitteln besonders sorgfältig umzugehen und hat die Kinder so vor zahlreichen Arzneimittelkatastrophen bewahrt. Es stellt sich aber die Frage, ob an den Kindern wesentliche Neuentwicklungen vorübergegangen sind, wie z. B. der Einsatz von neueren Immunsuppressiva. Diese Frage muss mit einem klaren „Nein" beantwortet werden. Die Pädiater habe es geradezu beispielhaft verstanden, aus der Vielzahl der neueren Arzneimittel diejenigen, die einen wesentlichen Fortschritt darstellten, für ihre Patienten nutzbar zu machen.
Ein weiterer Punkt betrifft ein ethisches Problem bei der Prüfung von Arzneimitteln bei Kindern. Hier sind die Ethikkommissionen zu Recht äußerst zurückhaltend. Besonders bei Neu- und Frühgeborenen und bei Kleinkindern, wo die Betroffenen selbst keine Einverständniserklärung abgeben können, ist ein besonders hohes Maß an Sicherheit zu fordern. Es darf also bei dem geradezu überhitzten Eifer, mit dem zur Zeit die Durchführung von klinischen Arzneimittelstudien an Neugeborenen, Frühgeborenen und Kindern gefordert wird, die konservative Einstellung von gewissenhaften Pädiatern und Ethikkommissionen nicht in Frage gestellt werden. Unabdingbare Grundvoraussetzung für die Anwendung von Arzneimitteln zu Prüfungszwecken bei Kindern ist die ausgiebige, jahrelange und detaillierte Erforschung am Erwachsenen. Auch bei Medikamenten, die speziell für pädiatrische Patienten entwickelt wurden, ist es sinnvoll, zunächst eine Prüfung an Erwachsenen durchzuführen, da diese in der Lage sind, eine Einwilligung nach Aufklärung zu geben.
Darüber hinaus ist festzuhalten, dass die Anwendung von Medikamenten im Kindesalter mit besonderen Risiken verbunden ist, die über das Maß bei Erwachsenen weit hinausgehen. So ist ein permanenter Schaden durch Arzneimittel bei einem jungen Menschen viel länger wirksam als bei einem älteren Patienten. Das Risiko, dass es durch Medikamente zu einer Beeinflussung des körperlichen und geistigen Entwicklungsprozesses kommt, ist wiederholt dokumentiert worden, wird aber durch die gegenwärtigen Erfassungssysteme praktisch nicht gesehen und schon gar nicht systematisch kontrolliert. Die Medikalisierung der Kinder und Jugendlichen hat, in mehreren Studien gut dokumentiert, ein erschreckendes Ausmaß angenommen. Der Glaube, mit Hilfe eines Medikamentes lasse sich jedes Übel beseitigen, wird so ungerechtfertigt verfestigt und führt beim Erwachsenen zu anhaltendem, die geistige und körperliche Gesundheit belastendem Verhalten durch nichtindizierten Arzneimittelkonsum.
Im Verlauf der letzten Jahrzehnte haben die Pädiater ein vielfältiges Erfahrungswissen mit modernen Arzneimitteln gesammelt, sodass für praktisch jede wichtige Indikation detailliertes Wissen vorhanden ist. Jedoch fehlt es an einer wohl organisierten Zusammenfassung dieses Wissens. Gerade die modernen Verfahren der Informationstechnologie ermöglichen es, dieses Problem in effektiver Weise anzugehen und in einer allgemein zugänglichen Datenbank Wirkungen, unerwünschte Wirkungen und Dosierungen in der pädiatrischen Population zu dokumentieren. Solange dies nicht in überzeugender Weise geschieht, müssen die dauernden Forderungen nach zusätzlichen klinischen Arzneimittelstudien an Frühgeborenen, Neugeborenen und Kleinkindern energisch hinterfragt und die wahren Motive dieser Exponenten klargestellt werden. Gerade die zahlreichen, gravierenden Änderungen der Pharmakokinetik und -dynamik in diesen Populationen machen eine Ausweitung von Untersuchungen nur in einem mit Bezug auf die Wirkstoffe aufs Engste begrenzten Rahmen sinnvoll und ethisch vertretbar.

Pharmakotherapie bei Kindern

Pharmakodynamik bei Kindern

Ähnlich wie der Organismus des älteren Menschen auf manche Medikamente anders reagiert als der Erwachsene, reagiert auch das Neugeborene oder das Kleinkind anders als der Erwachsene. So sind die therapeutischen Konzentrationen von Digoxin beim Kleinkind bis 2 Jahren höher als beim Erwachsenen, nämlich 0,8 – 2,7 ng/ml gegenüber 0,8 – 2,0 beim Erwachsenen. Bei Phenytoin wird eine Gesamtkonzentration von 6 – 14 ng/ml beim Neugeborenen als optimal zur Kontrolle von Krampfanfällen betrachtet, während es beim Erwachsenen 10 – 20 ng/ml sind.

Pharmakokinetik bei Kindern

Im Kindesalter ist die Pharmakokinetik bei vielen Medikamenten wesentlich gegenüber den Erwachsenen verändert. Das hängt mit deutlichen Unterschieden im Verteilungsvolumen und in den Leistungen der Ausscheidungsorgane Leber und Niere zusammen. Dabei ist wichtig, die raschen Änderungen dieser Organfunktionen zu kennen, die innerhalb von Wochen und Monaten ablaufen.

Die **Absorption** mancher Medikamente ist im Säuglings- und Kindesalter verlangsamt, weil die Motilität und Magenentleerung verzögert ablaufen. Das Ausmaß der Resorption ist bei Paracetamol, Phenobarbital und Phenytoin vermindert. Eine für Kinder spezifisch häufig eingesetzte Darreichungsform ist das Zäpfchen, wobei gern die Möglichkeit ausgenutzt wird, den First-Pass-Metabolismus zu eliminieren, indem das Zäpfchen nur ganz knapp hinter dem M. sphincter ani deponiert wird: das diesen Darmabschnitt drainierende Blut gelangt direkt in die Vena cava. Dass dies wirklich so ist, kann man daran erkennen, dass die Bioverfügbarkeit von Diazepam bei dieser Applikationsweise besser ist als nach oraler Gabe. Die rektale Gabe ist insbesondere nützlich, wenn eine orale Gabe schwierig oder unmöglich ist, wie z. B. bei Krampfanfällen, bei Übelkeit oder Erbrechen.

Die **Verteilung** von Arzneimitteln ist bei Neugeborenen und Kleinkindern deutlich anders als beim Erwachsenen. Der Wasseranteil am Ganzkörpergewicht beträgt beim Erwachsenen 50 – 60%, beim Neugeborenen aber 70 – 75%. Dieser Unterschied ist von Bedeutung für hydrophile Arzneimittel, wie z. B. die meisten Antibiotika, deren Verteilungsvolumen erhöht ist.
Der prozentuale Anteil von Fett ist bei Frühgeborenen mit 1 – 2% extrem niedrig und bei Neugeborenen mit 15% im Vergleich zum Erwachsenen (30 – 40%) immer noch sehr niedrig. Dies bedeutet, dass das Verteilungsvolumen lipophiler Medikamente erniedrigt ist. Die Proteinbindung von Sulfonamiden, Phenytoin und Phenobarbital ist beim Neugeborenen erniedrigt. Allerdings wird diese Veränderung in ihrer therapeutischen Bedeutung stark überschätzt. Man könnte glauben, dass durch die verminderte Proteinbindung eine höhere Konzentration an freiem Wirkstoff zur Verfügung steht, der eine entsprechend größere Wirkung entfaltet. Allerdings bleibt bei dieser Überlegung unberücksichtigt, dass auch mehr Wirkstoff für die Elimination zur Verfügung steht und die Clearance entsprechend erhöht ist. Dem Autor ist ein Beispiel bekannt, wo die kurzfristige Erhöhung der Konzentration einer Substanz durch Verdrängung aus der Proteinbindung relevant ist: Die Verabreichung von Sulfonamiden an Kindern mit Icterus neonatorum kann die Konzentration an Bilirubin erhöhen und einen Kernikterus verschlimmern.

Elimination.

Renale Elimination. Zum Zeitpunkt der normalen Geburt ist die kindliche Niere nicht voll funktionsfähig, d. h. Neugeborene sind wie Patienten mit einer (vorübergehenden) Niereninsuffizienz zu betrachten. Die sich daraus ergebenden Konsequenzen für eine Dosierungsanpassung sind für Erwachsene im Detail ausgearbeitet und lassen eine sichere Therapie zu. Diese Verfahren erfreuen sich in der Pädiatrie keiner Wertschätzung, dort geht man eher nach Dosierungsverfahren vor, die der Empirie entstammen. Die Notwendigkeit einer Dosisanpassung wird bei Frühgeburten nochmals verschärft, weil deren GFR bezogen auf m^2 Körperoberfläche noch schlechter ist. Beim Neugeborenen betragen die GFR/m^2 und renaler Plasmafluss 30 – 40% des Erwachsenen und erreichen schon am Ende der ersten Lebenswoche 50%. Nach 12 Monaten erst werden die Erwachsenenwerte erreicht. Dieser Reifungsprozess der Niere kann durch verschiedene Erkrankungen verzögert werden. Therapeutisches Drug Monitoring wird so in dieser Lebensphase besonders wichtig (s. u.).

Hepatische Elimination. Sämtliche Arzneistoffwechselwege sind beim Frühgeborenen unterentwickelt und selbst beim Neugeborenen liegen noch erhebliche Defizite vor, die sich je nach betroffenem Enzym unterschiedlich schnell – meist vollständig im ersten Lebensjahr – normalisieren.
Cytochrom CYP 3A4 gibt es nicht in der fötalen Leber. Dieses wichtigste Enzym der Cytochromgruppe für den Arzneimittelabbau erhält seine volle Kapazität etwa am Ende des ersten Lebensjahres. Eine Isoform, CYP 3A7, gibt es in der fötalen Leber, die sukzessive durch CYP 3A4 ersetzt wird.
CYP 2D6 gibt es gleichfalls nicht beim Föten, erst mit der Geburt erscheint es und maturiert im 3. Lebensjahr. Weil die Metabolisierung von Codein zu Morphin durch CYP 2D6 eine notwendige Voraussetzung für seine analgetische Wirkung ist, ist es für Neugeborene ungeeignet.
CYP 2C9 metabolisiert Phenytoin. Der Phenytoinmetabolismus ist anfänglich stark verzögert, reift aber bereits innerhalb weniger Wochen.
Die N-Acetyltransferase erreicht mit dem 3. Lebensjahr ihre volle Aktivität, die Thiopurinmethyltransferase ist hingegen beim Neugeborenen mit 150% überaktiv, beim Fetus von 20 Wochen zeigt sie aber nur 30% des Erwachsenenwertes. Die Glucuronyltransferase ist beim Neugeborenen sehr stark eingeschränkt, so dass sie z. B. Morphin 10 × langsamer glucuronidiert als beim Erwachsenen, was zu einer deutlichen Verlängerung der Wirkungsdauer von Morphin führt.
Die verschiedenen Einflüsse dokumentieren sich in ihrer Wirkung auf die Eliminationshalbwertzeiten eindrücklich (Tab. 14.**4**).
Diese kinetischen Veränderungen der renalen und hepatischen Elimination und der Verteilung spiegeln sich in den von Erwachsenen unterschiedlichen Dosierungen und Dosierungsintervallen wieder.

Dosierung in der Pädiatrie. Es ist eine Reihe von Vorschlägen gemacht worden, um von der Erwachsenendosis auf eine pädiatrische Dosierung rückzuschließen. Wie aus dem Vorgesagten deutlich wird, kann es jedoch gar keine mathematisch abgeleitete Berechnung geben, mit der alle Fälle vom Frühgeborenen bis zum Kind erfasst werden. Die Berechnung auf der Basis des Körpergewichts ist wohl das am wenigsten geeignete Verfahren. Für Kinder wäre allenfalls die Dosierung auf der Ba-

Tab. 14.**4** **Eliminationshalbwertzeiten in Stunden**

	Neugeborenes (0–28 Tage)	Kleinkind (1–24 Monate)	Kind	Erwachsener
Paracetamol	4,9	4,5	3,6	3
Amoxicillin	3,7	1–2	0,5–1,5	1,2
Cefuroxim	5,5	3,5	1,2	1,1
Amikacin	5,5	1,5	2,5	2
Gentamicin	4,0	2,6	1,2	2,1
Vancomycin	4–9	2,3	6	7
Digoxin	20–30	36	36	36

sis der Körperoberfläche sinnvoll. Dieses Verfahren wird bei Medikamenten mit hoher Toxizität bei Erwachsenen in der Krebschemotherapie angewandt, weil sich dort die verheerenden Konsequenzen einer falschen Dosierung unübersehbar deutlich manifestieren. Auf der Basis dieser Berechnungen wurde die Chemotherapie sicherer. Viele dieser Arzneimittel werden auf dieser Basis in der gleichen Dosis (mg/m^2 Körperoberfläche) an Kinder wie an Erwachsene verabfolgt (Beispiele: Cyclophosphamid, Bleomycin, Azathioprin, Adriamycin, Etoposid, 5-Fluorouracil, L-Asparaginase). Es gibt aber sehr zahlreiche Ausnahmen von dieser Regel.
Deshalb sollte der praktizierende Arzt keinesfalls auf eigene Faust eine Dosis für Kinder aus einer Erwachsenendosis selbst berechnen, sondern sich auf die publizierten Daten der Pädiater und Hersteller verlassen.

Für Neugeborene, Kleinkinder und Kinder stets publizierte Dosierungen verwenden, wie sie in der Fachinformation zu finden sind. Dosisberechnungen von der Erwachsenendosis ausgehend sind unsicher und abzulehnen.

Danksagung: Die Abb. 14.**1** und 14.**2** wurden von Herrn Prof. Dr. med. Hans-Heinrich Kreipe, Direktor, Institut für Pathologie der Medizinischen Hochschule Hannover zur Verfügung gestellt.

Ausgewählte Literatur

1. Anonyms. Need we poison the elderly so often? Lancet II 1988; 20 (editorial).
2. Beers, MH. Explicit criteria for determining potentially inappropriate medication use by the elderly Arch Int Med 157 : 1531 – 36,1997.
3. Cascorbi, I. Dosisanpassung bei Leberinsuffizienz Praktische Arzneitherapie, Frölich J. C. , Kirch W., Springer Verlag Heidelberg/New York, S. 70 – 79, 2000.
4. Caurwitz JH, Field TS, Avorn J, McCormick D, Jain S, Eckler M, Benser M, Edmonson A, Bates DW. Incidence and preventability of adverse drug events in nursing homes Am J Med 109 : 87 – 94,2000.
5. Cortez R, Bair BD, Rothstein G. Impact of a three-hour outpatient geriatric evaluation and management (GEM) assessment in a primary care setting: A prospective study, J Invest Med 49 : 13 A,2001.
6. Frishman WH. Carvedilol, New Engl J Med 339 : 1759 – 1765,1998.
7. Frölich JC, Kirch W. Praktische Arzneitherapie. Springer, Berlin, Heidelberg, New York, 2000,S 1 – 1150.
8. Hallas J, Harvald B, Worm J et al. Drug related hospital admisions Eur J Clin Pharmacol. 45 : 199 – 203,1993.
9. Hurwitz N. Predisposing factors in adverse reactions to drugs Br Med J 1 : 536 – 9,1969.
10. Jacox A, Carr DB, Payne R et al. Management of cancer pain. U.S. Department of Health and Human Services, Public Health Service, Agency for Public Health Care Policy and Research AHCPR publication 94 – 0593.
11. Perez Gutthann S, Garcia Rodriguez LA, Raiford DS Individual nonsteroidal antiinflammatory drugs and other risk factors for upper gastrointestinal bleeding and perforation Epidemiology 8 : 18 – 24,1997.
12. Riola F, Del Fowero. A Ondansetron clinical pharmacokinetics Clin Pharmacokinet. 29 : 95 – 109,1995.
13. Seidl LG, Thornton GF, Smith JW et al. Studies on the epidemiology of adverse drug reactions II. Reactions in patients on a general medical service Bull Johns Hopkins Hosp 119 : 299 – 315,1966.
14. SHEP Cooperative Research Group Prevention of stroke by antihypertensive drug treatment in older persons with isolated systolic hypertension: final results of the systolic hypertension in the elderly program JAMA 265 : 3255 – 3265,1991.
15. Smith JM, Baldessarini RJ. Changes in prevalence, severity and recovery in tardiv dykinesia with age Arch Gen Psychiatry 37 : 1368 – 73,1980.
16. Stichtenoth, D.O., J.C.Frölich. Therapie mit präferentiellen und spezifischen COX II Inhibitoren-Internist 42 : 421 – 6,2001.
17. Troost R, Fauler J, Frölich JC. Dosisanpassung bei Niereninsuffizienz. Praktische Arzneitherapie, Frölich J. C. , Kirch W., Springer Verlag Heidelberg/New York, S. 43 – 69,2000.
18. Williams JW, Barett J, Oxman T, Frank E, Katon W, Sullivan M, Cornell J, Sengupta. A Treatment of dysthymia and minor depression in primary care JAMA 284;1519 – 1526,2000.
19. Winder A. Management of lipids in the elderly J R Soc Med 91 : 189 – 191,1998
20. Fibrinolytic Therapy Trialists (FTT). Collaborative Group indications for fibrinolytic therapy in suspected acute myocardial infarction: collaborative overview of early mortality and major morbidity results from all randomised trials of more than 1 000 patients Lancet 343 : 311 – 322,1994.
21. Wynne HA et al. The effect of age upon liver volume and apparent liver blood flow in healthy man Hepatology 9 : 297 – 301,1989.

15 Pharmakotherapie in der Schwangerschaft

W. E. Paulus

Teratogenität

Nach der Definition der WHO umfasst der Begriff **Teratogenität** alle exogenen Einflüsse auf die intrauterine Entwicklung, die zu morphologischen oder biochemischen Anomalien sowie zu Verhaltensstörungen des Kindes führen, welche unmittelbar nach der Geburt oder später diagnostiziert werden.

Teratogene Arzneimittel. Zwischen 1958 und 1961 wurden rund 10 000 Kinder mit schweren Gliedmaßendefekten geboren, deren Mütter das Schlafmittel **Thalidomid** eingenommen hatten. Seit dieser Katastrophe herrscht bei pharmazeutischer Industrie, Ärzten und Patientinnen berechtigte Vorsicht, häufig jedoch auch irrationale Panik im Hinblick auf den Einsatz von Arzneimitteln in der Schwangerschaft.
Auf dem Gebiet der Teratologie existieren nur wenige Institutionen für Beratung und Datenerfassung. Schwangere sowie deren betreuende Ärzte und Apotheker stehen daher oft vor der Frage des Schwangerschaftsabbruchs aufgrund mangelnder Informationsquellen.

Nach statistischen Erhebungen nehmen 15–50% aller Schwangeren Medikamente im ersten Schwangerschaftsdrittel ein, oft noch in Unkenntnis der Schwangerschaft, was angesichts der sensiblen Phase der Organogenese in den ersten drei Schwangerschaftsmonaten besonders schwerwiegende Auswirkungen haben kann.

Nach Thalidomid wurden weitere Arzneimittel wie **Kumarin-Derivate** (z.B. Warfarin), **Vitamin A** bzw. **Vitamin-A-Derivate** (z.B. Isotretinoin), **Folsäureantagonisten** oder **Antikonvulsiva** wie Hydantoin oder Valproinsäure als Teratogene identifiziert. Eine Vielzahl anderer Wirkstoffe gilt als potenziell embryo-/fetotoxisch, wobei der Effekt dieser Pharmaka vor allem von Dosis und Expositionszeit abhängt. Bei zahlreichen Präparaten liegen Kasuistiken über Fehlbildungen vor, jedoch fehlen Studien mit statistischer Aussagekraft ≈.
Die pharmazeutische Industrie zieht sich oft auf eine juristisch sichere Position zurück, indem sie bei vielen Präparaten in der Fachinformation unter der Rubrik "Schwangerschaft" „kontraindiziert" oder zumindest „strenge Indikationsstellung" vermerkt. Damit wird dem verordnenden Arzt die Verantwortung übertragen.

Zu große Vorsicht oder gar ein therapeutischer Nihilismus bei chronisch kranken Schwangeren kann z.B. im Falle von Epilepsie, Hypertonie oder Asthma bronchiale zu dramatischen Verschlechterungen der Grunderkrankung und damit zu einer erheblichen Gefährdung der Entwicklung des Feten führen. Durch unzureichende Aufklärung von Patientinnen und medizinischem Fachpersonal über die tatsächlich bestehenden Risiken einer bereits erfolgten medikamentösen Therapie in der Frühgravidität werden darüber hinaus zahlreiche Schwangerschaftsabbrüche ohne fundierte Indikation durchgeführt.

Grundsätzlich sind altbewährte Präparate neuen Wirkstoffen vorzuziehen. Ist jedoch eine Exposition mit einem unzureichend erprobten Wirkstoff in Unkenntnis der Gravidität erfolgt, sollten ausgewiesene Beratungszentren mit entsprechenden Datenregistern konsultiert werden.

Exogene Einflussmechanismen auf die embryonale/fetale Entwicklung.
Direkte Einflussmechanismen.
- Transplazentarer Transport: Chemische Noxen oder Infektionserreger können die Frucht über die Plazenta erreichen, sofern es die Partikelgröße zulässt.
- Strahlung: Ionisierende Strahlen können unmittelbar ihre Wirkung an den embryonalen/fetalen Zellen entfalten.

Indirekte Einflussmechanismen.
- Beeinflussung des mütterlichen Stoffwechsels z.B. durch Medikamente wie Betasympathomimetika;
- Veränderungen des mütterlichen Gerinnungssystems (z.B. durch Heparin);
- Verminderung der uteroplazentaren Perfusion (z.B. durch Alpha-Sympathomimetika, Kokain);
- Tonisierung der Uterusmuskulatur (z.B. durch Mutterkornalkaloide).

Grundregeln der Pränataltoxikologie

Auf der Grundlage tierexperimenteller Untersuchungen stellte Wilson (1977) **sechs Grundregeln** der Pränataltoxikologie auf:

Regel 1: Die Empfindlichkeit der Frucht gegenüber toxischen Einflüssen hängt von ihrem Genotyp ab.

Die unterschiedliche **genetische Ausstattung** verschiedener Spezies erklärt Abweichungen in der Reaktion auf toxische Einflüsse zwischen Mensch und Tier. Aber auch menschliche Individuen weisen aufgrund ihrer genetisch determinierten Enzymausstattung Variationen in der Metabolisierung exogener Noxen auf: Der genetisch bedingte Mangel des Enzyms Epoxidhydrolase spielt z.B. eine wichtige Rolle bei den durch Phenytoin ausgelösten Fehlbildungen.

Regel 2: Die Empfindlichkeit des Embryos gegenüber toxischen Einflüssen hängt von seinem Entwicklungsstadium ab.

In den **ersten beiden Wochen** nach Konzeption werden eventuelle Schäden aufgrund der Pluripotenz der Zellen repariert, oder die Frucht stirbt bei einer ausgeprägten Noxe völlig ab. Das Fehlbildungsrisiko wird in dieser Phase für gering gehalten (Alles-oder-Nichts-Prinzip).

Während der **Organogenese** (Tag 15 bis 56 p.c.) besteht die größte Sensibilität gegenüber exogenen Noxen. In dieser Phase werden die meisten Fehlbildungen ausgelöst.

In der **Fetalperiode** nimmt die Empfindlichkeit der Frucht gegenüber exogenen Noxen zwar ab, doch können auch in dieser Zeit schwerwiegende Funktionsstörungen der kindlichen Organe entstehen. Als Beispiele sind Intelligenzdefekte unter Alkohol, Blei und Methylquecksilber, Entwicklung einer Niereninsuffizienz nach ACE-Hemmer-Einnahme oder Zahnverfärbungen unter Tetrazyklinen zu erwähnen.

Regel 3: Unterschiedliche embryotoxische Einflüsse wirken über relativ wenige spezifische Mechanismen auf die morphologische Entwicklung des Embryo ein.

Zum Beispiel werden Neuralrohrdefekte über die Einwirkung auf den Folsäurehaushalt durch unterschiedliche Substanzen wie Valproinsäure, Carbamazepin oder Methotrexat verursacht.

Regel 4: Nach einer Schädigung der Frucht sind folgende Verlaufsformen möglich:
- *normale Entwicklung nach kompletter Heilung des Defektes*
- *Absterben*
- *Fehlbildung*
- *Wachstumsretardierung*
- *Störung der Organfunktion*
- *transplazentare Karzinogenese*

Als bekanntes Beispiel für eine **Tumorentwicklung** nach intrauteriner Exposition lässt sich das synthetische Sexualsteroid Diethylstilbestrol anführen, das bei den Töchtern behandelter Schwangerer Vaginaltumoren verursachte.

Regel 5: Inwieweit exogene Noxen den Embryo erreichen, hängt von ihren chemischen und physikalischen Eigenschaften ab.

Die meisten Substanzen unterhalb eines Molekulargewichtes von 1000 Da können die Plazenta passieren. In Abhängigkeit von der **Molekülgröße** überwindet z. B. unter den Antikoagulanzien Phenprocoumon sehr gut die Plazentaschranke, während Heparin (auch in der niedermolekularen Variante) nicht diaplazentar übergeht.

Je **lipophiler** eine Substanz ist, umso eher geht sie vom mütterlichen in das kindliche Kompartiment über (z. B. gute Plazentagängigkeit von organischen Quecksilberverbindungen im Gegensatz zu anorganischem Quecksilber).

Regel 6: Die Störung der embryonalen Differenzierung nimmt proportional zur Dosis des embryotoxischen Faktors zu.

Nach einer **Dosis-Wirkungs-Abhängigkeit** wird nach Überschreiten einer Schwellendosis zunächst der teratogene Bereich erreicht, danach folgt der embryoletale bzw. maternal toxische Bereich.

Arzneimittelstoffwechsel in der Schwangerschaft

Folgende **Veränderungen des mütterlichen Arzneimittelstoffwechsels** sind in der Schwangerschaft zu beachten:
- Durch **Zunahme des interstitiellen Flüssigkeitsvolumens** (v. a. bei Präeklampsie) muss man von einem deutlich vergrößerten Verteilungsraum für exogen zugeführte Substanzen ausgehen. Bei einer erforderlichen Dauertherapie sollte der Plasmaspiegel des Wirkstoffes während der Schwangerschaft wiederholt kontrolliert werden.
- Durch **Veränderung des Serumeiweißmusters** kann bei Substanzen mit Proteinbindung der frei verfügbare wirksame Anteil variieren. Durch einen Anstieg des Gehalts an Thyroxin bindendem Globulin (TBG) reduziert sich z. B. der Anteil des freien Schilddrüsenhormons.
- Die **Aktivierung mütterlicher Leberenzyme** durch die ansteigenden Sexualsteroide kann zu einer beschleunigten Inaktivierung von Arzneimitteln führen.

Diaplazentarer Transfer. Die meisten Arzneimittel erreichen den Feten über die Plazenta, wobei meist eine Konzentrationsabnahme von Mutter zu Kind festzustellen ist. Der diaplazentare Transfer hängt im Wesentlichen von folgenden Faktoren ab:
- Lipophile Substanzen, die bei oraler Gabe gut über den mütterlichen Gastrointestinaltrakt resorbiert werden, passieren im Gegensatz zu hydrophilen Substanzen auch relativ leicht die Plazenta.
- Bei einer Molekularmasse über 1000 Da ist mit einer relativ geringen Plazentagängigkeit zu rechnen. Substanzen wie Insulin und Heparin sind daher praktisch nicht plazentagängig.
- Sind Wirkstoffe stark an mütterliches Plasmaeiweiß gebunden, ist ebenfalls nur mit einem geringen diaplazentaren Transfer zu rechnen.

Metabolismus des Kindes. Bereits im dritten Schwangerschaftsmonat beginnt die kindliche Leber, Fremdstoffe zu metabolisieren, was ebenfalls zu einer Konzentrationsabnahme eines Arzneimittels im fetalen Organismus beitragen kann. Andererseits sind manche Enzymsysteme, vor allen bei Frühgeborenen, noch so wenig ausgereift, dass sich gewisse peripartal verabreichte Medikamente anreichern können. Die geringe Glukuronidierungsleistung der kindlichen Leber kann z.B. bei Chloramphenicol zu dem bekannten Grey-Syndrom führen.

Besondere Vorsicht ist bei **Schwangeren mit Grunderkrankungen** (z.B. Niereninsuffizienz) angebracht, die den Abbau und die Ausscheidung von Arzneimitteln beeinträchtigen.

Beurteilung des teratogenen Risikos

Tierversuche. Vor der Zulassung eines Präparates werden von der pharmazeutischen Industrie reproduktionstoxikologische Untersuchungen an Tieren durchgeführt. Leider sind diese Daten nur bedingt auf den Menschen übertragbar. Aufgrund einer unterschiedlichen genetischen Ausstattung führen exogene Noxen nicht zwangsläufig zu gleichen Resultaten beim Menschen. Dies kann in doppelter Hinsicht Probleme implizieren:

- Im Tierversuch (meist mit Ratten, Mäusen und Kaninchen) treten unter Medikamentenexposition in der Gravidität Fehlbildungen auf, die sich beim Menschen nicht nachvollziehen lassen, z.B. Gaumenspaltbildungen bei Nagern unter Diazepam.
- Andererseits können sich Substanzen im Tierversuch unproblematisch verhalten, die beim Menschen schwere Fehlbildungen auslösen, z.B. Phokomelie unter Thalidomid.

Darüber hinaus werden in den Tierversuchen meist extrem hohe Dosierungen verabreicht, die die humantherapeutischen Größenordnungen um Potenzen übersteigen. Dadurch werden Darmflora und Stoffwechselprozesse bei den Muttertieren so massiv beeinträchtigt, dass diese bereits toxische Effekte aufweisen.

Kontrollierte Studien am Menschen. Kontrollierte Studien an schwangeren Patientinnen verbieten sich meist aus ethischen Gründen, so dass – im Gegensatz zu den sonst überwiegend gut dokumentierten Wirkungen und Nebenwirkungen von Arzneimitteln – relativ wenig fundiertes Datenmaterial aus Fall-Kontroll-Studien in der Schwangerschaft vorliegt ≈.

Epidemiologische Erhebungen. Erkenntnisse über die Teratogenität von Arzneimitteln beim Menschen lassen sich am ehesten gewinnen, indem man Fälle sammelt, bei denen Schwangere in Unkenntnis der Gravidität Arzneimitteln ausgesetzt waren. Einen idealen Zugang zu diesem Kollektiv besitzen teratologische Beratungsstellen, die auch eine Kontrollgruppe aus der gleichen Grundgesamtheit generieren können. Ein wesentlicher Nachteil dieses Vorgehens besteht jedoch in dem meist sehr langwierigen Prozess der Datengewinnung über viele Jahre.

Risikoklassifizierung von Arzneimitteln

Von verschiedenen Institutionen wurde versucht, die pränatale Toxizität von Arzneimitteln in Risikogruppen einzustufen. Da es sich insbesondere in Anbetracht des häufig begrenzten Kenntnisstandes nur um eine grobe Kategorisierung handelt, sind diese Schemata für die individuelle Risikobeurteilung oft nur von begrenztem Nutzen. Am bekanntesten ist die Einteilung der amerikanischen **Food and Drug Administration (FDA)**:

- **Kategorie A:** Kontrollierte Studien an schwangeren Frauen haben kein erhöhtes Risiko für den Feten während des ersten Trimesters ergeben. Hinweise auf ein Risiko zu einem späteren Zeitpunkt liegen ebenfalls nicht vor. Die Wahrscheinlichkeit einer Schädigung ist sehr gering (Beispiel: Folsäure).
- **Kategorie B:** Zwar existieren keine kontrollierten Studien an schwangeren Frauen, doch ergaben die Tierversuche keinen Anhalt für Teratogenität, oder im Tierversuch beobachtete Schäden konnten in kontrollierten Studien am Menschen nicht reproduziert werden (Beispiel: Penicillin).
- **Kategorie C:** Tierversuche haben Hinweise auf fetale Schäden ergeben, wobei kontrollierte Studien beim Menschen fehlen, oder Untersuchungen an schwangeren Frauen und Tierversuche nicht vorliegen (Beispiel: Chloroquin).
- **Kategorie D:** Es gibt Hinweise auf ein erhöhtes Risiko für den menschlichen Feten. Der Nutzen des Medikamentes kann jedoch bei zwingender Indikation eine Anwendung auch in der Schwangerschaft rechtfertigen (Beispiel: Chinin).
- **Kategorie X:** Untersuchungen bei Tieren und Menschen haben eindeutig einen Zusammenhang mit fetalen Fehlbildungen gezeigt. Das Risiko einer fetalen Schädigung überwiegt jeden möglichen Nutzen, so dass das Medikament bei Kinderwunsch oder in der Schwangerschaft absolut kontraindiziert ist (Beispiel: Isotretinoin)

Die in Deutschland gebräuchliche Klassifizierung in **elf Kategorien (Rote Liste)** lässt ebenfalls keine klare Unterscheidung zwischen Therapieempfehlung einerseits und zurückliegender Exposition andererseits zu.

Grundlagen der Arzneimittelberatung in der Schwangerschaft

Vorsichtsmaßnahmen bei Frauen im fertilen Alter. Bei Verordnungen an Frauen im fertilen Alter sollte immer auch an eine Schwangerschaft gedacht werden. Eine Anwendung von erprobten älteren Präparaten ist diesbezüglich vorzuziehen. Ist eine Behandlung mit erwiesenen Teratogenen unumgänglich, sollte für eine sichere Kontrazeption gesorgt werden (z.B. bei Retinoiden).

Empfehlungen bei Kinderwunsch bzw. eingetretener Gravidität. Bei chronisch kranken Patientinnen sollte bei Kinderwunsch eine frühzeitige Einstellung auf eine in der Schwangerschaft erprobte Medikation erfolgen. Für die meisten Erkrankungen existieren Therapieregime, die kein teratogenes Risiko mit sich bringen.
Auf keinen Fall sollte bei Patientinnen mit chronischen Erkrankungen wie Asthma bronchiale, Epilepsie oder arterieller Hypertonie aus Angst vor Fehlbildungen auf jegliche Medikation verzichtet werden, da ein abruptes Absetzen zu einer Exazerbation der Grunderkrankung mit schweren Folgen für Mutter und Kind führen kann.

Grundsätzlich sind Monotherapien mit einer möglichst moderaten Dosierung anzustreben. Dies gilt insbesondere für die sensible Zeit der Organogenese zwischen Tag 15 und 60 nach Befruchtung.

Risikoabschätzung nach Exposition. Oft werden von Patientinnen in Unkenntnis der Gravidität Medikamente eingenommen. Die aus juristischen Gründen sehr vorsichtig formulierten Angaben der Beipackzettel verursachen bei Schwangeren und betreuenden Ärzten häufig große, aber oft unbegründete Besorgnis. Der Vermerk in der Produktinformation über eine Kontraindikation bei Gravidität beruht meist auf mangelnden Daten beim Menschen, auch wenn die Tierversuche keinen Anhalt für Teratogenität im humantherapeutischen Dosisbereich ergaben.

Eine Indikation zum Schwangerschaftsabbruch lässt sich nur bei wenigen Präparaten ableiten (z.B. Vitamin-A-Säure-Derivate, Kumarin-Derivate, Zytostatika), sofern diese in der sensiblen Phase der Organogenese verabreicht worden sind.

→

Abklärung durch Pränataldiagnostik

Sonographischer Fehlbildungsausschluss. Mit den Möglichkeiten der modernen Pränataldiagnostik können bei vielen Medikamentenexpositionen mit einem teratogenen Risiko zuverlässig Fehlbildungen ausgeschlossen werden. Klärt man eine Patientin über eine potenzielle Fehlbildungsgefahr nach einer bereits erfolgten Arzneimittelanwendung in der Frühgravidität auf, sollte man ihr ein gezieltes Screening in einem entsprechenden Zentrum anbieten. Neuralrohrdefekte, Herzfehler oder Extremitätendefekte sind typische Beispiele für Anomalien, die mit hoch auflösenden Ultraschallgeräten gut diagnostiziert werden können. Eine optimale Beurteilung ist in SSW 20 bis 22 möglich. Bei Entdeckung einer schwerwiegenden, nicht therapierbaren Anomalie kann eine Beendigung der Schwangerschaft zu diesem Zeitpunkt noch erwogen werden.

Fallbeispiel 14.5: Eingetretene Schwangerschaft unter Carbamazepin-Therapie

Bei einer Patientin, die aufgrund einer Epilepsie regelmäßig Carbamazepin einnehmen muss, wird eine Schwangerschaft festgestellt. Die Ärzte informieren sie darüber, dass durch diese Therapie ein 1–2%iges Risiko für das Kind besteht, eine Spina bifida zu entwickeln. Gleichzeitig wird die junge Frau darüber aufgeklärt, dass sich dieses Risiko durch eine sonographische Untersuchung im konkreten Fall abklären lässt. Eine solche Medikation kann also per se keine Indikation zum Schwangerschaftsabbruch darstellen.

Folgende Arzneimittelanwendungen stellen eine ***Indikation zur sonographischen Fehlbildungsdiagnostik*** dar:

- **Androgene:** Aufgrund einer möglichen Maskulinisierung weiblicher Feten nach intrauteriner Exposition über die 8. SSW sollte das äußere Genitale beurteilt werden. Hierbei handelt es sich jedoch um operativ korrigierbare Störungen.
- **Antikonvulsiva:** Bei Epileptikerinnen sind unter verschiedensten Medikationen kraniofaziale Dysmorphien, Extremitätenveränderungen und Retardierungen beschrieben.
- **Antiphlogistika:** Lässt sich eine hoch dosierte Dauertherapie mit nichtsteroidalen Antiphlogistika im letzten Trimenon nicht vermeiden, sollte eine sonographische Kontrolle auf vorzeitigen Verschluss des Ductus arteriosus Botalli erfolgen.
- **Carbamazepin:** Über die zuvor bei den Antikonvulsiva genannten Anomalien hinaus ist hier speziell auf das erhöhte Risiko von Neuralrohrdefekten (1–2%) zu achten.
- **Kumarinderivate** (Phenprocoumon, Warfarin, Acenocoumarol): Ein Teil der beim Warfarin-Syndrom beschriebenen Fehlbildungen lässt sich sonographisch erkennen, so dass sich das unter Warfarin beschriebene Fehlbildungsrisiko von ca. 14% weiter einschränken lässt: Bei ca. 50% der geschädigten Kinder treten Extremitätenhypoplasien unterschiedlicher Schweregrade auf, ein weiteres Kriterium ergibt sich aus der häufigen Hypoplasie der Nase.
- **Lithium:** Aufgrund älterer Publikationen wurde dem Lithium das Auftreten einer erhöhten Rate an Herzfehlern angelastet, was anhand neuerer, prospektiv erhobener Daten angezweifelt wird ✓/✗. Zumindest sollte jedoch einer exponierten Patientin ein fetales Herzechokardiogramm angeboten werden, da insbesondere etliche Fälle der sonst seltenen Ebstein-Anomalie beschrieben sind ✗.
- **Retinoide:** Die überwiegend zur Aknetherapie eingesetzten Vitamin-A-Säure-Derivate stellen nach Thalidomid das gravierendste Teratogen unter den Medikamenten dar. Die schwerwiegendsten Defekte entstehen im Bereich des Zentralnervensystems, was sich sonographisch nicht ausreichend erfassen lässt. Störungen von Gesichts- und Gaumenbildung sowie kardiovaskuläre Defekte, die der sonographischen Diagnostik besser zugänglich sind, spielen demgegenüber nur eine untergeordnete Rolle.
- **Valproinsäure:** Ähnlich wie bei Carbamazepin ist hier zusätzlich zu den bei den Antikonvulsiva beschriebenen Defekten mit einer erhöhten Rate an Neuralrohrdefekten (2%) zu rechnen.

Bei vielen neueren Präparaten, bei denen lediglich Daten aus Tierversuchen vorliegen, sollte der Patientin aus psychischer Indikation eine eingehende sonographische

Diagnostik angeboten werden, um die Ängste zu reduzieren, die häufig aufgrund der Angaben auf den Beipackzetteln entstehen.

Serummarker. Bei Medikation mit Substanzen, die für ein erhöhtes Neuralrohrdefektrisiko verantwortlich gemacht werden (z. B. Valproinsäure, Carbamazepin), sollte um die 16. SSW das Alpha-Fetoprotein aus dem mütterlichen Serum bestimmt werden.

Amniozentese. Häufig werden Patientinnen nach Medikamentenexposition während der Konzeption bzw. im Embryonalstadium Fruchtwasserpunktionen zur Abklärung einer eventuellen Schädigung angeboten. Da jedoch nur in wenigen Fällen mit einem Einfluss eines Medikamentes auf den Karyotyp zu rechnen ist, kann man diese invasive Diagnostik nicht rechtfertigen.
Eine **Karyotypisierung** sollte lediglich bei Anwendung von **Zytostatika** oder **Radionukliden** bei einem der Partner innerhalb von 6 Monaten vor Konzeption erwogen werden. Da der Chromosomensatz bei der Konzeption feststeht, sind Veränderungen nach Medikamentenanwendung in der Frühgravidität ohnehin nicht zu erwarten. **Marker für Neuralrohrdefekte** aus dem Fruchtwasser (Alpha-Fetoprotein, Acetylcholinesterase) lassen sich durch sonographische Spezialdiagnostik in Kombination mit mütterlichem Serum-Alpha-Fetoprotein ersetzen.

Schädigung durch Arzneimittelanwendung

Embryonalperiode. Bei wenigen Medikamenten ist eine Frucht schädigende Wirkung in der menschlichen Schwangerschaft nachgewiesen. Bei vielen Präparaten liegen beunruhigende Daten aus extrem hoch dosierten Tierversuchen vor, daher reichen im humantherapeutischen Bereich die bisherigen Erfahrungen oft nicht für eine klare Risikoabschätzung aus. Die in Tab. 15.**1** aufgeführten Arzneimittel müssen als embryotoxisch eingestuft werden.
Unter diesen Substanzen ist jedoch in Abhängigkeit von Dosis und Expositionszeit nur bei Kumarinderivaten, Radiopharmaka, Thalidomid, Retinoiden und Zytostatika ein Abbruch der Schwangerschaft ernsthaft zu erwägen. Bei den anderen Präparaten sollte lediglich die Pränataldiagnostik intensiviert werden.

Fetalperiode. Bei Anwendung in der Fetalperiode ist unter den in Tab. 15.**2** aufgelisteten Substanzen mit Komplikationen zu rechnen.

Peripartalperiode. Bei einer Anwendung bis unmittelbar zur Geburt sollte auf die in Tab. 15.**3** genannten Probleme beim Neugeborenen geachtet werden.

Tab. 15.**1** **Schäden durch Arzneimittelanwendung in der Embryonalperiode**

Medikament	Schädigung
Aminoglykoside	Oto-/Nephrotoxizität
Androgene	Maskulinisierung (ab ca. 8. SSW)
Antikonvulsiva – Carbamazepin – Valproinsäure	multiple Fehlbildungen – v. a. Neuralrohrdefekte – v. a. Neuralrohrdefekte
Ergotamin	Disruptionsanomalien
Kumarinderivate (Acenocoumarol, Phenprocoumon, Warfarin)	multiple Fehlbildungen (bei Exposition über 8. SSW)
Leflunomid	Anophthalmie/Mikrophthalmie, Hydrozephalus, Skelettanomalien im Tierversuch bei moderaten Dosen (beim Menschen bislang keine Beurteilung möglich)
Lithium	Herz-/Gefäßfehlbildungen (nach neuen Publikationen nur gering erhöhtes Risiko)
Misoprostol	Möbius-Sequenz, Extremitätendefekte
Penicillamin	Cutis laxa
Radiopharmaka	multiple Defekte
Retinoide/Vitamin A (> 25.000 IE/Tag)	multiple Fehlbildungen
Thalidomid	Extremitätenfehlbildungen
Zytostatika	multiple Fehlbildungen

Tab. 15.**2** **Schäden durch Arzneimittelanwendung in der Fetalperiode**

Medikament	Schädigung
ACE-Hemmer	Nierenschäden
Aminoglykoside	Oto-/Nephrotoxizität
Antiphlogistika (nichtsteroidal)	Verschluss des Ductus arteriosus
Androgene	Maskulinisierung
Ergotamin	Perfusionsstörung, IUFT
Glucocorticoide	Wachstumsretardierung
Iodüberdosierung	Hypothyreose
Kumarinderivate	intrazerebrale Blutungen
Radiopharmaka	multiple Defekte, Leukämie
Tetrazykline	Gelbfärbung der Zähne
Zytostatika	Immunsuppression, Wachstumsretardierung

Tab. 15.3 **Schäden durch Arzneimittelanwendung in der Peripartalperiode**

Medikament	Schädigung
ACE-Hemmer	Nierenschäden
Aminoglykoside	Oto-/Nephrotoxizität
Antidepressiva (tri-/tetrazyklisch)	Anpassungsstörungen (Atmungs- und Kreislaufprobleme)
Barbiturate	Atemdepression, Entzugssymptome
Benzodiazepine	Floppy Infant
Ergotamin	Perfusionsstörung, Fruchttod
Neuroleptika	Anpassungsstörungen, extrapyramidal-motorische Störung
Kumarinderivate	Blutungsrisiko
Chloramphenicol	Grey-Syndrom
Lithium	Zyanose, Hypotonie, Hypothermie, Lethargie
Nitrofurantoin	hämolytische Anämie, Ikterus
Opiate	Entzugssymptome
Sulfonamide	Hyperbilirubinämie
Tetrazykline	Gelbfärbung der Zähne

Arzneimittelempfehlungen in der Schwangerschaft

Tab. 15.**4** zeigt eine Positivliste erprobter Wirkstoffe bei häufigen Behandlungsindikationen in der Schwangerschaft. Einige wichtige Indikationsgebiete werden im Folgenden noch ausführlicher diskutiert.

Antibiose

Makrolidantibiotika. *Spiramycin* wird zur Behandlung der Toxoplasmose vor der 16. SSW empfohlen (3 g/Tag über 4 Wochen). Die neuen Makrolidantibiotika ***Roxithromycin, Clarithromycin*** und ***Azithromycin*** bereiteten bisher ebenso wenig Probleme wie die Muttersubstanz Erythromycin, sollten jedoch im ersten Trimenon noch zurückhaltend eingesetzt werden ✓.

Tetrazykline. *Chlortetrazyklin, Doxyzyklin, Minozyklin, Oxytetrazyklin* und *Tetrazyklin* gelten erst als problematisch, wenn die Mineralisierung von Knochen und Zähnen beginnt. Ab der 16. SSW lagern sie sich an Calciumionen von Zahnanlagen und Knochen an, was zu einer Gelbfärbung führen kann. Eine Wachstumshemmung der langen Röhrenknochen wurde nur bei Langzeitbehandlung Frühgeborener beobachtet.

Aminoglykoside entfalten eine relevante systemische Wirkung nur nach parenteraler Applikation. Nach *Streptomycin-* und *Kanamycininjektionen* wurden Gehörschäden bei den exponierten Kindern beobachtet. Bei *Amikacin, Gentamicin, Netilmicin, Spectinomycin* und *Tobramy-*

Tab. 15.**4** **Arzneimittel der Wahl in der Schwangerschaft**

Indikation	Wirkstoffe
Allergie	– Cromoglicinsäure ✓ – ältere Antihistaminika: Dimetinden, Clemastin – nach I. Trimenon auch neuere, nichtsedierende Antiallergika wie Loratadin, Cetirizin, Fexofenadin – Glucocorticoide (lokal, inhalativ, bei systemischer Gabe möglichst Prednisolon)
Asthma bronchiale	möglichst inhalative Therapie: – erprobte Betamimetika (z. B. Fenoterol, Reproterol, Salbutamol) ✓ – Cromoglicinsäure ✓ – Glucocorticoide (z. B. Budesonid) ✓
bakterielle Infektion	– Penicilline, Cephalosporine, Erythromycin ✓ – im 2. Trimenon Cotrimoxazol zulässig
Depression	– ältere trizyklische Antidepressiva (z. B. Amitriptylin) ✓ – Fluoxetin, Citalopram ✓
Epilepsie	– möglichst niedrig dosierte Monotherapie im I. Trimenon unter Folsäuresubstitution (v. a. bei Carbamazepin) mit erprobten Substanzen (bei Primidon, Phenobarbital und Phenytoin peripartale Vitamin-K-Gabe!) – Hinweise auf erhöhtes Risiko unter Valproinsäure
Erbrechen	– Dimenhydrinat ✓ – Meclozin ✓ – Metoclopramid
Gastritis/Ulkusprophylaxe	– Antazida (z. B. Magaldrat, Hydrotalcit, Sucralfat) – 2. Wahl: Ranitidin – bei Bedarf Omeprazol möglich
Husten	– Antitussivum: Dextromethorphan – Mukolytikum: Ambroxol
Hypertonie	– Methyldopa: 1. Wahl – Betablocker (Metoprolol) – Dihydralazin
Malariaprophylaxe	– Chloroquinphosphat (500 mg/Woche) – ggf. in Kombination mit Proguanil (100 bis 200 mg/Tag)
Mykose	– Nystatin ✓ – Clotrimazol ✓
Schizophrenie	– ältere Phenothiazine – Haloperidol
Schmerz	– Paracetamol (1. Wahl) – ASS, Diclofenac, Ibuprofen (2. Wahl; keine Dauermedikation im letzten Trimenon) – bei Bedarf kurzfristiger Einsatz von Opioidanalgetika (z. B. Tramadol, Pethidin)
Autoimmunerkrankungen	Prednisolon/Prednison (bei Dauertherapie bis 0,5 mg/kg/Tag; als Stoßtherapie bis 1000 mg/Tag)
chronisch-entzündliche Darmerkrankungen	– Mesalazin (im letzten Trimenon max. 2 g/Tag) ✓ – bei Bedarf: Glucocorticoide (Budesonid, Prednisolon) ✓
Antikoagulation	– Heparin (auch niedermolekulares Heparin) ✓ – Acetylsalicylsäure (low dose) ✓

cin sind derartige Fälle bisher nicht beschrieben. Sie sollten jedoch nur bei vital bedrohlichen Infektionen mit gramnegativen Problemkeimen unter strenger Kontrolle der Plasmaspiegel eingesetzt werden. Eine lokale Applikation (z. B. Augentropfen) ist angesichts der geringen Resorption zulässig.

Chloramphenicol verursacht keine Fehlbildungen. Es kann jedoch bei peripartaler Applikation zu einer lebensbedrohlichen Funktionsstörung des Neugeborenen mit Nahrungsverweigerung, Erbrechen, aschgrauer Hautfarbe, Atemstörung und Kreislaufversagen führen (Grey-Syndrom) ✗.

Sulfonamide und Trimethoprim. Aufgrund des Folsäureantagonismus bestanden Bedenken gegen den Einsatz von Sulfonamiden und Trimethoprim in der Schwangerschaft. In hohen Dosen wurden im Tierversuch zwar Defekte ausgelöst, doch konnten entsprechende Anomalien im humantherapeutischen Einsatz über viele Jahrzehnte nicht beobachtet werden. Sulfonamide und Trimethoprim sollten daher im I. Trimenon nicht gezielt verwendet werden, eine bereits erfolgte Anwendung stellt jedoch keinesfalls eine Indikation zum Schwangerschaftsabbruch dar.
Im zweiten Trimenon sind Sulfonamide als Antibiotika zweiter Wahl akzeptabel. Wegen der Verdrängung von Bilirubin aus der Plasmaeiweißbindung sollten Sulfonamide in den letzten Tagen vor Geburt nicht eingesetzt werden, um einen verstärkten Neugeborenenikterus zu vermeiden.

Chinolone (Gyrasehemmer). Wegen Knorpelschäden bei Hunden in der Wachstumsphase wurden Chinolone als potenzielle Teratogene betrachtet. Entsprechende Auswirkungen ließen sich jedoch bisher weder bei Tieren noch beim Menschen in der Schwangerschaft nachvollziehen ✓. Auswertungen von über 700 exponierten Schwangeren ergaben kein erhöhtes Fehlbildungsrisiko. Zwar gelten die Gyrasehemmer (Cinoxacin, Ciprofloxacin, Enoxacin, Fleroxacin, Moxifloxacin, Norfloxacin, Ofloxacin, Pefloxacin, Rosoxacin) nach wie vor als kontraindiziert in der Schwangerschaft, doch stellt ihre versehentliche Anwendung im ersten Trimenon keinen Grund zum Schwangerschaftsabbruch dar.

Nitrofurantoin erreicht nur in den ableitenden Harnwegen therapeutisch wirksame Konzentrationen, weshalb es sich als Harnwegsantiseptikum bewährt hat. Im Falle eines angeborenen Glukose-6-Phosphat-Dehydrogenase-Mangels kann nach präpartaler Exposition eine hämolytische Anämie mit verstärktem Neugeborenenikterus auftreten. Deshalb ist Nitrofurantoin im letzten Trimenon mit Vorsicht einzusetzen.

Metronidazol. Zwar wurde bei hochdosierten Tierversuchen mit Metronidazol eine mutagene und kanzerogene Wirkung festgestellt, doch konnte man beim Menschen nach langjähriger Erfahrung kein teratogenes Potenzial erkennen. Eine orale oder vaginale Applikation von Metronidazol in der Schwangerschaft erscheint daher bei Infektion mit Anaerobiern oder Trichomonaden zulässig. Bei vitaler Indikation ist auch eine parenterale Behandlung von Anaerobierinfektionen vertretbar ✓.

Antituberkulotika. Da eine aktive Tuberkulose auch in der Schwangerschaft behandelt werden sollte, ist der Einsatz von *Isoniazid, Rifampicin, Ethambutol* sowie *Pyrazinamid* als Reservemittel durchaus zulässig. Da Isoniazid (empfohlene Dosis: 5 – 8 mg/kg/Tag) den Pyridoxinstoffwechsel in Säugetierzellen beeinflusst, sollte es immer mit *Pyridoxin* (50 mg/Tag) kombiniert werden, um einem neurologischen Defekt vorzubeugen ✓. *Ethambutol* ist als Bestandteil einer Kombinationstherapie in einer Dosis von 15 – 25 mg/kg/Tag akzeptabel. Während *Rifampicin* in 5- bis 10-facher humantherapeutischer Dosierung im Tierversuch teratogene Effekte zeigte, wurde beim Menschen unter 8 – 12 mg/kg/Tag kein erhöhtes Fehlbildungsrisiko registriert. Da bei einer Langzeittherapie die Vitamin-K-Synthese der Mutter gehemmt wird, sollten Neugeborene zur Verhütung hämorrhagischer Komplikationen zwei- bis dreimal pro Woche 1 mg Vitamin K oral erhalten. Unter *Pyrazinamid* hat sich bisher weder im Tierversuch noch beim Menschen ein Anhalt für ein teratogenes Risiko ergeben, so dass es als Reservemittel gegen Tuberkulose verabreicht werden darf (empfohlene Dosis: 30 mg/kg/Tag). Auf *Streptomycin* sollte wegen des ototoxischen Risikos auf jeden Fall verzichtet werden ✗.

> *Penicilline, Cephalosporine und Erythromycin zählen zu den Antibiotika erster Wahl in der Schwangerschaft.*

Analgetika/Antiphlogistika

Paracetamol gilt als Analgetikum und Antipyretikum der ersten Wahl in allen Phasen der Schwangerschaft (3 – 4 × 500 mg/Tag) ✓.

Acetylsalicylsäure wird in niedriger Dosierung (50 – 150 mg/Tag) als Dauermedikation zur Thromboseprophylaxe und Prävention der Präeklampsie verwendet. In höherer Dosis (500 mg) ist Acetylsalicylsäure als Analgetikum und Antipyretikum der zweiten Wahl zu betrachten ✓.

> *Bei Dauertherapie mit höheren Dosen von Prostaglandinsynthesehemmern muss im letzten Trimenon auf einen vorzeitigen Verschluss des Ductus arteriosus geachtet werden.*

Pyrazolonverbindungen wie *Metamizol* und *Propyphenazon* wirken zwar nicht embryotoxisch, werden aber wegen unerwünschter Effekte auf die Hämatopoese nur als zweite Wahl benutzt. Das nichtsteroidale Antiphlogistikum Propyphenazon passiert die Plazenta. Teratogene Effekte wurden unter Einnahme des Prostaglandinsynthesehemmers nicht beobachtet, allerdings sollte eine langfristige Anwendung im letzten Trimenon wegen bekannter Komplikationen (Wehenhemmung, Blutungsneigung, Verschluss des Ductus arteriosus) vermieden werden.

Opioide. Reichen Paracetamol oder nichtsteroidale Antiphlogistika nicht zur Schmerztherapie aus, dürfen vorübergehend auch ältere orale Opioide wie *Tramadol, Tilidin* oder *Dextropropoxyphen* verordnet werden. Unter der Vielzahl von Opiatanalgetika ergab sich bisher kein eindeutiger Zusammenhang mit einem erhöhten Fehlbildungsrisiko. Die meisten Opiatanalgetika passieren die Plazenta und erreichen das fetale ZNS. Bei chronischer Anwendung kann Abhängigkeit bei Mutter und Kind eintreten. Entzugssymptome beim Neugeborenen können sich als Tremor, Diarrhoe und Trinkschwäche äußern. Diese Symptome wurden z. B. bei Neugeborenen beobachtet, deren Mütter mit codeinhaltigen Präparaten in den Tagen vor der Geburt behandelt worden waren. Derartige Komplikationen lassen sich jedoch unter pädiatrischer Betreuung postpartal beherrschen. In der Geburtshilfe hat sich unter den Opioiden vor allem das Spasmoanalgetikum *Pethidin* bewährt, das häufig auch präpartal benutzt wird.

Nichtsteroidale Antiphlogistika. Die Substanzklasse der nichtsteroidalen Antiphlogistika enthält zahlreiche Vertreter. Die älteren Substanzen *Ibuprofen, Diclofenac* und *Indometacin* dürfen in den ersten zwei Schwangerschaftsdritteln eingesetzt werden. Für die neueren Wirkstoffe aus dieser Substanzklasse (z. B. *Tiaprofensäure, Lornoxicam, Meloxicam, Piroxicam, Mefenaminsäure*) ergaben sich bisher ebenfalls keine Hinweise auf teratogene Effekte, so dass bei versehentlicher Anwendung nicht mit Fehlbildungen zu rechnen ist. Im letzten Trimenon ist jedoch wegen eines möglichen vorzeitigen Verschlusses des Ductus arteriosus bei Dauertherapie mit all diesen Prostaglandinsynthesehemmern Vorsicht geboten. Als weitere Komplikation einer Langzeitanwendung von nichtsteroidalen Antiphlogistika im letzten Trimenon traten gehäuft fetales Nierenversagen und Oligohydramnion auf.
Bei **Valdecoxib** und **Celecoxib** handelt es sich um nichtsteroidale Antiphlogistika mit selektiver Cyclooxygenase-2-Hemmung. Zu den Auswirkungen dieser Medikamente in der Schwangerschaft konnten noch keine ausreichenden Erfahrungen gesammelt werden. Wie bei den anderen nichtsteroidalen Antiphlogistika ist bei Anwendung im I.Trimenon nicht mit Fehlbildungen zu rechnen. Allerdings besteht wegen der Prostaglandinsynthesehemmung eine Kontraindikation im letzten Trimenon.

Chloroquin. In der letzten Zeit mehren sich die Berichte über den gefahrlosen Einsatz von *Chloroquin* bzw. *Hydroxychloroquin* in der Schwangerschaft bei Patientinnen mit systemischem Lupus erythematodes. Die Präparate sind allerdings in der Schwangerschaft nicht zugelassen. Die niedrig dosierte Malariaprophylaxe (300 – 500 mg/Woche) gilt jedoch als unbedenklich ✓. Die Gabe von Chloroquinen bei rheumatoider Arthritis und SLE in einer Dosierung von 250 – 500 mg/Tag ist nicht ausreichend untersucht ≈. Fälle mit vestibulären oder retinalen Störungen beim Neugeborenen sind beschrieben.

Glucocorticoide. Untersuchungen an Nagetieren zeigten eine Häufung von Lippen-Kiefer-Gaumen-Spaltbildungen unter Behandlung mit Glucocorticoiden. Dabei scheint es sich um einen speziesspezifischen Effekt zu handeln, da sich beim Menschen nach langjähriger Erfahrung solche Beobachtungen nicht eindeutig reproduzieren ließen. Eine Tendenz zu leichten Wachstumsretardierungen unter systemischer Dauertherapie mit Glucocorticoiden scheint sich jedoch zu bestätigen.
Bei zahlreichen Erkrankungen wie Kollagenosen, chronisch entzündlichen Darmkrankheiten, Asthma bronchiale und Autoimmunprozessen ist eine Fortsetzung der Therapie mit Glucocorticoiden auch in der Schwangerschaft erforderlich. Wegen eines geringeren diaplazentaren Transfers sind dabei *Prednisolon* und *Prednison* den halogenierten Glucocorticoiden vorzuziehen (Anfangsdosis: 0,5 – 2 mg/kg; Erhaltungsdosis: 0,3 – 0,5 mg/kg).
Bei einer kürzeren Behandlung über mehrere Tage dürfen auch höhere Dosen verwendet werden, z. B. beim Schub einer Encephalitis disseminata (500 – 1000 mg Prednisolon pro Tag über 3 – 5 Tage).

Asthmatherapie

Die Therapie eines Asthma bronchiale kann auch in der Schwangerschaft entsprechend dem aktuellen Therapie-Stufenplan fortgesetzt werden.
Zur Asthmatherapie empfiehlt sich vor allem die inhalative Applikation, da sich auf diesem Wege die systemische Belastung deutlich reduzieren lässt.

Betamimetika. Aus der Klasse der *β-Sympathomimetika* haben sich in der Schwangerschaft die Substanzen *Fenoterol, Salbutamol, Reproterol* und *Terbutalin* bewährt. Während ihre Wirkung auf 4 bis 6 Stunden begrenzt ist, zeichnen sich die neueren Vertreter *Formoterol* und *Salmeterol* durch eine deutlich längere Wirkdauer (über 12 Stunden) aus ✓. Eine präpartale Medikation mit Betamimetika kann zu fetaler Tachykardie und vorübergehender neonataler Hypoglykämie führen. Allerdings sollten die Präparate präpartal nicht abgesetzt werden, damit der Mutter während der sehr atmungsintensiven Geburtsphase genügend Kapazitäten zur Verfügung stehen.
Wirkstoffe, die speziell die β_2-Rezeptoren stimulieren, führen zu einer Bronchodilatation, aber auch zu einer Erschlaffung der Uterusmuskulatur (Tokolyse). Am besten verträglich sind Substanzen, die nur eine geringe Restwirkung auf die β_1-Rezeptoren aufweisen, die sich in einer Steigerung der Herzaktivität manifestieren kann.

Anticholinergika. Eine Bronchodilatation lässt sich auch über anticholinerge Substanzen wie *Ipatropiumbromid* erreichen. Hinweise auf eine teratogene Potenz ergaben sich bisher nicht. Ein Einsatz von Ipratropiumbromid zur inhalativen Asthmatherapie als Monopräparat oder in Kombination mit Betasympathomimetika ist in der Schwangerschaft zulässig.

Glucocorticoide. Zur Behandlung des Asthma bronchiale sollten bevorzugt inhalative Glucocorticoide benutzt werden. Erfahrungen in der Schwangerschaft liegen dabei insbesondere für *Budesonid* und *Beclometason* vor, die als Dosieraerosol in allen Phasen der Schwangerschaft zulässig sind. Bei schweren Asthmaanfällen kann eine systemische Therapie erforderlich werden, wobei Prednisolon (bis 1000 mg i. v.) den Feten am wenigsten belastet (im Fetalblut ca. 10% der mütterlichen Konzentration). Das Swedish Medical Birth Registry konnte keinen Anstieg kongenitaler Anomalien unter 2014 Kindern feststellen, deren Mütter in der Frühschwangerschaft Budesonid (inhalativ) angewandt hatten (Kallen et al 1999) ✓. Fehlbildungen durch die inhalative Applikation von *Flunisolid* sind ebenfalls nicht zu erwarten, allerdings liegen größere Erfahrungen mit dem älteren Glucocorticoid Budesonid vor.

Weitere Substanzen. Bei einer allergischen Komponente des Asthma bronchiale zählt *Cromoglicinsäure* neben den β-Sympathomimetika zu den Mitteln erster Wahl in der Schwangerschaft ✓✓. Beim Menschen nicht ausreichend erprobt ist hingegen der neuere Wirkstoff *Nedocromil*.
Der neue Leukotrienrezeptor-Antagonist *Montelukast* erhöhte nach Herstellerangaben das Fehlbildungsrisiko in Tierversuchen mit Ratten und Kaninchen nicht. Allerdings liegen noch keine ausreichenden Daten vor, um diesen Wirkstoff im Rahmen einer Schwangerschaft empfehlen zu können.
Das Methylxanthin *Theophyllin* wirkt bronchodilatatorisch. Als Nebeneffekt stimuliert es auch Herz und Zentralnervensystem. Dies kann sich nach hochdosierter peripartaler Gabe als Übererregbarkeit des Neugeborenen äußern. Beim Menschen verhielt sich Theophyllin im Gegensatz zu hochdosierten Tierversuchen nicht teratogen. Bei Asthma bronchiale kann Theophyllin als Mittel zweiter Wahl in der Schwangerschaft eingesetzt werden.

Antihypertensive Therapie

Mittel der ersten Wahl.

Methyldopa kann in einer Dosierung bis 2000 mg/Tag (verteilt auf 3–4 Einzeldosen) in allen Phasen der Schwangerschaft verabreicht werden.

Unter den ***Betablockern*** sollten vorrangig die älteren β_1-spezifischen Präparate wie *Metoprolol* (Tagesdosis: bis 200 mg/Tag) verordnet werden. Berichte über intrauterine Wachstumsretardierung unter Therapie mit Betablockern sind kritisch zu betrachten, da dies auch durch die Grunderkrankung bedingt sein kann. Da Betablocker plazentagängig sind, können sie beim Neugeborenen Bradykardie, Hypotonie und Hypoglykämie auslösen. Die meist nur milden Symptome, die innerhalb der ersten 48 Stunden post partum verschwinden, erfordern lediglich eine aufmerksame Überwachung des Neugeborenen. Ein Absetzen der Medikation mit Betablockern 24 bis 48 Stunden vor Entbindung ist nicht erforderlich.
Ist eine Schwangerschaft unter einem weniger erprobten Betablocker eingetreten, ist nicht mit einem erhöhten Fehlbildungsrisiko zu rechnen, jedoch sollte eine Umstellung auf ein älteres Präparat erwogen werden.

Dihydralazin gehört zu den bei Schwangerschaftshypertonie am längsten benutzten Medikamenten (orale Tagesdosis: bis 100 mg/Tag), ohne dass sich bisher ein Anhalt für Teratogenität ergeben hätte. Bei Hochdruckkrisen im Rahmen einer Präeklampsie kann es auch intravenös verabreicht werden.

> *Bei Planung einer Schwangerschaft sollte eine arterielle Hypertonie bevorzugt mit Methyldopa, älteren Betablockern oder Dihydralazin eingestellt werden.*

Mittel der zweiten Wahl. Nach dem ersten Trimenon kommen als Mittel zweiter Wahl **Nifedipin, Clonidin, Prazosin** oder **Urapidil** in Frage. Bei einer ausgeprägten schwangerschaftsinduzierten Hypertonie steht das antikonvulsiv wirksame **Magnesium** zur Verfügung.
Wurde vor Feststellung einer Schwangerschaft eine Dauertherapie mit einem für Schwangere ungeeigneten Antihypertensivum durchgeführt, so rechtfertigt dies keinen Schwangerschaftsabbruch, wenn die Medikation innerhalb des ersten Trimenons auf die bewährten Präparate umgestellt wird.

Clonidin. Das überwiegend zentral wirksame Antihypertensivum Clonidin zeigte keine Häufung morphologischer Anomalien bei Neugeborenen behandelter Mütter. In einem kleineren Kollektiv fielen bei einer Nachuntersuchung im Alter von 6 Jahren hyperaktives Verhalten der Kinder und Schlafstörungen auf, was sich mit ähnlichen Beobachtungen in Tierversuchen deckt. Clonidin sollte daher nur als Antihypertensivum zweiter Wahl zum Einsatz kommen.

Unter den ***Calciumantagonisten*** sind *Nifedipin* und *Verapamil* beim Menschen in der Schwangerschaft am besten untersucht. Allerdings konzentrieren sich die Erfahrungen auf die Anwendung im II. und III. Trimenon. Zur Anwendung im ersten Trimenon wurden bisher weniger als 200 Expositionen publiziert. Da sich bei Tierversuchen jedoch teilweise Extremitätendefekte ergaben, ist man mit einem Einsatz in der Frühgravidität zurückhaltend. Der Grund für das mögliche teratogene Potenzial der Calciumantagonisten könnte in einer Störung embryonaler Differenzierungsprozesse liegen, die häufig calciumabhängig sind.
Auf eine Anwendung der neueren Präparate *Amlodipin, Diltiazem, Felodipin, Gallopamil, Isradipin, Nilvadipin, Nimodipin, Nisoldipin* und *Nitrendipin* sollte verzichtet werden ≈. Solange keine größeren Erfahrungen beim Menschen vorliegen, sollte nach Eintritt einer Schwangerschaft unter Calciumantagonisten eine ausführliche Ultraschalldiagnostik insbesondere zum Ausschluss von Extremitätendefekten erfolgen.

Magnesiumsulfat. In der Spätschwangerschaft hat sich Magnesiumsulfat unter verschiedenen Indikationen bewährt ✓. Neben seinem Einsatz als Wehenhemmer dient es als Infusionslösung auch zur Behandlung der Präeklampsie bzw. Eklampsie. Es senkt nicht nur den Blutdruck, sondern auch die Krampfneigung der Mutter.

ACE-Hemmer. Unter den Antihypertensiva, die das Angiotensin konvertierende Enzymsystem hemmen, sind *Captopril* und *Enalapril* am besten untersucht. Probleme traten nur bei Fortsetzung der Medikation im II. und III. Trimenon auf ✗. Dabei wurden Fälle von Oligohydramnion, Hypoplasie der Schädelknochen, Niereninsuffizienz bis hin zur dialysepflichtigen Anurie sowie intrauterine Fruchttode beobachtet. Ähnliche Auffälligkeiten lassen sich auch im Tierversuch erkennen. Bei den neueren ACE-Hemmern *Benazepril, Cilazapril, Fosinopril, Lisinopril, Perindopril, Quinapril, Ramipril* und *Trandolapril* fehlen ausreichende Daten.

Tritt eine Schwangerschaft unter Dauermedikation mit ACE-Hemmern ein, sollte umgehend auf eines der bewährten Antihypertensiva umgestellt werden. Eine Indikation zum Schwangerschaftsabbruch besteht nicht; eine ausführliche sonographische Diagnostik ist anzuraten.

Antikoagulation

Da die Konzentration der meisten Gerinnungsfaktoren in der Schwangerschaft ansteigt, während die Aktivität der Gerinnungsinhibitoren abnimmt, muss in der Schwangerschaft vermehrt mit thromboembolischen Komplikationen gerechnet werden.

Acetylsalicylsäure. In großen Studien (CLASP 1994) wurde der Einsatz niedrig dosierter Acetylsalicylsäure (Tagesdosis: 60 bis 100 mg) untersucht. Es sollte überprüft werden, ob eine ASS-Behandlung bei Patientinnen mit hohem Präeklampsie-Risiko erfolgreich zur Senkung einer schwangerschaftsinduzierten Hypertonie eingesetzt werden kann. Allenfalls bei Schwangeren mit erhöhtem Risiko für eine früh beginnende und schwere Präeklampsie könnte sich ein Vorteil ergeben. Ein erhöhtes Blutungsrisiko wurde nach intrauteriner Exposition mit niedrig dosiertem ASS nicht beobachtet. Dennoch wird von manchen Autoren ein Absetzen der ASS-Medikation zumindest 5 Tage vor dem Entbindungstermin empfohlen, um Gerinnungsprobleme beim Neugeborenen zu vermeiden. Doppleruntersuchungen wiesen keine Einengungen des Ductus arteriosus durch eine langfristige Therapie mit ASS in niedriger Dosis nach. Die Anwendung von Acetylsalicylsäure erscheint somit zur Thrombozytenaggregationshemmung in der Schwangerschaft akzeptabel ✓.

Heparin. Das Mukopolysaccharid Heparin ist bei einer Molekularmasse von ca. 15 000 Da nicht plazentagängig, so dass eine unmittelbare Beeinträchtigung der embryonalen bzw. fetalen Entwicklung nicht denkbar ist. Bei hoher Dosis sind Blutungskomplikationen im mütterlichen Kompartiment möglich, was z. B. mit einem retroplazentaren Hämatom oder einer vorzeitigen Plazentalösung einhergehen kann. Nur auf diesem indirekten Wege können Aborte oder ein intrauteriner Fruchttod unter Heparintherapie ausgelöst werden.

Bei einer Molekularmasse von ca. 5000 Da passieren auch die niedermolekularen Heparine die Plazenta nicht. Da diese neuen Präparate eine längere Halbwertszeit aufweisen, genügt die tägliche Einmal-Injektion. Bei einer entsprechenden Risikoanamnese ist die Heparintherapie u. U. ab dem 1. Trimenon unter folgenden Bedingungen indiziert:

- thromboembolische Vorerkrankungen,
- thrombophile Diathese (z. B. ATIII-Mangel, Protein-C/S-Mangel),
- Begleiterkrankungen mit hohem Thromboserisiko (z. B. Herzklappenersatz, OP, Antiphospholipid-Syndrom bei Lupus erythematodes),
- längere Immobilisation (z. B. Bettruhe bei vorzeitigen Wehen).

Die **Kumarinderivate** *Phenprocoumon, Acenocoumarol* und *Warfarin* hemmen als Vitamin-K-Antagonisten die Synthese der Gerinnungsfaktoren II, VII, IX und X. Da sie gut plazentagängig sind, erreichen sie im Gegensatz zu Heparin den Feten. Unter Warfarintherapie wurde ein Fehlbildungssyndrom beschrieben, das durch folgende Stigmata gekennzeichnet ist:

- Hypoplasie der Nase,
- Extremitätenhypoplasie bei vorzeitiger Kalzifizierung in den Epiphysen der langen Röhrenknochen,
- Störungen der Augenentwicklung bis zur Blindheit,
- intrauterine Retardierung,
- intellektuelle Entwicklungsverzögerung,
- Hörstörungen bis zur Taubheit,
- kongenitale Herzfehler,
- Wirbelsäulendefekte.

> *Die kritische Phase für eine Warfarin-Embryopathie wird in der 6. bis 12. Woche nach Konzeption angenommen.*

Da über die Hälfte der in den ersten Wochen exponierten Schwangerschaften mit einem Spontanabort enden, beträgt die Fehlbildungsrate der Lebendgeborenen nur ca. 10 % ✗.

Der größte Anteil der Daten zu Kumarinderivaten bezieht sich auf das in den USA gebräuchliche Warfarin. Die in Europa verbreiteten Derivate Phenprocoumon und Acenocoumarol sind in der Schwangerschaft weitaus weniger untersucht.

Tritt eine Schwangerschaft unter Kumarinderivaten ein, sollte unbedingt innerhalb der ersten 6 Wochen nach Konzeption auf Heparin umgestellt werden. Wenn dies frühzeitig gelingt, kann eine Schwangerschaft nach intensiver sonographischer Kontrolle durchaus ausgetragen werden. Nach den bisherigen Erfahrungen trat nach Umsetzen der Medikation auf Heparin bis zur 8. SSW post menstruationem unter Phenprocoumon bzw. Acenocoumarol keine Zunahme der Fehlbildungsrate auf.

Therapie der Epilepsie

Epidemiologische Studien zu Fehlbildungen nach antikonvulsiver Therapie in der Schwangerschaft sind grundsätzlich wegen verschiedener zusätzlicher Einflussgrößen schwer zu interpretieren. Bei ausgeprägterem Anfallsleiden stehen die Patientinnen häufig unter einer Kombinationstherapie, während bei leichteren Formen eine Monotherapie oder der Verzicht auf eine Medikation in der Schwangerschaft möglich ist.

Kinder epileptischer Mütter weisen zwei- bis dreimal häufiger Anomalien auf als Nachkommen aus einem gesunden Kontrollkollektiv, unabhängig von der jeweiligen Medikation. Dennoch muss eine Epileptikerin mit Kinderwunsch zur Schwangerschaft ermutigt werden, da sie unter Monotherapie eine Chance von über 90% besitzt, ein gesundes Kind zur Welt zu bringen. Es ist nicht geklärt, in welchem Ausmaß die Fehlbildungen auf die Grunderkrankung bzw. auf die Therapie zurückzuführen sind. Anomalien wurden inzwischen bei Epileptikerinnen unter den unterschiedlichsten Medikationen beobachtet: Ein für ein bestimmtes Präparat spezifisches Syndrom – wie früher für Hydantoin angenommen – existiert nicht.

Folgende **Richtlinien** für eine antikonvulsive Therapie sollten beachtet werden:
- Bei Kinderwunsch sollte ein möglicher Auslassversuch bereits vor Konzeption, nicht erst in der Frühgravidität erwogen werden.
- In erster Linie sollte die Anfallsfreiheit der Patientin gewährleistet sein. Anfälle in der Schwangerschaft stellen eine Gefährdung von Mutter und Kind dar.
- Die antikonvulsive Therapie muss sich nach dem Anfallstyp richten. Antikonvulsiva sind nicht beliebig gegeneinander austauschbar. Die Medikation muss in enger Absprache mit dem betreuenden Neurologen ausgewählt werden.
- Eine Monotherapie ist hinsichtlich des Fehlbildungsrisikos eindeutig einer Kombinationstherapie vorzuziehen.
- Insbesondere während der Organogenese sollte die niedrigste effektive Dosis unter Serumspiegelkontrolle eingesetzt werden. Eine dosisabhängige Häufung von Neuralrohrdefekten ist vor allem für Valproinsäure und Carbamazepin anzunehmen.
- Um hohe Spitzen im Serumspiegel zu vermeiden, sollte die Tagesdosis auf mehrere Einzelgaben verteilt werden.
- Jeder Epileptikerin muss eine sorgfältige Pränataldiagnostik angeboten werden. Insbesondere unter Valproinsäure und Carbamazepin sollten AFP-Bestimmungen (16. SSW) aus dem mütterlichen Serum sowie intensive Ultraschalldiagnostik zum Ausschluss von Neuralrohrdefekten durchgeführt werden.
- Eine tägliche Folsäuregabe (4–5 mg/Tag) bereits vor Konzeption und während des ersten Trimenons kann das Risiko von Neuralrohrdefekten senken.
- Die antikonvulsive Therapie muss auch unter Wehen im Kreißsaal beibehalten werden, da gerade bei Schlafentzug das Risiko von Krampfanfällen steigt.
- Treten dennoch während der Entbindung Krampfanfälle auf, sollten Benzodiazepine intravenös verabreicht werden.

Fetales Hydantoin-Syndrom. Die ursprünglich unter **Phenytoin** beschriebenen Anomalien wurden mit dem Begriff „fetales Hydantoin-Syndrom" zusammengefasst:
- kraniofaziale Dysmorphien (breiter Nasenrücken, niedriger Haaransatz, Hypertelorismus, tief sitzende Ohren, Epikanthus, Ptosis, Lippen- und Gaumenspalten, Mikrozephalie, kurzer Hals),
- Nagelhypoplasie,
- Verkürzungen der Endglieder von Fingern und Zehen,
- prä- und postnatale Wachstumsretardierung,
- Herzfehler,
- Einschränkungen der kognitiven Entwicklung.

Meist zeigte sich nur ein Teil dieser Stigmata. Die genetisch determinierte Aktivität der Epoxidhydrolase wird für die vermehrte Entstehung von teratogen wirksamen Epoxiden im embryonalen Organismus verantwortlich gemacht. Damit ließe sich auch erklären, warum sich Fehlbildungen unter antikonvulsiver Therapie in manchen Familien häufen, während andere Epileptikerinnen mehrere Schwangerschaften unter hochdosierter antikonvulsiver Therapie problemlos austragen. Ähnlich wie die Barbiturate greift Phenytoin in den Vitamin-K-Metabolismus ein, so dass postpartal eine orale Substitution beim Neugeborenen anzuraten ist.

Barbiturate. Zur antikonvulsiven Behandlung werden vor allem *Phenobarbital* und *Primidon* benutzt. Verschiedene Statistiken beziffern die Rate organischer Auffälligkeiten nach intrauteriner Exposition auf das Zwei- bis Dreifache der Basisinzidenz. Auch mentale Entwicklungsverzögerungen werden gehäuft beschrieben. Um Gerinnungsstörungen beim Neugeborenen zu vermeiden, ist die Verabreichung von Vitamin K_1 an das Neugeborene (z. B. in den ersten 2 Wochen alle 2 Tage, 1 mg/Tag) zu empfehlen.

Benzodiazepine. Es finden vor allem **Diazepam** und **Clonazepam** Verwendung. Nach Dauertherapie mit Benzodiazepinen kann es zu folgenden postpartalen Komplikationen kommen:
- zunächst Atemdepression,
- dann Entzugssymptome (Unruhe, Tremor, Muskelhypertonus, Erbrechen, Durchfall, Krampfanfälle)
- bzw. „Floppy-infant-Syndrom" (Lethargie, Muskelhypotonie, Trinkschwäche, Hypothermie).

Carbamazepin wird nicht nur zur antikonvulsiven Therapie, sondern auch bei Trigeminusneuralgie und zur Prophylaxe manisch-depressiver Episoden eingesetzt. Verschiedene Publikationen beschreiben ähnliche Fehlbildungen, wie sie unter Phenytoin beobachtet wurden:
- kraniofaziale Dysmorphien,
- Mikrozephalie,
- Wachstumsretardierung,
- Nagelhypoplasie.

Das Risiko einer Spina bifida wird auf das ca. Zehnfache (1%) des Basisrisikos beziffert. Es wird diskutiert, dass die Fruchtschäden auch hier mit der Aktivität der fetalen Epoxidhydrolase zusammenhängen.

Ist eine Epilepsie unter einer Monotherapie mit Carbamazepin stabil, kann diese Medikation unter Nutzung der entsprechenden Möglichkeiten der Pränataldiagnostik (AFP, Sonographie) fortgesetzt werden. Um Gerinnungsstörungen beim Neugeborenen zu vermeiden, ist auf die Verabreichung von Vitamin K_1 an das Neugeborene zu achten. Patientinnen mit Kinderwunsch unter Carbamazepin-Therapie sollten bereits präkonzeptionell Folsäure (4 bis 5 mg/Tag) einnehmen, um das Risiko für Neuralrohrdefekte zu senken.

Bei **Lamotrigin** liegen außer unauffälligen Tierversuchen bisher 449 Rückmeldungen über Schwangerschaftsausgänge nach Exposition im I. Trimenon beim Menschen vor (Lamotrigine Pregnancy Registry 2003): Nach *Monotherapie* mit Lamotrigin traten 6 Anomalien unter 248 Fällen auf (2,4%). Das Fehlbildungsrisiko unterscheidet sich damit nicht von dem unter Monotherapien mit anderen Antikonvulsiva wie Carbamazepin.
Deutlich häufiger fanden sich kongenitale Anomalien bei *Kombinationstherapie* mit Valproinsäure: Nach Exposition im I. Trimenon wurden 7 Anomalien unter 65 Fällen registriert (10,8%). Besser schneiden Kombinationstherapien von Lamotrigin mit anderen Antikonvulsiva ab. Unter 136 Fällen wurden 5 kongenitale Anomalien beobachtet (3,7%). Die Zahlen sind jedoch noch zu gering, um eine abschließende Beurteilung der Teratogenität zuzulassen.

Valproinsäure. Aufgrund seiner Lipophilie ist Valproinsäure gut plazentagängig. Auch unter dieser Medikation sind Gesichtsdysmorphien (kleine Nase, tiefsitzende Ohren, kleiner Mund, vorspringende Stirn), Mikrozephalie, Mikrognathie, somatische und psychomotorische Retardierungen, Extremitäten- und Herzanomalien gehäuft beobachtet worden. Darüber hinaus zeichnet sich die Valproinsäure durch ein ca. 20-fach erhöhtes Risiko für Neuralrohrdefekte (ca. 2%) aus. Meist handelt es sich um einen lumbosakralen Neuralrohrdefekt, häufig in Kombination mit einem Hydrozephalus. Eine Dosisabhängigkeit der Neuralrohrdefekte ist anzunehmen. Neuere Untersuchungen deuten auf ein insgesamt etwas höheres Fehlbildungsrisiko unter Valproinsäure gegenüber anderen Antikonvulsiva hin.
Gerinnungsstörungen beim Neugeborenen sind zwar seltener als bei Phenytoin, eine Verabreichung von Vitamin K_1 nach der Geburt an das Neugeborene ist jedoch zu empfehlen. Bei Kinderwunsch sollte interdisziplinär mit dem betreuenden Neurologen die Möglichkeit einer Umstellung auf ein erprobtes Alternativmedikament wie Carbamazepin, Phenobarbital oder Primidon diskutiert werden.

Ethosuximid wirkt nur bei Petit-Mal-Anfallen. Im Tierversuch zeigten sich teratogene Effekte (Anomalien von Skelett, ZNS, Augen, Extremitäten). Da beim Menschen relativ wenige Erfahrungen vorliegen, ist auch hier entsprechende Vorsicht geboten.

Bei den neueren Antikonvulsiva **Felbamat, Gabapentin, Topiramat** und **Vigabatrin** reichen die vorliegenden Daten für eine fundierte Bewertung zu den Risiken in der menschlichen Schwangerschaft noch nicht aus.

Psychiatrische Erkrankungen

Psychopharmaka sind meist gut plazentagängig und greifen auch in den Neurotransmitterhaushalt des Ungeborenen ein. Inwieweit daraus Verhaltensänderungen beim Kind resultieren können, ist nicht eindeutig geklärt. Tierversuche ergaben jedenfalls zum Teil Verhaltensstörungen bei den Nachkommen. Daher sollten Psychopharmaka nur unter strenger Indikationsstellung in der Schwangerschaft verabreicht werden.

Depression

Trizyklische Antidepressiva gelten als Mittel der Wahl zur Behandlung von Depressionen in der Schwangerschaft. Aufgrund ihrer hohen Lipidlöslichkeit treten sie rasch diaplazentar über. Zwar liegen Berichte über Extremitätenfehlbildungen, Herzfehler, Polydaktylie und Hypospadie vor, doch ließ sich der Verdacht auf teratogene Effekte auch bei den länger gebräuchlichen Präparaten bisher nicht bestätigen. Nachuntersuchungen im Vorschulalter nach pränataler Exposition mit trizyklischen Antidepressiva zeigten gegenüber einer Kontrollgruppe keine Abweichungen hinsichtlich Intelligenzentwicklung, Verhalten und Sprachvermögen.
Eine Monotherapie mit lange eingeführten Präparaten wie **Amitriptylin, Desipramin, Imipramin** oder **Nortriptylin** ist bei entsprechender Indikation anzustreben. Bei hochdosierter Therapie ante partum können beim Neugeborenen folgende Symptome auftreten: Tachyarrhythmie, Tachypnoe, Zyanose, Tremor, Trinkschwäche, Konvulsionen, Harnverhalt.

Selektive Serotonin-Wiederaufnahmehemmer. Die Wirkstoffe **Citalopram, Fluoxetin, Fluvoxamin, Paroxetin, Sertralin** und **Venlafaxin** hemmen selektiv die Wiederaufnahme von Serotonin aus der Synapse. Insbesondere zu Fluoxetin und Citalopram liegen reichlich Daten für die menschliche Schwangerschaft vor. Bei den anderen Wirkstoffen ergaben die Tierversuche zwar ebenfalls keinen Anhalt für Teratogenität, jedoch sind die Erfahrungen beim Menschen eher begrenzt. Auch bei dieser Substanzklasse ist auf Anpassungsstörungen beim Neugeborenen zu achten.

Lithium. Bei manisch-depressiven Psychosen dienen Lithiumsalze der Prophylaxe manischer Episoden. Von verschiedenen Autoren wurde ein Zusammenhang zwischen der Medikation mit Lithium in der Schwangerschaft und kardiovaskulären Fehlbildungen (insbesondere Ebstein-Anomalie) beschrieben. In internationalen Registern wurden nach intrauteriner Lithium-Exposition im I. Trimenon kardiovaskuläre Anomalien in ca. 10% der gemeldeten Fälle dokumentiert. Die bisher durchgeführten Fall-Kontroll- und Kohortenstudien gehen jedoch von einem niedrigeren teratogenen Potenzial aus. Das Risiko für Herzfehlbildungen beträgt demnach lediglich ca. 1%. Komplikationen sind auch bei peripartaler Anwendung (Zyanose, Krampfanfälle, Hypothyreose) beschrieben. Bei Neugeborenen fielen nach Behandlung der Mutter bis zur Geburt toxische Symptome auf, die ZNS-, Herz- und Leberfunktion betrafen.

Psychose

Treten bei Schwangeren psychomotorische Erregungszustände, Angst und Trugwahrnehmungen auf, lässt es sich oft nicht vermeiden, die Medikation mit Neuroleptika auch in der Gravidität fortzusetzen. Eine niedrig dosierte Monotherapie sollte bevorzugt werden.
Je potenter ein Neuroleptikum ist, desto ausgeprägter zeigen sich aufgrund der Beeinflussung des Dopaminstoffwechsels extrapyramidal-motorische Nebenwirkungen. Diese können nicht nur die Mutter, sondern

auch das Neugeborene beeinträchtigen, so dass beim Kind post partum auf derartige Veränderungen geachtet werden muss.

Butyrophenone. Als klassischer Vertreter der Butyrophenone gilt *Haloperidol*. Zwar wurde in der Literatur gelegentlich über Fehlbildungen unter mütterlicher Medikation mit Haloperidol berichtet (Herz, Extremitäten), doch konnte kein statistischer Nachweis für eine Häufung solcher Defekte erbracht werden ✓. Daten zur Anwendung in der Schwangerschaft liegen auch für *Fluspirilen* vor. Erfahrungen mit neueren Vertretern dieser Klasse wie *Benperidol, Bromperidol, Droperidol, Melperon, Pipamperon, Trifluperidol* oder *Pimozid* sind eher gering, so dass bei Therapieplanung auf die erprobteren Substanzen zurückgegriffen werden sollte. Nach Langzeittherapie mit höheren Dosen ist beim Neugeborenen mit extrapyramidalen Symptomen sowie Anpassungsstörungen (Unruhe, Sedierung, Trinkschwäche) zu rechnen.

Phenothiazine. Als Prototyp der Phenothiazine gilt das *Chlorpromazin*, von dem inzwischen zahlreiche neuere Wirkstoffe abgeleitet wurden. Zwar existieren Berichte über Mikrozephalie, Syndaktylie und Herzfehler unter Phenothiazinmedikation, ein kausaler Zusammenhang ließ sich jedoch bei größeren Untersuchungen bisher nicht nachweisen. In erster Linie sollten jedoch die älteren Präparate aus dieser Substanzklasse verordnet werden, zu denen Erfahrungen in der menschlichen Schwangerschaft vorliegen, z. B. *Promethazin, Promazin, Triflupromazin, Thioridazin, Levomepromazin, Fluphenazin, Perphenazin, Trifluperazin* ✓✓. Postpartal können nach intrauteriner Langzeitexposition beim Neugeborenen zum Teil über Wochen anhaltende extrapyramidale Symptome auftreten. Außerdem werden Anpassungsprobleme mit geringer Sedierung oder motorischer Unruhe berichtet. Eine Entbindung sollte daher in einer Klinik mit pädiatrischen Kapazitäten angestrebt werden.

Clozapin wird meist eingesetzt, wenn mit anderen Neuroleptika kein ausreichender Effekt mehr erzielt werden kann. Es zeichnet sich durch eine starke antipsychotische Wirkung bei geringen extrapyramidal-motorischen Nebenerscheinungen aus. Da Blutbildveränderungen mit Agranulozytosen beschrieben sind, wird es nur mit großer Zurückhaltung verwendet.

Sulpirid, Risperidon und **Olanzapin** sind in der menschlichen Gravidität noch zu unerforscht, um sie unbedenklich einsetzen zu können. Die Tierversuche deuten jedoch nicht auf ein erhöhtes Fehlbildungsrisiko hin.

Angststörungen

Benzodiazepine werden als Tranquilizer, Schlafmittel und Antikonvulsiva eingesetzt. Im Laufe der letzten 20 Jahre wurden von der Muttersubstanz *Diazepam* zahlreiche Derivate entwickelt, die sich in ihren pharmakokinetischen Eigenschaften unterscheiden. Anfängliche Berichte über eine Häufung von Lippen-Kiefer-Gaumen-Spalten unter Diazepam-Exposition beim Menschen ließen sich bei therapeutischer Dosierung nicht bestätigen. In neuerer Zeit wurden jedoch Gesichtsdysmorphien, mentale Retardierung und Hyperkinesien bei Kindern beobachtet, deren Mütter während der gesamten Schwangerschaft einen Abusus mit Benzodiazepinen betrieben hatten. Liegt ein Benzodiazepinabusus vor, ist eine ausführliche sonographische Diagnostik anzuraten. Der Einsatz der Benzodiazepine in der Schwangerschaft sollte mit großer Zurückhaltung erfolgen, zumal auch langfristige Auswirkungen auf die Verhaltensentwicklung nicht eindeutig geklärt sind. Bei präpartaler Einnahme in höheren Dosen über längere Zeiträume (z. B. Diazepam 15 – 20 mg/Tag) muss man mit einer Atemdepression beim Neugeborenen rechnen. Im Rahmen einer Entzugssymptomatik werden Unruhe, Tremor, Muskelhypertonie, Erbrechen, Diarrhö und zerebrale Krampfanfälle beim Neugeborenen beschrieben. Ein weiteres Problem stellt die als „Floppy-Infant-Syndrom" bekannte Symptomatik dar, die mit Muskelhypotonie, Lethargie, Temperaturregulationsstörungen und Trinkschwäche über Wochen bis Monate anhalten kann.
Andere Sedativa wie *Zolpidem, Buspiron, Clomethiazol, Zaleplon* sind in der Schwangerschaft nur unzureichend untersucht, so dass eine Anwendung möglichst unterbleiben sollte.

Beratungsstellen

Zur Abschätzung reproduktionstoxikologischer Risiken wurden in vielen Ländern teratologische Informationszentren gegründet. Um Daten über embryonal-toxikologische Substanzen zu sammeln, auszuwerten und für die Prävention kindlicher Schädigungen einzusetzen, schlossen sich diese Institutionen zum „European Network of Teratology Information Services" (ENTIS) zusammen. Durch prospektive Studien werden Verlauf der Schwangerschaft und Befinden des Neugeborenen nach Exposition mit einem potenziellen Teratogen verfolgt.
Folgende Beratungsstellen in Deutschland, Österreich und der Schweiz geben Auskunft über das teratogene Potenzial von Medikamenten, Strahlenexpositionen, Infektionserkrankungen, Umwelt- und Industriechemikalien:

Institut für Reproduktionstoxikologie
Oberschwaben-Klinik/KH St. Elisabeth
Akadem. Lehrkrankenhaus der Universität Ulm
Elisabethenstraße 17
D-88212 Ravensburg
Tel.: (+49) 0751/872799
Fax: (+49) 0751/872798
E-Mail: paulus@reprotox.de
http://www.reprotox.de

Beratungsstelle für Embryonaltoxikologie
Spandauer Damm 130
D-14050 Berlin
Tel.: (+49) 030/30686734
Fax: (+49) 030/30686721

Teratologische Beratungsstelle
Landesfrauenklinik Linz
Lederergasse 47
A-4020 Linz
Tel.: (+41) 07 32/7 67 40
Fax: (+41) 07 32/76 74 11 46

Swiss Teratogen Information Service
Division de Pharmacologic Clinique
Centre Hospitalier Universitaire Vaudois
CH-1011 Lausanne
Tel.: (+41) 0 21/3 14 42 67
Fax: (+41) 0 21/3 14 42 66

Ausgewählte Literatur

1. Briggs GG, Freeman RK, Yaffe SJ. Drugs in Pregnancy and Lactation: A Reference Guide to Fetal and Neonatal Risk. 6th edition. Philadelphia: Lippincott Williams & Wilkins; 2001.
2. Burtin P, Taddio A, Ariburnu O, Einarson TR, Koren G. Safety of metronidazole in pregnancy: a meta-analysis. Am J Obstet Gynecol 1995;172 : 525 – 9.
3. CLASP Collaborative Group. A randomized trial of low-dose aspirin for the prevention and treatment of pre-eclampsia among 9364 pregnant women. Lancet 1994;343 : 619 – 629.
4. Coustan DR, Mochizuki TK. Handbook for Prescribing Medications During Pregnancy. 3rd edition. Baltimore: Lippincott-Raven; 1999.
5. Fabel G. Medikation in Schwangerschaft und Stillzeit. 2. Aufl. München/Wien/Baltimore: Urban & Schwarzenberg; 1998.
6. Hall JG, Pauli RM, Wilson KM. Maternal and fetal sequelae of anticoagulation during pregnancy. Am J Med. 1980;68 : 122 – 140.
7. Kallen B, Rydhstroem H, Aberg A. Congenital malformation after the use of inhaled budesonide in early pregnancy. Obstet Gynecol. 1999;93 : 392 – 5.
8. Keller F, Griesshammer M, Haussler U, Paulus W, Schwarz A. Pregnancy and renal failure: the case for application of dosage guidelines. Drugs. 2001;61 : 1901 – 20.
9. Lamotrigine Pregnancy Registry. Interim Report. 1 September 1992 through 30 September 2002. Glaxo Smith Kline; 2003.
10. Paulus WE, Lauritzen C. Medikamente und Schadstoffe. In: Schwangerschaft und Stillzeit. Balingen: Spitta Verlag; 2003.
11. Paulus WE. Medikamente in Schwangerschaft und Stillzeit. In: Schneider H, Husslein P, Schneider KTM (Hrsg). Die Geburtshilfe. 2. Aufl. Heidelberg: Springer; 2003.
12. Paulus WE. Pharmakotherapie in der Schwangerschaft. Ther Umsch. 1999;56: 602 – 607.
13. Schaefer C, Amoura-Elefant E, Vial T et al. Pregnancy outcome after prenatal quinolone exposure. Evaluation of a case registry of the European Network of Teratology Information Services (ENTIS). Eur J Obstet Gynecol Reprod Biol. 1996;69 : 83 – 89.
14. Schaefer C, Spielmann H. Arzneiverordnung in Schwangerschaft und Stillzeit. 6. Aufl., München/Jena: Urban & Fischer; 2001.
15. Schatz M. Asthma and pregnancy. Lancet. 1999;353 : 1202 – 1205.
16. Wilson JD. Embryotoxicity of drugs to man. In: Wilson JD, Frazer FC (Hrsg.) Handbook of Teratology. New York / London: Plenum Press; 1977 : 309 – 355.

Bildquellenverzeichnis

2.1 nach: Silbernagl/Lang. Taschenatlas der Pathophysiologie. Thieme, Stuttgart 1998.
2.2 nach: Silbernagl/Lang. Taschenatlas der Pathophysiologie. Thieme, Stuttgart 1998.
2.15 nach: Massie. Am. Heart J. 133, 1997 und Boyko. Am. Heart J. 137, 1999.
2.20 nach: The Cardiac Insufficiency Bisoprolol Study II, Lancet 1999.
2.29 nach: Lancet 1994; 343 : 311 – 322.
2.30 nach: Curr. Probl. Cardiol. 1996; 21 : 585 – 667.
2.35 nach. Kennedy. Beta blockade, ventricular arrhythmias and sudden cardiac death. Am. J. Cardiol. 1997; 80: 29 – 34.
2.40 nach: Greene. Interactions between pharmacologic and nonpharmacologic antiarrhythmic therapy. Am. J. Cardiol. 1996; 78: 61 – 66.
2.41 aus: Hellestrand KJ. Efficacy and safety of long-term oral flecainide acetate in patients with responsive supraventricular tachycardia. Am. J. Cardiol 1996; 77: 83 A – 88 A.
2.42 nach: Aliot E, Denjoy I. Comparison of the safety and efficacy of flecainide versus propafenone in hospitale outpatients with symptomatic paroxysmal atrial fibirllation/flutter. Am. J. Cardiol. 1996; 77: 66 A – 71 A.
2.46 nach MCAlister FA, Teo KK. Antiarrhythmic therapies for the prevention of a sudden cardiac death. Drugs 1997; 54: 235 – 252.
2.52 nach O'Reilly 1974.
Abb. Fall 2.1 aus: Reiser M, Kuhn F-P, Debus J. Duale Reihe Radiologie. Thieme, Stuttgart 2004.
Abb. Fall 2.2 aus: Strödter. Fortschritte der Medizin 115, 1997.
Abb. Fall 2.3 aus: Baenkler H-W, Fritze D, Füeßl HS et al. Duale Reihe Innere Medizin. Thieme, Stuttgart 1999.
Abb. Fall 2.4 aus: Klinge R. Das Elektrokardiogramm. 8. Aufl., Thieme, Stuttgart 2002.
Abb. Fall 3.2 aus: Baenkler H-W, Fritze D, Füeßl HS et al. Duale Reihe Innere Medizin. Thieme, Stuttgart 1999.
4.3 nach Robertson GL et al. Am. J. Med. 1982; 72 : 339.
4.4 nach Dunn FL et al. J Clin Invest 1973; 52 : 3212.
4.5 nach: Berl T, Anderson RJ, McDonald KM, Schrier RW. Clinical disorders of water metabolism. Kidney Int. 1076 : 10 – 117.
4.6 nach: Berl T, Anderson RJ, McDonald RW, Schrier RW. Clinical disorders of water metabolism. Kidney Int. 1076 : 10 – 117.
Abb. Fall 4.1 aus: Riede U-N, Werner M, Schaefer H-E. Allg. und spez. Pathologie. 5. Aufl., Thieme, Stuttgart 2004.
Abb. Fall 5.1 aus: Alexander K, Daniel WG, Diener H-C et al: Thiemes Innere Medizin. Stuttgart 1999.
6.4 nach: Hentschel et al. N Engl J Med 1993; 328 : 308 – 312.
6.13 nach Poynard et al., Lancet 1998, 352: 1426 – 1432.
6.17 nach: Silbernagl/Lang. Taschenatlas Pathophysiologie. Thieme, Stuttgart 1998.
6.19 nach: Silbernagl/Lang. Taschenatlas Pathophysiologie. Thieme, Stuttgart 1998.
Abb. Fall 6.6 aus: Schmidt G. Kursbuch Ultraschall. 4. Aufl., Thieme, Stuttgart 2004.
7.2 nach Kahn CR. Banting Lecture. Insulin Action, Diabetogenese and the Course of Type II Diabetes. Diabetes 43 : 1006 – 84, 1994.
Abb. Fall 7.6 aus: Bähr M, Frotscher M: Duus' Neurologisch-topische Diangostik. 8. Aufl., Thieme, Stuttgart 2003.
Abb. Fall 7.7 aus: Alexander K, Daniel WG, Diener H-C et al. Thiemes Innere Medizin. Thieme, Stuttgart 1999.
Abb. Fall 7.8 aus: Siegenthaler W (Hrsg): Differentialdiagnose innerer Krankheiten. 18. Aufl., Thieme, Stuttgart 1999.
Abb. Fall 7.9 aus: Siegenthaler W (Hrsg): Differentialdiagnose innerer Krankheiten. 18. Aufl., Thieme, Stuttgart 1999.
Abb. Fall 7.10 aus: Baenkler H-W, Fritze D, Füeßl HS et al. Duale Reihe Innere Medizin. Thieme, Stuttgart 1999.
8.4 nach: Diehl V: Therapie des Morbus Hodgkin. Erfahrungen der Deutschen Hodgkin-Studiengruppe über vier Studiengenerationen. Dtsch. Ärztebl. 2002; 99:A1760 – 1768 [Heft 25].
8.5 nach: Armitage et al. J Clin Oncol 1998, 16 : 2780 – 2795.
Abb. Fall 8.1 aus: Siegenthaler W (Hrsg): Differentialdiagnose innerer Krankheiten. 18. Aufl., Thieme, Stuttgart 1999.
Abb. Fall 8.5 aus: Theml H, Diem H, Haferlach T. Taschenatlas Hämatologie. 5. Aufl., Thieme, Stuttgart 2002.
Abb. Fall 8.6 aus: Theml H, Diem H, Haferlach T. Taschenatlas Hämatologie. 5. Aufl., Thieme, Stuttgart 2002.
Abb. Fall 8.7 aus: Siegenthaler W (Hrsg): Differentialdiagnose innerer Krankheiten. 18. Aufl., Thieme, Stuttgart 1999.
Abb. Fall 8.8 aus: Riede U-N, Werner M, Schaefer H-E. Allg. und spez. Pathologie. 5. Aufl., Thieme, Stuttgart 2004.
Abb. Fall 8.10 aus: Riede U-N, Werner M, Schaefer H-E. Allg. und spez. Pathologie. 5. Aufl., Thieme, Stuttgart 2004.
Abb. Fall 8.12 aus: Theml H, Diem H, Haferlach T. Taschenatlas Hämatologie. 5. Aufl., Thieme, Stuttgart 2002.
9.7 aus Beyreuther K et al. Demenzen. Thieme, Stuttgart 2002.
Abb. Fall 9.2 aus: Mumenthaler M, Mattle H. Grundkurs Neurologie. Thieme, Stuttgart 2002.
Abb. Fall 9.4 aus Heuck A (Hrsg). Radiologie der Knochen und Gelenkerkrankungen. Thieme, Stuttgart 1997.
Abb. Fall 9.5 aus Beyreuther K et al. Demenzen. Thieme, Stuttgart 2002.
Abb. Fall 9.6 aus Diener H.-C. et al. Schlaganfall. Thieme, Stuttgart 2004.
10.5 nach Möller und Deister, 1997.
10.7, **10.8**, **10.9**, **10.11**, **10.12**, **10.14**, **10.15**, **10.16**, **10.17**, **10.18**, **10.19**, **10.20** nach Möller et al. 1996.
10.13 nach Osterheider 1995.
11.3 nach Lindbaek et al. Brit Med J 1996; 313 : 325 – 329.
11.4 nach Eller et al. Chest 1998; 113 : 1542 – 1548.
11.7 nach Finch et al. Antimicrob Agents Chomether 2002; 46: 1746 – 1754.
11.9 nach Stamm et al. JAMA 1995; 274: 545 – 549.
11.11 nach Salam et al. Lancet 1994; 344 : 1537 – 1539.
11.12 nach Tyring S et al. Arch Dermatol 1998; 134 : 185 – 191.
Abb. Fall 11.1 aus Probst et al. HNO. 2. Aufl., Thieme, Stuttgart 2004.
Abb. Fall 11.4 aus Jung E, Moll I. DUR Dermatologie. 5. Aufl., Thieme, Stuttgart 2002.

Sachverzeichnis

A

B

C

D

G

H

J

K

L

M

N

O

P

Q

R

T

U

V

W

X

Z